Altenpflege in Ausbildung und Praxis

Altenpflege in Ausbildung und Praxis

Herausgegeben von
Ilka Köther und Else Gnamm

Mit Beiträgen von

C. Bäumler	P. Nydahl
G. Bartoszek	C. Offermann
S. Denzel	U. Pfäfflin-Müllenhoff
R. Drenhaus-Wagner	B. Reinbott
D. Gnamm	H. Rolf
V. Hallanzy	B. Sachsenmaier
T. Helber	C. Schupp
G. Hense	H. Seibold
B. Hillgärtner-Helber	A. Sonn
G. Höppner	M. Steeb
G. Lotz	L. Urbas

4., komplett überarbeitete und neu gestaltete Auflage

260 Abbildungen in 535 Einzeldarstellungen
77 Tabellen

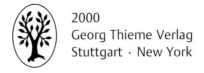

2000
Georg Thieme Verlag
Stuttgart · New York

Umschlagfoto: Stefan Moses
Zeichnungen: Andrea Schnitzler, Piotr Gusta

Fotos:
Rita Bleschoefski
Vogelweide 17B
D-22081 Hamburg

Anna Rosa Bonato
Vereinsstraße 8
D-51103 Köln

Susanne Gnamm
Grafeneck 10
D-72770 Reutlingen

Eeva-Maiju Syväys
Wördemannsweg 2
D-22527 Hamburg

1.-3. Auflage unter didaktischer Mitwirkung
von Prof. Dr. A. Vogel, D-79252 Stegen-Wittental

1. Auflage 1990
2. Auflage 1993
3. Auflage 1995

*Die Deutsche Bibliothek –
CIP-Einheitsaufnahme*

Altenpflege in Ausbildung und Praxis / hrsg. von Ilka Köther und Else Gnamm. Mit Beitr. von C. Bäumler ... - 4., komplett überarb. und neu gestaltete Aufl. – Stuttgart ; New York : Thieme, 2000

Geschützte Warennamen (Warenzeichen) werden *nicht* besonders kenntlich gemacht. Aus dem Fehlen eines solchen Hinweises kann also nicht geschlossen werden, dass es sich um einen freien Warennamen handele.
Das Werk, einschließlich aller seiner Teile, ist urheberrechtlich geschützt. Jede Verwertung außerhalb der engen Grenzen des Urheberrechtsgesetzes ist ohne Zustimmung des Verlages unzulässig und strafbar. Das gilt insbesondere für Vervielfältigungen, Übersetzungen, Mikroverfilmungen und die Einspeicherung und Verarbeitung in elektronischen Systemen.

© 1990, 2000 Georg Thieme Verlag
Rüdigerstraße 14, D-70469 Stuttgart
Unsere Homepage: http://www.thieme.de

Printed in Germany

Satz: Hagedorn Kommunikation
D-68519 Viernheim (gesetzt mit 3B2)
Druck: Druckhaus Götz GmbH, D-71636 Ludwigsburg

ISBN 3-13-733604-X   3 4 5 6

Wichtiger Hinweis: Wie jede Wissenschaft ist die Medizin ständigen Entwicklungen unterworfen. Forschung und klinische Erfahrung erweitern unsere Erkenntnisse, insbesondere was Behandlung und medikamentöse Therapie anbelangt. Soweit in diesem Werk eine Dosierung oder eine Applikation erwähnt wird, darf der Leser zwar darauf vertrauen, dass Autoren, Herausgeber und Verlag große Sorgfalt darauf verwandt haben, dass diese Angabe **dem Wissensstand bei Fertigstellung des Werkes** entspricht.
Für Angaben über Dosierungsanweisungen und Applikationsformen kann vom Verlag jedoch keine Gewähr übernommen werden. **Jeder Benutzer ist angehalten,** durch sorgfältige Prüfung der Beipackzettel der verwendeten Präparate und gegebenenfalls nach Konsultation eines Spezialisten festzustellen, ob die dort gegebene Empfehlung für Dosierungen oder die Beachtung von Kontraindikationen gegenüber der Angabe in diesem Buch abweicht. Eine solche Prüfung ist besonders wichtig bei selten verwendeten Präparaten oder solchen, die neu auf den Markt gebracht worden sind. **Jede Dosierung oder Applikation erfolgt auf eigene Gefahr des Benutzers.** Autoren und Verlag appellieren an jeden Benutzer, ihm etwa auffallende Ungenauigkeiten dem Verlag mitzuteilen.

Vorwort zur 4. Auflage

Liebe Leserinnen und Leser,
vor Ihnen liegt die 4. Auflage des Lehrbuchs für Altenpflege in einer umfassend überarbeiteten und völlig neu gestalteten Form. Es ist das Ergebnis vieler Diskussionen, Beratungen und Erfahrungen aus der Praxis während der vergangenen Jahre. Das Buch richtet sich an alle Personen, die professionell in der Betreuung, Beratung und Rehabilitation alter Menschen tätig sind oder in Zukunft sein werden.

Die Pflegeversicherung setzt neue Maßstäbe an die Qualität der Pflege alter Menschen. Sie fordert eine Überprüfung seitheriger Methoden, die Erarbeitung von Pflegestandards und deren Anwendung in der Praxis. Alle Betroffenen müssen sich diesen Forderungen stellen, die vorhandenen Strukturen prüfen und sich neu orientieren.

Wir Autoren wollen deshalb mit unserem Buch alle Bereiche der Altenhilfe möglichst übersichtlich und aktuell beschreiben und durch die Verbindung mit neuen gerontologischen, medizinischen und pflegepraktischen Erkenntnissen Grundlagenwissen für pflegerisches Handeln schaffen. Die Vielfalt dieser Anforderungen erforderte es, den Themenbereich des Lehrbuches zu erweitern und dafür zusätzlich kompetente Mitautoren zu gewinnen.

Ein wesentliches Anliegen des Buches seit der ersten Auflage hat sich jedoch nicht verändert: Der Respekt vor der Würde und Individualität des pflegebedürftigen alten Menschen mit seiner biografischen Prägung sollte durch alle Kapitel spürbar sein und eine pflegerische Grundhaltung vermitteln, unabhängig von allen gesellschaftspolitischen Entwicklungen.

Die 4. Auflage ist optisch und inhaltlich neu gestaltet: Sie zeichnet sich durch ein größeres Format, die Gliederung nach den AEDL, ein vierfarbiges Layout sowie die Ausstattung mit zahlreichen Abbildungen und Tabellen aus.

Viele im Text enthaltene Anregungen, Pflegetipps, markante Hervorhebungen besonders wichtiger Informationen und Beispiele aus der Praxis unterstützen das Verständnis und machen den Text übersichtlich. Anregungen zum Nachdenken fordern dazu auf, den eigenen Standpunkt im Beruf und im Blick auf das eigene Älterwerden zu überprüfen und sich mit persönlichen Erfahrungen zu diesem Themenkomplex auseinanderzusetzen.

Bei der Arbeit an diesem Buch wurde uns viel Verständnis und Hilfestellung zuteil. Wir bedanken uns bei allen beteiligten Mitarbeitern im Thieme Verlag, ganz besonders bei unserer Lektorin Frau Margarete Hieber, die uns von der ersten Planung bis zum Ende der Arbeit unterstützt und begleitet hat.

Die vorliegende 4. Auflage ist auch das Ergebnis der Begleitung durch unsere Leser der früheren Auflagen. Wir danken für die zahlreichen Kontakte und für die kritischen Anregungen. Sie haben uns ermutigt, die Arbeit an dem Lehrbuch weiterzuführen und zu erweitern.

Für die Autoren
Ilka Köther, Minden, und Else Gnamm, Eningen,
im September 1999

... was die Elemente bedeuten:

D   **Definition**

!   **Merksatz/Beachte!**

Pflegetipp   **Hinweis zur Gewährleistung einer optimalen Pflege**

Anregung   **Lernaufgabe**

Beispiel: **Beispiel/Fallbeispiel**

»   «   **längeres wörtliches Zitat**

Autorenverzeichnis

Bäumler, Christine
Fliederweg 13
D-73116 Wäschenbeuren

Bartoszek, Gabriele
Severnarstraße 7
D-45127 Essen

Denzel, Sieglinde, Dipl.-Psych.
Stauffenbergstraße 88
D-72074 Tübingen

Drenhaus-Wagner, Rosemarie
Doberauerstraße 9
D-14199 Berlin

Gnamm, Dieter, Dr. med.
Karwendelstraße 33
D-12203 Berlin

Gnamm, Else
Schuberstraße 21
D-72800 Eningen

Hallanzy, Volker
Stubenrauchstraße 62
D-12161 Berlin-Friedenau

Helber, Thomas
Lotenbergweg 21
D-73037 Göppingen-Manzen

Hense, Gabriele
Gockelnstraße 15
D-59590 Geseke

Hillgärtner-Helber, Birgit
Lotenbergweg 21
D-73037 Göppingen-Manzen

Höppner, Gundula
Böckeringweg 1
D-32469 Petershagen

Köther, Ilka
Goebenstraße 22
D-32423 Minden

Lotz, Gudrun
AMSEL Baden-Württemberg
Postfach 14 01 53
D-70071 Stuttgart

Nydahl, Peter
Feldstraße 14
D-24105 Kiel

Offermann, Claus, Dr.
Olgastraße 139/2
D-70180 Stuttgart

Pfäfflin-Müllenhoff, Ursula
Ulrichstraße 8
D-33104 Paderborn

Reinbott, Beate
Rathausplatz 41
D-73635 Rudersberg-Schlechtbach

Rolf, Hartmut
Wilhelmshilfe e.V.
Altenpflegeschule
Marbachstraße 11
D-73035 Göppingen

Sachsenmaier, Brigitte
Ziegelstraße 42
D-73084 Saalach

Schupp, Christina, Dr.
Anne-Frank-Weg 83
D-73207 Plochingen

Seibold, Hannelore
Goebenstraße 22
D-32423 Minden

Sonn, Annegret
Beerenhalde 2
72820 Sonnenbühl

Steeb, Margarete, Schwester
Ev. Altenpflegeschule
Beutelsbach
Postfach 1124
D-71365 Weinstadt

Urbas, Lothar
Akazienweg 20
D-53545 Linz

Inhaltsverzeichnis

1	**Alte Menschen**	3
1.1	Alt werden heute	6
1.1.1	Alte Menschen – wer sind sie?	6
1.1.2	Vorstellungen vom Altsein und von alten Menschen	6
1.2	Lebenslauf und Altern	10
1.2.1	Modelle vom Lebenslauf – Lebenskreis, Lebensbogen/-stufen, Lebensweg, Mäander	10
1.2.2	Klassifikationen des Alters	14
1.3	Veränderungen im Alter	15
1.3.1	Persönliche Erfahrungen beim Altern	15
1.3.2	Altern psychologisch gesehen	20
1.3.3	Altern biologisch gesehen	25
1.3.4	Alter gesellschaftlich gesehen	35
2	**Dienste und Einrichtungen der Altenhilfe**	47
2.1	Altenhilfe als gesellschaftliche Aufgabe	48
	Altenhilfe/Altenarbeit	48
2.1.2	Pflegeversicherungsgesetz – die soziale Pflegeversicherung	51
2.1.3	Formen der Altenhilfe	54
2.2	Pflege im häuslichen Bereich	62
2.2.1	Pflege im Privathaushalt	62
2.2.2	Entwicklung häuslicher Alten- und Krankenpflege	63
2.2.3	Organisationsformen ambulanter Altenhilfe	65
2.2.4	Arbeitsbereich Sozialstation	66
2.2.5	Aufgabenbereiche der Pflegefachkraft	68
2.2.6	Rahmenbedingungen	72
2.2.7	Arbeitsorganisation	74
2.2.8	Finanzielle Unterstützung für pflegerische Dienstleistungen	76
2.2.9	Qualitätskriterien in der ambulanten Pflege	77
2.2.10	Vernetzung im Altenhilfebereich ..	77
2.3	Betreutes Wohnen/Service-Wohnen	87
2.3.1	Bedeutung	87
2.3.2	Ziele und Konzepte	87
2.3.3	Grenzen des Betreuten Wohnens ..	89
2.3.4	Betreutes Wohnen zu Hause	89
2.4	Altenpflege in voll- und teilstationären Einrichtungen	90
2.4.1	Entstehung der stationären Altenhilfe	94
2.5	Alte Menschen im Altenpflegeheim	96

2.5.1	Situation der im Heim lebenden alten Menschen	96
2.5.2	Das Altenpflegeheim	113
2.5.3	Arbeitsorganisation im Altenpflegeheim	122
2.5.4	Stufen der Pflegequalität in der stationären Altenpflege (KDA)	140
2.6	Geriatrische Rehabilitation	144
2.6.1	Rehabilitation als Herausforderung	145
2.6.2	Motivation und Rehabilitation	147
2.6.3	Orte geriatrischer Rehabilitation ..	148
2.6.4	Arbeit im therapeutischen Team ..	151
2.7	Qualitätsmanagement für Pflegeorganisationen	156
2.7.1	Notwendigkeit eines Qualitätsmanagement-Systems ...	156
2.7.2	Beispiel für ein Qualitätsmanagement-System	157
2.7.3	Qualitätsmanagement als Verbesserungsprozess	159
2.7.4	Überprüfung der Prozesse	164
2.7.5	Ausblick	164
3	**Beruf Altenpflegerin/Altenpfleger**	169
3.1	Was ist Altenpflege?	170
3.2	Altenpflege als Beruf	172
3.2.1	Entwicklung des Berufes	172
3.2.2	Berufsbild Altenpflegerin/Altenpfleger	174
3.2.3	Fort- und Weiterbildung	177
3.3	Modell der Altenpflege	178
3.3.1	Leistungsfähigkeit und Begrifflichkeit eines Altenpflegemodells	178
3.3.2	Modell der Altenpflege	179
3.3.3	Ausblick	181
3.4	Anforderungsprofil und Handlungskompetenz	182
3.5	Arbeitsbelastungen und Methoden zur Bewältigung	185
3.5.1	Berufsspezifische Gesundheitsgefahren	185
3.5.2	Psychohygiene im Arbeitsalltag ...	188
3.5.3	Methoden zur Bearbeitung von Arbeitsbelastungen	189
4	**Theoretische und methodische Grundlagen der Altenpflege** ..	195
4.1	Entwicklung von Pflegemodellen ..	196
4.1.1	Bedeutung von Theorien und Modellen	196

4.1.2	Theorien und Modelle aus dem angloamerikanischen Raum.......	197
4.1.3	Modell der Fördernden Prozesspflege von Monika Krohwinkel....................	199
4.1.4	Management-Modell: Aufgaben- und Verantwortungsbereiche pflegerischen Handelns..........	201
4.2	Pflegeprozess in der Altenpflege...	202
4.2.1	Methodisches Vorgehen: das Pflegeprozessmodell.........	202
4.2.2	Prozessplanung als professionelle Aufgabe.....................	203
4.2.3	Das 4-Phasen-Modell als Methode der Wahl...................	204
4.2.4	Interventionsplan als Problemlösungsprozess.........	213
4.3	Standards in der Altenpflege......	216
4.4	Pflegedokumentation............	220
4.5	Pflegequalität in der Altenpflege..	223
4.5.1	Qualität der Altenpflege..........	223
4.5.2	Altenpflegequalität aus der Sicht der Kunden	227
4.5.3	Qualitätssicherung nach dem Pflegeversicherungsgesetz.......	228
4.5.4	Qualitätszirkel-Arbeit............	229
5	**Die AEDL als Konzept einer ganzheitlich fördernden Pflege**	**237**
	Aktivitäten und existenzielle Erfahrungen des Lebens (AEDL) – Einführung in das AEDL-Strukturierungsmodell....	238
5.1	Kommunizieren können..........	240
5.1.1	Was ist nun Kommunikation?	240
5.1.2	Kommunikation und Pflege.......	242
5.1.3	Kommunikation im Alter.........	245
5.1.4	Kommunikation im Pflegeteam ...	249
5.1.5	Kommunizieren mit alten Menschen im Alltag der Pflege....	251
5.2	Sich bewegen können............	256
5.2.1	Bedeutung von Bewegung und Mobilität...................	256
5.2.2	Ursachen und Folgen von Immobilität...................	258
5.2.3	Bedeutung der Wohnung für die Mobilität...................	260
5.2.4	Pflegerische Aufgaben	261
5.2.5	Rückenschonendes Arbeiten......	269
5.2.6	Kinästhetik in der Altenpflege.....	273
5.2.6	Qualitätskriterien	280
5.3	Vitale Funktionen des Lebens aufrechterhalten können........	281
5.3.1	Beobachtung des gesunden und kranken alten Menschen	281
5.3.2	Körpertemperatur..............	283
	Puls.........................	289
5.3.4	Blutdruck.....................	292
5.3.5	Atmung.......................	296
5.4	Sich pflegen können	300
5.4.1	Bedeutung der Körperpflege für alte Menschen.................	300
5.4.2	Das zu pflegende Organ Haut	301
5.4.3	Planung der notwendigen Unterstützung.................	303
5.4.4	Ganzwaschung................	306
5.4.5	Intimtoilette...................	311
5.4.6	Hautpflege....................	312
5.4.7	Mundpflege...................	313
5.4.8	Augenpflege...................	314
5.4.9	Nasenpflege...................	315
5.4.10	Ohrenpflege...................	315
5.4.11	Haarpflege	315
5.4.12	Hand- und Fußnagel-Pflege.......	316
5.4.13	Rasieren	317
5.4.14	Vorbeugungsmaßnahmen (Prophylaxen)..................	318
5.4.15	Basale Stimulation	332
5.5	Essen und trinken können........	338
5.5.1	Bedeutung	338
5.5.2	Wie viel Kalorien braucht ein alter Mensch?..................	339
5.5.3	Beobachtung des Ernährungs- zustandes bei alten Menschen	339
5.5.4	Essen zu Hause	343
5.5.5	Essen im Heim.................	343
5.5.6	Essen reichen – das „Wie" kann über den Appetit entscheiden.....	344
5.5.7	Probleme beim Essen und Trinken .	347
5.5.8	Erbrechen.....................	349
5.5.9	Sondenernährung	350
5.6	Ausscheiden können............	368
5.6.1	Analyse und Zielsetzung	369
5.6.2	Historische Einflüsse auf das Verhalten im Umgang mit Ausscheidungen	369
5.6.3	Bedeutung	369
5.6.4	Urin- und Stuhlausscheidung	370
5.6.5	Prophylaktische Maßnahmen	374
5.6.6	Unterstützung bei den Ausscheidungen	376
5.6.7	Kontinenz/Inkontinenz..........	381
5.6.8	Stomaversorgung	393
5.7	Sich kleiden können	408
5.7.1	Bedeutung und Funktionen von Kleidung......................	408
5.7.2	Berufskleidung.................	411
5.7.3	Rahmenbedingungen in Altenpflegeheimen	413
5.7.4	Pflegerische Aufgaben	415
5.7.5	Qualitätskriterien	416

5.8	Ruhen und schlafen können	419	6	**Verwirrtheit und Demenzerkrankungen – Begleitung und Pflege**	509
5.8.1	Bedeutung	419			
5.8.2	Gesunder Schlaf	420			
5.8.3	Gestörter Schlaf	421			
5.8.4	Voraussetzungen für gutes Schlafen	422	6.1	Veränderungen im Alter	510
			6.2	Verwirrtheit	511
5.8.5	Pflegen in der Nacht	427	6.2.1	Akute Verwirrtheit	511
5.9	Sich beschäftigen, lernen und entwickeln können	433	6.2.2	Chronische Verwirrtheit	512
			6.3	Demenz	513
5.9.1	Biographischer Rückblick und neue Gestaltungsmöglichkeiten	433	6.3.1	Demenz vom Alzheimer-Typ (DAT) – die Alzheimersche Krankheit	516
			6.3.2	Hilfen für den Alltag des Kranken	519
5.9.2	Alltagsaktivitäten sind immer sinnvoll	435	6.3.3	Hilfen für pflegende Angehörige	529
			6.3.4	Validation	533
5.9.3	Beschäftigungsaktivitäten in der Gruppe	438	7	**Spezielle pflegerische Tätigkeiten**	539
5.9.4	Beschäftigungsthemen für die Gruppe	441			
5.10	Sich als Frau oder Mann fühlen und verhalten können	447	7.1	Medikamente	540
			7.1.1	Hintergrundwissen	540
5.10.1	Neue Beziehungen im Alter	447	7.1.2	Anwenden von Medikamenten	545
5.10.2	Bedürfnis nach Nähe, Sexualität im Alter	448	7.1.3	(Heil)Kräutertees	551
			7.2	Injektion und Infusion	556
5.10.3	Beziehungen unter Bewohnern	449	7.2.1	Grundlagen der Injektion	556
5.10.4	Einstellung der Pflegepersonen zur Sexualität alter Menschen	450	7.2.2	Material zur Injektion	558
			7.2.3	Hygiene	561
5.10.5	Sexualität und Krankheit	453	7.2.4	Durchführung der Injektion	562
5.10.6	Umgang mit Sexualität in der Ausbildung	455	7.2.5	Grundlagen der Infusionstherapie	570
			7.2.6	Wasser- und Elektrolythaushalt	571
5.11	Für eine sichere und fördernde Umgebung sorgen können	457	7.2.7	Vorgehensweise	574
			7.2.8	Subkutane Infusion	581
5.11.1	Was ist Sicherheit?	458	7.2.9	Vollständig implantierbare Kathetersysteme (Port-a-cath-Systeme)	582
5.11.2	Einflüsse auf die Fähigkeit für Sicherheit sorgen zu können	458			
5.11.3	Gesetze und Rechte zum Schutz von Pflegebedürftigen	459	7.3	Katheterisieren der Harnblase	584
			7.3.1	Katheterarten	585
5.11.4	Pflegen – für eine sichere Umgebung sorgen	461	7.3.2	Ableitungen	586
			7.3.3	Indikationen zum Katheterisieren	588
5.11.5	Schutz der Gesundheit – hygienische Grundsätze	465	7.3.4	Einmalkatheter	589
			7.3.5	Verweilkatheter	594
5.12	Soziale Bereiche des Lebens sichern und gestalten können	488	7.3.6	Intermittierender Katheterismus	595
			7.3.7	Suprapubische Blasenpunktion	596
5.12.1	Bedeutung	488	7.3.8	Blasenspülung und Blaseninstillation	597
5.12.2	Definitionen	489			
5.12.3	Probleme im Alter	490	7.3.9	Gefahren des Katheterisierens	598
5.12.4	Aufgaben für die Altenpflege	491	7.4	Wundversorgung	601
5.12.5	Qualitätskriterien	494	7.4.1	Die Wunde	601
5.13	Mit existenziellen Erfahrungen des Lebens umgehen können	496	7.4.2	Wundheilung	602
			7.4.3	Wundversorgung und Verbandwechsel	609
5.13.1	Existenzielle Erfahrungen – das Sein als Mensch	496	7.4.4	Dekubitus (Druckgeschwür)	612
			7.4.5	Ulcus cruris (Unterschenkelgeschwür)	614
5.13.2	Erfahrungen alter Menschen	499			
5.13.3	Hilfen beim existenziellen Erleben	504	7.5	Wickel und Auflagen	617
			7.5.1	Wirkung	617
			7.5.2	Grundsätzliches zur Durchführung	619

7.5.3	Grundsätzliches zu Wärme und Kälte	620
7.5.4	Die wichtigsten Anwendungen für die Altenpflege	622
7.5.5	Sind Wickel und Auflagen zu zeitaufwendig?	632

8 Pflegesituationen im Alter ... 635

8.1	Herz- und Gefäßerkrankungen	636
8.1.1	Herzinsuffizienz	636
8.1.2	Koronare Herzkrankheit	639
8.1.3	Gefäßerkrankungen des arteriellen Systems	641
8.1.4	Venöse Durchblutungsstörungen	643
8.2	Schlaganfall	647
8.3	Erkrankungen der Atemwege	674
8.4	Diabetes mellitus im Alter	696
8.5	Sinneserkrankungen	708
8.5.1	Pflege von Sehbehinderten	708
8.5.2	Pflege von Hörgeschädigten	714
8.6	Erkrankungen des Bewegungsapparates	718
8.6.1	Osteoporose	718
8.6.2	Degenerative Gelenkerkrankungen	724
8.6.3	Amputationen	725
8.7	Akute Erkrankungen der Bauchorgane	726
8.8	Parkinson-Krankheit	732
8.9	Multiple Sklerose	741
8.10	Infektionserkrankungen	749
8.10.1	Infektionserkrankungen allgemein	749
8.10.2	AIDS	751
8.10.3	Hepatitis (Leberentzündung)	756
8.10.4	Herpes zoster (Gürtelrose)	757
8.10.5	Influenza (Grippe) und akute infektiöse Erkrankungen der Atemwege	759
8.10.6	Harnwegsinfektion	760
8.10.7	Lungenentzündungen (Pneumonien)	761
8.10.8	Salmonelleninfektion	763
8.10.9	Tetanus (Wundstarrkrampf)	765
8.10.10	Tuberkulose	766
8.10.11	Hautpilzerkrankungen	768
8.10.12	Krätze (Skabies)	770
8.11	Apallisches Syndrom – Pflege des Bewusstlosen	772
8.12	Schmerztherapie im Alter	775
8.12.1	Ziele der Schmerzbehandlung	775
8.12.2	Schmerzarten beim alten Menschen	777
8.12.3	Medikamente gegen Schmerzen	778
8.13	Notfälle im Alter	780
8.13.1	Verschlucken von Fremdkörpern	785

9 Sterben und Sterbebegleitung 787

9.1	Einstellungen der Gesellschaft zu Sterben und Tod	790
9.1.1	Gesprächstabu Sterben und Tod	790
9.1.2	Verdrängen des Sterbens aus der heutigen Alltagswirklichkeit und die Folgen	791
9.2	Religiöse Fragen	792
9.2.1	Formen der Sterbebegleitung verschiedener Konfessionen	793
9.3	Gedanken und Fragen zur Bedeutung des Sterbens	796
9.3.1	Sterben bedeutet das Leben vollenden – ein biologischer Vorgang	796
9.3.2	Sterben bedeutet Loslassen, Abschied nehmen	797
9.3.3	Sterben bedeutet Durchleiden der letzten Krise des Lebens	797
9.3.4	Sterben bedeutet Angst haben	798
9.3.5	Sterben – ein Geschehen, das in Phasen abläuft	798
9.3.6	Soziales Sterben alter Menschen	799
9.3.7	Nahtod-Erfahrungen	801
9.4	Schwerkranke und sterbende Menschen	802
9.4.1	Bedürfnisse des Sterbenden – pflegerische Aufgaben	802
9.4.2	Gespräche mit Sterbenden	805
9.4.3	Umfeld des Sterbenden	807
9.4.4	Zeichen des herannahenden Todes	808
9.4.5	Versorgung Verstorbener	808
9.5	Begleitende Pflegepersonen	810
9.5.1	Reaktionen auf Sterbesituationen	810
9.5.2	Trauern	811
9.6	Begleitung der Angehörigen	813
9.7	Hospizarbeit	813

Sachverzeichnis 818

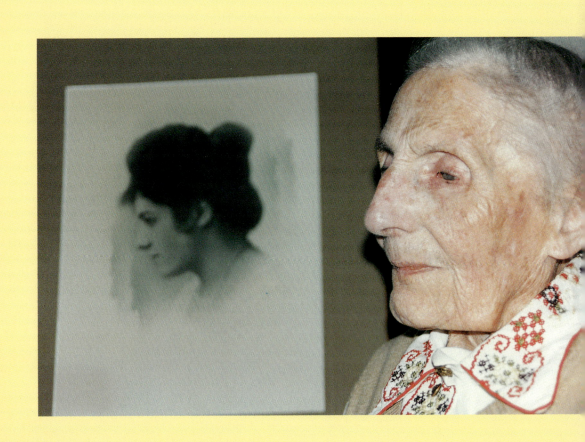

1 Alte Menschen

Ursula Pfäfflin-Müllenhoff

1.1 Alt werden heute 6
1.2 Lebenslauf und Altern 10
1.3 Veränderungen im Alter 15

Dieses Kapitel soll Ihnen zu Beginn Ihrer Ausbildung Anregungen und Einblicke geben und Ihnen die Menschen vor Augen führen, denen Ihr zukünftiges berufliches Handeln gilt. Es dient zur Vorbereitung auf das große Wissensgebiet der Gerontologie, das Sie über die Jahre der Ausbildung beschäftigen wird.

Das Alter kann aus ganz verschiedenen Blickwinkeln beleuchtet werden. Wir müssen uns z. B. dafür interessieren,

- wie Menschen ihr eigenes Altwerden empfinden,
- welche körperlichen Veränderungen sich im Alter einstellen,
- wie Großeltern und Enkel miteinander auskommen,
- warum manche alte Menschen sich von ihren Mitmenschen zurückziehen,
- wie alte Menschen in ihrer Wohnung unterstützt werden sollten,
- was dazu beiträgt, dass Menschen möglichst lange „jung und fit" bleiben usw.

Die **Gerontologie** beschäftigt sich mit diesen und vielen anderen Fragen und man sieht auf den ersten Blick, dass hier die Arbeit unterschiedlicher Wissensgebiete (*Bezugswissenschaften*) zusammenkommt. In der Ausbildung werden Sie viel aus der Fülle gerontologischen Wissens kennenlernen und Ihr Verständnis und Ihr Wissen vom alten Menschen erweitern und vertiefen. Die Unterrichtsfächer sind u. a.:

- soziale Gerontologie (Soziologie und Psychologie des Alters),
- Berufsethik,
- Geragogik,
- Anatomie und Physiologie und
- Krankheitslehre/Geriatrie.

Interesse an Fragen des Alters

Die noch junge *Gerontologie* hat sich entsprechend dem wachsenden Interesse am Alter, an alten Menschen und ihrer Bedeutung in unserer Zeit in den vergangenen Jahrzehnten aus kleinen und vereinzelten Anfängen zu einem umfangreichen Fach entwickelt.

Dieses Interesse hat vor allem zwei Gründe:

- Der Anteil alter Menschen an der Gesamtbevölkerung nimmt zu. Seit den 70er, spätestens seit den 80er Jahren, bereiten sich Politik Wirtschaft und alle gesellschaftlichen Kräfte auf die neuen Aufgaben vor, die der *demographische Wandel* mit sich bringt. Das Bild vom Alter in der Öffentlichkeit muss überdacht, neue Rollen für rüstige Ältere müssen entwickelt, die Pflege für kranke und hinfällige alte Menschen gewährleistet, die Renten gesichert werden (S. 38 f.). Man spricht vom *Umbau des Sozialstaats.*
- In den zurückliegenden Jahrzehnten wirtschaftlicher Blüte galt die Parole: Bildung und Wohlstand, Lebensqualität für alle! Die Regierungen gaben Studien in Auftrag. Die Situation benachteiligter Menschen wurde von Sozialwissenschaftlern untersucht und durch die verschiedensten Bildungs- und Sozialprogramme verbessert. Auch dem Leben im Alter mit seinen Belastungen und Chancen wendete sich die Aufmerksamkeit zu.

1 Alte Menschen

1.1 Alt werden heute

Aussagen über den alten Menschen zu machen ist unmöglich: Es gibt ihn nicht.

1.1.1 Alte Menschen – wer sind sie?

In keinem anderen Lebensabschnitt finden wir solch eine Bandbreite von Eigenschaften und Lebenssituationen: Alte Menschen sind rüstig, klug, hinfällig, hilfsbedürftig, großzügig, weise, dankbar, unglücklich, schwierig, unausstehlich, gütig, vereinsamt, geizig, gesellig, verwirrt, geschäftstüchtig, interessiert, kompetent, überlegen, kleinlich, unbeweglich, aktiv, hilfsbereit, ohne Initiative, passiv, hektisch, korpulent, hager, egoistisch, schwerfällig, begeisterungsfähig.

Alte Persönlichkeiten sind von ihrem langen Leben geprägt

Sie, die Jüngeren, begegnen alten Menschen. Oft sind es ausgeprägte Persönlichkeiten, die auf Sie interessant, anziehend oder unsympathisch wirken. Welche Erlebnisse und innere Entwicklung einen Menschen zu dem gemacht haben, was er heute darstellt, das ist auch bei einer guten Beziehung und bei längerem Kennenlernen nur zu ahnen.

Menschen haben sich ihr Leben lang entwickelt. Sie haben dabei ihre ganz eigene Art ausgebildet. Bei einem Kind zum Zeitpunkt des Schulbeginns sind zwar schon Eigenheiten erkennbar, aber es gibt doch noch sehr viel Gemeinsames mit den Gleichaltrigen. Die Unterschiede, die sich in der Jugend andeuten, vergrößern sich im Laufe der Lebensgeschichte. Sie prägen sich durch Erlebnisse und Erfahrungen auf eine ganz persönliche Weise aus und verfestigen sich. So kann man sagen:

> **!** Nicht das Alter hat einen Menschen zu dem gemacht, was er ist, sondern sein Leben hat ihn dazu gemacht!

Es kann eine große Bereicherung für jüngere Menschen sein, zumindest ansatzweise Verständnis dafür zu bekommen und hinter der alten Persönlichkeit etwas von den Erfahrungsschätzen, den Schicksalsschlägen, inneren und äußeren Kämpfen zu sehen.

Alte Menschen kommen aus einer anderen Welt

Den Zugang erschwert die rasante Entwicklung unserer Welt heute. Wir kennen die Welt nicht mehr, in der die Menschen, die alt sind, aufgewachsen sind. Vieles, was sie in ihrer Jugend erlebt haben, findet sich in Europa nur noch in wenigen abgelegenen Winkeln. Was heutzutage unseren Alltag in Mitteleuropa bestimmt, ist für viele von ihnen schlicht nicht mehr nachvollziehbar. Das Ausmaß des Wandels geht weit über das hinaus, was noch Anfang dieses Jahrhunderts Jung und Alt voneinander trennte (Tab. 1.**1**).

> **Anregung**
> Beschreiben Sie den Lebenslauf einer gedachten Person, die 1898 geboren ist/die 1918 geboren ist/die 1938 geboren ist. Benutzen Sie dabei Ihr Wissen und Ihre Vorstellungen von den geschichtlichen Ereignissen in der jeweiligen Lebenszeit, von Lebensstil und Denkweise der Menschen dieser Altersgruppen.

1.1.2 Vorstellungen vom Altsein und von alten Menschen

Testen Sie Ihr Wissen über alte Menschen! Richtig oder falsch?

1. Die meisten alten Menschen fühlen sich krank.
2. Etwa die Hälfte der 90-Jährigen und Älteren leidet an einem deutlichen geistigen Abbau (Demenz).
3. Der Alltag sehr alter Menschen besteht vorwiegend aus Inaktivität und Ausruhen.
4. Die meisten alten Menschen können nichts Neues mehr lernen.
5. Nur ganz wenige alte Menschen haben noch ausgeprägte Lebensziele.
6. Alte Menschen leben vor allem in der Vergangenheit.
7. Sehr viele alte Menschen haben keine vertraute Person mehr, mit der sie über Probleme sprechen können.
8. Sexualität ist für Menschen über 60 kein Thema mehr.
9. Die Mehrzahl der 95-Jährigen und Älteren lebt in Heimen.

Sie können Ihre Antworten auf S. 9 überprüfen.

Tabelle 1.**1**   Alltag am Anfang und Ende des 20. Jahrhunderts

Am Anfang dieses Jahrhunderts	Am Ende dieses Jahrhunderts
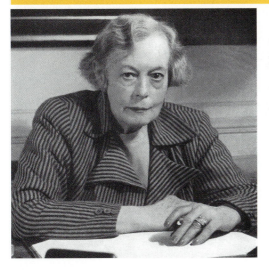	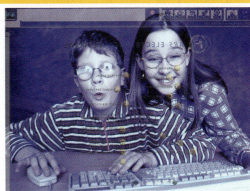
• Fußmärsche über weite Strecken	• das Auto für jedermann, moderne Verkehrssysteme
• Briefe als einziges Mittel der Verständigung von Menschen, die sich nahe stehen	• elektronische Medien, PC-gestütztes Ordnen und Verarbeiten von Informationen
• im Winter täglich den Ofen heizen, oft in eine kalte Wohnung kommen, Eis auf dem Waschwasser	• Zentralheizung, gut temperierte Räume, immer warmes Wasser aus der Leitung
• Toilette auf der halben Treppe oder im Hof, auf dem Land wird Wasser von der Pumpe geholt	• tägliches Duschen, 3 Toiletten in einem Einfamilienhaus, in Raststätten und Hotels fließt Wasser automatisch auf elektronischen Impuls
• eine große Vielfalt von Gerüchen, Ausdünstungen von Tieren und Menschen, Waschküche, Bohnerwachs, Teer, verschiedenste Handwerksarbeiten	• Hygiene, Sterilität, kosmetische Düfte, Autoabgase
• Stille	• ununterbrochene „Beschallung"
• geringe Auswahl beim Kaufen – was angeschafft wurde, war „fürs Leben"	• Konsumvielfalt, schnelles Veralten und Neuanschaffen von Besitz
• Vorstellung, dass man alles hinnehmen muss, wie es ist und wie es kommt; Geduld ist wichtig	• Vorstellung, dass alles machbar ist; wer sich abfindet, ist selbst schuld

Vorurteile – Klischees – Stereotype

Durch Werbung, Fernseh- und Rundfunksendungen, durch Zeitungsartikel und Bücher werden Bilder vom Alter vermittelt. Sie beeinflussen das Verhalten gegenüber alten Menschen, aber oft entsprechen sie nicht der Wirklichkeit des Alters.

Anregung
- Überlegen Sie, welche Vorurteile und Klischees über alte Menschen Ihnen in Ihrer Umgebung begegnen.
- Diskutieren Sie, ob dabei eine Rolle spielt, in welcher Umgebung ein alter Mensch lebt. Unterscheiden sich die Klischees vom Altenheimbewohner, vom allein lebenden alten Menschen, vom alten Menschen in familiärer Umgebung?

1 Alte Menschen

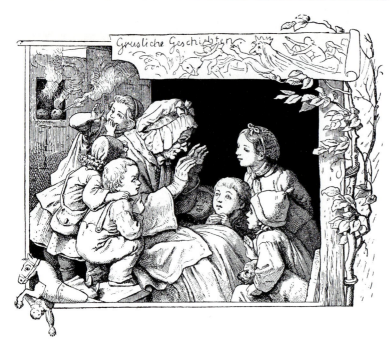

Abb. 1.1 Ludwig Richter: Großmutter erzählt (aus Funkkolleg Altern, Einführungsbrief. Deutsches Institut für Fernstudienforschung an der Universität Tübingen, Tübingen 1996)

In heutiger Zeit überwiegen negative Stereotype vom Alter wie krank und hässlich, hinfällig, nicht anpassungsfähig oder eigensinnig. Klischees müssen aber nicht abwertend sein. So war früher das Klischee vom alten weisen Menschen verbreitet, der in allen Lebenslagen Rat und Hilfe weiß, oder die Darstellung der Großmutter, die ihren Enkeln Geschichten erzählt (Abb. 1.1).

Stereotyp und Selbstbild

Ein Problem sind stereotype Vorstellungen vom Alter deshalb, weil sich Menschen häufig so fühlen und verhalten, wie es von ihnen erwartet wird. Stereotype beeinflussen das Selbstbild und das tatsächliche Verhalten alter Menschen. Die Chance des Alters wird dann nicht erkannt und genutzt.

Beispiel: Ruhestand

Herrn Boltes ganzes Interesse und Energie galt seinem Beruf als Verwaltungsbeamter. In seiner Familie und Umgebung wird der Übergang in den Ruhestand als Ende des aktiven Lebens angesehen. So sieht er den Tag der Pensionierung mit Bangen herankommen. Als es dann so weit ist, sucht er sich zwar Beschäftigung in Haus und Garten, lehnt aber ab, als er gebeten wird, im Schrebergartenverein eine Aufgabe zu übernehmen. Beschwerden mit den Hüften sind für ihn ein Grund, sich aus seiner Kegelgruppe zurückzuziehen. ▪

Alter: kein beliebtes Thema

In privaten Gesprächen kann man bemerken, dass das Thema Alter möglichst vermieden wird, dass man ausweicht, z. B. wenn gefragt wird, wie man sich den eigenen Ruhestand vorstellt.

Alter und Altern sind keine beliebten Themen in unserer Gesellschaft, die lieber ihre jugendlich strahlende, tüchtige Seite hervorkehrt. Gegenüber diesem „Jugendwahn" kann die Realität des Alterns als Bedrohung oder Verunsicherung empfunden werden, mit der man sich besser nicht befasst.

Über hochbetagte Menschen, die ihr Leben selbstständig führen, reisen, vielleicht mit über 90 Jahren noch Vorträge halten, spricht man mit einer Mischung von Hochachtung und Verwunderung, ähnlich vielleicht wie von Zirkusakrobaten: eine offenbar mögliche, aber fast unglaubliche Ausnahme. Auch das Interesse an den Wesenszügen eines alten Menschen ist bei vielen jüngeren Menschen gering. Besonders dann reagieren sie mit Abwehr, wenn ein alter Mensch in seiner Orientierung gestört, verwirrt ist. Das wird als peinlich empfunden und löst Verlegenheit aus.

Aber selbst, wenn ein alter Mensch lediglich seine Gewohnheiten beibehält und sich nicht bereitwillig dem heutigen Lebensstil anpasst, wird das von vielen als störend empfunden und kann verächtliche Reaktionen hervorrufen.

»Ich stehe in einer Schlange vor der Kasse eines Supermarktes. Vor mir eine Mutter mit einem Kind, das ständig nach Süßigkeiten greift. Davor eine für ihre Familie gut sorgende Frau mit einem entsprechend vollgeladenen Einkaufswagen.
An der Spitze der Schlange sucht eine alte Dame nach Kleingeld. Für ihre zwei bis drei eingekauften Kleinigkeiten muß sie einen Betrag von DM 9.98 bezahlen. Die Kassiererin hat längst die zwei Pfennige als Rückgabe in ihrer Hand und wartet darauf, von der alten Dame den Zehnmarkschein ausgehändigt zu bekommen, den sie in der Geldbörse der alten Dame ausgemacht hat. Die alte Dame denkt aber nicht daran, den Geldschein auszuhändigen. Statt dessen sucht sie in ihrer Börse nach dem letzten Pfennig, um der Kassiererin den verlangten Betrag in die Hand zu zählen. Der Kassiererin fällt es sichtlich schwer, der alten Dame nicht in die Geldbörse zu greifen und den Zehnmarkschein herauszuziehen. Sie lächelt uns, die in der Schlange warten, verlegen und nervös an. Es wird wohl nicht mehr allzu lange dauern, bis sie ihre Selbstbeherrschung verlieren wird. Wahrscheinlich erhofft sie von uns Wartenden irgendeine Form der Unterstützung in ihrem Kampf gegen die Langsamkeit der alten Dame.
Die junge Frau, die mit dem Kind vor mir in der Schlange steht, stöhnt leise: „Muß die ausgerechnet jetzt einkaufen", und etwas lauter, „andere Leute haben nicht soviel Zeit" ... Die alte Frau könnte doch wirklich einkaufen, wenn sonst niemand einkaufen muß. Dann wäre sie alleine und hätte Zeit.
Die alte Dame an der Kasse läßt sich nicht aus der Ruhe bringen, und als sie endlich bezahlt hat, lächelt sie uns an und wünscht uns einen guten Tag ...
Warum stört mich, die Kassiererin und die andern Kunden die Langsamkeit der alten Dame? Sie stört uns, weil sie uns, die wir alles schnell erledigt haben wollen, aufhält. Der Zeitfaktor kann allerdings nicht der alleinige Grund sein. Die junge Frau mit dem übervollen Einkaufswagen vor mir kostet mich sehr viel mehr Zeit, als es die alte Frau mit ihrer Suche nach dem Kleingeld tut ...
Der entscheidende Grund für die Verstörung der eiligen Kunden ist demnach in dem fehlenden Willen und der nicht erkennbaren Bereitschaft der alten Dame begründet, Rücksicht auf uns zu nehmen und sich zu beeilen. Das Fehlverhalten der alten Frau wiegt umso schwerer, als sie die Zeit nur für sich und ihre Bedächtigkeit verwendet. Wir anderen dagegen haben wichtigere Dinge zu tun. Ich muß zu einem Termin, die Mutter vor mir muß das Essen für die Familie auf den Tisch bringen, und die Kassiererin will möglichst schnell den nächsten Kunden bedienen.«

(Schützendorf 1997, S. 37 f.)

> **Anregung**
> Diskutieren Sie über das Verhalten der alten Dame und über die Reaktionen der anderen Kunden und der Kassiererin. Ist die Umständlichkeit der alten Dame verständlich und berechtigt? Ist die Ungeduld der anderen Beteiligten verständlich und berechtigt?

So, wie sich der Aufbau unserer Gesellschaft wandelt, ist auch das Bild vom Alter in Bewegung gekommen. Wissenschaftliche Untersuchungen zeigen, dass die verbreiteten Stereotype nicht mit der Wirklichkeit des Alters übereinstimmen. Die Berliner Altersstudie, von Paul B. Baltes, Max-Planck-Institut, durchgeführt, hat eine Fülle an Beweisen erbracht, dass die Vorstellung vom Alter als einer insgesamt negativen und problematischen Lebensphase der Lebenswirklichkeit sehr vieler alter Menschen nicht entspricht. Viele ältere und alte Menschen, Männer wie Frauen, erleben ihr Alter als Chance.

Im Laufe der Ausbildung werden Sie unterschiedliche Kontakte zu alten Menschen haben und Erfahrungen mit ihnen machen. Sie werden sich gerontologische Kenntnisse aneignen. All dies wird dazu führen, dass Sie unkritisch übernommene Ansichten über alte Menschen (Vorurteile, Klischees) selbst überprüfen können. Sie werden am Ende Ihrer Ausbildung ein genaueres und besser begründetes Bild vom Leben im Alter und von alten Menschen haben.

Antworten zu: Testen Sie Ihr Wissen über alte Menschen, S. 6:

1. Falsch. 29 % der 70- bis 100-Jährigen beurteilen ihre körperliche Gesundheit allgemein als sehr gut bis gut, 38 % als befriedigend, 3 % als ausreichend oder mangelhaft.
2. Richtig. Die Demenzhäufigkeit steigt mit dem Alter stark an. Altersgruppe 70 bis 74 Jahre: fast keine Demenzen; Altersgruppe 90 Jahre und darüber: 40 bis 50 % sind betroffen.
3. Falsch. Die Rekonstruktion der Tagesabläufe zeigt, dass nur etwa 20 % der Wachzeit mit Ruhephasen verbracht werden. Bei den 70- bis 84-Jährigen sind es sogar nur 10 %.

4. Falsch. Bis ins hohe Alter hinein sind die meisten Menschen noch lernfähig, auch wenn die Gedächtnisleistungen schlechter werden.
5. Falsch. Auf Befragen entwerfen etwa 90 % selbst bis ins hohe Alter Zukunftsszenarien.
6. Falsch. Etwa 40 % geben an, dass sie meistens über die Gegenwart nachdenken, 30 % berichten vor allem von Gedanken über die Vergangenheit und 25 % von Gedanken über die Zukunft.
7. Richtig. Fast 50 % der 70- bis 100-Jährigen geben an, dass sie niemanden haben, mit dem sie über schwierige Probleme reden können.
8. Falsch. Männer sind lebenslang zeugungsfähig, viele sind noch im hohen Alter an Sex interessiert, wenn auch Geschlechtsverkehr nicht mehr so häufig ist. Manche Frauen erleben noch mit 85 einen Orgasmus.
9. Falsch. Im Durchschnitt leben etwa 9 % der 70-Jährigen und Älteren im Heim. Von den 95-Jährigen und Älteren leben immerhin noch über 60 % nicht im Heim!

(nach Alt und Jung, S. 183 f., ergänzt)

1.2 Lebenslauf und Altern

Ganz unterschiedliche Vorstellungen gibt es vom Lauf des Lebens. Welche Bedeutung hat das Altern in den verschiedenen Denkmodellen?

1.2.1 Modelle vom Lebenslauf – Lebenskreis, Lebensbogen/-stufen, Lebensweg, Mäander

Die Vorstellungen vom **Lebenskreis** und vom **Lebensbogen** stellen das menschliche Leben dar als Aufstieg, dem nach einer Leistungshöhe der Abstieg und der Tod folgen. Der Lebenslauf wird vorwiegend aus biologischem Blickwinkel betrachtet: in den Bildern von Wachsen und Welken, Frühling und Herbst des Lebens. Die zweite Lebenshälfte wird von den Verlusten her gesehen: Der Mensch welkt und stirbt schließlich.

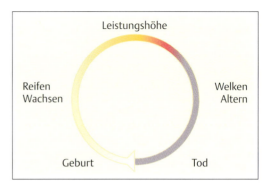

Abb. 1.2 Modell vom Lebenskreis

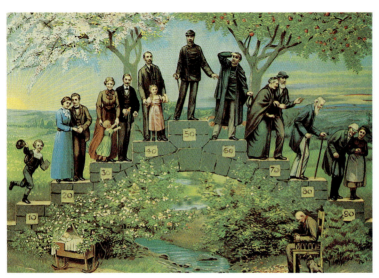

Abb. 1.3 Die Stufen des menschlichen Lebens. Normalbiographie wie sie im Bürgertum des 19. Jahrhunderts dargestellt wurde (Museum für Deutsche Volkskunde, Berlin)

Im 19. Jahrhundert wurde der Bogen mit den Stufen einer Treppe verbunden, man sprach von den **Lebensstufen.** Auf den damals üblichen Bilderbögen wurde gern die Normalbiographie im Bürgertum dargestellt (Abb. 1.**3**).

Auch in der Psychologie der ersten Hälfte des 20. Jahrhunderts (Charlotte Bühler) wird die menschliche Entwicklung noch in Stufen gedacht. Aufsteigend werden Fähigkeiten und Fertigkeiten erworben, dann folgt eine Zeit der Stabilität und schließlich der Abstieg mit Einschränkungen und unaufhaltsamem Abbau, und das für alle Menschen gleich verlaufend.

Zugrunde liegt diesen Modellen der Gedanke des ewigen Kreislaufes, der sich mit dem Tod schließt. „Du bist Erde und sollst zu Erde werden", wie es biblisch heißt (1. Mose 3, 19). Das Leben geht physisch und geistig-seelisch wieder in ein großes Ganzes ein, aus dem es gekommen ist und aus dem sich künftiges Leben nährt.

Der Ursprung ist in uralten Fruchtbarkeitskulten, in Naturreligionen und frühen bäuerlichen Kulturen zu suchen. Werden und Vergehen im Tages- und im Jahreslauf wurden zum Schlüssel für das Welt- und Lebensverständnis der Menschen: So wie Sonnenaufgang, Mittagshöhe, Sonnenuntergang und Nacht wechseln sich auch Frühlingserwachen, sommerliche Fruchtbarkeit, Herbst als Reifen und zur Neige gehen und Erstarrung im Winter ab und kehren stetig wieder. Mit diesen Vorstellungen kann eine Haltung der Gelassenheit verbunden sein, die das eigene Leben aufgehoben sieht im Werden und Vergehen in der Natur.

! Heute wissen wir, dass Entwicklung und Verluste sich nicht ausschließen, sondern Entwicklung immer mit Verlusten verbunden ist:
- Abbau beginnt also lange vor dem Erreichen der „Lebenshöhe". Sowohl Zellen als auch Fähigkeiten gehen viel früher verloren oder bilden sich zurück.
- Auf der anderen Seite gibt es Wachstum auch in der zweiten Lebenshälfte und es werden auch in späteren Lebensphasen noch neue Fähigkeiten erworben.

Außerdem ist man sich heute der individuellen Unterschiede besonders für die Altersphase mehr bewusst. Das Modell des Lebenskreises, des Lebensbogens oder der Lebensstufen wird also der komplizierten Wirklichkeit nicht gerecht.

In der Vorstellung vom **Lebensweg** führt der Weg von einem Anfang zum Ende und kehrt nicht zum Ausgangspunkt zurück (Abb. 1.**4**). Der Weg wird als Wachsen verstanden. Obwohl am Ende der Tod steht, wird der Weg dorthin doch nicht als Verlust gesehen, sondern als einmalige, fortschreitende Bewegung. Der Weg kann wohl verschlungen sein, er verläuft in der Wirklichkeit nicht geradlinig wie in der Modellzeichnung. Aber an seinem Ende ist das Leben etwas anderes als am Beginn: ein ganzer Kosmos an Erfahrung, an Bezügen, Verwicklungen, Beziehungen, auch wenn der Körper abnimmt und schließlich zerfällt.

Auch das Bild vom Weg des Lebens als Bewegung aus der Vergangenheit in die Zukunft hat uralte religiöse Hintergründe. Seine Wurzeln sind für uns erkennbar im hebräischen Denken:

Das Volk Israel erinnert sich an die Errettung aus der Sklaverei und hofft auf die Führung Gottes in eine gute Zukunft. Die Bibel spricht vom verheißenen Land, in dem Milch und Honig fließen. Das Volk Israel wird ermahnt, sich stets an die Vergangenheit zu erinnern und daraus Hoffnung und Vertrauen auf Gott zu schöpfen. Deshalb soll und kann es sich auch so verhalten, dass es mitwirkt an dem, „was dem Herrn wohlgefällt" – wir würden heute sagen: an der Erhaltung der Schöpfung. Das gilt ebenso für das Volk wie für den Einzelnen, der in diesem Vertrauen seinen Lebensweg gehen soll, bis er „alt und lebenssatt" stirbt.

Das Modell vom Lebensweg drückt geschichtliches Denken aus, die Vorstellung, dass die Zeit fortschreitet aus der Vergangenheit in eine unbekannte Zukunft. Heute hat dieses Denken sich durchgesetzt: Durch sein Verhalten und Handeln soll der Mensch den Ablauf der Zeit mitgestalten. Ein unbegrenzter Fortschrittsglaube, die Idee, dass alles und jedes machbar und

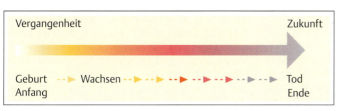

Abb. 1.**4** Der Lebensweg: ein lineares Modell des Lebens

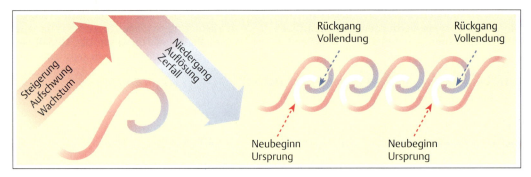

Abb. 1.**5**   Der Mäander als Modell: Niedergang und Zerfall als Voraussetzung für Neubeginn

beherrschbar ist oder eines Tages sein wird, ist eine extreme Ausprägung dieses modernen Denkens.

Beispielhaft sei an die Erwartung erinnert, dass in unmittelbarer Zukunft Menschen geklont werden können, oder daran, dass sich in den USA Menschen in ein Tiefkühlprojekt einkaufen in der Hoffnung, dass die Wissenschaft es ihnen ermöglicht, tiefgekühlt zu überleben und in einem späteren Jahrhundert weiterleben zu können.

Abschließend wird das Modell des **Mäanderbandes** vorgestellt. Es nimmt den Rhythmus von Beginn, Rückgang und Neubeginn auf. Es verbindet die Bilder vom Lebenskreis und vom Lebensweg und entspricht unserem heutigen Wissen über den menschlichen Lebenslauf besonders gut (Abb. 1.**5**).

- Der Weg kehrt nicht zum Ausgangspunkt zurück, sondern geht weiter in eine offene Zukunft (vgl. das lineare Modell Lebensweg).
- Auf dem Weg wechseln Phasen von Rückgang und Neubeginn.
- Zerfall und Auflösung sind Voraussetzung für Neubeginn und neues Wachsen.
- Der Neubeginn schöpft aus dem, was vorher war, wenn er auch nicht bruchlos an das Vorhergehende, Zerfallene anknüpft.
- Rückbildung und Zerfall haben einen sinnvollen Platz in diesem Modell (vgl. Welken, Altern und Tod in den Modellen Lebensbogen und Lebenskreis).

Jeder Lebensabschnitt hat seinen Wert in sich

Ein **Kind** mit seiner Unmittelbarkeit und Echtheit ist ein vollwertiger Mensch, nicht ein noch schwacher und darum unvollkommener Erwachsener. Kindheit hat ihren Sinn in sich, nicht nur als Lebensstufe auf dem Weg zum Erwachsenwerden. Kinder „leben und bereiten sich nicht erst darauf vor zu leben" (Maslow 1985).

Ebenso ist ein **Jugendlicher** mit seiner Opposition (die uns Erwachsenen meistens sehr große Mühe macht und deren Berechtigung wir doch erkennen) und seinem radikalen Fragen nach dem richtigen Weg ein Mensch, nicht ein noch unreifer und deshalb unvollkommener Erwachsener.

Auch der **Erwachsene** ist ein vollwertiger Mensch. Das wird wohl am wenigsten bezweifelt, aber könnten wir es nicht bezweifeln? Ein Mensch, der seine ganze Lebenskraft in den Dienst des Broterwerbs, der Karriere, der Familie stellt – kann er noch er selbst, kann er noch Mensch bleiben? Geht da nicht viel verloren? Als Symptome, dass das übliche Erwachsenenleben nicht alles ist, können wir die Aussteiger und die Alternativbewegung der 70er bis 90er Jahre sehen. Und dennoch, trotz aller Kompromisse, aller Rücksichten auf Macht, Geld und Verhältnisse, trägt auch das Erwachsenenleben seinen Sinn in sich.

Genauso ist ein **alter Mensch** nicht bloß der kümmerliche Rest seiner leistungsstarken Jahre. Für das eigene Leben und seine Grenzen einzustehen, das, was war, zu akzeptieren, mit dem Gelingen und dem Scheitern, den guten und bösen menschlichen Erfahrungen einverstanden zu werden, machen die Besonderheit dieses wichtigen Lebensabschnitts aus.

Für viele Menschen ist das Leben nicht mit dem irdischen Leben zu Ende. Für sie gibt es einen Neuanfang auch noch nach dem Tod und sie schöpfen Trost aus dem Glauben, dass ihr Leben eines Tages von Gott aufgenommen wird. Solche Vorstellungen gibt es in vielen Religionen. In der Bibel finden sie sich z. B. in den folgenden Worten, die in Verfolgungszeiten entstanden sind: „Er selbst, Gott, wird bei ihnen sein; und Gott

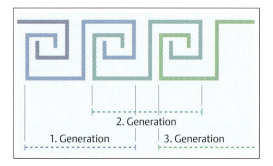

Abb. 1.**6** Rückgang und Neubeginn sind auch im Wechsel der Generationen notwendig (nach Rombach)

wird abwischen alle Tränen von ihren Augen, und der Tod wird nicht mehr sein, noch Leid noch Geschrei noch Schmerz wird mehr sein; denn das Erste ist vergangen (Offenbarung des Johannes 21,3.4).
Rückgang ist lebensnotwendig: Wenn ein Menschenleben zu Ende geht, so ist das mit Verfall verbunden und schließt mit dem Tod, dem endgültigen Rückgang des (irdischen) Lebens. Und doch ist damit nicht alles aus. Auch wenn man nicht religiös denkt, ist unübersehbar, dass die folgenden Generationen Gedanken, Gefühle, ein Stück der Lebensgestaltung des Gestorbenen weiter mit sich und in sich tragen (Abb. 1.**6**).
Um lebendig weiterzuwachsen, und damit das Schöpferische im Leben nicht verlorengeht, ist Offenheit für Neues nötig. Ehrlichkeit sich selbst gegenüber, um sich Erstarrungen, Festgefahrensein einzugestehen. Denn damit es persönliches Wachsen geben kann, muss der Mensch das, was eigentlich schon starr, abgestorben ist, hinter sich lassen und seinen Weg nach vorn weitergehen.
Der Rhythmus von Rückgang und Neubeginn zieht sich durch jedes Einzelleben. „Das Leben ist ein Entwicklungs- und Reifungsprozeß – und dieser Prozeß ist verbunden mit einem Abschied von Früherem zugunsten einer Hinwendung zu Neuem", sagt der Gerontologe Andreas Kruse (1988, S. 136). Die Phase des Rückgangs ist mit Schmerzen verbunden, sich trennen vom Gewohnten, vom eigenen Ich, wie es einem vertraut war. Die Notwendigkeit zum Neubeginn hat einen eigenartigen Reiz: Auch sie kann Druck und Angst machen, aber der Reiz des Neulands, das vor einem liegt, verlockt zugleich.
Hermann Hesse sagt in einem bekannten Gedicht:

» *Es muss das Herz bei jedem Lebensrufe bereit zum Abschied sein und Neubeginne, um sich in Tapferkeit und ohne Trauern in andre, neue Bindungen zu geben. Und jedem Anfang wohnt ein Zauber inne, der uns beschützt und der uns hilft zu leben.*«

Sie, heute Erwachsene, erinnern sich vielleicht noch der unglücklichen Stimmungen, der Unsicherheiten und zugleich der Lebens-Neugier im Alter von etwa 10 bis 14 Jahren, dem Übergang vom Kind zum Jugendlichen, dann wieder im Alter von 16 bis 20 Jahren, dem Übergang vom Jugendlichen zum Erwachsenen. Vielleicht sind sie auch bereits im Klimakterium oder in einer Midlife-Crisis, erleben an sich selbst Auflösung oder Unsicherheit und fragen sich, wie das Leben sich weiter gestaltet oder wie Sie es gestalten werden.

Anregung

Sie haben eine neue Ausbildung begonnen. Zugleich haben Sie Abschied von Ihrem bisherigen Leben genommen und die gewohnte Ordnung hinter sich gelassen. Was bedeutet dieser Neuanfang für Sie?

Bei einem Neubeginn nehmen wir immer mit, was wir vorher waren. Was wir als Kind gelernt haben und erlitten haben, begleitet uns durch die weiteren Lebensabschnitte und bleibt in uns bis ins hohe Alter. „Wir werden älter und bleiben doch die Alten."

Anregung

Machen Sie sich ein Ereignis oder ein Erlebnis aus vergangenen Lebensphasen bewusst, von dem Sie heute noch in ihrem Empfinden und Handeln beeinflusst werden.

Kleine Abschiede und der große Abschied
Abschied nehmen, Verzicht und Loslassenkönnen werden von jedem im Lauf seines Lebens gefordert – sei es, dass ein nahestehender Mensch uns verlässt oder stirbt, sei es, dass sich unsere Lebenssituation grundlegend ändert oder dass wir uns mit Krankheit und Leiden auseinandersetzen müssen. Schon Kinder erleben tiefen Kummer beim Verlust eines Menschen oder eines liebgewordenen Spielzeugs. Das Leben besteht nicht nur aus Zuwachs und Erfolg, sondern auch aus Verlusten. Dies sind die „kleinen" Abschiede – zum Zeitpunkt der Trennung allerdings nicht als klein empfunden, sondern als harte Zumutung, die einen Teil des bisherigen Lebens zerstört: *Rückgang*.

Der Tod, der große, letzte, endgültige Abschied, ist Bestandteil unseres Lebens und gehört damit auch zu den Aufgaben unseres Lebens ... (Es) ist notwendig, dass wir begreifen, dass der Tod – als umfassende Ordnung verstanden – in vielfältigster Form unser Leben begleitet und in dieses hineinragt, leitet der Gerontologe Andreas Kruse ein Kapitel über die „Endlichkeit des Lebens" ein.

Unsere westliche Zivilisation hat den Umgang mit dem Sterben verlernt. In anderen Kulturen werden Alter, Tod und Sterben nicht so verdrängt wie bei uns. „Langsamer Abschied" hieß eine Ausstellung im Museum für Völkerkunde Frankfurt/Main 1989/90. Von einem ungebrochenen Verhältnis zum eigenen Sterben zeugen die Särge und Grabbeigaben, die Feste für die Toten und die Figuren, mit denen der Toten gedacht wird. In Ghana sucht man sich vor seinem Tod seinen Sarg selbst aus: schmucke Hüllen für den eigenen Körper. In Neuirland (nahe Neuguinea) feiert man alljährlich Totenfeste, die monatelang vorbereitet werden. Die Insulaner erklären den Sinn des Festes folgendermaßen: „Wir fertigen die Mulligan (Figuren, die für das Fest benötigt werden) und feiern das Fest, um mit den Toten fertig zu sein... Du glaubst gar nicht, wie sehr wir der Toten gedenken und trauern, während der ganzen Zeit, in der wir die Mulligan herstellen. Um die Verstorbenen zu vergessen, und damit sie ins Totenreich eingehen können, veranstalten wir die Feier". Sie widmen sich also dem Abschied mit großer Intensität und für eine lange Zeit, damit danach das Leben unbehelligt weitergehen kann. Es soll zu einem wirklichen Abschluss der Geschichte des Gestorbenen kommen: „um die Verstorbenen zu vergessen" und „um mit den Toten fertig zu sein" (Cipolletti 1989, S. 121).

1.2.2 Klassifikationen des Alters

Es hat sich als nützlich erwiesen, den **Lebensabschnitt Alter** feiner zu untergliedern. Denn Alter ist nicht ein Block, sondern es gibt innerhalb dieses Abschnitts starke Veränderungen: Was hat ein 60-Jähriger noch mit einem 90-Jährigen gemeinsam? So spricht man von „älteren", „hochaltrigen", „langlebigen" Menschen.
Häufig wird zwischen

- den jungen Alten oder dem dritten Lebensalter (Ende sechzig bis Mitte siebzig),
- den alten Alten oder dem vierten Lebensalter (Anfang siebzig bis Ende achtzig),
- den Hochbetagten (Ende achtzig bis hundert)
- und den Höchstaltrigen oder Langlebigen (über Hundertjährige)

unterschieden (nach Tews 1996). Diese Klassifizierung richtet sich nur nach dem kalendarischen Alter, also nach dem Geburtsjahr – andere Merkmale werden nicht berücksichtigt.
Möglich wäre z. B. auch nach

- biologischem Alter (wie frisch oder verbraucht sind Zellen und Gewebe?),
- sozialem Stand (im Berufsleben, Rentner, selbstständig/abhängig, von Hilfe lebend),
- Aktivitäten und Interessen (erschließt jemand sich noch Neues?),
- Selbsteinschätzung (wer fühlt sich alt? Wer fühlt sich jung?)

oder anderen Kriterien zu gliedern. Mancher fühlt und verhält sich noch mit 78 als junger Alter, andere sind bereits mit 50 so festgelegt, dass man von jungen Greisen sprechen könnte.
In den USA gibt es eine Unterscheidung nicht nach Jahren, sondern nach körperlicher Leistungsfähigkeit: „gogo, slowgo, nogo", was man vielleicht übersetzen kann mit: „die sich leicht bewegen, die sich schwerfällig bewegen, die unbeweglich geworden sind". In dieser Einteilung stecken zwei Wahrheiten:

1. dass die körperliche Leistungsfähigkeit nachlässt und
2. dass dieses Nachlassen nicht vom kalendarischen Alter abhängt. So gibt es über Hundertjährige, die noch fast beschwerdefrei ein eigenständiges Leben führen. Sie würden wohl als „gogo" oder „slowgo" gelten und wahrscheinlich ihr Lebensende erreichen, ohne das „nogo" erlebt zu haben.

Die Klassifizierung nach kalendarischem Alter ist also eine ganz grobe Gliederung, die aber für allgemeine Fragestellungen, z. B. für die Sozialplanung, wichtig sein kann.

1.3 Veränderungen im Alter

Graue Haare? Die ersten Falten? Häufig denkt man beim Thema *Veränderungen beim Altern* zuerst an körperliche Merkmale. In der Altenpflegeausbildung ist es natürlich wichtig zu wissen, wie sich der Körper beim Altern entwickelt, z. B. welche Organe sich besonders früh zurückbilden und welche bis zuletzt recht gut ihren Dienst tun. Aber unser Beruf hat es mit dem ganzen alten Menschen zu tun. Nicht nur ein vielleicht hinfälliger Körper ist zu pflegen, sondern ein alter Mensch ist als Mensch zu begleiten, zu pflegen und zu fördern. Auch dort, wo schwere körperliche Pflege erforderlich ist, sind zwischenmenschliche Beziehung und Begegnung Teil der pflegerischen Leistung. Die menschliche Komponente zeichnet den Altenpflegeberuf aus. Daraus ergibt sich die Reihenfolge, in der in diesem Abschnitt einige durch das Altern bedingte Veränderungen angesprochen werden:

1. Die **persönlichen Erfahrungen** - was erleben Menschen beim Älterwerden und was ist ihnen selbst an diesem Lebensabschnitt wichtig? (Hier fließen schon einige psychologische Begriffe und Untersuchungsergebnisse ein.)
2. Die **psychologische Betrachtungsweise** des Alters – welche psychologischen Einsichten hat die Gerontologie mitzuteilen und welche geistig-seelischen Entwicklungen gehören zum Lebensabschnitt Alter?
3. Die **biologische Betrachtungsweise** des Alters – wodurch kommt der Alterungsprozess in Gang, welches Alter können wir erreichen, was geschieht im Körper beim Altern? Es schließt sich ein Abschnitt über die Bedeutung von Krankheit im Alter an.
4. **Gesellschaftliche Aspekte** des Alters – was bedeutet die größere Zahl alter und hochaltriger Menschen für die Gesellschaft heute und welche Rollen werden alten Menschen eingeräumt?

1.3.1 Persönliche Erfahrungen beim Altern

Beim Altern erfährt der Mensch etwas Ähnliches wie bei den Übergängen in früheren Lebensaltern, z. B. in der Pubertät: ein heranwachsender Junge, ein junges Mädchen sind sich selbst zunächst teilweise fremd, sie müssen mit den Veränderungen in ihrem Körper, an ihrem Äußeren, erst vertraut werden, sich mit dem neuen Wesen, das sich da aus ihnen entwickelt, anfreunden und identifizieren. Ähnliches geschieht beim Altern, nur dass die Veränderungen hier nicht als „vorteilhaft" empfunden werden. Zumindest die körperlichen Zeichen erschienen als Verluste.

Individuell werden die Veränderungen als Schritt in eine neue Identität, in die Identität als alternder Mensch, ganz unterschiedlich erlebt. Manche Menschen empfinden einen Knick in ihrer Lebenslinie: „Das Alter kommt mit einem Schlag: *Plötzlich* fällt nichts mehr so leicht wie früher, *plötzlich* weiß man, man ist alt" (ein 70-Jähriger). Für andere bedeutet es „immer mehr Abstriche machen müssen" (eine 74-Jährige), d. h. die wiederkehrende Erfahrung, sich von Teilen seines Lebens zu verabschieden. Wieder andere erleben das Älterwerden als nie gekannte Freiheit von drückenden Zwängen und Verpflichtungen, als endlich zu sich selbst kommen können.

Da der Prozess des Alterns über weite Strecken ganz allmählich verläuft, ist es natürlich, dass man ihn selbst kaum spürt. Durch andere wird man darauf aufmerksam, dass man älter geworden ist. Viele Menschen sind zutiefst erschrocken, wenn sie das erste Mal merken, dass sie für „alt" gehalten werden. Problematisch kann es sein, wenn die Jungen den alten Menschen auf die Rolle des Alten festlegen wollen.

Besonders schwierig ist das Älterwerden für die Menschen, deren Selbstbild sich an Fitness und jugendlicher Schönheit orientiert und die ein negatives Altersklischee („krank und hässlich") haben. Für sie kann es schockierend sein, wenn sie Alterserscheinungen an sich wahrnehmen: die ersten Falten, die langsam ergrauenden oder schütter werdenden Haare, die Taille, die nicht mehr schlank ist wie ehedem, die dritten Zähne und die Mundpartie, wenn die Zahnprothese herausgenommen ist, oder die begrenzte Leistungsfähigkeit bei jemandem, dessen Stolz Ausdauer, körperliche Geschicklichkeit oder sportliche Erfolge waren. All dies kann den Kern des Selbstbildes treffen und sehr gewöhnungsbedürftig sein. Die Person, die sich da verändert, ist ja noch dieselbe wie vorher, es geschieht etwas mit ihr ohne ihr eigenes Zutun. Man hat deshalb Alter als „narzisstische Kränkung" bezeichnet, als eine Verletzung des Selbstwertgefühls.

Andere Menschen wiederum erkennen für sich vor allem die Chancen des Alters. Sie bleiben seelisch jung und erleben staunend, dass sich das Leben noch einmal neu öffnet. Im hohen Alter kann der Wunsch wachsen, das Leben als Ganzes zu sehen und zu einem Einverständnis zu gelangen mit dem, was war (S. 12 u. S. 24 f.).

Lebenserfahrung

Altern ist als die Lebensphase bezeichnet worden, in der sich Erfahrungen angehäuft haben. Wer Erfahrungen gemacht hat, verfügt dann über einen individuellen Schatz an Erfahrungen. Dieser „Besitz" ist aber nicht von der Art, dass man ihn sammeln und „in einem großen Sack verstauen" könnte (Filipp, FKA 3/12) als eine Sammlung von einzelnen Erinnerungen. Es ist vielmehr so, dass Erlebtes und Erfahrenes aktiv verarbeitet werden. Menschen versuchen dabei auch, ihr Leben im Zusammenhang und in seiner Bedeutung zu verstehen.

Ein Mensch baut also im Lauf seines Lebens aus scheinbar zufälligen Ereignissen, Begebenheiten, Begegnungen und den Ergebnissen eigenen Handelns einen „Schatz" von Erfahrungen auf, der ganz unterschiedliches Wissen umfasst, z. B.

- Selbsterkenntnis: Er kennt seine eigenen Stärken, seine Schwächen und Besonderheiten.
- Handlungswissen: Er weiß, wie Dinge anzupacken sind.
- Menschenkenntnis: Er hat ein Bild davon, wie Menschen handeln und wie mit ihnen umzugehen ist.
- Einsicht in Lebenszusammenhänge: Er versteht etwas vom „Leben" und kann auch mit den Ungewissheiten, die zum Leben gehören, umgehen.

In der Alternsforschung wurde in letzter Zeit wieder der (uns vielleicht altmodisch anmutende) Ausdruck *Weisheit* verwendet als „Expertentum in komplexen Lebensfragen" (Filipp, FKA 3/22). Weisheit nimmt nicht automatisch mit dem Alter zu. Wenn aber die Verarbeitung dessen, was ein Mensch erlebt und erfahren hat, gelingt, kann Weisheit als Gewinn des hohen Alters gesehen werden.

Lebensrückschau

Für viele älter werdende Menschen verengt sich mit den Jahren der Lebenskreis. Die Kontakte des Berufslebens bestehen nicht mehr, gleichaltrige Freunde und Verwandte sterben, vielleicht fallen Reisen und sonstige Aktivitäten schwerer.

Während die Orientierung nach außen abnimmt, gewinnt die Beschäftigung mit der eigenen Vergangenheit an Bedeutung.

Die gängige Behauptung, dass das „Altgedächtnis" gut erhalten bleibt, auch wenn das Kurzzeitgedächtnis sich verschlechtert, kann so nicht aufrechterhalten werden. Sehr vieles, was ein Mensch in Kindheit und Jugend erlebt hat, ist dem Gedächtnis unwiederbringlich verlorengegangen. Es sind nur solche Erlebnisse, die für einen Menschen eine ganz besondere emotionale Bedeutung hatten, die auch im Alter noch gut erinnert werden.

Lebensbewältigung

Es gibt schwere Erlebnisse, die bis ins hohe Alter nicht so verarbeitet werden können, dass der alte Mensch Ruhe findet. Gewalterlebnisse gehören dazu, auch eigene Schuld, die nie ausgesprochen und gesühnt wurde.

In der Wochenzeitung DIE ZEIT wurde vom schweren Sterben eines Mannes berichtet, der (wie die Autorin, seine Nichte, nach seinem Tod anhand von Unterlagen zweifelsfrei erkennt) an der Erschießung vieler Juden beteiligt war. Er hatte sich der Familie gegenüber sowie bei späteren Verhören immer als schuldlos dargestellt. Weil immer neue Verdachtsmomente aufkamen, wurde er wiederholt vorgeladen. In späteren Jahren berief er sich auf sein nachlassendes Gedächtnis und auf eine Krankheit während des Krieges. Mit 91 Jahren starb er, nachdem er ein Jahr lang – als Folge eines Schlaganfalls – ohne sprechen zu können in einem Altenheim gelebt hatte. Er hatte einen Zettel bei sich mit Worten aus dem 18. Psalm: „Es umfingen mich des Todes Bande, und die Fluten des Verderbens erschreckten mich. Des Totenreichs Bande umfingen mich, und des Todes Stricke überwältigten mich. Als mir angst war, rief ich den Herrn an und schrie zu meinem Gott. Da erhörte er meine Stimme von seinem Tempel, und mein Schreien kam vor ihn zu seinen Ohren". Nach seinem Tod fand seine Nichte in seinem Haus als einziges Buch, unter der Bettwäsche versteckt, Interviews mit jüdischen Frauen, die Auschwitz überlebt hatten.

(Fürstenberg in Die Zeit 4/1998)

Zur Zeit müssen wir noch damit rechnen, in der Altenpflegearbeit mit Tätern aus der Nazizeit zu tun zu haben. In der Regel werden wir nichts von ihrer Vergangenheit erfahren. Die Pflege eines solchen Menschen kann schwierig und – wenn man von seiner Vergangenheit weiß – see-

1.3 Veränderungen im Alter

lisch belastend sein. Die Problematik wäre ein Thema für das Fach Berufsethik.

Das menschliche Gedächtnis betreibt nicht selten eine Art Schönfärberei. Es speichert Erlebnisse nicht vollständig und auch nicht zuverlässig. Die nachträgliche Sinndeutung verändert und verschönt belastende Ereignisse im Leben und macht sie im Nachhinein erträglich. Dies ist eine unbewusste Bewältigungsstrategie.

Beispiel:
Bewohner eines Dorfes in den USA, das einem Dammbruch zum Opfer gefallen war, wurden direkt nach der Flutkatastrophe und dann noch einmal 15 Jahre danach befragt. Man konnte also die Aussagen kurz nach dem Ereignis und 15 Jahre später vergleichen. Einige Bewohner verweigerten die Teilnahme: Sie wollten offenbar jede Erinnerung an das Geschehen meiden. Bei den übrigen zeigte sich die deutliche Tendenz, die Dramatik in der Rückschau herunterzuspielen. Die Verluste wurden unterschätzt und die Redewendung „Zeit heilt Wunden" bestätigte sich.

(Filipp FKA 3/25)

Anregung
Diskutieren Sie und nehmen Sie Stellung, wie solche nachträgliche Sinndeutung auf Sie wirkt. Werten Sie sie eher als unredliche Illusion ab oder akzeptieren Sie sie als Lebenshilfe?

Lebensbilanz

Auch schon im mittleren Alter schauen Menschen auf ihr bisheriges Leben zurück, eng verbunden mit dem Bilanzziehen: „Welchen Sinn hatte mein Leben, wozu habe ich gelebt?" Im Alter kommt verstärkt das Bewusstsein hinzu, dass das Dasein und das eigene Leben endlich sind. Die Frage nach dem Sinn des (seines) Lebens muss jeder Mensch selbst für sich beantworten.
Das Bestreben, dem Leben als Ganzem einen Sinn zuzuschreiben, kann sehr unterschiedlich aussehen, z. B.

- als Erfüllung einer (z. B. beruflichen) Lebensaufgabe,
- als Bewusstsein, der nachfolgenden Generation Wertvolles weitergegeben zu haben,
- als Dankbarkeit gegen Gott, der das Leben durch gute und böse Tage führt und bewahrt.

Beim Bilanzziehen finden viele Menschen auch für schwere Erlebnisse einen Sinn. Statt zu hadern mit einem schweren Schicksal, wie z. B. Krankheit, erkennen sie ein Wozu.

》*Der beginnende Parkinson bringt dieses neue Körpergefühl in mein Leben – rechtsseitig verlangsamt zu sein, in Arm und Bein, also im Zugreifen nach etwas, und beim Schrittemachen. Bis heute, nach eineinhalb Jahren, erlebe ich es immer noch als Geschenk und als für mich notwendiges Angebot des Lebens, langsamer zu greifen, langsamer zu gehen. Ich hätte es wohl auf keine andere Art gelernt: das Achten auf die kleinen unscheinbaren Dinge, die ich früher „über-gangen" habe, „über-griffen". Ich erlebe, wie groß das Umlernen ist. Es geschieht nicht einfach so, nur weil ich das jetzt erkannt habe. Es hört sich wie Wenig an und ist doch etwas Großes.*《

(74-jährige Frau, früher Krankengymnastin und lange Hausfrau)

Stimmen alter Menschen

Weniger als in anderen Abschnitten dieses Kapitels geht es hier darum, etwas „Richtiges" über das Alter auszusagen. Alte Menschen selbst sollen zu Wort kommen. Ihre Stimmen können einen Eindruck von der Vielfalt der Alternserfahrungen vermitteln.

„So alt wie man sich fühlt?" – Alter ist relativ

Die Kabarettistin Elke Heidenreich schildert einige Szenarien, wie Menschen ihr Alter erleben:

》*... Es ist alles so schwierig geworden! Da gibt es nun die neue Feuchtigkeitscreme, und man kriegt überhaupt keine Falten mehr, und dann sagen die Leute: „was, du bist schon vierzig, das hätte ich niiiiie gedacht", ja wofür werde ich denn dann älter, wenn es keiner merkt? ...
Oma Rapel ist erst Anfang 60 und sieht aus wie 120, weil sie acht Kinder großgezogen hat und immer schwer arbeiten mußte, und nun lebt sie – ja, wovon? Wir sagen: von einer Tasse Luft. Frau Fleischhauer ist Anfang 30, hat viel Geld und eine Fußbodenheizung, aber sie fühlt sich wie 60, weil das Leben an ihr vorbeirauscht und sie sitzt in ihrer Eigentumswohnung und wird alt vom Zugucken ... Gestern hatte ich übrigens meinen 18-Jahre-Tag mit dem neuen Pullover, der guten Nachricht und der blendenden Laune, aber heute bin ich 70, friere,*

die Hände tun mir weh von meiner falschen Methode zu tippen, die Haare sind klebrig und ich bin lahm und muffig. Mal sehn, wie alt ich morgen bin? ...
Ich habe beschlossen, dass ich 16, 35, 60 und 100 bin.
Je nachdem.«

(Joschko/Huntemann (Hg.) 1986, S. 53f.)

Sich selbst wechselhaft zu erleben, ist auch eine Erfahrung sehr alter Menschen, wenn sie sich ihre innere Lebendigkeit bewahrt haben. „Das Problem ist nicht, dass man alt wird, sondern dass man jung bleibt" (Simone de Beauvoir).

„So jung wie dein Selbstvertrauen"

- „Du bist so jung wie deine Zuversicht, so alt wie deine Zweifel, so jung wie dein Selbstvertrauen, so alt wie deine Furcht. So jung wie deine Hoffnungen, so alt wie deine Verzagtheit. Solange die Botschaften der Schönheit, Freude, Kühnheit, Größe, von der Erde, von den Menschen und von dem Unendlichen dein Herz erreichen, so lange bist du jung" (Albert Schweitzer).
- „Da mir die große Welt endgültig verschlossen ist, versuche ich, in meiner kleinen Welt Neues zu entdecken, (eine chronisch erkrankte ältere Frau, nach Kruse 1991, S. 180).
- „Altsein ist ein herrlich Ding, wenn man nicht verlernt hat, was anfangen heißt" (Martin Buber).
- „Das Alter ... Es kann ein unglückliches und ein freudloses geben – wie eine solche Jugend. Aber die Schicksale gleichgestellt, finde ich das Alter, selbst mit seinen Schwächen, die es mir bringt, nicht arm an Freuden; die Farben und die Quellen dieser Freuden sind nur anders" (Alexander von Humboldt).
- Pablo Casals, 90-jährig, übte noch täglich vier bis fünf Stunden Cello. Gefragt „Wozu?" antwortete er: „Weil ich den Eindruck habe, ich mache Fortschritte."
- Pablo Casals: „Ich bin jetzt über 93 Jahre alt, also nicht gerade jung, jedenfalls nicht mehr so jung, wie ich mit neunzig war. Aber Alter ist überhaupt etwas Relatives. Wenn man weiter arbeitet und empfänglich bleibt für die Schönheit der Welt, die uns umgibt, dann entdeckt man, dass Alter nicht notwendigerweise Altern bedeutet, wenigstens nicht Altern im landläufigen Sinne. Ich empfinde heute viele Dinge intensiver als je zuvor, und das Leben fasziniert mich immer mehr."
- „Ich habe schon als junger Mensch das Gefühl gehabt, mein Kopf ist so aufgeräumt. Ich habe das Gefühl, da oben, da kann man sich drauf verlassen. Natürlich muss man auch beim Denken bleiben. Die Mathematik ist da sicher ganz gut. Was muss ich mich manchmal quälen! Seit drei Tagen ärgere ich mich jetzt mit diesen Berechnungen herum. Ich hab's mal gewusst und krieg es nicht wieder. Ich muss mir da etwas aus der Bücherei holen. Das halte ich nämlich nicht aus, das nicht zu wissen, was ich einmal gewusst habe" (eine 81-jährige Frau, früher Lehrerin und Verwaltungsangestellte, nach Meinhold u. Kunsemüller 1978 S. 173).

Gewinnen, Wachsen, Schätze des Alters

- „Der alte Mensch soll sich nicht einfach treiben lassen, sondern sich eine Struktur geben, eine letzte Lebensschicht, eine Mitte, einen Sinn, eine Verpflichtung. Bis zuletzt müssen wir nach dem Lebensganzen trachten" (Carola von Crailsheim, etwa 85-jährig, 1980, S. 254 f.).
- „Ich brauche die Einsamkeit, ich bin sehr gern allein. Dieser von mir sehr verehrte Baron Kerkering, der hat mal gesagt: ‚Muße verträgt nur der innerlich Beschäftigte' ... Ich habe jetzt, im Alter, eigentlich viel zu viel Geld. Das ist auch eine Ungerechtigkeit gegenüber all denen, die viel zu wenig haben Das ist schon sehr drückend. Nun, ich kann Ihnen sagen, es gibt genug Löcher, die ich zustopfe" (eine 84-jährige Frau mit vollem Terminkalender, früher in der Arbeitsvermittlung und Richterin, nach Meinhold u. Kunsemüller, 1985, S. 195).
- „Mir ist es noch nie so gut gegangen", sagt eine 82-jährige Landarbeiterin, die zum ersten Mal erlebt, dass andere für sie sorgen. Sie kann ihr Bett nicht mehr verlassen, die Knie sind bei der schweren Feldarbeit geschädigt und geben keinen Halt mehr. Aber sie will auch gar nicht: Sie residiert in ihrem Bett, verschläft teilweise die Tage, weil sie bis tief in die Nacht fernsieht. Das ist ihr Lebensinhalt geworden, sie genießt es, auf diese Weise die Welt zu „erleben". Ihr Umgang sind die Altenpflegerinnen, die sie mögen, weil sie immer guter Laune ist.

- „*Wer loslässt, befreit sich.* Ist dies nicht die Formel, die uns im Alter entbindet?
Loslassen ist eine der größten Künste, die es zu lernen gibt – öffnen wir endlich die Hände, halten wir nichts mehr fest. Wir sind Scheidende, die nicht mehr gebunden sein wollen. Kein Vorgang bleibt ohne Folge. Gott nimmt dem, der nichts mehr begehrt, die Binde von den Augen, lässt uns eine neue, erhöhte Welt schauen, in der die Farben leuchtender, die Berge gewaltiger, die Wiesen grüner, die Schmetterlinge bunter, die Bäche lustiger sind ..." (Crailsheim 1980, S. 256 f.).
- „Die innerlich bejahte Anpassung an die Anforderungen des sich ständig wandelnden Lebens hält gesund und leistungsfähig. Das seelische Sich-Einengen geht oft der Sklerose der Adern ... voraus ... Das Erlebnis des Abtretenmüssens vor einem Jüngeren kann dem Alternden Anlass sein, die wahren Grenzen seiner Person zu finden ... Das ist ein unschätzbarer Gewinn. Wer über die Lebensstufen geschritten ist, ohne sich zum Verbleib verführen zu lassen, hat mit dem Altgewordensein eine geistige Unabhängigkeit und eine Elastizität gewonnen, die heute angesichts der sich so überraschend schnell verändernden Welt unentbehrlich geworden ist" (Krahl [Neurologe], nach Mendelssohn-Bartholdy 1958, S. 34/38).

Verfall, Erlöschen des Glanzes

- „Viele zerbrechen unter der Last der Gleichgültigkeit ... Sie vegetieren, erfüllen müde und abgespannt ihre Pflicht ... Es ist, als habe ein Reif sie befallen. Aber alles verändert sich. Nichts bleibt beständig. Was gestern war, gilt heute nicht mehr. Die Welt dreht sich unausgesetzt ... So kann es sein, dass auch den Traurigen und Melancholischen manchmal die Sonne voll ins Gesicht scheint" (Crailsheim 1980, S. 252 f.).
- „Ich bin in letzter Zeit sehr eng befaßt mit liebenswerten Menschen, die sich durch das letzte Stück ihres Lebens hindurchkämpfen. Ja, es ist Kampf – der Versuch, durchzuhalten, weil man seine Menschenwürde bis zum bitteren Ende bewahren möchte ... Während ich für meine alte Nachbarin ein paar Trostworte murmele, schäme ich mich fast, selber noch so fit zu sein ... Der Zusammenbruch, das Erlöschen jeglichen Glanzes – damit wird man in meiner Generation, die sich sowohl auf der schönen wie auch auf der deprimierenden Seite der Achtziger befindet, immer eindringlicher konfrontiert ... Wenn ich ihr (ihrer geliebten älteren Schwester) begegne, weiß ich nicht, wer sich hilfloser fühlt: sie mit ihrem gelähmten Arm – dazu verurteilt, sich versorgen zu lassen, oder ich als machtlose Statistin ...
Kannst du dir vorstellen, wie ich aufatme, wenn der fünfzehnjährige David – mein Freund seit seinem vierten Lebensjahr – hereingestürmt kommt und mir atemlos von seinen neuesten Computerexperimenten berichtet?" (aus dem Briefwechsel zweier Frauen, beide über 80 – Biegel/Swildens 1989, S. 114 f.).

Bleibende Lasten

- „Wer vermöchte völlig zu schweigen, sich so verlassen zu fühlen, dass jedes seiner Worte im Wind verweht? Sprechen erlöst, bricht Dämme und Hemmungen, beruhigt, erleichtert, beschenkt, trifft Entscheidungen, hilft, das Rechte zu tun, Schmerzen zu lindern, Freundschaft und Freude zu bringen, sich aus der Vereinsamung zu lösen, Brücken zwischen Welt und Menschen zu schlagen ... Sie bescheiden sich mit einem Minimum an Worten. Aber das Ungesagte ihres langen Lebens bedrückt sie, das nie Ausgesprochene, ewig Verschwiegene, das auch jetzt, zuletzt, niemand mehr anhören will, das sie mit ins Grab nehmen müssen ... Sie wurden bewahrt, weil kein Mensch nach ihnen fragte, sie erfüllte ...." (Crailsheim 1980, S. 14).
- „Noch ein anderes belastet alte Herzen: beinahe alles ihnen Auferlegte haben sie bezwungen, hingenommen, ertragen, nur dieses oder jenes Leid war zu groß, um damit fertig zu werden" (Crailsheim 1980, S. 16).
- „Uns Zigeunern geht es schlecht. Uns ist es schon immer schlecht gegangen. Aber keiner von uns denkt darüber nach. Unser Glück bestand darin, frei zu sein. Wir zahlten für dieses Glück mit Not, mit Heimatlosigkeit. Wir wurden gejagt und verfolgt. Unsere Flucht, unsere Wanderschaft waren die Suche nach dem Paradies. Aber wir wußten, dass es kein Paradies gibt ... Wir hatten und wir haben ein kleines, ein armes Dasein ... Wir Zigeunerfrauen sind hart geworden durch dieses Schicksal. Und stark. Vielleicht finden wir noch einen Weg in die Zukunft. Das alles wird mir erst jetzt richtig bewusst. Und bei diesem Punkt will ich immer wieder

von vorne anfangen. Bis ich sterbe" (eine „uralte" Sintiza in ihrem Wohnwagen zu einer befreundeten Journalistin – Joschko u. Huntemann 1986, S. 161f).

Trauer

- Unter dieser Überschrift liest man bei Carola von Crailsheim: „Mein Schicksal war, meine ganze Familie zu überleben. Einer nach dem anderen verließ mich. Nun lebe ich allein in einer kleinen Wohnung, die nur noch Kulisse ist. In ihr spielt sich mein armes, verborgenes Leben am Rande der Welt ab. Herr, entbinde mich. Mein Dasein ist gering geworden, meine Möglichkeiten beschränkt, meine Existenz belanglos. Herr, entbinde mich" (Crailsheim 1980, S. 248).
- Viele alte Menschen erleiden ihr Alter und trauern. Sie trauern geliebten Menschen nach, die vor ihnen gestorben sind. Sie trauern um die Gesundheit ihrer jüngeren Jahre und um die Achtung, die sie in ihrem damaligen Lebenskreis genossen. Das ist vor allem der Fall, wenn sie keine Möglichkeiten mehr für sich sehen – so z. B. bei alten Menschen im Heim oder wo die familiäre Situation für sie starke Einschränkungen mit sich bringt. Als Beispiel ein alter Mann: „Ja, ja, jeder will alt werden, aber niemand will *alt sein*", mit einer Art Galgenhumor, während er sich mühsam, mit stark geschwollenen Beinen, durch den Korridor bewegt.

Am Ende

- Fühlen Sie sich so alt, wie Sie sind? „Eigentlich erst jetzt, seit ich mich innerlich bereithalte und rüste auf meinen Tod. Erst als ich gemerkt hab, dass es einfach das Alter ist und eben keine Krankheit, seit der Zeit fühl ich mich älter. Jetzt merk ich dauernd, dass dies und das nicht mehr geht, zum Beispiel Reisen machen, zu Freunden fahren und so. Weil ich aber jetzt mein Alter akzeptiert hab, darum bin ich so völlig frei, dass ich von meinen Sachen nach und nach was weggeben kann. Ich klammere mich gar nicht mehr daran. Ich fände es wunderschön, wenn ich so lange leben dürfte, bis ich alle meine Sachen an die richtigen Menschen weitergegeben habe. Eins ist überdies merkwürdig. Ich träume enorm viel und wunderschön ..." (eine sehr geschwächte 82-jährige Frau, Kunstgewerblerin, die beruflich im Schatten ihres Mannes stand – Joschko u. Huntemann 1986, S. 45 f.).
- „Ich lebe in meiner letzten Lebenszeit. Ich erlebe es als Würdigung meiner Person, dass ich noch hier bin auf dieser Erde, ein einmaliger Gedanke der Schöpferkraft, ‚Karin'. Gott kennt mich durch und durch. Er bietet mir noch immer an, zu wachsen, zu reifen, auszureifen zu dem hin, wozu ich angelegt bin in dieser Welt. Ich bitte ihn, dass mir dieses starke Gefühl, gewürdigt zu werden, bis an mein Ende erhalten bleibt, und dass ich die Angebote, zu wachsen, erkenne" (74-jährige Frau, früher Krankengymnastin und lange Hausfrau, seit eineinhalb Jahren Parkinsonkrank).

> **!** Die zitierten Äußerungen geben kein vollständiges Bild, denn das Erleben des Alterns ist so vielfältig wie das Leben. Es wird immer nötig sein, sich auf die alten Menschen, mit denen man es unmittelbar zu tun hat, einzustellen und wach zu bleiben für das, was sie selbst uns über ihr Erleben mitteilen können und wollen.

> **Anregung**
> Überlegen Sie, welche der Äußerungen Ihren Vorstellungen vom Altern entsprechen. Wenn Sie daran denken, wie Sie selbst einmal im Alter sein möchten – welche der Aussagen würden Sie sich als alternder Frau/als alterndem Mann gern in den Mund legen?
> Diskutieren Sie, inwieweit die wiedergegebenen Äußerungen alter Menschen repräsentativ für die Gesamtgruppe alter Menschen sind. Begründen Sie Ihre Meinung.

1.3.2 Altern psychologisch gesehen

Aus der umfangreichen Arbeit der psychologischen Gerontologie wird Ihnen in diesem Abschnitt

- ein Einblick in die Arbeitsweise der Psychologie gegeben und Modelle des Alterns von gestern und heute vorgestellt,
- etwas über die Entwicklung im Alter aus psychologischer Sicht mitgeteilt,
- Aussagen von Psychologen über Sterben und Tod weitergegeben.

Arbeitsweise der Psychologie

Psychologische Fragestellungen

Die Psychologie macht sich zur Aufgabe,
- Beobachtungen des menschlichen Erlebens und Verhaltens zu beschreiben, zu sammeln, zu ordnen,
- Erklärungen, warum sich ein Mensch so oder so verhält, zu erarbeiten,
- Empfehlungen zu geben, wie man das Erleben und Verhalten günstig beeinflussen kann, falls das wünschenswert ist.

> ! Die Psychologie des Alterns fragt u. a. nach
> - der Entwicklung im höheren Alter,
> - der Lebenszufriedenheit älterer Menschen,
> - ihrer geistigen Leistungsfähigkeit,
> - dem Umgang mit der Frage nach dem Sinn ihres Lebens,
> - dem Verhalten alter Menschen in Belastungssituationen,
> - ihren sozialen Aktivitäten,
> - den verschiedenen persönlichen Alternsstilen.

Untersuchungsmethoden der Psychologie

Die Aussagen der Psychologie unterscheiden sich vom psychologischen Alltagswissen, über das wir alle verfügen (Menschenkenntnis), dadurch, dass sie mit wissenschaftlichen Methoden (Befragungen, Statistiken) gewonnen wurden und eine gewisse Allgemeingültigkeit beanspruchen.
Ein Beispiel ist das **Experiment:** In Experimenten werden z. B. trainierte alte Menschen mit untrainierten verglichen, um festzustellen, ob und wieweit alte Menschen noch lernen.
Zwei typische Untersuchungsstrategien in der **Alternpsychologie** sind **Quer-** und **Längsschnittstudien:**

- Die geistige Leistungsfähigkeit älterer Menschen wurde in Querschnittstudien untersucht: Jüngere und ältere Menschen bekamen die gleichen Aufgaben, die Ergebnisse wurden verglichen. Altersbedingte Veränderungen sollten dadurch fassbar werden.
- In Längsschnittuntersuchungen („Longitudinalstudien") wurde die Entwicklung von Menschen über eine längere Zeit mit wissenschaftlichen Methoden beobachtet und beschrieben.

Eine Verbindung von Längs- und Querschnittuntersuchungen ist die groß angelegte Berliner Altersstudie. Sie wurde von 1989 bis 1996 unter der Leitung von Paul Baltes durchgeführt.
Mit beiden Methoden sind interessante Ergebnisse zu erzielen, beide haben aber auch ihre Schwachpunkte, wie Sie im Fach Psychologie erfahren werden.

Alternsmodelle

Die Ergebnisse der neueren Untersuchungen veränderten das theoretische Bild vom Alter, das bis dahin in der Psychologie und im vorwissenschaftlichen Alltagsdenken vertreten wurde. Gegenüber den älteren Defizitmodellen des Alterns vertreten die neueren gerontologischen Forschungen das Kompetenzmodell und ein differentielles Altersbild.

- Die **Defizitmodelle des Alterns** gingen von der Annahme aus, dass Lernfähigkeit, Intelligenz und Anpassungsfähigkeit im Alter abnehmen, und zwar gleichermaßen bei allen alten Menschen (universelle Gültigkeit) und alle geistigen Leistungen betreffend (generelle Gültigkeit). Die Einbußen und Verluste wurde nicht nur für Intelligenzleistungen angenommen, sondern ebenso z. B. für die Fähigkeit, sich mit den Anforderungen des Alltags auseinanderzusetzen (Kruse FKA 5/22).

Die Disengagementtheorie entspricht dem Defizitmodell. Sie besagt, dass der Übergang vom Erwachsenenalter zum Alter mit einer natürlichen Rückbildung einhergehe. Gleichzeitig lassen die Kräfte und das Interesse des älteren Menschen nach. Aktivitäten und Kontakte interessieren ihn immer weniger. Langsam möchte sich der alte Mensch auf das Lebensende einrichten (Wirsing 127).
Die Defizitmodelle des Alterns sind überholt. Sie berücksichtigen nicht die zahlreichen Beweise für erfolgreiches Altern, die man heute kennt, und auch nicht die Bedeutung der Anregungen, die alte Menschen zu einem aktiven selbstverantwortlichen Leben ermuntern.

- Das **Kompetenzmodell** hebt hervor, dass
  - die geistige Leistungsfähigkeit nicht abnimmt, sondern bis ins hohe Alter trainierbar ist,

- bestimmte geistige Fähigkeiten, Erfahrung und Wissen zunehmen (psychologische Kompetenz),
- körperlicher Abbau durch Übung verlangsamt wird und verlorene Fähigkeiten zurückerlangt werden können (physiologische Kompetenz),
- innerer Rückzug sich durch gesellschaftliche Integration verhindern oder lindern läßt (soziale Kompetenz) (GEO Wissen 1/1991, S. 178).

Es besteht allerdings die Gefahr, dass mit einer Überbetonung der Kompetenzen ein negatives Stereotyp durch ein positives Stereotyp ersetzt wird und dass man damit nicht allen Entwicklungsverläufen gerecht werden kann.

- **Differenzielle Modelle des Alterns** betonen dagegen die individuellen Unterschiede und untersuchen, wie diese Unterschiede zu erklären sind. Sie berücksichtigen z. B.
  - die große Bedeutung, die der bisherige Lebenslauf und die Ausbildung bestimmter Fähigkeiten auf die Leistungsfähigkeit im Alter haben,
  - die spezifische Art der Anforderungen. Sie messen also nicht pauschal die Intelligenz mit einem Intelligenztest, der ursprünglich auf Kinder oder junge Erwachsene zugeschnitten war und vor allem die Schnelligkeit der Auffassung und Informationsverarbeitung erfasste.

Es kommen also auch die Erfahrungen und reichen Wissenssysteme älterer Menschen zum Zuge.
Die verschiedenen Formen des Denkens – wie ältere Menschen etwas Neues lernen, wie ihr Gedächtnis arbeitet, wie sie mit Belastungen oder kritischen Ereignissen umgehen, um nur einiges zu nennen – werden in der **differentiellen Gerontologie** eingehend untersucht.
Die neue theoretische Sichtweise des Alters bietet ein gutes Beispiel dafür, dass von der Psychologie auch Impulse auf die Politik ausgehen. Seit „Rückzug" nicht mehr als das typische Altersverhalten gilt, wird viel dafür getan, dass ältere Menschen ihre Entwicklungschancen erkennen und wahrnehmen: durch die Medien, die Volkshochschulen und die öffentliche Hand, z. B. durch die Förderung von Seniorenberatungsstellen.

Entwicklung im Alter

Die Entwicklungspsychologie beschäftigte sich bis etwa Mitte dieses Jahrhunderts fast ausschließlich mit der seelischen Entwicklung von Kindern und jungen Menschen bis höchstens zum Erwachsenenalter. Erst als Zweig der Gerontologie hat die Psychologie auch die Entwicklung und die seelisch-geistigen Zustände alter Menschen zum Thema.
Der folgende Abschnitt beschäftigt sich mit der Entwicklung im Alter unter den Stichworten

- Entwicklungsaufgaben im Alter – oder: was sollte sich im Alter (noch) entwickeln?
- Entwicklungsmodelle – oder: wieso entwickeln wir uns überhaupt?
- Kritische Lebensereignisse – oder: Anreize zum inneren Wachstum, die das Leben uns beschert.

Entwicklungsaufgaben im Alter

Die Psychologen Erikson und Havinghurst haben den Entwicklungsprozess als eine Folge von Aufgaben betrachtet und jeder Lebensphase bestimmte Aufgaben zugeordnet.
Havinghurst sieht die Aufgaben des Lebensabschnitts Alter vor allem in der Anpassung an Verluste: Anpassung an das veränderte äußere Erscheinungsbild, an die reduzierte Leistungsfähigkeit, Zustimmung zum Verlust von Macht, finanzielle Neuorientierung, Aufbau altersgemäßer Wohnverhältnisse, außerdem: neue soziale und gesellschaftliche Verpflichtungen wahrzunehmen.

(nach Filipp 1996)

Erikson sieht es als zentrale Aufgabe, zu einer grundlegenden Zufriedenheit mit sich selbst und seinem Leben zu finden. Am Ende des Lebens zieht der Mensch Bilanz. Frieden und Gelassenheit wird er nur gewinnen, wenn es ihm gelingt, sich mit sich selbst, mit seinem Leben auszusöhnen. Einverständnis auch mit den Tiefen, die er durchlebt hat, gehört ebenso dazu wie die Annahme der Menschen, die zu seinem Leben gehörten, auch das Wissen, dass sie durch keine anderen hätten ersetzt werden können (auch wenn sie vielleicht die „härtesten Brocken" in seinem Leben waren). Gelingt ihm dies nicht, kann er in Verzweiflung fallen über vertane Chancen und seine eigene Unzulänglichkeit.

(nach Zimbardo 1992 S. 84)

Die *Modelle der Lebensaufgaben* beschreiben, was Menschen in ihrem Leben auferlegt ist. Sie bleiben aber im Allgemeinen und sagen nichts darüber, wie sich der Einzelne mit diesen Aufgaben auseinandersetzt, was ihn fördern kann oder welche Risiken für ihn bestehen.

(nach Filipp 1996)

Entwicklungsmodelle

Theoretisch wurde in der Vergangenheit diskutiert, wodurch die menschliche Entwicklung ausgelöst und in Gang gehalten wird.
Vor allem zwei Modelle wurden vertreten:

- Entwicklung als Reifung der im Menschen keimhaft angelegten Eigenschaften („Anlagemodell")
- Entwicklung als Ergebnis der Anregungen und der Förderung der Umwelt („Umweltmodell")

In ihrer Einseitigkeit sind diese Modelle unzureichend, denn sowohl Anlagen (endogener Faktor) als auch die Anregungen aus der Umwelt (exogener Faktor) können auf die Entwicklung eines Menschen Einfluss haben. Beide wirken außerdem zusammen und beeinflussen sich wechselseitig.

Beispiel:
Die biologische Reifung der Hirnzellen ist als endogener Faktor Voraussetzung dafür, dass ein Kind sprechen lernen kann. Die Laute und Worte, die es mit der Zeit nachsprechen lernt, sind der erforderliche Lernanreiz aus seiner Umgebung, der exogene Faktor.

Nicht beachtet wird bei beiden Modellen, dass jeder Mensch sein Leben auf eine persönliche Weise selbst gestaltet. Er reagiert aktiv auf seine Umwelt. Er macht etwas aus den Chancen und Klippen, die das Leben ihm beschert. Es hängt auch von ihm selbst ab, wieweit er seine Anlagen nutzt oder vernachlässigt („autogener Faktor"). Die Formulierung „Entwicklung als Prozess der aktiven Auseinandersetzung einer Person mit inneren und äußeren Veränderungen" (Kauffeldt 1993, S. 15 ff.) entspricht deshalb eher heutigem Wissen und Verständnis. Sie finden dazu weitere Überlegungen weiter unten unter den Überschriften „Kritische Lebensereignisse" und „Kognitives Umstrukturieren".

„Defizit- und Wachstumsmotivation" – Entwicklung nach Abraham A. Maslow

Ein Denkansatz, der den endogenen Faktor der menschlichen Entwicklung hervorhebt, stammt von dem Amerikaner Abraham A. Maslow. Er sieht den Menschen in einem ständigen existenziellen Konflikt zwischen zwei entgegengesetzten Triebkräften: einer Defizitmotivation und einer Wachstumsmotivation.
Jeder Mensch hat beide Arten von Kräften in sich. Hat der Wunsch nach Sicherheit die Oberhand, so verteidigt er „seine Welt" so, wie sie ist, und seinen eigenen Entwicklungsstand. Hat der Wunsch nach Unabhängigkeit die Oberhand, so drängt er vorwärts, entwickelt sich selbst, nimmt Einfluss auf „seine Welt" und verändert sie (Abb. 1.7).
Wenn die Grundbedürfnisse nicht befriedigt sind, überwiegen diese – zumindest in der kindlichen Entwicklung. Die Wachstumsbedürfnisse treten dann zurück. Je sicherer sich ein Kind fühlt, umso freier ist es, sich gesund weiterzuentwickeln, Neues zu entdecken und seine Selbstständigkeit auszuweiten. Es kann Erfahrungen machen, Freude über das neu Entdeckte erleben und Selbstvertrauen gewinnen.
Absolute Voraussetzung dafür ist, dass es *selbst* diese Schritte tut. Man kann niemanden vorwärtsstoßen, der eigentlich in ängstlichem Sicherheitsbedürfnis nach rückwärts gewandt

Defizitmotivation	Wachstumsmotivation
Das Bestreben, Defizite (d. h. Mangelzustände wie Hunger, Unsicherheit, sexuelle Bedürfnisse) auszugleichen und zu vermeiden	Das Bestreben, die eigenen Kräfte zu nutzen und weiter auszubilden, persönlich zu wachsen
Anspannung wird als unangenehm empfunden; Streben nach spannungslosem Zustand, nach Sicherheit und Geborgenheit	Anspannung wird als angenehm empfunden; Streben nach Freiheit und Unabhängigkeit, Anspannung auf selbstgesetzte Ziele hin
Wunsch, das zu bewahren, was man schon besitzt, und Risiken zu vermeiden	Neugier, Wunsch, Neues zu erleben und zu erforschen, Einfluss zu nehmen
Grundhaltung: Ängstlichkeit und Rückzug	**Grundhaltung:** Genießen und Mut

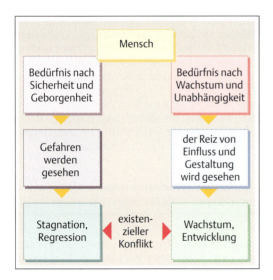

Abb. 1.**7** Unterschiedliche menschliche Bedürfnisse können Entwicklung fördern oder bremsen

ist. Hilfen zur Entwicklung sind demnach, dem Kind Spielraum zu geben, damit es diese Schritte tun kann. Es muss sicher sein können, dass es das liebevolle Verständnis seiner Eltern nicht verliert, wenn es den Spielraum nutzt und seine eigenen Erfahrungen macht.

Maslow hat diese Grundsätze zunächst anhand der Entwicklung von Kindern formuliert. Seine Grundannahmen bestätigten sich bei seinen Untersuchungen an gesunden Erwachsenen und bei der Auswertung seiner Erfahrungen mit seelisch kranken Erwachsenen, die ihn als Therapeuten aufsuchten.

Maslow sieht also einen endogenen Antrieb als wichtigste Ursache der Entwicklung – die Wachstumsmotivation. Dazu kommt der exogene Faktor, dass die Umwelt die Defizitbedürfnisse befriedigt, so dass der Mensch nicht ängstlich nur auf Sicherheit und seine Grundbedürfnisse fixiert bleibt.

Auch die Phasen des Alters enthalten noch wichtige Chancen für Entwicklung und Wachstum. Es gehört zur Verantwortung von Altenpflegerinnen, alte Menschen in ihrer persönlichen Entwicklung und in ihrem inneren Wachstum nicht zu behindern, damit sie ihr Leben so zu Ende leben können, wie es der einzelnen alten Persönlichkeit entspricht, d. h. vor allem:

- alten Menschen ihren persönlichen Entscheidungsspielraum nicht zu nehmen,
- ihnen so zu begegnen, dass sie unserer Achtung sicher sind und nicht ständig um unsere Achtung bangen müssen (Kap. 5.1 und 5.13).

Dann brauchen sie nicht in einer Art Verteidigungshaltung zu erstarren. Mehr können wir nicht tun: Es ist auch nicht unsere Sache, zu bestimmen, wie ein alter Mensch sich entwickeln soll.

Kritische Lebensereignisse

Mit der Wachstumsmotivation nach Maslow haben Sie einen *endogenen* Entwicklungsfaktor kennengelernt. Ein *exogener* Faktor für die menschliche Entwicklung, besonders im höheren Lebensalter, kann ein kritisches Lebensereignis sein. Die Gerontologie versteht darunter besondere Ereignisse im Leben. Sie können entscheidende Bedeutung für das weitere Leben erlangen, weil sie dem Menschen Grenzen zeigen, die ihn zur Auseinandersetzung herausfordern.

Beispiele:
- Die Kinder werden erwachsen und verlassen das Haus. Die Beziehungen in der Familie, mit dem Partner verändern sich. Sie müssen neu gestaltet werden.
- Durch Scheidung oder durch Tod verliert ein älterer Mensch den Partner, mit dem er den größten Teil seines Erwachsenenlebens verbracht hat.
- Eine Krankheit im höheren Alter führt zur Einschränkung des Sehens und der Bewegungsfähigkeit. Die sozialen Kontakte sind in Gefahr. Was kann, was will ein alter Mensch tun, um nicht isoliert zu werden?
- Je länger das Leben währt, desto weniger Menschen der gleichen Generation leben noch. Das bedeutet zunehmend seelische Einsamkeit, auch wenn jüngere Menschen da sind. Wie erträgt ein alter Mensch den Tod eines nahen Freundes?

Ein Zweig der Gerontologie, die Lebensereignisforschung, definiert und erfasst die kritischen Lebensereignisse und beschäftigt sich mit ihren Auswirkungen. Sie werden Thema im Psychologieunterricht der Altenpflegeausbildung sein. Als Anreize für die Entwicklung im Alter, als *exogener* Faktor, wirken sie, weil sie erhöhte Anpassungsleistungen von dem Menschen fordern. Auch der *autogene* Faktor (die persönliche Auseinandersetzung mit inneren oder äußeren Veränderungen) wird hier deutlich sichtbar: In der

Auseinandersetzung mit einem kritischen Lebensereignis macht der betroffene Mensch neue Erfahrungen mit seiner Umgebung und mit sich selbst. Wenn er der Anforderung nicht aus dem Weg geht, wächst er daran innerlich, er entwickelt sich, und das Leben kann eine neue Wendung nehmen.

Anregung
- Suchen sie nach einem Beispiel in Ihrem eigenen Leben oder in Ihrer Umgebung, an dem sichtbar wird: Ein belastendes Erlebnis kann zu einem starken Impuls für die persönliche Entwicklung werden, auch wenn zunächst die Belastung nur Trauer, Ärger, Wut oder andere negative Gefühle hervorruft.
- Überlegen Sie, welche Folgen es haben kann, wenn ein Mensch bei einem kritischen Lebensereignis nicht zur Auseinandersetzung, zur Anpassung bereit ist, sondern auf seinen bisherigen Verhaltensweisen beharrt.

Kognitives Umstrukturieren

Im höheren Alter haben Verlusterfahrungen häufig endgültigen Charakter. Es ist nicht damit zu rechnen, dass der alte Zustand – oder ein ähnlicher Zustand – wieder erreicht wird.

Beispiel:
Frau Bormann erlitt einen Schlaganfall mit linksseitiger Lähmung. In einer Rehabilitationsklinik lernte sie wieder, sich selbst zu kleiden und mit Hilfe eines Vierpunktstockes zu gehen. Nachdem sie zuerst sehr niedergedrückt war und es nur äußerst schwer ertragen konnte, ständig auf Hilfe angewiesen zu sein, veränderte sich im Laufe der Rehabilitation die Beurteilung ihrer Lage. Sie bemerkte voller Staunen, dass sie wieder lernen konnte, den gelähmten Arm zu steuern (wenn er auch nicht wieder die alte Kraft zurückerlangte). Nachdem längere Zeit der Rollstuhl die einzige Möglichkeit zur Fortbewegung war, gab es ihr ein Hochgefühl, als sie einige Schritte machen konnte. „Jeden Tag geht es etwas besser" – es schien ihr fast unglaublich (wenn sie auch wußte, dass sie nie wieder so energisch würde ausschreiten können, wie sie es vor dem Schlaganfall getan hatte).
Sie sah die anderen Patientinnen in der Klinik und verglich sich mit ihnen. Nicht mehr das, was sie verloren hatte, sondern das, was ihr geblieben war, und die Möglichkeiten, die sie nun entdeckte, beschäftigten sie. Zum Beispiel hatte sie das Sprachvermögen behalten. Sie begann, zusammen mit ihrer Tochter und einer Ergotherapeutin zu planen, wie es nach dem Klinikaufenthalt weitergehen sollte. ∎

Eine Anpassung, bei der der Mensch nicht nur sich selbst ändert, sondern auch die äußeren Verhältnisse in seinem Interesse beeinflusst, ist bei derartig endgültigen Lebensereignissen nur begrenzt möglich. Was aber gelingen kann, ist die *intrapsychische* Verarbeitung des Problems: Der Verlust wird positiv gedeutet; man erkennt, dass die Situation auch ihr Gutes hat, arrangiert sich und akzeptiert schließlich die neue Lebenslage.
Dieser Weg, ein kritisches Lebensereignis zu verarbeiten, ist eine große, produktive Leistung. Es wird eine neue Sicht der eigenen Person, des eigenen Lebens gewonnen. Die bisherige innere Ordnung muss aufgelöst, eine neue innere Welt aufgebaut werden. Da dies vor allem eine Leistung im Denken, das Ergebnis gedanklicher Auseinandersetzung ist, spricht man von **kognitiver Umstrukturierung.** Angesichts unabänderlicher Verluste können auf diesem Weg Zufriedenheit und neue Lebensfreude erlangt werden. Den Mitmenschen (z. B. den Altenpflegerinnen) sollte bewusst sein, wie groß diese Leistung des Umstrukturierens ist.

1.3.3 Altern biologisch gesehen

Körperliches Altern

Die Biologie des Menschen wird in der Altenpflegeausbildung im Fach Anatomie behandelt. Der folgende Abschnitt beschäftigt sich mit Altersveränderungen des menschlichen Körpers und den Erklärungsansätzen der Wissenschaft etwas ausführlicher, weil diese in den gängigen Anatomiebüchern in der Regel zu kurz kommen. Zuvor werfen wir einen Seitenblick auf unsere ferneren und näheren Verwandten – auf andere Lebewesen aus dem Pflanzen- und aus dem Tierreich.

Evolutionsbiologische Vergleiche

Im Erbgut von Lebewesen ist das mögliche Höchstalter einer Art festgelegt. Das ist das Alter, das ein Organismus theoretisch erreichen kann, wenn keine Störungen (Unfälle, Krankhei-

Tabelle 1.2 Maximale Lebensspannen verschiedener Pflanzen und Tiere im Vergleich zum Menschen (nach Dandekar 1996). (In der Fachliteratur findet man z. T. divergierende Angaben, sodass die Zahlen nur grobe Anhaltspunkte geben.)

Spezies	Alter
Pflanzen	
Farne	30 Jahre
Weinstock	130 Jahre
Eiche	1300 Jahre
Tiere	
Eintagsfliege	1 Tag
Stubenfliege	76 Tage
Biene, Arbeiterin	6-7 Wochen
Bienenkönigin	6-30 Jahre
Hausmaus	3-4 Jahre
Regenwurm	10 Jahre
Eichhörnchen	12 Jahre
Amsel	18 Jahre
Huhn	30 Jahre
Weinbergschnecke	35 Jahre
Hausrind	49 Jahre
Schimpansen	60 Jahre
Elefant	70 Jahre
Karpfen	70-100 Jahre
Krähen	118 Jahre
Schildkröten	180 Jahre
Mensch	135 Jahre

ten) das Leben verkürzen. Beim Menschen rechnet man heute mit 135 Jahren (Tab. 1.2).
Wie für die Arten, so ist auch im „genetischen Code" jedes einzelnen Organismus sein maximales Lebensalter festgelegt und wird im Erbgang an die Nachkommen weitergegeben. Sicherlich kennen Sie Familien mit sehr alten Menschen und andere, in denen die meisten Familienmitglieder nicht besonders alt wurden.

Im Laufe der Evolution hat die Natur verschiedene **genetische Programme** zur Erhaltung der Arten und Gesellschaften herausgebildet (Dandekar 1997):

- *Im Dienste der Arterhaltung*: Für die Erhaltung einer Art ist der Lebensabschnitt der **Fortpflanzung** wichtig. Bei manchen Tierarten (z. B. Stubenfliege, Maus) investiert die Natur die Energie vor allem zur Erzeugung möglichst vieler Nachkommen. Es bleibt dann wenig Energie zum Weiterleben. Besonders eindrucksvoll ist das beim Pazifiklachs zu beobachten: Auf der langen Wanderung zu den Laichplätzen verbrauchen Weibchen und Männchen alle Fettreserven, die der Körper vorher aufgebaut hat. Die Lachse schaffen gerade diesen Weg, legen die Eier ab bzw. besamen sie. Sie sterben 2 bis 3 Wochen danach. Ähnlich ergeht es den Drohnen im Bienenvolk: Sie sterben, nachdem sie die Bienenkönigin befruchtet haben.

Für die rein biologische Erhaltung der Art ist es mehr oder weniger belanglos, was nach der Fortpflanzungphase mit den Individuen geschieht. Ein längeres Leben hat für die Arterhaltung keine Bedeutung. Die begrenzte Stoffwechselenergie wird entweder investiert in hohes Alter oder in viele Nachkommen.

Beispiel:
Elefanten haben kaum Feinde, sodass die Jungen in der Regel überleben. Bei einer maximalen Lebenszeit von 70 Jahren werden rund 10 Nachkommen geboren. Mäuse hingegen haben viele Fressfeinde, viele ihrer Jungen sterben früh. In der maximalen Lebenszeit von 3 bis 4 Jahren können sie ohne weiteres 400 Junge werfen. ∎

- *Im Dienst der Arterhaltung und der Erhaltung komplexerer Gesellschaften.* Für komplexe Gesellschaften ist auch das Leben nach der Fortpflanzungsphase wichtig. Ältere Artgenossen geben nicht nur ihr Erbgut, sondern auch ihr **Erfahrungswissen** an die Jüngeren weiter. Hierfür ist eine größere Lebensspanne erforderlich: Die Natur investiert die Energie in Schutz- und Reparaturmechanismen (z. B. in höchst komplizierte Systeme zur Abwehr von Krankheiten oder Reparaturen in den Zellkernen bei Schäden durch normale Hintergrundstrahlung und ultraviolette Strahlung). Es wird also weniger Energie für die Zahl der Nachkommen aufgewendet. Die große Lebensspanne bietet viel Zeit für die Aufzucht des Nachwuchses. Die relativ wenigen Nachkommen sind dadurch sehr gut auf ihren Platz im Leben vorbereitet. Das ist schon in der Tierwelt zu beobachten, erst recht gilt es für die menschlichen Gemeinschaften.

Zum Funktionieren solcher Gesellschaften muss nicht nur die Art, es müssen auch die kulturellen Errungenschaften erhalten werden. So gewinnen alle Kräfte an Bedeutung, die für dieses Erfahrungswissen stehen und es weitergeben können, nämlich die Älteren. „Je stärker eine Gesellschaft auf Erfahrung und Tradition aufgebaut ist, desto wichtiger sind Großväter und Großmütter"

(Brauchbar u. Heer 1993). Evolutionsbiologisch kann man sagen: Das im menschlichen Erbgut verankerte hohe Lebensalter bezweckt, das Erfahrungswissen von Generation zu Generation weitergeben zu können.

Altern des Menschen

Es gibt zwar in der Natur viele Lebewesen, die ein sehr hohes Alter erreichen. Aber Altern im Sinne von Abbau ist in der Natur ganz und gar nicht selbstverständlich. Normalerweise stirbt ein Lebewesen, bevor es altert, weil die Nahrungsmittel knapp sind, wegen Unglücksfällen wie z. B. Überschwemmungen, oder weil es selbst anderen Lebewesen als Nahrung dient, also gefressen wird. Lange galt das auch für die Menschen: Sie wurden in der Steinzeit selten älter als 35 Jahre.

Altern als Zusammenwirken vieler Faktoren

Beim Altern wirken verschiedene Ursachen zusammen. Zu dem genetisch festgelegten Höchstalter kommt noch eine Vielzahl eher zufälliger Einflüsse und Störungen im Körper, die z. B. durch Umweltbelastungen und Lebensweise bewirkt werden. Teilweise wird der Körper gut mit kleinen Störungen und Verletzungen fertig. Aber die Schäden häufen sich mit der Zeit und wirken sich schließlich negativ aus – als Leistungseinbußen, „Alterserscheinungen" oder in Form von Krankheiten.

„Du siehst ganz schön alt aus"

Es ist für uns selbstverständlich, dass Menschen altern. Ganz unbewusst nehmen wir körperliche Merkmale wahr (Abb. 1.**8**). Wir schätzen das Alter eines Menschen meist ziemlich zutreffend, auch wenn kosmetische Mittel eine jugendlich wirkende Haut zaubern und ergrautes Haar gefärbt wird.

> **Anregung**
> Überlegen Sie, welche körperlichen Merkmale Ihnen sagen, dass ein Mensch *alt* oder *sehr alt* ist.

Altern als Biomorphose

Altern ist keine Krankheit, sondern normale, d. h. gesunde Veränderung. Max Bürger (Internist, 1885-1966) prägte den Begriff **Biomorphose** für Veränderungen im Lebenslauf, die irreversibel, d. h. nicht rückgängig zu machen sind.
Die Biomorphose beginnt mit der Verschmelzung der Keimzellen und endet mit dem Tod. Dabei wandelt sich mehrmals das äußere Erscheinungsbild, die Gestalt (z. B. Gestaltwandel vom Kleinkind zum Schulkind). Auch die Funktionen im Körper verändern sich tiefgreifend: Gewebe und Organe entwickeln sich, werden umgeformt und abgebaut – dabei ändern sich ihre Größe, Aktivität und ihr Zusammenspiel.

D Die klassische Definition von Max Bürger lautet: „Altern ist jede irreversible Veränderung der lebenden Substanz als Funktion der Zeit". Er ergänzte die Definition: „Die lebenslang dauernden Wandlungen, denen der menschliche Körper, sein Geist und seine Seele unterliegen, habe ich Biomorphose genannt."

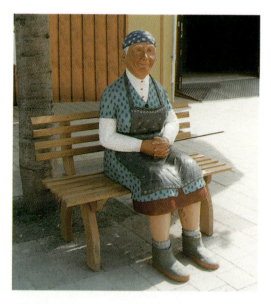

Abb. 1.**8** Wir registrieren unbewusst körperliche Merkmale und schätzen danach das Alter eines Menschen (Figur in der bayerischen Landesgartenschau 1998 in Neumarkt/Opf.).

> **Anregung**
>
> Tragen Sie zusammen, welche Erscheinungen der Biomorphose sie kennen:
> - Beschreiben Sie typische Merkmale der Gestalt beim Säugling, beim Kleinkind, beim Schulkind, in der Pubertät, beim 30-jährigen Erwachsenen, beim 60-jährigen, und beim 90-jährigen.
> - Nennen Sie einige Funktionsveränderungen der Organe im Wechsel der Lebensphasen, z. B. der Sinnesorgane, der Geschlechtsorgane, der Haut, der Muskeln.

Allmählicher Übergang

Die Biomorphose zwischen mittlerem Erwachsenenalter und den Altersphasen verläuft fließend. Die Rückbildung der Organe beginnt schon im 3. Lebensjahrzehnt. Die Organe altern unterschiedlich schnell und zu unterschiedlichen Zeiten. Die Funktionsfähigkeit verringert sich bei den meisten Organen ganz allmählich. Erst im höheren Alter werden die Einbußen spürbar. (Abb. 1.9). Dabei kompensiert der Gesamtorganismus die Verluste weitgehend. Viele Veränderungen sind Anpassungsleistungen des Organismus. So ist zum Beispiel nach körperlicher Anstrengung ein größeres Herzminutenvolumen (Blutmenge pro Minute) notwendig, weil die Blutgefäße nicht mehr so elastisch sind wie in der Jugend.

Dadurch verdickt sich die linke Herzkammerwand als Folge der verlangten Mehrarbeit des Herzens. Praktisch auf jeder Ebene unseres Körpers kommt es zu Kompensationen normaler, mit dem Alter eintretender Leistungseinbußen (Hayflick 1996, S. 1).

Es folgen nun beispielhaft einige Informationen
- zum Gestaltwandel,
- zum Altern der Zellen,
- zum Altern der Gewebe, Organe und Organsysteme.

Gestaltveränderung (nach Reitz 1996)

- Durch das Schrumpfen der Zwischenwirbelscheiben und z. T. auch der Wirbelkörper selbst nimmt die Körpergröße ab, bis zum 80. Lebensjahr im Durchschnitt 5 bis 6 Zentimeter, in Einzelfällen bei Frauen bis 15, bei Männern bis 10 Zentimeter.
- Der Umriss des Körpers verschiebt sich. Die Haltung kann sich verändern: Ein „Rundrücken" (infolge Knorpel- und Wirbelschwund und Muskelerschlaffung) hieß früher im Volksmund Witwenbuckel. Die Schulterpartie wird schmaler, die Breite des Beckens nimmt zu, die Erschlaffung der Bauch- und Rückenmuskulatur führt dazu, dass die Bauchorgane absacken und die Taille nahezu verschwindet.

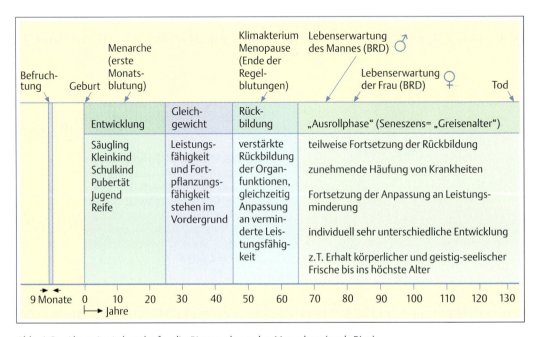

Abb. 1.9 Altern im Lebenslauf – die Biomorphose des Menschen (nach Ries)

Der Schwerpunkt der Körperproportionen wechselt auf diese Weise von oben nach unten, der Körperumriss wird immer mehr birnenförmig. Zusätzlich wird vermehrt Fett eingelagert.
- Die Masse der Skelettmuskulatur nimmt ab, sodass sich das nach außen sichtbare Muskelbild verändert. Im Durchschnitt sinkt die Muskelkraft zwischen dem 35. und 65. Lebensjahr um 20 bis 45%. Allerdings geht der Abbau bei lebenslang trainierten Muskeln langsamer vonstatten.
- Haut und Haar verändern sich: Die Haut wird dünner, die darunter liegenden Adern treten dadurch stärker hervor. Der Wassergehalt des Körpers geht um etwa 20% zurück, und die Eiweiße in der Haut verändern sich, was sich als Falten bemerkbar macht. Der Farbstoff in Haut und Haaren wird weniger, die Haare werden grau oder weiß. Andererseits sammeln sich Pigment- und Lipofuszinflecken in der Haut, sog. Altersflecken.

Albert Kligman, Dermatologe an der Universität Pennsylvania (Hayflick 1996, S. 154):
»*Ich weiß gar nicht, warum sich jemand die Mühe machen sollte, das kutane Altern zu studieren. Schließlich stirbt niemand an alter Haut! Die Haut verschleißt nicht wie ein alter Mantel und fällt nicht ab. Es gibt Herzversagen, aber kein Hautversagen. Bis zum Schluß sind wir gut verpackt. Jeder will lange leben, aber keiner will alt aussehen.*«

- Bei Menschen, bei denen das Gleichgewichtsgefühl und der Gang unsicher werden, wird u.U. das Gewicht besser verteilt: Sie stehen und gehen breitbeiniger, wobei zur Sicherung noch das „dritte Bein", der Gehstock, dazukommen kann.
- An manchen Menschen ist zu beobachten, dass einzelne Körperteile bis zum Lebensende weiter wachsen, z.B. die Ohrläppchen (Hayflick 1996, S. 155). Auch die Füße scheinen im Alter noch wirklich zu wachsen und nicht nur, wie manchmal angenommen, durch einen Senkfuß länger zu werden.

Altern der Zellen

Die biologische Alternsforschung hat sich in den letzten Jahrzehnten vor allem mit dem Altern der Körperzellen beschäftigt. Eine ganze Reihe von Hypothesen ist aufgestellt worden, die sich z.T. widersprechen oder die in ihren Folgerungen unterschiedlich bewertet werden.

Eine interessante Einzelheit soll zunächst berichtet werden: Der Amerikaner Leonhard Hayflick mit seinem Forschungsteam entdeckte in den frühen 60er Jahren, dass den Zellen eine ganz bestimmte Anzahl von Zellteilungen einprogrammiert ist, gewissermaßen eine innere Uhr. Hat sich die Zelle so oft geteilt, dass diese Zahl erreicht ist, so hören die Teilungen auf. Die Zahl der Teilungen variiert von Art zu Art: z.B. bei Mäusen 15-mal (Lebensspanne 3 Jahre), bei Hühnern 25-mal (Lebensspanne 12 Jahre), bei der Galapagos-Schildkröte 110-mal (Höchstlebensdauer 175 Jahre), beim Menschen 50-mal. Im späten Teilungsstadium gehen in den Zellen gleichzeitig eine Reihe von funktionellen/degenerativen Veränderungen vor sich. Die alternden Zellen verhalten sich ganz so wie der Mensch selbst, der „in die Jahre kommt". Die Zeitabstände der Zellteilungen sind für die Zellen in einem Organismus nicht gleich. Daher altern die Organe nicht gleichzeitig und nicht gleich schnell.

Zur Zeit geht man davon aus, dass
- im Erbgut ein wesentlicher Faktor liegt, von dem abhängt, wie alt wir werden können (s.o.),
- bei der Erneuerung von Zellen/bei den Zellteilungen Fehler und Störungen vorkommen – durch Beschädigung oder Veränderung der „Baupläne" der Zelle oder Fehler beim „Lesen" der Baupläne (DNA; RNA), durch Ansammlung von „Stoffwechselmüll",
- Störfaktoren aus der Umwelt dazukommen wie Strahlung, Ernährung, Stress, Krankheitserreger usw.,
- normalerweise komplizierte Reparatursysteme in den Zellen die häufigsten Fehler und Störungen korrigieren,
- die Störfaktoren mit dem Alter zunehmen und die Reparaturfähigkeit abnimmt,
- die Anpassungsfähigkeit zwar mit dem Älterwerden zunimmt, aber bis ins hohe Alter wirkt,
- die Reaktion der Körperzellen auf innere und äußere Einflüsse mit zunehmendem Alter langsamer wird, sich dadurch z.B. auch die Rekonvaleszenz nach Krankheiten verlängert,
- die Zellen sich langsamer teilen und im ganzen weniger, aber größer werden. Durch die Größe wird die Verringerung der Zellzahl kompensiert.

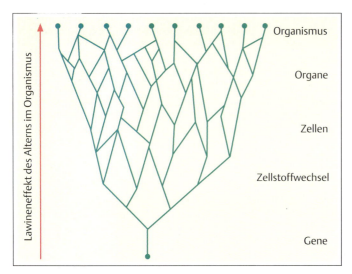

Abb. 1.**10** Lawineneffekt des Alterns im Organismus (Reitz 1996, S. 61)

Altern der Gewebe, Organe und Organsysteme

Die Vorgänge der Zellalterung sind für unser Auge nicht unmittelbar sichtbar. Die Zellalterung wirkt sich aber auf die Gewebe, Organe und Organsysteme aus, an denen wir die Altersveränderungen erleben, z. B. dadurch dass

- der Auf- und Abbau von Vernetzungen (Kollagenfasern) zwischen den Zellen verlangsamt ist, die der Festigkeit der Gewebe dienen, mit der Folge, dass die Gewebe an Elastizität verlieren,
- es durch Zellverlust zunehmend zu Funktionsverlusten einzelner Gewebe und Organe kommt.

Man kann von einem Lawineneffekt sprechen: das Altern beginnt in den Genen und schaukelt sich dann bis zu den Organen und zum gesamten Organismus hoch (Ab. 1.**10**).
Will man bei verschiedenen Organfunktionen die mit dem Altern verbundenen Rückbildungen messen, wird zum Vergleich das Alter von etwa 30 Jahren angesetzt, weil der Mensch dann seine maximale Körpergröße und die höchste Leistungsfähigkeit der meisten Organe erreicht hat. Die Werte in Tab. 1.**3** sind Durchschnittswerte, ermittelt durch den Vergleich zwischen den Werten bei Erwachsenen von 30 Jahren und bei älteren Menschen. Aus diesem Vergleich ergibt sich ein Bild vom Ausmaß der Veränderungen: der Alterungsrate einzelner Organe oder eines Gesamtorganismus.

Tabelle 1.**3** Beispiele von Organfunktionen im höheren Alter im Vergleich zur Organleistung mit ca. 30 Jahren (= 100 %) (nach Kauffeldt et al.)

Organ	Organleistungen des älteren Menschen	
Gehirn	Gewicht	ca 90 % herabgesetzt,
	Gedächtnisleistung	ca. 80 % (abhängig von Training und Lebensgeschichte)
	Reaktionsgeschwindigkeit	verlangsamt
Herz	max. Herzschlag	75 %
	Auswurfleistung in Ruhe	70 %
Lunge	max. Ein- und Ausatemvolumen	56 %
	Max. Atemausstoß	43 %
Muskulatur	Muskelmasse	70 %
	Handmuskelkraft	55 %

— Anregung —
Vergleichen Sie die Leistungsfähigkeit der hier aufgeführten Organe. Überlegen Sie, wie sich die Einbußen im täglichen Leben auswirken können.

! Das Gehirn schneidet im Organvergleich gut ab; In Tab. 1.**2** fallen zunächst die beiden ersten Werte auf, die die Leistungsfähigkeit des Gehirns zeigen. Im Vergleich mit den anderen Organen ist sie sehr wenig beeinträchtigt! Angesichts der großen Sorge der meisten Menschen, dass es im Alter „der Kopf nicht mehr richtig tut", lohnt es sich, sich das klarzumachen.

Anpassungsfähigkeit

Die geringere Leistungsfähigkeit von Zellen, Geweben, Organen und Organsystemen macht sich zusammengefasst als **nachlassende Anpassungsfähigkeit** bemerkbar. In der Jugend stellt sich der Körper schnell auf eine plötzliche Anforderung (z. B. einen steilen Berg erklimmen) ein. Das Herz steigert seine Leistung und nach der Anstrengung verlangsamt sich der Puls umgehend wieder. Diese Anpassungsfähigkeit lässt im Alter als Folge der geringeren Leistungsfähigkeit des Herz-Kreislauf-Systems nach. Die Hirnleistung nimmt im hohen Alter kaum ab, aber auch die Arbeit dieses Organs verlangsamt sich: An eine Anforderung unter Zeitdruck kann es sich nur noch schlecht anpassen.

> **Anregung**
> Testen Sie die Anpassungsfähigkeit Ihres Herz-Kreislauf-Systems. Machen Sie schnell hintereinander 10 Kniebeugen und zählen dann Ihren Puls. Zählen Sie den Puls nochmals nach 1 Minute. (Intersssant wird es, wenn man die Ergebnisse bei verschiedenen Menschen in unterschiedlichem Lebensalter vergleicht!)

Beispiele für die Alterung von Geweben, Organen und Organsystemen:

- Sämtliche Gewebe und Organe bilden sich im höheren Alter zurück, in erster Linie durch Wasserverlust mit der Folge, dass die Elastizität abnimmt, in zweiter Linie durch Zellverlust.
- Die Dichte der langen Knochen und der Wirbel vermindert sich bis zum 9. Lebensjahrzehnt um 25–30 %. Die stützenden Bauelemente der Knochen werden zwar dicker, sodass der Schwund nicht unbedingt die Stabilität beeinträchtigen muss. Bei Knochenbrüchen ist die Heilung erschwert.
- Die Gelenkknorpel schrumpfen, die Folge können Beschwerden bei stärkerer Beanspruchung sein (Knie, Hüftgelenk).
- Die Herzfunktion vermindert sich vom 20. Lebensjahr an um durchschnittlich 1 % jährlich. Das Herz kann sich bei besonderen Anstrengungen nicht mehr so gut anpassen (Herzschlag).
- Die Wände der Blutgefäße werden starrer und verengen sich teilweise durch Ablagerungen (Arteriosklerose). Der Blutdruck steigt zwischen dem 5. und 7. Lebensjahrzehnt an. Die Gefahr nimmt zu, dass ein Thrombus (Blutgerinsel) sich in einer Ader festsetzt und das Durchströmen des Blutes blockiert – so kann es zu Infarkten kommen (Herzinfarkt, Schlaganfall).
- Die Elastizität und Muskelkraft der Gewebe, die die Atmung in Gang halten, vermindern sich. Die Alveolen (Lungenbläschen, die für die Sauerstoffaufnahme ins Blut verantwortlich sind) nehmen an Zahl und Elastizität ab. Die Atmung wird von allen Organsystemen am stärksten beeinträchtigt: Der maximale Luftaustausch beträgt im Alter die Hälfte des Wertes von Jugendlichen! Die allgemeine Leistungsfähigkeit wird eingeschränkt, weil Sauerstoff für jede Arbeitsleistung des Körpers benötigt wird. Die Anfälligkeit für Krankheiten nimmt zu (chronische Bronchitis). Wie die Herzleistung kann aber auch die Leistung des Atemapparates durch Training beeinflusst werden.
- Das Verdauungssystem erleidet zwar auch Einbußen, das Funktionsgewebe vermindert sich um 20 bis 30 %, aber die Alterungsvorgänge sind nicht so folgenreich wie bei anderen Organsystemen. Die Teilungsaktivität der Zellen im Dünndarm beispielsweise bleibt bis ins hohe Alter erhalten und es gibt trotz verminderter Leistung in der Regel keine Versorgungsprobleme. Praktische Bedeutung kann die Verlangsamung der Dickdarmbewegungen haben, weil sie zu Problemen bei der Stuhlausscheidung führen kann.
- Bekannt sind die wichtigsten Veränderungen der Geschlechtsorgane: bei Frauen das Aufhören der Regelblutung zwischen dem 45. und 55. Lebensjahr, bei vielen Männern eine Vergrößerung der Prostata, die Schwierigkeiten beim Wasserlassen zur Folge hat.
- Von den zahlreichen Veränderungen an den Sinnesorganen ist am bekanntesten die Altersweitsichtigkeit als Folge der abnehmenden Elastizität und der graue Star, die Linsentrübung. 75 % der 75- bis 79-jährigen Menschen leiden an Altersschwerhörigkeit. Das Nachlassen beider Sinne kann einen Menschen von vielen Informationen abschneiden und die Teilnahme am Leben der Gemeinschaft erschweren. Belastend kann auch die Minderung des Gleichgewichtssinnes sein: Das Halten der Balance wird schwieriger, der Gang unsicher.
- Ein gut funktionierendes Immunsystem muss zwischen fremden und körpereigenen Stoffen unterscheiden und Eindringlinge (Bakterien, Viren und derer Gifte) beseitigen können. Beide Fähigkeiten können im Alter

nachlassen, sodass Krankheitserreger nicht mehr erfolgreich bekämpft werden. Krankheiten, die bei jüngeren Menschen mit hohem Fieber einhergehen, verlaufen im hohen Alter oft ohne Reaktionen, weil sich der Körper nicht mehr kräftig gegen die Krankheit wehrt.
- Am meisten gefürchtet sind Veränderungen der Hirnleistung. Dass dies unbegründet ist, wenn nicht Krankheiten des Gehirns dazukommen, haben wir gesehen. Gerade bei den Hirnleistungen gilt allerdings: Wer rastet, der rostet. So bleiben die geistigen Fähigkeiten besonders gut erhalten bei Menschen, die geistig aktiv sind, Umgang mit anderen Menschen pflegen, die reisen und sich auch sonst immer wieder mit neuen Dingen beschäftigen.

Allgemein kann man sagen, dass die ausführenden Organe, z.B. der Bewegungsapparat oder die Sinnesorgane, eher altern als die Organe, die die inneren Vorgänge des Organismus aufrechterhalten, z.B. Herz-Kreislauf- und das Verdauungssystem.

Probleme durch zusätzliche Belastungen

Probleme ergeben sich bei besonderen Belastungen. Die Kompensation bei herabgesetzter Leistungsfähigkeit von Organen gelingt in der Regel für den normalen Alltag, manchmal aber nicht unter belastenden Bedingungen. Einem gealterten Organismus stehen nicht mehr die Reservekapazitäten zur Verfügung, die in jüngeren Jahren zur schnellen Anpassung und Erholung verhelfen. Die Gerontologen und Geriater warnen deshalb vor besonderen Zumutungen an den Körper wie Alkohol- und Nikotin-Exzessen und Schlafentzug. Auch die völlige Umstellung der Lebensverhältnisse, wie z.B. eine Krankenhauseinweisung oder ein Umzug (zu den eigenen Kindern oder in ein Altenheim), kann im hohen Alter eine solche zusätzliche Belastung darstellen, die der Organismus nur sehr schwer und langsam verkraftet. Alltagsbelastungen wie die tägliche Arbeit, Wandern, Sport u.ä. haben dagegen Trainingseffekt und tragen dazu bei, dass die Elastizität und Leistungsfähigkeit des Organismus erhalten bleiben.

Alter – Beschwerden – Krankheit

In diesem Abschnitt folgen Überlegungen zu der Frage nach dem Verhältnis zwischen Alter und Krankheit.

Auf typische Alterskrankheiten – also Krankheiten, die vermehrt im Alter auftreten, wie z.B. die Parkinsonsche und die Alzheimersche Krankheit – gehen wir hier nicht näher ein. Sie werden in den Fächern Altenkrankenpflege, Krankheitslehre/Pathologie, Neurologie und Psychiatrie behandelt. Was im Folgenden über die Einstellung zu Krankheiten im Alter gesagt wird, gilt aber im Großen und Ganzen auch für diese schweren Erkrankungen.

Altersbeschwerden

Aus dem vorigen Abschnitt ergibt sich: Das Altern des menschlichen Körpers ist ein natürlicher, gewissermaßen gesunder Vorgang. Die Rückbildungen führen nicht zu Krankheiten, sie machen den Alltag aber beschwerlicher. Diese Aussage entspricht auch dem Empfinden vieler alter Menschen. Sie gewöhnen sich daran, mit den Erschwernissen zu leben, ohne ständig zu klagen. Sie sprechen zwar über ihre Beschwerden, bezeichnen sich selbst aber als „gesund" – auch wenn für jeden offensichtlich ist, dass sie nicht mehr in dem Sinn gesund sind, wie es etwa ein 30-Jähriger für sich erwartet.

Beispiel:
- Ist eine Frau, die sich mit ihrem Diabetes mellitus („Zuckerkrankheit") auskennt und Diät, Medikamente und sonstige Lebensweise selbst regelt, krank?
- Ist eine Frau krank, die wegen rheumatischer Veränderung kaum ihre Wohnung verläßt und trotz ihrer Schmerzen zufrieden lebt – in gutem Kontakt mit Nachbarn, mit Freude an Musik Hören, Fernsehen und Lesen? ■

1.3 Veränderungen im Alter

> **Anregung**
>
> Fragen Sie einen alten Menschen, zu dem Sie eine vertrauensvolle Beziehung haben, wie er/sie seine körperliche Gesundheit einschätzt. Notieren Sie die Antwort (aus dem Gedächtnis nach dem Gespräch und nicht so, dass Notizblock und Bleistift das Gespräch stören). Wiederholen Sie das gleiche mit zwei oder drei weiteren alten Menschen. Vergleichen Sie die Antworten mit den folgenden Ergebnissen verschiedener wissenschaftlicher Untersuchungen:
> - Die Antworten der 70- und der über 90-jährigen unterschieden sich nicht, obwohl der tatsächliche Gesundheitszustand sich in 20 Jahren natürlich verschlechtert hatte.
> - Viele alte Menschen schätzen ihren Gesundheitszustand als gut ein, wenn sie sich mit Gleichaltrigen vergleichen.
> - Es wird vermutet, dass alte Menschen eine Erkrankung oder die Erkenntnis, dauerhaft Medikamente nehmen zu müssen, zu Anfang zwar als schwerwiegend empfinden, dass sie sich aber daran gewöhnen und mit der Zeit gelassen damit umgehen.

Gerontologische Forschungen kommen zu dem Schluss, dass es psychische Entwicklungen gibt, die den alternden Menschen schützen. Sie helfen ihm, sich an zunehmende körperliche Beschwerden und Behinderungen zu gewöhnen oder anzupassen. Dadurch wird er davor bewahrt, allzu sehr unter den körperlichen Einschränkungen zu leiden und sie als Unglück für sein Leben zu werten.

》*Ich traf einen jungen Mann,*
kerngesund, modisch gekleidet, Sportwagen,
und fragte beiläufig, wie er sich fühle.
„Was 'ne Frage", sagte er, „beschissen."
Ich fragte, ein wenig verlegen,
eine schwerbehinderte ältere Frau
in ihrem Rollstuhl, wie es ihr gehe.
„Gut", sagte sie, „es geht mir gut."
Da sieht man wieder, dachte ich bei mir,
immer hat man mit den falschen Leuten Mitleid.《

Lothar Zenetti

Krankheit im Alter

Dass Alter gemeinhin mit Krankheiten in Verbindung gebracht wird, ist trotzdem naheliegend. Krankheitsbereitschaft und Anfälligkeit nehmen zu. Wenn das Immunsystem geschwächt ist, haben Krankheitserreger bessere Chancen. Es kommt leichter zu Infektionen, z. B. der Atemwege oder der Harnblase. Wenn der Gleichgewichtssinn und auch das Sehen eingeschränkt sind, kommen Stürze vor. Wenn die Knochenheilung verlangsamt ist, dauern Krankenhausaufenthalt und Bewegungstraining länger. Wegen der damit verbundenen Bewegungseinschränkung kann es sekundär zu Verschlechterungen des Kreislaufs, der Atmung, auch der Hirndurchblutung kommen.

Drei Merkmale sind für Krankheiten im Alter charakteristisch:

1. Chronische Krankheiten/Behinderungen:
Manche Beschwerden werden zu chronischen Leiden. So kann eine Venenschwäche sich zum schwer verheilenden Unterschenkelgeschwür entwickeln und den Alltag über Jahre völlig bestimmen.

Beispiele:
- Auf die Stoffwechselkrankheit Diabetes kann ein Mensch sich einstellen durch seine Lebensweise, Diät, Medikamente. Er muss für den Rest seines Lebens mit dieser Krankheit leben.
- Bewegungseinschränkungen, Lähmungen sind Behinderungen, die durch Training und Hilfsmittel nur gelindert, in der Regel aber nicht geheilt werden können.

2. Multimorbidität:
Es können gleichzeitig mehrere chronische Krankheiten an verschiedenen Organen auftreten.

Beispiele:
- Chronische Bronchitis plus rheumatische Beschwerden,
- Diabetes mellitus plus Zustand nach Apoplex mit Aphasie.

Häufig ist es schwierig, die Behandlung der verschiedenen Krankheiten aufeinander abzustimmen.

Beispiele:
- Bei chronischer Bronchitis ist eine gute Belüftung der Atemwege wichtig. Bewegung an frischer Luft wäre wünschenswert. Die rheumatischen Beschwerden verhindern aber, dass sich der alte Mensch viel bewegt.
- Diabetes ist in vielen Fällen allein mit Diät und Bewegung – ohne Medikamente – zu behandeln. Um eine Diät durchführen zu können, sind Erklären und Verstehen Vor-

aussetzung. Eine Aphasie mit Verlust des Sprachverständnisses schließt aber aus, dass man jemandem die notwendigen Maßnahmen erklärt, er sie einsieht und sich daran hält.

3. Gefahren durch Medikamente:
Wie alle Lebensprozesse, so ist auch der Stoffwechsel verlangsamt, d. h. die Aufnahme und Verwertung von Nahrung und die Ausscheidung über Stuhl und Urin. Das betrifft auch die Verarbeitung von Medikamenten im Körper. Sie werden nicht so schnell abgebaut und ausgeschieden, d. h., sie verweilen länger im Körper. Werden weitere Medikamente genommen und die vorher genommenen sind noch nicht ausgeschieden, so akkumulieren sie im Körper – mit der gleichen Wirkung, wie wenn eine Überdosis genommen wurde.

Beispiel:
Ein Schlafmittel, das im Körper akkumuliert ist, führt auch noch am nächsten Tag zur Schläfrigkeit. Schädliche Folgen: Der alte Mensch taumelt und fällt, weil er nicht richtig wach ist. Er kann möglicherweise auch einem Gespräch nicht folgen und sich nicht daran beteiligen. Oder er ist vor Müdigkeit nicht in der Lage, Mahlzeiten zu sich zu nehmen.

Ein weiteres Problem entsteht, wenn wegen Multimorbidität eine Vielzahl von Medikamenten genommen wird. Auf welche Weise wirken die verschiedenen Medikamente im Körper zusammen? Neutralisieren sie sich? Verstärken sie sich oder entfalten sie unbekannte und unerwünschte Nebenwirkungen? Manche Geriater fordern: Alten Menschen sollten maximal 3 Medikamente verordnet werden. Die Gefahren, die alten Menschen durch Medikamente drohen, werden bei der Dosierung und der Zusammenstellung oft nicht ausreichend berücksichtigt. Die komplizierten Problematiken werden im Fach Medikamentenlehre ausführlich behandelt.

Alterskrankheiten bagatellisieren?

Befindlichkeitsstörungen können Hinweise auf ernste, krankhafte Entwicklungen sein. Sie dürfen nicht bagatellisiert werden, sondern man muss ihnen rechtzeitig entgegenwirken, denn Krankheiten haben für das Alltagsleben eines alten Menschen weitreichende Folgen.
Manche Ärzte, die sich mit Fragen der Geriatrie kaum auseinandergesetzt haben, meinen, dass schon 60-, 65- oder 70-Jährige durch Abbau gekennzeichnet seien. „Sie haben eben ein Altersherz, damit müssen Sie sich abfinden", wird schon einem 65-Jährigen gesagt. Erst recht im hohen Alter kann es vorkommen, dass Beschwerden von Mitmenschen und auch von Ärzten nicht ernst genommen werden.
Das Ziel muss sein, Krankheiten zu begrenzen. Nach Möglichkeit sollte verhindert werden, dass aus „normalen" Altersbeschwerden schwere chronische Krankheiten werden.

Entscheidungen im Blick auf das Ende des Lebens

Es gibt keine allgemeinen Regeln, inwieweit sich ein alter Mensch mit Prozessen des Alterns abfinden sollte und was als behandlungsbedürftige Krankheit angesehen werden muss. Im Einzelfall ergeben sich manchmal schwierige Entscheidungen – für die alten Menschen selbst, für die ihnen Nahestehenden und für ihre Ärzte. Vom kalendarischen Alter dürfen solche Entscheidungen keinesfalls abhängig gemacht werden. Denn ein 70-Jähriger kann früh gealtert sein, ein 95-Jähriger seelisch, geistig und körperlich für weitere 8 Lebensjahre gerüstet sein.
Letztlich geht es immer um die Auseinandersetzung mit dem irgendwann bevorstehenden Ende des alten Menschen:

- Fühlt er sich in seinem Leben noch wirklich zu Hause und beheimatet? Dann ist es auch großer Mühen wert, dauernde Schäden abzuwenden oder zu verringern – durch Training (Rehabilitation), Hilfsmittel, Medikamente oder die Anpassung der Lebensverhältnisse. Er sollte auch dann unterstützt und zum Kampf um eine Verbesserung seiner Lage angeregt und ermutigt werden, wenn er selbst sich vielleicht schon an das Leben in Krankheit gewöhnt hat.
- Sieht oder fühlt er sein Ende schon nah? Ist er schon dabei, einen Fuß über die Grenze hinaus zu setzen? Dann wird es wichtiger sein, die kurze verbleibende Wegstrecke zum Abschied vom Leben und allem, was ihm lieb war, zu nutzen. Die pflegerische, familiäre und ärztliche Unterstützung muss dann palliativ sein und nicht auf eine Wiederherstellung abzielen.
- Nicht zu vergessen ist, dass jeder gesundheitliche Einbruch der Abschied von einem Stück Leistungsfähigkeit und Gesundheit bedeutet, über die ein Mensch bis dahin verfügte. Inso-

fern kann er für ihn die Bedeutung von „Üben für den endgültigen Abschied" bekommen – ein Schritt auf einem Weg, der noch weit sein mag, der aber das irgendwann bevorstehende Ende schon vor Augen rückt. Bei aller Aktivität und Bemühen um Gesundung oder Besserung erfordert das von den Mitmenschen Gelassenheit und die Fähigkeit, dem schließlichen Ende des Lebens ins Auge zu sehen (S. 13 f.).

Zwischen diesen Polen abzuwägen, zu entscheiden und zu handeln gehört zu den täglichen beruflichen Anforderungen an Altenpflegerinnen. Wertvoll – oder besser: unverzichtbar – ist es, im Gespräch mit dem alten Menschen selbst, mit dem pflegenden Team und allen, die den alten Menschen begleiten, zur Klarheit über die anstehenden Entscheidungen zu finden.

1.3.4 Alter gesellschaftlich gesehen

Die **Soziologie** ist die Wissenschaft, die sich mit dem Aufbau und der Entwicklung der Gesellschaft beschäftigt. Es geht also nicht in erster Linie um den einzelnen (alten) Menschen, sondern um das Zusammenwirken verschiedener gesellschaftlicher Kräfte.
Die westlichen Industriegesellschaften verändern sich zur Zeit tiefgreifend. Für die politische Aufgabe, den Umbau der Gesellschaft, liefert die Soziologie als Grundlage Zahlenmaterial und Erklärungen. Der folgende Abschnitt gibt einen ersten Einblick. Ein wichtiges Arbeitsinstrument in der Soziologie ist die Bevölkerungsstatistik. Es werden daher auch einige statistische Daten mitgeteilt.

Begriffe und Zahlen

Lebenserwartung

Die Lebenserwartung wird als Durchschnitt errechnet aus Sterbetafeln, und zwar für jedes Lebensalter und für die Geschlechter getrennt. Sie gilt nur für den Kulturkreis, in dem sie errechnet wurde, denn die Lebenserwartung hängt von den Lebensumständen wie Ernährung und ärztlicher Versorgung ab.
Die Erfolge der Medizin haben die Säuglingssterblichkeit erheblich verringert. Viel mehr Neugeborene als früher erreichen das Erwachsenenalter. Seuchen gehören der Vergangenheit an. Krankheiten im mittleren und höheren Alter führen heute nicht mehr unbedingt zum Tod, sodass insgesamt die Lebenserwartung erheblich gestiegen ist.

Beispiel:
Während die durchschnittliche Lebenserwartung um 1800 bei etwa 35 Jahren und um 1900 bei etwa 49 Jahren lag, hat ein männliches Neugeborenes in der Bundesrepublik eine Lebenserwartung von 72 Jahren. Hat ein Mann seinen 70. Geburtstag erreicht, so beträgt seine mittlere Lebenserwartung noch weitere 10 Jahre. Ein 90-Jähriger hat eine mittlere Lebenserwartung von 4 Jahren. In vielen Ländern der Dritten Welt beträgt die Lebenserwartung heute etwa 50 Jahre. ∎

Geburtenrückgang

Etwa seit 1970 wird von vielen Frauen die Antibabypille genommen. Auch andere Mittel zur Verhütung werden stärker genutzt. Familienplanung ist seitdem üblich mit der Tendenz, die Zahl der Kinder zu beschränken und sich genau zu überlegen, wie viele Kinder man sich „leisten" will.
Der Geburtenrückgang wirkt sich unmittelbar auf die Generation aus, die nach 1970 geboren ist. Sie wirkt sich aber auch mittelbar auf die folgende Generation aus: Es leben 20 Jahre später weniger junge Erwachsene, die als Eltern in Frage kommen – mit dem Effekt, dass sich der Geburtenrückgang noch einmal verstärkt.

Eine Pyramide steht Kopf

Die Bevölkerungsentwicklung Deutschlands der Jahre 1910, 1994 und 2030 wird in Abb. 1.**11a-c** grafisch dargestellt. Für das Jahr 1910 entsteht die Form einer Pyramide. Die Zahl der Lebenden zwischen 0 und 80 Jahren nimmt gleichmäßig ab – eine Form mit breitem Fuß, die nach oben gleichmäßig schmaler wird. Für 2030 ergibt sich eine pilzähnliche Figur: Sie steht auf schmalem Fuß und hat ihre größte Ausdehnung hoch oben bei den älteren Jahrgängen. Etwas vergröbert kann man sagen: „Die Pyramide steht Kopf."

Bevölkerung im Deutschen Reich 1910 (Abb. 1.**11a**):
- 1910 leben etwa 500 000 40-jährige Männer und Frauen, etwa 200 000 60-Jährige und nur noch sehr wenige 80-Jährige.
- Ungefähr gleich viele männliche und weibliche Menschen sterben jedes Jahr, sodass

36 1 Alte Menschen

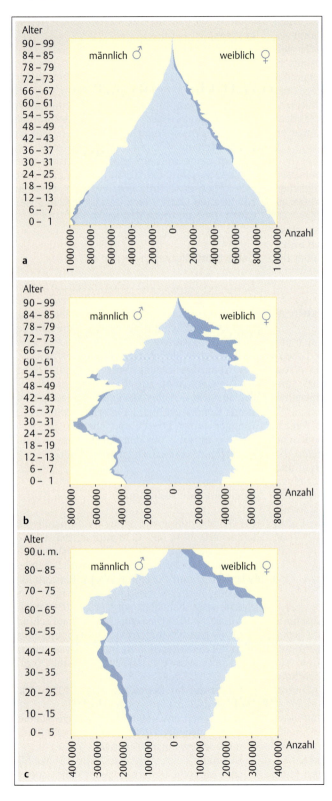

Abb. 1.**11a–c** Bevölkerungsentwicklung Deutschlands der Jahre 1910, 1994 und 2030 aus Alt und Jung 1997, S.23)
a Bevölkerung im Deutschen Reich 1910
b Bevölkerung in Deutschland 1994
c Erwarteter Bevölkerungsstand 2030

der „Lebensbaum" nach oben gleichmäßig schmaler wird.
- In einem Jahr werden mehr als 900 000 Jungen und etwa ebenso viele Mädchen geboren. Ihre Zahl nimmt von der Geburt an kontinuierlich ab, da ein Teil von ihnen bereits in den ersten Lebensjahren stirbt.

Bevölkerung in Deutschland 1994 (Abb. 1.**11b**):
- die Spitze des Lebensbaums wächst höher als die von 1910 – es gibt viele über 90-Jährige, besonders bei den Frauen.
- 1994 leben deutlich weniger Männer als Frauen zwischen 66 und 90 Jahren: Diese Jahrgänge waren als Soldaten im 2. Weltkrieg – Ende des Krieges wurden auch Jugendliche eingezogen. Die Verluste der Kriegsjahre sind erkennbar.
- Ein scharfer Einschnitt bei den 48- bis 49-Jährigen, den um 1945 Geborenen. Kriegsende und Nachkriegsnot bewirkten einen Geburtenrückgang. Ein ähnlicher Einschnitt bei den über 75-Jährigen: weniger Geburten Ende des ersten Weltkriegs und in der Notzeit danach.
- 1994 leben je knapp 800 000 30-jährige Männer und Frauen. Sie sind Mitte der 60er Jahre geboren – in der Zeit des „Babybooms".
- In den ersten 20 Jahrgängen nimmt die Zahl der lebenden Menschen kaum ab. Die Medizin bekämpft erfolgreich die Säuglings- und Kindersterblichkeit.
- In den Jahrgängen, die 1994 null bis zwanzig Jahre alt waren, erkennt man deutlich den Geburtenrückgang als Auswirkung der Familienplanung.

Erwarteter Bevölkerungsstand 2030 (Abb. 1.**11c**):
Die Statistiker berechnen auch, wie die Bevölkerung sich in Zukunft weiter entwickelt, vorausgesetzt, die Lebensbedingungen und Lebensgewohnheiten (Geburtenrate) bleiben ungefähr gleich, wir leben weiter im Frieden und es gibt keine starken Veränderungen durch Einwanderung.

- Die Spitze des Lebensbaums ragt noch weiter in die Höhe als 1994 – verhältnismäßig viele Männer wie Frauen leben bis in ihr zehntes Lebensjahrzehnt.
- Die Babyboom-Jahrgänge sind im Jahr 2030 zwischen 60 und 70 Jahre alt.
- 2030 wirkt sich der Geburtenrückgang seit 1970 aus: es leben weniger junge Erwachsene, die Eltern werden könnten. Selbst wenn jede Frau 1,3 Kinder bekommt, so wie Ende der 90er Jahre, werden weniger Kinder geboren.

Von besonderem Interesse ist das Zahlenverhältnis zwischen zwei Gruppen:

- Abgenommen hat die Zahl derer, die im Erwerbsleben stehen und die Last der sozialen Sicherung sowie der praktischen Sorge tragen (20 bis 60 Jahre).
- Zugenommen hat die Zahl derer, die praktisch und finanziell versorgt werden (0 bis 20 Jahre und über 60 Jahre).

Beispiel:
Vielleicht fällt Ihnen manchmal im täglichen Leben ins Auge, dass verhältnismäßig viele alte Menschen anzutreffen sind, z. B. im Straßenbild, im Wartezimmer des Arztes, im Schalterraum der Sparkasse. Das sind persönliche Eindrücke, Momentaufnahmen. Sie spiegeln aber doch etwas von den Veränderungen wider, die die Bevölkerungsstatistik zeigt. ■

Merkmale der älteren Bevölkerung

Mit den Zahlen ändert sich auch die Lebenssituation der Älteren,. Die Soziologen heben einige Besonderheiten gegenüber früheren Generationen hervor. Als Beispiele führen wir die Verjüngung und die Feminisierung des Alters an.

- **Verjüngung:** Das Alter beginnt früher. Jugendlichkeit ist der Maßstab geworden, an dem Jung und Alt sich orientieren. Die älter Werdenden bedenken früher, was sie tun können, um möglichst lange jugendlich, frisch, leistungsfähig zu bleiben. Schon mit 40 beginnt bei vielen die Sorge, alt zu werden. Verstärkt wird dieser Trend durch den Arbeitsmarkt: Ab 45 gelten Frauen wie Männer in manchen Berufen schon als kaum vermittelbar. Auch die Ruheständler haben sich verjüngt: die jungen Alten sind tatkräftig und unternehmend.
- **Feminisierung:** „Das Alter ist weiblich": Wie Sie Abb. 1.**11b** entnehmen können, leben im höheren Alter deutlich mehr Frauen als Männer. Für die nächsten Jahrzehnte ist weiter damit zu rechnen, dass mehr Frauen sehr alt werden. Frauen sind im hohen Alter mehr oder weniger unter sich (Abb. 1.**12**).

Männer werden oft noch von ihren (auch schon alten) Frauen oder Partnerinnen gepflegt. Frauen

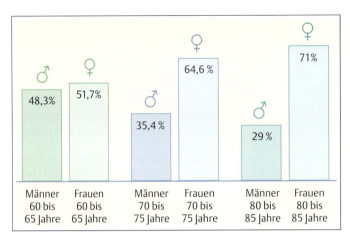

Abb. 1.**12** Anteil von Männern und Frauen an der Bevölkerung in drei Altersabschnitten (nach Tews)

dagegen müssen lange Zeit allein zurechtkommen. Wenn eine Frau pflegebedürftig wird, ist sie oft bereits Witwe und auf fremde Hilfe angewiesen.

Der Satz „Das Alter ist weiblich" gilt aber noch in anderer Hinsicht: Die Pflege der Eltern wird meist von den Töchtern oder von den Schwiegertöchtern übernommen, seltener von den Söhnen.

> **Anregung**
> Überlegen Sie, was es für den Lebenslauf einer Frau bedeuten kann, wenn sie erst ihre Kinder großzieht, später die Pflege ihrer Eltern, evtl. auch der Schwiegereltern und schließlich des Ehepartners übernimmt. Welche Jahre ihres Lebens könnten durch Pflege ausgefüllt sein?

Folgen der demographischen Veränderungen

Aus den demographischen Veränderungen ergeben sich Probleme, die unser Staat bewältigen muss, z.B:

- das finanzielle Problem: die Finanzierung der Renten
- das personelle Problem: Wer pflegt die pflegebedürftigen alten Menschen?

Aufgabe der Politik ist der Umbau der Gesellschaft. Sie muß gesellschaftliche Entwicklungen steuern und Vorsorge treffen mit dem Ziel, ein Zusammenleben der Menschen ohne soziale Not zu sichern.

Finanzielles Problem: die Renten

In den Medien und von Seiten der Politik wird auf die bevorstehende Überalterung unserer Gesellschaft hingewiesen (Tab. 1.4). Folge der Überalterung werde sein, dass die Renten und das Gesundheitssystem unfinanzierbar werden.

Während in den Jahren 1989–2030 ein Anstieg der Alten – der Rentenempfänger – von gut 20 % auf fast 35 % vorausberechnet wird, ist damit zu rechnen, dass der Anteil der Menschen im mittleren Lebensalter, der die finanzielle Last der Sozialversicherung trägt, von 58 auf unter 50 % absinkt (Reitz 1996, S. 45). Die Problemlage ist jedenfalls ernst.

Nach manchen Darstellungen scheint ein gerechter Interessenausgleich unmöglich. Die wirtschaftlichen Probleme werden allein der „Altenlast" zugeschrieben und andere wirtschaftspolitische Fakten werden außer acht gelassen, z. B.

- die hohe Arbeitslosigkeit: wer kein versicherungspflichtes Einkommen hat, fällt auch als Beitragszahler in die Rentenkasse aus,
- die Zinsenlast infolge der Staatsverschuldung: sie verschlingt Ende der 90er Jahre Unsummen.

Tabelle 1.**4** Anstieg der Rentenempfänger im Vergleich zu den anderen Altersgruppen in den Jahren 1989 bis 2030 (nach Reitz)

Altersgruppe	Anteil an der Gesamtbevölkerung in %		
	1989	2010	2030
unter 20 Jahre	21,6	18,9	17,2
20 bis 60 Jahre	58	55,3	48
über 60 Jahre	20,3	25,3	34,8

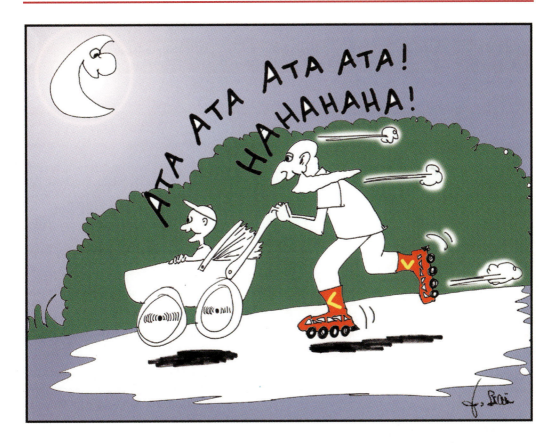

Personelles Problem: Wer pflegt?

Wenn mehr Menschen ein hohes Alter erreichen, steigt zugleich die Zahl der Menschen mit chronischen Erkrankungen, die ständig auf die Hilfe angewiesen sind. So sind nur etwa 8 % der 65- bis 70-Jährigen, aber gut 90 % der über 90-Jährigen auf Hilfe oder Pflege angewiesen (Rückert 1997). Wir müssen also zukünftig mit einem höheren Pflegebedarf rechnen, während auf der anderen Seite weniger jüngere Menschen da sind, die die Aufgaben übernehmen können.

Zusammenleben der Generationen

Die Frage, wie in einer Gesellschaft die Generationen miteinander umgehen, wie jede Generation eine sinnvolle Rolle spielen kann, sodass alle voneinander profitieren und in Frieden miteinander leben können, muss immer wieder neu beantwortet werden.

Schon immer gab und gibt es Machtkämpfe zwischen den Generationen: die Jungen, die das Ruder in die Hand nehmen wollen, die Alten, die ihre bestimmende Rolle nicht aufgeben wollen. Gewichtiger noch war und ist die gegenseitige Fürsorge – der **Generationenvertrag**:

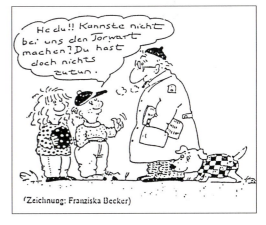
(Zeichnung: Franziska Becker)

- Pflege und Sorge der Älteren für den Nachwuchs, für die aufwachsende Generation, und Verantwortung dafür, dass ihre erwachsenen Kinder persönlich gesichert, möglichst glücklich und in einer funktionierenden Welt leben können.

1 Alte Menschen

Tabelle 1.5 Hauptpflegepersonen bei Pflegebedürftigen im Alter von 60-79 Jahren und über 79 Jahre

Alter des Pflegedürftigen	Hauptpflegeperson Ehe- bzw. Lebenspartner	Hauptpflegeperson (Schwieger-)Tochter
60–79 Jahre	61 %	24 %
über 79 Jahre	17 %	44 %

- Sorge der Jüngeren für die Alten – für ihr Auskommen, für ihre Zufriedenheit, für einen friedlichen Tod.

> **Fragen an uns alle**
> Wie das Zusammenleben von Jung und Alt in der Zukunft gelingen wird, sind wir alle als Bürger und als Mitmenschen gefragt:
> Wie stellen wir uns dazu, in Zukunft in einer „ergrauenden Gesellschaft" (Ursula Lehr) zu leben?
> Welchen Platz, welche Rollen sollen alte Menschen in Zukunft in unserer Gesellschaft einnehmen?

Familie als Netzwerk

Das Zusammenleben der Familien hat sich geändert. Großfamilien mit drei bis vier Generationen in einem Haushalt gibt es nur noch wenige in Deutschland.
Trotzdem wird immer noch in hohem Maß gegenseitige Hilfe und Pflege innerhalb der Familien geleistet, besonders – so lange sie noch leben – von den Ehe- oder Lebenspartnern (Tab. 1.5).
Alte Menschen halten oft noch für selbstverständlich, dass ihre Töchter oder Schwiegertöchter für sie da sind, so wie sie selbst einst ihre alten Eltern unterstützt und gepflegt haben. Es fehlt ihnen das Verständnis, wenn diese Erwartung enttäuscht wird und den Töchtern z. B. ihre eigene Berufstätigkeit wichtiger ist.
In unserer pluralistischen Gesellschaft ist aber diese Erwartung keine allgemeingültige Norm mehr. Verwandtschaft hat aus vielerlei Gründen nicht mehr die bindende Bedeutung wie in alter Zeit. Vereinbarungen zwischen den Familienmitgliedern müssen getroffen werden, mit denen alle Beteiligten leben können.
Eine Untersuchung hat unter die Lupe genommen, wie die verschiedenen Generationen einer Familie miteinander umgehen. Die Frage der Forscher war: Ist die Familie als tragende Zelle unserer Gesellschaft kaputt? Steht man seit dem Verfall der Großfamilie nicht mehr füreinander ein? Das eindrucksvollste Ergebnis der Untersuchung war, dass

- die Hilfsbereitschaft der Generationen einer Familie nach wie vor besteht
- und die Hilfsbereitschaft **gegenseitig** ist (Abb. 1.13).

Dabei ist die Art der Unterstützung unterschiedlich: von der älteren zur jüngeren Generation fließen eher materielle Hilfen (materielle Transfers), von der jüngeren zur älteren eher praktische Hilfeleistungen (instrumentelle Hilfen).

> **Anregung**
> Überlegen Sie, worin 1. Die materiellen Hilfen zwischen den Generationen bestehen können und wie 2. Die instrumentellen Hilfen praktisch aussehen könnten.

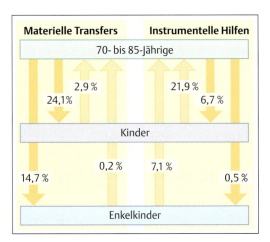

Abb. 1.13 Gegenseitige Hilfe zwischen den Generationen in der Familie. 70- bis 85-jährige Personen mit erwachsenen Kindern (n = 1124) bzw. Enkelkindern (n = 919) außerhalb des Haushalts wurden befragt, ob sie in letzter Zeit materielle oder instrumentelle Hilfe geleistet hatten (nach Alters-Survey 1996)

> **!** Wichtig ist es, organisatorische Bedingungen herzustellen, die es erlauben, die in den Familien vorhandene Bereitschaft zur Solidarität in die Tat umzusetzen – z. B. Teilzeitarbeitsplätze für Menschen, die einen alten Angehörigen unterstützen oder pflegen wollen. (Alt und Jung 1997)

Hilfe für hilfebedürftige Ältere

Antworten auf zwei Fragen müssen gefunden werden:

1. Wer wird die Menschen pflegen, die im Alter abhängig werden von Pflege?
2. Welche Hilfen kann unsere Gesellschaft bieten? Wie soll das Gesundheitssystem weiterentwickelt werden?

1. Wer pflegt?

In Zukunft wird die Familie die Aufgaben, hilfebedürftige ältere Familienangehörige zu unterstützen und zu pflegen, nur noch teilweise erfüllen können: Die Ehefrauen sind selbst schon alt, wenn der Partner chronisch erkrankt. Viele alte Menschen leben allein, Töchter und Schwiegertöchter sind berufstätig oder wohnen weit entfernt oder sind selbst alt und erschöpft.

An ihrer Stelle oder ergänzend bieten verschiedene Einrichtungen ihre Dienste an (s. Kapitel 2): Altenpflege- und Altenwohnheime, Betreutes Wohnen, häusliche Pflegedienste, Sozialdienste, Essen auf Rädern, hauswirtschaftliche Hilfen.

Es stellt sich die Frage: Wird es genügend Arbeitskräfte für dieses Netz der unterstützenden und pflegenden Dienste auch in Zukunft geben? Wir erleben, dass viele Menschen, zunehmend auch Männer, ein Interesse und Freude an der Arbeit mit alten Menschen entdecken und die Pflege alter Menschen für sich als sinnvolle Aufgabe ansehen. Wir können hoffen, dass das auch in Zukunft so bleibt und das Netz aus familiärer Hilfe und unterstützenden Diensten funktioniert.

2. Welche Hilfen kann unsere Gesellschaft bieten?

Der Bedarf an Pflege kann durch **Gesundheitsförderung** verringert werden. Die meisten alten Menschen fürchten nichts so sehr, wie von anderen abhängig zu sein. Solche Abhängigkeit kann aber in vielen Fällen verhindert oder eingeschränkt werden.

Vor gut 20 Jahren machte die Heidelberger Gerontologin Ursula Lehr den Begriff der Interventionsgerontologie in Deutschland bekannt. Seitdem wird in vielen Forschungsvorhaben untersucht, welche Faktoren das Altern günstig beeinflussen können, damit möglichst viele alte Menschen angenehmer und glücklicher alt werden können. Ursula Lehr unterscheidet vier Ansatzpunkte für eine Intervention:

– Optimierung,
– Prävention,
– Rehabilitation,
– Management des Status quo (Tab. 1.**6**).

Die gewonnenen Erkenntnisse wurden und werden in Projekten in die Praxis umgesetzt und sind teilweise in Gesetze (z. B. Sozialgesetzbuch V), in Ausbildungspläne (z. B. Altenpflegeausbildung) und Konzepte von Einrichtungen übernommen:

- *Schlaganfallprävention:* die Stiftung Deutsche Schlaganfall-Hilfe z. B. legt den Schwerpunkt ihrer Öffentlichkeitsarbeit darauf, über das Krankheitsbild aufzuklären unter dem Motto „Vorbeugen ist besser als Heilen". Durch Früherkennung und eine vorbeugende Lebensweise für schlaganfallgefährdete Menschen soll bewirkt werden, dass es gar nicht erst zu einem Schlaganfall kommt.
- *Kompetenzerhaltung:* Das SIMA-Projekt (**S**elbstständigkeit **IM A**lter) ist ein Forschungsprojekt zur Erhaltung und Förderung von Selbstständigkeit im Alter. Ausgebildete Kursleiter/-innen moderieren Gruppen für kognitives und lebenspraktisches Training. An vielen Orten nehmen alte Menschen an dem von den Forschern entwickelten Programm teil, das das Kräftepotential der alten Menschen stärken soll (KDA 1996, S. 258).
- *Rehabilitation*: Der Gesetzgeber muss dafür sorgen, dass die Finanzierung von Rehabilitation für ältere und alte Menschen von den Krankenkassen verbessert wird. Viele alte Menschen brauchen nach schweren gesundheitlichen Schäden nicht pflegeabhängig zu werden, sondern können ihre Unabhängigkeit durch geeignetes Training und Schulung zurückerlangen.

Tabelle 1.**6** Interventionsmöglichkeiten zur Erhöhung des psychophysischen Wohlbefindens älterer Menschen

Optimierung	Prävention	Rehabilitation	Management des Status quo
Schaffen günstiger Entwicklungsbedingungen für den Einzelnen	Vorbeugen des Altersabbaues: • lebenslanges körperliches, geistiges und soziales Training • gesunde Ernährung • Pflege der Interessen	Selbstständigkeit und Unabhängigkeit nach Störungen wiedergewinnen	Bewältigung von irreversiblen Problemsituationen
Verbessern der äußeren Bedingungen für das Leben mit Krankheit		Folgen einer Behinderung so gering wie möglich halten „restitutio ad optimum" = so gut wie möglich wieder herstellen	Veränderung der inneren Einstellung – unabänderliche Krankheiten akzeptieren
Appell an die Gesellschaft: nicht am negativen Altersstereotyp festhalten, sondern Kompetenz erwarten	*Appell an die Selbstverantwortung des alten Menschen*	*Appell an die Pflege:* „Fördern durch Fordern", Integrieren statt ausgliedern	*Appell an den Einzelnen und an das Umfeld:* „Dem Alter ins Auge sehen"

! Bei allen Versuchen, alte Menschen bis an ihr Lebensende in ihrer Fitness und Selbstständigkeit zu unterstützen, muss die Selbstbestimmung des alten Menschen respektiert werden. Sie kann den Bemühungen um Prävention und Rehabilitation eine Grenze setzen. Manche Anstrengungen in dieser Richtung grenzen an Bevormundung bis hin zum Zwang. Dann verstößt alles wohlgemeinte Training gegen die Menschenwürde.

Solidargemeinschaft der Generationen

Einfallsreichtum, Initiative und Mut zu neuen Wegen sind beim Umbau der Gesellschaft gefragt. Seit Anfang der 90er Jahre gibt es an vielen Orten Senioreninitiativen, die sich einsetzen für

– Vorsorge im Alter und Selbsthilfe,
– gegenseitige Hilfen bei Alltagsproblemen,
– Kontakte zwischen den Generationen,
– altengerechte Wohnungen und Wohnungstausch.

Sie organisieren gegenseitige Unterstützung im Ort oder Stadtteil. Durch Öffentlichkeitsarbeit machen die Initiativen die Bereitschaft der Älteren bekannt, sich für das gemeinsame Wohl einzusetzen. Dadurch tragen sie viel dazu bei, dass sich die negativen Altersstereotype (S. 7 f.) auflösen und die Generationen in einem Wohnumfeld unverkrampfter miteinander umgehen.

Beispiel:
Die „Seniorengenossenschaft Ulm Wiblingen e.V." wurde nach einjähriger Vorarbeit 1991 gegründet. Das Ziel des Projektes besteht darin, das Image der älteren Bewohner im Stadtteil zu verbessern: vom hilfsbedürftigen und zu betreuenden Klienten zum selbstbestimmten Menschen. Bildungsmaßnahmen und die Organisation von geeigneten Hilfen tragen dazu bei, dass breite Teile der Bürgerschaft aktiviert werden. Nach sechs Jahren hat der Verein etwa 250 Mitglieder zwischen 18 und 90 Jahren. Der Stadtteil und die Beziehungen der jüngeren und älteren Bürger untereinander sind lebendiger geworden.
Eine Liste zeigt die Arbeitsfelder und Aktivitäten:

• *Klassische Hilfen für Ältere und Behinderte:* Besuchsdienste, Hilfe beim Einkaufen, Begleitung zum Arzt oder zu Ämtern, gemeinsame Freizeit, beratende Gespräche, Fahrdienst, nachbarschaftliche Hilfen, handwerkliche und hauswirtschaftliche Unterstützung, stationärer Mittagstisch.

1.3 Veränderungen im Alter

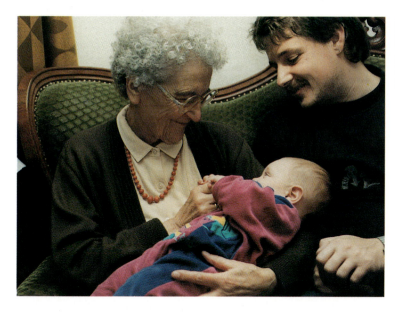

Abb. 1.**14** Viele ältere Menschen sind auf das Wohlergehen der nächsten Generation bedacht: Urgroßmutter mit Enkel und Urenkel

- *Begegnungen Jung und Alt:* Arbeitsgemeinschaft Jung und Alt in einer Schule, Hausaufgabenhilfe, Hilfe beim Mittagstisch in einem Schülercafé, Zusammenarbeit mit offener Jugendhilfe, Mithilfe in einer therapeutischen Schülergruppe.
- *Interessengruppen:* Sprechstunden zur Information, Beratung und zu Gesprächen, Vermittlung von Partnern zur gemeinsamen Freizeitgestaltung in der Interessenbörse (Basteln, Malen, Singen, Theater, Englisch, Französisch, Spaziergänge, Wanderungen, Selbstverteidigung für Ältere, Computerkurs, Stammtisch).

Die freiwillige Mitarbeit in der SGG Ulm wird mit Zeit-Gutschriften honoriert. Alle Tätigkeiten sind gleichwertig: Pro Stunde werden zwei Zeitpunkte gutgeschrieben. Die Zeit-Gutschriften sind Anreiz, Anerkennung und Vergütung zugleich.

Man kann für eine Gutschrift selbst Hilfe in Anspruch nehmen, so weit die erforderlichen Kapazitäten von aktiven Mitgliedern angeboten werden. So kann z. B. die Reparatur einer Schublade, Hilfe bei Schularbeiten oder das Backen eines Pflaumenkuchens Zeitpunkte einbringen. Man kann sich für diese Punkte z. B. Knöpfe annähen lassen oder Hilfe beim Umgang mit dem Computer in Anspruch nehmen. Man kann sie auch an Bekannte verschenken oder sie in einen „Vereinspunktetopf" für Menschen spenden, die selbst nicht mehr viel beitragen können (Alt und Jung 1997). ∎

Es liegt im Interesse aller, dass alte Menschen sinnvolle Rollen und einen anerkannten Platz in der Gesellschaft behalten oder finden und dass jede Generation ihren Beitrag zum Ganzen leisten kann (Abb. 1.**14**). Auf dieses Ziel hin müssen wir heute arbeiten.

> **!** Zusammenfassend lässt sich sagen, dass die Gestaltung der Gesellschaft eine verantwortungsvolle Aufgabe ist, von der die künftige Lebensqualität für Alt *und* Jung abhängt. Namhafte Sozialwissenschaftler und Politologen halten die Probleme für lösbar. Wichtig ist die Einstellung zum Alter und die Beteiligung vieler Bürger an der Gestaltung des Zusammenlebens in Städten und Dörfern, in Kirchengemeinden und Vereinen. Das Nachdenken über die möglichen Lösungen wird Sie in verschiedenen Fächern (Soziologie des Alters, Sozialrecht, Staatsbürgerkunde) durch die Ausbildung begleiten.

Literatur

Baltes, P.B.: Vorurteile und Klischees über alte Menschen. In: Alt und Jung. Stroemfeld-Verlag, Basel 1997, S. 156–161

Beauvoir S. de: Das Alter. Rowohlt Verlag, Hamburg 1977

Biegel, A., H. Swildens: Wo ist denn meine Brille? Eugen Salzer Verlag, Heilbronn 1989

Brauchbar, M., H. Heer: Zukunft Alter. Artemis Verlags-GmbH, München 1993

Cipolletti, M.S.: Langsamer Abschied (Ausstellungsbegleitbuch). Museum für Völkerkunde, Frankfurt/M. 1989

Crailsheim, C. von: Gute Zeit des Alters, Georg Müller Verlag GmbH, München 1980

Dandekar, T.: Warum altern wir? Biologische Aspekte des Älterwerdens. Funkkolleg Altern 6, Deutsches Institut für Fernstudienforschung an der Universität Tübingen, Tübingen 1996

Filipp, S.-H.: Lebenserfahrung und Lebenssinn, Funkkolleg Altern 3, Deutsches Institut für Fernstudienforschung an der Universität Tübingen, Tübingen 1996

Fürstenberg, D.: Mein Onkel. In: DIE ZEIT Nr. 4/1998

Goebel, J.: Zum Teufel mit dem Generationenkonflikt. In Alt und Jung. Stroemfeld-Verlag, Basel 1997, S. 31-33

Grubitzsch, S.,G. Rexilius (Hrsg). Psychologische Grundbegriffe. 2. Aufl. Rowohlt Hamburg 1998

Hayflick, L.: Auf ewig jung? vgs-Verlagsgesellschaft, Köln 1996

Joschko, A., H. Huntemann: Die ungekannte Freiheit meines Lebens. 2. Aufl. Beltz-Verlag, Weinheim 1986

Kauffeldt, S. et al.: Psychologische Grundlagen der Altenarbeit. Ferdinand Dümmlers Verlag, Bonn 1993

KDA (Hrsg.): Rund ums Alter. Verlag C.H. Beck, München 1996

Kohli, M.: Zwischen den Generationen: Entfernungen, Beziehungen, Leistungen. In: Alt und Jung. Stroemfeld-Verlag, Basel 1997, S. 49-56

Krahl, R.: Souveränes Alter. In: Mendelssohn-Bartholdy (Hrsg.): Der Lebensabend. Bertelsmann, Gütersloh o.J., S. 31-39

Kruse, A.: Die Endlichkeit des Lebens. In: Helmut Scheidgen (Hrsg.): Die allerbesten Jahre. Beltz-Verlag, Weinheim 1988, s. 135ff.

Kruse, A.: Altern zwischen Hoffnung und Verzicht: Prävention, Rehabilitation, Irreversibilität. In: R.-M. Schütz (Hrsg.): Altern zwischen Hoffnung und Verzicht. Dokumentation der XVIII. Jahrestagung der Deutschen Gesellschaft für Gerontologie (jetzt: Deutsche Gesellschaft für Gerontologie und Geriatrie), Lübeck 1991, S. 176-193

Kruse, A., U. Lehr: Reife Leistung. Psychologische Aspekte des Alterns. Funkkolleg Altern 5. Deutsches Institut für Fernstudienforschung an der Universität Tübingen, Tübingen 1996

Lehr, U. (Hrsg.): Interventionsgerontologie. Dr. Dietrich Steinkopff Verlag, Darmstadt 1979

Maslow, A.: Psychologie des Seins. Fischer Frankfurt 1985

Meinhold., M., A. Kunsemüller: Von der Lust am Älterwerden. Fischer Frankfurt/M. 1978

Müller, H.: Stereotype über das Alter und ihre Auswirkungen. In: Howe (Hrsg.): Lehrbuch der psychologischen und sozialen Alternswissenschaft, Bd. 1, Roland Asanger Verlag, Heidelberg 1988

Münz, R.: Rentnerberg und leere Schulen? Unsere alternde Gesellschaft im 21. Jahrhundert. In Alt und Jung. Stroemfeld-Verlag, Basel 1997, S. 17-25

Pickenhain, L., W. Ries: Das Alter. VEB Bibliographisches Institut Leipzig, Leipzig 1988

Reitz, M.: In Alters Frische. Verlag Sport und Gesundheit GmbH, Berlin 1996

Rombach, H.: Der Ursprung. Rombach GmbH Druck- und Verlagshaus, Freiburg 1994

Rückert, W.: Von Mensch zu Mensch. Hilfe und Pflege im Alter, Funkkolleg Altern 18, Deutsches Institut für Fernstudienforschung an der Universität Tübingen, Tübingen 1997

Schützendorf, E.: Das Recht der Alten auf Eigensinn. Ernst Reinhardt Verlag, München 1997

Steinhagen-Thiessen, E. et al.: Der Zahn der Zeit. Körperliche Veränderungen im Alter. Funkkolleg Altern 7, Deutsches Institut für Fernstudienforschung an der Universität Tübingen, Tübingen 1996

Testen Sie Ihr Wissen. In: Alt und Jung. Stroemfeld-Verlag, Basel 1997, S. 170-174

Tews, H.-P.: Von der Pyramide zum Pilz. Demographische Veränderungen in der Gesellschaft. Funkkolleg Altern 3, Deutsches Institut für Fernstudienforschung an der Universität Tübingen, Tübingen 1996

Thomae, H.: Alternsstile und Altersschicksale. Verlag Hans Huber, Bern 1983

WHO (Hrsg.): Altern und Generationenbeziehungen. Die Perspektive der WHO. In: Alt und Jung, Stroemfeld-Verlag, Basel 1997, S. 186-188

Wirsing, K.: Psychologisches Grundwissen für Altenpflegeberufe. 4. Aufl. Psychologie Verlags-Union, München 1993

Zimbardo, G.: Psychologie. 5. Aufl. Springer-Verlag, Berlin 1992

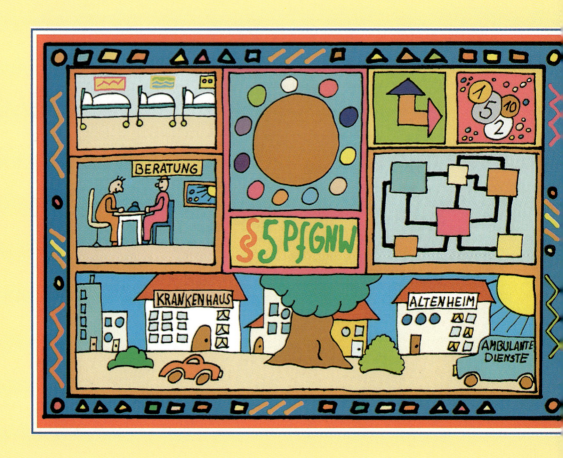

2 Dienste und Einrichtungen der Altenhilfe

Ilka Köther, Hannelore Seibold, Claus Offermann

- 2.1 Altenhilfe als gesellschaftliche Aufgabe **48**
- 2.2 Pflege im häuslichen Bereich **62**
- 2.3 Betreutes Wohnen/Service-Wohnen **87**
- 2.4 Altenpflege in voll- und teilstationären Einrichtungen **90**
- 2.5 Alte Menschen im Altenpflegeheim **96**
- 2.6 Geriatrische Rehabilitation **144**
- 2.7 Qualitätsmanagement für Pflegeorganisationen **156**

2.1 Altenhilfe als gesellschaftliche Aufgabe

I. Köther

Altenhilfe/Altenarbeit

D Altenhilfe/Altenarbeit ist ein Sammelbegriff für alle Aktivitäten und Hilfeleistungen, die von Familien, Nachbarn, vom Staat, den Wohlfahrtsverbänden und Privatunternehmen zur Verbesserung der Lebensqualität alter Menschen geplant und ausgeführt werden.

Altenhilfe wird ganz wörtlich als Hilfe für alte Menschen verstanden, die dazu beitragen soll, durch das Alter bestehende besondere Belastungen zu verhindern, zu vermindern oder auszugleichen.
Unter Fachleuten wird mehr der Begriff **Altenarbeit** benutzt, um deutlich zu machen, dass das Ziel aller Aktivitäten die Mitbestimmung und Mitentscheidung der alten Menschen sein muss. Von jeher wurden alte Menschen von Familienangehörigen und Mitbürgern versorgt. Professionelle Hilfe und Pflege erhielten sie seit dem Mittelalter vorwiegend durch christliche Orden und Gemeinschaften (z. B. Beginen), die teilweise durch wohlhabende Bürger unterstützt wurden. Die Anfänge der institutionalisierten Altenarbeit liegen in der Mitte des 19. Jahrhunderts. Der Übergang von den handwerklichen Familienbetrieben zur Industriegesellschaft führte in die großen sozialen Probleme des 19. und 20. Jahrhunderts: Massenarmut, Ausbeutung von Arbeitern, Arbeiterinnen und Kindern, unzureichende Wohnverhältnisse für Familien, Obdachlosigkeit, hohe Säuglings- und Kindersterblichkeit, Zunahme von Krankheiten wie Tuberkulose, viele Männer und Frauen waren alkoholabhängig, Sitte und Moral verfielen, und Gewalttätigkeit und Verbrechen nahmen zu. Die politisch Verantwortlichen nahmen wenig Einfluss, um die sozialen Missstände zu verändern. Einzelpersonen, vorwiegend aus den Kirchen, wie Johann Hinrich Wichern, Adolf Kolping, Theodor Fliedner, Friedrich von Bodelschwingh ergriffen mit Unterstützung von Gemeinden und sozial engagierten Gruppen unterschiedliche Initiativen, um Menschen in existenziellen Notlagen zu helfen. Es kam zu Gründungen von kirchlichen und privaten Vereinen und Einrichtungen (Anstalten) mit dem Ziel der Fürsorge für Sträflinge, Kinder und Jugendliche, Behinderte, Kranke, Nichtsesshafte und andere Personengruppen. In dieser dieser Zeit liegen die Anfänge der Verbände der Freien Wohlfahrtspflege, die heute noch den Hauptteil aller sozialen Arbeit einschließlich der Altenhilfe/Altenarbeit tragen und prägen (Abb. 2.**1**).
Ein wesentlicher Schritt auf dem Weg zu unserem heutigen sozialen Sicherungssystem war dann die Einführung der staatlichen Krankenversicherung (1883), Unfallversicherung (1884) und Altersversicherung (1889).
Die Einführung der sozialen Pflegeversicherung zum 1.1.95 ist eine Antwort auf die Probleme unserer Zeit aufgrund der demographischen Entwicklung. Sie hat zum Ziel, das finanzielle Risiko einer Pflegebedürftigkeit abzusichern und den Betroffenen notwendige Hilfe zu ermöglichen.

Freie Wohlfahrtspflege

Freie Wohlfahrtspflege ist die Gesamtheit aller sozialen Hilfen, die auf freigemeinnütziger Grundlage und in organisierter Form in der Bundesrepublik Deutschland geleistet werden. Freie Wohlfahrtspflege unterscheidet sich einerseits von gewerblichen – auf Gewinnzielung ausgerichteten – Angeboten und andererseits von denen öffentlicher Träger.
Die Verbände der Freien Wohlfahrtspflege sind geprägt durch unterschiedliche weltanschauliche oder religiöse Motive und Zielvorstellungen. Gemeinsam ist allen, dass sie unmittelbar an die Hilfsbereitschaft und an die Solidarität der Bevölkerung anknüpfen. Sie wecken und fördern solche Kräfte und ermöglichen deren Entfaltung in gezielter und koordinierter Aktivität.
Mit insgesamt 937 405 hauptamtlichen Mitarbeitern beschäftigt die Freie Wohlfahrtspflege rund 2,6 % aller Erwerbstätigen und ist damit einer der größten Arbeitgeber in der Bundesrepublik. Darüber hinaus engagieren sich schätzungsweise 1,5 Millionen Bundesbürger ehrenamtlich in verschiedenen Einrichtungen und Diensten:

- Angebote für Kinder und Jugendliche,
- Hilfe für Mütter, Ehe und Familie, Hilfe für alte Menschen,
- Dienste für geistig, körperlich und seelisch behinderte Menschen,
- Pflege von Kranken,
- Beratung für Menschen in besonderen sozialen Schwierigkeiten,

Arbeiterwohlfahrt (AWO)

Das Jahr 1919 war das Geburtsjahr der AWO. In der Tradition der sozialdemokratischen Arbeiterbewegung stehend, wurde die sich schnell entwickelnde Organisation 1933 von den Nationalsozialisten aufgelöst, verboten und enteignet. Nach Ende des 2. Weltkrieges wurde sie im östlichen Teil Deutschlands und nach 1961 in Berlin-Ost nicht mehr zugelassen. Seit der deutschen Einheit hat die AWO wieder in ganz Deutschland über 4400 Verbandsgliederungen.

Arbeiterwohlfahrt Bundesverband e. V.
Oppelner Str. 130, 53119 Bonn
Telefon: 02 28/66 85-0, Telefax: 02 28/6 68 52 09

Deutscher Caritasverband (DCV)

Der Deutsche Caritasverband mit Sitz in Freiburg i. Br., 1897 durch Lorenz Werthmann gegründet, ist der Wohlfahrtsverband der katholischen Kirche in Deutschland. Er umfasst 27 Diözesan-Caritasverbände mit 540 Dekanats-, Bezirks-, Kreis- und Orts-Caritasverbänden, 260 karitative Ordensgemeinschaften und 19 Fachverbände.

Deutscher Caritasverband e. V.
Karlstr. 40, 79104 Freiburg i. Br.
Telefon: 07 61/2 00-0, Telefax: 07 61/20 05 72

Deutscher Paritätischer Wohlfahrtsverband (Der PARITÄTISCHE)

Der PARITÄTISCHE ist ein Wohlfahrtsverband von eigenständigen Organisationen, Einrichtungen und Gruppierungen in der sozialen Arbeit. Der PARITÄTISCHE unterstützt und vertritt seine mehr als 8000 Mitgliedsorganisationen in 16 Landesverbänden mit über 280 Kreisgeschäftsstellen.

Deutscher Paritätischer Wohlfahrtsverband
Gesamtverband e. V.
Heinrich-Hoffmann-Str. 3, 60528 Frankfurt
Telefon: 0 69/67-06-0, Telefax: 0 69/6 70 62 04

Deutsches Rotes Kreuz (DRK)

Das Deutsche Rote Kreuz besteht aus 19 Landesverbänden mit mehr als 600 Kreisverbänden. 1863 wurde in Genf von einem Fünfer-Komitee Schweizer Bürger, unter ihnen Henri Dunant, das Rote Kreuz ins Leben gerufen. Im selben Jahr wurde die erste Rotkreuzgemeinschaft in einem deutschen Land gegründet. Das Deutsche Rote Kreuz in der Bundesrepublik Deutschland wurde 1950 gegründet; 1991 ermöglichte die Einigung Deutschlands den Beitritt der fünf DRK-Landesverbände im Gebiet der ehemaligen DDR.

Deutsches Rotes Kreuz e. V.
Friedrich-Ebert-Allee 71, 53113 Bonn
Telefon: 02 28/5 41-1, Telefax: 02 28/54 12 90

Diakonisches Werk der Evangelischen Kirche in Deutschland (DW)

Dem Diakonischen Werk der Evangelischen Kirche in Deutschland (DW) gehören als Mitglieder die 24 Landeskirchen der EKD, neun Freikirchen mit ihren diakonischen Einrichtungen sowie rund 100 Fachverbände der verschiedensten Arbeitsfelder und Sachgebiete an. Mitgetragen wird die diakonische Arbeit von den rund 18 000 Gemeinden der Landes- und Freikirchen.

Diakonisches Werk der Evangelischen Kirche
in Deutschland e. V.
Stafflenbergstr. 76, 70184 Stuttgart
Telefon: 07 11/21 59-0, Telefax: 07 11/2 15 92 88

Zentralwohlfahrtsstelle der Juden in Deutschland (ZWST)

Die Zentralwohlfahrtsstelle der deutschen Juden (ZWST) wurde 1917 als Dachverband für jüdische Organisationen und Wohlfahrtseinrichtungen gegründet. Unter der Herrschaft des Nationalsozialismus wurde die ZWST zwangsaufgelöst. Im Jahre 1952 wurde der Verband als Zentralwohlfahrtsstelle der Juden in Deutschland wiedergegründet und arbeitet im Dienste der jüdischen Gemeinden und Landesverbände.

Zentralwohlfahrtsstelle der Juden
in Deutschland e. V.
Hebelstr. 6, 60318 Frankfurt
Telefon: 0 69/24 43 71-0, Telefax: 0 69/49 48 17

Abb. 2.**1** Wohlfahrtsverbände in Deutschland

- Maßnahmen zur Linderung von Arbeitslosigkeit,
- Angebote der sozialen Beratung und Betreuung für Menschen aus der Fremde,
- Dienste am Menschen unterwegs (Bahnhofsmission),
- Ausbildung, Fort- und Weiterbildung,
- Schulung ehrenamtlicher Mitarbeiter,
- weltweite Not-, Katastrophen- und Aufbauhilfen.

Altenhilfe und Altenpolitik

Die Altenpolitik hat in der Relation zum hohen Anteil alter Menschen in unserer Gesellschaft nicht den entsprechenden Stellenwert. Für die Belange älterer Menschen setzt sich bislang nur ein kleiner Teil der Bevölkerung ein. Entweder sind es die Vertreter der Wohlfahrtsverbände oder die Berufsgruppen aus den Bereichen der Altenhilfe. Eine besondere Verpflichtung zur politischen Aktivität hätten besonders die Personen, die in der nächsten Generation die Alten sein werden und die jetzt schon die Weichen für ein lebenswertes vom Staat geschütztes und gefördertes Alter stellen könnten. Aber gefragt sind auch die jungen Menschen, sie sind die Alten von morgen.

Seit Bestehen der BRD hat die Bundesregierung 1993 einen umfangreichen **Altenbericht** herausgegeben, der über die Lage älterer Menschen in Ost- und Westdeutschland informiert. Der 2. Bundesaltenbericht „Wohnen im Alter" ist 1998 herausgegeben worden.

Auf Bundesebene ist der **Bundesaltenplan** das Instrument zur Förderung der Altenhilfe und im Bundeshaushalt mit einem eigenen Etat enthalten. 1995 waren das 14 Millionen Mark, d. h. 0,0029 % des Gesamthaushaltes von 1995. Mit diesen Mitteln werden z. B. Seniorenbüros, Lehrgänge, Publikationen gefördert. Die Schwerpunkte des Bundesaltenplans sind:

- die Förderung von Selbstständigkeit und gesellschaftlicher Beteiligung älterer Menschen,
- die Unterstützung hilfe- und pflegebedürftiger Älterer vor allem im Hinblick auf den weitestgehenden Erhalt ihrer Selbstständigkeit,
- die Angleichung der Lebensverhältnisse von Seniorinnen in den alten und neuen Bundesländern,
- den Ausbau der internationalen Seniorenpolitik.

Für die Realisierung der Altenpolitik sind die Bundesländer zuständig. Bundesländer und Kommunen haben in Zusammenarbeit mit den Verbänden der Freien Wohlfahrtspflege ihre Zielvorstellungen in **Altenplänen** beschrieben, z.B. „Politik für ältere Menschen", Landesaltenplan für Nordrhein-Westfalen, und „Politik für die ältere Generation", Baden-Württemberg.

> **!** Ziele heutiger Altenarbeit sind:
> - alten Menschen eine weitgehend unabhängige und selbstständige Lebensführung zu ermöglichen,
> - alten Menschen den gewohnten Lebensraum möglichst lange zu erhalten (Abb. 2.**2**),
> - alten Menschen die Teilhabe am gesellschaftlichen Leben zu sichern,
> - die Gesundheitsversorgung für alte Menschen in den Bereichen Prävention, Therapie und Rehabilitation auszubauen,
> - geeignete Einrichtungen für alte Menschen bereitzuhalten, die nicht oder nur teilweise in der Lage sind, ihr Leben selbstständig zu führen,
> - alten Menschen durch Begleitung und Versorgung in angemessener Umgebung ein menschenwürdiges Sterben zu ermöglichen.

Die Ziele der Altenhilfe/Altenarbeit orientieren sich an der gegenwärtigen Bedarfslage und den Wünschen der älteren Generation und müssen immer wieder überprüft und aktualisiert werden.

> **!** Die Erhaltung von Selbstbestimmung und Selbstständigkeit älterer Menschen ist das Leitziel der Altenarbeit.

Zur Erreichung dieses Zieles sind viele Maßnahmen erforderlich, die die Gesamtheit der Lebensbezüge alter Menschen betreffe, wie z. B.

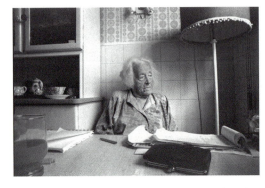

Abb. 2.**2** Ziel der Altenhilfe ist, alten Menschen den gewohnten Lebensraum möglichst lange zu erhalten

- Sicherung der wirtschaftlichen Lebensgrundlage durch ein ausreichendes Einkommen (Rente, Pension usw.), im Ausnahmefall durch Sozialhilfe,
- Unterstützung des selbstständigen Wohnens durch altengerechte Wohnungen, Modernisierungen der eigenen Wohnung und Wohnraumanpassung bei Behinderung, durch Wohngemeinschaften und Tagespflege,
- Entlastung bei den Aufgaben der Haushaltsführung durch Mahlzeiten-, Einkaufs- und Putzdienste,
- Hilfe im Krankheitsfall durch häusliche Pflege und Beratung von pflegenden Angehörigen.

Gesetzliche Grundlagen der Altenhilfe

Der Schwerpunkt der Altenhilfe auf Bundesebene liegt in der Renten- und Sozialpolitik. Gesetzliche Grundlagen der Altenhilfe sind im Sozialgesetzbuch (SGB) zu finden. Im Sozialgesetzbuch (SGB AT § 1) werden u. a. folgende Aufgaben des *Sozialrechts* aufgeführt.

- Sicherung eines menschenwürdigen Daseins,
- Abwendung oder Ausgleich für besondere Belastungen des Lebens, auch durch Hilfe zur Selbsthilfe.

Mit der gesetzlichen Pflegeversicherung Sozialgesetzbuch (SGB) XI, seit April 1995 in Kraft, hat die Sozialversicherung der Bundesrepublik Deutschland einen weiteren Bereich zur Absicherung von Lebensrisiken übernommen (S. 52). Altenhilfe nach dem *Bundessozialhilfegesetz* (BSHG) tritt dann ein, wenn eine Person als finanziell bedürftig eingestuft wird. Trotz der Finanzierung der Pflegekosten durch die Pflegekassen ist ein großer Teil pflegebedürftiger Personen auf Sozialhilfe angewiesen.

2.1.2 Pflegeversicherungsgesetz – die soziale Pflegeversicherung

Am 1. 1. 1995 ist das **Gesetz zur sozialen Absicherung des Pflegerisikos** (Pflegeversicherungsgesetz, PflegeVG) in Kraft getreten. Ab 1. 4. 1995 gab es die ersten Leistungen im ambulanten Bereich, ab 1. 7. 1996 für den stationären Bereich. Das Sozialgesetzbuch XI beinhaltet die Rechtsgrundlagen über die soziale Pflegeversicherung (Abb. 2.**3**).
Das Pflegeversicherungsgesetz beschreibt die Pflegeversicherung als einen neuen Zweig der Sozialversicherung. Das Risiko der Pflegebedürftigkeit wird ebenso wie die Risiken Krankheit, Unfall, Alter und Arbeitslosigkeit im Rahmen eines neuen, eigenständigen Zweiges des sozialen Versicherungssystems abgesichert. Die soziale Pflegeversicherung mit ihren Schutzfunktionen kommt allen, die in der gesetzlichen Krankenversicherung versichert sind, zugute. Für privat Versicherte besteht die Verpflichtung zum Abschluss einer privaten Pflegeversicherung, Träger der sozialen Pflegeversicherung sind die Pflegekassen. Ihre Aufgaben werden von den gesetzlichen Krankenkassen wahrgenommen.

Möchte ein Pflegebedürftiger Leistungen aus der Pflegeversicherung und ist abzusehen, dass seine Pflegebedürftigkeit länger als sechs Monate dauern wird, so muss er oder sein gesetzlicher Vertreter einen Antrag bei seiner Pflegekasse (Krankenkasse) stellen. Die Pflegekasse beauftragt den medizinischen Dienst der Krankenkasse (MDK) bei dem Antragsteller ein Gutachten zur Pflegebedürftigkeit zu erstellen. Ein Arzt oder eine Pflegefachkraft suchen den Antragsteller zu Hause oder im Pflegeheim auf und erstellen das Gutachten nach einem vorgeschriebenen Raster.

Pflegebedürftigkeit

Eine Pflegebedürftigkeit im Sinne der Pflegeversicherung (§ 14) liegt bei solchen Personen vor, „die wegen einer körperlichen, geistigen oder seelischen Krankheit oder Behinderung für die gewöhnlichen und regelmäßig wiederkehrenden Verrichtungen im Ablauf des täglichen Lebens auf Dauer, voraussichtlich für mindestens sechs Monate, in erheblichem oder höherem Maße der Hilfe bedürfen".
Zu den Verrichtungen des täglichen Lebens gehören, laut Gesetz, folgende Aktivitäten des täglichen Lebens: Körperpflege, Ernährung, Mobilität, hauswirtschaftliche Versorgung (Tab. 2.**1**).

Stufen der Pflegebedürftigkeit (§ 15)

Die Höhe der Pflegestufe ist von der Zeit abhängig, die eine Familienangehörige oder eine nicht ausgebildete Pflegeperson zur Pflege im häuslichen Bereich, einschließlich der hauswirtschaftlichen Leistungen, benötigen würde. Bei der Festlegung des Zeitaufwandes muss immer der zeitliche Anteil, der für die grundpflegerischen Maßnahmen aufgewendet wird, überwiegen:

Die Pflegeversicherung

Die Pflegeversicherung ist bei den Krankenkassen angesiedelt. Sie ist eine Pflichtversicherung für alle.
Jeder ist dort versichert, wo er auch krankenversichert ist.
Private Krankenversicherung ....private Pflegeversicherung
Gesetzliche Krankenversicherung ....gesetzliche Pflegeversicherung
freiwillig gesetzlich krankenversichert ....gesetzliche Pflegeversicherung

Was sie kostet:

Seit 1.7.1996 für alle Beschäftigten 1,7% vom Bruttolohn
Der Arbeitnehmer zahlt 50 % , der Arbeitgeber zahlt die anderen 50 %
Es gibt darüber hinaus gesonderte Regelungen zum Beispiel für Selbstständige, Beamte, Rentner

Was sie leistet:

seit 1.4.1995 für die Häusliche Pflege

seit 1.7.1996 für die Stationäre Pflege

Die Leistungen richten sich nach der Pflegestufe:

		Übernahme der Kosten für ambulante Pflegedienste	Zuschuss für Pflege durch Angehörige oder Pflegedienste	Zuschuss für Pflege in vollstationären Einrichtungen
		monatlich bis zu:	monatlich bis zu:	monatlich bis zu:
Pflegestufe I	erheblich pflegebedürftig, mindestens 1,5 Std./Tag	750 DM	400 DM	2 000 DM
Pflegestufe II	schwerpflegebedürftig, mindestens 3 Std./Tag	1 800 DM	800 DM	2 500 DM
Pflegestufe III	schwerstpflegebedürftig, mindestens 5 Std./Tag	2 800 DM	1 300 DM	2 800 DM
besondere Härtefälle		3 750 DM		

Kombination aus beiden Pflegearten ist möglich

Häusliche Pflegekräfte werden in die Renten- und Unfallversicherung einbezogen

Abb. 2.**3** Leistungen der Pflegeversicherung

Tabelle 2.**1** Aktivitäten des täglichen Lebens, die im Rahmen des Pflegeversicherungsgesetzes berücksichtigt werden.

Körperpflege	Ernährung	Mobilität	Hauswirtschaftliche Versorgung
• Waschen, duschen, baden	• mundgerechtes Zubereiten der Nahrung	• selbstständiges Aufstehen und Zubettgehen	• Einkaufen, kochen, Reinigen der Wohnung, spülen
• Mund- und Zahnpflege	• Aufnahme der Nahrung	• An- und auskleiden	• Wechseln und Waschen der Wäsche und Kleidung
• Kämmen, rasieren		• Gehen, stehen, Treppensteigen	• Beheizen der Wohnung
• Darm- und Blasenentleerung		• Verlassen und Wiederaufsuchen der Wohnung	

- **Pflegestufe 1:** Erheblich pflegebedürftig sind Personen, die mindestens einmal täglich bei wenigstens zwei Verrichtungen aus den Bereichen Körperpflege, Ernährung oder Mobilität der Hilfe bedürfen und zusätzlich mehrfach in der Woche Hilfen bei der hauswirtschaftlichen Versorgung benötigen. Der Zeitaufwand im Tagesdurchschnitt liegt bei mindestens 90 Minuten, davon entfallen mehr als 45 Minuten für die Grundpflege.
- **Pflegestufe 2:** Schwerpflegebedürftig sind Personen, die mindestens dreimal täglich bei der Körperpflege, der Ernährung oder der Mobilität zu verschiedenen Tageszeiten der Hilfe bedürfen und zusätzlich mehrfach in der Woche Hilfen bei der hauswirtschaftlichen Versorgung benötigen. Der Zeitaufwand liegt im Tagesdurchschnitt bei mindestens drei Stunden, davon entfallen 120 Minuten für die Grundpflege.
- **Pflegestufe 3:** Schwerstpflegebedürftig sind Personen, die täglich rund um die Uhr, auch nachts, bei der Körperpflege, der Ernährung oder der Mobilität der Hilfe bedürfen und zusätzlich mehrfach in der Woche Hilfen bei der hauswirtschaftlichen Versorgung benötigen. Der Zeitaufwand beträgt täglich mindestens 5 Stunden, davon entfallen mindestens vier Stunden für die Grundpflege.

Heimpflegebedürftigkeit

Zusätzlich zur Feststellung der Pflegebedürftigkeit überprüft der MDK bei Menschen, die in ein Altenpflegeheim einziehen möchten, auch die sog. Heimpflegebedürftigkeit. Das bedeutet, alte Menschen können heute nur noch dann ins Pflegeheim übersiedeln, wenn der MDK feststellt, dass sie Heimpflege brauchen. Wer nach der Ansicht des MDK Pflege im Heim nicht braucht, der kann dann ins Pflegeheim einziehen, wenn er ausreichend finanzielle Mittel hat, um die gesamte Rechnung selbst zu bezahlen. Das könnte dann eintreten, wenn der Betreffende zum Beispiel noch einiges selbstständig machen kann oder /und in Pflegestufe 0 eingestuft wurde. Die Gründe, ins Heim zu ziehen, weil jemand die vielen kleinen Alltagsdinge zu Hause nicht mehr erledigen kann oder Angst hat, in seinem Haus allein zu leben, reichen nicht aus, um die erforderliche Pflege durch die Pflegekasse finanziert zu bekommen. Auch das Sozialamt hilft in solchen Fällen nur, wenn Verwahrlosung droht oder schon eingetreten ist.

Voraussetzungen für die Heimpflegebedürftigkeit

Vollstationäre Pflege ist dann erforderlich, wenn

- die Pflegeperson im häuslichen Bereich fehlt,
- die Bereitschaft zur Übernahme der Pflege des alten Menschen nicht vorhanden ist,
- der Pflegebedürftige sich oder andere gefährdet,
- die Pflegeperson überfordert ist oder eine Überforderung droht,
- die Wohnmöglichkeiten für häusliche Pflege nicht geeignet sind.

Der MDK muss weiter in seinem Gutachten feststellen, ob die Pflegebedürftigkeit durch rehabilitative Maßnahmen gemindert werden kann. Im Pflegeversicherungsgesetz gilt der Grundsatz: Rehabilitation vor Pflege (§ 5), d. h. es sollen alle Möglichkeiten ausgenutzt werden, die helfen, dass alte Menschen so selbstständig wie möglich leben können und eine Pflegebedürftigkeit so weit wie möglich hinausgeschoben wird oder erst gar nicht eintritt.

Leistungen
Die Pflegeversicherung gewährt folgende Leistungen:

- Pflegesachleistungen (§ 36),
- Pflegegeld für selbst beschaffte Pflegehilfen (§ 37),
- Kombination von Geldleistung und Sachleistung (§ 35),
- häusliche Pflege bei Verhinderung der Pflegeperson (§ 39),
- Pflegehilfsmittel und technische Hilfen (§ 40),
- Tagespflege und Nachtpflege (§ 41),
- Kurzzeitpflege (§ 42),
- vollstationäre Pflege (§ 43),
- Pflege in vollstationären Einrichtungen der Behindertenhilfe (§ 43a),
- Leistungen zur sozialen Sicherung der Pflegepersonen (§ 44),
- Pflegekurse für Angehörige und ehrenamtliche Pflegepersonen (§ 45).

! Der Umfang der Leistungen richtet sich nach der Schwere der Pflegebedürftigkeit (Pflegestufe) und nach der Art der Pflege, z. B. häusliche und stationäre Pflege)

Durch die Pflegeversicherung wird nur ein Zuschuss (Teilkaskoversicherung) zum Pflegeaufwand in Form von Geld- und Sachleistungen gewährt. Pflegekosten, die den Umfang der festgesetzten Versicherungsleistungen übersteigen, müssen durch eigenes Einkommen oder Vermögen des Versicherten (Eigenleistungen) gedeckt werden. Sind keine ausreichenden eigenen Mittel vorhanden, kann ein Anspruch auf Hilfe zur Pflege nach dem BSHG geltend gemacht werden. Leistungsfähige Unterhaltspflichtige (Eltern, Kinder, Ehegatten) können für die gewährten BSHG-Leistungen herangezogen werden.
Die nachfolgend aufgeführten **ausgewählten Grundsätze aus dem SGB XI** sollen die Zielrichtung des Gesetzes, die Vorstellungen derjenigen deutlich machen, die dieses Gesetz gestaltet haben:

§ 2 Selbstbestimmung
§ 2 (1) Die Leistungen der Pflegeversicherung sollen den Pflegebedürftigen helfen, trotz ihres Hilfebedarfs ein möglichst selbstständiges und selbstbestimmtes Leben zu führen, das der Würde des Menschen entspricht. Die Hilfen sind darauf auszurichten, die körperlichen, geistigen und seelischen Kräfte der Pflegebedürftigen wiederzugewinnen oder zu erhalten.
§ 2 (2) Die Pflegebedürftigen können zwischen Einrichtungen und Diensten verschiedener Träger wählen. Ihren Wünschen zur Gestaltung der Hilfe soll, soweit sie angemessen sind, im Rahmen des Leistungsrechts entsprochen werden.
§ 2 (3) Auf die religiösen Bedürfnisse der Pflegebedürftigen ist Rücksicht zu nehmen. Auf ihren Wunsch hin sollen sie stationäre Leistungen in einer Einrichtung erhalten, in der sie durch Geistliche ihres Bekenntnisses betreut werden können.

§ 3 Vorrang der häuslichen Pflege
Die Pflegeversicherung soll mit ihren Leistungen vorrangig die häusliche Pflege und die Pflegebereitschaft der Angehörigen und Nachbarn stützen, damit die Pflegebedürftigen möglichst lange in ihrer häuslichen Umgebung bleiben können. Leistungen der teilstationären Pflege und der Kurzzeitpflege gehen den Leistungen der vollstationären Pflege voraus.

§ 5 Vorrang von Prävention und Rehabilitation
§ 5 (1) Die Pflegekassen wirken bei den zuständigen Leistungsträgern darauf hin, dass frühzeitig alle geeigneten Maßnahmen der Prävention, der Krankenbehandlung und der Rehabilitation eingeleitet werden, um den Eintritt von Pflegebedürftigkeit zu vermeiden.

┌─ **Anregung** ─────────────────────────
- Sammeln Sie Erfahrungen zum Thema „Rehabilitation alter Menschen" in Ihren Praktikumseinsätzen.
- Überprüfen Sie, ob der Grundsatz „Rehabilitation vor Pflege" in der Praxis angewendet wird.
- Schreiben Sie sich dazu ein oder zwei Beispiele auf, an Hand derer Sie Ihre Argumente für die Notwendigkeit von Rehabilitation im Alter verständlich machen können.
- Suchen Sie nach den Gründen für etwaige Abweichungen und diskutieren Sie das Ergebnis Ihrer Beobachtungen im Unterricht.

2.1.3 Formen der Altenhilfe

Die Bereiche der Altenhilfe/Altenarbeit werden wie folgt unterschieden:

- **Offene Altenhilfe:** Senioren verlassen ihre Wohnung und gehen zu speziellen Veranstal-

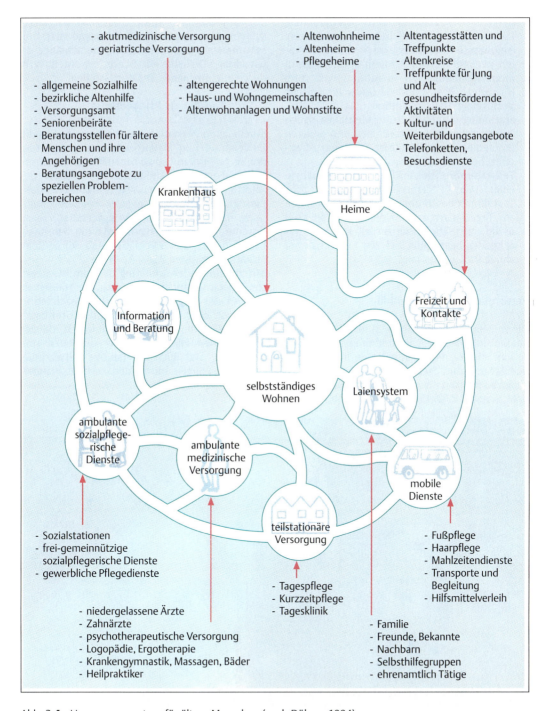

Abb. 2.**4** Versorgungssystem für ältere Menschen (nach Döhner 1994)

tungen: Begegnungsstätten, Treffpunkten, kulturellen oder sportlichen Veranstaltungen.
- **Ambulante Altenhilfe:** Alte Menschen erhalten notwendige Hilfen durch Spezialisten in ihrer Wohnung, z. B. Beratung, Fuß- und Haarpflege, Krankenpflege und medizinische Versorgung, Haushaltshilfen.
- **Stationäre Altenhilfe:** Alte Menschen haben aufgrund von gesundheitlichen und anderen Problemen ihren Wohnsitz in einem Altenpflegeheim oder Altenwohnheim.
- **Teilstationäre Altenhilfe:** Der Aufenthalt in einer Tages-, Nachtpflegeeinrichtung oder Tagesklinik beschränkt sich auf 6-8 Stunden am Tag, danach kehren die Gäste/Patienten in die eigene Wohnung zurück. Bei der Kurzzeitpflege beschränkt sich der Aufenthalt auf einige Wochen im Jahr.

Versorgungssystem Altenhilfe

Die Angebote der Altenhilfe sind vielfältig und das Ziel einer sinnvollen Altenhilfeplanung sollte es sein, die von unterschiedlichen Institutionen und Trägern durchgeführten Dienste so miteinander zu koordinieren, dass ein Verbundsystem bzw. Netzwerk geschaffen wird (Abb. 2.**4**). In der Bevölkerung muss dieses Versorgungssystem bekannt gemacht werden und alten und betroffenen Personen müssen die Zugänge zu einzelnen Diensten erleichtert werden, z. B. durch entsprechende Beratungsstellen.

Familie als Pflegedienst

Einem alten Menschen in der eigenen Familie Zuwendung und Geborgenheit zu geben und ihn bis zu seinem Tod zu begleiten, ist die natürlichste Form der Altenhilfe. Der Prozess des Alterns erfährt hierbei keinen schmerzhaften Einschnitt durch Wechsel in eine andere Umgebung und zu anderen Bezugspersonen. Diese Kontinuität des Lebensverlaufes wirkt sich stabilisierend auf die psychische und körperliche Situation aus (Abb. 2.**5**).

Mit zunehmender Änderung der Familienstruktur jedoch verändert sich auch die Häufigkeit und Art der Hilfeleistung. Die hauptsächlich in vorindustrieller Zeit anzutreffende „Großhaushaltsfamilie" mit Angehörigen unterschiedlicher Generationen ist schon lange die Ausnahme geworden, und auch die heutige Kernfamilie, die nur aus Eltern und Kindern besteht, wandelt sich.

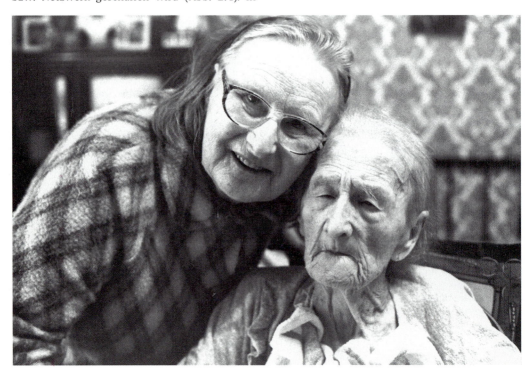

Abb. 2.**5** Selbstverständlich pflegt sie ihre ältere Schwester

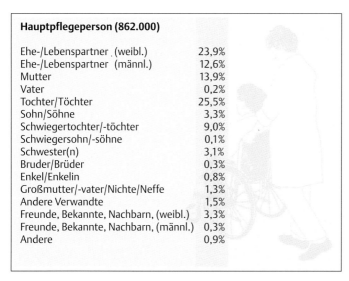

Abb. 2.**6** Hauptpflegepersonen bei Menschen mit regelmäßigem Pflegebedarf (Quelle: Infratest)

Hauptpflegeperson (862.000)	
Ehe-/Lebenspartner (weibl.)	23,9%
Ehe-/Lebenspartner (männl.)	12,6%
Mutter	13,9%
Vater	0,2%
Tochter/Töchter	25,5%
Sohn/Söhne	3,3%
Schwiegertochter/-töchter	9,0%
Schwiegersohn/-söhne	0,1%
Schwester(n)	3,1%
Bruder/Brüder	0,3%
Enkel/Enkelin	0,8%
Großmutter/-vater/Nichte/Neffe	1,3%
Andere Verwandte	1,5%
Freunde, Bekannte, Nachbarn, (weibl.)	3,3%
Freunde, Bekannte, Nachbarn, (männl.)	0,3%
Andere	0,9%

Es hat in der Geschichte noch keine Zeit gegeben, in der so viele Hochaltrige von einer kleiner werdenden Zahl jüngerer Menschen Hilfe beanspruchen. Der 4-Generationen-Haushalt war in der Vorkriegszeit eher eine Ausnahme. In Amerika prägte man für die mittlere Generation, die gewissermaßen nach unten und oben wirken musste, die Bezeichnung „Sandwich-Generation", wobei nicht nur die Eltern, sondern zunehmend auch die Großeltern, die für die Urgroßeltern und Kinder verantwortlich sind, dazugerechnet werden.

Trotz der sich ändernden Familienstrukturen werden die meisten Pflegebedürftigen in Privathaushalten und von Familienangehörigen, Freunden und Bekannten (und zum größten Teil ohne Mitwirkung professioneller Pflegepersonen) betreut und versorgt (Abb. 2.**6**). Man könnte also behaupten, dass die Familie die größte Altenhilfe-Institution ist. Die Hauptpflegepersonen sind vorwiegend Ehefrauen, Töchter oder Schwiegertöchter. Sie übernehmen damit Aufgaben, die sie selbst an die Grenzen ihrer seelischen und körperlichen Belastungsfähigkeit führen, die aber auch die betroffenen Pflegefamilien, Ehepartner und Kinder belasten können (Abb. 2.**7**). „Familienpflege führt oft zu schweren emotionalen Belastungen aller Beteiligten. Hilfsbedürftigkeit und besonders auch Persönlichkeitsveränderungen des Kranken verlangen immer eine tiefgreifende Umstellung der gegenseitigen Erwartungen und Verpflichtungen innerhalb der Familie gegenüber den Zeiten, zu denen der alte Mensch noch in gewohnter Weise seinen Aufgaben nachkommen konnte. Je nach den gewachsenen Beziehungen innerhalb der Familie und abhängig von den persönlichen Voraussetzungen aller Familienmitglieder gelingen diese Umstellungen unterschiedlich gut" (KDA: Kuratorium Deutsche Altershilfe).

Wenn Familie bzw. Angehörige auch in Zukunft ihren alten, hilfebedürftigen Eltern, die soziale Heimat erhalten und Pflege übernehmen sollen, brauchen sie beratende, entlastende und finanzielle Unterstützung.

Hilfen für pflegende Angehörige:

- *Beratungsstellen:* Ansprechpartner und fachliche Informationen findet man bei Angehörigen- und Seniorenberatungsstellen, Sozial- und Diakoniestationen und ambulanten Pflegediensten.
- *Kurse für häusliche Alten- und Krankenpflege:* Angehörige und Interessierte werden durch Fachpersonal mit medizinischen und pflegerischen Grundkenntnissen vertraut gemacht.
- *Gesprächskreise für pflegende Angehörige:* Betroffene haben die Möglichkeit unter fachlicher und psychologischer Begleitung über Pflegeprobleme, Ängste und Schuldgefühle zu sprechen.
- *Kurzzeitpflegeangebote* (S. 92): Heime, Kureinrichtungen, Pflegehotels nehmen vorübergehend Pflegebedürftige auf, wenn Angehörige Urlaub machen oder krank sind.
- *Tagespflege* (S. 93): Tagespflegeeinrichtungen bieten körper- und seelischbehinderten Alten Gemeinschaft in einer Tagesgruppe, geistige und körperliche Mobilisation, Versorgung mit Mahlzeiten und medizinisch-pflegerische Hilfen.

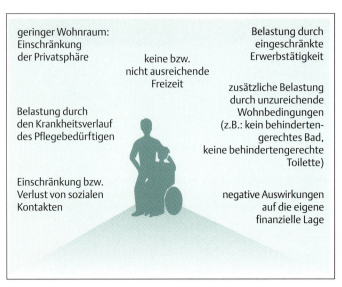

Abb. 2.7 Belastungen der pflegenden Angehörigen

- Ambulante Alten-, Kranken- und Familienpflege durch Sozialstationen oder ambulante Pflegedienste (S. 62 ff.).
- Finanzielle Unterstützung durch
  - Leistungen der Krankenkasse (S. 76),
  - Leistungen der Pflegekassen (soziale Pflegeversicherung) (S. 77),
  - Sozialämter: Hilfen nach dem BSHG (S. 77).

Beratungs- und Vermittlungsstellen

Beratung wird von vielen Einrichtungen und Diensten der Altenhilfe als integrierte Leistung angeboten. Trotzdem gibt es häufig Unsicherheit bei Ratsuchenden über die tatsächlich örtlich vorhandenen Hilfeangebote und über die im Bedarfsfall verfügbaren Leistungen. Beratungsstellen für ältere Menschen und deren Angehörige gibt es noch nicht genug.

Stadtteil- und gemeindenahe Beratungsstellen (bezirkliche Altenhilfe) haben folgende Aufgaben:
- Informieren über bestehende Einrichtungen, Dienste und sonstige Formen der Altenhilfe,
- Vermitteln von Hilfen im Alltag, z. B. Funkfinger (Notrufsysteme), Mahlzeitendienste,
- eingehende Beratung, die umfassend die Situation des Hilfesuchenden, einschließlich seiner häuslichen Gegebenheiten und den sich daraus ergebenden Hilfebedarf erfasst,
- Koordination der von verschiedenen Trägern angebotenen Dienste und Verbesserung der Zusammenarbeit.

Wohnberatungsstellen: Die Wohnberatung hat zum Inhalt, über erforderliche und mögliche Veränderungen der Wohnung bei körperlichen Einschränkungen und Pflegebedürftigkeit zu unterrichten (z. B. Realisierungschancen und Kosten in Zusammenarbeit mit Architekten, Finanzierungsmöglichkeiten aufzeigen und beim Wohnungstausch behilflich sein). Eine wichtige Hilfe ist die Beratung im Blick auf die Anpassung des Wohnraumes für Behinderte: Türen für Rollstuhlfahrer verbreitern, Türschwellen und Unebenheiten (Stolperfallen) beseitigen, Gestaltung des Sanitärbereiches u. a.

Selbsthilfe im Alter

Senioreninitiativen entstehen dort, wo Menschen sich zusammenschließen, um ihre Bedürfnisse, Probleme und Wünsche in einem Kreis von Mitbetroffenen artikulieren zu können. Sie greifen zur Selbsthilfe, wenn sie sich von Institutionen nicht vertreten und unverstanden fühlen (Abb. 2.8).

Selbsthilfegruppen sind
- eine Notwendigkeit, da nicht alle Aufgaben vom Gemeinwesen übernommen werden können und sollen,
- eine Möglichkeit zum sozialen Engagement und Sinnfindung im Ruhestand,
- eine notwendige Reaktion auf eine Gesellschaft, die Jugend und Leistungskraft idealisiert.

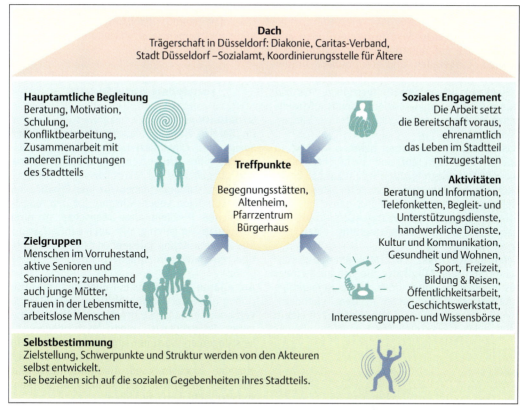

Abb. 2.8   Soziale Netzwerke in der Seniorenarbeit (nach Diakonie in Düsseldorf [Hrsg.] 1997)

Selbsthilfegruppen können z. B. nach ihren **Zielvorstellungen** unterschieden werden:

- *Kommunikative Selbsthilfe*: Altenklub, Seniorentanzgruppe und Telefonketten bieten ihren Teilnehmern das Gespräch, Aufnahme von Beziehungen, Interessen- und Hobbypflege und je nach Verbindlichkeit auch Unterstützung im Notfall (Telefonkette). Hierzu können auch die Gruppen der pflegenden Angehörigen, z. B. die „Selbsthilfegruppe Alzheimer-Krankheit", gezählt werden.
- *Soziale Selbsthilfe:* „Senioren helfen Senioren" und „Aktive Hilfe für ein aktives Alter" sind Leitmotive von Selbsthilfegruppen, die das Ziel der gegenseitigen Hilfe haben, z. B. durch ehrenamtliche Hilfe in Altenpflegeheimen und Nachbarschaftshilfe. Hierzu rechnet man auch die Seniorengenossenschaften, wie „Die Kompanie des guten Willens e.V.", die eine gemeinnützige Tätigkeit ausüben (Handwerkerdienste), die vorwiegend alten Menschen zugute kommt.
- *Politische Selbsthilfe*: Alte Menschen beteiligen sich durch Selbsthilfegruppen und Bürgerinitiativen an gesellschaftspolitischen Entscheidungen, die Konsequenzen für die Gruppe der alten Menschen oder unsere Umwelt haben. Hier ist der Seniorenschutzbund e.V. zu nennen, der sich besonders auch für die Verbesserung der Situation der in stationären Einrichtungen lebenden Personen und den Ausbau der ambulanten Versorgung einsetzt.

D Seniorenbeiräte sind Interessenvertretungen der älteren Bürger, die das Ziel haben, ihre Anliegen in die städtischen Beratungs- und Entscheidungsgremien einzubringen. Seniorenbüros sind Anlaufstellen für Ältere, die ihr Engagement und ihre Lebenserfahrung einbringen wollen. Seniorenbüros vermitteln neue (ehrenamtliche) Tätigkeitsbereiche für die nachberufliche Phase.

Besuchsdienste und Telefonketten

Meistens entstehen Besuchsdienstgruppen und Telefonringe auf Initiative von Wohlfahrtsverbänden, Gemeinden und Kommunen. Immer häufiger werden Senioren selbst initiativ und engagieren sich in Selbsthilfegruppen. Das Ziel dieser Aktionen ist, dass allein lebende alte Menschen so lange wie möglich zu Hause bleiben können.

Besuchsdienste: Mitbürger nehmen Kontakt zu älteren Menschen auf und verpflichten sich, diese zu festgelegten Zeiten regelmäßig zu besuchen. Die Mitglieder des Besuchsdienstes treffen sich auch untereinander und tauschen ihre Erfahrungen aus. Bei auftretenden Problemen haben sie in der Gruppenleitung einen Ansprechpartner.

Telefonketten (Abb. 2.**9**): Dazu gehören durchschnittlich zehn Mitglieder, die sich nach einem festen Plan, in einer bestimmten Reihenfolge und Uhrzeit untereinander anrufen. Telefonketten entstanden aufgrund der Angst, nach einem Sturz oder Schlaganfall tagelang hilflos in der Wohnung zu liegen, ohne dass es bemerkt wird. Über das Telefon sind häufig schon gute Kontakte und gemeinsame Aktivitäten der Kettenmitglieder entstanden.

Ambulante gesundheits- und sozialpflegerische Dienste

Sozialstationen: Zu den bekanntesten Diensten im Bereich der ambulanten Altenhilfe zählen Sozial- und Diakoniestationen. Das Dienstleistungsangebot richtet sich an kranke, behinderte und pflegebedürftige Menschen aller Altersstufen. Sozialstationen haben für den Erhalt einer selbstständigen Lebensführung, für den längstmöglichen Verbleib alter Menschen in ihrer gewohnten Umgebung, aber auch zur Entlastung und Unterstützung pflegender Familienangehöriger eine außerordentlich wichtige Bedeutung (S. 66).

Ambulante Pflegedienste: Neben den Sozialstationen unter der Trägerschaft eines Wohlfahrtsverbandes bieten auch privatgewerbliche ambulante Pflegedienste medizinisch-pflegerische Leistungen an. Darunter sind größere Unternehmen mit zahlreichen Angestellten, aber auch einzelne Kranken- und Altenpflegefachkräfte, die sich in einem „Ein-Mann-Unternehmen" selbstständig gemacht haben.

Hauspflege und Nachbarschaftshilfe: Neben der gewachsenen Nachbarschaftshilfe gibt es in vielen Orten organisierte Haus- und Nachbarschaftshilfen. In diesen Organisationen haben sich meist Hausfrauen zusammengefunden, die neben ihren eigenen häuslichen Verpflichtungen anderen Hilfesuchenden bei deren persönlicher Versorgung und Haushaltsführung helfen. Neben Tätigkeiten hauswirtschaftlicher Art, die älteren Menschen zunehmend Mühe machen, wie Einkaufen, Kochen, Fensterputzen usw., versuchen die Helfer den Kontakt nach draußen zu erhalten und einer möglichen Vereinsamung vorzubeugen.

Mobile soziale Dienste: Mobile soziale Hilfsdienste (MSHD) leisten eine wichtige Unterstützung, um den Verbleib in der privaten Wohnung zu ermöglichen. Sie versuchen, die vielfältigen körperlichen, häuslichen, sozialen und kulturellen Bedürfnisse von alten oder behinderten Menschen zu unterstützen, die meist durch mangelnde Mobilität eingeschränkt sind. Das Leistungsangebot reicht von Bücherdiensten, Einkaufshilfen (Abb. 2.**10**), Fahr- und Begleitdiensten, Fußpflege- und Haarpflegediensten über Haushaltshilfen, Reparaturdiensten bis hin zu Vorlese- und Schreibdiensten.

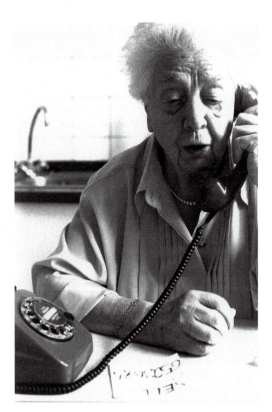

Abb. 2.**9** Das Telefon vermittelt Sicherheit und schafft Kontakte

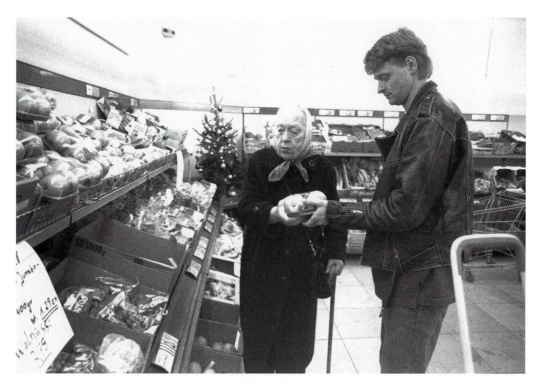

Abb. 2.**10** Unterstützung ermöglicht das selbstständige Einkaufen

Mahlzeitendienste: Essen auf Rädern versorgt kranke und behinderte Menschen dauernd oder vorübergehend mit altersgerechten Mahlzeiten, auch mit Diätkost.
Allein lebende alte Menschen nehmen häufig auch in Alten- und Pflegeheimen, Begegnungsstätten und vereinzelt auch in Werkskantinen oder in Vertragsgaststätten am stationären Mittagstisch teil.
Hausnotrufdienste: Der „Funkfinger" ist ein streichholzschachtelgroßer Sender, der entweder an einem Band um den Hals, wie eine Uhr am Handgelenk getragen oder in die Tasche gesteckt werden kann. Bei Bedarf drückt man auf einen Knopf oder zieht an einer Schnur, und über die Telefonleitung wird der Kontakt zur Zentrale des Hausnotrufdienstes hergestellt. Der Sprechverkehr funktioniert, ohne dass der Telefonhörer abgenommen werden muss. Im Computer der Notrufzentrale sind medizinische Daten sowie Adressen und Telefonnummern des zuständigen Pflegedienstes, von Angehörigen, Nachbarn, dem Hausarzt gespeichert, die je nach Situation von der Zentrale alarmiert werden. Einige Hausnotrufdienste verfügen auch über einen Hintergrunddienst, der mit einem Schlüssel zur Wohnung des Betroffenen geschickt werden kann.

Tagespflegestätten und Tageskliniken

Tagespflegestätten: Hier werden alte Menschen in einem Zeitraum von 6–8 Stunden betreut. Dieser Personenkreis kann noch allein oder mit Unterstützung in der eigenen Häuslichkeit oder in der Familie leben, aber die Anforderungen des Alltags nicht aus eigener Kraft bewältigen:
Durch Tagespflege sollen die Aufnahme in ein Altenpflegeheim hinausgezögert oder nach einem Krankenhausaufenthalt die Selbsthilfefähigkeit wieder hergestellt werden.
Tagespflege soll pflegende Angehörige entlasten und dadurch dem alten Menschen einen längeren Verbleib in seiner gewohnten Umgebung ermöglichen.
Ein behindertengerechter Fahrdienst bringt die Tagesgäste an einem oder mehreren Tagen der Woche in die Tagespflegestätte und zurück. Zu den Leistungen gehören neben dem Fahrdienst gemeinsame Mahlzeiten, psychosoziale Betreu-

ung, pflegerische Dienste und Angehörigenberatung.

Immer mehr Gäste der Tagespflege leiden an gerontopsychiatrischen Erkrankungen (z. B. Orientierungsstörungen, Demenzen). Tagesstruktur, Angebote und Aktivitäten sind darauf abgestimmt (S. 94 und 149).

Geriatrische Tageskliniken: Sie sind meistens mit dem Krankenhaus verbunden und ermöglichen dem Patienten, den größten Teil des Tages einschließlich der Nacht in seiner Wohnung zu verbringen und trotzdem eine ärztliche und therapeutische Behandlung zu erhalten. Das Ziel geriatrischer Kliniken ist die Rehabilitation, z. B. von Patienten mit Apoplex oder Erkrankungen des Bewegungsapparates. Psychischkranke und verwirrte alte Menschen werden in *gerontopsychiatrischen* Tageskliniken ihren Fähigkeiten und Bedürfnissen entsprechend gefördert (S. 149).

2.2 Pflege im häuslichen Bereich

I. Köther

2.2.1 Pflege im Privathaushalt

Nach Angaben des Statistischen Bundesamtes (1994) leben ca. 93 % der Menschen im Alter von 65 Jahren und mehr in der normalen Wohnung, ca. 1,6 bis 2 % in Altenwohnungen bzw. betreuten Wohnanlagen und nur 5,3 % (ca. 600 000) in Heimen. Der weitaus größte Teil der älteren Menschen ist in der Lage, das Alter aus eigener Kraft oder/und mit Hilfe von Bezugspersonen zu meistern. Doch je älter der Mensch wird, um so größer ist die Wahrscheinlichkeit, auf Hilfe angewiesen zu sein und intensive Pflege zu benötigen.

Eine vom Institut Infratest im Auftrag des Bundesministeriums für Familie und Senioren durchgeführte Untersuchung von 1994 kam zu dem in Abb. 2.11 dargestellten Ergebnis:

3,2 Millionen in Privatwohnungen lebende Menschen brauchen direkte Pflege oder zumindest Unterstützung im Haushalt (das sind 4,1 % der Bevölkerung).

- Davon sind 2,4 Millionen 65 Jahre oder älter.
- Rund 1,5 Millionen von ihnen benötigen vorrangig Hilfe im Haushalt.
- 858 000 über 65-Jährige sind erheblich pflegebedürftig. Sie brauchen fremde Hilfe bei täglichen Verrichtungen wie Aufstehen, Waschen, Anziehen, Gehen, Stehen, Treppensteigen, Essen, Trinken und anderem.
  - 398 000 Ältere benötigen diese pflegerischen Hilfen täglich,
  - 355 000 mehrfach täglich und
  - 105 000 ständig.

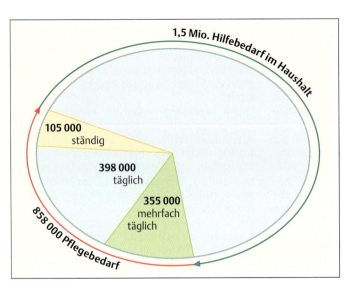

Abb. **2.11** Hilfe- und Pflegebedarf der 65-Jährigen und Älteren, die zu Hause leben (Quelle: Infratest 1994)

Voraussetzungen für häusliche Pflege. Es ist der Wunsch der meisten Menschen, ihren Lebensabend in der eigenen Wohnung zu verbringen und auch dort sterben zu können. Ob und wie lange ein pflegebedürftiger alter Mensch in der eigenen Häuslichkeit versorgt werden kann, hängt vor allem von folgenden Faktoren ab:

– Art und Dauer der Erkrankung und dem notwendigen Pflegebedarf,
– Verfügbarkeit von Personen, die Pflege und Betreuung übernehmen können,
– Art der Beziehung zwischen dem Pflegebedürftigen und seinen Angehörigen,
– Eignung der Wohnung,
– Höhe des Einkommens (Rente/Pension) und anderen Möglichkeiten, notwendig werdende Dienstleistungen zu finanzieren.

Damit möglichst viele alte Menschen in ihrer Wohnung bleiben können, bieten Beratungsstellen und ambulante Dienste professionelle Hilfe an.

Ambulante Pflege vor stationärer Pflege

Das Pflegeversicherungsgesetz soll zur Vermeidung von Pflegebedürftigkeit und zur Milderung bereits vorhandener Pflegebedürftigkeit beitragen und die Selbstständigkeit der Pflegebedürftigen so lange wie möglich erhalten: In den Vorrangregelungen (§ 5 und § 3 SGB XI) ist festgelegt:

- **„Rehabilitation vor Pflege":** Die Pflegekassen wirken darauf hin, dass frühzeitig alle Maßnahmen der Prävention, der Krankenbehandlung und der Rehabilitation eingeleitet werden, um den Eintritt der Pflegebedürftigkeit zu vermeiden.
- **„Ambulant vor stationär":** Die Regelungen der Pflegeversicherung zielen darauf ab, vorrangig die häusliche Pflege und die Bereitschaft der Angehörigen und Nachbarn zu unterstützen, damit die Pflegebedürftigen möglichst lange in ihrer häuslichen Umgebung bleiben können.
- **„Teilstationär vor vollstationär":** Leistungen der teilstationären Pflege und der Kurzzeitpflege haben Vorrang vor den Leistungen der vollstationären Pflege.

Die Pflegeversicherung wird jedoch diesem Anspruch durch die eng gefassten Kriterien der Pflegestufen in manchen Fällen nicht gerecht und die steigenden Kosten im Gesundheitswesen wirken sich eher nachteilig auf die Finanzierung von Rehabilitationsmaßnahmen für alte Menschen aus.

Die Gesundheitsreform und Einführung der Pflegeversicherung hat zur Folge, dass die Verweildauer in Krankenhäusern verkürzt, vermehrt operative Eingriffe in Ambulanzen und Arztpraxen durchgeführt werden und dadurch mehr ambulante medizinisch-pflegerische Betreuung und Beratung anfallen. Die Erkenntnis, dass ambulante Hilfen meist preiswerter sind als stationäre, wirkt sich auch auf die stationäre Altenpflege aus. Es werden zukünftig weitere ambulante krankenpflegerische, sozialpflegerische und hauswirtschaftliche Dienste gebraucht und daher werden entsprechende Dienstleistungsunternehmen entstehen (Abb. 2.**12**).

2.2.2 Entwicklung häuslicher Alten- und Krankenpflege

Für die professionelle Pflege von Kranken und Alten in ihrem Privathaushalt gibt es unterschiedliche Bezeichnungen: Häusliche Krankenpflege, Gemeindekrankenpflege, ambulante Pflege und in der Schweiz spitalexterne Krankenpflege (Spitex).

Der Grundstein der heutigen Form professioneller ambulanter Kranken- und Sozialpflege wurde in der Mitte des 19. Jahrhunderts durch Pastor Th. Fliedner gelegt. Die von ihm 1836 in Kaiserswerth (heute Düsseldorf) in Verbindung mit einem Krankenhaus eingerichtete Ausbildungsstätte befähigte Frauen – die zur Gemeinschaft des von ihm gegründeten Diakonissen-Mutterhauses gehörten – Kranke in ihrer häuslichen und familiären Umgebung fachgerecht zu versorgen. Vorbilder dazu gab es schon im Mittelalter durch die geistlichen Orden, z. B. die Benediktiner, die Elisabethinerinnen, die Gemeinschaften der Beginen und die Barmherzigen Schwestern (Vinzentinerinnen).

Ab 1843 übernahmen Kaiserswerther Schwestern in evangelischen Kirchengemeinden des Rheinlandes und Westfalen als ausgebildete „Schwestern" eine Gemeindepflegestation. In der Gemeinschaft von 3–4 Mitschwestern mit unterschiedlichen Aufgaben leiteten sie die Krankenpflegestation, den Kindergarten und die Nähschule. Nach diesem Vorbild wurden über mehr als hundert Jahre sozialpflegerische und krankenpflegerische Aufgaben von Ordensfrauen und Diakonissen, den Gemeindeschwestern, wahrgenommen.

Menschen, die zu Hause betreut werden			
Altersstruktur: Personen im Alter zwischen 60 und 100 Jahren (und älter)	pflegebedürftige alte Menschen, die von Angehörigen versorgt werden - Behandlungspflege - Körperpflege - Anleitung zur Pflege - Beratung	alte Menschen - Hausbesuche - Beratung - Vermittlung von Hilfen	psychisch Kranke und Menschen in Krisensituationen - Betreuung - Beratung
Schwerpunktarbeit: alte und junge chronisch Kranke	junge behinderte Menschen, die in Familien oder Wohngemeinschaften leben - Unterstützung in der Pflege - Beratung	Menschen, die teilweise Unterstützung brauchen, z. B. - wöchentliches Baden - Beratung bei der Stomaversorgung	an Demenz erkrankte Personen und ihre Angehörigen - Betreuung - Pflege - Beratung
Betreuungsdauer: Wochen Monate Jahre	schwer krebskranke Menschen, die zu Hause sterben wollen - Pflege - seelsorgerische Betreuung	alleinstehende und einsame alte Menschen - Vermittlung von Kontakten - Beratung - Fahrdienste	an Aids Erkrankte tumorkranke Kinder

Abb. 2.**12** Menschen, die zu Hause betreut werden

Vor allem ältere Menschen erinnern sich noch an ihre Gemeindeschwester, die mit dem Fahrrad oder Motorrad und manchmal auch mit einer Pferdekutsche zu den Kranken und Alten unterwegs war und auch gerufen wurde, wenn die Großmutter im Sterben lag (Abb. 2.**13**).

Beispiel:
Schwester Elisabeth (Diakonisse), geb. 1910, erzählt in einem Interview 1994 von ihren Aufgaben und Arbeitsbedingungen als Gemeindeschwester von 1942–1975:
Als ich 1942 nach H. kam, besuchte ich jede Familie im Dorf und machte mich dort bekannt. Da Kriegszeit war, hatten wir keinen Pfarrer und es gehörte zu meinen Pflichten, ihn in bestimmten Fällen zu vertreten. Besonders schwer war für mich, die Gefallenenbriefe in die Familien zu bringen. Zu meinen Aufgaben gehörte die Alten- und Krankenpflege, Durchführung des Kindergottesdienstes und Leitung der Frauenhilfe. Selbstverständlich war, dass ich zu den Sterbenden und zur Versorgung der Verstorbenen gerufen wurde. Ich habe auch sehr viele Besuche bei unseren Alten gemacht, auch wenn sie keine Pflege benötigten.
Wie die Arbeitszeit war? Gearbeitet habe ich an jedem Tag in der Woche – es gab kein freies Wochenende und keinen Feiertag. Morgens wurden Kranke und Alte gepflegt. Mittags habe ich, wenn möglich, eine Pause gemacht. Doch oft warteten schon Hilfe- und Ratsuchende an meiner Tür. Nachmittags machte ich Besuche oder war in der Frauenhilfe. Abends versorgte ich noch einmal die Schwerkranken. Die ärztliche Versorgung war in den ersten Jahren schlecht und so wurde ich auch nachts zu den Notfällen gerufen, um erste Hilfe zu leisten oder zu entscheiden, ob die Person ins Krankenhaus musste.
Urlaub? Jahresurlaub hatten wir immer, denn wir Gemeindeschwestern vertraten uns gegenseitig. Wir waren für die Menschen in unserer Gemeinde da und wir haben unsere ganze Person eingebracht. ■

2.2.3 Organisationsformen ambulanter Altenhilfe

Unter ambulanter Altenhilfe werden alle Dienstleistungen verstanden, die in der Wohnung alter Menschen erbracht werden. Dazu gehören Beratung, Haushaltshilfe, Körperpflege, Krankenpflege bei akuten und chronischen Krankheiten.
Ambulante Hilfen und Dienste sind Fahrdienste, Mahlzeitendienste „Essen auf Rädern", Mobile Soziale Hilfsdienste „MSHD), Hausnotruf-Dienste, Telefonketten, Wohnberatung oder Besuchsdienste.
Sozialstationen (Abb. 2.**14**): Unter Sozialstationen ist die Bündelung ambulanter gesundheits- und sozialpflegerischer Dienste zu verstehen. Sie ist eine Neuorganisation und Zusammenfassung der Gemeindepflegestationen eines bestimmten Gebietes mit einem größeren Dienstleistungsangebot. In Zusammenarbeit mit den Freien Wohlfahrtsverbänden, Trägern von Gemeindepflegestationen, Mutterhäusern und der staatlichen Gesundheitsbehörde entstanden ab 1970 die ersten Sozialstationen, z. B. die Caritas-

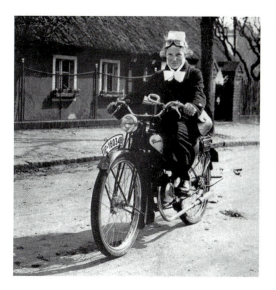

Abb. 2.**13** Gemeindeschwester auf Motorrad

Die Bezeichnung *Gemeindekrankenpflege* hat hier ihren Ursprung. Mit der Neuorganisation der kirchlichen und kommunalen Gemeindepflegestationen in *Sozial-* und *Diakoniestationen* (ab 1970) wurden Arbeitsbedingungen geschaffen, die verheirateten und zivilen Pflegekräften die Arbeit in der ambulanten Pflege ermöglichten.
Die heutigen Mitarbeiter sind ausgebildete Kranken- und Altenpflegerinnen, häufig haben sie eine Zusatzqualifikation als Fachkrankenschwester oder Fachaltenpflegerin für Gemeindekranken- und -altenpflege.

Entwicklung ambulanter Pflege im Osten Deutschlands

„Auf dem Gebiet der neuen Bundesländer kam die Entstehung von Polikliniken in den 50er Jahren spontan in Bewegung. Verbunden mit dem Ausbau des ambulanten stationären Gesundheitswesens bildeten sich auch Gemeindeschwesternstationen als kleinste Einrichtung im Netz der Gesundheitssicherung heraus. Von hier aus betreute die Gemeindeschwester einen ihr zugewiesenen begrenzten Wohnbezirk.
Durch den Bereichsarzt wurde die Gemeindeschwester angeleitet und kontrolliert. Er bemühte sich, neben der staatlich organisierten und geforderten berufsbegleitenden Fachqualifizierung in der Gemeindekrankenpflege, um die Weiterbildung der Krankenschwester" (Hauerstein/Cain 1996).

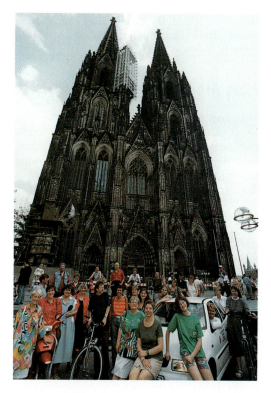

Abb. 2.**14** Mitarbeiterinnen und Mitarbeiter der Caritas-Sozialstation Köln-Innenstadt

Sozialstation St. Lioba in Worms. Vorbilder für die Neuorganisation waren ambulante Krankenpflegedienste in Belgien und Holland. Inzwischen ist durch Sozialstationen und neu entstandene ambulante Pflegedienste eine flächendeckende Versorgung gewährleistet. Die Bezeichnung Sozialstation wird nicht immer übernommen. Die Namen Diakoniestation, Caritas-Sozialstation oder Ökumenische Sozialstation weisen auf ihren Träger bzw. Trägerverein hin.

! Sozialstationen haben für den Erhalt einer selbstständigen Lebensführung, für den längstmöglichen Verbleib in der gewohnten Umgebung, aber auch zur Entlastung und Unterstützung pflegender Familienangehöriger eine außerordentliche Bedeutung (2. Landesaltenplan NRW 1991).

Privatgewerbliche ambulante Pflegedienste: Auf dem wachsenden Markt ambulanter Pflege sind die „Privaten" seit Einführung der Pflegeversicherung mit vorwiegend krankenpflegerischen Angeboten gut vertreten. In manchen Großstädten wird etwa die Hälfte der Pflegebedürftigen von privaten Anbietern betreut. Es bestehen größere Unternehmen mit zahlreichen Angestellten, aber auch einzelne Pflegekräfte, die sich in einem „Ein-Mann-Unternehmen" selbstständig gemacht haben.

2.2.4 Arbeitsbereich Sozialstation

Ziele und Aufgaben

Ziel ambulanter Pflege ist es, eine weitestgehend eigenständige und selbstbestimmte Lebensführung zu ermöglichen. Dazu müssen die vorhandenen Fähigkeiten und Ressourcen der betreuten Person und ihres Umfeldes so gut wie möglich aktiviert und genutzt werden.

Aufgaben in der ambulanten Gesundheits-, Kranken- und Sozialpflege:
- Alten-, Kranken- und Familienpflege,
- psychiatrische und gerontopsychiatrische Pflege,
- hauswirtschaftliche Versorgung,
- fach- und sachgerechte Ausführung der Pflege und der ärztlichen Anordnungen in Zusammenarbeit mit allen am Pflegeprozess Beteiligten,
- Beratung und Anleitung zur Prävention,
- Maßnahmen, die zur Erhaltung und Wiederherstellung der Gesundheit, zur Linderung der Leiden beitragen,
- ein würdevolles Sterben zu ermöglichen,
- Beratung bei der Gestaltung eines sozialen Umfeldes unter Berücksichtigung der besonderen Lebenslagen,
- Gespräche über Lebens- und Glaubensfragen ermöglichen.
- Unterstützung von Angehörigen:
  - Anleitung und Beratung von Angehörigen in der Pflege,
  - Gesprächskreise für pflegende Angehörige,
  - Schulung von Laienhelfern in Kursen für häusliche Kranken- und Altenpflege.
- Vermittlung von Diensten:
  - ambulante soziale Dienste, Nachbarschaftshilfe, Mahlzeitendienste,
  - Beratungsdienste, Fußpflege, Friseur, Wohnberatung u. a.,
  - Putz- und Reinigungshilfe, Fahrdienste u. a.
- Ausbildung:
  - Anleitung von Kranken- und Altenpflegeschülerinnen entsprechend den gesetzlichen Bestimmungen.

Berufsgruppen

Die Sozialstation verfügt über ein Dienstleistungsangebot mit unterschiedlichen Schwerpunkten und Aufgaben (Abb. 2.**15**). Im Mittelpunkt stehen alten- und krankenpflegerische Aufgaben. Entsprechend verfügt die Mehrzahl der Mitarbeiterinnen über eine alten- oder krankenpflegerische Ausbildung. Zur Grundausbildung in einem Pflegeberuf kann die Fachkraft durch Weiterbildung zusätzliche Qualifikationen erwerben, z. B. als Fachkrankenschwester oder Fachaltenpfleger für die ambulante Pflege, für die gerontopsychiatrische Arbeit oder für den Bereich der Rehabilitation. Die Leitung einer Sozialstation verfügt in der Regel neben ihrer Grundausbildung in einem Pflegeberuf über eine Weiterbildung in der Gemeindekranken- und -altenpflege und Qualifikationen in der Pflegedienstleitung bzw. im Pflegemanagement.

Dorfhelferinnen und Familienpflegerinnen arbeiten in größeren Regionen unter einer eigenen Einsatzleitung, die mit der Sozialstation kooperiert.

Die Betreuung von psychisch Kranken wird außer von Psychiatriepflegepersonen auch von sozialpädagogisch geschulten Personen übernommen.

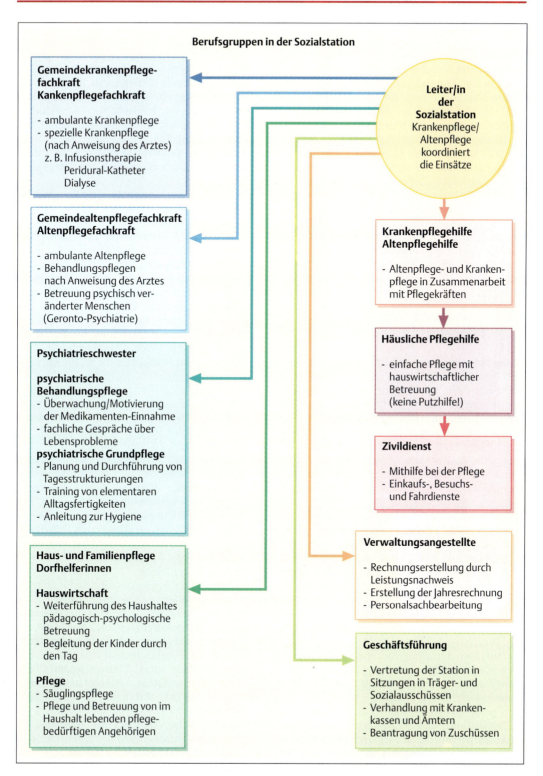

Abb. 2.**15** Qualifikationen der Mitarbeiter einer Sozialstation

Kooperationspartner

Um eine möglichst umfassende Versorgung ihrer Patienten und Pflegebedürftigen zu ermöglichen, übernehmen Mitarbeiterinnen der ambulanten Pflege den Kontakt zu anderen Institutionen und Einrichtungen. Die Begleitung zu einer Tagespflegeeinrichtung bezüglich einer Kontaktaufnahme, die Vermittlung von „Essen auf Rädern", das aus der Apotheke mitgebrachte Medikament und der Besuch im Krankenhaus sind selbstverständlich. Durch Beratung und Vermittlung wird eine Kette von Hilfen geknüpft, z. B. Ergotherapie, Physiotherapie, Logopädie, Fußpflege, Beratungsdienste, Haushaltshilfen, soziale Betreuung u. a., die es dem alten und kranken Menschen ermöglicht, so lange wie möglich in seinem Privathaushalt zu bleiben (Abb. 2.**16**).

2.2.5 Aufgabenbereiche der Pflegefachkraft

Voraussetzungen zur Mitarbeit. Eine Tätigkeit als Altenpflegerin in der ambulanten Pflege ist für solche Personen geeignet, die selbstständig und eigenverantwortlich kompetent handeln und entscheiden können, Interesse (eine gesunde Neugier) an ihren Mitmenschen haben, in der Pflege kreativ sind und improvisieren können, gerne Auto fahren, fremde Lebensgewohnheiten und Weltanschauungen tolerieren können und die „so schnell nichts umwerfen kann".

> ! Das Arbeitsfeld Gemeinde ist ein Spiegelbild menschlichen Lebens. Wer die Menschen liebt und sie trotz ihrer Schwächen, Andersartigkeit und häufig nicht nachvollziehbaren Verhaltens achtet, ist hier am richtigen Platz.

Tätigkeitskatalog

Die Aufgaben der „Pflegefachkraft in der häuslichen Pflege" im Sinne einer ganzheitlichen, individuellen und geplanten Pflege von alten und kranken Menschen umfassen:

- Beobachtung und sachgerechte Beurteilung der körperlichen und psychischen Verfassung des Patienten/Klienten und seines sozialen Bezugsfeldes, soweit sein Gesundheitszustand dadurch beeinflusst wird,
- Beobachtung von Verhaltensweisen psychisch Kranker, unterstützende Begleitung und Veranlassung notwendiger Maßnahmen,
- Einschätzung des Pflegebedarfs und Erstellen eines individuellen Pflegeplans,
- Durchführung pflegerischer Tätigkeiten unter Beachtung und Förderung größtmöglicher Selbstständigkeit und Selbstbestimmung des Klienten/Patienten,
- Ausführung behandlungspflegerischer Maßnahmen in Zusammenarbeit mit dem Hausarzt,
- Mitwirkung bei Nachsorge- und Rehabilitationsmaßnahmen,
- Verstehende bzw. seelsorgerische Begleitung Alter, Kranker, Behinderter und Sterbender sowie ihrer Angehörigen,
- Eingehen auf persönliche Bedürfnisse und Probleme pflegender Angehöriger und Beratung im Blick auf entlastende Hilfen und Unterstützung in der Pflege,
- Aufklärung über die Möglichkeiten einer alten- und krankengerechten Umgestaltung der Wohnung (Wohnungsanpassung) und Beratung über Hilfsmittel, die für die pflegerische Versorgung notwendig sind,
- Einschätzung der Fähigkeiten des alten Menschen, für seine eigene Sicherheit zu sorgen, und mögliche Gefahren und Risiken in der Wohnung (mit seinem Einverständnis) zu beseitigen bzw. zu vermindern,
- Hinweise und Vermittlung von mobilen sozialen Diensten (Mahlzeitenservice, Wäschepflege, Hausreinigung, Einkaufs-, Fahrten- und Besuchsdienste),
- Beratung und Unterstützung bei der Regelung der Finanzierung von Pflege- und Hilfsdiensten,
- Anleitung von Angehörigen und Laien zur Mithilfe in der Pflege,
- Durchführung von Kursen und Seminaren für „Häusliche Alten- und Krankenpflege",
- Unterricht an Alten- und Krankenpflegeschulen im Themenbereich „Häusliche Pflege",
- Anleitung von Alten- und Krankenpflegeschülerinnen und Praktikantinnen,
- Organisations- und Verwaltungsaufgaben: Pflegedokumentation, Pflegeplanung, Leistungsnachweise, Fahrtenbuch, Arbeitszeitnachweis,
- wirtschaftliches Handeln im Sinne der zu pflegenden Personen und der Sozialstation,
- Teilnahme an Dienstbesprechungen,
- Teilnahme an Fortbildungen, Fachtagungen, Konferenzen.

2.2 Pflege im häuslichen Bereich

Kooperationspartner

Selbsthilfegruppen
- Seniorenschutzbund
- ILCO
- AA-Gruppen

Träger der Sozialstation (Vorstand, Kuratorium...)
- gemeinsame Planung der Aufgaben und Ziele
- Teilnahme an Dienstbesprechungen
- Angebot von Fortbildung

Behörden (kirchliche und kommunale)
- kennenlernen
- vermittelnd beraten wie
  ○ Gesundheitsamt
  ○ Sozialamt
  ○ Beratungsstellen

Apotheken Sanitätshaus
- Zusammenarbeit zur Erleichterung der medizinischen und pflegerischen Versorgung

Sozialarbeiter
- kommunaler Sozialdienst
- kirchlicher Sozialdienst
- Gesundheitsamt
- Sozialamt
- Beratungsstellen

Begleitende Dienste
Vermittlung von
- Mahlzeitendiensten
- Hilfen im Haushalt
- Besuchsdienst
- Fahrdienst

Sozialstation

Ärzte
- gegenseitige Information
- gemeinsame Besuche
- Besprechungen von Pflege- und Behandlungsmaßnahmen
- gemeinsame Pflegedokumentation

Seelsorger
- Besuch der Kranken
- theologisch-seelsorgerische Fortbildung der Mitarbeiter

Seniorentagesstätten-Altenclubs
- Hinweisen auf diese Einrichtungen Kontakt zu Veranstaltern
- Informationsveranstaltung über Angebote der Sozialstationen

Krankenhäuser
- Kontakte zu Pflegedienst- und Stationsleitungen
- gegenseitige Übergabe zwischen Sozialstation und Krankenhaus

Altenpflegeheime Altenheime Seniorenwohnungen
- Kontakte zu Heimleitungen und Gruppenleitungen
- gegenseitige Information
- Information an alte Menschen über Heimaufnahme und Kurzzeitpflege

Tagespflege-Einrichtungen Tagesklinik
- Kontakte
- Beratung und Vermittlung
- Zusammenarbeit im Einzelfall

Landeskrankenhäuser und psychiatrische Abteilung
- Kontakte zu Pflegedienst- und Stationsleitungen
- gegenseitige Information
- Erstbesuch
- Krankenbesuche

Abb. 2.**16** Die Sozialstation und ihre Vernetzungen

Pflege als Beziehungsarbeit

Der Arbeitsplatz der Pflegeperson ist die Wohnung des Kranken. Sie hat damit Zugang zum intimsten, vertrautesten Ort im Leben eines Menschen. Fremde Menschen in der eigenen Wohnung wirken zu lassen, ist für viele Menschen mit Hemmungen und Ängsten verbunden. Pflegende Angehörige berichten, dass sie eine Entlastung erfahren, weil z. B. die Mutter nicht möchte, dass fremde Menschen „bei ihr rumschnüffeln".
Wenn Vertrauen entstanden ist, entwickelt sich häufig eine partnerschaftliche Nähe zwischen der Pflegeperson, dem Pflegebedürftigen und seiner Familie (Abb. 2.17). Eine gute Pflegebeziehung ist besonders wichtig, wenn die Pflegeperson die einzige Kontaktperson ist. Doch wo Nähe und Vertrautheit besteht, ist auch immer die Gefahr der zu starken Bindung. Pflegebedürftige vereinnahmen ihre Pflegeperson oft, sie stellen Besitzansprüche. Andere Mitarbeiterinnen werden dann nicht akzeptiert. Auch eine zu starke emotionale Bindung durch die Pflegeperson ist gefährlich. Erste Anzeichen solcher Grenzüberschreitungen der beruflichen Beziehung müssen mit Vorgesetzten, im Team oder in der Supervision besprochen werden.

! Ambulante Alten- und Krankenpflege ist schon immer Beziehungspflege gewesen, denn die Gemeindeschwester war für die Alten, Kranken und ihre Angehörigen die einzige pflegerisch kompetente Bezugsperson.

Zusammenarbeit mit Angehörigen. Der Verbleib in der eigenen Wohnung bei Pflegebedürftigkeit ist mit wenigen Ausnahmen nur möglich, wenn Angehörige mit im Hause oder im Haushalt leben. Es sind vorwiegend Frauen, Ehefrauen, Töchter, Schwiegertöchter, die die Hauptlast der häuslichen Pflege tragen. Die Pflegeversicherung hat die Laienpflege und damit die Pflegetätigkeit der Angehörigen durch Pflegegeld und Beiträge zur Sozialversicherung aufgewertet. Für die Pflegeperson sind sie Bezugspersonen und „Mitarbeiterinnen".
Ohne die Mitarbeit der Angehörigen ist manche Pflege nicht durchzuführen, doch gleichzeitig brauchen sie Anleitungen und vor allem den zuhörenden Mitmenschen, damit sie das 24-Stunden-Gefordertsein durchhalten. Die Begleitung der Angehörigen ist häufig ebenso wichtig wie die Pflege des Kranken (S. 57).

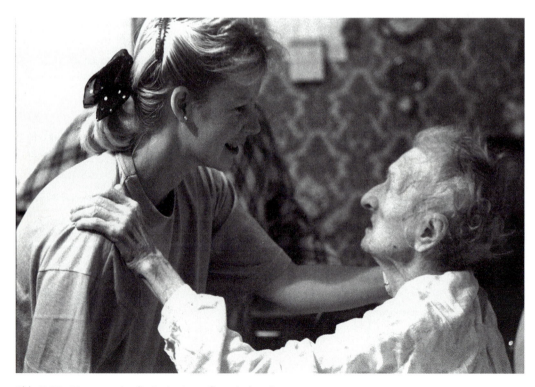

Abb. 2.**17** Vertrauen ist die Basis einer pflegerischen Betreuung

Hygiene in der häuslichen Pflege

Im Pflegedienst besteht generell die Gefahr der Übertragung von Krankheiten zwischen Patienten und Pflegenden und die Übertragung von Krankheitskeimen von einem zum anderen Patienten über die Pflegepersonen. Auch in der ambulanten Pflege gelten daher die Bestimmungen der Berufsgenossenschaft zur Unfallverhütung (siehe Unfallverhütungsvorschrift „Gesundheitsdienst" [VBG 103] und Merkblatt 768 für die Hauskrankenpflege):

- **Händereinigung:** grundsätzlich immer vor und nach der Pflege. Flüssigseife und frisches Handtuch sollten vom Patienten zur Verfügung gestellt werden bzw. dort deponiert werden.
- **Händedesinfektion:** nach Berührung mit Hauterkrankungen, Blut, Eiter und anderen Körperflüssigkeiten, vor dem Umgang mit sterilem Material. Desinfektionsmittel sollte beim Patienten deponiert werden.
- **Händepflege:** immer, entsprechende Hautcremes in der Ambulanztasche haben.
- **Schmuck:** soll bei der Arbeit nicht getragen werden. Auch unter glattflächigen Ringen bleiben Feuchtigkeit, Schweiß und Krankheitserreger zurück.
- **Schutzkleidung:** z. B. Schürzen, Kittel sollten beim Patienten verbleiben. Bei benutzter Schutzkleidung die Außenseiten nach innen schlagen, dann einpacken.
- **Geräte:** z. B. Absauggerät, Inhaliergerät desinfizieren, reinigen und pflegen.
- **Abfälle:** Abfälle mit infektiösem Material (Verbände, Sputum) und Inkontinenzeinlagen in fest verschlossenem Beutel in den Hausmüll geben. Spitze Gegenstände wie Kanülen, Glasscherben müssen so verpackt werden, dass sich niemand daran verletzen kann (Kap. 5.11 „Für eine sichere Umgebung sorgen können").

> **Pflegetipp**
> Im Blick auf notwendige Hygienemaßnahmen hat die Pflegefachkraft eine beratende und aufklärende Funktion z. B. über hygienische Verhaltensweisen bei Hauterkrankungen (z. B. Pilzinfektionen), im Umgang mit Ausscheidungen und Körperflüssigkeiten, der fachgerechten Durchführung von Insulininjektionen.

Für Sicherheit sorgen

Der Verbleib in der eigenen Wohnung hängt für alte Menschen auch von der Fähigkeit ab, für die eigene Sicherheit sorgen zu können. Schon durch die Folgen eines Sturzes ist es möglich, ihn aus dem gewohnten Lebensbereich herauszureißen. Aber auch andere Gefahrenquellen in der Wohnung können zum Verhängnis werden. Die Pflegeperson soll in der Lage sein, die Fähigkeiten des alten Menschen (Tab. 2.2) für seine eigene Sicherheit zu sorgen, richtig einzuschätzen und mit dem alten Menschen bzw. seinen Angehörigen oder Fachleuten, z. B. Elektriker, die Unfallgefahren zu beseitigen (Kap. 5.11 „Für eine sichere Umgebung sorgen können" und Kap. 5.2 „Sich bewegen können").

Tabelle 2.2 Möglichkeiten zur Vermeidung von Unfällen

Probleme/Gefahren	Hilfen
Sturzgefahr	- rutschende Teppiche mit Klebeband befestigen oder entfernen - Schwellen ausgleichen, Stolperfalten entfernen - Haltegriffe in Flur, Bad und Toilette anbringen
Fehlende oder unzureichende Hilfsmittel	- Toilettenstuhl, Badesitz, Gehhilfe anschaffen - Hörgeräte kontrollieren, Einstellung, Batterie - Einweisung und Training zum richtigen Gebrauch
schlechte Beleuchtung	- evtl. zusätzliche Lampen anbringen - schwache Glühbirnen auswechseln - Nachtlicht brennen lassen
Stromverletzungen Brandgefahr	- Kontrolle der Elektrogeräte (Föhn, Toaster, Heizkissen, Kabel, Fernseher usw.) - Herd mit Kontrollleuchte und Abschaltefunktion
fehlendes Telefon	- seniorengerechtes Telefon installieren - auf „Telefonkette" hinweisen - auf Hausnotrufanlage, z. B. Funkfinger, aufmerksam machen

2.2.6 Rahmenbedingungen

Pflegebedingungen im Privathaushalt

Die Arbeitsbedingungen, unter denen Pflege ausgeübt wird, sind so individuell wie die jeweilige Lebenssituation, die Gewohnheiten und Bedürfnisse der Pflegebedürftigen (Abb. 2.**18**). Veraltete Wohnverhältnisse mit sanitären Anlagen, die nicht dem heutigen Stand entsprechen, und unaufgeräumte, unsaubere Haushalte können den Arbeitsablauf erschweren (Abb. 2.**19**). Vorstellungen über Häufigkeit und Durchführung der Körperpflege und Hygiene stimmen mit den Vorstellungen der Pflegeperson oft nicht überein, z. B. Häufigkeit von Handtuch- und Wäschewechsel, Standort und Art des Pflegebettes, Lagerung von Pflegemitteln und Medikamenten. Hier kann ein Informationsblatt von der Sozialstation mit Ratschlägen für die Pflege eine Hilfe sein, ebenso der Hinweis, dass notwendige Hilfsmittel und Pflegebetten von der Sozialstation zur Verfügung gestellt werden. Ein fester Platz (auch Behälter) für die täglichen Körperpflegemittel oder die Verbandsmaterialien kann die Pflege erleichtern.

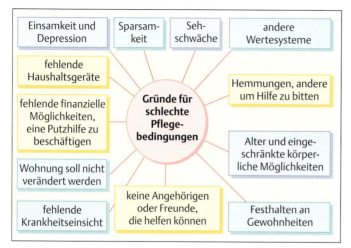

Abb. 2.**18** Gründe für schlechte Pflegebedingungen

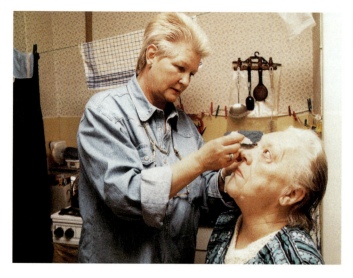

Abb. 2.**19** Wohnverhältnisse beeinflussen die Sicherheit und die Pflegebedingungen alter Menschen

2.2 Pflege im häuslichen Bereich

> **! Beachte:**
> - Die Pflegeperson ist Gast im Haushalt des Klienten.
> - Ohne dessen Einwilligung kann sie nichts verändern.
> - Ohne Erlaubnis darf die Pflegeperson keinen Schrank und keine Zimmertür öffnen.
> - Mit Pflegemitteln muss sie sorgfältig und sparsam umgehen.
> - Die vorgegebene „Ordnung" ist einzuhalten.
> - Die Pflegeperson informiert die zu betreuende Person und seine Angehörigen über ihre Tätigkeit.
> - Sie spricht nicht über Beobachtungen, Kenntnisse und Informationen zur Pflegesituation und den häuslichen, familiären Verhältnissen mit Unbefugten (Schweigepflicht, StGB § 203).

Diensträume der Sozialstation

Die zentrale Sozialstation besteht aus verschiedenen Räumen in einem Dienst- oder Wohngebäude. Über den Raumbedarf einer Sozialstation gibt es in den einzelnen Bundesländern unterschiedliche Vorstellungen. Allgemein verfügt eine Sozialstation über folgende Räume.

- Büro für Stationsleitung,
- Büro für Verwaltungsangestellte,
- Besprechungsraum mit Teeküche für die Mitarbeiter,
- Pflege-Arbeitsraum,
- Geräte- und Hilfsmittellagerraum,
- behindertengerechte sanitäre Anlagen, z. B. Badezimmer/Duschraum, WC,
- Garagen für Dienstfahrzeuge.

Pflegehilfsmittel

Pflegehilfsmittel für die Körperpflege, Verbandsmaterial und der Krankenlifter werden vom Kranken zur Verfügung gestellt oder aus dem Geräte- und Hilfsmitteldepot der Sozialstation entliehen. Darüber hinaus gehört eine stets griffbereite Ambulanz-Tasche mit Material für die persönliche Händehygiene, die erste Hilfe, zur Krankenbeobachtung und für häufige pflegerische Maßnahmen zum Handwerkszeug jeder Pflegeperson (Abb. 2.**20**).

Dienstplan, Tourenplan

Dienstplan. Die Dienstzeiten liegen schwerpunktmäßig am Vormittag und am späten Nachmittag. Von den Mitarbeiterinnen wird Flexibilität erwartet, weil die Anzahl der Patienten und der damit verbundene Pflegeaufwand ständig wechseln. Die Dienstzeiten werden im Dienstplan festgelegt.

Abb. 2.**20** Inhalt der Ambulanz-Tasche

- Stadtplan
- Telefongroschen/-karte oder Handy
- Händedesinfektionsmittel
- Händepflegecreme
- Verbandsmaterial für die erste Hilfe
- Blutdruckapparat mit Stethoskop
- Fieberthermometer
- Verbandspäckchen mit Wundauflagen, Kompressen, Tupfer
- sterile Pinzette, Spatel, Schere
- elastische Binden
- sterile und unsterile Einmalhandschuhe
- Fingerlinge
- Katheterset, dazu:
  Verweilkatheter Ch. 10–Ch. 20, Kathetergleitmittel Schleimhautdesinfektionslösung
- Einmalklysma, Einmaldarmrohr, Einmalirrigator
- Krankenunterlagen, Inkontinenzeinlagen
- Spritzen und Kanülen in verschiedenen Größen
- Nagelpflegebesteck
- Desinfektionsmittel für Flächen und Instrumente

> **Anforderungen an die Dienstplangestaltung:**
> - Der Dienstplan berücksichtigt sowohl die Bedürfnisse und Wünsche der Patienten/Klienten als auch der Pflegepersonen.
> - Die Patienten/Klienten erhalten einen eigenen Einsatzplan und sind somit rechtzeitig informiert, welche Pflegeperson an welchem Tag und um welche Uhrzeit die Betreuung übernimmt.
> - Der Dienstplan ermöglicht eine konsequente und regelmäßige Einteilung der Pflegepersonen für die Patienten/Klienten, die in ihrem Zuständigkeitsbereich liegen (Bezugspflege).

Tourenplan. Die tägliche Patienten-/Klientenbetreuung wird in einem Extraplan zum Dienstplan, dem Tourenplan, festgelegt. Es wird zwischen festen und flexiblen Touren unterschieden:

- *Vorteile von festen Touren:* In großen Stationen (Stadtbereich) mit mehr als 10 Mitarbeiterinnen, ständig wechselnden Pflegeschülerinnen und Helferinnen sollte auch heute das Ziel sein, die Betreuung durch Bezugspflegepersonen zu gewährleisten. Gerade alte Menschen brauchen Vertrautheit, Zuverlässigkeit und Regelmäßigkeit in der Tagesgestaltung. Für viele Pflegende ist es selbstverständlich, dass sie die Sterbenden und ihre Angehörigen so weit wie möglich selbst begleiten (Bezugspflege). Im ländlichen Bereich hat aufgrund der großen Entfernungen jede Pflegeperson einen eigenen Bezirk und damit die „eigenen Patienten/Klienten". Die Pflegefachkraft hat die Gesamtsituation in ihrem Verantwortungsbereich im Blick. Der Kontakt zu den Hausärzten und Diensten ist intensiver.
- *Vorteile von flexiblen Touren:*
  - Mitarbeiterinnen sind flexibler einzusetzen.
  - Die Last von psychisch und körperlich sehr anspruchsvollen Pflegen verteilt sich auf mehrere Personen.
  - Dem Anspruchsdenken „das ist meine Schwester" wird entgegengewirkt.
  - Mitarbeiterinnen kennen alle Patienten/Klienten der Einsatzstelle.
  - Betriebsblindheit kann vermieden und Pflegefehler können frühzeitig erkannt werden.

> **Beachte:**
> - Pflegefachkräfte können nicht durch Hilfskräfte ersetzt werden.
> - Neue Mitarbeiterinnen müssen vorgestellt und eingeführt werden.
> - Beim Einsatz von Schülerinnen und Praktikantinnen ist vorher das Einverständnis einzuholen.

Dienstwagen. Ohne Führerschein ist eine Tätigkeit in der ambulanten Pflege nicht ausführbar. In ganz seltenen Fällen, z. B. im Innenstadtbereich einer Großstadt, können Dienstwege mit Fahrrad oder Motorroller gemacht werden. Im Allgemeinen werden von der Einsatzstelle Dienstwagen zur Verfügung gestellt. Zeitpunkt, Dauer, Fahrstrecke, Zielort und gefahrene Kilometer werden im Fahrtenbuch nachgewiesen. Die Mitarbeiterinnen sind für den ordnungsgemäßen Zustand ihres Dienstfahrzeuges mitverantwortlich.

2.2.7 Arbeitsorganisation

Dienstbesprechungen

Ambulante Pflegekräfte arbeiten meistens allein und dadurch sehr selbstständig. Im Vergleich zur stationären Arbeit fehlt der kurzfristig mögliche fachliche Austausch mit Kolleginnen. Dienstbesprechungen sind von daher notwendig. Sie sollten regelmäßig wöchentlich stattfinden.

Beispiel:
Durchführung einer Dienstbesprechung in der Diakoniestation. Sie findet wöchentlich am Donnerstag von 14–16.30 statt:

1. **Eröffnung** durch die Leitung:
   - Begrüßung,
   - Meditation/Andacht.
2. **Protokollführung:**
   Wechselweise jede Mitarbeiterin.
3. **Berichte der Mitarbeiterinnen:**
   - Besonderheiten/Änderungen bei Patienten oder im Pflegeplan oder bei der Medikation,
   - Mitteilungen (/Übergabe) an den Wochenenddienst.
4. **Vorstellung neuer Patienten**
   (Mitarbeiterin hat sich vorbereitet):
   - Jede/r teilt Kenntnisse, Vorschläge, Ideen mit,
   - Erstellen eines vorläufigen Pflegeplans: Erfassen und Einschätzen des Pflegebe-

2.2 Pflege im häuslichen Bereich

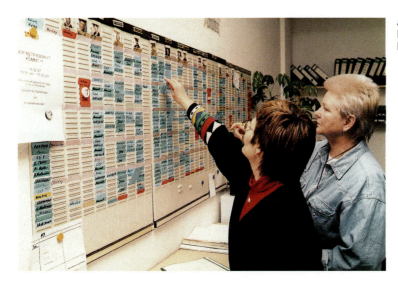

Abb. 2.**21** Plantafeln helfen den Überblick zu behalten

darfs, Planung von Zielen und Maßnahmen.
Der endgültige Plan wird mit den Betroffenen und/oder ihren Angehörigen abgestimmt.

5. **Einsatzplan/Touren:** Patienten werden für eine Woche und das Wochenende eingeteilt.
6. **Personalangelegenheiten:** Dienstzeiten, Urlaub, Wünsche, Jubiläum u. a.
7. **Information und Austausch:** Mitteilungen des Trägers, Dachverbandes u. a., Gesetzesänderungen, Fortbildung, Kongresse, neue Pflegemethoden und -materialien. ∎

Erstbesuch

Der Erstbesuch ist häufig die erste Kontaktaufnahme zwischen dem Patienten, den Angehörigen und der Sozialstation. Er wird ausschließlich von der Leitung bzw. Stellvertretung als den Personen mit der größtmöglichen Distanz zum praktischen Pflegegeschehen wahrgenommen.

! Der Erstbesuch dient der systematischen und umfassenden Ermittlung des individuellen Pflegebedarfs.

Folgende Aufgaben gehören zum Erstbesuch:

1. **Voraussetzungen schaffen:**
   - Zeit nehmen (mindestens 1-1,5 Stunden),
   - Aufbau einer positiven Gesprächsatmosphäre,
   - Patienten und seine Angehörigen erzählen lassen,
   - versuchen, die Situation aus ihrer Sicht zu sehen und zu verstehen.
2. **Sehen/hören/untersuchen:**
   - häusliche Situation:
     - Wohnung,
     - soziales Umfeld.
   - Pflegesituation:
     - Fähigkeiten, Ressourcen und Selbstpflegedefizite (z. B. nach AEDL),
     - Krankheitsbild/Diagnosen,
     - ärztliche Verordnungen.
   - persönliche Situation:
     - psychische Bedürfnisse,
     - Ressourcen,
     - Krankheitserleben,
     - Biographie.
3. **Fragen/hören:**
   - Welche Wünsche und Erwartungen hat der Patient?
   - Was erwarten die pflegenden Angehörigen?
4. **Informieren:**
   - Vorstellung der Sozialstation und ihrer Arbeitsweise (Unternehmens- und Pflegekonzept),
   - Pflegedokumentation und Pflegeplan.
5. **Aufklären/beraten:**
   - Über entstehende Kosten und Möglichkeiten zur Finanzierung (Pflegeversicherung u. a.).

> **Pflegetipp**
> Der Pflegeplan mit Formulierung der einzelnen Probleme und Ressourcen, Festlegung der Pflegeziele und Pflegemaßnahmen wird nach dem Erstbesuch anhand der gesammelten Informationen angelegt (Abb. 2.**22**).

Pflegeüberleitung

Wenn Patienten der häuslichen Pflege zur Behandlung ins Krankenhaus kommen oder in ein Altenpflegeheim umziehen, ist es für ihre weitere Betreuung wichtig, dass pflegerelevante Informationen und Erfahrungen an die neue Pflegegruppe weitergeleitet werden. Dieses geschieht häufig mündlich telefonisch oder durch die Begleitperson. Diese Art von Informationsübergabe ist aber nur ausreichend, wenn die Informationen dokumentiert werden. Aus diesem Grund wurden **Pflegeverlegungsberichte** entwickelt (Abb. 2.**23**).

Inhalt des Pflegeberichtes:

- *Allgemeine Informationen zur Person:* Personalien, Angehörige/Bezugsperson (aus Stammplatt der Dokumentation neu entnehmen)
- *Informationen zur Pflegebedürftigkeit:* psychische und körperliche Verfassung, durchgeführte Pflegemaßnahmen, Hilfsmittel, Ressourcen und Selbstpflegedefizite/Pflegeprobleme, pflegerelevante Vorerkrankungen, Medikamenteneinnahme, Informationen zum bisherigen Pflegeverlauf, Gewohnheiten, Abneigungen, Besonderheiten, Vorlieben.

2.2.8 Finanzielle Unterstützung für pflegerische Dienstleistungen

Leistungen der Krankenkassen entsprechend SGB V:

- Voraussetzung für eine Leistung ist die Mitgliedschaft in einer gesetzlichen Krankenkasse.
- *Verordnung häuslicher Krankenpflege* nach SGB V § 37,1: Grundpflege wird – im Zusammenhang mit Behandlungspflege – bis zu 28 Tagen übernommen, wenn Krankenhauspflege
  - dadurch nicht erforderlich wird,
  - dadurch abgekürzt wird,
  - geboten, aber nicht durchführbar ist.
- *Behandlungspflegen* werden zeitlich unbegrenzt übernommen.
- *Haushaltshilfe* (SGB V § 38,2): Kostenerstattung für selbstbeschaffte Haushaltshilfe (max. 6 Wochen), wenn dem Versicherten die Weiterführung des Haushaltes infolge Krankheit nicht möglich ist.
- *Hilfsmittel* (SGB V § 33): Voraussetzung ist die ärztliche Verordnung, Hilfsmittel sind Hörgeräte, Rollstühle, orthopädische Hilfsmittel, Körperersatzstücke.

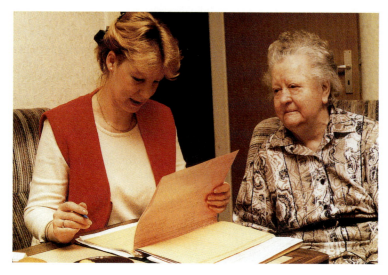

Abb. 2.**22** Pflegedokumentation ist unverzichtbar

Leistungen nach Pflegekassen nach SGB XI, PflegeVG:

- *Pflegesätze* der Sozialstation/des ambulanten Pflegedienstes (Sachleistungen):

Pflegestufe I   DM   750,–/Monat
Pflegestufe II   DM 1 800,–/Monat
Pflegestufe III   DM 2 800,–/Monat
Härtefälle   DM 3 750,–/Monat

(Die Abrechnung erfolgt zwischen der Pflegeeinrichtung und der zuständigen Pflegekasse.)

- *Urlaubs- und Verhinderungspflege,* wenn pflegende Angehörige wegen Krankheit oder Erholungsurlaub eine Ersatzpflegekraft (für max. 4 Wochen) benötigen, übernimmt die Pflegekasse maximal DM 2 800,– im Jahr.
- Zahlung der *Renten- und Unfallversicherung* für die Pflegeperson (pflegende Angehörige, die Höhe richtet sich nach der Pflegestufe.
- *Wohnungsanpassung:* Zuschüsse von max. 5 000,– DM.
- Zum Verbrauch bestimmte Pflegehilfsmittel werden mit 60,– DM mtl. bezuschusst.
- *Technische Hilfsmittel* wie Pflegebett, Rollstuhl, Hebegerät, Nachtstuhl, u. a. werden kostenlos leihweise zur Verfügung gestellt.

Weitere Informationen zur Pflegeversicherung in „Pflegeversicherungsgesetz – die soziale Pflegeversicherung, S. 51 ff.

Sozialhilfe. Es gibt grundsätzlich zwei Arten von Sozialhilfe: die „Hilfe zum Lebensunterhalt" und die „Hilfe in besonderen Lebenslagen".
Sie werden unabhängig vom Alter sowohl als Geld- oder Sachleistung wie auch in Form persönlicher Hilfe gewährt.
Geld- und Sachleistungen erfolgen auf der Grundlage einer Bedürftigkeitsprüfung, abhängig vom Einkommen und Vermögen des älteren Menschen. Zuständig sind die Sozialabteilungen auf Orts- bzw. Kreisebene.

2.2.9 Qualitätskriterien in der ambulanten Pflege

Träger von ambulanten Pflegediensten haben großes Interesse, dass ihre Einrichtung in der Öffentlichkeit ein positives Image besitzt. Personen, die ambulante Pflege in Anspruch nehmen, orientieren sich nicht nur an dem guten Ruf eines Dienstleistungsunternehmens, sondern fragen auch nach Umfang und Qualität des Angebotes. Mit Einführung des Pflegeversicherungsgesetzes (PflegeVG) wurden die zugelassenen Pflegeeinrichtungen verpflichtet, sich an Maßnahmen der Qualitätssicherung zu beteiligen und dieses durch eine gezielte Dokumentation zu belegen. Weiterhin wurden Verfahren zur Durchführung von Qualitätsprüfungen durch den Medizinischen Dienst der Krankenkassen beschlossen (s. Kap. 4.5 „Pflegequalität in der Altenpflege" und Kap. 2.7 „Qualitätsmanagement für Pflegeorganisationen").
Ambulante und stationäre Pflegeeinrichtungen müssen nachweisen, was sie für die interne Qualitätsentwicklung tun. Als Anregung für qualitätsorientierte Arbeit in Gruppen und Qualitätszirkeln wurde vom Kuratorium Deutsche Altershilfe (KDA), Köln 1994, der Diskussionsentwurf „Stufen der Pflegequalität in der ambulanten Pflege" (Tab. 2.**3**) veröffentlicht. Die Bereiche der direkten Pflege entsprechen den „Aktivitäten und existenziellen Erfahrungen des Lebens (AEDL)" nach Monika Krohwinkel (s. Kap. 4.1 „Entwicklung von Pflegemodellen"). An Beispielen wird verdeutlicht, was unter angemessener und unangemessener bzw. gefährlicher Pflegequalität zu verstehen ist.
Ausführliche Informationen zur Pflegequalität und zur Bedeutung bzw. Durchführung von Qualitätssicherungsmaßnahmen finden Sie in Kap. 4.5 „Pflegequalität in der Altenpflege" und Kapitel 2.7 „Qualitätsmanagement für Pflegeorganisationen".

2.2.10 Vernetzung im Altenhilfebereich

D Unter Vernetzung versteht man die zielgerichtete Bündelung von Maßnahmen, Diensten und Leistungen, um auf individuelle Bedürfnislagen alter Menschen angemessen reagieren zu können.

In der Bundesrepublik Deutschland besteht für ältere Menschen ein umfangreiches Versorgungssystem. Doch wenn der Ernstfall eintritt, bleiben den Betroffenen diese Hilfen häufig verschlossen. Warum? Die meisten Menschen setzen sich erst mit der Problematik auseinander, wenn Pflege notwendig wird. Die Entscheidung für die eine oder andere Lösung wird unter Zeitdruck, z. B. schnelle Krankenhausentlassung, getroffen und berücksichtigt in den seltensten Fällen die Bedürfnisse und Wünsche des Pflegebedürftigen. Zudem gibt es noch zu wenig Beratungsstellen für Ältere und Angehörige, bei

Pflegeverlegungsbericht

Name, Vorname		Von:		An:
Straße, Wohnort		Tel.		
Geburtsdatum, Konfession		Pflegerelevante Vorerkrankung:		
Telefon-Nr.				
Krankenkasse		Akutsituation (Vitalzeichen):		
KV.-Nr.				
Hausarzt		Herzschrittmacher ☐ letzte Kontrolle		
Familienstand:				
Krankensalbung ☐ ja ☐ nein		Patient kennt seine Diagnose ☐ ja ☐ nein		

Atmung
- ☐ normal ☐ eingeschränkt ☐ Zyanose ☐ O2-Gerät/Inhalator vorhanden

Ernährung:
- Essen ☐ selbstständig ☐ zubereiten ☐ verabreichen
- Trinken ☐ selbstständig ☐ benötigt Hilfe ☐ ausreichend ☐ wenig
- Kostform
- Künstliche Ernährung: letzte Nahrungsaufnahme: Therapeut eingesch. ☐ ja ☐ nein
- Bemerkungen (Ess- und Trinkgewohnheiten, Art der Sonderkost)

Soziale Situation

allein lebend ☐ lebt mit: _____
Telefon: _____
Angehörige verständigt ☐ ja ☐ nein
Häufigkeit ambulanter Dienste u. Art der Tätigkeit

Bezugsperson:
Telefon:
Name
gerichtl. best. Betreuer:
Telefon:
Aufgabengebiet:

Haut/Wundversorgung
Lokalisation und Hautschäden

1. Dekubitus Grad: Größe:
2. Hämatom
3. Ulcerosa
4. Intertrigo
5. sonst. Wunden

Ausscheidungen

Stuhlgang	☐ neigt zu Durchfall	☐ Verstopfung	letzte Darmentleerung:
Stuhlinkontinenz	☐ gelegentlich	☐ ja	Therapie:
Harninkontinenz	☐ gelegentlich	☐ ja	
Einlagen	☐ tags ☐ nachts	Typ: _____ Typ: _____	
Toilettentraining		Blasenkatheter	gelegt/gewechselt am:
Urostoma/Nephrostoma	Typ: _____	Größe: _____	Therapeut eingesch. ☐ ja ☐ nein
Anus praeter	Typ: _____	Größe: _____	Therapeut eingesch. ☐ ja ☐ nein

Allergien/Unverträglichkeiten:

Ruhe- u. Schlafstörungen:

Sensibilitätsstörungen:

2.2 Pflege im häuslichen Bereich

Mobilität und Körperpflege

selbstständig teilweise unselbstständig   selbstständig teilweise unselbstständig

a) Gehen
b) Treppen gehen
c) Gang zur Toilette
d) Gebrauch von Gehhilfen
e) Gebrauch von Rollstuhl
f) Sitzen im Stuhl
g) Aufsuchen/Verlassen des Bettes

h) Lagern bei Bettlägerigkeit
i) Bad/Dusche
j) Waschen
k) An- und Auskleiden
l) Mundpflege/Zahnpflege
m) Nagelpflege
n) Rasieren
o) Kämmen

Kommunikation

Orientierungsvermögen   ja   zeitweise   nein
 zeitlich
 örtlich
 persönlich
 situativ

uneingeschränkt   eingeschränkt

Hörvermögen
Sehvermögen
Sprachvermögen

Hörgerät
Brille
Zahnprothese oben
Zahnprothese unten

Pflegehilfsmittel:

Pflegeversicherung

Antrag gestellt/genehmigt?   nein   ja   Pflegestufe: Datum
Geldleistung   Sachleistung   Kombileistung
Pflegeperson (Name/Telefon)
Verschlimmerungsantrag gestellt?   ja   nein
Datum
Versorgung gesichert?   ja   nein
Falls nein, Begründung:

Andere Dienste (z.B. Essen auf Rädern):

Wertgegenstände:

Psychosoziale Situation:

Bisherige Medikation: morgens   mittags   abends   nachts

Datum   Unterschrift (Vor- und Zuname)   □ für Akutverlegungen

Abb. 2.**23** Pflegeverlegungsbericht (aus Forum Sozialstation Nr. 88/Oktober 1997)

Tabelle 2.**3** Stufen der Pflegequalität in der ambulanten Pflege. Nach einem Diskussionsentwurf des Kuratoriums Deutsche Altershilfe, Köln (Christine Sowinski, Aug. 1994).
a = Angemessene Bedingungen, **b** = unangemessene Bedingungen / gefährliche Bedingungen.

Stufen der Pflegequalität in der ambulanten Pflege
Indirekte Pflege

Unternehmensleitbild

a Das Unternehmen verfügt über ein schriftliches Leitbild, das vom Management unter Beteiligung der MA erstellt wurde, regelmäßig auf Gültigkeit überprüft und im Bedarfsfall verändert wird. Das Leitbild ist allen MA bekannt.
b Das Unternehmen trägt sich nicht mit dem Gedanken, ein Leitbild zu entwickeln.

Pflegetheorien und Pflegekonzept

a Der Pflegedienst verfügt über ein pflegetheoretisch fundiertes schriftliches Pflegekonzept auf der Basis des o. g. Leitbildes. Es wird von leitenden Pflegepersonen in Zusammenarbeit mit dem multidisziplinären Pflegeteam (z. B. Altenpflege/Krankenpflege/Haus- und Familienpflege/Mobiler Sozialer Dienst [MSD]) erarbeitet und laufend den Erfordernissen angepasst. Das Konzept ist allen MA bekannt.
b Die Leitung des Pflegedienstes trägt sich nicht mit dem Gedanken, ein Pflegekonzept zu entwickeln.

Pflegemanagement

a Leitende Pflegepersonen verfügen über Managementqualifikationen und werden durch Fort- und Weiterbildung, Personalentwicklung sowie kollegiale Beratung und Supervision unterstützt. Die Pflegedienstleitung nimmt ihre Aufgaben in der Qualitätssicherung wahr.
b Das Unternehmen geht davon aus, dass Managementkompetenz nur durch „learning by doing" erworben wird und „nebenbei" erledigt werden kann. Spezielle Managementqualifikationen, Fort- und Weiterbildung, kollegiale Beratung und Supervision fehlen bzw. werden nicht in Anspruch genommen. Gezielte Qualitätssicherung findet nicht statt.

Pflegeorganisation

a Die Organisaiton orientiert sich am regionalen Dienstleistungsbedarf, schützt/unterstützt das informelle Hilfesystem (Angehörige, Freunde, Briefträger, Nachbarn usw.).
Aufbauorganisation: Aufgaben und Zuständigkeitsbereiche sind geklärt. Es existieren wohnortnahe Pflegeteams, das Pflegeangebot wird regelmäßig überprüft.
Ablauforganisation: Einsatzplanung, Dienstplangestaltung, Pflegeplanung und -dokumentation entsprechen den aktuellen Standards.
b Ziele der Organisation orientieren sich am Betrieb und nicht am Bedarf der Klientinnen. Möglichkeiten des informellen Hilfesystems werden nicht wahrgenommen.
Aufbauorganisation: Aufgaben und Zuständigkeiten nicht geklärt. MA arbeiten vereinzelt und ohne Wohnortanbindung. Pflegeangebot ist ohne Controlling.
Ablauforganisation: Planung und Dokumentation der Pflege unzureichend. Einsatz- und Dienstplanung unsystematisch und kurzfristig.

Praxisanleitung und Begleitung

a Auszubildende = Lernende. Lernangebote werden mit Ausbildungsstätten abgestimmt, Lernerfolge überprüft.
Einführung neuer MA nach Konzept, Praxisbegleitung durch leitende Pflegepersonen. MA durch in- und externe Fortbildung, Weiterbildung, Supervision qualifiziert, Praxisreflexion durch kollegiale Beratung in Dienstbesprechungen und Hausbesuchen. Eigene Fachbibliothek (Bücher, Zeitschriften, Videos).
b Auszubildende = Arbeitskräfte. Lernangebote nicht abgestimmt, keine Praxisanleitung. Neue MA werden nicht in Arbeitsfelder eingeführt, Praxisbegleitung, Fort- und Weiterbildung werden nicht angeboten bzw. nicht in Anspruch genommen.

Tabelle 2.3 Fortsetzung

Indirekte Pflege

Kooperation mit anderen Berufsgruppen

- **a** Alle Berufsgruppen arbeiten gleichberechtigt und zielorientiert zusammen. Kooperation (z. B. Pflege/Mobiler Sozialer Dienst/Therapie/Ärzte) ist klientenorientiert und aufeinander abgestimmt. Berufsprofile und die rechtlichen Grundlagen für Kooperation berücksichtigt. Schnittstellen zwischen den verschiedenen Leistungsbereichen geklärt. Zuordnung der Aufgaben regelmäßig auf Gültigkeit überprüft.
- **b** Berufsgruppen kooperieren nicht, sind nicht klientenorientiert. Aufgabenzuteilung erfolgt ohne Berücksichtigung der beruflichen Kompetenz.

Mitarbeit bei ärztlicher Diagnostik + Therapie (früher „Behandlungspflege")

- **a** Ärztinnen delegieren geeignete Aufgaben im Rahmen der rechtlichen Bestimmungen an die MA, die sie fachkundig ausführen; ärztliche Eintragungen in Pflegedokumentationen entsprechen rechtlichen Standards; Pflege und pflegerelevanter Therapieverlauf sind lückenlos und werden nachvollziehbar schriftlich festgehalten.
- **b** Delegation und Übernahme ärztlicher Tätigkeiten sind unsystematisch und unreflektiert, ärztliche Eintragungen in die Pflegedokumentation fehlen bzw. sind unvollständig, Pflege und Therapieverlauf sind in der Dokumentation nicht nachvollziehbar.

Schaffen einer pflegerischen Infrastruktur

- **a** Pflegedienst präsent und täglich persönlich und telefonisch erreichbar, leistet sofort notwendige Hilfe und bietet Pflegeberatung an.
  Überleitung aus anderen Versorgungsbereichen systematisch, Kontinuität der Pflege und Begleitung durch Überleitungssysteme (z. B. Überleitungsbögen) gesichert. Bedarfsgerecht vorhandene Dienstleistungserbringer (ambulant – teilstationär – stationär) arbeiten vernetzt. In den regionalen Arbeitsgruppen werden die Problemstellungen bearbeitet.
- **b** Pflegedienst ist häufig nur nach Anrufbeantworter zu erreichen. Überleitung aus anderen Versorgungsbereichen erfolgt mündlich. Dienstleistungserbringer arbeiten nicht vernetzt.

Direkte Pflege (früher „Grundpflege")

Kommunizieren

- **a** MA nehmen Kommunikationsbedürfnisse und -strukturen der Klientinnen und ihres sozialen Umfeldes wahr und stellen sich darauf ein.
  Sie unterstützen Klientinnen dabei, am Alltagsgeschehen teilzuhaben, wirken darauf hin, dass Einschränkungen von Sinnesorganen ausgeglichen werden.
- **b** Pflegerische Arbeitsweise fördert nicht die Kommunikation der Klientinnen und deren soziales Umfeld. Einschränkungen von Sinnesorganen werden nicht erkannt. Kein Versuch, sie auszugleichen.

Sich bewegen

- **a** Häusliche Umgebung regt zur Mobilität an. MA wissen um Wohnungsanpassung, fördern Beweglichkeit (z. B. durch Bobath-Therapie und Kinästhetik); angemessene Hilfsmittel erleichtern Umgang mit Bewegungsdefiziten; Mobilisierung und Training angepasst an individuelle Klientinnen-Situation und Umfeld, Bewegungsförderung durch Außenkontakte. Angehörige/Klientinnen erfahren Beratung/Anleitung für rückenschonende/kräftesparende Arbeitsweise, MA achten ebenfalls auf entsprechende Arbeitsweise.
- **b** Immobilität wird nicht in Frage gestellt, pflegerische Intervention unterbleibt. Hilfsmittel werden nicht genutzt. Pflegende setzen keine rückenschonende und kräftesparende Arbeitsweise ein.

Tabelle 2.3 Fortsetzung

Direkte Pflege (früher „Grundpflege")

Vitale Funktionen aufrechterhalten

a MA bieten Beratung zur Verhütung von Komplikationen bei chronischen Erkrankungen an, z. B. bei Diabetes, Atemstörungen, Schlaganfall und Gefäßleiden (atempflegerische Maßnahmen, Regulierung der Wärmefunktion). Notfallsituationen werden erkannt und geeignete Maßnahmen eingeleitet.
b MA leisten keine primäre und sekundäre Prävention und keine aktive Gesundheitsförderung. Notfallsituationen werden nicht erkannt.

Sich pflegen

a Körperpflege orientiert sich an persönlichen Gewohnheiten. Intimsphäre geschützt. Zeitpunkt der Körperpflege mit Klientinnen und sozialem Umfeld abgestimmt, Körperpflege wird nach pflegetherapeutischen Grundsätzen durchgeführt (z. B. beruhigende, belebende Waschung, Kneipp'sche Wasseranwendung). Bei Bedarf Kontaktherstellung zur Friseur-/Fußpflegerinnen und Organisation der Begleitung. Gezielter Einsatz von Hilfsmitteln zum Erhalt und zur Förderung der Selbstpflegefähigkeiten.
b Körperpflege erfolgt schematisch, ohne Berücksichtigung der Klientinnen-Bedürfnisse. Selbstpflegefähigkeiten werden nicht unterstützt, entsprechende Hilfsmittel nicht eingesetzt.

Essen und trinken

a Berücksichtigung von Ess-/Trinkgewohnheiten und Vorlieben/Abneigungen; Hilfe bei Planung von Mahlzeiten und Nahrungszubereitung hat Vorrang vor „Essen auf Rädern". Motivation zum Essen in Gemeinschaft, z. B. in Begegnungsstätten, Ess- und Trinktraining weitgehend mit gewohntem Geschirr; Einsatz spezieller Hilfsmittel, Pflegeberatung bei Essens-/Getränkeauswahl, bei Zubereitung/Darreichung und bei Problemen der Nahrungsaufnahme. Sensibler Umgang bei Nahrungsverweigerung.
b Ess- und Trinkgewohnheiten, Vorliebe und Abneigungen bleiben unberücksichtigt. Kein Einsatz von Hilfsmitteln, keine Pflegeberatung in Fragen der Essens- und Getränkeauswahl.

Ausscheiden

a MA unterstützen selbstverständlichen Umgang mit Thema „Ausscheiden", Gestaltung eines kontinenzfördernden häuslichen Umfeldes (Weg zur Toilette ohne Hindernisse usw.). MA regen ärztliche Abklärung von Ausscheidungsproblemen an. Pflegeberatung bezügl. Kontinenztraining; Obstipationsprophylaxe und Kleidungsanpassung werden angeboten. Anleitung von Klientinnen und Bezugspersonen im Umgang mit Inkontinenzhilfsmitteln und bei Auswahl entspr. Materialien.
b Pflegende vermeiden es, das Thema „Inkontinenz" anzusprechen. Hilfsmittel werden unreflektiert eingesetzt.

Sich kleiden

a Kleidung = Ausdruck der Persönlichkeit. Auswahl der Kleidung erfolgt gemeinsam mit Klientinnen, angepasst an Jahreszeit, Umgebung und individuellen Wärmebedarf. Klientinnen werden beim An- und Ausziehen unterstützt, dies wird nicht unnötig von MA übernommen. In speziellen Pflegesituationen werden Anziehtrainings durchgeführt, Überprüfung des Aussehens im Spiegel wird ermöglicht.
b Der Kleidung wird keine besondere Bedeutung beigemessen. An- und Auskleiden erfolgen mechanisch, ohne Selbsthilfepotential auszunutzen.

Tabelle 2.3 Fortsetzung

Direkte Pflege (früher „Grundpflege")

Ruhen und schlafen

a Schlafgewohnheiten, Ruhebedürfnis und evtl. Störungen sind MA bekannt. Sie beraten Klientinnen und Angehörige bezüglich Schlafförderung, bieten Hilfen (z. B. Schlafrituale, Knöchelmassage, rhythmische Einreibung, Kneipp'sche Leibwaschung, Fußbäder) an. Gewohntes Bett wird so lange wie möglich beibehalten, Zubehör wird Erkrankung und persönlichem Bedürfnis angepasst. Anleitung von Angehörigen im Hinblick auf fachgerechte und bezüglich Schlaf störungsarme Lagerung.
b Tagesstrukturierung, Wechsel von Aktivität und Ruhe bleiben unberücksichtigt, Schlafstörungen werden als gegeben hingenommen. Einsatz von Hilfsmitteln (z. B. Krankenbett, Lagerungskissen) nicht orientiert an Klientinnen-Bedürfnissen, Lagerungsprobleme nicht gelöst.

Sich beschäftigen

a Aspekte der Biografie, Interessen/Hobbys sind MA bekannt und Grundlage für Gesprächsangebote. MA sind mit ihrer Person das Gegenüber für Klientinnen/Angehörige. Anregung zur Beschäftigung mit Zeitung, Radio, TV, Büchern. MA bieten bei Bedarf Beratung/Koordination zur Zeitgestaltung (Tages-/Wochenstruktur) an. Isolation, sozialer Deprivation, Zunahme von Immobilität und Depressionen soll entgegengewirkt werden.
b Beschäftigungselemente und Förderung der Wahrnehmung bleiben unberücksichtigt, Elemente der Zeitstrukturierung werden vernachlässigt.

Sich als Mann/Frau fühlen und verhalten

a Sich als Frau oder Mann fühlen, angesehen werden und verhalten ist auch bei Hilfs- und Pflegebedürftigkeit wichtig. MA berücksichtigen Klientinnen-Bedürfnisse nach individueller Schönheitspflege, Kosmetik und Schmuck. Sie gestalten Nähe und Distanz professionell und angemessen. MA gehen sensibel mit Verletzungen des Mann-/Frau-Seins, z. B. nach Mamma-Amputation oder Prostata-Operation, um, MA fördern Kontakte und Beziehungen.
b Klientinnen werden nicht als erwachsene Menschen mit eigener Lebensgeschichte und persönlichen Gewohnheiten gesehen. Bereiche wie Sexualität werden bewertend betrachtet.

Für eine sichere und fördernde Umgebung sorgen

a MA überprüfen regelmäßig im Wohnumfeld erforderliche Veränderungen (z. B. Haltegriffe). Schaffen einer sicheren Umgebung durch gezielte Beobachtung (z. B. Desorientierung!), Schutz vor Selbst- und Fremdgefährdung (Betreuungsrecht). MA geben Sicherheit durch Gewährleistung notwendiger Therapie (z. B. Medikamenteneinnahme). Vorkehrungen für Notfälle (Notrufsystem, Schlüsseldepot). Einhaltung zeitlicher und organisatorischer Absprachen, Fördern von Nachbarschaftshilfe.
b Wohnraumanpassung wird vernachlässigt. Informationen über Notrufsysteme werden nicht weitergegeben. Gesetzliche Grundlagen, z. B. des Betreuungsrechts, sind weitgehend unbekannt. Nichteinhalten von Absprachen.

Soziale Bereiche des Lebens sichern

a MA nehmen Familien-/Nachbarschafts-/Freundeskontakte der Klientinnen ernst, bestätigen Zusammengehörigkeitsgefühl, erkennen Hilfen von Personen des sozialen Umfeldes an. Störungen/Probleme im individuellen Hilfesystem werden nicht bewertet. MA setzen Vertrauen in Selbsthilfepotentiale. Ernstnehmen evtl. Anzeichen von Überbelastung. Entlastungsangebote und Infos über Selbsthilfegruppen/Beratungsstellen. Beratung von Klientinnen/Angehörigen bezügl. Finanzierung der Pflege.
b MA bewerten die Beziehungen der Klientinnen und Angehörigen und ergreifen Partei. Soziales Umfeld wird in den Pflegeprozess nicht einbezogen. Keine Entlastungsangebote.

2 Dienste und Einrichtungen der Altenhilfe

Tabelle 2.3 Fortsetzung

Direkte Pflege (früher „Grundpflege")

Mit existenziellen Erfahrungen des Lebens umgehen

a MA unterstützen existenzfördernde Erfahrungen, z. B. Freude, Lebensmut, Zuversicht und Wohlbefinden, und fördern das Selbstwertgefühl. Durch Pflegebeobachtung/Kooperation mit behandelnden Ärzten und Therapeuten klären sie Ursachen von Krisen und bieten gezielte Hilfen an (z. B. Schmerztherapie, entlastende Gespräche). MA vermitteln auf Wunsch Kontakte zu Selbsthilfegruppen und Seelsorgern.

b MA entwickeln zu wenig Sensibilität für existenzielle Erfahrungen. Trauer/Schmerz werden bagatellisiert, Lebensfreude, Hoffnung und Mut zu wenig gefördert. Religiöse und weltanschauliche Bedürfnisse werden nicht unterstützt.

Sterben

a Sterbebegleitung ist zentraler Bestandteil ambulanter Pflege und Herausforderung an die persönliche und fachliche Kompetenz. MA ermitteln individuelle Pflegeprobleme der Sterbenden und ihrer Bezugspersonen, treffen Maßnahmen zur Linderung von Leid und zur Förderung des Wohlbefindens. Sie unterstützen die Angehörigen bei der Versorgung der Verstorbenen und im Trauerprozess.

b Möglichkeiten intensiver Begleitung werden nicht genutzt (gesetzliche Grundlagen nicht bekannt). Pflege Sterbender wird ohne Pflegeplanung durchgeführt. Besondere Belastung pflegender Angehöriger wird nicht gesehen. Pflegende erhalten weder Fortbildung noch psychische Unterstützung.

MA = Mitarbeiterinnen

---

denen Informationen über die bestehenden regionalen Dienste, Einrichtungen und finanzielle Hilfen zu erhalten sind. Hier liegen die wesentlichen Aufgaben der Mitarbeiterinnen der ambulanten Pflege.

Wie eine leider immer noch „typische Karriere" der Pflegebedürftigkeit verläuft, wird im nachfolgenden Beispiel dargestellt.

Beispiel:
Frau Noller ist 78 Jahre alt. Sie lebt nach dem Tod ihres Mannes allein in der 3-Zimmer-Wohnung im 2. Stock eines Mietshauses. Sie versorgt ihren Haushalt weitgehend allein. Nur zum Saubermachen kommt wöchentlich eine Helferin. Die 58-jährige Tochter besucht sie regelmäßig am Wochenende, begleitet sie zum Arzt, zum Einkauf von Kleidung und bei besonderen Anlässen. Seitdem Frau N. wegen Schmerzen in den Kniegelenken nur noch selten das Haus verlässt, kaufen Nachbarn die Lebensmittel für sie ein.
Die Tochter von Frau Noller hat seit einem Verkehrsunfall ein steifes Kniegelenk und stöhnt über die steilen Treppen in dem alten Haus. Immer wieder hat sie ihrer Mutter den Vorschlag gemacht in eine kleinere Wohnung zu ziehen. Doch davon will diese nichts wissen. Schließlich hat sie in dieser Wohnung fast vierzig Jahre zusammen mit ihrem Mann gelebt.
Als sie sechzig wurde, stellte der Arzt einen Altersdiabetes fest. Seit einigen Jahren muss sie morgens und abends Insulin spritzen, aufgrund einer Sehschwäche wird das inzwischen von Mitarbeiterinnen der Sozialstation ausgeführt.

Worüber sollte Frau Noller zusammen mit ihrer Tochter nachdenken?

- Was geschieht wenn
  - Frau Noller das Haus nicht mehr verlassen kann?
  - die Tochter die Treppen nicht mehr steigen kann?
- Wer kann sich um Frau Noller kümmern, wenn sich ihre Situation verschlechtert?
- Bei wem können sich Mutter und Tochter über mögliche Hilfen erkundigen?
- Wie ist ihre finanzielle Situation?

Das seit Monaten bestehende Ulcus cruris (Unterschenkelgeschwür) heilt nicht aus. Der Hausarzt, der keine Hausbesuche macht, vermutet einen Zusammenhang mit dem Diabetes mellitus und überweist Frau Noller zur Abklärung der Ursache ins Krankenhaus.

Hätte es eine Alternative zur Krankenhauseinweisung gegeben?

- War Frau Noller ausreichend über ihre Erkrankung und deren Folgen informiert?
- Konnte sie sich selbst eine diabetesgerechte Diät herstellen?
- Wurde der Blutzucker regelmäßig kontrolliert?
- War die Einweisung ins Krankenhaus wirklich notwendig?
- Wie hätte die medizinische Versorgung auch erfolgen können?

Im Krankenhaus fühlt sich Frau Noller fremd und unwohl. In der dritten Nacht stürzt sie auf dem Weg zur Toilette. Seitdem lässt sie sich von der Nachtschwester aufs Steckbecken setzen. Die meiste Zeit des Tages verbringt sie im Bett. Bei den Mahlzeiten hat sie keinen Appetit, die Diabetes-Diät schmeckt ihr nicht. Nach zwei Wochen hat sie eine neue Verordnung zur Insulintherapie und soll entlassen werden. Doch das Ulcus cruris zeigt keine positive Veränderung und Frau Noller fühlt sich krank und schwach.

Das Gespräch zwischen ihrer Tochter und der Stationsärztin ergibt, dass aus ärztlicher Sicht die Meinung besteht, dass Frau Noller nicht in der Lage ist, für sich selbst zu sorgen, und dass sie nicht mehr allein in ihrer Wohnung leben kann.

Die Tochter sieht sich nicht in der Lage, die Mutter in deren Wohnung zu betreuen. Sie hat auch keine Möglichkeit, sie im eigenen Haushalt aufzunehmen. Obwohl Frau Noller sich immer gegen ein Leben im Altenpflegeheim ausgesprochen hat, scheint es für sie keine Alternative zu geben – oder doch?

Kann der Umzug ins Heim vermieden werden?

- Wie können am Beispiel von Frau Noller die Thesen: „Rehabilitation vor Pflege" und „ambulant vor stationär" umgesetzt werden?
- Wer oder was kann zur Rehabilitation nach dem Krankenhausaufenthalt beitragen?
- Mit welchen Einrichtungen und Diensten sollte Kontakt aufgenommen werden?
- Wie kann die medizinische Versorgung gewährleistet werden?
- Kann die Wohnsituation verbessert werden und wenn: womit?
- Welche technischen Hilfsmittel sollten vorhanden sein?

Anregung

Entwickeln Sie einen Plan mit dem Ziel, dass Frau Noller mit entsprechenden Hilfen wieder in ihrer Wohnung leben kann. Berücksichtigen Sie folgende Punkte:

- Gewährleistung der medizinischen und pflegerischen Betreuung,
- Durchführung der hauswirtschaftlichen Versorgung,
- Sicherheitsvorkehrungen im Wohnbereich,
- Möglichkeiten für Kontakte, Aktivitäten, Freizeitgestaltung,
- Finanzierung der Dienstleistungen.

Tragen Sie in das „Straßennetz" in Abb. 2.24 die ausgewählten Angebote und Dienstleistungen der Altenhilfe ein.
An der Darstellung wird deutlich, welch ein Netzwerk (Verbundsystem) regionaler Altenhilfe Frau Noller zur Verfügung steht, damit sie so lange und so gut wie möglich selbstständig in ihrem häuslichen Bereich leben kann.

Literatur (Kap. 2.1-2.2)

Bergmann, Th.: Gemeindekrankenpflege. Kohlhammer, Stuttgart 1993

Brand, H.: Altenhilfe als Verbundsystem. Kuratorium Deutsche Altershilfe Forum 21, Köln 1993

Bundesministerium für Familie, Senioren, Frauen und Jugend (Hrsg.): Erster Altenbericht von 1993, zweiter Altenbericht „Wohnen im Alter" von 1998

Diakonisches Werk (Hrsg.): Diakonie/Sozialstation. Diakonisches Werk der Evangelischen Kirche in Deutschland, Stuttgart 1986

Döhner, H.: Geschichte der Frau Sorge oder neue Wege in der Gesundheitsversorgung älterer Menschen. Institut für Medizin-Soziologie, Universität Hamburg 1994

Grieshaber, U.: Pflegeüberleitung ohne Pannen. Forum Sozialstation Nr. 88 und 89 (1997)

Görres, S.: Prävention und Intervention. Die gesundheitliche Versorgung im Alter. Funkkolleg Altern (Studieneinheit 17), Deutsches Institut für Fernstudienforschung an der Universität Tübingen 1997

Hauerstein, H., E. Cain: Gemeindekrankenpflege – Lehrbuch für den Pflegeunterricht. LAU-Ausbildungssysteme GmbH, 1996

Klie, Th.: Rechtskunde. Vincentz, Hannover 1997

Kuratorium Deutsche Altershilfe (KDA, Hrsg.): Hilfe und Pflege im Alter. KDA, Köln 1997

Kuratorium Deutsche Altershilfe (KDA, Hrsg.): Rund ums Alter. KDA, Köln 1996

Ministerium für Arbeit, Gesundheit und Soziales von NRW (Hrsg.): Soziale Netzwerke in der Seniorenarbeit. Informationsdienst zur Altenpolitik Nr. 15 (1998)

Mötzing, G., G. Wurlitzer: Leitfaden Altenhilfe. Fischer, Stuttgart 1998

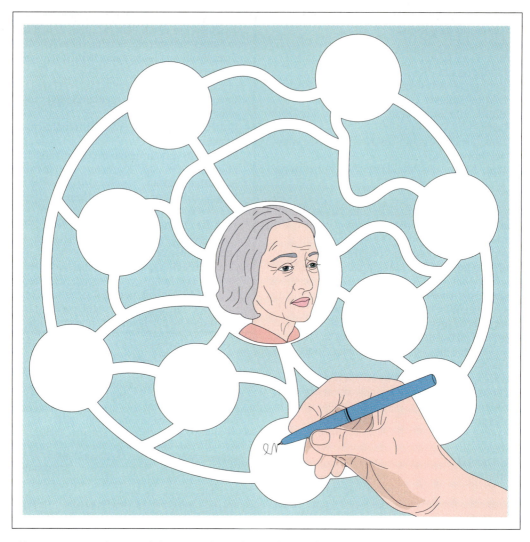

Abb. 2.**24** Netzwerk von ambulanten medizinischen und sozialpflegerischen Hilfen für Frau Noller

Politik für ältere Menschen. Ministerium für Arbeit, Gesundheit und Soziales des Landes Nordrhein-Westfalen. 2. Landesplan, Düsseldorf 1991

Politik für die ältere Generation (Bd. 1-8). Ministerium für Arbeit, Gesundheit, Familie und Sozialordnung Baden-Württemberg, Stuttgart 1991

Rüller, H.: Pflege gestern und heute. Prodos Verlag, Brake/Unterweser 1994

Vogel, A., G. Wodraschke: Hauskrankenpflege. Trias, Stuttgart 1994

Wohn- und Pflegeangebote für alte Menschen. Bundesarbeitsgemeinschaft der Freien Wohlfahrtspflege, Bonn 1988

Spitzenverbände der Freien Wohlfahrtspflege, Die Aufgaben und Finanzierung. Lambertus-Verlag, Freiburg 1995

2.3 Betreutes Wohnen/Service-Wohnen

H. Seibold

2.3.1 Bedeutung

Die Mehrzahl der älteren Menschen wünscht sich, so lange wie möglich in den eigenen vier Wänden wohnen zu können. Viele leben aus unterschiedlichen Gründen alleine. Das Alleinleben, ganz besonders bei Erreichen eines hohen Lebensalters, ist vermehrt mit dem Risiko der Hilfs- und Pflegebedürftigkeit verbunden. Diese Situation wird dadurch verstärkt, dass die früheren tragfähigen Familienstrukturen mehr und mehr zerbrechen. Oft sind auch die Wohnungen, in denen Ältere leben, inzwischen zu groß geworden. Daher suchen sie Wohnmöglichkeiten, in denen sie selbstständig, unabhängig und mit der nötigen Sicherheit im Blick auf Notfälle ihr eigenes Leben leben können. Mit diesem Hintergrund wurden Wohnkonzepte entwickelt, die den Wünschen entsprechen.

2.3.2 Ziele und Konzepte

Ziele:

1. Angebot von ausreichend großen barrierefreien Wohnungen für ein Leben in Unabhängigkeit und Selbstverantwortung.
2. Angebot von Versorgungsleistungen und Sicherheit durch Begleitung und Pflege bei Bedarf rund um die Uhr,
3. Vermittlung aller die Lebensführung unterstützenden Maßnahmen,
4. Förderung von Kommunikation und Kontakten zur Vermeidung von Isolation und Vereinsamung.

Konzepte:
Die Ziele sollen durch die folgenden Konzepte realisiert werden:

1. **Größe der altengerechten Wohnungen:** Die Größe der Ein- bis Zwei-Zimmer-Wohnungen schwankt zwischen 40 und 60 qm. Sie sind bewusst relativ groß gehalten, da sich alte Menschen vorwiegend in der Wohnung aufhalten (S. 102) und sie die Möglichkeit haben sollen, Besuche zu empfangen und andere Aktivitäten zu unternehmen.
2. **Angebote der Grundversorgung:** Zur Grundversorgung, die zusätzlich zur Miete mit einem Pauschalbetrag finanziert werden muss, gehören je nach Anbieter unterschiedliche Leistungen. Die Höhe der sog. Betreuungspauschale ist abhängig von diesen unterschiedlichen Angeboten. Ein Vergleich verschiedener Anbieter ist sinnvoll. Zum Standard der Grundversorgung gehören:
   - eine Notrufanlage, die Tag und Nacht besetzt ist,
   - Mitarbeiterinnen, die in dringenden Fällen rund um die Uhr erreichbar sind,
   - pflegerische Erstversorgung im Falle einer kurzfristigen Erkrankung,
   - Hausmeisterdienste, technische Hilfeleistungen,
   - Beratung in Angelegenheiten des täglichen Lebens,
   - Vermittlung von Diensten durch Dritte (z. B. Reinigungsdienste, ambulante Pflegedienste, Tages-, Nacht- und Kurzzeitpflege, therapeutische und rehabilitative Angebote).
3. **Katalog der zukaufbaren Dienstleistungen:** Zum zukaufbaren Wahlservice gehören und werden individuell nach Inanspruchnahme abgerechnet:
   - Reinigungsdienste,
   - Wäschereinigung,
   - Mittagstisch, wenn erforderlich auch Frühstück und Abendbrot (Essen auf Rädern),
   - Beratung und Begleitung in Behördenangelegenheiten,
   - Einkaufshilfen, Begleitung zum Arzt und anderes.

Weitere Wahlleistungen sind denkbar und möglich, sie sind abhängig von den Möglichkeiten des Trägers und von den finanziellen Mitteln des Bewohners (Abb. 2.**25**).

4. **Gemeinwesenorientierung** bedeutet, dass die Einrichtung dafür sorgt, dass die Bewohnerinnen sich am Leben in ihrem Stadtteil beteiligen können. Dies kann geschehen durch:
   - eine möglichst zentrale Lage,
   - gute Anbindung an den öffentlichen Nahverkehr,
   - Vermeidung eines Ghettos durch zu viele Wohneinheiten,

Tabelle 2.4 Seniorengerechte Wohnungen

Übersicht der Hauptanforderungen an „Barrierefreie Wohnungen" (DIN 1805, Teil 2)	
Vermeidung von Stufen und Schwellen	
• keine Türschwellen, minimale Höhe der Balkonschwelle	max. 2 cm
• bodengleiche Dusche	
• stufenloser Hauseingang und Zugang zu mindestens einer Wohnebene sowie Nachrüstbarkeit eines Aufzuges	
Ausreichende Beweglichkeiten	
• Standard-Bewegungsflächen in der Wohnung (z. B. vor Einrichtungen in Küche und Bad sowie vor dem Bett und zwischen Wänden	120 x 120 m
• Mindest-Bewegungsfläche in der Wohnung (z. B. vor Möbeln oder neben dem WC)	90 m
• Standard-Bewegungsfläche außerhalb der Wohnung (z. B. vor Aufzügen und Treppen, auf Balkonen und zwischen Wänden)	1,50 x 1,50 m
• Ausreichende Türbreiten	
– innerhalb der Wohnung	80 cm
– außerhalb der Wohnung (z. B. Wohnungs-/Hauseingangs-/Aufzugstüren)	90 cm
• Aufzugsmaße	mind. 1,10 x 1,40 m
Höhenbegrenzung von Elementen	
• Bedienungselemente (z. B. Lichtschalter und Türgriffe)	85 cm
• Balkonbrüstungen (nicht transparenter Teil)	max. 60 cm

Weitere wichtige Anforderungen sind beispielsweise
- Treppen: sollten nicht gewendelt sein; Handläufe sind beidseitig anzubringen.
- Bad: Das nachträgliche Aufstellen einer Wanne sollte möglich sein. Die Tür darf nicht in den Sanitärraum schlagen. Unter dem Waschtisch muss Beinfreiheit vorhanden und die Höhe muss anpassbar sein.
- Küche: Kochfeld, Arbeitsplatte und Spüle sollten nebeneinander mit Beinfreiheiten geordnet, die Höhe muss anpassbar sein.
- Schlafraum: ein Bett muss bei Bedarf von drei Seiten zugänglich sein.

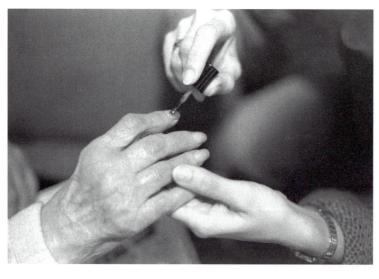

Abb. 2.25 Das gepflegte Aussehen lässt sie sich etwas kosten

- Unterstützung beim Knüpfen von Kontakten zu bestehenden Gruppen und Kreisen im Stadtteil (Vereine, Kirchengemeinden, Senioren- und Selbsthilfegruppen usw.),
- Berücksichtigung möglicher Behinderungen der Bewohnerinnen im Rahmen städtebaulicher Konzeptionen (z. B. behindertenfreundliche Gestaltung öffentlicher Anlagen, Straßen, Plätze usw.).

2.3.3 Grenzen des Betreuten Wohnens

Viele Anbieter des Betreuten Wohnens werben damit, dass diese Wohnform die Alternative zum Pflegeheim und ein Verbleiben in der Wohnung auch bei schwerer und schwerster Pflegebedürftigkeit möglich sei. Einige weisen allerdings darauf hin, dass je nach Schwere der Pflegebedürftigkeit ein Umzug in ein Pflegeheim vorgesehen ist.

Es gibt eine Reihe geriatrischer Probleme, die in dieser Wohnform nicht oder nur mit einem sehr hohen Kostenaufwand aufgefangen werden können. Bei den nachfolgend aufgeführten Einschränkungen oder Erkrankungen wird vermutlich ein Umzug ins Altenpflegeheim erforderlich werden:

- regelmäßige pflegerische Hilfe in der Nacht durch eine Pflegekraft,
- Verwirrtheit und Orientierungsstörungen, die die Mitbewohner belasten und evtl. zur Selbstgefährdung führen,
- ausgeprägte Inkontinenz,
- Sturz- und Verletzungsgefahr,

- Verwahrlosung durch Uneinsichtigkeit im Blick auf Körperpflege und Wohnungsreinigung, und Ablehnung entsprechender Hilfsangebote.

> **!** Service-Wohnen ist eine sinnvolle Alternative für Menschen, die noch rüstig und aktiv sind, aber nicht mehr in einer zu groß gewordenen Wohnung alleine leben möchten. Es ist ein Angebot und eine Beruhigung für Menschen, die spüren, dass sie zunehmend einsamer und isolierter werden und Angst haben, im Notfall nicht schnell genug Hilfe zu bekommen. Service-Wohnen stößt bei schwerer oder schwerster Pflegebedürftigkeit eindeutig an Grenzen.

Anregung
Sammeln Sie Informationen über Betreute Wohnanlagen in Ihrer Stadt oder im Landkreis. Suchen Sie Kontakte zu den dort wohnenden Menschen, evtl. über die ortsansässigen ambulanten Pflegedienste. Lassen Sie sich von den Erfahrungen mit dieser Wohnform erzählen. Diskutieren Sie Ihre Eindrücke mit Ihren Kolleginnen. Suchen Sie nach weiteren alternativen Wohnformen für Senioren in Ihrem Umfeld.

2.3.4 Betreutes Wohnen zu Hause

Die beschriebenen Betreuungsangebote können nicht nur in einer eigens dafür errichteten Wohnanlage in Anspruch genommen werden. Ambulante Pflegedienste und viele sonstige

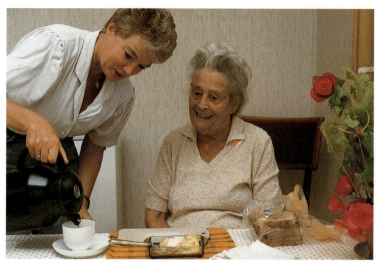

Abb. 2.**26** Es ist gut, im eigenen Zuhause versorgt zu werden

Dienstleistungsanbieter schaffen für ältere Menschen die Möglichkeit, in der bisherigen Wohnung im Sinne der oben erwähnten Konzeption betreut zu werden (Abb. 2.**26**). Zwei Voraussetzungen sind erforderlich:

die Wohnung muss:

- an ein Hausnotrufsystem angeschlossen sein (oder es kann in der Regel heutzutage in fast allen Städten und Gemeinden nachträglich installiert werden),
- barrierefrei und so eingerichtet sein, dass der alte Mensch so selbstständig wie möglich darin leben kann.

Bei notwendigen Umbaumaßnahmen hilft der Staat bei der Finanzierung durch Wohnungsanpassungsprogramme, die von den Ländern und Kommunen angeboten werden. Auskünfte dazu sind bei der Stadt- oder Kreisverwaltung sowie bei Seniorenberatungsbüros zu erhalten.

Literatur

Paul-Lempp-Stiftung: Begleitforschung beim Wohnstift Stuttgart 1993. Zitiert in Rund ums Alter, KDA. Beck, München 1996, S. 29
Saup, W., M. Reichert: Die Kreise werden enger, Studienbrief Nr. 6. Funkkolleg Altern, Studieneinheit Nr. 15. Deutsches Institut für Fernstudienforschung an der Universität Tübingen 1997
Schweickert, R.: Qualitätsmerkmale Betreuten Wohnens, Stuttgart 1995. Zitiert in Rund ums Alter, KDA. Beck, München 1996
Stolarz, H.: Was gilt als Altenwohnung? In Pro Alter, 2/1998 KDA

2.4 Altenpflege in voll- und teilstationären Einrichtungen

H. Seibold

Einrichtungen, in denen alt gewordene und meist pflegebedürftige Menschen wohnen und leben, werden in der Umgangssprache meist nur Altenheim genannt. Hinter dieser allgemeinen Formulierung verbirgt sich eine Reihe von Institutionen mit unterschiedlichen Schwerpunkten und Konzepten. Es geht bei allen diesen Einrichtungen um das Wohnen und um die Pflege.

Das Kuratorium Deutsche Altenhilfe (KDA 1996) beschreibt drei Typen stationärer Altenpflegeeinrichtungen; sie sind entweder wohnorientiert, wohn- und pflegeorientiert oder überwiegend pflegeorientiert:

- **wohnorientiert:**
  - Altenwohnheim,
  - Altenwohnstift,
  - Seniorenresidenz
- **wohn- und pflegeorientiert:**
  - Altenheim
- **pflegeorientiert:**
  - Altenpflegeheim,
  - Altenkrankenheim,
  - ergänzt durch Kurzzeitpflegeeinrichtungen und
  - teilstationäre Einrichtungen wie Tages- und Nachtpflege.

Altenwohnheim

Altenwohnheime bestehen meist aus einem größeren Baukomplex, in dem mehrere Ein- und Zwei-Zimmer-Wohnungen liegen. Sie müssen altengerecht und barrierefrei gestaltet sein. Die alten Menschen, die in diesen Altenwohnheimen leben, müssen noch in der Lage sein, ihren Haushalt selbstständig zu führen. Viele Altenwohnheime sind einem Alten- und Pflegeheim angeschlossen. In den 70er Jahren waren diese sog. *dreigliedrigen Heime* (Altenwohnheim, Altenheim, Pflegeheim) Standard im Altenheimbau. Der Vorteil dieser Einrichtungen liegt darin, dass die alten Menschen alle Leistungen, die ihnen auch im Pflegeheim angeboten werden, bei Bedarf (gegen gesonderte Bezahlung) für sich in Anspruch nehmen können, z. B. Rufbereitschaft rund um die Uhr, Teilnahme an den Mahlzeiten, Teilnahme an den sozialen und kulturellen Angeboten, hauswirtschaftliche Dienste usw. Diese Angebote geben den noch rüstigen Menschen ein hohes Maß an Sicherheit. Die Bewohnerinnen bezahlen Miete und alle weiteren Leistungen aufgrund eines Zusatzvertrags mit dem Träger. Bei wachsender Hilfebedürftigkeit wird ein Umzug ins Alten- oder später ins Pflegeheim erforderlich.

> **Ziele:**
> - Erhaltung der Selbstständigkeit der älteren Menschen durch eigenständiges Wohnen und Haushalten,
> - Sicherheit durch jederzeit verfügbare pflegerische und hauswirtschaftliche Hilfen, jedoch nur bei räumlicher Nähe zu einem Altenpflegeheim.
>
> **Grenzen:**
> - Fehlen einer oftmals dringend notwendigen Betreuung und Versorgung,
> - weitere Umzüge, z. B. ins Alten- bzw. Pflegeheim, bei steigendem Hilfsbedarf sind vorprogrammiert.

Altenwohnstift/Seniorenresidenz

Das Kuratorium Deutsche Altershilfe (KDA 1996) schreibt: in Altenwohnstiften, die auch als Seniorenresidenzen bezeichnet werden, führen die Bewohner ihren eigenen Haushalt so lange, bis sie zugesicherte Hilfen benötigen (Abb. 2.27).

Steigt der Pflegebedarf stark an, haben diese Einrichtungen Betreuungsstationen, in denen eine Pflege rund um die Uhr möglich ist. Diese Stationen haben den Status vollstationärer Pflege. In vielen Wohnstiften ist es üblich, dass sich die Bewohner mit einem bestimmten Betrag ‚einkaufen'. Die Einrichtungen bieten dafür Appartements unterschiedlicher Größe, in die die Bewohner mit ihrem Mobiliar einziehen. Ein Wohnstift verfügt über Gemeinschaftseinrichtungen für gesellschaftliche und kulturelle Veranstaltungen, und viele Häuser haben eigene Schwimmbäder, Therapie- und/oder Sportanlagen. Neben medizinischen Hilfen können die Bewohner auf umfassende Angebote im sozialen, aktivierenden und rehabilitativen Bereich zurückgreifen.

Je nach Angebot werden die Mahlzeiten in restaurantähnlich gestalteten Speiseräumen serviert. Die Einrichtungen liegen zumeist in einer repräsentativen Umgebung. Insgesamt haben die Wohnstifte das Image von Nobeleinrichtungen, das sie mit Bezeichnungen wie ‚gehobenes Wohnen im Alter' selbst pflegen.

> **Ziele:**
> - selbstständiges Wohnen und Haushalten der älteren Menschen in relativ großen Wohnungen bzw. Appartements so lange wie möglich, Unterstützung durch Mitarbeiterinnen der Einrichtung,
> - Aktivierung und Anregung der Bewohner durch kulturelle, musische und sportliche Angebote,
> - Mahlzeitenservice wie im Restaurant,
> - Image einer „Nobeleinrichtung" (KDA 1996).
>
> **Grenzen:**
> - bei Pflegebedürftigkeit Umzug auf eine Pflegeabteilung im Haus,
> - nur geeignet für Menschen, die in guten bis sehr guten finanziellen Verhältnissen leben.

Altenheim

In Altenheimen leben Menschen, die noch ein gewisses Maß an Selbstständigkeit haben sollten. Altenheime bieten eine umfassende Vollversorgung vorwiegend in den hauswirtschaftlichen Bereichen, außerdem kleinere Hilfeleistungen bei gesundheitlichen Einschränkungen. Bei schwerer oder schwerster Pflegebedürftigkeit ist ein Umzug in das meist angeschlossene Pflegeheim erforderlich. Diese Vollversorgung, so

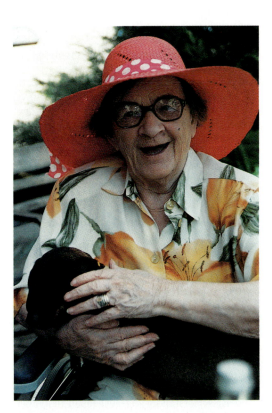

Abb. 2.**27** In die Altenwohnung kann auch das Haustier mit einziehen

wird heute den Einrichtungen vorgeworfen, mache die Bewohner inaktiv und sei auch noch sehr teuer. Seit der Einführung der Pflegeversicherung hat die Zahl der Wohnplätze in den Altenheimen aus verschiedenen Gründen stark abgenommen:

- Menschen, die noch so selbstständig sind (wie es Altenheimbewohner sein sollten), werden vom MDK in die Pflegestufe 0 (nicht pflegebedürftig) eingestuft. Damit wird ihnen in den meisten Fällen bescheinigt, dass sie auch nicht heimpflegebedürftig sind. Dies wiederum bedeutet, dass die Betroffenen, wollen sie trotzdem in ein Altenheim ziehen, den Aufenthalt aus eigener Tasche bezahlen müssen. Der Sozialhilfeträger kommt dann für die Kosten auf, wenn eine sog. soziale Indikation vorliegt (z. B. Obdachlosigkeit, Verwahrlosungstendenzen u. a.).
- Durch den Ausbau der ambulanten Pflegedienste und die bessere Finanzierung für pflegende Angehörige können viele ältere Menschen länger als bisher zu Hause bleiben. Wird dann stationäre Pflege erforderlich, so ist die umfassende Pflege im Pflegeheim nötig.

Viele Altenheime sind oder werden zu Pflegeheimen umgebaut.

> **! Ziele:**
> - Angebot von Wohnmöglichkeiten (ausschließlich kleinere Einzelzimmer, meist mit Nasszelle) für ältere Menschen, die die Sicherheit einer Institution suchen,
> - Vollversorgung in allen hauswirtschaftlichen Bereichen,
> - Angebot kleinerer pflegerischer Dienste und
> - verschiedener Veranstaltungen im Haus.
>
> **Grenzen:**
> - Umzug ins Pflegeheim bei steigendem Hilfebedarf,
> - Selbstständigkeit der älteren Menschen wird nicht gefördert (Vollversorgung),
> - Pflegeversicherung beteiligt sich nicht an der Finanzierung.

Altenpflegeheim

„Das Altenpflegeheim bietet umfassende Pflege, Betreuung und Versorgung für chronisch Kranke und pflegebedürftige alte Menschen. Dabei sollen die verbliebenen Kräfte alter Menschen unter ärztlicher Aufsicht, insbesondere durch fördernde Pflege, erhalten sowie eine Besserung des Allgemeinzustandes herbeigeführt werden." (KDA 1996)

> **! Ziele:**
> - Selbstständigkeit und Unabhängigkeit alter Menschen durch aktivierende Pflege so weit wie möglich erhalten, unterstützen, fördern,
> - das psychophysische Wohlbefinden durch sinnvolle Interventionen und möglichst viel Normalität im Alltag erhalten und bessern (Abb. 2.**28**),
> - helfen, mit Behinderungen und Einschränkungen leben zu können, und
> - beim Sterben menschlich nahe sein und fachkompetent pflegen.
>
> **Grenzen:**
> - Individualität und Normalität sind im Leben einer Gemeinschaft oft nur eingeschränkt möglich,
> - Wohnraum ist beschränkt auf einen Bettplatz, häufig im Doppelzimmer, dadurch sind Privatheit und Intimität nicht immer garantiert.

Kurzzeitpflege (Pflegehotel, Urlaubspflege)

In Einrichtungen der Kurzzeitpflege werden alte Menschen für eine begrenzte Zeit (lt. PflegeVG § 42 max. 4 Wochen pro Kalenderjahr) gepflegt und betreut wie in einer vollstationären Einrichtung. Wenn die Finanzierung nicht über die Pflegeversicherung geregelt werden muss, können Privatzahler diese Einrichtung, unabhängig von den gesetzlichen Bestimmungen, auch mehrmals im Jahr in Anspruch nehmen.

Gründe für die Inanspruchnahme von Kurzzeitpflege:

- wenn die häusliche Pflege und Versorgung nicht gesichert ist,
- weil kurzfristig keine Pflegeperson verfügbar ist,
- wenn pflegende Angehörige selber krank sind oder aus anderen Gründen die Pflege nicht leisten können,
- wenn alte Menschen im Anschluss an einen Krankenhausaufenthalt Zeit brauchen, um sich zu erholen, um wieder ganz oder teilweise selbstständig zu Hause leben zu können (Kurzzeitpflegeeinrichtungen, in denen aktivierend gepflegt wird und die Rehabilitations-

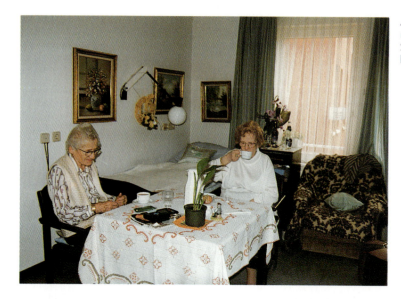

Abb. 2.**28** Kaffeetrinken mit dem Besucher ist ein Stück Normalität im Pflegeheim

angebote in räumlicher Nähe haben, sind dafür geeignet),
- wenn alte Menschen eine Einrichtung kennen lernen wollen, werden Kurzzeitpflegeplätze, sofern eine Einrichtung solche „eingestreut" hat, zum Probewohnen genutzt.

Einrichtungen der Kurzzeitpflege können

- eigenständig sein (Solitäreinrichtungen),
- einer vollstationären Einrichtung angeschlossen sein,
- als sog. eingestreute Betten innerhalb einer vollstationären Einrichtung angeboten werden,
- in einem Verbund zusammen mit einer Tages- und/oder Nachtpflegeeinrichtung angeboten werden.

Pflege und Betreuung: Eine Kurzzeitpflegeeinrichtung sollte möglichst nur Einzelzimmer haben. Alte Menschen, die für kurze Zeit ihre gewohnte Umgebung verlassen müssen, haben große Schwierigkeiten, sich auf fremde Mitbewohner einzustellen. Außerdem ist eine bessere Auslastung zu erzielen. Auf eine wohnliche Gestaltung ist Wert zu legen, da die Gäste auf die fremde Umgebung besonders sensibel reagieren. Die Pflegefachkräfte müssen sich auf den häufigen Wechsel der Bewohner einstellen. Eine wesentliche Betreuungsaufgabe besteht darin, den Gästen das Einleben zu erleichtern. Dazu ist viel Zeit erforderlich. Intensive Gespräche mit den Angehörigen über Gewohnheiten, Vorlieben und Rituale tragen dazu bei, dass sich der Gast möglichst rasch wie zu Hause fühlen kann. Das Bezugspflegesystem muss selbstverständlich sein.

> **Ziele:**
> - Unterstützung der häuslichen Pflegebereitschaft,
> - Entlastung der pflegenden Angehörigen,
> - Rehabilitation zur Wiedererlangung der Selbstständigkeit (nur bei entsprechender Konzeption der Einrichtung),
> - das Leben im Heim kennen lernen als Hilfe zur Entscheidung für einen Umzug.
>
> **Grenzen:**
> - kurzfristige Aufenthalte (max. 4 Wochen) können zur Verwirrtheit und zur Verschlechterung des allgemeinen Zustandes des alten Menschen führen.

Teilstationäre Einrichtungen (Tages- und Nachtpflege)

Tagespflege ist ein Angebot, das wie die Kurzzeitpflege die Pflege zu Hause unterstützen und den Verbleib des alten Menschen in seiner gewohnten Umgebung ermöglichen soll. Die Gäste der Tagespflege werden morgens zwischen 8 und 9 Uhr von einem Fahrdienst zu Hause abgeholt und zur Tagespflege gebracht. Dort verbringen sie den Tag zusammen mit acht bis zehn weiteren Gästen bis gegen 16 Uhr. Angebote:

- medizinisch-pflegerische Versorgung,
- Mahlzeiten,

- tagesstrukturierende Maßnahmen wie Mithilfe bei anfallenden hauswirtschaftlichen Aufgaben (Abb. 2.**29**),
- Spaziergänge, kulturelle Angebote, sonstige Freizeitaktivitäten,
- therapeutische Angebote wie Gedächtnistraining, Ergotherapie und Krankengymnastik,
- Angehörigenberatung und Fahrdienste.

! Ziele:
- Unterstützung und Entlastung der pflegenden Angehörigen (häufig bei demenziell erkrankten Menschen),
- Unterstützung der alten Menschen zur Vermeidung von Heimpflege,
- Unterstützung zur Erhaltung von Selbstständigkeit,
- Vermeidung von Isolation und Einsamkeit.

Grenzen:
- Öffnungszeiten meist nur von Montag bis Freitag (selten auch am Sonnabend),
- fehlendes Wochenend- und Abendangebot,
- Finanzierung nicht in jedem Fall gesichert trotz Leistungen der Pflegeversicherung.

Nachtpflege. Dieses ist eine Betreuungsform für die Abend- und Nachtstunden. Das Angebot wird einerseits von allein lebenden, ängstlichen Menschen, die sich in der Dunkelheit fürchten, in Anspruch genommen, zum anderen von demenziell erkrankten Menschen, mit gestörtem Tag-Nacht-Rhythmus. Pflegepersonen bieten in den Abend- und frühen Nachtstunden Betreuung an (z. B. Nachtcafé), um die pflegenden Angehörigen zu entlasten.

Angebote:

- Öffnungszeiten etwa ab 18 Uhr bis ca. 9 Uhr,
- Fahrdienst,
- Abendmahlzeit, Spätmahlzeit und Frühstück,
- Betreuung in den Abend- und frühen Nachtstunden,
- Grund- und Behandlungspflege bei Bedarf.

! Ziele:
- Entlastung der pflegenden Angehörigen,
- Unterstützung, vor allem demenziell erkrankter Menschen, um zu einem möglichst normalen Schlafverhalten zurückzufinden,
- Sicherheit für allein lebende, ängstliche Senioren.

Grenzen:
- der Wechsel des Wohnortes zum Abend verwirrt Demenzkranke stärker.

Diese Nachtpflege ist vor allem unter dem Aspekt der Entlastung der Angehörigen zu sehen. Der Autorin liegen noch keine Praxiserfahrungen zu diesem Betreuungsangebot vor.

> **Anregung**
> Überprüfen Sie Ihre Praxiserfahrungen anhand dieser Aufstellung von Heimformen. Welche Einrichtungsform kennen Sie bereits, welche ist Ihnen noch fremd?
> Vergleichen Sie die hier genannten Ziele, Angebote und Grenzen mit Ihren Erfahrungen. Notieren Sie Abweichungen und suchen Sie nach den Gründen.

2.4.1 Entstehung der stationären Altenhilfe

Eine eigenständige Geschichte der stationären Altenhilfe entwickelte sich erst nach dem Zweiten Weltkrieg. In den Zeiten vorher wurden alte und kranke Menschen in den Siechenhäusern, Hospizen und Hospitälern gepflegt.

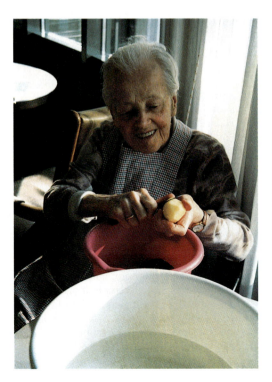

Abb. 2.**29** Hauswirtschaftliche Arbeiten strukturieren den Tag und machen Freude

Aus Interimssituationen haben sich die Altenpflegeheime in den vergangenen 50 Jahren entwickelt. Neue, den Bedürfnissen alter Menschen angemessenere Konzepte haben die Bauformen der Altenpflegeheime verändert. Das KDA (1988) spricht von drei Altenpflegeheime-Generationen, in denen sich Baugeschichte ereignet hat: Von der Verwahranstalt der 40er bis 60er Jahre bis zur heutigen Zeit, in der die Wohnqualität im Heim eine große Rolle spielt, hat sich eine enorme Entwicklung vollzogen (Tab. 2.**5**, Abb. 2.**30**).

Literatur

Deutscher Verein für öffentliche und private Fürsorge (Hrsg.): Nomenklatur der Altenhilfe. Eigenverlag des Deutschen Vereins, Frankfurt. Heft 65, 2 Aufl.

Döhring, B. (Hrsg.): Zu Hause leben oder im Altenheim. Fischer, Frankfurt 1991

Klie, Th.: Rechtskunde. 6. Aufl. Vincentz-Verlag, Hannover 1992

Kuratorium Deutsche Altershilfe Köln (Hrsg.): Neue Konzepte für das Pflegeheim – auf der Suche nach mehr Wohnlichkeit. Reihe: Vorgestellt, Nr. 46

Kuratorium Deutsche Altershilfe Köln (Hrsg.): Rund ums Alter. Verlag C.H. Beck, München

Rüller H. (Hrsg.): 3000 Jahre Pflege. Bd. 1 Verlag Prodos, Brake-Unterweser 1995

Rüller H. (Hrsg.): Pflege gestern und heute. Handbuch für Unterrichtsvorbereitung und Studium, Bd. 2. Verlag Prodos, Brake-Unterweser 1994

Tabelle 2.**5** Darstellung der Entwicklung der Architektur von Altenpflegeheimen in den letzten 50 Jahren (Quelle: KDA 1988)

Altenpflegeheime der 1. Generation 40er bis Anfang der 60er Jahre	2. Generation 60er bis 70er Jahre	3. Generation 80er Jahre
• **Leitbild Verwahranstalt** pflegebedürftiger „Insasse" wird „verwahrt"	• **Leitbild Krankenhaus** pflegebedürftiger „Patient" wird „behandelt"	• **Leitbild Wohnheim** pflegebedürftiger „Bewohner" wird „aktiviert"
• aus hohem Bedarf und wirtschaftlichen Zwängen resultieren einfachste Versorgungsformen	• Optimierung von Teilaspekten der Pflegeabläufe (z. B. Fäkalienbeseitigung)	• Versuch, Wohnbedürfnisse und Pflegeerfordernisse zu verbinden
• extrem hohe Belegungsdichte	• Überbetonung der Technik	• diskretes Angebot der Technik
• räumliche Enge	• stereotype räumliche Organisation	• räumliche Gestaltung des Wohnumfeldes
• minimale technische Ausstattung	• reaktive Pflege (Funktionsmängel der Alten werden als gegeben angenommen)	• Motivation zur Selbstständigkeit
• erschwerte Pflege	• Rehabilitation erfolgt außerhalb der Station	• Aktivierung im Wohnbereich, mehr Individualität, mehr Kommunikation
• 4-Bett-Zimmer: 6,0 qm/Bewohner 3-Bett-Zimmer: 6,5 qm/Bewohner, 2-Bett-Zimmer: 7,0 qm/Bewohner	• 3-Bett-Zimmer: 9,2 qm/Bewohner, 2-Bett-Zimmer: 10,8 qm/Bewohner	• 2-Bett-Zimmer: 13,0 qm/Bewohner 1-Bett-Zimmer: 15,7 qm/Bewohner
• 1 WC für 7,8 Bew., 1 Waschbecken für 2,3 Bew., 1 Einbauwanne für 19,5 Bew., 1 Stationsbad für 39 Bew.	• 1 WC für 4-6 Bew., 1 Waschbecken für 2-3 Bew., 1 Stationsbad für 35 Bew.	• 1 WC für 1-2 Bew., 1 Waschbecken für 1 Bew., 1 Dusche für 1-2 Bew., 1 Stationsbad für 20 Bew.
• 39 Bewohner pro Station 511,2 qm Bruttofläche/Station 13,1 qm pro Bewohner	• 35 Bewohner pro Station 999,0 qm Bruttofläche/Station 28,5 qm pro Bewohner	• 20 Bewohner pro Station 776,0 qm Bruttofläche/Station 38,8 qm pro Bewohner

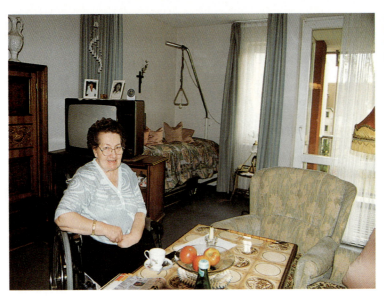

Abb. 2.**30** Auch im Pflegeheim kann das Zimmer individuell und gemütlich eingerichtet sein

2.5 Alte Menschen im Altenpflegeheim

H. Seibold

2.5.1 Situation der im Heim lebenden alten Menschen

»Frau H. (über 80 Jahre alt) erzählt:
„Bis vor zwei Jahren habe ich noch alleine im Haus meiner Eltern gelebt. Irgendwann ging das dann aber nicht mehr. Es war einfach zuviel und zu anstrengend für mich geworden. Da hab' ich mich dann entschlossen, ins Heim zu ziehen, und ich kann Ihnen sagen: Bis heute hab' ich's nicht bereut. Ich bin also sozusagen ganz freiwillig hier (lacht), … und mir gefällt es auch sehr gut hier. Wir haben hier doch wirklich nichts auszustehen, bekommen alles was wir brauchen. Wenn ich will, geht das auch. Was will man denn noch mehr? … Wenn ich jetzt zu Hause wäre, dann säße ich bestimmt ganz allein.« (Düx 1997)

»Herr G. (über 60 Jahre alt) erzählt:
„Ich komme mir hier so eingesperrt vor. Nichts kann ich mehr eigenständig machen. Früher habe ich mir ein paar Kaninchen gehalten. Als Hobby habe ich das betrieben. So was kann man hier alles vollkommen vergessen. Hier muss man sich in die große Masse einfügen. Extrawürste sind da nicht drin, was ja auch verständlich ist. (…) Es gibt hier ja wirklich kaum etwas, das man für sich hat oder machen kann. So gut wie alles, was ich früher in meiner Freizeit gemacht habe, das mußte ich aufgeben, als ich hierher gekommen bin.« (Düx 1997)

Heimeinzug

Das Leben in einem Altenpflegeheim wird von den betroffenen Menschen sehr unterschiedlich erlebt. Sie fühlen sich wohl im Heim und sind mit ihrer Situation zufrieden, wenn sie selbstbestimmt und freiwillig die Entscheidung für den Einzug treffen konnten und wenn sie ausreichend Zeit hatten, alles gründlich zu planen. Ganz anders geht es Menschen, die durch eine plötzlich auftretende schwere Erkrankung oder eine andere Notlage (z. B. Verlust des pflegenden Partners) unfreiwillig und meist unter Zwang in ein Altenpflegeheim einziehen müssen. Der plötzliche Verlust von allem, was ihr bisheriges Leben ausgemacht hat, ihre Gesundheit, ihre Selbstständigkeit, ihre Aufgaben und ihre Rollen in Familie und Nachbarschaft, ihre Wohnung, ihre Mobilität und das Wissen um die Unumkehrbarkeit der Situation bewirken eine soziale Entwurzelung, die dazu führen kann, dass sie das Leben im Heim eher wie ein Gefängnis erleben statt wie ein Zuhause. Für manche Menschen kann der Einzug ins Pflegeheim zum „sozialen Tod" (Kap. 9 „Sterben und Sterbebegleitung") führen.

Pflegepersonen, die alte Menschen beim Einzug ins Heim begleiten und pflegen, müssen um diese belastende Situation wissen. Für das Einleben und das Wohlbefinden in den ersten Tagen

2.5 Alte Menschen im Altenpflegeheim

und Wochen sind das Verhalten, die soziale Kompetenz der Mitarbeitenden, die Pflegequalität und die Angebote der Einrichtung von entscheidender Bedeutung.

> **! Merke:**
> - Der alte Mensch muss spüren, dass er in seiner Persönlichkeit geachtet und akzeptiert ist.
> - Er muss erleben, dass er selbstbestimmt und so weit wie möglich, selbstständig seinen Alltag nach seinen bisherigen Gewohnheiten gestalten kann.
> - Er soll spüren, dass er an der Planung seiner Pflege beteiligt wird und dass seine Wünsche und Bedürfnisse ernst genommen werden.
> - Der alte Mensch sollte die Möglichkeit erhalten, Kontakte zu Gruppen und Kreisen im Stadtteil zu knüpfen.
> - Ihm sollten die vielen Angebote im Haus nahe gebracht werden, die ihm helfen, seinen Tag zu gestalten, seine Kräfte in den ihm möglichen Situationen zu trainieren. Dabei wird er entdecken, dass es noch manche Dinge gibt, die Spaß machen.

> **Anregung**
> - Notieren Sie Ihre persönlichen Erfahrungen mit Verlusten und Situationen, in denen Sie gezwungen wurden, Dinge zu tun, die Sie in Ihrer Persönlichkeit beeinträchtigt haben. Was hat Ihnen in solchen Situationen geholfen, welche Reaktionen Ihrer Umwelt haben Ihnen gutgetan, was hat Sie noch mehr verletzt?
> - Diskutieren Sie mit Ihren Kolleginnen Ihre persönlichen Erfahrungen. Überlegen Sie, welche Parallelen es gibt zwischen der Situation, in der Sie Verluste erlebt haben, und der alter Menschen im Heim.
> - Welche Konsequenzen für Ihr pflegerisches Handeln ziehen Sie daraus?

In diesem Abschnitt werden die Aufgaben eines Pflegeheimes dargestellt, mit Blick auf Heimeinzug und Wohnen. Ergänzend werden die Themen Grundrechte für Heimbewohner und aggressives Verhalten als Stichworte zur „Situation der im Heim lebenden alten Menschen" dargestellt. Ziel der Arbeit muss es sein, den Bewohnern ein möglichst selbstbestimmtes und selbstständiges Leben und Wohnen zu ermöglichen.

Der Einzug in ein Alten- und Pflegeheim bedeutet für den oder die Betreffende eine einschneidende Krisensituation. Daher müssen die Vorbereitung, der Einzug und die Phase der Eingewöhnung besonders aufmerksam und einfühlend begleitet werden.

Dies wird auch daran deutlich, dass alle am Betrieb und der Finanzierung von Pflegeheimen beteiligten Institutionen „Gemeinsame Grundsätze und Maßstäbe zur Qualität und Qualitätssicherung einschließlich des Verfahrens zur Durchführung von Qualitätsprüfungen nach § 80 SGB XI in vollstationären Pflegeeinrichtungen" im Oktober 1996 erlassen haben.

Diese Institutionen sind:

- die Vereinigung der Träger vollstationärer Pflegeeinrichtungen auf Bundesebene,
- die Bundesarbeitsgemeinschaft der überörtlichen Träger der Sozialhilfe, Karlsruhe,
- die Bundesvereinigung der kommunalen Spitzenverbände,
- die Spitzenverbände der Pflegekassen.

Unter Punkt 3.2.2.2 Prozessqualität dieser „Gemeinsamen Grundsätze ..." ist nachfolgender Absatz zu lesen:

> »*„Vorbereitung des Heimeinzugs: Der Umzug in die Einrichtung wird mit dem zukünftigen Bewohner und seinen Angehörigen vorbereitet. Hierzu soll ein Besuch in der eigenen Häuslichkeit oder im Krankenhaus durchgeführt werden. Dabei sind unter anderem der Hilfebedarf, die gewünschten bzw. notwendigen Versorgungsleistung und die individuellen Gewohnheiten des zukünftigen Bewohners zu besprechen. Über die Mitnahme persönlicher Dinge wird der zukünftige Bewohner beraten."*«

Der Einzug in ein Pflegeheim verläuft in verschiedenen Phasen. Die Mitarbeiterin des Sozialdienstes und/oder die Pflegedienst- bzw. Wohnbereichsleitung sind für die Gestaltung dieser Phasen des Einzugs verantwortlich.

Vorbereitung

Informationen durch das Heim. Zukünftige Bewohner und ihre Angehörigen werden sich über verschiedene Heime informieren. Beim ersten Kennenlernen sind folgende Maßnahmen hilfreich:

- Rundgang durchs Haus,
- Besichtigung eines freien Zimmers,

- Gespräch mit einem Mitglied des Heimbeirats,
- klare Informationen über die Angebote des Hauses, z. B. pflegerische und regelmäßige hauswirtschaftliche Leistungen, Mahlzeiten, Speisepläne, Beschäftigungs- und Freizeitangebote, therapeutische Möglichkeiten, ärztliche Betreuung, Kontakte zum Stadtteil, Kosten und Finanzierungsmöglichkeiten, Leistungen der Pflegekasse usw.
- klare Informationen über die Grenzen der Angebote, z. B. pflegerische und hauswirtschaftliche Leistungen bei den unterschiedlichen Pflegestufen,
- Angebot zum Probewohnen für zwei bis vier Wochen.

Informationen über die zukünftige Bewohnerin. Hat sich ein alter Mensch für eine bestimmte Einrichtung entschieden, so sind weitere Maßnahmen erforderlich:

- Ein Besuch in der bisherigen Wohnung sollte durch die Sozialarbeiterin und/oder die Pflegedienstleistung vorgenommen werden mit dem Ziel, so viele Informationen wie möglich über die bisherige Lebenssituation, über Gewohnheiten und Bedürfnisse des alten Menschen in Erfahrung zu bringen.
- Es wird besprochen, welche persönlichen Dinge (Möbelstücke, Bilder, Erinnerungsstücke, Kleidung, Wäsche usw.) ins Heim mitgenommen werden können und sollen.
- Muss der Einzug vom Krankenhaus aus geschehen, so muss auch dort ein Besuch der Sozialarbeiterin und/oder der Pflegedienstleitung erfolgen.
- Ergänzend zu einem Besuch im Krankenhaus sollte auch ein Besuch zu Hause erfolgen, um die häusliche Situation und die Lebensgewohnheiten erfassen zu können.

Diese Vorbereitungen können entscheidend sein für das spätere Wohlbefinden des alten Menschen im Heim.
Informationen, die bei einer aufmerksamen Beobachtung in der Wohnung gewonnen werden, helfen, die Gewohnheiten und Lebensweise der neuen Bewohnerin zu verstehen.

- Wie ist die Kommunikation, wie sind die Verhältnisse zwischen der zukünftigen Bewohnerin und ihren Angehörigen?
- Wie ist die technische Ausstattung der Wohnung (Elektrogeräte) und die Art der Möblierung?
- Was ist in Hinsicht auf Sauberkeit und Ordnung zu beobachten? (**Vorsicht:** Mangelnde Sauberkeit und Ordnung kann auf unzureichende Selbstversorgungskompetenz hinweisen, aber auch auf einen bestimmten Lebensstil, was es herauszufinden gilt.)
- Sind Verwahrlosungserscheinungen (z. B. Müll und Abfälle auf dem Boden, Geruchsentwicklung, Ungeziefer) als Hinweis auf die Selbstversorgungskompetenz zu erkennen?
- Gibt es aufgestellte Erinnerungsstücke (z. B. Pokale, Krüge, Mitbringsel, Geschenke)?
- Sind Familienfotos, selbstgemalte Bilder, Zeitungsartikel, Kreuze, Heiligenbilder u.ä. an den Wänden (Abb. 2.**31**)?
- Welche Hinweise finden sich auf weltanschauliche und religiöse Orientierung?
- Wie ist der Einrichtungsstil gehalten (z. B. gemütlich, funktional, luxuriös oder einfach)?
- Finden sich Bücher, Zeitschriften, Schallplatten, CDs und Ähnliches? (KDA 1998)

Tag des Einzugs

Das Zimmer ist vorbereitet. Auf dem Tisch steht ein Empfangsgruß, z. B. Blumen, ein Getränk, Obst und eine Begrüßungskarte (Abb. 2.**32**) mit einem Foto der Einrichtung und weiteren auch für die Angehörigen wichtigen Informationen.

- Eine Mitarbeiterin aus der Frühschicht und eine aus der Spätschicht werden in den kommenden zwei bis vier Wochen (Zeit ist abhängig von der Eingewöhnungssituation – muss im individuellen Pflegeplan vermerkt sein) Bezugspersonen für die neue Heimbewohnerin sein.
- Die Pflegeperson bietet der Neuangekommenen und ihren Angehörigen ein Getränk an, dabei sollte über Vorlieben, Gewohnheiten und Rituale gesprochen werden.
- Die Informationen über Räumlichkeiten, Tagesstruktur, Mitbewohner usw. werden von den Bezugspflegenden übermittelt.
- Die Vielzahl der neuen Informationen werden in kleine, überschaubare „Portionen" aufgeteilt und immer wieder wiederholt.
- Die Bewohnerin wird dem Heimbeirat und den Mitbewohnern des Wohnbereichs vorgestellt.
- Die Bezugspersonen sind für die erste Informationssammlung zur Pflegeplanung zuständig.
- Sie erstellen, zusammen mit der Leitung des Wohnbereichs, einen vorläufigen Pflegeplan.

2.5 Alte Menschen im Altenpflegeheim

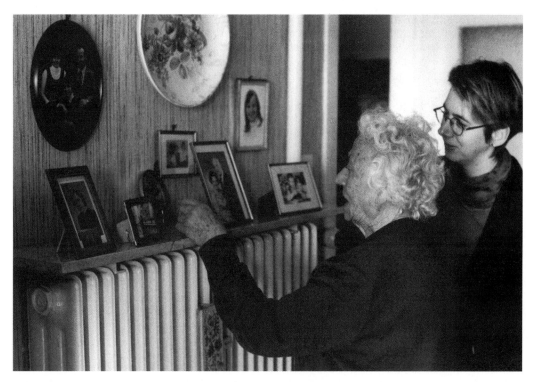

Abb. 2.**31**   Gespräche an Hand von Familienfotos helfen zu verstehen

Abb. 2.**32**   Begrüßungskarte für neue Heimbewohner

Wir heißen Sie in unserem Haus herzlich willkommen!

Sie wohnen im: ....
(genaue Anschrift der Einrichtung)

Ihr Wohnbereich heißt ....
Ihr Zimmer liegt in der .... Etage. Es hat die Nummer ....

Die Leiterin Ihres Wohnbereichs heißt ....
Sie ist telefonisch unter der Nummer .... zu erreichen.

In den kommenden Tagen betreut sie Herr/Frau ....
....

Die Heim-/bzw. Pflegedienstleitung
erreichen Sie unter der Nummer ....
Heimleiter/-in ist Herr/Frau ....
Pflegedienstleiter/-in ist Herr/Frau ....

Die Mahlzeiten werden im .... gereicht:
    Frühstück in der Zeit   von .... bis ....
    Mittagessen   ab ....
    Nachmittagskaffee   ab ....
    Abendbrot   von .... bis ...

Alle bisher verfügbaren Informationen werden dabei berücksichtigt. Der Plan muss schon am nächsten Tag kontrolliert und möglicherweise ergänzt und/oder verändert werden.

Zeit der Eingewöhnung

Für eine begrenzte Zeit (ca. 2-4 Wochen) wird die neue Heimbewohnerin intensiv durch die Bezugspflegekräfte und die Sozialarbeiterin begleitet. Tägliche Besuche und wiederholende Informationen, Einführen in bestehende Gruppen und Kreise helfen das Fremdheitsgefühl zu überwinden. In manchen Einrichtungen haben sich regelmäßige Treffen mit den neu eingezogenen Menschen bewährt. Sie sind zu festen Integrationshilfen geworden.

Bedeutung des Wohnens

„Ein Bett, das ist doch keine Wohnung" (Abb. 2.**33**). Dieser Satz ist für alle, die eine Wohnung haben, und sei sie noch so klein, eine selbstverständliche Aussage. Für Menschen, die in ein Pflegeheim einziehen, kann der Satz: „Ein Bettplatz im Doppelzimmer des Pflegeheims X wird jetzt meine Wohnung sein", schnell zur bedrohlichen Realität werden. Der Einzug in ein Pflegeheim bedeutet: Verlust des Zuhauses. Das macht den meisten Menschen Angst. Es sind dann oft Sätze zu hören: „... dann hab ich keinen Ort mehr, wo ich hingehöre, ... wo bin ich dann noch zu Hause?"

> **Anregung**
> - Sammeln Sie Sprichwörter und Redensarten zum Thema Wohnen, z. B. „my home is my castle".
> - Suchen Sie den Sinngehalt dieser Sprüche und tragen Sie zusammen, was „Wohnen" bedeutet.
> - Was gehört selbstverständlich zu Ihrer Wohnung?
> - Wodurch kann ein Bettplatz im Pflegeheim zu einer Wohnung werden?
> - Diskutieren Sie Ihre Ergebnisse unter der Frage: Wie müssen Altenpflegeheime gestaltet sein, dass sie alten Menschen Wohnung sein können?

D Wohnen bedeutet: An einem Ort ein Zuhause haben, sich wohl fühlen und Geborgenheit erleben.

Die Art, wie wir wohnen, und der Ort, wo wir wohnen, hat Auswirkungen auf unser Wohlbefinden. Redensarten zeigen, was Wohnen für uns bedeuten kann:

- „Die Türe hinter sich zumachen können" im Sinne von: seine Ruhe haben, von anderen unbelästigt sein.

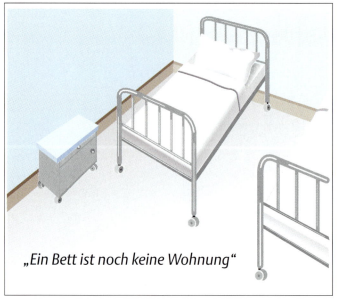

Abb. 2.**33** Bettplatz im Heim

„Ein Bett ist noch keine Wohnung"

• „Sich in seine vier Wänden zurückziehen" im Sinne von: sich vor den neugierigen Blicken anderer schützen.

> ❗ Jeder Mensch braucht eine Wohnung, um darin ungestört sein individuelles Leben leben zu können
> • Die Wohnung bietet Schutz und Sicherheit.
> • Sie bietet Raum für ganz privates und intimes Leben.
> • Sie kann der Ort sein für Entspannung und Regeneration, der Ort, an dem Geborgenheit erlebt wird.
> • Der Wohnort wird zum Orientierungspunkt, zu dem wir immer wieder zurückkehren.

Zum Wohnen gehören die Dinge, mit denen wir leben: das Bett, der Tisch, die Stühle, der Sessel, die Bilder an den Wänden, die Fotoalben und Bücher in den Schränken, die vielen kleinen und großen Gegenstände, die eine Wohnung unverwechselbar machen und die Zeiten und Ereignisse eines Lebens gegenwärtig halten. Die Dinge leben mit uns und wir gestalten mit ihnen unsere ganz persönliche Welt. Die vier Wände, auch die Straße und die Lage im Stadtviertel: Das ist alles wichtig und gehört zum Wohnen.

Zum Wohnen gehören die Menschen, mit denen wir leben: unsere Familie, die Freunde, die Nachbarn, aber auch der Postbote und alle, mit denen wir einen Teil unsere Lebens im Stadtviertel teilen.

Alte Menschen, die in ein Pflegeheim einziehen, lassen all dies zurück. Diese Verluste verändern das Leben der Betroffenen und beeinflussen das Wohlbefinden (S. 97). Sie werden im wirklichen Wortsinn heimatlos. Deshalb brauchen sie im Heim eine Wohnung, einen Ort, wo sie hingehören, einen Raum, in dem sie geschützt und geborgen sind, und Menschen, die sich ihnen zuwenden und mit ihnen eine Beziehung eingehen.

> ❗ Alte Menschen, die in einem Altenpflegeheim leben, brauchen einen Raum, in dem sie sicher und ungestört sein können, den sie nach ihren Wünschen und Bedürfnissen gestalten können und der groß genug ist, dass Möbel und Dinge, die ihnen lieb sind, darin Platz finden: einen Raum, in dem sie sich zu Hause fühlen können.

Die Wohnung bekommt für älter werdende Menschen noch einen weiteren, das ganze Leben bestimmenden Stellenwert. W. Saup und M. Reichert berichten von Untersuchungsergebnissen, die besagen, dass „ältere, nicht mehr erwerbstätige Menschen, nur noch weniger als drei Stunden am Tag außer Haus verbringen". Sie formulieren: „Alltag im Alter heißt Wohnalltag".

Das Wohnen in den eigenen vier Wänden, die selbstständige Haushaltführung und die Teilnahme am Leben im Stadtteil ist für älter werdende Menschen von allergrößter Bedeutung. Das Altern bringt allerdings auch mehr und mehr Probleme, die das selbstständige Wohnen beeinträchtigen, wie z. B.

– Störungen der Bewegungsfähigkeit (Kap. 5.2 „Sich bewegen können", S. 256 ff),
– Störungen der Hör- und Sehfähigkeiten (Kap. 5.1 „Kommunizieren können", S. 240 ff),
– Nachlassen der geistigen Leistungsfähigkeit usw. (Kap. 6.3 „Demenzerkrankungen", S. 510 ff).

Für Menschen, die im Pflegeheim leben, so berichten W. Saup und M. Reichert an anderer Stelle, geschehen 90 % aller Aktivitäten im Heim, davon 60 % im eigenen Zimmer. Sie folgern daraus: „Die Umwelt von Heimbewohnern beschränkt sich fast ausschließlich auf das Heim, und dort wird das eigene Zimmer zum Hauptaufenthaltsort, nahezu alle Lebensäußerungen sind auf diesen räumlich-sozialen Bezug fixiert." Das bedeutet, dass Heimbewohnerinnen außer ihrem Zimmer und dem Wohnbereich fast nichts mehr von der Umwelt wahrnehmen.

> **Anregung**
> • Machen sie sich bewusst, welche Einschränkungen sie akzeptieren müssten, wenn Sie Ihr Zimmer, Ihre Wohnung nicht mehr verlassen könnten.
> • Was würden Sie denken, welche Gefühle würden in Ihnen wach werden?
> • Was würden Sie von den Menschen Ihrer Umgebung erwarten?

Gestaltung des Wohnbereichs

An dieser Stelle sollen wegen der großen Bedeutung der Wohnqualität einige Grundforderungen an die Gestaltung von Wohnbereichen in Einrichtungen der stationären Altenhilfe genannt werden. Jede Wohnung, jede Einrichtung, in der Menschen zusammen leben, besteht aus drei Bereichen:

- *dem privaten (p) Bereich:* Schlafzimmer, Badezimmer, Toilette, Küche. Diese Räume werden allein von den Bewohnern genutzt,
- *dem halbprivaten (hp), z. T. auch schon halböffentlichen (hö) Bereich:* Diele, Wohnzimmer. Hier werden Personen empfangen, die der Familie nicht so nahe stehen,
- *dem öffentlichen (ö) Bereich:* Hauseingang, Treppenaufgang, Flure. Dieser Bereich ist allen Personen offen, die in irgendeiner Form etwas in diesem Haus zu tun haben (z. B. Handwerker, Besucher, Mitarbeiter von Reinigungsfirmen und andere).

In einer privaten Wohnung sind diese drei Bereiche einander so zugeordnet, dass das Leben der Familie durch Fremde so wenig wie möglich gestört wird. In Einrichtungen der stationären Altenhilfe wurde bislang wenig über solche Zuordnungen nachgedacht. So sind Gemeinschaftstoiletten, wenn die Bewohnerinnen keine eigene Naßzelle haben, oft nur über weite Wege auf öffentlichen Fluren zu erreichen. Diese Situation missachtet die Privat- und Intimsphäre in hohem Maß. In Altenpflegeheimen sollte daher die Zuordnung der privaten, halbprivaten-halböffentlichen und die öffentlichen Räume nach dem in Abb. 2.**34a** dargestellten Schema erfolgen.

In der Wohngruppe entscheidet auch die Lage des gemeinsamen Wohnzimmers darüber, ob die Bewohnerinnen diesen Raum als ihr Wohnzimmer anerkennen können. Es sollte zentral, von allen Bewohnerzimmern aus direkt zu erreichen sein, ohne Umwege über lange Flure (Abb. 2.**34b**).

Die Gruppe (Bewohnerinnen und Mitarbeiterinnen) gestalten das Wohnzimmer nach ihren Wünschen und Bedürfnissen. Es muss unverwechselbar **ihr** Wohnzimmer sein. Dieser Raum muss Leben vermitteln, Anregungen für die Sinne bieten und Dinge mit Aufforderungscharakter zur Aktivierung und zur Gestaltung des Tagesablaufs bereitstellen. Das Wohnzimmer soll ein Ort sein in dem gelebt und „gearbeitet" wird. Hier sollte eher ein „gebremstes Chaos" anstelle von Ordnung und Sterilität vorherrschen.

Die Gestaltung einer Wohngruppe sollte sich an den in Tab. 2.**6** dargestellten Grundforderungen orientieren.

Das Zimmer: ein Ort zum Wohnen und territorialer Bereich

Das Zimmer ist der Ort, in dem Heimbewohner Privatheit, Intimität und Geborgenheit suchen (Abb. 2.**36**). Sie brauchen einen Bereich, den sie als ihr Territorium erleben können. Menschen und Tiere beanspruchen einen solchen territorialen Bereich, eine Schutzzone, in der sie sich ohne Angst vor Fremden bewegen können. Aus der Tierwelt wissen wir, wie Tiere ihr Revier, ihr Territorium verteidigen. Auch wir Menschen brauchen unser „Revier", den geschützten Raum um uns. Wir brauchen daher Distanz zu dem, was uns fremd ist. An einem unbewussten, ganz spontanen Verhalten ist das zu beobachten. Zum Beispiel in der Eisenbahn, wenn eine uns fremde Person neben uns Platz nimmt, rücken wir ganz automatisch zur Seite: Wir wollen nicht, dass uns jemand so „auf die Pelle rückt". Wir sorgen für die Distanz und auch für die Nähe, die wir brauchen.

In einem Doppel- oder Mehrbettzimmer im Pflegeheim ist der territoriale Bereich besonders gefährdet. Die Bewohner können kaum verhindern, dass Mitbewohner an ihr Bett stoßen, sich

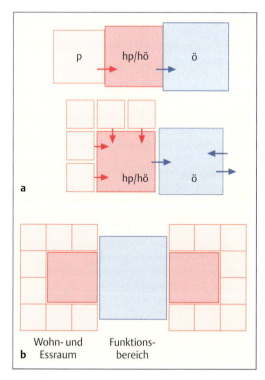

Abb. 2.**34a** u. **b** Raumanordnung in Altenpflegeheimen
a Zuordnung der privaten (p), halbprivaten / halböffentlichen (hp/hö) und öffentlichen (ö) Räume
b Schematischer Grundriss eines Wohnbereichs

Tabelle 2.**6** Grundforderungen für die Gestaltung einer Wohngruppe, eines Bewohnerzimmers und der Sanitärräume

Wohn-gruppe	Zuordnung von acht bis zehn Bewohnerinnen (mindestens 80 % Einzelzimmer) zu einer Wohngruppe mit Wohn- und Esszimmer inklusive Küchenzeile Eine alle Sinne anregende Gestaltung ist anzustreben, entsprechend sind die Materialien und andere Elemente zu wählen (z. B. Holz, warme Farben, nicht blendende Beleuchtung, Alltagsgerüche aus der Heimküche usw.). Die Einrichtung soll „Lust auf Tun" vermitteln (z. B. Wäsche falten und bügeln, Küchengerätschaften zum Hantieren usw.). Zeitungen, Zeitschriften, Bild- und Photobücher Raum für ein Leben mit Tieren, nicht nur Vögel und Fische, sondern auch Katzen und Hunde Pflegearbeitsräume, Verteilerküchen und Pflegebäder können von mehreren Wohngruppen benützt werden, sie sind nicht im Mittelpunkt der jeweiligen Wohngruppe Flure mit Haltestangen auf beiden Seiten und rutschfeste, nicht spiegelnde Fußböden
Bewohnerzimmer	Einzelzimmer, die groß genug sind, um eigene Möbel stellen zu können Doppelzimmer, in denen jede Bewohnerin ihre persönliche Nische hat, möglichst mit einem Fenster (zum Unterteilen eignen sich Paravents, Vorhänge oder Schränke), territoriale Aufstellung Nasszelle für jedes Bewohnerzimmer Fenster, die bis zum Fußboden reichen, um auch im Sitzen das Leben draußen beobachten zu können ausreichend Verkehrsfläche für Rollstühle, Hebegeräte, Lifter, Gehhilfen und Ähnliches Möglichkeit, das eigene Bett von zu Hause mitbringen zu können, bis ein Pflegebett notwendig wird ein bequemes Pflegebett, das die Wohnatmosphäre unterstützt, mit dazu passendem Nachttisch
Sanitärräume (Nasszellen)	behindertengerechte Toiletten, in denen Rollstühle, ohne anzustoßen, bewegt werden können Schrankraum und Abstellflächen auch für Pflegeutensilien In den Sanitärräumen, die ohne Wege über Flure direkt vom Bewohnerzimmer aus erreichbar sind, sollten vorhanden sein: Toiletten mit ausreichend Platz rechts und links zum Überfahren mit Toilettenstühlen und Haltegriffen an beiden Seiten (Abb. 2.**35a**) fußbodengleiche Duschen mit klappbarem Sitz und Haltegriffen (Abb. 2.**35b**) unterfahrbare Waschbecken mit Haltegriffen rechts und links (Abb. 2.**35c**) Kippspiegel, damit auch sitzende Personen sich im Spiegel sehen können (Abb. 2.**35d**)

auf „ihren" Stuhl setzen oder sonst in ihr Territorium eindringen, wenn auch nur mit den Augen. Häufig trifft man in Doppelzimmern noch auf die sog. **Klinikaufstellung** der Betten. Zwei Betten stehen parallel im Raum, sie sind von drei Seiten her zugänglich (Abb. 2.**37a**). Im Krankenhaus macht diese Aufstellung Sinn, pflegerische Maßnahmen sind von drei Seiten her möglich. Das Zimmer im Altenpflegeheim soll aber Wohnung und ein Zuhause für den alten Menschen sein. Also braucht er einen territorialen Bereich, in dem er sich sicher und unangetastet fühlen kann, von dem aus er seine Bedürfnisse nach Nähe oder Distanz regulieren kann.
Abb. 2.**37b** zeigt eine sog. **territoriale Aufstellung** der Betten. Jede Bewohnerin hat ihren Bereich, ihren Schrank, möglichst noch ihr eigenes Fenster. Die Mitbewohnerin kann sich im Zimmer bewegen, ohne das Territorium der Nachbarin zu verletzen. Mitarbeiterinnen müssen darauf achten, dass in den Doppel- und Mehrbettzimmern so viel territoriale Unversehrtheit wie möglich erlebt werden kann. Die Voraussetzungen dazu müssen von den Trägern der Einrichtungen geschaffen werden, die Mitarbeiterinnen der Pflegebereiche sind für die Ausführung zuständig.

> **Anregung**
> - Sammeln und fotografieren Sie originelle und gelungene Ideen zur Gestaltung von Wohngruppen und öffentlichen Bereichen in Pflegeheimen.
> - Legen Sie eine Ideensammlung an, die Sie auch Kolleginnen aus Ihren Praxiseinrichtungen zeigen könnten.

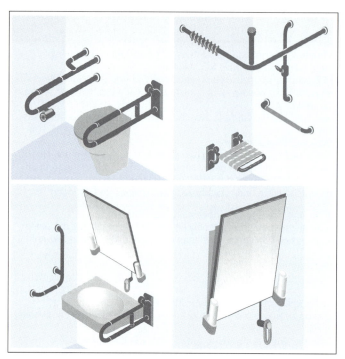

Abb. 2.**35a–d** Ausstattung von Sanitärräumen
a Haltegriffe an beiden Seiten der Toilette
b Dusche mit Klappsitz und Haltegriffen
c Unterfahrbares Waschbecken mit Haltegriffen
d Kippspiegel

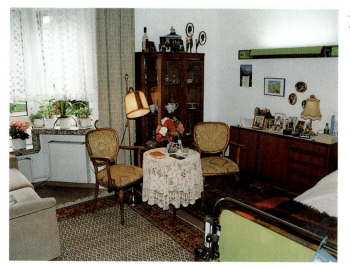

Abb. 2.**36** Wohnliches und individuell gestaltetes Pflegezimmer

2.5 Alte Menschen im Altenpflegeheim

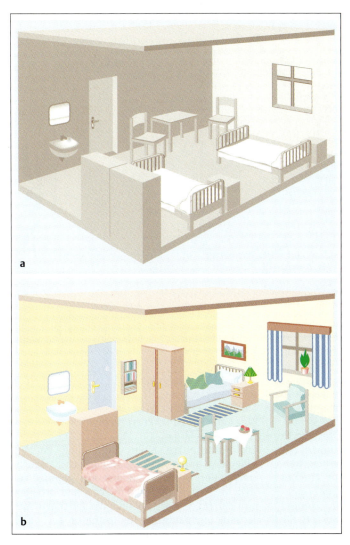

Abb. 2.**37a** u. **b** Doppelzimmer sollten so eingerichtet werden, dass jeder Bewohner seine persönliche Ecke hat
a Klinikaufstellung
b Territoriale Aufstellung

Öffentlicher Bereich

die Atmosphäre in öffentlichen Bereichen sollte ansprechend und wohnlich sein. In der Eingangshalle und in den Fluren sind ausreichend und gut lesbare Orientierungsschilder anzubringen, damit Bewohner und Besucher sich zurechtfinden. Farben, unterschiedliche Gestaltung einzelner Etagen durch Pflanzen, individuelle Möbel, Bemalung von Türrahmen (Abb. 2.**38**) tragen zur besseren Orientierung und damit zum Wohlbefinden aller im Haus wesentlich bei.

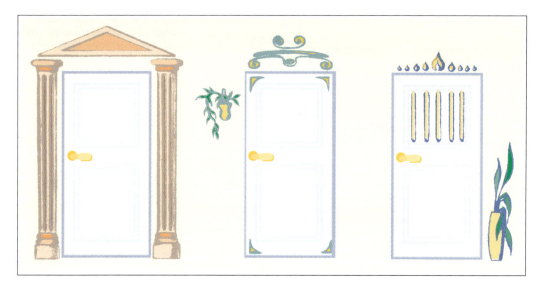

Abb. 2.**38** Beispiel für die Bemalung von Türrahmen

Kreative Aufgabe
1. Schritt: Stellen Sie sich Ihre Wohnung vor, erstellen Sie eine Liste all der Dinge, auf die Sie in keinem Fall verzichten möchten.
2. Schritt: Stellen Sie sich vor, Sie ziehen in zwei Wochen ins Altenpflegeheim. Der Grundriss des Ihnen zur Verfügung stehenden Zimmers ist in Abb. 2.**39** dargestellt. Es entspricht mit ca. 25 qm einem Zimmer der gehobenen Klasse. Überlegen Sie nun, welche Ihrer Möbel Sie in diesem Zimmer unterbringen können. Welche Ihrer Erinnerungsstücke werden in diesem Zimmer einen Platz finden? Welche werden Sie zurücklassen müssen?
3. Schritt: Listen Sie alle die Dinge auf, die in der ersten Liste bereits stehen, die Sie aber aus Platzgründen nicht mitnehmen können. Stellen Sie sich diese Situation so realistisch wie möglich vor.
4. Schritt: Notieren Sie alle Gedanken und Gefühle, die Ihnen jetzt durch den Sinn gehen.
5. Schritt: Welche Konsequenzen ergeben sich aus dieser Aufgabe für Ihre Arbeit als Altenpflegerin?

Heimatmosphäre

Von der Atmosphäre einer Einrichtung hängt ab, ob sich die Menschen, die dort leben, wohl fühlen. Häufig kann man die Atmosphäre, „den Geist des Hauses", schon beim Betreten wahrnehmen, z. B.:

》„die heitere und fröhliche Atmosphäre hier steckt an."
„In diesem Haus ist dicke Luft."
„Die kalte Pracht wirkt erdrückend."《

Die Atmosphäre einer Einrichtung entsteht einerseits durch Möbel, Farben, Licht, Pflanzen und Bilder. Sie wird andererseits geprägt von den Menschen, die in ihr leben und arbeiten, von der Art, wie sie miteinander umgehen. Eine lockere, entspannte, heitere Atmosphäre schafft Wohlbefinden und Zufriedenheit, sie kann Kennzeichen guter Pflegequalität sein (Abb. 2.**40**).
Wodurch eine gute oder schlechte Atmosphäre entsteht, ist in Tab. 2.**7** benannt.

Grundrechte für Heimbewohner

Die Respektierung der Menschenwürde und die Wahrung der Grundrechte, wie sie im Grundgesetz der Bundesrepublik Deutschland verankert sind, gelten auch für Menschen, die in sozialen Institutionen leben. In Altenpflegeheimen besteht die Gefahr, aufgrund von Strukturen und Gewohnheiten Grundrechte der Heimbewohner, vor allem ihre Würde und ihre Selbstbestimmung zu missachten. In Großbritannien entdeckten Prof. Th. Klie u.a. ein interessantes Konzept, das die Sicherung der Grundrechte der Heimbewohner zum Inhalt hat. Diese Prinzipien

2.5 Alte Menschen im Altenpflegeheim

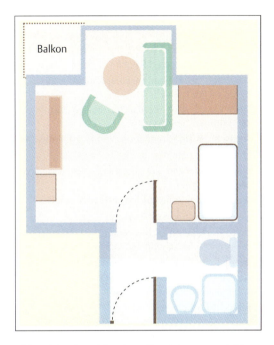

Abb. 2.**39** Grundriss eines Einzelzimmers mit Nasszelle im Pflegeheim

könnten auch in der Bundesrepublik Deutschland Grundlage für ein bewohnerorientiertes Pflegekonzept sein. Es ist einsetzbar als Instrument zur Erfassung und Verbesserung der Struktur-, Prozess- und Ergebnisqualität. Das englische Konzept „Homes are for living in" (Heime zum Leben) wird ausführlich im Kap. S. 457 „Für eine sichere und fördernde Umgebung sorgen können" dargestellt.

Im Katalog „Umsetzung der Bürgerrechte für Heimbewohner" werden die Dimensionen der Grundrechte für den Alltag im Pflegeheim deutlich. Er kann als Checkliste eine Hilfe zur Überprüfung der Prozessqualität sein:

Umsetzung der Bürgerrechte für Heimbewohner
(Harris et al. 1995):

Ein gutes Heim wird versuchen

1. sicherzustellen, dass kein Bewohner inhuman behandelt oder diskriminierenden Behandlungen – physisch oder psychisch – unterzogen oder gegen seinen Willen zu Tätigkeiten gezwungen wird;
2. die Freiheit des Wissens, der Gedanken und des Glaubens zu fördern, zur Teilnahme an politischen Prozessen und freigewählten

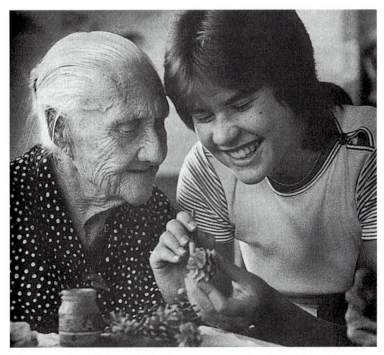

Abb. 2.**40** Eine gute Heimatmosphäre entsteht auch durch die Freundlichkeit und Zugewandtheit der Mitarbeiterinnen

Tabelle 2.**7** Vergleich: Was macht ein gutes, was macht ein schlechtes Heimklima aus? (in: Altenheim 8/84)

Gutes Heimklima	Schlechtes Heimklima
• miteinander reden	• übereinander reden, Intrigen
• einander akzeptieren, verstehen, leben lassen, tolerieren	• gegenseitiger Konkurrenzkampf, aufeinander herumhacken, Ablehnen
• gegenseitiges Bemühen, Teamarbeit, vom Team getragen	• Einzelkämpfertum, Konkurrenzdenken, Vereinsamung
• wechselseitige Entwicklung stimulieren	• seelisch-geistige Stagnation, Verlust an Motivation
• positive Einstellung zur Arbeit, zum Heim, Loyalität	• gleichgültige Mitarbeiter, keine Loyalität
• eigene Ideen verwirklichen, Fähigkeiten einsetzen können, Initiative	• Befehle ausführen, unselbstständig und ängstlich sein, warten auf ...
• sich so geben können, wie man ist	• eine (fremde) Rolle spielen, sich verstecken
• an den anderen denken	• sich egoistisch in Szene setzen
• offen, gelöst sein können, Vertrauen haben	• sich zurückhalten, sich verkrampfen, einander misstrauen, Beziehungsschwund
• sachliche Problemlösung	• persönliche Anrempeleien, Sündenbocksyndrom
• sich auseinander setzen, sich aussprechen	• sich zerstreiten, Konflikte verdrängen, Auseinandersetzung verhindern
• gute Arbeitsbedingungen	• schlechte Arbeitsbedingungen
• Vorgesetzte, Mitarbeiter, die sich für die Belange ihrer Mitarbeiter und Kollegen einsetzen	• Vorgesetzte, Mitarbeiter, die sich nur um sich selbst und um ihre Position kümmern
• klare Trennung von Kompetenzen	• sich in Kompetenzbereiche anderer einmischen
• Pünktlichkeit	• Termine verpassen
• wenig Arbeitsausfälle	• häufige Krankheiten, Unfälle, übermüdete Mitarbeiter
• geforderte Mitarbeiter	• über-, unterforderte Mitarbeiter
• partnerschaftlicher Umgang mit Bewohnern	• abwertender und verkindlichender Umgangston der Mitarbeiterinnen mit den Bewohnern
• vertrauensvolle Einbeziehung der Angehörigen	• Ablehnung, Konkurrenzdenken und Angst vor den Angehörigen
• Beteiligung und Entscheidungen der Bewohner sind erwünscht	• versorgende Pflege, Pflegepersonen wissen, was Bewohner brauchen

Aktivitäten religiöser oder anderer Art zu ermutigen;
3. das Recht auf Freiheit – auch von der Teilnahme an Pflege und Behandlung – zu bewahren;
4. das private und familiäre Leben ebenso vertrauensvoll zu respektieren wie die persönlichen Angelegenheiten und die Privatsphäre;
5. Beziehungen, sexuelle und andere, sowie Heiraten zwischen Bewohnern untereinander und Außenstehenden zu erlauben und zu ermöglichen;
6. Gelegenheiten für gesellschaftliche oder andere Treffen, zu welchem Zweck auch immer, innerhalb und außerhalb des Heimes, ohne Auflagen zu ermöglichen;
7. die Bewohner mit Informationen und anderen geeigneten Mitteln zu versehen, die sie zur Wahrnehmung ihrer Rechte ermutigen und dabei unterstützen;
8. die individuellen Rechte vor jedweder Art von Diskriminierung, sei es aufgrund des Geschlechts, des Alters, der Rasse, der Hautfarbe, der Sprache, der Religion oder einer anderen politischen oder sonstigen Haltung zu schützen;
9. sicherzustellen, dass jede Intervention oder freiheitsbeschränkende Maßnahmen (zum Selbstschutz, zum Schutz anderer oder aus sonstigen Gründen) dokumentiert, dem Betroffenen und anderen Beteiligten erklärt und in regelmäßigen, vereinbarten Abständen überprüft wird;
10. Verfahren zu installieren, die die Bemühungen um Rechtssicherheit für die Bewohner überwacht.

Aggressives Verhalten und Gewalt im Altenpflegeheim

» „Frau W., über 70 Jahre erzählt:
„Die einen sind freundlich und arbeiten gewissenhaft und gründlich – und die anderen gehen mal ruppig mit einem um und nehmen keine Rücksicht auf meine Schmerzen. Ich habe z. B. Schmerzen unter der linken Fußsohle. Das sage ich jedesmal den Schwestern. Einige gehen dann behutsam damit um, sehr vorsichtig. Andere wiederum, die nehmen da keine Rücksicht auf denen ist das völlig egal." (Düx 1997) «

Zum Alltag eines Pflegeheims gehören leider auch Formen von Gewalt und Aggressivität. In der Vergangenheit wurde dies durch die verschiedenen Tötungsdelikte in einer bestürzenden Weise öffentlich. Eine umfassende und alle Aspekte dieser Thematik berücksichtigende Erörterung sprengt den Rahmen dieses Buches. Trotzdem sollen einige Anmerkungen dazu gemacht werden, verbunden mit dem Hinweis,

! dass Lernende und Praktikerinnen sich bewusst sein müssen, dass Gewalt gegen alte Menschen und das aggressive Verhalten mancher Bewohner Themen sind, für die in den einzelnen Teamgruppen Strategien entwickelt werden müssen, um Bewohner und Mitarbeiter vor Schaden zu bewahren ...

D Unter **Aggressivität** kann die Neigung verstanden werden, schnell und heftig zu reagieren. Aggressive Menschen wirken feindselig, sie zeigen deutliche Angriffsbereitschaft. Menschen, die in der Nähe von aggressiven Menschen leben, haben Angst, fühlen sich unwohl.
Mit dem Begriff **Gewalt** sind alle Formen von Beeinträchtigung gemeint, die Menschen einander zufügen und sich damit verletzen. Menschen können sich körperlich und seelisch-geistig verletzen und in ihrem Wohlbefinden beeinträchtigen.

Personale und strukturelle Gewalt

Gewalt kann verschiedene Ursachen haben:

- personale Gewalt: durch Menschen verübte Gewalt, die Menschen physisch oder psychisch verletzen kann,
- strukturelle Gewalt: durch Vorgaben, Verordnungen, Gebote und Verbote verursachte Gewalt, die Menschen verletzen und sie in ihrer Integrität beschädigen kann.

Sowohl bei Mitarbeiterinnen als auch bei Angehörigen können die verschiedenen Formen von Gewalt beobachtet werden. Gewalt kann von den Menschen ausgehen, die mit alten Menschen leben und arbeiten. Aber auch alte Menschen können aggressiv werden und ihrerseits Gewalt ausüben.
Personale Gewalt: Davon spricht man, wenn Mitarbeiterinnen oder Angehörige in ihrem Tun und Nichttun den alten Menschen Schaden zufügen. Die Verletzung kann im körperlichen und/oder seelisch-geistigen Bereich eintreten:
Körperliche (physische) Gewalt kann bewusst ausgeübt werden, meistens jedoch geschehen solche Misshandlungen unbewusst und in einer eher subtilen Art. Körperliche Gewalt manifestiert sich häufig in „unsachgemäßer" (gefährlicher) Pflege.

Beispiele für körperliche Gewalt:
- Bewohnerinnen werden vernachlässigt, sie bekommen das Essen als letzte, obwohl sie schon sehr lange sitzen und ungeduldig warten.
- Bekannte Wünsche und Bedürfnisse werden „vergessen" oder als „Strafe" für unangepasstes Verhalten vorenthalten.
- Bewohnerinnen, die nicht alleine essen können, werden mit „sanfter Gewalt" zum Essen gezwungen, auch wenn sie deutlich äußern, dass sie satt sind (Abb. 2.**41**). Oder es wird ihnen überhastet das Essen „hineingestopft", mit oft problematischen Konsequenzen für die Betroffenen (Erstickungsanfälle).
- Auch Unterlassungen bei Körperpflegemaßnahmen können Misshandlungen in diesem Sinne sein. Zum Beispiel, wenn inkontinente Bewohnerinnen stundenlang nicht trocken gemacht werden, wenn sie nicht mehr zur Toilette geführt werden mit der Argumentation: „Lassen Sie's doch laufen, Sie haben doch eine Windel an".

Von *seelisch-geistiger (psychischer) Gewalt* muss dann gesprochen werden, wenn Pflegende alte Menschen zurechtweisen, ausschimpfen, duzen, wie kleine Kinder behandeln und ihre Privat- und Intimsphäre missachten.

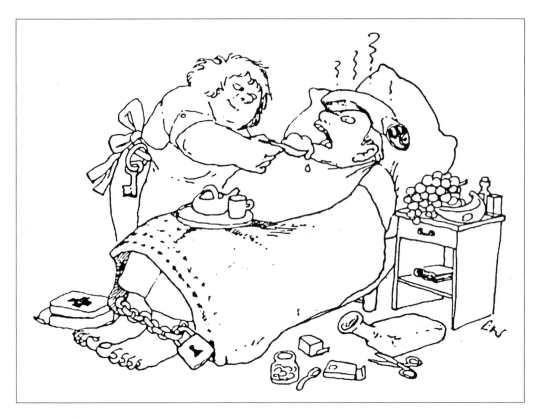

Abb. 2.**41** Überfürsorge als körperliche und personale Gewalt (aus Wirsing, K Psychologisches Grundwissen für Altenpflegeberufe. Beltz-Verlag, Weinheim 1997)

Beispiel:
Altenpflegerin H.: „Essen Sie das mal schön auf, (drohend) sonst bekommen wir zwei gleich großen Ärger miteinander, und das wollen wir doch nicht, oder? (weiter fütternd)
Frau D: Nein, ganz bestimmt nicht. Aber ich kann jetzt wirklich nicht mehr (dreht sich weg). (Düx 1997) ■

Der Entzug von Zuwendung und Bereitschaft zur Kommunikation bedeutet für die Betroffenen einen enormen Verlust an Lebensqualität. Konsequenzen daraus können körperliche und seelische Krankheiten sein, ein apathisches Sichzurückziehen und/oder Regredieren. Bisher noch rüstige und selbstständige alte Menschen können auf diese Weise in kurzer Zeit total hilfe- und pflegebedürftig werden.
Strukturelle Gewalt in sozialen Institutionen hat viele Gesichter.

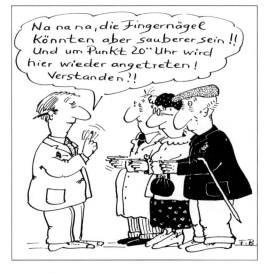

Abb. 2.**42** Hausordnung als Mittel struktureller Gewalt (Zeichnung: Franziska Becker)

Beispiele:
- ein starrer Tagesablauf, der von den Wünschen der Pflegekräfte und Mitarbeiterinnen der Hauswirtschaft diktiert ist, und dadurch auf die Bedürfnisse der einzelnen Bewohner keine Rücksicht nimmt (Frühstück um 8 Uhr 30, Abendessen um 17 Uhr 30, während der Nacht 14,5 Stunden Nahrungskarenz),
- langweilige Abende und leere Wochenenden,
- ein Mangel an qualifizierten Fachkräften,
- Mehrbettzimmer, die zu klein sind um eigene Möbel aufzustellen,
- keine Wahlmöglichkeiten zwischen Ein- und Mehrbettzimmern,
- wenige oder ungeeignete Gemeinschaftsräume,
- wenige oder keine Möglichkeiten außerhalb der vorgegebenen Mahlzeiten an Essbares zu kommen,
- Konflikte im Rahmen von Fürsorgepflicht und freiheitsentziehenden Maßnahmen (Abb. 2.**42**),
- körperliche oder psychische Nötigung (Bewohnerinnen werden gegen ihren Willen gewaschen oder gebadet). ■

Durch strukturelle Gewalt wird der Bewohner entmündigt, in seinem Selbstwert und in seiner Autonomie verletzt.
Aggressionen von Seiten der Bewohnerinnen sind für Pflegende sehr schwer zu ertragen. Gleichzeitig drücken alte Menschen mit aggressivem Verhalten aus, dass sie mit Bedingungen, Umständen, pflegerischen Maßnahmen usw. nicht einverstanden sind. Für Demenzkranke sind aggressive Äußerungen wie Schreien, Spucken, Treten, Schlagen und Einkoten oft die einzigen Reaktionsmöglichkeiten auf die Fülle der auf sie einstürmenden und für sie unverständlichen, fremden, angsterzeugenden Situationen.
Oft haben die Aggressionen der alten Menschen einen realen Grund. Pflegepersonen sollen daher weder dagegen argumentieren noch streiten oder gar Partei ergreifen. Mitarbeiterinnen haben die Aufgabe, zu beruhigen und genau zu beoachten, um den Grund des Ärgers zu finden:

Beobachtungspunke (nach Deutsche Alzheimer Gesellschaft e.V. 1996):

Zu welchen **Zeiten** ist der alte Mensch aggressiv?

- Sind die Pflegearbeiten nicht dem Tagesrhythmus des Bewohners angepasst?
- Der Bewohner wird zum Aufstehen geweckt. Vielleicht wäre er nicht so aggressiv, wenn man ihn noch schlafen lassen würde?
- Kurz vor dem Mittagessen reagiert er aggressiv (Energieabfuhr nach Zeiten des Leerlaufs).

In welcher **Situation** ist der Bewohner aggressiv?

- Nach Zurückweisungen,
- nach direkter Aufforderung, Zwang oder Verbot,
- wegen Nichtbeachtung von Seiten der Pflegeperson (ewiges Vertrösten „später habe ich Zeit für Sie"),
- bei Über- oder Unterforderung,
- Projektion eigenen Versagens auf die Umgebung,
- wegen einer Sprachstörung, der Kranke wird zornig, wenn es ihm nicht gelingt, etwas auszudrücken oder wenn die Worte falsch kommen,
- aggressiv verarbeitete Depression,
- durch Schmerzen,
- wegen Harndrang oder Verstopfung,
- bei Körperpflegemaßnahmen als Reaktion auf die Abhängigkeit und Verletzung seiner Intimsphäre.

In welcher **Umgebung** ist der alte Mensch aggressiv?

- Bei dauernder Geräuschbelastung (z. B. ständige Hintergrundmusik),
- Belästigung durch andere Bewohner,
- wegen zu hoher Raumtemperatur,
- wegen unangenehmer Gerüche,
- wegen schlechter Beleuchtung,
- wegen einer Aktivität, die nicht seinen Neigungen entspricht,
- weil er sich in der Gruppe nicht wohl fühlt.

Bei welchen **Personen** ist der Bewohner aggressiv?

- Bei Mitarbeiterinnen (bei allen oder nur bei bestimmten?),
- bei Bewohnerinnen (bei allen oder nur bei bestimmten?),
- bei Angehörigen?

Abb. 2.**43** stellt dar, wie sehr die Personen, die im Altenpflegeheim arbeiten, mit ihrer ganzen Persönlichkeit, mit ihrer Biographie, ihrer familiären Situation, ihrer Erziehung, ihrer momentanen Befindlichkeit, mit allem, was zu ihnen gehört, in das Netz von potentieller Gewalt eingebunden sind. In uns allen stecken Anteile von Aggressivität, Gewaltbereitschaft und verschiedene Reaktionsmuster auf Gewalt. Alle Mitarbeiterinnen brauchen Hilfen zum Erkennen eigener Gewaltpotentiale und Hilfen, um zu lernen, so damit umzugehen, dass niemandem Schaden zugefügt wird. Supervisionsveranstaltungen für das jeweilige Team sind eine wichtige Unterstützung. Weiter gehört zu den Aufgaben aller Leitungskräfte auf den unterschiedlichen Ebenen die Entwicklung vorbeugender und im Krisenfall rasch wirkender Maßnahmen zur Vermeidung von Misshandlungen.

Im Kap. 3 „Beruf Altenpflegerin", S. 170 ff, wird die Bewältigung und Bearbeitung schwieriger Berufssituationen in der Altenpflege beschrieben.

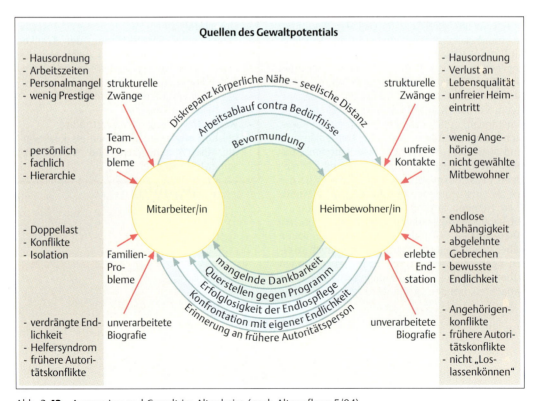

Abb. 2.**43** Aggression und Gewalt im Altenheim (nach Altenpflege 5/94)

> **Anregung**
> - Versuchen Sie für sich selbst folgende Fragen zu beantworten:
> - Bei welchen Bewohnerinnen könnte mir „die Hand ausrutschen"?
> - Welche Situationen machen mich wütend?
> - Welche Anordnungen finde ich sinnlos und ärgerlich?
> - Wie verarbeite ich meine Wut, meine Aggressionen, wer bekommt sie zu spüren?

2.5.2 Das Altenpflegeheim

Unternehmensleitbild, Unternehmensphilosophie

Ziele eines Altenpflegeheimes
Das Leitbild für ein Unternehmen oder die Unternehmensphilosophie will in wenigen Worten das Selbstverständnis der Einrichtung ausdrücken. Sie machen deutlich, welche Ziele der Träger hat und an welchen ethischen Werten und Normen sich Mitarbeiterinnen und Leitungspersonen orientieren.

Zu allen Zeiten, seit Menschen ihre Mitmenschen pflegen und begleiten, haben sie sich dafür Ziele gesetzt. So orientierten sich die Menschen am Beginn unserer Zeitrechnung, im Sinne eines Leitbildes, an Bildern wie sie in der Bibel (im Neuen Testament) dargestellt werden, z. B. an den „Sieben Werken der Barmherzigkeit" aus dem Matthäusevangelium Kap. 25:

» *Hungrige speisen*
Durstige tränken
Fremde beherbergen
Nackte kleiden
Kranke besuchen
Gefangene besuchen
Tote begraben «

Menschen suchen sich **Leitbilder** (Ideen, Wertvorstellungen) und Vorbilder (Persönlichkeiten), um ihrem Handeln eine Form zu geben, um anderen sagen zu können: „Sieh, so soll mein Tun sein, so will ich leben, diese Werte und Normen möchte ich mit meiner Arbeit, mit meinem Leben verwirklichen." In unserer Zeit sind es Persönlichkeiten wie Martin Luther King, Mutter Teresa oder Lady Diana, die durch ihr Engagement für Menschen, die am Rand der Gesellschaft leben, durch ihren Mut und ihre Zivilcourage für andere Menschen zu „Vorbildern" wurden und mit ihrer Lebensgestaltung Leitbilder geprägt haben.

Leitbilder entstehen in einer bestimmten Situation. Sie werden von Menschen geprägt, die mit ihrem Verständnis der jeweiligen geschichtlichen Zusammenhänge Antworten geben wollen auf die Probleme ihrer Zeit. Die alten, aus der Geschichte vergangener Jahrhunderte geprägten Leitbilder, verändern sich. Sie müssen sich verändern, weil sich die Probleme und Fragen der Gesellschaft verändern und verändert haben. Wie sich heute Vorstellungen und Bilder von Pflege und Begleitung verändern, ist schon an unserer Sprache abzulesen. Der alte Mensch, der in einer Einrichtung der stationären Altenhilfe lebt, ist nicht mehr Insasse oder Patient, er ist Heimbewohner oder Kunde. Pflegepersonen „dienen" nicht mehr im Sinne von W. Löhe, der das Leitbild der Diakonissen im 19. Jahrhundert so formulierte: „... ich diene weder um Lohn noch um Dank, sondern aus Dank und Liebe, mein Lohn ist, dass ich dienen darf." Dieser Verzichtsgedanke hat sich auf Grund vielfältiger gesellschaftlicher Veränderungen (z. B. Kampf der Frauen um Gleichberechtigung) gewandelt. Pflegepersonen heute sind Menschen, die mit einem hohen sittlich moralischen Anspruch als qualifizierte Fachkräfte nach Abschluss einer dreijährigen Ausbildung einen anspruchsvollen Beruf ausüben. Sie haben, wie alle Arbeitnehmerinnen in unserer Gesellschaft, Anrecht auf eine geregelte Arbeitszeit und leistungsgerechte Bezahlung (heute geregelt in Tarifverträgen, z. B. der Bundesangestelltentarif BAT).

> **Anregung**
> - Was könnte Ihr persönliches Leitbild, Ihre persönliche Wertvorstellung sein?
> - Welche Leitbilder, welche Vorbilder sind heute für die Altenpflege anwendbar?

Durch das Pflegeversicherungsgesetz und seine Qualitätsforderungen (§80 SGB XI) sind alle Trägerorganisationen gehalten, Ziele und Vorstellungen über ihr Handeln in und mit der von ihnen verantworteten Institution schriftlich zu formulieren. Das Unternehmensziel macht die Grundhaltung des Trägers deutlich. Neben ethisch-moralischen und wirtschaftlichen Zielen enthält das Leitbild auch Aussagen zum Menschenbild der Einrichtung und zu ihrer Weltanschauung.

Als Begründung für das Formulieren eines Leitbildes und sozusagen als Gebrauchsanweisung für eine Trägerphilosophie schreibt das Diakonische Werk der Evangelischen Kirche in Deutschland im Vorwort zu seinem Leitbild:

》„Das Leitbild des Diakonischen Werks der Evangelischen Kirche in Deutschland will Orientierung geben, Profil zeigen, Wege in die Zukunft weisen. Wir in der Diakonie sagen damit, wer wir sind, was wir tun und warum wir es tun.
Mit dem Leitbild beschreiben wir, wie Diakonie ist, und mehr noch, wie sie sein kann. Ob diese Diakonie von morgen Wirklichkeit wird, hängt von unserer Bereitschaft ab, das Leitbild gemeinsam mit Leben zu erfüllen. Wir nehmen uns vor, das Leitbild in unserer täglichen Arbeit vorzuleben, es verbindlich und überprüfbar zu machen.
Wir verstehen das Leitbild als Selbstverpflichtung. Das Kronenkreuz ist unser Zeichen."《

Drei Unternehmensleitbilder von großen Trägerorganisationen, deren Auswahl rein zufällig ist, werden beispielhaft dargestellt:

CBT: Caritas Betriebsführungs- und Trägergesellschaft mbH im Erzbistum Köln (1995).

》„Wir orientieren uns als katholisches Unternehmen der Caritas mit unseren Unternehmensbereichen Alten- und Behindertenhilfe sowie Mutter-Kind-Kurhilfe im Umgang mit alten und behinderten Menschen sowie erholungssuchenden Müttern mit ihren Kindern an den Maßstäben des Evangeliums und richten hieran unsere Dienstleistung aus. Die Bewohner und Gäste stehen im Mittelpunkt unseres Denkens und Handelns. Sie sind unsere Partner wie auch Angehörige, Geschäftspartner und die Öffentlichkeit. Unser Anspruch ist es, durch Qualität und Leistungsfähigkeit unserer Dienste zu überzeugen.
Unsere Mitarbeiter stellen unser kostbarstes Vermögen dar. Auch auf ehrenamtliche Unterstützung möchten wir nicht verzichten. Wir bauen auf die Fach- und Sozialkompetenz aller Mitarbeiter, ihre Menschlichkeit, ihre Motivation, ihren Einsatz und auf ihre Bejahung des kirchlichen Dienstes. Führungskräfte sind die ersten „Dienstleister" in unserem Unternehmen.
Unser Weg ist der Mensch. Dies drücken wir auch in unserem Symbol aus – dem Zeichen für ein Kreuz und einen Menschen. In diesem Bewusstsein möchten wir unsere tägliche Arbeit gestalten: Den Menschen im Zeichen des Kreuzes zu begleiten und zu tragen."《

Deutsches Rotes Kreuz (1995)

Aus Platzgründen werden hier nur die Begriffe und der jeweilige erste Satz zur Definition genannt. Der gesamte Wortlaut der berufsethischen Grundsätze kann beim Verband der Schwesternschaften beim Deutschen Roten Kreuz e.V., Friedrich-Ebert-Allee 71, 53113 Bonn, angefordert werden.

》Menschlichkeit:
... verstehen wir als Grundprinzip aller humanitären Hilfen,

Unparteilichkeit:
... verstehen wir als das Prinzip der Verteilungsgerechtigkeit im humanitären Helfen.

Neutralität:
... verstehen wir als Prinzip der Glaubwürdigkeit der humanitären Helfer.

Unabhängigkeit:
... ist die Grundlage für weltweite Hilfeleistung. Unabhängig ist eine Rotkreuz-Gesellschaft dann, wenn sie nach den Rotkreuz-Grundsätzen handeln kann. Weltanschauliche, wirtschaftliche und politische Einflussnahmen dürfen die Umsetzung der Rotkreuz-Grundsätze nicht behindern.

Freiwilligkeit:
... verstehen wir als Prinzip, das die Beziehungen zwischen Helfern und Hilfsbedürftigen regelt.

Einheit:
... verstehen wir als das Prinzip, das die Vielzahl und die Verschiedenartigkeit der Helfer koordiniert.

Universalität:
... verstehen wir als Prinzip der Koordination der Hilfsgesellschaften.《

Diakonisches Werk der Evangelischen Kirche in Deutschland (1997).

Hier werden, mit Ausnahme von Satz zwei, nur die Leitbild-Begriffe genannt. Zu jedem Begriff folgt im Originalheft ein erläuternder Text, der hier aus Platzgründen nicht abgedruckt werden kann:
Das Heft ist beim Diakonischen Werk der EKD e.V., Zentraler Vertrieb, Karlsruher Str. 11, 70771 Echterdingen, zu beziehen.

》Leitbild Diakonie – damit Leben gelingt:
Wir orientieren unser Handeln an der Bibel.
Wir achten die Würde jedes Menschen.
Wir leisten Hilfe und verschaffen Gehör.
Wir sind aus einer lebendigen Tradition innovativ.
Wir sind eine Dienstgemeinschaft von Frauen und Männern im Haupt- und Ehrenamt.
Wir sind dort, wo uns Menschen brauchen.
Wir sind Kirche.
Wir setzen uns ein für das Leben in der Einen Welt.

Erläuternder Text, exemplarisch Satz zwei:
Wir achten die Würde jedes Menschen.
Die Bibel nennt den Menschen, Mann und Frau, das „Ebenbild Gottes".
Gott will und liebt jeden Menschen, unabhängig davon, was er ist und was er kann.
Er nimmt ihn an – auch im Scheitern und in der Schuld.
Daran richten wir unser Handeln aus.
Wir treten besonders für Menschen ein, deren Würde mißachtet wird.«

Anregung
- Fragen Sie in Ihren Praktikumsstellen nach der Unternehmensphilosophie oder dem Leitbild des Trägers der Einrichtung.
- Legen Sie eine Sammlung von Leitbildern an.
- Vergleichen und diskutieren Sie die verschiedenen Texte. Wo gibt es Übereinstimmungen, wo sind Unterschiede feststellbar? Suchen Sie nach den Gründen.

Rahmenkonzeption

Im Idealfall entwickelt jede Einrichtung der entsprechenden Trägerorganisation auf der Basis der Unternehmensphilosophie ein individuelles Konzept für ihr Altenpflegeheim oder für ihre Behinderteneinrichtung. Dieses Konzept sollte von *einzelnen* Mitarbeiterinnen aus allen Bereichen der Einrichtung erarbeitet und mit möglichst *allen* Mitarbeiterinnen besprochen werden. Die intensive Diskussion über Normen, Werte, Menschenbild und daraus folgenden praktischen Konsequenzen hilft allen, sich mit ihrer Einrichtung zu identifizieren, und trägt dazu bei, dass vor allen Dingen in Konfliktsituationen auf die gemeinsamen Vereinbarungen verwiesen werden kann.

Mit einer solchen Rahmenkonzeption werden Aussagen zur **Strukturqualität** gemacht.

Auf der Basis eines Rahmenkonzeptes entwickeln dann die einzelnen Mitarbeiterinnen das für ihren Bereich gültige Handlungskonzept. Dieses wiederum ist die Grundlage für die **Prozessqualität** in den Bereichen der Pflege, der Hauswirtschaft, des Sozialdienstes, der Haustechnik und der Verwaltung.

Heimvertrag

D Im Heimvertrag wird die juristische Beziehung zwischen der Bewohnerin und der Einrichtung geregelt.

Der Heimvertrag ist in bestimmten Teilen mit einem ausführlichen Mietvertrag zu vergleichen. Er muss z. B. Aussagen zu folgenden Bereichen machen:

- allgemein zu den rechtlichen Grundlagen,
- Hinweise auf das interne Qualitätssicherungskonzept,
- Größe und Lage des Zimmers/der Wohnung,
- Möblierung des Zimmers/der Wohnung und sanitäre Ausstattung,
- Benutzung von Gemeinschaftseinrichtungen,
- Angebote, die mit dem Heimentgelt abgegolten sind (z. B. Leistungen der Hauswirtschaft, Leistungen der Küche, der Haustechnik, der Verwaltung, Leistungen des sozialen Dienstes, Angebote für Kultur und Freizeit, Fahr- und Begleitdienste, Halten von Tieren usw.),
- Pflegeleistungen, Leistungen der medizinischen Behandlungspflege, therapeutische Leistungen,
- Entgelt, Zahlung des Entgeltes, Entgelterhöhung,
- Leistungen der Pflegekasse,
- Kaution,
- Haftungsfragen,
- Vertragsdauer, Kündigung, Beendigung des Vertragsverhältnisses,
- Räumung des Zimmers/der Wohnung, Nachlass,
- Datenschutz und Schweigepflicht.

! Ein Heimvertrag muss juristisch korrekt abgefasst sein, er sollte gleichzeitig aber auch verbraucherfreundlich sein im Sinne von Verständlichkeit für Nichtjuristen.

Anregung
- Erbitten Sie sich von den Einrichtungen, in denen Sie ein Praktikum machen, je einen Blanko-Vertragstext. Vergleichen Sie die Muster und diskutieren Sie im Berufs- oder Rechtskundeunterricht die Thematik unter den Fragestellungen:
- Ist der Text für Nichtjuristen verständlich?
- Können die zukünftige Heimbewohnerin oder ihre Angehörigen alle Angebote, aber auch alle Belastungen des Heimaufenthaltes erkennen?
- Prüfen Sie, an welchen Stellen die Texte der unterschiedlichen Einrichtungen identisch sind und wo Sie Abweichungen erkennen. Suchen Sie die Gründe dafür.

Hauswirtschaftliche Angebote

Die Leistungen der Hauswirtschaft (Mahlzeiten, Wäscheservice, Hausreinigung, Hausgestaltung) sind im Heimalltag genauso wichtig wie die Pflege. Die Hauswirtschaft trägt mit ihren Diensten ganz entscheidend zur Wohn- und Lebensqualität der Bewohnerinnen bei.

Beispiel:
Frau A., 80 Jahre alt, erzählt:
„Ich freue mich jetzt auch schon auf das Frühstück. Seit die uns hier ein Buffet anbieten und wir auswählen können, was wir essen möchten, und seit ich mit Frau S. und Herrn B. zusammen frühstücken kann, gefällt mir das schon ganz gut. Am Sonntag legen die auch immer ganz schöne Tischdecken auf und manchmal, wie letztens am Muttertag, bekommt jede von uns Frauen eine Rose. Das finde ich recht nett, das machen die auch noch nicht so lange, aber mir gefällt das." ∎

„Pflegefremde Tätigkeiten": Bei den hauswirtschaftlichen Tätigkeiten wird immer wieder die Frage diskutiert: Gehört diese Aufgabe zum Bereich der Pflege (z. B. Servieren der Mahlzeiten, Betten beziehen u.ä.) oder sind dies sog. pflegefremde Tätigkeiten und damit ausschließlich den hauswirtschaftlichen Mitarbeiterinnen zu übertragen? Diese Frage lässt sich nicht einfach beantworten, sie ist immer abhängig von den Möglichkeiten und dem Grad der Hilfebedürftigkeit der Bewohnerinnen. In manchen Situationen kann das Wahrnehmen einer hauswirtschaftlichen Tätigkeit, zusammen mit der Bewohnerin (z. B. Staubwischen oder die Blumenpflege, Abb. 2.**44**) eine Maßnahme im Rahmen der Pflegeplanung sein.

Hauswirtschaftliche Aufgaben sind selbstwertstiftend

Für viele Frauen, die heute im Heim leben, waren es oft Schwierigkeiten bei der Aufrechterhaltung der eigenen Haushaltung, die sie zur Übersiedlung ins Heim veranlasst haben. Gleichzeitig sind und waren es gerade diese Tätigkeiten, von denen Frauen ihren Selbstwert ableiten. Was eine gute Hausfrau ist, weiß jeder. Für eine Frau aus der Generation der heute in den Heimen lebenden alten Menschen gibt es oft keine verletzendere Behauptung als die, keine gute Hausfrau zu sein. Mit dem Einzug ins Pflegeheim hat sie keine Gelegenheit mehr, sich und anderen zu beweisen, dass sie „jemand" ist, sie verliert damit ein Stück ihres Selbstwertes. In den bisherigen Heimstrukturen war es selbstverständlich, dass alle hauswirtschaftlichen Aufgaben vom Personal übernommen wurden, ohne darüber nachzudenken, was dieser Verlust für das Selbstwertgefühl des alten Menschen bedeuten könnte (Abb. 2.**45**). Die Frage, ob dieses Nicht-mehr-Können tatsächlich oder nur vermeintlich war, wurde erst gar nicht gestellt. Aber alte Menschen resignieren schnell vor der „Macht" der Pflegepersonen oder der Institution, wenn sie erleben, dass vieles Nicht-mehr-tun-Können zu einem selbstverständlichen Nichts-mehr-tun-Sollen wird. Solches Erleben kann zu depressivem oder aggressivem Verhalten oder zu Verwirrtheit führen.

Ein Konzept, das die Selbstbestimmung und die Selbstachtung der Bewohnerinnen zum Ziel hat, muss daher auch im hauswirtschaftlichen Bereich alle Möglichkeiten erfassen, damit alte Menschen so lange wie irgend möglich ihre Selbstständigkeit in der Selbstpflege und Selbstversorgung erhalten können. Das KDA schreibt in seinem Qualitätshandbuch „Wohnen im Heim" (1998): „... Bei Problemen – in Absprache mit den Bewohnerinnen – nicht vorschnell den

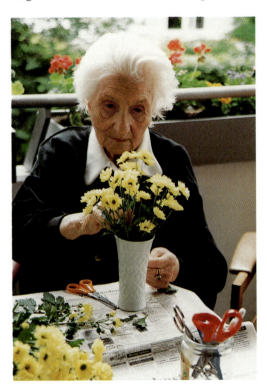

Abb. 2.**44** Sie hilft gerne beim Dekorieren der Blumen

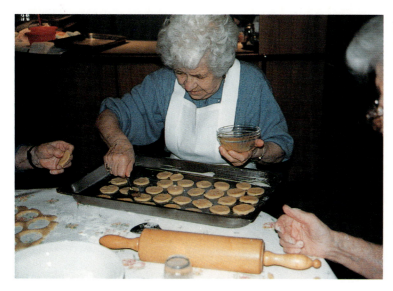

Abb. 2.**45** Hauswirtschaftliche Arbeiten machen Spaß und stärken das Selbstwertgefühl

gesamten Vorgang übernehmen! Stattdessen selektive Übernahme einzelner Tätigkeiten, wenn dadurch andere Teilvorgänge selbstständig wahrgenommen werden können." Ebenso legt das KDA im oben erwähnten Handbuch großen Wert auf eine „(...) professionelle, assistierende Förderung der Bewohnerinnen (...) in den Bereichen von Pflege und Hauswirtschaft."

! Beachte:
Nicht vorschnell alle hauswirtschaftlichen Tätigkeiten vom Personal übernehmen lassen. Selbsthilfepotentiale durch genaues Wahrnehmen und Beobachten erkennen und in die Planung der pflegerischen Maßnahmen einbeziehen.

Checklisten zur Überprüfung der Qualität

Die einzelnen Bereiche Mahlzeiten, Wäscheservice, Hausreinigung und Hausgestaltung unterliegen wie die pflegerischen Maßnahmen der Qualitätssicherung (S. 223 ff). Die nachfolgenden Checklisten sollen einige Schwerpunkte zur Bewertung der Qualität im hauswirtschaftlichen Bereich deutlich machen. Pflegepersonen sollen damit die Möglichkeit bekommen, zu prüfen, ob in ihrer Einrichtung die Bewohnerinnen ihr Leben selbstbestimmt und selbstständig gestalten können.
Die Erstellung eines ausführlichen Organisationskonzepts für die hauswirtschaftlichen Dienste ist Aufgabe der Fachkräfte aus diesem Bereich.

Anregung
Überlegen Sie weitere Fragen zu diesem Bereich, oder informieren Sie sich im Qualitätshandbuch des KDA „Wohnen im Heim" zum Thema: AEDL Essen und Trinken. Die Ergebnisse möglicher Defizite sollten Sie in einem Qualitätszirkel besprechen.

Wäscheservice

Beim Thema Wäsche werden die Überschneidungen zwischen Hauswirtschaft und Pflege besonders spürbar. Von der Wäsche und Kleidung sagt man, dass sie die zweite Haut des Menschen sei. Wäsche und Kleidung sind daher der Person des Menschen sehr nahe. Hier gilt, wie oben bereits ausgeführt, dass es insbesondere für ältere Frauen sehr schwer zu akzeptieren ist, wenn fremde Menschen sich an ihrer Wäsche zu schaffen machen. Pflegepersonen und hauswirtschaftliche Mitarbeiterinnen sollten gemeinsam überlegen, in welchen Bereichen die einzelnen Bewohnerinnen noch selbstständig ihre Wäsche besorgen und ihre Kleidung in Ordnung halten können und wo sie Hilfe brauchen. Wenn Hilfe erforderlich ist, dann ist sie besonders taktvoll und den Privatbereich des alten Menschen schützend zu erbringen. Die

Mahlzeiten

Checkliste Mahlzeiten (s. auch Kap. 5.5 „Essen und trinken können") **Angebote**	ja	nein
Ist die Wahl des Ortes, an dem das Essen eingenommen wird, jederzeit frei möglich, z. B. zentral im Speisesaal, dezentral im Essraum des Wohnbereichs oder im privaten Bereich?	☐	☐
Werden die Essenszeiten flexibel gehandhabt?	☐	☐
Sind die Plätze an den Tischen jederzeit frei wählbar?	☐	☐
Können sich Bewohnerinnen von solchen Essensteilnehmerinnen abgrenzen, die sie nicht interessieren?	☐	☐
Sind die einzelnen Komponenten des Essens frei wählbar?	☐	☐
Ist das Essen optisch anregend und gut temperiert?	☐	☐
Sind die Speiseräume heimelig und gemütlich?	☐	☐
Sind die Tische ansprechend gedeckt mit sauberen Tischdecken, frischen Blumen und unbeschädigtem Geschirr?	☐	☐
Ist das äußere Erscheinungsbild der Mitarbeiterinnen im Speiseraum angenehm und sauber?	☐	☐
Sind Pflegefachkäfte zur Unterstützung während der Mahlzeiten im Raum anwesend?	☐	☐
Werden die Pflegekräfte informiert über die Menge der aufgenommenen Nahrung?	☐	☐

Checkliste soll einige Schwerpunkte dazu verdeutlichen.

> **Anregung**
> - Tragen Sie weitere Fragen zu dem Thema Wäsche zusammen, oder suchen Sie im KDA Qualitätshandbuch „Wohnen im Heim" die Fragestellungen im AEDL Bereich „Sich kleiden").
> - Notieren Sie die Probleme, die Sie im Blick auf Selbstbestimmung und Selbstständigkeit der Bewohnerinnen in Ihrer Einrichtung entdecken und suchen Sie nach Lösungen in Ihrem Qualitätszirkel.

Reinigungsdienste

Die Hausreinigungsdienste gehören zu den Bereichen, die in den Heimen dann auffallen, wenn Mängel sichtbar werden. Von allen Bewohnern, Mitarbeiterinnen und Besuchern wird ganz selbstverständlich erwartet, dass alle Bereiche der Einrichtung einen gepflegten Eindruck machen. Die Frage, was die Begriffe „sauber" oder „gepflegter Eindruck" bedeuten, ist eine Frage, die die Mitarbeiterinnen der Hauswirtschaft zusammen mit der Leitung der Einrichtung und den Pflegepersonen beschreiben müssen. Auch für die Hausreinigung muss es einen *Standard* geben, in dem für alle verbindlich festgelegt wird,

- welche Räume (z. B. Bewohnerzimmer, Sanitärräume, Aufenthalts- und Wohnräume, Flure usw.),
- wann (z. B. Wochentag und Tageszeit),
- wie (z. B. Sichtreinigung oder gründliche Reinigung),
- wie oft (z. B. täglich, einmal, wöchentlich, einmal im Vierteljahr) usw.

gereinigt werden.

Die Mitarbeiterinnen des Reinigungsdienstes sind, soweit sie beim Träger der Einrichtung angestellt sind und immer im gleichen Bereich arbeiten, oft ganz wichtige Bezugspersonen für die Bewohnerinnen. Durch sie bleibt ein Stück Verbindung zur Welt außerhalb des Heims. Aus Gründen der Wirtschaftlichkeit übertragen manche Träger die Hausreinigung an ein externes Dienstleistungsunternehmen. Bei der Vertragsgestaltung muss diese menschliche Seite der Aufgabe mit berücksichtigt werden.

Außerdem stellt sich auch in diesem Bereich die Frage nach der Selbstbestimmung und der Selbstständigkeit der Bewohnerinnen. Die Mitarbeiterinnen der Pflege beobachten die Ressourcen der Bewohnerinnen und planen, zusammen mit dem Hauswirtschaftsdienst, ein von der jeweiligen persönlichen Situation der Bewohnerin ausgehendes abgestuftes Anleitungs-, Unterstützungs- und/oder Hilfesystem.

Beispiel:
Als Frau F. ins Heim einzog und immer verwirrter wurde, kam es zu ganz unangenehmen Szenen, wenn die Raumpflegerinnen ihr Zimmer sauber machen wollten, solange sie sich darin aufhielt. Sie konnte es nicht ertragen, dass fremde Menschen ihre Arbeit erledigen wollten: „Ich war immer eine gute Hausfrau, ich hatte meinen Haushalt in Schuss, keiner kann mir nachsagen, dass ich eine Schlampe bin. Was wollen diese hier, ich habe sie nicht gerufen." Mit ihrem Gehstock prügelte sie so lange auf die Raumpflegerinnen ein, bis diese den Raum verließen.
Frau F. war aufgrund ihres Krankheitsbildes nicht in der Lage, ihr Zimmer selbst zu reinigen. Die Mitarbeiterinnen versuchten für Frau F. angemessene Situationen zu schaffen, in denen sie putzen und räumen konnte. Mit den Raumpflegerinnen wurde vereinbart, dass sie das Zimmer in der Zeit sauber machen sollten, solange Frau F. im Essraum beim Frühstück ist. ∎

Dieses Beispiel zeigt die enge Verzahnung zwischen Hauswirtschaft und Pflege. Wie bei den Themen Mahlzeiten und Wäscheservice hat auch beim Thema Hausreinigung die Würde des alten Menschen, sein Recht auf einen geschützten privaten Raum und sein Recht auf ein selbstbestimmtes und möglichst selbstständiges Leben einen hohen Stellenwert, der bei allen Fragen der Organisation mitbedacht werden muss.

Gestaltung des Hauses

Eine wohnliche, freundliche und der Jahreszeit entsprechende Gestaltung des gesamten Hauses gehört zu den Aufgaben des hauswirtschaftlichen Dienstes. Die schmückende Gestaltung bringt die Wertschätzung gegenüber den Bewohnern und ihren Besuchern zum Ausdruck (Abb. 2.**46**). Die jahreszeitliche Gestaltung kann orientierungsgestörten Menschen Orientierungshilfen vermitteln. Persönliche und allgemeine Feste im Jahreskreis schaffen neben vielen anderen Elementen auch durch Raum- und Tischschmuck Höhepunkte im Leben alter Menschen.
Die Mithilfe bei der Fertigung von Raumschmuck kann die Vorfreude auf ein Fest oder die Wahrnehmung einer bestimmten Jahreszeit steigern. Bei der Dekoration ist aber zu beachten, dass eine Einrichtung, in der alt gewordene Menschen leben, kein Kindergarten ist.

Checkliste Wäscheservice (s. auch Kap. 5.7 „Sich kleiden können") **Angebote**	ja	nein
Werden die Selbsthilfepotentiale der Heimbewohnerinnen zu Fragen der Pflege von Kleidung und Wäsche beobachtet und erfragt?	☐	☐
Sind die Mitarbeiterinnen informiert über den hohen Stellenwert, den die selbstständige Wäschepflege für die Lebensqualität der Bewohnerinnen hat?	☐	☐
Wird der alte Mensch um Erlaubnis gefragt, bevor an seinem Schrank Aktionen vorgenommen werden?	☐	☐
Wird das allgemeine Wäschesammelsystem so gehandhabt, dass dadurch keine Belästigungen durch im Wege stehende Wagen und Fäkaliengerüche im Wohnbereich entstehen?	☐	☐
Können die Bewohnerinnen eigene Bettwäsche benützen?	☐	☐
Werden Bewohnerinnen motiviert, evtl. angeleitet, Reparaturen (z. B. Knöpfe annähen) selbstständig auszuführen?	☐	☐
Können Reparaturen, evtl. gegen Entgelt, in der Einrichtung durchgeführt werden?	☐	☐
Werden die Angehörigen in die Wäsche- und Kleiderpflege miteingebunden?	☐	☐

Anregung

- Fotografieren Sie die Dekorationen für die Feste im Jahreslauf. Erfragen Sie in lockerer Gesprächsatmosphäre die Meinung der Bewohner dazu. Vergleichen Sie die Bilder und die Gesprächsbeiträge mit denen Ihrer Kolleginnen aus anderen Einrichtungen. Diskutieren Sie im Unterrichtsfach „Fest- und Feiergestaltung" die Beispiele.

- Suchen Sie folgende Fragen zu beantworten:
  - Welche Dekoration fand bei den meisten ein positives Echo?
  - Mit welchen Argumenten begründen die Bewohner ihre Wahl?
  - Gibt es Unterschiede in der Argumentation der alten Menschen abhängig von ihrem früheren Beruf, von ihrem sozialen Status, von der Gegend, in der sie aufgewachsen sind, oder sonstige?
  - Welche Konsequenzen ziehen Sie aus einem solchen Gespräch im Blick auf die Gestaltung von Hausdekorationen?

2.5 Alte Menschen im Altenpflegeheim

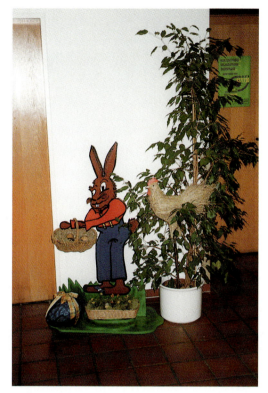

a Frühling

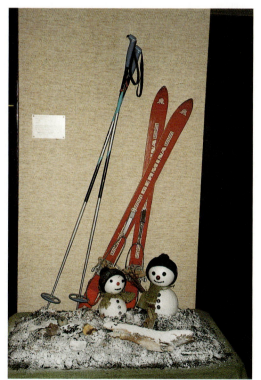

b Sommer

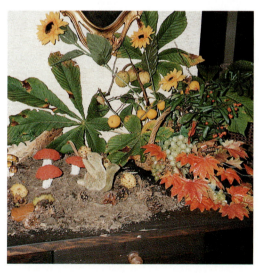

c Herbst

d Winter

Abb. 2.**46a–d** Wertschätzung der Bewohner wird auch in der jahreszeitlichen Dekoration sichtbar

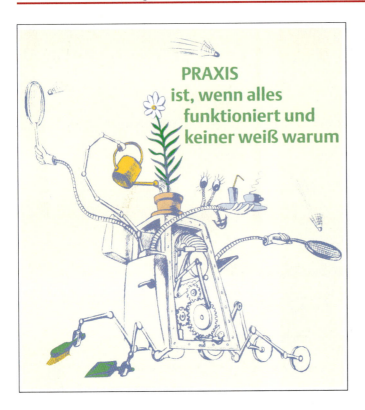

2.5.3 Arbeitsorganisation im Altenpflegeheim

In manchen Altenpflegeheimen gibt es Anweisungen, die etwa so lauten:

»*„Um 10 Uhr fährt Frau M. mit der Saftkutsche über den Wohnbereich."*
„Am Dienstag- und Mittwochvormittag wird gebadet."
„Körperpflegemittel gibt's donnerstags am Kiosk."«

Mit solchen oder ähnlichen Festlegungen versuchen Mitarbeiterinnen Ordnung in die für sie oft unüberschaubare Fülle der zu erledigenden Arbeiten im Alltag eines Pflegeheims zu bringen. Die Aufgabe, alte Menschen zu pflegen, stellt Pflegemitarbeiterinnen ständig vor unerwartete oder ungeplante Situationen. Sie sind gefordert, immer wieder neu zu entscheiden, Arbeiten, die sie erledigen wollten, liegen zu lassen oder zu verschieben, weil andere Aufgaben vorrangig dazwischenkommen. Ein solcher Arbeitsstil erfordert viel Energie und Kraft. Alle geplanten und organisierten Aufgaben, die den Alltag strukturieren, sind wie ruhende Pole, an denen sich Mitarbeiterinnen festhalten können, die die

Arbeit überschaubarer machen. Jede Einrichtung braucht daher ein Organisationskonzept, in dem eindeutig geregelt wird, wer welches Ziel, warum, in welcher Zeit, mit welchen Mitteln erreichen soll.

Was aber versteht man unter dem Begriff Organisation?

Abb. 2.**47** verdeutlicht den Begriff:

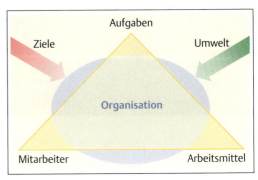

Abb. 2.**47** Bereiche, die zu einer Organisation gehören

2.5 Alte Menschen im Altenpflegeheim

»*„Organisation bedeutet u. a., dass die einem bestimmten Verbund (Altenpflegeheim) angehörenden Menschen (Mitarbeiterinnen) mit den zur Verfügung stehenden Mitteln die vom Altenpflegeheim zu erfüllenden Ziele durch sinnvolle Zuordnung von Aufgaben möglichst optimal bewältigen müssen. Die Umwelt beeinflußt dabei alle genannten Faktoren. Organisation ist also das Gegenteil von Improvisation:*
ORGANISATION IST VORGEDACHTE ARBEIT."«
(W. Thieme zitiert in Kohlhammer Studienbücher 1996)

Menschen, die gemeinsam an der Erfüllung eines Zieles arbeiten, müssen ihre Aufgaben und Funktionen so verteilen, dass das Ganze funktioniert. Zum Ganzen gehören auf der einen Seite die Bewohner der Einrichtung, auf der anderen Seite kann keine Einrichtung gut funktionieren, wenn die Bedürfnisse der Mitarbeitenden nicht berücksichtigt werden.

Arbeitsorganisation ist dem Bereich der indirekten Pflege zuzuordnen. Sie bestimmt weitgehend darüber, ob und wie die direkte Pflege ausgeführt werden kann, ob sich die Bewohner wohl fühlen und ob ihre Wünsche nach Selbstbestimmung und Normalität erfüllt werden.

Organisatorische Aufgaben im Altenpflegeheim

Die Heimleitung ist für einen bewohnerorientierten, reibungslosen, effektiven und wirtschaftlichen Ablauf aller Vorgänge zuständig. Sie plant, zusammen mit den leitenden Mitarbeiterinnen aus dem Pflegebereich, der Hauswirtschaft, dem Sozialdienst, der Verwaltung und der Technik, wie die Arbeit zu gestalten ist im Sinne von W. Thieme „Organisation ist vorgedachte Arbeit".

Organisation schafft für die Mitarbeitenden einen verlässlichen Rahmen, der ihnen Sicherheit und Orientierung für die Anforderungen im Pflegealltag bietet.

Prinzipien für Leitungskräfte

Es gibt einige wenige Prinzipien, die alle Leitungskräfte bei der Festlegung von Arbeitsabläufen und bei der Schaffung von organisatorischen Rahmenbedingungen kennen sollten. Sie tragen dazu bei, die Anweisungen für die Mitarbeitenden nachvollziehbar zu gestalten. Solche Prinzipien sind:

- *Teilhabe (Partizipation):* Mitarbeitende werden an Entscheidungsprozessen beteiligt, sie sind bereit in Teilbereichen Verantwortung zu übernehmen.
- *Transparenz:* Mitarbeitende sind informiert und durchschauen Zusammenhänge.
- *Überschaubare Gliederung:* Alle Mitarbeiterinnen können Teilbereiche dem Ganzen zuordnen.
- *Eindeutigkeit und Klarheit:* Anweisungen, Informationen und Botschaften werden so übermittelt, dass kein Raum für Fehl- oder Überinterpretation bleibt.

Eine Organisation ist ein lebendiger Prozess, immer wieder müssen die Abläufe ihre Wirksamkeit im Blick auf das Wohl der Bewohner, auf ihre Effektivität und Wirtschaftlichkeit hinterfragt werden. Dies geschieht am besten in Form einer Analyse des bisherigen Systems. Die sogenannten **W-Fragen** (auch bekannt als die sechs REFA-Fragen = REFA e.V. weltgrößte Vereinigung von Rationalisierungsfachleuten) bieten dazu ein brauchbares Handwerkszeug:

Was?	Welche Arbeiten fallen an, was muss getan werden? Sind dazu bestimmte Hilfsmittel erforderlich, sind diese vorhanden?
Warum/ wozu?	Welche Ziele sollen erreicht werden?
Wo?	Welche Bereiche, Orte, Räume müssen bereitgehalten werden? (Wohnzimmer für Gruppenaktivitäten?)
Wann?	Wann fallen diese Arbeiten an? Ist der Zeitpunkt sinnvoll, kann, muss er geändert werden? (Abbau von Arbeitsspitzen?)
Wer?	Welche Mitarbeitenden sind für die Arbeit zuständig, kompetent? Wer arbeitet am sinnvollsten mit wem zusammen? Wer ist für die Anleitung, die Einarbeitung neuer Mitarbeiterinnen zuständig? Wer ist für die Beschaffung der Materialien zuständig? Wer übernimmt die Verantwortung für Planung und Durchführung?
Wie?	An welchen Qualitätskriterien wird die Arbeit zu messen sein, welche Wirtschaftlichkeitsvorgaben müssen erfüllt sein?

Die Beantwortung dieser Fragen führt zu einer **Ist-Analyse**. Um die Qualität der Organisation beurteilen zu können, müssen die Ergebnisse an den Zielen, also an der **Soll-Situation** überprüft werden. Im Rahmen der Konzeptentwicklung formulieren Mitarbeiterinnen gemeinsam mit der Heimleitung die Ziele, die sie mit ihrer Arbeit erreichen möchten. Solche Zielformulierungen stellen die Soll-Situation dar. Die Abweichungen bezeichnen die Schwachstellen oder die Stellen, an denen der gewünschte Qualitätsstandard nicht mehr erreicht wird, sie müssen beseitigt werden.

Beispiele für die Formulierung einer Soll-Situation:
- Die Bedürfnisse der Heimbewohnerinnen nach Selbstbestimmung, Normalität, Sicherheit und Geborgenheit sind befriedigt.
- Die Abläufe und Strukturen sind an einem ganzheitlichen, bewohnerbezogenen Pflegeverständnis orientiert.
- Angehörige sind beteiligt an der Pflege und der Gestaltung des Lebens im Heim.
- Beschwerden werden ernst genommen und zügig bearbeitet.
- Die Mitarbeitenden haben Mitspracherecht, sie sind umfassend informiert, sie identifizieren sich mit der Einrichtung, der Krankenstand ist niedrig, die Arbeitszufriedenheit hoch.
- Alle Mitarbeitenden sind an fachlicher Weiterbildung interessiert, ebenso an solchen Veranstaltungen, die zur Erweiterung ihrer sozialen Kompetenz beitragen, der Träger ermöglicht die Teilnahme.
- Alle beteiligen sich an einem wirtschaftlichen Umgang mit den materiellen Ressourcen, sparen wird belohnt usw.

Organisation der Pflege

Hauptaufgabe einer Einrichtung der stationären Altenhilfe ist die Pflege. Ihre Durchführung wird mit unterschiedlichen Schwerpunkten in diesem Buch beschrieben. Kapitel 2.5.7 erklärt die Aufgaben der Qualitätssicherung in der Pflege, in Kapitel 4 „Theoretische und methodische Grundlagen der Pflege" wird der Pflegeprozess beschrieben.

In diesem Abschnitt liegt der Schwerpunkt auf dem Begriff Organisation. An folgenden Aufgabenbereichen sollen die Organisationsaufgaben dargestellt werden:

- Pflegeprozess – Pflegeplanung,
- Pflegedokumentation,
- Pflegesysteme,
- Tagesablaufgestaltung (z. B. Essenszeiten, Zeiten für Körperpflege, Zeiten für musische, kulturelle, hauswirtschaftliche und sonstige Betätigungen).

Pflegeprozess – Pflegeplanung

Der Pflegeprozess ist die zentrale bewohnerbezogene Aufgabe in der Altenpflege (Kap. 4.2, S. 202 ff). Im Pflegeplan werden die Maßnahmen benannt, die eingesetzt werden, um dem Bewohner ein seinen Bedürfnissen gemäßes Leben in Selbstbestimmung und Eigenverantwortlichkeit

Tabelle 2.8 Faktoren, die den Pflegeprozess beeinflussen

Situation des alten Menschen	Pflegekräfte	Institution
körperliche Behinderungen, Krankheiten, unverarbeitete Konflikte, Verlusterlebnisse	berufliches Wissen und Können	Zahl der Fachkräfte, Verhältnis der Pflegepersonen zu der Anzahl der Bewohnerinnen, ehrenamtliche Helferinnen
Biografie, Einstellung zum Alter und zum Leben im Pflegeheim	Bereitschaft zum Eingehen einer Beziehung zu den alten Menschen, „Begleiterin" sein wollen	Ziele, Strukturen und Konzepte der Einrichtung
Ressourcen z.B. Wille zur größtmöglichen Selbstständigkeit, Zufriedenheit mit dem bisherigen Leben, Freude, Humor usw.	persönliche Einstellung und Haltung alten Menschen gegenüber	Lage der Einrichtung, Architektur und Ausstattung
Beziehung zu den Pflegepersonen	Wertvorstellungen und charakterliche Eigenschaften, körperlicher und seelischer Gesundheitszustand	kulturelle und sonstige Angebote zur Gestaltung der Zeit (Ausflüge, Feste, Urlaubsfahrten usw.) Offenheit zu dem umgebenden Wohnumfeld

zu ermöglichen. Pflege ist kein festgefügter, statischer Vorgang, Pflege geschieht in einem lebendigen, sich ständig verändernden Prozess, an dem der alte Mensch und die Pflegekräfte in gleicher Weise beteiligt sind (Tab. 2.**8**).

Ausgehend von den in Tab. 2.**8** genannten Grundbedingungen ist der Pflegeprozess zu gestalten. Die Art und Weise, wie er gestaltet wird, entscheidet über die Qualität in einer Pflegeeinrichtung (S. 202 ff, Kap. 4).

Pflegedokumentation

Die Pflegedokumentation ist unverzichtbarer Teil aller pflegerischen Arbeit. Kein Pflegeprozess ist denkbar ohne Dokumentation. Der Gesetzgeber hat sie mit der Einführung des Pflegeversicherungsgesetzes als professionellen Teil der pflegerischen Arbeit anerkannt. In der Pflegedokumentation wird der Pflegebedarf einer Person schriftlich erfasst, ebenso ihre Ressourcen, Fähigkeiten, Bedürfnisse und Probleme nach den AEDL. Die durchgeführten Maßnahmen werden protokolliert. Der Pflegeverlauf wird nachvollziehbar niedergeschrieben. Der kontinuierliche Verlauf des Pflegeprozesses muss deutlich werden.

In der Pflegedokumentation müssen alle Informationen, die zur Pflege und Behandlung erforderlich sind, so niedergeschrieben sein, dass eine fremde Pflegefachkraft die Pflege der Bewohnerin übernehmen könnte, ohne dass ihr dadurch ein Schaden zugefügt würde. Die mündliche Übermittlung von Informationen während der Dienstübergabe ersetzen nicht die schriftlichen Aufzeichnungen. Im Gegenteil, an Hand der niedergeschriebenen Maßnahmen muss die Pflege geleistet werden können. Der mündliche Bericht verdeutlicht den schriftlichen und macht ihn anschaulicher. Gleichzeitig muss erkennbar sein, *wer, was, wann, warum, wie, wozu, womit, mit welcher Wirkung an wem* erbracht hat. Auch alle Abweichungen vom Pflegeplan müssen festgehalten werden, z. B. „Medikament konnte nicht verabreicht werden, Frau A. hat Pflegerin S. das Medikament viermal aus der Hand geschlagen".

Rechtliche Bedeutung der Pflegedokumentation. Die Pflegedokumentation ist das einzige Instrument, das Qualität und Quantität pflegerischer Leistungen sichtbar macht. Aus diesem Grund wird die Pflegedokumentation in Streitfällen vor Gericht als Beweismittel für erbrachte Pflegeleistungen eingesetzt.

! „Wenn nichts dokumentiert wird, muss man davon ausgehen, dass nichts unternommen wurde" (Sowinski 1998)

Beispiel:
Frau L. ist gefallen und hat Schmerzen am rechten Knie. Pflegerin K. hat den Arzt informiert. Er hat telefonisch die Anweisung gegeben, Umschläge zu machen und das Knie ruhig zu stellen. Eine Röntgenaufnahme wurde nicht angefertigt.

Im Berichtsteil der Dokumentation ist nur zu lesen: Frau L. ist gefallen, sie hat Schmerzen im rechten Knie. Von der Information an den Arzt und von seinen telefonischen Anweisungen wurde nichts aufgeschrieben. Die Umschläge wurden gemacht, aber nicht dokumentiert.

Später ergeben sich Probleme, die auf diesen Sturz zurückgeführt werden. Es kann nicht nachgewiesen werden, dass der Arzt informiert und seine Anweisungen durchgeführt wurden. Dadurch entsteht für Pflegerin K. eine juristisch schwierige Situation. Sie hat im Umgang mit Frau L. zwar fachlich richtig gehandelt, kann es aber nicht nachweisen, weil sie – hier ganz unprofessionell – den Vorgang nicht dokumentiert hat. ■

Aufbau und Form der Pflegedokumentation werden auf S. 220, siehe Kap. 4.4 näher erläutert.

Pflegesysteme

Die Gestaltung der Arbeit im Altenpflegeheim wird bestimmt von den sog. Pflegesystemen, auch bekannt unter den Begriffen Zimmerpflege, Gruppenpflege, Funktionspflege. Viele Pflegepersonen fragen:

- Wie kann die tägliche Pflegearbeit am besten organisiert werden, ist es sinnvoll, wenn die Wohnbereichsleitung jeden Morgen neu einteilt, wer heute zu welchen Bewohnerinnen geht?
- Ist es zeitsparender, wenn zuerst eine Pflegerin durch die Zimmer geht und alle Bewohnerinnen weckt, dann kommt eine zweite mit den Waschutensilien usw.? Oder wäre es besser, wenn eine Pflegerin nur für die Bewohnerinnen eines Zimmers zuständig sein müsste?
- Was ist für die alten Menschen am besten? Womit werden ihre Bedürfnisse am ehesten befriedigt? Wie muss die Arbeit organisiert

Tabelle 2.**9** Pflegesysteme und ihre Bedeutung und Bewertung (nach Baden-Württembergisches Ministerium für Arbeit, Gesundheit, Familie und Frauen 1991 und Kriterien der Situation der Pflegeheime 1998)

Zimmerpflege	**Bedeutung:**	„Eine Pflegeperson übernimmt die Verantwortung für die Patienten eines Pflegezimmers. Dadurch wird die Situation in kleine Einheiten aufgeteilt. Die Koordination und Kontrolle liegt bei der Stationsschwester."
	Bewertung:	In nahezu allen Altenpflegeheimen sind Ein- und Zweibettzimmer üblich, der Begriff der Zimmerpflege stammt vermutlich aus einer Zeit, in der noch sechs bis acht oder mehr Betten die Regel waren. Es ist unrealistisch, dass im Altenpflegeheim eine Pflegekraft für ein Zimmer zuständig ist, daher sollte dieser Begriff nicht mehr verwendet werden.
Funktionspflege	**Bedeutung:**	„Bestimmte Funktionen im Pflegeablauf werden auf einzelne Mitarbeiter nach persönlicher und fachlicher Qualifikation und Neigung verteilt. Diese sind bezüglich der ihnen zugeteilten Funktionen für die gesamte Station (!) zuständig."
	Bewertung:	Die Einteilung erfolgt ohne Rücksicht auf die Bewohnerinnen, sie erleben dadurch Unruhe, Unsicherheit und Angst. Auch die Mitarbeiterinnen müssen sich täglich auf neue Bewohnerinnen einstellen, das erzeugt Unruhe und Hektik. Funktionspflege widerspricht den Zielen einer ganzheitlichen Altenpflege in jeder Form. Sie kann Pflegepersonen unterfordern, weil ihnen wenig oder keine kreativen Möglichkeiten zur Gestaltung ihrer Arbeit bleiben.
Gruppenpflege	**Bedeutung:**	„Eine Kleingruppe von Mitarbeiterinnen ist gemeinsam für eine Patientengruppe verantwortlich. In der gemeinsamen Planung und Aufgabenverteilung ist die Gruppe weitgehend autonom."
	Bewertung:	Von der Zielsetzung her ist die Gruppenpflege eine geeignete Möglichkeit. Die Bewohnerinnen haben eine Bezugsperson, sie werden von wenigen und meist denselben Pflegepersonen betreut. Auf Wünsche kann eingegangen werden. Mitarbeitende sind motiviert, sie sind für „ihre" Bewohnerinnen rundum zuständig. Verbesserte Beobachtung und mehr Arbeitszufriedenheit wird erreicht. Eine konsequente Gruppenpflege wie im Krankenhaus ist im Altenpflegebereich leider nicht möglich. Ein Hauptgrund liegt in der geringen Zahl von Pflegefachkräften, die für dieses System erforderlich sind.

werden, dass auch die Mitarbeiterinnen alle anfallenden Aufgaben zügig erfüllen können?
- Welches System ist richtig, um eine ganzheitliche, bewohnerorientierte Pflege zu praktizieren?

Eine Vielzahl von Begriffen wird in Konzeptionen und in Diskussionen verwendet. Sie alle haben ihre Wurzeln im Krankenhausbereich. Für die Anwendung im Altenpflegeheim sind die Vor- und Nachteile der einzelnen Systeme kritisch zu hinterfragen.
Die Frage nach dem sinnvollsten System muss sich einerseits an der Frage der Bezugsperson orientieren, andererseits an den aktuellen Rahmenbedingungen, wie Fachkräfteanteil, Personalbesetzung, Dienstpläne und Architektur der Wohnbereiche.

In Tab. 2.**9** werden drei bekannte Systeme beschrieben. Keines der genannten Systeme ist für die Anwendung im Altenpflegebereich geeignet, entweder widerspricht das System einer ganzheitlichen, bewohnerorientierten Pflege oder es ist aus formalen Gründen nicht durchführbar. In diesem Zusammenhang muss auch die haftungsrechtliche Seite solcher Pflegesysteme bedacht werden. Pflegerische Hilfskräfte können nur dann eingesetzt werden, wenn eine Fachkraft zur Beaufsichtigung und Anleitung in der Nähe ist. Das bedeutet, sie muss in solch räumlicher Nähe sein, dass sie die Arbeit der Hilfskraft beobachten und notfalls korrigieren kann. Eine Rufbereitschaft genügt nicht. Für die Praxis in der Altenpflege würde sich daher ein Patensystem am besten eignen.

Kriterien für ein Patensystem: Je eine Mitarbeiterin ist (unabhängig von ihrer fachlichen Qualifikation) für eine bestimmte Gruppe von Bewohnerinnen Ansprechpartnerin. Sie ist zuständig für die Alltagsgestaltung und für einen großen Teil der direkten Pflegemaßnahmen. Die medizinisch-pflegerischen Leistungen werden von Pflegefachkräften ausgeführt, je nach Besetzung mit Fachkräften zentral für den ganzen Wohnbereich. Grundvoraussetzung für ein solches Patensystem ist eine individuelle, bewohnerorientierte Pflegeplanung und eine konsequente Schulung der Hilfskräfte im Blick auf Beobachtung und Umgang mit demenziell erkrankten alten Menschen.

! Es ist ein Pflegesystem zu finden, das einerseits den Bewohnerinnen und ihren Wünschen nach feststehenden, ihnen angenehmen Bezugspersonen gerecht wird. Andererseits muss ein solches System auch die personellen Möglichkeiten und die Bedürfnisse der Mitarbeitenden berücksichtigen. Die Ziele des Heims müssen in einem Pflegesystem wiederzufinden sein.

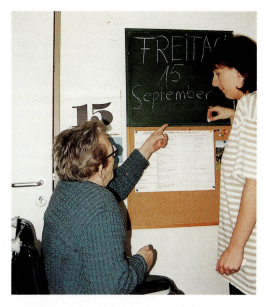

Abb. 2.**48** Kalender helfen, die zeitliche Orientierung zu erhalten

Anregung
- Beobachten Sie in Ihren Praxiseinsätzen, nach welchem Pflegesystem gearbeitet wird.
- Suchen Sie nach den Vor- und Nachteilen einerseits im Blick auf die individuelle Betreuung der alten Menschen, andererseits im Blick auf die Zufriedenheit der Mitarbeiterinnen.
- Erstellen Sie eine Liste dieser Vor- und Nachteile und suchen Sie, bei welcher Personengruppe die Anzahl der Vorteile überwiegt. Diskutieren Sie im Unterricht die Gründe.

Anregung
- Notieren Sie Tage, auf die Sie sich freuen. Was war das Besondere an diesen Tagen? Wann sagen Sie von einem Tag, er sei gut gewesen?
- Was bedeutet der Satz „da fällt einem ja die Decke auf den Kopf" im Zusammenhang mit dem Thema Tagesablaufgestaltung?

! Der Alltag im Pflegeheim gliedert sich nach den Zeiten des Aufstehens und des Zu-Bett-Gehens, nach den Körperpflegemaßnahmen und nach den Mahlzeiten. Dies sind auch die Hauptarbeitszeiten für die Mitarbeiterinnen.

Gestaltung des Tagesablaufs

Der Ablauf eines Tages, die Tagesstruktur, hat entscheidenden Einfluss auf das Wohlbefinden und die Orientierungsfähigkeit von Heimbewohnern (Abb. 2.**48**). Durch eine bewohnerorientierte Tagesablaufgestaltung wird ein Altenpflegeheim erst zum Heim, kann es zum Ersatzzuhause werden. Ohne eine solche ist es lediglich eine „Verwahranstalt".

In diesen Zeiten erleben die Bewohner einerseits sehr intensive Kontakte, solange sie selber gepflegt werden. Wenn die anderen an der Reihe sind und sie selber etwa im Speiseraum von 7-8.30 Uhr auf das Frühstück warten, die Pflegepersonen hektisch hin und her laufen und laute Radiomusik aus vielen Zimmern tönt, dann sind dies Zeiten voll unruhiger Langeweile, die Apathie, Verwirrtheit und Depressionen verstärken können. Intensive Kontakte mit den Mitarbeiterinnen gibt es dann erst wieder während des Frühstücks. Danach versinken in manchen Häusern noch immer Wohnbereiche in Langeweile und Warten auf die nächste Mahlzeit.

Mahlzeiten

Die Mahlzeiten sind wichtige Strukturelemente, sie sind die feststehenden „Höhe"(!?)-Punkte des Tages. Für die Bewohner sind auch die Stunden dazwischen wichtige *Lebenszeiten*, Zeiten, die sie nicht einfach verdösen oder verschlafen wollen. Sie brauchen aber Hilfe und Unterstützung, da ihre Kräfte und ihre eingeschränkten Möglichkeiten im Heim nicht zur eigenen Zeitgestaltung ausreichen. Pflegepersonen fühlen sich kompetent bei allen pflegerischen Aufgaben. Die Tagesgestaltung jedoch erfordert Tätigkeiten, die sie noch immer nicht gewohnt sind, die mit Ängsten und Unsicherheiten besetzt sind. Dieser Aufgabenbereich gehört aber wesentlich zum Alltag der Altenpflege. Psychophysisches Wohlbefinden ist nur möglich, wenn die Bewohner sich selber wichtig und tätig erleben, wenn sie Aufgaben erledigen, die für sie sinnvoll sind und die von ihrer Biographie ausgehen.

Grundsätze zur Gestaltung des Tages im Altenpflegeheim: Die Zeiten im Tagesablauf sollten möglichst konstant und verlässlich sein. Für ältere Menschen, insbesondere für demenziell erkrankte, sollten im Tagesablauf wenig oder keine Veränderungen stattfinden, er kann so zu einer wichtigen Orientierungshilfe werden, hier gilt der Grundsatz:

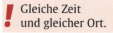

! Gleiche Zeit und gleicher Ort.

Selbstverständlich sollten Mahlzeiten (vor allem Frühstück, evtl. auch Abendbrot) in flexiblen Grenzen angeboten werden, damit jede Bewohnerin den für sie passenden Zeitpunkt finden kann. Die Mitarbeitenden sollten sich an diesem Zeitpunkt mit ihrer Organisationsplanung ausrichten.

Die Mahlzeiten finden zu den sonst in der Gesellschaft üblichen Zeiten statt:

- Frühstück flexibel etwa zwischen 7.30 und 10 Uhr,
- Mittagessen nicht vor 12 Uhr,
- Abendessen, wenn möglich auch flexibel, aber nicht vor 18 Uhr,
- Zwischenmahlzeiten sind nötig, vor allem aber eine Spätmahlzeit gegen 21 Uhr. Die Zeiten der Nahrungskarenz, vor allem in der Nacht, dürfen nicht zu lange sein (Verwirrtheit und Unruhe infolge von Unterzuckerungen).

Die Gewohnheiten der Bewohner sollten beim Zeitpunkt und beim Angebot berücksichtigt werden.

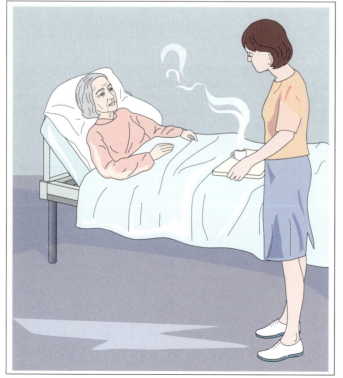

Abb. 2.**49** Die Tasse Kaffee wird ans Bett gebracht

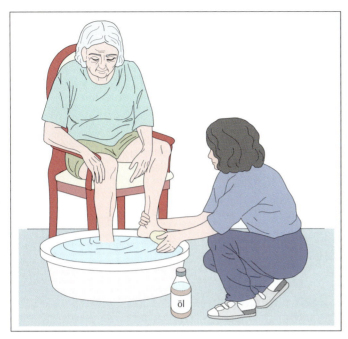

Abb. 2.**50** Das abendliche Fußbad

Der Morgen

Besondere Beachtung ist der Situation der Heimbewohner am Morgen zu widmen. Sie sollen selbst entscheiden können, wann sie aufstehen möchten. Eine Tasse Kaffee oder Tee ans Bett gebracht, kann das Aufstehen erleichtern (Abb. 2.**49**). Die Bewohner sollen auch entscheiden können, ob sie das Frühstück vor oder nach der morgendlichen Toilette einnehmen möchten, wann und wo sie frühstücken möchten. Der Arbeitsplan der Mitarbeitenden muss sich an den Wünschen der Bewohner orientieren, nicht umgekehrt.

> **!** So viel Normalität, so viel Selbstbestimmung, so viel Individualität wie möglich, wobei das „Möglich" von den Fähigkeiten der Bewohner abhängt, nicht von den Arbeitsplänen der Mitarbeitenden.

Der Abend

Auch am Abend sollen die Heimbewohner ihren Gewohnheiten und Bedürfnissen gemäß leben können. Der Abend hat im Tagesablauf für uns alle einen besonderen Stellenwert. Abends sind wir empfänglicher für private Gespräche, für Zuwendung und Nähe. Von der Gestaltung des Abends im Heim hängt ab, wie die Nacht wird.

Die Durchführung von *Abendritualen*, aber auch Massagen, Fußbäder (Abb. 2.**50**) oder Einreibungen können zu einem ruhigen Schlaf verhelfen.
Zum Abenddienst gehört auch das Anbieten einer Spätmahlzeit: warme Milch, eine warme Suppe, frisches oder gekochtes Obst. Nächtlichen Unterzuckerungen und/oder einer Dehydration mit der Gefahr von Verwirrtheitszuständen wird dadurch vorgebeugt. Außerdem kann diese Mahlzeit auch das Einschlafen unterstützen. Die Aufgaben brauchen Zeit, sie sind genauso wichtig wie andere Pflegemaßnahmen. Der Dienstplan ist danach auszurichten.

Die Nacht

Viele alte Menschen haben Angst vor der Nacht. Die Dunkelheit, befürchtete Schmerzen, Einsamkeit, das Nichtschlafen-Können, quälende Gedanken und vieles mehr steigern die Ängste. Die Mitarbeiterinnen können durch eine ganz bewusste Abendgestaltung viel von diesen Ängsten mildern. Dazu gehört, dass die Nacht nicht mit der Beendigung des Abendessens beginnt. Es muss Zeit sein für ein entspannendes Abendprogramm, z. B. Vorlesen, Singen, und die Möglichkeit, über den vergangenen Tag zu reden. Die Bewohner müssen erleben, dass sie mit ihren Ängsten ernst genommen werden, dass die Mitarbeiterinnen der Spätschicht da

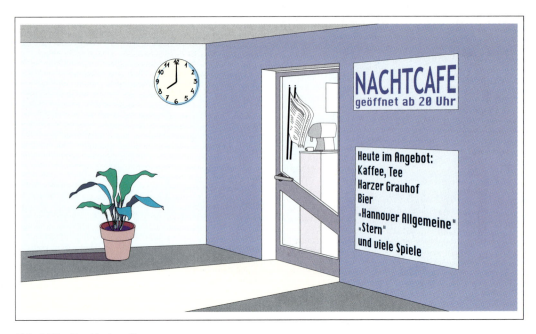

Abb. 2.**51** Das Nachtcafé

sind und Geborgenheit vermitteln. Am Abend sollte ganz bewusst Hektik vermieden werden.
Aufgaben der Nachtwachen: Sie begrüßen bei Dienstbeginn alle Bewohner, dies trägt wesentlich zur Beruhigung bei. Sie kennen schlaffördernde Maßnahmen. Sie verteilen nur dann Schlafmittel, wenn das Team im Rahmen der Pflegeplanung zu keiner anderen Lösung gekommen ist und der Arzt das Medikament verordnet hat. Die Nachtwachen wissen, dass eine störungsfreie Nacht von 21 bis 6 Uhr nicht realistisch ist. Menschen mit Schlafumkehr und solche mit Unruhezuständen dürfen aufstehen. Ein Nachtcafé (Abb. 2.**51**) oder ein Zimmer, in dem Getränke bereitstehen, Zeitungen und andere Dinge zum Hantieren ausliegen, sind gute Hilfen. Ein abwechslungsreicher und mit viel Bewegung gefüllter Tag ist die beste Voraussetzung für eine ruhige Nacht.

Der Vormittag und Nachmittag: die Zeiten zwischen den Mahlzeiten

In den Zeiten zwischen Körperpflege und Mahlzeiten sind die psychosozialen Qualifikationen der Altenpflegerinnen gefragt (Abb. 2.**52**). Der **Vormittag**, etwa in der Zeit zwischen 10 und 12 Uhr, bietet sich für hauswirtschaftliche Tätigkeiten wie Kochen, Backen, aber auch Wäschefalten

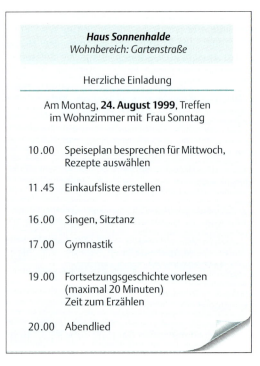

Haus Sonnenhalde
Wohnbereich: Gartenstraße

Herzliche Einladung

Am Montag, **24. August 1999**, Treffen im Wohnzimmer mit Frau Sonntag

10.00	Speiseplan besprechen für Mittwoch, Rezepte auswählen
11.45	Einkaufsliste erstellen
16.00	Singen, Sitztanz
17.00	Gymnastik
19.00	Fortsetzungsgeschichte vorlesen (maximal 20 Minuten) Zeit zum Erzählen
20.00	Abendlied

Abb. 2.**52** Aktivitätenplan vom Pflegeheim Haus Sonnenhalde

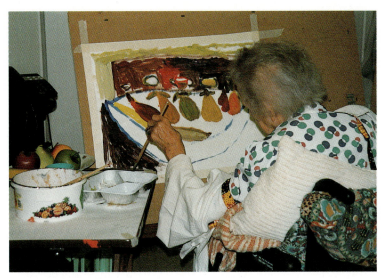

Abb. 2.**53** „Sag meinem Besuch, ich habe jetzt keine Zeit"

oder bügeln an. Sinnvoll sind auch Spaziergänge, die mit einem Einkauf verbunden sein können. Am Vormittag sollten Tätigkeiten eingeplant werden, die der Biographie der alten Menschen entnommen sind. Morgens wurde gearbeitet, da mussten die Pflichten erfüllt werden. Am Nachmittag fanden eher Geselligkeiten statt.

Am **Nachmittag** eignet sich die Zeit zwischen dem Nachmittagskaffee und dem Abendbrot, etwa zwischen 15.30 und 17.30 Uhr. Angebote für diese Zeit können sein: Singen und selber Musik machen, Gymnastik oder Tanz, Spiele, Erzählcafé, Besuch im Café in der Stadt, Spaziergänge, Handarbeiten oder sonstige kreative Tätigkeiten.

Altenpflegerinnen sollten sich von dem Anspruch freimachen, immer eine möglichst spektakuläre Sache gestalten zu müssen. Das führt dazu, dass solche Angebote ganz selten oder gar nicht durchgeführt werden. Es gibt inzwischen viele Methoden für „Kurzaktivierungen" (z. B. Zehn-Minuten-Aktivierung), die ohne viel Vorbereitungsaufwand von jeder Altenpflegerin durchgeführt werden können. Eine Grundausstattung an Liederbüchern, Vorlese- und Rätselbüchern, Bällen, bunten Tüchern und Spielen sollte in jedem Wohnbereich vorhanden sein.

Bei der Dienstplangestaltung wird berücksichtigt, dass vormittags und nachmittags je eine Mitarbeiterin für diese Angebote zur Verfügung steht. (Denken Sie bei der Planung auch daran: Bewohner, die beschäftigt sind, klingeln und rufen nicht.) Altenpflegerinnen haben gelernt, dass Spielen, Singen und andere Tätigkeiten dieser Art wichtige altenpflegerische Arbeit sind.

Altenpflegerinnen, Ergotherapeutinnen und Sozialpädagoginnen teilen sich die Durchführung der tagesstrukturierenden Angebote. Tagesstrukturierung ist keine Therapie, sie ist ein Angebot, einen sinnvollen Tag zu erleben (Abb. 2.**53**). Diesen zu gestalten gehört zur ganzheitlichen Altenpflege (s. dazu auch Kap. 5.9 „Sich beschäftigen, lernen und entwickeln können").

Dienstplangestaltung

Der Dienstplan hat für alle Mitarbeitenden eine große Bedeutung. Mit Hilfe des Dienstplans werden einerseits die Zeiten festgelegt, in denen zu arbeiten ist, andererseits weist der Plan auch die persönliche Zeit aus, die für die Gestaltung des Privatleben zur Verfügung steht. Es gibt viele Berufsgruppen, die ihre Freizeit abhängig von einem Dienstplan gestalten und auch an Wochenenden und bei Nacht arbeiten müssen (z. B. Polizeibeamte, Mitarbeiter in der Gastronomie, Beamte bei der Bahn usw.).

Pflegepersonen klagen manchmal darüber, dass ihnen die Dienstzeiten wenig Spielraum für ihre persönliche Zeitgestaltung lassen. Heimbewohner werden jedoch durch die Dienstzeiten der Pflegenden sehr viel stärker eingeschränkt. Pflegende können die Schicht tauschen, wenn sie etwas erledigen müssen, wann können so etwas Bewohner? Schon der tägliche Tagesablauf lässt den alten Menschen wenig Möglichkeiten, selber zu planen, z. B.:

Tabelle 2.**10** Dienstformen und ihre Kennzeichen (nach Kämmer 1994)

Dienstform	Kennzeichen	Vorteile	Nachteile
Geteilter Dienst	• Anwesenheit am Morgen und am Abend, unterbrochen durch eine längere Pause • wird noch an Wochenenden praktiziert	• alte Menschen werden morgens und abends von derselben Pflegeperson betreut • Anwesenheit des Personals zu den arbeitsintensiven Zeiten • relativ wenig Zeit für Übergaben erforderlich	• sehr langer Arbeitstag für Mitarbeitende vom frühen Morgen bis zum späten Abend • dünne Personalbesetzung während der „Zwischenzeiten", dadurch wenig Möglichkeiten zur Durchführung tagesstrukturierender Maßnahmen
Schichtdienst	• Einteilung des Tages in 3 Schichten: Früh-, Spät- und Nachtschicht • Länge der Arbeitszeit ist abhängig von der gewählten Dienstplangrundform • Personal wechselt zu jeder Schichtzeit	• Mitarbeitende sind kontinuierlich anwesend, können daher auch die „Zwischenzeiten" für Bewohnerinnen sinnvoll gestalten • Voraussetzung: gleichmäßige Besetzung der Schichten • Dienstübergaben sind in den Überlappungszeiten möglich • längere Freizeit • Abbau von Arbeitsspitzen	• häufiger Personalwechsel = belastend für Bewohner • drei Übergabezeiten und viel Koordination erforderlich • hohe Personaldichte wird nicht in sinnvolle Betreuungsarbeit für Bewohner umgesetzt
Schaukelschichtdienst	Dienstzeiten nachmittags und am darauffolgenden Vormittag, anschließend in derselben Form Freizeit	• günstig für Bewohner, Pflege am Abend und am darauffolgenden Morgen erfolgt von derselben Pflegeperson • Mitarbeiterinnen erleben Freizeit subjektiv als lang	• ständiger Wechsel von Früh- zu Spätschicht ist gesundheitlich problematisch • Ruhezeit zwischen Spätdienst zum Frühdienst weniger als 11 Stunden, widerspricht Arbeitszeitgesetz
Dauernachtdienst, regelmäßiger Nachtdienst	Dienstzeit zwischen 21 und 6 Uhr in regelmäßigen Dienst- und Freizeitphasen	• beruhigend für Bewohner, da kontinuierliche Ansprechperson • gute und relativ „einfache" Dienstplangestaltung • überschaubare, sichere Planung für Mitarbeitende	• gesundheitlich belastende Arbeitszeit • Gefahr der Isolation innerhalb der Mitarbeitergruppe • häufig Kommunikationsprobleme zwischen Tag- und Nachtdienst

- Die Essenszeiten werden im Allgemeinen vom Dienstplan des Küchenpersonals bestimmt.
- Das Dienstende der Spätschicht bestimmt, ob hilfebedürftige Bewohner um 17 Uhr oder um 19 Uhr zu Bett gebracht werden.
- Eine Teilnahme an Veranstaltungen außerhalb des Heims ist nur möglich, wenn genügend Personal eingeplant wurde.

Bewohner sind in ihrer Zeitgestaltung um ein Vielfaches abhängiger vom Dienstplan als die Pflegepersonen, obwohl die alten Menschen letztlich die „Arbeitgeber" der Mitarbeiterinnen des Altenpflegeheimes sind.

Die Gestaltung des Dienstplans fällt in den Aufgabenbereich der Bereichs-, Gruppen- oder Pflegedienstleiterinnen. Sie sind verantwortlich dafür, dass folgende **Ziele des Dienstplans** erreicht werden:

– Sicherung der Pflege und Betreuung über einen Zeitraum von 24 Stunden,
– sinnvoller und möglichst optimaler Einsatz des zur Verfügung stehenden Personals,

- Befriedigung der Bewohnerinnenwünsche nach Normalität, Individualität und Selbstbestimmung im Einklang mit den Mitarbeiterinteressen (Wünsche nach planbarer Freizeit),
- Planung eines sinnvollen Wechsels zwischen Arbeits- und Erholungsphasen für die Mitarbeitenden,
- Nachweis über geleistete Arbeitszeiten,
- Nachweis über die Anwesenheit der Mitarbeiterinnen,
- Nachweis über die Einhaltung tariflicher Bestimmungen und des Arbeitszeitgesetzes (ArbZG) (z.B. wöchentliche Arbeitszeit, Urlaub, Dauer der täglichen Arbeitszeit, Pausen usw.),
- Grundlage für die Berechnung von Vergütung und Zeitzuschlägen,
- Grundlage für langfristige Planungen (z.B. Fortbildungszeiten, große Feste im Jahreskreis, Veranstaltungen für die Öffentlichkeit, z.B. Tage der offenen Tür u.Ä.).

Dienstformen

Es gibt eine Reihe unterschiedlicher Dienstformen, mit denen die zu erbringende Dienstzeit über Tage, Wochen und Monate verteilt werden kann. In Tab. 2.10 werden die Formen vorgestellt, die im Altenpflegebereich am häufigsten praktiziert werden. Diese Dienstformen können je nach Bedarf und in Absprache mit der Personalvertretung in den einzelnen Einrichtungen individuell kombiniert und geändert werden.

Dienstzeiten

Die tarifliche Wochenarbeitszeit im Pflegebereich beträgt zur Zeit in den westlichen Bundesländern 38,5 Stunden pro Woche. Diese Zeit muss so aufgeteilt werden, dass an allen Tagen, auch am Wochenende und an Feiertagen, die Pflege und Betreuung der alten Menschen gewährleistet ist. Die auf S. 127 ff. dargestellten konzeptionellen Bedingungen für die Tagesgestaltung, für die Begleitung in den Morgen- und Abendstunden und in der Nacht müssen bei der Planung der täglichen Arbeitszeiten berücksichtigt werden. Konkret heißt das:

! Der Frühdienst beginnt frühestens um 6.30 Uhr: die Bewohner bestimmen die Aufstehzeit. Der Spätdienst endet frühestens um 21 Uhr: Die Bewohner bestimmen die Zubettgeh-Zeit.

Um die Arbeitsspitzen am Morgen und am Abend abzubauen, ist es sinnvoll, in dieser Zeit Teilzeitkräfte einzusetzen. Am Abend kann ein später Spätdienst über das eigentliche Dienstende der Spätschicht hinaus die Abendgestaltung unterstützen und beim Zubettgehen auch noch nach 21 Uhr helfen. Die Arbeitszeit der Nachtwache darf nicht länger als 10 Stunden dauern (ArbZG). Für angemessene Überlappungszeiten zur Durchführung von Dienstübergaben (S. 138) ist zu sorgen.

Die Dienstzeiten der Wohnbereichs- oder Pflegegruppenleitung müssen ihren besonderen Leitungs- und Führungsaufgaben entsprechen. Die Leitung hat einerseits eine Reihe indirekter Pflegetätigkeiten zu erledigen, andererseits muss sie Gelegenheit haben, in beiden Schichtgruppen anwesend zu sein. Ist sie mit ihrer vollen Arbeitszeit in die Pflege eingebunden, kann sie ihren Organisations-, Planungs- und Beratungsaufgaben nicht gerecht werden. Die Qualität der Arbeit und die Zufriedenheit der Teammitglieder würden darunter leiden. Ihre Arbeitszeit sollte daher, wenigstens an einzelnen Tagen in der Woche, in der Zeit zwischen 8 Uhr und 17 Uhr liegen.

Dienstplan-Grundformen

Die Einteilung der tariflichen Arbeitszeit auf die Wochentage ist abhängig von der Dienstplan-Grundform. Üblich sind die 5-, 5,5- und 6-Tage-Woche als Grundformen für den Dienstplan (Tab. 2.11).

„Normale" Dienstzeiten in der Altenpflege?

In manchen Krankenhäusern werden seit einigen Jahren sog. normale Dienstzeiten ausprobiert und praktiziert. Normal bedeutet: An fünf Tagen in der Woche liegen die Dienstzeiten ähnlich wie in Büros zwischen 8 und ca. 16 Uhr. Um diese „Kernarbeitszeit" herum werden die erforderlichen Früh- und Spätdienste möglichst knapp besetzt. Die Arbeitszeitorganisation wurde entsprechend verändert (Dahlem u. Lorenz 1993).

Diese Regelungen sind nicht einfach auf Altenpflegeheime zu übertragen. Die direkten Pflegemaßnahmen erfordern im Altenpflegeheim sehr viel mehr Zeit als im Krankenhaus. Diagnostik und Therapie im medizinischen Sinn fallen nicht an. Dafür brauchen alte Menschen Hilfe und Unterstützung nicht nur bei der Körperpflege und bei den Mahlzeiten, sondern auch, und das ist ganz entscheidend, bei der Gestaltung ihrer Zeit (S. 128). In der Klinik ist für die

Tabelle 2.11 Dienstplangrundformen – Arbeitsbedingungen und Vor- und Nachteile (nach Mybes 1984)

Arbeitsbedingungen	6-Tage-Woche	5,5-Tage-Woche	5-Tage-Woche
Zahl der Arbeitstage in 14 Kalendertagen	12 von 14 sind Arbeitstage	11 von 14 sind Arbeitstage	10 von 14 sind Arbeitstage
Zahl der freien Tage	2	3	4
Arbeitszeit je Arbeitstag bei Schichtdienst an allen Arbeitstagen	77 h in 2 Wochen (an 12 Kalendertagen) = 6,25 h/Tag	77 h in 2 Wochen (an 11 Kalendertagen) = 7,0 h/Tag	77 h in 2 Wochen (an 10 Kalendertagen) = 7,42 h/Tag
Anwesenheitszeit pro Tag	Arbeitszeit und 30 min Pause = 6,55 h	Arbeitszeit und 30 min Pause = 7,30 h	Arbeitszeit und 30 min Pause = 8,12 h
Kennzeichen	**6-Tage-Woche**	**5,5-Tage-Woche**	**5-Tage-Woche**
Die einzelne Schicht ist	• kürzer • weniger dünn besetzt • weniger anstrengend	• lang • dünn besetzt • anstrengend	• länger • dünner besetzt • anstrengender
Freizeit pro Arbeitstag ist	länger	weniger lang	kurz
Anzahl freier Tage ist	2 von 14 = wenig	3 von 14 = mehr	4 von 14 = am meisten
Wegezeit pro Woche ist	hoch = 12-mal	weniger hoch = 11-mal	niedrig = 10-mal
Dienstrhythmus	stabiler Dienst	vermehrt Schichtwechsel	häufiger Wechsel
Informationsstand/ Kooperation	niedrig/erschwert	relativ hoch / gewährleistet	sehr hoch / erleichtert

Zeit nach 17 Uhr und an den Wochenenden nur eine relativ dünn besetzte Mitarbeitergruppe erforderlich, z. B. für die wenigen therapeutischen und indirekten Pflegetätigkeiten. Die zeitraubenden diagnostischen Maßnahmen und die Assistenz bei ärztlichen Tätigkeiten finden in der Regel in der Kernarbeitszeit statt. Im Pflegeheim fällt am Abend und an den Wochenenden viel Arbeit an, vor allem, wenn die Abendgestaltung und die Flexibilität beim Zubettgehen ernst genommen werden. Auch an den Wochenenden kann die Zahl der Diensthabenden nicht noch mehr ausgedünnt werden, wenn diese Zeiten für die Bewohner nicht leer und langweilig sein sollen.

Jede Pflegedienstleitung hat zusammen mit ihren Mitarbeiterinnen und der Personalvertretung eine Dienstplangrundform zu finden,
a) die den Konzepten der Einrichtung so Rechnung trägt, dass für die Bewohner eine möglichst normale, die individuellen Bedürfnisse berücksichtigende und die Selbstständigkeit unterstützende Tagesstruktur möglich wird.
b) bei der die Arbeitszeiten für die Mitarbeiterinnen so liegen, dass sie Beruf und Familie in einer für sie akzeptablen Weise vereinbaren können.
c) in der die Vorschriften des Arbeitszeitgesetzes (novelliert und in Kraft seit 1. 7. 1994) berücksichtigt werden.

U. Mybes (1984) nennt eine Reihe von „Prüfsteinen", anhand derer die Dienstplangestaltung für die Mitarbeiterinnen in ihrer Auswirkung auf die Tagesablaufgestaltung der Heimbewohnerinnen und damit auf deren Lebensqualität zu messen sind. In Anlehnung an diesen 12-Punkte-Katalog werden hier einige Kriterien zur Beurteilung eines Dienstplanes beschrieben.

Kriterien zur Beurteilung von Dienstplänen:

- *Eignung der Dienstplangrundform:* Sie ist einfach, geht immer vom selben Grundschema aus (z. B. 5-, 5,5- oder 6-Tage-Woche), sie ist für die Mitarbeiterinnen verständlich und erlaubt eine langfristige Planung.
- *Austauschbarkeit der Werktags- und Wochenendschichten:* An allen Tagen der Woche werden für die einzelnen Schichten (für Vollzeitmitarbeiterinnen) dieselbe Zahl von Arbeitsstunden angesetzt. So entfallen beim Tausch umständliche und zeitaufwendige Rechenmanöver. Die Dienste an den Wochenenden sind weniger belastend, wenn nur die im Werktagdienst üblichen Stunden zu arbeiten sind.
- *Verhältnis der Besetzung von Früh-, Spät- und Wochenendschichten:* Die Besetzung der einzelnen Schichten ist sowohl von der Zahl der Mitarbeiterinnen als auch von der Qualifika-

tion her etwa gleich. Nur so kann gewährleistet werden, dass die Nachmittags- und Abendstunden ausgehend von den Bewohnerbedürfnissen gestaltet werden können. Dasselbe gilt für die Sonn- und Feiertagsschichten: Hier muss nach Wegen gesucht werden, wie die Wochenendschichten besser zu besetzen sind. Zum Beispiel könnte eine Vollzeitstelle in Teilzeitstellen gesplittet werden. Diese Mitarbeiterinnen könnten dann schwerpunktmäßig an Wochenenden eingesetzt werden. An Sonn- und Feiertagen sollten Aktivitäten stattfinden, auf die sich die Bewohner freuen können. Ziel: keine langweiligen, leeren Sonntage!

- *Angemessene Überlappungszeit bei jedem Schichtwechsel:* Zur Übergabe von der einen Schicht zur anderen ist ausreichend Zeit vorhanden (S. 138), damit alle Informationen dokumentiert und umfassend weitergegeben werden, die für eine kontinuierliche Pflege erforderlich sind.
- *Angemessener Tag- und Nachtrhythmus für die Heimbewohnerinnen:* der Tag beginnt zu einer von der Bewohnerin gewünschten Zeit. Die Nachruhe beginnt ebenfalls dann, wenn die Bewohnerin es wünscht. Bei der Dauer der „veranstalteten Nacht" (S. 129) im Altenpflegeheim ist außerdem der verminderte Schlafbedarf des alten Menschen zu berücksichtigen. Nächte, die zwölf und mehr Stunden dauern, sind für alte Menschen völlig unangemessen.
- *Die tariflich festgelegte Arbeitszeit* und die im ArbZG enthaltenen Vorschriften zur Dauer der täglichen Arbeitszeit, zu den Pausenregelungen und zur Regelung der Nachtdienste werden eingehalten.

! Bei der Gestaltung des Dienstplanes sind auch Zeiten und Personen zur Tagesgestaltung einzuplanen.

Wichtiges zur korrekten Erstellung eines Dienstplanes:
- Der Dienstplan ist ein Nachweisdokument und muss eindeutig geschrieben werden, um auch nach Jahren noch verstehbar zu sein. Er wird bei arbeitsrechtlichen Auseinandersetzungen und bei etwaigen Pflegefehlern herangezogen.
- Das Formular hat die Größe eines DIN-A3-Blattes, für jede Mitarbeiterin stehen drei Spalten zur Verfügung:
Spalte 1 = Soll-Zeile, hier werden die geplanten Dienste eingetragen,
Spalte 2 = Ist-Zeile, hier wird die tatsächlich geleistete Arbeitszeit eingetragen,
Spalte 3 = Kommentar- oder Anmerkungszeile, hier werden Plus- und Minusstunden und ihre Begründung eingetragen.
- Es wird mit dokumentechten Stiften geschrieben, es darf weder radiert noch in irgendeiner anderen Weise überschrieben oder etwas unkenntlich gemacht werden.
- Am linken (senkrechten) Rand des Dienstplanformulars sind die im Haus üblichen Dienstzeiten aufgelistet (Legende).
- Die für verschiedene Freizeitarten verwendeten Kürzel sind ebenfalls am linken, vertikalen Formularrand notiert und erklärt. Es werden die vom KDA verwendeten Kürzel empfohlen (Abb. 2.**54**).

Schritte zur Erstellung eines Dienstplanes:

1. Es muss für jeden Wohnbereich festgelegt werden, wie viele Mitarbeiterinnen in jeder Schicht grundsätzlich anwesend sein müssen.
2. Weiter muss festgelegt werden, wie viele Fachkräfte pro Schicht im Dienst sein müssen.
3. Individuelle Freizeitwünsche sollten die Mitarbeitenden bis ca. 8 Wochen vor Beginn der neuen Dienstplanphase genannt haben (Zeitpunkt bestimmt die für die Gestaltung des Dienstplans verantwortliche Mitarbeiterin).
4. Dienste tauschen ist nur mit einer Kollegin der gleichen Qualifikation möglich.
5. Der endgültige Dienstplan muß ca. 14 Tage vor Beginn der Phase, für die er gültig ist, öffentlich ausgehängt werden. Wünsche und Korrekturen sind dann nicht mehr möglich, sie werden in der Planungsphase berücksichtigt, ausgenommen unvorhersehbare Situationen.
6. Der Dienstplan kann für einen Monat oder für vier Kalenderwochen geschrieben werden, (das vom KDA empfohlene Formular geht von der Vierwochenplanung aus). Beide Möglichkeiten haben Vor- und Nachteile. Bei der Planung im 14-tägigen Rhythmus bietet sich der Vierwochenplan an. Das Hin- und Herrechnen mit 30 oder 31 Tagen fällt weg, die Bilanzierung der wöchentlichen Arbeitszeit ist leichter als bei der monatlichen Planung. Die Planung für einen Monat wird besonders bei der Berechnung der Zeitzuschläge geschätzt, da diese monatlich bezahlt werden.

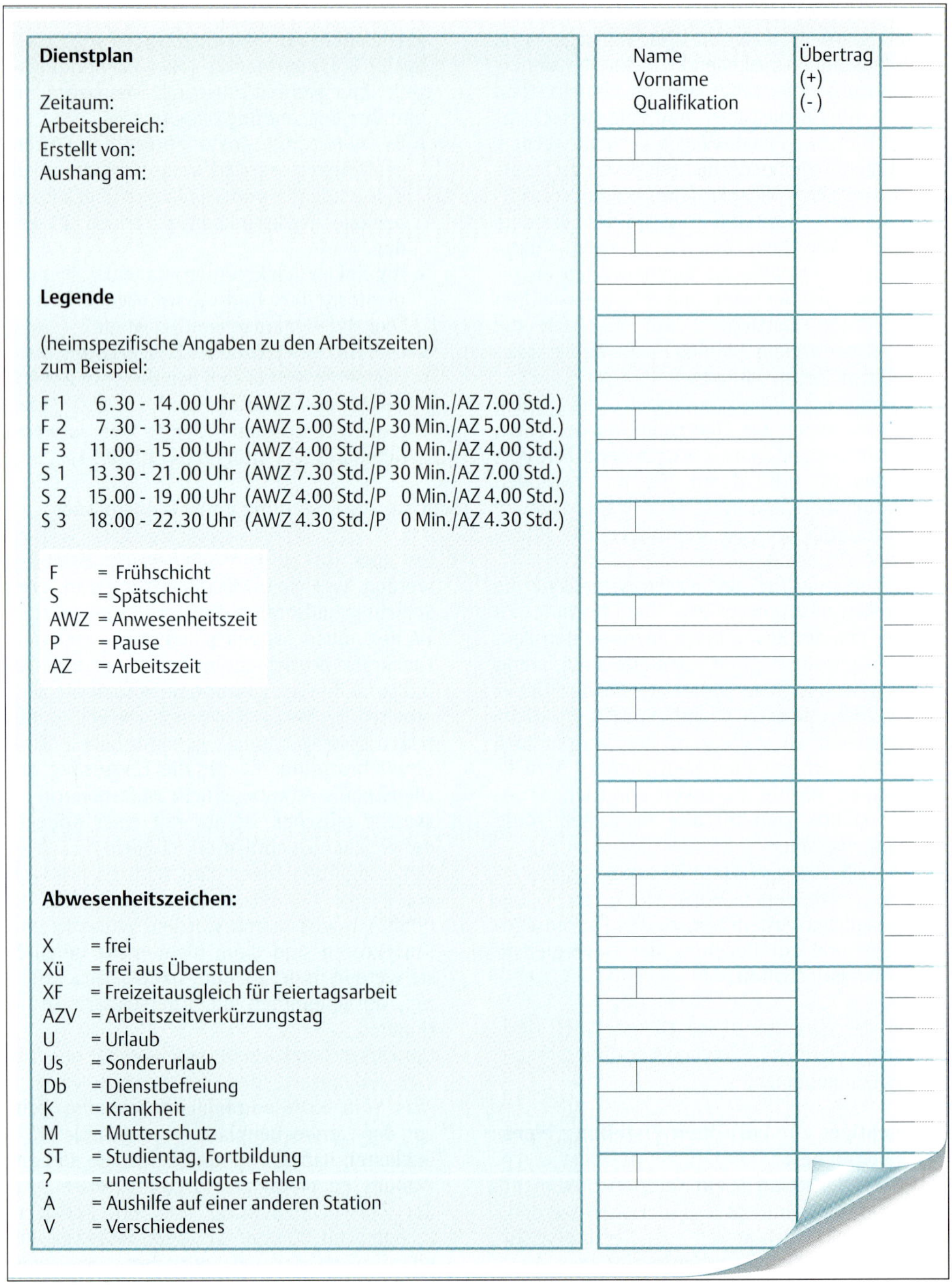

Dienstplan

Zeitraum:
Arbeitsbereich:
Erstellt von:
Aushang am:

Legende

(heimspezifische Angaben zu den Arbeitszeiten)
zum Beispiel:

F 1   6.30 - 14.00 Uhr (AWZ 7.30 Std./P 30 Min./AZ 7.00 Std.)
F 2   7.30 - 13.00 Uhr (AWZ 5.00 Std./P 30 Min./AZ 5.00 Std.)
F 3   11.00 - 15.00 Uhr (AWZ 4.00 Std./P 0 Min./AZ 4.00 Std.)
S 1   13.30 - 21.00 Uhr (AWZ 7.30 Std./P 30 Min./AZ 7.00 Std.)
S 2   15.00 - 19.00 Uhr (AWZ 4.00 Std./P 0 Min./AZ 4.00 Std.)
S 3   18.00 - 22.30 Uhr (AWZ 4.30 Std./P 0 Min./AZ 4.30 Std.)

F   = Frühschicht
S   = Spätschicht
AWZ = Anwesenheitszeit
P   = Pause
AZ   = Arbeitszeit

Abwesenheitszeichen:

X   = frei
Xü   = frei aus Überstunden
XF   = Freizeitausgleich für Feiertagsarbeit
AZV = Arbeitszeitverkürzungstag
U   = Urlaub
Us   = Sonderurlaub
Db   = Dienstbefreiung
K   = Krankheit
M   = Mutterschutz
ST   = Studientag, Fortbildung
?   = unentschuldigtes Fehlen
A   = Aushilfe auf einer anderen Station
V   = Verschiedenes

Name   Übertrag
Vorname   (+)
Qualifikation (-)

Abb. 2.54 Aufbau eines Dienstplanformulars mit einem Beispiel für die Gestaltung der linken vertikalen Leiste (nach Mybes)

Planung für Krisenzeiten

Alle Pflegepersonen in der Altenpflege kennen die Situation, dass statt fünf Mitarbeiterinnen zum Frühdienst nur drei kommen und zwei sich kurzfristig wegen Krankheit entschuldigen. Für solche Krisenzeiten sollte jeder Wohnbereich eine entsprechende Planung haben, aus der hervorgeht, wie die Situation zu meistern ist, ohne dass Bewohner Schaden leiden oder Kolleginnen aus ihrem freien Tag oder gar aus dem Urlaub geholt werden müssen. Diejenige, die die Dienst- und Urlaubspläne verantwortet, hat so zu planen, dass solche Situationen nicht den Zusammenbruch des Wohnbereichs bedeuten. Zum Beispiel muss die Urlaubsplanung sehr sorgfältig vorgenommen werden mit der Frage: Wie viele Mitarbeiterinnen können gleichzeitig im Urlaub sein, ohne dass das Chaos ausbricht, wenn weitere Mitarbeiterinnen krank werden. Es empfiehlt sich, zusammen mit der Pflegedienstleitung folgende Fragen zu klären:

- Wie viele Pflegepersonen müssen zur ordnungsgemäßen Durchführung der Arbeit mindestens anwesend sein? Wird diese Zahl unterschritten, tritt ein Notplan in Kraft (s. unten).
- Wer übernimmt welche pflegerischen Aufgaben anstelle der erkrankten Kolleginnen?
- Welche pflegerischen Maßnahmen müssen unter allen Umständen durchgeführt werden, was kann an solchen Tagen wegfallen? **Vorsicht:** „Katastrophenpflege" darf nicht zur Dauereinrichtung werden!
- Wer übernimmt die tagesgestaltenden Aufgaben?
- Welche allgemeinen Aufgaben (Putz- und Aufräumdienste) können entfallen?

Beispiel für einen Notdienstplan:

1. Mitarbeiterinnen, die zum Ausgleich von Überstunden frei haben, werden zum Dienst gerufen (hausinterne Vereinbarung bzw. Dienstanweisung).
2. Innerhalb des Hauses gibt es Springer, die gerufen werden.
3. Aushilfskraft Frau X (Telefonnr.) oder Herr Y (Telefonnr.) können gerufen werden.
4. Die Pflegedienstleitung wird informiert und es werden, falls erforderlich, weitere Schritte mit ihr besprochen.

> **!** Die im Pflegekonzept des Heimes beschriebene Qualität der Pflege darf auch in Krisensituationen nicht ganz außer Acht gelassen werden. Dienstpläne und Organisationspläne müssen den Krisenfall so berücksichtigen, dass der Qualitätsverlust für die Bewohner so gering wie möglich wird.

Anregung

- Erbitten Sie sich eine Kopie des Dienstplanes Ihrer Praxiseinrichtung für die Zeit Ihrer Mitarbeit. Bestimmen Sie die Dienstplan-Grundform.
- Prüfen Sie, ob die Bewertungskriterien eingehalten wurden.
- Prüfen Sie, ob die Mitarbeiterinnen in den geplanten Zeiten die ihnen zustehenden freien Tage bekamen. Wenn nicht, suchen Sie nach den Gründen.
- Fragen Sie Ihre Kolleginnen, ob sie mit dieser Dienstplanform und den Dienstzeiten zufrieden sind. Erbitten Sie sich Begründungen für Unzufriedenheit und für Zufriedenheit.
- Wessen Interessen überwogen Ihrer Meinung nach bei der Dienstplangestaltung – die der Bewohnerinnen oder die der Mitarbeiterinnen? Diskutieren Sie im Unterricht Ihre Ergebnisse.
- Gab es während Ihres Praktikumseinsatzes eine wie oben beschriebene Krisensituation?

Wenn ja, wie wurde sie bewältigt? Gibt es für solche Zeiten einen besonderen Plan? Wenn ja, notieren Sie die einzelnen Punkte und diskutieren Sie im Unterricht die verschiedenen Möglichkeiten.

Kommunikations- und Informationswege

In Altenpflegeheimen arbeiten viele Menschen mit verschiedenen Aufgaben zu unterschiedlichen Zeiten für oder mit den Bewohnerinnen. Wo viele Menschen zusammenarbeiten, sind viele Absprachen nötig (Beispiel Urlaubsregelungen). Wo viele Informationen mündlich weitergegeben werden, besteht die Gefahr, dass sie verfälscht beim Empfänger ankommen. Daher müssen wichtige Informationen schriftlich festgehalten und so weitergegeben werden, dass alle, für die diese Informationen bestimmt sind, sie nicht nur erhalten, sondern auch lesen.

Beispiel:
In manchen Wohnbereichen gibt es ein Protokollheft, in dem Niederschriften von Dienstbesprechungen, Informationen der Heim- und/oder Pflegedienstleitung oder andere wichtige Informationen abgeheftet werden. Jede Mitarbeiterin ist verpflichtet, dieses Heft regelmäßig zu lesen. Mit ihrer Unterschrift bestätigt sie, dass sie den Inhalt zur Kenntnis genommen hat. Ausreden wie „Das habe ich nicht gewusst" sind Zeichen schlecht organisierter Kommunikation, und diese wiederum ist ein Qualitätsmangel.

Leitungskräfte müssen alle Mitarbeiterinnen so in die Organisation der Kommunikation und Information einbeziehen, dass keine „Reibungsverluste" im Arbeitsablauf entstehen und dass die Bedürfnisse der Bewohner befriedigt werden und eine möglichst optimale, mindestens jedoch eine angemessene Pflegequalität (S. 223, siehe Kap. 4.5) erreicht wird. Bewährt haben sich bestimmte Formen von **Arbeitsbesprechungen**, die nachfolgend vorgestellt werden (s. auch Kap. 5.1 „Kommunizieren können"):

- Besprechungen im direkten Zusammenhang mit dem Pflegeprozess, z. B.
  - Pflegeplanungsgespräche, Dienstübergabegespräche, Gespräche mit dem Arzt.
- Besprechungen, die die indirekten Arbeitsabläufe betreffen, z. B.:
  - Mitarbeiterinnenbesprechung (Wohnbereichskonferenz),
  - Gespräche auf der mittleren Leitungsebene (Heimleitung zusammen mit Wohnbereichs-, Hauswirtschafts- und Küchenleitung, Leitung der Technik usw.),
  - Supervision (Mitarbeiter- oder Leitungssupervision),
  - Qualitätszirkel zur Sicherung der Qualität (Abb. 2.**55**).

Dienstübergabegespräche

Im Rahmen der Arbeitsorganisation nimmt die Dienstübergabe eine zentrale Stellung ein. Neben der schriftlichen Dokumentation (S. 125) aller pflegerelevanten Ereignisse und Beobachtungen ist der mündliche Austausch unverzichtbar. Das Dienstübergabegespräch hat seinen Platz an den Nahtstellen der Dienstzeiten, bei jedem Schichtwechsel.

Inhalt des Übergabegesprächs. Das Gespräch über jede Bewohnerin, anhand des Dokumentationssystems, steht im Mittelpunkt des Übergabegesprächs. Die mündliche Information macht die schriftliche Dokumentation lebendiger und farbiger. Alle sachlichen Informationen, die in der Übergabe angesprochen werden, müssen im Dokumentationssystem schriftlich fixiert sein.

In der Übergabe sollten vor allem die Themen der direkten Pflegemaßnahmen besprochen werden. Alles, was zu den indirekten Pflegemaßnahmen gehört, sollte in anderen Zusammenhängen besprochen werden. In einer regelmäßig wöchentlich stattfindenden Wohnbereichskon-

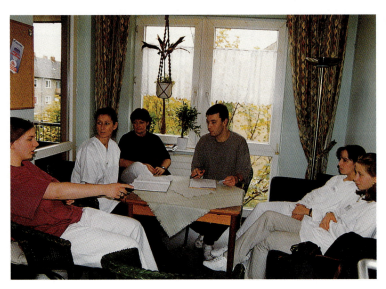

Abb. 2.**55** Dienstgespräch

ferenz sollten unter anderem folgende Themen ihren Platz haben:

- Umgang mit Angehörigen,
- Organisationsfragen, z. B. Festgestaltung, besondere Termine u. a.,
- Dienstplanänderungen, Urlaubsplanung,
- Einführung und Einarbeitung neuer Mitarbeiter,
- Weitergabe von Informationen der HL und PDL.

Ein **sachgerechter Ablauf** der Übergabe ist wichtig. Folgende Kriterien sollten verbindlich sein:

- Zeitpunkt: bei jedem Schichtwechsel, in der dienstplanmäßig festgelegten Überlappungszeit.
- Dauer: je nach Anzahl der Bewohnerinnen zwischen 15 und 30 Minuten.
- Teilnehmerinnen: alle an der Pflege beteiligten Mitarbeiterinnen, auch Schülerinnen, Praktikantinnen, Zivildienstleistende, turnusmäßig auch Heimleitung (HL) und Pflegedienstleitung (PDL), ebenso die Mitarbeiterinnen der Therapiebereiche und des Sozialdienstes.
- Ort: Besprechungsraum im Wohnbereich, damit alle teilnehmen können. Störungen sollten möglichst ausgeschaltet werden. (Eine Mitarbeiterin wird für die Betreuung der Bewohner während der Übergabe benannt.)
- Leitung: Wohnbereichs- oder Pflegegruppenleitung oder ihre Stellvertretung.

Sachgerecht durchgeführte Übergabegespräche fördern das Beobachtungsvermögen der Mitarbeiterinnen, das Wiedergebenkönnen wesentlicher Sachverhalte, die Vereinheitlichung von Pflegemaßnahmen, das Wahrnehmen und Berücksichtigen der Bedürfnisse und Interessen der Heimbewohner. Sie sind unverzichtbar für eine optimale Pflege. Auf Übergabegespräche darf auch dann nicht verzichtet werden, wenn das Team knapp besetzt ist.

Zusammenarbeit mit anderen Berufsgruppen

Im Altenpflegebereich arbeiten unterschiedliche Berufsgruppen zusammen. Allen geht es um eine möglichst optimale Pflege, angemessene gesundheitliche Betreuung und Begleitung der alten Menschen. Da die Interessen der einzelnen Berufsgruppen und ihre Vorstellungen von Zusammenarbeit recht unterschiedlich sind, gibt es an diesen Schnittstellen immer wieder Konflikte, Konkurrenz und Unklarheiten über die Aufgabenteilung (z. B. „pflegefremde" Tätigkeiten, S. 116). Leitungspersonen müssen diese unterschiedlichen Aufgaben und Interessen zu einem Ganzen zusammenfügen, d. h., sie schaffen eine sinnvolle Kooperation an den Schnittstellen und klären, wer, wofür, in welchem Rahmen zuständig ist.

Schnittstellen zwischen Pflege und anderen Arbeitsbereichen (Abb. 2.**56**):

- *Hauswirtschaft und Technik:* Mahlzeiten, Wäscheversorgung, Hausreinigung, Hausgestaltung, Transporte.
- *Verwaltung:* Aufnahmeformalitäten, Erhebung von Daten, Umgang mit Daten, Nachlassverwaltung, Bestellungen usw.
- *Hausärzte und Kliniken:* bei der Mithilfe oder Übernahme von diagnostischen und medizinischen Maßnahmen, z. B. Injektionen, Katheterismus, Legen von Ernährungssonden, Kontrolle von Blutzuckerwerten, Eintragungen in die Dokumentation u. a.
- *Soziale und therapeutische Dienste:* Tagesgestaltung, Einzug und Auszug der Bewohnerinnen, Gruppenaktivitäten, Erstellen der Biographiebögen, Milieugestaltung, Einzelaktivitäten, Fest- und Feiergestaltung.
- *Angehörige, Freunde und ehrenamtliche Helferinnen:* Ausstattung des Zimmers, Entscheidung über Beschaffung von Bekleidung und Wäsche, Tagesablaufgestaltung, Teilnahme an Veranstaltungen außerhalb der Einrichtung u. a.

Schaffen sinnvoller Schnittstellenkoordinierungen: Um eine sinnvolle Schnittstellenkoordination zu erreichen, müssen Arbeitsgespräche mit den verschiedenen Berufsgruppen geführt werden. Dem multiprofessionellen Team muss daran gelegen sein, dass eine Arbeitsteilung erreicht wird, die beispielsweise die besondere Kompetenz der einzelnen so einsetzt, dass dadurch die Qualität der Pflege und die Begleitung der Bewohner auf einem hohen, in der Konzeption festgelegten Niveau gesichert wird. Die Koordination an den Schnittstellen muss immer wieder überprüft werden.

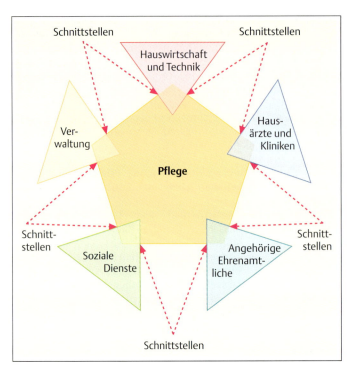

Abb. 2.**56** Schnittstellen zwischen der Pflege und anderen Arbeitsbereichen

2.5.4 Stufen der Pflegequalität in der stationären Altenpflege (KDA)

Das Leben in einem Altenpflegeheim unterliegt in allen seinen einzelnen Bereichen (einige wurden hier vorgestellt) der Forderung nach überprüfbarer Qualität, wie es der § 80 im Pflegeversicherungsgesetz fordert. Schon im Jahr 1994, also bevor das Pflegeversicherungsgesetz in Kraft trat, hat das Kuratorium Deutsche Altershilfe unter Federführung von Frau Christine Sowinski einen Diskussionsentwurf „Stufen der Pflegequalität in der ambulanten und stationären Altenpflege" vorgelegt. Unter dem Stichwort angemessene Pflege werden Beispiele der direkten und indirekten Pflege beschrieben. Die direkten Pflegemaßnahmen entsprechen den „Aktivitäten und existenziellen Erfahrungen des Lebens (AEDL) nach Monika Krohwinkel (s. Kap. 4.1 „Entwicklung von Pflegemodellen"). Diese Beispiele für angemessene Pflege sollen den Mitarbeiterinnen Anregungen geben, damit sie unter anderem in Qualitätszirkeln die Pflegequalität ihrer Einrichtung bewerten und verbessern können (Tab. 2.**12**).

Ausführliche Informationen zur Pflegequalität und zur Bedeutung bzw. zur Durchführung von Qualitätssicherungsmaßnahmen finden sie in Kap. 4.5 „Pflegequalität in der Altenpflege" und Kap. 2.7 „Qualitätsmanagement für Pflegeorganisationen". Die Darstellung der Qualitätsstufen für die ambulante Altenpflege finden Sie in Tab. 2.**3**, S. 80.

Literatur

Corr, M.D., A.C. Corr: Gerontologische Pflege. Huber, Bern 1992

Dahlem, H., L. Lorenz (Hrsg.): Total Normal. Neue Arbeitszeiten im Pflegedienst. Mabuse Verlag, Frankfurt/Main 1993

Deutsche Alzheimer Gesellschaft e.V. (Hrsg.): Stationäre Versorgung von Alzheimer Patienten. Deutsche Alzheimer Gesellschaft e.V., Stuttgart 1996

Düx, H.: Lebenswelten von Menschen in einem Alten- und Pflegeheim. Reihe Thema Nr. 12. Kuratorium Deutsche Altershilfe, Köln 1997

Eastmann, M.: Gewalt gegen alte Menschen. 2. Aufl. 1991 Freiburg i.Br. Lambertus Verlag

Fischer W.: Führungswissen in der Pflege, Kohlhammer, Stuttgart 1996

Frieling-Sonnenberg, W., M. Pappert: Heimkonzepte und Bauplanung. In: Altenheim 5 (1994)

Götz, J.: Wilhelm Löhe. Im Dienst der Kirche. Quellen und Urkunden. 2. Aufl. Neuendettelsau 1993

Härtel, E., A. Öhlschläger: Regelungen zum Arbeitszeitgesetz (ArbZG) in Pflegeberufen. In Pflege aktuell 4/1997

Tabelle 2.**12** Stufen der Pflegequalität in der stationären Altenpflege – Auszug aus dem Diskussionsentwurf des Kuratoriums Deutsche Altershilfe, Köln (Christine Sowinski, Aug. 1994). Aus Platzgründen musste auf die Darstellung der mangelhaften und gefährlichen Bedingungen verzichtet werden.

Stufen der Pflegequalität in der stationären Altenpflege
Direkte Pflege (= früher „Grundpflege")

Kommunizieren

Bauliche Gegebenheiten fördern die Kommunikation. MA geschult, können individuelle Kommunikationsmuster der BW wahrnehmen, damit umgehen und gehen Ursachen von Störungen nach, kümmern sich um Brillen/Hörgeräte, Pflegeplanung berücksichtigt kommunikative Aspekte. MA achten auf angemessene Anrede der BW (z. B. nicht duzen), tragen Namensschilder, gute Zusammenarb. m. Logopädinnen.

Sich bewegen

Bauliche Gegebenheiten gut, Aktivitäten außerhalb des Heims möglich. Garten vorhanden, Pflegekonzept rehabilitativ, Mobilisierung orientiert an BW-Wünschen, differenzierte Dokumentation, Zusammenarbeit mit Krankengymnastinnen/Physiotherapeutinnen und Ergotherapeutinnen gut, MA erhalten kontinuierlich Schulung zum Thema „Bewegung" (z. B. Bobath-Therapie, Kinästhetik), wenig Dekubiti, rückenschonende Arbeitsweise.

Vitale Funktionen aufrechterhalten

Bauliche Gegebenheiten fördern gute Belüftung und verhindern Zugluft; Sonnenschutz vorhanden. Tagsüber und nachts sind Pflegefachkräfte in der Einrichtung. Sie verfügen über geschulte Kenntnisse im Verhalten in Krisensituationen, um notwendige Maßnahmen einzuleiten. Notfallsituationen werden regelmäßig trainiert. Bei atembeeinträchtigten BW atemfördernde Maßnahmen (z. B. Einreibungen, Vibrationsmassage).

Sich pflegen

Die Räumlichkeiten fördern die Intimsphäre der BW bei der Körperpflege, jedes Zimmer verfügt über eine behindertengerechte Nasszelle. Persönliche Gewohnheiten der BW sind bekannt und werden bei der Körperpflege respektiert. Die Intimsphäre wird gewahrt. Den Zeitpunkt der Körperpflege bestimmen die BW selbst, Friseurin und Fußpflegerin stehen zur Verfügung.

Essen und trinken

Bauliche Gegebenheiten: ansprechende Atmosphäre, Essen und Trinken wichtig im Heimalltag. Gewohnheiten der BW bekannt/werden berücksichtigt, flexible Essenszeiten, Spätmahlzeiten, BW können Essen ggf. selbst im Wohnbereich zubereiten, bei Nahrungsverweigerung keine Zwangsmaßnahmen, gute Zusammenarbeit mit Hauswirtschaft, Logopädie, Ergotherapie (z. B. Selbstständigkeitstraining beim Essen).

Ausscheiden

Alle BW haben eigene Nasszelle. Ausscheiden wird nicht tabuisiert. Kontinenzfördernde Umgebung und pflegerische Verhaltensweisen (z. B. beschrifteter Toilettenweg, Kontinenztraining). Intimität wird gewahrt. Ballaststoffreiche Ernährung zur Obstipationsprophylaxe. Ausscheidungsprobleme werden ärztlich abgeklärt. Rücksicht auf psychische Probleme der MA/Angehörigen im Umgang mit Ausscheidungen.

Sich kleiden

Große Kleiderschränke und Spiegel sind vorhanden. Die Kleidung wird als Ausdruck des Selbstverständnisses der BW gesehen. Auf Kleidung und äußere Erscheinung wird geachtet. BW werden in besonderen Kleidungswünschen ernst genommen. Möglichkeiten zum Kleiderkauf. Auf intakte Kleidung wird geachtet (z. B. fehlende Knöpfe), Hilfe beim An- und Ausziehen durch Pflege-MA.

Tabelle 2.**12** Fortsetzung

Direkte Pflege (= früher „Grundpflege")

Ruhen und schlafen

 Räumliche Gegebenheiten: Möglichkeit zum Rückzug. MA kennen Lebensgewohnheiten der BW. Nachtruhe entspricht persönlichem Bedürfnis der BW, bei Bedarf abendliche Beschäftigungsangebote bis 24.00 Uhr, Schlaf wird nicht durch MA gestört, ausreichende Übergabezeiten mit Nachtdienst.

Sich beschäftigen

 Lebensqualität und Freude stehen im Mittelpunkt der Heimkultur. Ausreichende räumliche Gegebenheiten. Berücksichtigung von Gewohnheiten, Hobbys und Biografie der BW. Beschäftigungsangebote entsprechen den Bedürfn. der BW. tages-, wochen- und jahresstrukturierende Angebote (z. B. Hervorhebung des Wochenendes, Sommerfeste, religiöse Feste). Einbeziehung von Angehörigen.

Sich als Mann/Frau fühlen und verhalten

 Bejahung von Sexualität als Ausdruck der Lebensfreude, BW werden als Mensch mit sexuellen Bedürfnissen gesehen, sexuelle Beziehungen der BW nicht verhindert. Wahrung der Intimsphäre, Achtung des Schamgefühls, Kleidung/Körperpflege entsprechen Lebensgewohnheiten der BW, Sexualität nicht tabuisiert, Supervision, MA schützen sich selbst und BW vor sexuellen Übergriffen, guter Umgang mit Nähe und Distanz.

Für eine sichere + fördernde Umgebung sorgen

 Gefühl von Sicherheit, sicherheitsfördernde Umgebung für BW wird beachtet, Gefahrenquellen ausgeschaltet, Verhalten in Notfallsituationen geübt, hygienisches Arbeiten. MA tragen bei körpernahen Situationen Schutzkleidung, im Umgang m. Körperflüssigkeiten/-ausscheidungen Handschuhe. Einrichtung versteht sich als Großhaushalt, BW hat Möglichkeit zur Ausübung von Haushalts-/Heimwerkertätigkeiten.

Soziale Bereiche des Lebens sichern

 BW werden in ihrem sozialen Umfeld gesehen. Angehörige werden als wichtige Partner angesehen und nicht als Störenfriede. MA sind geschult im Umgang mit Angehörigen. Über auftauchende Konflikte wird gesprochen. Bauliche Gegebenheiten erlauben vielfältige Kontakte (z. B. Sitzgruppen). Die Einrichtung verfügt über einen Empfang. Gemeinwesenorientierung. Gute Zusammenarbeit mit d. Sozialdienst.

Mit existenziellen Erfahrungen des Lebens umgehen

 Existenzfördernde Erfahrungen: Freude, Lebensmut, Zuversicht, Wohlbefinden, Lebensqualität, Wiedergewinnung von Unabhängigkeit und Hoffnung spielen große Rolle im Heim. MA optimistische Grundhaltung, achten auf Lebensqualität, Existenzgefährdende Erfahrungen: Sorge, Angst, Verlust von Unabhängigkeit, Misstrauen, Isolation, Ungewissheit, Hoffnungslosigkeit werden in den Mittelpunkt der Pflegeplanung gestellt. MA geschult, Supervision, Zusammenarbeit mit Ärzten, BW keine Schmerzen.

Sterben

 Sterbebegleitung zentraler Bestandteil des Heimalltags, Thema nicht tabuisiert, viel Fortbildung und psychische Unterstützung der MA, Schmerzfreiheit und Begleitung sterbender Menschen über 24 Stunden, Religion/Weltanschauung der BW zentrale Rolle bei Sterbebegleitung, würdiger Umgang mit Verstorbenen, Verabschiedungsraum, MA und BW gehen zur Beerdigung. Angehörige in Trauerphase angenommen, Möglichkeit, den Tod von BW zu verarbeiten.

Tabelle 2.**12** Fortsetzung

Indirekte Pflege

Unternehmensleitbild

 Die Einrichtung verfügt über ein schriftlich formuliertes Leitbild, das mit einer Gruppe von MA erstellt wurde und regelmäßig auf seine Gültigkeit hin überprüft bzw. im Bedarfsfall verändert wird. Das Leitbild ist allen MA bekannt.

Pflegetheorien und Pflegekonzept

 Das schriftlich formulierte Pflegekonzept als Teil des Unternehmensleitbildes wird von Pflegeleitung und Pflegefachkräften erstellt und basiert auf einer Pflegetheorie. Es wird laufend den Erfordernissen angepasst und ist den MA bekannt.

Pflegemanagement

 Managementqualifikationen werden neben der pflegerischen Qualifikation geschätzt. Die MA werden laufend geschult und erhalten ab Wohnbereichsleitung (früher: Stationsleitung) „aufwärts" eine spezielle Supervision für Führungskräfte. Man achtet auf Personalauslese und -entwicklung im Bereich der Führungskräfte.

Pflegeorganisation

 Aufbauorganisation: für alle MA aktualisierte Stellenbeschreibung, abgegrenzte Kompetenzen; Ablauforganisation, BW-orientierter Tagesablauf, fordert große Flexibilität; Personaleinsatzplanung: Dienstplangestaltung 6 Wochen im Voraus, neue Arbeitszeitmodelle; Pflegeplanung/-dokumentation: nach Pflegeprozessmodell, tägliche Pflegeberichte, Pflegedokumentation auf neuestem Stand, Übergabezeiten ausreichend.

Praxisanleitung und Begleitung

 Auszubildende werden als Lernende angesehen, enger Kontakt zwischen Einrichtung und Ausbildungsstätte. Geschulte Praxisanleiterinnen in Einrichtung, Pflegestandards für einige Situationen, Einarbeitung neuer MA nach bestimmtem Konzept, Praxisbegleitung durch kontinuierliche innerbetriebliche und externe Fortbildung, Supervision.

Kooperation mit anderen Berufsgruppen

 Alle Berufsgruppen werden als gleichwertig angesehen. Man nimmt sich ausreichend Zeit für Besprechungen. Die Schnittstellen zwischen den verschiedenen Bereichen (z. B. Pflege, Hauswirtschaft) werden benannt und bestimmte Aufgaben einem Bereich zugeordnet. Dies wird regelmäßig auf Gültigkeit hin überprüft. Die verschiedenen Bereiche der Einrichtung arbeiten gut zusammen.

Mitarbeit bei ärztl. Diagnostik + Therapie (= früher „Behandlungspflege")

 Die Einrichtung hat ein Konzept, dass bestimmte ärztl. Tätigkeiten (z. B. Anlegen von Infusionen, Blutentnahmen) nicht vom Pflegepersonal durchgeführt werden, sondern von Ärzten und ihren MA. Ärzte tragen präzise Anweisungen in Pflegedokumentation ein und delegieren Aufgaben nur an kompetente Pflege-MA; die Pflegefachkräfte führen ärztliche Mitarbeitsaufgaben fachkundig durch.

Unterstützung von Bewohnern beim Einzug

 BW werden von MA in ärztlicher Umgebung oder im Krankenhaus besucht. Gesamtkonzeption des Heims wird vorgestellt, intensive Beratung (z. B. hinsichtlich Möblierung). Eigenmöblierung ist ausdrücklich erwünscht. BW hat feste pflegerische Bezugsperson, die darauf achtet, dass frühere BW-Lebensgewohnheiten weitergeführt werden können.

BW = Bewohnerinnen; MA = Mitarbeiterinnen

Harris, R. Klie, Th. Kamin: Heime zum Leben. Vincentz-Verlag, Hannover 1995

Juchli, L.: Pflege. 8. Aufl. Thieme, Stuttgart 1997

Kämmer, K.: Pflegemanagement im Altenheim. Schlütersche Verlagsanstalt, Hannover 1994

Knäpple, A. et al.: Organisation in Alten(pflege)heimen – Ansätze zur Verbesserung der innerbetrieblichen Organisation. Hrsg.: Ministerium für Arbeit, Gesundheit, Familie und Frauen, Baden-Württemberg, Stuttgart 1991

Koch-Straube, U.: Fremde Welt Pflegeheim. Huber, Bern 1997

Köther, I., E. Gnamm (Hrsg.): Altenpflege in Ausbildung und Praxis. 3. Aufl. Thieme, Stuttgart 1995

Kuratorium Deutsche Altershilfe (Hrsg.): Heimalltag als Qualitätsprüfstein. Reihe Vorgestellt Nr. 36, Köln 1987

Kuratorium Deutsche Altershilfe (Hrsg.): Qualitätsgeleitetes Planen und Arbeiten in der Altenhilfe. Reihe Forum Nr. 25, Köln 1994

Kuratorium Deutsche Altershilfe (Hrsg.): Qualitätshandbuch „Wohnen im Heim" – Wege zu einem selbstbestimmten und selbstständigen Leben". KDA, Köln 1998

Kuratorium Deutsche Altershilfe (Hrsg.): Qualitative Anforderungen an den Pflegeheimbau unter den gegenwärtigen Rahmenbedingungen. Reihe Thema Nr. 123, Köln 1996

Kuratorium Deutsche Altershilfe (Hrsg.): Resident Assessment Instrument (RAI). Forum 28, Köln 1996

Kuratorium Deutsche Altershilfe (Hrsg.): Rund ums Alter. Verlag C.H. Beck, München 1996

Kuratorium Deutsche Altershilfe (Hrsg.): Theoriegeleitetes Arbeiten in Ausbildung und Praxis. Reihe Forum Nr. 24, Köln 1995

Mötzing, G., G. Wurlitzer (Hrsg.): Leitfaden Altenpflege. Gustav Fischer, Stuttgart 1998

Mybes, U.: Bausteine zur Dienstplangestaltung, Teile 1-9. Kuratorium Deutsche Altershilfe. In Altenpflege, div. Hefte, Vincentz, Hannover 1984-1986

Mybes U.: Dienstplantechnik, Teil C. KDA, Reihe Thema Heft Nr. 24, Köln 1989

Rückert, W.: Von Mensch zu Mensch, Hilfe und Pflege im Alter. Funkkolleg Altern, Studienbrief 7, Studieneinheit 18. Deutsches Institut für Fernstudienforschung der Universität Tübingen, Konrad-Adenauer-Str. 40, 72072 Tübingen 1997

Rüller, H. (Hrsg.): 3000 Jahre Pflege, Bd. 1, Prodos Verlag, Brake-Unterweser 1995

Rüller, H. (Hrsg.): Pflege gestern und heute, Bd. 2, Handbuch für Unterrichtsvorbereitung und Studium. Verlag Prodos Brake-Unterweser 1995

Saup, W., M. Reichert: Die Kreise werden enger, Studieneinheit 15. In Funkkolleg Altern, Studienbrief 6. Deutsches Institut für Fernstudienforschung Universität Tübingen 1997

Schädle-Deininger, H., U. Villinger: Praktische Psychiatrische Pflege. 2. Aufl. Psychiatrie Verlag GmbH, Bonn 1997

Schneider, D. et al.: Führungsaufgaben im Alten- und Pflegeheim. Roland Asanger Verlag, Heidelberg 1992

Sowinski, Ch., B. Schmitt: Stellenbeschreibungen für Pflegefach- und Pflegehilfskräfte. Diskussionsentwurf zur Tagung am 17. 3. 1998 in Köln Thema: „Altenpflege braucht Fachlichkeit", Hrsg. KDA, Köln 1998

Sowinski, Ch.: Stufen der Pflegequalität in der stationären Altenpflege. KDA, Köln 1994

Stoffer, F.J.: Sozialmanagement 2000 – zwischen Mensch und Profit. Medienwerkstatt, Overrath 1994

Thieme, W., zitiert in Fischer, W.: Führungswissen in der Pflege. Studienbücher Krankenpflege, Kohlhammer 1996

Voss H.: Motivation und Organisation im Altenheim. Theorie und Praxis individueller Altenpflege. Vincentz Verlag, Hannover 1990

Weh, B., H. Sieber: Pflegequalität. Urban und Schwarzenberg, München 1995

Wirsing, K.: Psychologisches Grundwissen für Altenpflegeberufe. Beltz-Verlag, Weinheim 1997

Wünsche, J.: Alte als Opfer. Tagungsbericht in Altenpflege 5 (1994)

2.6 Geriatrische Rehabilitation

H. Seibold

»„Rehabilitieren heißt in den früheren Stand zurückversetzen und sein Ansehen, sein Gesicht wiederbekommen. Der Betroffene gewinnt seine Gemeinschaftsfähigkeit und seine Wohnung unter den Menschen zurück ... Rehabilitiert ist ein Mensch, der von sich wieder sagen kann: Das kann ich und, Das kann ich allein. (L. Juchli 1997)«

D In der Geriatrie bedeutet Rehabilitation, den alten Menschen zu befähigen, seinen Lebensweg zu sehen und zu gestalten. Rehabilitation wird dann nötig, wenn Krankheiten, Unfälle oder Nachlassen der Selbsthilfekräfte den älter werdenden Menschen vor eine grundlegende Veränderung seiner bisherigen Lebensgewohnheiten stellen. Ein Klinikaufenthalt ist meist unausweichlich und dort werden die Weichen gestellt für das weitere Leben des Betroffenen.

Aufgabe und Ziel einer geriatrischen Klinik

Aufgabe einer geriatrischen Klinik ist es, alte Menschen in akuten Krankheitssituationen oder nach Unfällen zu behandeln. Nach der akuten Phase geht es darum, dass durch die Rehabilitation bereits eingetretene Störungen so weit wie möglich rückgängig gemacht werden können.

Ziel einer geriatrischen Klinik ist die Unterstützung alter Menschen, damit ihre Selbsthilfefähigkeiten so weit wie möglich wiederhergestellt werden, dass sie möglichst selbstständig und eigenverantwortlich leben können.

2.6.1 Rehabilitation als Herausforderung

Nach der akuten Erkrankung sind alte Menschen in den meisten Fällen nicht in der Lage, allein in ihrer häuslichen Umgebung zu leben. Unterstützung beim Wiedererlernen von Alltagsfähigkeiten ist nötig.

Beim Begriff Rehabilitation wird zumeist an berufliche Wiedereingliederung gedacht, an die Rückkehr ins Erwerbsleben nach Unfall oder Krankheit.

Behinderung – Therapie – Rehabilitation

Rehabilitation gilt als Antwort auf Behinderungen, von denen ein Mensch, aufgrund welcher Ursachen auch immer, betroffen ist. Die exakte Aufgabenstellung der Rehabilitation leitet sich also von einer Klärung dessen ab, was behindert sein heißt.

Die WHO (Worlds Health Organization) hat 1976 den Begriff der Behinderung in drei Komponenten zerlegt, die zwar zusammengehören, aber in der Differenzierung die verschiedenen Ansätze der Rehabilitation deutlich machen (Abb. 2.**57**):

- Schädigung (Impairment)
- Fähigkeitsstörungen (Diability)
- Beeinträchtigung (Handicap).

Im Begriff Behinderung wird also unterschieden zwischen Ursache und Folgen. Während es Aufgabe der Therapie ist, z. B. durch Medikamente den Organschaden (Impairment) weitestgehend zu beseitigen, bemüht sich die Rehabilitation, die Folgen des verbleibenden Schadens (Disability und Handicap) zu minimieren. Damit werden die jeweils eigenen Schwerpunkte von Therapie und Rehabilitation deutlich: Therapiert wird der (Organ-)Schaden, rehabilitiert wird der Mensch. Wenn die Therapie am Ende ihrer Behandlungsmöglichkeiten ist, übernimmt gleichsam die Rehabilitation den Menschen mit den Behinderungen, die ihm verbleiben, und hilft ihm, das Bestmögliche daraus zu machen. Eine allgemeine Definition des Rehabilitationsbegriffes kann demnach lauten:

> **D** Rehabilitation wird verstanden als der Einsatz und die Wirkung von Maßnahmen, die darauf zielen, die körperlichen, psychischen und sozialen Folgen einer Behinderung auf ein Minimum zu beschränken.

Phasen der Rehabilitation

> **!** Alle Bemühungen haben das Ziel, die Selbstständigkeit, die Selbsthilfefähigkeit und Eigenverantwortlichkeit des alten Menschen so weit wie möglich wiederherzustellen.

Ein Rehabilitationsplan berücksichtigt die unterschiedlichen Aspekte der Behinderung (Impairment, Disability, Handicap) und versucht dabei die Phasen so zu gestalten, dass nicht nur einzelne „Störungen" behandelt werden, sondern dass alle Bereiche des Lebens in die Rehabilitation einbezogen werden:

1. **Die medizinische Rehabilitation**, die schon während der Therapiephase einsetzen kann, will vor allem die Funktionsausfälle kompensieren. Der durch den Schlaganfall halbseitig Gelähmte soll z. B. üben, einen Rollstuhl zu benutzen, gewisse Tätigkeiten einhändig auszuführen usw. Voraussetzung dafür ist, dass er seine Behinderung annimmt, denn erst dann wird er bereit sein, den Umgang mit ihr zu lernen. Hier wird bereits deutlich, dass Rehabilitation im Gegensatz zur Therapie nur durch aktives Mitmachen des Betroffenen gelingen kann.
2. **Die berufliche Rehabilitation**, die ins Erwerbsleben zurückführen will, spielt beim älteren Menschen in aller Regel keine Rolle.
3. **Die soziale Rehabilitation** verfolgt das Ziel, die Teilnahme am Leben der Gesellschaft wieder zu ermöglichen und die sozialen Bezüge zu sichern. Sie ist deshalb für den älteren Menschen besonders wichtig. Vielleicht muss dafür seine Wohnung verändert und behindertengerecht gestaltet werden. Falls er nicht mehr nach Haus zurückkehren kann, sollte er im Heim ein Umfeld vorfinden, das seinen sozialen Bedürfnissen entspricht.

3 Komponenten der Behinderung:

1. Schädigung (Impairment)

- Schädigung auf der Ebene der Organe
- Ursachen: Krankheiten (z. B. Hirninfarkt durch Arteriosklerose), angeborenes Leiden, Verletzungen
- steht im Zusammenhang mit der Beschreibung des jeweiligen Gesundheitszustandes

2. Fähigkeitsstörungen (Disability)

- durch die Krankheit bedingte Funktionsausfälle (z. B. Lähmungen einer Körperhälfte)
- funktionelle Einschränkung, die im Unterschied zu einem Menschen steht, der gleichen Alters, gleichen Geschlechts ist, aus dem gleichen Kulturkreis und sozialen Umfeld stammt

3. Beeinträchtigung (Handicap)

- schränkt die Rolle ein, die der Betroffene unter normalen Bedingungen eingenommen hätte (z. B. die durch die Halbseitenlähmung erfolgenden Beeinträchtigungen im sozialen Bereich, Verlust der sozialen Beziehungen durch Umzug ins Pflegeheim)

Persönliche Folgen:	Familiäre Folgen:	Gesellschaftliche Folgen:
Sie liegen z. B. im Bereich - des Verlustes der Unabhängigkeit und Beweglichkeit - der Einschränkung der Freizeitaktivitäten und sozialen Integration oder der - beruflichen Möglichkeiten usw.	- wirtschaftliche Belastung - gestörte soziale Beziehungen - Pflegebedarf - mögliche Einschränkungen der persönlichen Freiheiten des einzelnen Familienmitgliedes - hohe emotionale Belastung - Veränderung der Rollen und Aufgabenverteilung usw.	- Veränderungen und Verschiebungen im sozialen Netz (z. B. durch gestiegenen Pflegebedarf, Gründung der sozialen Pflegeversicherung) - Einbußen in der Produktivität/Veränderungen am Arbeitsmarkt - größere Anstrengungen zur sozialen Integration sind notwendig (z. B. Gesetzgebung und Rechtsprechung müssen dem Bedarf nach Respektierung der Menschenwürde angepasst werden) usw.

Abb. 2.**57** WHO-Klassifikation: Die drei Komponenten Impairment, Disability und Handicap, die den Begriff Behinderung differenzieren und die aus der Behinderung resultierenden Folgen (nach Enders 1997)

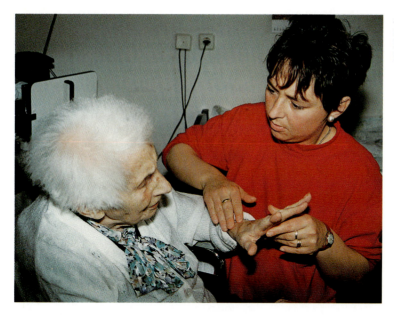

Abb. 2.**58** Intensives Training ist nötig zur Wiederherstellung der Funktionsfähigkeit der linken Hand

2.6.2 Motivation und Rehabilitation

Der Erfolg in jeder Phase der Rehabilitation ist abhängig von der aktiven Mitarbeit des behinderten Menschen (Abb. 2.**58**). Am Beispiel des Schlaganfallbetroffenen wird deutlich, welche Anforderungen an seine Motivation gestellt werden. Er muss mit Zähigkeit und Ausdauer üben, damit er seine gelähmte Seite mit möglichst vielen Funktionen wieder gebrauchen kann und dass er die Möglichkeit seiner gesunden Körperhälfte so ausnützen lernt, dass er damit die Ausfälle der gelähmten Seite kompensieren kann.

> **!** Bei allen Rehabilitationsbemühungen gilt darum die Hauptsorge der Motivation. Sie ist der Motor sowohl bei der medizinischen als auch bei der sozialen Rehabilitation. Im psychischen Bereich ist die Rehabilitation praktisch erreicht, wenn es gelingt, eine dauerhafte Motivation zu wecken.

Motivationsprobleme beim älteren Menschen

Das größte Hindernis für eine Rehabilitation Betagter liegt oft in der mangelnden Motivation. Es fällt im Alter schwerer als in jungen Jahren, ein Ziel zu sehen, für das sich die Anstrengungen lohnen. Solange für den alten Menschen die Rückkehr in die eigene Häuslichkeit eine realistische Zukunftsperspektive ist, wird der Wille zur Arbeit an der Behinderung in aller Regel vorhanden sein. Ungleich schwieriger ist es, einen alten Menschen zum Mitmachen zu bewegen, der befürchtet, durch mehr Selbstständigkeit am Ende gar weniger Kontakte zu den Pflegepersonen zu haben. Zwischen diesen beiden Polen liegt die Herausforderung für die „Kunst des Motivierens".

Ergänzend zu Motivationsfragen im Allgemeinen ist unter dem Aspekt der Rehabilitation noch folgende Überlegung wichtig. Nur maßgeschneiderte Rehabilitationsziele führen zum Erfolg, denn sie sind von der Einzelperson abzuleiten:

- **Grundsatz:** Rehabilitationsbemühungen müssen da ansetzen, wo das Handicap subjektiv am stärksten erlebt wird.

Beispiel: Zwei Männer, die nach Alter, Wohnung, Familiensituation und Gesundheit vergleichbar sind, sind bei einer Beinamputation im Blick auf „Impairment" und „Disability" in gleicher Weise betroffen. Ihr „Handicap" aber werden sie sehr unterschiedlich erfahren, weil der eine Gärtner und der andere Schriftsteller ist.

- **Grundsatz:** Das Rehabilitationsergebnis wird beeinflusst durch die individuelle Kombination von Werten und Neigungen, die jeder Mensch besitzt.

Beispiel: Etwas, das mir persönlich wichtig ist, wiederzugewinnen, spornt mehr an als ein Ziel, das gut sein mag, aber mir nichts bedeutet.

- **Grundsatz:** Kleine Erfolge bewusst machen und zur Motivationssteigerung nutzen (positive Rückkoppelung).

Beispiel: Ein kleiner Schritt zu etwas mehr Unabhängigkeit kann eine geringe Anfangsmotivation verstärken und so weitere Fortschritte möglich machen.
Oft ist Rehabilitationsbereitschaft nicht durch Erklärungen und Begründungen zu wecken, sondern erst durch das Erleben von Zuwendung und Angenommensein durch Pflegepersonen, durch Wiederfinden von Vertrauen in die eigenen Kräfte und durch Wiederentdecken der persönlichen Kompetenz.
Geriatrische Rehabilitation Rehabilitation im Alter ist

- ein *Prozess:* Der alte Mensch soll mehr und mehr unabhängig werden von fremder Hilfe. Er soll eine größtmögliche Eigenverantwortlichkeit erreichen.
- eine *Konzeption* (Normalisierung/Soziale Integration). Der alte Mensch soll ein weitgehend normales Leben in den für ihn wichtigen Lebenszusammenhängen führen können.
- eine *Geisteshaltung.* Sie setzt der Resignation das „Dennoch" entgegen und konzentriert sich auf Teilerfolge.

2.6.3 Orte geriatrischer Rehabilitation

Geriatrische Rehabilitation wird in verschiedenen Institutionen erbracht.

- **Vollstationär:**
  - in Krankenhäusern, denen eine geriatrische Fachabteilung angeschlossen ist,
  - in besonderen geriatrischen Rehabilitationskliniken,
  - in Altenpflegeheimen mit entsprechender konzeptioneller und personeller Ausstattung,
  - in Kurzzeitpflegeeinrichtungen mit entsprechender konzeptioneller und personeller Ausstattung.
- **Teilstationär:**
  - in Tageskliniken, die meist größeren geriatrischen Zentren angeschlossen sind und auch in entsprechend ausgestatteten Tagespflegeeinrichtungen.

- **Ambulant:**
  - durch niedergelassene Therapeuten in Zusammenarbeit mit Hausärzten und ambulanten Pflegediensten.

Eine erste geriatrische Klinik entstand vor fast 30 Jahren in Hofgeismar. Aber erst in den letzten fünf bis acht Jahren sind vermehrt Einrichtungen der geriatrischen Akutmedizin und der Rehabilitation in Deutschland aufgebaut und eingerichtet worden.
Leider fehlen in Deutschland noch immer geriatrisch ausgebildete Hausärzte, auch in den allgemeinen Kliniken sind Ärzte oft mit der besonderen Behandlung alter, häufig multimorbider Menschen überfordert. Kranke alte Menschen brauchen Ärzte und Pflegepersonen, die ihre körperlichen, psychischen und umweltbedingten Probleme im Blick haben. Das Behandlungskonzept muss alle drei Bereiche einbeziehen. Daher sind geriatrische Fachabteilungen oder geriatrische Kliniken zur Akutbehandlung und/oder zur geriatrischen Rehabilitation erforderlich.
Die Besonderheiten geriatrischer Therapie im Vergleich zur reinen Schulmedizin beschreiben Runge und Rehfeld (1995) wie folgt:

»*„Geriatrie bedeutet gewichtende und wertende Synopse (Zusammenschau) vieler Fachgebiete im Dialog mit dem Patienten unter Vermeidung von fachspezifischer Aufsplittung.*
Geriatrie hat die Chance und die Pflicht:

- *rein organbezogene Strukturen der etablierten Medizin zu überwinden,*
- *Handlungsabläufe in der Medizin bewusst neu zu gestalten,*
- *Organisationsformen zu entwickeln, die die neuen Inhalte durchsetzen,*
- *zu multidimensionalem, prozesshaftem, vernetzendem Denken zu erziehen,*
- *Patienten und ihre Angehörigen zu Wort kommen zu lassen,*
- *die Zweiteilung und traditionelle Zuordnung Medizin und Pflege neu zu gestalten,*
- *ganzheitliches fachübergreifendes Denken gegen partikuläres (in Teilbereiche aufgespaltenes) Denken durchzusetzen."*«

> **!** Ein abgestuftes System vollstationärer, teilstationärer und ambulanter Rehabilitationseinrichtungen muss verhüten, dass der allzu oft auch heute noch übliche Verlauf eintritt: Akuterkrankung → Hospitalisierung → Immobilität → Pflegebedürftigkeit

Vollstationärer Bereich

Akutkrankenhaus. Da in jeder Phase der stationären Geriatrie die Rehabilitation des älteren Patienten eine bedeutende Rolle spielt, muss sich das Akutkrankenhaus noch mehr als bisher dieser Aufgabe stellen, sei es durch

- konsequente Frührehabilitation oder
- in die Akutbehandlung integrierte Rehabilitation.

Bei manchen rehabilitationsbedürftigen Patienten wird es nicht sinnvoll sein, Behandlung und Rehabilitation in zwei aufeinanderfolgenden Phasen, dazu noch in unterschiedlichen Einrichtungen, aufzuteilen, wenn durch eine kurze Verlängerung der Verweildauer im Krankenhaus die Rehabilitation so weit gebracht werden kann, dass eine Entlassung nach Hause unproblematisch wird.

Geriatrische Rehabilitationsklinik. Die wenigen Einrichtungen dieser Art, die es bisher gibt, beweisen ihre Notwendigkeit allein schon aus der Tatsache, dass bis zu 80 % der Patienten, die dort rehabilitiert werden, mehr oder weniger selbstständig nach Hause entlassen werden können.

In der Regel kommen die Patienten, vorausgesetzt, sie sind rehabilitationsfähig und -bereit, nach Abschluss der Krankenhausbehandlung in die geriatrische Rehabilitationsklinik zur Anschlussheilbehandlung. Häufig ging eine der folgenden Erkrankungen oder Schädigungen voraus: Schlaganfall, Gefäßkrankheit (Amputation) oder Fraktur. Es kann sich aber auch um eine neurologische Störung wie beim Morbus Parkinson handeln. Darüber hinaus ist geriatrische Rehabilitation auch ohne eine der genannten schweren Erkrankungen sinnvoll und nötig, z. B. wenn durch Verschlechterung einer diabetischen Erkrankung, durch eine beginnende demenzielle Entwicklung oder durch andere altersbedingte Beeinträchtigungen die Selbstversorgungsfähigkeiten alter Menschen weniger werden. Angehörige oder ambulante Pflegekräfte beantragen in diesen Fällen über den Hausarzt eine Maßnahme zur geriatrischen Rehabilitation. Je nach Situation kann diese ambulant oder stationär, wenn möglich auch teilstationär durchgeführt werden.

Geriatrische Rehabilitationskliniken sollten möglichst gemeindenah angesiedelt werden, um dem alten Menschen sein soziales Umfeld zu erhalten, was besonders bei chronischen Verläufen und damit Langzeitaufenthalten in der Klinik keine entscheidende Rolle spielt.

Geriatrische Rehabilitation in Einrichtungen der Kurzzeitpflege. Die noch relativ neue Möglichkeit der Kurzzeitpflege (S. 93) kann bei entsprechender personeller Ausstattung in beschränktem Umfang geriatrische Rehabilitation anbieten. Erfolgversprechend sind vor allem folgende Situationen, vorausgesetzt, die Behinderung ist nicht besonders schwerwiegend:

- als Übergangswohnen nach einem Krankenhausaufenthalt, bis die für die Rückkehr in die eigene Häuslichkeit notwendige gesundheitliche Stabilisierung erreicht ist,
- als Chance, durch befristete rehabilitationsorientierte Pflege und gezielte Rehabilitationsmaßnahmen die Ressouren für eine möglichst selbstständige Lebensführung zu verbessern. Dadurch fällt es unter Umständen pflegenden Angehörigen leichter, ihr pflegebedürftiges Familienmitglied auf Zeit im Kurzzeitpflegeheim betreuen zu lassen.

Geriatrische Rehabilitation in Altenpflegeheimen. Im Altenpflegeheim (S. 93) ist geriatrische Rehabilitation möglich,

- wenn eine gründliche Anamnese aller Probleme des alten Menschen im körperlichen, psychischen und umweltbedingten Bereich stattfindet und darauf aufbauend Pflege geplant und dokumentiert wird,
- wenn alle Ressourcen erfasst und so gefördert werden, dass Selbstständigkeit möglich wird,
- wenn die Biografie behutsam wahrgenommen und so in die Pflege einbezogen wird, dass sich der alte Mensch akzeptiert und in seiner Individualität bestätigt fühlt,
- wenn Angehörige und die Personen in die Pflege einbezogen werden, die den alten Menschen zu Hause unterstützen,
- wenn die Konzepte der Altenpflegeheime eine Rückkehr in die eigene Häuslichkeit vorsehen und entsprechend darauf hingearbeitet wird,
- wenn therapeutische Mitarbeiterinnen aus den unterschiedlichen Disziplinen in einem multiprofessionellen Team zusammenarbeiten.

Teilstationärer Bereich

In einem gestaffelten System geriatrischer Versorgung alter Menschen ist der teilstationäre Bereich (S. 94) unverzichtbar, auch wenn es davon heute noch relativ wenige Einrichtungen gibt. Für einen Teil der rehabilitationsbedürftigen alten Menschen ist die vollstationäre Versorgung aus medizinischen Gründen nicht erforderlich und z. T. sogar für die erfolgreiche Wiedererlangung der Selbstständigkeit ungeeignet. Allerdings stellen bei Tageseinrichtungen oftmals Transportprobleme schwer überwindbare Hindernisse dar, außerdem muss evtl. eine Betreuung bei Nacht und teilweise auch an Wochenenden gewährleistet sein. Der entscheidende Vorteil einer Tageseinrichtung liegt jedoch darin, dass der alte Mensch in sein gewohntes soziales Umfeld eingebunden bleibt. Dadurch wird der Rehabilitationserfolg ständig an der Wirklichkeit gemessen, und das kann die Motivation steigern.

Tagesklinik. Eine geriatrische Tagesklinik ist dem Krankenhausbereich zugeordnet. Sie kann eigenständiger Teil der geriatrischen Abteilung eines Akutkrankenhauses sein oder zu einer geriatrischen Rehabilitationsklinik gehören.

Eine Tagesklinik steht unter ärztlicher Leitung und arbeitet bei Diagnostik und Therapie auf dem Niveau eines Krankenhauses. Neben den notwendigen therapeutischen Maßnahmen hat der rehabilitative Aspekt großes Gewicht. Durch die tägliche Rückkehr des alten Menschen in seine eigene Häuslichkeit mit ihren Anforderungen und durch die Möglichkeit regelmäßiger nachstationärer Kontrolle der Befunde können Schwachstellen in der Anpassung erkannt und korrigiert werden.

Für Patienten mit fortgeschrittenen psychischen Veränderungen ist die geriatrische Tagesklinik weniger geeignet. Sie brauchen die besonderen Formen von Therapie und Rehabilitation in einer gerontopsychiatrisch orientierten Tagesklinik oder Tagespflege.

Tagespflegeheim/Tagesstätte. Die Tagespflege (S. 94) ist in der Regel einem Altenpflegeheim angeschlossen. Meist sind es kleine Einheiten mit weniger als 20 Plätzen. Die Tagespflegeeinrichtung will zu Hause lebende alte Menschen unterstützen, dass sie so lange und so selbstständig wie möglich in ihrer gewohnten Umgebung bleiben können. Vor allem wenn die Angehörigen berufstätig sind oder wenn Vereinsamung droht, findet der alte Mensch in Tagespflegeheimen, auch Tagesstätte genannt, ein beschütztes Milieu, das er täglich oder nur an einzelnen Wochentagen aufsuchen kann.

Den Tagesgästen wird eine aktivierende Tagesstrukturierung in der Gruppe angeboten, daneben Grundversorgung, Körperpflege und, wenn die personelle Ausstattung dies erlaubt, gezielte Rehabilitation, z. B. physio- und ergotherapeutische Maßnahmen. Im Alltag sollen Übungs- und Aktivierungsmöglichkeiten helfen, die Selbstständigkeit bei den Aufgaben des täglichen Lebens zu erhalten oder zurückzugewinnen. Angehörige können in der Tagespflegeeinrichtung fachliche Beratung und Anleitung finden.

Ambulanter Bereich

Ambulante geriatrische Rehabilitation verknüpft unmittelbar medizinische und soziale Rehabilitationsbemühungen. Sie hat zwei Zielrichtungen:

1. einen stationären oder teilstationären klinischen Aufenthalt abzukürzen, weil der Betroffene in der Zeit von der totalen Abhängigkeit im Krankenhaus zu einem mehr oder weniger selbstständigen Leben zu Hause durch die Mitarbeiterinnen ambulanter Pflegedienste begleitet wird,
2. einen stationären Aufenthalt überhaupt zu verhindern und so dem alten Menschen zu helfen, dass er in seiner vertrauten Umgebung bleiben kann.

Mobiles Reha-Team. Hier handelt es sich um einen Dienst im Rahmen eines abgestuften Versorgungssystems. Es ist sinnvoll, wenn Mitarbeiterinnen eines ambulanten therapeutischen Teams die alten Menschen zu Hause aufsuchen und die Rehabilitation in der eigenen Häuslichkeit unter den dort gegebenen Bedingungen durchführen. Eine solche Maßnahme hätte große Vorteile, wird aber leider nicht häufig realisiert, weil ein hoher Organisationsaufwand und der Zeitverlust auf den Wegen die Kostenseite belasten. Zudem gibt es noch immer viel zu wenig freiberufliche Therapeuten.

Ambulante Pflegedienste. Im Aufgabenspektrum ambulanter Pflegedienste (S. 60) ist geriatrische Rehabilitation zwar nicht enthalten, im Sinne einer praktizierten aktivierenden Pflege wird jedoch wichtige rehabilitative Arbeit geleistet. Auch die Beratungs- und Vermittlungsdienste der ambulanten Pflegedienste sind schwerpunktmäßig auf die soziale Rehabilitation des alten Menschen ausgerichtet.

Niedergelassene Therapeuten: In den Praxen freiberuflicher Therapeuten wird sowohl die vom Haus- oder Klinikarzt verordnete Therapie als auch die in der Geriatrie davon nicht zu trennende Rehabilitation geleistet. Häufig sind allerdings die Verordnungen abgeschlossen, bevor der Rehabilitationsprozess zu seinem Ende gekommen ist.

2.6.4 Arbeit im therapeutischen Team

Hilfen durch Therapien

D Der Begriff Therapie umfasst alle Maßnahmen, die zur Beseitigung eines gesundheitlichen Schadens (Impairment) eingesetzt werden. So versteht sich Therapie als Behandlung mit dem Ziel einer möglichst vollständigen Heilung

Unterschiedliche Schädigungen erfordern auch verschiedene therapeutische Maßnahmen (Tab. 2.13).
So verschiedenartig der Ansatz der einzelnen Therapien ist, so viel ist ihnen doch auch gemeinsam:

- Therapien sind *gezielt* auf die jeweilige Schädigung ausgerichtet.
- Sie müssen deswegen immer *individuell* auf den einzelnen Menschen abgestimmt sein.
- Jeder Therapie liegt darum ein sog. **Behandlungsplan** zugrunde. Dieser wird erstellt nach den Angaben und Verordnungen des Arztes (bei allen Heilhilfsberufen), unter Berücksichtigung der Daten aus der Anamnese und den eigenen Beobachtungen bei der Erfassung der Gesamtpersönlichkeit des zu Behandelnden. Die vorhandenen Ressourcen müssen unbedingt beachtet werden.

Es ist bedauerlich, dass in der Altenhilfe die Möglichkeiten spezieller Therapien noch viel zu wenig aufgegriffen werden. Während die Behandlung durch den Arzt selbstverständlich ist, bleibt den meisten alten Menschen die gezielte Hilfe durch andere Therapieformen weithin verschlossen, auch wenn seit dem Inkrafttreten des Gesundheitsreformgesetzes (GRG/SGB V) und dem Pflegeversicherungsgesetz (SGB XI) dem alten Menschen ein Leistungsanspruch auf therapeutische und rehabilitative Versorgung zusteht (S. 51 ff.). Oft könnte Pflegebedürftigkeit reduziert oder gar verhindert werden, wenn rechtzeitig die kompetente fachliche Behandlung einsetzen würde.

Unterscheidung: Therapie – Rehabilitation

In Fachkreisen und in manchen Veröffentlichungen wird zum einen vom *therapeutischen Team* zum anderen vom *Rehabilitations-Team* gesprochen. In Tab. 2.14 sollen die Unterschiede zwischen Therapie und Rehabilitation verdeutlicht werden.
Jedes Mitglied im therapeutischen Team führt sowohl therapeutische als auch rehabilitative Maßnahmen durch. Ob die einen oder die anderen im Vordergrund stehen, ist abhängig von der jeweiligen Fachrichtung und von der Situation des alten Menschen. Zum Beispiel wird der Arzt vorwiegend therapeutisch, der Sozialdienst rehabilitativ tätig sein.

Tabelle 2.**13** Berufsgruppen und ihre therapeutischen Maßnahmen (in einer für die Altenpflege relevanten Auswahl)

Berufsgruppe	Heilmittel
Arzt	• Medikamente • Operationen • Bestrahlungen usw.
Physiotherapeut	• Gespräche • Rollenspiele • Phantasiereisen usw.
Physiotherapeut/ Krankengymnast	• Bäder • Massagen • Wärme/Kälte • Umschläge • Krankengymnastik
Ergotherapeut (Beschäftigungs- therapeut)	• das Werk • Beschäftigung
Logopäde	• Sprache als Mittel zur Kommunikation

Tabelle 2.**14** Unterschiede zwischen Therapie und Rehabilitation

Therapie	Rehabilitation
• setzt an der Schädigung selbst an, will die **Ursachen** des Schadens beseitigen.	• nimmt die Schädigung als gegeben hin, will allein die **Folgen** des Schadens minimieren
• versteht sich als Behandlung, will Heilung im engeren Sinn bewirken: → Krankheit → Impairment	• versteht sich nicht als Behandlung, will Heilung im weiteren Sinn bewirken: → Lebensumstände → Disability, Handicap
• Betroffener kann passiv sein (z. B. Operation, Infusion, Bestrahlung)	• Betroffener muss aktiv mitmachen
• therapiert wird der (Organ-)Schaden	• rehabilitiert wird der Mensch

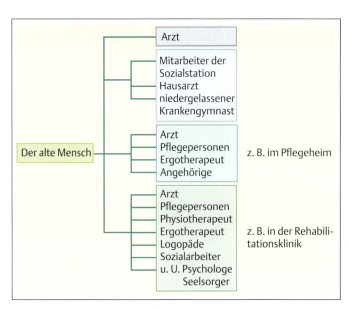

Abb. 2.**59** Beispiele für die Zusammenarbeit

Therapeutisches Team

Die Zusammensetzung eines therapeutischen Teams ist abhängig davon, wo und wie es arbeitet, z. B. ambulant oder stationär. Es kann beispielsweise nur aus dem Arzt und seinem Patienten bestehen oder aus Mitarbeitern eines ambulanten Pflegedienstes, dem Hausarzt, einem niedergelassenen Krankengymnasten und dem Patienten. Ähnlich kann die Zusammensetzung des therapeutischen Teams in der stationären Arbeit des Pflegeheims sein, im Gegensatz zum hochdifferenzierten Team einer Rehabilitationsklinik.

In den großen Rehabilitationseinrichtungen sind, abhängig von der Fachrichtung, nahezu alle Berufsgruppen, die im therapeutischen Bereich arbeiten, vertreten. Die Zusammenarbeit ist eine wesentliche Voraussetzung für den Erfolg. Eine bewusste Teamarbeit braucht klare Ziele und eine geduldige Koordination. In der Regel ist es Aufgabe des Arztes, die verschiedenen Bereiche des Rehabilitationsplanes zu koordinieren, Prioritäten festzulegen und für eine störungsfreie Kommunikation im Team zu sorgen.

> **!** Der Rehabilitationsplan sollte mit dem alten Menschen und – wenn möglich – auch mit den Angehörigen abgestimmt sein.

Eine gelungene Rehabilitation älterer Menschen ist zumeist das Ergebnis einer erfolgreichen Zusammenarbeit nicht nur zwischen den beteiligten Therapeuten, sondern auch zwischen den Therapeuten und dem alten Menschen. Ohne sein aktives Teilnehmen kann weder die medizinische noch die soziale Rehabilitation gelingen. Der Betroffene und seine Angehörigen sind in die Zielplanungen möglichst früh einzubeziehen, damit die Erwartungen realistisch bleiben und nicht zu weit auseinandergehen. Je nach Verlauf der Rehabilitation müssen die Ziele vielleicht neu ausgehandelt werden (vgl. dazu auch das Vorgehen beim Pflegeprozess, S. 202 ff, s. Kap. 4).

> **!** Angehörige müssen in jedem Fall in die Rehabilitationsmaßnahmen einbezogen werden, ihre Mitarbeit ist nötig zur Motivation des alten Menschen. Außerdem müssen Angehörige verbleibende Behinderungen auffangen und mittragen.

Aufgabenteilung im therapeutischen Team

In der geriatrischen Rehabilitation ist es wichtig, dass sowohl therapeutische und vor allem rehabilitative Maßnahmen im Rahmen der Aktivitäten des täglichen Lebens (AEDL) stattfinden, also möglichst unter Alltagsbedingungen. Das Umsteigen vom Bett in den Rollstuhl und das Fahren zum Waschbecken wird am ehesten an der dafür fälligen Stelle im Tagesablauf gelernt. Auch das Anziehen und das selbstständige Essen wird im Rahmen der normalen Aufsteh-, Anzieh- und Essenszeiten am selbstverständlichsten gelernt. Eine solche *integrierte Rehabili-*

2.6 Geriatrische Rehabilitation

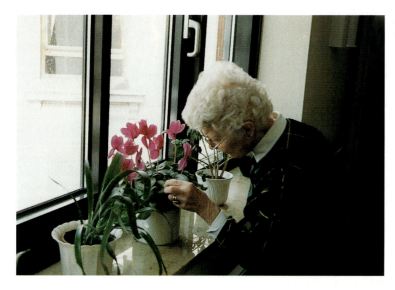

Abb. 2.**60** Blumenpflege: Aufgaben schaffen eine Beziehung zur Umwelt und können auf diese Weise heilend wirken

tation sollte Ziel sein. Sie erfordert jedoch ein hohes Maß an Flexibilität, außerdem Kommunikations- und Kooperationsfähigkeit aller Mitarbeiterinnen im therapeutischen Team, einschließlich der Pflegemitarbeiterinnen (s. Zusammenarbeit mit anderen Berufsgruppen, S. 139). Im Folgenden sollen fachliche Schwerpunkte von Teammitgliedern dargestellt werden.

Pflege. Die Rolle der Pflegeperson im therapeutischen Team wird weithin noch zu wenig erkannt. Dabei steht sie gleichrangig neben den Therapeuten. Sie ist nicht nur Gehilfin, denn auch sie ist eigenfachlich therapeutisch und rehabilitativ tätig.

》 „Die Zeiten sollten vorbei sein, in denen die Pflege aus Zeitmangel viele Aufgaben an Therapeuten abgab, dafür teilweise Aufgaben von Ärzten übernahm und die ihr eigentlich obliegende umfassende Pflege auf eine ... Erfüllung der Grundbedürfnisse des Menschen zurückschraubt. Pflege kann nur dann ein heilendes rehabilitatives Milieu bieten, wenn sie einen Teil der ihr früher vertrauten Aufgaben wieder zurückgewinnt. (Meier-Baumgartner 1990)《

Bereits in der Frührehabilitation hat die Pflege eine Schlüsselstellung. Von den ersten Tagen der Krankheit an, noch bevor eine Rehabilitation einsetzen kann, muss die Pflege für ihre Voraussetzungen sorgen. Zusätzliche Zweiterkrankungen wie Dekubiti, Kontrakturen, Atrophien würden eine Rehabilitation erschweren oder ihren Erfolg einschränken. Pflege ist hier prophylaktisch tätig. Weil Rehabilitation primär mit Lernen zu tun hat, muss nicht nur im körperlichen, sondern auch im geistigen Bereich alles getan werden, dass die Ausgangsbedingungen für Rehabilitation so günstig wie möglich sind.

 Eine aktivierende Pflege hält durch bewusste Anregungen die geistige Lebendigkeit wach.

Der Schwerpunkt der therapeutischen und rehabilitativen Tätigkeit der Pflegeperson liegt auf dem Gebiet der integrierten Rehabilitation. Sie steht dem alten Menschen und seinem Tagesablauf am nächsten, kann also in den alltäglichen Verrichtungen durch aktivierende Pflege intervenieren. Nicht nur, was sie behandlungspflegerisch macht, ist Therapie.

Pflegetipp
Jede Pflegehandlung, die so viel Hilfe gibt wie notwendig, um einen Lernschritt herauszufordern, hat therapeutischen und rehabilitativen Wert.

Die rehabilitationsorientierte Hilfe zur Selbsthilfe verlangt von der Pflegeperson Kreativität und Flexibilität, aber auch viel Engagement und Selbstdisziplin. Durch ihren ständigen Umgang mit dem alten Menschen schärft sich ihr Blick für oft kleine Ansatzstellen rehabilitativer Arbeit. Sie versucht, gesunde Anteile, seien es körperliche, seelische oder soziale Ressourcen, zum Ausgleich von Behinderungen einzubeziehen, um bleibende Funktionsausfälle wenigstens teilweise auszugleichen (Abb. 2.**60**).

Beispiel:
Eine Heimbewohnerin konnte nach einem Schlaganfall nicht mehr sprechen. Sie zeigte wenig Interesse an ihrer Umgebung und irrte meist ziellos umher. Von Beruf war sie Gärtnerin gewesen, deshalb versuchte die Pflegeperson evtl. vorhandene Ressourcen aus dieser Zeit zu erkunden. Eine Zimmerpflanze fand zunächst keine Beachtung. Als die Pflegeperson dann die Pflanze zusammen mit der alten Frau betrachtete und ein Gießkännchen dazustellte mit der Bemerkung, dass die Pflanze vielleicht Wasser brauche, befühlte die ehemalige Gärtnerin spontan die Erde und schüttelte den Kopf. Hier war nun eine Ansatzstelle gefunden für weitere Rehabilitationsbemühungen, um eine Beziehung zur Umwelt und womöglich ein Aufgabenbewusstsein anzubahnen. ∎

In der geriatrischen Abteilung ist es entscheidend, dass alle Pflegepersonen, die mit dem alten Menschen zu tun haben, das gleiche Rehabilitationsverständnis mitbringen. Eine falsch verstandene, vielleicht überbetreuende Pflege kann zunichte machen, was mühsam aufgebaut wurde. Für eine funktionierende Zusammenarbeit sind alle Teammitglieder verantwortlich. Keiner kann allein eine Atmosphäre des Vertrauens schaffen und ohne tragfähige Beziehungen wird sich der alte Mensch kaum auf die Anstrengungen rehabilitativer Versuche einlassen. In der Pflege wird somit auch für andere Therapien die Grundlage geschaffen.

Physiotherapie. In der Altenarbeit ist die Krankengymnastik eine der wichtigsten Therapieformen aus dem Bereich der Physiotherapie. Die Hauptaufgabe der Krankengymnastik ist es, durch befundgerechte Bewegungsübungen auf eine Remobilisierung hinzuarbeiten. In der Regel überwiegen bei der Krankengymnastik die therapeutischen Anteile gegenüber den rehabilitativen.

Weil in der Krankengymnastik die Einzelbehandlung im Vordergrund steht, kann sie schon beim Bettlägerigen beginnen. Mit Hilfe von Bewegungs- und Spannungsübungen, Lagerungen und Atemübungen will die Krankengymnastin einer Inaktivitätsatrophie und Gelenkkontrakturen entgegenwirken. Auch die Gebrauchsfähigkeit, Kraft und Ausdauer der erkrankten Extremitäten und des Gesamtorganismus werden durch krankengymnastische Übungen unterstützt.

Gerade alte Menschen können sich aber nur noch langsam umstellen und sind in allen Bereichen – körperlich, geistig, seelisch – auf häufiges Üben angewiesen. In der ambulanten, besonders aber in der stationären Altenhilfe wird der Therapeut deshalb die Pflegeperson um Mithilfe bei der Durchführung des Therapieplanes bitten. Was angebahnt wird bei der Behandlung, muss trainiert und zur neuen Gewohnheit werden. Mit Hilfsmitteln wie Prothese, Gehgestell oder Rollstuhl umzugehen, erfordert Geduld und Übung.

Ergotherapie. In der fortgeschrittenen Phase der Wiederherstellung bildet die Ergotherapie den Schwerpunkt. Wiedergewonnene Funktionen, besonders im motorischen und koordinativen Bereich, sollen selbstständig umgesetzt werden: Körperliche Bewegung wird auf die Alltagsbewältigung hin konkretisiert (z. B. Anziehtraining), geistig-seelische Beweglichkeit wird herausgefordert und gefördert durch das eigene Tun, das „Ergon", das wiederum auch den Körper auf seine Weise beansprucht (z. B. Arbeit mit Ton, Weben).

Die Fachlichkeit der Ergotherapie zeigt sich gerade in der sorgfältigen Auswahl dieser Beschäftigung, die, gleichsam als Heilmittel eingesetzt, den alten Menschen ganzheitlich ansprechen und wecken soll (Abb. 2.**61**). Darum befasst sich die Ergotherapie auch mit Wahrnehmungs- und Sensibilitätsstörungen und mit Störungen der Konzentrationsfähigkeit. Die seelische, geistige, körperliche und soziale Beweglichkeit soll in Gang kommen und dem alten Menschen die Teilhabe am Leben umfassender erschließen. Die Ergotherapeutin braucht neben ihrer handwerklichen Qualifikation gute psychologische und gerontologische Kenntnisse, um den alten Menschen so zu fördern und zu begleiten, dass er zu *seiner* Krankheitsbewältigung findet.

Die Vielfalt der ergotherapeutischen Möglichkeiten lässt sowohl eine Einzel- wie auch eine Gruppenbehandlung zu, wobei der alte Mensch in der ersten Behandlungsphase wohl immer eine ganz individuelle Anregungssituation braucht.

Logopädie. Eine noch weitgehend unbekannte Therapie stellt die Logopädie dar. Obgleich es immer mehr kommunikationsgestörte Menschen gibt, ist die Anzahl praktizierender Logopäden noch sehr klein. Logopäden haben ihren Schwerpunkt im medizinisch-therapeutischen Bereich und sind fachlich zuständig bei allen Störungen der Stimme, der Sprache, des Sprechablaufes sowie bei Störungen des Gehörs, soweit sich diese auf die Sprache auswirken. In Zusammenarbeit mit dem behandelnden Arzt sind Logopäden in ihrem Bereich selbstständig und eigenverantwortlich tätig.

Nach einer sorgfältigen, meist zeitaufwendigen Diagnostik baut die Behandlung gezielt auf den

2.6 Geriatrische Rehabilitation

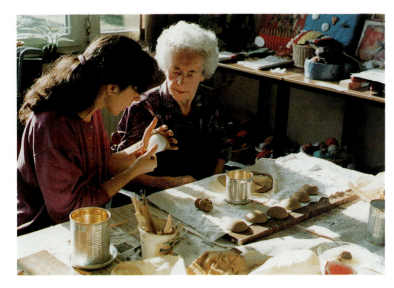

Abb. 2.**61** In der Ergotherapie wird Beschäftigung als Heilmittel eingesetzt

verbliebenen intakten Fähigkeiten im Sprachbereich auf. Alles Wiedererlernte muss, wenn es nicht wieder verloren gehen soll, ständig wiederholt werden, bis es automatisiert ist. Wo eine Störung nicht mehr weiter rückbildungsfähig ist, wird der Logopäde mit dem Betroffenen rehabilitativ bestimmte Kommunikationsstrategien einüben, damit er sich auf diese Weise wenigstens etwas verständigen kann. Gerade im Alter wird das frühere Sprachvermögen in der Regel nicht wieder erreicht. Aber schon das Ziel, die Kommunikationsfähigkeit zu verbessern und die soziale Integration zu erleichtern, kann dem Betroffenen einen erheblichen Zuwachs an Lebensqualität bringen.

Sozialdienst. Nachdem sich in Krankenhäusern seit einiger Zeit die soziale Arbeit fest etabliert hat, richten auch mehr und mehr Einrichtungen stationärer Altenhilfe einen Sozialdienst ein. Wahrgenommen wird er vorwiegend von Fachkräften aus dem Bereich Sozialarbeit/Sozialpädagogik. Die Aufgabenstellung des Sozialdienstes variiert von Einrichtung zu Einrichtung, entsprechend der jeweiligen Konzeption und der individuellen Situation. Im Vordergrund stehen Aufgaben der Prävention und der sozialen Rehabilitation des alten Menschen im weitesten Sinn.

In manchen Einrichtungen hat der Sozialdienst seinen Arbeitsschwerpunkt in der Heimaufnahme und allen damit zusammenhängenden Fragen (s. „Heimeinzug", S. 96). In anderen Einrichtungen ist für jede Wohneinheit ein eigener Sozialdienst vorgesehen. Mitarbeiterinnen des Sozialdienstes sind beteiligt an der Tagesgestaltung, bei der Organisation von Festen und bei der Beratung von Mitarbeiterinnen, Bewohnern und Angehörigen.

Anregung

Mit folgenden Fragen und Aufgaben sollten Sie in Ihren Praxiseinsätzen das hier Gelernte vertiefen:
- Welche der in diesem Kapitel genannten Berufsgruppen sind Ihnen in Ihren Praxiseinsätzen schon begegnet?
- Welche Aufgaben haben die einzelnen Mitarbeiter im therapeutischen Team?
- Suchen Sie das Gespräch mit diesen Kolleginnen und fragen Sie sie nach ihren Aufgaben innerhalb der Einrichtung. Vergleichen Sie die Antworten mit den Inhalten in diesem Kapitel. Finden Sie Abweichungen? Suchen Sie nach den möglichen Gründen.
- Diskutieren Sie Ihre Ergebnisse und Erfahrungen im Unterricht.
- Fragen Sie nach, ob es in Ihrer Stadt, in Ihrem Landkreis eine geriatrische Rehabilitationseinrichtung gibt.
- Suchen Sie nach einer Möglichkeit, die Einrichtung kennen zu lernen.
- Fragen Sie nach den Erfolgen der Arbeit, z. B.:
  – Wie viele Patienten gehen im Laufe eines Jahres so rehabilitiert nach Hause, dass sie selbstständig leben können?
  – Wie hoch ist der Anteil der Patienten, die anschließend in eine Pflegeeinrichtung umziehen müssen?
  – Welche Mitarbeitergruppen gehören zum therapeutischen Team der Einrichtung?

Literatur

Enders, Ch.: Rehabilitation kompakt. Ullstein Mosby, Berlin 1997
Füsgen, I.: Alterskrankheiten und stationäre Rehabilitation. Kohlhammer, Stuttgart 1988
Heckl, W., R. Ade, G. W. Schell: Rehabilitation und Krankenpflege. Thieme, Stuttgart 1991
Juchli, L.: Pflege. Praxis und Theorie der Gesundheits- und Krankheitslehre. Thieme, Stuttgart 1997
Kuratorium Deutsche Altershilfe Köln (Hrsg.): Rund ums Alter. C.H. Beck, München 1996
Meier-Baumgartner, H.P.: Pflege ist Behandlung in der geriatrischen Versorgung. Evangelische Impulse 4 (1990)
Ministerium für Arbeit, Gesundheit, Familie und Frauen Baden-Württemberg (Hrsg.): Politik für die ältere Generation. 1/1991 und 8/1991
Runge, M., G. Rehfeld: Geriatrische Rehabilitation im therapeutischen Team. Thieme, Stuttgart 1995
Wettstein, A. et al.: Checkliste Geriatrie. Thieme, Stuttgart 1997

2.7 Qualitätsmanagement für Pflegeorganisationen

C. Offermann

2.7.1 Notwendigkeit eines Qualitätsmanagement-Systems

D Die Internationale Organisation für Standardisierung (ISO) definiert Qualität als „die Gesamtheit von Eigenschaften und Merkmalen eines Produktes oder einer Dienstleistung, die sich auf deren Eignung zur Erfüllung festgelegter oder vorausgesetzter Erfordernisse beziehen" (ISO 8402).

Die Produkte oder Dienstleistungen haben also bestimmte Merkmale, deren Gesamtheit die Produkt- oder Dienstleistungsqualität beschreibt. Man nennt sie deshalb auch Qualitätsmerkmale. Sie sind ein wichtiges Instrument der Qualitätssicherung. Mit ihrer Hilfe lässt sich nicht nur eine bestimmte Qualität definieren, sondern auch überprüfen.

Beispiele:
- Das Produkt „Auto" hat – neben vielen anderen Qualitätsmerkmalen – die Merkmale Motorleistung, Benzinverbrauch und Beschleunigung.
- Die Dienstleistung „Personenbeförderung" hat u. a. die Qualitätsmerkmale Pünktlichkeit, Streckenführung und Fahrplan.
- Die Dienstleistung „Pflege" hat ebenfalls solche Merkmale, die zwar oft nicht mit einfachen Zahlenwerten beschrieben werden können, sondern z. B. im Rahmen von Pflegestandards als eine bestimmte Vorgehensweise bei der Pflege beschrieben sind. ∎

Es gibt eine ganze Reihe von Interessenpartnern (ISO 9000-1), die an der Definition von Pflegequalität beteiligt sind: Die Kunden erwarten eine zufriedenstellende Dienstleistungsqualität, die Mitarbeiter möchten mit der Arbeit, dem beruflichen Aufstieg und dem Gehalt zufrieden sein können, der Träger einer Einrichtung hat bestimmte Erwartungen an das ideelle oder materielle Ergebnis seines Kapitaleinsatzes, die Lieferanten hätten gerne andauernde Geschäftsbeziehungen und die Gesellschaft, zu der auch der Gesetzgeber gehört, erwartet, dass die Beteiligten verantwortungsvoll handeln. Daraus ergibt sich eine große Interessenvielfalt. Alleine die Kunden haben sehr unterschiedliche Interessen: die Bewohner, ihre Angehörigen, der Medizinische Dienst der Kassen, die Heimaufsicht und weitere Gruppen, die allesamt zur Interessengruppe der Kunden zu zählen sind.

Die genannten Erwartungen sind von einer Pflegeeinrichtung nicht leicht zu erfüllen. Sie sollte sich daher zunächst einmal im Klaren sein, was genau die Ziele sind, um mit den vielfältigen Interessen zurechtzukommen. Deshalb wird von ihrer Organisation gefordert, dass sie sich eine Qualitätspolitik geben soll, in der sie ihre Zielsetzungen und ihre Verpflichtung zur Qualität festlegen soll (ISO 9001). Qualitätsmanagement bedeutet, dass die Führung einer Organisation die Qualitätspolitik festlegt und für die Verwirklichung der Politik sorgt. Die Führung einer Organisation soll die Ziele und Verantwortungen festlegen sowie sie durch Mittel wie Qualitätsplanung, Qualitätslenkung, Qualitätssicherung und Qualitätsverbesserung verwirklichen. Es heißt nichts anderes, als dass die Führung nicht nur weiß, was in der Organisation läuft, sondern die Organisation auch gezielt lenkt.

Die oberste Leitung einer Altenhilfeeinrichtung wird in die Pflicht genommen. Sie muss zusammen mit ihren Führungsmitarbeitern das Qualitätsmanagement-System definieren:

- Welche Grundsätze haben wir?
- Welche Leistungsangebote machen wir unseren Kunden und Bewohnern?
- Wer hat welche Verantwortung?
- Wie soll bei uns dokumentiert werden und wie überprüfen wir unser System?
- Wie sehen unsere wichtigsten Verfahren oder Prozesse aus und wie hängen diese Prozesse miteinander zusammen?

Die Antworten auf diese Fragen machen einen guten Teil eines Qualitätsmanagement-Systems aus (Abb. 2.**62**).
Allerdings sind im Qualitätsmanagement-System nicht nur die Führungsmitarbeiter, sondern alle Mitarbeiter gefragt. Alle Mitarbeiter sind aufgerufen, das bestehende System einzuhalten oder aber, wenn sie den Eindruck haben, dass an der einen oder anderen Stelle Verbesserungen notwendig sind, dieses System zu verbessern. Qualitätsmanagement fordert engagierte Mitarbeiter auf jeder Stufe der Organisation.

> **!** Die Notwendigkeit von Qualitätsmanagement liegt auf der Hand: Je besser eine Organisation weiß, was sie will, je stärker eine Organisation auf die Erfordernisse ihrer Kunden und der übrigen Interessenpartner eingeht, je besser sich eine Organisation selbst kennt, je schneller sich eine Organisation an neue Bedingungen anpasst und sich selbst verbessert und je besser ihre betrieblichen Ergebnisse sind, desto größer ist die Chance, dass die Organisation überlebt.

2.7.2 Beispiel für ein Qualitätsmanagement-System

Die Aufbauorganisation macht Vorgaben für die Gestaltung der Prozesse (Abb. 2.**62**). Im Rahmen der Aufbauorganisation werden die Grundlagen für die Arbeit gelegt. Die Arbeit selbst wird in den Prozessen geregelt. Mit der Aufbauorganisation alleine geschieht in einer Organisation noch nichts, ihre Vorgaben werden erst in den Prozessen zur Wirkung gebracht.
Die Aufbauorganisation kann an Regelungen enthalten:

- Grundsätze der Einrichtung (Qualitätspolitik, Pflegeleitbild),
- Verteilung der Verantwortung (Organigramm, Zuständigkeiten, Stellenbeschreibungen, Verantwortung für Prozesse),
- Dokumentation (Qualitätsmanagement-Handbuch, Vorgaben, Nachweise),
- Leistungsangebote der Pflegeeinrichtung,
- Systemüberprüfung (Überprüfen der Prozesse und Bewertung des Qualitätsmanagements).

Ihre tatsächliche Wirkung kann jede Art von Regelung erst im Arbeitsprozess und in den einzelnen Abläufen entwickeln. Die strukturelle Qualität kann noch so gut sein, aber sie kann sich nicht entwickeln, wenn aus der Struktur nichts gemacht wird. Was nützt das schönste Auto und der dazugehörige Führerschein, wenn damit keine Fahrt unternommen wird?
Qualitätsmanagement ist daher vor allem Prozessmanagement. In der Pflege wird das durchaus auch derzeit so praktiziert. Die Pflegestandards in den Einrichtungen sind zum großen Teil Prozessstandards. Indem gezeigt wird, wie gelagert werden soll oder wie die Mundpflege ablaufen soll, wird der Ablauf oder Prozess mit seinen Vorgaben und Wirkungen beschrieben. Sollen die Prozesse verbessert werden, müssen sie zunächst einmal beschrieben, d.h. mit dem Ziel, sie aufzuschreiben, reflektiert werden. Erst diese beschriebenen Abläufe lassen sich auch gezielt verändern bzw. verbessern.
Ein beschriebener Prozess sollte folgende Bestandteile haben:

- Die Ziele des Prozesses sollten formuliert sein, um sicherzustellen, dass der Prozess auch die notwendigen Handlungen berücksichtigt. Passen die Ziele nicht zum Prozess, oder umgekehrt, kann man sich Gedanken darüber machen, was wem angepasst werden soll.
- Der Geltungsbereich des Prozesses sollte bekannt sein. Wenn ein Prozess eindeutig der Hauswirtschaft zugeordnet werden kann, muss sich die Pflege darüber keine Gedanken machen.
- Die Verantwortung für die einzelnen Handlungen, Aufgaben oder Verfahren sollten bekannt sein: Wer hat die Verantwortung für die Entscheidung über die Ausführung der Aufgabe, wer hat die Durchführungsverantwortung und wer muss über die Durchführung und die Durchführungsqualität informiert werden bzw. die Information entgegennehmen und zielgerichtet verarbeiten?
- Die Vorgaben und Nachweise, die sich für den Prozess ergeben, sollten festgelegt werden: Welche Pläne, Standards, Formulare, Verordnungen, Gesetze sollen berücksichtigt werden, um eine bestimmte Aufgabe zu erfüllen

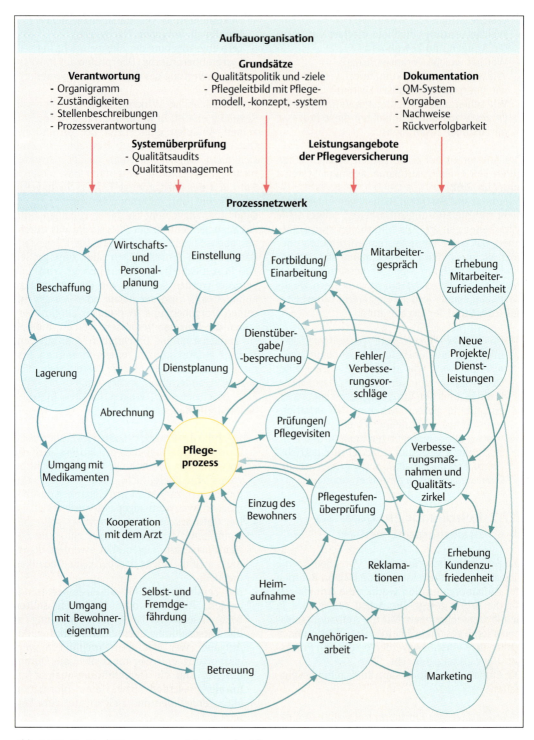

Abb. 2.**62** Ein Qualitätsmanagement-System der Pflege

und welche Protokolle, Durchführungskontrollen, Aufzeichnungen müssen erstellt oder Handzeichen gemacht werden, um die Aufgabe abzuschließen?
- Die einzelnen Aufgaben selbst, die für die Erfüllung des Prozesses notwendig sind, sollten unmissverständlich benannt werden.
- Die kritischen Stellen müssen deutlich werden: Ein Prozess kann scheitern, weil in der Prozesskette etwas schief gegangen ist.

Jeder der einzelnen Prozesse enthält Ziele, um eine Orientierung zu haben, was verfolgt werden soll. Ein Ablaufplan (Abb. 2.**63**) regelt, wie die einzelnen Handlungen oder Aufgaben sich aneinander reihen und welche Entscheidungen im Verlauf der Aufgabenkette getroffen werden müssen. Zu jeder einzelnen Aufgabe werden die Verantwortungen festgelegt hinsichtlich Entscheidung, Durchführung und der Pflicht, Informationen entgegenzunehmen bzw. Informationen zu geben. Jeder der einzelnen Prozesse hat Schnittstellen oder Beziehungen zu anderen Prozessen, mit denen er kommuniziert. Im Beispiel Pflegeprozess sind das u. a. die Prozesse Prüfung/Pflegevisite, Fortbildung und Verbesserungsmaßnahmen (Abb. 2.**62**). Aus diesen Beziehungen ergibt sich ein Prozessnetzwerk. In fast jedem Prozess gibt es Dokumente, sei es dass Vorgaben gemacht werden wie z. B. ein Pflegestandard, oder sei es dass Nachweise erbracht werden müssen wie z. B. ein Eintrag in den Bericht der Pflegedokumentation.

Miteinander verbunden werden die einzelnen Aufgaben und Entscheidungen genannt. Links davon stehen die Vorgabedokumente in Form von Standards oder Arbeitsanweisungen und rechts davon die Ausgabedokumente, wie z. B. Berichte, Protokolle oder Kurzzeichen in Dokumenten, um die Erledigung einer Aufgabe zu bestätigen. Am rechten Rand wird zu jeder einzelnen Aufgabe die Verantwortlichkeit benannt, wobei die Entscheidungsverantwortung (E) von der Durchführungsverantwortung (D) getrennt wurde. Derjenige, der eine Aufgabe durchgeführt hat, muss auch denjenigen informieren (I), der auf die Information angewiesen ist. Der zu informierende (I) ist verpflichtet, die Information auch entgegenzunehmen und sie, falls erforderlich, weiterzuverarbeiten. Am Beispiel des Pflegeprozesses wird deutlich, wie die Verantwortung von der Wohnbereichsleitung (WBL) zur Pflegemitarbeiterin (MA) wechselt und die WBL sowie die Pflegedienstleitung (PDL) über geleistete Aufgaben informiert werden bzw. sich die Informationen aus der Dokumentation holen müssen. Durch diese Art der Darstellung werden für die betreffenden Mitarbeiterinnen Aufgaben und Verantwortlichkeit transparent gemacht.

Der Pflegeprozess geht z. B. über in die Prozesse „Prüfungen", wodurch die beiden Prozesse miteinander kommunizieren. Eine andere Möglichkeit ist, dass ein Prozess den anderen auslöst, wie z. B. aus dem Prozess „Heimaufnahme" der „Einzug des Bewohners" entsteht oder aus der „Beschaffung" die „Lagerung". Alle Prozesse zusammengenommen bilden ein Prozessnetzwerk, mit dessen Hilfe eine Pflegeeinrichtung gelenkt wird. Die Pflegedienstleitung als Führungskraft kennt diese Prozesse und die Wechselwirkungen, die damit verbunden sind. Die wechselseitige Kommunikation der Prozesse bedeutet auch, dass im Falle der Veränderung eines Prozesses auch andere Prozesse davon betroffen sind. Gerade in einer Pflegeeinrichtung ergibt sich dadurch ein hoher Informationsbedarf für die betroffenen Mitarbeiterinnen. In der Abb. 2.**62** sind die Prozesse der Küche und Hauswirtschaft wegen der Übersichtlichkeit nicht enthalten. Selbstverständlich gibt es auch Schnittstellen zu diesen Prozessen.

2.7.3 Qualitätsmanagement als Verbesserungsprozess

Die Einbeziehung der Mitarbeiterinnen deutet darauf hin, wozu Qualitätsmanagement eigentlich da sein soll: Qualitätsmanagement hat das dauerhafte Ziel, die Abläufe, Prozesse und Strukturen in der Organisation kontinuierlich zu verbessern. Der kontinuierliche Verbesserungsprozess ergibt sich allerdings nicht von alleine, sondern er muss gewollt, geplant, umgesetzt und überprüft werden.

Dafür müssen einige Bedingungen vorhanden sein:

- die Leitungsmitarbeiterinnen wie Direktoren, Heimleitungen, Pflegedienstleitungen und auch Wohnbereichsleitungen müssen sich aktiv an Verbesserungsmaßnahmen beteiligen und müssen den Mitarbeiterinnen zeigen, dass sie an Verbesserungsmaßnahmen großes Interesse haben.
- Alle beteiligten Organisationsmitglieder müssen den Wert kontinuierlicher Verbesserungen akzeptieren. Manche Einrichtungen sprechen von einer Kultur der Verbesserungen, in die alle Prozesse einbezogen werden sollen.

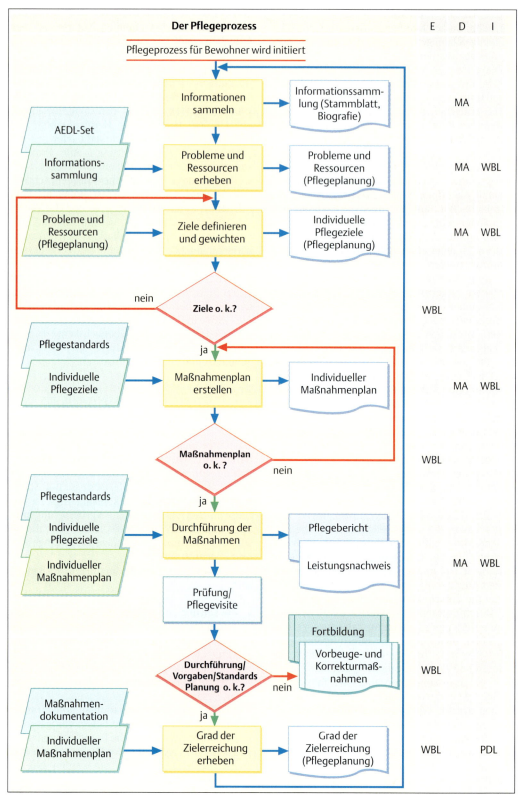

Abb. 2.**63** Pflegeprozess. E = Entscheidung; D = Durchführung; I = Information; WBL = Wohnbereichsleiter/in; MA = Mitarbeiter/innen; PDL = Pflegedienstleiter/in

2.7 Qualitätsmanagement für Pflegeorganisationen

- In der ganzen Einrichtung müssen Verbesserungsziele festgelegt werden. Hauptziele sind die Verbesserung der Kundenzufriedenheit, die Verbesserung der Ergebnisse und die Verbesserung der Verfahren, also der Prozesse, mit deren Hilfe Kosten und Fehler gesenkt oder mehr für die Kunden getan werden kann.
- Zusammenarbeit und Informationsaustausch sind wichtige Voraussetzungen für Verbesserungen, die die ganze Organisation umfassen.
- Die Leistungen der Mitarbeiterinnen bei Verbesserungen müssen in angemessener Art und Weise anerkannt werden.
- Die Mitarbeiterinnen müssen ständig geschult und trainiert werden, damit sichergestellt ist, dass die Verbesserungen auch in der alltäglichen Arbeit umgesetzt werden.

Walter E. Deming (1986), einer der großen Experten in Sachen Qualitätsmanagement, hat vier Phasen des Verbesserungsprozesses beschrieben:

1. **Phase: Plan** – aufgrund der gesteckten Ziele werden die Qualitätsmerkmale ermittelt, die verbessert werden sollen und die entsprechenden Maßnahmen geplant.
2. **Phase: Do** – die geplanten Maßnahmen werden umgesetzt, die Veränderungen am Prozess oder den Strukturen werden vorgenommen.
3. **Phase: Check** - es wird untersucht, inwiefern die Maßnahmen gelungen sind und die entsprechenden Merkmale verbessert wurden. Hier können auch z. B. Beschwerden oder Anregungen von Kundinnen oder Mitarbeiterinnen einbezogen werden.
4. **Phase: Act** – hier wird analysiert, woran es wohl gelegen haben mag, dass die Veränderungen nicht so gegriffen haben, wie sich die Projektleiter das vorgestellt haben. Es werden die Ziele für die weiteren Verbesserungen festgelegt.

Das Juran Institute legt den Qualitätskreis etwas ausführlicher fest (Abb. 2.**64**):

Beispiel: Organisation der Morgentoilette

Das Verbesserungsprojekt wird erkannt: Eine Wohn- und Pflegegruppe stellt fest, dass bei der Morgentoilette immer eine ziemlich große Unruhe ist, die alle nervt. Nach längerer Diskussion in einem Wohnbereich kommen die Mitarbeiterinnen zu dem Schluss, dass es so nicht weitergehen kann und etwas getan werden muss. Alle sind der Meinung, dass der Zustand verbessert werden kann.

Das Projekt wird initiiert: Die Pflegedienstleitung beschließt formell das Projekt und formuliert mit Hilfe der Wohnbereichsleitung und den Mitarbeiterinnen im Rahmen der Dienstbesprechung das Problem:

- Es werden zu viele Wege gemacht.
- Das Telefon stört bei der intensiven Pflege der Morgentoilette.

> Das Ziel ist, die Unruhe auf der Wohngruppe zu verringern.

Es wird eine kleine Projektgruppe zusammengestellt, die sich dem Thema widmen soll. Sie soll die Störfaktoren aufnehmen, analysieren und Verbesserungvorschläge machen. Ein Projektplan wird aufgestellt, in dem die Aufgaben für die beteiligten Mitarbeiterinnen enthalten sind. Die Pflegedienstleitung versichert sich, dass die Beteiligten die Aufgabe ihres Projekts verstanden haben.

Die Probleme werden benannt und analysiert: Die Projektgruppe schaut sich einzelne Vormittage genau an und dokumentiert die Aktivitäten ihrer Kolleginnen. Ein besonders gelungenes Beispiel für die problematische Ablauforganisation auf einem Wohnbereich wird dargestellt (Abb. 2.**65**).

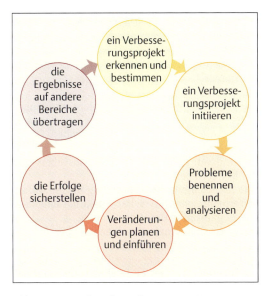

Abb. 2.**64** Qualitätskreis des Juran Institute

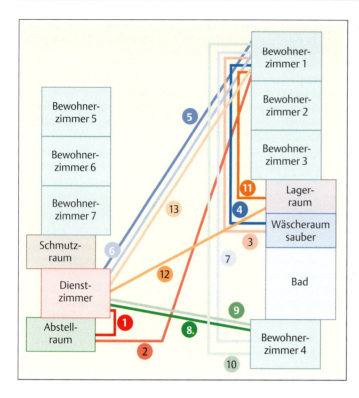

Abb. 2.**65** Wegelänge von Mitarbeiterin A

1. Mitarbeiterin A. geht vom Dienstzimmer in den Abstellraum, um den Pflegewagen zu holen.
2. Mitarbeiterin A. geht vom Abstellraum ins Bewohnerzimmer 1 zur Morgentoilette.
3. Sie braucht frisches Bettzeug, das auf dem Pflegewagen nicht mehr vorhanden ist. Sie geht dazu in den Wäscheraum.
4. Vom Wäscheraum zurück ins Bewohnerzimmer 1.
5. Mitarbeiterin A. braucht eine Salbe, um der Bewohnerin den Rücken einzucremen. Sie geht ins Dienstzimmer, wo die Salbe im Schrank aufbewahrt wird.
6. Sie geht wieder zurück ins Bewohnerzimmer 1.
7. Die Rufglocke wird betätigt. Die Mitarbeiterin geht aus dem Zimmer und schaut im Flur nach der Anzeige. Dann geht sie ins Bewohnerzimmer 4.
8. Die ältere Frau im Bewohnerzimmer 4 hat Schmerzen. Mitarbeiterin A. geht ins Dienstzimmer und holt Schmerztropfen.
9. Mit den Schmerztropfen geht sie ins Bewohnerzimmer 4.
10. Danach begibt sie sich wieder ins Bewohnerzimmer 1, wo sie ihrer Tätigkeit weiter nachgeht.
11. Es wird eine Vorlage benötigt, die auf dem Pflegewagen ausgegangen ist. Beim Bücken nach der Vorlage, die immer im unteren Teil des Pflegewagens liegt, fährt es der Mitarbeiterin ins Kreuz. Sie geht stöhnend in den Lagerraum.
12. Das Telefon läutet. Mitarbeiterin A. geht mit den Unterlagen ins Dienstzimmer, hält sich den Rücken und nimmt das Gespräch in Empfang.
13. Danach geht sie wieder in das Bewohnerzimmer 1.

Die Veränderungen werden geplant und eingeführt: Nach dieser Darstellung eines Beispiels kommt die Projektgruppe zu folgenden Fragestellungen:
Wie müssen Pflegearbeitswagen aussehen und mit Material belegt werden?
Wie müßte die Wegbeschreibung für die Mitarbeiterin aussehen? Welchen Effekt hat eine bessere Organisation der Wege?
Lohnt es sich, einen Anrufbeantworter für die Wohnbereiche anzuschaffen?
Eine Umfrage, bei der eine Strichliste auf den Wohnbereichen über die Telefonanrufe während der Morgentoilette geführt wurde, ergab folgendes Ergebnis:

2.7 Qualitätsmanagement für Pflegeorganisationen

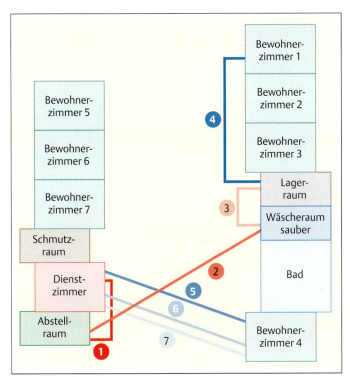

Abb. 2.66 Wegelänge von den Mitarbeiterinnen A und B

(Die ISO 9004-4 zeigt in ihrem Anhang verschiedene unterstützende Werkzeuge und Techniken für die Erstellung, Analyse und Darstellung von Daten [Theden 1996]).

Wohn-bereiche	Tage				
	Montag	Dienstag	Mittwoch	Gesamt	
A	IIIII IIIII II	IIIII I	IIIII IIIII IIIII I	34	
B	II	IIIII	IIIII I	12	
C	IIIII III	IIIII I	I	15	
D	I		IIIII I	7	
Gesamt	23	16	29	68	

Aufgrund dieser Umfrage wurde bei der Pflegedienstleitung beantragt, für die Wohnbereiche Telefonanrufbeantworter anzuschaffen. Nach langen Diskussionen mit der Heimleitung beschaffte die PDL die Anrufbeantworter.
Ein Teil der Projektgruppe nahm den Auftrag an, das Design für einen Pflegearbeitswagen zu entwerfen und die ideale Standardbelegung dieses Pflegearbeitswagens zu bestimmen.

Die Wegebeschreibung für Mitarbeiterin A. wurde danach neu festgelegt (Abb. 2.66).

1. Mitarbeiterin B. schaut in der Dokumentation nach, was für die Bewohnerin bei der Morgentoilette benötigt wird und nimmt die Salbe mit. Sie geht auch in den Abstellraum und holt den Pflegewagen. Sie überprüft den Vorrat an Wäsche und Vorlagen.
2. Daraufhin geht sie in den Wäscheraum und ergänzt den Wäschevorrat.
3. Anschließend holt Mitarbeiterin A. im Lagerraum noch einige Vorlagen.
4. Jetzt geht sie ins Bewohnerzimmer 1 zur Morgentoilette.
5. Die Rufglocke wird betätigt. Während die anderen Mitarbeiterinnen bei der Morgentoilette in den Bewohnerzimmern sind, ist eine einzige Mitarbeiterin B. bewusst mit Aufgaben betraut, die möglichst im und um das Dienstzimmer liegen. Diese Mitarbeiterin geht nun ins Bewohnerzimmer 4.
6. Sie geht zurück, holt Schmerztropfen und bringt sie der Bewohnerin. Währenddessen klingelt das Telefon. Die Anruferin hört eine freundliche Stimme: „Hier spricht Sr. Elisabeth vom Wohnbereich 4 im Haus Sonnen-

blick. Wir sind gerade dabei, unsere Bewohnerinnen zu versorgen. Bitte rufen Sie nach 9.30 Uhr wieder an oder hinterlassen Sie uns Ihren Namen und Ihre Telefonnummer nach dem Pfeifton. Wir rufen Sie unverzüglich, spätestens nach einer Stunde zurück. Herzlichen Dank für Ihren Anruf. Auf Wiederhören.

Ergebnis: Aufgrund der neuen Wegbeschreibung und den zusätzlichen Maßnahmen kommt die Projektgruppe zu folgendem Ergebnis: Wenn man eine Flurlänge von 12 Metern zwischen Bewohnerzimmer 1 und Bewohnerzimmer 4 annimmt, dann hat die Mitarbeiterin im ersten rund 100 Meter zurückgelegt. Im zweiten Beispiel waren es für die Mitarbeiterin noch 15 Meter. Für die Mitarbeiterin im Dienstzimmer waren es 16 Meter. Das ergibt zusammen 30 Meter. Je Schicht gehen oder laufen Mitarbeiterinnen bis zu 5000 Meter und benötigen dazu 1 Stunde Zeit.

Die Erfolge werden sichergestellt: Die Projektgruppe plant eine interne Fortbildungseinheit, in der den Kolleginnen die Grundsätze systematischen Arbeitens für die Vorbereitung einer Arbeitsschicht erklärt werden. In Übungen werden die Arbeitsergebnisse der Mitarbeiterinnen kontrolliert.

Eine weitere interne Fortbildungseinheit ist geplant, wenn ein Pflegemittelproduzent einen Prototyp für den neuen Pflegearbeitswagen bereitgestellt hat.

Die Ergebnisse werden auf die anderen Bereiche übertragen: die internen Fortbildungseinheiten werden durchgeführt. Die PDL führt gezielt Pflegevisiten durch, um die Ergebnisse der Fortbildungen zu überprüfen.

Die Mitarbeiterinnen der Projektgruppe erhalten als Anerkennung für ihre Mitarbeit einen Gutschein für den Einkauf bei dem Lebensmittelgroßhändler der Einrichtung.

Weitere Projekte werden vereinbart.

2.7.4 Überprüfung der Prozesse

Nachdem eine Altenhilfeeinrichtung ihre wichtigen Prozesse identifiziert und aufgeschrieben hat, kann sie nicht unbedingt davon ausgehen, dass die Prozesse auch so eingehalten werden, wie sie festgelegt wurden. Außerdem ist es möglich, dass im Laufe der Zeit die Prozesse sich vernünftigerweise verändern, ohne dass die Vorgesetzten in jedem Detail davon erfahren. Manchmal merkt man auch erst spät, dass die Prozesse so wie beschrieben gar nicht funktionieren können. Damit die Verantwortlichen der Einrichtung auf dem Laufenden sind über den Zustand ihrer Prozesse, müssen diese Prozesse bei den Verantwortlichen regelmäßig überprüft werden. Diese Überprüfung wird in der Sprache der Qualitätsmanager „Audit" (von lat. audire = hören) genannt. Damit soll zum Ausdruck gebracht werden, dass es sich nicht um eine persönliche Überprüfung einer einzelnen Person handelt, sondern um die Überprüfung des Qualitätsmanagement-Systems oder eines einzelnen Prozesses (Abb. 2.**67**).

Am Beispiel des Pflegeprozesses lässt sich zeigen, wie die Prozessüberprüfung vor sich gehen kann:

- Die Qualitätsbeauftragte vereinbart mit der Wohnbereichsleitung einen Termin und teilt ihr mit, welche Fragen sie während dem Audit stellen möchte. Die Fragen orientieren sich in diesem Beispiel an dem Pflegeprozess (Abb. 2.**67**, S. 165).
- Die Wohnbereichsleitung beantwortet, z. T. zusammen mit Mitarbeitern des Pflegeteams, die Fragen der Qualitätsbeauftragten der Einrichtung. Die Antworten auf die Fragen werden protokolliert und bewertet. Die Dokumente wie z. B. Pflegestandards und die Pflegedokumentationen der Bewohnerinnen werden dazu eingesehen.
- Die Qualitätsbeauftragte schreibt außer dem Protokoll einen kleinen Bericht über das Audit mit Empfehlungen und Maßnahmen. Die Wohnbereichsleitung hat die Möglichkeit, zu Protokoll und Bericht einen eigenen Kommentar abzugeben. Wenn sie einverstanden ist, unterschreibt sie Protokoll und Bericht.
- die Qualitätsbeauftragte gibt Protokoll und Bericht an die Pflegedienstleitung, die Heimleitung oder die Geschäftsführung weiter, die damit wissen, wie es um die Pflege und ihren wichtigsten Prozess bestellt ist und welche Verbesserungsmaßnahmen geplant sind.
- Pflegedienstleitung, Heimleitung oder Geschäftsführung bewerten u. a. anhand der Auditberichte der Qualität ihres eigenen Pflegedienstes und treffen Entscheidungen über mögliche strukturelle Anpassungen des Pflegedienstes.

2.7.5 Ausblick

Qualitätsmanagement wird in den Altenpflegeeinrichtungen mit dazu beitragen die Arbeit transparenter zu machen und Aufgaben und Ver-

2.7 Qualitätsmanagement für Pflegeorganisationen

Haus Sonnenschein Wohnbereich Gelbes Primelchen	Auditprotokoll und Auditbericht	

Prozess: Pflegeprozess

Fragen	Feststellungen	B
Wie werden Informationen bezüglich Pflege und Betreuung der Kunden erhoben?		
Wie werden Probleme und Ressourcen der Kunden erhoben?		
Wie werden Pflege- und Betreuungsziele festgelegt?		
Wie wurden den Mitarbeitern die Pflegestandards bekannt gemacht?		
Wie werden die (individuellen) Maßnahmen geplant?		
Wie werden die durchgeführten Maßnahmen dokumentiert?		
Wie wird festgestellt, dass alle Mitarbeiterinnen, einschließlich der hauswirtschaftlichen, sich an den Pflegeplan halten?		
Wie werden die Ärzte und Therapeuten in die Planung und Dokumentation einbezogen?		
Wie wird die Dokumentation überprüft?		
Wie werden die Wirkungen der Maßnahmen überprüft?		
Wie wird bei der Aktualisierung des Pflegeplans vorgegangen?		
Wie werden Kunden und Angehörige einbezogen in den Pflegeprozess?		

Legende: B = Bewertung: 0 = nicht o.k. 1 = im Ansatz, 2 = akzeptabel, 3 = vollständig o.k.
Ergebnis: .... Punkte von .... Punkten max. (Bei Erreichen von 80 % der max. Punktzahl ist das Audit bestanden)

Bericht mit Maßnahmen (s.Seite ...)
Stellungnahme der Auditierten (s.Seite ...)

Freigabe	Qualitätsbeauftragte oder Vertreterin	Auditierte	Datum	Seite

Abb. 2.**67** Auditprotokoll und -bericht

antwortlichkeiten gezielter zuzuordnen. Die Organisation der Arbeit soll aber nicht nur dargestellt werden, sondern die Organisation der Arbeit soll verbessert werden mit Hilfe der Werkzeuge des Qualitätsmanagements. Zu guter Letzt soll das Qualitätsmanagement den Führungs- und Leitungskräften einer Einrichtung Material an die Hand geben, um die eigene Organisation zu bewerten und strukturelle Verbesserungen einleiten zu können. Qualitätsmanagement wird nicht von heute auf morgen wirken, aber im Laufe eines längeren Prozesses werden die Einrichtungen von den Werkzeugen des Qualitätsmanagements profitieren.

Literatur

Bauer, D. et al.: Stationshandbuch. Edition, Dornstadt 1997. (Evang. Fortbildungsstätte Dornstadt, Bodelschwinghweg 30, 89160 Dornstadt)

Bläsing, H.J.: Impulse für Qualität und Menschlichkeit – Qualitätsmanagement im Gesundheits- und Sozialbereich. Zu erhalten bei TQU, Riedwiesenweg 6, 89081 Ulm

Bläsing, J.P.: Das qualitätsbewusste Unternehmen. Zu erhalten bei TQU, Riedwiesenweg 6, 89081 Ulm

Blonski, H. (Hrsg.): Qualitätsmanagement in der Altenpflege – Methoden, Erfahrungen, Entscheidungshilfen. Kunz Verlag, Hagen 1998

Böse, F.: DIN ISO für Heime. Qualitätsmanagementsystem für Altenhilfeeinrichtungen. Vincentz, Hannover 1996

Brauer, J.-P.: DIN EN ISO 9000-9004 umsetzen; Gestaltungshilfen zum Aufbau Ihres Qualitätsmanagement-Systems. Hanser Verlag, München 1996

Deming, W.E.: Out of the Crisis. Cambridge University Press, USA 1986

Görres, S. et al.: Qualitätszirkel in der Alten- und Krankenpflege. Huber, Bern 1997

Juran Institute (Hrsg.): Quality Improvement. Pocket-Guide, 3. Ausg. Wilton, Connecticut, USA 1993

Kaminske, G.F./Brauer, J.P.: Qualitätsmanagement von A bis Z. Erläuterung moderner Begriffe des Qualitätsmanagements. Hanser Verlag, München 1996

Patterson, J.G.: ISO 9000. Globaler Qualitätsstandard, Kosten-Nutzen-Relation, die zwanzig Elemente, Qualitäts-Checkliste. Ueberreuter, Wien 1995

Rothery, H.: Der Leitfaden zur ISO 9000; mit Musterhandbuch und Erläuterungen. Hanser Verlag, München 1994

Schall, M.: Betriebsabläufe in der Wohn- und Pflegegruppe. In Diakonisches Werk Württemberg: Pflegestandards-Dokumentation des Fachtags 1994

Schubert, H.-J., K. Zink (Hrsg.): Qualitätsmanagement in sozialen Dienstleistungsunternehmen. Luchterhand, Neuwied 1997

Tepe, G.: Qualitätssicherung in der stationären Altenhilfe. Das Qualitätselement „Einrichtungsziele". Lang, Frankfurt a.M. 1997

Theden, Ph.: Qualitätstechniken; Werkzeuge zur Problemlösung und ständigen Verbesserung. Hanser Verlag, München 1996

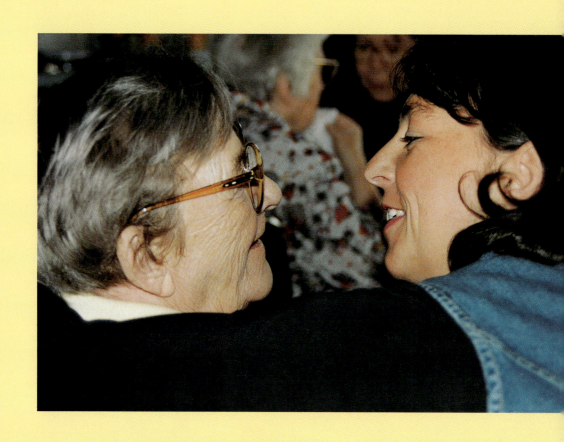

3 Beruf Altenpflegerin/Altenpfleger

Ilka Köther

3.1 **Was ist Altenpflege?** 170
3.2 **Altenpflege als Beruf** 172
3.3 **Modell der Altenpflege** 178
3.4 **Anforderungsprofil und Handlungskompetenz** 182
3.5 **Arbeitsbelastungen und Methoden zur Bewältigung** 185

3.1 Was ist Altenpflege?

Beispiel:
Corinna P. ist Altenpflegerin. Sie arbeitet in einem modernen Altenpflegeheim. Die Arbeit im Team macht ihr Spaß. Ihren Freund, der sie kürzlich augenzwinkernd anmachte: „Ach du mit deinen Alten", hat sie erst einmal zurechtgestutzt. „Du, es ist eine tolle Sache für andere da zu sein. Alte Menschen haben häufig Probleme, mit ihrem Alltag klarzukommen. Ihnen zu helfen ist nicht immer leicht, aber es macht mir Freude." Der Freund lächelt verlegen. Ob sie etwas von ihrer Motivation rübergebracht hat?

Der Altenpflegeberuf hat sich in den letzten Jahren zu einem unverzichtbaren vielseitigen sozial-pflegerischen und geriatrisch-pflegerischen Beruf entwickelt, der für die zukünftige Versorgung alter Menschen immer mehr an Bedeutung gewinnt. Trotzdem entsprechen die Vorstellungen der Bevölkerung über den Altenpflegeberuf nicht dem Bild einer hochqualifizierten Leistung, sondern eher dem Bild „Pflegen kann doch jeder".

Aspekte beruflicher Altenpflege

Altenpflege ist Arbeit mit alten Menschen:
Altenpflege ist Arbeit mit den Händen, dem Herzen und dem Verstand. Professionelle Altenpflege orientiert sich an den speziellen Interessen, Bedürfnissen und Problemen älterer Menschen. Dabei ist ein erklärtes Ziel, die Selbstständigkeit und Eigenverantwortlichkeit des Einzelnen so lange wie möglich zu erhalten. „Der professionell Handelnde richtet seinen Umgang mit alten Menschen so aus, dass diese das Gefühl haben, für ihr Leben noch selbst verantwortlich zu sein, egal wie hilfebedürftig sie auch sein mögen. Es gibt so viel Hilfe wie notwendig und nicht mehr als nötig. Und er vermittelt dem alten Menschen nicht das Gefühl, dass dieser für die Hilfe dankbar sein müßte" (H. Entzian).

Altenpflege ist ein Beziehungsprozess: Für jeden Menschen sind Beziehungen lebensnotwendig und niemand kann einen Menschen menschenwürdig pflegen, ohne ihm neben der leiblichen Versorgung dieses psychische Grundbedürfnis zu erfüllen. In der Altenpflege geht es um Beziehungen, die eine Pflegeperson von Berufs wegen aufnimmt. Sie verfügt über fachliches Wissen und kommunikative Kompetenz, um einen bewussten Beziehungsprozess eingehen und mitgestalten zu können. Eine wesentliche Voraussetzung ist dabei die Fähigkeit, sich in die Lebenssituation, Erlebnis- und Bedürfnislage der alten Menschen, die mitunter durch Krankheit, Behinderung und Verlusterlebnisse geprägt ist, hineinzuversetzen und Verständnis für ihr Verhalten und ihre Probleme zu entwickeln (Empathie). Es ist das Ziel einer pflegerischen Beziehung, durch gegenseitiges Vertrauen und Akzeptanz eine Atmosphäre des „Sich-Wohlfühlens" zu schaffen. Kennzeichen einer professionellen Beziehung ist auch der verantwortliche Umgang mit Nähe und Distanz, um gegenseitige Abhängigkeiten, Machtbefriedigung der Pflegeperson und Besitzansprüche des Hilfebedürftigen zu verhindern.

Altenpflege ist eine hochqualifizierte Tätigkeit:
Professionelle Altenpflege als ganzheitliche pflegerische Betreuung, Beratung und Begleitung von alten Menschen ist eine hochqualifizierte berufliche Leistung.
Professionelle Altenpflege umfasst folgende Aufgabenbereiche:

- Pflege und Mitwirkung bei der Behandlung und der Rehabilitation kranker, pflegebedürftiger und behinderter alter Menschen,
- Hilfe zur Erhaltung und Aktivierung der eigenständigen Lebensführung einschließlich der Förderung sozialer Kontakte,
- Betreuung und Beratung alter Menschen in ihren persönlichen und sozialen Angelegenheiten,
- Gesundheitspflege, Krankenpflege und Ausführung ärztlicher Verordnungen, auch im Zusammenwirken mit anderen Berufsgruppen,
- Erhaltung und Wiederherstellung individueller Fähigkeiten im Rahmen geriatrischer und gerontopsychiatrischer Rehabilitationskonzepte,
- Gesundheitsvorsorge einschließlich Ernährungsberatung,
- Begleitung Schwerkranker und Sterbender,
- Anregung und Anleitung zu Hilfen durch Familie und Nachbarschaft,
- Beratung pflegender Angehöriger,
- Freizeitgestaltung und Ausrichtung von Gemeinschaftsveranstaltungen (aus: Verordnung über die Ausbildung und Prüfung in der Altenpflege NRW 1994, § 1).

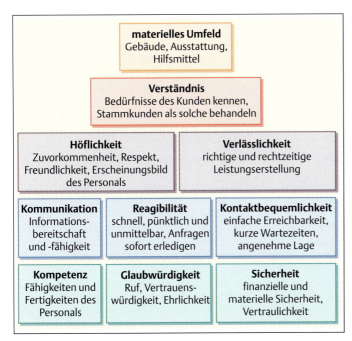

Abb. 3.1 Faktoren der Servicequalität (nach Schubert 1996)

Diese Aufgaben erfordern ein hohes Maß an psychosozialer Kompetenz und berufsspezifischem Können.

Altenpflege ist eine Dienstleistung: Altenpflege als berufliche Arbeit ist eine bezahlte Leistung (SGB XI) und gehört zu den Dienstleistungsberufen. Dienstleistung beinhaltet den Begriff „dienen", das bedeutet für jemanden wirken, ihm helfen, für ihn da sein. Im Zusammenhang mit Dienstleistung spricht man auch vom Service, dem Kundendienst, der Kundenbetreuung. Professionelle Altenpflege bedeutet, alten Menschen – den Kunden – qualifizierte Dienste zu erweisen, ihnen mit Fachkompetenz zu dienen. Eine Dienstleistung orientiert sich an den Wünschen und Bedürfnissen der Kunden, ebenso an ihren Erwartungen bezüglich der Qualität einer Dienstleistung, dazu gehören Höflichkeit, Verlässlichkeit, Verständnis, Kommunikationsfähigkeit und -bereitschaft, Glaubwürdigkeit und Sicherheit (Abb. 3.1).

»*Personenorientierte Dienstleistung heißt, seine Arbeit gut zu tun und ansonsten kein besserer Mensch zu sein als alle anderen. Andere tragen ebenso Verantwortung, stehen verschiedensten Ansprüchen gegenüber. Für die geleistete Arbeit wird man bezahlt. Eine Extra-Gratifikation von der Gesellschaft zu erwarten ist absurd.*«

(B. Hoppe)

3.2 Altenpflege als Beruf

»*Altenpflege ist der einzige Beruf, der die Gesamtsituation der alten Menschen mit ihren sozialen, menschlichen und gesundheitlichen Problemen schon in seinen Ausbildungsrichtlinien und Ausbildungsplänen mit erfasst.*«

(Diakonie 1984)

3.2.1 Entwicklung des Berufes

Der Altenpflegeberuf ist ein junger Sozialberuf, der sich in den vergangenen 40 Jahren aus den bekannten Pflegeberufen entwickelt hat.

Die Versorgung alter Menschen war seit Jahrhunderten die selbstverständliche Aufgabe ihrer Familien. Es war auch in früheren Jahren die Ausnahme, aufgrund von Armut, Krankheit oder Siechtum in einem Armen- oder Siechenhaus zu leben. Doch es hat noch zu keiner Zeit so viele alte und hochbetagte, hilfebedürftige Menschen gegeben wie in der heutigen Zeit und es ist davon auszugehen, dass immer mehr Menschen ein hohes Lebensalter erreichen werden. „Die Pflegebedürftigkeit als gesellschaftliches und individuelles Problem hat es – ebenso wie das Altenproblem – in diesem Ausmaß in der Menschheitsgeschichte nicht gegeben. Eine hohe Säuglingssterblichkeit, akute Krankheiten und Epidemien verhindern das Altwerden und damit auch die Krankheit im Alter" (H. Balluseck). Auch heute wird der weitaus größte Teil hilfe- und pflegebedürftiger alter Menschen in Privathaushalten von Familienangehörigen betreut und versorgt, nur ca. 5 % leben in Einrichtungen der stationären Altenpflege. Vorläufer unserer Alten- und Pflegeheime waren Armenhäuser und Siechenheime und einige wenige wohlhabende alleinstehende ältere Frauen (Stiftsdamen) lebten in Wohnstiften, die einem kirchlichen Orden angeschlossen waren.

Insbesondere nach dem zweiten Weltkrieg (ab 1945) entstand ein zunehmender Bedarf an stationärer Versorgung durch Wohn- und Pflegeheime. Die pflegerische Versorgung der Alten- und Pflegeheimbewohner war bis dahin Aufgabe von Fachkräften der Krankenpflege. In den sechziger Jahren begann ein entscheidender Strukturwandel im Pflegeberuf mit einer Differenzierung der Pflege nach Arbeitsfeldern, z. B. allgemeine Krankenpflege, Kinderkrankenpflege, Pflege von geistig Behinderten, psychiatrische Pflege, Entbindungspflege u. a. Weitere Spezialisierungen führten zur Entstehung neuer Berufe im Gesundheitswesen wie z. B. Heilerziehungspflegerin, Familienpflegerin, Krankengymnastin, Arbeits- und Beschäftigungstherapeutin.

Der **Entstehung des Altenpflegeberufes** liegt ein ganzes Bündel von Ursachen zugrunde:

- Mit steigender Lebenserwartung vergrößerte sich der Anteil der alten und sehr alten Menschen in der Bevölkerung und dadurch wuchs auch die Zahl der pflegebedürftigen Personen.
- Familienstrukturen und Wohnverhältnisse veränderten sich mit steigendem Wohlstand. Berufstätigkeit beider Ehepartner und die nur für zwei Generationen (Kernfamilie) gebauten Stadtwohnungen förderten die Vereinsamung und Krankheitsanfälligkeit der älteren Generation.
- In den Einrichtungen der ambulanten und stationären Altenhilfe arbeiteten vorwiegend Ordensfrauen und Diakonissen als Krankenschwestern. Da sich immer weniger Frauen für diese Lebensform und damit für einen Pflegeberuf entschieden, fehlten die Nachwuchskräfte (s. Kap. 2.2 „Altenpflege im häuslichen Bereich").
- Aufgrund des medizinischen Fortschritts und der Zunahme von diagnostischen und therapeutischen Aufgaben stieg auch der Bedarf an fachlich qualifizierten Pflegepersonen für den Krankenhausbereich.
- Ebenso führte die Reduzierung der Wochenarbeitszeit im Pflegebereich zu einem Mehrbedarf an Pflegepersonen.

Die Träger der Alten- und Pflegeheime bemühten sich, die Personallücken durch Einstellung von Mitarbeiterinnen ohne Fachausbildung zu schließen. Es wurden vor allem Frauen in den mittleren Lebensjahren angesprochen, die aufgrund ihrer Erfahrung als Hausfrau und Mutter für eine pflegerische Tätigkeit geeignet schienen. In Kurzlehrgängen erwarben sie pflegerische und medizinische Fachkenntnisse. Doch in der Altenpflegepraxis zeigte sich sehr deutlich, dass diese Kenntnisse und Fertigkeiten nicht ausreichen, um Heimbewohnern eine menschlich befriedigende Lebenssituation zu ermöglichen oder für eine Tätigkeit in der ambulanten Pflege ausreichend qualifiziert zu sein. Eine umfassende an den Bedürfnissen alter Menschen orientierte Ausbildung wurde notwendig.

Einen ganz wesentlichen Einfluss auf die Altenpflege hatten die fortschreitenden Erkenntnisse in den verschiedenen Wissenschaftsbereichen der gerontologischen Forschung wie Biologie des Alterns, Geriatrie, Gerontopsychiatrie, Psychologie, Soziologie und Pädagogik. Es entstand ein Beruf mit einem geriatrisch-pflegerischen und einem sozial-pflegerischen Profil. Bereits 1965 legte der „Deutsche Verein für öffentliche und private Fürsorge" ein neues Berufsbild vor und erklärte, dass „die Altenpflegerin nicht ein Hilfsberuf der Krankenschwester ist, sondern ein moderner sozialpflegerischer Beruf" (Voges u. Koneber 1984).

! **Zusammenfassende Darstellung der Entwicklung des Altenpflegeberufs:**
1. Phase:
Anlernen von bewährten „Stationshilfen" und weiteren Mitarbeiterinnen ohne Fachkenntnisse.
2. Phase:
- Durchführung von hausinternen Lehrgängen,
- Träger großer Altenhilfeeinrichtungen richteten hausinterne Lehrgänge ein, der Unterrichtsstoff wurde der Krankenpflegeausbildung entnommen:
1958/59 Caritasschwesternschaft in Köln (heute Düsseldorf),
1958 Diakonissenmutterhaus Elisabethenstift Darmstadt,
1960 Henriettenstiftung Hannover.
3. Phase:
- Ausbildungsplan mit nachfolgender Anerkennung
- gestützt durch eine Empfehlung des „Deutschen Vereins für öffentliche und private Fürsorge" von 1965 für einen Ausbildungsplan mit 600 Stunden theoretischen und praktischen Unterrichts in einem Jahr, erfolgte am 15. 6. 1969 der Runderlass des Arbeits- und Sozialministers von Nordrhein-Westfalen für eine Altenpflegeausbildung mit staatlicher Anerkennung. In den nachfolgenden Jahren folgten die anderen Bundesländer mit sehr unterschiedlichen Regelungen.
4. Phase:
- Angestrebtes Ziel: Vereinheitlichung der Ausbildung auf Bundesebene.
- In sechzehn Bundesländern gibt es genau so viele verschiedene Ausbildungsregelungen. Die Ausbildungen variieren in der Ausbildungszeit (2 oder 3 Jahre) und im Umfang der Unterrichtsstunden der theoretischen und berufspraktischen Ausbildung. Außerdem bestehen unterschiedliche Vorstellungen über Schwerpunkte der Ausbildung (vgl. Ausbildungsordnungen von Nordrhein-Westfalen, Baden-Württemberg und Berlin). Um zu einer bundeseinheitlichen Regelung zu kommen, verabschiedete die Kultusministerkonferenz bereits im November 1984 und die Arbeits- und Sozialministerkonferenz im Juli 1985 eine „Rahmenvereinbarung über die Ausbildung und Prüfung von Altenpflegern und Altenpflegerinnen".
- Trotz vorliegender Gesetzesentwürfe und verschiedener Parteien, dem Gesetzentwurf der Bundesregierung von 1990, der Erörterung im Bundesrat 1994 und weiteren Anhörungen, z. B. 1998, konnte eine bundeseinheitliche Altenpflegeausbildung bis heute nicht erreicht werden.

Ausbildung in Nordrhein-Westfalen

In den meisten Bundesländern wurde die Altenpflegeausbildung weiterentwickelt und erreichte eine Gleichstellung mit der Krankenpflegeausbildung. In Nordrhein-Westfalen ist seit Januar 1995 ein **Altenpflegegesetz (AltPflG)** und eine entsprechende **Verordnung über die Ausbildung und Prüfung in der Altenpflege (APO-Altenpflege)** in Kraft, dadurch wurde eine deutliche Verbesserung der Ausbildung erreicht. Gleichzeitig sind mit dem Altenpflegegesetz Grundlagen für eine bundeseinheitliche Regelung gesetzt worden.

- Dreijährige Ausbildung mit integriertem berufspraktischem Unterricht von 2250 Stunden,
- Erweiterung des theoretischen Unterrichts von 1800 auf 2250 Stunden,
- Konkretisierung des Berufsbildes durch Beschreibung der Aufgabenbereiche,
- Festlegung von Qualifikationsanforderungen an die Lehrpersonen und an die räumliche und sachliche Ausstattung der Ausbildungsstätten,
- Regelung der Ausbildungsvergütung über ein Umlageverfahren,
- Rahmencurriculum für die Altenpflegeausbildung in NRW.

Um dem Altenpflegeberuf die notwendige Anerkennung und die Möglichkeit zur Professionalisierung zu geben, müssen alle Bemühungen darauf gerichtet werden, in der nahen Zukunft eine bundeseinheitliche Altenpflegeausbildung auf möglichst hohem Niveau zu erreichen. Ebenso ist die Integration der Altenpflege in das System der beruflichen Bildung anzustreben, um die Vergleichbarkeit mit anderen Pflegefachberufen sicherzustellen. Auch im Blick auf eine europäische Regelung sollte die Altenpflege innerhalb und außerhalb der BRD als anerkannter sozialpflegerischer Beruf ihren Platz finden.

Reform der pflegerischen Ausbildungen

In der letzten Zeit haben die Vorstellungen und Bestrebungen zur Reform der beruflichen Bildung für gesundheits- und sozialpflegerische Berufe konkretere Formen angenommen. Zur Diskussion stehen Überlegungen und Konzepte unterschiedlicher Verbände und Institutionen wie:

- Deutscher Bildungsrat für Pflegeberufe (Arbeitsgemeinschaft Deutscher Schwesternverbände) (ADS, Deutscher Berufsverband für Pflegeberufe DBfK),
- Bundesausschuss der Länderarbeitsgemeinschaften der Lehrerinnen und Lehrer für Pflegeberufe (BA)
- Gewerkschaft ÖTV
- Bundesinstitut für Berufliche Bildung (BIBB)

Die **Ziele der Reform** umfassen:

- *Vereinheitlichung der Pflegeberufe:* z. B. gemeinsame (Grund-)Ausbildung mit medizinisch-pflegerischen Berufen: Krankenpflege, Kinderkrankenpflege, Geburtshilfe und Altenpflege oder gemeinsame Ausbildung der sozialpflegerischen Berufe: Heilerziehungspflege, Altenpflege, Haus- und Familienpflege.
- *Anerkennung der Berufsausbildung in der Europäischen Union:* Gegenseitige Anerkennung der Berufsabschlüsse sind Voraussetzung, in den Ländern der EU in seinem Ausbildungsberuf arbeiten zu können.
- *Durchlässigkeit in den Hochschulbereich:* Erwerb der Fachhochschulreife mit Abschluss der Ausbildung als Voraussetzung für ein Studium an der Universität oder Fachhochschule, z. B. im Bereich von Pflegepädagogik, -management und -forschung.

3.2.2 Berufsbild Altenpflegerin/Altenpfleger

D Unter Berufsbild versteht man die Beschreibung spezifischer Merkmale eines Berufes, durch die er sich von anderen Berufen abgrenzt.
Die folgenden Informationen zum Berufsbild wurden vom DBVA (Deutscher Berufsverband für Altenpflege e.V.) herausgegeben (Stand 2/1997):

Lebenssituation im Alter

Mit dem Älterwerden, besonders auch mit dem Ausscheiden aus dem Erwerbsleben, sind einschneidende Erfahrungen verbunden: Ansehen und Selbstbewusstsein werden nicht mehr aus beruflicher Leistung abgeleitet, soziale Kontakte können verloren gehen, die Altersrente erreicht nicht das bisherige Einkommen, häufig kommen gesundheitliche Einbußen dazu.
In unserer Gesellschaft werden Menschen weitgehend nach den Normen Leistung, Effizienz und Flexibilität beurteilt. Der mögliche Beitrag alter Menschen, der auf Lebenserfahrung und sozialer Kompetenz beruht, wird dadurch entwertet.
Altenhilfe muss die altenrelevanten und gesellschaftlichen Forderungen politisch durchsetzen und dem Einzelnen helfen, seine Werte und seine Rechte zu erfahren und geltend zu machen. Sie muss Schutz und Ermutigung, soziale und pflegerische Unterstützung geben. Altenhilfe bezieht sich auf den Eigenwert jedes, auch des letzten Lebensabschnittes. Sie dient damit einer humanen Zukunft unserer Gesellschaft.

Ziele

Ziel der Altenpflege ist es, für die Würde, die Rechte und das Wohlbefinden alter Menschen einzustehen. Planung und Gestaltung aller Dienste der Altenpflege sollen sich von folgenden Gedanken leiten lassen:

- Unterstützung zu geben bei der Gestaltung des persönlichen Lebensraumes alter Menschen, ihre Kompetenzen zu schützen und zu fördern
- sich an ihren individuellen Lebensgeschichten zu orientieren
- ihnen einen anerkannten Platz in der Gesellschaft sichern zu helfen.

3.2 Altenpflege als Beruf

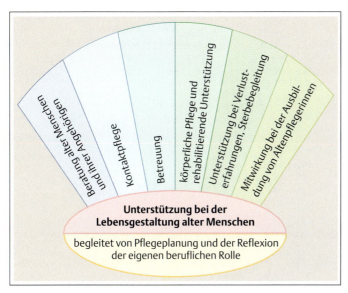

Abb. 3.2 Unterstützung bei der Lebensgestaltung alter Menschen (nach DBVA)

Aufgaben

Umfassende Aufgabe der staatlich anerkannten Altenpflegerinnen ist die Unterstützung bei der Lebensgestaltung.
Altenpflegerinnen begleiten alte Menschen, sie wirken der möglichen Einengung und Verarmung des Lebensraumes entgegen. In Beratung, Betreuung und Pflege unterstützen Altenpflegerinnen den alten Menschen, seine Welt und darin ein lebenswertes Leben zu sichern, einschließlich Sterbebegleitung. Das geschieht in seinem herkömmlichen Umfeld (Privathaushalt) oder auch in einem „Ersatzhaushalt" (Altenheim). Die Aufgaben im Einzelnen ergeben sich aus dem Unterstützungsbedarf alter Menschen (Abb. 3.2).
Hierbei muss die Selbstbestimmung des Einzelnen unbedingt beachtet werden. Nur in dem Maße, wie er dazu nicht mehr in der Lage ist, muss die Altenpflegerin unterstützend eingreifen (Intervention). Arbeitsmethoden sind z. B. Pflegeplanung und das Fachgespräch im Team. Die Aufgaben sind

- Betreuung und Beratung alter Menschen und der pflegenden Angehörigen in ihren persönlichen und sozialen Angelegenheiten; Motivierung und Anleitung der Familien und der Nachbarschaft zur Unterstützung alter Menschen; Einführung von pflegenden Familienangehörigen in Pflegetechniken und den Gebrauch von Hilfsmitteln;
- Anregung und Ermutigung alter Menschen zur Gestaltung des Lebens gemäß den eigenen Bedürfnissen und der eigenen Biografie; Hilfe zur Erhaltung der Gesundheit und der eigenständigen Lebensführung; Unterstützung bei der Pflege von Kontakten im Wohnumfeld der eigenen Wohnung oder des Heims; Arbeit mit Gruppen;
- Begleiten des alten Menschen bei Verlusterfahrungen; ein Milieu zum Sterben schaffen; Begleitung Sterbender;

Pflegeplanung im multiprofessionellen Team; Erkennen der Stärken alter Menschen; die Fähigkeiten der alten Menschen einbeziehende und die Selbstständigkeit fördernde Pflege; pflegerische Versorgung schwer kranker und sterbender alter Menschen;

- Mitwirkung bei der Prävention und Rehabilitation bei (drohender) körperlicher, sozialer, geistiger oder psychischer Beeinträchtigung; Ausführung ärztlicher Verordnungen;
- Reflexion der eigenen beruflichen Befindlichkeit und beruflicher Beziehungen; Pflege der eigenen Persönlichkeit, Teamarbeit;
- Mitwirkung als Praxisanleiterinnen bei der Ausbildung von Altenpflegerinnen.

Staatlich anerkannte Altenpfleger / Altenpflegerinnen nehmen ihre Aufgaben selbstständig und eigenverantwortlich wahr. Dabei ist ihre Vermittlerstellung wichtig: Zunächst ist die Altenpflegerin im unmittelbaren Kontakt zum alten

3 Beruf Altenpflegerin/Altenpfleger

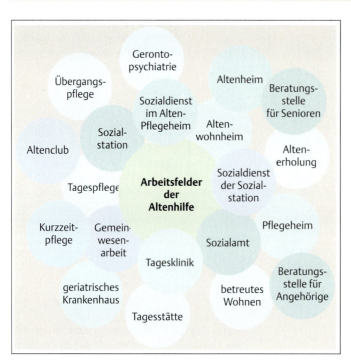

Abb. 3.3 Arbeitsfelder der Altenhilfe (nach DBVA)

Menschen umfassend und für alles zuständig; gegebenenfalls stellt sie die richtigen Kontakte zu den speziell fachlich Zuständigen her.

Arbeitsfelder

Die staatlich anerkannten Altenpflegerinnen werden in allen Arbeitsfeldern der Altenhilfe tätig (Abb. 3.3).
Es entwickeln sich im Bereich der Altenhilfe ständig neue Arbeitsformen und Arbeitsfelder, die der Tendenz folgen, die Selbstbestimmung alter Menschen möglichst umfassend zu erhalten. Deshalb ist diese Zusammenstellung nicht als abgeschlossen zu betrachten.

Ausbildung

Die Bundesländer haben Ausbildungsregelungen getroffen. Sie erkennen die Ausbildung gegenseitig an. Unterschiedlich geregelt sind z. B. die Anforderungen für den Zugang zur Ausbildung und die Dauer der Ausbildung. Sie liegt zwischen zwei und drei Jahren Gesamtdauer. Wir verweisen deshalb vorläufig auf die Ausbildungsstätten, die Arbeitsämter und die Landesverbände des DBVA, die den jeweils aktuellen Stand kennen.

Ein bundesweit gültiges Ausbildungsgesetz ist mehrfach am Widerstand einzelner Bundesländer gescheitert. Der DBVA setzt sich mit anderen weiterhin nachdrücklich und beharrlich für eine solche Regelung ein (Stand Januar 96).

Ausbildungsinhalte

Die Ausbildung enthält theoretische und (fach-)praktische Anteile. Sie soll den Teilnehmer befähigen, die oben aufgeführten Ziele und Aufgaben in seiner Arbeit mit alten Menschen zu verwirklichen. Der theoretische Unterricht vermittelt berufsspezifische Kenntnisse, bereitet auf die Fähigkeit zur Gestaltung von Beziehungen vor, schult die berufliche Selbsterfahrung und bahnt die Fähigkeit an, in der Altenpflege selbstständig, verantwortlich und begründet zu entscheiden und zu handeln.
Er hat folgende Schwerpunkte:

1. Allgemeiner und berufskundlicher Bereich,
2. Sozialgerontologischer Bereich,
3. Medizinisch-pflegerischer Bereich,
4. Bereich Prävention und Rehabilitation,
5. Rechtskundlicher Bereich.

Der fachpraktische Teil der Ausbildung soll unter Anleitung und Aufsicht von Praxisanleiterinnen die Fähigkeit vermitteln, im Team und selbstständig alte Menschen in ihrer Lebensgestaltung zu unterstützen. Er soll vielfältige Erfahrungen in den verschiedensten Arbeitsfeldern der Altenhilfe (vgl. Punkt 3) ermöglichen.

Ausblick

Das Konzept einer altenpflegerischen Arbeit, das den ganzen Menschen in seinen Lebensbedingungen umfasst, erfordert entsprechende finanzielle und sozialpolitische Rahmenbedingungen, z. B. angemessene Personalschlüssel. In den Einrichtungen bedarf es verbindlicher, fachlich begründeter Altenpflegekonzepte, die die gemeinsame Orientierung und die Zusammenarbeit fördern und dadurch eine gute Pflegequalität sichern.

Wir sehen es als Aufgabe von staatlich anerkannten Altenpflegerinnen und ihres Berufsverbandes an, die politisch Verantwortlichen anzusprechen und das öffentliche Bewusstsein für die Verantwortung zu schärfen, damit die Bedingungen der Altenhilfe verbessert werden.

3.2.3 Fort- und Weiterbildung

Berufliche Weiterentwicklung

Ausbildung ist die Zurüstung der Menschen zu einer besonderen Aufgabe innerhalb der Gesellschaft. Die während der Ausbildung erworbenen Kenntnisse, Fähigkeiten und Fertigkeiten sind das Fundament des Altenpflegeberufs, doch die hohen Anforderungen an die Altenpflege machen es für jede Pflegefachkraft unerlässlich, durch Teilnahme an Fort- und Weiterbildungsmaßnahmen vorhandenes Wissen und Können zu aktualisieren und weitere Fähigkeiten zu erwerben.

Ständiges Dazulernen ist in unserer Zeit in jedem Beruf eine zwingende Notwendigkeit. In der Altenpflege sprechen dafür folgende Gründe:

- fortschreitende neue Erkenntnisse in der Gerontologie, Geriatrie und Gerontopsychiatrie,
- sich verändernde und wachsende Aufgabenbereiche innerhalb der offenen, ambulanten und stationären Altenhilfe,
- die Anforderungen einer „leitenden Tätigkeit" (Pflegemanagement wie z. B. Gruppen-, Bereichs-, Sozialstations- und Heimleitung),
- eine ständig notwendige Reflexion über eigenes Verhalten im Umgang mit alten Menschen, mit Mitarbeiterinnen und seinen eigenen Bedürfnissen (Supervision).

Fortbildung

Forbildung hat das Ziel, auf der Basis eines erlernten Berufes oder einer ausgeübten Tätigkeit spezifische Kenntnisse, Fertigkeiten und Verhaltensweisen zu erweitern, zu vertiefen und zu erneuern.

Fortbildungsmaßnahmen werden als innerbetriebliche Fortbildung oder von Berufsverbänden, Einrichtungen der Altenhilfe und Arbeitsgemeinschaften durchgeführt. Es gibt keine einheitliche Regelung darüber, ob und wie viel Zeit vom Arbeitgeber für die Teilnahme an Fortbildungsmaßnahmen zur Verfügung gestellt werden muss, doch sollten, auch im eigenen Interesse, Möglichkeiten zur persönlichen Entwicklung und Qualifizierung immer genutzt werden.

Weiterbildung

Weiterbildung führt innerhalb des erlernten, ausgeübten Berufes zu einer „Höherqualifizierung", z. B. als Anleiterin bzw. Mentorin, für die Gruppen- oder Bereichsleitung und Heimleitung. Eine Lehrtätigkeit an Altenpflegeschulen wird in der Zukunft ein Studium der Pflegepädagogik voraussetzen.

Studiengänge

Ein entscheidender Schritt zur Professionalisierung der Pflegeberufe ist die Qualifizierung an Universitäten und Fachhochschulen. Folgende Studiengänge werden in der BRD durchgeführt:

- Pflegemanagement/Pflegedienstleitung/Pflegeleitung,
- Medizin- und Pflegepädagogik/Lehramt für Lehrerinnen in der Pflege,
- Pflegewissenschaft/Pflegeforschung,
- angewandte Gesundheitswissenschaften.

Adressen zur Fort- und Weiterbildung

Informationen über Fort- und Weiterbildungsmaßnahmen und Studiengänge sind in Fachzeitschriften zu finden. Auskünfte und Hinweise geben auch folgende Berufs- und Fachverbände:

Deutscher Berufsverband für Altenpflege e.V. (DBVA)
Sonnenwall 15
47054 Duisburg
Telefon: 0203/299 427/28, Telefax 0203/2 74 68

Deutscher Berufsverband für Pflegeberufe (DBfK)
Geschäftsstelle des Bundesverbandes
Hauptstr. 392
65760 Eschborn
Telefon: 06173/6 50 86, Telefax: 06173/64 09 13

Kuratorium Deutsche Altershilfe (KDA)
An der Pauluskirche 3
50677 Köln
Telefon: 0221/93 18 47-0,
Telefax: 0221/93 18 47-6

Bundesarbeitsgemeinschaft
der Freien Wohlfahrtspflege e.V.
Franz-Lohe-Str. 17
53129 Bonn
Telefon: 0228/2 26-1
Telefax: 0228/2 26-298/266

Anschriften der Wohlfahrtsverbände s. Abb. 2.**1**, S. 49.

3.3 Modell der Altenpflege

nach B. Heisterkamp, U. Pfäfflin-Müllenhoff, E. Stempfle, E. Voget-Overeem (erschienen in Altenpflegerin/Altenpfleger 5/6, 1998)

3.3.1 Leistungsfähigkeit und Begrifflichkeit eines Altenpflegemodells

1992 wurde vom DBVA ein Altenpflegemodell vorgelegt, das das sozial-pflegerische Berufsprofil theoretisch begründet. Dieses sozial-pflegerische Berufsprofil entspricht den Bedürfnissen und Bedarfslagen der älteren Menschen.
In der Zwischenzeit haben sich die Rahmenbedingungen unseres Sozial- und Gesundheitswesens und damit auch der Altenpflege gewandelt und sind weiter in Bewegung. In dieser Phase des Umbruchs ist eine theoretische Definition der Altenpflege wichtiger denn je, sowohl für den theoretischen Diskurs als auch für die Praxisfelder. Praxis und Ausbildung müssen theoretisch verankert sein, um das Selbstverständnis der Altenpflege in Zeiten z. T. stürmischer Veränderungen begründet vertreten zu können. Angesichts der bereits erfolgten sozialpolitischen Weichenstellungen ist es wichtig, dass die Definitionskompetenz bei der Altenpflege selbst liegt, denn die Rahmenbedingungen der Altenpflege gehen in die Theoriebildung lediglich als ein Bestimmungsfaktor ein.
Die bisher existierenden theoretischen Konzepte, die im Bereich der Altenpflege diskutiert werden, stammen entweder aus der Sozialgerontologie oder aus den Pflegewissenschaften.
Die **sozialgerontologischen Alternstheorien** oder Modelle vom Altern wurden meist von Wissenschaftlern, z. T. unter experimentellen Bedingungen (u. a. Studien zur geistigen Leistungsfähigkeit alter Menschen), entwickelt. Sie betrachten das Alter(n) sehr allgemein und weisen oft eine große Praxisferne auf. Teilweise spezialisieren sie sich auf ein oder zwei Aspekte des Altwerdens.
Altenpflege bezieht sich von ihrem Berufsbild her nicht primär auf die Gesundheitsdimension und deshalb sind **Pflegemodelle aus der Krankenpflege** nur sehr begrenzt in der Altenpflege anwendbar. Die in der Bundesrepublik breit diskutierten theoretischen Modelle der Pflegewissenschaften wurden, abgesehen von wenigen Ausnahmen, überwiegend in den USA und in Großbritannien unter anderen gesellschaftlichen Rahmenbedingungen entwickelt. Sie sind nur bedingt transferierbar auf die Pflege in der Bundesrepublik und behandeln die Altenpflege nur in einigen relativ unzusammenhängenden Aspekten als Randthema.
Wir wollen/wollten mit diesem Modell zum Diskurs und zur theoretischen Reflexion über die Altenpflege auf einer Metaebene einladen. Es sollte keine Theorie mittlerer Reichweite in einem Schritt entwickelt werden.
Das Modell basiert auf den im deutschsprachigen Raum üblichen wissenschaftstheoretischen Begrifflichkeiten und Nomenklaturen im Bereich der Sozialwissenschaften.

In seinem Aufbau folgt das Altenpflegemodell den Konzepten der Theoriebildung, die sich gegenseitig bedingen (Stevens 1979, Lawry 1981). Diese sind:

- Menschenbild,
- gesellschaftliche Rahmenbedingungen,
- Klientsystem,
- Interventionsbedarf,
- Definition von Altenpflege,
- Interventionsprinzipien.

Das Modell definiert Altenpflege und verdeutlicht somit ihre Eigenständigkeit. Es liefert einen theoretischen Rahmen für die Weiterentwicklung einer professionellen Identität in der Altenpflege und schafft Klarheit für Praxis, Lehre und Forschung.
Theoretisches Wissen und Intuition sind handlungsleitend für die Altenpflege. Durch die Systematisierung des Wissens und das Aufzeigen von Begründungszusammenhängen können sowohl die Intentionen der Altenpflege als auch die Notwendigkeit altenpflegerischer Interventionen klarer bestimmt, gesichert, und überprüft werden.

3.3.2 Modell der Altenpflege

Menschenbild

Jeder Mensch (der alte Mensch, die Fachkraft für Altenpflege – eine staatlich anerkannte Altenpflegerin, der Angehörige usw.) ist als Person einzigartig in seiner jeweils individuellen (Un-) Vollkommenheit.
Er befindet sich in einem lebenslangen Entwicklungsprozess, von der Geburt bis zum Sterben und Tod. Der Mensch lebt in ständiger Interaktion mit seiner Umwelt und entwickelt in der Auseinandersetzung mit ihr seine ihm eigenen Strategien, Kompetenzen und Unvollkommenheiten. Er erfährt darin seine besondere biografische Prägung. Die Individualität eines Menschen resultiert somit aus seiner Biografie und seiner Umwelt.
Die Zielrichtung des Entwicklungsprozesses ist, die Integrität der Person zu erreichen, zu erhalten oder wieder neu herzustellen. Seine Begrenztheit ist u. a. die Grundlage für den Kontaktbedarf zu anderen Menschen. Mit zunehmendem Alter treten deutlicher die Tatsachen hervor, die auf die eigene Endlichkeit hinweisen. Körperliche, geistige, seelische und kommunikative Behinderungen oder soziale Isolation schränken einen Teil alter Menschen in einem hohen Ausmaße ein. Sie können die Integrität ihrer Person nicht mehr selbst schützen und brauchen Unterstützung bis hin zur Pflege als Lebensraumsicherung (Wittrahm 1990).

Gesellschaftliche Rahmenbedingungen

Altenpflege findet in einem vorgegebenen gesellschaftlichen Rahmen, innerhalb einer bestehenden Gesellschaft statt. Dieser gesellschaftliche Rahmen ist kulturspezifisch und unterliegt einem sozialen Wandel. Jede Gesellschaft entwickelt eigene Werte und Normen und ihr eigenes Altersbild.
Den Rahmen der Altenpflege bestimmt heute eine pluralistische Gesellschaft mit unterschiedlichen und teilweise sogar gegensätzlichen Werten und Normen. Die Normen und Werte implizieren Rollenerwartungen, sowohl an den alten Menschen als auch an die Altenarbeit und an die einzelne Fachkraft für Altenpflege.
Die Normen, Werte und die daraus abgeleiteten Rollenerwartungen bedürfen einer kontinuierlichen kritischen Reflexion, um den sich ständig ändernden Bedürfnissen und Bedarfslagen der alten Menschen gerecht werden zu können.
Die Gesellschaft hat verschiedene Rollen für den alten Menschen vorgesehen bzw. nicht mehr vorgesehen und hat damit bestimmte Vorstellungen von einem „normalen" Alter(n). Eine Beurteilung der Individuen nach den Normen der Leistung und Effizienz entwertet die alten Menschen.
Es ist eine ethische Herausforderung an unsere Gesellschaft, jedem Menschen den Lebensraum zu sichern, in dem seine persönliche Integrität gewahrt werden kann. Die Rahmenbedingungen der Altenarbeit müssen entsprechend gestaltet werden.

Klientsystem

Das Klientsystem der Altenpflege ist der alte Mensch in seinem Lebensraum. Dem Klienten begegnet die Fachkraft für Altenpflege in verschiedenen Lebensräumen, wie z. B. in seiner Privatwohnung, in seinem Zimmer im Altenheim, in der Tagespflege, in seiner angestammten oder neuen Umgebung.
Altenpflege findet immer innerhalb des sozialen Mikrosystems (Familie, Freunde usw.) und des sozialen Makrosystems (Nachbarschaft, Stadtteil Gemeinde) des alten Menschen statt und betrifft nie isoliert nur den einzelnen alten Menschen.

Sie muss immer integrativ tätig sein und den Bezug zum sozialen Netz aus professionellen und nichtprofessionellen Unterstützern herstellen. Das Einverständnis des Klientsystems mit den altenpflegerischen Interventionen ist für die Altenpflege unerlässlich.

Interventionsbedürftigkeit/ Inverventionsbedarf

Intervention ist ein programmatischer Versuch etwas oder jemanden zu verändern (Lehr 1979, S. 2 ff). Ein Interventionsbedarf besteht in der Altenpflege immer dann, wenn die Integrität eines alten Menschen bedroht ist und/oder möglicherweise bedroht werden könnte und seine eigenen Bewältigungsstrategien nicht ausreichen. Wenn der alte Mensch die ihm direkt oder indirekt widerfahrenen sozialen, wirtschaftlichen, körperlichen, psychischen oder geistigen Veränderungen nicht mehr mit seinem Lebens- und Selbstkonzept in Übereinstimmung bringen kann, dann ist eine solche Bedrohung gegeben.

Bei den Interventionen können Aspekte der Optimierung, der Prävention, der Therapie, der Rehabilitation, und/oder des Managements des Status quo im Vordergrund stehen (Lehr 1979, S. 51).

Die persönliche Integrität umfasst eine soziale, eine ökonomische, eine somatische und eine psychische Dimension. Die Dimensionen stellen Kontinua zwischen jeweils zwei Polen dar:

soziale Dimension
Integration ◄─────────────► Isolation

ökonomische Dimension:
materielle Sicherheit ◄─────────────► Armut

somatische Dimension:
Gesundheit ◄─────────────► Krankheit

psychische Dimension:
Stabilität ◄─────────────► Instabilität

Ein hohes Maß an Integrität kann gegeben sein durch:

- eine objektiv gute Position auf einem oder mehreren Kontinuen oder
- die Anpassung des Lebens- und Selbstkonzeptes an die Realität:
  - Nach einem Verlust des Partners kann die Entdeckung, dass das Leben allein auch Freiheiten und Vorteile bietet, zur Wiedererlangung der Integrität führen.
  - Der teilweise Verlust der Beweglichkeit kann dadurch leichter akzeptiert werden, wenn eine andere Fähigkeit, wie z. B. gutes Sehen, neu hoch bewertet wird. Der alte Mensch erschließt sich neue Quellen der Lebenszufriedenheit, die nicht an Mobilität gebunden sind.
  - Eine Gehbehinderung kann aber auch durch Hilfsmittel, durch die Inanspruchnahme von Fahrdiensten, durch ein intaktes familiäres Unterstützungsnetz ... ausgeglichen werden.
  - Familiäre Isolation kann bei psychischer und somatischer Stabilität durch das Erschließen neuer Sozialkontakte kompensiert werden.

Entscheidend ist nicht das objektive Ausmaß der Bedrohung der Integrität, sondern wie der einzelne alte Mensch die Bedrohung subjektiv erlebt und bewertet und über welchen Bewältigungsstil er verfügt.

Altenpflege

- Altenpflege ist die Intervention einer Fachkraft für Altenpflege bei bestehendem Interventionsbedarf.
- Altenpflege soll die Integrität des alten Menschen schützen, fördern, erhalten und wiederherstellen helfen.
- Altenpflege ist eine professionelle und zugleich existenzielle Handlung zwischen Menschen.
- Altenpflege wird immer subsidiär tätig.
- Altenpflege ist prinzipiell Langzeitpflege:
  - Sie ist biografisch am Lebenslauf orientiertes Tun.
  - Sie ist Pflege in und durch Beziehung. Die pflegerische Beziehung ist an sich therapeutisches Mittel (Kauffeld et al. 1992).
  - Sie ist der Selbstbestimmung des alten Menschen verpflichtet und unterstützt seine Selbstständigkeit, um in allen Lebenssituationen jeden Entscheidungs-, Handlungs- und Gestaltungsspielraum des alten Menschen ausschöpfen zu können.
  - Sie ist Begleitung in Grenzsituationen des Lebens, so auch im Sterben. Sie schafft ein Milieu zum Sterben.

Interventionsprinzipien

Intervention ist systematisch geplantes, eingreifendes, zielgerichtetes Handeln, unter den Aspekten der Optimierung, Prävention, Rehabilitation/Therapie und des Managements des Status quo.
Die einzelnen Schritte der Intervention sind:

- Aufnahme der Beziehung/Informationssammlung,
- Erkennen der Kompetenzen, Ressourcen und Probleme,
- Festlegen von Interventionszielen,
- Planung der Interventionen,
- Durchführung der Interventionen,
- Auswertung der Wirkung der Interventionen/ evtl. Beendigung der Beziehung (Fichter u. Meier 1981).

Das Prozesshandlungsmodell der Altenpflege muss entsprechend den vorher beschriebenen Schlüsselkonzepten (Menschenbild, gesellschaftliche Rahmenbedingungen, Klientsystem, Interventionsbedürftigkeit/-bedarf, Definition Altenpflege) angewendet werden.
Im Entscheidungsfindungsprozess über den Interventionsbedarf sind insbesondere zwei Fragen zu klären:

1. Wer legt in der konkreten Situation den Interventionsbedarf fest
   - der alte Mensch selbst?
   - sein engeres oder weiteres soziales Umfeld (soziales Mikrosystem bzw. soziales Makrosystem)?
   - die Gesellschaft?
2. Ist eine stellvertretende Artikulation zulässig oder gar zwingend notwendig, wenn der alte Mensch selbst die Bedrohung seiner Integrität nicht mehr artikulieren kann?

ad 1:
Die Definitionsmacht liegt beim Betroffenen selbst. Die Dekompensation in Krisensituationen darf nicht dazu führen, über ihn und seinen Hilfebedarf zu befinden. Es macht u. a. die Professionalität der Altenpflege aus, dass die Definitionsmacht dem alten Menschen selbst so weit wie möglich gelassen wird.

ad 2:
Stellvertreteraufgaben können in der Altenpflege nicht immer ausgeschlossen werden. Nicht ohne weiteres verständliche Willensbekundungen eines alten Menschen bedürfen der Interpretation. Dies erfordert eine spezifische Form der permanenten professionellen Reflexion.

3.3.3 Ausblick

Das Modell versteht Altenpflege als einen sozialpflegerischen Beruf auf der Nahtstelle von Pflege und Sozialpädagogik/Sozialarbeit (Hoppe 1994, S. 100), und stellt einen Beitrag zu einer theoretischen Klärung auf der Metaebene dar. Es bietet als Prozesshandlungsmodell einen theoretischen Rahmen und eine Hilfestellung für die Weiterentwicklung der Altenpflege im Sinne einer Professionalisierung und Qualitätsbeschreibung der Altenpflege.
In weiteren Schritten erfolgt dann die Umsetzung in Konzepte

- für die Altenpflegepraxis,
- für die Altenpflegeausbildung,
- für die Altenpflegeforschung.

Das Modell der Altenpflege entstand aus der Altenpflege heraus und wurde von Altenpflegern/innen, der Arbeitsgruppe Altenpflegetheorie des DBVA, entwickelt.

3.4 Anforderungsprofil und Handlungskompetenz

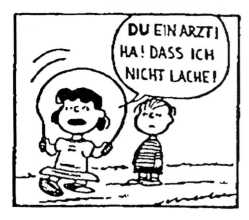
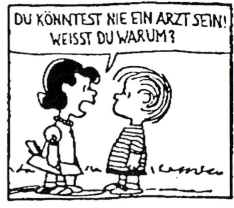
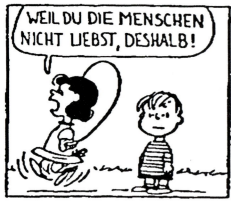
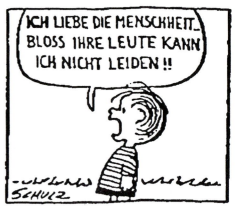

Quelle: Collegium Augustinum (Hrsg.). Ich werde gebraucht: ein Lesebuch für alle, die anderen helfen wollen. 2. Aufl. Claudius Verlag, München 1990

Berufsmotivation

Wer einen pflegerischen Beruf ergreift, wird in der Regel nach den Gründen für seine Entscheidung gefragt. Die Motivation spielt eine große Rolle für den Erfolg der Arbeit und die Zufriedenheit im Beruf.

»**Susanne:** „Den Beruf Altenpflege habe ich gewählt, weil er meiner Neigung nahekommt, mit Menschen zu arbeiten und sie dabei begleitend zu unterstützen. Alte Menschen schätze ich aufgrund ihrer großen Lebenserfahrung und freue mich, ihnen als Altenpflegerin Begleiterin in ihrem letzten Lebensabschnitt sein zu dürfen. Ich selber kann viel von alten Menschen lernen."

Oliver: „Es macht mir Spaß unter Leuten zu sein. Mit alten Menschen macht es mir auch Spaß. Sie erzählen von früheren Zeiten und versuchen, dir das zu übermitteln, was sie erlebt haben. Der Beruf Altenpflege ist ein sehr schöner Beruf. Du tust was Gutes und man ist mit sich selbst zufrieden. Jeder Mensch wird alt, und vielleicht mußt du auch später gepflegt werden."

Bianca: „Ich habe mich für Altenpflege entschieden, weil ich gerne mit Menschen arbeite. Da ich selbst eine schwerkranke Oma habe und schon seit Jahren ihre Pflege beobachte und auch schon selber in den Ferien in einem Altenheim gearbeitet habe, weiß ich, dass dies ein Beruf ist, der mir Spaß macht. Abgesehen davon bin ich der Meinung, dass die meisten Arbeitsplätze in der Altenpflege sicher sind. Außerdem gibt es viele Aufstiegsmöglichkeiten."«

Wer sich für eine Berufsausbildung in der Altenpflege entscheidet, hat in der Regel die Erfahrung gemacht, dass die Begegnung mit alten Menschen Freude macht. Das sind vertrauensvolle Gespräche mit älteren und sehr alten Menschen über ihre Lebenserfahrungen und Einsichten in Lebenszusammenhänge, ebenso wie über ihre Probleme bezüglich der Bewältigung des Alltags. Hier wird deutlich, dass die Beziehung zwischen Pflegeperson und der zu betreuenden Person für beide Seiten von großer Bedeutung ist.

Eine weitere wesentliche Entscheidung für den Pflegeberuf ist die Erfahrung „gebraucht zu werden", etwas Sinnvolles mit seiner Arbeit zu tun und dadurch persönliche Befriedigung zu erfahren. Ein häufig genannter Aspekt bezieht sich auf die Möglichkeit, mit dieser Fachkompetenz eigenen kranken und alten Angehörigen qualifiziert helfen zu können.

Anforderungsprofil für Pflegefachkräfte

> **!** Die Freude an der Begegnung mit Menschen ist Voraussetzung und Fundament sozialer Berufe.

Die Begleitung von Menschen im letzten Abschnitt ihres Lebens und beim Sterben ist eine hohe persönliche Anforderung. Bewerberinnen für den Altenpflegeberuf müssen von daher über entsprechende Voraussetzungen wie physische Gesundheit und Belastbarkeit, psychische Stabilität, Sensibilität für die Bedürfnisse anderer, Flexibilität, persönliche Integrität und die Fähigkeit und Bereitschaft zum Lernen verfügen. Altenpflege erfordert von der Pflegefachperson ein hohes Maß an **psychosozialer Kompetenz**.

Die Mitarbeiterinnen benötigen **Frustrationstoleranz**, nämlich die Fähigkeit, Beziehungen auch dann noch aufrechtzuerhalten und die Arbeit fortzusetzen, wenn zwischen den eigenen Bedürfnissen und den Werten einerseits und den Erwartungen, die mit der Rolle der Pflegekraft verbunden sind, Diskrepanzen entstehen.

Sie benötigen **Ambiquitätstoleranz**, nämlich die Fähigkeit, Ambivalenzen und Unklarheiten (sich widersprechende Anforderungen, Diskrepanzen zwischen Konzept und Realität) auszuhalten und handlungsfähig zu bleiben.

Sie benötigen die Fähigkeiten, Distanz zur eigenen Rolle als Pflegekraft zu nehmen, das eigene Handeln kritisch zu reflektieren und der Situation angemessene Konsequenzen daraus zu ziehen. Aufbauend auf diesen Basisqualifikationen werden den Mitarbeiterinnen in der Pflege spezifische Fähigkeiten (Koch-Straube 1997) abverlangt, nämlich die Bereitschaft und Fähigkeit

- vorgeprägte (individuelle, institutionelle oder gesellschaftlich-kulturelle) Bilder vom Alter, von den alten Menschen zu überprüfen und gegebenenfalls aufzugeben,
- sich mit der Lebenssituation der alten Menschen in seinen Zeitdimensionen von Vergangenheit, Gegenwart und Zukunft zu identifizieren, ihnen Empathie und Sorge entgegenzubringen,
- Verantwortung zu übernehmen und gleichzeitig mit anderen zu teilen (den alten Menschen, Angehörigen, Leitung, Träger, Gemeinwesen usw.),
- individuell und in Kooperation mit anderen Perspektiven, Ziele und Konzeptionen für das Arbeitsfeld zu entwickeln,
- sich mit der eigenen Biografie, eigenen Lebensentwürfen und mit dem eigenen Älterwerden auseinanderzusetzen,
- die Faszination des Alters zu entdecken und Maßstäbe für die Gestaltung des eigenen Lebens daraus zu entnehmen, sich mit den eigenen Ängsten (vor Krankheit, Behinderung, Sterben), mit Schuldgefühlen, mit der eigenen Scham und mit den Motiven eigenen Handelns zu konfrontieren,
- dem Unverständlichen, Befremdlichen, Irrationalen und Verrückten zu begegnen und mit ihm umzugehen,
- die Grenzen des eigenen Einflusses und der Veränderbarkeit wahrzunehmen und zu akzeptieren,
- sich von den alten Menschen und den Arbeitsvollzügen immer wieder zu distanzieren und auf diese Weise ein ausgewogenes Verhältnis von Nähe und Distanz zu finden,
- das eigene Handeln – einschließlich der unvermeidbaren und vermeidbaren Grenzüberschreitungen – zu reflektieren,
- zwischen dem eigenen Leben und seinen Entwürfen und dem alten Menschen zu unterscheiden (und so dem „Sog des Negativen", der Resignation und Depressivität zu entgehen),
- Anzeichen von Überdruss, Überbelastung und Stress wahrzunehmen und nach den Ursachen auf der persönlichen, institutionellen und gesellschaftlichen Ebene zu forschen.

Berufliche Handlungskompetenz

> **D** Durch eine Ausbildung wird berufliche Handlungskompetenz erworben.
> **Kompetenz** bezeichnet die Fähigkeit und Bereitschaft, Situationen zu gestalten und zu bewältigen. Kompetent sein bedeutet auch, einen Sachverhalt zu verstehen und richtig von falsch unterscheiden zu können.

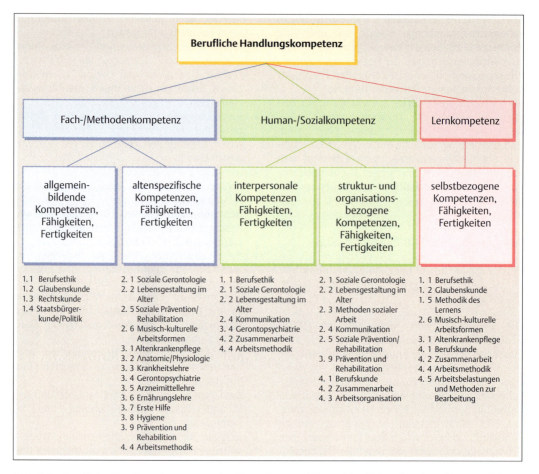

Abb. 3.**4** Berufliche Handlungskompetenz der Altenpflege und Unterrichtsfächer der Altenpflege-Ausbildungs- und Prüfungsordnung NRW von September 1994

Die Kompetenz ist an das Individuum gebunden, d. h., sie ist abhängig von den jeweiligen Bedingungen und Vorerfahrungen des Lernenden. Die berufliche Handlungskompetenz bildet die Gesamtheit der Kompetenzebenen jeder einzelnen Person.

Handlungskompetenz in der Altenpflege lässt sich in folgende Kategorien unterteilen:

- *Formell-fachliche, materielle Kompetenz:* Hierzu zählt das berufsspezifische Fachwissen über Alterungsphänomene, Krankheiten, psychosoziale Kenntnisse, Methoden der Pflege, Wissen um Qualitätsstandards.
- *Soziale und kommunikative Kompetenz:* Damit sind Eigenschaften gemeint, wie Fähigkeiten der Empathie, Rollenflexibilität, Teamfähigkeit, Offenheit, über die eine Altenpflegerin verfügen sollte.
- *Selbstreflexive Kompetenz:* Pflegefachpersonen müssen in der Lage sein, ihr Handeln zu überprüfen. Dazu gehört die Fähigkeit zur Selbstreflexion, Rollenbewusstsein. Einschätzung der beruflichen und persönlichen Möglichkeiten und Grenzen, Kooperationswille in einem multiprofessionellen Team, das Bemühen, die Kontrolle über das eigene Tun aufrecht zu halten.
- *Ethische Kompetenz:* Bereitschaft zur Verantwortung, Begründung des eigenen Handelns, Orientierung des pflegerischen Handelns an allgemein gültigen Wertmaßstäben, Bereitstellung und Unterstützungsleistungen und Hilfen, auch ohne jede Hoffnung auf Genesung und Besserung des Kranken (Stracke-Mertes 1994).

Schlüsselqualifikationen: „Bei Schlüsselqualifikationen handelt es sich um Haltungen, Verhalten, Fähigkeiten und Kompetenzen, die überall entwickelt und sowohl im privaten wie professionellen Leben gebraucht werden können" (Juchli 1994). Der Erwerb von Schlüsselqualifikationen, d. h. von berufsfeldübergreifenden Qualifikationen, wird im Blick auf die rasch wechselnden beruflichen Anforderungen immer notwendiger. Auch für zukünftige Berufsausbildungen gehen die Überlegungen dahin, durch Vermittlung von Schlüsselqualifikationen die berufliche Flexibilität und Verwendbarkeit der Fachkräfte zu erhöhen.

Handlungskompetenz durch Ausbildung: Die Ausbildung in der Altenpflege soll die Kenntnisse, Fähigkeiten und Fertigkeiten vermitteln, die zur selbstständigen, eigenverantwortlichen und geplanten Pflege einschließlich der Beratung, Begleitung und Betreuung alter Menschen erforderlich sind. Sie soll darüber hinaus dazu befähigen, mit anderen in der Altenpflege tätigen Personen zusammenzuarbeiten und Verwaltungsarbeiten zu erledigen, die in unmittelbarem Zusammenhang mit den Aufgaben in der Altenpflege stehen (Altenpflegegesetz NRW, 6/94).

Das Rahmencurriculum für die Altenpflegeausbildung in NRW macht deutlich, welche beruflichen Kompetenzen, Fähigkeiten und Fertigkeiten in den verschiedenen Fächern gefördert und entwickelt werden sollen (Abb. 3.**4**):

- Die *Lernkompetenz* ist die Fähigkeit und Bereitschaft, Wissen aufzunehmen und anzuwenden.
- *Fachkompetenz* ist die Fähigkeit und Bereitschaft, Aufgaben selbstständig, fachlich und methodisch richtig durchzuführen und bewerten zu können.
- *Methodenkompetenz* ist die Fähigkeit und Bereitschaft, für bestehende Lern- und Arbeitsaufgaben selbstständig Lösungswege zu finden und anzuwenden.
- *Human- und Sozialkompetenz* ist die Fähigkeit und Bereitschaft, sich mit anderen unabhängig von Alter, Geschlecht, Herkunft, Bildung etc. rational und verantwortungsbewusst auseinanderzusetzen und sich gruppen- und beziehungsorientiert zu verhalten.

3.5 Arbeitsbelastungen und Methoden zur Bewältigung

3.5.1 Berufsspezifische Gesundheitsgefahren

Der Altenpflegeberuf erfordert ein hohes Maß an körperlicher und psychischer Stabilität. **Gesund sein** ist deshalb eine wesentliche Voraussetzung für das Erlernen und Ausüben des Berufes, **Gesund bleiben** eine wichtige Aufgabe im Berufsalltag.

Berufstätigkeit bedeutet Freude an der Zusammenarbeit mit anderen Menschen, die Bereitschaft, sich etwas abzuverlangen. Für die meisten Menschen ist Arbeit auch mit Stress und berufsspezifischen Gefahren verbunden.

Die Pflege alte Menschen ist mit hohen physischen und psychischen Belastungen verbunden:

- **Gesundheitsrisiken:**
  - Ansteckung durch erkrankte Heimbewohner, Mitarbeiter, Angehörige, z. B. mit Grippe, infektiösen Durchfällen, Hauterkrankungen,
  - Erwerb von Infektionskrankheiten wie Tuberkulose, Hepatitis,
  - Auftreten von Allergien gegen Desinfektionsmittel, Medikamente,
  - Entstehen von Wirbelsäulenschäden,
  - Unfälle durch Glätte, defekte Geräte, durch Unachtsamkeit,
  - körperliche und seelische Erschöpfungszustände.
- **Psychosoziale Belastungen:**
  - Die Altenpflege ist ein Beruf, der ständig mit körperlichem und geistigem Abbau, mit chronischen Krankheiten, Leiden und Tod konfrontiert und schon darum starke emotionale Beanspruchung mit sich bringt.
  - Die Erwartungen an die Altenpflegerin (Berufsrolle) sind sehr hoch: Geduld, Freundlichkeit, Verständnis, seelische Ausgeglichenheit, Selbstlosigkeit, Verantwortungsbereitschaft.
  - Die Ziele der Altenpflege und das Wissen um eine „optimale Pflege" lassen sich nur schwer in die Realität umsetzen. Sie vermitteln ein chronisch schlechtes Gewissen, weil man seine Ideale nicht erreicht.
  - Die meisten Bewohner haben den Umzug ins Altenpflegeheim nicht verkraftet. Sie fühlen sich entwurzelt, von ihren Kindern abgeschoben und an der Endstation ihres Lebens.

- Die Zeit für den einzelnen Heimbewohner/Patienten reicht aufgrund eines knapp bemessenen Personalschlüssels oft nur für eine sichere Grundpflege. Die Bedürfnisse alter Menschen nach einem Zuhörer und Gesprächspartner bleiben unbefriedigt. Mehr Zeit für den einen bedeutet weniger Zeit für den anderen. Die Folgen des Zeitdrucks sind Unzufriedenheit beim alten Menschen, das Gefühl des Versagens bei Mitarbeiterinnen.
- Erfolge sind in der Altenpflege nicht häufig und lassen sich schlecht nachweisen. Die Mitarbeiterinnen sind auf positive Rückmeldung von Vorgesetzten, Kolleginnen und Angehörigen angewiesen.
- Angehörige haben überhöhte Ansprüche im Blick auf Pflege- und Betreuungsaufwand.
- Schichtdienst und Nachtarbeit belasten den Organismus.
- Die eigene Leistungsansprüche sind oft überhöht und es besteht der Druck, es allen recht machen zu wollen.
- Es existieren häufig persönliche Konflikte unter Kolleginnen, die Schichtgruppen konkurrieren und es gibt Konflikte mit Vorgesetzten und Angehörigen anderer Berufsgruppen.
- Den Fachkräften wird viel Verantwortung übertragen, aber in den meisten sozialen Einrichtungen haben sie wenig Einflussmöglichkeit auf grundsätzliche Entscheidungen.

Arbeitsstress

Als Stress bezeichnet man Belastungen (Arbeitsbelastung, gefährliche Situationen, Reizüberflutung), die das autonome Nervensystem unter Spannung setzen und bei zu großer Intensität und Dauer zu psychosomatischen Störungen führen (Disstress = negativ erlebter Stress). Eine durchschnittliche Stressintensität ist zur Erhaltung der Vitalität notwendig. Stress kann auch positiv erlebt werden bei der Bewältigung von schwierigen Aufgaben und besonderen körperlichen Leistungen (Eustress).

Anhaltende Stressbelastung führt zu folgenden Reaktionen:

1. Phase: Der Körper mobilisiert seine Abwehrkräfte und ist dadurch verstärkt leistungsbereit.
2. Phase: Lässt der Stress nicht nach, pendelt sich der Organismus auf dem hohen Leistungsniveau ein, der Stress wird als solcher nicht mehr wahrgenommen.
3. Phase: Die Dauerbelastung führt zur Erschöpfung bis hin zum Burnout-Syndrom. Im schlimmsten Fall kommt es zu einem völligen körperlichen und psychischen Zusammenbruch (Tab. 3.**1**).

Stress-Symptome: Kurzfristiger Stress steigert die Herzfrequenz und Muskeldurchblutung, erweitert die Bronchien und erhöht so die kör-

Tabelle 3.**1** Negativer Stress und seine Auswirkungen

Auswirkungen	kurzfristig	langfristig
... auf den Körper	• Puls • Blutdruck • Adrenalinausschüttung	• Kopfschmerzen • Magenschmerzen • Gefahr koronarer Herzerkrankungen
... auf die Psyche	• starke Anspannung • oft frustriert • schnell verärgert • immer müde	• Unzufriedenheit • Depressionsrisiko • Zerschlagenheit • Selbstwertgefühl
... auf die Leistung	• große Schwankungen • mangelnde Konzentration • verstärkte Vergesslichkeit, Fehlerhäufigkeit	• Gefahr: Arbeitssucht • Alkoholkonsum • Nikotinabhängigkeit • Beruhigungsmittelkonsum und Schmerzmittelgebrauch
... auf Kontakte	• Aggressivität • Verschlossenheit	• Konflikte • resignativer Rückzug

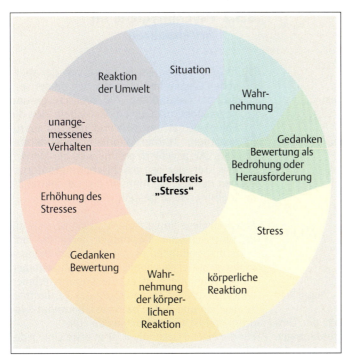

Abb. 3.5 Teufelskreis „Stress"
(nach BGW)

perliche Leistungsfähigkeit. Lässt der Stress nicht nach, erschöpft sich die Leistungsfähigkeit und der Betroffene reagiert mit Stress-Symptomen, seinem persönlichen Frühwarnsystem. Die Bandbreite der Stress-Symptome ist groß und individuell verschieden, z. B. Schweißausbrüche, Schlaflosigkeit, Spannungskopfschmerz, Konzentrationsstörungen. Diese physischen Veränderungen werden von der Person wahrgenommen und gedanklich bewertet. Der Stress potenziert sich. Ein Teufelskreis aus Stress-Symptomen und deren Bewertung entsteht (Abb. 3.5). Um den Teufelskreis aus Stress-Symptomen und erhöhtem Stressniveau frühzeitig und effektiv zu durchbrechen, müssen Betroffene ihr persönliches Stressreaktionsmuster kennen.

Burnout-Syndrom: Der Umgang mit beruflichen Problemen ist individuell verschieden, von Gewöhnung an die Situation bis zum Ausstieg aus dem Beruf.
Von dem Psychoanalytiker Freudenberger (USA) wurde der Begriff Burnout (Ausbrennen) geprägt. Damit bezeichnet er den an Mitarbeitern aus Drogenberatungsstellen, therapeutischen Wohngemeinschaften, Kriseninterventionszentren beobachteten psychischen und physischen Abbau.

D Als Burnout-Syndrom definiert Maslach: „Ausbrennen ist ein Syndrom von emotionaler Erschöpfung (Dehumanisierung) und verringerter persönlicher Erfüllung im Beruf, das bei Individuen, die bis an die Grenze ihrer Leistungsfähigkeit mit Menschen arbeiten, auftreten kann. Dehumanisierung bezieht sich auf gefühllose und gleichgültige Reaktionsweisen gegenüber jenen Menschen, die die Empfänger der Hilfeleistungen sind."

Burnout-gefährdet sind Menschen, die sich für andere engagieren, besonders diejenigen, die ihren Beruf begeistert und voller Motivation begonnen haben.

Helfersyndrom

Der Fürsorgliche

Nicht, weil er bös ist, nein: zu gut –
quält uns oft einer bis aufs Blut.
Selbst Wünsche, die wir gar nicht hatten,
erfüllt er, ohne zu ermatten,
in einem Übermaß von Hulden
und: ohne Widerspruch zu dulden.

*Ach, seine Sorge, ob er täglich
uns recht umsorgt, wird unerträglich:
Mild fragt, in unserem ersten Schlafe,
ob wir gut zugedeckt, der Brave:
Früh will er uns gewiss nicht stören -
nur, ob wir wohl geschlummert, hören.
Die Frühstückspfeife froh zu schmauchen
vergällt sein Vortrag übers Rauchen.
Grad was wir äßen mit Vergnügen,
gibt's nicht, weil wir es nicht vertrügen.
Dass er vor rauher Luft uns schütze,
drängt er uns Wollschal auf und Mütze,
ja, Regenschirm und Überschuhe,
im Fall nur, dass es regnen tue.
Auf leises Räuspern bringt bereits
ein Säftlein er für Hustenreiz;
und sollten etwa gar wir niesen,
ist unser Tod ihm fast bewiesen.
Und teuflisch martert er uns Armen,
erbarmungslos – nur aus Erbarmen.*

Eugen Roth

Wie in allen helfenden Berufen stellt der Umgang mit Menschen besondere Anforderungen an die Person des Helfers. Gerade diese Anforderungen sind oft die attraktive Seite des Berufes und entscheidend für die Berufswahl: Kontakt mit Menschen, anderen Menschen helfen zu können, von anderen gebraucht zu werden. Die Motivation zum Beruf hat häufig ihre Wurzeln in der Erfahrung, in einer schwierigen Lebenssituation Hilfe erhalten zu haben oder zur Zeit der Berufswahl Hilfe zu benötigen. Aufgrund dieser persönlichen Erfahrungen haben diese „Helfer" ein gutes Einfühlungsvermögen in die Nöte und Probleme anderer Menschen. Andererseits besteht häufig ein starkes Bedürfnis nach Zuwendung und Anerkennung, das ihnen durch schwächere von ihnen abhängige Personen, z. B. in Form von übertriebener Dankbarkeit von Heimbewohnern, erfüllt wird. Es liegt die Gefahr nahe, abhängige, hilflose Menschen zur Befriedigung des eigenen mangelnden Selbstwertgefühls zu „gebrauchen", d. h., von sich abhängig zu machen (s. Kap. 2.5 „Alte Menschen im Altenpflegeheim, S. 96 ff.).

Nach Untersuchungen von Schmidbauer ist die psychische Gesundheit von Angehörigen helfender Berufe im Vergleich mit anderen Berufsgruppen stärker gestört. Das zeigt sich an der Häufigkeit von psychischen Störungen und Erkrankungen wie Depressionen, Suizidgefährdung, Alkohol- und Medikamentenabhängigkeit, Essstörungen und psychosomatischen Krankheiten.

3.5.2 Psychohygiene im Arbeitsalltag

Psychohygiene ist die Lehre von der seelischen Gesundheit und vom Schutz der seelischen Gesundheit. Als seelisch gesund bezeichnet man einen Menschen, der die Fähigkeit hat, mit sich und anderen auszukommen. Tramer definiert folgendermaßen: „Als psychisch gesund wird der Mensch erachtet, der den psychischen Anforderungen genügt, die ihm von der Gemeinschaft legitimerweise gestellt werden."

Psychohygiene umfasst alle Maßnahmen, die die geistig-psychische Gesundheit erhalten und belastungsbedingten psychischen Erkrankungen vorbeugen. Ziel psychohygienischer Maßnahmen in der Altenpflege ist es, die Mitarbeiterinnen widerstandsfähig gegen Folgen des Berufsstress zu machen und Hilfen bei Stress, Bournout-Syndrom und Helfersyndrom anzubieten.

Für die eigene Gesundheit ist in erste Linie jeder Mensch selbst verantwortlich. Darüber hinaus muss der Arbeitgeber Bedingungen schaffen, die den Arbeitnehmer vor den spezifischen Gefahren, die von seiner Tätigkeit ausgehen, schützen.

Seelisches Wohlbefinden im Alltag

Wer sich wohl fühlt, lebt gesünder.

Wohlbefinden ist also ein Schlüssel zur Gesundheit. Umgekehrt gilt auch: Gesundheit ist ein Schlüssel zum Wohlbefinden.

Das Ziel all unserer Handlungen ist Wohlbefinden. Es ist sogar Lebensstrategie, Schmerz zu meiden und Lust zu suchen. In diesem Sinn kann sich eigentlich jeder den „Luxus Wohlbefinden" leisten.

Wohl fühlen hat mit seelischer Gesundheit zu tun – und so liegt die Frage nahe, welche Persönlichkeitsmerkmale seelisch Gesunde haben. Besonders hervorzuheben sind diese positiven Eigenschaften:

- persönliche Stärke,
- Geselligkeit,
- Intelligenz,
- soziale Fertigkeiten,
- Liebesfähigkeit,
- Freundlichkeit,
- emotionale Stabilität,

- soziale Eingebundenheit,
- Gelassenheit,
- Selbstsicherheit,
- Humor,
- Zufriedenheit,
- Selbstvertrauen,
- Sinnerfülltheit,
- Lebensbejahung,
- Dankbarkeit,
- Mut,
- Hoffnung,
- Willensstärke,
- Optimismus,
- Hoffnung auf Erfolg,
- Fröhlichkeit,
- Genussfähigkeit.

Was zum Wohlbefinden im Alltag beiträgt, muss jeder für sich persönlich herausfinden. Hier einige Anregungen:

- In Ruhe den Tag beginnen: Zeit für Frühstück und Besinnung/Meditation einplanen.
- Mahlzeiten bewusst und mit Genuss einnehmen, sie als Ruhepunkte im Tagesablauf wahrnehmen.
- Seine Mitmenschen (Familie, Kollegen, Klienten u. a.) bewusst wahrnehmen, ihnen für Hilfsbereitschaft, Kollegialität und Zuwendung danken.
- Positiv von sich und den Mitmenschen denken, sich und ihnen eine weiterführende Entwicklung zutrauen.
- Am Abend die Ereignisse des Tages „filtern" und sich die Anlässe zum Dankbarsein bewusst machen. Den Mitmenschen Gutes und Segen wünschen.

3.5.3 Methoden zur Bearbeitung von Arbeitsbelastungen

Für die Altenpflegerin entsteht die Frage, ob und wie man sich trotz der hohen Anforderungen des Berufes die Freude an der Arbeit erhalten und seelisch gesund bleiben kann. Die hier aufgezeigten Methoden werden in sozialen Berufen seit Jahren mit Erfolg praktiziert.

Selbstpflege

Körperliche und seelische Gesundheit sind kein feststehender Besitz, sondern ein Zustand, der sich durch verschiedene Einflüsse zur Krankheit hin verändern kann. Unsere Aufgabe ist, da wir die Risiken unseres Berufes kennen, so zu leben und uns so zu verhalten, dass das Risiko, zu erkranken, so gering wie möglich bleibt.
Eine Möglichkeit ist, die eigenen Lebensgewohnheiten anhand der Lebensaktivitäten (z. B. AEDL-Modell [Krohwinkel] oder ATL-Modell [Juchli] reflektieren und die entdeckten Schwachpunkte langfristig zu verändern. Eine Hilfe bietet dabei das Selbstpflegeblatt von Christine Sowonski (Abb. 3.**6**).

Selbsthilfegruppen

Selbsthilfegruppen können durch eigene Initiative im Kollegenkreis oder mit Mitarbeitern aus ähnlichen Berufsfeldern gegründet werden, z. B. ein monatlicher Altenpflege-Stammtisch. Sie geben die Möglichkeit, Probleme zu besprechen und konstruktiv nach Lösungen zu suchen.

Supervision

Supervision ist eine spezielle Methode unter Anleitung eines dafür ausgebildeten Supervisors (mögliche Bedeutung: Praxisberater) berufliche Probleme zu erkennen und einer Lösung näherzubringen. Supervision als berufsbezogene Selbsterfahrung ist für jede, der täglich professionell mit Menschen arbeitet, unerlässlich. Sie bietet die Möglichkeit, unklare und problematische Situationen (mit Heimbewohnern, Kranken, Angehörigen, Kollegen, Vorgesetzten, Institutionen) in einer Lern- und Reflexionssitzung aufzuarbeiten.

> **Wozu dient Supervision?**
> - Sie soll mir die Wirkung meines Verhaltens auf Klienten/Patienten und Teammitglieder bewusst machen.
> - Sie soll mir helfen wahrzunehmen, welche Gefühle andere in mir auslösen.
> - Sie soll mich befähigen, über mir unangenehme Gefühle zu sprechen und zu reflektieren.
> - Sie soll mir weitere Sichtweisen über Probleme eröffnen, indem ich meinen blinden Fleck erkenne.
> - Sie soll mir auf annehmbare Weise klarmachen, dass ich auf dem Holzweg bin.
> - Sie soll mich in schwierigen Situationen (z. B. Angst vor Sterbebegleitung, Abneigung gegen einen Klienten, Umklammerung durch Heimbewohnerinnen) so entlasten, das ich arbeitsfähig bleibe.

3 Beruf Altenpflegerin/Altenpfleger

	Ruhe und Schlafen			Essen und Trinken			Bewegung/ Sport	Soziale Kontakte/ schöne Erlebnisse/ Hobbys	Was war nicht so gut?	Fazit
	Einschlafzeit	Aufstehzeit	geschlafene Std.	Was wurde wann gegessen	Flüssigkeitsmenge	Bilanz				
Beispiel	23.30	7.15	7,5	2 Brötchen mit Marmelade Apfel Wiener Schnitzel und Salat Kirschstreusel Pizza	0,5 l 1 l 1,5 l	Die Pizza am Abend war zuviel	1/2 Std. mit Hund spazieren etwas Gymnastik	Mit meinem Sohn Fußball gespielt Abends Kegeln mit Freunden	Schon wieder nicht NEIN gesagt	Trotz Ärger, schöner Tag früher ins Bett gehen
MO										
DI										
MI										
DO										
FR										
SA										
SO										

Wochenfazit:

Abb. 3.6 Selbstpflegeblatt (Ch. Sowinski, KDA 1995)

> • Sie soll meine fachliche Kompetenz erweitern und meine Grundhaltung durch gemeinsames Reflektieren festigen.

Formen von Supervision:

- **Einzel-Supervision** ist die intimste Form der Supervision. Hier verarbeitet der Supervisand ausschließlich seine Probleme. Seine Ängste, Stärken, seine Unsicherheiten und Fragen sind Gegenstand des Gesprächs mit dem Supervisor.
- **Gruppen-Supervision:** In der Gruppe erfährt der Teilnehmer, dass er mit seinen Problemen und Fragen nicht allein steht. Es werden Lösungsansätze erarbeitet, die in den Berufsalltag übertragen werden Gleichzeitig ist die Gruppe Lernfeld, in dem der Teilnehmer seine soziale Wahrnehmung und Kompetenz überprüfen und ggf. neue Verhaltensformen einüben kann.
- **Team-Supervision** wird Mitarbeitern einer Station, Gruppe oder Schicht angeboten, um Probleme und Störungen im Team und deren Auswirkungen auf das berufliche Umfeld nachzugehen. In der fallzentrierten Team-Supervision steht ein Heimbewohner oder Kranker im Mittelpunkt (Balint-Gruppe) und die Erfahrungen, Eindrücke und Vorstellungen der Teammitglieder werden auf diesen bezogen.

Entspannungstechniken

Der menschliche Organismus besitzt eine Grundspannung (Tonus), die zeitweise vermindert (z. B. im Schlaf) oder gesteigert werden kann (in Belastungssituationen). Eine ständige, gesteigerte Anspannung führt zu psychischen und organischen Schädigungen. Man hat daher verschiedene Techniken entwickelt, mit denen Entspannung herbeigeführt werden kann. Sich entspannen können kann erlernt werden, z. B. mit den Methoden der *progressiven Muskelentspannung nach Jacobsen* oder dem *autogenen Training*. Die Entspannung kann ebenfalls durch *Meditationen* erreicht werden.

Psychotherapie

Hat eine Mitarbeiterin psychische Störungen an sich wahrgenommen, sollte die Hilfe von Fachpersonen (Psychotherapeuten, Ärzten mit entsprechender Qualifikation, Psychologen oder geschulten Beratern) in Anspruch genommen werden.

Literatur

Bartels, A.: Über Grenzen hinweg. In Altenpflege 7/98
Berufsgenossenschaft für Gesundheitsdienst und Wohlfahrtspflege: Pfleg' Dich selbst, um gut zu pflegen. Informationsblatt. Hrsg.: BGW
Bundesausschuß der Länderarbeitsgemeinschaft der Lehrerinnen und Lehrer für Pflegeberufe: Bildung und Pflege. Thieme, Stuttgart 1997
Burisch, M.: Das Burnout-Syndrom. In: Deutsche Krankenpflegezeitschrift 10/87
DBfK (Hrsg.): Ausbildung in den Pflegeberufen. Dokumentation eines Expertengesprächs. DBfK, Eschborn 1997
DBVA Arbeitsgruppe Diakonie: Modell der Altenpflege. In Altenpflegerin/Altenpfleger 5/6 1998
Dörner, K., U. Plog: Irren ist menschlich. Psychiatrie-Verlag, Wunstorf 1992
Entzian, H.: Knochenarbeit mit Kompetenz. In Altenpflege 6/96
Fiechter, V., M. Meier: Pflegeplanung. Basel 1985
Hoppe, B.: Man braucht einen langen Atem. In Altenpflege 6/96
Hoppe, B.: Zukunft und Ort des Altenpflegeberufes zwischen Pflege und Sozialpädagogik. In: Arnold, K., B. Hoppe (Hrsg.): Curriculumentwicklung und Professionalisierung. Frankfurt/Main 1994
Hornung, R., J. Lächler: Psychiatrisches und soziales Grundwissen für Krankenpflegeberufe. 5. Aufl. Beltz, 1989
Juchli, L.: Pflege. 8. Aufl. Thieme, Stuttgart 1997
Kauffeldt, S. et al.: Psychologie für die Altenarbeit. Dümmler Verlag, Bonn 1992
Koch-Straube, U.: Fremde Welt Pflegeheim. Huber Verlag, Bern 1997
Lehr, U.: Interventionsgerontologie. Steinkopff, Darmstadt 1979
Lowy, L.: Soziale Arbeit mit alten Menschen. Freiburg 1981
Lörcher, Ch.: Raus aus der Sackgasse. In: Altenpflege 11/97
Ministerium für Gesundheit und Soziales des Landes Nordrhein-Westfalen (NRW): Die Neuordnung der Altenpflegeausbildung in NRW 1995
Ministerium für Gesundheit und Soziales des Landes Nordrhein-Westfalen (NRW): Qualifizierung in der Kranken- und Altenpflege. Herdecke 1992
Schädle-Deininger, H.: Praktische psychiatrische Pflege. Psychiatrie Verlag, Bonn 1997
Schubert, M.: Haben Sie jemals einen Dienst erwiesen? Von der Hilfeleistung zur Dienstleistung. In Socialimages 1/96
Stanjek, K.: Altenpflege konkret. Sozialwissenschaften, Fischer, Lübeck 1998
Stevens, B.: Nursing Theory. Analysis, Application, Evaluation. Boston 1979
Stracke-Mertes, A.: Altenpflege-Ausbildung ohne Profil. In: Forum Sozialstation 69/96
Voges, W., L. Koneberg: Berufsbild Altenpfleger/Altenpflegerin. Maro, Augsburg 1985

Wallrafen-Dreisow, H.: Ich bin Altenpfleger. Vincentz, Hannover 1990

Windemuth, D. et al.: Psychohygiene. Ein Lehrbuch für die Altenpflege. Psychologische Verlags-Union, Weinheim 1996

Wittrahm, A.: Personenzentrierte Altenpflege – eine Perspektive für menschenwürdiges Zusammenleben von pflegebedürftigen alten Menschen und ihren Pflegern/-innen. In: Deter, D., U. Staumann (Hrsg.): personenzentriert Verstehen, gesellschaftsbezogen Denken, verantwortlich Handeln. Köln 1990

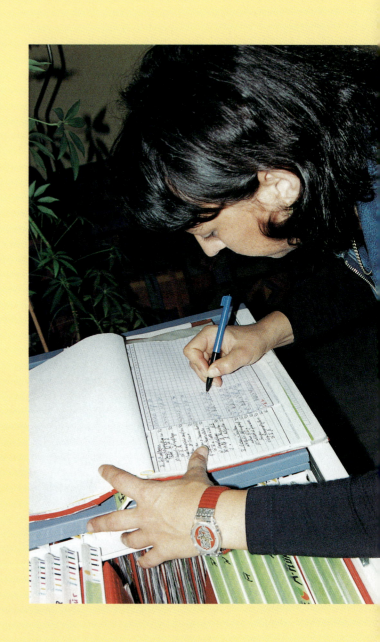

4 Theoretische und methodische Grundlagen der Altenpflege

Gabriele Hense, Ilka Köther

- 4.1 **Entwicklung von Pflegemodellen** 196
- 4.2 **Pflegeprozess in der Altenpflege** 202
- 4.3 **Standards in der Altenpflege** 216
- 4.4 **Pflegedokumentation** 220
- 4.5 **Pflegequalität in der Altenpflege** 223

4.1 Entwicklung von Pflegemodellen

G. Hense

»Es wurde schon unzählige Male gesagt oder beschrieben, dass jede Frau eine gute Krankenschwester abgebe. Ich glaube im Gegenteil, dass selbst die Elemente der Pflege nahezu unbekannt sind.«

(Florence Nightingale 1859)

Die Frage „Was ist Pflege?", die Frage nach den „Elementen der Pflege", wie **Florence Nightingale** sie nennt, ist eine der zentralen Fragestellungen bei pflegetheoretischen Konzepten. Nightingale war eine der ersten Frauen, die sich nicht nur praktisch, d. h. die Tätigkeit ausübend, sondern auch theoretisch, d. h. betrachtend, untersuchend mit dem pflegerischen Tun auseinandersetzten.

Komplexe Verhaltensweisen, und dazu ist auch das Pflegen zu zählen, lassen sich nicht so ohne weiteres erfassen und beschreiben. Hilfskonstruktionen wie Modelle sind erforderlich, um die wahrgenommene Wirklichkeit zu veranschaulichen. Laut Definition beschreibt ein Modell einen Gegenstand oder einen Vorgang in einer vereinfachten, schematischen Form. So ist beispielsweise der Globus eine vereinfachte Darstellung der Erdkugel. Modelle der Pflege bemühen sich, die Erscheinungsform Pflege zu erfassen, indem sie z. B. einzelne Komponenten wie Mensch, Gesundheit und Wohlbefinden, Umwelt und Pflege analysieren und definieren.

Eine Theorie greift diese einzelnen Konzepte (Entwürfe) bzw. Modelle auf und leitet sie über in ein schlüssiges System. Dabei nimmt sie Bezug auf andere Wissenschaften, beispielsweise die Psychologie und Soziologie. Die Theorie ist folglich dem Modell – aufgrund des höheren Abstraktionsgrades – übergeordnet, aber aus einem Modell können Theorien abgeleitet werden. Aufgrund ihrer gedanklichen Nähe werden die Begriffe **pflegetheoretische Konzepte, Pflegetheorie, Pflegemodell** im Sprachgebrauch häufig nicht unterschieden.

»Theorien sind abstrakte Darstellungen einer Realität, die zur Beantwortung wichtiger Fragen formuliert werden.«

(A. Meleis 1998)

In diesem Kapitel geht es weniger um eine genaue Darstellung der einzelnen Pflegemodelle oder Pflegetheorien. Hierzu sei auf die Primärliteratur bzw. auf weiterführende Literatur verwiesen. Es geht darum, einen kurzen Überblick über einige der wichtigsten Pflegemodelle zu geben.

4.1.1 Bedeutung von Theorien und Modellen

»Wenn du ins Wasser fällst, hast du kein theoretisches Verhältnis zu der Frage, ob du ertrinken wirst oder nicht. Dann ist es weder interessant noch uninteressant, ob es im Wasser Krokodile gibt. Es ist eine Frage von Leben und Tod ...
Du kannst auch nicht wissen, ob jemand anders dich gern hat. Du kannst es nur glauben oder hoffen. Trotzdem ist es für dich wichtiger als die unbestreitbare Tatsache, dass die Winkelsumme in einem Dreieck 180° beträgt. Man denkt schließlich auch nicht an das Kausalgesetz oder die kantischen Formen der Anschauung, wenn man den ersten Kuß bekommt.«

(Gaarder 1993)

Im praktischen Leben geht es nicht um die Wahrheit an sich, sondern um die persönliche Wahrheit. Sie allein ist für unser Handeln ausschlaggebend.

Pflegetheorien, die nicht zu unserer persönlichen Wahrheit werden können, die uns nicht zu einem Durchblick verhelfen, werden in den Köpfen der Pflegenden nur eine kurze Lebensdauer haben.

Andererseits: „Es ist nichts so praktisch wie eine gute Theorie" (Evers 1997).

Eine *gute* Theorie

- gibt ein Raster, welches Orientierung und Einordnung von Wissen ermöglicht,
- lässt Wissen vermittelbar und lehrbar werden,
- ermöglicht, sich nach außen darzustellen,
- impliziert Fortschritt, weil neue Wege – auf der Denkebene – gefunden und durchdacht werden können,
- fordert auf, Gedachtes in der Praxis zu erproben und zu überprüfen, und hilft so bei der Entwicklung der Praxis.

> Pflegetheoretische Konzepte haben demnach die Aufgabe, die Praxis wissenschaftlich aufzuarbeiten, und zwar mit der Zielsetzung:
> - die Pflegepraxis zu verbessern,
> - negative Auswirkungen zu kontrollieren,
> - Probleme zu lösen, die sich im beruflichen Alltag stellen,
> - Situationen/Verhalten zu verändern,
> - Modelle zu entwickeln, die verständlich und bei der Lösung hilfreich sind.

Überspitzt formuliert heißt dies:

»*Pflegewissenschaft muss eine Veränderung der Pflegepraxis bewirken, sonst hat sie keine Berechtigung.*«

(M. Hirschfeld, zit. nach R. Schröck 1998)

4.1.2 Theorien und Modelle aus dem angloamerikanischen Raum

Ein erster Schritt in Richtung Reflexion der pflegerischen Tätigkeit, verbunden mit der Professionalisierung des Pflegeberufes, erfolgte durch Florence Nightingale. Sie definiert Pflege als eine besondere Form des Tuns mit dem Ziel, „den Patienten in die bestmögliche Situation zu bringen, so dass die Natur ihre Arbeit verrichten kann" (1859).

Die eigentliche Theorienentwicklung der Pflege begann aber erst in den 50er und 60er Jahren dieses Jahrhunderts im amerikanischen bzw. angelsächsischen Raum. Die einzelnen Pflegetheoretikerinnen kann man verschiedenen Schulen zuordnen:

- **Interaktionstheoretikerinnen:** z. B. Hildegard Peplau, Imogene King, Joyce Travelbee, Ida Jean Orlando.

Diese Theoretikerinnen betrachten die Pflege als zwischenmenschlichen Prozess, als Interaktion zwischen dem Pflegenden und dem Kranken. Der Kranke ist nicht Objekt der pflegerischen Aktion, sondern die (gesundheitlichen) Probleme sollen gemeinsam angegangen und gelöst werden. („Pflege den Kranken und nicht die Krankheit.")

- **Ergebnisorientierte Theoretikerinnen:** Martha Rogers, Callista Roy, Myra E. Levine, Dorothy E. Johnson

Nach M. Rogers stehen Pflege, Mensch und Umwelt in einem holistischen (ganzheitlichen) Kontext. Der Mensch ist nicht als isoliertes Wesen zu sehen, sondern als Energiefeld, welches im engen Kontakt zu anderen Energiefeldern, zur Umgebung, z. B. zu andern Menschen, zu klimatischen Einflüssen etc., steht. Ziel der Pflege ist es, dieses Zusammenspiel der Energiefelder günstig zu beeinflussen. An den Ergebnissen, d. h. an der Verbesserung der Gesundheit und des Wohlbefindens des Menschen, wird sich die Effektivität des pflegerischen Tuns ablesen lassen. Der Pflegebegriff ist nicht eingeengt auf die Beziehung zum Patienten, sondern überall, wo es Menschen gibt, wird gepflegt, ob zu Hause, in der Schule, am Arbeitsplatz, im Pflegeheim.

- **Bedürfnistheoretikerinnen:** Virgina Henderson, Dorothea Orem, Nancy Roper.

»*... die besondere Funktion der Schwester besteht darin, den Einzelnen – gesund oder krank – bei der Durchführung jener Aktivitäten zu unterstützen, die zu seiner Gesundheit, seiner Wiederherstellung (oder zu einem friedlichen Tod) beitragen und die er ohne Hilfe durchführen würde, wenn er die notwendige Kraft, den Willen oder das Wissen hätte. Ebenso gehört es zu ihren Aufgaben, dem Kranken zu helfen, seine Unabhängigkeit so rasch als möglich wiederzuerlangen.*«

(Virginia Henderson)

Selbstpflegedefizit-Theorie von Dorothea Orem

Alle Menschen haben bestimmte Grundbedürfnisse, z. B. das Bedürfnis nach angemessener Nahrungs- und Flüssigkeitsaufnahme, nach Ruhe und Schlaf. Normalerweise haben Menschen auch die Fähigkeiten, für die Befriedigung ihrer Bedürfnisse zu sorgen. Manchmal jedoch klaffen die Erfordernisse und die Fähigkeiten, sich selbst zu pflegen, auseinander. Solche Situationen entstehen vor allem bei Krankheit und im Alter. Dann wird Pflege durch andere Menschen erforderlich.

Dorothea Orem unterteilt die Pflege in drei verschiedene Pflegesysteme. Sie unterscheiden sich danach, in welchem Umfang die Selbstpflegefähigkeiten eines Menschen eingeschränkt sind und deshalb durch eine Pflegekraft ausgeglichen – kompensiert – werden müssen:
- das vollständig kompensatorische Pflegesystem,

- das teilweise kompensatorische Pflegesystem,
- das unterstützend erzieherische Pflegesystem.

Die Aufgabe der Pflegefachkraft besteht darin, dem Patienten das System anzubieten, welches ihm hilft, seinen aktuellen Selbstpflegeerfordernissen gerecht zu werden, und ihn auf Dauer zur Unabhängigkeit zurückbringt.

Das Pflegesystem selbst unterteilt sich in eine *soziale,* eine *interpersonale* und eine *technologische* Dimension. Die soziale und die interpersonale Dimension hat der pflegerische Beruf mit anderen helfenden Berufen gemeinsam. Die technologische Dimension beschreibt das differenzierte Hilfeangebot für den kranken Menschen. Grundlage hierfür ist einerseits eine genaue Diagnose des Selbstpflegedefizits, andererseits eine individuelle Zusammenstellung von geeigneten Formen des Helfens. D. Orem unterscheidet hierbei sechs verschiedene Formen (oder Methoden) des Helfens, die innerhalb der drei Pflegesysteme angewendet werden:

- für den anderen Menschen handeln,
- jemanden leiten und anweisen, jemanden führen,
- physische Unterstützung geben,
- psychische Unterstützung geben,
- eine Umgebung schaffen, die Pflegehandlungen und Entwicklung persönlicher Fähigkeiten unterstützt,
- jemanden unterrichten.

„Modell des Lebens" von Nancy Roper

Die schottischen Pflegetheoretikerinnen (Nancy Roper, Winifred W. Logan, Alison J. Thierney) orientieren sich zwar an den Grundbedürfnissen von V. Henderson, ersetzen den Begriff Bedürfnis jedoch durch Lebensaktivitäten (Tab. 4.**1**).
Der Begriff Bedürfnis erwies sich als zu problematisch:

- Was der eine als Bedürfnis bei sich feststellt (z. B. das Bedürfnis nach Ordnung und Reinlichkeit), muss jemand anderes nicht als solches ansehen und akzeptieren, sondern kann es als Ordnungsfanatismus oder Putzfimmel abtun.
- Ebenso können Zwanzigjährige nur vermuten, welche Bedürfnisse alte Menschen haben.
- Der Gedanke, dass es einem Pflegenden möglich sein könnte, die Bedürfnisse eines Menschen zu erfüllen, ist ein Anspruch, der zum Scheitern verurteilt ist. Selbst in einer engen Mutter-Kind-Beziehung wird es die totale Bedürfnisbefriedigung nicht geben. Als pfle-

Tabelle 4.**1** Gegenüberstellung der Grundbedürfnisse nach Virginia Henderson und der Lebensaktivitäten nach Nancy Roper

14 Grundbedürfnisse des Menschen (nach Virginia Henderson)	12 Lebensaktivitäten (LA) (nach Nancy Roper)
Normale Atmung	Für eine sichere Umgebung sorgen
Angemessene Nahrungs- und Flüssigkeitsaufnahme	Kommunizieren
Ausscheidung mittels aller Ausscheidungsorgane	Atmen
Bewegung und Einhaltung einer gewünschten Lage	Essen und trinken
Ruhe und Schlaf	Ausscheiden
Auswahl passender Kleidung, An- und Ausziehen	Sich sauber halten und kleiden
Aufrechterhaltung normaler Körpertemperatur	Körpertemperatur regulieren
Sauberkeit und Körperpflege (Schutz des Äußeren)	Sich bewegen
Vermeidung von Gefahren in seiner Umgebung und einer Gefährdung anderer	Arbeiten und Spielen
Zum-Ausdruck-Bringen von Empfindungen, Nöten, Furcht oder Gefühlen im Umgang mit anderen	Sich als Mann oder Frau fühlen und verhalten
Gott zu dienen, entsprechend dem persönlichen Glauben	Schlafen
Befriedigende Beschäftigungen	Sterben
Spiel oder Teilnahme an verschiedenen Unterhaltungsformen	
Lernen, Entdecken oder Befriedigung der Wissbegier, die zu normaler Entwicklung führt	

gerische Grundlage ist deshalb die Orientierung ausschließlich an Bedürfnissen des Menschen nicht sehr hilfreich.

»*Doch morgens, wenn ich aufwache, ist immer mein erster Gedanke: Will jemand heute etwas von uns? Kommt jemand, für den man sich zusammenreißen, dem man etwas vorspielen muß? Gut nenne ich die Tage, an denen sie alle wegbleiben, der Doktor, die Frau von der Altenhilfe, Ines oder sonstwer. Wer hat wohl den Schwachsinn aufgebracht, dass alte Leute sich grundsätzlich einsam fühlen, möchte ich wissen? Neulich musste ich am Telefon wieder eine von diesen Frauen abwimmeln, die einen ehrenamtlichen Besuchsdienst organisieren, einen christlichen Nachbarschaftsbesuch, nannte sie es. Ich möchte wissen, wer die auf uns angesetzt hat. Christlich auch noch.*«

(Schenk 1994)

Auf die Frage, was zu ihrem täglichen Leben gehört, werden die meisten Menschen, so Nancy Roper, unabhängig von Alter und Umständen, Aktivitäten wie Essen und Trinken, Arbeiten und Spielen und Schlafen erwähnen. Sie würden auch zustimmen, dass Atmen, Kommunizieren, Ausscheiden ebenfalls einen wesentlichen Teil ihres Lebens ausmachen. Alle diese Aktivitäten und auch andere wie beispielsweise „Für eine sichere Umgebung sorgen" spielen in dem Prozess des Lebens eine wichtige Rolle. Sie können deshalb Lebensaktivitäten (LA) genannt werden. Untereinander sind die Aktivitäten sehr stark miteinander verflochten. „So steht z. B. Kommunizieren in Verbindung mit vielen anderen LA: man stelle sich nur Essen und Trinken, Arbeiten und Spielen und sich als Mann und Frau fühlen ohne Kommunikation vor. Und Atmen ist grundlegend für alle LA. Sie dürfen also nur zum Zwecke der Beschreibung getrennt werden (N. Roper 1987).

Die 12 Lebensaktivitäten werden in Verbindung gesetzt zu weiteren vier Komponenten:

- der Lebensspanne, die von der Empfängnis bis zum Tod reicht und die den Grad unserer Unabhängigkeit oder Abhängigkeit mitbeeinflußt,
- den Faktoren, die die Lebensaktivitäten beeinflussen, wie z. B. körperliche, psychologische oder umgebungsabhängige Faktoren,
- dem Ausmaß von Unabhängigkeit bzw. von Abhängigkeit innerhalb der einzelnen Lebensaktivitäten,
- der Individualität im Leben, die sich logischerweise daraus ableitet. Jeder Mensch führt die Lebensaktivitäten aus, aber jeder tut es auf seine Weise.

Nancy Roper nennt ihr Konzept „Modell des Lebens", weil es die Komplexität des Lebens und die Individualität des Einzelnen widerspiegelt. Ihr Konzept wurde im deutschsprachigen Raum bekannt durch die Schweizerin Liliane Juchli, die ihr Krankenpflegebuch an den „12 Aktivitäten des täglichen Lebens" (ATL) ausrichtete.

4.1.3 Modell der Fördernden Prozesspflege von Monika Krohwinkel

Auch wenn sich die Darmstädter Professorin für Pflegewissenschaft Monika Krohwinkel in der Tradition der oben beschriebenen Pflegetheorien weiß, stellt ihr Rahmenmodell „Fördernde Prozesspflege" (1998) eine eigenständige Weiterentwicklung dar. Dieses Rahmenmodell integriert u. a. das AEDL-Strukturierungsmodell (s. Kap. 5 „Das Pflegemodell AEDL als Voraussetzung für eine ganzheitlich orientierte, aktivierende Pflege"). Die Komplexität ihres Systems kann hier nur angedeutet werden.

Fähigkeiten des pflegebedürftigen Menschen – ein zentraler Begriff bei der Fördernden Prozesspflege

Im Rahmen der pflegerischen Tätigkeit sollen die Fähigkeiten der pflegebedürftigen Person einen besonderen Stellenwert erhalten. Die Erfahrung des Könnens („ich *kann* mich verständlich machen, ich *kann* mich selbst anziehen, ich *kann* für andere etwas bedeuten") ist eine Erfahrung, die fundamental ist für menschliches Wohlbefinden und menschliche Entwicklung. Abraham A. Maslow (1908-1970) schrieb in seinem Buch „Psychologie des Seins", dass auch Kapazitäten als Bedürfnisse des Menschen bezeichnet werden können:

»*Der muskulöse Mensch gebraucht gern seine Muskeln. Er muss sie de facto gebrauchen, um sich ‚wohl zu fühlen' und jenes subjektive Gefühl des harmonischen, erfolgreichen, ungehemmten Funktionierens (der Spontaneität) zu gewinnen, das ein so wichtiger Aspekt des guten Wachsens und der psychologischen Gesundheit ist. Das gilt auch für die Intelligenz, für den Uterus, für die Augen, für die*

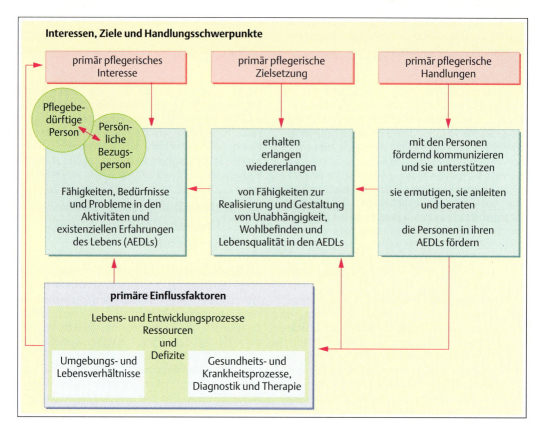

Abb. 4.1 Fördernde Prozesspflege (aus Krohwinkel, M.: Fördernde Prozesspflege – Konzepte, Verfahren und Erkenntnisse. In: Osterbrink, J. [Hrsg.]: Erster internationaler Pflegetheorienkongress Nürnberg. Huber, Bern 1998)

Liebesfähigkeit. Kapazitäten schreien geradezu danach, gebraucht zu werden, und hören erst zu schreien auf, wenn sie gut gebraucht werden. Das heißt, auch Kapazitäten sind Bedürfnisse. Nicht nur macht es Spaß, unsere Fähigkeiten zu gebrauchen, sondern es ist auch für das Wachstum notwendig.«

So gesehen kann der Pflegeprozess nur primär fähigkeits- und förderungsbezogen und nicht defizitorientiert-versorgend konzipiert werden. Monika Krohwinkels Modell „Fördernde Prozesspflege" ist eine klare Absage an jegliche Form von Pflege, die vorhandene Fähigkeiten und Fertigkeiten des alten Menschen unterdrückt (Abb. 4.1).

Primäre Einflussfaktoren:
Jeder Mensch durchläuft seine eigenen Lebens- und Entwicklungsprozesse, die ihn dann zu dem Menschen werden lassen, der er ist. Jeder Mensch ist deshalb eine einzigartige und in seiner Individualität unverwechselbare Person. Schicksalsschläge wie Verlust des Ehepartners, Krankheiten, genauso wie lebensgeschichtliche (Vor-)Erfahrungen wirken sich auf die Fähigkeiten des Menschen aus, sein Leben selbstständig zu gestalten und für sich selbst verantwortlich zu sorgen. Diese primären Einflussfaktoren müssen bei der Pflege des Menschen mit bedacht werden.

Primär pflegerisches Interesse:
» Das primär pflegerische Interesse richtet sich auf den Menschen bzw. seine Bezugspersonen und erfaßt die Fähigkeiten, Bedürfnisse und Probleme in den Aktivitäten und existenziellen Erfahrungen des Lebens (AEDL).«

(Krohwinkel 1998)

Das Wort Interesse (lat. interesse „dazwischensein, teilnehmen, von Wichtigkeit sein") meint

Anteilnahme und Bedeutung. Wir spüren, ob jemand an uns interessiert ist, ob jemand uns als Person wahrnimmt. Dieses Interesse am Gegenüber ist eine Grundvoraussetzung für pflegerisches Tun. Ohne Interesse erfassen wir nicht die Person des Anderen, seine Fähigkeiten, seine Bedürfnisse und Probleme. Ohne Interesse, ohne menschliche Anteilnahme würde sich das pflegerische Tun auf die „technologische Dimension" (D. Orem) reduzieren.

Primär pflegerische Zielsetzung:
》 *Die primär pflegerische Zielsetzung ist die Erhaltung, Erlangung bzw. Wiedererlangung der Fähigkeiten, die zur Realisierung und Gestaltung von Unabhängigkeit, Wohlbefinden und Lebensqualität erforderlich sind.《*

(Krohwinkel 1998)

Das Ziel der Altenpflege ist, dem alten Menschen die Lebenswelt zu erhalten oder zu eröffnen, in der er nicht „verkümmert" sondern in der er leben und sich entwickeln kann. Hierzu ist es erforderlich, den alten Menschen weitestmöglich in seinen Fähigkeiten zu stärken, damit er selbst sein Maß an Unabhängigkeit, Wohlbefinden und Lebensqualität realisieren kann.
Altenpflegerisches Handeln hat jedoch auch Grenzen. Es muss respektiert werden, dass der alte Mensch entscheidet, wie er auf die ihm angebotene oder gewährte Unterstützung reagiert.

Primär pflegerische Handlungen:
》 *Die primär pflegerischen Handlungen sind: mit den Personen fördernd kommunizieren, sie ermutigen, sie anleiten und beraten, sie in ihren AEDLs fördern.《*

(Krohwinkel 1998)

Durch das Pflegeverhalten sollen also die eigenen Fähigkeiten des Menschen, der Pflege in Anspruch nimmt, gefördert und gestärkt werden. Untersuchungen zeigen, dass das gewünschte und geforderte fähigkeitsbezogene und fördernde Pflegeverhalten in der Praxis keineswegs so selbstverständlich ist, wie man glauben könnte. Eine Pflegekraft kann verbal einen Menschen auffordern, sich selbst anzukleiden. Nonverbal signalisiert sie ihm möglicherweise, dass es ihr egal ist, ob das Ankleiden gelingt oder nicht, weil sie gelangweilt aus dem Fenster schaut und auf seine hilfesuchenden Blicke nicht reagiert.
Monika Krohwinkel nennt verschiedene Kategorien, in denen fördernde Prozesspflege erkennbar und entwickelbar ist. Dazu gehört die Kategorie „Kongruenz – Inkongruenz". Der Begriff Kongruenz bezeichnet in der Psychologie die „Übereinstimmung auf allen Kommunikationskanälen der verbalen und der nonverbalen Kommunikation" (Krohwinkel 1998). Der Satz „Ich glaube nicht, was du sagst, weil ich sehe, was du tust" ist ein Beispiel für wahrgenommene, mangelnde Kongruenz, für mangelnde Übereinstimmung von Handeln, Denken und Reden.
Wie soll ein Mensch, der ohnehin durch seine Krankheit verunsichert ist, auf Botschaften reagieren, die verbal Aufforderung und nonverbal Desinteresse signalisieren? Die interpersonale Dimension kann nicht weggedacht werden. Hierfür zu sensibilisieren ist sicherlich eine der Aufgaben der Altenpflegeausbildung.

4.1.4 Management-Modell: Aufgaben- und Verantwortungsbereiche pflegerischen Handelns

Dass die Pflege des Menschen weit mehr umfasst als die direkten Pflegehandlungen, veranschaulicht M. Krohwinkel an ihrem Management-Modell (1988/89).
Neben der direkten Pflege, d. h. der Pflege, die direkt bei der Person geschieht (s. Kap. 5 „Das Pflegemodell AEDL als Voraussetzung für eine ganzheitlich orientierte, aktivierende Pflege"), gehören zum Aufgaben- und Verantwortungsbereich der Pflegeperson auch noch „indirekte Pflegehandlungen" wie:

– Pflegedokumentation,
– pflegerische Arbeitsorganisation,
– Mitwirkung bei Diagnostik und Therapie,
– Kooperations- und Koordinationsaufgaben.

Der Begriff indirekte Pflege, der in Kontrast gesetzt ist zum Begriff direkte Pflege, bezieht sich somit auf Handlungen/Entscheidungen, die den kranken Menschen zwar betreffen, die aber außerhalb seines Gesichtskreises ablaufen (z. B. Teambesprechungen, Eintragungen ins Dokumentationssystem). Diese „indirekten" pflegerischen Tätigkeiten umrahmen in gewisser Weise die direkte Pflege und gehören ebenso wie die direkte Pflege zur Pflegearbeit.
Das Management-Modell wurde 1994 in einem Diskussionsentwurf des Kuratoriums Deutsche Altershilfe (KDA) aufgegriffen und einer breiten Öffentlichkeit bekannt gemacht.

Literatur

Arets, J., F. Obex, J. Vaessen, F. Wagner: Professionelle Pflege. Theoretische und praktische Grundlagen, Band 1, Eicanos, Bocholt 1996

Bischoff, C.: Zum Ganzheitsbegriff in der Pflege. In: Krüger, H., G. Piechotta, H. Remmers (Hrsg.): Innovation der Pflege durch Wissenschaft. Perspektiven und Positionen. Altera, Bremen 1995, S. 103-128

Evers, G. C. M.: Die Selbstpflegedefizit-Theorie von Dorothea Orem. In: Osterbrink, J. (Hrsg.): Erster internationaler Pflegetheorienkongreß Nürnberg. Huber, Bern 1998, S. 104-133

Evers, H. G. C. M.: Theorien und Prinzipien der Pflegekunde. Ullstein Mosby, Berlin/Wiesbaden 1997

Gaarder, J.: Sofies Welt. Carl Hauser, München 1993

Krohwinkel, M.: Fördernde Prozesspflege – Konzepte, Verfahren und Erkenntnisse. In: Osterbrink, J. (Hrsg.): Erster internationaler Pflegetheorienkongreß Nürnberg. Huber, Bern 1998, S. 134-154

Rogers, M.: Theoretische Grundlagen der Pflege. Eine Einführung. Lambertus, Freiburg 1995

Roper, N., W. W. Logan, A. Thierney: Die Elemente der Krankenpflege. Recom, Basel 1987

Schaeffer, D., M. Moers, H. Steppe, A. Meleis: Pflegetheorien. Beispiele aus den USA. Huber, Bern 1997

Schenk, H.: Am Ende. Kiepenheuer & Witsch, Köln 1994

Schröck, F.: Des Kaisers neue Kleider? Bedeutung der Pflegetheorien für die Entwicklung der Pflegewissenschaft in Deutschland. In: Osterbrink, J. (Hrsg.): Erster internationaler Pflegetheorienkongreß Nürnberg. Huber, Bern 1998, S. 22-35

Strohbücher, B.: Pflegemodelle – Perspektiven für eine bessere Praxis. In: Pflege Qualität Jetzt. Realität – Entwicklung – Perspektive. Hrsg.: Projektivgruppe: Qualität in der Pflege der Innerbetrieblichen Fort- und Weiterbildung der Medizinischen Einrichtungen der Universität Köln. Bibliomed, Melsungen 1995, S. 163-188

4.2 Pflegeprozess in der Altenpflege

G. Hense

Beispiel: Die Mutter braucht Hilfe

„Da die Mutter nach besonders intensiven ‚Geisternächten' sehr müde zu sein pflegte, schlief sie am nächsten Tag entsprechend lange und tief. Für die Einnahme irgendwelcher Mahlzeiten hatte sie natürlich dann gar keinen ‚Sinn'. Jetzt, in der Nacht? Was denkst du denn? konnte sie empört ausrufen, wenn man sie womöglich auch noch weckte. Und dann, wenn man sie vielleicht gar füttern wollte, kniff sie eigensinnig den Mund zu und öffnete ihn allenfalls, um ihrem Unmut Luft zu machen. Was sich noch schlimmer als das Nicht- bzw. Wenig-Essen gestaltete, war das Problem der Flüssigkeitszufuhr. Die Mutter entwickelte fast einen Widerwillen gegen diese ‚Prozedur' (dann schon lieber waschen). Sie versicherte glaubhaft, sie könne nicht (mehr) trinken, sie bekäme nichts runter, sie brauche auch nichts. Dabei war zu sehen, dass sie in dieser Zeit deutlich abnahm." ■ (Klessmann 1992)

Dieses Beispiel ist eine typische Situation in der Altenpflege. Das konkrete Bestreben der Angehörigen bzw. der Altenpflegerin geht dahin, eine ausreichende Flüssigkeitszufuhr zu erreichen, den Gewichtsverlust zu stoppen. Gleichzeitig möchten die Pflegenden die alte Dame nicht „quälen". Für die ältere Dame ist dies alles unwichtig: Sie braucht ja nichts! Das Problem aus ihrer Sicht ist höchstens die Frage des (richtigen) Zeitpunkts!

Monika Krohwinkel nennt das Ziel der altenpflegerischen Arbeit: Der alte Mensch soll in seiner Individualität erkannt und respektiert werden und die Hilfe erhalten, die ihm ein Höchstmaß an Selbstständigkeit und Selbstbestimmung belässt. Die Praxis zeigt, dass dies leicht ist, wenn der alte Mensch und die Altenpflegerin über die Notwendigkeiten des Alltags wie Essen und Körperpflege einig sind. Dann leistet jeder seinen Beitrag. Schwierig wird es, wenn dieser Konsens nicht so leicht herzustellen ist, weil z. B. der alte Mensch ganz eigene Vorstellungen bezüglich Essensmenge bzw. Essenszeiten entwickelt. Hier eine Lösung zu finden, die beide Parteien als gut empfinden, ist die Kunst.

Effiziente Hilfe geschieht nicht automatisch. Intuitives Wissen und Verstehen sind hilfreich. Aber Fachwissen und die Fähigkeit, geeignete, erprobte Methoden (methodos – Art des Vorgehens!) anzuwenden, sind ebenso erforderlich, damit der alte Mensch die Pflege und Begleitung erhält, die seine Selbstbestimmung respektieren und ihn gleichzeitig davor bewahren, Schaden an Leib und Seele zu nehmen.

4.2.1 Methodisches Vorgehen: das Pflegeprozessmodell

Ansätze zum methodischen pflegerischen Handeln wurden in den 60er bis 80er Jahren in Amerika entwickelt. Pflegerisches Handeln soll nicht eine x-beliebige Reaktion auf ein pflegerisches Problem sein, sondern, wie die Pflegetheoretikerin Dorothy E. Johnson bereits 1959 beschreibt: nach der *Untersuchung* und vor der *Aktion* soll ein *Beschluss* zwischengeschaltet werden. An die Stelle des unreflektierten Reagierens tritt dann das bewusste, wohlüberlegte Handeln (*Agieren*).

Die pflegetheoretischen Überlegungen greifen hierbei auf eine systematische Denkmethode zurück, welche auch in anderen Fachbereichen oder Arbeitsgebieten angewandt wird, um Aufgabenstellungen zu lösen: Eine Hausfrau beispielsweise, die für ihren Besuch einen Kuchen backen will (= Aufgabe), überlegt sich, welcher Kuchen den Gästen schmecken könnte, welche Zutaten sie braucht, welche sie noch zu Hause hat, welche sie besorgen muss, ob die Zeit hierzu reicht etc. (= Einschätzung der Situation und Planung ihrer Vorgehensweise). Dann wird sie den Kuchen backen (= Durchführung). Die Gäste und sie selbst werden ihn probieren und ggf. kommentieren (= Beurteilung). Wenn der Kuchen gut schmeckt (= gutes Ergebnis), werden alle Beteiligten zufrieden sein.

Der Begriff Prozess (lat. procedere – voranschreiten) drückt aus, dass es sich einerseits um ein systematisches und nachvollziehbares Verfahren handeln sollte. Andererseits impliziert der Begriff ein Vorwärtskommen, eine Entwicklung auf eine Lösung, ein Ergebnis hin. Der Prozess wird dann in Gang gesetzt, wenn eine Aufgabe oder, pflegerisch gesprochen, ein Bedarf erkennbar ist. Er umfasst – je nach Modell – 4 bis 6 Phasen und hat die Absicht, eine **Pflege nach Maß** für die Person zu erstellen (Tab. 4.**2**, s. auch Abb. 2.**63** Der Pflegeprozess, S. 160, der dem Regelkreis nach Fiechter und Meier entspricht). Mit der Entwicklung theoretischer Pflegemodelle und der Aufnahme einer systematischen Denk- und Arbeitsmethode für den pflegerischen Bereich tat die Krankenpflege einen entscheidenden Schritt auf dem Weg der Professionalisierung. Sie konnte sich aus der Umklammerung der Medizin lösen und zu einem eigenständigen und eigenverantwortlichen Bereich entwickeln.

4.2.2 Prozessplanung als professionelle Aufgabe

Mit der Einführung der Pflegeversicherung kam auf die Altenpflege eine neue Herausforderung zu. Die Pflegeversicherung nennt und finanziert vier Bedarfsbereiche des Pflegebedürftigen:

- Körperpflege, also Waschen, Zahnpflege, Darm- und Blasenentleerung,
- Ernährung,
- Mobilität,
- hauswirtschaftliche Versorgung (§ 14 Abs. 4 SGB XI).

Die Pflegeversicherung finanziert folglich nicht die Hilfe bei allen Lebensaktivitäten des Menschen, sondern nur ein eingegrenztes Spektrum, für das sie aber eine qualitätsvolle Pflege fordert. Pflegefachkräfte haben in den oben genannten Bedarfsbereichen eine Pflege zu erbringen „nach allgemein anerkanntem Stand medizinisch-pflegerischer Erkenntnisse" (§ 28 Abs. 3 SGB XI). Des Weiteren soll die Pflege „auch die Aktivierung des Pflegebedürftigen zum Ziel haben, um vorhandene Fähigkeiten zu erhalten und, so weit dies möglich ist, verlorene Fähigkeiten zurückzugewinnen" (§ 28 Abs. 4 SGB XI).

Bei der Gestaltung der pflegerischen Arbeit kommt dem Pflegeprozess eine besondere Bedeutung zu. Neuere Diskussionen bezeichnen die Prozessplanung oder Prozesssteuerung sogar als die wesentliche Aufgabe von Pflegefachkräften. Altenpflegerinnen zeichnen demnach für folgende Aufgabenbereiche verantwortlich:

Tabelle 4.**2** Pflegeprozessmodelle (nach Georg u. Löhr-Stankowski)

4-Phasen-Modell (Yura u. Walsh, 1967)	5-Phasen-Modell (Variante des 4-Phasen-Modells)	Regelkreismodell (Fiechter/Meier 1981, bekannt im deutschsprachigen Raum)
1. Einschätzung (Assessment) 2. Planung (Planning) 3. Durchführung (Intervention) 4. Bewertung (Evaluation)	1. Einschätzung 2. Pflegediagnose: Die Einschätzung des pflegerischen Bedarfs mündet in einer oder mehreren „Pflegediagnose(n)". 3. Planung 4. Durchführung 5. Bewertung/Evaluation	1. Informationssammlung 2. Erkennen von Ressourcen und Pflegeproblemen 3. Festlegen der Pflegeziele 4. Planung der Pflegemaßnahmen 5. Durchführung der Pflege 6. Beurteilung der Wirkung

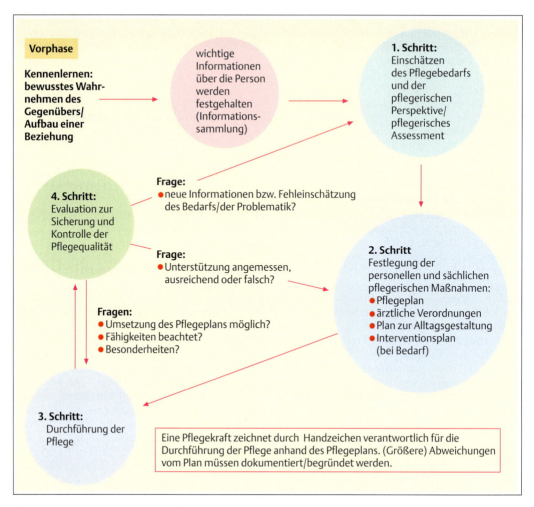

Abb. 4.2 Der Pflegeprozess als 4-Phasen-Modell

- **Festlegung des individuellen Bedarfs an pflegerischen Leistungen:** Dies entspricht der pflegerischen Einschätzung der Pflegediagnose.
- **Festlegung der personellen und sächlichen pflegerischen Maßnahmen:** Hierbei wird festgelegt, wer die Person pflegt, welche Pflege der alte Mensch erhalten soll und welche Hilfsmittel verwendet werden (Pflegeplan). Dabei sollen die Empfehlungen des Medizinischen Dienstes der Krankenversicherung (MDK) berücksichtigt werden.
- **Beratung, Anleitung und Überwachung der an der Pflege beteiligten Personen:** In diesem Punkt steckt sehr viel Zündstoff. Die Pflege soll nicht nur durchgeführt, sondern die Qualität muss auch überwacht werden. Examinierte Altenpflegerinnen hätten dann gegenüber Pflegehilfskräften, d. h. Mitarbeitern ohne Ausbildung, die Verpflichtung, diese anzuleiten und zu kontrollieren, damit jeder alte Mensch nicht nur seine Pflege, sondern auch eine Pflege nach anerkanntem Stand erhält.
- **Überprüfung und Bewertung aller erbrachten Pflegeleistungen:** Diese Überprüfung ist nur möglich auf der Grundlage einer sachgerechten und lückenlosen Pflegedokumentation.

4.2.3 Das 4-Phasen-Modell als Methode der Wahl

Die Methode des Pflegeprozesses dient dazu, die pflegerische Arbeit zu strukturieren, d.h., die innere Ordnung bzw. die Aufgabenbereiche der

Pflegefachkräfte sichtbar zu machen. Diese Strukturierung macht uns Pflegende auf die Problemstellen unserer Arbeit aufmerksam und verhindert somit, dass Pflege als eine beliebige Tätigkeit missverstanden werden könnte.

Im Folgenden soll anhand des ursprünglichen 4-Phasen-Modells die Bedeutung und die Notwendigkeit des Pflegeprozesses veranschaulicht werden (Abb. 4.2).

Vorphase: Die Informationssammlung

Wenn wir an der Pflege eines Menschen beteiligt werden, müssen wir zuerst einmal in Kontakt mit ihm treten, ihn kennenlernen.

Kennenlernen und auch Verstehen ist ein Vorgang, der eigentlich nie abgeschlossen ist. Wie häufig erleben wir selbst, dass wir erst Jahre später ein tieferes Verständnis für die Person des Anderen entwickeln (Abb. 4.3). Erwin Böhm schlägt vor, einige Tage lang alles, was den Mitarbeitern auffällt, auf einem Zettel zu notieren, damit nichts an Eindrücken oder Äußerungen des alten Menschen verloren geht. Im Allgemeinen reichen 14 Tage, um genügend Informationen für eine erste differenzierte Einschätzung zusammenzutragen.

Alle Quellen, die aussagekräftig sind, Äußerungen des alten Menschen und seiner Angehörigen, Beobachtungen der Pflegekräfte, Arztbriefe etc. sollen deshalb bei der Informationssammlung genutzt werden.

> ! Die wichtigste Informationsquelle ist und bleibt jedoch der alte Mensch selbst, denn ihm insbesondere soll unsere Hilfestellung nützen!

Das AEDL-Strukturierungsmodell (Kap. 5 „Das Pflegemodell AEDL als Voraussetzung für eine ganzheitliche vororientierte, aktivierende Pflege") ist eine Hilfe, die vielen Informationen zu ordnen. Ein weiterer Vorteil liegt darin, dass der Mensch in allen Dimensionen (somatisch, psychosozial, ökonomisch und existenziell/spirituell) erfasst werden kann und somit einer einseitigen Reduzierung auf die somatische Dimension entgegengewirkt wird.

1. Schritt: Pflegerische Einschätzung als Festlegung des individuellen Bedarfs

Aus der Vielzahl der Informationen wird nun der eigentliche pflegerische **Ist**-Zustand, der pflegerische Bedarf des alten Menschen herausgefiltert und eingeschätzt. Einschätzung heißt, den alten Menschen mit seinen grundsätzlichen Fähigkeiten, Bedürfnissen und Problemen, seinen internen und externen Ressourcen wahrzunehmen und möglichst genau einzuschätzen. Dafür sind von Seiten der Altenpflegerin Fachkenntnisse, Einfühlungsvermögen, Urteilsfähigkeit und auch sehr viel Erfahrung erforderlich.

Unter den Mitarbeitern kann bereits die Einschätzung die erste Hürde bei der Anwendung des Pflegeprozesses darstellen. Eine Altenpflegerin, die aufgrund ihrer Praxiserfahrungen weiß, dass ein Mensch nach einem Apoplex große Rehabilitationschancen hat, wird die Situation des alten Menschen positiver einschätzen als jemand, der nur die Hemiparese sieht und sich keine Besserung, keine Kompensation vorstellen kann.

Um die Einschätzung des Pflegebedarfs zu objektivieren und vergleichbar zu machen, ist der Rückgriff auf Begutachtungs- und Messinstrumente erforderlich (Beispiele: Kurzskala zur Erfassung der Pflegebedürftigkeit und Pflegeversorgung (M. Linden et al. 1998), RAI = Resident Assessment Instrument).

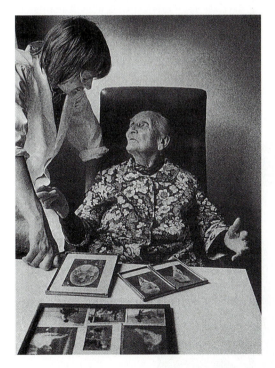

Abb. 4.3 Kenntnisse aus der Lebensgeschichte des alten Menschen sind eine Hilfe bei der Erstellung einer individuellen Pflegeplanung

Falls eine besondere Gefährdung des alten Menschen aus der Sicht der Altenpflegerin vorhanden ist, ist die Anwendung weiterer Skalen (z. B. Norton- oder Braden-Skala bei Dekubitusgefährdung) notwendig!

Die Einschätzung soll die groben Linien des Bedarfs zeichnen (keine pflegerische Detailsammlung!). Sie liefert die **Begründung** für die vorgeschlagenen Maßnahmen und Angebote.

2. Schritt: Die Festlegung der personellen und sächlichen pflegerischen Maßnahmen

Nachdem der pflegerische Bedarf des Menschen im Wesentlichen eingeschätzt und erfasst wurde, kann nun die Altenpflegerin unter Rückgriff auf vorhandenes Fachwissen und Erfahrungen dem alten Menschen ein „Hilfeangebot" machen. Sinn des Hilfeangebotes ist es, den alten Menschen in seinen Lebensaktivitäten zu fördern und zu begleiten.

Aufgrund der Komplexität der Situationen in der Altenpflege erscheint es sinnvoll, bezüglich der Planung der sächlichen pflegerischen Maßnahmen zu unterscheiden zwischen einem:

- **Pflegeplan**, der schwerpunktmäßig die AEDL „Sich pflegen", „Sich kleiden", „Essen und trinken", „Sich bewegen", „Ausscheiden" abdeckt. Er muss bei jedem alten Menschen erfolgen, der Leistungen im Rahmen der Pflegeversicherung erhält (= Mindeststandard!). Sinn dieses Pflegeplans ist es, dass alle Bezugspersonen – auf einem Blatt – die Informationen in der Hand halten, die ihnen Orientierung und Anweisung geben.
- **Plan zur Alltagsgestaltung,** der schwerpunktmäßig die AEDL „Sich beschäftigen", „Soziale Bereiche des Lebens sichern", „Kommunizieren" aufgreift und absichert. Dieser Plan ist sinnvoll und wünschenswert, speziell im Rahmen der stationären und teilstationären Altenpflege (Abb. 4.**4**).
- **Interventionsplan.** Er enthält eine besondere Förderung bei schwierigen Krisen- oder Problemsituationen, die durch Pflegeplan und Alltagsgestaltung nur unvollkommen erfasst werden (S. 211).

Hinweise zum Entwurf eines Pflegeplanes

Planung mit dem alten Menschen. Der Pflegeplan erfasst den Umfang und die Intensität der pflegerischen Unterstützung. Deshalb ist es unerlässlich, dass der alte Mensch in die Planung mit einbezogen wird. Seine Wünsche spielen bei der Erstellung des individuellen Pflegeplans eine ebenso große Rolle wie die fachliche Beratung durch die Pflegefachkraft.

> ! Ziel ist es, Vereinbarungen auszuhandeln, die von beiden Seiten als annehmbar und verbindlich akzeptiert werden können, damit eine erfolgreiche und zufriedenstellende Zusammenarbeit zustande kommen kann.

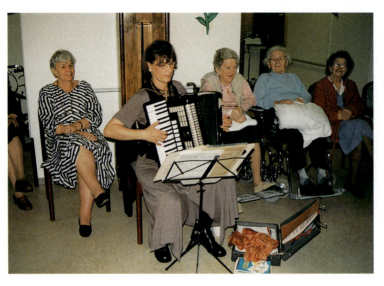

Abb. 4.**4** Musikalische Veranstaltungen greifen Fähigkeiten der alten Menschen auf und bieten die Möglichkeit sich zu entspannen und Gemeinschaft zu erleben

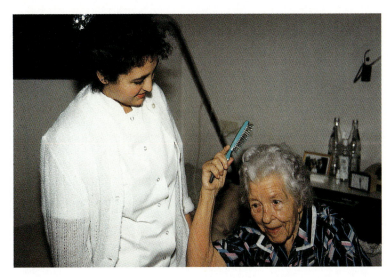

Abb. 4.**5** Fähigkeiten werden erhalten und das Gefühl von Eigenverantwortlichkeit unterstützt, wenn ein alter Mensch das, was er kann, auch selbst übernimmt

Orientierung an den Fähigkeiten des Menschen. Der Pflegeplan gliedert den großen Bereich Körperpflege, ebenso den Bereich des Sich-Kleidens, in einzelne Teilbereiche auf. Damit soll erreicht werden, dass einzelne noch vorhandene lebenspraktische Fähigkeiten des alten Menschen nicht verloren gehen.

! Das, was der alte Mensch kann, soll er auch tun dürfen. Die pflegerische Hilfestellung ist grundsätzlich als nachgeordnet und als kompensatorische d. h. ausgleichende Ergänzung zu verstehen (Abb. 4.**5**).

Bedeutung des Pflegeplans. Dokumentarisch hat die Erstellung des Pflegeplans den Sinn, *im Voraus* die notwendige Pflege festzuschreiben. In Zeiten größerer Personalknappheit und Zeitmangels kommt es vor, dass Abstriche bei der pflegerischen Arbeit gemacht werden müssen. Beispielsweise wird aus Zeitgründen der alte Mensch gewaschen, weil es länger dauern würde, wenn er es (teilweise) selbstständig macht. Der Pflegeplan hat in solchen Situationen die Aufgabe, den Maßstab für die gewünschte Pflege im Bewusstsein zu halten, damit Abstriche nicht zur Gewohnheit, zum Standard werden.

! Abweichungen vom Plan müssen im Dokumentationssystem festgehalten und vor allem begründet werden.

Beispiel:
Zur Person und Vorgeschichte von Frau X.
Frau X. leidet seit Jahren an einer senilen Demenz mit allen Folgeerscheinungen, die für demenziell Erkrankte typisch sind: Angst, Unruhe mit Weglauftendenz, beginnende Verwahrlosung, ausgeprägte Stimmungsschwankungen. Anfangs wechselten sich ihre Tochter und Schwiegertochter ab, um sie in ihrer eigenen häuslichen Umgebung zu versorgen. Die Körperpflege gestaltete sich schon damals schwierig: Frau X. schlug um sich, trat auf und biss. Ihre Neigung, in einem unbeaufsichtigten Moment das Haus zu verlassen, bedeutete für die Angehörigen eine zusätzliche Belastung, da sie meist von alleine nicht zurückfand. Den Fremden, denen sie begegnete, erzählte sie, dass sich niemand um sie kümmere.
Als sie ins Altenheim übersiedeln musste, reagierte sie „mit physischen und verbalen Aggressionen" auf die anderen Mitbewohner. Ein gemeinschaftliches Einnehmen der Mahlzeiten im Tagesraum erschien vorerst unmöglich, sodass sie viele Stunden des Tages allein auf dem Flur sitzend verbrachte – am Aufstehen gehindert durch ein Fixierbrett. Ein schwerer epileptischer Anfall (Mai '99) schwächte sie sichtbar. Sie sprach jetzt seltener, wirkte „verträumter", das Aufstehen und Gehen bereitete ihr größere Mühe.
Die Einschätzung des Pflegebedarfs (Abb. 4.**6**), der Pflegeplan (Abb. 4.**7**) und der Plan zur Alltagsgestaltung (Abb. 4.**8**) wurden in dieser Situation erstellt. ∎

Einschätzung des pflegerischen Bedarfs

Name: Frau X   Datum: 1. 9. 1999   Punkte: 44   Hdz.: Ma

	Stufen	0	1	2	3	4	Besonderheiten
A	Grobmotorik	volle Beweglichkeit	benötigt Unterstützung/keine Stufen	benötigt Hilfestellung X	Rollstuhl, in erster Linie unabhängig	Rollstuhl, abhängig/ in erster Linie bettlägrig	Rollator z.Zt. Gangunsicherheit
B	Feinmotorik	geschickt	kleinere Probleme	Bewältigung nur mit Schwierigkeiten X	benötigt Unterstützung	abhängig	Verdacht auf Parkinson
C	Sehvermögen	gut	Brille/gut X	schlecht	schlecht/Brille	blind	
D	Hörvermögen	gut X	Hörhilfe/gut	schlecht	Hörgerät/schlecht	taub	
E	Sprachvermögen Kommunikation	gut	mit Schwierigkeiten	schwer zu verstehen	verständlich, wenn bekannt	schwierige, geringe Verständigung X	spricht wenig, nur kurze Sätze
F	Ankleiden	selbstständig	mit Schwierigkeiten	etwas Hilfe	größere Hilfe	völlige Hilfe X	
G	Baden/Duschen	selbstständig	mit Schwierigkeiten	etwas Hilfe	größere Hilfe	völlige Hilfe X	
H	Essen	selbstständig	mit Schwierigkeiten	etwas Hilfe/ vorbereiten X	größere Hilfe	völlige Hilfe/ Essen reichen	spielt mit dem Essen
I	Schlafen	selten gestört X	gelegentlich gestört, keine Beobachtung	oft gestört, gelegentlich Beobachtung	oft gestört, regelmäßige Beobachtung	häufig gestört unerlässliche Beobachtung	
J	Medikamenteneinnahme	in Eigenregie	in Eigenregie etwas Beobachtung	Selbsteinnahme, regelmäßige Überwachung	Selbsteinnahme, gelegentliche Verabreichung durch andere	Verabreichen X	
K	Kontinenz	kontinent	kontinent mit Toilettengängen X	nächtliche Inkontinenz	Urininkontinenz	völlige Inkontinenz	
L	Orientierung	orientiert	verliert manchmal die räumliche Orientierung	verliert manchmal die Orientierung zu Orten und Personen	verliert regelmäßig die Orientierung zu Orten und Personen X	verloren	
M	Geselligkeit	gesellig/ umgänglich	lehnt gelegentlich Kontakt ab X	lehnt häufig Kontakt ab	kontaktabweisend	ungesellig	
N	Gedächtnis	normal	gelegentlich verwirrt, ungenau	Einbußen im Kurzzeitgedächtnis	einige Einbußen im Kurz- und Langzeitgedächtnis	Verwirrung X	
O	Verhalten	kooperativ	gelegentlich verbale Aggressionen	häufige verbale Aggression	+ gelegentlich physische Aggressionen X	häufige verbale und physische Aggressionen	schlägt um sich, beisst, tritt
P	Stimmung	aufgeweckt/ normal	gelegentlich depressiv/ überdreht X	regelmäßig depressiv/ überdreht	häufig depressiv/ überdreht	permanent depressiv/ überdreht	depressiv
Q	Pflegebegleitung	wenig/keine	gelegentlich	regelmäßig	häufig	immer X	
R	Soziales Netz	gut eingebunden X	regelmäßig/ gelegentlich	unregelmäßig/ gelegentlich	selten	nie	Töchter/ Enkelkinder
S	Hobbys/ Beschäftigung	sebstbestimmt und häufig	regelmäßig beteiligt, etwas Unterstützung	gelegentlich beteiligt, mit Unterstützung	selten beteiligt, viel Unterstützung	nicht beteiligt X	

Bitte die einzelnen Stufen ankreuzen, Punkte in der Tabelle notieren und zusammenzählen!
Spätestens alle drei Monate: Überprüfung und Aktualisierung

Datum	A	B	C	D	E	F	G	H	I	J	K	L	M	N	O	P	Q	R	S	gesamt	Hdz.
5. 10. 99	2	2	1	0	4	3	3	2	0	4	1	3	0	4	3	1	4	0	2	39	Ma

Abb. 4.**6** Beispiel für einen übersichtlichen Assessment-Plan eines englischen Altenheimes, der auch optisch Veränderungen des Pflege- und Betreuungsbedarfs widerspiegelt (eigene Übersetzung)

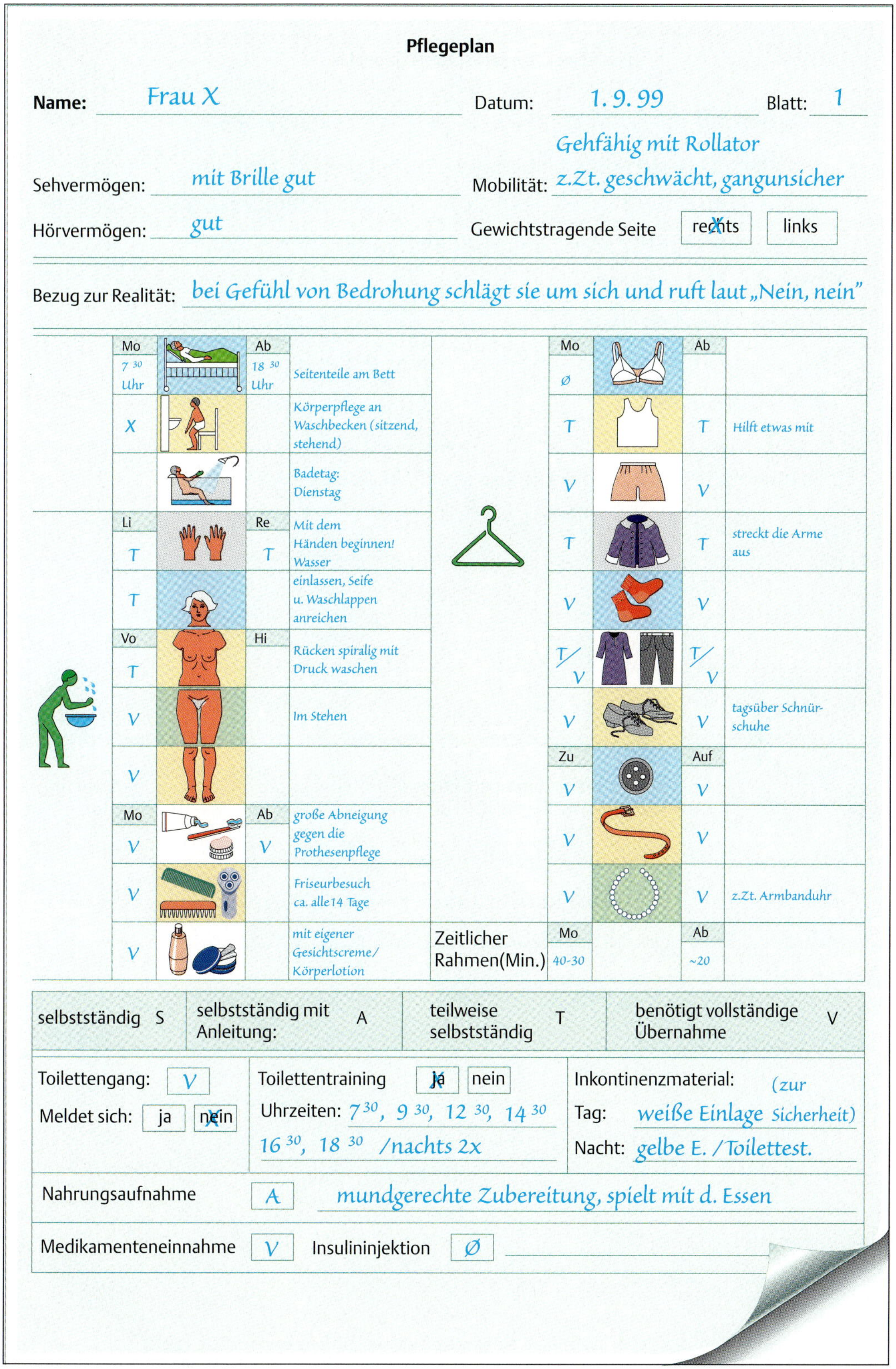

Pflegeplan

Name: Frau X **Datum:** 1. 9. 99 **Blatt:** 1

Sehvermögen: mit Brille gut **Mobilität:** Gehfähig mit Rollator / z.Zt. geschwächt, gangunsicher

Hörvermögen: gut **Gewichtstragende Seite:** ~~rechts~~ | links

Bezug zur Realität: bei Gefühl von Bedrohung schlägt sie um sich und ruft laut „Nein, nein"

Mo 7:30 Uhr	🛏️	Ab 18:30 Uhr	Seitenteile am Bett	Mo ∅	👙	Ab	
X	🚿		Körperpflege an Waschbecken (sitzend, stehend)	T	👕	T	Hilft etwas mit
	🛁		Badetag: Dienstag	V	🩳	V	
Li T	🧤	Re T	Mit dem Händen beginnen! Wasser einlassen, Seife u. Waschlappen anreichen	T	🧥	T	streckt die Arme aus
T	👤			V	🧦	V	
Vo T		Hi	Rücken spiralig mit Druck waschen	T/V	👗	T/V	
V			Im Stehen	V	👞	V	tagsüber Schnürschuhe
V				Zu V	🔘	Auf V	
Mo V	🧴	Ab V	große Abneigung gegen die Prothesenpflege	V	👔	V	
V	🪮		Friseurbesuch ca. alle 14 Tage	V	📿	V	z.Zt. Armbanduhr
V	🧴		mit eigener Gesichtscreme/ Körperlotion	Zeitlicher Rahmen(Min.)	Mo 40-30		Ab ~20

| selbstständig | S | selbstständig mit Anleitung: | A | teilweise selbstständig | T | benötigt vollständige Übernahme | V |

Toilettengang:	V	Toilettentraining: ~~ja~~ nein	Inkontinenzmaterial: (zur Sicherheit)
Meldet sich: ja ~~nein~~		Uhrzeiten: 7:30, 9:30, 12:30, 14:30, 16:30, 18:30 /nachts 2x	Tag: weiße Einlage Nacht: gelbe E./Toilettest.
Nahrungsaufnahme	A	mundgerechte Zubereitung, spielt mit d. Essen	
Medikamenteneinnahme	V	Insulininjektion ∅	

Abb. 4.7 Beispiel für ein Pflegeplan-Formular. Als Vorlage diente der „Zorgplan" eines niederländischen Altenheims (modifizierte Fassung)

Hinweise/Absprachen zum Pflegeplan	Datum/Hdz.
1. Frau X fühlt sich schnell „überrumpelt" und reagiert dann aggressiv. Deshalb langsames Vorgehen: Schritt für Schritt. Frau X konsequent in alle Handlungsabläufe miteinbeziehen, sie freundlich, aber klar zum Mithelfen auffordern (keine zu komplizierten Sätze!) Wenn es nicht möglich ist, die Zahnprothese herauszunehmen, Mund ausspülen lassen und es zu einem späteren Zeitpunkt erneut versuchen	
2. Es macht ihr Freude, die Kleidungsstücke selbst auszusuchen. Genug Zeit dafür einplanen.	1.9.99 Ma

Überprüfung des Pflegeplans Zusammenfassung der Ergebnisse (spätestens nach 3 Monaten)	Datum/Hdz.
Das vermehrte Einbeziehen hat sich bewährt. Sie hilft mehr und mehr mit. Selbst die Abwehr gegen die Prothesenpflege hat sich reduziert. Häufiger öffnet sie nach Aufforderung den Mund.	
→ Neuer Pflegeplan	5.10.99 Ma

Abb. 4.7 Beispiel für ein Pflegeplan-Formular. Als Vorlage diente der „Zorgplan" eines niederländischen Altenheims (modifizierte Fassung)

Plan zur Alltagsgestaltung

Name: _Frau X_ Datum: _1.9.99_ Blatt: _1_

Fähigkeiten und Wünsche des alten Menschen: _hört gern Musik, blättert gern in Fotoalben/Bildbänden (Landschaften), bewegt sich gern (Gehübungen sind Grund zur Freude!), kann Obst schneiden_

Einschätzung der psychosozialen Situation _wenig Gelegenheit zur Kommunikation, da allein im Flur sitzend (Vorgeschichte) – Versuch, sie in das Gemeinschaftsleben zu integrieren_

A. Essen in Gemeinschaft

	morgens	mittags	nachmittags	abends
Essen im Speisesaal:	☐	☐	☐	☐
Essen im Tagesraum:	X	X	X	X
Essen im eigenen Zimmer:	☐	☐	☐	☐

Frau X sitzt neben: _Frau Z., gegenüber: Herr K. u. Frau S._

geht nach dem Essen ins eigene Zimmer: ja [**nein**]
verbleibt im Tagesraum: [**ja**] nein
geht selbständig über den Wohnbereich: ja [**nein**]

Sie kann aufgrund ihrer Gangunsicherheit nicht mehr wie früher über den Flur laufen. Bewegungsdrang/Unruhe ist schwächer geworden

Mittagsruhe: [**ja**] nein _auf ihrem Sofa im Zimmer_

B. Ausgewählte, wöchentliche Angebote

	vormittags	nachmittags	abends
Mo		Geh/Einzel	
Die	Gym (GÜD)	Geh/Einzel	
Mi	9.30 Messe	Geh/Einzel	
Do	Hand (GÜD)	Geh/Einzel	
Frei		Geh/Einzel	
Sam			
So	9.30 Messe		

Musik-/Singkreis (Mu/Sin)
Gymnastikgruppe (Gym)
Senioren (Tanz)
Hauswirtschaftliche Kreise (Hand)
Gestalterische Kreise (Kreativ)
Gesellschaftsspiele etc. (Spiel)
Gedächtnistraining/Kognitive Spiele (Kopf)
Vorlese-/Lesegruppen (Lesen)
Gesprächskreis (Gespräch)

Geselliger Kreis (Treff)
Kegeln
Einkaufsbummel/Begleitung zum Friedhof etc. (Spazier)
Gottesdienste (Messe)
Einzelbetreuung (Einzel)
Gruppenübergreifender Dienst (GÜD)
Gehtraining (Geh)

Abb. 4.8 Beispiel für einen Plan zur Alltagsgestaltung

C. Unregelmäßige Angebote/Ereignisse
(z.B. Ausflüge, Geburtstagsfeiern, Feste, Vorträge)

Geburtstagsfeiern im Wohnbereich

D. Mitverantwortung für Aufgaben (z.B. Tierhaltung)

∅

E. Gezielte Einzelbetreuung (genaue Beschreibung)

wird von der Altenpflegerin und der Altenpflegeschülerin übernommen. Täglich ~ 15.00 Uhr: Angebot nach Wunsch/Erfordernis, z.B. Gehtraining – nicht nur Flur, sondern bis zum EG, zur Sitzecke „Aquarium" dort Pause zum plaudern. Oder: Spazierfahrt (Rollstuhl), gemeinsames Blättern in Alben, vorlesen

Hinweise/Absprachen zum Plan zur Alltagsgestaltung	Datum/Hdz.
A. Schwerpunkt liegt auf dem gemeinsamen Einnehmen der Mahlzeiten im Tagesraum. Dort sitzend hat Frau X Gelegenheit zur Kommunikation und Abwechselung.	
B. Die Einbeziehung der Angebote des Gruppenübergreifenden Dienstes (GÜD) sind ein Versuch	1.9.99 Ma

Überprüfung des Plans zur Alltagsgestaltung Zusammenfassung der Ergebnisse (spätestens nach 6 Wochen)	Datum/Hdz.
Die Integration in die Gemeinschaft verlief bis auf einen kurzen Zwischenfall (→ Pflegebericht vom 20.9.) reibungslos. Frau X wirkt ausgeglichener, spricht mehr, lacht, isst und trinkt auch besser. Sie freut sich über jede Abwechslung. Anmeldung für den Musikkreis und Seniorentanz ist geplant.	1.10.99 Ma

Abb. 4.8 Beispiel für einen Plan zur Alltagsgestaltung

3. Schritt: Durchführung der Pflege

Die Pflege kann nun anhand des vereinbarten Pflegeplans durchgeführt werden. Dabei stellt die Durchführung der Pflege selbst eine weitere Herausforderung dar.

Bei der Durchführung läuft der Pflegeprozess noch einmal im Kleinen ab: Die Altenpflegerin muss das aktuelle psychische und somatische Befinden des alten Menschen wahrnehmen und einschätzen. Eine Fehleinschätzung, z. B. von unspezifischem Unwohlsein, kann für den alten Menschen gravierende Folgen haben. Deshalb kommt der Einschätzung auch eine Schlüsselfunktion zu, vergleichbar dem Grundsatz: Ohne richtige Diagnose keine richtige Therapie. Wenn die Situation erfasst ist, wird die Altenpflegerin im nächsten Schritt ihre geplante Vorgehensweise noch einmal kurz gedanklich durchgehen. Eventuell muss sie vom schriftlich fixierten Pflegeplan abweichen. Nach der eigentlichen Hilfestellung erfolgt eine kurze Überprüfung, und zwar unter den Gesichtspunkten, ob die Einschätzung des aktuellen Befindens bzw. die Art der Hilfestellung angebracht und richtig war und ob weitere Schritte erforderlich sind, wie z. B. Information der Mitarbeiter über den veränderten Zustand des alten Menschen und Eintragung ins Berichteblatt.

4. Schritt: Evaluation zur Sicherung und Kontrolle der Qualität der Pflege

Diesem Schritt der Überprüfung und Bewertung kommt eine besondere Bedeutung zu. Die gesamte bisher geleistete Arbeit, d. h. Einschätzung, Planung, Durchführung, muss kritisch überprüft und ggf. angepasst oder neu entworfen werden. Die Evaluation soll grundsätzlich spätestens nach drei Monaten erfolgen. Bei akuten Veränderungen oder bei pflegerelevanten neuen Erkenntnissen muss sofort ein neuer Pflegeprozess eingeleitet werden.

Sinnvollerweise sollten alle Pflegepersonen, die mit der Pflege des alten Menschen betraut sind, gehört werden. Ebenso sollten die Pflegeberichte der letzten Wochen und Monate herangezogen und wie beim Pflegeplan der alte Mensch nach seiner Meinung und nach seinen Verbesserungswünschen befragt werden.

Zusammenfassung

Die Methode des Pflegeprozesses ist eine Methode, die sich positiv auf die altenpflegerische Arbeit auswirkt.

- Ohne kluge und treffende Einschätzung bleibt die angebotene Hilfestellung oberflächlich und wenig förderlich.
- Die Fähigkeit, zusammen mit dem alten Menschen die für ihn geeignete Hilfestellung zu finden, d. h. ihn zu beraten, Vorschläge zu machen und zu begründen, Wesentliches von Unwesentlichem zu unterscheiden, zeichnet die Fachkraft aus.
- Das, was als gut und richtig erkannt wurde, sollte auch umgesetzt werden. Dafür zu sorgen gehört ebenfalls zu den Aufgaben der Altenpflegerin.
- Die Fähigkeit, seine eigenen Grenzen zu sehen, seine eigene Einschätzung, sein eigenes Tun und Verhalten kritisch zu betrachten, und die Bereitschaft, sich zu entwickeln und beispielsweise Neues zu lernen, sind Zeichen von Kompetenz.

Wenn Altenpflegerinnen diese oben beschriebenen Fähigkeiten ausbilden, wird das der Qualität ihrer Arbeit und auch dem Ansehen des Berufes sehr zugute kommen.

4.2.4 Interventionsplan als Problemlösungsprozess

Wir erleben im Altenheim immer wieder Menschen, denen Wünsche weitestgehend gerne erfüllt werden, weil sie von allen Pflegekräften gemocht werden. Diese Menschen benötigen keinen Interventionsplan. Es gibt aber auch Menschen, die an ihrer Lebenssituation leiden, die unleidlich sind, weil sie mit sich und der Welt nicht mehr zurechtkommen. Ihre Gefühle, Ängste, Befürchtungen (z. B. „Es ist sowieso alles sinnlos", „Ich falle allen zur Last") können so stark sein, dass sie sich auf die Fähigkeit auswirken, den konkreten Lebensalltag zu bewältigen. Diese Menschen brauchen Hilfe.

Sinnvoller, als über mögliche Hintergründe zu spekulieren, ist es, den alten Menschen selbst zu fragen, was ihn bedrückt, was für ihn unerträglich ist. Darauf kann dann die Intervention (gezielte Einwirkung) aufgebaut werden (zum Interventionsplan s. Abb. 2.**63**, S. 159).

Die hier gemeinte altenpflegerische Intervention zielt nicht auf die Krankheitsproblematik des

Menschen und ist deshalb auch nicht arztabhängig, sondern sie interessiert sich für einen Menschen in menschlichen Schwierigkeiten. Die Intervention ist, so gesehen, ein ehrgeiziges Unterfangen, welches über die formal-pflegerische Unterstützung hinausgeht. Es ist der Versuch, dem alten Menschen die Zuwendung und die besondere Förderung zu geben, die er braucht, damit er selbst neue Selbstpflegekompetenzen entwickeln kann.

Pflegerisch-therapeutisches Können, gestalterische und psychosoziale Fähigkeiten, Einfallsreichtum etc. fließen bei solchen Interventionen zusammen, um das Bestmögliche für den alten Menschen möglich werden zu lassen (Abb. 4.**9**).

Sinn des Interventionsplans

Es geht beim Interventionsplan

- um die Entwicklung von **konkreten lebenspraktischen Fähigkeiten** des alten Menschen, damit er seine Alltagssituationen besser bewältigen kann,
- um die **Umgestaltung der Rahmenbedingungen**, in denen der alte Mensch lebt, bzw. um die Anpassung der Anforderungen, sodass Raum für Wachstum und Entwicklung entsteht,
- um die **Entwicklung von neuer Hoffnung und neuer Lebensperspektive** bzw. um die Bereitschaft zu neuer Aktivität oder auch zur Annahme des Unabänderlichen.

Ziel des Interventionsplans ist das Erreichen eines neuen Gleichgewichtes zwischen innerer Welt und äußerer Welt.

»Wohlbefinden entsteht dann, wenn ein Gleichgewicht zwischen persönlichen Kompetenzen und Umweltanforderungen besteht. Sind die Umweltanforderungen größer als die verfügbaren Fähigkeiten zu deren Bewältigung, stellt sich ein Gefühl der Überforderung ein. So ist z. B. ein desorientierter Heimbewohner, der in ein neues Zimmer umziehen muß, mit der Anpassung an diese Veränderung überfordert und wird mit Unruhe, Angst oder verstärkter Verwirrtheit reagieren.

Doch nicht nur Überforderung, sondern auch Unterforderung wird als unangenehm erlebt. Eine rüstige Bewohnerin wird sich im Altenheim unwohl fühlen, wenn sie dort keine Betätigungsmöglichkeiten findet.«

(Kauffeldt 1994)

Beispiel für eine gelungene Intervention:

Frau B. zog in unser Altenheim ein, weil sie nach ihrem Schlaganfall, bei dem sie auch ihr Augenlicht fast vollständig eingebüßt hatte, zu Hause nicht mehr zurechtkam. Die Tage in der neuen, fremden Umgebung gestalteten sich für alle Beteiligten schwierig. Frau B. war in der fremden Umgebung völlig auf unsere Hilfe angewiesen, gleichzeitig konnte man ihr nichts recht machen. Einige Mitarbeiter zeigten bereits ihren Unmut, wenn sie wieder einmal schellte, was nicht gerade selten war.

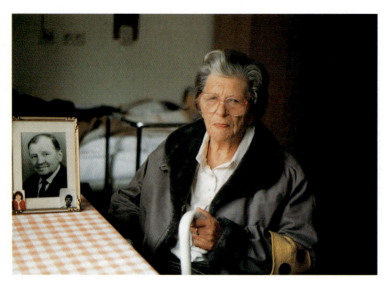

Abb. 4.**9** Menschen mit Handicaps benötigen besonders bei der Eingewöhnung in einer neuen Umgebung gezielte Förderung und Unterstützung

Bewegung kam erst in die festgefahrene Situation, als eine Altenpflegerin uns auf die eher unglückliche Lage von Frau B. aufmerksam machte: die Erblindung, neue Umgebung, fremde Menschen, außerdem Handicaps durch den Apoplex. Sie entschloss sich, bei nächster Gelegenheit Frau B. zu fragen, was sie am meisten an ihrer Situation bedrücke. Die Antwort hat alle überrascht: Frau B. litt besonders unter ihrer Abhängigkeit bei den Toilettengängen.

Im Team wurde nun gemeinsam nach einer Lösung gesucht. Eine Grundvoraussetzung schien zu sein, dass Frau B. lernen konnte, sich in ihrer neuen Umgebung zu orientieren, um überhaupt die Toilette finden zu können. Inwieweit sie dann abhängig von Hilfestellung beim eigentlichen Toilettengang werden konnte, musste erst noch eingeschätzt werden.

Die Mitarbeiter stellten fest, dass sie zeitlich das Orientierungstraining nicht leisten konnten, und beschlossen, den gruppenübergreifenden Dienst zu bitten, zweimal täglich mit Frau B. den Weg vom Sitzplatz zur Toilette tastend zu trainieren. Alle Mitarbeiter wollten darauf achten, dass die beweglichen Möbelstücke stets am selben Ort standen. Wenn Frau B. schellte, weil sie zur Toilette musste, wurde versucht, sie ebenfalls den Weg tastend entdecken zu lassen. Die Altenpflegerin sollte in erster Linie als Sicherheitsperson fungieren, die nur bei Bedarf auf Hindernisse aufmerksam machte. Die bis jetzt so selbstverständlich übernommenen Hilfestellungen beim Toilettengang (z. B. Führen, Hilfestellung beim Auskleiden) sollten so weit wie möglich reduziert werden, damit Frau B. Teile ihrer Selbstständigkeit wiederentdecken konnte („Helfen mit der Hand in der Tasche" war das Motto). Die Planung wurde danach mit Frau B. besprochen.

Ergebnis:
Nach sieben Tagen ging Frau B. allein zur Toilette, sie brauchte nur noch Hilfe beim Hochziehen des Schlüpfers bzw. beim Anlegen der Sicherheitsvorlage. Nach weiteren fünf Tagen war Frau B. auch hierin unabhängig und fand allein den Weg zu ihrem Sessel zurück. Ein weiterer Effekt: Durch die Intervention fing Frau B. an, Vertrauen in uns als Pflegekräfte zu entwickeln. ∎

Einzelne Schritte der Intervention

Vorbemerkung:
Dem alten Menschen wird in dem Zeitraum der Intervention eine gezielte Förderung und Betreuung zuteil, die häufig über das übliche Maß hinausgeht. Dieser Tatbestand muss bei der Arbeitsorganisation berücksichtigt werden. Des Weiteren ist es sinnvoll, Bezugspersonen für die Umsetzung des Interventionsplanes auszuwählen, und zwar solche, die wirklich an der Bewältigung des Problems interessiert sind.

Intervention ist gezieltes Impulsgeben und keine Dauereinwirkung. Nach spätestens drei oder vier Wochen sollte das Ergebnis feststehen! Studien haben gezeigt, dass kürzere Interventionen häufig effizienter sind. Möglicherweise gibt es Gewöhnungseffekte und Motivationsverluste, wenn die Zeiträume sowohl für den alten Menschen als auch für die Altenpflegerinnen unüberblickbar werden.

1. Erfassen der Ausgangssituation:
Die Problemsituation, die meist mehrdimensional und tendenziell „unübersichtlich" ist, gilt es möglichst klar zu erfassen und anschaulich zu beschreiben. Häufig kristallisieren sich bereits bei der Beschreibung die Bereiche heraus, die Ansatzpunkte für eine Intervention bieten bzw. die den Schlüssel zur Lösung beinhalten.

Ergänzt wird die Beschreibung durch eine Überschrift, einen Titel, welcher möglichst präzise den Kern der Problemsituation trifft (z. B. Abhängigkeit beim Toilettengang wird als demütigend empfunden).

2. Formulieren der Ziele:
Im zweiten Schritt werden zu den einzelnen Ansatzpunkten Ziele formuliert, die wir – mit und für den alten Menschen – erreichen wollen. Ziel – als Begriff – beinhaltet Wegstrecke, Nach-vorne-Schauen, Geschwindigkeit des Gehens, Geführtwerden und Lernen. Nichterreichen des vorgenommenen Zieles lässt Gefühle des Versagens und Scheiterns aufkommen. Es ist deshalb sinnvoll und hilfreich, zwischen Nahzielen und Fernzielen zu unterscheiden:

- Durch die Formulierung eines Fernzieles wird in erster Linie die Richtung festgelegt, in welche die Bemühungen gehen werden.
- Die Nahziele sind als kleine, konkrete Einzelschritte zu verstehen. Darüber hinaus haben sie den Vorteil, schnell erreichbar und gut überprüfbar zu sein und somit Motivation bei allen Beteiligten zu fördern.

3. Planung der einzelnen Schritte bezogen auf die Ziele (= der Weg):
Die Maßnahmen stellen die Wege dar, mit deren Hilfe die einzelnen Schritte erreicht werden sollen. Diese Wege gehen der alte Mensch und die Altenpflegerin gemeinsam. Auch wenn die Altenpflegerin – gemeinsam mit den anderen Mitarbeitern – den neuen Weg vorschlägt bzw. plant, bestimmt der alte Mensch die Geschwindigkeit des Vorankommens.
Eine präzise, konkrete und auf die Person hin konzipierte Beschreibung der einzelnen Maßnahmen dient der erfolgreichen Umsetzung. Maßnahmen, die anfangs etwas ungenau und allgemein formuliert wurden, können häufig später präzisiert werden.

4. Durchführung mit Darstellung des Verlaufs (wöchentlich):
Angestrebt wird eine konsequente Umsetzung, um die größtmögliche Effektivität zu erreichen. Wöchentlich sollten sich die Bezugspersonen zusammensetzen, um den Verlauf der Intervention zu diskutieren, zu reflektieren und ggf. neue – angepasste – Maßnahmen zu planen. Die Dokumentation bzw. ein Protokoll des Interventionsverlaufes ist zwingend erforderlich, da sonst die Effektivität der Intervention nicht nachweisbar bzw. überprüfbar wäre. Die Planung alleine ist noch kein Zeichen von Qualität!

5. Ergebnis:
Erfahrungsgemäß zeigt sich ziemlich schnell – nach einer oder zwei Wochen –, ob die geplante Strategie richtig ist. Es passiert auch häufig, dass die Intervention eine Initialwirkung hat. Nachdem die Selbsthilfefähigkeiten des alten Menschen reaktiviert wurden, nehmen viele alte Menschen das Geschehen wieder selbst in die Hand, d. h., sie äußern Wünsche, Ideen usw. Das Ergebnis sollte ausformuliert, der Pflegeplan und der Plan zur Alltagsgestaltung angepasst werden. Diese Anpassung/Modifikation ist ein gewünschtes Ergebnis. Das Erreichte soll in den Alltag integriert werden.
Interventionen haben ihre eigene Qualität. Der alte Mensch spürt den Willen der Pflegekräfte, ihm aus der Sackgasse herauszuhelfen, er spürt die neue, ihm zuteil werdende Zuwendung. Dies gibt ihm Kraft. Die Pflegenden selbst erfahren, dass sie als Team zielbezogen agieren und Gestaltungsräume kreativ nutzen können. Dies wiederum gibt den Pflegenden Kraft.

4.3 Standards in der Altenpflege

G. Hense

Neben dem Thema Pflegeprozess ist auch das Thema Standards in der (Alten-)Pflege häufig Gegenstand der Fachdiskussion.

Begriff „Standard"

Der Begriff „Standard" bedeutet soviel wie Normalmaß, Richtschnur, Muster, aber auch konkret die Durchschnittsbeschaffenheit von Waren. Im Alltagsgebrauch ist uns dieses Wort vertraut durch Wortzusammensetzungen wie Standardwerk oder Standardausrüstung. Auch die Altenpflegeausbildung hat ihre (Qualitäts-)Standards. Die Altenpflegerin soll nach ihrer dreijährigen Ausbildung ein gewisses Niveau (Level) erreicht haben. Dieses Niveau ist nicht in das Belieben der einzelnen Fachseminare und Fachschulen gestellt, sondern Ausbildungsordnungen und Rahmencurricula geben entsprechende Vorgaben. Ein Arbeitgeber, der eine staatlich anerkannte Altenpflegerin einstellt, kann also davon ausgehen, dass seine neue Pflegefachkraft über das notwendige Können für ihre altenpflegerische Tätigkeit verfügt.

Hinter dem Begriff „Standard" steckt die Idee, ein gewünschtes Maß festzuschreiben, um einen Orientierungsmaßstab zu geben. Das festgesetzte Standardmaß ist jedoch variabel und von vielen Faktoren abhängig. Die Wünsche und Ansprüche der Nutzer, des Kunden, Gesetzesvorgaben, Kriterien wie Wirtschaftlichkeit und Rentabilität etc. beeinflussen beispielsweise, auf welcher Höhe der Messlatte der Fixpunkt Standard angebracht wird. Permanente Abweichungen vom Standard nach unten (Substandard) können das ursprünglich angestrebte Maß vergessen lassen. Häufige Abweichungen nach oben können auch bewirken, dass das Standardmaß nach oben verschoben wird. Was früher bei Autos als Sonderausstattung zusätzlich gekauft werden musste, ist heute in die Serienproduktion aufgenommen. Hier hat eindeutig eine Verschiebung des Standards nach oben stattgefunden.

Der pflegerische Bereich mit seiner ausgeprägten psychosozialen und interpersonalen Komponente gehört sicherlich zu den Bereichen, die sich nicht so ohne weiteres standardisieren lassen.

Andererseits zwingen heute Faktoren wie Begrenztheit der finanziellen Mittel und Fragen der Rentabilität zu neuen Überlegungen. Pflege muss beschreiben können, was sie real anbieten und leisten kann.

» *Gute Pflege wird sich künftig aus einem geglückten Management dieses Spannungsfeldes ergeben.*«

(E. Lustig 1998)

Die Aufgabe von Standards ist hierbei, ein (Qualitäts-)Niveau zu definieren, mit welchem der Nutzer, der Kunde, rechnen kann, wenn er die Dienste in Anspruch nehmen möchte. Der andere Begriff, der mit Standard eng verknüpft ist, ist der Begriff der Kontrolle als Überprüfung des definierten Qualitätsniveaus.

Unbewusste, versteckte Standards: Pflege im absoluten Freiraum hat es nie gegeben. Wo Menschen über einen längeren Zeitraum miteinander arbeiten, kristallisieren sich bestimmte Verhaltensmuster und Gewohnheiten heraus. (Der Satz „Um 8 Uhr müssen alle gewaschen sein" benennt eine selbstauferlegte Richtlinie.) Diese – internen – Vorgaben machen den versteckten, unbewussten Standard aus, an dem sich alle Mitarbeiter anzupassen haben und an dem sie sich messen. Der Verursacher der Vorgaben ist häufig nicht zu identifizieren: „Es war immer schon so, es soll immer so bleiben." Warum etwas so ist, wird viel zu wenig hinterfragt. An dieser Stelle können Standards sehr gewinnbringend eingesetzt werden. Standards wie der Pflegestandard zur Körperpflege mit basaler Simulation (Tab. 4.**3**) erinnern beispielsweise die Mitarbeiter an früher gelernte, aber in der täglichen Alltagsroutine verloren gegangene Inhalte. Sie regen zur Diskussion an und bringen Mitarbeiter dazu, ihre Arbeit zu reflektieren. Eine andere Möglichkeit ist, dass die Mitarbeiter ihre eigenen – hausinternen – Standards selbst erarbeiten.

Unterscheidung Struktur-, Prozess-, Ergebnisstandard

Die Differenzierung in Struktur-, Prozess- und Ergebnisstandard nach dem amerikanischen Arzt Avedis Donabedian wurde von der WHO aufgenommen und auf den pflegerischen Bereich übertragen. Sie soll im Folgenden kurz erläutert werden.

Strukturorientierte Standards: Diese Standards beschreiben die Voraussetzungen, unter denen die Pflege zu erbringen ist. Bauliche und technische Ausstattung (z. B. Badezimmer, mit Hubbadewanne, Lifter etc. in jedem Wohnbereich), Größe der Pflegeeinheit gehören ebenso dazu wie personelle Ausstattung und Qualifikation der Mitarbeiter.

Diese strukturorientierten Standards liegen in der Verantwortung der Heimverwaltung und Pflegedienstleitung sowie der Altenpolitik!

» *Reimer Gronemeyer beschreibt in seinem Buch „Die Entfernung vom Wolfsrudel", wie er sich die Zustände in der Pflege im Jahre 2030 vorstellt: „Das Pflegeheim im nordhessischen Frankenberg ist ein Glaspalast, der 50.000 Pflegefälle aus Nordhessen beherbergt. Die Anlage ist rationalisiert, die Pflege nach modernsten Maßstäben organisiert. Das ärztliche, pflegerische und therapeutische Personal ist auf 500 Personen gesenkt worden. Das Pflegeheim gleicht einer automatischen Fabrik: Fließbandpflege. Die Betten mit den Siechen werden durch Videokameras überwacht, jedes Bett ist eine eigene kleine Pflegemaschine. In das Gestell sind verschiedene Geräte eingebaut, die den Zustand des Patienten überwachen; auch an einen Fütterungsautomaten wurde gedacht. Er reagiert auf Augenbewegungen des Patienten. Die Alten werden über Katheter entsorgt, kein Pfleger ist genötigt, sie zu reinigen oder zu windeln. Im Gegensatz zu früheren Zeiten werden die Pfleglinge auch nicht mehr nur einmal in der Woche gebadet. Eine für Pflegeheime konstruierte Waschstraße erlaubt es, die Bettlägrigen ohne großen Aufwand jeden Tag zu duschen. Eine Freiaufhängung der Patienten sorgt dafür, dass es keine der gefürchteten Wunden durch Liegen gibt. Soweit sie ansprechbar sind, genießen die Alten täglich dreißig Minuten Zuwendung durch einen Psychotherapeuten, der auf gerontologische Fälle spezialisiert ist. Sterbende werden intensiver betreut (...).*«

Prozessorientierte Standards: Diese Standards beschreiben Art und Umfang pflegerischen Handelns. Dadurch wird auch ein Qualitätsanspruch festgelegt. Diese Prozessstandards können auf verschiedenen Ebenen angesiedelt werden:

- Auf der **Makroebene** würden Standards Themen und Konzepte von grundsätzlicher

Tabelle 4.3 Pflegestandard zur Körperpflege mit basaler Stimulation aus dem Haus Stiftstraße, Minden (Kooperation: Arzt, Angehörige/Betreuer). Die basal stimulierenden Effekte bei der Durchführung von Körperpflegemaßnahmen werden ganz bewusst genutzt. Am dargestellten Prinzip wird sich orientiert.

Aufgabenstellung	Ziele	Maßnahmen

basalstimulierende, tägliche Körperwaschung
• ausschließliche Hinwendung zum Bewohner
• Verringerung des Einsatzes von
  – Sedation
  – Analgetika
  – Antidepressiva
• wohltuende, stimulierende Berührung
 	
Achtung:
Maßnahme ist nur von geschulten Kräften durchzuführen.
Die Durchführung bietet eine ausführliche Gelegenheit zur nonverbalen und verbalen Kommunikation s. auch:
• Basalstimulierende Bobath-Waschung,
• Atemstimulierende Einreibung (UASE)
	Die Aktivierung und Reaktivierung
	• fördern
	• Sensibilisieren der eigenen Körperfunktionen
	• Körperwahrnehmung erhalten oder herstellen
	• Wohlbefinden und Nähe herstellen
		Die Körperpflege, Waschen und Abtrocknen wird nur von *einer* Person (Bezugsperson) durchgeführt. Diese konzentriert sich voll auf den Bewohner und führt nicht gleichzeitig Konversation mit anderen Personen. (Eine zweite Person ist nur in seltenen Fällen erforderlich und stört zumeist.) Während der Durchführung sind Unterbrechungen jedweder Art zu vermeiden (geeigneten Zeitpunkt planen, Kolleginnen/Kollegen informieren):
		
		• *warme Hände:* evtl. Hände vorher unter warmem Wasser waschen (hierdurch kann außerdem Desinfektionsmittelgeruch von den Händen abgespült werden. Wichtig v.a. bei Manipulationen im Gesicht),
		• *ruhige, gleichmäßige Bewegungen* ausführen, dabei möglichst gesamte Handfläche auflegen und mit konstantem Druck arbeiten (oberflächlich streifende, hastige Bewegungen lösen eher Unbehagen aus),
		• *Frottee-Waschhandschuhe/Handtücher* bevorzugen (auch für Trockenmassage gut geeignet),
		• *Wassertemperatur* wie gewünscht oder körperwarm,
		• möglichst die Seife bzw. Pflegepräparate benutzen, die der Bewohner gewohnt ist (Stimulation über den Geruchssinn).
		
		Empfohlene Bewegungsabläufe
		(nach Inhester/Zimmermann)
		
		Arme: Innenseite von Hand bis Achselhöhle – über die Schulter – Armaußenseite bis Hand.
		
		Brust und Bauch: vom Solarplexus kopfwärts und über seitl. Thorax zurück.
		
		Rücken: vom LWS-Bereich entlang der Wirbelsäule kopfwärts und über seitl. Thorax zurück. Möglichst mit beiden Händen gleichförmige/gleichseitige Bewegungen durchführen (beim Abtrocknen gut möglich.)
		
		Beine: Innenseite von Fuß bis Leiste – über die Hüfte – Außenseite bis Fuß.
		
		Belebende Waschungen bei
		• somnolenten und depressiven Bewohnern
		  – Wassertemperatur 35–30 °C
		    (*leicht unter* Körpertemperatur)
		  – mit tropfnassem Waschlappen
		  – entgegen der Haarwuchsrichtung waschen.
		
		Beruhigende Waschungen bei
		• Desorientiertheit, Unruhe-, Angstzuständen, Einschlafstörungen, Schmerzen
		  – Wassertemperatur 37–40 °C
		    (*leicht über* Körpertemperatur)
		  – mit gut ausgewrungenem Waschlappen in Haarwuchsrichtung waschen, Hand nach jeder Bewegung neu ansetzen.

Bedeutung erfassen, z. B. Pflegeleitbild, Konzepte des Wohnbereichs.
- Standards auf **medialer (mittlerer) Ebene** greifen allgemeinere „Qualitätsfragen von weitreichender Bedeutung" (Lustig 1998) auf. Dazu gehören in der Altenpflege z. B. Tagesabläufe, Tagesgestaltung, Einzug neuer Bewohner, Sterbebegleitung, Pflegeprozess. Ebenso macht es Sinn, für den jeweiligen Wohnbereich dann Standards zu erarbeiten, wenn unter den Mitarbeitern große Unsicherheiten und Unklarheiten bezüglich bestimmter Fragestellungen (z. B. Notfallsituationen) auftauchen oder wenn Neues ausprobiert werden soll.
- Standards auf der **Mikroebene** regeln konkrete Pflegehandlungen. Klassische Beispiele sind Pflegestandards zur Mundpflege, zum Katheterisieren etc. Mit dem Pflegestandard wird die Durchführung bestimmter pflegerischer Handlungen nicht nur beschrieben, sondern auch festgeschrieben. Der Mitarbeiter erhält eine Richtlinie, wie er bestimmte Tätigkeiten durchzuführen hat, und zwar nach dem neuesten Stand der Erkenntnis. Abweichungen vom Standard müssen begründet werden, um der Gefahr des Substandards entgegenzutreten.
Eine besondere Form dieser Pflegestandards sind Standardpflegepläne oder standardisierte Pflegepläne. Sie beziehen sich auf bestimmte Personengruppen: z. B. Pflege sterbender Menschen, Pflege von Parkinson-Erkrankten, … Diese Standardpflegepläne zeigen das mögliche Problem- und Handlungsspektrum auf. Sie beinhalten grundsätzliche Richtlinien und Prinzipien und helfen somit durch ihre (Wert-)Orientierung bei Konflikten.

»*Pflegestandards sind allgemein gültige und akzeptierte Normen, die den Aufgabenbereich und die Qualität der Pflege definieren. Pflegestandards legen themen- oder tätigkeitsbezogen fest, was die Pflegepersonen in einer konkreten Situation generell leisten wollen/sollen und wie die Leistung auszusehen hat.*«

(A. von Stösser 1994)

Einige Autoren halten die Erstellung speziell von Pflegestandards auf der Mikroebene für überflüssig. Allerdings erscheint es sinnvoll, „am Arbeitsplatz Lehrbücher zu halten, wobei hier standardisiert werden sollte, dass man darin liest und sich darüber abstimmt" (Sabine Bartholomeyczik 1995).

Die Aufgabe von Pflegestandards ist, Maßstäbe zu setzen, die auf den Menschen hin abgestimmt werden müssen. Standards sind Werkzeuge. Sie entlassen die Altenpflegerin nicht aus der Verantwortung, selbst zu entscheiden, was hier und jetzt, für den einzelnen Menschen angemessen und angebracht ist.

Ergebnisorientierte Standards: Diese Standards orientieren sich an den Pflegeergebnissen, z. B. am Gesundheitszustand des Patienten, an seiner Zufriedenheit, seinem Gesundheitsverhalten. Sie sind zeitlich den anderen Standards nachgeordnet. Noch hat man in Deutschland wenig Erfahrung mit dieser Art von ergebnisorientierten Standards.

Wirkungen der Prozessstandards in der Praxis

- Die Einführung von Standards erfordert eine kritische Überprüfung bisheriger, oft eingefahrener Arbeitsweisen. Durch die Konfrontation mit Standards können sich die Mitarbeiter bewusst werden, welches Angebot sie bereits standardmäßig erledigen bzw. in welchen Bereichen sie nicht auf dem neuesten Stand sind und z. B. neue Techniken etc. lernen müssen (ein klassisches Beispiel ist die Technik der s.c.-Injektion). Standards bauen auf dem vorhandenen Grundwissen der Mitarbeiter auf, haben aber die Tendenz, die Qualität zu verbessern. Dies muss ggf. über Fortbildungsangebote unterstützt werden.
- Standards können Theorie und Praxis verbinden. Wenn die Praxis aufgeschlossen reagiert und Schülerinnen als Vermittlerinnen von neuesten Erkenntnissen, z. B. bezüglich Wundversorgung, betrachtet, bleibt sie zeitgemäß. Die Theorie ihrerseits ist auf die Praxis angewiesen, denn nur die Praxis kann zeigen, ob die neuesten Erkenntnisse sich bewähren oder nicht.
- Pflegestandards stecken einen Rahmen, der Orientierung und Maßstab gibt und Willkür verhindern will. Sie geben sowohl dem alten Menschen als auch dem Pflegepersonal eine Orientierung und Sicherheit, weil die Handlung, der Ablauf voraussehbar wird. Außerdem wird durch Standards das pflegerische Tun der Mitarbeiter vergleichbar.
- Standards sollen grundsätzlich erreichbar sein. Qualitätsanforderungen, die nicht in Einklang mit der Realität zu bringen sind, liegen im Schrank im Dienstzimmer und werden dort vergessen.

- Ausformulierte Standards, zu denen man sich bekennt, sind auch der Maßstab, an dem die geleistete Pflege gemessen werden kann.
- Die Altenpflegerin soll sich des Standards an ihrem Arbeitsplatz bewusst sein. Sie soll wissen, an welchen Stellen sie aufgrund ihres persönlichen Engagements und ihres Könnens über den Standard hinausgeht, an welchen Stellen sie das Gewünschte noch nicht umsetzen kann und z. B. dazulernen oder sich für eine Änderung der Rahmenbedingungen einsetzen muss.

4.4 Pflegedokumentation

G. Hense

Rückblick

Noch vor 15 Jahren waren Zettel zur Informationsweitergabe und Einzelpläne für alle möglichen Bereiche an der Tagesordnung, z. B. Badepläne, Bettenpläne, Spritzenplan, Medikamentenplan, Tropfenplan, Essensplan, Friseurbüchlein, Fußpflegebüchlein, Stuhlbuch, Übergabebuch. Formulare hingegen, die die Anwendung des Pflegeprozesses hätten unterstützen können, waren meist unbekannt. Längere Informationen wurden nur mündlich weitergegeben.

Auch wenn damals schon offensichtlich war, dass diese Form der Informationsweitergabe und Gedächtnisstütze über „Zettelwirtschaft" organisatorisch nicht optimal sein konnte, hatten sich alle an der Pflege Beteiligten mit dieser Situation arrangiert. Im Hintergrund gab es außerdem meist eine Person, die wie ein wandelndes Gedächtnis war und sich als geeignete Stelle für eventuelle Nachfragen anbot: die Stationsschwester. Häufig war sie bereits seit vielen Jahren im Haus und wusste alles über die Bewohner und deren Schicksale. Die Situation hat sich heute grundlegend gewandelt.

Die rechtliche Verpflichtung zur Dokumentation im Krankenhausbereich bezüglich Anamnese, diagnostische Maßnahmen, Befunde, Therapie und deren Wirkung wurde bereits 1978 vom Bundesgerichtshof festgelegt.

Seit Inkrafttreten des Krankenhausgesetzes 1985 wurde Pflegeplanung und Pflegedokumentation fester Bestandteil der beruflichen Ausbildung von Krankenschwestern und Krankenpflegern. Mit der Entscheidung vom 18. März 1996 hat der Bundesgerichtshof die Pflicht zur Dokumentation allgemein auf pflegerische Tätigkeiten ausgeweitet. Pflegefachkräfte sind nun sowohl für ihre direkte Pflege als auch für die indirekten Pflegeleistungen wie Pflegedokumentation verantwortlich. Und Ärzte müssen den Pflegefachkräften wichtige pflegerelevante Daten zur Verfügung stellen.

Was soll die Pflegedokumentation leisten?

Dokumentationsfunktion

Eine Schlüsselfunktion nimmt die Dokumentation ein. Die Dokumentation muss sich auf alles erstrecken, was pflegerisch relevant ist. Das pflegerisch Relevante sollte so erfasst werden, dass sich mit- und nachpflegende Pflegekräfte ebenso wie der behandelnde Hausarzt ein umfassendes Bild machen können. Dies ist die Pflicht, aber auch ein Problem. Wenn Pflegekräfte beispielsweise in dem Pflegebericht notieren: „Frau X ist gefallen, hat eine Wunde am Ellenbogen", kann sich kein Leser ein Bild machen: Was für eine Wunde hat sie am Ellenbogen? Wurde sie verbunden? Gibt es einen Grund, weshalb sie gestürzt ist – z. B. Schwindel? Wurde der Blutdruck kontrolliert? Wurde der Hausarzt hinzugezogen? Wurde sie getröstet? Wie ist ihre Verfassung jetzt? Was nicht dokumentiert ist, ist vermutlich auch nicht geschehen.

Dieses Nicht-geschehen kann auch für den Pflegeprozess gelten. Wenn weder Pflegebedarf noch die geplanten pflegerischen Maßnahmen, noch der Verlauf und Beurteilung erfasst und nach außen hin dokumentiert werden, bleibt ungeklärt, ob der alte Mensch seine – d. h. eine auf ihn zugeschnittene – Pflege erhalten hat.

Informationsfunktion

Mit Hilfe der Pflegedokumentation wird der notwendige Informationsfluss unter den Pflegekräften gewährleistet und gesichert. Beispielsweise müssen Teilzeitkräfte leicht an Informationen kommen können, die pflegerisch relevant sind, die aber evtl. schon einige Tage zurückliegen. Die Pflegedokumentation stellt folglich die Kommunikationsbasis dar, in die alle Pflegemitarbeiter miteinbezogen werden können. Eine gelungene Informationsweitergabe soll u. a. auch den

Teil der Pflegefehler reduzieren, der aufgrund von Informationslücken und Missverständnissen erfolgt.

Die schriftliche Pflegedokumentation macht allerdings die mündliche Informationsweitergabe nicht überflüssig. Die Informationsweitergabe von Mensch zu Mensch ist sehr viel facettenreicher und enthält Aussagen, die bei einer rein schriftlichen Dokumentation verloren gehen würde.

Kontrollfunktion

Bei (juristischen) Streitigkeiten wird auf die Pflegedokumentation zurückgegriffen. Eine lückenlos geführte Dokumentation dient hierbei als Nachweis für eine fachgerechte Pflege. Ebenso ist sie selbstverständlich auch ein Indiz für die entsprechende Pflegequalität.

Beispiel:
Eine Patientin klagte gegen ein Krankenhaus, in das sie aufgrund eines Schlaganfalls im Jahre 1977 stationär eingewiesen worden war. Sie erlitt dort einen faustgroßen Dekubitus. Durch diesen Dekubitus konnte die Patientin nicht an einer vorgesehenen Rehabilitationsmaßnahme teilnehmen. Die Patientin behauptete, das Pflegepersonal des beklagten Krankenhauses habe nicht die notwendigen Vorbeugungsmaßnahmen zur Verhinderung des Durchliegegeschwürs getroffen. Außerdem sei sie nach der Entdeckung des Geschwürs verspätet und unzureichend behandelt worden. Für das beklagte Krankenhaus wurde die Beweislast wesentlich erschwert, da weder die Dekubitusprophylaxe noch der Zeitpunkt, wann der Dekubitus festgestellt wurde, dokumentiert waren. Der Patientin wurde wegen der mangelnden Beweisbarkeit der Prophylaxe ein Schmerzensgeld zugesprochen. Es musste also nicht die Patientin die mangelnde Dekubitusprophylaxe beweisen, sondern es trat eine Beweislastumkehr ein: Das Pflegepersonal musste beweisen, dass es eine regelmäßige, ausreichende Prophylaxe betrieben hatte. ∎

Pflegedokumentation als Organisationsmittel

Die Pflegedokumentation kann zur Grundlage für die Koordination von Arbeitsabläufen, Dienstplangestaltung und Stellenbesetzung herangezogen werden. Diese Möglichkeiten sind noch nicht ausgeschöpft.

Anforderungen an die äußere Form der Pflegedokumentation

- Die Pflegedokumentation soll robust sein, denn täglich wird sie mehrmals in die Hand genommen.
- Sie soll ästhetisch ansprechend sein, damit man sie gerne in die Hand nimmt.
- Sie soll klar gegliedert sein, damit die Informationen und entsprechenden Blätter schnell zu finden sind.
- Sie soll Formblätter enthalten, die leicht auszufüllen sind.

Mittlerweile können die Einrichtungen aus einer Vielzahl von unterschiedlichen Dokumentationssystemen auswählen: Flachsichtkarteien als Kompaktsysteme, Hängekarteien mit Einzelmappen, die innen weiter unterteilt sind und so die Möglichkeit geben, einzelne Blätter thematisch geordnet hinzuzuheften, EDV-gestützte Dokumentationssysteme. Ebenso haben Einrichtungen die Möglichkeit, ihr eigenes Dokumentationssystem zu entwickeln (Abb. 4.**10**).

Hinweise zu einigen Dokumentationsblättern

- Bezüglich des Pflegeprozessteils sei auf Kap. 4.2 „Pflegeprozess in der Altenpflege" verwiesen. Bei den heute üblichen Pflegeplanungsblättern fehlen sehr häufig Spalten für eine ausführliche Evaluation bzw. Verlaufsdarstellung.
- Die vom Arzt angeordneten Maßnahmen („Mitarbeit bei ärztlicher Diagnostik und Therapie") müssen auf dem ärztlichen Verordnungsblatt genau und nachvollziehbar festgehalten werden. Anweisungen des Arztes sind bereits mündlich wirksam. Der Arzt muss sich aber ggf. überzeugen, dass die Anweisung auch verstanden wurde (Böhme 1998). Die Altenpflegerin notiert die Anweisung im Ärztlichen Verordnungsblatt mit Datum und Handzeichen.
- Für den behandlungspflegerischen Bereich ist eine Planung von Seiten der Altenpflegerin nicht vorgesehen, da Arztanordnungen im Rahmen des ärztlichen Behandlungsplans (Therapieplans) erfolgen. Häufig ist es jedoch sinnvoll, ein separates geeignetes Blatt anzulegen, beispielsweise um den Verlauf der Wundheilung bei chronischen Wunden wie Ulcus cruris zu dokumentieren. Ein Foto der Wunde, wenn der alte Mensch hierzu sein Einverständnis gibt, veranschaulicht und

Allgemeine Daten zur Person	Pflegeprozessteil	Datensammlung
Stammblatt und Informationssammlung (wird bei Einzug/Beginn der Pflege erstellt)	**Pflegerische Einschätzung** (wird regelmäßig aktualisiert, deshalb eigenes Formblatt) **Planungsteil:** – Pflegeplan (regelmäßig zu evaluieren und zu aktualisieren) – Plan zur Alltagsgestaltung (s.o.) – Interventionsplan (bei Bedarf eigene Formblätter) **Ärztliches Verordnungsblatt** **Pflegeberichteblatt**	z. B. Durchführungskontrollblätter, Vitalzeichenblatt

Beispiele für zusätzliche Blätter, die nur bei Bedarf anzulegen sind:

- Hygieneblatt
- Ausscheidungsblatt
- Vitalzeichenblatt
- Kontinenzförderungsblatt
- Diabetikerblatt
- Fixierungsnachweisblatt
- Lagerungsblatt
- Ein- und Ausfuhrkontrollblatt
- therapeutisches Dokumentationsblatt
- Angebotsplanung
- Pflegeüberleitungsblatt

Abb. 4.**10** Inhaltlicher Aufbau der Pflegedokumentation

dokumentiert die Ausgangssituation besser als jede noch so gute Beschreibung. Weiterhin ist eine genaue Maßnahmenbeschreibung, mit (mindestens) wöchentlichem Verlaufsbericht, sinnvoll. Diese Form der Dokumentation bedeutet auch gleichzeitig eine bessere Kontrolle des Heilungsverlaufes.

Hinweise zum Umgang mit der Dokumentation

- Die Daten in der Dokumentation unterliegen dem Datenschutz. Sie sind vertraulich zu behandeln.
- Eintragungen müssen grundsätzlich „zeitnah" erfolgen. Ein späterer Eintrag (morgen, wenn ich Zeit habe!) ist nicht zulässig und würde auch dem Sinn einer Dokumentation widersprechen. Die Eintragungen sollen gut leserlich sein und mit dokumentenechtem Schreibgerät erfolgen – inklusive Namenskürzel, Datum und Uhrzeit. Die Verwendung von Korrekturflüssigkeit zum Löschen „falscher" Einträge ist nicht erlaubt und kann im Extremfall als Urkundenfälschung aufgefasst werden. Mit Hilfe von Signalleisten werden die anderen Pflegemitarbeiter auf die erfolgten Eintragungen aufmerksam gemacht.
- Formulierungen im Pflegebericht sollen gut verständlich und informativ, präzise und wertneutral sein. Nicht gewünscht sind Vermutungen, wenig aussagekräftige Kommentare oder Reduzierung des pflegerischen Spektrums auf „Einlage war nass, Einlage war trocken".
- Bedenken Sie, dass Ihre Eintragung in der Pflegedokumentation evtl. die letzte Eintragung ist. Eintrag um 19.30 Uhr im Spätdienst „Frau X hatte ständig etwas auszusetzen" (Beispiel für eine subjektive und wertende Feststellung). Am nächsten Morgen wird Frau X tot in ihrem Zimmer aufgefunden!
- Der Blick in die Dokumentation, z. B. im Rahmen der Übergabe, sollte selbstverständlich sein. Es ist nicht sinnvoll, vollgeschriebene Pflegeberichtsblätter aus dem Dokumentationssystem herauszunehmen, um sie in der

Schublade zu deponieren. Als wichtige Informationsquelle müssen sie ständig zur Verfügung stehen.
- Übung macht den Meister: Dies gilt auch für das schriftliche Fixieren von Informationen!

Literatur

4.2–4.4: Pflegeprozess in der Altenpflege, Standards in der Altenpflege, Pflegedokumentation

Bartholomeyczik, S.: Pflegestandards kritisch betrachtet. Die Schwester/Der Pfleger 10 (1995) 888-892

Böhle, F., M. Brater, A. Maurus: Pflegearbeit als situatives Handeln. Pflege 10 (1997) 118-122

Böhm, E.: Pflegediagnose nach Böhm: Ein Konzept zur Befindensverbesserung von Patienten und Pflegepersonal. Recom, Basel 1989

Böhme, H.: Rechtsfragen bei der Pflegeplanung und -dokumentation. Pflegen ambulant 1 (1998) 46-48

Galow, B.: Die Pflegedokumentation – eine sinnvolle Pflicht. Pflegen ambulant 5 (1997) 12-15

Garms-Homolová V., G. Niehörster: Pflegedokumentation: auswählen und erfolgreich anwenden in Pflegeeinrichtungen. Vincentz, Hannover 1997

Georg, J., J. Löhr-Stankowski: Pflegediagnosen. Entwicklung – Gegenstand – Bedeutung. Die Schwester/Der Pfleger 2 (1995) 128-134

Grauvogl, S.: Planen – pflegen – dokumentieren. Pflegen ambulant 4 (1998) 31-36

Gronemeyer, R.: Die Entfernung vom Wolfsrudel. Über den drohenden Krieg der Jungen gegen die Alten. 3. Aufl., Düsseldorf 1990, S. 113 f

Kämmer, K. (Hrsg.): Pflegemanagement in Altenheimen. Grundlagen für Konzeptentwicklung und Organisation. Schlütersche, Hannover 1994

Kauffeldt, S., S. Kühnert, A. Wittrahm: Psychologische Grundlagen der Altenarbeit. Dümmler, Bonn 1994

Klessmann, E.: Wenn Eltern Kinder werden und doch die Eltern bleiben. Huber, Bern 1992

Linden, M., R. Gilbert, S. Schimpf: Kurzskala zur Erfassung der Pflegebedürftigkeit und Pflegeversorgung (PBV-Skala). Zeitschrift für Gerontologie und Geriatrie 3 (1998) 170-183

Lustig, E.: Konzeptuelle Überlegungen für das Arbeiten mit Pflegestandards. Pflege 11 (1998) 199-206

Schöniger, U., A. Zegelin-Abt: Hat der Pflegeprozess ausgedient? Wird es Zeit für den Prozess der Pflege? Die Schwester/Der Pfleger 4 (1998) 305-310

Sowinski, C.: Fachkräfte einsparen – Der Schuß kann nach hinten losgehen. Rechtsgutachten des KDA: Wer haftet bei Fehlern in der Pflege? Heim und Pflege 7 (1998) 292-295

Sowinski, C.: KDA-Gutachten zu Haftungsfragen löst Wirbel aus. Verhaftet zu einwandfreier Pflege. Forum Sozialstation 92 (1998) 24-27

Sowinski, C.: RAI – Instrument zur besseren Beurteilung von Pflegebedürftigen. In: Altenpflegerin und Altenpfleger 5/6 (1997) 92-93

Stösser, A. von: Pflegestandards. Eine Erneuerung der Pflege durch Veränderung der Standards. Springer, Berlin 1994

Stratmeyer, P.: Ein historischer Irrtum der Pflege? Plädoyer für einen kritisch-distanzierten Umgang mit dem Pflegeprozess. Mabuse (1997) 34-38

Weiss, T.: Gefahr erkannt, Gefahr gebannt. Eine Pflegedokumentation, die alle wichtigen Informationen zur Pflege und Betreuung enthält, hilft nicht nur in der täglichen Arbeit. Sie bietet auch Rechtssicherheit – Pflegebedürftigen wie Pflegekräften. Altenpflege 7 (1998) 48-49

Westermann, R.: Pflegestandards – Orientierungshilfen. In: Pflege Qualität Jetzt. Realität – Entwicklung – Perspektive. Hrsg. Projektivgruppe Qualität in der Pflege der Innerbetrieblichen Fort- und Weiterbildung der Medizinischen Einrichtungen der Universität Köln. Bibliomed, Melsungen 1995, S. 47-84

4.5 Pflegequalität in der Altenpflege

I. Köther

Das Thema Pflegequalität hat mit der Einführung des Pflegeversicherungsgesetzes einen neuen Stellenwert in der Altenpflege erhalten. Nach § 80 SGB XI (Pfleg.VG) ist die systematische Sicherung der Pflegequalität für ambulante, teilstationäre und stationäre Einrichtungen einschließlich der Kurzzeitpflege eine gesetzlich geregelte Vorgabe.

4.5.1 Qualität der Altenpflege

Im Alltag machen wir Erfahrungen mit unterschiedlichen Qualitäten, z. B. beim Kauf von Obst und Gemüse, der Auswahl von neuen Schuhen oder der Entscheidung für oder gegen ein Urlaubsquartier. Doch was verstehen wir unter dem Begriff „Qualität"? Qualität kann definiert werden als Beschaffenheit, Güte und Wert.

Der Begriff Qualität ist wertneutral und sagt noch nichts aus über den Grad von Güte und Beschaffenheit oder über die Wertstufe eines Produktes bzw. einer Dienstleistung. Die Qualität muss anhand von vorher festgelegten Kriterien beschrieben werden, z. B. mit den Eigenschaften des Produktes oder mit allgemein gültigen Normen.

Ob ein Produkt bzw. eine Dienstleistung als gut oder schlecht beurteilt wird, hängt ab von den Vorstellungen, Werten, Normen des Beurteilers.

Da sich Kenntnisse und Erkenntnisse ständig weiterentwickeln, verändern sich auch die Merkmale von Qualität.

Eine wissenschaftlich fundierte Beschreibung von Altenpflegequalität liegt z.Z. nicht vor. Die nachfolgenden Sätze sind als Arbeitsdefinition zu verstehen:

> **D** Qualität in der Altenpflege wird deutlich an einer Arbeitsweise, die dem derzeitigen Stand der Künste entspricht, die alte Menschen in ihrem Recht auf Selbstbestimmung und Mitverantwortung einbezieht und die Partner der Pflege mit dem Ergebnis zufrieden sind.

Qualitätskriterien in der Pflege

Die Frage nach der Qualität der Pflege wird nicht erst durch die soziale Pflegeversicherung gestellt. Im deutschsprachigen Raum wurde durch die Kaderschule des Schweizerischen Roten Kreuzes (SRK) bereits 1975 ein Modell zur Beschreibung von Pflegequalität veröffentlicht. Dieses Modell der Qualitätsstufen (Wertestufen) wurde zur Grundlage für Qualitätsbeschreibungen der Pflege in unterschiedlichen Bereichen der Kranken- und Altenpflege.

Qualitätsstufen-Modell (nach Fiechter u. Meier 1981, Abb. 4.**11**). Dieses Modell macht Aussagen über gute und schlechte Pflegequalität und unterscheidet zwischen vier Qualitätswerten:

Stufe 0 = gefährliche Pflege
Stufe 1 = Routinepflege
Stufe 2 = angemessene Pflege
Stufe 3 = optimale Pflege

Stufen der Pflegequalität in der Altenpflege: Dieses Qualitätsstufenmodell beschränkte sich vorwiegend auf die Bereiche von Grund- und Behandlungspflege, Kommunikation und Pflegeplanung. Später wurde das Modell nach unterschiedlichen Gesichtspunkten für die Altenpflege modifiziert (Tab. 4.**4**).

In der Praxis ist es kaum möglich, alle Bereiche der Pflege und Betreuung zur Beurteilung der Qualität zur gleichen Zeit im Auge zu behalten. Es ist sinnvoll, immer wieder einzelne Abläufe anhand der hier aufgeführten Qualitätskriterien zu bewerten.

Das Fernziel für die Pflege alter Menschen sollte die optimale, d. h., die bestmögliche Pflege sein. Es gibt im täglichen Ablauf immer wieder einzelne Situationen, in denen die Qualitätsstufe 3 (optimale Pflege) möglich ist und daher auch gefordert werden kann.

Ein Mitarbeiterteam, das sich in seiner Arbeit auch unter schwierigen Bedingungen das Ziel setzt, eine bestmögliche Pflege zu erreichen und gemeinsam, z. B. in Qualitätszirkeln, daran arbeitet, wird Erfolge erleben, die die Motivation steigern und die Freude an der Arbeit fördern (S. 229 ff.).

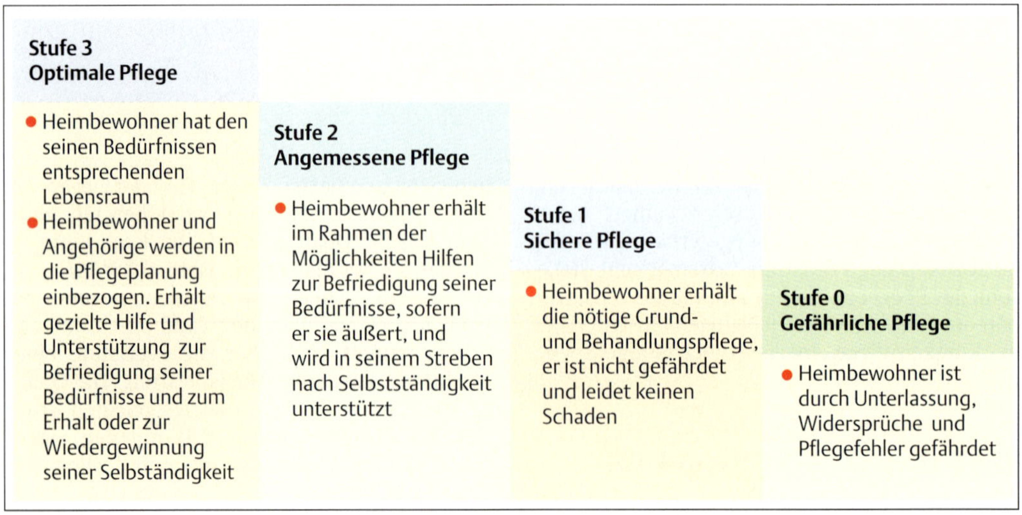

Stufe 3
Optimale Pflege
- Heimbewohner hat den seinen Bedürfnissen entsprechenden Lebensraum
- Heimbewohner und Angehörige werden in die Pflegeplanung einbezogen. Erhält gezielte Hilfe und Unterstützung zur Befriedigung seiner Bedürfnisse und zum Erhalt oder zur Wiedergewinnung seiner Selbständigkeit

Stufe 2
Angemessene Pflege
- Heimbewohner erhält im Rahmen der Möglichkeiten Hilfen zur Befriedigung seiner Bedürfnisse, sofern er sie äußert, und wird in seinem Streben nach Selbstständigkeit unterstützt

Stufe 1
Sichere Pflege
- Heimbewohner erhält die nötige Grund- und Behandlungspflege, er ist nicht gefährdet und leidet keinen Schaden

Stufe 0
Gefährliche Pflege
- Heimbewohner ist durch Unterlassung, Widersprüche und Pflegefehler gefährdet

Abb. 4.**11** Die Erfassung der Pflegequalität erfolgt nach einem Modell mit vier Qualitätsstufen (Fiechter u. Meier 1981)

Tabelle 4.4 Merkmale zur Pflegequalität in der Altenpflege (nach Kämmer 1994)

Intervention innerhalb der	Stufe 0 Gefährliche Pflege	Stufe 1 Routinepflege	Stufe 2 Angemessene Pflege	Stufe 3 Optimale Pflege
• **Pflege** Selbstständigkeitspflege und Prävention	Der Bewohner erleidet Schäden; • Kontrakturen • Dekubitus • Pneumonie • Munderkrankungen • Inkontinenz, bedingt durch fehlendes Kontinenztraining	Der Bewohner wird versorgt, Selbstständigkeiten werden nicht „gepflegt" (entwickelt), Persönliche Gewohnheiten werden dann berücksichtigt, wenn sie den Ablauf nicht stören	Der Bewohner erfährt Berücksichtigung seiner persönlichen Bedürfnisse und Gewohnheiten. Die Angehörigen werden regelmäßig informiert und nach Wunsch und Möglichkeit in die Pflege einbezogen.	Der Bewohner erhält die Möglichkeit aktiv die Pflege mitzugestalten und selbst zu entscheiden. Die Anforderungen entsprechen seinen Fähigkeiten.
• **Pflegerische Mitwirkung in der Rehabilitation** Hilfe zur Anpassung an veränderte Lebensbedingungen	Der Bewohner erhält keine oder falsche Maßnahmen/Hilfsmittel und erleidet zusätzliche Schäden. Die Pflegehaltung ist funktions- und versorgungsorientiert (nicht rehabilitativ).	Der Bewohner wird korrekt behandelt, die Pflegehandlungen werden nach einem durch die Abteilung vorgegebenen, festen Schema durchgeführt. Die Therapieangebote sind nicht in die Gesamtpflege integriert.	Der Bewohner erhält eine auf seine Lebenssituation und seinen Allgemeinzustand abgestimmte Unterstützung, Hilfe und Beratung. Er erhält alle notwendigen Informationen über Art und Intensität und Zweck der Pflege.	Der Bewohner erhält im Prozess der Umstellung/Anpassung so viel Hilfe, dass er neue, für ihn sinnvolle Lebensmöglichkeiten ausschöpft. Gewohnheiten aufbauen kann, Pflegende, Bewohner und Angehörige suchen gemeinsam nach Problemlösungen.
• **Kontakte** Kommunikation auf psychische und soziale Bedürfnisse	Der Bewohner empfindet, dass das Personal sich nicht für ihn interessiert. Er leidet unter Stress, Angst, Resignation und Isolation. Die Pflegenden vermeiden Nähe, Auseinandersetzung und Zuwendung.	Der Bewohner fühlt sich häufig abhängig und als eine Belastung für die Pflegenden. Er erfährt Hilfe und Unterstützung entsprechend den Stationsgewohnheiten und -regeln. Das Umfeld regt die Sinne wenig an.	Der Bewohner erfährt ein Umfeld, das es ihm ermöglicht, seine Bedürfnisse zu äußern. Er erhält eine, auf seine Person abgestimmte, Kommunikation und Orientierung.	Der Bewohner erfährt Hilfe bei der Bewältigung seines individuellen Schicksals. Er fühlt sich im Rahmen seiner Möglichkeiten integriert, aktiviert, frei und kompetent.
• **Aktivitätspflege** Animation Interessen und Hobbygruppen	Die Tagesablaufgestaltung ist krankenhausorientiert. (Gewaschenwerden vor 6.00 Uhr, routinemäßiges Zubettgehen vor 20.00 Uhr.) Es kommt zu Störungen durch Reizüberflutung und Reizmangel.	Den Bewohnern werden regelmäßige Aktivitäten angeboten. Der Alltag wird strukturiert, der Bewohner wird in den Stationsablauf eingebunden. Anregende Reize (z. B. Radio/Fernsehen) werden bewusst eingesetzt.	Der Bewohner wird ein regelmäßiges und ausgewogenes Angebot innerhalb und außerhalb seines Wohnbereiches gemacht. Es besteht für ihn die Möglichkeit, sich durch Arbeit und Spiel zu beschäftigen. Er erlebt das als sinnvoll, dem Bedürfnis nach Ruhe wird entsprochen.	Der Bewohner wird gemäß seiner Fähigkeiten und Interessen im Alltag aktiviert. Es bestehen verschiedene Interessengrupp en. Der Bewohner erfährt den Umgang mit Mitbewohnern und Pflegenden als bereichernd. Bewohnerwünsche nach Ruhe und Stille sind integriert und akzeptiert.

Tabelle 4.**4** Fortsetzung

Intervention innerhalb der	Stufe 0 Gefährliche Pflege	Stufe 1 Routinepflege	Stufe 2 Angemessene Pflege	Stufe 3 Optimale Pflege
• **Informationspflege** Pflegeplanung, Austausch	Der Informationsfluss ist unorganisiert und mangelhaft. Das Pflegepersonal orientiert sich an den kranken Anteilen der Bewohner (Fürsorgegedanke). Bewohner und Angehörige erhalten keine oder nur unzureichende Informationen über die Pflege.	Organisatorische Übergaben sind gewährleistet. Es wird zu jedem Bewohner Stellung genommen und Besonderheiten werden ausführlicher angesprochen. Bewohner und Angehörige erhalten sachlich richtige Informationen. Die Pflege wird nach Schema ausgeführt.	Übergaben und Fallbesprechungen finden regelmäßig statt, dabei sind alle an der Pflege Beteiligten anwesend. Jeder Bewohner wird vorgestellt. Für jeden Bewohner wird eine Pflegeplanung erstellt. Bewohner und Angehörige sind über Art und Zweck der Pflege informiert.	Übergabe findet im gesamten Team regelmäßig statt. Bewohner und Angehörige werden in die Pflegeplanung einbezogen. Das Pflegepersonal erläutert hierbei Zielsetzung, Planung und Bewertung der Pflege.

Eine Weiterentwicklung ist das Qualitätsstufenschema des Kuratoriums Deutsche Altershilfe (KDA), Sowinski 1994 (S. 80 ff. und S. 141 ff.).

Dimensionen der Pflegequalität

Einen anderen Weg beschritt Donabedian (1968) in den USA, der die pflegerische Dienstleistung im Zusammenhang mit der Institution sieht, in der sie erbracht wird. Donabedian unterscheidet drei Qualitätsdimensionen (Tab. 4.**5**):

- **Strukturqualität:** Sie wird bestimmt durch die Rahmenbedingungen einer Pflegeeinrichtung,
- **Prozessqualität:** auch Pflegequalität genannt, wird bestimmt durch die Pflegeprozesse,
- **Ergebnisqualität:** Sie macht Aussagen über das Erreichen der geplanten Ziele.

Diese drei Ebenen/Dimensionen stehen miteinander im Zusammenhang und dürfen bei der Analyse von Qualitätsproblemen nicht isoliert voneinander betrachtet werden.

Beispiel:
Wenn ein Heim für seine Bewohner ein reichhaltiges Frühstücksbuffet mit vielen Wahlmöglichkeiten anbietet (Strukturqualität) und die zuständige Mitarbeiterin den anwesenden Diabetikerinnen Weißmehlbrötchen mit Honig anbietet (Prozessqualität), kann das für die alten Menschen schwerwiegende, gesundheitliche Folgen haben. Es besteht ein erhebliches Problem im Bereich der Ergebnisqualität (gefährliche Pflege).

Einflussfaktoren auf die Pflegequalität

Pflege ist ein prozesshaftes Geschehen, das vielen Einflüssen unterworfen ist. Deshalb wird Pflegeplanung als ein wichtiges Instrument der Pflegeprozesssteuerung und der Qualitätssicherung in der Altenpflege durchgeführt. Der Pflegeprozess ist nur ein Teil, aber der bedeutendste, auf dem Weg zu einer guten Altenpflegequalität. Ob ein gutes Ergebnis erzielt wird, hängt von den Pflegepersonen, den Bedingungen, unter denen sie arbeiten, und von der Kooperationsfähigkeit der pflegebedürftigen Personen ab:

- **Pflegepersonen:** Die Maßstäbe für Pflegequalität (Prozess- und Ergebnisqualität) setzen die Fachpersonen aus den verschiedenen Bereichen der Altenhilfe aufgrund von
    - Qualifikation, Ausbildung,
    - individuellem Wissen und Können,
    - menschlicher, sozialer Kompetenz,
    - Motivation für den Beruf,
    - Qualitätsbewusstsein,
    - Teilnahme an Fort- und Weiterbildungen,
    - Bereitschaft zur persönlichen Weiterentwicklung (z. B. durch Supervision).

Tabelle 4.5 Unterscheidung der Qualitätsebenen Strukturqualität, Prozessqualität und Ergebnisqualität (Donabedian 1968)

Strukturqualität	Prozessqualität (Pflegequalität)	Ergebnisqualität
• Unternehmensleitbild • Organisationsform • Qualifikation und Zahl der Mitarbeiterinnen • Fort- und Weiterbildungsmöglichkeiten • räumliche und bauliche Gegebenheiten • Kommunikations- und Informationswege	• Anwendung von fachlichem Wissen und Fähigkeiten • soziale, kommunikative Beziehungen zwischen Pflegebedürftigen und Mitarbeiterinnen • Pflegeprozessplanung und -durchführung	• der pflegerische Zustand und/oder • die Zufriedenheit der Heimbewohner, der Patienten, Klienten (Kunden) **Beachte:** Die Ergebnisqualität ist nur schwer festzustellen, da sie von subjektiven Ergebnissen und Empfindungen ausgeht.

 Eine Steigerung der Strukturqualität und der Prozessqualität führt zur Verbesserung der Ergebnisqualität.

»Die Qualität der Arbeit in der Altenhilfe steht und fällt mit der Qualifizierung und Befähigung der Mitarbeiterinnen.«

(Stoffer 1995)

- **Rahmenbedingungen:** Die Rahmenbedingungen der Pflegeeinrichtungen (Strukturqualität) können sich positiv oder negativ auf Prozess- und Ergebnisqualität auswirken, z. B.
  - Unternehmensphilosophie und Unternehmensleitbild,
  - Anzahl und Qualifikation der Mitarbeiterinnen (Stellenschlüssel),
  - Wertschätzung, die ein Träger (Vorgesetzter) seinen Mitarbeiterinnen entgegenbringt,
  - Beteiligung der Mitarbeiterinnen an der Entwicklung von Zielen der Einrichtung,
  - Dienstzeiten, die Mitarbeiter- und Bewohnerbedürfnisse gleichermaßen berücksichtigen,
  - Zusammenarbeit aller Fachbereiche und Leitungsebenen einer Organisation,
  - Lage und Architektur eines Heimes.

»Die Mitarbeiterinnen stellen das kostbarste Vermögen eines Unternehmens dar, sie sind seine Stärke.«

(Stoffer 1995)

- **Pflegebedürftige:** die Ergebnisqualität der Altenpflege lässt sich nicht so eindeutig festlegen, wie das Ergebnis eines genau festgelegten Produktionsvorganges. Pflegequalität wird auch beeinflusst durch die pflegebedürftige Person selbst, ihre Bereitschaft und Fähigkeit zur Mitarbeit. Bei einem alten Menschen, der seine Hilfebedürftigkeit akzeptiert, wird eher ein positives Pflegeergebnis zu erreichen sein als bei einer Person, die sich nicht mit ihrer Situation abfinden kann. Auch Angehörige haben einen großen Einfluss auf die Pflege- und Betreuungssituation.

»Wesentlich für die Umsetzung würdevollen Lebens in unseren Einrichtungen ist die innere Haltung, die Wertschätzung, die wir den Bewohnern entgegenbringen, und diese ist unabhängig von Zeit oder Geld«

(Stoffer 1995).

4.5.2 Altenpflegequalität aus der Sicht der Kunden

Mit der Anwendung von Qualitätssystemen aus der Industrie wurde der Begriff Kunde und Kundin eingeführt. Pflegebedürftige sind demnach in der Rolle von Kunden, d. h. Käufer der Dienstleistung Altenpflege. Sie wollen für ihr Geld fachlich kompetente Pflege und Versorgung, Selbstständigkeit und Mitbestimmungsrecht, gute Wohnqualität und freundliche, zugewandte Pflegepersonen.

Das Kundenbewusstsein der heutigen und der nachfolgenden Seniorengenerationen wird ausgeprägter. Dienstleistungsunternehmen der Altenpflege werden sich mehr und mehr an den Vorstellungen und Wünschen ihrer Kunden orientieren. Auch wenn die Qualität zunächst an dem Angebot von Wohn- und Lebensqualität gemessen wird, spielt die Pflegequalität bzw. Prozessqualität doch die entscheidende Rolle in der Altenpflege.

Eine Studie des Landesseniorenrates Baden-Württemberg, die Anfang 1997 in sieben Altenheimen durchgeführt wurde, brachte die in Tab. 4.6 aufgelisteten Informationen über die Qualitätsansprüche von Heimbewohnern und deren Angehörigen.

Dieser Studie wurden Qualitätskriterien zugrunde gelegt, die das Gesundheitsministerium von England in „Homes are for living in" 1989 veröffentlichte (s. Kap. 5.11 „Für eine sichere Umgebung sorgen können").

»Kundenorientiert ist ein Unternehmen dann, wenn alle Entscheidungen und Maßnahmen das Ziel haben, dem Kunden, also dem Pflegebedürftigen, besser zu dienen, ihn besser zu pflegen, besser zu begleiten. Vision muss sein, das Unternehmen der Sozialwirtschaft so zu entwickeln, dass jeder den Kunden als seine einzige Aufgabe betrachtet. Diesen Gedanken weiter gedacht, hat Qualität dann auch etwas mit Haltung, Einstellung zu tun, wie wir einem Menschen begegnen. Qualität ist dann der respektvolle, partnerschaftliche Umgang mit dem Bewohner.

Der alte oder behinderte Mensch darf so sein, wie er ist. Er bleibt vollkommen Mensch, seine Würde ist unantastbar«

(Stoffer 1995).

Anregung für eine Befragung
- Was kennzeichnet ein gutes Altenheim?
- Welche Qualitätsmerkmale sind Ihnen wichtig?

Stellen Sie diese Frage
- einer Heimbewohnerin,
- deren Sohn/Tochter,
- der Heimleiterin,
- einer Pflegefachkraft,
- dem Träger des Heimes.

4.5.3 Qualitätssicherung nach dem Pflegeversicherungsgesetz

Mit der Einführung des Pflegeversicherungsgesetzes (PVG) wurde im SGB XI § 80 (2) folgendes festgelegt:

»Die zugelassenen Pflegeeinrichtungen sind verpflichtet, sich an Maßnahmen zur Qualitätssicherung zu beteiligen. Bei stationärer Pflege erstreckt sich die Qualitätssicherung neben den allgemeinen Pflegeleistungen auch auf die Leistungen bei Unterkunft und Verpflegung (§ 87) sowie auf die Zusatzleistungen (§ 88).

Die Pflegeeinrichtungen haben auf Verlangen der Landesverbände der Pflegekassen dem Medizinischen Dienst der Krankenversicherung oder den von den Landesverbänden bestellten Sachverständigen die Prüfung der Qualität ihrer Leistungen

Tabelle 4.6 Qualitätsansprüche von Heimbewohnerinnen (aus Faigle u. Knäpple: Qualität aus Sicht der Pflegebedürftigen. Altenheim 5/98)

Leitziele und ausgewählte Qualitätsindikatoren	
Privatheit	• sich zurückziehen können • eigene Nasszelle haben • Sichtschutz bei pflegerischen Verrrichtungen
Würde	• angesprochen werden wie gewünscht • Kleidung nach eigener Wahl • freundlich bedient werden
Unabhängigkeit	• sich kurzfristig vom Essen abmelden können • Ermutigung und Unterstützung finden, selbst aktiv zu werden
Entscheidungsfreiheit	• eigene Möbel im Zimmer haben • mitbestimmen, wann und wie oft geputzt wird • den Zeitpunkt der Pflege bestimmen
Sicherheit	• sich auf sichere und fachlich korrekte Pflege und Medikamentenausteilung verlassen können • frische und gut bekömmliche Speisen erhalten
Selbstverwirklichung	• die eigene Gestaltung des Zimmers übernehmen • Auswahlmöglichkeiten zwischen unterschiedlichen Veranstaltungen haben

durch Einzelprüfungen, Stichproben und vergleichende Prüfungen zu ermöglichen. Die Prüfungen sind auf die Qualität der Pflege, der Versorgungsabläufe und der Pflegeergebnisse zu erstrecken.«

Der Medizinische Dienst der Pflegekassen beschreibt in seinem MDK-Konzept von 10/96 sein Verständnis von Qualität und Qualitätssicherung und die Verfahren zur Qualitätsprüfung folgendermaßen:

»Formulierung entsprechend DIN ISO 9000ff., nach der Qualität als die Gesamtheit der Eigenschaften und Merkmale einer Dienstleistung beschrieben wird, die sich auf deren Eignung zur Erfüllung festgelegter oder vorausgesetzter Erfordernisse bezieht. Der Begriff der Pflegequalität bezeichnet die Art, die Beschaffenheit, den Umfang oder die Eigenschaft der erbrachten Pflegeleistung. Sie kann in Form von Standards definiert werden. Das SGB XI folgt der Unterscheidung der Pflegequalität in die Dimensionen der Struktur-, Prozess- und Ergebnisqualität.«

Kontrollaufgabe durch den Medizinischen Dienst der Pflegekassen: „Der gesetzliche Auftrag der Pflegekassen, eine bedarfsgerechte und gleichmäßige, dem allgemein anerkannten Stand wissenschaftlicher Erkenntnisse entsprechende pflegerische Versorgung der Versicherten zu gewährleisten, erfordert eine ständige Sicherung der Qualität."
Der Medizinische Dienst der Pflegekassen (MDK) überprüft in stationären Pflegeeinrichtungen Folgendes:

- **Strukturqualität:**
  - Gewährleistung von Versorgung und Unterbringung,
  - Vorhalten von Therapie- und Rehabilitationsmöglichkeiten,
  - Qualifikation und Qualifizierung der Leitung von Pflegeeinrichtungen,
  - Qualifikation und Qualifizierung der Mitarbeiterinnen,
  - räumliche Voraussetzungen,
  - institutionalisierte Kooperationen.
- **Prozessqualitiät:**
  - Schriftliche Leistungsdarstellung,
  - Arbeit an und mit Bewohnerverträgen,
  - der Ablauf von der Aufnahme bis zur Dokumentation,
  - Teamarbeit,
  - Beratung von Angehörigen,
  - Umfang und Vorgehen bei der Kooperation mit anderen Institutionen.
- **Ergebnisqualität:**
  - laufende Überprüfung und Dokumentation des pflegerischen Zustands der Bewohnerinnen,
  - Erörterung der Pflegeergebnisse mit Bewohnern und Angehörigen,
  - Stellungnahme zum Verlauf der Pflege.

Auszug aus der MDK-Prüfanleitung zum Erhebungsbogen in der Pflegeeinrichtung:

Fragen zur Pflege:
1. Verfügt die Pflegeeinrichtung über ein definiertes Pflegeleitbild (S. 113)?
2. Verfügt die Pflegeeinrichtung über ein definiertes Pflegemodell (S. 194 ff.)?
3. Verfügt die Pflegeeinrichtung im Sinne der Qualitätssicherung über ein Pflegekonzept (S. 115)?
4. Auf welchem Pflegesystem (Funktions-/Bezugspflege) basiert die pflegerische Arbeitsorganisation (S. 125 ff.)?
5. In welcher Form wird die Durchführung der medizinischen Behandlungspflege geregelt und gesichert?
6. Wird die medizinische Behandlungspflege von qualifizierten Pflegefachkräften ausgeführt?
7. In welcher Form wird die soziale Betreuung geleistet?
8. In welcher Form wird die Mitwirkung des Heimbeirates am Heimgeschehen gefördert?

Dieses Konzept des MDK wurde von einer Projektgruppe unter Einbeziehung von Fachleuten aus der Alten- und Krankenpflege, der Gerontologie, der Medizin und der Rechtswissenschaften erarbeitet.

4.5.4 Qualitätszirkel-Arbeit

Zur Sicherung und Optimierung der Pflegequalität ist die Qualitätszirkel-Arbeit nur eine Methode unter anderen. Diese Methode der internen Qualitätssicherung wird in Unternehmen des In- und Auslandes bereits seit Jahren mit Erfolg praktiziert, wenn Probleme im Arbeitsbereich auftreten oder Qualitätsverbesserungen angestrebt werden.

> **!** Grundgedanke der Qualitätszirkelarbeit ist, dass die Mitarbeiter aufgrund von Sachverstand und Erfahrung die eigentlichen Experten für Qualitätssicherung und Qualitätsverbesserung sind.

Ein Qualitätszirkel besteht aus einer Gruppe von 5-6 Mitarbeiter, die auf freiwilliger Basis zusammenkommen, um Themen aus dem Arbeitsbereich zu analysieren und Problemlösungen zu erarbeiten. Damit die Gruppe arbeiten kann, müssen bestimmte Voraussetzungen erfüllt sein.

Voraussetzungen:
- Der Träger bzw. das Führungsteam der Institution muss diese Form von Qualitätssicherungsarbeit wollen und Räume, Zeit und organisatorische Hilfen zur Verfügung stellen.
- Das Leitungsgremium nimmt die Änderungsvorschläge ernst und gibt die notwendige Unterstützung zur Umsetzung.
- Für die Leitung und Moderation von Qualitätszirkeln werden geeignete Mitarbeiterinnen geschult (Moderatorenkurse).
- Die Mitarbeit im Qualitätszirkel ist freiwillig.
- Die Mitarbeiter können die Ergebnisse und Erfolge ihrer Arbeit in der Einrichtung präsentieren und veröffentlichen.

Durchführung:
Für das methodische Vorgehen in Qualitätszirkeln gibt es unterschiedliche Vorgehensweisen. Das nachfolgende Beispiel wurde erarbeitet nach einem Übungsbeispiel aus „Qualitätssicherung ... ein Schlüssel zum Erfolg" (Trainingsvideo, Bezugsquelle s. S. 233), von W. Schlüter und M. Poser.
Das Ziel der hier dargestellten Methode ist die Verbesserung der Lebensqualität von in Heimen lebenden alten Menschen, indem ihre Bedürfnisse und Wertvorstellungen erfragt und ernst genommen werden. In Zusammenarbeit mit den Fachleuten aller Berufsgruppen einer Institution und ihrem Führungsgremium wird ein optimales Ergebnis stationärer Altenpflegequalität angestrebt.

Methodisches Vorgehen:
Qualitätssicherung folgt einer bestimmten Methodik. Poser und Schlüter orientieren sich an dem in Abb. 4.12 dargestellten Regelkreis (in Anlehnung an Norma Lang). Er besteht aus 7 Schritten, die im Folgenden näher erläutert werden.

1. Themenwahl,
2. Formulierung von Werten,
3. Festlegen von Standards (Soll-Zustand),
4. Erhebung von Daten (Ist-Zustand),

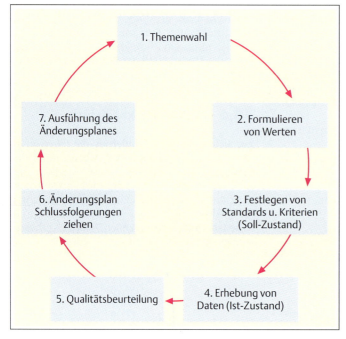

Abb. 4.12 Regelkreis (in Anlehnung an Norma Lang)

5. Qualitätsbeurteilung,
6. Änderungsplan,
7. Ausführung des Änderungsplanes.

1. **Schritt Themenwahl:** Themen und Probleme werden gesammelt und aufgeschrieben, gewichtet und ein Thema wird ausgewählt. Wenn das gewählte Thema auch andere Arbeitsbereiche betrifft, müssten entsprechende Fachpersonen mitarbeiten.

Mögliche Probleme und Themen:

- Heimeinzug und Hilfen zum Einleben,
- Bewohner kommen zu wenig an die frische Luft und haben allgemein zu wenig Bewegung,
- Tagesgestaltung für psychisch veränderte Bewohner,
- Tiere in der Einrichtung,
- den Sonntag (wieder) zum Feiertag gestalten,
- Sterbende begleiten,
- Zusammenarbeit mit Angehörigen,
- die AEDLs, z. B. „Sich kleiden können",
- Durchführung und Gestaltung von Dienstbesprechungen.

Definition des Themas: Die Bedeutung und der Wert des ausgewählten Themas, z. B. für die zu betreuenden Personen, für die Mitarbeiterschaft oder für das Ansehen der Einrichtung in der Öffentlichkeit werden herausgearbeitet und kurzgefasst schriftlich dargestellt.

Methodisches Vorgehen am Beispiel „Abendgestaltung" in Haus Waldblick:
Definition: Der Abend ist der Ausklang des Tages. Berufstätige sprechen vom „Feierabend", auf den sie sich freuen. Viele Menschen füllen die Abende mit Kontakten im Freundeskreis oder Vereinen, mit kulturellen Aktivitäten oder ihrem Hobby. Heimbewohner und Kranke erleben auch ihren Alltag, doch die Möglichkeiten den Abend selbst zu gestalten sind begrenzt. Sie brauchen dazu Unterstützung und Anregungen. Das Fernsehprogramm ist ein schlechter Ersatz.
Häufig haben alte Menschen Angst vor der Nacht, d. h. vor Schmerzen, Einsamkeit, Dunkelheit und vor dem Sterben. Ein frühes Zu-Bett-Gehen kann diese Probleme verstärken.
Ziel der Arbeitsgruppe: Der Abend in „Haus Waldblick" entspricht einem Feierabend und wird bewohnerorientiert, gemeinschaftsfördernd gestaltet. ∎

2. **Schritt: Formulieren von Werten:** Hierunter sind Wertvorstellungen, Bedürfnisse, Wünsche, Interessen, Zielvorstellungen und dienstliche Vorgaben zu verstehen, die bei verschiedenen Personenkreisen unterschiedliche Werte bilden. Da sind z. B. die Vorstellungen und Bedürfnisse der alten Menschen selbst bzw. ihrer Angehörigen, dann die Werte der Pflegefachkräfte, der Mitarbeiterinnen aus der Betreuung und dem sozialen Dienst, der Reinigungsfrau, des Hausmeisters, des Küchenchefs, der Hauswirtschaftsleiterin und der Heimleiterin. Die Werte können durch Interviews oder Diskussionsrunden ermittelt werden (Tab. 4.**7**, Abb. 4.**13**).

3. **Schritt: Festlegung von Standards und Kriterien:** Die Arbeitsgruppe entwickelt durch den Einfluss von Werten Standards und Kriterien in den Bereichen von Struktur-, Prozess- und Ergebnisqualität (S. 225). Standards und Kriterien beschreiben konkret die Handlung, die als Soll-Zustand angestrebt wird (Abb. 4.**14**, Tab. 4.**8**).

4. **Schritt: Erhebung von Daten für den Ist-Zustand:** Methoden zur Analyse des Ist-Zustandes sind z. B. Checklisten, Befragungen, Beobachtungen und Auswertung der Dokumentationen. Die Entscheidung für eine oder mehrere der Methoden ist abhängig von der Themenwahl und von der Zeit, die für die Analyse zur Verfügung steht.

Die Checklisten und der Fragebogen zur Ermittlung des Ist-Zustandes werden von der Arbeitsgruppe erstellt. Ungefähr 20 % der Bewohner/Klienten und 20 % des Personals werden befragt.

5. **Schritt: Die Qualitätsbeurteilung:** Aus der Auswertung der Fragebögen, Checklisten, Notizen usw. ergibt sich die Darstellung und Beurteilung des derzeitigen Qualitätszustandes (Ist-Zustand). Die Ergebnisse werden mit dem Soll-Zustand (Standards) verglichen. Abweichungen werden in der „Qualitätsbeurteilung" schriftlich festgehalten und nach den Ursachen wird geforscht. Gemeinsam wird überlegt, welche Veränderungen sinnvoll und notwendig sind.

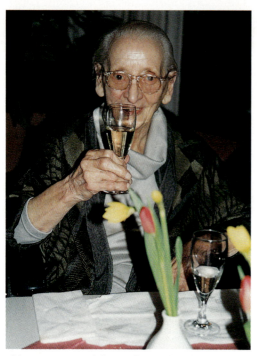

Abb. 4.**13** Ein Ziel der Qualitätszirkelarbeit ist die Zufriedenheit alter Menschen

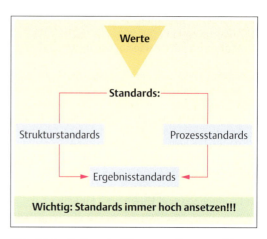

Abb. 4.**14** Einfluss der Wertvorstellungen auf Standards

Tabelle 4.**7** Werte von Bewohnern, Mitarbeiterinnen und Heimleitung zum Thema „Abendgestaltung"

Bewohner	Werte von Mitarbeiterinnen	Heimleitung
• gemütliche Atmosphäre • Geborgenheit • Abwechslung • Gemeinschaftsgefühl • Verkürzung der langen Nächte • Gespräche führen • weniger Angst vor der Nacht • die Zeit des Zu-Bett-Gehens mitbestimmen	• Bewohner sollen zufrieden und ausgeglichen sein • Gespräche mit Bewohnern • Reduzierung von Schlafmitteln • normale Nachtruhezeit • guter Schlaf der Bewohner • befürchten Änderung der Arbeitszeit und Einschränkung der persönlichen Feierabendgestaltung	• Zufriedenheit der Bewohner • gute Atmosphäre im Haus • weniger Stress für die Nachtwachen • positive Darstellung der Arbeit in der Öffentlichkeit • die Abendgestaltung soll finanzierbar sein

Tabelle 4.**8** Standards und Kriterien für den Soll-Zustand „Abendgestaltung"

Strukturstandards	Prozessstandards	Ergebnisstandards
• Abendgestaltung von 19 bis ca. 21.30 Uhr • gemütliche Raumgestaltung • bequeme Sitzgelegenheiten • Tischdekoration mit Decken, Blumen, Kerzen • Getränke, Spätmahlzeit • Lieder- und Lesebücher in Großdruck • Spiele • genügend Mitarbeiter zur Unterstützung des Abendprogramms • Heimbeirat unterstützt das Vorhaben	• Wünsche werden erfragt • Mitgestaltung und Beiträge durch Bewohner • abwechslungsreiche Gestaltung: vorlesen, Gespräche, klönen • monatlich 1 x Tanztee bis 22 Uhr • „Wünsch-Dir-Was-Liederabend" • Zeit für Sorgen Einzelner • Abendrituale werden berücksichtigt	• Bewohner sind zufrieden und ausgeglichen • Nächte sind ruhiger • Schlafmittelverbrauch ist zurückgegangen • Nachtwachen sind entspannter und zufriedener • harmonische Atmosphäre im Wohnbereich • Freude auf den nächsten Abend

Checklisten zur Ermittlung des Ist-Zustandes

Strukturkriterien	ja	nein
1. Der Aufenthaltsraum ist gemütlich und einladend.		
2. Das Mobiliar steht wohnlich und bequem.		
3. Getränke stehen zur Verfügung.		
4. Bei Bedarf gibt es eine kleine Spätmahlzeit.		
5. Bei besonderen Anlässen stehen Bier und Wein zur Verfügung.		
6. Es stehen genügend Mitarbeiter und Helfer zur Verfügung.		
7. Lieder- und Vorlesebücher (Großdruck) sind vorhanden.		
8. Schallplatten, Tonbänder, CD können abgespielt werden.		
9. Brett- und Kartenspiele sind vorhanden.		

Prozesskriterien	immer	häufig	selten	gar nicht
1. Wünsche zum späteren Zubettgehen werden berücksichtigt.				
2. Gemeinsame Abendgestaltung wird angeboten.				
3. Mitarbeiter sind gut auf die Abendgestaltung vorbereitet.				
4. Bewohner können ihre Fähigkeiten und Ideen einbringen.				
5. Neue Bewohner werden nach ihren Gewohnheiten befragt.				
6. Die meisten Bewohner gehen nach dem Abendessen ins Bett.				
7. Die meisten Bewohner liegen mehr als 10 Stunden im Bett.				
8. Die Nachtwache klagt über Schlaflosigkeit, Unruhe, Angstzustände bei den Bewohnern.				

Ergebniskriterien	ja	nein
1. Die Abendgestaltung entspricht einem „Feier"-abend.		
2. Die abendliche Stimmung im Wohnbereich ist angenehm.		
3. Die Bewohner machen einen ausgeglichenen und zufriedenen Eindruck.		
4. Die Nachtwachen berichten von ruhigen Nächten.		
5. Der Schlafmittelverbrauch ist gering.		

Fragebogen für Bewohner (evtl. Angehörige).

Abendgestaltung	ja	nein	Bewertungen
1. Ist der Abend für Sie ein angenehmer Teil des Tages?			
2. Möchten Sie den Abend in netter Gesellschaft verbringen?			
3. Würden Sie an Abendveranstaltungen mit kleinem Programm teilnehmen?			
4. Ist das Wohnzimmer gemütlich und bequem?			
5. Gehen Sie aus Langeweile früh ins Bett?			
6. Können sie gut schlafen?			

Formular für die Qualitätsbeurteilung:

Abweichung vom Soll-Zustand	Ursachen
1.	1.
2.	2.
3.	3.
4.	4.

6. Schritt: Änderungen und Umsetzung: Aus der Qualitätsbeurteilung werden Schlussfolgerungen gezogen und daraus ein Änderungsplan erstellt mit folgenden Angaben: was, von wem, in welchem Zeitraum getan wird und wann einzelne Maßnahmen abgeschlossen sind.

Formular eines Änderungsplans:

Was?	Wer?	Ab wann?	Erledigt am

7. Schritt: Ausführung des Änderungsplanes: In diesem Abschnitt geht es um die Umsetzung der Veränderungen in die Praxis. Der Änderungsplan wird dem Führungsteam der Institution vorgelegt und die Möglichkeiten zur Umsetzung werden geklärt. Im Änderungsplan wird die Ausführung und/oder Kontrolle mit Datum und Handzeichen dokumentiert.

Die Ergebnisse des Qualitätszirkels sollten den Mitarbeiterinnen in Dienstbesprechungen vorgestellt und/oder in der Heimzeitung veröffentlicht werden.
Wenn die Aufgabe erfüllt ist, kann der Qualitätszirkel sich einer neuen Aufgabe zuwenden oder auflösen und anderen Kolleginnen die Chance zur Mitarbeit zu geben. Die Arbeitsphase einer Gruppe sollte von Beginn an zeitlich begrenzt werden.

> **!** Durch Qualitätszirkelarbeit können Fachkräfte ihre Zukunft mitgestalten. Wer seine Arbeit bewusst gewählt hat, sich mit ihr identifiziert und engagiert mitarbeitet, hat Handlungsspielräume und Entwicklungsmöglichkeiten.
> Qualitätszirkelarbeiten gibt den Mitarbeiterinnen die Möglichkeit, ihren Part an Verantwortung für die Einrichtung zu übernehmen und durch Qualitätssicherung zum Erhalt des eigenen Arbeitsplatzes beizutragen.

Literatur

Bundesministerium der Justiz (Hrsg.): Bekanntmachung der gemeinsamen Grundsätze und Maßstäbe zur Qualität und Qualitätssicherung einschließlich des Verfahrens zur Durchführung von Qualitätsprüfungen. Bundesanzeiger Jahrgang 48, Nr. 152 a, 15.8.96

Cook, A., B. Klein: Qualität durch Selbstbewertung, Altenheim 4/98, Vincentz

Die Pflegeversicherung, Informationen Nr. 1/98, Diakonisches Werk Westfalen, Münster

Faigle, B., A. Knäpple: Qualität aus Sicht der Pflegebedürftigen, Altenheim 5/98

Harris, R., Th. Klie-Ramin: Heime zum Leben, Vincentz Verlag, Hannover 1995

Kämmer, K.: Pflegemanagement in Altenheimen, Schlütersche Verlagsanstalt, Hannover 1994

Krützner, St.: Moderne Qualitätsmanagementswerkzeuge – praktische Helfer im Pflegealltag, A+A Fachzeitschrift des DBVA 5,3/97

Medizinischer Dienst der Krankenkassen (Hrsg.): MDK-Konzept zur Qualitätssicherung der Pflege nach SGB XI, aus: Informationen Nr. 1/98, Diakonisches Werk Westfalen

Paratsch, F.: Qualität? Ja bitte! – Qualitätszirkel als Aufgabe für Altenpfleger, A+A Fachzeitschrift des DVA 12/97

Schlüter, W., M. Poser: Qualitätssicherung in der Altenpflege – Praktische Hilfen für den Arbeitsalltag, social media, Rastede 1998

Sowinski, C.: RAI – Instrument zur besseren Beurteilung von Pflegebedürftigen, A+A Fachzeitschrift des DBVA Nr. 5, 6/97

Stoffer, F.J.: Sozial Management 2000, Medienwerkstatt Overath 1995

Tangen, U.: Qualitätszirkel-Arbeit – was ist das? Forum Sozialstation Nr. 84/Feb. 97

van der Veen, R.: Qualitätszirkel im Altenheim – Ein Modellprogramm aus Holland. Aus: Forum 25, Kuratorium Deutsche Altershilfe, Köln 1994

Weh, S., H. Sieber: Pflegequalität. Urban & Schwarzenberg, München 1995

Video
Schlüter, W., M. Poser: Qualitätssicherung ... ein Schlüssel zum Erfolg
Vertrieb: social media, Feldstr. 25a
26180 Rastede
Fax: 04402-81055

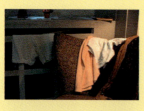
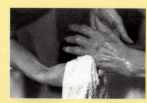
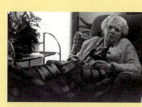
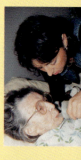
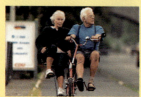
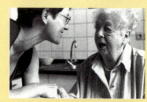
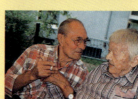
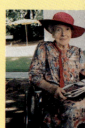
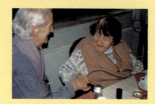
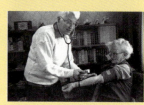
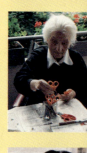
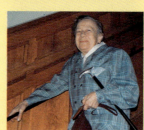
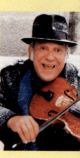

5 Die AEDL als Konzept einer ganzheitlich fördernden Pflege

Aktivitäten und existenzielle Erfahrungen des Lebens (AEDL) – Einführung in das AEDL-Strukturierungsmodell

5.1 **Kommunizieren können** 240

5.2 **Sich bewegen können** 256

5.3 **Vitale Funktionen des Lebens aufrechterhalten können** 281

5.4 **Sich pflegen können** 300

5.5 **Essen und trinken können** 338

5.6 **Ausscheiden können** 368

5.7 **Sich kleiden können** 408

5.8 **Ruhen und schlafen können** 419

5.9 **Sich beschäftigen, lernen und entwickeln können** 433

5.10 **Sich als Mann oder Frau fühlen und verhalten können** 447

5.11 **Für eine sichere und fördernde Umgebung sorgen können** 457

5.12 **Soziale Bereiche des Lebens sichern und gestalten können** 488

5.13 **Mit existenziellen Erfahrungen des Lebens umgehen können** 496

Aktivitäten und existenzielle Erfahrungen des Lebens (AEDL) – Einführung in das AEDL-Stukturierungsmodell

Das AEDL-Strukturierungsmodell von Monika Krohwinkel, Professorin der Pflegewissenschaften, führt die Vielschichtigkeit des menschlichen Lebens vor Augen und erschließt diese **Aktivitäten und existenziellen Erfahrungen des Lebens** durch eine gliedernde Struktur. Monika Krohwinkel verfolgt einen ganz praktischen Zweck: die Reflexion und Diskussion von pflegerischen Fragen zu erleichtern, den Unterrichtsstoff zu gliedern und zu systematisieren. Damit steht die Strukturierung im Dienst der Praxis in der Pflege und in der Ausbildung.

Diesem Kapitel dient das Modell als Strukturierungshilfe für die Erarbeitung der wichtigsten Pflegethemen, wie die nachfolgende Übersicht auf Seite 239 zeigt.

In ihrem Strukturierungsmodell greift Monika Krohwinkel auf das **Modell des Lebens** der schottischen Pflegetheoretikerinnen Nancy Roper, Winifred W. Logan und Alison J. Tierney zurück. Ausgehend von den dort genannten Lebensaktivitäten, wie z. B. „Kommunizieren" oder „Sich bewegen", legt Monika Krohwinkel ihrem Modell die Fähigkeit des Menschen, diese Aktivitäten selbst realisieren zu können, zugrunde, wie z. B. „Kommunizieren können" oder „Sich bewegen können". Durch die Betonung des Könnens wird bewusst gemacht, dass es in der Altenpflege nicht um Versorgung geht, sondern um die individuelle Förderung und Unterstützung des einzelnen Menschen bei seiner Lebensaufgabe, **sein** Leben zu gestalten und zu leben. Altenpflegerinnen helfen dem alten Menschen ein möglichst selbstbestimmtes Leben zu führen, sie bieten ihm angemessene Unterstützung bei der Bewältigung seiner meist altersbedingten Probleme.

Als weiteren Schritt ergänzt Monika Krohwinkel die von Roper et al. genannten Lebensaktivitäten mit der Lebensaktivität „Mit existenziellen Erfahrungen des Lebens umgehen können".

> **!** **Beziehung der AEDLs untereinander:** Das AEDL-Strukturierungsmodell birgt die Gefahr, die einzelnen Lebensaktivitäten eines Menschen isoliert zu betrachten. Um einer Zerstückelung der Gesamtsituation eines Menschen vorzubeugen, muss bewusst bleiben, dass alle AEDLs untereinander in Beziehung stehen. Der Blick darf sich nicht nur auf einen Aspekt verengen. Ebenso ist zu berücksichtigen, dass sich bei der Erfassung der Gesamtsituation eines Menschen Prioritäten herauskristallisieren, die dann möglicherweise Ansatzpunkte für gezielte pflegerische Interventionen bilden.

Aktivitäten und existenzielle Erfahrungen des Lebens	Abschnitt
Kommunizieren können	5.1
Sich bewegen können	5.2
Vitale Funktionen des Lebens aufrechterhalten können	5.3
Sich pflegen können	5.4
Essen und trinken können	5.5
Ausscheiden können	5.6
Sich kleiden können	5.7
Ruhen und schlafen können	5.8
Sich beschäftigen, lernen und entwickeln können	5.9
Sich als Mann oder Frau fühlen und verhalten können	5.10
Für eine sichere und fördernde Umgebung sorgen können	5.11
Soziale Bereiche des Lebens sichern und gestalten können	5.12
Mit existenziellen Erfahrungen des Lebens umgehen können	5.13

5.1 Kommunizieren können

Sieglinde Denzel, Else Gnamm

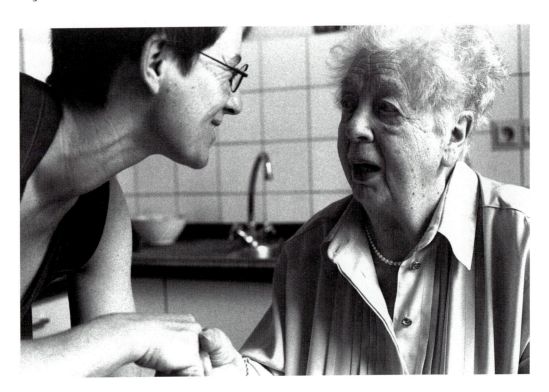

Beispiel:
„Ruhig betrat ich das Zimmer von Frau B. und trat an ihr Bett. Mit einem leisen, aber verständlichen ‚Guten Abend' begrüßte ich sie. Ich stellte mich vor und bemerkte, dass Frau B. den Kopf etwas drehte, um mich anzuschauen. Es war mir wichtig, ihr mitzuteilen, dass ich die nächste Zeit bei ihr sein werde. Ich sagte: ‚Ich bin da und werde versuchen, Ihre Wünsche zu erfüllen'. Da ich wusste, dass Frau B. es nicht gerne hatte, wenn man sie streichelte, legte ich nur meine Hand leicht auf ihren Handrücken." (Birgit Müller, Bericht über die Pflege und Begleitung einer Sterbenden) ∎

In diesem Beispiel wird Beziehung und Vertrauen einzig und allein auf dem Weg der Kommunikation hergestellt. Neben den sprachlichen Mitteilungen der Betreuerin geschieht dabei vieles auf der nichtsprachlichen, nonverbalen Ebene, wenn etwa die Sterbende den Kopf wendet, um sie anzusehen. Bemerkenswert ist, wie die Begleiterin in dieser eher sprachlosen Situation versucht, aus der Situation und aus ihrem Vorwissen heraus möglichst auf die Bedürfnisse der Sterbenden einzugehen, sie zu erfühlen, da sie sie nicht erfragen kann.

5.1.1 Was ist nun Kommunikation?

Kommunikation kennt zwei Sprachen

Eine der am häufigsten zitierten Grundaussagen zur menschlichen Kommunikation stammt von dem Kommunikationspsychologen Paul Watzlawick: „Man kann nicht nicht kommunizieren." Überall, wo Menschen miteinander zu tun haben, kommunizieren sie auch miteinander, bewusst oder unbewusst. Damit wird auch deutlich, dass zur Kommunikation immer mindestens zwei gehören, die miteinander in Verbindung treten.

5.1 Kommunizieren können

! Kommunizieren heißt sich austauschen, sich ausdrücken, etwas mitteilen, Botschaften und Signale **senden und gleichzeitig** Botschaften und Signale anderer **empfangen**, entschlüsseln, darauf reagieren.

Dabei kommt dem Senden und dem Empfangen gleich viel Bedeutung zu. Auch zuhören, wirklich bewusst aufnehmen, was der andere auszudrücken versucht, und darauf reagieren ist demnach kommunizieren. Das wird nicht zuletzt in der Pflege immer wieder besonders deutlich.

Der Austausch zwischen den Kommunizierenden, das Reden und Hören, vollzieht sich dabei nicht nur im Bereich der Sprache, sondern genauso auf der nichtsprachlichen Ebene, durch die Körpersprache, z. B. durch Berührung oder Blickkontakt, oder ganz einfach durch die Art des Verhaltens.

Kommunikation heißt also miteinander in Verbindung treten über zwei gleich wichtige, einander begleitende und ergänzende Verständigungsmittel: die **verbale** und die **nonverbale Sprache.**

Die **Sprache** ist das uns vertrauteste Medium im zwischenmenschlichen Umgang. Sie stellt klare, eindeutige Signale zur Übermittlung von Inhalten der verschiedensten Art zur Verfügung.

Die wichtige **Körpersprache** umfasst das gesamte Spektrum der nonverbalen Signale. Dazu gehören Tonfall und Sprechlautstärke, Mimik und Gestik, aber auch das, was sich in der Körperhaltung und in der räumlichen Distanz ausdrückt, die zum Gegenüber eingenommen wird. Nichtsprachliche Signale sind allerdings für sich allein genommen oft schwer deutbar, ja missverständlich. Die Handberührung in unserem Beispiel könnte eine Aufforderung sein oder wie hier eine beruhigende, tröstliche Geste. Klarheit schafft der begleitende Satz: „Ich bin da."

! Wichtig für die Pflege: Will ich einen Menschen auf der Gefühlsebene erreichen, ihm z. B. in einer belastenden oder schmerzvollen Situation beistehen, so wird die Körpersprache zum entscheidenden Verständigungsmittel!

Kommunikation als Pingpong-Spiel

Kommunikation ist ein wechselseitiger, interaktiver Prozess, bei dem jeder teils Sender, teils Empfänger ist. Die Nachrichten oder Botschaften, die dabei auf verbale und nonverbale Weise gesendet und empfangen werden, sind in der Regel vielschichtig.

Wir unterscheiden nach Schulz von Thun vier Aspekte einer Nachricht, die jeweils unterschiedlich stark betont sein können:

- Sachaussage,
- Beziehungsaussage,
- Appell,
- Selbstoffenbarung.

Die *Sachaussage* umfasst den rein sachlichen Inhalt der Nachricht. Der Satz: „Ich bin da und werde versuchen, Ihre Wünsche zu erfüllen" kann als eine solche Sachinformation verstanden werden. Zugleich schwingt darin aber auch noch mehr mit: „Ich lasse Sie nicht allein, Sie können sich auf mich verlassen, Sie sind mir wichtig", kann man heraushören. Das sind Botschaften, die etwas über die Beziehung zwischen Pflegerin und Patientin verraten (*Beziehungsaussage*).

Wie stark dieser eher emotional gefärbte Anteil der Nachricht ist, lässt sich oft weniger aus den Worten als aus dem Tonfall, dem Gesichtsausdruck und der Körperhaltung des Sprechenden ableiten.

In den Worten: „Ich werde versuchen, Ihre Wünsche zu erfüllen" steckt auch eine Aufforderung, ein *Appell*: „Zeigen Sie mir bitte, was Sie möchten und brauchen, damit ich weiß, was ich tun soll." Und schließlich sagt die Sprechende auch etwas über sich selbst aus (*Selbstoffenbarung*): „Ich bin da, ein wenig unsicher und hilflos vielleicht, aber ich bemühe mich zu verstehen und das Richtige zu tun."

Ob der sachliche Inhalt einer Nachricht im Vordergrund steht oder der emotionale Anteil wichtiger ist, hängt von der Situation und der Befindlichkeit der Kommunikationspartner ab. Es gibt jedoch kaum Situationen zwischenmenschlichen Umgangs, in denen der emotionale Aspekt völlig in den Hintergrund tritt, dies gilt selbst für so „formelle" Kommunikationssituationen wie das Übergabegespräch im Team, noch viel mehr aber für die Kommunikation zwischen Pflegenden und Gepflegten.

Missverständnisse bei der Kommunikation

Wie der Sender unter vier Aspekten senden kann, kann der Empfänger auf vier Kanälen gleichsam mit vier Ohren hören. Missverständnisse entstehen dann, wenn Sender und Empfänger nicht die gleiche Wellenlänge haben, der Empfänger beispielsweise auf dem „Beziehungsohr" allzu hellhörig ist und sachliche Kritik gleich als Abwertung der Beziehung umfasst („Der schätzt mich nicht mehr."), statt sie auf dem „Sachohr" zu empfangen. Oder wenn der Sender widersprüchliche Botschaften sendet – z. B. wenn er ein Lob ausspricht (positive Sachaussage) in ungeduldigem Ton und mit ablehnender Körperhaltung (negative Beziehungsaussage), oder ein Lob ausspricht in Verbindung mit einem negativen Appell („Eigentlich müsstest du das ja schon lange können.").

Widersprüchliche Botschaften auf der sprachlichen und der für die Gefühls-, Beziehungs-Aussage so wichtigen nichtsprachlichen (nonverbalen) Ebene lösen grundsätzlich beim Empfänger Verunsicherung aus und gefährden die Vertrauensbasis.

5.1.2 Kommunikation und Pflege

Pflegen heißt auch kommunizieren

Die Definition von Kommunikation als das Miteinander-in-Verbindung-Treten auf sprachliche und nichtsprachliche Weise macht deutlich, wie untrennbar Pflege und Kommunikation sind. Vor, während und nach jeder pflegerischen und betreuerischen Handlung läuft Kommunikation zwischen Pflegenden und Gepflegten ab (Abb. 5.1). Das pflegerische Tun selbst ist im Grunde ein Teil der Kommunikation: Wie sanft oder unsanft ein Verband angelegt, Essen gereicht wird – und natürlich auch, wie der Bewohner auf das Verhalten der Pflegeperson reagiert: Das alles sagt etwas über die Beziehung zwischen den beiden aus (Beziehungsaspekt), die Befindlichkeit des Einzelnen (Selbstoffenbarung) und die Äußerung und Berücksichtigung von Bedürfnissen (Appell).

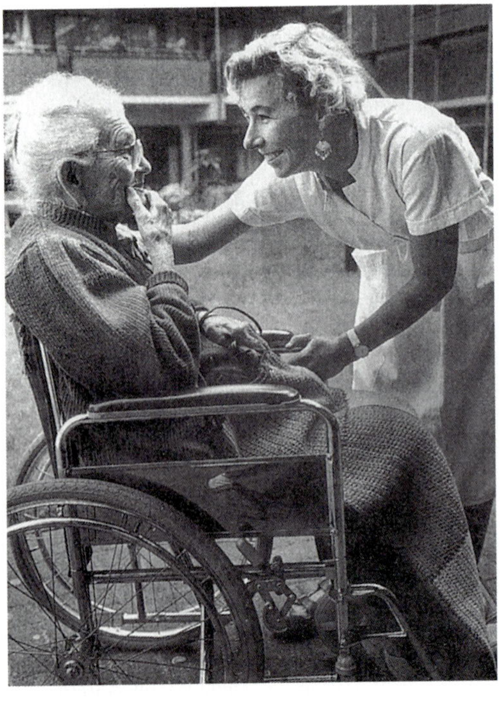

> **!** Kommunikatives Handeln, bewusst miteinander in Beziehung treten und ins sprachliche und nichtsprachliche Gespräch kommen, heißt nicht unbedingt, wie oft fälschlich angenommen wird, mehr Zeit aufwenden zu müssen. Ein großer Teil der Kommunikation ergibt sich vielmehr ganz einfach bei und während der Pflege und Betreuung. Gerade die ganze Palette der positiven nonverbalen Signale wie körperliche Zuwendung, Blickkontakt, Lächeln, Berührung, aber auch ein begleitendes Gespräch oder eine Frage kosten keine Zeit, helfen aber Beziehung und Vertrauen aufzubauen und zu festigen, was letztlich allen Beteiligten gleichermaßen wohl tut.

Kommunikative Grundhaltung in der Pflege

Wenn Pflegen und Kommunizieren zusammengehören, wird der Erwerb einer entsprechenden Grundhaltung auf Seiten der Pflegenden zu einem wichtigen Bestandteil professioneller Kompetenz. Die Basis dafür ist zunächst eine erhöhte Bewusstheit und Sensibilität für kommunikative Prozesse. Es gilt, die beiden Arten der Kommunikation und ihre Nuancen bei sich selbst und anderen genauer wahrzunehmen und sich in ihnen zu üben. Im übrigen werden für das Bemühen um ein positives Kommunizieren ähnliche Gesichtspunkte wichtig für den Aufbau einer „hilfreichen Beziehung" (C. Rogers) ganz allgemein.

Klarheit. Um Kommunikation positiv zu gestalten und Missverständnisse zu vermeiden, ist es wichtig, in seinen Botschaften klar, für den anderen verständlich und eindeutig zu sein.

Echtheit. Unehrlichkeit in der Kommunikation, etwa geheuchelte Zuwendung, gefährdet die Beziehung. Meist merkt das Gegenüber an den Widersprüchen von Körpersprache und Verbalsprache ohnehin, dass etwas nicht stimmt. Statt

Abb. 5.1 Pflegen heißt auch kommunizieren

die Aussage: „Lassen Sie sich ruhig Zeit!" durch einen ungeduldigen Gesichtsausdruck und entsprechende Körpersignale Lügen zu strafen, ist es besser, die eigene Zeitknappheit einzugestehen: „Ich habe gerade etwas wenig Zeit, aber dafür reicht es noch."

Kongruenz. Das Bemühen um Klarheit und Echtheit findet seinen Ausdruck in einem kongruenten Kommunikationsverhalten: Körpersprache und verbale Aussagen stimmen überein und bilden ein Ganzes. Widersprüchliche und damit verunsichernde Aussagen (s. oben) werden konsequent vermieden.

Empathie. Entscheidend für eine gute Beziehung zwischen Menschen ist eine deutlich zum Ausdruck gebrachte Grundhaltung positiver Zugewandtheit, die dem anderen zugleich vermittelt, dass er als Person wahrgenommen, geschätzt und akzeptiert wird (*Akzeptanz* und *Wertschätzung*), auch wenn er sich einmal nicht so verhält, wie von ihm erwartet wird. Ein wesentliches Element empathischen Kommunizierens ist das aktive, d. h. bewusste und engagierte Zuhören. *Aktives Zuhören* heißt Hinhören und Hinschauen auf alle sprachlichen und nonverbalen Signale des anderen, auch die versteckten oder unausgesprochenen, mit dem Wunsch, ihn zu verstehen und ihm zu antworten.

Distanz und Nähe. Funktionierende Kommunikation lebt vom richtigen Verhältnis von Distanz und Nähe der Kommunizierenden, auf der sprachlichen wie der nichtsprachlichen Ebene. Zu viel Nähe kann überfordern, ja bedrängend wirken, zu viel Distanz signalisiert Gleichgültigkeit bis Ablehnung. Wohltuende Distanz dagegen beginnt sprachlich mit der respektierenden Anrede und endet körpersprachlich mit einem vorsichtigen, nicht überstülpenden Umgang mit Berührung. Dazu gehört auch das Einhalten eines angemessenen räumlichen Abstandes zum Gesprächspartner, wie z. B. das Respektieren des Bettes als Intimraum bei einem bettlägerigen Patienten, der nicht ungefragt als Sitzgelegenheit „missbraucht" werden darf.

Wohltuende Nähe wiederum wird im aufmerksamen Zuhören und in körpersprachlichen Signalen wie Zuwendung, Blickkontakt, Berührung, wo sie vom anderen gewünscht wird und ihm gut tut, spürbar.

Eine gute Orientierungshilfe für die schwierige Balance aus Distanz und Nähe bietet die Ampel der Transaktionsanalyse (E. Berne, Abb. 5.**2**). Kommunikationspartner können aus der Elternposition heraus agieren, aus der Kindposition oder aus der Erwachsenenposition. Sie nehmen damit Einfluss auf die Ebene, auf der der andere reagiert. Wer beispielsweise wie ein strenges Elternteil mit dem Gesprächspartner spricht, drängt diesen damit automatisch in die Position des – angepassten, braven oder auch des trotzigen – Kindes. Gerade diese Konstellation findet sich oft zwischen Pflegenden und Gepflegten.

Eine Altenpflegeschülerin formulierte es einmal so: „Wir Altenpflegerinnen reden oft mit den Bewohnerinnen als wären wir der Chef!" Häufig findet sich dann auch die umgekehrte Interaktionsrichtung, dass alte Menschen sich diesem Umgang anpassen und aus der Kindposition heraus mit den Betreuenden kommunizieren. Daneben gibt es natürlich auch immer wieder dominante alte Menschen, die die Pflegekraft ihrerseits als eine Art Dienstboten betrachten und herumkommandieren.

Beide Konstellationen können natürlich für keinen der Beteiligten wünschenswert sein, handelt es sich doch in jedem Fall nicht um Eltern und Kinder (oder Chefs und Untergebene), die hier miteinander in Verbindung treten, sondern um erwachsene Menschen. Das bedeutet für die Kommunikation in der Pflege, dass der pflege- oder hilfebedürftige Kommunikationspartner grundsätzlich als Erwachsener betrachtet, angesprochen oder behandelt wird und die Betreuenden sich nicht zu „Eltern" aufwerfen. Zugleich

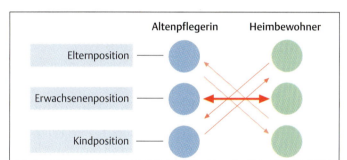

Abb. 5.**2** Kommunikationspartner können aus unterschiedlichen Positionen agieren und reagieren

dürfen sie für sich in Anspruch nehmen, ebenfalls als Erwachsene behandelt zu werden.

Kommunikation aufbauen. Bewusste Kommunikation erfolgt immer wieder über drei Schritte:

1. Schritt:
   - Sich selbst wahrnehmen, auch in der momentanen, emotionalen Verfassung und im Körperausdruck, ein Gespür für sich entwickeln,
   - sich bewusst ausdrücken wollen, im Einklang (kongruent) mit dem Wahrgenommenen.

   Fragen, die dabei helfen können sind:
   - Wie geht es mir gerade?
   - Was spüre ich?
   - Was möchte ich ausdrücken?

2. Schritt:
   - Den anderen mit seinen verbalen und nonverbalen Signalen wahrnehmen und ernst nehmen,
   - ihn zu verstehen versuchen.

   Fragen, die dabei helfen können, sind:
   - Was nehme ich beim Anderen wahr?
   - Wie geht es ihm möglicherweise gerade?
   - Was möchte er möglicherweise ausdrücken?
   - Stehen vielleicht hinter seinen direkten Botschaften noch andere, die verdeckt sind? Verbirgt er z. B. ein Gefühl wie Angst hinter Barschheit?

3. Schritt:
   - Beziehung herstellen, unter den Gesichtspunkten einer hilfreichen Kommunikation in einen Austausch miteinander treten (s. oben),
   - ausdrücken, was man beim anderen wahrnimmt und zu verstehen versucht,
   - sich selbst ausdrücken in einer Weise, die echt und kongruent, dabei aber auch für den anderen verstehbar und hilfreich ist.

Unbefriedigendes Kommunizieren ergibt sich, wenn die ersten beiden Schritte vergessen oder übergangen werden.

Spezielle Kommunikationssituationen in der Pflege

Die erarbeitete kommunikative Grundhaltung kommt in allen Bereichen der Kommunikation mit alten, kranken oder sonst hilfebedürftigen Menschen zum Tragen. Diese Grundhaltung ist zugleich aber auch mit wenigen Abweichungen und Ergänzungen die Basis der Kommunikation unter Pflegenden im Team.

Neben der Kommunikation im pflegerischen und betreuerischen Alltag gibt es eine Reihe von Situationen, in denen der Kommunikation eine besondere Rolle zukommt oder in denen sie erschwert ist und besondere Einfühlung und Kompetenz erfordert.

Informationssituationen. Häufig kommt es Pflegenden zu, Betreute oder auch ihre Angehörigen zu informieren. Hier ist die Pflegeperson sehr stark in der Rolle des Senders von Botschaften, während das Gegenüber hauptsächlich aufnimmt. In dieser Situation wird der Grundsatz der Klarheit besonders wichtig. Zugleich muss immer wieder überprüft werden, ob die Botschaft richtig aufgenommen wird und der Kommunikationspartner etwas mit ihr anfangen kann.

Physische und psychische Belastungssituationen. Bei Krankheit, Schmerzen, aber auch in Situationen der Angst oder Trauer verändert sich die Kommunikation. Die Befindlichkeit des kranken, traurigen oder angstgequälten Menschen tritt in den Vordergrund. Echtheit, Empathie und Nähe werden dann wesentlich. Oft tritt das Sprachliche hinter den einfühlenden nonverbalen Kontakt zurück.

Aggression. Der Ausdruck von Wut und Zorn auf der sprachlichen wie der nichtsprachlichen Ebene, aber auch beleidigende und verletzende Äußerungen verlangen dem Kommunikationspartner besondere Kompetenz. ab. Trotz allem bleibt der Grundsatz der Akzeptanz und Wertschätzung erhalten. Ein Mensch sollte Zorn ausdrücken dürfen, ohne dadurch die Achtung und Zuwendung seiner Umwelt zu verlieren. Zugleich aber gilt es, der Aggression, vor allem wenn sie sich gegen andere richtet, in klarer und kongruenter Weise Grenzen zu setzen. Dazu gehört auch, der eigenen Betroffenheit oder Verärgerung in kurzer sachlicher Weise Ausdruck zu geben, wenn dies nötig ist, um echt bleiben zu können.

Psychische Krankheit, Demenz. Die Kommunikation mit psychisch veränderten Menschen gehorcht z. T. eigenen, durch diese Veränderung bestimmten Gesetzen. Die Pole des Sendens und Empfangens sind gestört, Sprache steht manchmal nicht mehr zur Verfügung. Dennoch kann auch hier die Basis der hilfreichen Beziehung helfen, neue Wege des In-Verbindung-Tretens zu finden (s. auch Kap. 6 „Verwirrtheit und Demenzerkrankungen").

5.1.3 Kommunikation im Alter

Verändert sich Kommunikation im Alter?

Die menschliche Fähigkeit zu kommunizieren bleibt vom Älterwerden grundsätzlich unberührt. Das Bedürfnis nach Austausch im Gespräch kann durch das Wegfallen anderer Aufgaben und den Zugewinn an Zeit sogar wachsen. So kommt der Kommunikation im Alter ein mindestens ebenso hoher Stellenwert zu wie in den anderen Lebensphasen. Die Möglichkeit zu kommunizieren bleibt damit ein entscheidender Faktor der Lebensqualität. Das kommunikative Werkzeug steht alten Menschen in gleicher Weise zur Verfügung wie jüngeren und wird auch gleich eingesetzt.

Aus der Sicht des sozialen Lernens müssten ältere Menschen mit ihrer höheren Lebens- und damit Lernerfahrung eher über einen größeren Wortschatz in den beiden Sprachen der Kommunikation und über eine größere Fertigkeit im Senden, aber auch im Empfangen von Botschaften verfügen. Dass dies nicht unbedingt der Fall ist und sich im Gegenteil bei vielen alten Menschen eine Reihe charakteristischer Veränderungen in der Kommunikation beobachten lassen, hängt mit individuellen, psychosozialen und körperlichen Aspekten des Alterns zusammen. So lassen sich große Unterschiede zwischen alten und sehr alten Menschen feststellen, vor allem aber zwischen einigermaßen gesunden und selbstständigen im Gegensatz zu kranken und hilfebedürftigen alten Menschen.

Kommunikationsformen und -partner wechseln. Durch die Veränderung des sozialen Umfeldes – die Kinder ziehen weg, Freunde sterben, man siedelt evtl. ins Heim über – gewinnen neben der unmittelbaren Kommunikation in der Begegnung andere Kommunikationsformen wie Telefonate oder auch Briefe eine neue Bedeutung. Diese anderen Kommunikationsformen werden von vielen alten Menschen als ganz wesentliches Element genannt. Mit der Einengung des Kreises gleichaltriger Gesprächspartner oder gar mit dem Verlust des engsten Partners reduziert sich die Möglichkeit, mit Menschen, die dasselbe Erinnerungswissen haben, zu kommunizieren, sich also wirklich gegenseitig auszutauschen. Zugleich fordert eine evtl. auftretende stärkere Hilfebedürftigkeit die Einstellung auf neue Kommunikationspartner, z. B. auf die Betreuenden, die man sich nicht selbst ausgesucht hat und bei denen ganz bestimmte Kommunikationsformen und Themen im Mittelpunkt stehen. Die hier nur knapp angedeuteten, psychosozialen Umstellungen haben zwangsläufig Folgen für die Art, in der die Betroffenen kommunizieren.

Themen ändern sich. Reduzierte Sozialkontakte, nachlassende körperliche Leistungsfähigkeit und das sich aufdrängende Bewusstwerden der eigenen Endlichkeit, rücken vor allem im hohen Alter die Beschäftigung mit dem eigenen körperlichen Befinden und mit Themen der Vergangenheit in den Vordergrund.

Senden statt empfangen. Viele alte Menschen haben ein verstärktes Bedürfnis, Botschaften zu senden und zu erzählen. Sie möchten sich mit-

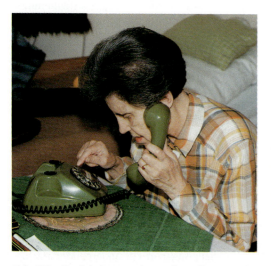
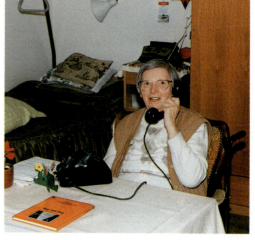

Abb. 5.**3** Neuigkeiten senden und empfangen

teilen, aber auch ihr Leben, ihre Erfahrungen und Ansichten anderen zugänglich machen und etwas weitergeben. Zugleich wünschen sie sich, im Gespräch ihr eigenes Personsein und ein zugewandtes Gegenüber zu spüren.

Veränderungen des Kommunikationsstils. Das – häufig nicht stillbare – Bedürfnis nach Erzählen geht mit einem narrativen, in die Breite gehenden Kommunikationsstil einher, der von der Umgebung oft als umständlich empfunden wird.

Sinneseinbußen machen einsam. Durch Sinneseinbußen, insbesondere durch Schwerhörigkeit, kann die Kommunikationsfähigkeit empfindlich beeinträchtigt werden. Häufig reagieren die Betroffenen mit sozialem Rückzug und vereinsamen.

Krankheit und Sterben. Bei schwerwiegender gesundheitlicher oder geistiger Beeinträchtigung (Schlaganfall, Demenz, im Sterben) werden die Kommunikationsmöglichkeiten massiv eingeschränkt. Hier wird die zweite Sprache, die Sprache der nonverbalen Signale, häufig zum wesentlichen Verständigungsmittel.

„So lange ich noch kann" –
was alte Menschen bewegt

Die Kommunikationsinhalte älterer Menschen ändern sich, so wie sich ihr Alltag verändert und sich den neuen Freiheiten und Verpflichtungen anpasst. Lebensstandard und Lebensstil werden dabei von den bisherigen Interessen und Sozialkontakten, vor allem jedoch von den finanziellen Möglichkeiten und vom Gesundheitszustand bestimmt. In jedem Fall müssen nach Abschluss der beruflichen Tätigkeit und dem Auszug der inzwischen erwachsenen Kinder neue Inhalte für die Gestaltung des alltäglichen Lebens gesucht werden; daher konzentrieren sich die Gedanken und Gespräche im Alter oft mehr und mehr auf die eigenen Bedürfnisse, und wo dies vom Lebensstandard her möglich ist, auch auf bis dahin im Interesse der Familie und des Berufes zurückgestellte Wünsche: „Ich kann jetzt endlich das tun, was ich schon so lange tun wollte."

Neue Angebote für Senioren wie Reisen und kulturelle Veranstaltungen, aber auch Gesprächskreise (z. B. über Politik), Kursangebote (z. B. in Fremdsprachen oder im kreativen Bereich), Gymnastikgruppen, Literaturkreise, Informationsbörsen zum Austausch praktischer Erfahrungen und Hilfsangebote bieten zusätzliche Anregungen und Kommunikationsmöglichkeiten.

Der Wunsch, möglichst lange unabhängig zu bleiben, veranlasst viele alte Menschen, ihren Alltag so zu gestalten, dass ein Ausgleich zwischen Anforderungen körperlicher und geistiger Art mit einem wachsenden Ruhebedürfnis in Einklang gebracht wird. Ihr Informationsbedürfnis und ihre Aktivitäten werden daher in vielen Fällen auch gesundheitserhaltende bzw. -fördernde Maßnahmen einbeziehen. Wichtig ist, dass Begegnungen und Gespräche mit anderen Menschen erhalten bleiben. Hier kann das Telefon eine wichtige Brücke sein. Organisierte Telefonketten beispielsweise sorgen für regelmäßige (Ruf-)Kontakte und verhindern dadurch, dass jemand unbemerkt in seiner Wohnung erkrankt. Überhaupt gewinnt das Telefon als Kontakt- und Kommunikationsmittel immer mehr an Bedeutung, je stärker die Bewegungseinschränkung eines alten Menschen fortschreitet.

„Was wollte ich dir gerade sagen?" –
Nachlassen des Gedächtnisses

Wenn ein jüngerer Mensch im Gespräch plötzlich nicht mehr weiß, was er eigentlich sagen wollte und den Gesprächsfaden verliert, oder wenn er einen Namen, eine Telefonnummer vergessen hat, macht er sich in der Regel keine ernsthafteren Gedanken darüber. Gedächtnisstörungen gibt es auch bei jungen Menschen, besonders häufig treten sie bekanntlich in Stresssituationen auf.

Wenn dasselbe einem älteren Menschen passiert und sich gar des öfteren wiederholt, macht er sich Sorgen. Er weiß, dass die Leistungsfähigkeit des Gedächtnisses in der Regel mit zunehmendem Alter nachlässt und besonders das Kurzzeitgedächtnis davon betroffen sein kann. Er wird „vergesslich" für die Dinge des Alltags. Das Altgedächtnis bleibt dagegen lange erhalten. Bei zunehmenden Gedächtnisdefiziten wächst auch die Sorge, dass sich damit der Anfang einer demenziellen Erkrankung ankündigt (Kap. 6 „Betreuung und Pflege psychisch veränderter und kranker alter Menschen").

Der Kommunikationspartner kann in jedem Fall viel dazu beitragen, dass Gedächtnisprobleme dem alten Menschen weniger fühlbar werden. So ist es durchaus möglich, dem Gedächtnis im Gespräch wieder auf die Sprünge zu helfen – etwa indem man selbst in eine bildhafte Sprache wechselt oder Beispiele nennt. Hilfreich kann auch sein, einfach auf ein anderes Thema abzulenken oder sogar in ein anderes Medium des Kommunizierens zu wechseln, gemeinsam Bilder zu betrachten oder etwas Bekanntes zu singen. Kontraindiziert ist dagegen alles beharrliche Nachfragen oder Korrigieren (z. B. „So kann das aber nicht gewesen sein. Sie müssen sich doch erinnern.") Genauso schädlich ist es, dem anderen ins Wort zu fallen und seinen Satz zu Ende zu bringen. Auf diese Weise entsteht nur noch mehr Verunsicherung. Wichtig ist auch das Bewusstsein, dass vor allem das Kurzzeitgedächtnis sich im Alter verändert. So kann der Rückgriff auf das Altgedächtnis und auf das Erzählen die Situation entspannen.

„Was hast du gerade gesagt?" – Sinneseinbußen verunsichern

Da die Kommunikation mit zunehmendem Alter durch ein nachlassendes Hör- und Sehvermögen (Kap. 8.5), manchmal auch durch schlecht sitzende Zahnprothesen (undeutliche Sprachformulierung) anstrengender wird, kann eine zusätzliche Vergesslichkeit vollends zur Vermeidung von Gesprächen und zur Abkapselung führen.

Mit der Hörbehinderung wird auch das *soziale Gehör* beeinträchtigt, welches die Fähigkeit bestimmt, Sprache im täglichen Umgang mit Menschen zu verstehen. Der Betroffene muss oft rückfragen, gibt falsche oder unpassende Antworten. Unterhaltungen bei Familienfeiern oder in größeren Gruppen kann er nur schlecht folgen, er hat das Gefühl des Ausgeschlossenseins aus dem Kreis der Hörenden. Der Schwerhörige verliert an Selbstvertrauen, zieht sich zurück und wird durch nachlassende Kontakte in die Einsamkeit gedrängt, was dann zu Misstrauen und Fehldeuten fremden Verhaltens führen kann.

> **!** Angehörige und Pflegepersonen sollten deshalb auf diese Veränderungen reagieren, für intakte Hör- und Sehhilfen sorgen bzw. beim Gebrauch dieser Hilfsmittel Unterstützung geben, deutlich artikuliert in möglichst kurzen Sätzen reden und Geduld signalisieren. Wichtig ist auch, im Blickkontakt zum Zuhörer zu sprechen, ihn möglichst oft in Gespräche einzubeziehen und zum Sprechen zu ermuntern.

Außerdem sollte man den alten Menschen dazu motivieren, Freunde zu besuchen oder einzuladen und über das Telefon Kontakte zu pflegen. Das Hören mit Telefon kann mit Hilfe eines eingebauten Verstärkers verbessert werden.

„Komm endlich zur Sache!" – narrativer Kommunikationsstil

Beispiel:
Herr P. fühlt sich heute nicht wohl. Er klagt über Schmerzen im Rücken, die bis ins rechte Bein ausstrahlen. Seine Tochter besucht ihn und fragt nach seinem Befinden. Herr P. beschreibt ihr seine Schmerzen und wie er dieselben Schmerzen schon einmal hatte, wie sich der Arzt damals geirrt und er sich selbst damals anders behandelt habe, als der Arzt anordnete. Unmerklich ist er mit seinen Gedanken bei der damaligen Krankheit und erzählt alle Details von damals ausführlich, bis seine Tochter ungeduldig wird, ihn unterbricht und nochmals nach seinem heutigen Befinden fragt. ∎

Eine Frage wird hier mit weitschweifigen Erklärungen und Erzählungen über früher in diesem Zusammenhang Erlebtes beantwortet. Der unmittelbare Bezug zur Ausgangsfrage scheint dabei verloren zu gehen, was zwangsläufig Ungeduld beim Gesprächspartner auslöst. Ganz ähnlich können bei alten Menschen auch in anderen Fällen wichtige Informationen und Aussagen über Geschichten, Erinnerungen oder Anekdoten transportiert werden, aus denen der Zuhörer das Gemeinte erst herausschälen muss. Auffällig ist dabei das ausufernde, ins Erzählende abgleitende Reden (narrativer Kommunikationsstil) und das scheinbare Sich-Verlieren in anderen Inhalten, das Springen von einem Thema zum anderen. Es reihen sich gleichsam Assoziationen aneinander – das heutige Befinden, das frühere Befinden, frühere Aussagen des Arztes.

Umgekehrt kann das Mitteilungsbedürfnis alter Menschen durch den Mangel an geeigneten Gesprächspartnern oft nur sehr ungenügend befriedigt werden. So drängen sich eine Vielzahl von Mitteilungen: Das Reden an sich wird zum Inhalt, wenn endlich jemand da ist, der fragt und zuhört. Vor diesem Hintergrund wird deutlich, dass der von vielen ratlosen Angehörigen, aber auch im Heim immer wieder als Kommunikationsersatz angebotene Fernsehapparat ein höchst ungenügender Lückenbüßer ist, verdammt er den Zuschauer doch zum passiven Empfänger.

Eine weitere Ursache dieses besonderen Kommunikationsstils hat mit dem Gedächtnis und Erleben im Alter zu tun. Der Speicher des Langzeitgedächtnisses alter Menschen ist gleichsam randvoll mit Erinnerungen, Eindrücken, Momentaufnahmen. Wie bei der Berührung eines Spinnennetzes an einer Stelle immer gleich mehrere Fäden in Schwingung geraten, ruft jeder neue Eindruck eine Vielzahl bereits gespeicherter Inhalte auf, die dann nach Ausdruck drängen.

Der Blick zurück – Bilanzarbeit

Die Gedanken und Äußerungen alter Menschen kreisen immer häufiger um Geschehnisse aus der Vergangenheit, manchmal in der unbewussten Absicht, Gegenwart zu meistern oder andere an den eigenen Lebenserfahrungen teilhaben zu lassen (Abb. 5.**4**). Da sich der Kreis der Gleichaltrigen immer mehr einengt, die Kontakte nach außen – oft auch körperlich bedingt – spärlicher werden, konzentrieren sich die Gesprächsthemen verstärkt auf die noch verbliebenen engeren Kontakte, auf die eigene Person, die eigene Lebensgeschichte und die Auseinandersetzung mit Tod und Sterben.

» Menschen im hohen Alter streben danach, ihre Lebensgeschichte zu ordnen und ihr einen übergreifenden Sinn zu verleihen. Und da das Leben fortwährend Bewegung und Wandel ist, begegnet uns der Mensch im gegenwärtigen Moment in dem Punkt, in dem sich Vergangenheit und Zukunft treffen.«

(Ansgar Stracke-Mertes)

Der Auseinandersetzung mit der eigenen Biografie kommt im Hinblick auf die Bewältigung der Lebensstufe „Alter" eine wichtige Rolle zu. Das im Laufe des Lebens Erfahrene, Erlebte und Geleistete kann aus der Distanz des Rückblicks neu geordnet und in einen Zusammenhang gestellt werden. Fällt diese Lebensbilanz im Ganzen positiv aus: „Es war gut in meinem Leben" oder „Ich habe doch manches geschafft", kann auch das Altwerden aus einer Haltung der Lebenszufriedenheit (E. Erikson) heraus angenommen werden.

Nicht immer jedoch verläuft der Prozess rückschauender Bewertung positiv und nicht immer kann das Belastende der Vergangenheit angenommen werden, oft bleibt nur die Klage über Versäumtes und Erlittenes, die ausgesprochen jedoch immer noch erlösender ist als das verbitterte Verstummen. Für den Gesprächspartner des in der Phase der Lebensbilanz stehenden alten Menschen wird die Zunahme vergangenheitsbezogener Gesprächsinhalte deutlich, die in diesem Fall jedoch meist nicht nur erzählt, sondern kommentiert und bewertet werden: „Das war die schlimmste Zeit in meinem Leben", oder „Das habe ich trotzdem gemeistert!" Es werden in der Regel nicht nur wiederkehrend dieselben Geschichten erzählt, sondern auch unterschiedliche Phasen der Biografie kommen zur Sprache.

Angesichts der großen psychohygienischen Bedeutung, die der Bilanzarbeit zukommt, stehen die Kommunikationspartner in dieser Situation vor einer besonderen Aufgabe.

! Die Auseinandersetzung des alten Menschen mit seiner Lebensgeschichte sollte gefördert und unterstützt werden. Ein wirklich aktives Zuhören, mit Nachfragen und deutlich gezeigtem Interesse, mit Signalen der Wertschätzung der Lebensleistung und der Person, sind hier entscheidend.

Auch die Bereitschaft, die „gefilterten" Bilanzergebnisse, die vielleicht als Lebensweisheit weitergegeben werden: „Man sollte im Leben immer das tun, was man für richtig hält" aufgeschlossen anzuhören und zu akzeptieren, ist für den alten Menschen wohltuend, für den Zuhörer kann sich daraus durchaus eine innere Bereicherung ergeben.

Wo die Bilanzarbeit jedoch in die Klage oder Verbitterung führt: „Hätte ich doch damals nur …", kann eine Vertiefung der Auseinandersetzung eher belasten und überfordern. In diesem Fall ist das unwidersprochene Ansprechen der Enttäuschung oder Klage zwar wichtig (S. 244), danach aber sollte der Gesprächspartner versuchen, auf andere Themen hin zu lenken.

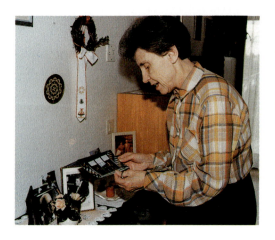

Abb. 5.**4** Der Blick zurück

Wenn die Kräfte nachlassen

Mit dem Eintritt ins hohe Lebensalter, aber auch begleitend zu stärkeren gesundheitlichen Beeinträchtigungen, ist in der Regel eine Einengung des Interessenkreises zu beobachten. Dafür nehmen Themen, die das eigene gesundheitliche Befinden betreffen, einen breiteren Raum ein. Wer krank ist, Schmerzen hat oder sonst in seinem Wohlbefinden beeinträchtigt ist, zeigt zwangsläufig weniger Anteilnahme an seiner Umwelt. Er konzentriert sich stärker auf seinen eigenen Körper und die Auseinandersetzung mit den Beschwerden. Krankheit und Schmerzen sind Bedrohungen, die alle Reserven mobilisieren. So ist es nicht verwunderlich, dass Menschen in dieser Situation charakteristische Kommunikationsmuster zeigen, die von ihrer Umgebung manchmal als befremdlich oder gar belastend erlebt werden.

Egozentrismus und Hypochondrie. Der Kranke ist im Gespräch ganz auf sich und seinen Zustand zentriert. Seine Gedanken und Aussagen kreisen um seine eigenen Bedürfnisse, die anderer werden nicht oder nur wenig wahrgenommen. Zum wichtigen Gesprächsinhalt werden alle medizinischen Daten und das Funktionieren oder Nichtfunktionieren aller Körpervorgänge (z. B. Verdauung, Appetit, Schlaf).

Aggression. Der Kampf gegen die Krankheit und die eigene Wut, Hilflosigkeit und Ohnmacht finden oft ihren Ausdruck in verbaler und nonverbaler Aggressivität. Die Betreuenden hören dann leicht auf dem *Beziehungsohr* und fühlen sich verletzt, statt die Botschaft als Selbstoffenbarung des Kranken zu begreifen und entsprechend auf sie zu reagieren.

Regression. Häufig begibt sich der Kranke selbst in die Kindposition und möchte vom Betreuenden getröstet, beschützt und verwöhnt werden. Er gibt die Verantwortung für sich ab und lässt die Dinge mit sich geschehen.

Depression. Gerade chronische Erkrankungen und Beschwerden machen mutlos und können sich in einer depressiven Grundstimmung äußern, die oft bedrückend auf die Umwelt wirkt. Aussagen wie „Warum kann ich denn nicht endlich sterben, ich mag nicht mehr" sind für den Gesprächspartner schwer zu ertragen und werden deshalb oft schnell vom Tisch gewischt.

Für die Kommunikationspartner stellt sich hier die Aufgabe, den Leidenden in seiner Situation und seinen Gefühlen zu verstehen und wertzuschätzen, ohne sich von seiner Befindlichkeit anstecken zu lassen und ebenfalls aggressiv oder depressiv zu reagieren.

5.1.4 Kommunikation im Pflegeteam

Im gesamten Altenpflegebereich spielt Kommunikation eine zentrale Rolle, sowohl beim Aufbau pflegerischer Beziehungen und begleitend zu Pflegemaßnahmen als auch in der Zusammenarbeit mit Kollegen und Vorgesetzten, Mitarbeitern angrenzender Berufsgruppen, Angehörigen und bei der Anleitung von Schülern und neuen Mitarbeitern.

Kommunizieren in der Pflege umfasst nicht nur eine interprofessionelle Verständigung über berufsbezogene Fakten, sondern schließt alle Wahrnehmungen, Diskussionen, Planungen und Bewertungen bis zu kollegialer Rückmeldung ein. Auch teilnehmendes Schweigen und Innehalten von allen sichtbaren Äußerungen kann dazugehören.

Formelle Kommunikation unter Pflegenden

Der gegenseitige fachliche Informationsaustausch unter Mitarbeitern ist Grundlage einer guten Zusammenarbeit und hilft Fehlleistungen zu vermeiden (S. 138 ff). Alle pflegerelevanten Fakten müssen möglichst umfassend, klar formuliert und objektiv weitergegeben werden. Die Qualität nachfolgender Pflegemaßnahmen hängt wesentlich von der Sorgfalt der vorausgehenden Beobachtungen und deren Mitteilung an die Kollegen ab. Sind die Angaben ungenau, können leicht fehlerhafte Schritte darauf folgen. So müssen z. B. genaue Angaben erfolgen, wann und wie oft bei Bewohner X Blutdruckkontrollen durchgeführt werden müssen, ob bestimmte Medikamente Herrn Y vor, zu oder nach dem Essen verabreicht werden sollen.

Ein wichtiges Kommunikationsinstrument ist auch das Nachfragen, um Fehler zu vermeiden, auch bei anderen Berufsgruppen wie z. B. bei Ärzten, Physiotherapeuten oder bei den Angehörigen.

> ❗ Präzise Angaben erleichtern grundsätzlich die Eintragungen in die Dokumentationssysteme, EDV, Checklisten, Begleitschreiben, auf Anschlagtafeln u.ä. Dies trägt zur Kontinuität der Pflege bei, schafft Sicherheit und fördert die Qualität der pflegerischen Arbeit.

250 5 Die AEDL als Konzept einer ganzheitlich fördernden Pflege

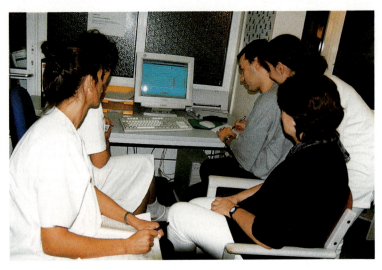

Abb. 5.**5** Dienstübergabegespräche

> Pflegende müssen auf ihre Sprache achten, denn sie demonstrieren damit unbewusst nicht nur ihre eigene Sprachkultur, sondern auch ihren Respekt vor der Persönlichkeit des Betreuungsbedürftigen und ihre Einstellung zum Beruf. Damit beeinflussen sie auch den neuen Kollegen im positiven wie im negativen Sinne.

Dienstübergabegespräche

Bei Übergabegesprächen sollten Störungen von außen nach Möglichkeit verhindert oder zumindest reduziert werden, damit sich die Teilnehmer auf die Gesprächsinhalte konzentrieren können (Abb. 5.**5**). In der Regel übernimmt deshalb eine Fachkraft (möglichst aus der zu Ende gehenden Dienstschicht) den „Außendienst", d. h., sie übernimmt die Rufbereitschaft und den Telefondienst.

Wichtig ist, eine möglichst spannungsfreie Atmosphäre in der Gruppe zu schaffen, die zur Offenheit ermuntert und das Wir-Gefühl fördert. Dies kann durch die Sitzordnung (z. B. im Kreis) und Raumgestaltung gefördert werden, wobei die berichtende Pflegekraft während der Übergabe Blickkontakt zu allen Anwesenden haben sollte.

Eine offene Atmosphäre bei Übergabegesprächen kann auch helfen, angestauten Ärger oder Aggressionen über Erlebnisse z. B. mit einem der Mitarbeiterin nicht sympathischen Bewohner abzubauen. Das Aussprechen kann für den Berichtenden selbst befreiend wirken. Wichtig ist dann nur, dass andere Mitarbeiterinnen dadurch nicht vorbelastet diesem Bewohner begegnen und trotzdem versuchen, ihn ohne Vorurteil anzunehmen.

Informelle Kommunikation als persönliche Hilfe für Pflegende

Die tägliche Zusammenarbeit zwischen Pflegenden erfordert gegenseitige Signale des Verstehens, Akzeptierens und Unterstützens, ohne „kumpelhafte Verbrüderung". Eine so komplexe Tätigkeit wie die Pflege und Betreuung von hilfebedürftigen Menschen fordert die ganze Person des Pflegenden.

> *Ich pflege als der, der ich bin.*
>
> (Juchli 1997)

Oft entsteht in der Begegnung mit Krankheit und Schmerz große persönliche Betroffenheit wie z. B. bei schwerwiegenden Diagnosen. Auch Hilflosigkeit kann verspürt werden, z. B. bei der Betreuung von Aphasikern, oder Gefühle von Scham und Ekel treten bei bestimmten Pflegemaßnahmen auf, z. B. bei der Versorgung übelriechender Wunden.

Gefühle müssen ernst genommen werden und dürfen nicht verdrängt werdne. Deshalb ist das einfühlsame Gespräch unter Kollegen so wichtig und kann Entlastung bringen, schon allein durch das Formulieren und Aussprechen dessen, was einen bewegt.

Grundsätzlich können alle Beteiligten innerhalb ihres Tätigkeitsbereiches offen miteinander reden. Durch die Verpflichtung zur Berufsverschwiegenheit (§ 203 StGB und § 9 BAT) sind sie zwar gehalten, keine internen Dinge nach außen zu tragen, aber innerhalb ihres Tätigkeitsbereiches dürfen sie sich austauschen, ja müssen sie es tun, wenn es sich um pflegerisch wichtige Informationen handelt.

Es gibt jedoch Situationen, wo ein Pflegebedürftiger das Bedürfnis hat, einer vertrauten Pflegeperson persönliche Dinge anzuvertrauen (z. B. finanzielle Sorgen, Familienprobleme). Hierbei handelt es sich um ein Geheimnis oder eine Tatsache, an deren Geheimhaltung der Betroffene ein schutzwürdiges Interesse hat.

Vertrauen ist die Grundlage jeder zwischenmenschlichen Beziehung, ganz besonders jedoch bei einer Beziehung zwischen Pflegebedürftigen und Pflegepersonen.

Rückmeldungen – Lob und Tadel

Wo mehrere Menschen zusammenarbeiten und gemeinsam eine vorgegebene Dienstleistung erbringen wollen, müssen Rückmeldungen und Beurteilungen die Qualität einzelner Maßnahmen sichern. Deshalb ist es auch im Pflegebereich notwendig, dass Standards vorgegeben werden, an welchen sich Pflegende orientieren und anhand derer sie urteilen können.

Rückmeldungen sind eine erfreuliche Angelegenheit, solange nur Gutes zu berichten ist. Ist aber Kritik bzw. Korrektur notwendig, muss eine sachliche und nicht persönlich verletzende Form gesucht werden.

> ! **Kritik sollte**
> – nie emotional,
> – nie beleidigend,
> – nie unsachlich,
> – nie unbegründet und
> – nie verallgemeinernd sein.

Besonders bei kritischen Äußerungen kann auch die Körperhaltung des Kritisierenden eine Verstärkerfunktion übernehmen. Stellen Sie sich im Extremfall eine Person vor, die, beide Hände in die Hüften gestemmt, wütend (vor den anderen Mitarbeiterinnen) einen lautstarken Redefluss über den zu Kritisierenden ergießt! Der „Schuldige" wird Tadel in dieser Form wohl schwer akzeptieren können, zumal er vermutlich keine Gelegenheit bekommt, sich selbst zu äußern, falls er dazu überhaupt noch in der Lage ist.

Oft kann eine negative Rückmeldung schon dadurch annehmbarer gestaltet werden, dass sie in Ruhe, im Sitzen und unter vier Augen erfolgt.

> ! **Eine konstruktive Rückmeldung**
> – erfolgt rasch, möglichst unmittelbar nach der entsprechenden Situation bzw. Maßnahme,
> – ist grundsätzlich sachlich,
> – ist begründet, konstruktiv und informativ,
> – zeigt auch Verbesserungsvorschläge auf.

Gerade im Umgang mit Lob und Tadel spielt die partnerschaftliche, auf der Erwachsenen-Ebene (Abb. 5.**2**, S. 243) ablaufende Beziehung zwischen den Pflegenden eine wichtige Rolle, d. h., der Kritisierte muss sich trotzdem wertgeschätzt fühlen und der Kritisierende sollte dies auch zum Ausdruck bringen (Gnamm u. Denzel 1997).

> ! **Positive Signale sind wichtig!**
> Wichtig sind gegenseitige positive Signale, ein ehrliches Lob, wenn eine Situation gut gemeistert wurde, oder ein *Danke* am Ende eines besonders hektischen Arbeitstages. Der Alltag braucht solche kleinen verbalen Aufmunterungen, denn sie motivieren und fördern das Wir-Gefühl!

5.1.5 Kommunizieren mit alten Menschen im Alltag der Pflege

Mitarbeiter in der Altenpflege begegnen vorwiegend den alten Menschen, die im Gegensatz zu den rüstigen Alten in irgendeiner Form der Hilfe bedürfen. Sie werden von Pflegemitarbeitern entweder ambulant zu Hause oder stationär in einer Einrichtung der Altenhilfe betreut. In ihrem jeweiligen Betreuungsbereich spielt die Kommunikation eine wesentliche Rolle, besonders beim Aufbau pflegerischer Beziehungen.

Die Kommunikation ermöglicht den Austausch von persönlichen Daten und wichtigen pflegerelevanten Informationen (z. B. Diabetiker Typ II, allergische Reaktion auf bestimmte Stoffe), sie gibt Gelegenheit, die individuellen Bedürfnisse und Gewohnheiten der Pflegebedürftigen zu erfragen und in die Pflegeplanung einzubauen.

Das persönliche Gespräch ist der Schlüssel zu einer vertrauensvollen Beziehung und ist damit auch ein wichtiger Teil der Pflege, manchmal ist ein Gespräch allein bzw. das Zuhören allein schon Therapie, z. B. zum Abbau von Ängsten, Selbstvorwürfen, unbegründeten Sorgen usw.

Die Pflegeperson als wichtigster Gesprächspartner

Für allein lebende alte Menschen ist der Besuch einer Pflegeperson oft die einzige, sehnlichst erwartete Gesprächsmöglichkeit am Tage, wo dann unendlich vieles zu besprechen ist (Abb. 5.**6**). Die Pflegenden werden oft geradezu mit Informationen überschüttet, wobei es für sie oft nicht einfach ist, unter dem Druck des täglichen Arbeitspensums die innere Gelassenheit aufzubringen, und den ausführlichen und sich oft wiederholenden Erklärungen eines alten Menschen in Ruhe zuzuhören.

Der alte Mensch hat in der Regel viel mehr Zeit, da ihm viele Alltagsaktivitäten zumindest teilweise abgenommen werden. Er kann sich mit Problemen der Vergangenheit oder der Zukunft in Ruhe auseinandersetzen, während sich die Pflegenden häufig unter Zeitdruck fühlen, in Gedanken oft schon bei der nächsten Arbeit sind und nicht in dem gewünschten Maße dem Gesprächspartner zuhören (können). „Untersuchungen bestätigen, dass alte Menschen nur unzureichend zwischen institutionell-professioneller Rolle und Person differenzieren. Sie sehen im Gegenüber primär die Person und fordern sie als ganze" (Fiehler 1996).

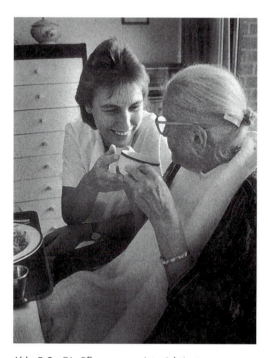

Abb. 5.**6** Die Pflegeperson ist wichtigster Gesprächspartner

Gespräche begleiten Pflegemaßnahmen

Die sicherste Zeit für ausführlichere Gespräche mit Pflegebedürftigen ist z. B. die Morgentoilette, das Baden oder ein gemeinsamer Spaziergang. Bei diesen Maßnahmen wird von vornherein mit einem etwas größeren Zeitaufwand gerechnet, damit wird gleichzeitig auch ein Gedankenaustausch ermöglicht.

Die erste Begegnung am Morgen beginnt meist mit einem Gespräch über das momentane Befinden und über den Verlauf der Nacht, bei gleichzeitiger aufmerksamer Beobachtung durch die Pflegeperson. Mit diesem Informationsaustausch beginnen die Tagesaktivitäten.

Informationen und Erklärungen über das, was im Zusammenhang mit der Pflegeplanung und Therapie getan werden muss, begleiten in der Regel die Pflegehandlungen. Der Pflegebedürftige kann sich dadurch gedanklich auf die Maßnahme einstellen, sie nachvollziehen und deren Hintergründe verstehen. Er fühlt sich ernst genommen. Daneben werden auch aktuelle Fragen oder persönliche Anliegen besprochen oder es wird auf Ereignisse des Tages oder sonstige Angebote hingewiesen.

Wie wichtig begleitende Informationen zu Pflegemaßnahmen sind, sollen folgende Beispiele zeigen.

1. Beispiel:
Die Altenpflegerinnen Astrid und Susanne kommen ins Zimmer zu Herrn B., begrüßen ihn und sagen: „Wir möchten gerne Ihr Bett machen." Ohne Herrn B. Zeit zu lassen, nehmen sie ihm die Decke weg. Herrn B. ist dies peinlich, da sein Nachthemd hochgerutscht ist und er es nicht schnell genug zurückziehen kann. Er sagt aber nichts.
Nun wird Herr B. wortlos auf eine Seite gerollt, dann auf die andere Seite und nach Entfernen der beschmutzten Unterlage zum Schluss wieder auf den Rücken gelagert. Während er auf der Seite liegt, wird er jeweils von der Altenpflegerin festgehalten, die gerade nicht mit dem Spannen des Leintuchs beschäftigt ist. Zum Schluss wird sein Nachttisch wieder zurechtgerückt. Beide wünschen ihm noch eine Gute Nacht und verlassen das Zimmer.

2. Beispiel:
Die Altenpflegerinnen Ruth und Nina kommen ins Zimmer zu Herrn B., begrüßen ihn und sagen: „Wir möchten gerne Ihr Bett machen." Während Ruth frische Wäsche bereitlegt, sagt Nina zu Herrn B.: „Ich

decke Sie jetzt auf, danach müssen wir Sie auf die Seite drehen, damit wir Ihr Leintuch spannen und die Unterlage frisch machen können. Wir drehen sie langsam, damit Ihnen nicht schwindlig wird."
Solange Herr B. auf der Seite liegt, wird er jeweils von der Altenpflegerin festgehalten, die gerade nicht mit dem Spannen des Leintuchs beschäftigt ist. Sie erkundigt sich, ob er einen Moment so liegen kann. Abschließend wird er wieder auf den Rücken gelagert und sein Nachttisch wird wieder zurechtgerückt. Die beiden Altenpflegerinnen fragen ihn, ob er gut liegt und wünschen ihm eine Gute Nacht. ∎

Während sich Herr B. im 1. Beispiel wie ein „Pflegeobjekt" fühlen muss, wird er sich im 2. Beispiel sowohl durch die verbale Information als auch durch nonverbale Zeichen (wie das Festhalten) ernst genommen und wertgeschätzt fühlen.

! Auch bei den alltäglich wiederkehrenden Routinemaßnahmen ist es wichtig, dass durch Gespräche und Gesten ein Gefühl der Wertschätzung vermittelt wird.

Alte Menschen sind erwachsene Menschen

Manchmal erinnern Umgang und Sprache in der Altenpflege an den Umgang mit Kindern (S. 243), besonders wenn der Ansprechpartner Anzeichen von Inkontinenz, Verwirrtheit oder andere Symptome zunehmender Gebrechlichkeit zeigt. Man spricht mit dem alten Menschen wie mit einem Kind, man nimmt ihm vieles ab, was er gut noch selbst machen könnte, man traut ihm zu wenig zu.
Es ist nicht nur das Zeitproblem, weil es schneller geht, wenn man es selber macht, sondern auch eine unreflektierte Annahme, dass der Altersabbau unweigerlich infantilisiert.
„Kommen Sie mit Frau Müller, wir gehen jetzt ins Bett, Sie sind ja schon so müde." Diese Sprache drückt zwar Fürsorge aus, aber sie macht Frau Müller noch mehr zur Abhängigen, die selbst nicht mehr entscheiden kann, wann sie müde ist und ins Bett will und kann.
Auch das *Du* als Anrede ist in unserem deutschen Kulturkreis nur üblich, wenn eine vorherige Absprache darüber erfolgt ist. Auch ein verwirrter Bewohner hat das Recht, die Personen selbst zu bestimmen, von welchen er geduzt werden möchte.

Das Kalenderblatt

Wie hilfreich biografisches Wissen (S. 248) für gemeinsame Gespräche sein kann, beschreibt eine Altenpflegerin im folgenden Bericht:

»*Herr M. möchte jeden Morgen als erstes sein Kalenderblatt lesen. Da ich dies weiß, sorge ich immer zuerst für seine Mundpflege (damit er besser sprechen kann) und dann lesen wir zusammen den Spruch für den Tag. Daraus entwickelt sich meist ein Gespräch über die Vergangenheit, über die gemeinsame Zeit mit seiner verstorbenen Frau und die inzwischen erwachsenen Kinder. Mittlerweile weiß ich auch, dass das Ehepaar sehr naturverbunden war, gemeinsam den Garten pflegte und jedes Jahr mindestens einmal im Gebirge wanderte, daher kann ich an dieses Wissen anknüpfen und das Gespräch weiterführen.*«

Selbst wenn Herrn M. diese Erinnerungen immer wieder schmerzlich berühren, so kann er doch manchmal sagen: „Wir hatten es gut, wir konnten ein Leben lang zusammen reisen und gemeinsam Schönes erleben. Es ist vorbei, aber ich muss trotzdem dankbar sein, dass ich hier so gut versorgt werde." Die Erinnerungen von Herrn M. begleiten ihn täglich noch in den Vormittag hinein, seine im Wesentlichen positive Grundhaltung hilft ihm, mit dem beschwerlichen Heute zurechtzukommen.

Kommunizieren durch Berühren

Wenn von schwerkranken alten Menschen die gesprochenen Worte nicht mehr verstanden werden, wird immer mehr über die nonverbale Ebene kommuniziert. Über die sanfte Berührung (S. 241, 255) wird Vertrauen vermittelt: „Ich bin bei dir."

»*Wir haben ein sehr feines Sensorium, aus einer Berührung herauszuspüren, wie uns jemand begegnet. Unabhängig von kulturellen und sozialen Unterschieden wird eine wohlmeinende Berührung von allen Menschen als solche erkannt und als angenehm empfunden ... Es kann bei immobilen oder komatösen Patienten über eine angenehme Berührung, der sich der Patient gefühlsmäßig zuwendet, die Tonusregulation, das Atem- und Kreislaufgeschehen angesprochen werden.
Es kann auch im Umgang mit apathischen, verwirrten, dementen Patienten oder bei sprachlichen Verständigungsschwierigkeiten über Berühren nonverbal kommuniziert werden.*«

(nach M. Grossmann-Schnyder 1997)

Die Tiefe der Bewusstlosigkeit eines Menschen ist nicht einfach zu erkennen, deshalb muss er so behandelt werden, als ob er bei klarem Bewusstsein wäre. Auch wenn keine oder nur kaum erkennbare Zeichen des Verstehens vom Kranken gezeigt werden, erfordert es unsere Achtung vor dem Kranken, dass er stets mit seinem Namen angesprochen und versucht wird, ihn am Handeln teilnehmen zu lassen (S. 773 ff).

Einfühlendes Gespräch

Wo wir negativen, belastenden Gefühlen bei anderen begegnen, neigen wir in der Regel dazu, ihnen diese Gefühle möglichst schnell „nehmen" zu wollen, sie zu trösten oder ihr Problem zu lösen. Wir übersehen, dass wir damit eher uns selbst Erleichterung verschaffen. Intensive Gefühle wie Trauer oder Angst verflüchtigen sich meist nicht einfach durch Zuspruch von außen. Der andere bleibt vielmehr auf diese Weise mit seiner Bedrängnis allein und wird durch vorschnelles Zureden zudem noch zum Schweigen verdammt.

Bei Gefühlen von Angst, Kummer und Traurigkeit kommt daher dem hilfreichen, stützenden Begleiten durch eine entsprechend einfühlsame Kommunikation allergrößte Bedeutung zu. Die Befindlichkeit des Betroffenen, seine Bedürfnisse und Signale stehen dabei im Vordergrund, während der Kommunikationspartner, etwa die Pflegeperson, sich zurücknimmt, um den anderen gleichsam auffangen zu können.

! **Kontraindiziert sind in dieser Situation:**
- Ratschläge („Versuchen Sie doch mal dies oder das ..."),
- Abwiegeln („Na, na, so schlimm ist es doch auch wieder nicht ..."),
- Phrasen („Sie werden sehen, morgen sieht die Welt schon wieder anders aus ..."),
- zum Schweigen bringen („Na hören Sie mal, wer wird denn gleich vom Sterben reden. Sie werden noch hundert"),
- Zusammenreiß-Appelle („Nun lassen Sie sich mal nicht so hängen ..."),
- Erzählen eigener Erfahrungen („Ich kenne das. Ich hatte auch mal ..."),
- Nachbohren („Und wie war das genau ...").

Stattdessen wird der Gesprächspartner bei einem einfühlenden Gespräch Signale senden, die dem Gegenüber Geborgenheit und Angenommensein vermitteln. Am Anfang steht die Botschaft „Ich habe Zeit für dich", die schon in einem ruhigen, entspannten Stehenbleiben, noch mehr aber durch das ausdrückliche Sich-zum-anderen-Setzen zum Ausdruck kommt. Dazu gesellt sich das aufmerksame, bejahende Zuhören („Ich höre dir zu, ohne dich zu unterbrechen, oder das, was du sagst, verändern zu wollen").

Neben der auch durch Berührung vermittelten Nähe und Zuwendung wird das Schweigen, das Aushalten von Gesprächspausen, in denen der andere Zeit hat, sich über seine Empfindungen klar zu werden und seine Gedanken zu sortieren, ganz wichtig. Eine Hilfe für den Gesprächspartner, um in eine einfühlende Gesprächshaltung hineinzufinden, kann sein, weitgehend auf Fragen zu verzichten. Der Leidende möchte in dieser Situation nicht ausgefragt, sondern verstanden werden. Oft hilft es schon, wenn die Pflegeperson versucht, eine Frage als Aussagesatz zu formulieren. Also nicht: „Geht es Ihnen schlecht?", sondern: „Ich habe das Gefühl, es geht Ihnen schlecht." So kann der andere unbedrängter äußern, was ihn bewegt.

Die eigene Hilflosigkeit angesichts der schwierigen, belasteten Situation des Gegenübers wird hier nicht, wie sonst oft, durch Zerreden und Aktivismus überwunden, sondern durch Aushalten und Dableiben (Kap. 9 „Sterben und Sterbebegleitung").

! **Einfühlend kommunizieren heißt:**
Nicht nehmen, wegnehmen, vereinnahmen, in die Hand nehmen,
sondern
die Gefühle des anderen zulassen, ihn aussprechen zu lassen, sich auf ihn einzulassen, seine Empfindungen gelten zu lassen, ihn dabei aber nicht zu verlassen.

Wo dies geschieht, kann der Leidende sich zumindest aufgehoben und verstanden fühlen. Ja vielleicht hilft ihm das Äußern seiner Gefühle sogar, sie ein wenig loszulassen und im Gespräch einen Schritt weiterzugehen. In dieser nächsten Phase, in der der Betroffene schon selbst andeutet, was ihm gut tun würde, können neben dem akzeptierenden Zuhören auch vertrautere Gesprächselemente wie das Eingehen auf Fragen usw. Raum bekommen.

Beispiel eines einfühlenden Gesprächs:
Während einer Nachtwache fällt der diensttuenden Altenpflegerin Lena auf, dass die Bewohnerin Frau K. ungewöhnlich unruhig ist. Sie klingelt mehrfach und bittet um kleine Handreichungen, bei ihr etwas völlig Unüb-

liches. Als Lena bei einem späteren Rundgang an das Bett von Frau K. tritt, sieht sie, dass diese immer noch wach ist und weint.
Lena (knipst eine matte Beleuchtung an, tritt zu Frau K. und berührt sie sanft an der Hand): „Heute können Sie gar nicht zur Ruhe kommen, Frau K. ..."
Frau K. (schüttelt den Kopf, weint stärker): „Ach, nein."
Lena (holt sich einen Stuhl und setzt sich nahe zu Frau K. ans Bett, sodass diese ihr Gesicht sehen kann und nimmt still die Hand von Frau K.
Frau K. (weint leise): „Ach nein."
Lena (leise): „Sie haben einen ganz schweren Kummer."
Frau K. (nickt, kramt nach einem Taschentuch, nach einer Pause): „Es ist wegen meinen Sohn. Heute ist sein Todestag."
Lena (leise): „Sie haben ihn verloren."
Frau K.: „Er ist verunglückt. Auf der Autobahn. Er wollte mich besuchen kommen." (Sie weint sehr.)
Lena (schweigt, drückt die Hand von Frau K.)
Frau K.: „Er war so ein guter Junge. Und dann klingelte das Telefon und sie sagten, er ist verunglückt. Tot." (Sie weint.)
Lena (nach einer Pause): „Sie haben ihn schrecklich lieb."
Frau K. (nickt unter Tränen): „Er war mein Einziger. Und immer so gut zu mir ... Damals, nach dem Tod meines Mannes, ich weiß nicht, was ich ohne ihn gemacht hätte. Er hat alles für mich in die Hand genommen. Und immer kam er an den Festtagen, mal nur für ein paar Stunden, mal einen ganzen Tag ..." (sie kommt ins Erzählen) „Einmal hat er mich an meinem Geburtstag ganz groß ausgeführt, in ein gutes Restaurant und dann ins Theater. Mit so einer gutaussehenden Mutter muss man angeben, hat er gesagt." (Sie lächelt.) „Ach ja, so einen Jungen hat nicht jede Mutter ..." (Sie verliert sich in Erinnerungen.)
Lena (bleibt still, nickt, lächelt Frau K. zu. Nach einer Pause): „Sie hatten viel Freude zusammen."
Frau K.: „O ja." (Sie erzählt eine weitere Begebenheit, schweigt eine Weile) „Das ist es, was bleibt von einem geliebten Menschen. Das kann einem niemand wegnehmen."
Lena: „Ja ... das bleibt." (Sie bleibt noch ein Weilchen bei Frau K. sitzen, die beiden sprechen nicht mehr. Schließlich verabschiedet sich Lena mit einem Nicken und einer nochmaligen Handberührung von Frau K.)

Lena: „Ich schaue nachher noch mal nach Ihnen."
Frau K. lächelt und nickt. ■

Das Beispiel macht deutlich, wie wichtig Lenas Körpersprache ist, wie wenig sie sagt und wie entscheidend ihr Schweigen ist. Die Gesprächsanteile von Frau K. werden größer, sie selbst findet zu einem Annehmen ihres Kummers – „das bleibt".

Literatur

Berne, E.: Transaktionsanalyse der Intuition: ein Beitrag zur Ich-Psychologie. Junfermann, Paderborn 1991
Bischoff-Wanner, C.: Kommunikation mit Patienten. Thieme, Stuttgart 1997
Fiehler, R.: „Wie's zu unserer Zeit noch war". In Altenpflege Forum 4 Vincentz Verlag, Hannover
Gnamm, E., S. Denzel: Praxisleitung – beim Lernen begleiten. 1. Aufl. Thieme, Stuttgart 1997
Hense, G.: Gedanken zum Wort Pflege. A + A, Fachzeitschrift des DBVA 3/4 (1997) Duisburg
Kasten, E.: „War ich denn eigentlich mal verheiratet?" In Altenpflege 4 (1994)
Kirchner, H.: Gespräche im Pflegeteam. 1. Aufl. Thieme, Stuttgart 1996
Kämmer, K.: Mehr als ein Kaffeeklatsch. In Altenpflege 6 (1997)
Grossmann-Schnyder, M.: Kommunikatives Berühren – Berühren in der Intensivpflege. In intensiv 5 (1997) Thieme Verlag
Pincus, L.: Das hohe Alter. 2. Aufl. Kreuz-Verlag, Stuttgart 1982
Rogers, C.R., P.F. Schmid: Person-zentriert. Grundlagen von Theorie und Praxis. Matthias-Grünewald-Verlag, Mainz 1995
Rogers, C.R., B. Stevens.: Möglichkeiten sich und anderen zu begegnen. Junfermann, Paderborn 1986
Salomon, F.: Intensivstation als Spannungsfeld zwischen Betroffenen und Therapeuten. In intensiv 5 (1997)
Schulz von Thun, F.: Miteinander Reden, Bd. 1 u. 2. Rowohlt, Reinbek bei Hamburg 1996
Sieber, H.: Konflikte konstruktiv lösen. A + A, Fachzeitschrift des DBVA 7/8 (1997)
Tausch, R.: Jemanden zum Reden haben. In Psychologie Heute. 1 (1998) S. 28-29
Thimm, K.: Sprachliche Kompetenz und Emanzipation. In Pflege Aktuell 3 (1996)
Walther, S.: Im Mittelpunkt der Patient. 1. Aufl. Thieme, Stuttgart 1997
Watzlawick, P.: Menschliche Kommunikation: Formen, Störungen, Paradoxien, Huber, Stuttgart 1993
Weinberger, S.: Klientenzentrierte Gesprächsführung: Eine Lern- und Praxisanleitung für helfende Berufe. Beltz, Weinheim 1992
Wirsing, K.: Psychologisches Grundwissen für Altenpflegeberufe: ein praktisches Lehrbuch. Psychologie-Verlags-Union, München 1993

5.2 Sich bewegen können

Ilka Köther

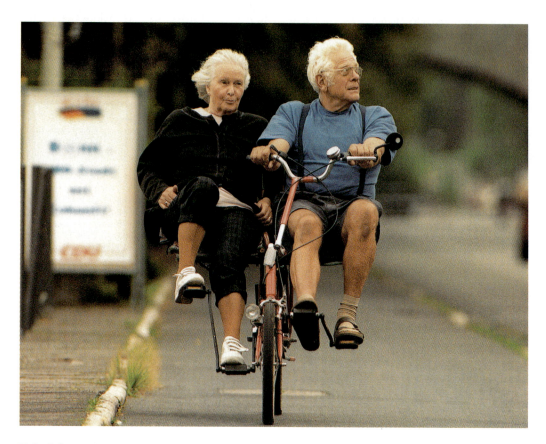

Beispiel:
Schwester Gabi von der Sozialstation ist auf dem Weg zu Frau K. Sie hat die Medikamente von der Apotheke geholt und überlegt während der Fahrt, was bei Frau K. heute zu tun ist. Am Fenster ihrer Wohnung in der 2. Etage steht Frau K. und wartet bereits. Schwester Gabi hat den Haus- und Wohnungsschlüssel, so muss Frau K. nicht die Treppe hinuntergehen. Sie hat Schmerzen in beiden Kniegelenken aufgrund einer Koxarthrose. Seit einem Jahr kann sie ihre Wohnung nur mit Hilfe von zwei starken Personen verlassen, die sie mit einem Spezialsitz tragen. Sie braucht Unterstützung bei der morgendlichen Körperpflege und beim Ankleiden. In ihrer Wohnung benutzt sie eine Gehhilfe. Das Essen liefert ein Mahlzeitendienst, Einkäufe besorgt die Nachbarin und wöchentlich kommt eine Haushaltshilfe, die von der Sozialstation vermittelt wurde. Heute morgen empfängt sie Schwester Gabi mit der Nachricht, dass ihr Bruder zu seinem achtzigsten Geburtstag eingeladen hat, dass sie aber an der Feier nicht teilnehmen kann, weil sie doch nicht laufen kann.
Dabei wird ihr bewusst, welche Einschränkungen das Nicht-mehr-gehen-Können bedeutet und sie fängt an zu weinen. ■

5.2.1 Bedeutung von Bewegung und Mobilität

Leben ist Bewegung

Beispiel:
„Leben ist Bewegung – Bewegung ist Leben" ist das Motto mancher Senioren-Sportgruppen. Doch nicht nur Gymnastik und Tanz stehen auf dem Programm. Ebenso wichtig ist ihnen das Gedächtnistraining und der regelmäßige Klön- und Kegelabend. ■

5.2 Sich bewegen können

Das Leben an sich ist Bewegung und immer mit Bewegung verbunden. Der menschliche Körper mit Herz-Kreislauf-System, biochemischen Prozessen, bioelektrischen Strömen und allen weiteren Lebensvorgängen ist immer im Fluss, immer in Bewegung, auch im Schlaf. Lebendiges hat die Eigenschaft, sich zu bewegen. Lebendiges benötigt Bewegung, um lebendig zu bleiben. Menschliches Leben ist auf Fortbewegung angelegt. Wird das Bewegungsvermögen in irgendeiner Weise beeinträchtigt, so erleben wir einen Bewegungsverlust, der uns bedrängt und im täglichen Leben behindert (Abb. 5.7). Unser Ziel ist, uns baldmöglichst wieder bewegen zu können. Sich Fortbewegen-Können heißt unabhängig sein. Deutlich wird das besonders in der Entwicklung des Kleinkindes, in seinem unbezwingbaren Drang nach Bewegung und dem sich daraus entwickelnden selbstständigen Stehen und Laufen, der selbstständigen Bewegungsfähigkeit auf dem Weg des Erwachsen- und Selbstständigwerdens. Die Mobilität (Bewegungsfähigkeit) ist eine komplexe Funktion, die von vielen physischen seelisch-geistigen, soziokulturellen Faktoren und von der äußeren Umgebung abhängig ist: Wer keine Freude am Wandern hat, wird vielleicht lieber Ausflüge mit dem Auto unternehmen. Wer kein Auto besitzt, bewegt sich zwangsläufig mehr. Wer einen pflegerischen Beruf ausübt, muß körperlich und geistig beweglich sein und gut laufen können.

Mobilität im Alter

Die Fähigkeit zur Bewegung ist die Voraussetzung für alle Lebensaktivitäten und für ein selbstständiges und selbstbestimmtes Leben.

Der älter werdende Mensch steht vor der Aufgabe, seine Bewegungsfähigkeiten bestmöglich zu erhalten, obwohl die Kräfte schwinden. Alte Menschen mit arthrotischen Gelenken können sich oft nicht oder nur mühsam mit Gehhilfen fortbewegen. Es ist ihnen nicht mehr möglich, den Haushalt zu führen, einkaufen zu gehen oder Besuche zu machen. Sie werden abhängig von Personen, die die Wohnungsreinigung und Einkauf übernehmen. Der Einkauf im Supermarkt war immer mit vielen Sinnesreizen, Anregungen, Entscheidungen und Kontakten verknüpft, die dem alten Menschen jetzt fehlen. Keine Besuche machen können bedeutet, weniger Kontakte haben, weniger Kommunikation und damit weniger Teilhabe an den Erfahrungen von Mitmenschen und am Leben. Die Lebenswelt wird kleiner, was zur Folge hat, dass auch das Denken und Fühlen eingeschränkt wird oder nur auf sich selbst bezogen ist.

Mobilitätsstörungen

Immobilität ist eine der bedeutendsten Funktionsstörungen im Alter, sie gehört zu den vier häufigsten Erkrankungen (four giants), den **„vier I's"**, in der Geriatrie:

- Immobilität,
- Instabilität (Sturzgefahr, labile Homöostase),
- Inkontinenz,
- intellektueller Abbau.

Wenn unter Immobilität nur eine Einschränkung der körperlichen Bewegungsfähigkeit verstanden wird, ist das sehr einseitig gesehen. Von Immobi-

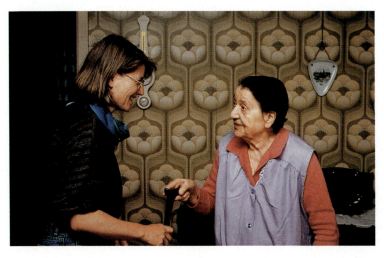

Abb. 5.7 Wenn die Bewegungsfähigkeit eingeschränkt ist, wird die Lebenswelt kleiner.

lität können auch geistige, emotionale und soziale Fähigkeiten betroffen sein. Dass alte Menschen nicht aus ihrer Wohnung in eine für sie geeignetere, seniorengerechte Wohnung umziehen wollen, obwohl mehr Bewegungsmöglichkeiten auch mehr Selbstständigkeit und ein Gewinn an Lebensqualität bedeuten, kann als seelisch-geistige Immobilität bezeichnet werden.

Mobilität und Sicherheit

Alte Menschen haben eine berechtigte Sorge, durch Krankheit oder Unfall in ihrer Bewegungsfähigkeit eingeschränkt zu werden. Sich nicht mehr selbstständig die Schuhe und Strümpfe anziehen zu können, nicht zur Toilette gehen oder das Telefon benutzen zu können bedeutet Abhängigkeit von Personen und Hilfsmitteln, dazu Unsicherheit im Hinblick auf die eigenen Fähigkeiten, Angst vor weiterer Verschlechterung, aber auch Unsicherheit im Blick auf Zuverlässigkeit, Gewissenhaftigkeit und Verantwortungsbewusstsein der sie betreuenden Pflegepersonen. Besonders tragisch sind Situationen, in denen bewegungseingeschränkte Personen nicht ohne fremde Hilfe ein brennendes Zimmer/Haus verlassen können (Kap. 5.11 „Für eine sichere Umgebung sorgen können").

5.2.2 Ursachen und Folgen von Immobilität

Altersbedingte Veränderungen des Bewegungsapparates

Der normale Alterungsprozess ist prinzipiell mit einer Schwächung aller Körpersysteme verbunden. Betroffen ist auch der Bewegungsapparat. Die Knochen werden poröser und instabiler. Knorpelgewebe an Gelenken und Bandscheiben verliert an Elastizität, wird dünner und rissig. Die Körpergröße nimmt ab, die Haltung wird gekrümmt. Brüche heilen trotzdem im hohen Alter noch aus, weil Knochenzellen reaktiviert werden.
Die Muskeln bilden sich zurück: Muskelfasern gehen verloren oder verkürzen sich, die kontraktilen Elemente werden z. T. durch Bindegewebe oder durch Fett ersetzt. Bis zum Alter von 80 Jahren hat sich die Muskelmasse um ungefähr 30 Prozent reduziert. Die Muskelkraft nimmt bis zum 65. Lebensjahr um 20 bis 40 Prozent ab. Durch frühzeitiges Training kann ein Teil des Verlustes an Leistungsfähigkeit ausgeglichen

werden. Durch Veränderungen im zentralen Nervensystem entstehen eine allgemeine Verlangsamung des motorischen Verhaltens, eine verlängerte Reaktionszeit und leichte Gleichgewichtsstörungen. Auch Veränderungen im Sehvermögen haben Einfluss auf die Mobilität. In Tab. 5.**1** werden **Probleme und Ursachen** von Immobilität aufgezeigt.

Folgen der Immobilität:

- *Physiologische Folgen (Immobilisationssyndrom):* Längere körperliche Inaktivität, z. B. durch Bettlägerigkeit, wirkt sich auf alle Organe des alternden Körpers nachteilig aus. Das Herz-Kreislauf-System reagiert mit einer Abnahme der maximalen Sauerstoffaufnahme und Verminderung des Herz-Minuten-Volumens, mit Blutdrucksenkung und mit der Abnahme der allgemeinen Durchblutung, besonders im Bereich des Gehirns und der Extremitäten. Die Verlangsamung des Blutstromes begünstigt die Entwicklung von Thrombosen und Embolien. Eine Veränderung der Lungenfunktion erhöht das Risiko einer Pneumonie. Die Beweglichkeit von Muskeln und Gelenken kann sich innerhalb einer Woche verschlechtern. Die Verkürzung der Muskeln führt zu Gelenkkontrakturen (Knie-, Hüftgelenk und Ellenbeuge) und Spitzfuß.

Längere Inaktivität im Liegen oder Sitzen fördert die Entstehung von Dekubitalgeschwüren, Obstipation, Harninkontinenz und chronische Harnwegsinfekte.

> **! Dokumentation/Protokoll eines Sturzes:**
> Wenn ein Bewohner gestürzt ist, muss eine gründliche Analyse der Ursachen für den jeweiligen Sturz durchgeführt werden. In der Pflegedokumentation, im Pflegebericht müssen (nicht nur aus haftungsrechtlichen Gründen) genaue Angaben gemacht werden über:
> – Art des Sturzes,
> – Tag und Uhrzeit,
> – besondere Umstände/Situation,
> – Beschreibung des Zustandes der/des Verletzten (Lage, Bewusstsein, Vitalzeichen),
> – Beschreibung, evtl. Wunden und Verletzungen,
> – durchgeführte Maßnahmen,
> – mögliche Ursachen des Sturzes,
> – bereits durchgeführte präventive Maßnahmen bei bekannter Sturzanfälligkeit,
> – Personen, die informiert wurden,
> – Unterschrift/Handzeichen der Pflegekraft.

Tabelle 5.1 Probleme und Ursachen von Immobilität

Probleme	Ursachen
Stürze	- Altersveränderungen: Seh- und Hörschwäche, verminderte Muskelkraft, verminderte Reaktionszeit - Herz-Kreislauf-Erkrankungen - Herzinsuffizienz: Herzrhythmusstörungen, Synkopen, orthostatische Dysregulation, Anämie - neurologische Erkrankungen: z. B. Parkinsonismus, transitorische ischämische Attacken (TIA), zerebrovaskulärer Insult (Schlaganfall), Demenz, zerebrale Krampfanfälle - Muskel-Skelett-System: Arthrosen im Kniegelenk, Hüftgelenk - Fußprobleme: Hammerzehen, Hallux valgus, lange Fußnägel - Nebenwirkungen von Medikamenten: Sedativa, Neuroleptika, Antihypertensiva, Diuretika - Umfeld bedingte Ursachen: lose Teppiche, rutschiger Boden, Hindernisse, ungenügende Beleuchtung, fehlende Handläufe und Griffe, fehlende Brillen, ungeeignetes Schuhwerk. - Meist haben die Stürze mehrere Ursachen und sind nicht nur einem Organsystem zuzuordnen
Schmerz, Steifheit und Tremor	- Osteoporose, Gelenkerkrankungen (Arthrosen und rheumatoide Arthritis), Hüftfrakturen, erfolglose Rehabilitation nach Hüftoperation (TEP) - Erkrankungen des Fußes: Hühneraugen, Fußballenentzündungen, Nagelverwachsungen - Parkinson-Krankheit, Demenz
Bettlägerigkeit	- akute Krankheiten, z. B. mit Fieber, Fraktur an den unteren Extremitäten - Lähmungen (multiple Sklerose, Hemi- und Paraplegie).
Psychische Veränderungen	- schwere Demenz, Demenz vom Alzheimer-Typ - schwere Depression, psychotrope Medikamente
Schwäche	- Hinfälligkeit von Hochbetagten, fehlender Antrieb
Unsicherheit, Angst	- vor dem Stürzen, bereits erlebte Stürze
soziale Störungen	- Isolation, Verwahrlosung

Vermeiden von Bettlägerigkeit

Mit Bettlägerigkeit bezeichnet man einen Zustand, in dem ein Kranker nicht in der Lage ist, aus eigener Kraft das Bett zu verlassen. Bettlägerigkeit ist verbunden mit maximaler motorisch-funktioneller Einschränkung. Für jeden Menschen ist Bettlägerigkeit, die länger als 24 Stunden dauert, mit Risiken verbunden. Besonders gefährdet durch Immobilität sind aber die Alten. Folge fehlender Mobilisierung ist ein Komplex von Veränderungen, der als *Immobilisationssyndrom* bezeichnet wird.

! „Bed ist bad" ist eine Devise in der englischen Geriatrie (Abb. 5.**8**).

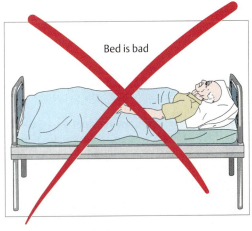

Abb. 5.**8** „Bed is bad"

Aktivierende Pflege – Mobilisierung.
Bei Bettlägerigen bedeutet das Folgendes:

- Durchführung aller prophylaktischen Maßnahmen zur Verhinderung von Zweiterkrankungen wie Pneumonie, Dekubitus, Kontrakturen, Thrombose und weiteren Folgen der Immobilität.
- Motivation zur Mobilisierung und Mitarbeit der alten Menschen stärken. Sie sind im Gegensatz zu Jüngeren eher in der Gefahr, sich mit ihrem Zustand abzufinden „Das ist eben so."
- Täglich mindestens einmal (z. B. beim Waschen und Betten) atemgymnastische Übungen durchführen.
- Zur Mobilisierung gehört auch ein auf das Krankheitsbild abgestimmtes gezieltes funktionelles Training durch Krankengymnastik.
- Durchführung von Bewegungsübungen, die sich nach dem Kräftezustand der Betroffenen richten. Regelmäßig durchgeführt, vermeiden sie einen zu starken Kräfteverfall und tragen dazu bei, dass die Kranken sich nicht völlig hilflos und unsicher fühlen, wenn sie das Bett wieder verlassen können.
- *Psychische Folgen:* Die psychischen Folgen der Immobilität sind sehr unterschiedlich und abhängig von den individuellen psychischen Mechanismen eines Menschen. Sehr häufig entstehen Depressionen beim Verlust der Fähigkeit, sich selbstständig versorgen oder sich von einem Ort zum anderen bewegen zu können. Betroffene reagieren auch mit Wut, Feindseligkeit, Aggression, Passivität und Angst. Nachlassende Mobilität kann Selbstwertgefühl und Selbstachtung so nachhaltig beeinflussen, dass Menschen sich isolieren und vereinsamen. Mangelnde Durchblutung des Gehirns und fehlende geistige Anregungen führen dann zum Nachlassen von kognitiven und emotionalen Fähigkeiten und begünstigen die Entwicklung von psychischen Veränderungen wie Wahnvorstellungen und Demenzen. Die Entwicklung kann in einem kompletten körperlichen und geistigen Verfall enden.
- *Soziale Folgen:* Wie am Beispiel von Frau K. (S. 256) deutlich wird, trägt Immobilität zum allmählichen Zusammenbruch sozialer Beziehungen, zur Isolation und zu möglicher Verwahrlosung bei. Um das letztere zu verhindern, wird die Aufnahme in ein Wohn- und Pflegeheim notwendig sein, wie in den Fällen, in denen die Unterstützung durch ambulante Pflege- und Hausdienste nicht ausreicht oder Angehörige sich von der Situation überfordert fühlen.

5.2.3 Bedeutung der Wohnung für die Mobilität

Wohnen im häuslichen Bereich

Die Wohnsituation alter Menschen hat einen entscheidenden Einfluss, auf die Lebensgestaltung und die Fähigkeit, sich selbstständig innerhalb des eigenen häuslichen Bereichs bewegen oder das Haus auch verlassen zu können. Einschränkende Wohnbedingungen, z. B. Kohleheizung, WC im Treppenhaus, Treppen zwischen Wohn- und Schlafbereich, können eine selbstständige Lebensführung unmöglich machen. Dazu kommen die Unfallgefahren durch Stufen, Absätze, Treppen, fehlende Haltevorrichtungen in Bädern und Toiletten. Untersuchungen haben ergeben, dass ein großer Teil alter Menschen in Altbauten mit einer schlechten Ausstattung lebt. Auch moderne Wohnungen müssen im Bedarfsfall behindertengerecht umgebaut werden. Um alten Menschen den möglichst langen Verbleib in ihrer vertrauten Wohnumgebung zu ermöglichen, gibt es finanzielle Unterstützung für *Wohnumfeldverbesserung* oder *Wohnungsanpassung* über die Pflegekasse, Sozialämter, Versorgungsämter oder Krankenkasse. In Zukunft sollen im Wohnungsbau mit staatlichen Mitteln mehr altengerechte, barrierefreie Wohnräume geschaffen werden (Kap. 2.3 „Betreutes Wohnen/Service-Wohnen", S. 87 ff).

Wohnen im Altenpflegeheim

Stationäre Altenhilfeeinrichtungen müssen den Anforderungen des Heimgesetzes entsprechen. Die Heimmindest-Bauverordnung legt fest, wie Wohn- und Pflegezimmer, Bäder, Gemeinschaftsräume, Flure, Treppen und Außenanlagen beschaffen und ausgestattet sein müssen, um Unfälle zu vermeiden und eine größtmögliche Sicherheit für die Bewohner des Hauses zu gewährleisten (Heimgesetz, Heimmindest-BauVo).
Die **bauliche Ausstattung** von Altenpflegeheimen sollte den folgenden Kriterien entsprechen:

- Vermeidung von Schwellen oder Niveauunterschieden innerhalb der Wohnungen/Zimmer
- Notrufanlagen in allen Räumen,

- ausreichende Bewegungsflächen innerhalb der Zimmer,
- unfallsichere Badezimmer, d. h. rutschsichere Böden, Haltegriffe, Notrufanlage,
- bedienungsfreundliche Aufzüge, auch für Rollstuhlfahrer,
- Treppen mit Handläufen und rutschfestem Belag,
- helle, überschaubare Flure mit Sitzmöglichkeiten/Sitzecken,
- Ausstattung der Flure mit räumlichen Orientierungshilfen:
  - unterschiedliche, farbliche Gestaltung der verschiedenen Etagen des Wohnbereichs,
  - Hinweisschilder zu WC, Bad, Gemeinschafts- und Diensträumen,
  - Bilder, Wandbehänge, Fotos u. a.,
  - individuelle Gestaltung der Gruppenräume mit Möbeln, Dekoration,
  - Grünpflanzen, große Uhren, Kalender,
- barrierefreie Zugänge zum Haus,
- gepflegte Grünflächen, Gartenanlagen mit Sitzgelegenheiten zum Ausruhen,
- Gartenlauben, Sitzecken als Treffpunkt oder Erholungsbereich,
- barrierefreie, rollstuhlgeeignete Wege.
- Spezielle Bezirke des Gartens für demenziell erkrankte Personen mit starken Orientierungsproblemen nach folgenden Kriterien:
  - leichtes Zurückfinden zum Ausgangspunkt,
  - Vermeidung des „Gefängnischarakters" (Hecken statt Zäune oder Mauern),
  - barrierefreies Gehen und Rollstuhlfahren,
  - Einblick ins Gelände und schnelle Erreichbarkeit für Mitarbeiterinnen.

5.2.4 Pflegerische Aufgaben

Beobachtungen und Informationen zur Pflegeanamnese

Voraussetzung für die Planung und Durchführung von präventiven, pflegerischen, rehabilitativen Maßnahmen ist eine umfassende Information durch Beobachtung und Befragung zur Bewegungsfähigkeit. Die in der Checkliste aufgeführten Fragen sollten zu Beginn der Heimaufnahme bzw. der Pflegeplanung gestellt und andere wichtige Informationen durch Beobachtung gewonnen werden.
Die Informationen und Beobachtungen werden in die Dokumentation eingetragen und in den Pflegeplanungsschritt: Informationssammlung/Pflegeanamnese aufgenommen. Es wird darauf geachtet, dass auch andere Bereiche und Berufsgruppen, sofern sie nicht an der speziellen Pflegeplanung mitarbeiten informiert werden, z. B. Ergotherapeuten, Krankengymnasten, Hauswirtschaft.

Pflegeziele

> **Pflegetipp**
> Der alte Mensch erfährt Hilfestellung durch Pflegepersonen so, dass er sein lebenslang aufgebautes Verständnis von Bewegung wiedererkennen kann.

Das Richtziel pflegerischer und therapeutischer Bemühungen ist, die Selbstständigkeit alter Menschen so lange und so gut zu erhalten, auch wenn es nur für Teilbereiche der Mobilität oder einzelner Handlungsabläufe möglich ist.
Der alte Mensch erreicht für seine Situation eine optimale Mobilität:

- beteiligt sich z. B. am Ausflug in den Zoo,
- nimmt an der wöchentlichen Gymnastikstunde teil,
- akzeptiert seine Behinderung und arbeitet aktiv an der Verbesserung einzelner Fähigkeiten (Rehabilitation) mit,
- fühlt sich in seinem individuellen Ruhe- bzw. Bewegungsbedürfnis unterstützt,
- fühlt sich in allen Bereichen des Heimes sicher und geborgen.

Präventive Maßnahmen

Unter den Begriff Prävention (**Prophylaxe**) fallen vorbeugende Maßnahmen zur körperlichen und seelisch-geistigen Gesunderhaltung, zur Verhütung von Zweiterkrankungen bei Bettlägerigkeit und zur Verhinderung von Krankheitsfolgen und Rückfällen. Darunter fallen auch Vorsichtsmaßnahmen zur Verhütung von Unfällen im Wohn- und Lebensbereich (z. B. Sturzprophylaxe). Umfassende Beobachtung aller Lebensäußerungen und körperlichen Zustände alter Menschen sowie des Lebensraumes ist eine zentrale Aufgabe der Altenpflegerinnen. Sie ist die Voraussetzung, um Veränderungen und Gefahren schon im Ansatz zu erkennen und rechtzeitig prophylaktische Maßnahmen durchführen zu können.

Checkliste zur Erfassung der Mobilität	**Probleme/Hilfen**
Fragen zur Vorgeschichte • Wie war die Mobilität/Bewegungsfähigkeit (z. B. vor der Erkrankung, in der Wohnung)? • Wurden Hilfsmittel zur Fortbewegung eingesetzt? Welche? • Welche Bewegungsgewohnheiten sind bekannt im Hinblick auf gehen, sitzen, liegen? • Wie ausgeprägt war das Bewegungs- bzw. Ruhebedürfnis? • Welche weiteren Probleme sind bekannt: – vereinzelte oder häufige Stürze, Knochenbrüche – Schmerzen und Steifheit in Hüft- und/oder Kniegelenken – Behinderungen: Lähmungen, Versteifungen, Anomalien, Amputationen – Schwindel – Krankheitszeiten mit Bettlägerigkeit – Seh- und Hörstörungen – Depressionen, Ängste – Einnahme von Medikamenten, evtl. Nebenwirkungen	
Beobachtungen zur aktuellen Bewegungsfähigkeit • Beine, Füße • Arme, Hände, Finger • Körperhaltung • Bewegungskoordination • Schmerzen • Schwindel • Kreislaufstabilität	
Beobachtungen zu den Bewegungsabläufen • sich fortbewegen • stehen • sitzen • liegen • bücken	
Erfassung der Fähigkeit sich fortzubewegen • sich im Zimmer fortbewegen • sich im Flur fortbewegen • Treppen steigen • zur Toilette gehen • sich im Haus bewegen • sich im Garten/Park bewegen • Orientierungsvermögen • sich situationsgerecht kleiden können • nach dem Weg fragen können • Selbstvertrauen • Gefahren erkennen können • Beweglichkeit im Bett: – Bewegungsablauf Bett – Bettkante – und Bettkante zum Stuhl	

Verhinderung von Stürzen:

- Die Wohnung/das Zimmer, die Wohnbereiche sind frei von „Stolperfallen".
- Die Füße werden regelmäßig von Fußpflegerinnen behandelt.
- Orthopädische Probleme werden vom Facharzt behandelt.
- Die Schuhe entsprechen den anatomischen Gegebenheiten der Füße (Passform), sind rutschfest und geben dem Fuß spürbaren Halt.
- Für „Problemfüße" werden Einlagen oder Schuhe vom Orthopädieschuhmacher angefertigt.
- Es wird darauf geachtet, dass auch im Haus geeignetes Schuhwerk getragen wird – Pan-

5.2 Sich bewegen können

toffeln und leichte Hausschuhe sind die Ausnahme.
- Brille und Hörgeräte sind funktionstüchtig und werden konsequent getragen.
- Die Kleidung ist bequem und behindertengerecht.
- die behinderte Person ist sicher im Gebrauch ihrer Gehstützen oder anderer Gehhilfen.
- Aufstehen und hinsetzen, der Transfer vom Bett zum Stuhl/Nachtstuhl u. a. wird geübt.
- Auf Sturzgefährdung durch Medikamente (Psychopharmaka) wird geachtet.
- Besondere Aufmerksamkeit und Sicherheit erfahren z. B. Parkinson-Kranke.
- Flure und Zimmer sind ausreichend beleuchtet.

Leichte Bewegungsübungen mit bettlägerigen Personen:

- Beugen und Spreizen der Zehen, Fußkreisen, Anwinkeln und Strecken der Unterschenkel.
- Beugen und Spreizen der Finger, Kreisen der Hände, Anwinkeln und Strecken der Arme.
- Abwechselndes Anheben der Beine, Heben und Senken des Beckens, Oberkörper aufrichten und langsam zurücksinken lassen.
- Zum Abschluss mehrmals tief durch die Nase einatmen, durch den Mund langsam wieder ausatmen lassen.

Maßnahmen zum Erhalt der visuellen und kognitiven Wahrnehmungsfähigkeiten:

- regelmäßige Lageveränderungen,
- Fernseh- und Radiosendungen,
- Zeitschriften und Bücher,
- Wandbilder mit erkennbaren Motiven und positiv wirkenden Farben in Sichthöhe,
- Bilder, Poster, Mobile an der Zimmerdecke,
- Gespräche, Gesellschaft von Angehörigen, Helferinnen und Mitarbeiterinnen,
- Gesellschaftsspiele, kleinere Beschäftigung je nach Vermögen und Wunsch.

Die Pflegeperson hat die Aufgabe, zu ermutigen, angedeutete Bedürfnisse zu erfragen und die äußeren Voraussetzungen dafür zu schaffen (durch Beschaffung technischer Hilfsmittel, Zusammenarbeit mit Ergotherapeuten, Krankengymnasten u. a.), damit jemand neue Lernschritte in der Mobilisierung tun bzw. frühere Fähigkeiten teilweise wiedererlangen kann.

! Dauerhafte Bettlägerigkeit kann in der Regel vermieden werden. Ausgenommen bei Menschen, die nicht sitzen können.

Prävention bei psychisch Kranken

Demenziell und psychisch kranke Personen benötigen einen besonderen Schutz. Folgende **Probleme** können umfangreiche Vorsorgemaßnahmen notwendig machen:

- Orientierungsstörungen, Orientierungslosigkeit,
- ruheloses Umherwandern, übersteigerter Bewegungsdrang,
- Tendenzen, das Haus unbeaufsichtigt zu verlassen,
- Selbstgefährdung aufgrund von Wahrnehmungsstörungen,
- Suizidgefährdung.

Der als übersteigert empfundene Bewegungsdrang kann möglicherweise auf fehlende Bewegungsmöglichkeiten innerhalb der Einrichtung oder des privaten Lebensbereiches zurückzuführen sein. Weitere Gründe sind fehlende vertraute Beschäftigungsmöglichkeiten (Biografie beachten), fehlende Ansprache und Gesprächsmöglichkeiten, fehlende Ablenkung, sich einsam fühlen und Ängste.

Helfende und unterstützende Maßnahmen:

- Anleitung zu Bewegung und Beschäftigung,
- gewohnte Arbeiten im hauswirtschaftlichen Bereich tun lassen,
- Begleitung bei Aktivitäten außerhalb des Hauses,
- Spaziergänge in Gruppen oder in einem dafür geschaffenen Bereich des Gartens den Kranken alleine gehen lassen.

Prävention durch Aktivitäten und Freude

Alle Arten von körperlichen und geistigen Aktivitäten haben positive Auswirkung auf die Mobilität, Gymnastik- und Musikgruppen, spielerische Bewegung und Tanz, Feste innerhalb des Jahreskreises, Feiern zum Geburtstag, Tanztee, Kegelabende und Ausflüge fördern das körperliche und seelische Wohlbefinden. Die Aktivitäten stärken das Selbstwertgefühl und fördern manchmal auch die Zufriedenheit und die Fähigkeit, sich mit veränderten, oft schwierigen Lebenssituationen zu arrangieren (Kap. 5.9 „Sich beschäftigen, lernen und entwickeln können", S. 433).

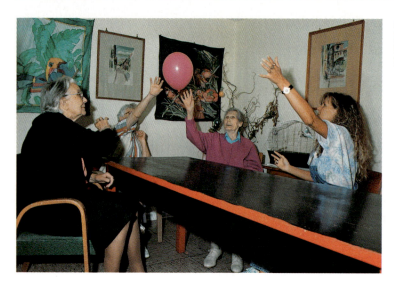

Abb. 5.**9** Spielerische Bewegungsübungen fördern körperliche und geistige Mobilität und Lebensfreude

Fortbewegung mit Hilfsmitteln

Es gibt eine Fülle von Hilfsmitteln für die unterschiedlichsten Körperbehinderungen, die der spezifischen Situation einer Person angepasst werden. Diese Hilfsmittel ermöglichen eine mehr oder weniger begrenzte Mobilität und Selbstständigkeit. Ihr Gebrauch kann die Lebensqualität von gehbehinderten Personen entscheidend verbessern. Bei der Anschaffung von Gehhilfen und anderen Hilfsmitteln zur Fortbewegung sollten Fachleute für Orthopädietechnik, Ergotherapeuten und Krankengymnasten die Beratung und später die Anleitung zum Umgang mit den Geräten übernehmen.

> ❗ Technische Hilfsmittel müssen dem Zustand der behinderten Person angepasst sein. Gehhilfen und andere Hilfsmittel zur Fortbewegung müssen Sicherheit bieten und einfach zu bedienen sein.

Einsatz von Gehhilfen

Der **Gehstock** dient zur Bein- und Gelenkentlastung und vermittelt Benutzern mit instabilem Gang ein Gefühl von Sicherheit, z. B. der Spazier- oder Wanderstock. Nach Beinfrakturen oder Hüftgelenkoperationen werden zur Entlastung Krankenstöcke mit Unterarmstützen eingesetzt. Voraussetzung zum Gebrauch ist Muskelkraft in den Armen und keine Beeinträchtigung des Gleichgewichtssystems (Abb. 5.**10a** u. **b**).

Gehböcke bieten mehr Stabilität und Sicherheit. Das Zur-Seite-Kippen wird verhindert. Es gibt *feststehende* und *verschiebbare* Gehböcke (Abb. 5.**11**).
Besonders bewährt haben sich auch im häuslichen Bereich **Gehwagen, Gehrad** und **Rollmobil**. Diese Gehhilfen sind drei- oder vierfach bereift, mit Handbremse ausgestattet und haben meistens einen Ruhesitz und/oder einen Ablagekorb (Abb. 5.**12a–c**).

Einsatz von Rollstühlen

Rollstühle ermöglichen auch schwer- und schwerstbehinderten Menschen die Teilnahme am öffentlichen Leben. Etwa eine Million behinderter Menschen in Deutschland sind auf einen Rollstuhl angewiesen. Die größtmögliche Autonomie dieser Personen erfordert individuell angepasste sowie fahr- und ausstattungstechnisch sichere Rollstühle. Allerdings passieren auch immer wieder Unfälle mit Rollstühlen aufgrund von Bedienungsfehlern oder auch Materialfehlern.

Beschreibung eines Universal-Rollstuhls. Das Grundgestell besteht aus der Sitzfläche, Rücken- und Armlehnen, Fußstützen, Rädern (Laufrad, Greifrad, Lenkrad) und Bremsen. Dazu die Handgriffe zum Schieben und die Fußhebel zum Kippen des Rollstuhls (Abb. 5.**13**). die meisten Rollstühle können zusammengeklappt werden und beanspruchen so weniger Platz, z. B. für den Transport im Auto.

5.2 Sich bewegen können

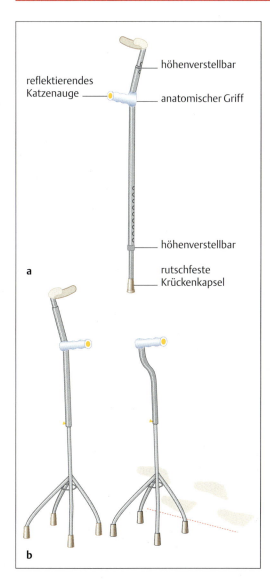

Abb. 5.**10a** u. **b**   Gehstöcke
a Krankenstock mit Unterarmstütze
b 4-Fuß-Gehhilfe für rechten Arm. Die Füße in Laufrichtung stehen in gerader Linie, um ein evtl. Stolpern zu vermeiden.

Die sichere und bequeme Fortbewegung ist besonders vom Luftdruck der Reifen abhängig, der regelmäßig überprüft werden muss. Mit den Bremsen rechts und links am großen Rad wird der Rollstuhl gesichert. Vor dem Aufstehen werden die Fußstützen zur Seite geklappt. Der Fahrer verlässt den Rollstuhl erst, wenn die Bremsen angezogen sind, er einen sicheren

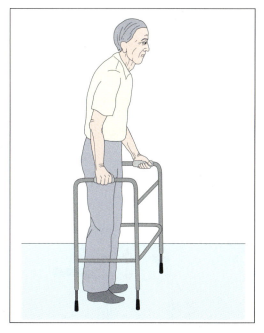

Abb. 5.**11**   Vorsichtiges Gehen mit einem Gehbock

Stand hat und Halt durch die Begleitperson bekommt.
Für viele Gehbehinderte ist der Rollstuhl mehr als nur ein Transportmittel. Er wird deshalb den unterschiedlichen Körperbehinderungen angepasst und „muß sitzen wie ein maßgeschneidertes Kleid".

Zubehör zum Rollstuhl:

- Rutschbrett zum seitlichen Umsteigen auf einen Stuhl, aufs Bett oder den Autositz, (Abb. 5.**14a**),
- Einkaufsnetz zwischen den beiden Schiebegriffen (Abb. 5.**14b**),
- Tischplatte zum Befestigen an den Armlehnen (Abb. 5.**14c**),
- Sicherheitsgurte.

Zusatzgeräte:

- Rollstuhlrampe (z. B. faltbare Rampen) zum Überwinden von Höhenunterschieden,
- Treppenlifter, die im Treppenhaus montiert werden,
- Treppensteighilfen wie Treppenraupe oder Treppenmobil.

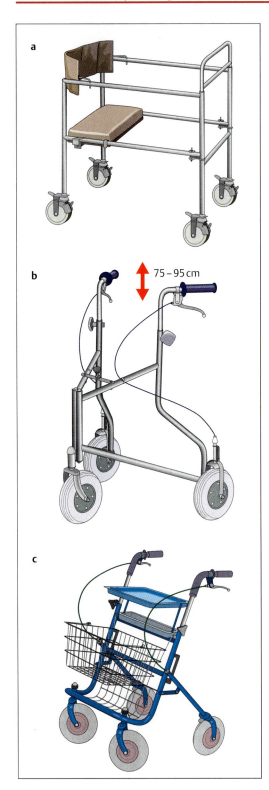

Begleitung von Rollstuhlfahrern

Das Schieben eines Rollstuhls erfordert Übung, Kenntnisse der Handhabung und Einfühlung in die Situation der darin sitzenden Person. Ihre Sicherheit ist von der Begleitperson abhängig.

> **! Grundsätzliches zum Umgang mit Rollstühlen und Rollstuhlfahrern:**
>
> - Vor der Benutzung die Handhabung des Rollstuhls überprüfen, es gibt viele unterschiedliche Modelle, z. B. sind Armlehnen, Beinstützen und evtl. Kopfstützen häufig abnehmbar. Wie funktionieren die Bremsen? In welcher Stellung des Hebels – nach vorne oder hinten – ist der Rollstuhl gebremst?
> - Ist der Rollstuhl funktionstüchtig: ist genügend Luft in den Rädern, sind die Bremsen in Ordnung?
> - Sitzt die behinderte Person richtig? Sitzt ihre Kleidung angemessen, ist Schutz vor Kälte und Regen vorhanden?
> - Bei jedem Anhalten oder Umsteigen die Bremsen feststellen.
> - Fußstützen vor dem Aufstehen unbedingt hochklappen, sonst kippt der Rollstuhl mit der behinderten Person nach vornüber.
> - Zum Heben des Rollstuhls nur die stabilen Rahmenrohre greifen. Durch Anfassen an der herausnehmbaren Armlehne können Verletzungen für Rollstuhlfahrer und Begleitperson entstehen.
> - Keine Experimente machen, die die Sicherheit des Rollstuhlfahrers gefährden, z. B. verkehrsreiche Straßen nur an Zebrastreifen überqueren.
> - Beim Einkaufen darauf achten, dass die behinderte Person die zu kaufende Ware auch sehen kann. Ihr keine schweren oder eiskalten Waren auf den Schoß stellen.
> - Für die Rollstuhlfahrer ist ein Gespräch mit der Begleitperson immer anstrengend, weil er den Kopf nach hinten drehen muss. Deshalb Pausen nutzen und Gelegenheit suchen, wo Gespräche mit Blickkontakt geführt werden können.
> - Gespräche zu dritt so führen, dass auch der Rollstuhlfahrer am Gespräch teilnehmen und die beteiligten Personen sehen kann.

Abb. 5.**12a–c** Gehhilfen mit Rädern
a Gehwagen, **b** Gehrad, **c** Rollmobil/Rollator

5.2 Sich bewegen können

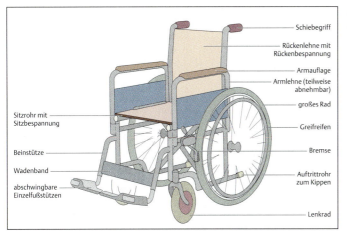

Abb. 5.**13** Rollstuhl und seine Einzelteile

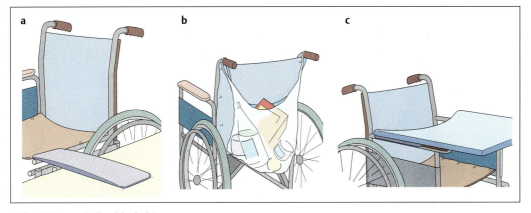

Abb. 5.**14a–c** Rollstuhlzubehör
a Das Rutschbrett ist an den Enden abgeflacht und hat leicht abgerundete Ecken, um Verletzungen zu vermeiden
b Das Netz zum Transport von Gegenständen ist an der Rückenlehne angebracht
c Die Arbeitsplatte wird mit einem Rohr auf einen an der Armlehne angebrachten Metallstab geschoben. Sie wird in Plexiglas und Kunststoff angeboten sowie in verschiedenen Größen

Überwindung von Hindernissen mit dem Rollstuhl:

1. Bordsteinkanten oder Stufen *hinunterfahren*, wenn die großen Räder *hinten* angebracht sind (Abb. 5.**15a**)
   Rollstuhl bis an die Bordsteinkante schieben. Die Begleitperson tritt mit einem Fuß auf einen hinten zwischen den Rädern angebrachten Fußhebel. Gleichzeitig drückt sie die Schiebegriffe nach unten und kippt den Rollstuhl leicht nach hinten. Dann lässt sie langsam ohne Ruck die großen Räder an der Bordsteinkante hinuntergleiten. Das Manöver ist beendet, wenn die kleinen Räder wieder auf dem Boden stehen.

2. Bordsteinkanten oder Stufen *hinauffahren*, wenn die großen Räder *hinten* angebracht sind (Abb. 5.**15b**)
   Der Rollstuhl wird vorwärts an die Bordsteinkante herangefahren, leicht nach hinten gekippt, bis die kleinen Räder auf der Stufe stehen. Dann zieht man an den Schiebegriffen den Rollstuhl hoch, bis auch die großen Räder

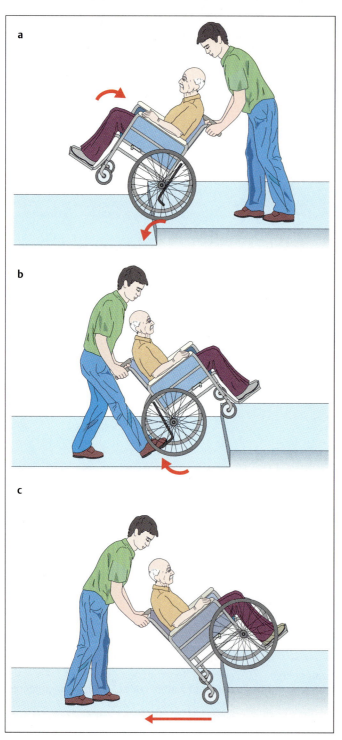

Abb. 5.**15a–c** Überwindung von Bordsteinkanten oder Stufen mit dem Rollstuhl
a Stufen hinunterfahren, wenn die großen Räder hinten angebracht sind
b Stufen hinauffahren, wenn die großen Räder hinten angebracht sind
c Stufen hinunterfahren, wenn die großen Räder vorne angebracht sind

auf dem Boden stehen. Auf Kopfstützen achten!
3. Bordsteinkanten oder Stufen *hinunterfahren*, wenn die großen Räder *vorne* angebracht sind (Abb. 5.**15c**)
Rückwärts an die Kante fahren, die kleinen Räder langsam heruntergleiten lassen und die großen Räder ohne Ruck aufsetzen.

Hilfen beim Verlassen des Rollstuhls: Der Vorgang des Aufstehens ist abhängig von der Art der Behinderung. Im allgemeinen weiß die behinderte Person, wie der Transfer auf die sicherste und für sie angenehmste Weise durchzuführen ist. Wie das Aufstehen bzw. der Transfer erfolgen kann, ist abhängig von der Art der Behinderung (z. B. Hemiplegie), von der Muskelkraft der Arme (z. B. Querschnittlähmung) und der Kooperationsfähigkeit mit dem Helfer („Kinästhetik in der Altenpflege", S. 273, und Kap. 8.2 „Schlaganfall").

> **Anregung**
> Setzen Sie sich in einen Rollstuhl und lassen Sie sich 1 Stunde durch die Stadt schieben:
> - Prüfen Sie öffentliche Gebäude und Geschäfte auf rollstuhlgerechte Zugänge, Toiletten, Einkaufsmöglichkeiten und Freundlichkeit im Umgang mit Behinderten.
> - Reflektieren Sie Ihre Erfahrungen:
>   a) aus der Sicht des Behinderten und
>   b) als rollstuhlschiebende Begleitperson.
> - Veröffentlichen Sie diese Erfahrungen in der regionalen Tageszeitung.

5.2.5 Rückenschonendes Arbeiten

Pflegen bedeutet körperlich schwere Arbeiten durchführen, die im Zusammenhang mit dem Bewegen und Transfer von behinderten und schwerkranken Personen stehen. Deshalb ist es besonders wichtig, das rückenschonende bzw. rückengerechte Arbeiten zu beherrschen. Es handelt sich dabei um eine Arbeitstechnik zur Bewältigung jeder Arbeits- und Alltagsbewegung unter größtmöglicher Entlastung der Wirbelsäule. Eine falsche Körperhaltung – zumeist gekennzeichnet durch einen gebeugten Rücken und durchgestreckte Knie – führt zu vorzeitiger Ermüdung, Rückenschmerzen und auf Dauer zu Bandscheibenschäden. Dadurch entstehen nicht nur vorübergehende Ausfälle wie Hexenschuss und Muskelverspannung, sondern auch bleibende Schäden am Skelettsystem, die schlimm-

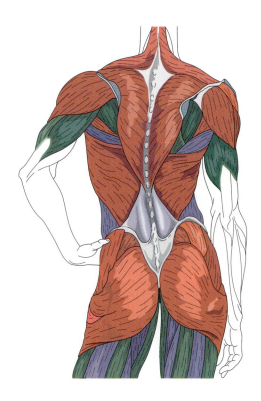

Abb. 5.**16** Rückenmuskulatur

stenfalls zu einer vorzeitigen Berufsunfähigkeit führen können.
Eine kräftige, ausgeglichene Rückenmuskulatur ist Gewährleistung für einen gesunden, leistungsfähigen Rücken (Abb. 5.**16**). Sie stabilisiert die Bewegungssegmente und entlastet Bandscheiben (Abb. 5.**17a-c**) und Wirbelgelenke. Wichtiger Gegenspieler der Rückenmuskulatur ist die Bauchmuskulatur. Sie hat eine entscheidend entlastende und stabilisierende Funktion beim Heben und Tragen von schweren Gegenständen.

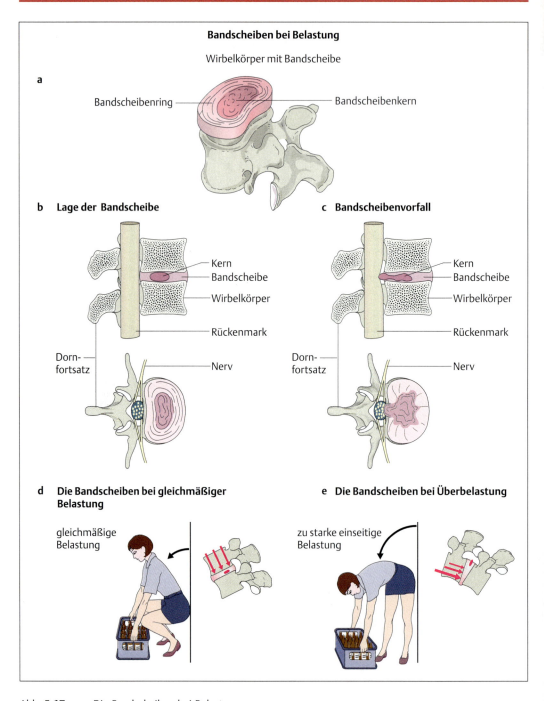

Abb. 5.**17a–e** Die Bandscheiben bei Belastung
a Wirbelkörper mit Bandscheibe
b Lage der Bandscheibe
c Bandscheibenvorfall
d bei gleichmäßiger Belastung
e bei Überbelastung

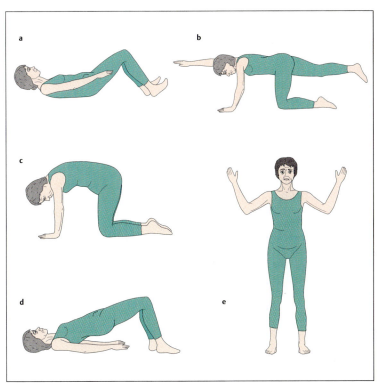

Abb. 5.**18a–e** Übungen zur Stärkung der Rückenmuskulatur
a Übung, um die Bauchmuskulatur zu kräftigen
b Übung im Vierfüßlerstand zur Stärkung der Rückenmuskulatur
c Übung, um die Wirbelsäule elastisch zu halten
d Übung zur Kräftigung der Rumpfmuskulatur
e Übung zur Stärkung der Schulterblattmuskulatur

! **Regeln für eine rückengerechte Arbeitsweise:**
- *Schuhwerk*: Geeignet sind rutschfeste, geschlossene Schuhe mit einem anatomischen Fußbett und einer festen Fersenführung für den seitlichen Halt. Eine dämpfende, evtl. mit Luftpolster versehene Sohle soll Gelenke und Wirbelsäule entlasten. Aus Rücksicht auf Schlafende und Kranke sollte der Schuh einen weichen, geräuschlosen Auftritt ermöglichen.
- *Kleidung*: Die Kleidung muss weit und bequem sein, um eine rückenschonende Arbeitsweise zu ermöglichen. Hosenanzug und Hose mit elastischem Bund und Kasack erfüllen diese Anforderungen optimal.
- *Umgebungsgestaltung*:
  - Wenn möglich mit Hilfsmitteln arbeiten, z. B. Lifter einsetzen,
  - Pflegebetten bei liegenden Kranken in Arbeitshöhe (Körpergröße der Pflegeperson und beabsichtigte Bewegung) stellen,
  - vor dem Transfer die Anordnung von Stuhl bzw. Rollstuhl zum Bett vornehmen.
- *Beinstellung*: Als Ausgangsstellung bieten Schritt- oder Grätschstellung die größte Standfestigkeit und unterstützen das Gleichgewicht. Die Belastung der Beine kann verlagert werden (Spielbein – Standbein). Die Knie sind dabei mehr oder weniger gebeugt.
- *Koordiniertes Arbeiten*: Bevor eine Person das erste Mal bewegt wird, muss herausgefunden werden, wie viel Restaktivität vorhanden ist und wie sie die Bewegung gewöhnlich ausführt. Dadurch ist es ihr eher möglich, beim Transfer oder Umlagern mitzuhelfen.
Es sollten Informationen über den Ablauf der Bewegung, des Transfer gegeben werden, so kann der Betroffene mitarbeiten.
- *Grundprinzipien für das Bewegen von Personen*:
  - Gewicht des Kranken erst verlagern, dann bewegen,
  - immer am Körperschwerpunkt (Becken oder Thorax) anfassen,
  - niemals in die Gelenke, z. B. Achselhöhle oder an die Halswirbelsäule greifen, sondern am Rumpf (Körperschwerpunkt) anfassen,

> – den Körper des Kranken abschnittsweise und nicht auf einmal bewegen,
> – das Gewicht des Kranken *führen*, nicht heben.

Rückenschule: Die Pflegeperson muss das entsprechende Körpergewicht sowie die Muskelkraft und Gelenkbeweglichkeit zur Durchführung der rückenschonenden Arbeitsweise besitzen. Durch Teilnahme an einer speziellen Gymnastik, der Rückenschule, wird die Wahrnehmung des eigenen Körpers gesteigert, rückengerechtes Verhalten trainiert und dadurch Rückenbeschwerden vorgebeugt (Abb. 5.**18a-e**).

Bobath-Konzept: Qualifizierte Pflege von Bewegungsbehinderten zeigt sich in der fachgerechten Anwendung von Pflegekonzepten wie Kinästhetik (S. 660) und Pflege nach Bobath. Die Umsetzung des Bobath-Konzeptes bei der Pflege von Halbseitengelähmten ist in der Altenpflege unverzichtbar (Kap. 8.2 „Schlaganfall").

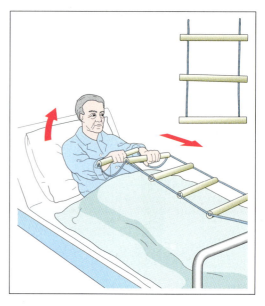

Abb. 5.**19** Bettleiter

Einsatz von technischen Hilfsmitteln

Die Berufsgenossenschaft für Gesundheitsdienst und Wohlfahrtspflege verpflichtet die Arbeitgeber, den Mitarbeiterinnen im Pflegedienst Patientenlifter, Patientenheber und andere technische Hilfsmittel zur Verfügung zu stellen (Unfallverhütungsvorschrift Gesundheitsdienst VBG 103). Die Mitarbeiterinnen sind verpflichtet, diese Arbeitsmittel im Sinne der Arbeitssicherheit einzusetzen.

Voraussetzungen zum Einsatz von technischen Hilfsmitteln:

- Der Umgang mit Patientenliftern u. a. Hilfsmitteln muss beherrscht werden.
- Die Bedienung von neuen Geräten muss **vor** der Anwendung an Kranken von den Mitarbeiterinnen geübt werden.
- Neue Mitarbeiterinnen, Schülerinnen u. a. müssen entsprechend geschult werden.
- Funktionstüchtigkeit und Sicherheit der Geräte muss regelmäßig geprüft werden.
- Der kranke oder alte Mensch muss auf den Einsatz des Gerätes vorbereitet werden und Vertrauen zum Gerät entwickeln können.

Lifter, Umsetzhilfen und andere Patiententransportgeräte werden von unterschiedlichen Firmen hergestellt, die teilweise auch bereit sind, ihre Geräte vorzustellen und die Handhabung zu demonstrieren.

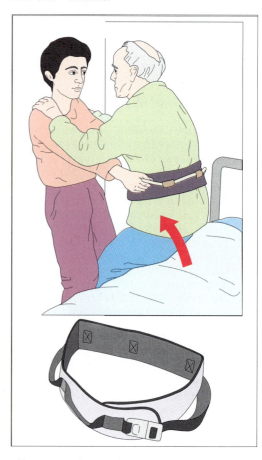

Abb. 5.**20** Haltegürtel

5.2 Sich bewegen können

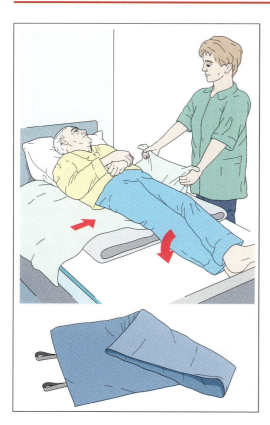

Abb. 5.**21** Gleitmatte

Kleinere Hilfsmittel:

- *Bettleiter, Bettzügel:* Sie werden jeweils am Fußende eines Bettes befestigt und helfen bettlägerigen Personen, sich mit eigener Kraft aufzurichten. Der Umgang mit der Bettleiter kräftigt gleichzeitig die Muskulatur in Händen und Armen (Abb. 5.**19**). Der Bettzügel bzw. das Bettband ist auch für Personen geeignet, die nur einen Arm benutzen können.
- *Haltegürtel:* Die kleine Hilfe besteht aus einem gepolsterten Gürtel aus waschbarem Nylonmaterial, der dem Kranken um die Taille gelegt und mit Schnallenverschluss befestigt wird. Die Pflegeperson (auch Angehörige) erfasst die Haltegriffe am Gürtel und kann den Kranken beim Aufstehen, Umsetzen und Gehen unterstützen. Der Kranke hat seine Arme frei und kann sich damit abstützen, z. B. beim Umsetzen auf den Rollstuhl. (Abb. 5.**20**).
- *Gleitmatte:* Die Gleitmatte besteht aus zwei gegeneinander verschiebbaren Flächen. Sie erleichtert das Bewegen im Bett ebenso wie das Umsetzen auf einen Stuhl (Abb. 5.**21**).

> **Anregung**
> 1. Überprüfen Sie einen Tag lang Ihre Tätigkeiten im Pflegebereich. Schreiben Sie auf, bei welchen Tätigkeiten Sie Ihre Wirbelsäule durch
>   - Heben von schweren Gegenständen,
>   - durch Bücken,
>   - Stehen in gebeugter Haltung und
>   - beim Unterstützen von Personen beim Aufstehen und Umsetzen belasten.
> 2. Überlegen Sie:
>   - Welche Bewegungen müssten Sie verändern, z. B. wenn Sie kinästhetische Prinzipien beachten?
>   - In welchen Situationen könnten Hilfsmittel eingesetzt werden?
>   - Welche Tätigkeiten könnten Sie im Sitzen ausführen?
> 3. Diskutieren Sie mit Ihren Kolleginnen darüber.

5.2.6 Kinästhetik in der Altenpflege

Gundula Höppner

Kinästhetik als Handlungskonzept

Begriff

Pflegende brauchen ein eigenes Verständnis, wie Bewegung im Körper passiert, damit sie einen anderen Menschen in seinem Bewegungsablauf sinnvoll unterstützen können.
Das Grundgerüst dazu bietet die Bewegungsanalyse, die dem Forschungsfeld der Verhaltenskybernetik (einer Wissenschaft, die die Rolle von Bewegung in Wahrnehmung, Lernen und Interaktion untersucht), der humanistischen Psychologie und dem modernen Tanz entnommen ist. Ihre Begründer Dr. Frank Hatch und Dr. Lenny Maietta haben ihre Bewegungsanalyse in dem Begriff „Kinästhetik" zusammengefasst.

> **D** Das Wort Kinästhetik ist ein Eigenname und von seinen Begründern in den 70er Jahren kreiert worden. Seine Wurzeln sind die griechischen Wörter „Kinesis" = Lehre von der Bewegungempfindung und „Aisthesis" = Harmonie, Schönheit. Kinästhetik steht für die Bewegung in Harmonie.

In den 70er Jahren bot Dr. Frank Hatch Kurse für Studenten an, die ihnen helfen sollten, ihre eigene Bewegung zu verstehen. Grundlagen hierzu waren seine eigenen Erfahrungen als Tän-

zer und seine Forschungen auf dem Gebiet der Verhaltenskybernetik.
In der Zusammenarbeit mit Dr. Lenny Maietta sind Ansätze der humanistischen Psychologie hinzugekommen.
Das Programm „Kinästhetik in der Pflege" ist durch die Zusammenarbeit mit den beiden Krankenschwestern Christel Bienstein (Deutschland) und Susanne Schmidt (Schweiz) in den 80er Jahren entstanden und ist seitdem als allgemeines Handlungskonzept für die Pflege immer weiter entwickelt worden.

Konzepte statt Techniken

Kinästhetik in der Pflege vertritt nicht wie das Bobath-Konzept einen therapeutischen, d. h. auf ein bestimmtes Krankheitsbild bezogenen Ansatz. Es ist ein allgemeines Handlungskonzept, das sich an den verbliebenen Fähigkeiten des Menschen orientiert
Kinästhetik versteht sich als Konzept und nicht als Technik. Hebe- und Tragetechniken (Griffe) sind Arbeitsweisen, die egal, in welchem Zustand sich ein Mensch befindet, welche Ressourcen und Einschränkungen er mitbringt, immer gleich angewandt werden. Die verbliebenen Fähigkeiten des alten Menschen werden dabei kaum berücksichtigt. Bei bestimmten Krankheitszuständen sind außerdem typische Grifftechniken nicht anwendbar, da sie Schmerzen verursachen können. Kinästhetik hingegen sucht nach Fähigkeiten, die es einem alten Menschen ermöglichen, sich zu bewegen, und kommt damit dem pflegerischen Verständnis von Ressourcensuche entgegen.
Erlernt werden die sechs Konzepte über die Erfahrung am eigenen Körper, angeleitet durch vom Institut für Kinästhetik ausgebildete Trainer bzw. Unterrichtskräfte mit entsprechender Zusatzqualifikation. Es geht um das Bewusstmachen von eigenen Bewegungsabläufen als Voraussetzung, einen anderen Menschen in seiner Bewegungsfähigkeit unterstützen zu können.
Die hier genannten Themen sind deshalb nur Beispiele aus der Arbeit mit kinästhetischen Konzepten und ersetzen nicht die Einübung durch einen handlungsorientierten Unterricht.

» Was ist Kinästhetik
an harten Stellen Massen fassen,
Zwischenräume spielen lassen
und durch Hängen und Verstreben,
Gewicht verschieben, niemals heben,
im Körper sich orientieren,
dabei die Richtung nicht verlieren,
die Spirale langsam drehen,
durch Versuch und Irrtum gehen,
Impulse sanft und deutlich geben:
Menschen sich ganz leicht bewegen.«

Anneros Ischer

Der Mensch als Bewegungssystem

Der ältere Mensch hat trotz eventueller Einschränkungen ein über ein Leben lang erworbenes Wissen, wie er Bewegung für sich gestaltet hat. Für den Pflegenden gilt es einerseits diesen Erfahrungsschatz, den der alte Mensch verinnerlicht hat, zu nutzen. Andererseits ist es wichtig, mit der angebotenen Hilfestellung die eigene Gesundheit der Pflegenden nicht unnötig zu belasten, was durch Hebe- und Tragetechniken oft nicht gewährleistet ist. Wenn der alte Mensch den eigenen Weg verloren hat, so muss pflegerische Hilfe ihm vermitteln, **wie** er von einem Ort zum anderen kommt, wie die Idee, dass Leben Fortbewegungsgestaltung ist, erhalten bleibt.

Massen und Zwischenräume

Braucht der alte Mensch unsere Unterstützung, seine Bewegung zu organisieren, müssen Pflegende ein Angebot machen, sodass er in seinem Körper versteht, wie Fortbewegung gestaltet werden kann. Hierbei ist die Unterscheidung von Massen und Zwischenräumen als funktionale Struktur des Körpers grundlegend.

Anregung

Legen Sie sich bitte auf den Boden. Welche Teile spüren Sie am Boden? Welche der in Abb. 5.**22** genannten Teile haben keinen Kontakt zum Boden?

Abb. 5.**22** veranschaulicht, dass sich der Mensch einteilen lässt in sieben Massen (Kopf, Brustkorb, Becken, zwei Beine, zwei Arme) und sechs Zwischenräume wie Hals, Taille, zwei Achselhöhlen und zwei Hüftgelenke.
Die Knochen in den Massen haben die Aufgabe, das Gewicht zu tragen. Anders die Zwischenräume: Sie tragen kein Gewicht, weil sie keine Auflagefläche haben, über die sie Gewicht abgeben können. Ihre Aufgabe besteht in der Weiterleitung des Gewichtes von einer Masse auf die nächste Masse.

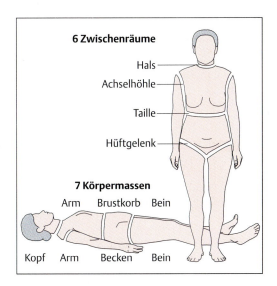

Abb. 5.**22** Sieben Körpermassen und sechs Zwischenräume

Pflegetipp
Prinzip: Das Gewicht zuerst auf eine Körperhälfte verlagern und die Seite bewegen, die kein Gewicht trägt. Massen bewegen, führen, nicht heben und tragen.

Die Lieblingsseite oder die gewichtstragende Seite

Kennen Sie Ihre Lieblings- oder Schokoladenseite? Vielleicht haben Sie eine Seite, die Sie zum Einschlafen bevorzugen, ein Bein, auf dem Sie besser stehen können. Vielleicht achten Sie schon darauf, den alten Menschen auf seine Lieblingsseite zu lagern, um ihm das Einschlafen zu erleichtern.
Die Lieblingsseite ist sehr viel mehr als eine Gefühlsduselei, sondern durch anatomische Strukturen begründbar.

Anregung
- Drehen Sie den Kopf über eine Schulter. Danach drehen Sie bitte den Kopf in die andere Richtung. Vergleichen Sie beide Bewegungen in Bezug auf Leichtigkeit, Fähigkeit bzw. Einschränkung.
- Setzen Sie sich auf einen Stuhl und beachten Sie die Stellung Ihrer Füße beim Sitzen. Vielleicht entdecken Sie, dass Ihre Füße nicht ganz parallel stehen, sondern ein Fuß näher am Stuhl steht als der andere. Stehen Sie jetzt vom Stuhl auf.
- Drehen Sie jetzt die Stellung der Füße bewusst um, um mit Ihrem falschen Fuß vom Stuhl aufzustehen und vergleichen Sie beide Bewegungen.

Jeder Mensch hat eine Seite, die er besser mit Gewicht belasten kann, über die er sein Gewicht leichter verlagert. Helfen wir dem alten Menschen über diese Seite sein Gewicht vom Sitzen zum Stehen zu bringen, kann er unserer Hilfestellung leichter folgen (die Redensart „mit dem falschen Fuß aufgestanden zu sein" beschreibt übrigens dieses Phänomen).

Parallele und spiralige Bewegungen

Die Möglichkeit, Gewicht über eine Seite besser verlagern zu können, erweitert die Bewegungsfähigkeit eines Menschen enorm. So können Bewegungsabläufe (wie z. B. das Aufstehen von einem Stuhl, Abb. 5.**23 a** u. **b**) nicht nur auf

Anregung
Legen Sie sich auf den Boden und bewegen Sie sich seitwärts, indem Sie jede Masse einzeln nacheinander seitwärts verlagern.
Versuchen Sie jetzt mehre Massen gleichzeitig vom Boden abzuheben und seitwärts zu verlagern. Wie verändert sich die Anstrengung?

Pflegetipp
Prinzip: Massen lassen sich einzeln bewegen.

Fortbewegung über Gewichtsverlagerung

Im Gegensatz zu schweren Gegenständen, für die wir die von Rückenschulen empfohlenen Techniken unbedingt brauchen, ist der Mensch ein **Bewegungssystem**, das durch Gewichtsverlagerung sich fortbewegt. Schaut man aus einer funktionalen Sicht auf einen Menschen, passiert bei der Fortbewegung Folgendes: Der Mensch verlagert sein Gewicht auf eine Körperhälfte und macht nur mit der Körperhälfte einen Schritt, die jetzt kein Gewicht trägt. Mit dem Kontakt zum Boden erfolgt jetzt wieder die Gewichtsübernahme und die andere Seite wird frei für Bewegung.

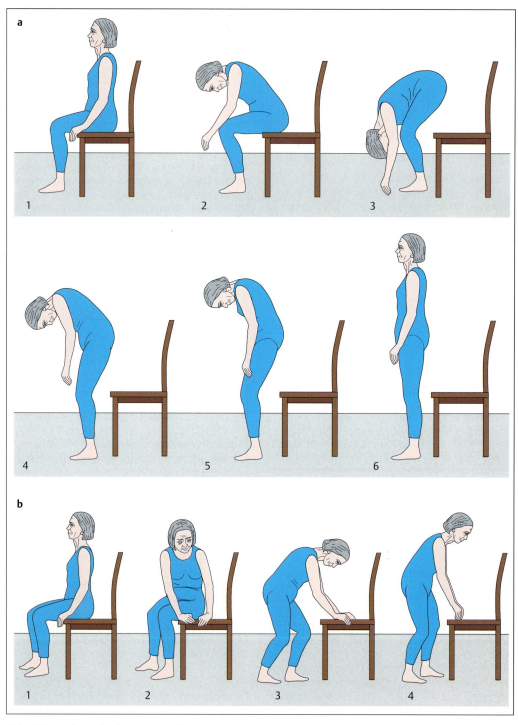

Abb. 5.**23a** u. **b** Aufstehen vom Stuhl
a gerade
b spiralig

einer geraden Linie wie normalerweise üblich durchgeführt werden, sondern über eine spiralige Bewegung. Diese ist oft leichter auszuführen, da sich das Gewicht über eine größere Fläche verteilt und die Arme als Stütze mit eingesetzt werden.

Nach der Analyse von Dr. Lenny Maietta und Dr. Frank Hatch findet menschliche Bewegung entweder parallel über beide Körperhälften oder spiralig statt, wobei eine Körperhälfte die gewichtstragende Funktion übernimmt, während über die andere die Bewegung ausgeübt wird.

Spiralige Bewegungsabläufe bieten mehr Selbstkontrolle über den Körper und werden oft intuitiv von alten Menschen benutzt, wenn der direkte Weg unsicher geworden ist.

Die Aufgabe von Pflegenden besteht darin, einen eventuell schon spiralig eingeleiteten Bewegungsablauf weiter zu unterstützen und diesen begonnenen Weg nicht durch eine Hebe-Trage-Technik zu ersetzen. Dazu ist es unbedingt notwendig, dass Pflegende ein eigenes Verständnis dafür, wie „Drehen" im Körper umgesetzt wird, entwickeln.

> **Anregung**
> Legen Sie sich in Rückenlage auf den Boden. Entdecken Sie, was Sie alles in Ihrem Körper organisieren müssen, damit Sie sich vom Rücken in die Seitenlage bewegen können.

Orientierung als Bewegungshilfe

Oben und unten, vorne und hinten, Mitte, links und rechts sind die Richtungen, mit denen wir den Raum, unsere Umgebung strukturieren und unseren eigenen Standort überprüfen können. Zum einen bezeichnen die oben genannten Richtungen Eckpunkte unserer Körperhülle und grenzen uns damit von unserer Umgebung ab. Zum anderen bezeichnen wir damit Richtungen im Raum wie z. B. Zimmerdecke und Fußboden. Wenn räumliche Orientierungspunkte fehlen, gibt der eigene Körper Richtungspunkte an, die wir für Bewegung nutzen können.

Exemplarisch für ihre Auswirkungen auf Hilfestellung bei Mobilisationen soll hier „oben" und „unten" dargestellt werden. Menschen empfinden intuitiv ihren Kopf als höchsten Punkt im Körper (Abb. 5.**24**). Unten korreliert immer mit den Füßen.

Wenn Pflegende einen Menschen in seiner Bewegung unterstützen, so geschieht das meist aus einer stehenden Position heraus. Der Kopf

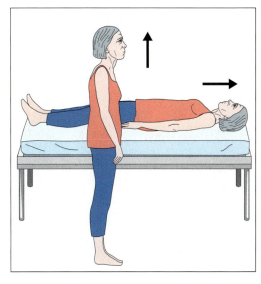

Abb. 5.**24** Der Kopf als höchster Punkt im Körper

der Pflegenden zeigt zur Zimmerdecke und definiert damit ihr „oben" im Raum. Die Füße stehen auf dem Boden, was mit der Richtungsbezeichnung „unten" übereinstimmt. Der alte Mensch, der sich in der Rückenlage befindet, hat seinen Kopf bzw. sein „oben" Richtung Kopfende des Bettes liegen. Seine Füße haben keine Verbindung zum Boden. Sein höchster und tiefster Punkt liegen in einer horizontalen Ebene, während die Pflegekraft sich an der Vertikalen orientiert. Hier kommt es zu Verwirrungen im Bewegungsablauf, z. B. beim Aufsetzen im Bett, wenn nicht klar ist, in welche Richtung das Gewicht des im Bett liegenden Menschen verschoben werden muss.

Um vom Liegen zum Sitzen zu kommen, muss das Gewicht vom Kopf Richtung Füße verschoben werden. Die Arme dienen dem alten Menschen als Stütze und helfen das Gewicht, wenn möglich über die Lieblingsseiten „nach vorne" Richtung Füße zu verlagern. Die helfende Person, die in die Bewegung hineinhilft, darf dabei nicht statisch stehen, sondern muss mit der Bewegung mitgehen.

> **Pflegetipp**
> **Prinzip:** Das Gewicht muss immer vom Kopf Richtung Füße verlagert werden bzw. zum tiefsten Punkt gebracht werden.

Um jemandem auf- oder hochzuhelfen, haben sich in der Pflege Hilfsmittel wie der Bettzügel

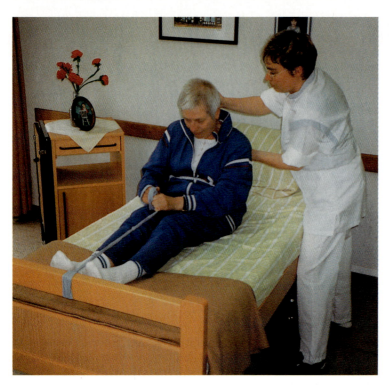

Abb. 5.**25** Aufrichten mit dem Bettzügel

(Abb. 5.**25**) oder der Patientenaufrichter etabliert, die im Folgenden kurz beschrieben werden:

- Der **Bettzügel** (= Strick mit Knoten) verbindet den höchsten Punkt Kopf mit dem tiefsten Punkt Füße auf einer horizontalen Ebene und reduziert so die Anstrengung, die für den Bewegungsablauf nötig ist. und verhilft dem im Bett liegenden Menschen zum richtigen Sitzen.

Bei der Anwendung des Bettzügels ist der optimale Zug bzw. Befestigungspunkt für den Bewohner zu ermitteln. Der Befestigungspunkt liegt auf der gegenüberliegenden Seite der Hand, die zuerst am Zügel zieht. Der Großzeh (bzw. der 2. Zeh, wenn dieser länger ist) dient hier als Orientierungshilfe. Ein Abrutschen des Zügels zur Außenseite hin kann Stürze zur Folge haben.

- Der **Patientenaufrichter** - eine Entwicklung aus dem 1. Weltkrieg und als Trainingsgerät zum Aufbau der Oberarmmuskulatur bei beinamputierten Menschen gedacht – unterstützt das Prinzip der Orientierung im Raum. Um ihn zu erreichen, müssen die Arme Richtung Zimmerdecke bewegt werden und fallen so zur Gewichtsübernahme durch Abstützen aus. Der Kopf und der Brustkorb müssen gleichzeitig von der Matratze abgehoben werden, um an den Aufrichter heranzureichen. Bezugnehmend auf das Prinzip „Massen einzeln bewegen" werden hier vier Massen auf einmal angehoben, was die Anstrengung für diesen Bewegungsablauf sehr erhöht und meist nicht zu einer funktionalen Sitzposition führt.

> **Pflegetipp**
> **Prinzip**: Bewegung wird leichter, wenn sie der Orientierung am Körper folgt. Hilfsmittel, die der räumlichen Orientierung folgen, unterstützen Heben und Tragen.

Diese wenigen Hinweise zeigen, dass heute ein Umdenken im Bereich der Mobilisation stattfindet. Pflegende gestalten die Fortbewegung von Menschen, indem sie kinästhetische Prinzipien beachten. Nicht mehr die *Hebeleistung*, die Kraft, steht im Mittelpunkt, sondern das noch vorhandene Bewegungspotential des alten Menschen.

5.2 Sich bewegen können

Qualitätskriterien zur Lebensaktivität „Sich bewegen können"	ja	nein
Strukturqualität:		
• Werden alte Menschen durch ambulante Pflegedienste über Möglichkeiten zur barrierefreien, behindertengerechten Gestaltung ihres Wohnraumes beraten?	☐	☐
• Werden die Einrichtungen regelmäßig auf Unfallsicherheit überprüft?	☐	☐
• Können Flure und Wohnbereiche durch verschiedenartige Gestaltung (Farben, Bilder, Blumen) deutlich voneinander unterschieden werden?	☐	☐
• Gibt es innerhalb des Hauses ausreichend Möglichkeiten für Gehübungen?	☐	☐
• Dürfen sich die Bewohner in allen Bereichen des Hauses aufhalten?	☐	☐
• Können die Bewohner die Einrichtung jederzeit verlassen und betreten?	☐	☐
• Wird darauf geachtet, dass die Gartenanlagen so gestaltet und gepflegt sind, dass es Freude macht, sich darin aufzuhalten?	☐	☐
• Gibt es im Garten einen Bereich, in dem orientierungsgestörte Personen ohne Begleitung regelmäßig spazieren gehen können?	☐	☐
• Werden regelmäßige Fahrdienste durch die Einrichtung angeboten?	☐	☐
Prozessqualität:		
• Ist die Förderung der Mobilität alter Menschen ein primäres Pflegeziel?	☐	☐
• Werden alle Fähigkeiten des alten Menschen, sich fortbewegen zu können, genutzt und gefördert?	☐	☐
• Werden die Ursachen für aktuelle Probleme im Bereich „Sich bewegen können" zusammen mit den Hausärzten abgeklärt?	☐	☐
• Wird mit Krankengymnasten, Ergotherapeuten und orthopädisch geschulten Fachleuten zusammengearbeitet?	☐	☐
• Sind die Mitarbeiterinnen in der Anwendung von bewegungsfördernden Konzepten wie Bobath, Kinästhetik, physiotherapeutischen Übungen und ergotherapeutischen Maßnahmen geschult?	☐	☐
• Werden (neue) Mitarbeiterinnen in den Umgang mit Rollstühlen, Gehhilfen und anderen Hilfsmitteln zur Fortbewegung eingewiesen?	☐	☐
• Wird auf die Sicherheit bei der Anwendung von Gehhilfen geachtet?	☐	☐
• Wird die Funktionstüchtigkeit/Sicherheit von Rollstühlen regelmäßig überprüft?	☐	☐
• Wird darauf geachtet, dass sturzgefährdete Personen über gutes Schuhwerk, Brille, Hörgerät und bequeme Kleidung verfügen und auch tragen?	☐	☐
• Wird darauf geachtet, dass auch stark bewegungseingeschränkte Personen mehrere Stunden am Tag in Tageskleidung außerhalb des Bettes verbringen?	☐	☐
• Ist den Mitarbeiterinnen bewusst, dass dauerhafte Bettlägerigkeit in der Regel vermieden werden kann?	☐	☐
• Wird darauf geachtet, dass bettlägerigen Personen zum Erhalt ihrer visuellen und kognitiven Wahrnehmungsfähigkeiten anregende Maßnahmen zur Beschäftigung, zum Sehen, Hören, Tasten und Riechen angeboten werden?	☐	☐
• Kennen die Mitarbeiterinnen den Unterschied zwischen freiheitsentziehenden und freiheitsberaubenden Maßnahmen?	☐	☐
• Wird im Team über die Anwendung und Notwendigkeit von freiheitsbeschränkenden Maßnahmen gesprochen?	☐	☐
Ergebnisqualität:		
• Fühlen sich die zu Hause lebenden immobilen alten Menschen und ihre Angehörigen durch die Pflegefachkräfte im Blick auf Mobilisations- und Fortbewegungsmöglichkeiten umfassend beraten und versorgt?	☐	☐
• Haben zu Hause lebende alte Menschen durch Hinweise der Mitarbeiterinnen ihre Wohnungen unfallsicher und bewegungsfreundlich umgestaltet und die finanziellen Mittel zur Wohnraumanpassung in Anspruch genommen?	☐	☐
• Fühlen sich Heimbewohnerinnen ihren Bewegungsfähigkeiten und -möglichkeiten entsprechend unterstützt und gefördert?	☐	☐
• Beschränkt sich die Anzahl der Bettlägerigen in der Einrichtung nur auf die Personen, bei denen Bettlägerigkeit nicht vermieden werden kann?	☐	☐

5.2.6 Qualitätskriterien

Die Checkliste führt Qualitätskriterien zur Lebensaktivität „Sich bewegen können" auf, um festzustellen, ob den alten Menschen in diesem Bereich ausreichend Möglichkeiten geboten werden, und um ihre Situation zu verbessern.

Literatur

Besselmann, K., Ch. Sowinski, W. Rückert: Qualitätshandbuch Wohnen im Heim. Hrsg. Vom Kuratorium Deutsche Altershilfe, Köln 1998

Bruch, H. vom: Bewegungsbehinderungen. Thieme, Stuttgart 1994

Corr, D., C. Corr: Gerontologische Pflege. Huber Verlag, Bern 1992

Deutsche Alzheimer Gesellschaft e.V. (Hrsg.): Stationäre Versorgung von Alzheimer-Patienten. Stuttgart 1996

Deutsches Rotes Kreuz: Rollstuhlschieben leicht gemacht. Faltblatt Nr. 881100

Hatch, F., L. Maietta: Kinästhetik-Gesundheitsförderung und menschliche Funktionen. Ullstein Mosby, Berlin 1998

Hatch, F., L. Maietta, S. Schmidt: Kinästhetik. Interaktion durch Berührung und Bewegung in der Krankenpflege. DBfK, Eschborn 1992

Heckl, W., G. Ade, W. Schell: Rehabilitation in der Krankenpflege. Thieme, Stuttgart 1991

Juchli, L.: Pflege. Praxis und Theorie der Gesundheits- und Krankenpflege. 8. Aufl. Thieme, Stuttgart 1997

Kuratorium Deutsche Altershilfe (Hrsg.): Rund ums Alter. Beck, München 1996

Max-Bürger-Institut (Hrsg.): Schwerpunkte der geriatrischen Pflege: Immobilität. MMV, 1992

Runge, M., G. Rehfeld: Geriatrische Rehabilitation im Therapeutischen Team. Thieme, Stuttgart 1995

Mobilität im Alter. In Orthopädieschuhtechnik, Sonderheft 4/1998

Wettstein, A.: Checkliste Geriatrie. Thieme 1997

5.3 Vitale Funktionen des Lebens aufrechterhalten können

Christina Schupp

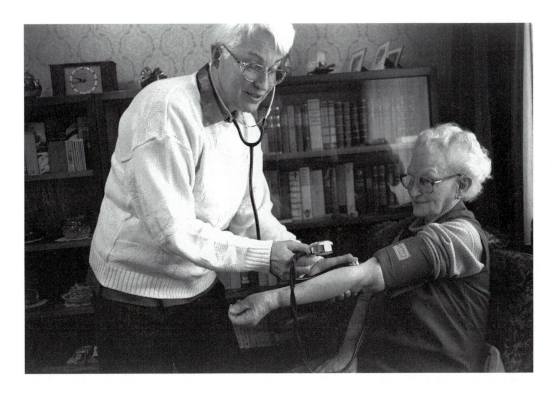

5.3.1 Beobachtung des gesunden und kranken alten Menschen

Beispiel:
Altenpflegerin Frau Braun kommt am Morgen zu Frau Heimann, einer Bewohnerin des Pflegeheims, ins Zimmer. Auf ihren Gruß hin antwortet Frau Heimann, die mit geschlossenen Augen im Bett liegt, nur mit schwacher Stimme. Es gehe ihr heute gar nicht gut, sagt sie, und Frau Braun sieht, dass das Gesicht der Bewohnerin auffallend gerötet ist. Am Tag zuvor hat sie die Symptome einer Erkältung bemerkt. ∎

In der Pflege spielt die Beobachtung eine sehr wichtige Rolle. Bei der ersten Begegnung mit dem alten Menschen muss die Pflegende seine aktuelle körperliche und psychische Situation erfassen und beurteilen. Auch wenn man einen Menschen kennt und durch täglichen Kontakt mit ihm vertraut ist, können diese Faktoren von Tag zu Tag unterschiedlich sein. Es macht wenig Sinn, Frau Heimann um jeden Preis ans Waschbecken stellen zu wollen, wenn sie an diesem Tag nicht in der Lage ist, sich aus eigener Kraft aufrecht zu halten. Und oft entgehen der Pflegenden auch durch den täglichen Kontakt schleichende Veränderungen im psychischen und körperlichen Befinden, z. B. das Auftreten eines Diabetes mellitus, wenn sie nicht immer wieder aufs Neue die aktuelle Situation erfasst und beurteilt.

Die Fähigkeit zur Beobachtung hängt ganz wesentlich von der Fähigkeit zur Wahrnehmung ab. Wir nehmen Situationen und andere Menschen durch unsere Sinnesorgane, also durch Sehen, Hören, Riechen, Schmecken und Tasten wahr. Manchmal spielt auch der sogenannte „6. Sinn", nicht klar definierbare Gefühle oder Vorahnungen, eine Rolle. Wahrnehmungen werden teils bewusst, teils unbewusst verarbeitet und führen zu einer Beurteilung und Einschätzung der Lage. Ergänzt wird die Wahrnehmung durch gezielte Beobachtung und Kontrolle bestimmter Sachverhalte, evtl. auch noch durch apparative Untersuchungen mit Hilfsmitteln. In unserem Beispiel wird die Pflegerin versuchen, die Beschwerden von Frau Heimann durch Nachfragen genauer einzugrenzen. Frau Heimann gibt an, sie fühle sich schwindlig und schwach und der Brustkorb tue beim Atmen weh. Als ihr die Pflegerin beim Aufsetzen hilft, muss die Kranke husten. Die Pflegerin hört, dass der Atem rasselnd geht, und fühlt, dass der Körper der Bewohnerin erhitzt ist. Sie misst daraufhin die Körpertemperatur, Puls und Blutdruck.

Nachdem die Pflegerin wahrgenommen hat, dass der körperliche und psychische Zustand gegenüber sonst verändert ist, fühlt sie intuitiv, dass die Bewohnerin ernsthaft erkrankt sein muss. Sie versucht daraufhin, einzelne Befunde objektiv zu erfassen, indem sie gezielt beobachtet, nachprüft und untersucht. Aufgrund der Ergebnisse schätzt sie die Situation ein und entscheidet, wie sie weiter handeln muss.

Mit allen Sinnen genau wahrzunehmen ist eine Fähigkeit, die oft erlernt und ständig geübt werden muss. Es ist nicht leicht, alle Einzelheiten zu erfassen und sich schnell ein Bild zu machen. Auf der anderen Seite dürfen Vorurteile und eine subjektive Einschätzung (z. B. „Frau Heimann steht morgens nie gern auf") nicht zu einer voreiligen, falschen Interpretation der Situation führen. Die Pflegende sollte bei jeder Begegnung mit den Menschen, die sie betreut, jeden Tag aufs Neue mit wachen Sinnen wahrnehmen, wie deren körperliches und psychisches Befinden ist und ob sich etwas verändert hat. Dabei ist es aber auch wichtig, das Augenmerk nicht nur auf Details und einzelne Symptome zu richten, sondern den Menschen ganzheitlich zu betrachten. Die Leistungsfähigkeit des Gehirns (kognitive Fähigkeiten), Gefühle und körperliches Wohlbefinden beeinflussen sich gegenseitig und wirken sich auf den Menschen als Ganzes aus.

Dokumentation und Weitergabe der Beobachtungen

Pflegende arbeiten nicht nur mit anderen Pflegenden, sondern auch mit Angehörigen anderer Berufsgruppen zusammen, z. B. Krankengymnasten, Ergotherapeuten, Ärzten, Sozialarbeitern. Hier muss gewährleistet sein, dass Informationen zuverlässig und lückenlos weitergegeben werden und dass auch später nachvollziehbar ist, welche Beobachtungen wann aufgetreten sind und welche Maßnahmen durchgeführt wurden. Nicht nur aus rechtlichen Gründen ist deshalb eine sorgfältige und präzise Dokumentation erforderlich. Alle Personen, die an der Pflege und Behandlung eines Menschen beteiligt sind, müssen deshalb ihre Informationen austauschen. Nur so kann gewährleistet werden, dass im Sinne des kranken Menschen zusammengearbeitet wird und sich dieser trotz wechselnder Pflegepersonen geborgen und als ganzer Mensch angenommen fühlt.

Dabei sollten die beobachteten Auffälligkeiten und die Maßnahmen, die daraufhin getroffen wurden, genau, aber nicht zu ausführlich weitergegeben werden. Die Berichtenden sollten sich auf objektive Beobachtungen beschränken, nicht nur eigene Vermutungen und Deutungen weitergeben.

> **Pflegetipp**
> Ein klarer, kurzer Bericht macht die Situation übersichtlich und hilft, dass Missverständnisse vermieden werden. Tritt ein Notfall auf, zu dem ein Arzt gerufen werden muss, trägt auch hier ein knapper und sachlicher, aber genauer Bericht dazu bei, dass dem Kranken möglichst schnell geholfen werden kann.

Wahrnehmung und Beobachtung der menschlichen Gestalt

Trifft man mit einem anderen Menschen zusammen, nimmt man fast automatisch dessen äußerliche Erscheinung wahr und bildet sich – teils bewusst, teils unbewusst – eine Meinung. Bei der Beobachtung von pflegebedürftigen oder kranken Menschen ist der erste Eindruck, den man sich vom ganzen Menschen macht, wichtig („Wie geht es ihr / ihm heute?"). Dieser erste Eindruck sollte aber dann durch gezieltes Beobachten ergänzt werden. Die Körperhaltung und die Art, wie sich ein alter Mensch bewegt, geben Hinweise darauf, welche Möglichkeiten und Ressourcen ihm zur Verfügung stehen oder ob Störungen vorliegen. Einschränkungen der Beweglichkeit (z. B. durch Wirbelsäulenverformungen, Lähmungen oder durch Bewegungsverarmung bei Morbus Parkinson) oder Schmerzen wirken sich auf das gesamte weitere pflegerische Handeln aus.

Beobachtet man den Gesichtsausdruck und die Mimik, kann man nicht nur Gefühle und Stimmungen, sondern auch manche Erkrankung erkennen, wie z. B. einen Morbus Parkinson, bei dem die Mimik zum Teil stark eingeschränkt ist. Die Beschaffenheit der Haut und die Hautfarbe (S. 301 f) geben Aufschluss über Körperpflege, Flüssigkeitsversorgung und Ernährungszustand des Körpers. Bei Exsikkose (Flüssigkeitsmangel) beobachtet man sog. stehende Hautfalten: Wenn man die Haut zwischen zwei Fingern leicht anhebt, glättet sich die entstehende Falte nicht sofort wieder, sondern bleibt für kurze Zeit bestehen. Verfärbungen der Haut können auf Erkrankungen wie Anämie (Mangel an roten Blutkörperchen) oder Hepatitis (Gelbsucht) hinweisen. Bei Sauerstoffmangel kommt es zu einer bläulichen Verfärbung der Haut (Zyanose), die besonders an den Lippen, Schleimhäuten oder am Nagelbett der Fingernägel sichtbar ist. Hinter einer Rötung des Gesichts kann sich ein erhöhter Blutdruck (Hypertonie) oder auch eine Entzündung verbergen. In unserem Beispiel lässt das gerötete, erhitzte Gesicht auf Fieber schließen.

Aus den wichtigen Vitalparametern („Zeichen des Lebens"), von denen im Anschluss Körpertemperatur, Puls, Blutdruck und Atmung besprochen werden, kann man auf die lebenserhaltenden Funktionen des Körpers und eventuelle Störungen schließen.

5.3.2 Körpertemperatur

Wärmeregulation

Die Körpertemperatur des Menschen liegt normalerweise bei ca. 37 °C. Sie wird durch den Hypothalamus, einen Teil des Zwischenhirns, reguliert und konstant gehalten. Bei der Verbrennung von Nährstoffen entsteht nicht nur Energie, sondern auch Wärme, die zur Aufrechterhaltung der Körpertemperatur genutzt wird. Der Körper hat die Möglichkeit, Wärme durch Schwitzen (Entstehung von Verdunstungskälte) oder Erweiterung der Blutgefäße abzugeben. Er kann die Wärme aber auch zurückhalten, indem die Blutgefäße verengt werden, durch Aufstellen der Körperhärchen (Gänsehaut) oder durch Muskelzittern.

An unterschiedlichen Stellen des Körpers variiert die Körpertemperatur in einem gewissen Rahmen: Man unterscheidet die Kerntemperatur (ca. 37 °C), die im Inneren des Körpers (Körperkern) herrscht, und die Schalentemperatur (23-32 °C), die an der Körperoberfläche, z. B. auf der Haut der Extremitäten, gemessen werden kann. Wie groß der Unterschied zwischen Kern- und Schalentemperatur ist, hängt auch stark von der Umgebungstemperatur ab.

Messung der Körpertemperatur

Zur Temperaturmessung kann man unterschiedliche Thermometer-Arten verwenden: In Tab. 5.2 werden ihre Funktionsweise sowie Vor- und Nachteile beschrieben.

Der gemessene Wert, die erforderliche Messdauer und dessen Genauigkeit hängen nicht nur von der Art des Thermometers ab, sondern vor allem auch vom Messort (Tab. 5.3)

Vor dem Messen beachten:
- Informieren Sie den alten Menschen
- 30 min. vor der Messung dürfen keine körperlichen Anstrengungen getätigt werden (Temperatur kann dadurch erhöht werden).
- Es sollten keine Nahrungsaufnahmen sowie Wärme- oder Kälteanwendungen erfolgen.
- Der Messort sollte frei von Zäpfchen- oder Salbenresten (falsche, zu niedere Werte) und Entzündungen (falsche, zu hohe Werte) sein.
- Bei Verwendung eines Quecksilberthermometers Stand der Quecksilbersäule vor Gebrauch kontrollieren, ggf. herunterschütteln. Bei anderen Thermometern muss die Gebrauchsanweisung beachtet werden.
- Bei verwirrten, dementen oder unruhigen Menschen möglichst rektal messen, Thermometer festhalten, dabei bleiben.
- Das Thermometer muss desinfiziert, aber frei von Desinfektionsmittelresten sein, sonst besteht die Gefahr von Hautreizungen.
- Verwenden Sie bei rektaler Messung aus Hygienegründen möglichst eine Schutzhülle. Die rektale Messung wird in Seitenlage, notfalls auch in Bauch- oder Rückenlage durchgeführt. Das Thermometer vor dem Einführen anfeuchten, mit leichtem Druck oder drehend vorsichtig einführen bzw., falls möglich, selbst einführen lassen. Achten Sie auf innere oder äußere Hämorrhoiden: Liegen diese oder andere Erkrankungen im Analbereich vor, messen Sie sublingual oder axillar.
- Bei axillarer oder inguinaler Messung das *trockene* Thermometer in die *trockene* Leistenbeuge oder Achselhöhle legen. Der Arm sollte an den Oberkörper angelegt bzw. der Oberschenkel angewinkelt werden.

5 Die AEDL als Konzept einer ganzheitlich fördernden Pflege

Tabelle 5.2   Thermometer-Arten

Art	Vorteile	Nachteile	Sonstiges
Maximalthermometer (Quecksilberthermometer): aus Glas, Steigrohr ist mit Quecksilber gefüllt. Dieses dehnt sich bei Wärme aus, sodass man an der Quecksilbersäule die Temperatur ablesen kann.	genaue Messung	Bei Zerbrechen tritt Quecksilber aus, Vergiftungsgefahr! lange Messdauer	muss nach Gebrauch „heruntergeschüttelt" werden, zerbrechlich, bei unruhigen Kranken wenig geeignet
Digitalthermometer: Temperatur wird durch einen Messfühler gemessen und digital angezeigt, am Ende der Messung Signalton	quecksilberfrei, sehr sicher, kürzere Messdauer (30–90 sec)	Batterie erforderlich	empfehlenswert, z.T. Speicherung des letzten Messwerts möglich
Elektronisches Thermometer mit „Predictive-Technology": aufgrund der Geschwindigkeit des Temperaturanstiegs wird nach sehr kurzer Messung der Endwert berechnet („vorhergesagt")	quecksilberfrei, sehr kurze Messzeit (max. 10 sec), daher gut geeignet bei unruhigen Kranken, klein	für häuslichen Gebrauch teuer, Batterie und spezielle Schutzhüllen für Sondenspitze erforderlich	gewählter Messort (axillar, rektal, sublingual) sollte vor der Messung eingestellt werden

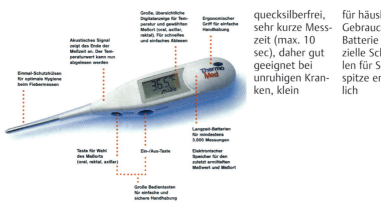

Tabelle 5.2 (Fortsetzung)

Art	Vorteile	Nachteile	Sonstiges
Infrarot-Ohrthermometer: Infrarot- (= Wärme-) Abstrahlung des Trommelfells wird durch Sensor im äußeren Gehörgang gemessen, Ende der Messung wird durch Signalton angezeigt, Wert auf einem Display ablesbar	quecksilberfrei, sicher, sehr kurze Meßdauer (1–3 sec), gemessene Temperatur entspricht der Temperatur im Körperinneren	für häuslichen Gebrauch teuer, Batterie und spezielle Messhüllen erforderlich, schwer, Messung im Ohr für alten Menschen oft ungewohnt	

Tabelle 5.3 Messorte

Messort	Dauer der Messung	Vorteile / Nachteile	Höhe des Messwerts
Rektal: im Enddarm	3 bis 5 min (bei entspr. Digitalthermometern kürzer)	schnell, genaueste Messung (entspricht der Kerntemperatur), aber unangenehm, nicht geeignet bei unruhigen Kranken	normal: 36,5 bis 37,4 °C, 0,5 °C höher als axillarer Messwert
Axillar: In der Achselhöhle inguinal: in der Leiste	8-10 min (bei entspr. Digitalthermometern kürzer)	angenehm, lange Messdauer, ungenauer Messwert (durch Reibung)	normal: 36,0 bis 36,9 °C
Sublingual: unter der Zunge **oral:** im Mund	5 bis 8 min (bei entspr. Digitalthermometern kürzer)	angenehm, aber lange Messdauer, ungenauer Messwert, bei unruhigen Kranken nicht geeignet	normal: 36,1 bis 37,1 °C
im Ohr: äußerer Gehörgang	1 bis 3 sec	kurze Messdauer, nur mit speziellem Thermometer (s. o.), z. T. als unangenehm empfunden	normal: 36,5 bis 37,4 °C, 0,5 °C höher als axillarer Messwert

- Bei sublingualer Messung Thermometer in der Mitte unter die Zunge legen, dann den Patienten den Mund schließen lassen.

Nach dem Messen beachten:
- Thermometer in waagerechter Stellung ablesen,
- Wert und Messort notieren,
- Quecksilberthermometer herunterschütteln, andere (mit Batterie oder Akku betriebene) Thermometer ausschalten,
- Thermometer desinfizieren und reinigen.

Veränderungen der Körpertemperatur

Folgende Unterscheidung wird bei der Körpertemperatur vorgenommen:	
Untertemperatur:	unter 36 °C (25 °C tödlich)
subfebrile Temperatur:	37,5–37,9 °C
mäßiges Fieber:	38–39 °C
hohes Fieber:	39–40,5 °C
sehr hohes Fieber:	über 40,5 °C (ab ca. 42 °C Gerinnung der Körpereiweiße, Tod)

Untertemperatur (Hypothermie)

Eine Körpertemperatur unter 36 °C kann entstehen durch Auskühlung, durch Stoffwechselverlangsamung, z. B. Unterfunktion der Schilddrüse (Hypothyreose), oder Unterernährung, bei starkem Blutverlust, Kollaps, Schock, Schädigung der Wärmeregulationszentren im Hypothalamus oder bei Sterbenden. Sie äußert sich zunächst in einer Zyanose (bläuliche Verfärbung) der Lippen und Akren, Kältezittern oder Gänsehaut. Puls und Blutdruck steigen, die Atmung ist vertieft und beschleunigt. Bei stärkerer Unterkühlung (unter 34 °C) verschwindet das Muskelzittern. Es treten Herzrhythmusstörungen auf, Puls und Blutdruck sinken, die Atmung wird flach und unregelmäßig. Es kommt zu Störungen des Bewusstseins und der Schmerzempfindung. Unter 27 °C kommt es zum Koma bzw. Scheintod, bei dem die Vitalfunktionen nur noch minimal aufrechterhalten sind.

> **! Maßnahmen bei Untertemperatur:** Den unterkühlten Menschen in einem warmen Raum langsam aufwärmen: nasse Kleidung ausziehen, in eine Decke hüllen, evtl. warme Getränke anbieten. Die Körpertemperatur sollte nicht mehr als 0,5 °C pro Stunde angehoben werden, sonst droht ein Kreislaufkollaps. Bei ausgeprägter Unterkühlung unbedingt den Arzt bzw. Notarzt benachrichtigen und nach dessen Angaben weiter vorgehen.

Fieber

Erhöhte Körpertemperatur tritt meist gemeinsam mit anderen Krankheitssymptomen auf, kann aber auch als Symptom im Vordergrund stehen. Da sich hinter Fieber sehr viele unterschiedliche Erkrankungen verbergen können, muss bei länger andauerndem Fieber immer nach der Ursache geforscht werden. Eventuell wird zur Abklärung sogar eine Krankenhauseinweisung erforderlich.

Fieberursachen

Fieber kann als Verstellung des „Sollwerts" für die Körpertemperatur im Gehirn gedeutet werden. Der Körper befindet sich dann bei erhöhter Temperatur in einer Abwehrsituation: Grundumsatz und Stoffwechsel sind gesteigert, die Durchblutung ist gesteigert, sodass Abwehrstoffe schneller zu den Orten gelangen können, wo sie benötigt werden. Diese Reaktion kann durch unterschiedliche Ursachen hervorgerufen werden:

- Infektionserreger (Bakterien oder andere Mikroorganismen), die bestimmte Stoffwechselprodukte oder Toxine (Gifte) absondern, die als Pyrogene (fiebererzeugende Stoffe) wirken, z. B. bei Pneumonie (Lungenentzündung). Dies ist vermutlich in dem Beispiel auf S. 281 bei Frau Heimann der Fall.
- Exsikkose- oder Durstfieber bei Flüssigkeitsmangel,
- sog. zentrales Fieber bei Schädigung oder Verletzung des Gehirns (Wärmezentrum wird geschädigt, sodass die Temperaturregulation im Gehirn gestört ist,
- sog. Resorptionsfieber durch Zerfall körpereigener Zellen (z. B. bei großen Wunden, Blutergüssen oder bei Zerfall eines Tumors).

- Aktivierung des Immunsystems (der körpereigenen Abwehr) bei entzündlichen Systemerkrankungen, Kontakt mit körperfremdem Eiweiß oder durch Medikamente.

Vom Fieber unterscheiden muss man die Hyperthermie (Erhöhung der Körpertemperatur), die durch zu hohe Umgebungstemperaturen verursacht wird. Hier ist der Sollwert im Gehirn nicht verändert, der Körper versucht, dem Wärmestau durch Schwitzen und Erweiterung der Blutgefäße entgegenzuwirken.

Fiebertypen

Je nach Verlauf der Fieberkurve kann man aus den Schwankungen der Körpertemperatur evtl. schon auf bestimmte Erkrankungen als Fieberursache schließen. In Tab. 5.**4** sind die wichtigsten Fiebertypen dargestellt.
Da bei Fieber häufig Antibiotika oder fiebersenkende Mittel gegeben werden, sind diese typischen Kurven heute nur noch selten zu beobachten.

Symptome:

In dem Beispiel auf S. 281 fühlt sich Frau Heimann abgeschlagen und kraftlos, bei der Beobachtung stellt die Pflegerin fest, dass die Haut gerötet und erhitzt ist. Der Puls ist auf 92 Schläge/min erhöht, der Blutdruck beträgt 160/90 mmHg. Die Messung der Körpertemperatur ergibt 38,8 °C rektal. Aufgrund der Begleitsymptome wie Husten, rasselnde Atemgeräusche und Schmerzen beim Atmen hat die Pflegerin den Verdacht, dass eine Pneumonie (Lungenentzündung) vorliegt. Sie dokumentiert die gemessenen Werte, führt erste Pflegemaßnahmen durch (s. unten) und benachrichtigt den Hausarzt.
Die Symptome des Fiebers werden entweder durch das Fieber selbst hervorgerufen, zum Teil aber auch durch Entzündungsstoffe, die der Körper selbst bildet, oder durch Toxine (Gifte), die von den Krankheitserregern oder zerfallendem Gewebe erzeugt werden.
Wenn ein Mensch Fieber hat, äußert sich dies durch verschiedene *subjektive* Symptome wie Müdigkeit, Abgeschlagenheit, Licht- und Geräuschempfindlichkeit, Kopf- und Gliederschmerzen, Durst, Frösteln oder Wärmegefühl.
Außerdem treten *objektive* Symptome auf, die für die Beobachtung, die Dokumentation und die Kontrolle des Krankheitsverlaufs wichtig sind:

- Erhöhung der Körpertemperatur,
- Anstieg der Pulsfrequenz (um 8 bis 10 Schläge pro Minute je 1 °C Temperaturerhöhung),
- Anstieg der Atemfrequenz, da der Sauerstoffbedarf erhöht ist,
- Rötung und Erhitzung der Haut, da die Durchblutung gesteigert ist bzw. zur Wärmeabgabe, wenn das Fieber sinkt; bei Anstieg des Fiebers ist auch Blässe möglich, da ein Wärmeverlust vermieden werden soll, bis der neue Sollwert erreicht ist,
- verminderte Urinausscheidung und konzentrierter Urin bei Flüssigkeitsmangel,
- trockene, belegte Zunge und rissige Lippen durch Flüssigkeitsmangel und Atmen durch den Mund,
- Schweißausbrüche (meist großperliger, warmer Schweiß), besonders beim Absinken der Temperatur,
- glänzende Augen,
- Verwirrtheit, Halluzinationen, Unruhe durch toxische Wirkung der fiebererzeugenden Stoffe.

Beachte: Bei alten Menschen entspricht die Höhe des Fiebers nicht unbedingt der Schwere der Erkrankung, insbesondere wenn eine schlechte Abwehrlage des Körpers besteht. Die Komplikationen, die bei Fieber auftreten können, drohen deshalb unter Umständen auch schon bei niedrigeren Temperaturerhöhungen!

Komplikationen:

- *Schüttelfrost*: Bei sehr schnellem Anstieg des Fiebers kommt es durch unwillkürliches Muskelzittern zu starkem Frösteln, Zittern und Schütteln des ganzen Körpers. Dieses Schütteln kann nicht willkürlich beendet werden.

Wichtig: Während des Schüttelns ist das Fieber oft noch nicht stark erhöht, deshalb unbedingt nach 5 bis 10 min Messung wiederholen.

- *Fieberdelir, Fieberkrämpfe:* Durch Toxine und Schädigung von Gehirnzellen aufgrund erhöhter Temperatur kann es zu schweren Bewusstseinsstörungen kommen.
- *Kreislaufkollaps* bis hin zum Schock, *Ateminsuffizienz, Nierenversagen* je nach Höhe und

Tabelle 5.4 Fiebertypen

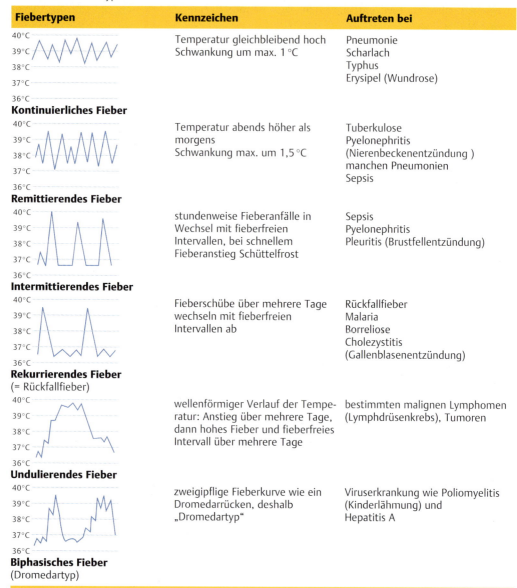

Fiebertypen	Kennzeichen	Auftreten bei
Kontinuierliches Fieber	Temperatur gleichbleibend hoch Schwankung um max. 1 °C	Pneumonie Scharlach Typhus Erysipel (Wundrose)
Remittierendes Fieber	Temperatur abends höher als morgens Schwankung max. um 1,5 °C	Tuberkulose Pyelonephritis (Nierenbeckenentzündung) manchen Pneumonien Sepsis
Intermittierendes Fieber	stundenweise Fieberanfälle in Wechsel mit fieberfreien Intervallen, bei schnellem Fieberanstieg Schüttelfrost	Sepsis Pyelonephritis Pleuritis (Brustfellentzündung)
Rekurrierendes Fieber (= Rückfallfieber)	Fieberschübe über mehrere Tage wechseln mit fieberfreien Intervallen ab	Rückfallfieber Malaria Borreliose Cholezystitis (Gallenblasenentzündung)
Undulierendes Fieber	wellenförmiger Verlauf der Temperatur: Anstieg über mehrere Tage, dann hohes Fieber und fieberfreies Intervall über mehrere Tage	bestimmten malignen Lymphomen (Lymphdrüsenkrebs), Tumoren
Biphasisches Fieber (Dromedartyp)	zweigipflige Fieberkurve wie ein Dromedarrücken, deshalb „Dromedartyp"	Viruserkrankung wie Poliomyelitis (Kinderlähmung) und Hepatitis A

- Dauer des Fiebers, Fieberursache und Vorerkrankungen.
- *Vorsicht bei Diabetikern:* Fieber kann eine Hypo-, aber auch eine Hyperglykämie hervorrufen!
- *Exsikkose:* Durch das Fieber ist der Flüssigkeitsbedarf des Körpers erhöht, durch Schwitzen verliert der Kranke zusätzlich Flüssigkeit. Durch Volumenmangel im Kreislauf werden Verwirrtheit und Kreislaufstörungen begünstigt.

Fieberphasen und Hinweise zur Pflege

Der Fieberverlauf lässt sich in 3 Phasen einteilen:

1. Phase: Das Fieber steigt an.
2. Phase: Das Fieber ist hoch (Fieberhöhe)
3. Phase: Das Fieber fällt ab.

Während des **Fieberanstiegs** sollte der Kranke durch Decken, warme Getränke und ggf. durch eine Wärmflasche warm gehalten werden. Steigt das Fieber rasch oder tritt Schüttelfrost auf, sollte der Arzt benachrichtigt werden. In dieser Phase sind bei schweren Infektionen oft massiv Krankheitserreger im Blut vorhanden, die dann durch eine Blutkultur (die der Arzt abnimmt) nachgewiesen werden können. Außerdem werden häufig weitere diagnostische und therapeutische Maßnahmen durch den Arzt erforderlich und auch Puls, Blutdruck und Atmung sollten engmaschig kontrolliert werden. Wichtig ist, dass die Temperatur noch mal gemessen wird, wenn das Frösteln nachgelassen hat, da dann die Fieberhöhe erreicht ist.

Während der **Fieberhöhe** sollten Wärmespender entfernt werden. Falls möglich, sollte die Umgebungstemperatur 17 bis 19 °C betragen, da die Wärmeabstrahlung dadurch erleichtert wird. Häufiges Lüften sorgt für eine gute Versorgung mit Sauerstoff, Zugluft muss jedoch vermieden werden. Die Vitalzeichen (Puls, Atmung, RR, Bewusstseinslage, Aussehen) und die Temperatur sollten regelmäßig (Abstände je nach Schwere der Erkrankung) kontrolliert werden. Die Pflegende sollte ausreichend (mindestens 2 Liter) Flüssigkeit, möglichst kühle Getränke, anbieten. Dabei muss sie auf eine ausgeglichene Flüssigkeitsbilanz (Ausscheidung) und Anzeichen einer Exsikkose bzw. einer Kreislaufüberlastung bei Herzinsuffizienz achten! Da Fieberkranke oft wenig Appetit haben und der Kreislauf nicht zusätzlich belastet werden soll, sollte leichte, fettarme Wunschkost angeboten werden.

Bei Bedarf können lauwarme Abwaschungen, evtl. auch mit Pfefferminztee oder Essigwasser durchgeführt werden. Wichtig ist eine sorgfältige Haut-, Lippen- und Mundpflege. Bei feuchter Wäsche sollte die Wäsche gewechselt werden, am besten sind leichte Baumwollstoffe geeignet, die die Wärme abstrahlen lassen und Schweiß aufsaugen. Bei hohem Fieber oder im akuten Stadium ist Bettruhe erforderlich, damit der Kreislauf nicht zusätzlich belastet wird. Dann müssen die entsprechenden Prophylaxen (Thrombose-, Pneumonie-, Dekubitus-, Obstipationsprophylaxe, evtl. auch Parotitis- und Soorprophylaxe) durchgeführt werden.

Eine Fiebersenkung kann durch physikalische Maßnahmen wie Wadenwickel (S. 634) oder absteigende Bäder durchgeführt werden. Diese sollten jedoch nur auf Anweisung des Arztes durchgeführt werden, da sie bei schnellem Fieberabfall zum Kreislaufkollaps führen können.

> **!** Auch durch Medikamente wie Acetylsalicylsäure (z. B. Aspirin) oder Paracetamol (Benuron) kann das Fieber gesenkt werden. Vorsicht ist bei Kreislauferkrankungen oder zu schneller Senkung des Fiebers geboten. Acetylsalicylsäure darf bei Allergien, Asthma, Zwölffingerdarm- oder Magengeschwüren, Paracetamol bei Lebererkrankungen nicht gegeben werden. Falls Verdacht auf eine bakterielle Infektion besteht, wird evtl. auch mit Antibiotika behandelt.

Während des **Fieberabfalls** schwitzt der Kranke, wobei der Kreislauf stark belastet wird. Man unterscheidet einen raschen Abfall innerhalb weniger Stunden (*Krisis*) und einen langsamen Abfall über mehrere Tage (*Lysis*). Während ein lytischer Temperaturrückgang mit großperligem, warmem Schweiß meist gut vertragen wird, droht bei einem kritischen Sinken des Fiebers ein Kreislaufkollaps. Anzeichen von Kreislaufstörungen können kleinperliger, klebriger, kalter Schweiß, Blässe und Pulsanstieg sein. Dann muss sofort der Arzt benachrichtigt werden und die Vitalzeichen sind engmaschig zu überwachen. Auch während dieser dritten Phase sollten die Pflegenden die oben angeführten Hinweise zur Körperpflege und Flüssigkeitszufuhr beachten. Der Kranke darf nicht zu früh mobilisiert bzw. körperlich belastet werden.

Wichtig ist während allen Fieberstadien, dass sich der Kranke mit seinen Ängsten und Befürchtungen nicht alleine gelassen fühlt und dass, soweit möglich, seine Bedürfnisse und Wünsche beachtet werden.

Bei schweren Erkrankungen, starker Unruhe oder während kritischer Phasen sollte immer eine pflegende Person anwesend sein. Die Pflegenden sollten den ganzen Menschen sorgfältig beobachten, um auftretende Komplikationen sofort zu bemerken und entsprechend handeln zu können. Fieber kann bei alten Menschen, die wesentlich mehr Vorerkrankungen und Risiken als jüngere haben, lebensbedrohlich sein.

Puls

Bei jedem Herzschlag wird das Blut mit Druck in die Arterien (Schlagadern) gepumpt. Der Anstoß dieser Blutwelle kann deshalb an Arterien, die in der Nähe der Körperoberfläche liegen, als Pulsschlag getastet werden. Routinemäßig wird der Puls an der Arteria radialis (Speichenschlagader) gefühlt. Es gibt jedoch noch andere Palpationsstellen (Tab. 5.**5** u. Abb. 5.26).

Tabelle 5.5 Palpationsstellen der Arterien

Palpationsstellen	
Arteria temporalis	Schläfenschlagader
Arteria carotis communis	Halsschlagader
Arteria brachialis	Armschlagader
Arteria femoralis	Leistenschlagader
Arteria poplitea	Kniekehlenschlagader
Arteria tibialis posterior	Hintere Schienbeinschlagader
Arteria dorsalis pedis	Fußrückenschlagader

Technik des Pulsfühlens

Man tastet den Puls am besten mit den 3 mittleren Fingern der rechten Hand (Abb.- 5.27). Der Daumen ist nicht geeignet, da man evtl. den eigenen Herzschlag in der Fingerkuppe spürt und ihn mit dem Puls des Kranken verwechselt. Die Fingerkuppen der Pflegerin drücken leicht gegen die Speichenarterie. Man zählt 15 sec lang, wobei der erste Anstoß der Pulswelle mit 0 gezählt wird. Dann multipliziert man das Ergebnis mit 4 und erhält so die Pulsfrequenz (Häufigkeit pro Minute).

Meist wird man den Puls nur auf einer Seite an der Arteria radialis fühlen und dort auch routinemäßig weiterhin kontrollieren. Wenn man jedoch zum ersten Mal bei einem kranken Menschen den Puls überprüft, sollte man immer auf beiden Seiten tasten. Denn wenn Erkrankungen der Arterien (Arteriosklerose, arterielle Verschlusskrankheit) vorliegen, sind evtl. Seitenunterschiede zu beobachten. In diesem Fall empfiehlt es sich auch, einmal einen Pulsstatus zu erheben, also alle Pulse zu palpieren und zu dokumentieren, welche gut tastbar sind. Wenn der alte Mensch dann z.B. plötzlich über Schmerzen im Bein klagt, kann man schnell feststellen, ob ein neu aufgetretener Verschluss einer Beinschlagader vorliegt.

Beim Tasten des Pulses sollte man nicht nur auf die Zahl der Schläge achten, sondern auch auf den Rhythmus und darauf, wie sich der Puls anfühlt (Pulsqualität).

Pulsfrequenz

Darunter versteht man die Anzahl der Schläge pro Minute. Bei Erwachsenen wird eine Frequenz zwischen 60 und 80/min als normal betrachtet. Abweichungen können nach oben oder unten vorliegen.

Tachykardie (zu schneller Puls): Von einer Tachykardie spricht man bei über 100 Schlägen pro Minute. Eine Tachykardie tritt physiologisch auf bei körperlicher Anstrengung (z.B. Sport) und bei Aufregung. Das Herz pumpt dann schneller, um den erhöhten Sauerstoffbedarf des Körpers zu decken.

Krankheitsbedingt, also pathologisch, kommt eine Tachykardie bei Fieber, Herzinsuffizienz (Herzleistungsschwäche) und anderen Herzerkrankungen, bei Blutverlust und Schock vor. Hier versucht das Herz durch häufigeres Schlagen eine Pumpschwäche oder Volumenmangel auszugleichen.

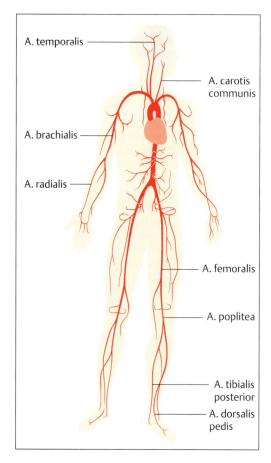

Abb. 5.26 Palpationsstellen der Arterien

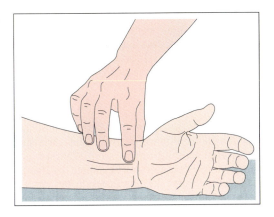

Abb. 5.**27** Technik des Pulsfühlens

In dem Beispiel auf S. 281 besteht bei Frau Heimann eine Beschleunigung des Pulses aufgrund des Fiebers. Steigt das Fieber weiter und ist die Sauerstoffversorgung des Körpers durch die Lungenerkrankung zunehmend eingeschränkt, kann eine ausgeprägte Tachykardie auftreten. Je nach Zustand des Herzens droht eine akute Herzinsuffizienz, bei starkem Sauerstoffmangel evtl. sogar ein Schock.
Bradykardie (zu langsamer Puls): Bei weniger als 60 Schlägen pro Minute spricht man von einer Bradykardie. Physiologisch ist sie bei gut trainierten Sportlern (größeres Schlagvolumen) oder im Schlaf. Bei manchen Menschen liegt eine Bradykardie von 50 bis 60/min ohne erkennbare krankhafte Ursache vor.
Pathologisch ist sie jedoch, wenn ihr eine Erkrankung des Herzens zugrunde liegt, z. B. bei Störungen der Reizbildung (kranker Sinusknoten) oder der Reizleitung. Sie kommt auch bei erhöhtem Hirndruck, z. B. nach Schlaganfall oder Hirnverletzungen, vor. Auch durch manche Vergiftungen kann eine Bradykardie hervorgerufen werden. Wichtig ist in der Altenpflege vor allem, dass die Bradykardie eines der ersten Symptome (und manchmal das Einzige) einer Überdosierung von Herzglykosiden (Digitalis) ist. Bei zu hohem Digoxin- oder Digitoxinspiegel im Blut können außerdem Störungen des Farbensehens, Übelkeit, Bauchschmerzen und Erbrechen auftreten.
Eine Bradykardie kann auch scheinbar vorliegen, wenn nicht jeder Schlag des Herzens zu einer tastbaren Pulswelle in den peripheren Gefäßen führt. Man spricht dann von einem Pulsdefizit, da nicht jeder Schlag fortgeleitet wird. Nachweisen lässt sich ein Pulsdefizit, indem man den Puls fühlt und gleichzeitig das Herz mit dem Stethoskop abhört bzw. die elektrische Erregung des Herzens im EKG beobachtet.

Pulsqualität

Beim Fühlen des Pulses ist nicht nur die Zahl der Schläge von Bedeutung, sondern auch, wie sich der Puls beim Tasten anfühlt. Man unterscheidet die folgenden Pulsqualitäten:

- **Spannung** (Härte der Pulswelle): hart oder weich,
- **Füllung**: klein oder groß

Die Spannung spürt man als Widerstand gegen den Druck, den man beim Pulsfühlen ausübt. Sie hängt von der Stärke der Herzkontraktionen ab. Die Füllung ist abhängig von der Elastizität der Arterien und der Blutmenge, die mit jedem Herzschlag ausgeworfen wird. Normalerweise ist der Puls gut gefüllt, nicht zu hart und nicht zu weich. Bei bestimmten Erkrankungen ist die Pulsqualität charakteristisch verändert:

- Ein harter Puls (Puls lässt sich nur schwer unterdrücken) kann durch Hypertonie (erhöhten Blutdruck) oder erhöhten Hirndruck bei Hirnblutung, Hirntumor oder Hirnödem verursacht sein.
- Ein Druckpuls (verlangsamter, voller, gespannter Puls) ist bei Reizung des Nervus vagus durch erhöhten Hirndruck oder andere Ursachen tastbar.
- Ein weicher Puls (Puls ist leicht zu unterdrücken) findet sich bei Hypotonie (niedrigem Blutdruck) (z. B. bei Fieber, Herzinsuffizienz oder bei Sterbenden).
- Ein fadenförmiger Puls (klein, weich und schnell) wird bei Kreislaufversagen, z. B. im Schock durch großen Blutverlust, beobachtet.

Rhythmus

Die Aufeinanderfolge der Herzschläge, der Herzrhythmus, ist normalerweise regelmäßig, d. h. die Abstände zwischen den einzelnen Schlägen sind gleich. Liegen Herzrhythmusstörungen vor, sodass die Schläge unregelmäßig aufeinander folgen, bezeichnet man dies als Arrhythmie. Physiologisch ist eine gewisse Arrhythmie beim Atmen (sog. respiratorische Arrhythmie), wobei der Puls beim Einatmen etwas schneller, beim Ausatmen etwas langsamer ist. Die in Tab. 5.**6** aufgeführten Rhythmusstörungen sind jedoch pathologisch:

Tabelle 5.**6** Herzrhythmusstörungen

Regelmäßiger Puls	··········
Extrasystolen (Sonderschläge): zusätzlich bzw. versetzt auftretende Herzschläge; je nach Anzahl und Ursache harmlos oder auch sehr gefährlich, eine Abklärung ist erforderlich	···············
Zwillingspuls (Bigeminus): auf jeden Schlag folgt eine Extrasystole, häufig bei Digitalisüberdosierung!	·· ·· ·· ··
Absolute Arrhythmie (völlig unregelmäßiger Herzrhythmus): z. B. durch Vorhofflimmern, bei Herzinfarkt oder koronarer Herzkrankheit	·· ···· ····· ··

Auf zwei Arten von Rhythmusstörungen soll noch kurz näher eingegangen werden:

– die Kombination aus Tachykardie und Arrhythmie, die sog. Tachyarrhythmien und
– auf die Leitungsstörungen im Herzen, den sog. AV-Block (Atrioventrikularblock).

Eine **Tachyarrhythmie** kann durch sehr schnelle Kontraktionen der Vorhöfe bzw. der Herzkammern zustande kommen. Beim Vorhofflattern (Frequenz 250 bis 350/min) wird nur jede 3. oder 4. Vorhofkontraktion auf die Kammern übergeleitet, beim Vorhofflimmern (300 bis 400/min) kommt eine völlig unregelmäßige Überleitung zustande. Da hier die Vorhöfe und Herzkammern nicht mehr koordiniert, d. h. zusammenhängend schlagen, verringert sich die Herzleistung. Die Kranken klagen über Leistungsschwäche und Schwindel. Beim Kammerflattern ziehen sich die Herzkammern ca. 300-mal pro Minute zusammen, beim Kammerflimmern kommt gar keine geordnete Kontraktion des Herzens mehr zustande. Die Folge ist ein Kreislaufschock bzw. beim Flimmern ein Herz-Kreislauf-Stillstand, bei dem kein Puls mehr tastbar ist. diese Störungen treten bei Herzinfarkt oder schweren Herzmuskelerkrankungen auf und sind lebensbedrohlich bzw. oft tödlich. **Überleitungsstörungen**, bei denen die Erregung von den Vorhöfen nur unvollständig auf die Herzkammern übertragen wird, sind genau nur im EKG diagnostizierbar. Sie äußern sich jedoch meist durch eine niedrige Pulsfrequenz und sind in der Altenpflege wichtig, da eine Digitalisüberdosierung die Ursache sein kann.

5.3.4 Blutdruck

Mit welchem Druck das Blut bei jedem Schlag aus den Herzkammern gepresst wird, lässt sich als arterieller Blutdruck messen. Während das Blut in der Systole aus dem Muskel in die Hauptschlagader strömt, ist der Druck in der Arterie höher als in der Diastole, wenn die entspannte Herzkammer wieder mit Blut gefüllt wird. Dieser Unterschied zeigt sich bei der Blutdruckmessung in der Differenz zwischen systolischem und diastolischem Wert. Der Blutdruck wird in mmHg (Höhe der Quecksilbersäule) oder kPa (Kilopascal) angegeben. Die Angabe des Werts in Kilopascal entspricht zwar der international gebräuchlichen Einheit, im Pflegealltag wird der Blutdruck jedoch meist in mmHg angegeben.
Umrechnung:
1 mmHg = 0,133 kPa bzw. 7,5 mmHg = 1 kPa

Messung des Blutdrucks

Man kann den Blutdruck durch Hören (auskultatorisch) oder durch Fühlen des Pulses (palpatorisch) messen. Beim Auskultieren wird ein Stethoskop (Hörrohr) auf die Arterie aufgelegt, beim Palpieren der Puls getastet. Zur Messung stehen verschiedene Geräte zur Verfügung. Wichtig ist jedoch bei allen Geräten, dass sie regelmäßig geeicht werden, z. B. bei einem Sanitätshaus, damit der gemessene Wert tatsächlich stimmt.
Verschiedene Blutdruckmessgeräte:

- *Blutdruckmessgerät nach Riva Rocci* (nach ihm wird der Blutdruck mit RR abgekürzt): Mit der aufblasbaren Manschette ist ein Manometer (Druckmesser) verbunden. Der Druck wird auf einer Quecksilbersäule, die senkrecht zur Unterlage steht, angezeigt. Früher üblich, heute ist es nur noch selten in Verwendung.
- *Blutdruckmessgerät nach Recklinghausen* (meist in der Pflege üblich): mit der aufblasbaren Manschette ist ein Manometer mit Zifferblatt verbunden, von dem die Druckwerte wie von einer Uhr abgelesen werden können (Abb. 5.**28**).
- *Automatische elektronische Blutdruckmessgeräte* mit Digitalanzeige des Werts, die wie eine Uhr am Handgelenk befestigt werden.

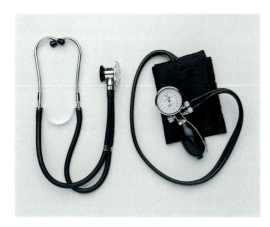

Abb. 5.**28** Blutdruckmessgerät nach Recklinghausen

Sie sind besonders geeignet, wenn Kranke regelmäßig den Blutdruck selbst kontrollieren sollen und werden vor allem in der häuslichen Pflege verwendet.
- *„Blutige" Blutdruckmessung:* Hier wird der Blutdruck direkt in der Arterie gemessen, indem ein Katheter mit einem Messfühler eingeführt wird. Vor allem zur Überwachung auf Intensivstationen.
- *Langzeit-Blutdruckmessgerät:* Dieses übermittelt die elektronisch gemessenen Werte an ein Aufzeichnungsgerät und wird verwendet um bei Bluthochdruck-Kranken in der Klinik oder zu Hause Veränderungen des Blutdrucks über 24 Stunden aufzuzeichnen. Es wird vom Arzt angelegt, der dann auch informiert, ob und wie die Lage der Blutdruckmanschette kontrolliert werden muss.

Vorbereitung und Durchführung der Blutdruckmessung

- Der Kranke sollte eine halbe Stunde vor der Blutdruckmessung geruht haben, da Aufregung oder körperliche Anstrengung den Blutdruck erhöhen. Die Messung sollte im Liegen oder im Sitzen (Arm abgestützt, leicht gebeugt, auf Herzhöhe gelagert) erfolgen. Wichtig ist, dass immer unter den gleichen Bedingungen gemessen wird, damit die Werte mit vorherigen Messergebnissen vergleichbar sind. Geräuschquellen (Radio, offenes Fenster) sollten abgestellt werden.
- die Messung muss immer am gleichen Arm erfolgen, bei Seitendifferenz an dem Arm mit dem höheren Wert. Bei der ersten Blutdruckmessung sollte immer einmal an beiden Armen gemessen werden, um eine eventuelle Seitendifferenz zu erkennen.

> **Wichtig:** Der Blutdruck darf **nicht** gemessen werden an einem Arm mit laufender Infusionslösung, venöser oder arterieller Verweilkanüle, am Shunt-Arm bei Dialysepatienten, am gelähmten Arm nach Schlaganfall oder wenn auf derselben Seite die Brust amputiert wurde (Lymphödem).

- Der Arm wird frei gemacht, sodass die Manschette direkt auf die Haut aufgelegt werden kann. Hier darf der Arm nicht durch enge Kleidung oberhalb der Manschette abgeschnürt werden. Die luftleere Blutdruckmanschette wird fest um den Oberarm gelegt (der Unterrand der Manschette liegt 2,5 cm oberhalb der Ellenbeuge) und mit einem Klettverschluss oder Haken geschlossen. **Beachte:** bei einem Oberarmumfang bis 33 cm kann eine normale Manschette (13 cm breit, 24 cm lang) verwendet werden. Bei dickerem Oberarm ist eine längere und breitere Manschette (15 x 30 cm oder 18 x 36 cm) erforderlich, da sonst falsch zu hohe Werte gemessen werden.
- Schläuche ordnen, Oliven des Stethoskops in die Ohren stecken, evtl. Membran des Stethoskops an der Handfläche anwärmen und durch Beklopfen überprüfen. Druckventil am Blutdruckmessgerät schließen.
- Manschette zügig aufpumpen (beim ersten Mal bis 230 mmHg, bei Kontrollmessungen 30 mmHg über den erwarteten RR-Wert hinaus). Dann das Druckventil öffnen, sodass die Luft *langsam* abgelassen wird (Druck sollte pro Sekunde um 2–3 mmHg fallen).
- Ab einem bestimmten Druck hört man sog. Korotkow-Geräusche. Sie sind pulssynchrone Strömungsgeräusche (nicht der Pulsschlag direkt) und entstehen dadurch, dass das Blut in der zusammengedrückten Arterie wieder zu fließen beginnt (Turbulenzen beim Strömen). Wenn der erste Ton hörbar ist, wird der systolische Wert am Manometer abgelesen. Beim Verschwinden oder deutlichen Leiserwerden der Töne wird der Druck erneut am Manometer abgelesen. Dieser Wert entspricht dem diastolischen Blutdruckwert.
- Die Blutdruckmanschette wird vollständig geleert und entfernt, der gemessene Wert dokumentiert. Soll die Messung wiederholt werden, wartet man am besten 1 Minute und pumpt dann die leere Manschette erneut auf.

> **! Beachte:**
> - Bevor das Gerät aufgeräumt bzw. von einer anderen Person benutzt wird, sollte eine Wischdesinfektion der Ohroliven und der Manschette durchgeführt werden.
> - Werden elektronische Messgeräte verwendet, ist es wichtig, die Gebrauchsanweisung zu beachten.
> - Bei Manschetten mit integrierter Membran muss diese direkt über der Arterie zu liegen kommen (Puls tasten).
> - Folgende Fehler können die Messung verfälschen: ungenügendes Aufpumpen der Manschette (zu niedriger systolischer Wert), zu locker angelegte Manschette (zu hohe Werte), Restluft in der Manschette, zu lange Stauung oder zu langsame Reduktion des Manschettendrucks (zu hohe Werte), Lagerung des Arms über Herzhöhe (zu niedrige Werte).
> - Bei Arteriosklerose, insbesondere bei Diabetes-Patienten, können durch die Verhärtung der Arterien falsch zu hohe Werte gemessen werden oder der diastolische Wert kann nicht ermittelt werden (Geräusche verschwinden nicht). In diesem Fall oder wenn eine auskultatorische Messung nicht möglich ist, empfiehlt es sich, den Blutdruck palpatorisch zu messen: anstatt die Korotkow-Geräusche mit dem Stethoskop auszukultieren, wird der Puls an der Speichenarterie getastet. Bei dieser Methode kann allerdings nur der systolische Wert ermittelt werden.

Beurteilung der Messergebnisse

Aus den Blutdruckwerten (RR) kann man aktuell oder längerfristig auf die Herz-Kreislauf-Funktion schließen. Der **Normalwert** des Blutdrucks ist abhängig vom Alter des Menschen:
Während der Durchschnittswert bei 30- bis 40-jährigen 125/85 mmHg beträgt, liegt er mit 40 bis 60 Jahren bei 140/90 mmHg und über 60 Jahre bei 150/90 mm Hg.
Als Faustregel gilt: Lebensalter + 100 = normaler systolischer Wert. Im Alter steigt besonders der systolische Druck an, da die Arterien nicht mehr so elastisch sind. Wird dann die Differenz zwischen systolischem und diastolischem RR-Wert größer, so hat dies oft keinen Krankheitswert.
Ist der Blutdruck bei wiederholten Messungen zu hoch, spricht man von einer **Hypertonie**, ist er zu niedrig, von einer **Hypotonie**.

Hypertonie

Dauernde Erhöhung des Blutdrucks bei wiederholten Messungen in Ruhe auf mindestens 140 mmHg (ab 50 Jahren 160 mmHg) systolisch und/oder 90 mmHg (ab 50 Jahren 95 mmHg) diastolisch. Bei älteren Menschen kann evtl. auch ein systolischer Wert über 160 mmHg noch als normal betrachtet werden.

Ursachen:
- *Primäre* oder *essenzielle* Hypertonie (90 %): Ursache ist nicht genau bekannt, d. h. alle sekundären Hypertonieformen können ausgeschlossen werden. Risikofaktoren sind Übergewicht, erhöhter Blutfettspiegel, erbliche Veranlagung, Stress, zu hoher Salzkonsum (NaCl), Diabetes mellitus, Rauchen und Bewegungsmangel.
- *Sekundäre* Hpyertonie (10 %): Hypertonie als Folge einer anderen Erkrankung, z. B. bei Verengung der Nierenarterien, chronischer Nierenerkrankungen, Schilddrüsenüberfunktion, hormonellen Veränderungen wie Schwangerschaft, Einnahme von Hormonen (Cortison) u. a.

Symptome:
Meist bemerkt der Hochdruckkranke selbst nicht sehr viel von seiner Erkrankung, da sie oft gar keine Beschwerden macht. Deshalb ist die Bereitschaft zur Therapie auch z. T. nur gering. Mögliche Symptome können jedoch Ohrensausen, Schwindel, Rötung des Gesichts, Nasenbluten oder morgendliche Kopfschmerzen sein.

Komplikationen und Folgeschäden:
Der hohe Blutdruck schädigt die Gefäßwände und belastet das Herz, da es ständig gegen einen erhöhten Druck in den Blutgefäßen anpumpen muss. Dadurch entstehen Folgeerkrankungen wie Arteriosklerose, koronare Herzkrankheit und Herzinfarkt, Herzinsuffizienz (S. 636), Niereninsuffizienz, Durchblutungsstörungen des Gehirns und Schlaganfall oder auch Durchblutungsstörungen der Extremitäten.

Therapie:
Bei sekundärer Hypertonie erfolgt eine Behandlung der Grundkrankheit. Bei primärer Hypertonie werden zur Senkung des Blutdrucks folgende Maßnahmen durchgeführt:

- Einschränkung der Kochsalzzufuhr (max. 5 g/Tag),
- Beseitigen von Risikofaktoren wie Rauchen, Bewegungsmangel, Übergewicht; für Sicherheit sorgen und Stress abbauen, z. B. durch

5.3 Vitale Funktionen des Lebens aufrechterhalten können

Entspannungsübungen, geregelten Tagesablauf mit Ruhephasen. Wichtig dabei ist, den Kranken miteinzubeziehen, ihn über Spätfolgen der Hypertonie aufzuklären und nicht zu bevormunden.
- Regelmäßige RR-Messung, evtl. Selbstkontrolle des Blutdrucks durch den Kranken,
- medikamentöse Behandlung mit Diuretika, ß-Rezeptoren-Blockern, Kalziumantagonisten, ACE-Hemmern, Nitropräparaten und anderen gefäßerweiternden Medikamenten.

> **! Notfall:**
> Hypertensive Krise mit RR-Werten über 200/120 mmHg.
> Sie äußert sich durch starke Kopfschmerzen, Rötung des Gesichts, Augenflimmern, Ohrensausen, Übelkeit, Schwindel, Bewusstseinstrübung, Funktionsstörungen des Gehirns oder Herzschmerzen, kann aber auch fast symptomlos sein.
> Wichtig ist, den Kranken zu beruhigen, eine Herzlagerung zur Entlastung des Herzens durchzuführen (S. 639), den Arzt bzw. Notarzt zu benachrichtigen. Falls eine Bedarfsmedikation angeordnet ist, z. B. Nitrospray oder Adalat-sublingual Zerbeißkapseln, diese geben.
> Der Blutdruck sollte alle 10 Minuten kontrolliert werden. Puls, Atmung und Bewusstsein beobachten! Eine hypertensive Krise kann einen Schlaganfall oder Herzinfarkt auslösen (s. auch Kap. 8.13: „Notfallmaßnahmen", S. 780).

Hypotonie

Blutdruckwerte unter 100/60 mmHg bezeichnet man als Hypotonie. Auch hier sollte die Diagnose erst nach wiederholtem Messen gestellt werden. Man unterscheidet eine behandlungsbedürftige Hypotonie, die Beschwerden macht, von einer physiologischen Hypotonie, wie sie bei gut trainierten Sportlern oder bei Überwiegen des Parasympathikus vorkommt. Liegen keine Beschwerden vor, ist nicht unbedingt eine Therapie erforderlich.

Ursachen:
- *Essenzielle* Hypotonie: unklare Ursache. Als orthostatische Hypotonie bezeichnet man eine Kreislaufregulationsstörung, bei der es in aufrechter Körperhaltung zum RR-Abfall kommt. Im Liegen ist der Blutdruck normal, doch beim Aufstehen verspüren die Betroffenen ein Schwindelgefühl, es wird ihnen „schwarz vor Augen", weil das Gehirn nicht mehr genügend mit Sauerstoff versorgt wird. Diese Regulationsstörung kann auch bei langem Stehen oder nach längerer Bettlägerigkeit vorkommen.
- *Sekundäre, symptomatische* Hypotonie: durch Flüssigkeitsmangel (Hypovolämie), z. B., bei unzureichender Flüssigkeitszufuhr, Verbrennungen, Überdosierung von Diuretika, Blutverlust. Auch im Schock entsteht in den Blutgefäßen eine relative Hypovolämie. Das Blutvolumen, das dem Herzen zur Verfügung steht, ist zu gering, um alle Organe ausreichend zu versorgen. Auch bei Herzinsuffizienz, bestimmten Hersmuskelerkrankungen, Herzrhythmusstörungen, hormonellen Veränderungen (z. B. Schwangerschaft, Schilddrüsenfunktion) und bei Infektionen mit Fieber kann eine Hypotonie bestehen.

Symptome:
Allgemeine Schwäche, Müdigkeit, Schwindel „Schwarzwerden" vor den Augen, Kollapsneigung, Verwirrtheit (durch Sauerstoffmangel im Gehirn), Unruhe, Übelkeit, Frieren, Schlafstörungen und Herzbeschwerden.

Therapie:
Je nach Ursache, Symptomen und Schweregrad müssen unterschiedliche Maßnahmen getroffen werden. Liegt eine organische Ursache zugrunde und sind Herz und Gehirn durch Durchblutungsmangel gefährdet, muss unbedingt eine Behandlung erfolgen. Bei leichteren Regulationsstörungen reichen evtl. nichtmedikamentöse Maßnahmen zur Behandlung aus. Auf jeden Fall muss, wenn Beschwerden vorliegen, eine Abklärung der Ursache durch den Arzt erfolgen.
Mögliche Therapiemaßnahmen sind:

- Beratung der Betroffenen und deren Angehöriger nach Abklärung der Ursache,
- plötzliches Aufrichten aus der Horizontale vermeiden, evtl. vorher Beine bewegen (Muskelpumpe der Waden fördert venösen Rückstrom zum Herz),
- physikalische Maßnahmen wie Wechselduschen, Bürstenmassage der Beine, Kompressionsstrümpfe oder Wickeln der Beine,
- ausreichende Flüssigkeitszufuhr, salzreiche Kost,
- Medikamente: gefäßverengende Mittel wie z. B. Ergotaminpräparate.

> **!** Wichtig ist es, vor anstrengenden Pflegemaßnahmen oder wenn Beschwerden angegeben werden, den Blutdruck und den Puls zu kontrollieren. Kommt es zur Bewusstlosigkeit, soll der Kranke in Schocklagerung gebracht werden, um den venösen Rückstrom zum Herz zu fördern. **Ausnahme**: Bei Überlastung des Herzens wie Herzinsuffizienz, Herzinfarkt wird eine Herzlagerung vorgenommen. Treten Schocksymptome auf wie kalter Schweiß, Zyanose, Anstieg der Pulsfrequenz über den systolischen RR-Wert, muss der Notarzt gerufen werden (s. auch Kap. 8.13 „Notfallmaßnahmen", S. 780 f).

5.3.5 Atmung

Die Atmung gehört neben der Herz-Kreislauf-Tätigkeit zu den wichtigsten Vitalfunktionen. Bei der Beobachtung der Atmung achtet man auf:

- den Typ der Atmung (Brust- oder Bauchatmung),
- Atemfrequenz,
- Atemtiefe,
- Atemrhythmus,
- Geruch und
- Atemgeräusch.

Atemtyp

Ein Atemzug besteht aus der Einatmung (Inspiration) und der Ausatmung (Exspiration). Man unterscheidet zwei Möglichkeiten der Ein- und Ausatmung (Abb. 5.29a u. b):

- **Bauchatmung:** das Zwerchfell wird angespannt und senkt sich beim Einatmen, sodass sich der Brustkorb weitet. Durch den entstehenden Sog wird Luft in die Lungen eingeatmet (aktiver Vorgang). Beim Ausatmen entspannt sich das Zwerchfell wieder, tritt nach oben und die Luft wird passiv aus den Lungen herausgepresst.
- **Brustatmung:** Die Rippen heben sich durch Kontraktion der Zwischenrippenmuskeln, sodass sich der Brustkorb weitet. Senken sich die Rippen wieder, wird die Luft ausgeatmet.

Meist atmet man mit Brust- und Bauchatmung gemeinsam. Ausnahmen gibt es z. B. in der Schwangerschaft, wenn das Zwerchfell nicht ausreichend nach unten treten kann oder bei Erkrankungen im Bauchraum; hier kommt vor allem die Brustatmung zum Einsatz. Umgekehrt überwiegt die Bauchatmung, wenn Erkrankungen im Brustraum bestehen.

Im Beispiel auf S. 281 gibt Frau Heimann Schmerzen im Brustkorb beim Atmen an. Dadurch wird sie automatisch oberflächlicher und wegen des Sauerstoffmangels auch schneller atmen. Weil häufig das Brustfell, das der Lungenoberfläche anliegt, bei einer Pneumonie mit entzündet ist, sind sowohl Brust- als auch Bauchatmung eingeschränkt.

Atemfrequenz

Die Atemfrequenz ist altersabhängig und beträgt beim gesunden Erwachsenen etwa 14 bis 20 Atemzüge pro Minute. Man unterscheidet folgende Veränderungen der Atemfrequenz:

- **Tachypnoe** (beschleunigte Atmung): Sie findet sich bei erhöhtem Sauerstoffbedarf oder vermindertem Sauerstoffangebot, z. B. bei Anämie (Mangel an roten Blutkörperchen), Fieber, Schmerzen, Überfunktion der Schilddrüse (Stoffwechselsteigerung), Schock oder Störungen des Gasaustauschs in der Lunge. Physiologisch ist eine Tachypnoe bei Aufregung, Angst oder großer Freude, da hierbei der Sympathikus überwiegt und der ganze Körper in erhöhte Alarmbereitschaft versetzt wird.
- **Bradypnoe** (verlangsamte Atmung): Physiologisch ist eine Bradypnoe bei Entspannung oder im Schlaf. Pathologisch tritt sie bei Hirndrucksteigerung (bei Tumor, Blutung, Entzündung des Gehirns), im Koma oder bei Vergiftungen auf.
- **Apnoe** (Fehlen der Atmung, Atemstillstand): s. Kap. 18.3 „Notfälle", S. 780 f.

Zwei spezielle Veränderungen, bei denen nicht nur die Atemfrequenz, sondern auch die Intensität der Atmung verändert wird, sollen wegen ihrer praktischen Bedeutung noch erwähnt werden: die Hyperventilation und die Hypoventilation.

- **Hyperventilation** (übermäßig gesteigerte Atmung): Hier ist die Atmung im Verhältnis zum Gasaustausch, der eigentlich erforderlich wäre, gesteigert. Meist liegt die Ursache in psychischer Erregung oder Überlastung. Die Folge ist ein verstärktes Abatmen von Kohlendioxid. Der pH-Wert im Blut steigt, wodurch

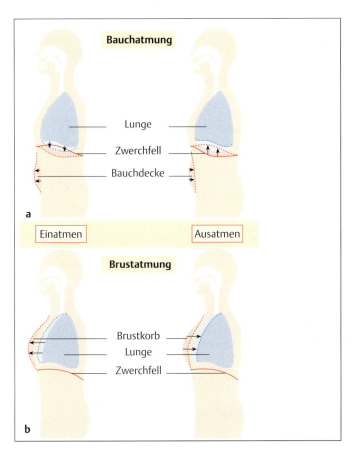

Abb. 5.**29a** u. **b** Atembewegungen bei Bauch- und Brustatmung

der Kalziumspiegel im Blut sinkt. Menschen, die hyperventilieren, geben ein typisches Kribbeln um den Mund an und es kommt zu einer Verkrampfung der Muskulatur. Typisch ist dabei eine sog. Pfötchenstellung der Hände (Tetanie). Die Therapie besteht darin, den Betroffenen zu beruhigen und ihn anzuleiten, in eine Plastiktüte rückzuatmen. Man fordert den Kranken auf, in die Tüte hinein auszuatmen und aus der Tüte wieder einzuatmen. Dadurch steigt der Kohlendioxidspiegel im Blut wieder an. In schweren Fällen kann auch (durch den Arzt) ein Beruhigungsmittel i.v. gegeben werden.
- **Hypoventilation** (verringerte Atmung): Bei einer Hypoventilation werden die Lungenbläschen nicht ausreichend belüftet. Dadurch steigt der Kohlendioxidspiegel im Blut, der Sauerstoffgehalt sinkt. Dies kann bei Erkrankungen des Brustkorbs, des Atemzentrums im Gehirn oder der Lunge selbst der Fall sein. Es bilden sich unbelüftete Bezirke in der Lunge, sog. Atelektasen, die besonders pneumoniegefährdet sind.

Atemtiefe

Bei Gesunden ist die Atmung in Ruhe gleichmäßig tief. Eine oberflächliche, meist beschleunigte Atmung findet man bei Schmerzen im Brustkorb, wie sie im Beispiel auf S. 281 vorliegen. Eine vertiefte Atmung besteht bei Bewusstlosigkeit, nach Einnahme von Schlafmitteln oder im diabetischen Koma (Kußmaul-Atmung, s. unten).

Atemrhythmus

Unter dem Atemrhythmus versteht man die Abstände, in denen die einzelnen Atemzüge aufeinander folgen. Normalerweise sind die Atemzüge regelmäßig und leicht, der Mensch atmet durch die Nase. Man bezeichnet dies auch als

Tabelle 5.7 Pathologische Atmungstypen

Bezeichnung	Atemmuster	Kennzeichen
Normale Ruheatmung		• erfolgt unwillkürlich in einer regelmäßigen Abfolge von Einatmung, Ausatmung, Pause.
Cheyne-Stokes-Atmung		• flache, zunehmend tiefer werdende Atemzüge, die wieder abflachen bis zur völligen Atempause. • **Ursache:** Schädigung des Atemzentrums im Gehirn, z. B. bei Enzephalitis (Gehirnentzündung) und bei Sterbenden.
Kußmaul-Atmung		• sehr regelmäßige, vertiefte Atmung, zunächst normal oder verlangsamt, später evtl. beschleunigt • bei diabetischem Koma
Biot-Atmung		• eine Gruppe gleichmäßig tiefer Atemzüge wird durch eine Atempause unterbrochen • **Ursache:** Schädigung des Atemzentrums im Gehirn, z. B. durch Erhöhung des Hirndrucks, Hirnverletzungen, Gehirnblutung, Meningitis (Hirnhautentzündung). Ist der Sauerstoffmangel zu groß, wird das Atemzentrum zu erneutem Einatmen angeregt.
Schnappatmung		• sehr vereinzelte Atemzüge, unterbrochen von langen Pausen; meist vor Eintritt des Todes

Eupnoe (eu = griech. gut). Bei manchen Erkrankungen kommen bestimmte **pathologische Atmungstypen** vor, die charakteristisch sind (Tab. 5.7). Die Beobachtung dieser Atemformen kann bei bewusstlosen Kranken Hinweise auf die zugrunde liegende Ursache geben.

Atemgeruch

Folgende Gerüche sind pathologisch:

- obstartig, nach Azeton: beim diabetischen Koma, bei Hungerzuständen,
- nach Urin, Harnstoff: bei Nierenversagen,
- nach Leber, erdig: bei Zerfall des Lebergewebes, bei Leberzirrhose,
- eitrig, faulig, jauchig: bei Eiteransammlungen in der Lunge, Zerfallsprozessen (z. B. Bronchialkarzinom = Krebserkrankung der Bronchien), Bronchiektasen (Aussackungen der Bronchien).

Atemgeräusche

Diese Atemgeräusche können auftreten:

- **Hörbares Pfeifen beim Einatmen** (inspiratorischer Stridor): bei Verlegung der Luftwege, z. B. durch einen Fremdkörper oder bei Verlegung der Stimmritze, meist gemeinsam mit Dyspnoe (s. unten),
- **Hörbares Pfeifen beim Ausatmen** (exspiratorischer Stridor): bei Verengung der Bronchien, z. B. bei Asthma bronchiale, meist gemeinsam mit Dyspnoe (s. unten)
- **Rasseln, Brodeln**: feuchte Rasselgeräusche finden sich bei Lungenödem oder Pneumonie. Sie werden verursacht durch Flüssigkeitsansammlung in den Lungenbläschen. Trockene Rasselgeräusche (Giemen, Pfeifen, Brummen) entstehen durch schwingende Schleimfäden in den Bronchien, bei Asthma oder Bronchitis.
- **Schnarchen**: meist harmlos, entsteht durch atmungsbedingtes Flattern des Gaumensegels. Bestehen allerdings längere Atempausen (> 10 sec), sollte abgeklärt werden, ob ein Schlafapnoe-Syndrom mit gefährlichem Sauerstoffmangel vorliegt.
- **Keuchen**: bei Anstrengung.

Sonstige pathologische Atembefunde

- **Dyspnoe** (Atemnot): Als Dyspnoe werden (im Gegensatz zu Eupnoe) alle Zustände mit erschwerter Atmung zusammengefasst. Der Kranke empfindet dabei meist Atemnot. Je nach Schweregrad tritt die Dyspnoe nur bei Anstrengung auf oder auch schon in Ruhe. Die schwerste Ausprägung, bei der der Kranke nur noch in aufrechter Haltung unter Einsatz der Atemhilfsmuskulatur atmen kann, bezeichnet man als Orthopnoe (orthos = griech. aufrecht, gerade). Man unterscheidet grob nach Ursachen eine kardiale Dyspnoe (Ursache liegt beim Herzen) und eine Dyspnoe, die von den Atmungsorganen herrührt. Kardiale Dyspnoe kann z. B. durch eine Herzinsuffizienz, Angina pectoris, Herzinfarkt, Herzmuskelentzündung oder Erkrankungen des Herzbeutels bedingt sein. Bei den Atmungsorganen kommen Asthma, Bronchitis, Tumoren, Pneumothorax, Lungenembolie, Verletzungen des Brustkorbs und andere Ursachen in Frage. Einer Dyspnoe können jedoch auch eine Anämie (Mangel an roten Blutkörperchen), starkes Übergewicht Störungen des Atemzentrums oder Stoffwechselentgleisungen zugrunde liegen.

! Wichtig sind bei plötzlich auftretender Dyspnoe Sofortmaßnahmen (Arzt bzw. Notarzt rufen, s. Kap. 8.3 „Notfallmaßnahmen") und psychische Betreuung. Ein Kranker mit akuter Dyspnoe darf nicht alleine gelassen werden.

- **Sputum** (Auswurf): Sekret, das aus den Atemwegen stammt und durch Husten nach oben befördert wird. Sputum ist bis auf geringe Mengen glasigen, klaren Morgensputums immer pathologisch:

  - gelblich-grün, eitrig mit fauligem, jauchigem oder süßlichem Geruch bei Bronchiektasen (Aussackungen der Bronchien), akuter Bronchitis, Pneumonie,
  - hellrot, schaumig, dünnflüssig bei Lungenödem,
  - blutig, rostbraun bei Pneumonie, Lungenkrebs,
  - schleimig-zäh bei Keuchhusten,
  - zäh, fadenziehend, glasig bei Asthma,
  - schleimig-durchscheinend, fadenziehend bei leichten Infekten der Atemwege.

! **Wichtig:** Sputum sollte, wenn es zum ersten Mal auftritt oder die Ursache unklar ist, im Sputumbecher aufgehoben und dem Arzt gezeigt werden. Falls eine Infektion vorliegt, kann die bakteriologische Diagnostik zum Nachweis des Krankheitserregers und zur richtigen Therapie führen. Sputum ist infektiös! Deshalb beim Umgang mit Sputum immer Handschuhe tragen und Flächen, die damit in Kontakt gekommen sind, desinfizieren.
Wichtig ist, dass die Pflegenden beim Abhusten und bei der Entsorgung des Sputums den Kranken unterstützen (s. Kap. 8.3 „Erkrankungen der Atemwege").

Literatur

Klinke, R., S. Silbernagl (Hrsg.: Lehrbuch der Physiologie. Thieme, Stuttgart 1996
Mötzing, G., G. Wurlitzer: Leitfaden Altenpflege. 1. Aufl., Gustav Fischer, Stuttgart 1998
Schäffler, A., N. Menche (Hrsg.): Pflege konkret. Innere Medizin. 2. Aufl., Gustav Fischer, Stuttgart 1997
Seel, M.: Die Pflege des Menschen. 3. Aufl., Brigitte Kunz Verlag 1998
Siegenthaler, W. (Hrsg.): Differentialdiagnose innerer Krankheiten. Thieme, Stuttgart 1988

5.4 Sich pflegen können

Else Gnamm

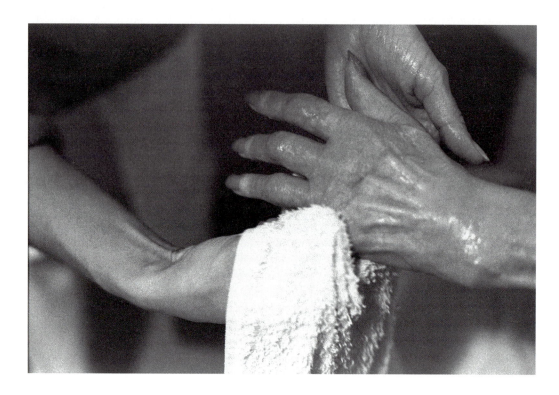

5.4.1 Bedeutung der Körperpflege für alte Menschen

Ein elementares Bedürfnis alter Menschen ist es, sich so lange wie möglich ohne fremde Hilfe selbst pflegen und versorgen zu können. Die Pflege des eigenen Körpers ist eng mit dem Gefühl der Selbstbestimmung und Selbstannahme verbunden, sie umfasst neben der Reinigung auch alle Maßnahmen, die das gesamte Erscheinungsbild prägen (Haarpflege, Gesichtspflege, Kleidung). Sorgfältige und individuelle Körperpflege fördert Wohlbefinden und Selbstbewusstsein.

Ein Verlust an Selbstbestimmung wird in jeder Lebensstufe schmerzlich erlebt, im Alter kann er bedrohliche Züge annehmen, da Ängste vor völliger Abhängigkeit und Hilflosigkeit aufkommen können. Besonders im Bereich der Ausscheidungsorgane wird pflegerische Abhängigkeit schmerzlich, manchmal auch demütigend erlebt, sie kann oft nur langsam und bei taktvoller Hilfestellung durch Pflegepersonen ohne Scham zugelassen werden.

Hilfestellung bei der Körperpflege erfordert Nähe und Berührung, jedoch auch Distanz und Respekt vor der Grenzziehung des anderen. Gerade bei der Körperpflege spielt die Art der Berührung eine wichtige Rolle. Berührung kann als Sprache der Hände beschrieben werden: Sie kann beruhigend oder anregend oder grob, unsensibel und verletzend sein.

Umfang, Art und Häufigkeit der Körperpflege hängen von kulturellen und sozialen Bedingungen ab. Auch von ökonomischen Forderungen eines Menschen – sparsamer Umgang mit Wasser und Seife – können sie abhängen. Die Bedürfnisse des alten Menschen sind gerade in diesem Bereich lebenslang geprägt: Wer sich die längste Zeit seines Lebens am Spülstein in der Küche gewaschen hat, wird im Alter andere Bedürfnisse an seine Körperpflege haben als derjenige, der

5.4 Sich pflegen können

sich früher täglich mindestens einmal geduscht hat.
Altenpflegerinnen müssen diese lebenslange Prägung zu respektieren versuchen und dem alten Menschen so helfen, dass er sich in seinen Gewohnheiten wenigstens teilweise wiederfindet. Ihre Unterstützung muss einfühlsam erfolgen, damit der alte Mensch ihre Hilfe ohne größere Probleme annehmen kann, auch wenn mehrmals täglich eine Intimpflege bei Harn- und Stuhlinkontinenz notwendig geworden ist.

Bedeutung für die Pflegeperson: „Körpernahe Hilfestellungen" (Waschungen, Einreibungen und Massagen) machen auch eine kritische Selbstbeobachtung der Pflegeperson erforderlich. Sie muß sich sicher fühlen, dass ihre körperliche Nähe zum Pflegebedürftigen nicht durch Körpergeruch (Schweiß- oder Nikotingeruch) oder beschmutzte Kleidung belastet wird. Auch beim Tragen von Schmuck und Armbanduhren muss sie an mögliche Verletzungsgefahren denken.

Auch die Pflegeperson unterliegt sozialen Prägungen bei ihrer eigenen Körperpflege, diese Prägung wird auch auf ihre Hilfe für andere einwirken. Sie wird unbewusst manche persönlichen Vorlieben auf die Pflege des zu Betreuenden übertragen. Was sie bei sich selbst als wohltuend erlebt (Pflegemittel, kräftiges Waschen der Arme oder sanftes Abtupfen der Gesichtshaut), wird sie dem Betreuungsbedürftigen auch zugute kommen lassen wollen. Wenn sie ihre eigene Körperpflege als angenehme rituelle Handlung empfindet, die sie am Morgen erfrischt oder ihr am Abend das Einschlafen erleichtert, wird sie versuchen, diese Empfindungen auch beim alten Menschen zu fördern und damit auch sein Wohlbefinden zu heben.

> ! Nur wer sich selbst mit Sorgfalt pflegt, wird auch andere mit Sorgfalt pflegen können

Selbstpflege fördert die Selbstsicherheit der Pflegeperson. Ihr gepflegtes Erscheinungsbild wird auch vom alten Menschen als wohltuend empfunden und erleichtert es ihm, Nähe und Nacktheit seines Körpers zuzulassen.
Das notwendige, zwischenmenschliche Vertrauen wird durch Einfühlungsvermögen, begleitende Informationen und ehrliche Rückmeldungen während der Durchführung der Pflegemaßnahmen gefördert und erhalten.
In der professionellen Altenpflege wird unter der Körperpflege vorrangig die Ganzwaschung mit Durchführung aller prophylaktischen Maßnahmen verstanden.

Voraussetzung ist eine systematische Beobachtung des Betroffenen. Vor allem die Beobachtung der Haut gibt entscheidende Hinweise auf den Pflegebedarf und den Einsatz besonderer Pflegemaßnahmen und Pflegemittel. Diese Beobachtung ist wiederum nur während einer Ganzwaschung am ganzen Körper möglich.

5.4.2 Das zu pflegende Organ Haut

Funktion der Haut

Die Haut ist das größte Sinnesorgan des Körpers. Über die verschiedenen Empfindungskörperchen (Kontaktrezeptoren) werden Berührung, Druck, Wärme, Kälte und Schmerz wahrgenommen.
Darüber hinaus hat die Haut folgende Aufgaben:

- **Schutz** vor chemischen und thermischen Schädigungen, Schutz vor Strahlenschäden und Schutz vor dem Eindringen von Krankheitserregern. Zum anderen schützt sie das Innere des Körpers, die Gewebe und Organsysteme vor Flüssigkeits- und Wärmeverlust. Von besonderer Bedeutung für die Pflege ist der Säureschutzmantel, der auf der Hautoberfläche durch Schweiß, Talg und Kohlendioxid gebildet wird (S. 309),
- **Ausscheidung** von Schweiß (Wasser, Salzen und Abbauprodukten und Talg,
- **Speicherung** von Fett im Unterhautzellgewebe,
- **Temperaturregulation,** d.h. Anpassung der Körpertemperatur an die Umgebungstemperatur durch das Blutgefäßsystem, durch Schweißabgabe und Muskelarbeit,
- **Atmung** (nur geringe Bedeutung) durch Sauerstoffaufnahme und Abgabe von Kohlendioxid.

Beobachtung der Haut

Hautfarbe

- **Blässe**
  - Blasswerden des Gesichts als Folge von Angst und Erschrecken,
  - Blässe von Gesicht und Körper bei Kreislaufstörungen, Kreislaufversagen, Blutverlust, Nierenerkrankungen,
  - Blässe eines Körperteils z. B. Fuß oder Bein als Symptom einer arteriellen Durchblutungsstörung,
  - fahlgraue Blässe bei Krebskranken und Sterbenden.

- **Rötung**
  - Rotwerden durch Erregung, Freude, körperliche Anstrengung oder als Begleiterscheinung bei Fieber und Bluthochdruck (Hypertonie),
  - gerötete Hautstellen durch Verbrennungen, Entzündungen, als Druckstellen (beginnendes Dekubitalgeschwür, S. 319 f).
- **Blaufärbung (Zyanose)**
  - Die Blaufärbung der Haut ist Zeichen mangelnder Sauerstoffsättigung des Blutes, ausgelöst durch Herz- und Lungenerkrankungen mit Atemstörungen und Atemnot. Eine Zyanose ist am besten an den Lippen und Fingernägeln zu erkennen.
  - Fahlblaue und marmorierte Haut sind Kennzeichen bei Sterbenden.
  - dunkelblaues bis schwarzes Gewebe (Nekrose) bei Dekubitalgeschwüren oder Gangrän (Brand, fressendes Geschwür) deuten ebenfalls auf eine Zyanose hin.
- **Gelbfärbung (Ikterus)**
  - Gelbfärbung der Haut einschließlich der Skleren entsteht durch gestörten Gallenabfluß und Ablagerungen des Gallenfarbstoffes (Bilirubin) in der Haut. Ursachen können Gallenwegs-, Leber- oder Bluterkrankungen sein.

Hautbeschaffenheit

- **Trockene Haut:** Folge von Fett- und Wassermangel. Trockene Lippen und trockene Mundschleimhaut beobachtet man besonders bei Fieber und beim Atmen mit offenem Mund.
- **Feuchte Haut:** Warmer, großperliger Schweiß entsteht durch körperliche Anstrengung, bei hohem Fieber oder beim hypoglykämischen Schock (S. 781). Kalter, kleinperliger klebriger Schweiß ist bei Kreislaufversagen (Alarmsignal) und bei Sterbenden zu beobachten.
- **Schlaffe, in Falten abhebbare Haut:** Zeichen des Spannungsverlustes durch Flüssigkeitsverlust und Abbau des Unterhautfettgewebes.
- **Schwellung der Haut**: Ursachen sind gutartige oder bösartige Geschwülste, Blutergüsse (Hämatome). Entzündungen oder Wasseransammlungen (Ödeme). Ödeme sind nachweisbar durch den Fingerabdruck, der als Delle über längere Zeit im Gewebe zu sehen ist. Stauungsödeme sammeln sich an den tiefsten Stellen des Körpers, am Fußrücken und an den Knöcheln, beim liegenden Kranken im Kreuzbeinbereich.

Charakteristisch für eine Nierenerkrankung ist das durch Wasseransammlung aufgedunsene Gesicht mit geschwollenen Augenlidern. Andere Ursachen für Ödeme können Leberzirrhose, Allergien, Hunger (Hungerödeme bei Eiweißmangel) und auszehrende Krankheiten sein.
- **Entzündete Hautpartien (Intertrigo):** Sie sind häufig unter den Brüsten, in Bauchfalten oder Leistenbeugen adipöser (fettleibiger) Kranker zu beobachten (S. 332).
- **Narben, abgeheilte Wunden:** Sie weisen auf Operationen, Kriegsverletzungen und Unfälle hin.

Hautalterung

Der Alterungsprozess der Haut ist besonders am Gesicht und an den Händen zu sehen (Abb. 5.30). Beeinflusst wird dieser Prozess durch Witterungseinflüsse und psychisches Befinden. Altersabhängige Veränderungen sind:

- Verdünnung der Haut, z. B. schimmern an den Schläfen und Handrücken die Blutgefäße durch; es kommt zu einer feinen, zigarettenpapierähnlichen Fältelung.
- Gestörte Wundheilung durch Abnahme der Teilungsaktivität von Fibroblasten und Epidermiszellen.
- Schuppung (Xerosis) durch Rückgang der Talgsekretion. Dies kann zu Juckreiz führen, besonders im Winter und bei niedriger Luftfeuchtigkeit.

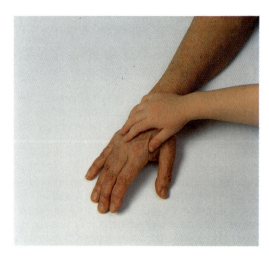

Abb. 5.**30** Der Alterungsprozess der Haut ist besonders an den Händen zu sehen

5.4 Sich pflegen können

- Verringerte Thermoregulation durch Reduktion der Schweißdrüsen.
- Nachlassender Spannungszustand (Turgor) wegen verminderter Wasserbindungsfähigkeit des Gewebes.
- Einblutung infolge zunehmender Brüchigkeit der Gefäße (Purpura senilis).
- Reduktion der Immunabwehr durch Minderung der Langerhans-Zellen in der Epidermis.
- Entstehung von Altersflecken (Lentigo senilis), scharf begrenzte, dunkelbraune Leberflecken, besonders auf den Handrücken und an den Unterarmen.
- Alterswarzen (Verrucae senilis), meist gutartig, rundlich bis oval mit zerklüfteter Oberfläche. Alterswarzen können einzeln oder in Gruppen auftreten. Vorkommen häufig am seitlichen Körperstamm, an Brust und Rücken.

> **!** Sitzen die Alterswarzen an ungünstigen Stellen, an denen häufig Reibungen oder Druck entstehen, z. B. am BH-Verschluss oder zwischen den Zehen, kann es zu bösartigen Entartungen kommen.
> Beobachtet werden müssen: Nässen, Bluten oder Wachsen der Warzen, Pigmentveränderungen, Juckreiz und randbetonte Rötungen.

Altersabhängige Veränderungen der Haare und Nägel

Haare und Nägel sind eine Sonderform der allgemeinen Hornschicht der Hautoberfläche.

> **Pflegetipp**
> „Die Wuchsrichtung der Körperbehaarung ist wichtig für die Pflege. Wenn Sie der Wuchsrichtung z. B. beim Waschen oder Eincremen mit Ihren Händen folgen, so üben Sie eine beruhigende Wirkung aus; wenn Sie gegen die Haare streichen, eine belebende."
> (C. Bienstein)

Auch an den Haaren sind altersbedingte Veränderungen zu beobachten. Die Haardichte nimmt ab, das einzelne Haar ist nicht mehr so elastisch und bricht leichter als in jungen Jahren. Männer bemerken den Haarausfall vorwiegend im Haarwirbelbereich (es entsteht eine Glatze) und an den Schläfen. Frauen beobachten den Haarausfall verstärkt an den Schläfen. Veränderungen der Haarfarbe wie Grau- oder Weißwerden entstehen durch Abnehmen des Farbstoffgehaltes in der Haarrinde. Bei sehr alten Menschen kann eine starke Schuppenbildung auf der Kopfhaut entstehen.

An den Fingernägeln ist eine Verdünnung und Abflachung zu sehen, dagegen kommt es an den Fußnägeln zur Verdickung und in manchen Fällen zur Verkrümmung der Nagelplatten. Bei fehlender Nagelpflege kann es besonders an der Großzehe zur Krallenbildung kommen. Die Nägel wachsen langsamer.

5.4.3 Planung der notwendigen Unterstützung

Beobachten und entscheiden

Bei der Pflegeplanung werden grundsätzliche Fragen wie z. B. Zeitpunkt und Vorgehen bei der Körperpflege, Selbstpflegefähigkeit, Umfang der Hilfestellung und individuelle Besonderheiten festgelegt. Grundlage sind die gemeinsam gesammelten Beobachtungen über den Gesundheitszustand, die individuellen Bedürfnisse, Fähigkeiten und Gewohnheiten eines alten Menschen. Bei Diabetikern ist z. B. die Insulininjektion und Nahrungsaufnahme vor der Körperpflege bedeutsam, während bei einem Rheumatiker die aktive Mitarbeit vor der Einnahme seiner Medikamente wie z. B. von Schmerzmitteln abhängig sein kann.

> **!** Wer als Pflegender einen alten Menschen bei seiner Körperpflege unterstützen will, muss ihm täglich mit wachen Sinnen begegnen und sein **momentanes** Befinden erfassen. Entscheidend sind letzten Endes die **spontanen** Beobachtungen. Die Pflegeperson muss herausfinden:
> Wie geht es dem alten Menschen heute, wie belastbar ist er momentan?
> Welche Veränderungen sind eingetreten?
> Was sagt sein Händedruck, seine Stimme, was sagen seine Augen?
> Was möchte ich durch meine Hilfestellung erreichen?
> Wie ist seine Hautbeschaffenheit? Wie sind seine Haare?
> Wie kann sein Schamgefühl respektiert werden?
> Wie groß ist seine Selbstpflegefähigkeit, welche Hilfestellung benötigt er wirklich?

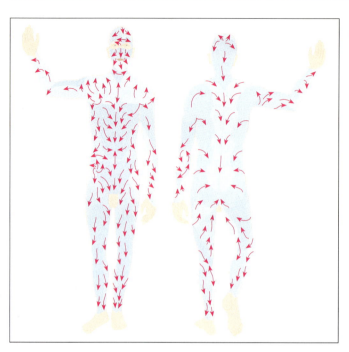

Abb. 5.**31** Haarwuchsrichtung am Körper des Menschen

Dieser Eindruck entscheidet über das aktuelle Ausmaß an Hilfestellung und die erforderlichen Maßnahmen.

Hilfe zur Selbsthilfe. Grundsätzlich soll bei der Körperpflege nur Hilfe zur Selbsthilfe geleistet werden, d. h., der alte Mensch sollte nur dort unterstützt werden, wo er unbedingt Hilfe benötigt. Das Therapieziel, wenigstens in Teilbereichen eine größtmögliche Unabhängigkeit zu erreichen, rechtfertigt diese Einstellung. Hilfe zur Selbsthilfe gibt dem Betroffenen in vielen Fällen langsam wieder mehr Selbstsicherheit zurück. Manchmal können auch Hilfsmittel eingesetzt werden, die Pflegemaßnahmen erleichtern, z. B. Verschlusshilfen für Reißverschlüsse zum Anziehen der Kleider, Verschlusskappenöffner zum selbstständigen Öffnen der Zahnpasta oder eine Veränderung (Verdickung) des Griffes an der Zahnbürste für eine selbstständige Zahnpflege.

Belebende oder beruhigende Körperpflege.
Eine grundsätzliche Entscheidung betrifft die gewünschte Wirkung der Körperpflege:

- Soll sie am Morgen neben der Reinigung belebend wirken?
- Oder soll sie am Abend z. B. als Einschlafhilfe beruhigen?

In Pflegeheimen wird die Körperpflege in der Regel am Morgen durchgeführt, während alte Menschen zu Hause oft auch eine gründliche Reinigung am Abend bevorzugen. Diese Gewohnheiten waren und sind dann oft auch im Alter von der (ehemaligen) beruflichen Tätigkeit abhängig.

Bei der Körperpflege am Morgen ist eher eine anregende und belebende Wirkung erwünscht. Dies kann nach Erkenntnissen der Basalen Stimulation durch die Art des Waschens und Massierens (z. B. gegen die Haarwuchsrichtung), durch die Wassertemperatur (zwischen 20–30 °C) und durch belebende Zusätze (z. B. Rosmarin) im Waschwasser erreicht werden.

Eine beruhigende Wirkung (am Abend) kann durch das Waschen mit der Haarwuchsrichtung (Abb. 5.**31**), durch die Wassertemperatur (ca. 35 °C) und durch beruhigende Zusätze im Waschwasser (z. B. Fichtennadel, Melisse) erreicht werden.

Pflegemittel. Die Beobachtung der Haut gibt auch entscheidende Hinweise auf den Gebrauch von Pflegemitteln. Die meisten älteren Menschen neigen eher zu einer trockenen Haut, trotzdem sollten individuelle Wünsche bei der Wahl berücksichtigt werden. Entscheidend ist, wie und womit sich der alte Mensch seither gepflegt hat und wie er damit zurechtgekommen ist. Die Pflegeperson sollte nur beraten, wenn Störungen auftreten, wie z. B. Juckreiz oder Spannungsgefühl bei allzu trockener Haut.

> **Pflegetipp**
> Häufig genügt klares Wasser zur Reinigung und Erfrischung, die Wassertemperatur bestimmt der Bewohner. Es sollte jedoch beachtet werden, dass niedrigere Wassertemperaturen die Haut weniger austrocknen, möglichst 10–15 °C unter Körpertemperatur (Bienstein 1991).

Bewährt haben sich folgende Pflegemittel:
„Kern- oder Schmierseife entfetten die Haut kaum, wenn sie sparsam genug verwendet werden, und der natürliche Säureschutz ist nach 20 bis 30 Minuten wiederhergestellt. Seifenfreie Waschsubstanzen, sog. Detergenzien, entfetten dagegen sehr stark, schonen aber eher den Säureschutz" (Sonn 1996).
Auf dem Markt erscheinen laufend neue Präparate zur Körperpflege. Pflegepersonen müssen dies kritisch beobachten und stellvertretend entscheiden oder den alten Menschen bei seiner individuellen Auswahl beraten.
Pflegehilfsmittel. Über den Gebrauch von Waschlappen und Handtuch gibt es verschiedene Ansichten. Grundsätzlich ist jede Variante richtig, die den hygienischen Anforderungen entspricht.
In den meisten Einrichtungen werden 1 Waschlappen und 1 Handtuch (für den einmaligen Gebrauch), einschließlich Einmal-Waschlappen für den Genitalbereich verwendet (besonders bei Stuhlinkontinenz).
Wegen der Gefahr einer Keimübertragung sollten für die Intimpflege grundsätzlich nur Einmalgebrauchsartikel verwendet werden Bei älteren Menschen mit verminderter Widerstandskraft und nachlassender Schließmuskelfunktion am Blasenausgang ist z. B. die Gefahr einer Harnwegsinfektion als Folge einer Keimübertragung besonders groß. Frauen sind wegen der Kürze der Harnröhre und der Lage der Harnröhrenmündung in Nähe des Darmausgangs besonders gefährdet (S. 369).

Muss das Waschwasser gewechselt werden?
Die Frage, ob und wie oft das Waschwasser gewechselt werden muss, ist für viele Pflegepersonen nicht ausreichend geklärt. Die Diskussion wird besonders bei der Anleitung von Schülern immer wieder aufs Neue aktuell.

> **Pflegetipp**
> Untersuchungen ergaben: Aus hygienischen Gründen muss das Waschwasser nicht gewechselt werden, wenn man die Reihenfolge Gesicht, Oberkörper, Beine, Füße und dann den Genitalbereich, einhält. Lesen Sie dazu die unten stehenden Stellungnahmen von Prof. Daschner vom Hygieneinstitut Freiburg und Prof. Wille vom Hygieneinstitut Gießen.
> Die praktischen Erfahrungen haben jedoch gezeigt, dass durch die Seifenrückstände das Wasser doch einmal erneuert werden sollte.

Prof. Daschner:
„.... dass wir – ähnlich wie es in den Krankenpflegeschulen empfohlen wird – ebenfalls die Auffassung vertreten, dass bei einer Ganzkörperwäsche eines Patienten das Waschwasser, wenn es zu sehr mit Seife belastet ist, gewechselt werden soll. Mehrere Waschschüsseln zu benutzen halten wir allerdings nicht für erforderlich. Diese Empfehlung mit dem Wechsel des Waschwassers ist auch eher ästhetisch begründet, als dass handfeste hygienische Argumente vorhanden wären."

Prof. Wille:
„1. Waschschüsseln sollten nach Gebrauch einem Desinfektionsprozess unterzogen werden. ...
2. Beim Waschvorgang selber soll man mit dem Kopf-/Gesichtsbereich beginnen. Im weiteren die Gliedmaßen und den Rumpf außer Genitalbereich und Analbereich waschen. Sofern eine lokale Infektion in diesen erstgenannten Bereichen vorliegt, **muss** ein Waschwasserwechsel vorgenommen werden. Sofern dies nicht der Fall ist, kann mit dem Waschen des Urogenitalbereiches fortgefahren werden, als Letztes erfolgt das Waschen des Analbereiches.
3. Für das Waschen des Kopfes, der Gliedmaßen und des Rumpfes sind nicht grundsätzlich Schutzhandschuhe erforderlich, für das Waschen des Genital- und Analbereiches sind grundsätzlich Schutzhandschuhe erforderlich, um eine Kontamination der Hände mit Darmkeimen auszuschließen."

Überlegungen zur Körperpflege von Bewohnern im Heim oder in der ambulanten Altenpflege

Die erwähnten Untersuchungen beziehen sich vorrangig auf die Körperpflege von Patienten im Krankenhaus, die in der Regel wegen akuter Krankheiten pflegerischer Hilfe bedürfen. Die alten Menschen, die im Heim oder zu Hause bis zu ihrem Lebensende wohnen und gepflegt werden, haben in der Regel keine ansteckenden Krankheiten. Hygienische Maßstäbe haben daher in Pflegeheimen oder in der ambulanten Altenpflege hinsichtlich der täglichen Körperpflege einen anderen Stellenwert.

> **Pflegetipp**
> Benutzt der Bewohner seine eigene Waschschüssel, genügt eine Reinigung (Sanitation) mit den im Heim üblichen Reinigungsmitteln, sofern bei ihm keine ansteckende Erkrankung vorliegt.
> Aus ästhetischen Gründen sollte das Waschwasser unbedingt gewechselt werden, noch besser ist der Gebrauch von zwei Waschschüsseln. In die zweite Schüssel wird ein Schuss Obstessig dem Wasser zugegeben: „Obstessig beschleunigt die Normalisierung des Säureschutzes nach dem Waschen und lindert Juckreiz bei Diabetes und Altershaut" (Sonn 1996).
> Schutzhandschuhe sollten nur zur Intimwäsche getragen werden, da der Hautkontakt während der anderen Pflegemaßnahmen auch stimulierend wirkt (Basale Stimulation, S. 332). Dies ist besonders bei bewusstseinsgestörten oder kontaktarmen Menschen und bei zunehmender Regression wichtig.

5.4.4 Ganzwaschung

Die nachfolgenden Ausführungen beschreiben Vorgehensweisen, die sich bei der Körperpflege alter Menschen allgemein schon bewährt haben, jedoch keine individuellen Besonderheiten einschließen. Sie müssen daher (bei der Pflegeplanung) jeweils an die Bedürfnisse des Einzelnen angepasst werden. Hat sich eine bestimmte Vorgehensweise bewährt, sollte sie dann von allen Mitarbeitern praktiziert werden. Der Betroffene kann sich dadurch auf die zu erwartenden, gewohnten Maßnahmen einstellen und gewinnt Sicherheit. Umgekehrt können sich häufige Veränderungen verunsichernd und verwirrend auswirken.

Hilfebedürftige alte Menschen müssen sich ohnehin sehr oft auf neue Pflegepersonen und neue Beziehungen einstellen, deshalb sollte unbedingt versucht werden, Gewohnheiten nach Möglichkeit beizubehalten.

Unterstützung am Waschbecken

Wenn es der Zustand des alten Menschen erlaubt, sollte die tägliche Körperpflege ganz oder zumindest teilweise am Waschbecken erfolgen. Die damit verbundene Aktivierung ist eine gute Möglichkeit, den typischen Problemen längerer Bettlägerigkeit entgegenzuwirken. Durch das Aufstehen werden Kreislauf und Atmung angeregt, die Gelenke bewegt und nicht zuletzt die Selbstständigkeit gefördert, weil am Waschbecken leichter Gelegenheit besteht, möglichst vieles selbst zu tun.

Voraussetzungen:
- momentanes Befinden prüfen, evtl. Blutdruck messen,
- Unterstützungsmaßnahmen abwägen,
- vorbeugende Thrombosemaßnahmen im Bett durchführen,
- bequemen Stuhl (evtl. mit Unterlage) ans Waschbecken stellen,
- beim Aufrichten und Aufstehen orthostatische Probleme (Schwindel) berücksichtigen, evtl. kurze Zeit abwarten (Kap. 8.1.1),
- rutschfeste Schuhe bereitstellen oder gleich anziehen,
- frische Wäsche, Pflegemittel und Pflegehilfsmittel in der Nähe des Waschbeckens bereitlegen,
- bei Gelähmten Rollstuhl vorbereiten.

Vorgehensweise:
- Hilfestellung geben beim Aufstehen (wenn nötig), ans Waschbecken begleiten oder mit dem Rollstuhl fahren,
- Mundpflege durchführen oder so viel Hilfeleistung geben, damit der Bewohner selbst seine Zähne putzen kann,
- Gesicht waschen, in der Regel nur mit fließendem klarem Wasser, abtrocknen,
- danach genügend Waschwasser einlaufen lassen, Temperatur und Pflegemittel nach Wunsch,
- Augen und Ohren waschen, trocknen (S. 308, 314),
- Nachthemd ausziehen, Rücken damit abdecken,

- Hände, Arme waschen (lassen), gleichzeitig Finger im warmen Wasser bewegen lassen, zur Förderung der Beweglichkeit der Gelenke,
- Brust, Hals, Achselhöhle und Rücken waschen, trocknen,
- Oberkörper ankleiden.

Intimtoilette am Waschbecken (Ergänzung zu Intimtoilette, S. 311 f):
- frisches Wasser mit Einwegmaterial bereitstellen,
- Bewohner bitten aufzustehen, sich am Waschbecken festzuhalten und die Beine zu spreizen,
- Bauchdecke, Leisten und Oberschenkel waschen, trocknen (Bauchnabelpflege, S. 308),
- Schlüpfer bzw. Unterhose anziehen.

! Bei Gelähmten muss die Intimtoilette und das Waschen des Unterkörpers im Bett durchgeführt werden.

Waschen der Beine und Füße:
- Unterlage (Handtuch oder Krankenunterlage) unter die Füße legen, mit dem Waschlappen kräftig herzwärts waschen (zur Verbesserung des venösen Rückflusses), Unterschenkel und Knie einbeziehen.
- Zehenzwischenräume sorgfältig abtrocknen und wegen möglicher Hautirritationen oder Pilzinfektionen sorgfältig beobachten.
- Bei Pilzbefall nur Einwegmaterial benützen, Antimykotika nach Arztanordnung auftragen, Übertragungsmöglichkeiten ausschließen (z. B. durch Handtücher, Strümpfe).

Oder:
- Füße in eine Waschschüssel mit lauwarmem Wasser stellen lassen und waschen (wie oben beschrieben).
- Häufig wird das Fußbad auf einen späteren Zeitpunkt verlegt und mit der Fußpflege verbunden.

> **Pflegetipp**
> „Die Haut der Fußsohlen schuppt sich nach längerer Druckentlastung, z. B. bei Bettlägerigkeit, sehr heftig ab und kann einreißen. Um dies zu vermeiden, sollten die Fußsohlen und besonders auch die Fersen täglich mit Lanolin- oder wollfetthaltiger Salbe eingecremt werden. Untersuchungen wiesen nach, dass Hautstellen, die durch Risse verletzt wurden, wesentlich stärker dekubitusgefährdet sind" (Bienstein 1996).

! **Vorsicht beim Fußbad!**
Bei Diabetikern (S. 706) sollte das Wasser nur mäßig warm sein, max. 37 °C. Füße nur kurze Zeit einweichen wegen erhöhter Verletzungsgefahr.
Bei thrombosegefährdeten Personen (mit ausgeprägten Krampfadern) soll das Fußbad ebenfalls nur mäßig warm vorgenommen werden. Warmes Wasser bereitet häufig Beschwerden und erhöht eine Emboliegefahr!

Unterstützung bei der Ganzwaschung im Bett

Folgendermaßen kann der alte Mensch im Bett von der Pflegerin unterstützt werden (Abb. 5.**32**):

- alle notwendigen Gegenstände bereitlegen,
- Kopfteil des Bettes hochstellen,
- Mundpflege durchführen, gereinigte Prothese einsetzen,
- etwas zu trinken geben (gegen trockene Mundschleimhaut und zur Anregung der Verdauung),

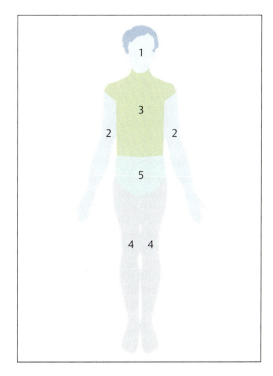

Abb. 5.**32** Vorschlag zum Ablauf einer Ganzwaschung im Bett

- Kopfteil des Bettes wieder tiefer stellen (so spät wie möglich, damit der Bewohner den besseren Überblick über das Geschehen hat),
- Decke etwas zurückschieben, Nachthemd ausziehen, Oberkörper damit abdecken,
- Kopfkissen aus dem Bett nehmen, Nackenkissen belassen,
- Handtuch unter den Kopf legen,
- Gesicht mit klarem Wasser waschen, Augen von außen nach innen, Nasenflügel und Mundwinkel beachten,
- Augen bei starker Absonderung aussparen und zum Schluss mit zwei Tupfern und etwas frischem warmem Wasser reinigen (S. 314),
- Ohrmuscheln, Bereich hinter den Ohren waschen und abtrocknen,
- Waschzusatz nach Gebrauchsanweisung ins Wasser geben,
- Arme und Hände waschen, kräftig frottieren (das Handtuch wird untergelegt), Handinnenflächen beachten, Nagelpflege bei Bedarf zu einem günstigen Zeitpunkt vornehmen (S. 316),
- Hals, Brust, Achselhöhlen und Bauch (einschließlich Nabel) waschen, abtrocknen,
- zum Rückenwaschen Bewohner aufsitzen lassen (wenn es der körperliche Zustand erlaubt), Haltegriff reichen,
- Schwerkranke, die nicht aufsitzen können, vorsichtig auf die Seite drehen, dabei immer auf die bequeme Lage des Kopfes achten,
- zum Waschen der Beine und Füße Handtuch unterlegen, Zehenzwischenräume beachten, sorgfältig abtrocknen,
- Intimpflege durchführen.

> **Pflegetipp**
> „Der Bauchnabel wird häufig vernachlässigt. In den Falten, die in der Regel dem Waschlappen nicht zugänglich sind, bleiben aber Schmutz-, Schweiß- und Talgreste zurück und bilden bräunliche Krusten, im Extremfall einen richtigen Nabelstein. Um diesem vorzubeugen, sollte der Bauchnabel wenigstens einmal pro Woche mit Wasser und Seife mit einem kleinen Tupfer oder einem Wattestäbchen gesäubert werden. Hartnäckige Krusten lassen sich mit Öl entfernen."
> (Hartwanger 1988).

! Das Waschen der Extremitäten kann sehr gut mit ein paar Übungen für die Beweglichkeit verbunden werden.

Duschen

Eine hygienische, zeitsparende und erfrischende Art der Körperpflege ist das Duschen. Bei guter körperlicher Verfassung kann der zu Pflegende evtl. mit Hilfe der Haltegriffe stehend abgeduscht werden. Immobile oder geschwächte alte Menschen werden auf einem speziellen (Dusch)stuhl sitzend oder in einer Sitzdusche abgeduscht. So können auch sie die belebende und reinigende Wirkung des prasselnden Wassers erleben.

Obwohl in vielen modernen Altenheimen gut ausgestattete Duschanlagen eingebaut sind, wird diese Art der Körperpflege nur vereinzelt eingesetzt. Vermutlich gibt es dafür zwei Gründe:

- Viele derzeit in Heimen lebende Bewohner sind das Duschen noch nicht gewöhnt. Sie haben früher zu Hause lieber gebadet, sich am Waschbecken oder in der Küche gewaschen.
- Für das Pflegepersonal bedeutet Duschen auch eine Umstellung, da bisher andere Maßnahmen der Körperpflege bevorzugt wurden (auch während der Ausbildung). Außerdem erfordert Duschen meist besondere Schutzkleidung (Plastikschürze und wasserdichte Schuhe) für die Pflegeperson.

Langsam setzt sich aber in den Heimen das Reinigen mit der Dusche durch.

Vorteile des Duschens:
- Anregung der Hautdurchblutung durch das prasselnde Wasser,
- intensive Erfrischung und Anregung aller Körperfunktionen,
- Hautschutz, d. h. die Haut wird weniger aufgeweicht, schnellere Rückfettung,
- bei Inkontinenz relativ einfache Maßnahme zur Reinigung,
- Verbindung mit einer Haarwäsche möglich,
- keine Wartezeit, z. B. bis das Badewasser eingelaufen ist,
- geringerer Wasserverbrauch als beim Baden.

Technische Voraussetzungen erleichtern das Duschen:
- ein beweglicher, also nicht fest montierter Duschkopf,
- ein funktionierender Thermostat,
- eine rutschfeste Bodenmatte in der Duschwanne,

5.4 Sich pflegen können

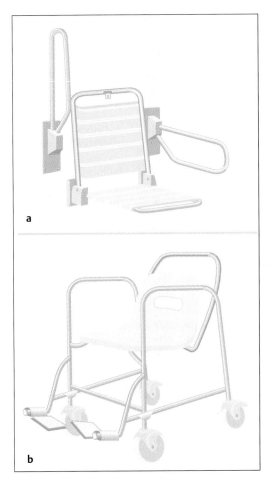

Abb. 5.**33a** u. **b** Sitzmöglichkeiten beim Duschen
a fest montiert, **b** fahrbar

- ein Duschstuhl mit Rückenlehne und Armlehne oder eine Sitzdusche (Abb. 5.**33a** u. **b**),
- Haltegriffe,
- Schutzkleidung für die Pflegeperson.

Voraussetzungen:
- Raum gut vorheizen,
- Gesundheitszustand des Bewohners prüfen,
- Unterstützungsmaßnahmen abwägen, Selbstständigkeit nach Möglichkeit fördern bzw. unterstützen,
- vorher absprechen, ob eine Haarwäsche erforderlich ist,
- Duschstuhl und eine weitere Sitzgelegenheit (mit Handtuch bedeckt) außerhalb der Duschwanne bereitstellen,
- Bodenmatte vorbereiten,
- frische Wäsche und alle sonstigen notwendigen Gegenstände (z. B. Handtücher) bereitlegen,

Vorgehensweise:
- Bewohner zur Dusche begleiten, entkleiden (lassen) und Vorhang schließen,
- Wassertemperatur prüfen lassen (Innenseite des Unterarms),
- das Gesicht mit einem Waschlappen waschen,
- danach von den Füßen langsam zum Oberkörper duschen,
- nach Wunsch Oberkörper, Beine und Füße einseifen und abduschen,
- zum Waschen des Intimbereichs Bewohner bitten aufzustehen, sich festzuhalten und die Beine zu spreizen,
- Intimbereich einseifen (S. 311f) und nochmals abduschen.
- Wenn die Haare zu waschen sind, Haarwäsche zum Schluss durchführen, dabei die Augen mit einem gefalteten Waschlappen abdecken lassen.
- Nach dem Duschen ein großes, vorgewärmtes Badetuch um die Schultern des Bewohners legen, ein kleines Handtuch um die nassen Haare,
- Hilfestellung geben beim Abtrocknen und Ankleiden.

Baden

Das Bad ist ein angenehmes Ritual, das sowohl der Sauberkeit dient als auch dem gesamten körperlichen Wohlbefinden gut tut. Für behinderte und kranke alte Menschen kann das Baden eine wichtige therapeutische Maßnahme zur Anregung oder Beruhigung sein, besonders bei längerwährender Bettlägerigkeit. Warmes Wasser wirkt beruhigend und entspannend, belebt den Kreislauf und damit den gesamten Stoffwechsel. Ein warmes Bad dient der Lockerung der Gelenke, entspannt versteifte Muskelpartien und kann das Einschlafen am Abend fördern.

Badezusätze. Damit das warme Wasser die Hautoberfläche nicht entfettet und austrocknet, können Badezusätze verwendet werden, die den Schutzfilm der Haut möglichst nicht angreifen (pH-neutral). Sie enthalten neben reinigenden Waschsubstanzen auch rückfettende, hautpflegende Zusätze wie z. B. Kräuterextrakte oder ätherische Öle. Welcher Zusatz für den jeweiligen Hauttyp richtig ist, muss langfristig beobachtet werden (Vorsicht bei Allergiegefahr).

Da die meisten alten Menschen zu einer trockenen Haut neigen, werden Öl- oder Ölcremebäder in der Regel bevorzugt:

- **Ölbäder** oder **Ölcremebäder** überziehen die Haut mit einem feinen Fettfilm, der beim Abtrocknen nicht abgewischt werden sollte. Sie machen die Haut geschmeidig.

! Vorsicht bei alten Menschen wegen Rutschgefahr in der Badewanne!

- **Badeöle** sind in den meisten Fällen ätherische Öle, die Zusätze enthalten, die sie wasserlöslich machen. Sie wirken lokal auf die Haut und werden wie ein Inhalat vom Körper aufgenommen. Je nach Inhaltsstoff können sie aktivierend, entspannend oder ausgleichend wirken.
- **Bademilchen** sind Emulsionen, die das Badewasser leicht trüben und vor allem als Duftzusatz dienen.
- **Badesalze** gibt es als Kristallpulver oder in Tabletten gepresst. Sie enthärten und verfärben das Wasser. Meist enthalten sie Duftstoffe aus verschiedenen Nadelhölzern mit belebender Wirkung. Besonders als Fußbadezusatz sind sie beliebt.

Auch mit einem guten Badezusatz sollte nicht öfter als zweimal pro Woche gebadet werden, die Badezeit nicht länger als 10–15 Minuten dauern.

Badezimmer/Badehilfen. Ein zweckmäßig eingerichtetes Bad für hilfebedürftige alte Menschen sollte enthalten:

- eine gut zugängliche, freistehende (unterfahrbare) Badewanne,
- Halte- und Hebevorrichtungen in der Wanne,
- evtl. Badelifter,
- Sitzmöglichkeit (Stuhl oder Hocker),
- Nackenkissen und rutschfeste Wanneneinlage,
- frische Vorlage vor der Badewanne,
- bewegliche Dusche für die Haarwäsche und zum abschließenden Abduschen des Körpers,
- Ablage für alle notwendigen Utensilien wie z. B. frische Wäsche, Toilettenartikel, Inkontinenzvorlagen.

Es gibt heute vielerlei verschiedene sog. Patientenbadesysteme zur schonenden Körperpflege auch bei Schwerkranken. Sie haben teilweise höhenverstellbare Badewannen, dazu entweder fest montierte oder bewegliche Badelifter mit verschiedenen Sitz- oder Liegevorrichtungen. Der Kranke kann damit ohne größere Anstrengung und Schmerzen vom Bett abgeholt und ins Bad gefahren werden. Für das Pflegepersonal bedeuten diese Badehilfen ebenfalls eine große Entlastung, da sowohl das Hinein – und Herausheben in die Badewanne als auch die Hilfestellung beim Waschen erleichtert wird. Auch für die Pflege zu Hause gibt es entsprechende Hilfsmittel.

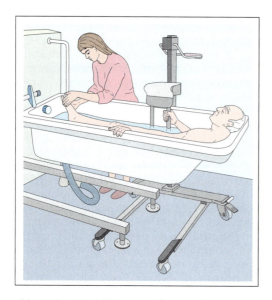

Abb. 5.**34** Beispiel für ein modernes Badesystem

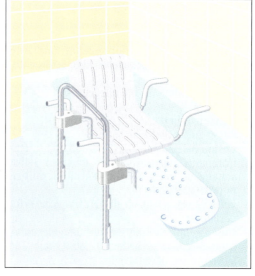

Abb. 5.**35** Badewannensitz zum Einhängen

Vorbereitung des Bades. Mit dem Bewohner den Badetermin absprechen, sein Befinden prüfen, evtl. Blutdruck messen, abklären, ob eine Haarwäsche durchgeführt werden soll,

- Heizung im Badezimmer einschalten,
- Badewasser einlaufen lassen, Wassertemperatur 35-38 °C oder nach Wunsch,
- Badezusatz nach Wunsch des Bewohners oder Arztanordnung zugeben,
- Badetuch, Handtücher evtl. vorwärmen,
- Toilettenartikel, Pflegemittel, Pflegehilfsmittel, Nagelpflegeset bereitlegen,
- frische Wäsche, bei Bedarf Inkontinenzeinlagen und/oder Verbandmaterial bereitlegen,
- „Besetzt"-Schild an die Badezimmertür hängen.

Vorgehensweise:
- Bewohner ins Bad begleiten und bei Bedarf beim Ausziehen helfen,
- Hilfestellung geben beim Einsteigen in die Wanne oder mit Hilfe eines Badelifters in die Wanne heben,
- vom Gesicht an abwärts sorgfältig waschen (S. 308),
- zur Haarwäsche gefalteten Waschlappen vor die Augen halten lassen, damit kein Shampoo in die Augen kommen kann, Haare abduschen,
- vor dem Aussteigen bzw. Hochheben aus der Wanne nochmals den ganzen Körper abduschen und sofort mit vorgewärmten Tüchern abdecken,
- sorgfältig abtrocknen, beim Anziehen helfen,
- nasse Haare abdecken, ins Zimmer begleiten,
- Haare fönen, kämmen, gewünschte Frisur legen, Haut- und Gesichtspflege durchführen lassen,
- nach dem Bad Ruhezeit anbieten,
- Badewanne und alle Zubehörteile desinfizieren und reinigen,
- Badezimmer aufräumen, lüften, „Besetzt"-Schild entfernen.

! *Gefahren durch das Baden*

„Durch den hydrostatischen Druck des Wassers werden die Blut- und Lymphgefäße zusammengepresst, und so wird ihrer starken Erweiterung durch die Wärme entgegengewirkt. Zu rasches Aussteigen aus der Badewanne kann gefährlich werden, wenn der Druck des Wassers plötzlich wegfällt, versackt das Blut in der Peripherie. Darum ist es wichtig, dass der Badende sich langsam aus dem warmen Wasser aufrichtet.

5.4 Sich pflegen können

Bei kreislaufhabilen und herzkranken Menschen ist aus diesem Grund abzuwägen, ob ein Halb- oder Dreiviertelbad einem Vollbad vorzuziehen ist." (Brill und Hofmann 1991).

Zusätzliche Gefahrenquellen:
- Kreislaufbelastung, besonders gefährlich bei sehr vollem Magen,
- zu lange Badedauer und dadurch bedingte Abkühlung (Erkältungsgefahr),
- Ausrutschen in der Badewanne.

Besondere Vorsicht ist geboten bei:
- Gefäßerkrankungen (ausgeprägte Krampfadern),
- bestimmten Hauterkrankungen,
- hohem Fieber,
- psychisch Kranken (Demenz, Anfallsleiden).

In diesen Fällen ist vorherige Rücksprache mit dem Arzt erforderlich.

Die Gefahr von Unfällen bei Benützung elektrischer Geräte, insbesondere von Haartrocknern und mobilen Heizgeräten im Badezimmer ist sehr groß. Am sichersten ist es, solche Geräte grundsätzlich nicht in den Nassbereich zu nehmen.

5.4.5 Intimtoilette

Bei der Pflege des Intimbereichs Hilfe anzunehmen, verlangt oft große Überwindung vom alten Menschen, besonders am Anfang einer pflegerischen Beziehung. Gerade in diesem Bereich müssen Pflegepersonen besonders viel Takt- und Einfühlungsvermögen aufbringen.
Da es einer alten Frau meist leichter fallen wird, von einer weiblichen Pflegeperson entblößt und gewaschen zu werden, sollte dies bei der Planung der Pflegearbeit nach Möglichkeit berücksichtigt werden.

Zur **Intimregion** gehören:

- Bauch, vom Nabel abwärts,
- Leisten, oberes Drittel der Oberschenkel,
- äußeres Genitale.

Allgemeine Vorbereitungen und Vorgehensweise:
- Für Blickschutz sorgen,
- frisches Wasser, Einweg-Pflegematerial und Handschuhe vorbereiten,
- Handtuch unter das Gesäß legen,
- Bewohner bitten die Beine zu spreizen und aufzustellen.

- Bei der Frau:
  - Bauchdecke, Leisten und Oberschenkel waschen, abtrocknen,
  - äußere Schamlippen waschen, spreizen, inneren Bereich vorsichtig abtupfen und abtrocknen,
  - auf die Seite drehen (lassen), zum Waschen von Gesäß- und Analregion,
  - von der Symphyse zur Analregion (von vorne nach hinten) waschen und abtrocknen,
  - auf Wundsein und Hämorrhoiden achten.

- Beim Mann:
  - Bauchdecke, Leisten und Oberschenkel waschen, abtrocknen,
  - zum Waschen des Penis Vorhaut über die Eichel zurückschieben, Belag (Smegma) vorsichtig entfernen, Vorhaut wieder nach vorn schieben. Vergessen des Vorschiebens kann eine Paraphimose (Stauungsschwellung) verursachen,
  - Hoden (Skrotum) zum Waschen anheben, trocknen,
  - Heimbewohner zum Waschen von Gesäß- und Analregion auf die Seite drehen (lassen), vorsichtig von vorne nach hinten waschen und trocknen,
  - auf Wundsein und Hämorrhoiden achten.

5.4.6 Hautpflege

Nur während der Körperpflege hat die Pflegeperson Gelegenheit, den ganzen Körper des alten Menschen und vor allem seine Haut an allen Körperstellen zu beobachten (S. 301 f) und bei Bedarf entsprechende Maßnahmen zu ergreifen. Dies ist besonders bei Bettlägerigen an den dekubitisgefährdeten Körperstellen und bei Adipösen an den intertrigogefährdeten Hautpartien wichtig (S. 302).

Die altersbedingten Veränderungen der Haut erfordern eine sorgfältige Auswahl an Pflegemitteln und in manchen Fällen die Beratung durch einen Hautarzt, falls Probleme wie z. B. verstärkter Juckreiz, Rötungen oder Hautausschläge auftreten.

> **Pflegetipp**
> „Bei der Wahl der Pflegemittel sollten solche Substanzen bevorzugt werden, die die Haut nicht auslaugen und den natürlichen Säureschutzmantel (pH-Wert 5,5) erhalten bzw. wiederherstellen.
> Eine gesunde Haut regeneriert ihre Wasser-Lipidschicht innerhalb von 2 Stunden nach dem Waschen" (Sonn 1996).

Die Pflege der Gesichtshaut erfordert besondere Sorgfalt. Sie ist besonders empfindlich und reagiert bei Störung sofort durch unangenehme Spannungsgefühle oder Hautveränderungen. Da der alte Mensch seine Gesichtshaut selbst am besten kennt, sollte er sie auch bei (vorübergehender) Bettlägerigkeit selbst pflegen können (Abb. 5.**36**).

Dazu werden alle von ihm seither verwendeten Hautpflegemittel und Utensilien auf dem Nachttisch oder auf einem Stuhl am Waschbecken vorbereitet, einschließlich (Hand)spiegel, damit er sich in aller Ruhe pflegen und selbst begutachten kann (Klingel sollte ebenfalls bereitliegen).

> **Pflegetipp:**
> „Schonendes Reinigen der Haut vermeidet unnötiges Einfetten.
> Bei fettenden Hautpflegemitteln darauf achten, nur solche organischer Herkunft zu verwenden: Pflanzliche Öle, Wachse oder tierische Fette können in die Haut einziehen, dagegen bleiben Mineralöl-Abkömmlinge wie Melkfett, Vaseline oder viele einfachen Babyöle als Schicht auf der Hautoberfläche und behindern damit die Hautfunktion.
> Körperlotion und Körpermilch bringen außer etwas Fett auch Feuchtigkeit auf die Haut.
> Für sehr trockene Haut (häufig bei alten Menschen zu beobachten) ist eine Wasser-in-Öl-Emulsion (W/O) zu bevorzugen. Hier sind kleinste Wassertröpfchen mit Hilfe eines Emulgators in Öl gebunden. Eine W/O-

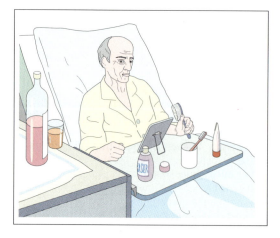

Abb. 5.**36** Gesichtspflege im Sitzen

Emulsion besteht zu mehr als der Hälfte aus Öl, das bevorzugt pflanzlicher Herkunft sein sollte. W/O-Emulsionen sind schwerer mit Wasser von der Haut abwaschbar. Sinnvoll sind auch Salben mit Feuchtigkeitsbindern wie Harnstoff.

Für normale Haut eignet sich eine Öl-in-Wasser-Emulsion (O/W-Emulsion), bei der feinste Öltröpfchen mit Hilfe eines Emulgators in Wasser gebunden sind. Eine O/W-Emulsion besteht zu mehr als der Hälfte aus Wasser und ist leicht mit Wasser abwaschbar" (Sonn 1996).

5.4.7 Mundpflege

Die sorgfältige Pflege des Mundes ist besonders wichtig, da die Schleimhäute von Mund und Rachen mit dem gesamten Verdauungstrakt in Verbindung stehen und ein gepflegter Mund mit gepflegten Zähnen auch Krankheiten vorbeugen kann. Zudem erhöht eine saubere Mundhöhle mit einer intakten Mundschleimhaut das Wohlbefinden und verhindert üblen Mundgeruch, sofern die Ursachen nicht in den tieferen Abschnitten des Verdauungstraktes liegen.

Die Pflege des Mundes sollte vor Beginn aller Tagesaktivitäten durchgeführt werden, weil dadurch auch die Voraussetzungen für ein ungezwungenes Gespräch, z. B. begleitend zur Körperpflege, gegeben sein können („Mundpflege bei Sondenträgern", S. 357).

Normalerweise versteht man unter Mundpflege das täglich mindestens zwei- bis dreimalige Zähneputzen und Ausspülen der Mundhöhle mit oder ohne Mundwasser. Durch Bürsten und Massieren des Zahnfleisches und der Zähne werden Speisereste und bakterienhaltige Beläge entfernt, gleichzeitig wird die Durchblutung des Zahnfleisches angeregt und damit Munderkrankungen vorgebeugt. Durch kräftiges Spülen mit klarem Wasser, evtl. mit Mundwasser ergänzt, kann der Reinigungsvorgang unterstützt und das Frischegefühl noch gesteigert werden.

Zu der Pflege des Mundes gehört auch die Pflege der Lippen, z. B. durch Eincremen mit Salbe (z. B. mit Bepanthen-Lippensalbe).

Das Mundwasser für den täglichen Gebrauch soll
– die Mundflora im gesunden Gleichgewicht halten,
– keinen Alkohol enthalten, damit die Schleimhaut nicht austrocknet,
– nicht antibakteriell wirken, da dies zu Resistenzbildung der Keime im Mund führen würde.

> **!** Antibakterielle Mundwässer wie z. B. Hexoral sollten nur zur Behandlung von Mundinfektionen eingesetzt werden.

Die tägliche Mundpflege kann ein alter Mensch relativ lange auch bei Bettlägerigkeit selbstständig oder mit kleineren Hilfestellungen durchführen.

Vorbereitungen:
– Zahnbürste mit kurzem Bürstenkopf und Nylonborsten, Zahnpasta, evtl. Mundwasser,
– Zahnglas oder -becher mit lauwarmem Wasser,
– Handtuch, Zellstoff oder Papiertaschentücher,
– Nierenschale, evtl. Prothesenschale mit Deckel und Prothesenreinigungsmittel.

Mittel zum Ausspülen der Mundhöhle:
– klares lauwarmes Wasser mit oder ohne Mundwasser (nach Wahl und Gewohnheit),
– Salzwasser zur physiologischen Selbstreinigung durch Anregung des Speichelflusses (soll leicht salzig schmecken),
– Kamillosan-Lösung ca. 20 Tropfen auf ein Glas Wasser oder Kamillentee (entzündungshemmend und wundheilungsfördernd),
– Salbeitee (entzündungshemmend und wundheilungsfördernd).

Da viele ältere Menschen eine Zahnprothese oder zumindest eine Teilprothese tragen, wird die Mundpflege meist in Verbindung mit der Prothesenpflege durchgeführt:

– Mund- und Prothesenpflege nach Möglichkeit vom Bewohner selbst durchführen lassen. Unterstützung anbieten, z. B. ans Waschbecken begleiten, Stuhl bereitstellen,
– Prothese aus dem Mund nehmen, mit Bürste und Zahnpasta unter fließendem, lauwarmem Wasser reinigen. Gut abspülen, vor dem Wiedereinsetzen Mund ausspülen lassen.

> **!** Es empfiehlt sich, vorher etwas Wasser ins Waschbecken einlaufen zu lassen, damit die Prothese nicht zerbricht, falls sie aus der Hand rutscht.

Falls gewünscht, kann die Prothese über Nacht in einer mit Namen versehenen Prothesenschale aufbewahrt werden, ab und zu sollte sie mit

Essigwasser gründlich gebürstet und danach mit klarem Wasser abgespült werden.

Vor Beginn der Morgentoilette wird die Prothese nochmals mit frischem Wasser abgespült und nach der Reinigung der Mundhöhle wieder eingesetzt.

> **!** Eine Zahnprothese ist ein Wertgegenstand und erfordert sorgfältige Handhabung. Bei Schwerkranken und Bettlägerigen könnte es sehr schwierig werden, bei Verlust oder Beschädigung Ersatz zu beschaffen.

Mundpflege im Bett:
- den Kranken im Bett aufsitzen lassen,
- Handtuch unter das Kinn legen, Nierenschale in die Hand geben,
- Reinigung der Zähne und des Zahnfleisches wie beschrieben durchführen.

Oder
- alle Gegenstände zur Mundpflege auf dem Nachttisch für den Kranken gut erreichbar vorbereiten, evtl. Handspiegel bereitlegen.

Weitere Maßnahmen zur Mundpflege sind auf S. 330f beschrieben.

5.4.8 Augenpflege

Meist genügt die Pflege der Augen und Augenwinkel so, wie es bei der Ganzwaschung beschrieben wurde (S. 308). Danach sollte auch an die sorgfältige Reinigung der Brille gedacht werden, falls vorhanden.

Falls die Augen jedoch z. B. bei einer Entzündung der Bindehaut verstärkt Sekret absondern, kann dies auch zum Verkleben der Lider führen und muss gesondert behandelt werden, am besten nach der allgemeinen Körperpflege (Abb. 5.37).

Vorbereitung:
- Kleines Gefäß mit lauwarmem Wasser oder physiologischer Kochsalzlösung. Geeignet sind auch lauwarme Tee-Aufgüsse mit Augentrost oder Fenchel (kein Kamillenblütenaufguss, wegen der Gefahr von Kontaktallergien).
- Mehrere nichtfasernde sterilisierte Tupfer (am besten Pflaumentupfer), pro Auge mindestens 2 Stück,
- Abfallbehälter oder Nierenschale,
- nach ärztlicher Verordnung desinfizierende oder antibiotische Augensalbe oder Augentropfen,
- Einmalhandschuhe (Sekret kann infektiös sein).

Vorgehensweise:
- Handschuhe anziehen,
- Tupfer anfeuchten,
- das geschlossene Auge vom äußeren zum inneren Augenwinkel entlang der Lidränder vorsichtig reinigen bis die Verklebungen gelöst sind. Für jedes Auge einen frischen Tupfer nehmen. Bei der Reinigung geöffneter Augen muss unbedingt darauf geachtet werden, dass der Augapfel nicht berührt wird.
- Mit trockenem Tupfer nachtrocknen,
- wenn erforderlich, Augensalbe oder -tropfen in das Auge geben.

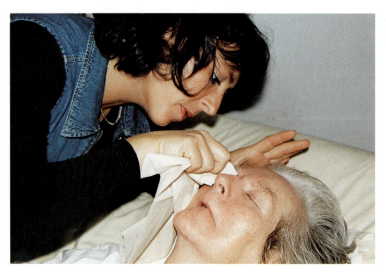

Abb. 5.**37** Die Augenpflege erfordert besondere Sorgfalt

Auf S. 712 finden Sie Informationen zum Umgang mit Augenprothesen und speziellen Pflegemaßnahmen bei Veränderungen am Auge.

5.4.9 Nasenpflege

Wenn Schwerkranke (Gelähmte, Bewusstlose, Sondenträger) die Reinigung der Nase nicht mehr selbst durchführen können, muss dies vom Pflegepersonal übernommen werden.

Vorbereitung:
- Nierenschale mit mehreren Watteträgern oder Wattestäbchen,
- kleines Gefäß mit physiologischer Kochsalzlösung oder Kamillosanlösung,
- Glycerin oder panthenolhaltige Nasensalbe,
- Abfallbehälter.

Vorgehensweise:
- Watteträger befeuchten,
- Naseneingang vorsichtig reinigen, Borken evtl. aufweichen (z. B. mit Öl),
- mit trockenem Watteträger nachreinigen,
- Naseneingang eincremen.

Vorgehensweise bei liegender Nasensonde:
- Befestigung der Sonde an der Nase lösen,
- Sonde etwas zurückziehen, mit feuchtem Tupfer reinigen,
- Krusten an der Nase entfernen,
- Nasensalbe dünn auf Nasenschleimhaut auftragen,
- Sonde wieder zurückschieben und befestigen (S. 350 f).

5.4.10 Ohrenpflege

Die Pflege der Ohren wird in Verbindung mit der täglichen Ganzwaschung durchgeführt. Sie beschränkt sich auf die Reinigung der Ohrmuscheln und auf den Bereich hinter den Ohren.
Der innere Gehörgang soll keinesfalls vom Pflegepersonal gereinigt werden, auch nicht mit Wattestäbchen oder Watteträgern. Das Ohrschmalz, das hier produziert wird, wird durch einen Eigenreinigungsmechanismus nach außen transportiert.
Sollte sich das Ohrschmalz aus irgendeinem Grund nicht von selbst lösen, sondern einen Propf bilden, der dann auch das Hören stark beeinträchtigt, dann ist die Reinigung des Gehörgangs Aufgabe des Ohrenarztes (Kap. 8.5).

5.4.11 Haarpflege

Gepflegte Haare kleiden das Gesicht eines Menschen, sie spiegeln seinen körperlichen und seelischen Zustand wider.
Auch die Haare verändern sich mit dem Älterwerden (S. 303), sie gehen aus und werden schütter. Trotzdem möchten viele ältere Frauen auch im Alter ihre langen Haare behalten, hochgesteckt oder zu einem Knoten gebunden, weil sie es so gewohnt sind und weil die langen Haare schon immer zu ihnen gehörten.
Mit zunehmender Hilfebedürftigkeit, Schmerzen in den Schultergelenken oder in den Armen kann jedoch die Haarpflege problematisch werden, sowohl beim Waschen als auch beim täglichen Durchkämmen. Auch beim Liegen können die langen Haare stören. Sie werden empfindlicher gegen mechanische Belastung.
Dann erscheint das Abschneiden, mit Zustimmung der Betroffenen, zunächst die einfachste Lösung des Problems zu sein. Der tägliche Kampf mit verfilzten Haaren scheint diesen Entschluss zu rechtfertigen.
Trotzdem müssen sich alle Beteiligten bewusst sein, dass sie damit auch einen Teil der Vergangenheit dieses Menschen löschen und dass es sehr schwer für ihn sein kann, ein neues Selbstbild aufzubauen.

> **!** Es ist wichtig, sich klarzumachen, welche Bedeutung die langen Haare für einen alten Menschen haben können und wie behutsam mit Veränderungen des Erscheinungsbildes umgegangen werden muss.

Tägliche Haarpflege

Die tägliche Haarpflege ist in der Regel der Abschluss der morgendlichen Körperpflege. Kämmen und Bürsten dient der Massage der Kopfhaut und fördert die Durchblutung. Wegen Schmerzen in den Schultern brauchen manche sonst relativ selbstständige alte Menschen hierzu Hilfestellung.

Durchführung im Sitzen:
- Handtuch oder Frisierumhang um die Schultern legen,
- Haare kräftig durchkämmen oder bürsten,
- gewünschte Frisur legen oder aufstecken.

Für den alten Menschen ist es hilfreich, wenn er seine Haarpflege im (Hand)Spiegel verfolgen und seine Wünsche dabei äußern kann.

Durchführung im Liegen:
- Handtuch unter den Kopf legen,
- Kopf zur Seite drehen lassen,
- Haare auf der rechten, dann auf der linken Seite durchkämmen oder bürsten,
- gewünschte Frisur legen, bei bettlägerigen Kranken jedoch nicht aufstecken, da Haarnadeln und Kämme drücken können, lange Haare evtl. nach Wunsch seitlich zusammenbinden.

Wesentlich einfacher lässt sich die Haarpflege zu zweit durchführen, besonders bei Schwerkranken:

- eine Pflegeperson stützt den Kranken,
- die zweite kämmt die Haare und schüttelt das Kopfkissen danach nochmals auf.

Haarwäsche

Sie wird in der Regel mit einem Reinigungsbad verbunden. Da die meisten Pflegeheime moderne Badeeinrichtungen mit angeschlossener beweglicher Dusche haben, kann die Haarwäsche in Verbindung mit der Körperpflege relativ problemlos durchgeführt werden. Bei sehr ängstlichen oder verwirrten Bewohnern sollte sich die Pflegeperson zum Abduschen der Haare jedoch Hilfe holen.

Die Haarwäsche im Bett wird in Pflegeheimen selten durchgeführt, da den meisten Bewohnern, wenn irgend möglich, mindestens einmal wöchentlich ein Bad angeboten wird. Bei Schwerkranken zu Hause kann jedoch ab und zu eine Haarwäsche im Bett notwendig werden. Da dies für den Kranken sehr anstrengend sein kann, sollte sich die Pflegeperson unbedingt dazu Hilfe holen, evtl. auch Angehörige um Unterstützung bitten.

Voraussetzungen und Vorbereitung:
- Befinden des Kranken prüfen, Vorhaben absprechen,
- Matratze mit einem Gummituch abdecken,
- Haarwaschvorrichtung (Kopfwaschwanne) unter den Kopf schieben,
- Kranken entsprechend lagern, evtl. mit Kissen unterstützen,
- Handtuch (und zweites Gummituch) um die Schultern des Kranken legen, evtl. mit Wäscheklammern festmachen,

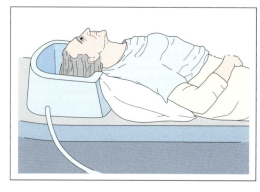

Abb. 5.**38** Haarwäsche im Bett

- Shampoo (geeignet sind milde Babyshampoos), und Behälter mit warmem Wasser vorbereiten,
- Kamm, Fön, Handtücher und Waschlappen bereitlegen (Abb. 5.**38**).

Vorgehensweise:
- Zweite Pflegeperson (Angehörige) stützt den Kranken,
- Haare zweimal waschen, Kopfhaut sorgfältig massieren,
- mit klarem Wasser nachspülen,
- Haare abdecken, Kranken aufsitzen lassen,
- Haare frottieren und fönen (Vorsicht beim Fönen wegen Überhitzung),
- Spiegel reichen, gewünschte Frisur legen,
- Bett in Ordnung bringen.

> **Pflegetipp**
> **Haarspülung mit Obstessig:** In einer Schüssel 2 Liter Wasser mit einer halben Tasse Obstessig mischen. Mit einem Becher die Spülflüssigkeit mehrmals über die Haare gießen, sodass letzte Shampoo-Reste ausgespült werden. Bei sehr hartem Wasser verhindert diese Spülung, dass das Haar spröde und matt wird. Es hilft, den Säureschutz der Kopfhaut rasch zu regenerieren und vermeidet Jucken auf der Kopfhaut (Sonn 1996).

5.4.12 Hand- und Fußnagel-Pflege

Gepflegte Hände und saubere Fingernägel sind Voraussetzungen für Wohlbefinden und für zwanglose Berührungskontakte mit anderen Menschen. Man hat den Wunsch, jemandem seine Hand reichen zu können, denn Berührung ist auch Ausdruck von Vertrauen.

5.4 Sich pflegen können **317**

Gepflegte Fingernägel bei hilflosen alten Menschen sprechen für ehrliches Interesse und Engagement der Pflegepersonen, die in diesem Fall dafür verantwortlich sind.

Die Pflege der Hände erfolgt in der Regel im Rahmen der täglichen Körperpflege oder in Verbindung mit einem Reinigungsbad. Falls eine besondere Reinigung der Fingernägel damit verbunden werden soll, wird dies auf einen organisatorisch günstigeren Zeitpunkt verlegt. Bei verwirrten Bewohnern können z. B. Kotreste unter den Fingernägeln sein, die ein vorhergehendes Handbad (zum Aufweichen) erforderlich machen und daher einen größeren Zeitaufwand benötigen.

> ! Die Hände sind Hauptüberträger von Krankheitskeimen! Deshalb sollte jeder Kranke vor jeder Mahlzeit seine Hände waschen können. Oft ist dies auch nach dem Essen nötig, besonders wenn auch mit den Händen gegessen wurde.

Das Schneiden der Hand- und Fußnägel wird meist mit einem Hand- oder Fußbad verbunden. Die dadurch weicher gewordenen Nägel lassen sich danach wesentlich leichter schneiden.

Vorbereitung:
– Nierenschale mit Nagelzange, Nagelschere und Nagelfeile,
– Handtuch und Zellstoff.

> **Pflegetipp**
> Jeder Bewohner sollte seine eigenen Nagelpflegegeräte benützen!

Vorgehensweise:
– Handtuch oder Zellstoff unter die Hand oder unter den Fuß legen,
– an der Hand: Nägel rund, nach Form der Fingerkuppe schneiden (Abb. 5.**39**),
– an den Füßen: Nägel gerade schneiden, damit sie nicht einwachsen,
– Nagelränder glatt feilen, immer in derselben Richtung,
– alle benützten Gegenstände desinfizieren.

> **Pflegetipp**
> Nagelbetthaut nicht schneiden, nur zurückschieben, da es sonst leicht zu Verletzungen und Entzündungen kommen kann.
> Nagelveränderungen sorgfältig beobachten!
> Die Behandlung von eingewachsenen Fußnägeln und Hühneraugen ist Aufgabe des Fußpflegers. Zum Thema Fußbad bei Diabetikern lesen Sie S. 706.

> ! Bei Verdacht auf Nagelpilz- oder Fußpilzinfektionen muss der Arzt zugezogen werden!

5.4.13 Rasieren

Rasieren und Bartpflege bilden meist den Abschluss der morgendlichen Körperpflege bei den Männern (Abb. 5.**40**). So lange wie möglich sollten sie dies selbst vornehmen und dazu nur die notwendige Hilfestellung bekommen. Schwerkranke oder stark Verwirrte müssen in den meisten Fällen von einer Pflegeperson rasiert werden.

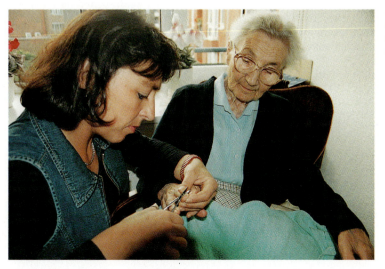

Abb. 5.**39** Die Nägel an der Hand werden nach Form der Fingerkuppe rund geschnitten

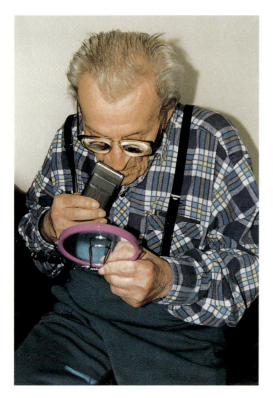

Abb. 5.**40** Eine Trockenrasur wird bevorzugt

etwas gespannt, das Rasiermesser bzw. der Rasierapparat in Richtung Haaransatz geführt. Zum Schluss wird der übrige Rasierschaum abgewaschen, die rasierten Hautstellen mit Rasierwasser benetzt und bei Bedarf leicht eingecremt.
Da heute meist elektrische Rasierapparate zur Trockenrasur verwendet werden, sind Vorbereitung und Durchführung noch einfacher. Nach der Rasur das Gerät (nach Bedienungsanleitung) reinigen.

> **Pflegetipp**
> Durch die hormonelle Umstellung nach den Wechseljahren kann sich auch bei älteren Frauen ein leichter Bartwuchs zeigen, daher ist auch bei ihnen ab und zu eine Rasur notwendig.

Ob eine Nass- oder Trockenrasur bevorzugt wird, entscheidet der Bewohner nach seiner Gewohnheit. Die Nassrasur ist zwar gründlicher, erfordert jedoch mehr Aufwand an Zeit durch Vorbereitung und Aufräumarbeiten sowie Geschicklichkeit der Hände.
Vorsicht bei Trägern von Herzschrittmachern, von Elektrorasierern können starke Störfelder ausgehen. Es ist schwer vorauszusagen, wie sich die Störfelder auf den Schrittmacher auswirken.

Vorbereitung für beide Möglichkeiten:
- günstige Sitzmöglichkeiten am Waschbecken, am Tisch oder evtl. im Bett schaffen,
- Spiegel, Rasierwasser und evtl. Hautcreme bereitstellen,
- für gutes Licht sorgen,
- Rasierapparat anschließen (für die Trockenrasur) oder
- Rasierpinsel, Rasierschaum und Rasiermesser oder Rasierapparat (evtl. Einmalapparat) bereitstellen (für die Nassrasur).

Zur Nassrasur werden die Barthaare mit Rasierschaum eingepinselt. Die Gesichtshaut wird

5.4.14 Vorbeugungsmaßnahmen (Prophylaxen)

Prophylaxe bedeutet Vorbeugung vor körperlicher und psychischer Krankheit. Prophylaxe umfasst alle gesundheitsfördernden Maßnahmen, auch sinnvolle Ernährung, angepasste Kleidung, Ausgleich zwischen Aktivitäten und Ruhezeiten, Hygiene und Sozialkontakte.

D Prophylaktisch denken und handeln heißt, gesundheits- und verantwortungsbewusst mit sich selbst und anderen umgehen.

Bei der Betreuung und Pflege alter Menschen ist prophylaktisches Denken und Handeln besonders wichtig, um bei häufig schon bestehenden Grundleiden (z. B. Herzinsuffizienz, Störungen der Beweglichkeit) zusätzliche Komplikationen und Krankheiten möglichst zu vermeiden. Daneben wird grundsätzlich auch auf die Anregung der Sinne geachtet, zur Vermeidung von Hospitalismussymptomen oder Regression.

Unter Prophylaxen (im Sprachgebrauch von professionellen Pflegepersonen) werden Maßnahmen verstanden, die das Auftreten von:

- Druckgeschwüren (Dekubitalulzera),
- Pneumonien,
- Thrombosen,
- Kontrakturen,
- Munderkrankungen,
- Hauterkrankungen (Intertrigo),
- Obstipation und Infektionen der Harnwege

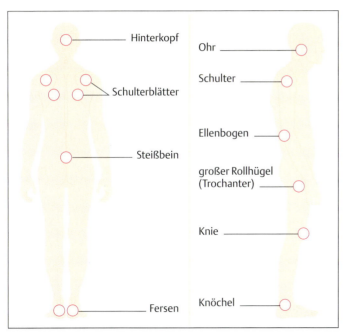

Abb. 5.**41** Besonders dekubitusgefährdete Körperstellen

verhindern sollen. Sie werden in der Regel in Verbindung mit der täglichen Körperpflege durchgeführt.
Der Erfolg der Prophylaxen ist abhängig von der

- Mitarbeit des Kranken und des therapeutischen Teams,
- Regelmäßigkeit und Sorgfalt der Durchführung,
- individuellen Auswahl der Mittel und Maßnahmen.

Dekubitusprophylaxe

Dekubitus und seine Ursachen

Ein Dekubitus (decubare <lat.> = liegen, wundliegen) ist ein Gewebedefekt (Druckgeschwür), der durch Liegen und Druck von außen an besonders belasteten und deshalb besonders gefährdeten Körperstellen entstanden ist.
Die wichtigste Entstehungsursache ist ein über längere Zeit anhaltender Druck auf die Blutgefäße des betroffenen Gewebes mit der Folge einer Mangeldurchblutung (Ischämie) und Unterversorgung mit Sauerstoff und Nährstoffen, wobei der Druck von außen stärker sein muss als der Blutdruck innerhalb der Gefäße. Dies führt zum nachfolgenden Absterben (Nekrose) des betroffenen Gewebes. Gefährdet sind vor allem die Körperpartien, die ohne oder nur mit geringer Muskelpolsterung einem Knochen anliegen.
Grundsätzlich können überall am Körper Druckstellen entstehen, in der Praxis zeigen sich jedoch einige Stellen als besonders gefährdet, je nach Lagerungsart (Abb. 5.41).
Erste Anzeichen eines Dekubitus sind Rötungen der Haut, die nach der Druckentlastung (z. B. nach einem Lagewechsel) nicht verschwinden. Um sicherzugehen, ob schon ein beginnender Dekubitus vorliegt, sollte eine Kontrolle durch Fingerdruck vorgenommen werden. Ist die Rötung wegdrückbar und zeigt sich für 1-2 Sekunden eine weißliche Verfärbung, ist die Haut zwar ungenügend durchblutet, es liegt aber noch kein Dekubitus vor. Bleibt die Rötung bei Fingerdruck bestehen, handelt es sich um einen Dekubitus Grad I. Werden dann keine längerfristigen druckentlastenden Maßnahmen ergriffen, kann es zur Blasenbildung, zur Hautverletzung und zum Gewebszerfall kommen. Zusätzlich gefährdend kann sich Feuchtigkeit von außen, z. B. durch Schweiß, oder eine Verunreinigung mit Urin oder Kot auswirken.

Besonders gefährdet sind:

- alte Menschen mit sehr trockener, dünner und unelastischer Haut,
- alle Bettlägerigen, wenn sie sehr ruhig liegen und keine Entlastungsbewegungen machen

5 Die AEDL als Konzept einer ganzheitlich fördernden Pflege

Tabelle 5.8 Norton-Skala zum besseren Erkennen der Dekubitusgefahr (nach Juchli)

Name:	Motivation Kooperation	Alter	Hautzustand	Zusatzerkrankung	körperlicher Zustand	geistiger Zustand	Aktivität	Beweglichkeit	Inkontinenz	Gesamtzahl:
	voll 4	< 10 4	normal 4	keine 4	gut 4	klar 4	geht ohne Hilfe 4	voll 4	keine 4	
	wenig 3	< 30 3	schuppig trocken 3	Fieber Diabetes Anämie 3	leidlich 3	apathisch teilnahmslos 3	geht mit Hilfe 3	kaum eingeschränkt 3	manchmal 3	
	teilweise 2	< 60 2	feucht 2	MS, Ca Kachexie Adipositas 2	schlecht 2	verwirrt 2	rollstuhlbedürftig 2	sehr eingeschränkt 2	meistens Urin 2	
	keine 1	> 60 1	Allergie Risse 1	Koma Lähmung 1	sehr schlecht 1	stuporös (stumpfsinnig) 1	bettlägerig 1	voll eingeschränkt 1	Urin und Stuhl 1	

◄──── ursprüngliche Norton-Skala ────►
Dekubitusgefahr bei 14 Punkten und weniger

◄──── erweiterte Norton-Skala, Dekubitusgefahr bei 25 Punkten und weniger ────►

(gelähmte, bewusstseinsgetrübte, bewusstlose, stark sedierte Kranke),
- Personen mit Durchblutungsstörungen, Herz- und Kreislauferkrankungen,
- inkontinente, stark schwitzende und hochfiebernde Kranke,
- alle kachektischen wie auch adipösen Kranken,
- Personen mit erhöhtem Gewebedruck bei Ödemen und Eiweißmangel,
- Diabetiker, Personen mit Anämie, multipler Sklerose und onkologischen Erkrankungen.

》Mit Zunahme des Alterungsprozesses der Haut nimmt auch die Fähigkeit der Druckwahrnehmung ab. So läßt es sich z. B. beobachten, dass alte Menschen oft stundenlang ohne Druckausgleichsbewegung sitzen können, obwohl sie dazu in der Lage wären.《

(Bienstein 1991)

Zur systematischen Einschätzung der individuellen Dekubitusgefährdung hat sich inzwischen die Norton-Skala bewährt. Sie wurde in den 50er Jahren von Doreen Norton (England) entwickelt (Tab. 5.8).
Die Skala zeigt in ihrer ursprünglichen Form fünf Spalten für besondere Gefährdungskriterien des Kranken (körperlicher Zustand, Inkontinenz, Aktivität, Beweglichkeit und geistiger Zustand), die jeweils wieder in Schweregrade eingeteilt und mit Punkten bewertet werden. Aus der Summe der Punkte lässt sich auf die momentane individuelle Dekubitusgefährdung schließen.
Eine unmittelbare Dekubitusgefahr liegt demnach vor, wenn die errechnete Summe 14 (bzw. 25) Punkte oder weniger beträgt.
In der Regel werden die Punktwerte einmal wöchentlich kontrolliert. Liegen jedoch besondere Erkrankungen oder Veränderungen beim Kranken vor, muss umgehend eine neue Einschätzung vorgenommen werden.

Maßnahmen

> **Pflegetipp**
> Ziel der Dekubitusprophylaxe ist das Vermeiden aller möglichen Entstehungsursachen: an erster Stelle steht die möglichst **großflächige Druckentlastung** und die **tägliche Kontrolle der Haut** besonders an den gefährdeten Körperstellen (Steißbein, Fersen). Alle Maßnahmen müssen individuell mit dem Kranken und mit dem Pflegeteam gemeinsam geplant und überwacht werden.

5.4 Sich pflegen können

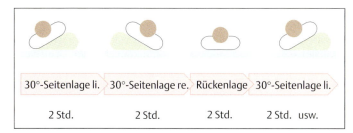

Abb. 5.**42** Lagerungs- und Umlagerungsvorschläge nach Lokalisation der Dekubitusgefährdung (nach Seiler)

Druckentlastung beim Liegen:
- Umlagern ca. 2-stündlich, im Wechsel in 30-Grad-Schräglage (Abb. 5.**42**) mit weichem Lagerungsmaterial wie Federkissen, Lagerungskissen mit Polyurethan-Schaum-Füllung (z. B. Rhombo-fill), mit weichen Decken oder Fellen u. a.,
- Hohl- oder (Super-)Weichlagerung mit dreiteiliger superweicher Matratze, 5-Kissen-Lagerung,
- Entlastungslagerung in schiefer Ebene durch 15- bis 30-Grad-Schräglage durch Kippen der Matratze mit Decken, Hirsekissen u. a.
- Einsatz von Hilfsmitteln wie Wasserbett oder -matratze, Schaumstoffmatratze, Gelkissen, Wechseldruckmatratze, Würfelmatratzenauflage, Felle, Fersen- oder Ellenbogenschutz,
- V-Lagerung gilt der Druckentlastung an den Dornfortsätzen der Wirbelsäule (S. 683),
- T-Lagerung dient der Druckentlastung an den Schultblattspitzen und am unteren Rippenrand (S. 683).

! Bei allen Lagerungsmaßnahmen ist zu bedenken: Je weicher die Lagerung im Bett, desto geringer die Körperwahrnehmung und desto größer die Gefahr einer Desorientierung.

Druckentlastung beim Sitzen:
- Bei längerem Sitzen im Rollstuhl oder Sessel ist bei sehr mageren (kachektischen) Bewohnern das Gesäß mit den Sitzbeinhöckern besonders dekubitusgefährdet (Abb. 5.**43**). Schaumstoffringe oder andere Hilfsmittel zur Druckentlastung können den Auflagedruck zwar reduzieren, in der Regel ist jedoch trotzdem ein Lagewechsel wie beim Liegen erforderlich.
- Beim Sitzen im Sessel können die Füße auf einen Schemel gestellt werdne, das gibt einen besseren Halt und verhindert das Herunterrutschen.
- Beim Sitzen im Bett können Scherkräfte zu Gewebsschädigungen führen. Beim Herunterrutschen bzw. Höherziehen des Kranken verschieben sich die Hautschichten, d. h. „die Oberhaut verschiebt sich in Richtung der Bewegung des Kranken, während die darunterliegenden Hautschichten diese Bewegung nicht mitmachen. Bei einer nicht mehr elastischen Haut können dann Verletzungen entstehen, die an der Oberfläche zunächst nicht sichtbar sind: Die Blutzufuhr ist unterbrochen, der Gewebsstoffwechsel gestört, die

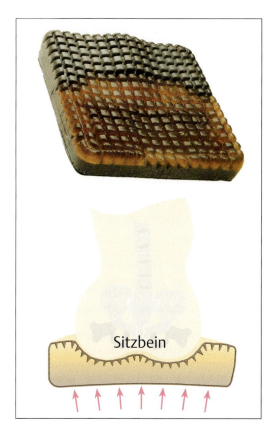

Abb. 5.**43** Druckentlastung beim Sitzen. Eine Kombination aus Gel und Schaumstoff in den Risikozonen ermöglicht eine regelmäßige Druckverteilung. Die Luft kann zwischen den Würfeln zirkulieren

Entstehung eines Dekubitus begünstigt" (nach Vogel/Wodraschke). Um das Herunterrutschen zu vermeiden, können kleine Polster, z. B. zusammengefaltete Handtücher o. Ä. vor die Sitzbeinhöcker gelegt werden.

Förderung der Durchblutung:
- Massagen der Haut, z. B. Johanniskrautöl (regen den Zellstoffwechsel an),
- Bäder (evtl. mit Zusätzen),
- allgemeine Stabilisierung des Kreislaufs durch aktive oder passive Bewegungsübungen,
- Vermeiden von durchblutungshemmenden Faktoren wie beengende Kleidung oder Verbände.

Schutz der Haut:
- Hautpflege mit pH-neutralen Reinigungsmitteln und W/O-Pflegepräparaten (S. 312),
- sorgfältige Hautpflege bei Inkontinenz,
- saubere faltenfreie Wäsche und saugfähige Unterlagen,
- kein Hautkontakt mit Gummi oder Plastik.

Sinnvolle Ernährung:
- aufbauende Kost bei Mangelzuständen (eiweißreich, Vitamine, genügend Flüssigkeit),
- Reduktionskost bei Übergewicht,
- reichlich Flüssigkeitszufuhr.

Weitere Maßnahmen, s. Kap. 7.4 „Wundversorgung".

Pneumonieprophylaxe

Pneumonie und ihre Ursachen

Die Pneumonie (Lungenentzündung von pneumo <gr.> = Hauch, Luft) ist eine gefürchtete Komplikation bei Erkrankungen geschwächter alter Menschen. Durch die häufig notwendige strenge Bettruhe wird die Atmung oberflächlich und damit die Durchlüftung tiefer gelegener Lungenbereiche eingeschränkt. Diese ungenügend belüfteten und wenig durchbluteten Lungenabschnitte neigen zu verstärkter Ansammlung von Sekreten und zur Anfälligkeit für Infektionen wie Bronchitis und Pneumonie.
Besonders gefährdet sind alte Menschen (S. 296)

- bei längerwährender Bettlägerigkeit und Abwehrschwäche,
- mit Herz- und Kreislauferkrankungen,
- mit Erkältungskrankheiten,
- bei mangelndem Abhusten von Sekreten,
- bei ungenügender Mundpflege,
- bei Aspiration von Schleim, Verschlucken von Erbrochenem,
- bei bestehenden obstruktiven (obstruere = verstopfen) Erkrankungen der Luftwege (chronische Bronchitis), Lungenemphysem,
- bei mangelhafter Ein- und Ausatmung (Schonatmung) wegen Schwäche oder Schmerzen beim Atmen,
- nach Operationen.

Anzeichen einer Pneumonie (S. 677):
- Husten,
- Temperatur und Pulsanstieg, evtl. Schüttelfrost,
- vermehrte Sekretabsonderung (Sputum) mit schleimigem, später eitrigem und blutigem Aussehen),
- Schmerzen beim Atmen und beim Husten.

Atemskala

Zur Analyse der Atemsituation eines alten Menschen und zur Einschätzung seines individuellen Pneumonierisikos hilft die Atemskala (Tab. 5.**9**). Je mehr Riskofaktoren eine hohe Punktzahl erhalten, desto größer ist die Pneumoniegefährdung des Betroffenen. Entsprechend wichtig wird die sorgfältige Durchführung der prophylaktischen Maßnahmen.
Eine große Hilfe leistet hierbei die Einsicht und Mitarbeit des Betroffenen bzw. die Bereitschaft der Angehörigen zur Mitarbeit bei den entsprechenden Maßnahmen.

Maßnahmen

> **Pflegetipp**
> Ziel der Pneumonieprophylaxe ist die Verbesserung der Lungenventilation, die Verhinderung einer Sekretansammlung und die Vermeidung einer Aspiration. Eine wichtige Rolle spielt dabei die regelmäßige Frischluftzufuhr und das bewusste, tiefe Durchatmen, besonders bei geöffnetem Fenster. Bei einem verwirrten alten Menschen kann die Pflegeperson versuchen, demonstrativ gemeinsam mit ihm tief ein- und auszuatmen und ihn immer wieder daran zu erinnern, dies auch allein zu tun.
> Die atemstimulierende Einreibung ASE (S. 681) zeigt gerade als Prophylaxe ihre Wirkung.

Tabelle 5.9 Atemskala zur Erfassung der individuellen Atemgefährdung (angelehnt an Atemskala von C. Bienstein)

Situation	Bewertung	Punkte
Bereitschaft zur Mitarbeit des pflegebedürftigen alten Menschen	Hohe Bereitschaft	0
	Bereitschaft nach Aufforderung	1
	Wechselnde Bereitschaft nach Aufforderung	2
	Keine Bereitschaft zur Mitarbeit	3
Vorliegende Atemwegserkrankungen	Keine Atemwegserkrankung	0
	Leichter Infekt im Nasen- und Rachenraum	1
	Leichter Infekt auch im bronchialen Bereich	2
	Lungenerkrankung	3
Frühere Lungenerkrankungen	Keine Lungenerkrankung durchgemacht	0
	Leichte Lungenerkrankung durchgemacht	1
	Schwere Verläufe durchgemacht	2
	Schwere Verläufe haben eine wahrnehmbare Atemfunktionsstörung hinterlassen	3
Immunschwäche	Keine Immunschwäche	0
	Leichte Immunschwäche aufgrund einer nicht generalisierten Infektion	1
	Erhöhte Immunschwäche	2
	Es liegt eine völlige Immunschwäche vor	3
Atemunterstützende Maßnahmen	Es werden keine atemunterstützenden Maßnahmen durchgeführt	0
	Es werden Maßnahmen wie Nasenpflege, Mundpflege, spezielle Lagerungen und atemunterstützende Einreibungen durchgeführt	1
	Es erfolgt zusätzlich eine oral-nasale Absaugung	2
	Es erfolgt zusätzlich eine oral-nasal-endotracheale Absaugung ohne oder mit liegendem Tubus	3
Raucher/Passivraucher	Der alte Mensch ist Nichtraucher und in seinem direkten Umfeld nur geringfügig rauchexponiert	0
	Er raucht ca. 6 Zigaretten tgl. mit niedrigem Teer-/Kondensatgehalt, oder ist regelmäßiger Passivraucher	1
	Er raucht ca. 6 Zigaretten täglich mit mittlerem Teer-/Kondensatgehalt und ist regelmäßiger Passivraucher	2
	Er raucht sehr intensiv mehr als 6 Zigaretten täglich mit hohem Teer-/Kondensatgehalt oder ist regelmäßiger Passivraucher durch ständigen Rauchkonsum der Gruppe	3
Schmerzen	Keine Schmerzen vorhanden	0
	Es sind leichte, kontinuierliche Schmerzen vorhanden	1
	Es sind hauptsächlich Schmerzen in dem Bereich vorhanden, der auf die Atmung Einfluss nimmt	2
	Es sind ständig Schmerzen vorhanden, die wahrnehmbar auf die Atmung Einfluss nehmen	3
Schluckstörung	Es liegt keine Schluckstörung vor	0
	Es liegt eine Schluckstörung bei flüssiger Nahrungsaufnahme vor	1
	Es liegt eine Schluckstörung auch bei breiiger Nahrungsaufnahme vor	2
	Es liegt eine komplette Schluckstörung bei allen Nahrungsaufnahmen vor, auch beim Schlucken von Speichel	3
Mobilitätseinschränkung	Keine Mobilitätseinschränkung	0
	Es liegt eine verlangsamte eingeschränkte Mobilität vor, die durch Einsatz von Gehstützen und -hilfen kompensiert wird oder es liegt eine veränderte Körperhaltung vor, die sich auch im Bett äußert	1
	Es liegt eine Mobilitätseinschränkung vor, sodass eine hauptsächliche Bettruhe vonnöten ist und eine Mobilisierung nur im Sessel oder im Stuhl erfolgen kann	2
	Es liegt eine völlige Mobilitätseinschränkung vor	3

(Fortsetzung auf S. 324)

Tabelle 5.9 (Fortsetzung)

Situation	Bewertung	Punkte
Atemtiefe	Der alte Mensch kann ohne Anstrengung bis zu einer Zwerchfell- und Thoraxatmung kommen	0
	Er kann mit Anstrengung zu einer Zwerchfell- oder Thoraxatmung kommen	1
	Er führt mit großer Hilfestellung eine Zwerchfell- oder Thoraxatmung durch	2
	Er kann keine Zwerchfell- oder Thoraxatmung durchführen, selbst bei großer Unterstützung nicht	3
Atemfrequenz	Er macht 12–16 Atemzüge/Min.	0
	Er atmet unregelmäßig	1
	Er hat eine regelmäßige bradypnoeische oder tachypnoeische Atmung	2
	Er hat völlig unregelmäßige Atemzüge, die sehr tief oder oberflächlich sein können oder ständig von Tachypnoe zu Bradypnoe wechseln	3
Medikamente, die die Atmung sedieren	Der alte Mensch bekommt Morphium oder morphiumhaltige Medikamente in hoher Dosierung	3

Je mehr Risikofaktoren eine hohe Punktzahl erhalten, desto größer ist die Pneumoniegefährdung.

Wickel und Auflagen für ein entspanntes und vertieftes Atmen:

- Dampfkompresse (als Brustauflage),
- Ölkompresse (auf Sternumbereich) mit Lavendel-, Melissen- oder Thymianöl (Kap. 7.5).

Lagerung und Lageveränderung zur Unterstützung der Atmung: Die Lagerung mit erhöhtem Oberkörper bei gleichzeitiger Zuhilfenahme der Atemhilfsmuskulatur (S. 639) erleichtert das Ein- und Ausatmen. Wenn möglich, sollte der Kranke mehrmals am Tage evtl. mit Unterstützung aufzustehen versuchen, ein paar Schritte gehen oder durch Heben und Senken der Arme die Atemhilfsmuskulatur betätigen. Auch häufiges Umlagern, auf die rechte und linke Körperseite fördert den Sekretabfluss und unterstützt gleichzeitig die Belüftung der jeweils oben liegenden Lungenflügel.

Sekretlösende Maßnahmen: Einreibungen und Massagen des Rückens fördern die Sekretlockerung und -lösung und damit die natürliche Selbstreinigung der Atmungsorgane. Wenn möglich, sollte sich der Kranke dazu aufsetzen und festhalten, bei Schwerkranken kann die Einreibung auch auf der Seite liegend an der jeweils oberen Rückenhälfte vorgenommen werden. Die Massagebewegungen entsprechen den Kreistouren bei der Ganzwäsche. Sie sollten im Rhythmus der Atmung vorgenommen werden.

Zur weiteren Unterstützung der Sekretlockerung kann vorsichtig abgeklopft, besser noch vibriert werden. Beides erfolgt von außen nach innen in Richtung der Stammbronchien und unterstützt die Ausatemphase durch leichten Druck. Das Abklopfen wird mit der hohlen Hand, die Vibration mit der flachen Hand oder mit speziellen Vibrationsgeräten durchgeführt. Eine Lagerung auf der linken Seite ermöglicht eine Vibration der rechten Lungenseite und umgekehrt. Kontraindiziert sind diese Maßnahmen bei Erkrankungen mit der Gefahr einer Krampfauslösung (Asthma, zerebrale Krampfleiden) und wenn der Betroffene über Schmerzen im Brustbein klagt.

Thromboseprophylaxe

Thrombose und ihre Ursachen

(Thrombosis <gr.> = Verschluss des Gefäßvolumens durch ein Blutgerinnsel)

Thrombose bedeutet Blutgerinnselbildung innerhalb eines Gefäßes, meist in der Vene (S. 643 f). Dieses Blutgerinnsel kann das Gefäßvolumen teilweise oder vollständig verschließen und an der Gefäßwand eine Entzündung hervorrufen. Das Blutgerinnsel (Thrombus) kann sich auch lösen und sich an einer anderen Stelle im Gefäßsystem festsetzen, mit der Folge einer Embolie. Im allgemeinen Sprachgebrauch wird fälschlicherweise eine Venenwandentzündung (Phlebitis) oft als Thrombose bezeichnet.

Ursachen:

- Immobilisierung durch akute Erkrankung, Gipsverband, schmerzbedingte Ruhigstellung,

- Lähmungen,
- ausgeprägte Krampfadern (Krummadern oder Varizen), Insuffizienz der Venenklappen,
- verminderte Herzkraft,
- Übergewicht (>20 % nach Broca),
- Veränderungen der Gefäßwände durch sklerotische Anlagerungen, z. B. bei Diabetikern,
- Schädigungen der Innenwand (Intima) durch Entzündungen (Thrombophlebitiden), Verletzungen, Nikotin,
- Beschleunigung der Blutgerinnung durch veränderte Blutzusammensetzung, Bluteindickung bei Exsikkose (Flüssigkeitsmangel),
- Medikamente wie z. B. „synthetische" Östrogene.

Maßnahmen

> **Pflegetipp**
> Ziel der Thromboseprophylaxe ist, den Blutrückfluss in den Venen zu unterstützen und dadurch einer Thromboseentstehung entgegenzuwirken. Die Mitarbeit des Erkrankten ist dabei sehr wichtig.

Erkennen einer beginnenden Thrombophlebitis (Abb. 5.**44**).
Gehen. Die beste Vorbeugung gegen Thrombose ist Bewegung, insbesondere das Gehen. Wenn dies jedoch bei immobilen Menschen nicht oder fast nicht möglich ist, müssen physikalische Maßnahmen durchgeführt werden.
Bewegungsübungen mit den Beinen. Dieses sind wirkungsvolle Maßnahmen für Bettlägerige, die „Muskelpumpe" (der Beinmuskulatur) zu aktivieren und den Blutrückfluss zu steigern. Die Übungen können oft auch von alten Menschen allein gut durchgeführt werden. Es kann aufmunternd wirken, wenn sie etwas für sich selbst tun könnten. Wichtig ist, dass sie den Sinn verstehen und dadurch auch motiviert werden.

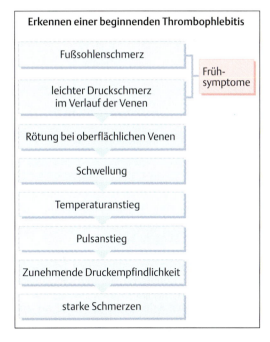

Abb. 5.**44** Erkennen einer beginnenden Thrombophlebitis

Die Übungen sollten mindestens dreimal täglich für 5–10 Minuten durchgeführt und mit einer ruhigen und tiefen Ein- und Ausatmung gekoppelt werden (Unterstützung der Sogwirkung im Thoraxbereich).

Beispiele für einfache Übungen (Abb. 5.**45a–c**):

- Fußspitzen vorwärts und rückwärts bewegen,
- Füße im Kreis bewegen, einzeln, später zusammen,
- Zehen einkrallen, lockern,
- Beine aufstellen und strecken,
- Füße mehrmals gegen das Bettende oder gegen die Fußaktivstütze drücken (nicht bei

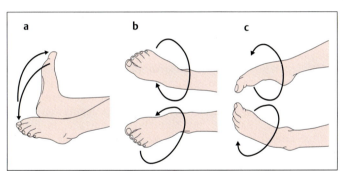

Abb. 5.**45** Beispiele für einfache Übungen im Bett
a Fußspitzen vorwärts und rückwärts bewegen
b Füße im Kreis bewegen, einzeln, später zusammen
c Zehen einkrallen, lockern

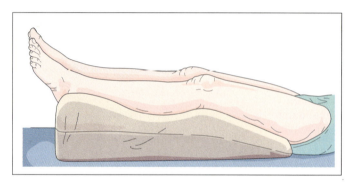

Abb. 5.**46** Entstauende Lagerung

Kranken nach einem Schlaganfall und/oder mit einer Neigung zu Spastik).

Das „Radfahren" im Bett mit beiden Beinen ist zwar eine gute Übung, für die meisten älteren Menschen (im Heim) jedoch zu anstrengend.
Ausstreichen der Beine. Von der Ferse bis zur Kniekehle steigert das Ausstreichen den Rückfluss des venösen Blutes um 400 %. Diese Maßnahme wird in der Regel in Verbindung mit der Körperpflege durchgeführt.

Das gestreckte Bein wird angehoben und die Wadenmuskulatur kräftig rumpfwärts ausgestrichen. Die Hand der Pflegeperson umgreift die Unterseite des Beines, der Daumen liegt jeweils innen. Bei jedem der drei bis vier Ausstreichvorgänge wird im Fersenbereich neu angesetzt.

Bei Beinödemen, Schmerzen im Bein oder fortgeschrittener Herzinsuffizienz dürfen die Beine nicht, oder nur nach Rücksprache mit dem Arzt, ausgestrichen werden.

Entstauende Lagerung. Das Hochlagern der Unterschenkel erhöht den Blutrückfluss um ca. 20 %. Es eignen sich dafür alle Kissen oder Polster, die eine schräge Auflagefläche bilden (Abb. 5.**46**). Wichtig ist, dass die Kniekehlen dabei leicht gebeugt sind, weil bei ausgestreckten Beinen Schmerzen entstehen können.

Fußsohlendruck. Beim Druck gegen die Fußsohlen spannt sich die Beinmuskulatur und komprimiert gleichzeitig auch die Venen. Die Venenklappen schließen sich, das Blut strömt in Richtung des Herzens. Dies ist ein physiologischer Vorgang, der normalerweise beim Gehen erfolgt. Da bei Bettlägerigen dieser Muskeldruck auf die Venen entfällt, kann er mit Hilfe einer Fußaktivstütze ersetzt werden. Der Kranke sollte daher aufgefordert werden, im Tagesverlauf ab und zu kräftig gegen die Fußaktivstütze oder gegen ein festes Kissen am Fußteil des Bettes zu drücken (Abb. 5.**47**).

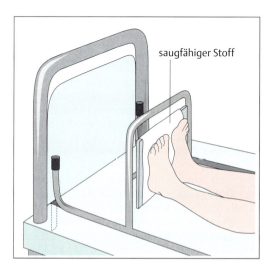

Abb. 5.**47** Fußaktivstütze

Bei völlig passiven Kranken kann auch die Pflegeperson nachhelfen. Mit der linken Hand hält sie das Bein des Kranken an der Ferse etwas hoch, während die rechte Hand mehrmals rumpfwärts leichten Druck ausübt.

> **!** Kranke nach einem Schlaganfall dürfen keinen Druck auf die Fußsohle ausüben, weil dadurch eine Spastik ausgelöst werden kann.

Antithrombosestrümpfe. Das Tragen von Antithrombosestrümpfen (AT-Strümpfe) oder Kompressionsstrümpfen und das Anlegen eines Kompressionsverbandes sind die häufigsten Maßnahmen zur Thromboseprophylaxe. In diesen Fällen soll der Kompressionsdruck auf die Venen den Rückfluss des Blutes zum Herzen unterstützen. Die AT-Strümpfe eignen sich als

Bett- oder Liegestrümpfe und sollten bei Bettlägerigkeit tags und nachts getragen werden. Der Druck der AT-Strümpfe ist relativ gering und kommt nur bei liegenden Personen zur Wirkung, wenn keine eigene Muskelaktivität geschieht. Beim Gehen ist der Druck der Wadenmuskulatur nämlich wesentlich höher als der Druck der AT-Strümpfe, somit sind AT-Strümpfe nur bei Bettlägerigen sinnvoll und wichtig.

Bei hohen Außentemperaturen oder bei Juckreiz werden AT-Strümpfe oft als sehr lästig empfunden. Die meist ohnehin trockene Haut alter Menschen wird durch AT-Strümpfe noch mehr beansprucht, weil die Luftdurchlässigkeit gering ist und die Hautatmung darunter leidet. Hier kann die Anwendung von W/O-Emulsionen hilfreich sein. Wenn dann das konsequente Tragen der AT-Strümpfe für eine kurze Zeit unterbrochen werden soll, kann dies sinnvollerweise besser am Tage geschehen. Während dieser Zeit könnten z. B. aktive Bewegungsübungen (S. 326) in einer ähnlichen Weise wirksam werden.

Ein weiteres Problem der AT-Strümpfe ist die oft ungenügende Passform: Sind sie zu weit, ist der Andruck zu gering, sind sie jedoch zu eng, sind sie äußerst unangenehm beim Tragen, schnüren ein und behindern den venösen Rückstrom.

Nach zu häufigem Waschen können AT-Strümpfe ausleiern und dadurch ihre Wirksamkeit verlieren. Nach Herstellerangaben lassen sich AT-Strümpfe bis zu 15-mal ohne Einbußen waschen.

> **Pflegetipp:**
> Anziehen von Antithrombosestrümpfen:
> – Von oben in den Strumpf fassen, Fersenteil von innen fassen
> – Strumpf über den festgehaltenen Fersenteil stülpen,
> – den so umgestülpten Fußteil über den Vorfuß ziehen,
> – Strumpf über die Ferse ziehen, die Ferse liegt genau in der Rundung,
> – den Strumpf mit beiden Händen raffen, faltenfrei über Fuß und Knöchel, über die Wade und übers Knie zum Oberschenkel ziehen,
> – zum Schluss Fußteil durch leichten Zug faltenfrei ausrichten.
> (Prophylaxe der Thromboembolie, Beiersdorf AG)

Kompressionsstrümpfe. Sie üben einen wesentlich höheren Druck auf die Venen aus als AT-Strümpfe und entfalten ihre Wirkung beim Gehen. Sie werden vor dem Aufstehen angezogen und abends (wegen der hohen Drücke) ausgezogen. Kompressionsstrümpfe sind verordnungsfähig und werden oft nach Maß im Zweizugverfahren hergestellt (längs- und querelastisch).

Kompressionsklassen (Pflege aktuell 12/95):

- Klasse 1:
  – leichte Kompression ca. 22 mmHg,
  – bei Schwere- und Müdigkeitsgefühl in den Beinen, bei geringer Varicosis ohne wesentliche Ödemneigung und bei beginnender Schwangerschaftsvaricosis.
- Klasse 2:
  – mittlere Kompression ca. 30 mmHg,
  – bei stärkeren Beschwerden, ausgeprägter Varicosis mit Ödemneigung, posttraumatischen Schwellungszuständen, nach Abheilung unerheblicher Ulzerationen, nach oberflächlichen Thrombophlebitiden, nach Verödungen und Varizenoperationen zur Fixierung des Behandlungserfolges und bei stärkerer Schwangerschaftsvaricosis.
- Klasse 3:
  – kräftige Kompression ca. 40 mmHg,
  – bei allen Folgezuständen der konstitutionellen oder postthrombotischen venösen Insuffizienz, schwerer Ödemneigung, sekundärer Varicosis, Atrophie blanche, Dermatosklerose und nach Abheilung schwerer besonders schon rezidivierender Ulzera.
- Klasse 4:
  – sehr kräftige Kompression über 60 mmHg,
  – bei Lymphödemen und elefantiastischen Zuständen.

Kompressionsverband. Er wird am häufigsten bei gehfähigen alten Menschen zur Thromboseprophylaxe angewandt und wird am entstauten Bein vor dem Aufstehen angelegt und mehrmals am Tage auf seinen korrekten Sitz kontrolliert (Abb. 5.**48**).

In der Regel wird heute der Unterschenkelverband nach Pütter angelegt. Dazu sind für jedes Bein 2 Kurzzugbinden mit 8–10 cm Breite erforderlich, die in 2 gegenläufigen Touren am Bein entlanggeführt werden.

Wesentliche Grundsätze dieser Verbandstechnik sind:

- Im Liegen Fuß rechtwinklig stellen und die 1. Bindentour von innen nach außen an den Zehengrundgelenken beginnen.

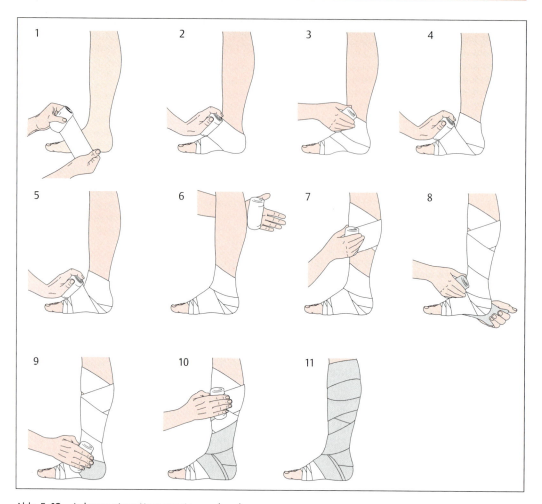

Abb. 5.**48** Anlegen eines Kompressionsverbandes

- Nach 2–3 zirkulären Touren um den Mittelfuß wird die Ferse eingebunden, die Bindenränder werden fixiert.
- Die Binde wird nun mit der flachen Hand am Unterschenkel abgerollt und in Abrollrichtung angezogen. Beide Bindenränder müssen die gleiche Spannung haben und dürfen keine Schnürfurchen und keine Druckstellen hinterlassen.
- Die Binde muss der Form des Beines bis zur Kniekehle folgen und nicht das Bein der Binde.
- Von der Kniekehle läuft die Binde dann wieder über die Wade zurück und schließt noch vorhandene Lücken.
- Die 2. Binde wird gegenläufig angesetzt und führt mit ihrer 1. Tour über die Ferse. Der weitere Verlauf entspricht dem der 1. Bindentour.

In manchen Fällen kann das Anlegen des Verbandes bis zur Leistenbeuge notwendig sein. Dazu muss zunächst das Knie in 45°-Beugung mit einer zusätzlichen 12 cm breiten Binde dachziegelartig eingebunden werden (Abb. 5.**49**). Daran schließen sich zirkuläre Touren bis zur Leistenbeuge an.

Kontrakturenprophylaxe

Kontrakturen und ihre Ursachen

Kontraktur (contrahere <lat.> = zusammenziehen) bedeutet Versteifung eines Gelenks mit Funktions- und Bewegungseinschränkung, wobei die Einschränkung durch eine Verkürzung von Muskulatur und Sehnen, durch Schrumpfung der Gelenkkapsel oder Verwachsungen an

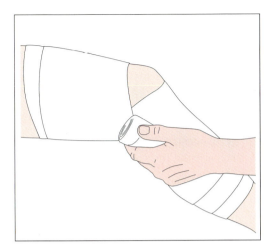

Abb. 5.**49** Wickeltechnik

Maßnahmen

> **Pflegetipp**
> Ziel der Kontrakturenprophylaxe ist, durch Mobilisation, Bewegungsübungen und sinnvolle Lagerung einer drohenden Versteifung entgegenzuwirken.

Mobilisation und Bewegungsübungen.
Die wichtigste Maßnahme ist die Bewegung, aktiv und passiv durchgeführt, je nach Befinden des alten Menschen.
So oft wie möglich sollten daher Pflegepersonen den gehfähigen Bewohner ermuntern, sich zu bewegen, spazieren zu gehen, an der Gymnastik teilzunehmen oder selbst immer wieder die Finger- oder Fußgelenke zu bewegen, evtl. in Verbindung mit einem Hand- oder Fußbad.

> **Pflegetipp:**
> Besonders wichtig ist die Kontrakturenprophylaxe jedoch bei Bettlägerigen. Bei ihnen sollten alle Bewegungsübungen regelmäßig mindestens 1-mal täglich, an allen großen und kleinen Gelenken durchgeführt werden. Bei Schwerkranken und Geschwächten kann zunächst mit passiven Übungen begonnen werden, d.h. die Übungen werden von der Pflegeperson ausgeführt, der Kranke verhält sich passiv.

Später, im Verlauf der Besserung des Allgemeinzustandes, sollte zu aktiven Übungsmustern übergegangen werden, d.h. der Kranke übernimmt den aktiven Teil, die Pflegeperson gibt Hilfestellung. Besonders wirkungsvoll ist es, wenn der Kranke zunehmend selbstständig und mehrmals am Tage zu üben beginnt.
Bei allen Bewegungsübungen wird grundsätzlich rumpfnah (proximal) festgehalten und körperfern (distal) bewegt, z.B. der Fuß gehalten, die Zehengrundgelenke bewegt. Dadurch werden die Muskeln vor Atrophie geschützt, der Reiz auf die Gelenke wird erhalten, die Ernährung der Gelenkinnenhaut (Synovialhaut) gewährleistet und der Schrumpfung der Gelenkkapsel vorgebeugt.
Lagerung.
Der Spitzfuß ist die am häufigsten anzutreffende Beugekontraktur, meist als Folge fehlerhafter Lagerung bei längerer Bettlägerigkeit.

den Gelenkflächen verursacht sein kann. Kontrakturen schränken den Betroffenen in seinem Handlungsspielraum ein, sie beeinflussen nicht nur seine Alltagsverrichtungen, sondern behindern auch persönliche Kontakte wegen der Bewegungseinschränkung.

Gefährdet sind besonders alte Menschen mit

- allgemeinem Bewegungsmangel, besonders jedoch bei Bettlägerigkeit,
- degenerativen oder akut-entzündlichen Gelenkerkrankungen,
- Nervenlähmungen, z.B. nach einem Schlaganfall,
- Parkinson-Krankheit wegen des erhöhten Widerstands der Bewegungsabläufe (Rigor),
- Frakturen,
- rheumatischen Erkrankungen.

Krankheitsbild einer Kontraktur.
An jedem Gelenk kann eine Kontraktur entstehen, wenn es längere Zeit in einer bestimmten Stellung ruhiggestellt (fixiert) wird. „Gelenke brauchen Bewegung, sonst leidet ihr Stoffwechsel und ihre Funktion" (Runge).
Bei der Beugekontraktur sind die Gelenke in Beugehaltung fixiert, während bei der Streckkontraktur die Gelenke in Streckstellung fixiert worden sind.
Als Pflege- und/oder Behandlungsfehler entwickelt sich der sog. Spitzfuß (eine Beugekontraktur, S. 330), der durch Lagerungsfehler und Ruhigstellung bedingt sein kann.

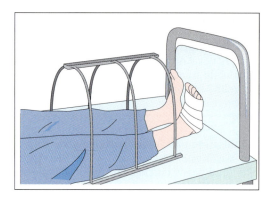

Abb. 5.**50** Bettbogen

Ursachen:
- Druck der Bettdecke auf den Fuß, der meist in Entspannungslage gestreckt ist, der Tonus der Beugemuskulatur überwiegt gegenüber dem Tonus der Streckmuskulatur,
- Störungen im Nervensystem, z. B. Lähmungen.

Zur Vermeidung einer Spitzfußentwicklung sollten die Füße stets abgewinkelt (ca. 90 Grad wie beim Gehen) gelagert werden. Als Hilfsmittel eignen sich dazu Fußaktivstützen, deren Kunststoffflächen jedoch mit einem saugfähigen Material abgepolstert werden müssen (S. 326). Fußkissen oder andere feste Kissen leisten denselben Dienst. Werden die Fersen wegen drohender Dekubitusgefahr hohlgelagert, muss besonders auf einen Widerstand gegen die Fußsohlen geachtet werden. Da der Gegendruck der Matratze bei der Hohllagerung wegfällt, neigt der Fuß noch mehr zu einer Steckstellung.
Zum Schutz gegen den Druck der Bettdecke kann ein Bettbogen (Reifenbahre) hilfreich sein (Abb. 5.**50**).

Prophylaxen gegen Munderkrankungen

Munderkrankungen und ihre Ursachen

Trockene aufgesprungene Lippen, trockene Schleimhaut oder ein borkiger Zungenbelag können das Befinden eines alten Menschen sehr beeinträchtigen.
Besonders gefährdet für Munderkrankungen sind alte Menschen

- mit gestörter Nahrungsaufnahme, Appetitlosigkeit und fehlendem Speichelfluss,
- mit schlecht sitzenden Prothesen oder lückenhaften Zähnen,
- mit Schluckstörungen, mit Sondennahrung,
- mit geschwächter Abwehrlage wie z. B. bei Diabetes mellitus, Krebs, AIDS,
- mit geschwürigen Veränderungen in der Mundhöhle,
- mit überwiegender Mundatmung und Mundtrockenheit,
- mit Medikamentenbehandlung wie z. B. Psychopharmaka, Diuretika, Zytostatika, Antibiotika.

In Tab. 5.**10** werden die häufigsten Munderkrankungen, ihre Symptome und Maßnahmen beschrieben.

Maßnahmen

Bei gefährdeten Personen muss besonders auf die Pflege des Mundes und der Lippen geachtet werden, um zusätzliche Komplikationen zu vermeiden. Die tägliche Beobachtung umfasst auch die Mundhöhle und die Lippen.
Die Mundhöhle soll frei von Speiseresten und Belägen sein, die Mundschleimhaut muss durch häufiges Trinken möglichst feucht gehalten werden. Beliebte Getränke wie z. B. Fruchtsäfte oder Tees erfüllen den Zweck auch und werden in der Regel gerne angenommen.
Zur Pflege der Lippen eignen sich alle Cremes, die pflanzliche Fette enthalten (Abb. 5.**51**).

» Der Mund ist eine höchst sensible Körperregion, eine Intimzone, in die nur besonders vertraute Menschen eindringen dürfen. Daher muss sich jede Pflegeperson darüber im Klaren sein, dass sie, wenn sie die Mundpflege durchführt, einen Tabubereich berührt und sich entsprechend verhalten. Gewaltsames Eindringen in den Mund verletzt nicht nur das Recht auf Selbstbestimmung, sondern auch die Würde des Betroffenen.
Als erstes möchte ich empfehlen, auf die Klemme bei der Mundpflege zu verzichten. Ziehen Sie einen Handschuh an, wickeln den Tupfer um den Zeigefinger und Sie werden sehen, mit wieviel mehr Geduld Sie den Mund des Bewohners berühren und auswischen können."«

(Hartwanger 1997)

Tabelle 5.**10** Munderkrankungen

Munderkrankung	Symptome	Maßnahmen
Stomatitis: Entzündung der Mundschleimhaut, häufig als Begleitsymptom fieberhafter Erkrankungen	• gerötete, geschwollene Schleimhaut, Schmerzen in der Mundhöhle und beim Schlucken, Mundgeruch	• Spülen oder Auswischen mit Kamillentee, Salbeitee, Myrrhentinktur • Salviathymol N, Hexoral-Lösung
Mundsoor: Pilzinfektion (Candida albicans)	• fest haftender grauweißer Belag, meist an Zungenspitzen, Zungenrand, Wangenschleimhaut • Schmerzen und Appetitlosigkeit	• im Anfangsstadium leicht abzustreifen mit etwas Butter, kohlensäurehaltigem Wasser und einer kleinen Zahnbürste oder speziellen Zungenreinigern • Einpinseln mit Moronal-Suspension oder Mundgelee mit Anitipilzwirkstoff, z. B. Nystatin auftragen
Aphthen	• kleine rundlich-ovale Schleimhautdefekte, einzeln oder in Gruppen auftretend	• Spülen oder Auswischen mit Myrrhentinktur
Rhagaden	• Einrisse (Schrunden) am Mund und Naseneingang, oft bei Vitamin- und Eisenmangel auftretend	• Behandlung der Grunderkrankung (Vitamin- und Eisenzufuhr) • Eincremen der Lippen mit Vitamin-B-haltiger Salbe
Herpes labialis: Virusinfektion durch Herpes-simplex-Virus bei Abwehrschwäche, Stress oder bei Fieber auftretend	• Fieberbläschen an den Lippen oder in den Mundwinkeln, schmerzhaft, brennend	• Behandlung der Grunderkrankung, lokale Behandlung mit Virostatika, z. B. Aciclovir • Cremes mit Melissenextrakt trocknen die betroffenen Stellen aus • Handschuhe tragen, da ansteckend!
Parotitis: Entzündung der Ohrspeicheldrüse (Parotis), behinderter Sekretabfluss	• Schwellung der Ohrspeicheldrüse, starke Schmerzen	• Anregung der Kautätigkeit, nach Vorlieben fragen, sonst trockene Brotsorten, Kaugummi

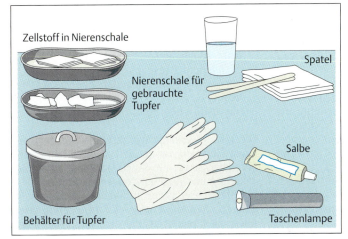

Abb. 5.**51** Mundpflegetablett

Intertrigoprophylaxe

Intertrigo und ihre Ursachen

Eine Intertrigo (Intertrigo <lat.> = wund reiben) tritt vor allem dort auf, wo Haut auf Haut liegt, also ständig Feuchtigkeit und Wärme vorherrschen. Dies kann zu einer bakteriellen oder mykotischen (pilzbedingten) Infektion der Haut führen: Sie weicht auf, rötet und entzündet sich (s. S.. 774 f).
Besonders gefährdete Körperstellen:

- Leistenbeugen,
- unter den Brüsten,
- Bauchfalten bei adipösen Menschen,
- Achselhöhlen,
- Zwischenräume zwischen den Fingern und Zehen,
- Hautpartien zwischen den Gesäßfalten,
- Gliedmaßenstumpf bei Prothesenträgern.

Besonders gefährdet sind Diabetiker und alle Personen, die zu starker Schweißbildung neigen.

Maßnahmen

> **Pflegetipp**
> Ziel der Intertrigoprophylaxe ist die Gesunderhaltung der Oberhaut (Epidermis) an den gefährdeten Stellen.

Reinigen und Trockenhalten der Haut. Nach dem Reinigen müssen die gefährdeten Stellen behutsam getrocknet werden, entweder durch sanftes Abtupfen mit einem weichen Tuch oder durch lauwarmes Trockenfönen. Der Fön darf jedoch nur bei intakter Oberhaut verwendet werden.
Puder sollte nur hauchdünn aufgetragen werden, da sonst Krümmel entstehen, die zu Reibung und Hautverletzung führen können. Zinkhaltige Salben dürfen nur ganz dünn aufgetragen werden, da sie sonst zu sehr abdecken und die Haut nicht sorgfältig genug beobachtet werden kann. Salben aus Pflegeölen (z. B. Calendulaöl) werden dünn aufgetragen von der Haut gut aufgenommen und bilden auch einen Oberflächenschutz, der für einige Zeit anhält.

5.4.15 Basale Stimulation

Gabriele Bartoszek, Peter Nydahl

Pflegepersonen in der Altenarbeit begegnen häufig Menschen, die wegen chronischer Erkrankungen und dadurch bedingter Wahrnehmungsdefizite (Rückgang sensorischer Reize) gefährdet sind, körperliche und geistige Fähigkeiten zu verlieren, sich innerlich zurückzuziehen und sich abzukapseln. Das Konzept der Basalen Stimulation zeigt Wege auf, diesem Prozess nicht tatenlos zusehen zu müssen, sondern etwas dagegen zu tun. „Es war für uns alle wunderbar zu entdecken, dass die Basale Stimulation auch für akut erkrankte und chronisch kranke (alte) Menschen von hoher Bedeutung ist" (Bienstein u. Fröhlich 1994).
Die Basale Stimulation beschreibt neben Maßnahmen zur Anregung der Sinnesorgane auch eine grundsätzliche pflegerische Haltung, die bei allen Begegnungen das Ziel verfolgt, die Individualität des alten Menschen zu erhalten, seine Selbstwahrnehmung zu fördern und Körpererfahrungen zu vermitteln. Die Hände der Pflegenden spielen dabei eine entscheidende Rolle, indem sie die Interaktion zwischen dem Kranken und der Pflegeperson durch bewusste Berührungen über die Haut als unserem größten Wahrnehmungsorgan fördern.
Entscheidend für den Erfolg aller Bemühungen ist jedoch die Qualität der Beziehung zwischen den beteiligten Personen.

Positive Erfahrungen wurden schon gesammelt, z. B. bei der Pflege von Kranken

- im Koma, im somnolenten (bewußtseinsgetrübten) Zustand,
- nach einem Schlaganfall,
- mit Verwirrtheitszuständen, mit Morbus Alzheimer,
- mit apallischem Syndrom.

Die nachfolgenden Ausführungen können nur einen Eindruck von der Bedeutung dieser neuen Erkenntnisse vermitteln. Sie möchten allen Pflegekräften und Angehörigen jedoch Mut machen, sich damit intensiver auseinanderzusetzen und zu versuchen, diese neuen Erfahrungen in ihren Alltag zu integrieren und dem alten Menschen auch in dieser Weise zu helfen.

Prof. Andreas Fröhlich entwickelte das Konzept der Basalen Stimulation in der Zusammenarbeit mit geistig und körperlich behinderten Menschen. Die Krankenschwester und Diplompädagogin Ch. Bienstein hat die Bedeutung der Basalen Stimulation für wahrnehmungsbeeinträchtigte Patienten erkannt und gemeinsam mit Prof. A. Fröhlich in die Pflege übertragen. Die ersten, sehr überraschenden Erfolge wurden bei komatösen und apallischen Patienten erzielt. Später konnte das Konzept in alle Bereiche der Pflege eingeführt werden (Bienstein u. Fröhlich 1994).

Das Pflegekonzept der Basalen Stimulation richtet sich an alle Kranken, die in ihrer Wahrnehmung beeinträchtigt oder von Wahrnehmungsstörungen bedroht sind. Hier spielen altersbedingte Veränderungen, die zu einer verminderten Differenzierungsfähigkeit von Wahrnehmungsqualitäten führen, ebenso eine Rolle wie akute und chronische Erkrankungen oder der Umgang mit den betroffenen Menschen.

Im Folgenden möchten wir auf die grundlegenden Aspekte der basalen Angebote eingehen. Differenziertere Angaben zur basal stimulierenden Pflege finden Sie unter Literatur (S. 336 f).

Auswirkungen veränderter Wahrnehmung – aus Sicht des Betroffenen

Wahrnehmungsbeeinträchtigungen können durch traumatische Ereignisse oder degenerative Prozesse entstehen, aber auch durch den Verlust von Vertrautem, beispielsweise durch ein verändertes Umfeld oder fehlende sinngebende Anregungsformen.

Beispiel
Auf der Station der Inneren Klinik liegt Herr M., 78 Jahre alt. Er lebte ursprünglich bei seinem Sohn, versorgte sich dort völlig selbstständig und wurde wegen einer Pneumonie eingewiesen. Während der medizinisch ausgerichteten Versorgung wird Herr M. in den drei Wochen seines Aufenthaltes zunehmend unselbstständiger und immobiler, fällt mehrfach aus dem Bett und wird schließlich derartig verwirrt, dass er vollständig von fremder Hilfe abhängig wird und ans Bett fixiert werden muss. Einfache Tätigkeiten kann er nicht mehr ausführen, so blickte er z. B. verständnislos seinen eigenen elektrischen Rasierer an, der ihm in die Hand gegeben wurde. Er konnte auch mit der Aufforderung: „Rasieren Sie sich bitte" nichts Sinnvolles verbinden – er ließ den Rasierer liegen oder versuchte sich das Kopfhaar zu rasieren.

Was ist mit diesem Menschen geschehen?
Herr M. liegt in einem spärlich eingerichteten Zimmer, auf Grund seiner Erschöpfung ist er in seiner Bewegung eingeschränkt und sieht hauptsächlich auf die weiße Zimmerdecke. Er nimmt Stimmen und Geräusche wahr, die ihm unbekannt sind.

In dieser Situation erfährt der Kranke kaum eine *sinngebende Orientierung* zu sich selbst und zu seiner Umwelt. Daher kann die Umwelt auch nicht mehr sicher von ihm wahrgenommen werden. Nichts erinnert mehr an seine alte Umgebung. Der Betroffene kann nicht mehr überprüfen, wo, wie und in welcher Zeit oder Wirklichkeit er ist. Die körperliche und geistige Identität beginnt zu schwinden. Der Kranke verliert sich. Erinnerungen sind eher verwirrend als orientierend.

So kann es Herrn M. widerfahren, dass er die Stimme der Pflegenden als die seiner Schwester interpretiert. Wenn die Schwiegertochter etwas zu trinken bringt, wird dies noch akzeptiert, aber wenn die Schwiegertochter den sich sonst selbstversorgenden Herrn M. waschen möchte, reagiert dieser mit Empörung und lehnt die Hilfe ab.

Damit der erkrankte Mensch sich in dieser Situation noch selbst spüren kann und sich selbst als glaubwürdig erlebt, beginnt er mit stereotypen, sich wiederholenden Bewegungen wie z. B. Nesteln an der Bettdecke oder rhythmischem Klopfen auf die Matratze (Autostimulation).

> **!** Das Gehirn des Kranken versucht die Autostimulation als sinnvolle Anregung zu verarbeiten.

Dies gilt auch für den *visuellen Wahrnehmungsbereich*. Herr M. sieht (zwangsweise) nur die weiße Decke. Um sich nicht gänzlich zu verlieren, beginnt sein Körper sich selbst zu stimulieren. Die peripheren Nerven senden in ihrer Grundaktivität diffuse Impulse und Herr M. sieht nun an der Decke kleine schwarze Flecken, die irgendwann anfangen, sich zu bewegen. Diese visuelle Wahrnehmungsveränderung kann der Betroffene als Spinnen interpretieren, die an der Decke krabbeln. Diese Spinnen sind für ihn bedrohlich, er versucht mit letzter Kraft das Bett zu verlassen und stürzt (Bienstein u. Fröhlich 1994).

Herr M. kann nicht entscheiden, ob seine Wahrnehmung auf äußere echte Reize oder impulshafte Reize (Autostimulation) reagiert. Herr M. hat sich in eine für ihn sinnhafte Welt zurückgezogen, die mit der realen Wirklichkeit nicht mehr übereinstimmt. Er ist in jedem Fall davon überzeugt, dass seine Wahrnehmung richtig ist und dass er sich daran orientieren kann. Zwangsläufig kommt es zu kommunikativen Missverständnissen zwischen ihm und den Betreuenden. Es stellt sich die Frage: Wie können wir Herrn M. in positiver Weise unterstützen, damit er sich wieder in der realen Welt zurechtfindet? In diesem Zusammenhang möchten wir auf die Grundlagen der Wahrnehmung eingehen, um im Anschluss daran die Angebote basal stimulierender Pflege zu verdeutlichen.

Wahrnehmung, Kommunikation und Bewegung

Obwohl für uns Wahrnehmungsfähigkeit als ein ganzheitliches Geschehen erlebt wird, beruht unsere Wahrnehmung auf ganz unterschiedlichen Informationen:

- *somatischer Wahrnehmung* (Spüren über die Haut),
- *vestibulärer Wahrnehmung* (über den Lagesinn, Raumorientierung),
- *vibratorischer Wahrnehmung* (über die Tiefensensibilität),
- *oraler Wahrnehmung* (über den Geschmackssinn, Zungenaktivität),
- *olfaktorischer Wahrnehmung* (über den Geruchssinn),
- *auditiver Wahrnehmung* (über das Hören),
- *haptisch-taktiler Wahrnehmung* (über das Berühren und Greifen),
- *visueller Wahrnehmung* (über das Sehen).

Unsere Wahrnehmungsfähigkeit ermöglicht uns bereits pränatal (vor der Geburt) unterschiedlichste Empfindungen und Erfahrungen, die sich während unseres ganzen Lebens weiter ausdifferenzieren. Wissenschaftliche Erkenntnisse zeigen auf, dass diese kontinuierliche Weiterentwicklung auf die enorme Vernetzungsvielfalt (Plastizität) unseres Gehirns zurückzuführen ist, das seine Fähigkeit zur Selbstorganisation auf dem ständigen Erwerb von Erfahrung und Lernen aufbaut. Dieser Fähigkeit ist es zu verdanken, dass wahrnehmungsbeeinträchtigte Menschen, z. B. nach Schädelhirntraumen oder nach einem Schlaganfall, durch eine gezielte und sinngebende Förderung der oben aufgezeigten Wahrnehmungsbereiche eine Rehabilitation erfahren können.

Wahrnehmung beinhaltet jedoch auch einen erkenntnistheoretischen Aspekt: **Wahrnehmung bedeutet Identität.** Wir können zwischen Ich und Nicht-Ich unterscheiden. Bewegung hilft uns, diese Unterscheidung zu treffen, d. h. Dinge voneinander abzugrenzen und (be)greifbar zu machen. Daher ist es sinnvoll, wahrnehmungsgestörten Menschen durch (geführte) Selbstbewegung ihre Umwelt erfahrbar zu machen. Denn erst, wenn der Mensch über Differenzierungsmöglichkeit zu seiner eigenen Person und seiner Umwelt verfügt, kann er in eine sinngebende Kommunikation eintreten. Zusammenfassend kann gesagt werden, dass Wahrnehmung keine Eigenschaft des Menschen ist, die für sich allein steht, sondern immer im Kontext mit Bewegung und Kommunikation gesehen werden muss. Um also Wirklichkeit sinnvoll realisieren zu können, bedarf es einer komplexen, auf Bekanntem aufbauenden Wahrnehmung.

Der bettlägerige immobile Kranke erfährt zwar in erster Linie eine Einschränkung der Bewegung, dies hat jedoch auch zur Folge, dass seine vestibuläre Wahrnehmung (Lagesinn) nicht mehr ausreichend angeregt wird. Der Betroffene verliert die Kenntnis darüber, wo oben, unten, vorne und hinten ist. Auf Grund dieser räumlichen Desorientierung kann auch das visuelle System beeinträchtigt werden. Räumliche Ausmaße können nicht mehr richtig eingeschätzt werden, Konturen beginnen zu verschwimmen und verlieren sich.

Weiterhin bekommt der Kranke durch seine Immobilität auch nur verminderte vibratorische Informationen zur Wahrnehmung der Tiefensensibilität, die ihm vermittelt, wo sich beispielsweise seine Beine oder Arme befinden. Die Körpergrenzen zerfließen, auch durch die fehlenden somatischen Reize wie z. B. das Verschieben der Kleidung auf der Haut. Ohne diese grundlegenden Wahrnehmungsfähigkeiten verliert der Patient die Bezugsebene zu sich selbst und zu seiner Umwelt.

Beispiel
In diesem Sinne kann Herr M. mit dem für ihn sinnlosen Gegenstand „Rasierer" nichts anfangen, auch die Aufforderung „Rasieren Sie sich bitte" kann er nicht einordnen. Erst, als er im Bett aufgesetzt und ihm der Rasierer in die rechte Hand gelegt wird – er war Rechtshänder – und seine Hand langsam zur Wange geführt und diese in kurzen, typischen Rasierbewegungen hin- und herbewegt wird, erhellen sich

plötzlich seine Augen und er kann begreifen, worum es in dieser Situation geht. Wenn er sich mit seinen 78 Jahren seit seinem 15. Lebensjahr täglich einmal rasiert hat, so hat er diese Bewegung ca. 24000-mal wiederholt. Diese Bewegung erkennt er wieder, nicht das Wort, nicht den Gegenstand, aber die Bewegung. Und weil er etwas Sinnhaftes wahrnehmen kann, ist er auch in der Lage, etwas Sinnvolles zu tun.
Er war danach in der Lage, sich selbstständig zu rasieren, und orientierte sich zunehmend. ◼

Grundlegende Gedanken – Möglichkeiten, pflegerischer Interventionen

Wir versuchen in der basal stimulierenden Pflege mit dem wahrnehmungsbeeinträchtigten Menschen in eine Beziehung zu treten, die **ihn** meint. Dabei werden dem Betroffenen gezielte Informationen über seinen Körper angeboten, damit er ein intaktes und vollständiges Körpergefühl (Körper-Ich) aufbauen kann. Schrittweise soll dem Kranken sein Körper wieder erfahrbar gemacht werden, sodass er lernt, diesen wieder differenzierter wahrzunehmen, mit ihm und durch ihn zu kommunizieren.

Die basal stimulierenden Angebote können eine *den Körper nachformende Ganzkörperwäsche in Haarwuchsrichtung* oder eine eindeutige Berührung sein (Initialberührung), damit der Patient weiß: Ich bin gemeint. Des Weiteren kann ihm vibratorische Erfahrung seine Körpertiefe verdeutlichen. Dies kann beispielsweise erreicht werden durch einfaches Stampfen mit den Füßen, Klatschen oder Klopfen mit den Händen. Der Kranke erhält so Informationen zu seiner körperlichen (inneren) Struktur, die es ihm ermöglichen, seine Bewegungsabläufe besser zu koordinieren. Ebenso kann ein bekannter Geruch seine Aufmerksamkeit auf das Hier und Jetzt richten.

Dabei orientieren sich die Angebote sinngebend an der Biografie des Betroffenen. „Der Mensch lernt im Laufe seines Lebens mit allen Sinnen, er sammelt Erfahrungen, auf die er zu jeder Zeit zurückgreifen kann. Diese Erfahrungen werden ebenso, wie sie aufgenommen und gespeichert wurden, auch wieder über Sinneseindrücke lebendig und verfügbar, sie werden mit Hilfe der Sinne wieder erinnert" (Stuhlmann 1/1991). Der Kranke bestimmt also das Stimulationsangebot. Dabei gilt der Grundsatz: erhalten bzw. wieder für ihn erlernbar machen, was er schätzt und was ihm bekannt ist (Bienstein u. Fröhlich 1994).

Um die Individualität des Kranken zu erhalten, sollte die Förderung seiner Wahrnehmungsfähigkeit so frühzeitig wie möglich beginnen. Dabei braucht er keine Vorleistungen zu erbringen.

Wir konnten häufig beobachten, dass der Aufbau einer emotionalen Beziehung erst beginnt, wenn der Betroffene Reaktionen zeigt. Dies beruht oftmals auf der Unsicherheit, ob nicht ansprechbare Kranke, seien es somnolente, bewusstlose oder apallische Patienten, überhaupt ein Erleben haben. In der Basalen Stimulation gehen wir davon aus, dass ... „Patienten mit einer Verminderung ihrer Vitalität und Wachheit reagieren, um sich aus der für sie unerträglich schwierigen und nicht verstehbaren Situation noch weiter zurückziehen. Sie flüchten in die inneren Bereiche ihres Körpers, sie reduzieren sich auf ein Minimum an Lebendigkeit" (Fröhlich 1995). *Das bedeutet jedoch nicht, dass bewusstseinsgestörte Patienten kein Erleben haben.*

> **!** Die Zielsetzung der basal stimulierenden Pflege ist es, nicht zu warten, bis der Patient Reaktionen zeigt, sondern ihn durch positive gezielte Stimulationen aus seiner Isolation zu „locken" (Fröhlich u. Bienstein 1994).

Beispiel

... ein junger Mann, Anfang zwanzig, ... nach einem schweren Autounfall polytraumatisiert, mit einem schweren Schädel-Hirn-Trauma und apallischem Syndrom, atmet spontan über eine Trachealkanüle, hat eine Kieferklemme und Strecksynergismen. Da er spontan atmet, ist sein Stammhirn noch intakt. Im Stammhirn werden unter anderem vestibuläre Reize – Veränderungen des Gleichgewichts – registriert und weitergeleitet.

Als ich etwas Zeit hatte, stelle ich mich ans Kopfende seines Bettes, sprach beruhigend auf ihn ein und nahm seinen Kopf vorsichtig in meine Hände. Ganz langsam, für nur wenige Zentimeter, begann ich seinen Kopf hin- und herzubewegen. Zuerst machte ich diese Bewegungen eher mechanisch, dann fing ich an, in seinem Atemrhythmus zu atmen und die Bewegungen damit zu synchronisieren. Ich drehte seinen Kopf nach links: Wir atmeten ein und aus. Ich drehte seinen Kopf nach rechts: Wir atmeten ein und aus. Nach kurzer Zeit wurde seine Nackenmuskulatur lockerer und ich konnte die Drehbewegungen vergrößern. Hinter den geschlossenen Augenlidern bemerkte ich Bewegungen, die Augenbrauen hoben sich an (erstaunen?). Nach fünf Minuten legte ich seinen Kopf behutsam nieder und löste langsam meine Hände, um den Dialog eindeutig zu beenden. Diese Reaktionsmuster der Augenbewegungen wurden bei ihm erstmalig beobachtet und konnten bei späteren vestibulären Stimulationen wiederholt werden ..." (Nydahl u. Hensel 1997). ∎

Neuere Untersuchungen von A. Zieger zeigen Möglichkeiten zum Dialogaufbau mit hirnverletzten Komapatienten auf, darin bestätigt er unsere Beobachtungen, dass es ein Erleben im Koma gibt (Zieger 1993).

Pflegeverständnis – „in Beziehung treten"

Pflege orientiert sich hier nicht an den krankheitsbedingten Defiziten des Betroffenen, sondern versteht sich als ein therapeutischer, sinngebender Dialog auf der Wahrnehmungsebene des Kranken.
Grond (1992) verdeutlicht dies an der Betreuung von dementen Patienten: „... Demente werden umso eher zu ‚Pflegefällen', je mehr sich die Zuwendung auf die körperliche Versorgung beschränkt." Er beschreibt die Förderung durch die Basale Stimulation als ... entwicklungs-, daseins-, bedürfnis- und beziehungsorientiert."
Diese hoch individualisierte Pflege signalisiert dem Kranken, dass **er** gemeint ist – als Mensch mit eigener Geschichte und Persönlichkeit.
Dieses Erleben ermöglicht dem wahrnehmungsbeeinträchtigten Patienten nicht nur eine sinngebende Orientierung zu sich selbst, sondern bewahrt auch seine Autonomie und Menschenwürde (Nydahl u. Bartoszek 1997).

! Die basal stimulierende Pflege erfordert
- die Bereitschaft, mit dem Kranken in eine Beziehung zu treten,
- eine ganzheitliche Sichtweise, die den Kranken als gleichwertigen, selbstverantwortlichen Menschen betrachtet und seine Befindlichkeit im Erleben der Krankheit miteinbezieht,
- die Fähigkeit zur körpernahen Arbeit mit dem Kranken,
- die Bereitschaft, primäre Pflegeaufgaben am Kranken allein durchzuführen,
- ein Interesse an der Zusammenarbeit mit den Angehörigen,
- eine kontinuierliche und systematische Planung und Dokumentation der Pflegeangebote (Bienstein 1996).

Literatur

Aulmann, J.: Stellenwert der Mundpflege wird oft unterschätzt. Pflegezeitschrift 10/95
Bensch, H.: dtv – Atlas zur Psychologie, Band 1, Aufl. Deutscher Taschenbuch Verlag, München 1994
Bienstein, C.: Basale Stimulation. In: Bienstein, C., A. Zegelin: Pflegekalender 1997. Ullstein Mosby, 1996
Bienstein, C., Fröhlich, A.: Basale Stimulation in der Pflege. Verlag selbstbestimmtes Leben, Düsseldorf 1994
Bienstein, C., G. Schröder: Dekubitus – Prophylaxe – Therapie. 2. Aufl. DBfK, Eschborn
Brill, C., R. Hofmann: Körperpflege neu entdeckt. Dtsch. Krankenpfl.-Z. 8/91
Buchholz, Th.: Basale Stimulation – Pflegequalität Spüren. In: Pflegen ambulant 5 (1993) 11-18
Enders, C.: Rehabilitation kompakt. Ullstein Mosby, Berlin 1997
Fröhlich, A.: Basale Stimulation. Verlag selbstbestimmtes Leben, Düsseldorf 1994
Fröhlich, A.: Basale Stimulation – Ein Beitrag zur Qualifizierung der Pflege. In: Pflege Aktuell, 6-7 (1995) 504-508
Füsgen, I.: Hautveränderungen im Alter, In Hom-Care Extra 1/95
Geng, V.: Dekubitus – ein sichtbares Phänomen. Pflegezeitschrift 1/99
Grond, E.: Die Pflege verwirrter alter Menschen. 7. Aufl. Lambertus Verlag, Freiburg im Breisgau 1992
Hartwanger, A.: Drucksache. Altenpflege 19/97
Hartwanger, A.: Wichtige Beweggründe. Altenpflege 7/97
Hartwanger, A.: Spagat zwischen Pflicht und Kür. Altenpflege 1/97
Hartwanger, A.: In aller Munde. Altenpflege 6/97
Hartwanger, A.: Auf Kleinigkeiten kommt es an. Altenpflege 4/98
Juchli, L.: Pflege, Praxis und Theorie der Gesundheits- und Krankheitspflege. 8. Aufl. Thieme, Stuttgart 1997
Nydahl, P., G. Bartoszek: Basale Stimulation – Neue Wege in der Intensivpflege. 1. Aufl. Ullstein Mosby, Berlin 1997
Nydahl, P., U. Hensel: Basale Stimulation – Entwicklung eines Dialogs mit bewußtseinsgestörten Patienten. In: Die Schwester/Der Pfleger 10 (1997) 847-853
Pickenhain, L.: Neurophysiologische Grundlagen der Basalen Stimulationen. In: Fröhlich A., C. Bienstein, U. Haupt (Hrsg.): Fördern – Pflegen – Begleiten. Verlag selbstbestimmtes Leben, Düsseldorf 1997
Schönlein, K., H.-J. Vogt: Morphologische Veränderungen der Haut im Alter. Geriatrie Praxis 4/95
Schumacher, D.: Wie oft muss das Waschwasser gewechselt werden? Pflege aktuell 3/94
Schürenberg, A.: wie fühlt sich Nacht an? In: Pflege Aktuelle, 7-8 (1995)
Schwegler, J.S.: Der Mensch – Anatomie und Physiologie. Thieme, Stuttgart 1996
Sonn, A.: Körperpflege – aber natürlich. Forum Sozialstation Nr. 83/96
Sonn, A.: Wickel und Auflagen. Thieme, Stuttgart 1998
Stuhlmann, W.: Mit den Sinnen erleben. In: Alzheimerschriften I (1991)
Vogel, A., G. Wodraschke: Hauskrankenpflege, Trias 1994

Zieger, A.: Dialogaufbau in der Frührehabilitation mit hirnverletzten Komapatienten. In: Neander et al. (Hrsg.): Handbuch der Intensivpflege. Ecomed Verlag 1993, Kap. IV-2.4

5.5 Essen und trinken können

Else Gnamm, Hartmut Rolf

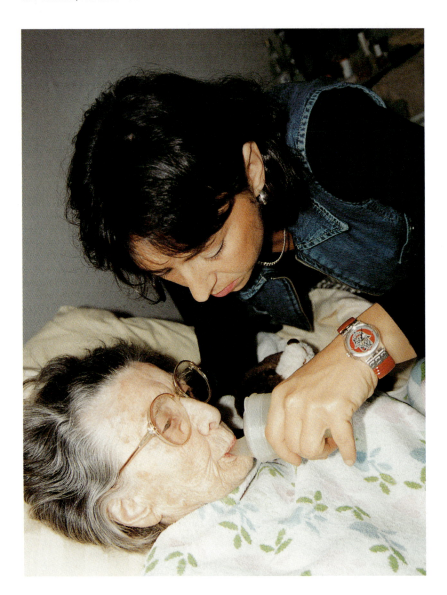

5.5.1 Bedeutung

Else Gnamm

Mit Appetit und ohne Beschwerden essen und trinken können ist ein elementares Bedürfnis aller Menschen. Die aufgenommene Nahrung versorgt den Körper nicht nur mit der notwendigen Energie, auch das gesamte Lebensgefühl wird durch eine wohlschmeckend zubereitete und hübsch angerichtete Mahlzeit positiv beeinflusst.

Die Beachtung der Regeln gesunder Ernährung gehört zu den wichtigsten prophylaktischen Maßnahmen vorzeitigen Alterungsvorgängen zu begegnen:

5.5 Essen und trinken können

- Eine überlegte Auswahl von Lebensmitteln und ihre schonende Zubereitung ermöglichen die erforderliche Energie-, Nährstoff- und Flüssigkeitsaufnahme.
- Die einzelnen Speisen regen durch Geschmack, Duft und Aussehen unsere Sinnesorgane an.
- Durch regelmäßige Gewichtskontrollen können wir prüfen, ob sich Energiezufuhr und -verbrauch die Waage halten.
- Mahlzeiten strukturieren den Tagesablauf.
- Im Heim fördern die Mahlzeiten die Begegnung mit anderen Menschen und beugen damit einer Isolation vor.
- Gemeinsame Mahlzeiten bieten Gelegenheit zum Austausch von Informationen und gestalten den Rahmen für besondere Anlässe.

Beispiel
Frau R. (92 Jahre alt) wohnt seit einem Jahr im Heim. Seit einigen Wochen wird sie zunehmend hinfälliger und verlässt das Bett nur noch für kurze Zeit am Tage. Sie isst wenig, zieht sich völlig „in sich zurück" und nimmt an ihrer Umgebung kaum Anteil.
Als eines Tages überraschend ihre im Ausland lebende Tochter kommt, wird Frau R. zusehends wieder lebhafter. Die Tochter nimmt in den folgenden Tagen ihres Hierseins zusammen mit ihrer Mutter das Mittagessen in deren Zimmer ein. Sie zündet in Erinnerung an frühere Gewohnheiten eine Kerze an, legt ein besonderes Tischtuch auf und lässt sich ganz bewusst viel Zeit für die gemeinsame Mahlzeit. Mutter und Tochter erleben dies als eine schöne und für beide wichtige Gelegenheit, noch einmal beisammen zu sein und sich auszutauschen. Die Mutter bekommt sogar wieder ein bisschen Appetit, ihre Augen beginnen zu strahlen. ■

- Rückgang der Produktion von Verdauungssäften,
- geringere Darmtätigkeit,
- schlechtere Resorption der Nahrungsbestandteile durch die Darmschleimhaut.

Altersbedingte Einschränkungen können die Nahrungsaufnahme außerdem erschweren oder den Appetit reduzieren.

Sie können *körperlich* bedingt sein durch:

- Bewegungsmangel wegen Veränderungen bzw. Erkrankungen im Bewegungsapparat (z. B. Arthrose),
- Müdigkeit und nachlassende Leistungsfähigkeit des Herzens (z. B. Herzinsuffizienz),
- Atemnot, z. B. wegen chronisch obstruktiven Lungenerkrankungen (Lungenemphysem, S. 670),
- Kau- oder Schluckprobleme,
- vermindertes Geruchs- oder Geschmacksempfinden,
- Störungen bei den Verdauungsvorgängen,
- Infektionen und Erkrankungen im Magen-Darm-Trakt,
- bösartige Erkrankungen (Ca), auch sie führen zu Appetitlosigkeit und Abneigung gegen bestimmte Speisen.

Psycho-sozial können sie z. B. bedingt sein durch

- Einsamkeit, Trauer,
- Depression,
- Demenz,
- finanzielle Einschränkungen.

! Auch die Einnahme mehrerer Medikamente (meist über den Tag verteilt), kann den Stoffwechsel und den Appetit beeinflussen.

5.5.2 Wie viel Kalorien braucht ein alter Mensch?

„Ältere Menschen brauchen weniger Kalorien, der Richtwert für gesunde Senioren über 65 Jahren liegt bei ca. 1700 bis 1900 kcal pro Tag. Zum Vergleich: Ein 45-jähriger Erwachsener benötigt etwa 2400 bis 2660 kcal pro Tag" (Pro Alter 3/97).
Der Energiebedarf nimmt stetig ab, zwischen 65 und 75 Jahren nochmals um 8 %, danach jedes Jahr um ca. 1 %.
Hinzu kommt, dass sich die Stoffwechselvorgänge verlangsamen durch

5.5.3 Beobachtung des Ernährungszustandes bei alten Menschen

Der Ernährungszustand ist für das Auge sichtbar und durch Wiegen objektiv nachweisbar. Die **Berechnung des Normalgewichts** (nach Broca) richtet sich nach der Körpergröße:

Normalgewicht in kg	= Körpergröße in cm minus 100 cm
Idealgewicht bei Frauen	= Normalgewicht minus 15 %
Idealgewicht bei Männern	= Normalgewicht minus 10 %

Beispiel:
Frau K. ist 158 cm groß. Ihr Normalgewicht beträgt dann 58 kg. ■

Eine erhebliche Überschreitung des Normalgewichts (über 10%) wird als **Übergewicht** oder **Adipositas** (Fettleibigkeit) bezeichnet. Sie ist meist auf eine erhöhte Nahrungszufuhr in Form von Kohlenhydraten und Fetten zurückzuführen, bei alten Menschen oft in Verbindung mit Bewegungsmangel. Alte Menschen mit Übergewicht ermüden schneller, sind oft nicht so belastbar und auch nicht mehr so beweglich.
Beim Übergewichtigen zeigen sich Fettpolster am ganzen Körper, besonders an der Hüfte und an den Oberschenkeln. Dieser Zustand belastet insbesondere das Herz-Kreislauf-System und die Gelenke, außerdem kann Übergewicht langfristig die Entwicklung eines Diabetes mellitus Typ II fördern.

> **Pflegetipp**
> Pflegerisch müssen besonders starkes Schwitzen am ganzen Körper und die Pflege zwischen den Hautfalten beachtet werden. ➥

Eine erhebliche Unterschreitung (unter 20%) des Normalgewichts wird als **Untergewicht** oder **Kachexie** (Auszehrung) bezeichnet. Kachektische Menschen sind besonders mager und wirken zerbrechlich. Sie fühlen sich oft matt und sind anfällig gegen Krankheiten, da auch ihr Immunsystem geschwächt ist. Am Körper zeigen sich hervorstehende Knochen und Gelenke. Oft fehlt es kachektischen alten Menschen an Appetit, so dass es schwierig ist, ihr Körpergewicht und damit auch ihr Gesamtbefinden zu verbessern (S. 337 f).

> **Pflegetipp**
> Pflegerisch muss besonders bei Lagerungen auf ein erhöhtes Dekubitusrisiko und auf die erhöhte Gefährdung durch Infektionskrankheiten geachtet werden.

Mit der Kachexie tritt häufig auch eine *Austrocknung* oder *Exsikkose* wegen Flüssigkeitsmangel auf. Der Wasseranteil des Organismus sinkt im Laufe der Alterungsvorgänge, es entsteht eine Wasserverarmung in den Körperzellen und damit steigt die Gefahr der Austrocknung.
Eine Exsikkose lässt sich nachweisen, wenn sich nach Zusammenschieben der Oberhaut die dabei entstehenden Falten beim Loslassen nicht sofort zurückbilden und/oder wenn bei der Atmung durch die Nase die Zunge trocken ist. Die Oberhaut ist pergamentartig, faltig und schuppig, die Schleimhäute sind ebenfalls trocken und neigen zu Rissen. Flüssigkeitsmangel zu vermeiden oder zu beheben ist bei alten Menschen nicht immer einfach, da sie selten oder nie unter Durstgefühlen leiden (S. 337).

Mangelernährung im Alter

Nach einer Ernährungsstudie waren rund 60% der über 75-jährigen Patienten bei Aufnahme ins Krankenhaus unterernährt. „Fast ein Viertel konnte schon beim Anblick als unterernährt eingestuft werden. Bei insgesamt 60% zeigte sich eine erhebliche Unterversorgung mit essenziellen Nährstoffen und Vitaminen" (Pro Alter 3/97). Mangelernährung zeigt sich zunächst durch zunehmenden Gewichtsverlust. Dies führt zu einer Schwächung des Immunsystems, zu Stoffwechselstörungen und zu Kraftlosigkeit.
Bei allein zu Hause lebenden älteren Menschen, besonders bei Männern, werden des öfteren Zeichen einer Mangelernährung (z. B. erhöhte Infektanfälligkeit) beobachtet. Als Ursache werden zu einseitig zusammengesetzte Speisen (z. B. Vitaminmangel), festgefahrene unangepasste Essensgewohnheiten, zunehmende Vergesslichkeit oder mangelnde Ansprache beim Essen vermutet. Manchmal fehlt einfach die Kraft zum Einkaufen und Kochen, dann wird gegessen, was gerade im Hause ist.

Hier könnte „Essen auf Rädern" oder der tägliche Gang zu einem sog. offenen Mittagstisch (als Angebot von manchen Heimen) hilfreich sein. In beiden Fällen wäre damit die tägliche angemessene Nährstoffzufuhr gesichert. Auch spezielle Diätgerichte könnten geliefert bzw. bestellt werden. Neben diesen praktischen Erwägungen sind auch die sozialen Kontakte wichtig, die dabei gepflegt werden könnten (S. 61 ff).

Besonderheiten des Speiseplans im Alter

Eine typische Alterskost gibt es nicht. Auch im Alter soll es schmecken (Abb. 5.**52**).
Bei der Zusammenstellung der Mahlzeiten sollten neben der Auswahl der Nahrungsmittel auch lebenslange Essgewohnheiten beachtet werden. Im Allgemeinen wird die gewohnte Hausmannskost bevorzugt, die früher häufig durch Gemüse und Obst aus dem eigenen Garten ergänzt wurde.

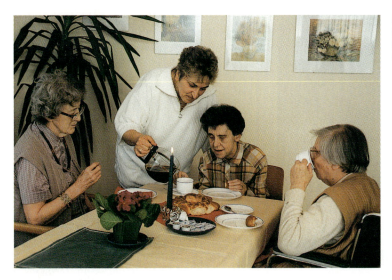

Abb. 5.**52** Das gemeinsame Essen fördert die Kommunikation und erhöht die Lebensfreude

! Essenswünsche und Essverhalten im Alter sind jahrelang geprägt!

Obwohl der Bedarf an Kalorien abnimmt, bleibt der Bedarf an essenziellen (lebensnotwendigen) Nährstoffen, z. B. Eiweiß, Vitaminen, Mineralstoffen, Spurenelementen und Wasser erhalten. Daher müssen Nahrungsmittel mit einem hohen Anteil an essenziellen Nährstoffen bevorzugt werden, wie z. B. magere Fleisch- und Käsesorten, Joghurt, Quark, Gemüse, Obst und Vollkornprodukte, während an Fett (Streich- und Zubereitungsfett) und Zucker (Gefahr von Übergewicht und einem oft latent vorhandenen Diabetes mellitus) gespart werden muss. Fette mit mehrfach ungesättigten Fettsäuren und wenig Cholesterin wie z. B. hochwertige Margarine und Keimöle sind besser geeignet.

Milch wird am besten gesäuert vertragen, auch als Joghurt oder Quark.

Alle Brotsorten sollten mindestens einen Tag alt und möglichst ballaststoffreich sein, solange die Zähne dies erlauben.

! Bei der Verwendung von Kleieprodukten und Leinsamen muss sichergestellt sein, dass genügend dazu getrunken wird, da sonst die Gefahr einer Verstopfung besteht!

Eine warme Suppe vor dem Hauptgericht ist eine gute Anregung für die Durchblutung der Magenschleimhaut und deren Funktionsfähigkeit. Zur Appetitanregung sollte grundsätzlich gut gewürzt werden, auch bei Diätgerichten. Ein Teil der Geschmacksknospen auf der Zunge können im Alter zugrunde gehen, deshalb schmeckt alten Menschen das Essen manchmal fade. Verschiedene Gewürze erhöhen zudem die Bekömmlichkeit der Speisen wie z. B. Kümmel bei allen Krautsorten. Zur ausreichenden Jodzufuhr sollte man Jodsalz benutzen. Gemüse darf nicht zerkocht werden, sondern sollte bissfest sein mit natürlichem Eigengeschmack und den erhaltenen Vitaminen.

Obst wird in der Regel gedünstet bevorzugt. Obstschalen und -kerne sollten nach Möglichkeit entfernt werden, da sie besonders gärfähig sind und zu Blähungen führen können.

! **Grundsätzlich gilt:**
- Lieber fünf bis sechs kleine Mahlzeiten einnehmen als drei große. Üppige Mahlzeiten (Stoßangebote) belasten unnötig die Verdauungsorgane und damit auch Herz und Kreislauf. Auch größere Blutzuckerschwankungen können dadurch vermieden werden.
- Für Abwechslung sorgen! Bei einer einseitigen Ernährung droht die Gefahr eines Nährstoffmangels.
- Reichlich trinken, 2 Liter täglich. Zur Aufrechterhaltung der Stoffwechselvorgänge im Körper muss ausreichend Flüssigkeit zugeführt werden. Die Deutsche Gesellschaft für Ernährung empfiehlt 35-40 ml Flüssigkeit pro kg Körpergewicht täglich! Durch die reduzierte Gesamtnahrungsmenge wird auch weniger versteckte Flüssigkeit aufgenommen, deshalb muss bewusst, d. h. über die Einsicht, Flüssigkeit zugeführt werden (Abb. 5.**53**).

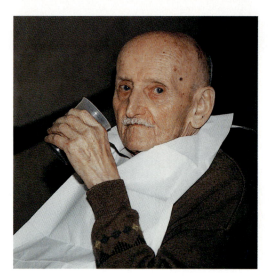

Abb. 5.**53** Der alte Mensch sollte mindestens zwei Liter Flüssigkeit am Tag zu sich nehmen

Checkliste zur Trinkförderung (Huhn 1998):

- Angehörige nach gewohntem Getränk fragen, wenn der alte Mensch keine Auskunft mehr geben kann,
- appetitliche Gefäße in Reichweite bereitstellen,
- Handhabung der Gefäße beachten: Gefäße den Fähigkeiten des alten Menschen anpassen,
- Eigengewicht der Gefäße beachten,
- Gefäße nicht bis zum Rand füllen,
- regelmäßiges Angebot kleiner Trinkmengen,
- Getränkewecker,
- beim Trinken unbedingt Zeit lassen – nicht drängen! Das Angebot soll einladend sein.
- Es kann hilfreich sein, wenn Pflegende mittrinken,
- Geselligkeit kann fördernd wirken,
- salzige Getränke wie Brühe, ungesüßter Tee und Bier werden oft bevorzugt,
- Kaffee soll frisch gebrüht sein, denn für alte Menschen ist Kaffee ein Feiertagsgetränk.

! **Ausnahme:** Bei bestimmten Erkrankungen wie z. B. bei schwerer Herz- und Niereninsuffizienz (Dialysepatienten) muss die Flüssigkeitszufuhr nach Arztanordnung eingeschränkt werden.

Ausreichendes Trinken im Alter ist ein generelles Problem, da das Durstgefühl aus noch nicht geklärten Gründen nachlässt. Wenn jemand keinen Durst spürt, kann er sehr leicht vergessen, dass er eigentlich mehr trinken sollte und wollte. Deshalb müssen gemeinsame Erinnerungsstrategien entwickelt werden, evtl. mit den Angehörigen und den Pflegepersonen.

! Kaffee hat eine negative Bilanz, d. h. man trinkt eine Tasse und scheidet evtl. zwei Tassen aus, also immer ein Glas Wasser zusätzlich trinken!

Bei zu geringer Flüssigkeitszufuhr besteht die Gefahr einer

- Exsikkose (Austrocknung),
- Einschränkung der Nierenfunktion bis zum Nierenversagen,
- Thromboseneigung mit Gefahr einer Lungenembolie,
- zunehmenden Verwirrtheit.

Folgen der Dehydratation zeigt Tab. 5.**11** auf.

Beratung und Hilfestellung

Pflegepersonen werden in der stationären und ambulanten Betreuung von alten Menschen häufig mit Fragen der Ernährung konfrontiert. Sie müssen versuchen, ein Gleichgewicht zwischen Nährstoffaufnahme und -verbrauch, bezogen auf den notwendigen Grundumsatz, herzustellen. Dabei müssen sie achten auf:

- den Ernährungszustand (Konstitution, Körpergewicht/Größe, Hautbeschaffenheit, z. B. Exsikkose),
- den Appetit, die Vorlieben und Gewohnheiten,
- die momentane Stimmungslage, z. B. Trauer, Depression,
- eine evtl. vorhandene Kaustörung (schlecht sitzende Prothesen), Munderkrankungen (z. B. Zungenbelag),
- Schluckstörungen, z. B. nach einem Schlaganfall,
- Störungen und/oder Erkrankungen im Verdauungstrakt (beobachtet durch Beschwerden bei oder nach dem Essen), z. B. Aufstoßen, Völlegefühl, Blähungen, Übelkeit, Obstipation, Diarrhö,

Tabelle 5.11   Folgen der Dehydratation (aus Spektrum Trinken 1/1966 Bundesverband der Deutschen Erfrischungsgetränke-Industrie e.V. Bonn)

| **Wasserverlust** (in Prozent des Körpergewichts) | | | | |
1 bis 3 %	4 bis 6 %	7 bis 11 %	über 11 %	über 20 %
• Durst • Rückgang der Speichelsekretion • Verminderung der Harnproduktion	• Müdigkeit • Schwäche • Übelkeit • motorische Störungen • Steigerung der Herzfrequenz • Anstieg der Körpertemperatur	• Schwindelgefühl • Kopfschmerz • Atemnot • vermindertes Blutvolumen • Gehunfähigkeit	• Verwirrtheitszustände • Krämpfe • Delirium	• Tod

- die Nebenwirkungen von Medikamenten,
- Stoffwechselerkrankungen, z. B. Diabetes mellitus, Gicht, Fettstoffwechselstörungen,
- Erkrankungen im ZNS, z. B. Demenz,
- den (starken) Tremor, z. B. bei Parkinson,
- rheumatische Erkrankungen,
- Wunsch nach Spezialitäten, z. B. vegetarische Kost, Reduktionsdiät.

Aus diesen Beobachtungen ergibt sich die jeweils individuelle Planung, Organisation und Hilfestellung für die Mahlzeiten der Betroffenen, neben den evtl. schon eingeleiteten Maßnahmen.

> **Pflegetipp**
> Eine weiche oder sämige Konsistenz der Speisen lässt sich zwar leichter essen als eine feste oder krümelige, trotzdem muss das Ziel sein, Normalkost zu essen, so lange es möglich ist.

5.5.4 Essen zu Hause

In der Regel kochen rüstige alte Menschen ihr Essen so lange wie möglich selbst, je

- nach Vorliebe, Gewohnheit und Jahreszeit,
- nach individuellem Bedarf (Energieaufwand),
- nach den finanziellen Möglichkeiten.

Die meisten Frauen und manchmal auch Männer haben ohnehin zeitlebens für die Ernährung der Familie sorgen müssen und tun dies ganz selbstverständlich im Alter, auch bei zunehmenden gesundheitlichen Problemen. Manche leiden z. B. an rheumatisch bedingten Schmerzen in den Handgelenken, Zittern der Hände bei Morbus Parkinson oder einfach an zunehmender allgemeiner Schwäche. In Einzelfällen kann diese Tagesaktivität kleinere Veränderungen bzw. Anpassungen in der Küche, die Anschaffung entsprechender behindertengerechter Küchengeräte oder einfach öfters mal eine kleine Ruhepause erfordern. Wichtig ist nur, dass die Möglichkeit zur Zubereitung der eigenen Mahlzeiten so lange wie möglich erhalten bleibt, evtl. auch mit entsprechender Hilfestellung von Nachbarn, Mitarbeitern der Hauspflege oder sog. Einkaufsdiensten (Abb. 5.54).

Kritisch wird es, wenn der Abbau der geistigen Fähigkeiten so weit fortschreitet, dass eine Gefährdung für den alten Menschen oder seine Umgebung entsteht, z. B. durch nicht abgeschaltete Herdplatten oder verwahrloste Kühlschrankinhalte. Bei derartigen Anzeichen wird in der Regel eine intensivere Betreuung durch ambulante Dienste, auch in anderen Bereichen des täglichen Lebens, erforderlich. Dann müssen konkrete Hilfen sichergestellt werden, entweder durch „Essen auf Rädern" oder verstärkte Unterstützung durch die Nachbarschaftshilfe (S. 61 ff). Bei günstiger Entwicklung kann dadurch der Umzug in ein Heim noch für einige Zeit hinausgeschoben werden.

5.5.5 Essen im Heim

Wenn alte Menschen heute in ein Heim einziehen, sind sie in der Regel verstärkt auf pflegerische Hilfe angewiesen. Dann sind sie froh, wenn ihnen die Sorge um eine bedarfsgerechte Ernährung abgenommen wird und können in der Regel auch akzeptieren, dass ihre persönlichen Vorlieben für Essen und Trinken nicht mehr so individuell berücksichtigt werden können wie zu Hause. Obwohl viele Einrichtungen inzwi-

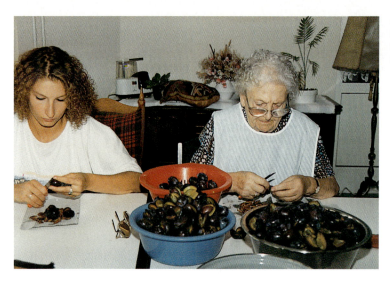

Abb. 5.**54** Das Selbstzubereiten der Speisen ist eine sinnvolle Beschäftigung und schafft Bestätigung

schen abwechslungsreiche Wahlmenüs anbieten, kann eine Gemeinschaftsverpflegung den Wünschen einzelner nicht immer nachkommen bzw. es nie allen recht machen! Oft vergessen die Bewohner, welches Menü tags zuvor bestellt wurde, oder sie können sich unter der Bezeichnung der Speisen nichts vorstellen, besonders wenn es Gerichte sind, die sie früher nicht selbst gekocht haben.

In der Regel werden die Bewohner, vertreten durch den Heimbeirat, bei der Vorbereitung des Speiseplans einbezogen. Grundsätzlich haben dabei leicht verdauliche Speisen, die den jahreszeitlichen Angeboten entsprechen, Vorrang. Besondere Vorlieben, Verträglichkeiten und Abneigungen (z. B. Fisch) versucht die Heimküche zu berücksichtigen. Auch ausreichende Getränke werden aus der Zentralküche je nach Wünschen und Bedürfnissen auch als spezielle Diätformen angeliefert oder es werden entsprechende Nahrungsmittel gereicht, die zusätzliche individuelle Ergänzungen oder Variationsmöglichkeiten bieten.

Essen im Heim bedeutet in der Regel auch Essen in Gemeinschaft, allerdings zu festgelegten Zeiten. Die Essenszeiten liegen meist etwas früher im Tagesablauf als zu Hause, besonders das Abendessen. Damit die Nahrungspause über die Nacht nicht zu lang wird, wird daher häufig noch ein kleiner Imbiss für den späten Abend (z. B. zu oder nach dem Fernsehen) bereitgestellt. Dies ist besonders für Diabetiker wichtig.

In den meisten Heimen können die Bewohner entweder im gemeinsamen rollstuhlgerechten Speisesaal oder im kleineren Kreis in der Wohngruppe essen. Dort gibt es häufig auch die Möglichkeit, in der ebenfalls rollstuhlgerechten Küche selbst etwas zu kochen oder zu backen und das angebotene Essen individuell zu ergänzen.

Das Essen im gemeinsamen Speisesaal oder im Essraum in der Wohngruppe spornt an, führt zu Begegnungen mit anderen Bewohnern und Mitarbeitern und verhindert eine „äußere Vereinsamung". Auch möchte man den Anderen anständig gekleidet sehen und selbst ordentlich aussehen, so dass vor jeder Mahlzeit ein Blick in den Spiegel fällig ist. Ein Blick auf den Speiseplan lässt im Vorbeigehen auch Vorfreude auf das Essen aufkommen.

5.5.6 Essen reichen – das „Wie" kann über den Appetit entscheiden

Die Art und Weise, wie das Essen einem hilfebedürftigen Menschen gereicht wird, hat einen entscheidenden Einfluss auf seinen Appetit und auf sein Lebensgefühl. Die Bedeutung des Essenreichens wird in der Praxis oft unterschätzt, ist es doch eine täglich wiederkehrende, zeitaufwendige Routinemaßnahme, die leider sehr oft unter Zeitdruck erfolgen muss.

Auch die positive Ausstrahlung der Pflegeperson, ihr Einfühlungsvermögen und ihr Verhalten können den Appetit eines Kranken fördern. Das pflegerische Verhalten in dieser Situation spiegelt

nicht nur die Beziehung zwischen den Beteiligten, es zeigt auch den Respekt vor den Bedürfnissen des Anderen.
Das Auge isst mit: wobei nicht nur das Aussehen der Speisen eine Rolle spielt, sondern das ganze Ambiente wie z. B. freundliches Geschirr, eine frische saubere Serviette und eine Blume auf dem Tisch. Auch das Essbesteck sollte, wenn möglich, nicht nur auf einen großen Löffel beschränkt sein, denn die meisten Hilfebedürftigen können gut auch mit der Gabel essen. Das Essenreichen mit einem Löffel erinnert an das Füttern von kleinen Kindern.
Auch die Trinkgefäße sollten mit Bedacht ausgewählt werden. Eine hübsche, nicht zu schwere Tasse oder ein Trinkglas, nur halbvoll gefüllt, kann auch mit zittrigen Händen gehalten werden. Manchmal bewährt sich ein abknickbarer Trinkhalm. Der Schnabelbecher als Trinkgefäß, besonders aus Plastikmaterial, sollte wirklich nur in Ausnahmefällen eingesetzt werden, er mindert das Geschmacksempfinden und verhindert ein Schlucktraining.
Zu hastiges Essen kann leicht zu Verschlucken führen, da die Schutzreflexe im Alter vermindert sein können. Deshalb ist es günstiger, wenn jeweils nur eine kleine Portion gereicht und abgewartet wird, bis der alte Mensch auch wirklich geschluckt hat. Getränke sollten nur schluckweise gegeben werden. Die Aspirationsgefahr wird durch allzu schnelles Essenreichen verstärkt.

Auch bei hoher Arbeitsbelastung sollte am wenigsten Zeit beim Essen und Trinken eingespart werden. Zeitmangel darf nicht dazu führen, dass der Versuch unterbleibt, den Kranken immer wieder zu größtmöglicher Selbstständigkeit beim Essen anzuregen.

Bei manchen Schwerkranken kann es hilfreich sein, wenn Pflegende ihre Tätigkeit so organisieren, dass immer die gleiche Person das Essen reicht. Sie kann aufgrund ihrer Erfahrung am besten einschätzen, wie sie ohne größere Probleme zurechtkommt, evtl. auch bei der Wahl der Speisen und der Hilfsmittel. Der Kranke soll in Ruhe kauen, schlucken und genießen können. Er soll selbst sein Ess-Tempo bestimmen, dann bekommt es ihm auch besser und letztendlich wird durch Vermeidung von Komplikationen auch Zeit gespart.

> **Anregung**
>
> Bei einer Fortbildungsveranstaltung von Pflegemitarbeitern wurde das Essenreichen als Rollenspiel geübt. Ziel war die persönliche Erfahrung, wie es ist, wenn andere Menschen das eigene Essverhalten beeinflussen oder gar bestimmen.
> Es wurde danach über folgende Erfahrungen berichtet:
> - **Der Essende** empfand schon beim Umbinden der Serviette ein unangenehmes Gefühl der Abhängigkeit. Das fremdbestimmte Ess- bzw. Schlucktempo ließ keinen oder wenig Wohlgeschmack am Essen aufkommen.
>
> Beim Trinken übernahm der Gebende oft eine führende anstatt unterstützende Rolle. Der Gebrauch des Schnabelbechers wurde äußerst kritisch beurteilt. Viele konnten den Geschmack des Getränks fast nicht erkennen.
> - **Die essenreichende Person** übertrug das eigene Essverhalten auf den Betreuungsbedürftigen, z. B. in welcher Reihenfolge sie die Speisen verabreichte, zuerst Fleisch, dann Kartoffeln usw. Manche schluckten in Gedanken mit und hatten Mühe, das Tempo des Essenden zu akzeptieren bzw. sich anzupassen. Sie hatten oft Angst, der Essende könnte sich verschlucken.

Allen beteiligten Pflegemitarbeitern wurde durch diese Übung bewusst, wie sehr der Appetit von der allgemeinen Atmosphäre in der Umgebung abhängt. Wichtig war ihnen auch die Erkenntnis, dass Essenreichen großes Einfühlungsvermögen und sorgfältiges Beobachten erfordert und in Einzelfällen nicht ohne Anleitung einfach übertragen werden kann, z. B. an Schüler oder Aushilfskräfte. Wichtig war ihnen auch die Erfahrung, dass fremdbestimmtes Essen einer Mahlzeit einen Verlust an Lebensfreude bedeutet und sie deshalb in Zukunft durch besondere Sorgfalt des äußeren Rahmens ein bißchen mehr Freude am Essen vermitteln wollen.

Hilfestellung beim Essen

Bei zunehmender Hilfebedürftigkeit kann auch im Bereich Essen und Trinken mehr und mehr Hilfestellung notwendig werden, immer nach dem Grundsatz: „So viel wie nötig, so wenig wie möglich."

Essen und Trinken am Tisch im Zimmer oder im Speisesaal:
- Rechtzeitig an den Zeitpunkt des Essens erinnern,
- Hilfestellung anbieten, z. B. beim Händewaschen, Gang zur Toilette, Begleitung zum Tisch, zum Speisesaal,
- Zimmer vor dem Essen lüften,
- für gute Sitzmöglichkeit sorgen,
- saubere Serviette bereitlegen, evtl. umbinden,
- verordnete Medikamente je nach Anordnung vor, während oder nach dem Essen reichen,
- bei Bedarf Hilfestellung beim Essen und Trinken geben (z. B. bei Verwirrten, bei starkem Zittern),
- für Getränke sorgen,
- genügend Zeit lassen zum Essen.

Bei plötzlicher akuter Erkrankung oder bei chronisch Schwerkranken kann es notwendig sein, dass Pflegekräfte Hilfestellung zum Essen im Bett geben müssen.

Essen und Trinken im Bett:
- Zimmer vor dem Essen lüften,
- den (Schwer-)Kranken im Bett aufsitzen lassen, Rücken gut abstützen,
- Krankennachttisch mit der richtigen Höhe bereitstellen,
- bei Bedarf Esshilfen bereitstellen wie Schnabeltasse, Spezialbestecke, Warmhalteteller u. a. (Abb. 5.**55**),
- Serviette bereitlegen oder umbinden,
- Medikamente nach Verordnung reichen,
- Getränke bereitstellen,
- zuerst etwas trinken lassen (wegen häufig trockenem Rachen),
- Hilfestellung individuell abwägen, größtmögliche Selbstständigkeit fördern bzw. erhalten.

Nach dem Essen:
- Bewohner ins Zimmer zurückbegleiten,
- Kranke im Bett zurücklagern,
- Mund ausspülen lassen oder bei der Zahnpflege behilflich sein,
- kontrollieren, ob Kleidung oder Nachthemd sauber ist.

Vergewissern, ob

- genügend gegessen wurde, z. B. bei Diabetikern wegen Übereinstimmung mit der verordneten Insulingabe oder Tabletteneinnahme,
- bei Appetitmangel äußere Faktoren eine Rolle spielen und evtl. verändert werden könnten, wie z. B. die Tischgemeinschaft,
- die zu den Mahlzeiten verordneten Medikamente wirklich eingenommen wurden, das Essen geschmeckt hat und verträglich war.

Dokumentieren: Veränderungen bei Bewohnern hinsichtlich Appetit, Beschwerden vor, während oder auch nach dem Essen werden in das Dokumentationssystem eingetragen.

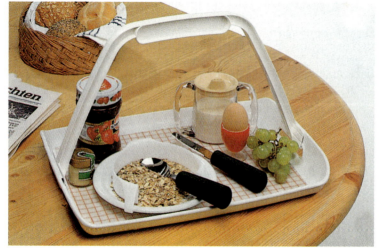

Abb. 5.**55** Antirutschtablett (Fa. Ortopedia), das ohne Bügel auch im Bett verwendet werden kann. Das Besteck mit Griffverstärker und der Klarsichtbecher mit Fingermulden an den Griffen geben Sicherheit beim Trinken

5.5.7 Probleme beim Essen und Trinken

Körperlich bedingte Probleme: Bei Erkrankungen oder Veränderungen im Verdauungstrakt, Stoffwechselstörungen, Über- oder Untergewicht muss die Ernährung angepasst werden, z. B.

- als Schonkost (leicht verdaulich),
- als spezielle Diät (z. B. purinarm bei Gicht),
- als Reduktionskost (kalorienreduziert),
- ballaststoffreich bei Verstopfung (Obstipation): Verstopfung ist ein sehr häufiges Problem alter Menschen (S. 372).
- Entsprechende Enährungsempfehlungen zielen darauf ab, bei nicht organisch bedingten Stuhlentleerungsstörungen die Entleerungshäufigkeit durch eine Erhöhung der Ballaststoffzufuhr zu fördern. Ballaststoffe sind unverdauliche Nahrungsbestandteile (z. B. Zellulose), die durch ihr Volumen die Darmbewegungen anregen und den Transport des Darminhaltes unterstützen.

Erkrankungen oder Veränderungen in der Mundhöhle können den Genuss am Essen reduzieren, z. B.:

- schlechtsitzende Prothesen: Ein Besuch beim Zahnarzt oder der Besuch des Zahnarztes im Heim kann manche „kaubedingten" Essensprobleme lösen. Im Heim obliegt Pflegemitarbeitern die Beobachtung und Organisation der Hilfe.
- Entzündunge und Druckstellen in der Mundhöhle,

- Trockenheit der Schleimhäute bei Exsikkose oder durch ständigen Aufenthalt in überheizten Räumen mit geringer Luftfeuchtigkeit,
- Geschmacksstörungen, verursacht durch Abnahme der Geschmackspapillen auf der Zunge.

Neurogene Probleme (Abb. 5.56):

- chronische und akute Schmerzen,
- Probleme nach einem Schlaganfall, bei der Parkinson-Krankheit,
- Verminderung des Schutzreflexes beim Schlucken (S. 343).

Psychisch-geistig bedingte Probleme: Appetitlosigkeit wegen

- mangelnder Ansprache und Einsamkeit,
- Trauer, z. B. Verlust des Partners,
- einer Depression,
- Angst vor Vergiftung des Essens bei Wahnkranken,
- Demenzerkrankungen (Kap. 6).

Verweigerung der Nahrungsaufnahme

Nahrungsverweigerung bei Pflegebedürftigen erleben zu müssen, ist immer ein bedrohliches Ereignis, auch für die Pflegenden, besonders wenn zudem auch krankheitsbedingte Kommunikationsstörungen vorliegen. Pflegende werden dabei mit ihrer eigenen Hilflosigkeit und mit ihren pflegetherapeutischen Grenzen konfrontiert, es entstehen Unsicherheit und Ängste.

Signale einer Nahrungsverweigerung können z. B. sein, wenn der Pflegebedürftige

- den Kopf wegdreht und signalisiert: „Lass mich in Ruhe",
- den Mund nicht aufmacht und die Lippen zusammenpresst,
- den Mund nur einen Spalt öffnet,
- den Mund nur bei Berührung öffnet,
- die Lippen nicht schließt,
- die Speise im Mund behält und nicht schluckt,
- die Augen geschlossen hält.

Die Gründe für eine Nahrungsverweigerung können sehr vielfältig sein. Pflegende müssen herausfinden, ob der Pflegebedürftige das Essen bewusst ablehnt oder ob er aus körperlichen, psychischen, sozialen oder kulturellen Gründen momentan nichts essen will und kann, z. B. wegen Übelkeit, Müdigkeit, Sorgen oder wegen

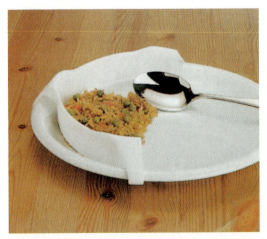

Abb. 5.**56** Ein biegsamer Tellerrand hilft beim Aufnehmen der Speisen (Fa. Ortopedia)

religiösen Vorschriften bei manchen Speisen, z. B. Schweinefleisch im Islam.
Bei Sprachgestörten sind sie dabei ganz auf nonverbale Zeichen angewiesen, was die eigene Unsicherheit noch verstärken kann.
Bei einem verwirrten alten Menschen kann es auch vorkommen, dass er zum Zeitpunkt des Essens mit seinen Gedanken weit weg und daher schwer ansprechbar ist und dann einfach nicht essen will. Bei der nächsten Mahlzeit kann der Appetit dann wieder normal sein.

»*Das Gute und das Richtige tun wir sicherlich, wenn wir zunächst nach dem Schaden fragen, den eine ausgefallene Mahlzeit für eine etwas verwirrte Patientin in einem Pflegeheim haben könnte.*
Gerade bei alten Menschen kommt es häufiger vor, dass die Nahrungsaufnahme sehr variiert. Die Erfahrung vieler Altenpflegerinnen hat gezeigt, dass wir durch persönliche Zuwendung und Verhandlungsbereitschaft Konfliktsituationen im Entstehen vermeiden und entschärfen können.«

(Arndt 1996)

Manchmal ist Nahrungsverweigerung jedoch ein Signal, nicht mehr leben zu wollen, der alte Mensch möchte damit ausdrücken, dass er lebenssatt ist. Wenn er seinen Willen bei klarem Bewusstsein eindeutig ausdrückt, muss seine Entscheidung respektiert werden.
Eine solche Situation ist für Pflegende immer sehr belastend und schwer auszuhalten, einerseits fühlen sie sich durch ihr Berufsethos verpflichtet, Leben zu schützen und zu erhalten, andererseits müssen sie den Willen des alten Menschen respektieren. Signale für eine Nahrungsverweigerung sind immer sehr ernst zu nehmen und erfordern gemeinsam getragene Entscheidungen. Angehörige, Pflegende und alle Therapeuten müssen ihre Wahrnehmungen zusammentragen und sich gemeinsam für ihr Handeln entscheiden.

Beispiel:
Im Rahmen einer Studie wurden mehr als 100 Pflegepersonen gefragt, was nach ihrer Meinung zu tun sei, wenn ein Patient sich weigert, feste oder flüssige Nahrung zu sich zu nehmen. In den anschließenden Interviews wurden dann alle Methoden diskutiert, die in einem solchen Fall übrig bleiben, also: das mehr oder weniger gewaltsame Füttern mit dem Löffel, die Ernährung durch Infusionen, Sondenernährung, aber auch die Alternative, zu akzeptieren, dass der Patient sich weigert, Nahrung aufzunehmen.

Die Untersuchung ergab schließlich, dass all diese Methoden bei den Anwendern ein ungutes Gefühl hinterließen und die Überzeugung, etwas Falsches zu tun: Beim zwangsweisen Füttern mit dem Löffel hat man das Gefühl, dem Patienten Gewalt anzutun. Die Ernährung mit Hilfe einer Infusion lässt befürchten, dass man den Patienten verletzen könnte. Bei Sondenernährung glaubt man, das Leiden dadurch nur zu verlängern. Schließlich hätte man beim Unterlassen jedes Versuchs, dem Patienten Nahrung zuzuführen, das Gefühl, sein Leben zu verkürzen.
Was immer die Pflegeperson auch unternimmt: Es könnte sich als falsch oder schlecht erweisen. In einer solchen Situation ist es wichtig, einen Gesprächspartner zu haben, mit dem man sich aussprechen kann (Gero-Care-Report 5/96).

Schluckstörungen

Probleme mit Schluckstörungen haben viele ältere Menschen, ca. 30-40 % sollen davon betroffen sein. Oft werden sie allerdings nicht richtig erkannt und daher auch nicht genügend beachtet.
Das Verschlucken (Aspirieren) von Speisen oder Speiseteilen oder von Getränken ist gefährlich, weil diese Stoffe in der Regel mit Keimen kontaminiert sind. Wenn sie in die Luftröhre gelangen, anstatt in den Magen, kann dies zu einer bedrohlichen Atemnot führen. Nachfolgend kann daraus eine für alte Menschen besonders gefährliche Aspirationspneumonie entstehen.
Der beim Verschlucken ausgelöste Hustenreiz ist ein Schutzreflex des Körpers, der die Atemwege von dem Fremdkörper befreien soll.
Anzeichen für eine Schluckstörung können sein:

- häufiges Verschlucken beim Essen,
- Husten und Würgen,
- Speichelfluss, Sensibilitätsverlust im Mundbereich,
- Ansammlung von Nahrungsteilen in den Backentaschen,
- die Lippen schließen nicht richtig.

! **Beachte:** Essenreichen bei Personen mit Schluckstörungen ist eine verantwortungsvolle pflegerische Aufgabe. Wegen der möglichen Komplikationen sollten nur erfahrene Pflegekräfte damit betraut werden (Kap. 8.13 „Notfallmaßnahmen").

5.5.8 Erbrechen

Erbrechen (Emesis, Vomitus) ist ein Schutzreflex des Körpers, um den Mageninhalt – oft sehr plötzlich – durch den Mund zu entleeren. Dieser Schutzreflex wird durch das im verlängerten Mark (Medulla oblongata) liegende Brechzentrum gesteuert. Erbrechen kann ein vorübergehendes, relativ harmloses Ereignis oder aber Zeichen einer ernstzunehmenden Erkrankung sein. Das Brechzentrum steht in naher Verbindung zum Atemzentrum. Dies zeigt sich darin, dass in den meisten Fällen dem Erbrechen ein Übelkeitsgefühl mit vermehrter Speichelabsonderung und verlangsamter Atmung sowie ein Würgen unter unkoordinierten Atembewegungen vorausgeht. Tiefes Atmen kann u.U. das Erbrechen verhindern.

Das Erbrechen beginnt mit einer tiefen Einatmungsbewegung durch Heben des weichen Gaumens, bei geschlossener Stimmritze und Verschluss des Nasenrachenraumes. Dadurch wird die Speiseröhre stark erweitert und nach Erschlaffung des Mageneingangs und des Magens wird dessen Inhalt mittels kräftiger Kontraktionen des Zwerchfells und der Bauchmuskeln durch die Speiseröhre und Mundhöhle herausgeschleudert. Würgen und Tränenfluss begleiten häufig diesen unangenehmen Vorgang.

Ausgelöst wird der Brechreiz durch

- Reizung des Gehirns mit Erhöhung des Hirndrucks durch Entzündungen, z. B. Meningitis, Gehirnerschütterung, Tumoren,
- starke Sinnesreize (Ekel) über Augen, Geruch, Geschmack,
- Störungen des Innenohrs (Vestibularapparat), Reisekrankheiten,
- chemische Reize von Medikamenten, Alkohol, Bakteriengifte, Lebensmittelgifte,
- Magendruckerhöhung bei Überfüllung,
- Erkrankungen im Verdauungstrakt z. B. Gastritis, Appendizitis, Abflussbehinderungen,
- starke Schmerzen, Koliken,
- psychische Ursache,
- forciertes Erbrechen durch manuelle Reize.

Hilfestellung

Erbrechen wird von den meisten Menschen wegen begleitender Übelkeit, Schwäche, Schweißausbruch, Zittern und Ohnmachtsgefühlen als sehr unangenehm empfunden. Dazu kommt der durch Magensäure und Gallensaft typische Geschmack und Geruch des Erbrochenen (Emesma).

Manche Betroffene finden es hilfreich, wenn ihnen dabei evtl. mit einem kühlen gefalteten Waschlappen die Stirn gehalten wird. Sie fühlen sich in dieser akut bedrohlichen Situation gestützt und nicht allein gelassen.

Hilfestellung beim bettlägerigen Kranken, der bei Bewusstsein ist:

- Ruhe bewahren, Oberkörper erhöht lagern, Rücken gut abstützen,
- Nierenschale oder Schüssel mit Zellstofftücher in die Hand geben,
- Bett schützen (Unterlage, Handtuch oder Ähnliches),
- beengende Kleidung am Hals oder in der Taille öffnen,
- auf Zahnprothesen achten, evtl. vorher entfernen.

Nach dem Erbrechen den Mund ausspülen, Gesicht und Hände waschen lassen. Beschmutzte Wäsche auswechseln und Umgebung reinigen, Zimmer lüften. Nahrungskarenz einhalten, ärztliche Anordnung abwarten.

Hilfestellung, wenn der Kranke bewusstlos ist (zur Verhinderung einer Aspirationspneumonie oder des Erstickungstodes):

- Seitenlage herstellen oder Kopf zur Seite neigen,
- Zahnprothese entfernen,
- Atemwege freihalten, ggf. Mundhöhle absaugen,
- Auffangschale für Erbrochenes und/oder Krankenunterlage unter den Mund legen,
- Arzt, ggf. Notarzt rufen,
- bei Bedarf Sauerstoff verabreichen.

Nach dem Erbrechen Mundpflege durchführen, Gesicht waschen, evtl. beschmutzte Wäsche auswechseln, Zimmer lüften, Bewohner beruhigen. Ins Dokumentationssystem eintragen.

Bei jedem Erbrechen muss nach der Ursache geforscht werden: Zur Diagnosestellung sollte das Erbrochene dem Arzt gezeigt und/oder nach folgenden Beobachtungskriterien beschrieben werden:

- Zeitpunkt des Erbrechens, z. B. Zeitabstand zu der Nahrungsaufnahme

- Vorgang des Erbrechens, z. B. würgend oder im Schwall,
- Menge und Beschaffenheit des Erbrechens, Beimengungen wie Schleim, Galle und unverdaute Nahrungsteile,
- Befinden des Kranken vor bzw. nach dem Erbrechen.

Literatur

Arndt, M.: Ethik denken – Maßstäbe zum Handeln in der Pflege. Thieme, Stuttgart 1996
Besendorfer, A., I. Göschel, B. Senftleben: Gütekriterien für die Pflege. Altenpflege 7/96
Borker, S.: Wenn Pflegende das Essen reichen. Altenpflege Forum, 4/96
Büsch, D.: Stufen der Pflegequalität. In Forum 24: Theoriegeleitetes Arbeiten in Ausbildung und Praxis. KDA, Köln 1995
Forum 24: Theoriegeleitetes Arbeiten in Ausbildung und Praxis. KDA, Köln 1995
Gero-Care-Report, KDA 5/96
Gerster, E.: „Ich krieg nichts rein". Altenpflege 5/90
Huhn, S.: Wenn sich Herz und Mund soll laben, will das Auge auch was haben. Pflegezeitschrift 1/98
Huhn, S.: Das Darreichen der Nahrung kann nur nach Anleitung delegiert werden. Pflegezeitschrift 2/98
Jonas, J.: Ch. Sowinski: Täglich mindestens zwei Liter Flüssigkeit. Pro Alter 2/98
Kreutzer, Ch.: Therapie der Mangelernährung in der Geriatrie. Geriatrie Praxis, Sonderdruck 2 (1990), 8, 42 u. 45
Küpper, C.: Aus der Vielfalt das Richtige. Altenpflege 6/97
Runge, M.: G. Rehfeld: Geriatrische Rehabilitation im Therapeutischen Team. Thieme, Stuttgart 1995
Wettstein, A.: Checkliste. Thieme, Stuttgart 1997

5.5.9 Sondenernährung
Hartmut Rolf

Indikationen zur künstlichen Ernährung

Nahrung wird normalerweise durch den Mund aufgenommen. Bei schweren Erkrankungen oder psychischen Störungen, nach Operationen und Unfällen kann es jedoch erforderlich werden, Nahrung auf künstliche Art zuzuführen.
Dazu stehen grundsätzlich zwei Möglichkeiten zur Verfügung:

1. die **parenterale** Ernährung (Infusion in eine Vene, unter Umgehung des Magen-Darm-Kanals),
2. die **enterale** Ernährung (mittels Sonde in Magen oder Dünndarm).

Wenn die Resorption über den Darm gewährleistet ist, wird die enterale Ernährung durch die Sonde bevorzugt. Diese ist physiologischer, kostengünstiger und verursacht weniger Komplikationen. Die Entscheidung über die anzuwendende Form trifft der Arzt, unter Berücksichtigung des jeweiligen Krankheitszustandes.

Im einzelnen wird Sondenernährung gegeben bei

- Störungen der Nahrungsaufnahme, z. B. Kau- und Schluckstörungen,
- Störungen des oberen Verdauungstraktes, z. B. Speiseröhrenverengung,
- Resorptionsstörungen, Darmentzündungen, z. B. Morbus Crohn und Colitis ulcerosa,
- als zusätzliche Kalorienzufuhr, z. B. bei schweren zehrenden Krankheiten und Essstörungen.

In der Altenpflege wird vor allem bei ausgeprägten Folgezuständen nach einem Schlaganfall (z. B. bei Lähmungen der Zunge und Halsmuskulatur) künstlich, d. h. enteral mittels Sonde, ernährt.

Künstliche Ernährung als Ausnahmesituation

Der Kranke befindet sich in einer Ausnahmesituation. Oft kann er sich nicht mehr gezielt äußern oder nicht verbal reagieren. Die Kommunikation, die sonst normalerweise beim Essen erfolgt, gerät in Gefahr, wesentlich reduziert zu werden.
Bei der künstlichen Ernährung werden nicht nur die sozialen und psychischen Bedürfnisse des Menschen vernachlässigt, auch der Genuss am Essen entfällt, da weder der Geschmacks- noch der Geruchssinn angeregt werden (Abb. 5.**57**).

> **Pflegetipp**
> Besonders bei der Verabreichung mittels Ernährungspumpe ist es wichtig, dass die eingesparte Zeit durch eine besonders einfühlsame Betreuung des Kranken genutzt wird.

Sondenarten

In den letzten Jahren ist die längerfristige Applikation von Nahrung mittels einer Ernährungssonde, die direkt durch die Bauchwand in den Magen geführt wird, zur Regel geworden. Diese sog. PEG (Perkutane endoskopisch kontrollierte Gastrostomie) kommt zur Anwendung, wenn die künstliche Ernährung voraussichtlich

5.5 Essen und trinken können

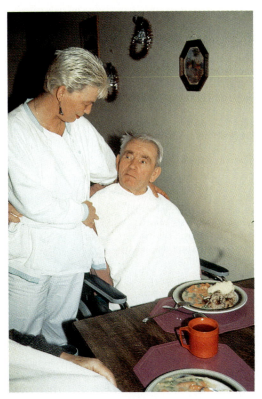

Abb. 5.**57** Zuspruch beim Essen (Quelle: Abbott Mediathek)

Altenpflegepersonen übernehmen folgende Aufgaben:
- sorgfältige Verabreichung der Kost,
- aktive Begleitung des Patienten,
- Überwachung.

Sondenlagen

Häufig wird die Sonde in den Magen (Magensonde) gelegt. Ist die Magenentleerung jedoch gestört (z. B. bei Magenatonie), wird eine Sonde in den Dünndarm vorgeschoben, evtl. mit Hilfe eines Endoskops oder wie bei der Feinnadeljejunostomie, während eines bauchchirurgischen Eingriffs (Duodenalsonde, Jejunalsonde, Abb. 5.**58**). Intestinale (Dünndarm) Sonden werden vor allem zur Refluxprophylaxe eingesetzt.

Nasogastrale Sonde

Material: Sonden aus Polyurethan oder Silikonkautschuk sind besonders weich und gewebefreundlich. Sie ermöglichen eine lange Liegedauer (mehrere Monate, wenn sie sauber und durchgängig sind).

4 Wochen oder länger durchgeführt werden muss oder wenn Patienten unruhig sind und die herkömmliche Nasen-Magen-Sonde nicht tolerieren.
Seltener, wenn die Funktion des Magens gestört ist, werden Ernährungssonden in den Dünndarm als Zielort gelegt (Duodenal- und Jejunalsonden). Die Feinnadel-Jejunostomie kommt z. B. bei inoperablen Magenkarzinomen zum Einsatz.
Auf dem Markt befinden sich aber auch noch eine Vielzahl von Sonden, die über die Nase in den Magen (nasogastral) geführt werden. Sie unterscheiden sich je nach ihrem Zweck, nach Art des Materials, Stärke und Länge.

! **Grundsätzliches zum Umgang mit Sonden:** Das Legen einer Sonde ist grundsätzlich Aufgabe des Arztes. Eine Altenpflegeperson, die diese Tätigkeit dennoch übernimmt, muss die rechtlichen Voraussetzungen beachten, die für die Übernahme von ärztlichen Tätigkeiten gefordert werden (Rabast 1985). Dies setzt Aufklärung (durch den Arzt) voraus.

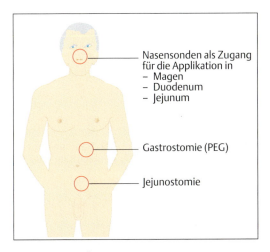

Nasensonden als Zugang für die Applikation in
- Magen
- Duodenum
- Jejunum

Gastrostomie (PEG)

Jejunostomie

Abb. 5.**58** Im Überblick: Zugänge der Ernährungssonden

Tabelle 5.**12** Enterale Sondenernährung; Zugänge im Überblick

Sondenart und Lage	Pflegerische Besonderheiten und Probleme	Sondenkost
Nasogastral im Magen	• Liegedauer bis zu 4 Wochen • bei Bewusstseinstrübung besteht besonders erhöhte Aspirationsgefahr! • häufige Fehlplazierungen von bis zu 50 % werden beschrieben • psychologisch und kosmetisch problematisch, • kann leicht selbst (ungewollt) herausgezogen werden, • portionsweise oder kontinuierliche Nahrungsgabe ist möglich	• nährstoffdefinierte (NDD) hochmolekulare Diät vorteilhaft
Nasoduodenal im Zwölffingerdarm	• Liegedauer bis zu 4 Wochen • wird bei Magenentleerungsstörungen eingesetzt, es besteht nur geringere Aspirationsgefahr • nur kontinuierliche Nahrungsgabe mit Ernährungspumpe ist möglich, sonst besteht die Gefahr eines Dumpingsyndroms	• nährstoffdefinierte oder chemisch definierte niedermolekulare Diät
Nasojejunal im Leerdarm	• Liegedauer bis zu 4 Wochen • wird bei Magenentleerungsstörungen und Aspirationsgefahr eingesetzt • Nahrungsgabe erfolgt nur langsam und kontinuierlich mit Ernährungspumpe	• chemisch definierte niedermolekulare Diät (CDD, vorverdaut)
PEG im Magen	• Langzeitanwendung • bei Bewusstseinstrübung besteht erhöhte Aspirationsgefahr • Gastrostomiesonden lassen sich bei weiterbestehender Reflux- und Aspirationsgefahr verlängern oder durch Duodenalsonden austauschen • portionsweise Nahrungsgabe ist möglich	• nährstoffdefinierte hochmolekulare Diät vorteilhaft
PEJ (perkutan-endoskopische Jejunostomie)	• Langzeitanwendung • Sonde wird während Operationen, z. B. Tumorresektionen, eingesetzt	• chemisch definierte niedermolekulare Diät (CDD, vorverdaut)
FNKJ (Feinnadel-Katheter-Jejunostomie)	• Nahrungsgabe erfolgt nur kontinuierlich und langsam mit Ernährungspumpe	

5.5 Essen und trinken können

> **! Beachte:**
> Sonden aus PVC enthalten Weichmacher. Sie sind nur für die kurzzeitige Anwendung (wenige Tage) bestimmt, denn durch die Verdauungssäfte wird der Weichmacher aus dem PVC-Kunststoff gelöst und die Sonde wird brüchig und hart. PVC-Sonden sollten wegen der Gefahr von Drucknekrosen überhaupt nicht mehr zur Ernährung verwendet werden.

Sondenstärke: Die Auswahl der Sonde richtet sich nach Indikation und Art der Sondenernährung.

> **!** Grundsätzlich gilt: So dünn wie möglich, so dick wie nötig.
> Der Außendurchmesser wird in Charrière gemessen:
> 1 Charrière (Ch.) = 1/3 mm.

Als Ernährungssonden eignen sich dünnlumige Sonden, in der Regel Ch. 12, in Ausnahmefällen bis Ch. 16. Dünne Ernährungssonden werden durch einen Mandrin zum Legen stabilisiert.

Legen einer Ernährungssonde durch die Nase in den Magen

Wegen Aspirationsgefahr sollte eine Ernährungssonde frühestens 6 Stunden nach der letzten oralen Nahrungsaufnahme gelegt werden.

Vorbereitung der Maßnahme:
- Den Kranken über die Bedeutung und das Vorgehen sowie über das Verhalten bei Schwierigkeiten informieren,
- vor Zuschauern schützen,
- auch während dem Einführen der Sonde den Patienten begleitend informieren und beruhigen.

Notwendige Hilfsmittel bereitlegen:
- Ein Glas Wasser oder Tee,
- Prothesenschale,
- evtl. anästhesierendes Spray oder Gleitmittel,
- evtl. abschwellende Nasentropfen,
- Sonde (mit Gleitmittel: Wasser oder Silikonspray),
- evtl. Schlauchklemme oder Stöpsel,
- Stethoskop,
- Indikatorpapier, Spritze (20 ml) mit passendem Ansatzstück,
- Pflaster und Schere,
- Einmalhandschuhe,

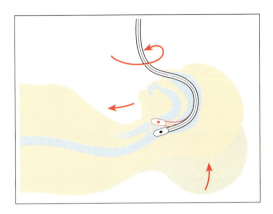

Abb. 5.59 Legen einer transnasalen Sonde. Die Sonde wird 10 cm eingeführt, den Patienten den Kopf beugen lassen und die Sonde während des Schluckens vorschieben. Wenn beim Legen der Sonde ein Widerstand auftritt, kann versucht werden durch Zurückziehen, erneutes Vorschieben und leichtes Drehen der Sonde den richtigen Weg zu finden (nach Fresenius AG 1997)

- Bettschutz,
- Nierenschale, Zellstoff,
- Protokollbogen,
- evtl. Spatel und Taschenlampe.

Vorgehen (Abb. 5.59):
- Vitalzeichen kontrollieren,
- der Kranke putzt, wenn möglich, seine Nase und nimmt eine sitzende oder halbsitzende Lage ein,
- auch Bewusstlose werden halbhoch gelagert,
- geeignete Nasenöffnung auswählen,
- evtl. abschwellende Nasentropfen verabreichen (dies verringert die Verletzungsgefahr der Nasenschleimhaut),
- evtl. anästhesierendes Spray für den Rachen verwenden,
- Zahnprothese entfernen,
- Handtuch wird zum Schutz des Bettes vorgelegt,
- wenn möglich, hält der Kranke eine Nierenschale vor den Mund,
- der Arzt oder die Pflegekraft hält seitlich stehend den Kopf des Kranken leicht nach vorn gebeugt,
- gewünschte Sondenlänge abmessen (s. u.),
- die gleitfähig gemachte Sonde wird jetzt ca. 10-15 cm in horizontaler Richtung in die Nase (unterer Nasengang) geführt. Dies geschieht vorsichtig und ohne jede Gewaltanwendung,

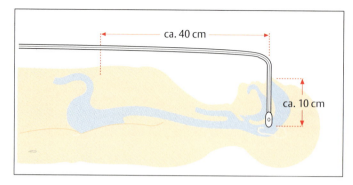

Abb. 5.**60** Richtiges Abmessen der Sondenlänge: Länge vom Ohrläppchen zur Nase und von der Nase zur Magengrube (nach Fresenius AG 1997)

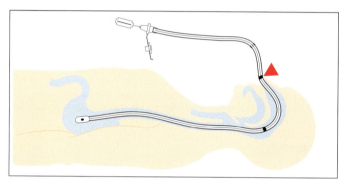

Abb. 5.**61** Richtige Platzierung der Sonde im Magen: Mit der zuvor bestimmten Berechnung hat die Sonde in der Regel den gastroösophagealen Übergang erreicht. Sie muss nun noch 10–20 cm vorgeschoben werden (nach Fesenius AG 1997)

– der Kranke soll den Kopf nach vorn beugen, ruhig atmen und evtl. etwas Wasser schlucken,
– zwischendurch die Mundhöhle kontrollieren: es kann vorkommen, dass sich die Sonde im Mund aufrollt (mögliche Zeichen sind Würgen und Brechreiz).

! Die Länge der Sonde im Körper wird wie folgt bemessen: Strecke von Ohrläppchen zur Nasenspitze und weiter bis zur Magengrube (Abb. 5.**60**).

Damit die Sonde richtig im Magen platziert wird, muss sie dann noch 10-20 cm vorgeschoben werden (Abb. 5.**61**).
Beim Einführen kann die Sonde in die Luftröhre (Trachea) kommen, deshalb muss der Kranke gut beobachtet werden, dies gilt vor allem für Bewusstlose.

! Bei Zyanose, starkem Husten oder auffallenden Atemgeräuschen liegt die Sonde falsch und muss sofort wieder herausgezogen werden. Bei bewusstseinsgestörten Kranken sind diese Zeichen nicht immer klar zu erkennen, hier ist wegen des fehlenden Hustenreflexes besondere Vorsicht geboten!

Kontrolle der Sondenlage

Die falsche Sondenplatzierung ist eine häufige und problematische Komplikation! Deshalb sollten Ernährungssonden grundsätzlich von einem Arzt gelegt werden (nach Rabast).
Grundsätzlich muss – auch zur rechtlichen Absicherung – nach dem Legen die korrekte Sondenlage durch eine Röntgenaufnahme nachgewiesen werden. Dies ist notwendig, um eine versehentliche Nahrungsgabe in die Luftröhre oder Aspiration von Speisebrei zu verhindern.
Besonders bei Bewusstlosigkeit ist eine Röntgenaufnahme zum Nachweis der richtigen Sondenlage wichtig (bei endoskopisch gelegten Sonden nicht notwendig).

! Der Arzt muss die Sondenlage prüfen und die korrekte Lage schriftlich dokumentieren, bevor mit der Gabe der Sondenkost begonnen wird! Komplikationen durch falsche Sondenlage (z. B. Aspiration) kann nur durch regelmäßige Überprüfung begegnet werden.

Nach dem Legen der Magensonde und vor jeder Verabreichung von Sondenkost ist die richtige Lage der Sonde durch eine der folgenden Methoden zu überprüfen:

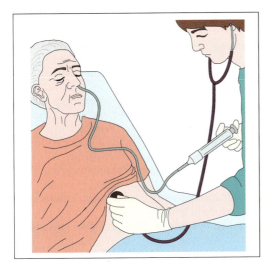

Abb. 5.**62** Kontrolle der Sondenlage mit dem Stethoskop

Mit einer 20-ml-Spritze werden ca. 10 ml Luft in die Sonde eingeblasen. Mit dem Stethoskop (Abb. 5.**62**) hört man gleichzeitig über dem Oberbauch (zwischen Rippenbögen und Nabel) bei richtiger Lage ein blubberndes Geräusch. Wenn möglich, sollte die Luft anschließend wieder abgesaugt werden. Vorsicht: Wenn die Luft nicht hörbar gluckert, sondern nur strömt, kann die Sonde in der Speiseröhre oder in der Luftröhre liegen!
Ansaugen von Magensaft und Kontrolle mit Indikatorpapier. Magensaft reagiert in der Regel sauer, Bronchialsekret und Speichel dagegen neutral. Bei Dünndarmsekret ist mit alkalischer Reaktion zu rechnen.

! **Beachte:**
Der Magensaft ist im Alter nicht immer sauer!

Wird keine Flüssigkeit angesaugt (aspiriert), sondern Luft, so ist dies ein Zeichen für eine falsche Sondenlage, z. B. Lage in der Luftröhre. Bei dicklumigen Sonden hört man evtl. ein Atemgeräusch. Kann keine Luft eingeblasen werden, so ist die Sonde abgeknickt. In beiden Fällen muss die Sonde herausgezogen und neu platziert werden.
Liegt die Sonde korrekt, wird sie am Eintritt in die Nase markiert (z. B. mit wasserfestem Filzstift oder Pflasterstreifen), dies dient der groben Orientierung, falls sie herausgerutscht ist.

Gefahren und Komplikationen beim Legen der Sonde

- Treten schon nach 5-10 cm Hindernisse auf, so muss auf der anderen Nasenseite ein neuer Versuch unternommen werden, die Sonde zu legen,
- niemals Gewalt anwenden! Vorerkrankungen können die Passagewege verengen!
- Ist der Kopf des Kranken nach hinten gebeugt (Abwehrhaltung), so wird ebenfalls die Passage am Zungengrund verengt. Deshalb soll der Kopf gestützt und leicht nach vorne gebeugt werden,
- beiliegende Gleitmittel zum Entfernen des Mandrin (z. B. MCT-Öl) sachgerecht anwenden.

! **Beachte:**
Bei jeder Schwierigkeit und Unklarheit ist rechtzeitig Hilfe durch den Arzt notwendig! Beim Einführen von Ernährungssonden, die einen Mandrin als Einführungshilfe besitzen und „Augen" oberhalb der Sondenspitze haben, müssen diese Sonden auf ihre korrekte Lage vor dem Herausziehen des Mandrins geprüft werden. Wenn der Mandrin auch nur ein kleines Stück zurückgezogen wird, darf er nicht wieder hineingeschoben werden. Der Mandrin kann bei dem Versuch, ihn wieder zurückzuschieben, durch eine seitliche Öffnung austreten und Verletzungen verursachen.

Fixieren der Sonde

Die Befestigung der Sonde erfolgt zur Zugentlastung an der Nase und seitlich an der Wange. Sie kann dann hinter das Ohr geführt und dort noch einmal mit Pflaster fixiert werden. Um die Sonde gut zu befestigen, gibt es verschiedene Methoden:
Ein 10 cm langer Pflasterstreifen wird an die gereinigte Nasenspitze festgeklebt. Zuvor wurde dieser Streifen am andere Ende mit einer Schere der Länge nach in zwei gleiche Streifen geteilt. Die Streifen werden gegenläufig um die Sonde geklebt (Abb. 5.**63a** u. **b**).
Oder es werden die der Sonde beigelegten Pflaster nach Angaben der Hersteller angebracht.
Es ist darauf zu achten, dass keine Druckgeschwüre entstehen, besonders gefährdet ist die Nasenscheidewand.
Die Pflasterfixierung wird täglich gewechselt, um ein Verkleben zu verhindern. Die Markierung

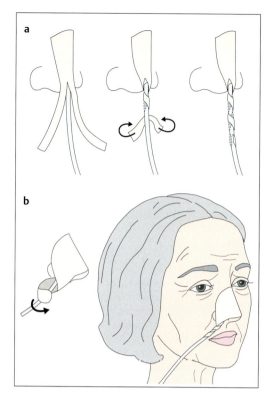

Abb. 5.**63a** u. **b**
a Fixierung der Sonde an der Nase mit Pflasterstreifen
b Fixierung der Sonde an der Nase mit Pflasterset

an der Sonde gibt Auskunft, ob die Sondenlage noch stimmt.

! Nach der Fixierung prüfen, ob die Sonde noch richtig liegt (Abb. 5.**62**, S. 350).

Sondenkost

Sondennahrung muss eine Reihe von speziellen Forderungen erfüllen, die die selbsthergestellte flüssige Kost nicht erbringen kann. Deshalb werden zunehmend die industriell gefertigten Formeldiäten verwendet (Tab. 5.**13**).

! **Für die Sondennahrung gilt:**
- Die Verwendung selbstgemachter Kost ist aus Gründen der Hygiene problematisch. Ebensowenig wird sie in der Regel den Forderungen der Vollbilanzierung gerecht. Fertigprodukte werden in gebrauchsfertiger, flüssiger Form oder als Instant angeboten. Sie stehen für eine Vielzahl von Indikationen in verschiedenen Geschmacksrichtungen für die Sonden- oder Zusatzernährung zur Verfügung.
- Sie muss in ihrer Zusammensetzung den Bedürfnissen vollwertiger, gesunder Ernährung entsprechen und den Krankheitszustand berücksichtigen.
- Die bakterielle Kontamination muss vermieden werden.
- Eine zu hohe Konzentration der Sondennahrung kann zu Unverträglichkeiten und Durchfall führen. Gut verträglich ist die Kost bei einer sog. Osmolarität (Menge der gelösten Teilchen pro Liter) von 300–400 mosmol/l.
- Sie muss gut zu bilanzieren sein, besonders auch im Hinblick auf die Flüssigkeitszufuhr (bewusstseinsgestörte Patienten können Durst nicht äußern!).
- Sie muss auf individuelle Verträglichkeit abgestellt werden, z. B. laktosefrei sein.
- Niedermolekulare ballaststofffreie Kost wird im oberen Darmabschnitt resorbiert und führt dadurch zu geringerer Stuhlmenge, Abführmittel sind dann nicht angezeigt. Im Zweifelsfall den Arzt fragen!
- Hochmolekulare ballaststoffreiche Kost ist physiologischer und sollte daher bevorzugt werden. Obstipation und Diarrhö werden positiv beeinflußt. Bei längerfristiger Ernährung sollten Ballaststoffe in der Sondenkost Standard sein.
- Hochmolekulare ballaststofffreie oder -arme Kost erfordert in der Regel ein vom Arzt angeordnetes Abführmittel (z. B. Lactulose).

Ballaststoffe wirken nur, wenn gleichzeitig ausreichend getrunken wird!
Sondenernährung und ihre Modalitäten (Art der Sonde, Positionierung, Kostform, Zusammenstellung, Menge und Frequenz der Applikation) sind Gegenstand ärztlicher Verordnung und der Dokumentation.

5.5 Essen und trinken können

Tabelle 5.**13** Anwendung und Vergleich der Formeldiäten

	Niedermolekulare bedarfsdeckende Diät	**Hochmolekulare bedarfsdeckende Diät**
Zusammensetzung	aufgespaltene (vorverdaute) Nährstoffe ohne Ballaststoffe, z. B. Oligopeptide, Einfachzucker, Maltodextrine	Nährstoffe in ursprünglicher Form, mit und ohne Ballaststoffe, z. B.: Eiweiß (Proteine), Kohlenhydrate (Stärke)
Geschmack	meist problematisch	besser
Handelsform	Pulvernahrung (Instant) oder flüssig, z. B. Survimed OPD	Pulvernahrung oder gebrauchsfertige Flüssignahrung
Anwendung und Verbrauchsform	vorrangig als Sondennahrung in das Jejunum, kontinuierliche Applikation mit Hilfe einer Pumpe, 100–120 ml/Std., wenn die Verdauungsleistung von Magen und Dünndarm entfällt	Trink- und Sondennahrung portionsweise, halbkontinuierlich oder kontinuierlich in den Magen, oder (nur) kontinuierlich ins Duodenum, wenn keine Störungen von Magen und Darm vorliegen
Indikationen	Vorbereitung auf diagnostische Maßnahmen, postoperative Ernährung, Pankreatitis, Morbus Crohn und Colitis ulcerosa im akuten Schub, schwere Verdauungsstörungen und gestörte Nahrungsaufnahme im Dünndarm	Wenn der Kranke nicht ausreichend essen kann, darf oder nicht essen will
Osmolarität	ca. 400 mosmol/l und darüber	in der Regel isoosmolar, ca. 300 mosmol/l
Nachteile und Probleme	bei Applikation in den Dünndarm keine bakterizide Wirkung der Magensäure möglich	gesteigerte Aspirationsgefahr bei Applikation durch Magensonde

Bedarfsgerechte Auswahl der Ernährung

Der Arzt verordnet die speziell geeignete Sondenkost, die notwendige Energiezufuhr (in kcal oder kj), die Flüssigkeitsmenge und die Geschwindigkeit der Applikation.
Der **Energiebedarf** ist vom Grundumsatz, der sich nach dem Körpergewicht (KG) bemisst, der körperlichen Aktivität, vom Krankheitszustand und vom Alter abhängig.

Beispiel:
Für einen bettlägerigen Heimbewohner gilt nur der Grundumsatz in 24 Std. als Richtschnur für den Energiebedarf. Er kann mit 24 kcal/kg KG (Kilokalorie pro Kilogramm Körpergewicht) am Tag berechnet werden. Das sind bei 60 kg KG ca. 1500 kcal (entspricht 6277 kj).
Für einen mobilen Heimbewohner rechnet man 30 kcal/kg KG am Tag. Bei einer Person, die 60 kg wiegt, ist der Bedarf an Energie dann 1800 kcal (7533 kj).
Der Energiebedarf ist bei zehrenden Krankheiten wie AIDS und Krebs mit ca. 35 kcal/kg KG am Tag zu veranschlagen. Das wären dann ca. 2100 kcal (8788 kj) täglich bei einem Körpergewicht von 60 kg. ∎

Der tägliche **Flüssigkeitsbedarf** wird, wenn keine andere Verordnung vorliegt, bei 2–3 Liter liegen. Die Deutsche Gesellschaft für Ernährung empfiehlt 35–40 ml/kg KG täglich.

Beispiel:
Der 60 kg schwere Heimbewohner sollte 2100 bis 2400 ml Flüssigkeit bekommen. ∎

! Bei einer Flüssigkeitsbilanzierung (S. 573 f) ist zu beachten: 100 ml Sondennahrung enthalten unterschiedlich viel Wasser (z. B. nur 84 ml). Die Typanalyse auf dem Beipackzettel gibt Auskunft!

Beispiel:
Der 60 kg schwere Heimbewohner erhält als bettlägeriger Patient 1500 ml Sondennahrung. Diese enthält beispielsweise 84 ml Wasser in 100 ml Sondenkost (84 x 15 = 1260). Mit der Sondenkost erhält er 1260 ml Wasser. Bei einem Gesamtbedarf von ca. 2100–2400 ml benötigt er also weitere ca. 840–1140 ml Flüssigkeit. ∎

! Flüssigkeit wird schneller resorbiert als Sondennahrung. Sie soll vor der Nahrungsgabe verabreicht werden.

Sinnvoll könnte für dieses Beispiel folgender Ernährungsplan sein (Fresenius AG 1994):
7.00 Uhr: Kontrolle der Magenentleerung, 500 ml Tee in einer Stunde einlaufen lassen
8.00 Uhr: 1000 ml Sondenkost in 7 Stunden
15.00 Uhr: Nahrungspause
17.00 Uhr: Kontrolle der Magenentleerung, 500 ml Tee in einer halben Stunde einlaufen lassen
17.30 Uhr: 500 ml Sondenkost in 3-4 Stunden
21.00 Uhr: Nahrungspause

Verabreichung der Sondenkost

Bei den Applikationsformen wird unterschieden zwischen Bolusgabe, halbkontinuierlicher und kontinuierlicher Gabe (Tab. 5.**14**).

Vorbereitung

- Den Kranken informieren, möglichst mithelfen lassen,
- sitzende Position des Kranken, für Bewusstlose und Gelähmte immer halbsitzende Position,
- Sondenlage prüfen (S. 354),
- mittels Spritze aspirieren und prüfen, ob noch Nahrungsreste im Magen sind, wenn mehr als 100 ml Sondenkost aspiriert werden kann, Arzt informieren,
- auf einem Tablett: Nährlösung, Spritzen und Tee richten.

Vorgehensweise

Bolusgabe, Verabreichung mit Spritzenzylinder (Abb. 5.**64**, nur bei Magensonden möglich; keinesfalls bei Dünndarmsonde!):

- Patienten aufsetzen lassen, Sonde abklemmen,
- Spritzenzylinder aufsetzen (max. 100 ml) und mit Sondenkost füllen,
- Sonde öffnen und Nahrung einlaufen lassen (ohne Druck),
- Nachfüllen des Zylinders, bevor er leergelaufen ist,

Tabelle 5.**14** Überblick über mögliche Applikationsformen

Gabe	Indikation	Beachte
Bolusgabe: mit Blasenspritze oder speziellem Überleitsystem mehrmals täglich 50–250 ml *Beispiel:* 8 Portionen über 24 Stunden verteilt; nicht zu schnell, max. 100 ml in 7–10 min.	• kann bei bewusstseinsklaren und über lange Zeit ernährten Patienten angewendet werden, jedoch nur, wenn keine Gefahr der Aspiration besteht	• wenn kein langsamer Nahrungsaufbau erfolgt, besteht die Gefahr von Diarrhö, Erbrechen und Reflux. Wegen dieser Gefahren sollte diese Applikationsform nur in Ausnahmefällen angewendet werden. Außerdem ist die Bolusgabe personalintensiv und es besteht erhöhte Kontaminationsgefahr
Halbkontinuierlich, per Schwerkraft mit Überleitsystem *Beispiel:* 4 Portionen über 24 Stunden verteilt; je 500 ml in 1,5–3 Stunden (je nach Verträglichkeit, nicht schneller als 100 ml in 10 bis 15 Minuten)	• bei intakten Magen-Darm-Verhältnissen, wenn keine Aspirationsgefahr besteht	• besonders vorteilhaft • gut verträglich (entspricht eher der physiologischen Nahrungsaufnahme) • zeitsparend, einfach und hygienisch anzuwenden
Kontinuierlich mit Pumpe *Beispiel:* 2000 ml über 24 Stunden bzw. 20–120 ml/Stunde	• bei Schwerkranken, bei Nahrungsaufbau oder Durchfall, Völlegefühl und Resorptionsstörungen z. B. bei entzündlichen Darmerkrankungen • immer bei Sondenlage im Dünndarm (duodenal und jejunal), bei niedermolekularer Diät, bei Diabetikern	• zur genauen Dosierung mit einer Ernährungspumpe • bei zu schneller Gabe in den Magen besteht hohes Aspirationsrisiko, besonders bei Bewusstlosen • die kontinuierliche Sondenkostgabe ist unphysiologisch, weil der Magen nie richtig gefüllt ist

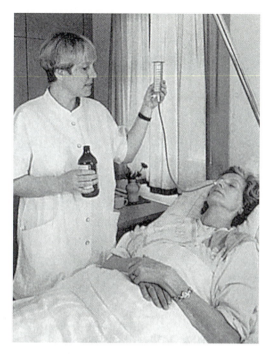

Abb. 5.**64** Bolusgabe: Verabreichung der Sondenkost mittels Spritzenzylinder (aus Juchli, L. Pflege. 8. Aufl. Thieme, Stuttgart 1997)

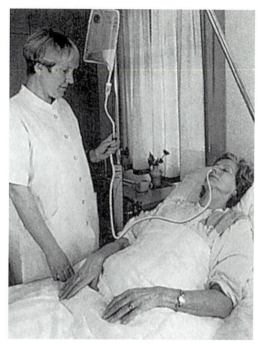

Abb. 5.**65** Halbkontinuierliche Gabe der Sondenkost mittels Überleitsystem (aus Juchli, L.: Pflege. 8. Aufl. Thieme, Stuttgart 1997)

- beim obligatorischen Durchspülen mit 20 ml Tee darauf achten, dass möglichst keine Luft in die Sonde gelangt (wegen Blähungen),
- Sonde abklemmen, bevor der ganze Tee durchgelaufen ist,
- nach der Nahrungsgabe mindestens eine halbe Stunde Oberkörperhochlagerung zur Aspirationsprophylaxe.

! **Gefahren:**
Unverträglichkeit (zu schnelle Bolusgaben), Erbrechen und Reflux,
Kontamination z. B. durch die Spritze,
Aspiration durch zu große Mengen der Sondenkost in zu kurzer Zeit.

Per Schwerkraft mit Überleitgerät, in der Regel *halbkontinuierlich* (Abb. 5.**65**):

- Patienten aufsetzen lassen,
- Nährlösung wird in einen speziellen Ernährungsbeutel gegeben oder es werden (industriell gefertigte) Flaschen benutzt. Die Schlauchsysteme müssen steril sein. Es dürfen nur die mitgelieferten Schlauchsysteme benutzt werden, da sonst Verwechslungsgefahr mit intravenösen Kathetern besteht,

- Schlauchsystem mit Nährlösung füllen und an die Nährsonde entlüftet und ohne Kontamination anschließen,
- Kontrolle der Einlaufgeschwindigkeit (nach Verordnung) häufiger wiederholen,
- darauf achten, dass keine festen Bestandteile der Lösung sich absetzen und das System verstopfen, indem der Nahrungsbehälter gelegentlich geschüttelt wird.

Kontinuierliche Gabe mittels Ernährungspumpe (Abb. 5.**66**):
Liegt die Sonde im Dünndarm, muss die Sondenkost kontinuierlich verabreicht werden. Auch um Blutzuckerschwankungen bei Diabetikern zu vermeiden und bei dickflüssiger Sondenkost (z. B. mit Ballaststoffen) kann die kontinuierliche Gabe angezeigt sein.
Ein Pumpeneinsatz wird auch bei Verdauungsbeschwerden, dünnlumigen Sonden (dünner als Ch. 12) und bei immobilen und somnolenten Patienten empfohlen.

Langsamer einschleichender Nahrungsaufbau: Um Unverträglichkeiten zu vermeiden, muss die Sondenernährung, mit kleinen Mengen langsam beginnend, einschleichend gesteigert werden. Man kann beispielsweise mit 25 ml pro

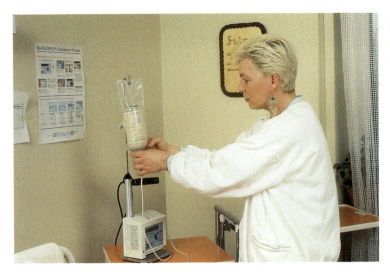

Abb. 5.**66** Vorbereitung einer kontinuierlichen Applikation mittels Ernährungspumpe (Quelle: Abbott Mediathek)

Stunde beginnen (also 500 ml in 20 Stunden). Die Steigerung erfolgt dann entsprechend der individuellen Situation, bis nach einigen Tagen die Zufuhr dem Bedarf entspricht.

Beispiel:
1. Tag 500 ml,
2. Tag 1000 ml,
3. Tag 1500 ml.

! Je tiefer im Magen-Darm-Trakt eine Sonde liegt, desto langsamer muss die Sondenkost einlaufen.

Spülen der Sonde sollte vorbeugend regelmäßig mit Kamillen-, Pfefferminz-, Fencheltee oder mit abgekochtem Wasser vorgenommen werden:

– vor und nach jeder Nahrungszufuhr,
– vor und nach jeder Medikamentengabe,
– täglich, wenn Sondenernährung für mehrere Tage unterbrochen wird,
– keine Fruchtsäfte oder Fruchttees verwenden, denn sie können durch Gerinnen der Nahrung zum Verstopfen der Sonde führen,
– Luftzufuhr in die Sonde vermeiden!

! **Gefahren durch technische Hilfsmittel erkennen und verhüten:**
- Haben die Ernährungspumpen keine Alarmfunktion, kann am Schluss des Durchlaufs versehentlich Luft in den Magen gepumpt werden. Dies erhöht die Aspirationsgefahr.

- Das kontinuierliche Weiterpumpen der Sondenkost kann bei unbemerkter Lageveränderung der Sonde ebenfalls zu einer erhöhten Aspirationsgefahr führen. Dies muss bei der Überwachung bedacht werden.
- Ebenso können falsche Bedienung und mangelnde Erfahrung mit den Geräten zu einer Gefährdung des Patienten führen. Eine engmaschige Kontrolle und die korrekte Anwendung des Medizinproduktegesetzes ist eine wichtige Voraussetzung (S. 482).

Hygiene

! Sondennahrung ist ein besonders guter Nährboden für Mikroorganismen! Feuchtigkeit, Wärme und Zeit begünstigen das Wachstum von Bakterien und Pilzen!

Es ist wichtig, dass folgende Maßnahmen eingehalten werden:

- Nur durch strikte hygienische Arbeitsweise lässt sich eine Verkeimung von Sonde, Überleitgerät und Sondennahrung vermeiden.
- Hygienische Händedesinfektion und Desinfektion der Arbeitsfläche vor jedem Hantieren, Zubereiten und Verabreichen sind immer durchzuführen. Der Arbeitsplatz muss trocken und sauber sein.
- Nur mit einwandfrei sauberen Geräten arbeiten,

- mit klarem Wasser täglich den Sondenansatz reinigen (eine Zahnbürste kann nützlich sein),
- das Überleitgerät täglich wechseln.
- Weder Nahrung noch Einmalgeräte, deren Verbrauchsdatum abgelaufen ist, dürfen verwendet werden.
- Spritzen für die Sondenkostgabe und zum Spülen der Sonde müssen nach jeder Benutzung sorgfältig gereinigt und getrocknet werden. Es empfiehlt sich eine Aufbereitung in der Spülmaschine bei 65 °C. Sie werden danach auseinandergenommen, trocken und staubfrei in ein Geschirrtuch gelegt. Ein Wechsel erfolgt mehrmals wöchentlich.
- Nahrung wird erst unmittelbar vor Verabreichung geöffnet und zubereitet.
- Maximal 24 Std. darf die angebrochene Flasche mit Sondennahrung im Kühlschrank aufbewahrt werden. Zeitpunkt der Öffnung auf der Flasche notieren!
- Tee wird (im Teebeutel) mit kochendem Wasser zubereitet. Auch aus hygienischen Gründen ist das Spülen mit Tee oder abgekochtem Wasser nach der Nahrungsgabe wichtig, da bei Körpertemperatur das Keimwachstum in der Sonde erheblich sein kann (Bux und Kappstein 1997).
- Sondenkost wird bei Zimmertemperatur verabreicht und nicht über 30 °C erwärmt.
- Wenn Sondenkost angewärmt wird, ist zu beachten, dass die Flasche aus dem Wasserbad anschließend abgetrocknet wird (das warme Wasser soll das System nicht kontaminieren).
- Flaschennahrung, die in der Mikrowelle erwärmt wurde, anschließend durchschütteln, um die Wärme gleichmäßig zu verteilen. Vorsicht vor Überhitzung!

Dokumentation und Krankenbeobachtung

Durch gute Krankenbeobachtung, Informationsweitergabe und Dokumentation können wirksam Komplikationen vermieden werden.

Beachtet und dokumentiert werden

- die Sondenernährung betreffende Beobachtungen:
  - verabreichte Nahrung und Mengen (ml bzw. kcal),
  - Zufuhrgeschwindigkeit, Applikationsform,
  - unverdaute Restmenge,
  - Flüssigkeitsbilanz,
  - zusätzliche Speisen und Getränke,
  - Gabe von Medikamenten,
  - Verträglichkeit der Sondenkost.
- auf die Sonde bezogene Beobachtung:
  - Sonde am Naseneintritt markiert,
  - Liegedauer der Sonde,
  - Stärke der Sonde in Ch,
- allgemeine Krankenbeobachtung
  - Schleimhaut- und Hautbeobachtung,
  - Stuhlgang (Häufigkeit und Konsistenz),
  - Flüssigkeitsbilanz,
  - Medikamente (mit Wirkungen und Nebenwirkungen),
  - Ödeme,
  - Körpergewicht (bei rascher Gewichtszunahme – mehr als 250 g pro Tag – an Wassereinlagerung denken, Arzt informieren),
  - Bewusstsein (besonders im Hinblick auf mögliche Aspiration).

Laborwerte geben dem Arzt weitere Hinweise auf evtl. Gesundheitsstörungen, z. B. bei wiederholten Durchfällen: Wasser- und Elektrolythaushalt, Nierenfunktion, Blut- und Urinzucker, Eiweißstatus: Gesamteiweiß und Eiweißelektrophorese.

Maßnahmen bei Komplikationen

Verstopfen der Sonde:
Bei verstopfter Sonde kann versucht werden, mit einer 10- bis 20-ml-Spritze und ohne großen Druck zu spülen, sonst muss die Sonde gewechselt werden.
Bei zu hohem Druck besteht die Gefahr einer Darmläsion, besonders bei Dünndarmsonden. Sondennahrung und Sondendurchmesser müssen aufeinander abgestimmt sein. Herstellerinformation beachten: Beispiel: Fresubin plus Ch. 12, Fresubin plus Sonde Ch. 8,

Druckgeschwüre:
Gewebefreundliche und dünnlumige Sonden reduzieren die Gefahr von Drucknekrosen.
An der Nase können Druckgeschwüre durch falsche Fixierung der Sonde entstehen. Deshalb muss die Sonde ohne Zug in der Nähe der Nasenöffnung und an der Wange oder Stirn fixiert werden.
Wichtig ist die regelmäßige Kontrolle. Beim Wechsel von Pflaster und Klebestelle darauf achten, dass die Sonde nicht verschoben wird.

Nasenpflege:
Krusten werden täglich von der Nase und der Sonde mit warmem Wasser entfernt. Zur Pflege wird Nasensalbe verwendet. Dabei wird auch das Pflaster der nasogastralen Sonde erneuert.

Die Haut am Nasenrücken kann mit Alkohol oder Sanalind, die Sonde evtl. mit Alkohol außen gereinigt werden. Wenn die Sonde dann wieder fixiert wird, ist auf Zugentlastung und korrekte Lage (Markierung der Sondenlänge) zu achten.

 Rötungen und Blutungen müssen dem Arzt gemeldet werden.

Aspiration:
Zur Aspiration kann es durch falsche, zu flache Lagerung des Kranken, durch zu große Mengen bei der Nahrungszufuhr, Magenentleerungsstörungen oder durch falsche Sondenlage kommen. Dies kann zur Aspirationspneumonie führen.

Die Aspiration von Mageninhalt in die Luftwege muss unbedingt verhindert werden durch:
- Kontrolle der Sondenlage vor jeder Applikation von Sondennahrung,
- Applikation nur in Oberkörperhochlage, danach ca. 45 Minuten in der Lage belassen. Auch Bewusstlose müssen wenigstens 30°-40° hochgelagert werden. Kommt durch die Nahrungsapplikation Luft in den Magen, kann diese zu Aufstoßen, Reflux und Aspiration führen.
- Gute Krankenbeobachtung während und nach der Nahrungszufuhr: Hustenreiz, zyanotisches Aussehen und Atemnot sind Aspirationszeichen.

 Im Notfall für freie Atemwege sorgen (Abfluss durch Kopftiefseitenlage, absaugen) und Notruf starten, Ruhe bewahren.

- Auch eine schleichende, unbemerkte Aspiration ist möglich. Im Sputum auf Sondenkostbeimengungen achten.
- Die sachgerechte Verwendung einer Ernährungspumpe kann das Aspirationsrisiko verringern.

Infektion der Mundschleimhaut und Speicheldrüsen:
Während der Zeit der Sondenernährung besteht wegen fehlender Kautätigkeit eine erhöhte Gefahr von Mundinfektionen wie **Soor** und/oder **Parotitis**.
Gewissenhafte Mundpflege ist bei allen Kranken mit Ernährungssonde mehrmals täglich nötig. Die Speichelproduktion soll so weit wie möglich angeregt werden, z. B. durch Kauen von trockener Brotrinde, Fruchtgummi oder Dörrobst. Vorsicht: Nicht bei Schluckstörungen!

Wenn möglich, bleibt die Zahnprothese bei täglicher gründlicher Reinigung im Mund, um einer Kieferveränderung vorzubeugen.

Übelkeit, Völlegefühl, Erbrechen, Durchfälle, Flüssigkeitsmangel:

Mögliche Ursachen:
- Sondenkost wird nicht vertragen wegen:
  - zu großer Nahrungsportionen (vor allem zu Beginn),
  - zu schneller Verabreichung,
  - zu häufigen Portionen oder
  - zu tief (im Dünndarm) liegender Magensonde.
- mikrobieller Verunreinigung,
- Nebenwirkungen von Medikamenten,
- Flüssigkeitsmangel bei zu hoher Konzentration der Sondenkost. Wegen eines hohen osmotischen Druckgefälles kommt es zum Einströmen von Wasser aus der Darmwand in das Darmlumen.

Vermieden werden soll das **Dumping-Syndrom:** Damit werden verschiedene Störungen des Magen-Darm-Traktes, des Kreislaufs und der Haut zusammengefasst. Aus dem Magen wird die Nahrung zu schnell in den Zwölffingerdarm weitergegeben. Unterschieden werden das Dumping-Frühsyndrom (sofort bis 15 Min. nach der Mahlzeit) mit Blässe, Schwitzen, Druckgefühl im Oberbauch, Übelkeit u. a. vom Dumping-Spätsyndrom (1 bis 4 Stunden nach der Mahlzeit). Es kommt zusätzlich zu einer gegenregulatorischen Hypoglykämie nach vorangegangener rascher Resorption von Kohlenhydraten mit Hyperglykämie.

Überprüfung der Magenentleerung:
- Erfolgt durch regelmäßige Aspiration von Mageninhalt vor Beginn der Nahrungsgabe (bei dünnen Ernährungssonden nicht möglich),
- eine Stunde nach Nahrungsgabe darf nur noch Magensaft im Magen sein. Je nachdem wieviel unverdaute Sondenkost angesogen wird, muss die Nahrungsgabe unterbrochen und der Arzt zu Rate gezogen werden.

 Während der Nahrungsgabe darauf achten, dass keine Luft mit in die Sonde und in den Magen gelangt, und in den Pausen die Sonde verschließen.

Gabe von Medikamenten per Sonde

- Medikamente in der Regel nach der Nahrung geben, Beipackzettel und Arztanweisung beachten,
- vor und nach jeder Einzelgabe die Sonde mit 10 ml Tee durchspülen,
- Medikamente in flüssiger Form geben (mit Arzt oder Apotheker sprechen), Tabletten zermörsern und in Wasser 15 Min. auflösen, flüssige Medikamente mit etwas Wasser verdünnen,
- Retard-Tabletten, Arzneimittel, die einen Überzug zum Schutz der Magenschleimhaut oder säurelabile Substanzen enthalten, nicht zermörsern und nicht über die Sonde geben,
- hypertone Medikamente (Elektrolyte) nach Anweisung verdünnen,
- sind Antazida (wegen Übersäuerung des Magens) angeordnet, ist es sinnvoll, diese Medikamente in der Nahrungspause zu verabreichen, da der Magen-ph-Wert in dieser Phase am niedrigsten (sauer) ist.

Entfernen der Magensonde

- Nur nach Anordnung,
- den Kranken informieren,
- Fixierung lösen,
- Sonde abklemmen und mit Einmalhandschuhen vorsichtig und zügig herausziehen, die in die Hand gewickelte Sonde durch den darübergezogenen Handschuh geschützt entsorgen,
- Mund und Nase reinigen und pflegen.

Perkutan endoskopisch kontrollierte Gastrostomie (PEG)

Bei schweren Erkrankungen mit Schluckstörungen und mit einer künstlichen enteralen Ernährung von voraussichtlich mehr als 4 Wochen Dauer kann eine Ernährungssonde direkt durch die Bauchwand gelegt werden. Dies ist beispielsweise erforderlich:

- bei Verlegung der Speiseröhre (z. B. durch einen Tumor),
- bei Auszehrung (Kachexie),
- nach einem Schlaganfall oder bei der Alzheimer-Krankheit.

Die PEG wird unter lokaler Betäubung und mit endoskopischer Kontrolle im Magen oder im Dünndarm platziert (Abb. 5.**67** u. 5.**68**).
Die Nahrungsgabe kann nach dem Eingriff in der Regel nach 6-12 Stunden bzw. nach ärztlicher Verordnung beginnen (Abb. 5.**69a** u. **b**). Sie erfolgt als Schwerkraftinfusion oder mit einer Ernährungspumpe. Bei Dünndarmsonden muss die Zufuhr der Nahrungsmenge langsam per Pumpe erfolgen, um eine Diarrhö zu vermeiden (50–200 ml/Std.).

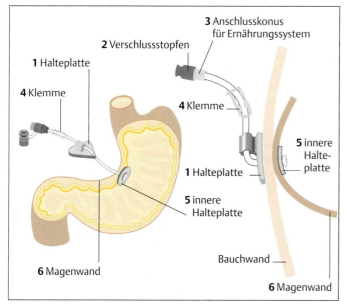

Abb. 5.**67** Perkutane endoskopisch kontrollierte Gastrostomie (PEG)

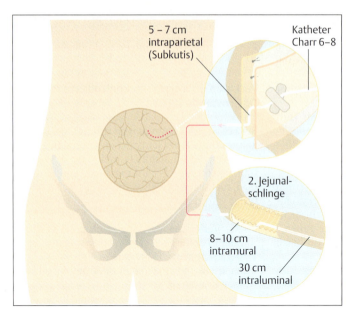

Abb. 5.**68** Katheterjejunostomie. Die Sonde wird auf chirurgischem Weg durch die Bauchwand in den Dünndarm geführt und nach spezieller Arztanordnung versorgt. Im Unterschied zur PEG-Sonde sind Katheterjejunostomien selten.

Pflegerische Besonderheiten:
Die Sonde wird mit Hilfe von Halteplatten an der Innenwand des Magens und an der äußeren Bauchwand fixiert. Wegen der Gefahr von Drucknekrosen darf die Sonde nicht unter Zug stehen bzw. unter Zug fixiert werden.
Um Infektionen in der postoperativen Phase zu vermeiden, ist aseptisches Vorgehen und eine tägliche Kontrolle erforderlich.
Das regelmäßige Spülen der Sonde erfolgt wie auf S. 355 beschrieben. Dabei können eine Luer-Spritze mit T-Stück am Überleitgerät oder eine Blasenspritze, die am universellen Trichteradapter befestigt wird, verwendet werden.
Bei Verstopfung der Sonde muss der Arzt entscheiden, ob ein Wechsel der Sonde erforderlich ist. Keinesfalls darf die Sonde mit einem Mandrin oder durch den zu hohen Druck einer kleinvolumigen Spritze gewaltsam durchgängig gemacht werden.
Verbandwechsel (nach Fresenius AG 1994): In der ersten Woche nach Legen einer PEG soll der Verband täglich, später 1- bis 3-mal wöchentlich gewechselt werden, bei Bedarf z. B. bei Entzündungen, auch öfter:

Durchführung:
- den Kranken informieren,
- Material bereitstellen:
  – Händedesinfektionsmittel,
  – Desinfektionsmittel (Spray) für die Wunde und die PEG,
  – 4 unsterile Handschuhe,
  – steriles Verbandsset: Schlitzkompresse, 4 Kugeltupfer oder Kompressen,
  – Heftpflaster und Stretchpflaster, Schere.
- Hände waschen und desinfizieren, Handschuhe anziehen,
- alten Verband entfernen,
- Halteplatte lockern und soweit nötig zurückziehen,
- Handschuhe wechseln,
- Wundbereich, Halteplatte und Sonde mit Hautdesinfektionsmittel einsprühen,
- Wundbereich sorgfältig mit desinfektionsmittelgetränkten sterilen Mulltupfern reinigen (Wischrichtung von der Wunde weg),
- Halteplatte ebenso reinigen,
- Wundbereich, Halteplatte und Sonde noch einmal mit Hautdesinfektionsmittel besprühen (Einwirkzeit beachten und Desinfektionsmittel gut trocknen lassen um feuchte Kammern zu vermeiden),
- Sonde im Einstichkanal lockern und etwas vor- und zurückschieben,
- Sonde wieder bis zum Widerstand, der durch die innere Halteplatte verursacht wird, zurückziehen,
- sterile Schlitzkompresse zwischen Haut und Halteplatte bringen,
- Halteplatte wieder auf die markierte Sondenaustrittstelle zurückschieben,
- Halteplatte fixieren, die Sonde soll mit einem Spielraum von einer Fingerbreite, also nicht

5.5 Essen und trinken können **365**

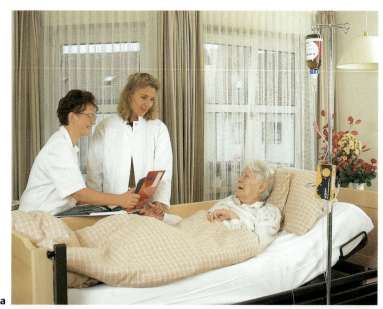

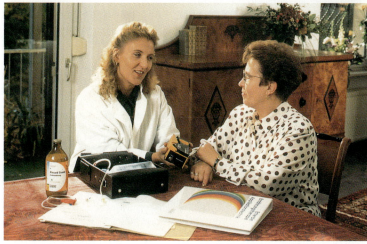

Abb. 5.**69a** u. **b** Beratung durch Pflegefachkräfte und Fachkräfte der Hersteller von Ernährungssystemen ist entscheidend für die störungsfreie Anwendung der künstlichen Ernährung in Pflegeeinrichtungen und in der ambulanten Versorgung (Quelle: Pfrimmer Nutricia GmbH & Co KG Erlangen)

zu fest, fixiert werden (es besteht Gefahr von lokalen Entzündungen und Drucknekrosen),
- Halteplatte mit Mullkompressen steril abdecken,
- Verband großflächig mit elastischem Pflaster (z. B. Fixomull-Stretch) auf der Bauchdecke befestigen,
- zusätzlich Sonde auf der Bauchdecke fixieren (z. B. mit Secu-Tape),
- Fixierung überprüfen,
- Verbandwechsel dokumentieren.

! Sonden (z. B. PEGs oder suprapubische Blasenfisteln) treten in der Regel im rechten Winkel aus der Körperoberfläche aus und müssen knickfrei verbunden werden.

Abb. 5.**70a-k** zeigt den Ablauf eines Verbandwechsels. Dabei werden hier keine Handschuhe getragen. Wir empfehlen die Verwendung von Einmalhandschuhen. Für die Entscheidung, den Verbandwechsel mit oder ohne Handschuhe durchzuführen, sollte die jeweilige (Hygiene-) Situation bzw. der gültige Standard der Einrichtung berücksichtigt werden.

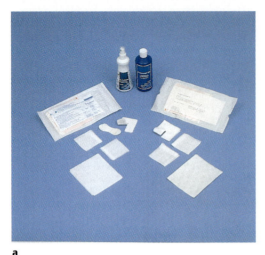
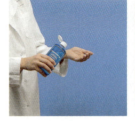
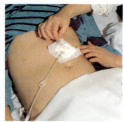
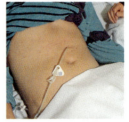
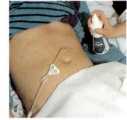
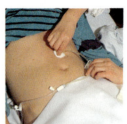
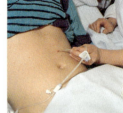
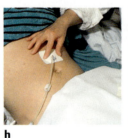
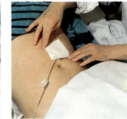
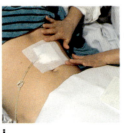
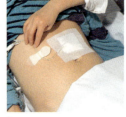

Abb. 5.**70a–k**   Verbandwechsel bei einer PEG (Quelle: Fresenius AG)
a Bereitstellen des Materials:
Händedesinfektionsmittel
Desinfektionsmittel, z. B. Frekaderm oder Sanalind
fertiges Verbandset, z. B. Erlanger oder nach Hermann
b Hände waschen und desinfizieren
c Alten Verband entfernen
d Die Fixierung an der Halteplatte öffnen, Halteplatte so weit zurückziehen, dass der Wundbereich sorgfältig gereinigt werden kann
e Einstichstelle, Sonde und Halteplatte mit Desinfektionsspray einsprühen, Händedesinfektion
f Die Haut und die Einstichstelle von innen nach außen mit einer sterilen Mullkompresse reinigen, Halteplatte und Sonde reinigen
g Noch einmal mit Desinfektionsmittel einsprühen, einwirken und trocknen lassen (feuchte Kammer vermeiden), Sonde im Einstichkanal lockern
h Sonde wieder zurückziehen bis zum durch die innere Halteplatte verursachten Widerstand. Sterile Schlitzkompresse zwischen Haut und Halteplatte verursachten Widerstand. Sterile Schlitzkompresse zwischen Haut und Halteplatte legen. Halteplatte wieder zurückschieben und mit einem Spielraum von einer Fingerbreite durch den Verschluß fixieren
i Halteplatte mit einer Mullkompresse abdecken
j Fixieren mit großem Stretchpflaster
Dokumentation
k Fixieren der Sonde mit Secu-Tape-Fixierpflaster

Pflegetipp:
- Kommt ein Patient mit neu gelegter PEG aus der Klinik, dann muss zur Orientierung die Sonde an der Austrittsstelle mit einem wasserfesten Faserschreiber markiert werden!
 Es kann auch die Sondenlänge von der äußeren Halteplatte bis zum Ende des Trichteradapters ausgemessen und dokumentiert werden, ebenso die Zahlenmarkierung an der Austrittsstelle der Sonde.
- Täglich Trichteradapter mit klarem Wasser und Zahnbürste von Nahrungsresten gut reinigen.
- Werden Entzündungszeichen wie Schmerzen oder Rötung im Bereich der Einstichstelle beobachtet, ist an eine Infektion zu denken und dies dem behandelnden Arzt mitzuteilen.
- Der Patient kann – ohne Verband – duschen. Danach wird ein frischer Verband angelegt.
 Ritsch-Ratsch-Klemmen sollen wegen möglicher Materialermüdung (führt zu Beschädigung der Sonde) bei geschlossener Sonde geöffnet sein. Ist dies z.B. wegen Reflux nicht möglich, so ist die Platzierung der Klemme regelmäßig zu wechseln.
- Bei Bedarf kann der Sondenansatz ausgetauscht werden.

Literatur

Abbott GmbH: Ich ernähre mich jetzt anders. 7. Aufl., Wiesbaden 1997

Abbott GmbH: Die Mediathek zum Ernährungsprogramm, Wiesbaden

Barth, W.: Enterale Ernährung. Vorbereitung und Durchführung. Altenpflege 2 (1987) 69-75

Böhme, H.: Das Recht des Krankenpflegepersonals, Teil II: Haftungsrecht. 3. Aufl. Kohlhammer, Stuttgart 1991

Bux, E., I. Kappstein: Prävention von Infektionen in der Intensivmedizin und Anästhesiologie. In Daschner, F.: Praktische Krankenhaushygiene und Umweltschutz. Springer, Heidelberg 1997

Daschner, F.: Hygienemaßnahmen bei enteraler Ernährung. Pfrimmer Nutricia GmbH, Erlangen

Eckstein, K.-L.: Ernährung des Patienten in der Intensivmedizin. In Borst, R.H.: Anästhesie und Intensivmedizin, Teil 2. 4. Aufl. Verlag für medizinisch-wissenschaftliche Literatur, Elsthal 1985

Fresenius AG: Praxis der Enteralen Ernährung. Bad Homburg 12/1997

Fresenius AG: Pflegestandard. Fresenius Home Care – Ambulante enterale Ernährung. Bad Homburg 1994

Juchli, L.: Pflege. 8., überarb. Aufl. Thieme, Stuttgart 1997

Kappstein, I., F. Daschner: Standard-Hygienemaßnahmen. In Daschner, F.: Praktische Krankenhaushygiene und Umweltschutz. Springer Verlag, Heidelberg 1997

Kasper, H.: Ernährungsmedizin und Diätetik. Urban & Schwarzenberg, München 1991

Kliem, M., H. Schmitt, W. Koch: Enterale Ernährungstherapie – Tips für die Praxis. Pfrimmer Nutricia GmbH, Erlangen 1998

Lembcke, G., H. Engelfried, B. Wickenkamp, W.F. Caspary: Enterale Ernährung. Handbuch für Patienten. Deutscher Ärzteverlag, Köln 1993

Obermayer, A.: Die Anwendervorschriften des Medizinproduktegesetzes. In Die Schwester/Der Pfleger 10 (1997) 872ff

Pleschinger, S., J. Heindl-Mack: Enterale Ernährung. In Boonen, A., J. Heindl-Mack: Pflege in der Intensivmedizin. Thieme, Stuttgart 1996

Reichenberger, S.: Künstliche Ernährung für Schwerkranke und Pflegebedürftige. Ein Kompendium für das Pflegepersonal. Springer, Berlin 1993

Schäffler, A. et al.: Pflege Heute. Lehrbuch und Atlas. Gustav Fischer, Stuttgart 1997

5.6 Ausscheiden können

Brigitte Sachsenmaier, Hartmut Rolf

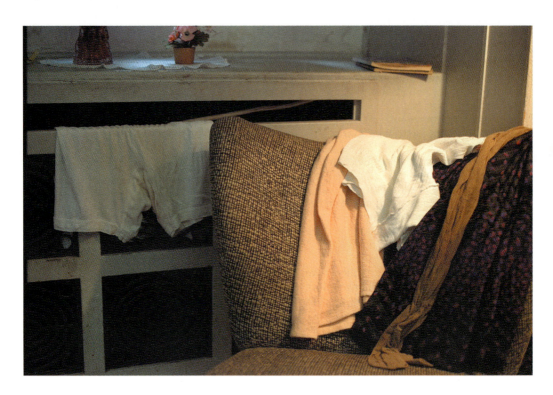

Beispiel:
Eine Bewohnerin: „Nachdem meine Tochter sich scheiden ließ, war es für sie nicht mehr möglich, für mich zu Hause zu sorgen. Sie mußte nun arbeiten gehen. Die ersten Tage im Heim war ich völlig durcheinander. Ich fand mich sehr schlecht zurecht, mit dem neuen Tagesablauf und mit den Örtlichkeiten. Ich fühlte mich so beobachtet und kontrolliert. Nach allem, was ich für mich selbst benötige, musste ich irgend jemand fragen. Und dann noch diese peinliche Geschichte mit dem Wasserlassen. Zu Hause war das für mich kein Problem, obwohl ich auch sehr schnell zur Toilette musste, wenn ich den Drang verspürte. Hier hatte ich anfangs enorme Probleme. Die Toilette war am anderen Ende des Flurs und ich konnte mit meinem Gehwagen nicht so schnell dorthin kommen. So passierte es, dass ich unterwegs eines mittags das Wasser verlor. Ich werde diese peinliche Situation nie vergesse. Ich reagierte sehr aggressiv und verfluchte die Schwester, die mir beim Umziehen half. Sie meinte es sehr gut und stellte mir für die Nacht einen Toilettenstuhl ins Zimmer. Gott sei Dank hatte ich ein Einzelzimmer. Nicht auszudenken, wenn man auf dem Toilettenstuhl von den Mitbewohnern beobachtet wird. Es ging auch ein paar Nächte gut, am Tag wusste ich inzwischen, dass ich sehr bald zur Toilette loslaufen musste. Ich ging aus Vorsicht bestimmt fünfmal zu viel zur Toilette. Doch dann wachte ich eines Nachts auf und fand mich nicht zurecht. Ich meinte, verschlafen wie ich war, dass ich zu Hause bin. Beim Aussteigen fiel ich dann über den Toilettenstuhl, zu Hause stand da nämlich nichts. Ich hatte eine kleine Platzwunde am Kopf. Die Schwestern verboten mir, nachts alleine aufzustehen. Ich bekam eine Windel zur Vorsicht und musste, wenn ich zur Toilette wollte, klingeln, damit jemand mitgeht. Ich konnte mir damals nicht vorstellen, dass ich so weiterleben kann." ∎

5.6.1 Analyse und Zielsetzung

Brigitte Sachsenmaier

Analyse:

- Der Einzug ins Alten- und Pflegeheim ist eine enorm belastende Situation für den Betroffenen, die häufig Verwirrtheit oder Inkontinenz auslösen kann.
- Der Betroffene benötigt gerade in dieser sehr schwierigen Situation Orientierungshilfen und die situationsgerechte Gestaltung der Umgebung, um den Toilettengang möglichst selbstständig durchführen zu können.
- Inkontinenz ist häufig ein Auslöser für Depressionen im Alter.
- Die Reaktionen (z. B. Aggression) auf solch peinliche Situationen (ungewolltes Wasserlassen) sind meist nicht persönlicher Natur. Die Pflegeperson kann zum Gegenstand werden, gegen den sich die Aggression und Wut richtet. Pflegende sollten sich mit der Möglichkeit dieser Reaktion vertraut machen und sie einschätzen lernen und die Gegebenheit, wenn möglich, als Anlaß für ein klärendes Gespräch benutzen.
- Die Selbstständigkeit im Umgang mit Ausscheidungen ist für fast jeden Menschen ein sehr wichtiges Anliegen.
- Der Umgang mit den Ausscheidungen ist ein sehr intimer und tabuisierter Bereich für fast jeden Menschen.
- Hilfsmittel für Inkontinenz dürfen nicht unreflektiert eingesetzt werden, da sie unter ungünstigen Umständen die Situation des Betroffenen sowohl im psychischen wie auch im körperlichen Bereich verschlechtern können.

Zielsetzung:
Pflegende müssen im Umgang mit Ausscheidungen

- die medizinischen Hintergründe für verändertes Ausscheidungsverhalten kennen.
- die psychosozialen Auslöser für Inkontinenz benennen können.
- die individuellen Umgebungsfaktoren in ihre Überlegungen mit einbeziehen können.
- im Umgang mit dem Betroffenen und seinen Ausscheidungen taktvoll und rücksichtsvoll umgehen können.
- die körperlichen und psychosozialen Auswirkungen von Inkontinenz kennen.
- hohe soziale und pflegerische Kompetenz besitzen.

5.6.2 Historische Einflüsse auf das Verhalten im Umgang mit Ausscheidungen

Schon in der Antike gab es sanitäre Einrichtungen mit unterirdischer Kanalisation. Die Ausscheidungsvorgänge akzeptierte man als Endprodukt der Verdauung. So wurden beispielsweise die Geräusche bei der Notdurft als heiliger Wind der Eingeweide beschrieben und erwünscht, da man durch sie Erleichterung und Wohlbefinden erlangte. Im Mittelalter war das Verhältnis zum eigenen Körper, den Bedürfnissen, Trieben und Empfindungen entspannt. Es wurde offen darüber gesprochen in einer für heutiges Empfinden meist sehr derben Art, sodass Wörter wie „Scheiße" und „Furz" gesellschaftsfähig waren. Die Notdurft wurde von der Fensterbank ins Freie entleert. Die hygienischen Verhältnisse ließen dementsprechend zu wünschen übrig.

Seit Ende des 18. Jahrhunderts fand ein Umdenkungsprozess statt. Der erste Lehrstuhl für öffentliche Hygiene wurde in Paris eingerichtet. Die Menschen fingen an, sich Gedanken über gutes Benehmen und Hygiene zu machen. Die Verdauungsvorgänge wurden dabei zunächst mit Fäulnis, die Exkremente mit Bedrohung gleichgesetzt. Die Menschen hatten Angst vor ihrem Untergang in den eigenen Exkrementen. Dies führte zwangsläufig zu Gesetzen, die effektive Kanalisationssysteme vorschrieben. Das öffentliche Ausscheiden wurde unter Strafe gestellt. Dieses damalige Verständnis über die Ausscheidungsvorgänge und der damit verbundenen notwendigen Hygiene führte dazu, dass in der heutigen Zeit alles daran gesetzt wird, die Produkte der menschlichen Verdauung möglichst schnell „verschwinden zu lassen". Man bedenke dabei die Konstruktion des modernen WCs, bei der Stuhl und Urin nicht mehr einsehbar sind. Zwangsläufig musste diese Entwicklung zur Tabuisierung im Umgang mit den Ausscheidungen führen. Dies äußert sich u. a. auch in einer umschreibenden Sprache: „Ich muss dorthin, wo der Kaiser zu Fuß hingeht", „das stille Örtchen" usw.

5.6.3 Bedeutung

Von großer Wichtigkeit für das Wohlbefinden sind regelmäßige Stuhl- und Urinentleerungen. Sie gehören ganz selbstverständlich in den Lebensrhythmus und Tagesablauf und werden uns oft erst bewusst, wenn sie nicht normal funktionieren. Dann allerdings fällt es uns nicht leicht, über diese biologisch notwendigen Vorgänge zu sprechen. Die Ausscheidungen werden aufgrund von Geruch, Aussehen und Beschaffenheit als unangenehm bis ekelerregend empfunden. Die Ausscheidungsorgane liegen in einem Bereich des Körpers, der den Blicken verborgen ist. Sich nackt zu zeigen, ob für die tägliche Intimpflege oder zur Untersuchung durch den Arzt, fällt den meisten Menschen schwer. Das Schamgefühl des zu Versorgenden darf trotz der von uns gelernten Überwindung nicht verletzt oder außer Acht gelassen werden. Auch oder gerade hier zeigt sich unsere Achtung vor der menschlichen Würde.

5.6.4 Urin- und Stuhlausscheidung

Urinausscheidung/Miktion

Im Blut werden lebenswichtige Stoffe wie Sauerstoff, Nährstoffe, Mineralien, Vitamine u. a. zu den Endverbrauchsorganen transportiert. Gleichzeitig werden Endprodukte des Stoffwechsels zu den Ausscheidungsorganen Enddarm, Niere und Lunge weitergeleitet. Der Flüssigkeitsumsatz beträgt bei einem Erwachsenen von ca. 70 kg Körpergewicht ca. 2,5 l pro Tag. Durch Atmung und Haut werden ca. 36 %, mit dem Stuhl ca. 4 % und mit dem Urin ca. 60 % ausgeschieden. Die Menge des ausgeschiedenen Urins ist von der zugeführten Flüssigkeitsmenge abhängig. Zufuhr- und Abgabemengen halten sich beim gesunden Menschen die Waage.
Der Urin eines gesunden Menschen enthält:

- Wasser,
- Elektrolyte,
- Harnstoff,
- Harnsäure,
- Kreatinin,
- organische Säuren,
- Hormone,
- Vitamine,
- Farbstoffe (Urobilin) u. a.

Die Farbe ist hell- bis dunkelgelb und klar (Tab. 5.**15**). Das spezifische Gewicht liegt zwischen 1015 und 1025 (S. 366).

> ❗ Jede Veränderung der Urinausscheidung kann ein wichtiger Hinweis auf eine Krankheit sein.

Miktionsstörungen

Die Entleerung der Blase (Miktion) kann gestört sein durch:

- schmerzhafte Entleerung, z. B. bei Blasenentzündung,
- erschwertes oder fehlendes Wasserlassen, z. B. postoperativer Harnverhalt oder beim Prostataadenom,
- Kontrollverlust über die Blasenfunktion, z. B. Inkontinenz (S. 367 ff).

Verschiedene Erkrankungen können zu einem Harnverhalten (**Harnretention**) führen. Der Urin in der Blase kann dabei nicht oder nicht mehr vollständig entleert werden. Als Beispiel seien hier das Prostataadenom bei älteren Männern oder die neurogenen Blasenentleerungsstörungen z. B. bei Multipler Sklerose, Diabetikern, bei Hemi- oder Paraplegie genannt. Das rechtzeitige Erkennen einer Harnretention ist lebensnotwendig, da die Rückstauungsschäden am Harnsystem und an den Nieren zum völligen Nierenversagen (Urämie) führen können.

Das Miktionsverhalten bei Harnabflussstörungen soll hier am Beispiel des Prostataadenoms nochmals erläutert werden.

Zu Beginn sind häufiger Harndrang, häufige Entleerung, Verzögerung des Miktionsbeginns und ein schwacher Strahl typisch. Die zunehmende Einengung der Harnröhre führt dazu, dass der Blasenmuskel selbst Mehrarbeit leisten muss. Seine Wand verdickt sich, um dies zu kompensieren. Erst im fortgeschrittenen Stadium versagt die Austreibungskraft des veränderten Blasenmuskels durch Dekompensation. Dadurch wird der Urin nicht mehr vollständig ausgetrieben. Es kommt zu unvollständigen Blasenentleerungen mit hohen Restharnmengen. Der Betroffene hat das Gefühl, die Blase nicht ganz entleeren zu können. Nach kurzer Zeit verspürt er wieder Harndrang und entleert wiederum nur eine kleine Menge. Besteht die Einengung der Harnröhre über einen längeren Zeitraum, versagt allmählich die Austreibungskraft vom Blasenmuskel vollständig. Der Urin läuft bei gefüllter Blase tröpfchenweise ab (Tröpfelinkontinenz, Überlaufblase). Bei desorientierten Menschen ist es möglich, dass sich der Harnverhalt in plötzlich auftretender Unruhe oder zunehmender Verwirrtheit äußert.

5.6 Ausscheiden können

Tabelle 5.15 Beobachtungspunkte der Urinausscheidung

Beobachtung	Veränderung	Ursachen
Farbe Aussehen	**durch Nahrungsmittel und Medikamente**	
	rot	rote Beete Phenazon, Pyramidon, Antipyrin
	orange	z. B. Uro-Ganatol
	krankhafte Veränderungen:	
	dunkelgelb-braun	Flüssigkeitsmangel
	bierfarben mit gelbem Schaum	Gallenwegs- und Lebererkrankungen (Ikterus)
	fleischwasserfarben bis blutig (makroskopische Hämaturie)	Blutung bei Nieren- und Blasenerkrankungen, herabgesetzte Blutgerinnung durch Medikamente (Antikoagulanzien)
	wasserhell ins Grünliche schimmernd	Diabetes mellitus und Diabetes insipidus
	milchig-trüb	Anwesenheit von Blut, Fetten und Eiter
Geruch	**durch Nahrungsmittel:**	
	typischer Geruch nach Speisen	z. B. Spargel
	krankhafte Veränderungen:	
	Foetor hepaticus	Lebererkrankungen
	Azetongeruch (obstartig)	Diabetes mellitus, beim Fasten
	Ammoniak (Pferdestallgeruch)	bei Harnwegsinfekten oder nach längerem Stehen
Menge	**Ausscheidungsmenge in 24 Stunden:**	
	Oligurie (weniger als 500 ml)	verminderte Flüssigkeitszufuhr oder Flüssigkeitsverlust z. B. bei Durchfällen, Nierenerkrankungen, Herzinsuffizienz
	Anurie (weniger als 100 ml)	Nierenerkrankungen, Herzinsuffizienz, Nierenversagen im Schock, urämisches Koma
	Polyurie (mehr als 2000 ml)	bei extremer Flüssigkeitszufuhr, Einnahme von Diuretika, Diabetes mellitus und Diabetes insipidus

Untersuchungsmethoden

Schnelltests: Zur Unterstützung unserer Beobachtungen und zur eindeutigen Diagnosefindung werden im Altenpflegebereich vorwiegend Schnelltests für Urin- und Blutuntersuchungen eingesetzt, die der Betroffene selbst oder die Pflegeperson ohne großen Aufwand durchführen kann. Gebräuchlich sind:

- Teststreifen,
- Teststäbchen (Stix),
- Reagenztabletten.

! Die Anwendungshinweise müssen dabei genau befolgt werden.

Diese Tests sind für die Einzeluntersuchungen von

- Zucker,
- Azeton (Ketonkörper),
- Eiweiß,
- Gallenfarbstoffen

und als Kombinationstests von verschiedenen Herstellern erhältlich.

Mikoskopische Untersuchung (Tab. 5.16)

Spezifisches Gewicht

Das spezifische Gewicht ist das Eigengewicht des Urins. Es beträgt beim Gesunden zwischen 1015 und 1025. Das Eigengewicht des Wassers beträgt 1000, d. h. 1 ml Wasser wiegt bei 4 °C 1 g = 1000 mg. Das spezifische Gewicht des Urins von beispielsweise 1035 besagt, dass 35 mg gelöste Stoffe darin enthalten sind.

Durchführung der Messung mittels Urometer:

- Urometer in den mit Urin gefüllten Messzylinder eintauchen,

Tabelle 5.**16** Urinbestandteile

Bestandteile	normal	krankhaft
Epithelzellen (aus Niere, Harnleiter, Blase, Harnröhre)	vereinzelt	massenhaft
Erythrozyten	fast keine (0-5)	einige bis viele
Leukozyten	fast keine (0-5)	einige bis viele
Bakterien	keine	einige bis viele
Zylinder*	keine	hyaline oder granulierte

* Zylinder sind Eiweißausgüsse der Harnkanälchen der Niere; sie stellen immer einen krankhaften Befund dar. Hyaline Zylinder sind farblos, nachweisbar bei fieberhaften Erkrankungen, Gelbsucht (Ikterus), Herzschwäche u. a. Granulierte Zylinder haben eine gekörnte Oberfläche. Sie kommen vor bei akuter oder chronischer Nierenentzündung, Herzerkrankungen u. a.

- das Urometer muss frei schwimmen,
- Schaumblasen mit saugfähigem Papier entfernen,
- die Skala in Augenhöhe ablesen, um Ablesefehler zu vermeiden.

Uringewinnung zu Untersuchungszwecken

Die häufigsten Uringewinnungsmethoden zu Untersuchungszwecken sind

- Mittelstrahlurin,
- Katheterurin (Kap. 7.3 „Katheterisieren der Harnblase"),
- Sammelurin.

Bei differenzierteren Urinuntersuchungsmethoden müssen natürlich die genauen Anweisungen des Labors bzw. des Arztes beachtet werden.
Mittelstrahlurin: Die Reinigung des äußeren Genitales wird durch eine sorgfältige Intimtoilette durchgeführt. Der Patient wird aufgefordert, Wasser zu lassen und den Strahl zu unterbrechen. Der Urin, nach der Unterbrechung (= Mittelstrahl), wird in einem dafür vorgesehenen sterilen Gefäß gesammelt

! Menschen mit Kontinenzproblemen sind nicht in der Lage, den Urinstrahl zu unterbrechen.

Sammelurin: Das Sammeln des Urins über 24 Stunden geschieht meist zu Bilanzierungszwecken (Ein- und Ausfuhrkontrolle) oder wenn die Urinuntersuchung auf 24 Stunden bezogen werden soll.

! Der Urin wird möglichst in einem Gefäß mit Deckel in einem für Angehörige und Besucher nicht einsehbaren Ort aufbewahrt.

Stuhlausscheidung/Defäkation

Der Stuhl (Fäzes, Kot, Exkremente) ist normalerweise eine weiche, geformte Masse. Die Farbe erhält er von der in den Darm fließenden (von Bilirubin in Sterkobilin umgewandelte) Gallenflüssigkeit und ist je nach Nahrungsaufnahme hell- bis dunkelbraun (Tab. 5.**17**). Die Stuhlmenge beim Erwachsenen ist ca. 120–300 g/Tag. Der Stuhl setzt sich aus 75 % Wasser, 10 % Abfallprodukten (Zellulose), 7 % Epithelien, 8 % Salzen, Schleim und Bakterien zusammen. Dieses Mengenverhältnis erklärt, warum bei Nahrungskarenz trotzdem Stuhl ausgeschieden wird. Die Reaktion des Stuhls ist leicht alkalisch (pH bei 7–8). Die im Darm befindlichen Kolibakterien bewirken die Zersetzungsprozesse Fäulnis (Eiweiß und Gärung [Kohlenhydrate]). Dem entspricht der Geruch. Die dabei entstehenden Darmgase werden als „Winde" ausgeschieden. Als normal gilt eine Stuhlentleerung in ein bis drei Tagen. Der Entleerungsvorgang (S. 377) geschieht ohne große Anstrengungen und Schmerzen.

! Krankhaft veränderter Stuhl (sowie veränderte Urinausscheidung und Erbrochenes) muss aufgehoben und dem behandelnden Arzt zur Sicherung der Diagnose gezeigt werden!

Stuhlentleerungsstörungen

Stuhlprobleme spielen beim älteren Menschen häufig eine große Rolle, möglicherweise bedingt durch die Einengung ihrer allgemeinen Aktivitäten und die Fixierung auf den eigenen Körper. Daraus kann unter Umständen eine hypochondrische Einstellung zu den Ausscheidungsvorgängen bis hin zum Abführmittelmissbrauch

Tabelle 5.17 Veränderte Stuhlausscheidung

Beobachtung	Veränderungen	Ursachen
Farbe	braunschwarz	vorwiegend Fleischernährung
	schwarz	Eisen, Rotwein, Kohle
	rötlich	rote Beete
	schwarz und glänzend „Teerstuhl"	verdautes Blut aus dem Magen oder aus den oberen Darmabschnitten (typischer Geruch), meist massive Blutung
	tonig, fettglänzend	bei Pankreaserkrankungen
	grauweiß, entfärbt (acholisch) „Lehmstuhl"	Fehlen des Gallenfarbstoffes bei Gallenwegs- und Leberkrankheiten
	grünlich-schwarzbraun „Hungerstuhl"	nach schweren Durchfällen, Nahrungskarenz
Geruch	stechend sauer	Gärungsdyspepsie (Farbe hell, schaumig)
	faulig-jauchig	Fäulnisdyspepsie (Farbe tiefbraun)
	aashaft-stinkend	evtl. Zerfallsprozesse im Darm (z. B. Karzinom)
Form/Konsistenz/ Menge	kleine Mengen	Hungerstühle
	große Mengen	Störung des Nahrungsstofftransports vom Darm in die Blut- und Lymphbahn (Malabsorption)
	flüssig	Durchfall bei Darminfektionen u. a.
	fester als normal	Obstipation (s. unten)
	trocken-hart	„Kotstein", schwere Obstipation
	bleistiftartig	Stenosen des Enddarms
Beimengungen	Blutauflagen	Analfissuren, Hämorrhoiden, Rektum- oder Analkarzinom
	Schleim	gereizte Darmschleimhaut
	blutiger Schleim	Colitis ulcerosa, nach schweren Durchfällen
	unverdaute Nahrung	bei Durchfällen, nicht zerkauten Speisen
	Parasiten	Maden-, Spul- und Bandwürmer (makroskopisch), Wurmeier und pathogene Keime (nur mikroskopisch)

entstehen. Bei allen vorgetragenen Klagen über bestehende Stuhlprobleme muss daher zuerst eine genaue Information über die tatsächliche Situation eingeholt werden.
Diarrhö (Durchfall): Die Diarrhö zeigt sich in der häufigen Entleerung von dünnflüssigem Stuhl (Flüssigkeitsverlust!) meist verbunden mit Krämpfen. Sie kann durch Flüssigkeitsverluste bedingt u.U. sogar einen akuten Verwirrtheitszustand auslösen.
Ursachen des Durchfalls:

- Darminfektionen,
- Lebensmittelvergiftungen,
- unzureichende Kautätigkeit, z. B. aufgrund fehlender Zähne oder schlecht sitzender Zahnprothesen,
- unkontrollierte Einnahme von Abführmitteln,
- psychische Reize wie Angst und Schrecken.

Inkontinenz: Darunter versteht man das Unvermögen, Stuhl und/oder Urin zurückzuhalten. Sie kann verschiedene medizinische und psychische Ursachen haben (S. 376 ff).
Obstipation: Zeichen einer Obstipation sind trockener, harter Stuhl und Schwierigkeiten bei der Ausscheidung. Begleitet wird die Obstipation häufig durch Völlegefühl, Bauchkrämpfe, Blähbauch, Appetitlosigkeit, Zungenbelag, Mundgeruch, Kopfschmerzen, Unruhe und paradoxe Durchfälle (S. 378).
Ursachen der Obstipation:

- ballastarme Ernährung,
- Flüssigkeitsmangel durch unzureichende Trinkmenge oder großer Flüssigkeitsverlust,
- Bewegungsarmut,
- Motilitätsstörungen des Darmes (z. B. Darmträgheit als Folge von längerwährendem Abführmittelmissbrauch),

- Lähmungen des Darmes (z. B. bei neurogenen Störungen),
- Unterdrückung des Stuhlentleerungsreflexes (Peinlichkeit oder bei Schmerzen im Schließmuskelbereich),
- Nebenwirkung von Medikamenten (z. B. Opiate, Kodein, Psychopharmaka),
- Dickdarmspasmen,
- Tumoren oder Darmverschluss.

Stuhlprobengewinnung

In der Regel werden Stuhlproben mit einem Röhrchen mit integriertem Spatel gesammelt. Dabei genügt meist der mit Stuhl bedeckte Spatel für die Untersuchung.
Spezielle Probengewinnungsmethoden können notwendig werden bei:

- Fettmengenbestimmung
- Wurmeier
- okkultes Blut

Hier sollten die genauen Durchführungshinweise des Labors beachtet werden.

5.6.5 Prophylaktische Maßnahmen

Prophylaxe von Harnwegsinfektionen

Eine bakterielle Infektion der Harnwege erfolgt meist aufsteigend. Die Bakterien dringen über die Harnröhre ein, vermehren sich in der Harnblase und gelangen über die Harnleiter in die Nieren. Frauen sind wegen ihrer kürzeren Harnröhre häufiger betroffen als Männer.
Oftmals sind ältere Menschen zusätzlich gefährdet wegen:

- Inkontinenz,
- mangelnder Abwehrkraft (z. B. bei Diabetes mellitus),
- ungenügender Flüssigkeitsaufnahme,
- Restharn, Prostatavergrößerung,
- mangelnder Intimpflege, seltenem Wäschewechsel,
- Unterkühlung, speziell im Genitalbereich,
- eines evtl. liegenden Katheters (Kap. 7.3 „Katheterisieren der Harnblase")

Zum Schutz vor Harnwegsinfekten dienen

- die Intimpflege (S. 311), die nach jedem Toilettengang unter hautschonenden Prinzipien durchgeführt werden sollte, d. h. wenn keine Grobverschmutzung vorliegt nur mit Wasser, evtl. unter Zufügen von Zitronensaft,
- der tägliche Wechsel der Unterwäsche bzw. (bei direktem Kontakt) der Unterlage im Bett,
- der angepasste Wechselrhythmus der Inkontinenzvorlage,
- die Sauberkeit der Bettschüssel und Toiletten,
- das Sorgen für warme Unterwäsche und warme Strümpfe (auch bei kurzen Aufenthalten außerhalb des Bettes),
- das Vermeiden einer Unterkühlung beim Sitzen auf dem Nachtstuhl oder der Toilette,
- die eigene Händehygiene (Handschuhe!) zum Schutz vor Keimverschleppung,
- das Angebot von säuernden Nahrungsmitteln und Getränken (z. B. Johannisbeersaft, schwarzer Tee, Nierentee, tierische Nahrungsmittel, ansäuerndes Mineralwasser)

Die beste Vorbeugung gegen einen Harnwegsinfekt ist die natürliche Spülung durch eine ausreichende Trinkmenge, falls diese nicht durch ärztliche Anordnungen eingeschränkt wurde (z. B. bei Nierenerkrankungen).

Obstipationsprophylaxe

Ziel der Obstipationsprophylaxe ist, gemeinsam mit dem Betroffenen Lebensweisen und Maßnahmen zu finden, die ihm langfristig geregelte Stuhlgangsgewohnheiten ermöglichen.

1. Beseitigung der bestehenden Obstipation durch:
   - digitales Ausräumen,
   - rektale Abführmethoden (S. 372)

> ! Bei einer bestehenden Obstipation mit Stuhlsteinen im Rektum dürfen keine oralen Abführmaßnahmen durchgeführt werden, da sie lediglich Bauchkrämpfe auslösen und zudem das Problem der Obstipation nicht beseitigen würden.

2. Verhindern einer neuen Obstipation durch:
   - *Erhöhung der Flüssigkeitszufuhr*, denn bei älteren Menschen ist die mangelnde Flüssigkeitsaufnahme ein häufiges Problem. Es hat sich gezeigt, dass verschiedene Maßnahmen die Lust aufs Trinken wesentlich steigern können, z. B. durch
     – ansprechendes Geschirr (keine Plastikschnabelbecher),

- ein wohlschmeckendes Getränk,
- Trinken in Gesellschaft oder angenehmer Umgebung (in sitzender Position),
- größere Tassen, die auch leer getrunken werden (z. B. der morgendliche Kaffe).
• *Förderung der Bewegung,* z. B. Übungen (auch passiv), die die Bauch- und Beinmuskulatur betreffen, Gehübungen, kleinere Spaziergänge usw., je nach den individuellen körperlichen Möglichkeiten.
• *ballaststoffreiche Ernährung,* die die Verdauungstätigkeit fördert. Berücksichtigt werden muss dabei die besondere Situation des älteren Menschen, z. B. schlechtes Gebiss, mangelnde Kaubewegungen, fehlender Hunger etc. Wenn möglich sollten ballaststoffarme Nahrungsmittel ausgetauscht werden, z. B. Vollkornbrot, Vollkornnudeln, Vollkornkuchen etc. Zusätzlich empfiehlt es sich, ballaststoffreiche Nahrungsmittel so aufzubereiten, dass sie mühelos gegessen werden können, z. B. eingeweichte getrocknete Pflaumen oder Feigen, die anschließend passiert werden und mit Sahne verfeinert (sehr wohlschmeckender Nachtisch!). Dem Ideenreichtum sind hier keine Grenzen gesetzt. Als Ergänzung (z. B. Zwischenmahlzeiten) empfehlen sich Joghurt, Buttermilch, Müsli, frisches Obst usw. Die abführende Eigenschaft von Milchzucker kann beim Nachsüßen von Speisen und Getränken positiv ausgenutzt werden.
Das Zusetzen von Weizenkleie und Leinsamen empfiehlt sich beim älteren Menschen meist nicht, da es bei ungenügender Flüssigkeitsaufnahme zur Verschlimmerung der Obstipation kommen kann.
• *abführende Lebensmittel und Laxanzien,* die Auswirkung der „Hausmittel" ist meist enorm, z. B.:
- Sauerkrautsaft,
- ein Glas Wasser auf nüchternen Magen,
- Bonbons oder Getränke, die mit Süßstoffen versetzt sind,
- trüber Apfelsaft etc.

Pflegetipp
Bei der Einnahme von Laxanzien sollten zwei Grundregeln befolgt werden.
- Besser als die Gabe von Laxanzien nach Bedarf ist eine kontinuierliche (tägliche) Einnahme in geringer Dosierung! Dadurch wird der Stuhl weich gehalten und Verstopfungen, die dann wieder durch hohe Laxanziengaben in Durchfälle umgewandelt werden, verhindert.
- von „natürlichen" Laxanzien, z. B. Abführtees, sollte Abstand genommen werden, da diese den Darm auf Dauer erheblich schädigen.

• *Entleerungstraining.* Bei hilfsbedürftigen Bewohnern in Altenpflegeheimen kann es aus Bescheidenheit, vermeintlicher Rücksichtnahme auf das überlastete Pflegepersonal oder aus Abneigung gegen Nachtstuhl und Bettschüssel zum Unterdrücken des Stuhldrangs kommen, mit der Folge einer längerwährenden Obstipation. Zudem spielen hier die hemmenden Umgebungsfaktoren meist eine sehr große Rolle, z. B. das Nichtbeachten der Intimsphäre, ungemütliche Toiletten, die Kälte auf „gut belüfteten" Toiletten usw. Unter Berücksichtigung der individuellen Stuhlgewohnheiten sollte ein geregelter Rhythmus angestrebt werden. Da die Darmbewegungen physiologischerweise am Morgen oder nach dem Essen einsetzen, empfiehlt es sich, den Toilettengang zu diesen Zeiten durchzuführen.

! Mit dem Bewohner muss über die Bedeutung einer geregelten Stuhlentleerung gesprochen werden, um ihm die Annahme von Hilfe auch in diesem Bereich zu erleichtern.

3. Unterstützende Maßnahme:
• *Kolonmassage.* Entlang des Verlaufes des Dickdarms wird, beginnend im rechten Unterbauch bis zum linken Unterbauch, mit massierenden Bewegungen die Darmtätigkeit gefördert. Sanfte drückende Bewegungen im linken Unterbauch können die Peristaltik massiv anregen.

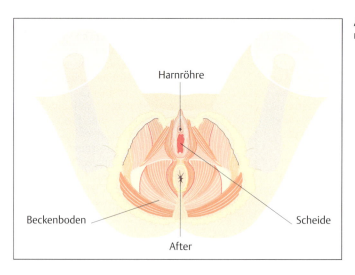

Abb. 5.**71** Beckenbodenmuskulatur von unten

Beckenbodentraining zur Inkontinenzprophylaxe

Die Beckenbodenmuskulatur ist mitverantwortlich für Harninkontinenz. Sie begrenzt den Bauchinnenraum nach unten und besitzt die Durchtrittspforten für Harnröhre, Scheide und After. Durch aktive Anspannung dieser Muskulatur kann z. B. der Harnstrahl während des Wasserlassens unterbrochen werden oder der Stuhldrang unterdrückt werden (Abb. 5.**71**).

Zur Prophylaxe von Harn- und Stuhlinkontinenz kann die Beckenbodenmuskulatur trainiert werden. Spezielle Übungsprogramme, die sich auch sehr gut für ältere Mitmenschen eignen, d. h., die auf die Fähigkeiten von älteren Menschen angepasst werden, sollten in keiner Gymnastikstunde für Senioren fehlen. Hier leisten die Krankengymnasten und Physiotherapeuten einen wesentlichen Beitrag zur Prophylaxe von Inkontinenz.

5.6.6 Unterstützung bei den Ausscheidungen

Hilfsmittel für die Harn- und Stuhlentleerung

Wann immer es möglich ist, sollte die Pflegeperson es anstreben, dass der hilfsbedürftige Mensch seine Ausscheidungen auf der Toilette durchführen kann. Unterstützend können hier Hilfsmittel zum Einsatz kommen, die den Weg zur Toilette erleichtern oder die Benutzung der Toilette vereinfachen, z. B.

- Gehhilfen, Orientierungshilfen,
- Kleidung, die vom Betroffenen selbst aus- und wieder angezogen werden kann,
- Möglichkeit zum Händewaschen,
- Haltegriffe in der Toilette.

Sollte dies nicht möglich sein, so kommen verschiedene Hilfsmittel zum Einsatz.

- Hilfsmittel für die Harn- und Stuhlentleerung (Abb. 5.**72**):
  Urinflaschen, Steckbecken etc. sollten
  – leicht sein (kein Glas oder Porzellan!)
  – verschließbar sein,
  – eine Betthalterung haben,
  – gut zu reinigen sein.

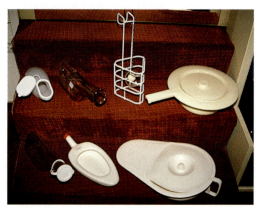

Abb. 5.**72** Hilfsmittel (von links oben nach rechts unten): Urinflasche für Frauen, Urinflasche für Männer, Betthalterung, Steckbecken, Urinflasche für Männer mit Verschluss, Steckbecken für Frauen und Steckbecken für das leichtere Unterschieben

- Toilettenstuhl:
  - kippsicher und stabil,
  - leicht bedienbar (z. B. Bremsen),
  - gut zu reinigen (Kunstleder),
  - Topf mühelos verschließbar,
  - Armlehnen hochklappbar und zu entfernen,
  - höhenverstellbar,
  - warmes Material.

Die in Alten- und Pflegeeinrichtungen gängigen Modelle erfüllen sehr selten diese Ansprüche.

> **Pflegetipp**
> Bei Benutzung dieser Hilfsmittel für Harn- und Stuhlentleerung ist es selbstverständlich, dass der Bewohner vor den Blicken der Mitbewohner geschützt wird.

- Kleidung

Die Kleidung muss dem Zweck angepasst werden. Sie sollte:

- leicht an- und auszuziehen sein,
- warm sein,
- evtl. getragene Hilfsmittel wie Einlagen etc. gut kaschieren,
- bequem sein.

Hilfen bei den Ausscheidungen

Zur Förderung der Ausscheidungsfähigkeit stehen uns eine Reihe gut wirksamer Hausmittel zur Verfügung. Der verwirrte Bewohner weiß u.U. nicht mehr, weshalb er sich auf der Toilette befindet und benötigt daher Anregung, um Wasser lassen zu können. Aber auch bei Harnverhaltungen, gleich welcher Natur, können diese Hilfen sehr wirksam sein:

- Wasserhahn laufen lassen (Geräusch von fließendem Wasser),
- Hände in warmes Wasser eintauchen,
- massierende Bewegungen der Blasenregion
- feucht-heiße Kompressen auf die Blasenregion auflegen usw.

Katheterisieren der Harnblase
(Kap. 7.3, S. 584)

Rektale Abführmethoden
Hartmut Rolf

Einseitige Ernährung, mangelhafte Flüssigkeitszufuhr, Bewegungsmangel, Missbrauch von Abführmitteln u. a. führen bei alten Menschen zur Obstipation, die oft auch durch prophylaktische Maßnahmen nicht zu vermeiden ist. Hier werden Maßnahmen nötig, die die Stuhlausscheidung unterstützen.

Hilfsmittel und deren Anwendung

Abführ-Suppositorien

Suppositorien sind Zäpfchen aus leicht schmelzenden Stoffen (Fette, Gelatine, Glyzerin), die ein entsprechendes Medikament enthalten.

> ! Auch die Applikation eines Abführzäpfchens muss ärztlich angeordnet sein!

Notwendige Hilfsmittel:
- Verordnetes Zäpfchen,
- Fingerling und Handschuh,
- Zellstoff,
- Krankenunterlage (sofern nicht bereits vorhanden),
- Nachtstuhl oder Steckbecken.

Vorgehensweise:
- Den Heimbewohner über das Vorhaben informieren.
- Hand der Pflegeperson durch Handschuh und zusätzlich Fingerling am Zeigefinger schützen.
- Bei Seitenlage die Beine anziehen lassen oder in Rückenlage die Beine aufstellen.
  (Die angewinkelten Beine erleichtern das Arbeiten und entspannen die Bauchmuskulatur.)
- Zäpfchen von der Umhüllung befreien und evtl. mit warmem Wasser gleitfähig machen.
- Zäpfchen in den After einführen und genügend weit einschieben (bis hinter den Schließmuskel).
  Vorsicht: Nicht in eine Hämorrhoidalfalte kommen und Zäpfchen nicht (wissentlich) in eine Kotmasse hineindrücken!
- Nach ordnungsgemäßer Applikation den Heimbewohner auffordern, das Zäpfchen einige Zeit zu halten (mindestens 5 min!).
- Den Heimbewohner bei Stuhldrang auf den Nachtstuhl oder auf das Steckbecken setzen.
- Nach erfolgtem Stuhlgang entsprechende Intimhygiene, den Stuhl beurteilen und Ergebnis im Dokumentationssystem vermerken.

Klistiere

Unter Klistier (Klysma) verstehen wir die Verabreichung kleinerer Mengen unterschiedlicher Lösungen zur Förderung des Stuhlabganges (aber auch zur lokalen medikamentösen Behandlung des Darms).

Klistiere führen durch Gleitmittelwirkung oder durch Aufweichen der Stuhlmassen ab. Die hohen Salzkonzentrationen der salinischen Klysmen wirken osmotisch; sie ziehen aus der Darmschleimhaut zusätzlich Flüssigkeit in den Darm und erhöhen damit ihre Wirkung.

Bei Heimbewohnern mit salzarmer Kost kann es bei Anwendung salinischer Klysmen zu starker Salzresorption kommen!

Früher wurde häufig die Glyzerinspritze verwendet. In einer Metall-, Glas- oder Kunststoffspritze mit ca. 50 ml Fassungsvermögen wurde eine Mischung von 1 Teil Glyzerin und 4 Teilen warmem Wasser aufgezogen und diese mittels eines Darmrohres in den Enddarm gegeben.

Glyzerin kann in höherer Dosierung als angegeben die Darmschleimhaut schädigen; besonders bei alten Menschen sollte die Konzentration niedrig gewählt werden.

Heute werden vornehmlich Einmalklistiere verwendet. In einer Plastikampulle mit angeschweißtem Darmrohr befinden sich – je nach Art – 100 bis 150 ml fertige Lösung unterschiedlicher Zusammensetzung.

Notwendige Hilfsmittel:
- Körperwarmes Klistier,
- evtl. Darmrohr,
- Vaseline zum Einfetten des Darm- oder Ansatzrohres,
- Einmalhandschuhe,
- Zellstoff,
- Krankenunterlage,
- Nachtstuhl oder Steckbecken.

Vorgehensweise:
- Den Heimbewohner über das Vorhaben informieren und für Sichtschutz sorgen.
- Linke Seitenlage (Verlauf des Dickdarmes) oder bei Rückenlage die Beine aufstellen lassen, Krankenunterlage vorlegen.
- Einmalhandschuhe überziehen,
- Eingefettetes Darmrohr oder Ansatzrohr vorsichtig etwa 10 cm weit einführen, Lösung langsam einspritzen. (Bei zu rascher Eingabe kommt es durch den plötzlichen Dehnungsreiz zur Entleerung des Enddarmes und die Lösung wird wieder herausgepresst. Je langsamer die Lösung eingegeben wird, umso leichter wird der Heimbewohner sie einige Zeit halten können.)
- Plastikapplikator in komprimiertem Zustand mit Darmrohr bzw. Ansatzrohr herausziehen, den Handschuh darüberstülpen und beides in den Abfall geben. (Bei Applikation kleinerer Mengen mit zusätzlichem Darmrohr ist zu berücksichtigen, dass ca. 15 ml Lösung im Darmrohr verbleiben.)
- Den Heimbewohner auffordern, die Flüssigkeit einige Minuten zu „halten".
- Bei Stuhldrang oder nach einigen Minuten den Heimbewohner auf den Nachtstuhl oder das Steckbecken setzen und Klingel griffbereit herrichten.
- Nach dem Stuhlgang gute Intimtoilette und Lagerung des Heimbewohners, Beurteilung des Stuhles, Eintrag des Ergebnisses in das Dokumentationssystem.

Abführender Einlauf

Ein abführender Einlauf kann verordnet werden, um bei hartnäckiger Obstipation die Kotmassen im Enddarm aufzuweichen und zu entfernen. Hierzu werden 0,5 bis 1 l körperwarme Flüssigkeit in den Darm gegeben. Der mechanische und chemische Reiz führt in der Regel zur spontanen Entleerung des aufgeweichten Stuhls.

 Bei alten kranken Menschen sollte ein Einlauf nie ohne ärztliche Anordnung durchgeführt werden.

Das Einlaufenlassen größerer Mengen sehr warmer Flüssigkeit in den Enddarm kann zu starker Erweiterung der Blutgefäße im Unterleib führen. Bei kreislauflabilen Heimbewohnern ist daher mit einem Kollaps zu rechnen.

 Einläufe und Klistiere dürfen nur bei liegendem Heimbewohner verabreicht werden, nie im Stehen und bei gebeugter Haltung!

Einlaufflüssigkeit: Verwendet wird normales, körperwarmes Leitungswasser (keinesfalls destilliertes Wasser!). Die Kotmassen werden etwas aufgeweicht, der Dehnungsreiz des Wassers auf die Darmwand löst die Peristaltik aus.
Durch Zusätze zum Wasser kann die Wirkung des Einlaufes verstärkt werden:

- 1 Teelöffel Kochsalz auf 1 l Wasser entspricht etwa einer isotonischen Lösung.

5.6 Ausscheiden können

- 1 Esslöffel Kochsalz auf 1 l Wasser ergibt eine hypertone Lösung. Durch die osmotische Wirkung wird aus der Darmschleimhaut zusätzlich Flüssigkeit in den Darm gezogen, der Entleerungsreiz wird stärker. Genau dosieren!
- 20 ml Glyzerin auf 1 l Wasser führt durch den Reiz auf die Darmschleimhaut zu stärkerer Peristaltik. Zudem wirkt das Glyzerin als Gleitmittel.
- Durch Zugabe von 20 ml Speiseöl kann die Gleitwirkung erhöht werden; mit Nebenwirkungen ist nicht zu rechnen.
- Etwa 5 ml Kamillosan-Lösung auf 1 l Wasser verstärkt die Darmperistaltik. Kamillosan ist eine alkoholische Lösung; eine höhere Konzentration kann die Nerven in der Darmschleimhaut schädigen.

Die Zusätze für die Einlaufflüssigkeit dürfen nicht kombiniert werden, um bessere Wirkungen zu erzielen, also keine „Cocktails" nach eigener Rezeptur mischen!

 Die Zusammensetzung der Lösung bestimmt der Arzt!

Wenn der Heimbewohner sehr ausgetrocknet ist, kann es vorkommen, dass die Einlaufflüssigkeit fast vollständig vom Darm resorbiert wird. Der Einlauf bleibt dann erfolglos. Auch aus diesem Grunde ist mit Zusätzen größte Vorsicht geboten. Neben Menge und Zusammensetzung der Flüssigkeit spielt die Temperatur eine Rolle:

- Zu warme Flüssigkeit kann zur Schleimhautschädigung und, durch Gefäßerweiterung, zu einem Kreislaufkollaps führen.
- Zu kühle Flüssigkeit bewirkt meist eine starke Kontraktion des Darms, wodurch ein großer Teil sofort wieder herausgepresst wird; die Lösung kann im Darm nicht wirken.

Letztlich ist die Einlaufgeschwindigkeit zu berücksichtigen:

- Rasches Einlaufen führt zu einer raschen Dehnung des Darms, wodurch die Peristaltik stark angeregt wird. Oft wird dadurch die Flüssigkeit sofort herausgepresst.
- Langsames Einlaufen lässt die Flüssigkeit weit in den Darm aufsteigen; unterstützt wird dies durch tiefes Durchatmen (Darmbewegungen!). Der Effekt ist besser.

Notwendige Hilfsmittel:
- Irrigator mit Schlauchsystem und verordneter Lösung (evtl. gebrauchsfertiges Einmalset) auf Körpertemperatur angewärmt,
- Ständer zum Aufhängen des Irrigators bzw. des Beutels,
- Nierenschale mit Zellstoff,
- weiches Darmrohr (evtl. Dauerkatheter),
- Vaseline,
- Einmalhandschuhe,
- Krankenunterlage,
- Steckbecken oder Nachtstuhl,
- evtl. Urinflasche,
- Wandschirm für Sichtschutz.

Vorgehensweise:
- Den Heimbewohner über das Vorhaben informieren und für Sichtschutz sorgen.
- Bei *linker Seitenlage* (Verlauf des Dickdarms) Beine anziehen oder in Rückenlage Beine aufstellen lassen.
- Krankenunterlage vorlegen, Steckbecken bereithalten.
- Irrigator am Ständer etwa in 60 cm Höhe über dem Kranken anbringen. Schlauchsystem vollaufen lassen, damit die Luft entweicht.
- Eingefettetes Darmrohr unter Drehen vorsichtig etwa 10 cm weit in den Enddarm einführen. (Keine Gewalt anwenden!)
- Schlauchsystem anschließen und öffnen. (Bei Schließmuskelinsuffizienz während des Einlaufenlassens die Gesäßhälften des Heimbewohners zusammenhalten!)
- Den Heimbewohner zu tiefem Durchatmen anhalten und auf Reaktionen achten. (Durch Absenken des Irrigators kann die Einlaufgeschwindigkeit verringert werden, evtl. vorhandene Beschwerden lassen nach.)
- Nach Abschluss des Einlaufs Schlauchsystem schließen und Darmrohr entfernen. Zur Erhöhung der Wirkung Flüssigkeit ca. 5 Min. halten lassen.
- Wenn irgend möglich, den Heimbewohner auf den Nachtstuhl setzen und in eine ruhige Ecke fahren, andernfalls auf das Steckbecken setzen.
- Nach erfolgter Entleerung Intimtoilette durchführen und Heimbewohner entsprechend lagern.
- Durchführung, Erfolg und Stuhlbeurteilung im Dokumentationssystem vermerken.

Gefahren

Bei alten Menschen können sich im unteren Darmabschnitt verschiedene krankhafte Prozesse entwickelt haben, die durch die Manipulationen beim Abführen zu ernsthaften Komplikationen führen können:

- Häufig leiden alte Menschen unter Hämorrhoiden, die durch mechanische Reizung perforieren und zu starken Blutungen führen können.
- Vorhandene Divertikel (Ausstülpungen) der Darmwand, tiefsitzende Geschwüre und Tumoren können durch die recht starren Darmrohre durchstoßen werden.
Bei Schmerzäußerungen des Heimbewohners ist der Vorgang daher sofort zu unterbrechen.
- Tritt im Anschluß an eine Abführmaßnahme Blut im Stuhl auf, ist der Arzt zu informieren.

! Keine Einläufe bei ungeklärten Beschwerden des Bauchraums, akuten Unterleibserkrankungen oder Darmblutungen! Es besteht die Gefahr der Perforation und der Peritonitis (Bauchfellentzündung)!

Hoher Einlauf

Bei hohem Einlauf soll die Flüssigkeit möglichst hoch in den Dickdarm gelangen und einen möglichst großen Abschnitt des Darms säubern. Erreicht wird das beim alten Menschen am ehesten, wenn er auf dem Rücken liegend in eine leichte Kopftieflage gebracht werden kann. Erforderlich werden kann ein hoher Einlauf

- vor Dickdarmuntersuchungen,
- vor medikamentösen Behandlungen.

Die Durchführung dieser in der Altenpflege nur noch selten angewandten Methode entspricht im Wesentlichen einem abführenden Einlauf, jedoch wird mehr Flüssigkeit benötigt (bis zu 1,5 l); evtl. werden gasbindende Medikamente zugesetzt (SAB, Lefax).

Schaukeleinlauf

Ein Schaukeleinlauf kann angeordnet werden, um die Darmperistaltik anzuregen und den Abgang von Darmgasen zu begünstigen. Das Prinzip besteht darin, dass durch Ein- und Auslaufenlassen einer Spülflüssigkeit der Darm abwechselnd gedehnt und entlastet wird.

Die Vorbereitungen und Materialien entsprechen im Wesentlichen dem abführenden Einlauf. Man verwendet jedoch eine möglichst reizarme Lösung, da der Effekt auf mechanischem Wege erreicht werden soll. Durch Anheben des Irrigators lässt man die Flüssigkeit langsam in den Darm einlaufen. Sobald der Heimbewohner den Stuhldrang meldet, wird der Irrigator unter das Niveau des Enddarmes gesenkt; die Flüssigkeit läuft zurück. Darmgase gehen evtl. unter Gurgeln mit ab. Die gleiche Flüssigkeit wird wiederum in den Darm eingegeben, danach der Irrigator wieder gesenkt.

Der Schaukeleinlauf wird beendet, wenn genügend Darmgase abgegangen sind oder die Flüssigkeit stark verfärbt ist.

! Die Geräte müssen gut gereinigt, desinfiziert und sterilisiert werden.

Digitales Ausräumen (digitus = Finger, Ausräumen des Enddarms mit den Fingern):
Diese Maßnahme kann nötig werden, wenn der Stuhl sehr verhärtet ist und/oder der Heimbewohner nicht pressen kann.

Chronische Obstipation kann auftreten bei
- sehr hinfälligen, exsikkierten Heimbewohnern,
- Querschnittsgelähmten,
- Multiple-Sklerose-Kranken,
- Bewusstlosen.

Notwendige Hilfsmittel:
- Schutzschürze,
- Einmalhandschuhe und Fingerlinge für Zeigefinger und Mittelfinger,
- Vaseline,
- Krankenunterlage, Zellstoff,
- Steckbecken.

Vorgehensweise:
- Den Heimbewohner informieren, für Sichtschutz sorgen.
- Seitenlagerung, evtl. zweite Pflegekraft halten lassen.
- Einmalhandschuhe und Fingerlinge gut gleitfähig machen und in den After einführen.
- Kotklumpen vorsichtig herausbefördern, hierbei die oft einsetzende Peristaltik ausnutzen.

Gefahren

- Trotz des Einmalhandschuhs können Schäden an der Darmschleimhaut entstehen, darum Fingernägel kurz schneiden!

5.6 Ausscheiden können

- Unerfahrene ertasten im Darm innere Hämorrhoiden, verwechseln diese mit Kotklumpen und versuchen, diese herauszuholen. Es kann zu massiven Blutungen kommen.
- Tumoren und Ulzera im Enddarm können perforieren und zu gefährlichen Komplikationen führen.
- Verletzungen am Schließmuskel (Sphinkter), dadurch Inkontinenz.

5.6.7 Kontinenz/Inkontinenz

Brigitte Sachsenmaier

Problemfeld

Kleinen Kindern wird der unbefangene Umgang mit ihren Körperausscheidungen oft mit der Begründung abgewöhnt, diese seien schmutzig. Sie werden zur „Sauberkeit" erzogen und sollen möglichst schnell lernen, ihre Blasen- und Darmentleerung selbst zu kontrollieren, wobei dieser Lernprozess durch Lob und Tadel unterstützt wird. Die Körperregion, die mit Ausscheidungsvorgängen zu tun haben, werden schamhaft verdeckt, alles spielt sich nach Möglichkeit im Verborgenen ab. Wenn nicht durch Krankheit bedingt, haben sie als Jugendliche und später als junge Erwachsene meist keine Probleme mit ihrer Blasen- und Darmentleerung; sie können sie kontrollieren und sind kontinent.

Durch Veränderungen (z. B. Senkung des weiblichen Genitales) oder Erkrankungen des Kontinenzorgans selbst kann die Kontinenz gefährdet werden. Schon sehr junge Frauen (z. B. nach der Entbindung) leiden darunter. Die Fähigkeit zur Kontinenz ist besonders im höheren Lebensalter wegen vielerlei Ursachen oftmals nur unzureichend oder gar nicht mehr gegeben. Es kommt zur **Inkontinenz,** d. h. zum unfreiwilligen Abgang von Harn und/oder Stuhl.

Durch den anerzogenen schamhaften Umgang mit dem eigenen Körper und dessen Ausscheidungsgewohnheiten werden Inkontinenzsymptome häufig so lange wie möglich vom Betroffenen verborgen gehalten. Dies kann so weit führen, dass das soziale Umfeld in sich zusammenbricht, weil die Betroffenen Kontakte und Gesellschaft aus Scham meiden. Auch für die Angehörigen fällt dieses Thema meist in den Tabubereich, sodass auch sie mit dem Problem meist überfordert sind. Der dringend notwendige Gang zum Arzt wird nicht unternommen, was zur Folge hat, dass die therapeutischen Maßnahmen zum richtigen Zeitpunkt nicht einsetzen können.

Hier sind die Pflegenden in hohem Maße gefordert. Anzeichen für eine Inkontinenz wie sozialer Rückzug, Desinteresse, Depression, Uringeruch usw. können erkannt werden. Der offene und feinfühlige Umgang mit diesem Problem ist dann sehr wichtig. Durch Gespräche mit dem Betroffenen und seinen Angehörigen, die aber keineswegs bagatellisieren dürfen („Das haben viele alte Menschen" usw.), kann dem Betroffenen erklärt werden, dass das vermeintliche Schicksal Inkontinenz häufig sehr gut therapiert werden kann. Die notwendigen diagnostischen Maßnahmen zur Erforschung der Inkontinenzursache können eingeleitet werden und somit die Therapie.

Wichtig dabei ist, dass sich die Pflegenden bewusst machen, dass Inkontinenz kein altersbedingtes und unabwendbares Schicksal ist, sondern ein Symptom, welches in vielen Fällen geheilt, zumindest aber durch geeignete Maßnahmen gebessert werden kann. Die Versorgung mit Hilfsmitteln (Inkontinenzvorlagen usw.) steht demzufolge an letzter Stelle nach Ausschöpfung aller therapeutischen Maßnahmen oder ist eine therapiebegleitende Maßnahme. Sie ist deshalb nie die alleinige und einzige Hilfestellung, die dem Betroffenen angeboten werden kann.

Harninkontinenz

Aufgabe und Funktion der Harnblase

Die Harnblase hat die Aufgabe, den Harn zu sammeln (Reservoir). Ihr Fassungsvermögen beträgt 200–400 ml. Bei einem bestimmten Füllungszustand, der sehr individuell sein kann, kommt es zum Druckanstieg in der Blase. Dadurch werden sensible Rezeptoren (Dehnungsrezeptoren) in der Blasenwand aktiviert, und die Impulse werden über das Rückenmark an das Gehirn weitergeleitet. In diesem Moment registriert unser Gehirn den Harndrang. Zur Kontinenz gehört also auch, dass sowohl die Blase mit Schließmuskel und Beckenbodenmuskulatur wie auch Rückenmark und Gehirn ihre Funktionen uneingeschränkt ausüben können.

Miktionsvorgang (Abb. 5.73):

- durch die Dehnung der Blasenwand werden Rezeptoren aktiviert.
- Die Meldung von der Blase geht über die Nervenbahnen des Rückenmarks zum Gehirn. Diese Meldung wird als Harndrang wahrgenommen.
- Damit sich die Blase nicht sofort entleert, wird die Entleerung durch das Gehirn unterdrückt (hemmende Impulse).

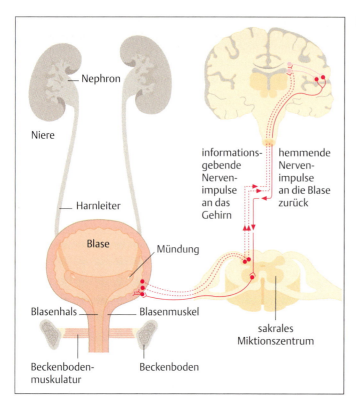

Abb. 5.**73** Miktionsvorgang

- Erst nach Erreichen der Toilette wird die Unterdrückung der Blasenentleerung bewusst aufgehoben.
- Der Blasenmuskel (Detrusor) zieht sich als Folge des Befehls zusammen (Kontraktion) und treibt den Harn aus.
- Gleichzeitig mit der Kontraktion öffnet sich unbewusst der innere Schließmuskel im Blasenhals.
- Die Beckenbodenmuskulatur senkt sich – erschlafft – und öffnet damit den äußeren Schließmuskel, der Teil der Beckenbodenmuskulatur ist.
- Zur Verstärkung des Harnstrahls kann zusätzlich die Bauchpresse betätigt werden.

Beim gesunden Menschen kann die Blase in der Regel vollständig (bis auf eine normale Restharnmenge von max. 30 ml) entleert werden.

Harninkontinenzformen

Tab. 5.**18** gibt einen Überblick über die Inkontinenzformen, deren Ursachen, sowie mögliche therapeutische Maßnahmen.

Stuhlinkontinenz

Im Vergleich zu der Harninkontinenz ist die Stuhlinkontinenz seltener, aber für die Betroffenen meist seelisch noch belastender.

Entleerungsmechanismus

In der Wand des Enddarms (Submukosa) befinden sich sensible Rezeptoren, welche bei Dehnung der Darmwand durch die eintretende Stuhlmasse aktiviert werden. Die Meldung wird an das Gehirn übermittelt (afferente Fasern des vegetativen Nervensystems). Im Rückenmark werden die spinalen Reflexe dazu verwertet, die Peristaltik (Darmbewegungen) in Gang zu setzen. Vom Gehirn steuern als Reflexantwort die efferenten Fasern die glatte Muskulatur des Darms. Es kommt zu Kontraktionen des Darms und der innere Analschließmuskel erschlafft. Der Stuhl tritt nach unten bei noch geschlossenem äußeren Schließmuskel. Verspüren wir Stuhldrang und können nicht sofort eine Toilette aufsuchen, so treten der N. pudendus und der N. levator ani in Funktion und verhindern solange willentlich die Stuhlentleerung.

5.6 Ausscheiden können

Tabelle 5.**18** Häufige Formen der Harninkontinenz

Inkontinenz-form		Ursachen	Therapie
Stress-inkontinenz	Anfänglich nur tröpfchen-weiser Verlust von Harn beim Lachen, Husten, Niesen und Lasten heben bis hin zur kompletten Blasenentleerung bei Druck-erhöhungen im Bauchraum	Betroffen sind vorwiegend Frauen: • Schwäche der Beckenboden-muskulatur als Folge von beispielsweise schweren Geburten oder Übergewicht • Senkung der weiblichen inneren Genitale • Östrogenmangel in den Wechseljahren	• Beckenbodentraining (evtl. unter Verwendung von Hilfsmitteln z. B. Femcon) • Elektrostimulation • Biofeedback • evtl. Operation • lokale Östrogentherapie
Drang-inkontinenz (motorisch und senso-risch)	Unfreiwilliger Harnverlust mit intensivem Harndrang	*Motorische Dranginkontinenz:* Störung der zentralen Steue-rung z. B. bei • degenerativen Erkrankungen des ZNS • Demenz, Morbus Alzheimer • Medikamenteneinnahme (z. B. Barbiturate) *Sensorische Dranginkontinenz:* • Blasenerkrankungen (z. B. Zystitis, Steine, Tumor)	• medikamentöse Therapie • Kontinenztraining • evtl. medikamentöse oder operative Therapie der Blasenerkrankung
Neurogene Blasenfunk-tions-störungen	Unfreiwillige reflektorische Blasenentleerung meist ohne Harndrang, Blasenent-leerungsstörungen mit Restharnbildung	Unterbrechung der überleiten-den Nervenbahnen zum Gehirn (z. B. im Rückenmark) bei Querschnittlähmung, MS, Tumor, Bandscheibenvorfall etc.	Gezielte Blasenentleerung durch: • medikamentöse Therapie • intermittierenden Selbst-katheterismus • in Einzelfällen: Klopf- und Entleerungstechniken, z. B. Triggern • evtl. Urostomie • instrumentelle Harnableitung
Überlauf-kontinenz	Harndrang, Harnträufeln, häufige Entleerung kleiner Harnmengen, verminderter Harnstrahl bei gefüllter Blase, Komplikation Restharn	Betroffen sind vorwiegend Männer. Einengung der Harn-röhre infolge einer • Prostatavergrößerung • Harnröhrenstriktur	Operation, evtl. instrumen-telle Harnableitung als Dauer- oder Akutbehand-lung, wenn Operation nicht möglich.

Bei länger bestehendem Stuhldrang fallen die Impulse der Dehnungsrezeptoren weg. Soll die Stuhlentleerung erfolgen, so erschlafft der äußere Schließmuskel durch eine bewusste Auf-hebung der zentralen Hemmung. Es entsteht ein offener Kanal für die Stuhlpassage. Die Bauchpresse und die Aufwärtsbewegung der Beckenbodenmuskulatur treiben den Stuhl ins Freie (Abb. 5.**74**).

Ursachen

Die Ursachen der Stuhlinkontinenz bestimmen auch die unterschiedliche Behandlung.

- **Diarrhö** (Durchfall): Bei bestehender Schwä-che des Kontinenzorgans kann eine Diarrhö zur Inkontinenz führen. Hier muss auf jeden Fall diagnostisch abgeklärt werden, woher der Durchfall kommt. Es kann sich hierbei um eine ernst zu nehmende Erkrankung han-deln (z. B. Darmkrebs). Die Grunderkrankung muss behandelt werden. Bei Missbrauch von Abführmitteln müssen diese natürlich einge-schränkt werden. In vielen Fällen kann durch diätetische Maßnahmen die Diarrhö gebes-sert werden.
- **Obstipation** (Verstopfung) mit der Folge einer **paradoxen Diarrhö:** Durch Stuhlansammlun-gen (Stuhlsteine) im Enddarm wird der Ent-

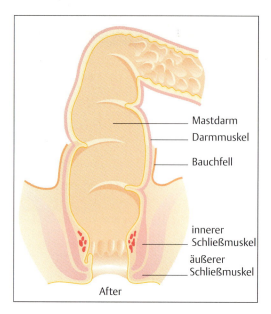

Abb. 5.**74** Entleerungsmechanismus

leerungsmechanismus ausgelöst (vermehrte Peristaltik), Erschlaffung des inneren Schließmuskels. Wenn der stark eingedickte Stuhl nicht ausgeschieden werden kann (z. B. bei mangelnder Betätigung der Bauchpresse), so wird an dem dickeren Stuhl der dünnere, welcher von höher gelegenen Darmabschnitten kommt, vorbeibefördert. Die Ursache für sog. Schmierstühle ist demzufolge meist eine Obstipation. Hier müssen rektale Abführmaßnahmen (Ausräumen, Einlauf) angewendet werden. Eine erneute Obstipation sollte nicht mehr entstehen (Obstipationsprophylaxe, S. 369, durch ausreichende Flüssigkeitszufuhr, angemessene Ernährung, Bewegung, auch passiv). Durch ein Stuhlentleerungstraining kann häufig eine Normalität erreicht werden. Der Betroffene wird täglich oder jeden zweiten Morgen zur gleichen Zeit zur Toilette begleitet. Anfänglich kann man diese Toilettengänge mit einem Klistier oder der regelmäßigen und kontinuierlichen Gabe von Laxanzien unterstützen.

- **Neurologische Störungen und Erkrankungen:** Durch Gehirn- und Rückenmarkserkrankungen kann es zur gestörten Entleerungsfunktion kommen, d. h., der Entleerungsmechanismus ist in seiner Funktion beeinträchtigt. Ebenso können sensible Störungen der Darmwand (z. B. Diabetes mellitus) oder muskuläre Störungen des Kontinenzorgans der Auslöser sein.

Durch das Erfassen der Entleerungszeiten, dem anschließenden Stuhlentleerungstraining, der geeigneten Nahrungs- und Flüssigkeitszufuhr kann auch hier sehr häufig Kontinenz erreicht werden. Auch Erkrankungen des Kontinenzorgans (Rektumkarzinom, entzündliche Erkrankungen, Verletzungen) führen sehr häufig zur Stuhlinkontinenz. Der Arzt entscheidet hierbei über den weiteren Verlauf der Therapie.

Psychosoziale Auslöser der Harn- und Stuhlinkontinenz

Die psychische Verfassung eines Menschen hat einen wesentlichen Einfluss auf das Ausscheidungsverhalten. Ein typisches Beispiel stellt der Harndrang im Prüfungsstress dar. Es können psychisch belastende Situationen ebenso wie psychische Auffälligkeiten sog. Inkontinenzauslöser darstellen. Mögliche Beispiele hierfür sind:

- Jeder plötzliche Umgebungswechsel, z. B. ein Krankenhausaufenthalt, kann zu einer Beeinträchtigung der Kontinenz führen.
- Eine unfreiwillige oder unvorbereitete Aufnahme ins Pflegeheim stürzt den Betroffenen in eine tiefe Krise.
- Aufmerksamkeit und Zuwendung werden unbewusst „erzwungen", d. h. eine Verstärkung der Inkontinenz wird vom Betroffenen im Sinne eines positiven Krankheitsgewinns erlebt.
- Neid auf den Mitbewohner im Pflegezimmer, der mehr Pflege benötigt und dadurch mehr Zuwendung durch die Pflegeperson erhält, kann zur Verstärkung der Symptomatik führen.
- Zurückhaltung, falsche Bescheidenheit oder Angst verhindern, dass der Betroffene rechtzeitig die Klingel betätigt.

Pflege bei Inkontinenz

Sämtliche pflegerischen Maßnahmen bei Inkontinenz bedeuten ein Eindringen in die Intimsphäre eines Menschen. Wie schwierig dies für die Betroffenen aufgrund ihrer Erziehung und ihres Verlusterlebens sein muss, können Außenstehende nur erahnen. Von Angehörigen und Pflegepersonal wird hier viel Einfühlungsvermögen und Taktgefühl verlangt. Besonders schwierig gestaltet sich die Pflege, wenn neben der Inkontinenz auch noch ausgeprägte psychische Störungen, Verwirrtheit oder Demenz vorliegen. Hier erfordert die Pflege viel Geduld. Eine gute Beziehung zu dem alten Menschen und verständnisvolle, offene Gespräche können für alle Beteiligten hilfreich sein.

> **Pflegetipp**
> Die Situation des Betroffenen kann erleichtert werden durch:
> - Hilfe zur Selbsthilfe, durch Anpassen der Umgebung
> - sorgfältige Haut-, Körper- und Wäschepflege
> - individuell gewählte Inkontinenzhilfsmittel
> - Durchführung von Toilettentraining

Hilfe zur Selbsthilfe

Die Blasenkapazität kann im Alter abnehmen. Auch gesunde alte Menschen urinieren öfters oder empfinden einen beschleunigten Harndrang. Die Toilette muss sofort aufgesucht werden und nicht erst, wenn das Pflegepersonal die Zeit findet, um auf den Nachtstuhl oder beim Gang zur Toilette zu helfen. Eine neue Umgebung kann sich negativ auf die Kontinenz auswirken, weil die Wege zur Toilette zu weit sind oder die Toilette von den Betroffenen nur schwer gefunden werden kann. Die Umgebung muss so gestaltet werden, dass der ältere Mensch so lange wie möglich selbstständig bleibt, d. h., dass er auch seinen Toilettengang und die evtl. Versorgung mit Hilfsmitteln so lange wie möglich selbst ausüben kann.

An den Wohnbereich im Heim oder in der häuslichen Umgebung müssen deshalb folgende Anforderungen gestellt werden:

- schnell erreichbare Toiletten, möglichst Nasszellen im Zimmer,
- keine Stolperfallen auf den Fluren (Absätze, Läufer etc.),
- Haltegriffe auf den Fluren, Benutzung von geeigneten Gehhilfen,
- bei Bedarf ein Nachtstuhl im Schlafzimmer (vor Blicken geschützt),
- Urinflasche und Steckbecken in greifbarer Nähe,
- deutliche Kennzeichnung der WC-Räume, nachts ausreichende Beleuchtung,
- Toilette in angepasster Sitzhöhe, evtl. Toilettensitzerhöhung (Abb. 5.**75a**)
- Raumtemperatur in der Toilette nicht zu kalt,
- Handgriffe oder Stützen neben der Toilette (Abb. 5.**75b**),
- Schränke für die Aufbewahrung von Inkontinenzartikeln neben der Toilette,
- Waschbecken von der Toilette aus erreichbar.

Die Kleidung des Betroffenen sollte schnell und ohne Schwierigkeiten zu öffnen sein. Um seine Selbstständigkeit zu erhalten, muss sie aber auch einfach wieder anzulegen sein. Hosen und Röcke können mit Gummizug oder Klettverschlüssen versehen werden. Eventuell kann die Kleidung umgearbeitet werden. Sie sollte bequem und leicht sein. Es eignen sich bedruckte, farbige (etwas dunklere) Stoffe. Die Kleidung sollte zudem pflegeleicht sein. Kleidungsgewohnheiten können u.U. umgestellt

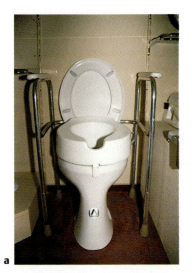
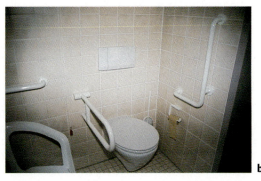

Abb. 5.**75a** u. **b** Hilfsmittel bei der Toilettenbenutzung
a Toilettensitzerhöhung
b Handgriffe und Stützen

werden (z. B. die Angewohnheit, mehrere Schlüpfer zu tragen).

Hautpflege

Die Haut des Inkontinenten, der sich mit Inkontinenzhilfsmitteln versorgt, ist meist enormen Belastungen ausgesetzt. Der Kontakt der Haut mit Harn und Stuhl, also mit Feuchtigkeit, die häufigen Waschungen, oft mit ungeeigneten Mitteln, und das feuchtwarme Milieu beim Tragen von Inkontinenzvorlagen führen nicht selten zu Hautproblemen. Es gilt also, die Haut zu schützen. Der natürliche Säure- und Fettschutzmantel der Haut muss erhalten bleiben. Sind Hautschäden erst entstanden, so bereitet es sehr oft große Probleme, diese wieder zu beseitigen. Deshalb gilt, die größte Sorgfalt auf alle prophylaktischen Maßnahmen zu legen.

Reinigung und Pflege des Intimbereiches:

- Mehrmals täglich nur mit Wasser (ohne Seife, da sehr alkalisch) oder mit Zusatz von pH-neutraler Waschlotion reinigen, evtl. dem Wasser etwas Essig oder Zitronensaft zufügen, keine Waschlotion mit der Aufschrift „wirkt desinfizierend" verwenden,
- Babypflegeartikel in der Pflege älterer Menschen nur nach sorgfältiger Prüfung anwenden, da diese sehr häufig stark parfümiert sind,
- bei Verwendung von Waschzusätzen die Haut mit klarem Wasser nachreinigen, sorgfältig und schonend abtrocknen,
- Hautpflege mit W/O-Präparaten (Wasser-in-Öl-Emulsionen), nur diese gewährleisten die richtige Pflege, keine Cremes mit der Aufschrift „zieht schnell ein" verwenden,
- bei intakter Haut keine abdeckenden Salben, Öle und Pasten (z. B. Präparate mit Zinkpastezusätzen, Vaseline, Melkfett) verwenden,
- die Haut austrocknende Anwendungen unterlassen (z. B. Einreibungen mit Franzbranntwein),
- bei Hautrötung den Schutz der Haut mit abdeckenden Präparaten (z. B. mit stark fettenden Salben wie Wollwachs) gewährleisten,
- wenn bei starker Verschmutzung Öl oder Pflegeschaum angewendet wird, immer mit klarem Wasser nachreinigen,
- Inkontinenzvorlagen verwenden, die die Haut vor Feuchtigkeit schützen (z. B. Gelbildner), und diese bei unkontrolliertem Urinabgang wechseln.

Kontinenztraining

Das Auftreten einer Inkontinenz wurde bisher von den Betroffenen, ihren Angehörigen und auch von Pflegepersonen wie eine „unheilbare Krankheit" angesehen. Erst in den letzten Jahren werden Erfahrungen publiziert, die nachdrücklich darauf hinweisen, dass Inkontinenz in vielen Fällen verhütbar, heilbar oder so zu beeinflussen ist, dass die Betroffenen in relativem Wohlbefinden damit leben können. Durch gezieltes Training verschiedener Funktionen der Ausscheidungsorgane ist ein Einfluss auf die Entleerungsmechanismen möglich. Es sollte dazu eine Atmosphäre geschaffen werden, die es sowohl dem Betroffenen als auch dem Pflegepersonal ermöglicht, dieses Training durchzuführen. Wichtig ist beispielsweise, dass dem Bewohner das Kontinenztraining in geschützter Umgebung ermöglicht wird (bei geschlossener Toilettentür oder hinter einer spanischen Wand). Dazu gehört auch, dass der Bewohner nicht während des Frühstücks auf dem Toilettenstuhl verbleibt und dass ihm die Entleerung möglichst in sitzender Position ermöglicht wird.

Kontinenztraining ist erfolgversprechend bei Betroffenen mit einer motorischen Dranginkontinenz, d. h., wenn dem Betroffenen zwischen Verspüren des Harndrangs bis zum Erreichen der Toilette nicht genügend Zeit bleibt.

Ziel des Kontinenztrainings ist dann, die Toilettengänge an die individuellen Ausscheidungsgewohnheiten anzupassen bzw. durch Training die Ausscheidungsintervalle zu vergrößern. Das Training hat zum Ziel, den Toilettengang durchzuführen, bevor der Betroffene einnässt, also bevor der Harndrang spürbar ist. Dies kann nur durch Beobachtung der inkontinenten Zeiten über einen längeren Zeitraum erfasst werden (Abb. 5.**76**).

Das Miktionsprotokoll wird idealerweise 14 Tage geführt. Anhand des Protokolls werden dann die Toilettengänge festgelegt. Die Abstände zwischen den einzelnen Toilettengängen werden im Verlauf dann langsam gesteigert. Abstände von 3-4 Stunden sind erstrebenswert. Wichtig ist, den Intervallabstand nicht zu schnell zu erhöhen. Dies kann zu Misserfolgen führen, die in dieser Situation sehr demotivierend sind.

Zur Sicherheit erhält der Betroffene eine kleine Vorlage, die er möglichst selbst anlegen kann. Wichtige Aspekte bei der Durchführung des Kontinenztrainings bei Dranginkontinenz:

– Alle Pflegenden, der Betroffene und seine Angehörigen sollten über Inkontinenz und

Miktionsprotokoll				
Datum: _____ Name: _____				
Uhrzeit	F/U	Flüssigkeitszufuhr	Bemerkungen	HZ
6.00				
7.00				
8.00				
9.00				
10.00				
11.00				
12.00				
13.00				
14.00				
15.00				
16.00				
17.00				
18.00				
19.00				
20.00				
21.00				
22.00				
23.00				
24.00				
1.00				
2.00				
3.00				
4.00				
5.00				

F/U = freiwilliger/unfreiwilliger Harnverlust   HZ = Handzeichen

Abb. 5.**76** Miktionsprotokoll

Kontinenztraining informiert und bereit sein, dieses durchzuführen,
- Feststellen der Inkontinenzursache durch den Arzt,
- kontinenzgerechte Atmosphäre schaffen!
- Beobachten und dokumentieren der Entleerungszeiten und -menge (anhand des Miktionsprotokolls, Abb. 5.**76**),
- Kontrolle der zugeführten Flüssigkeitsmenge,
- Feststellen der individuellen Gewohnheiten,
- Medikamenteneinnahme überprüfen (z. B. Diuretika, Barbiturate können die Inkontinenz begünstigen),
- individueller Toilettenrhythmus sollte immer wieder überprüft, gegebenenfalls verändert werden.

Kontinenztraining bei speziellen Krankheitsbildern

Inkontinenz nach Schlaganfall: Nach einem Schlaganfall sind die Blasenfunktionsstörungen meist nur vorübergehend. Deshalb wird hier sehr früh mit dem Kontinenztraining begonnen. Der evtl. liegende Dauerkatheter muss demzufolge schnell entfernt werden. Das Kontinenztraining ist an die körperlichen und geistigen Fähigkeiten des akut erkrankten Menschen anzupassen. Das Kontinenztraining nach Schlaganfall ist Teil der Rehabilitationsmaßnahmen.

Blasenentleerung bei neurologischen Erkrankungen: Eine gesunde Harnblase entleert den Urin vollständig bis auf eine normale Restharnmenge von max. 30 ml. Bei vielen neurologischen Erkrankungen (z. B. Multiple Sklerose) ist die Entleerung nur unvollständig oder gar nicht möglich. Der hohe Druck in der Blase und der verbleibende Restharn führen häufig zu Harnstauungen in Nieren, zu Infektionen und zu Veränderungen der Blasenwand selbst. Diese Komplikationen können für den Betroffenen lebensbedrohlich sein.

Neben den instrumentellen Harnableitungen gibt es verschiedene Techniken, die die vollständige Entleerung bewirken und dem Betroffenen soziale Kontinenz geben. An erster Stelle sei hier der intermittierende Katheterismus genannt (Kap. 7.3 „Katheterisieren der Harnblase"). In bestimmten Abständen, die eingeübt werden müssen, wird die Blase entleert. Diese Methode gewährt die Gesunderhaltung der Harnwege.

Immer mehr in den Hintergrund treten Methoden wie das Klopfen zum Auslösen der Blasenentleerung (Triggern) oder das Ausquetschen der Blase von außen (Credé-Handgriff), da es dabei oft zum Rückstau von Harn (der zudem meist infiziert ist) in die Nieren kommt.

Bei diesen Betroffenen ist es besonders wichtig, dass ein kontinuierlicher Kontakt zum Urologen besteht, welcher regelmäßige Restharnkontrollen und die Überwachung der angewendeten Methoden in Bezug auf Komplikationen usw. vornimmt.

Toilettentraining mit verwirrten Menschen: Eine plötzlich auftretende Verwirrtheit kann auch Folge von Inkontinenz sein, z. B. bei einer Harnverhaltung mit Überlaufblase. Es ist deshalb wichtig, auch bei Verwirrten die genaue Ursache ihrer Inkontinenz festzustellen.

Der durch psychische Alterskrankheiten desorientierte alte Mensch wird häufig inkontinent, weil er sich nicht erinnern kann, die Toilette nicht findet, Räume und Situationen verwechselt oder nicht mehr weiß, wozu er auf der Toilette sitzt. Hier sollte ein Realitätsorientierungstraining angewendet werden, z. B. durch auffällige Kennzeichnung der WC-Räume, kontinuierliche Hinweise auf die Funktion der Toilette und regelmäßige Toilettengänge. Besonders wichtig ist die kontinuierliche Einhaltung der Toilettenzeiten, weil dadurch der Verwirrte im Sinne einer Konditionierung an einen festen Rhythmus gewöhnt wird.

Bei jeder Art des Toilettentrainings sind einfache Hilfen sehr oft mit Erfolg anwendbar wie z. B. das plätschernde Geräusch von einlaufendem Wasser oder das Eintauchen der Hände in warmes Wasser.

Hilfsmittel

Das Angebot an Inkontinenzhilfsmitteln ist groß und wird ständig durch neue Produkte ergänzt. Zu unterscheiden sind neben den instrumentellen Harnableitungen die aufsaugenden und die aufsammelnden Inkontinenzhilfsmittel.

Aufsaugende Hilfsmittel

Es handelt sich bei den Hilfsmitteln um saugfähiges Zellstoffmaterial verschiedener Größe, Stärke und Form, das entweder am Körper direkt oder als Unterlage für Betten und Sitzmöbel verwendet wird. Die Zellstoffmasse wird von einem durchlässigen, hautfreundlichen Vliesstoff festgehalten, der bei Verunreinigung relativ trocken bleibt und dadurch eine Schutzschicht zwischen Haut und aufsaugendem Material bildet (Abb. 5.**77**). Die körperabgewandte Seite ist mit einer Außenfolie abgeschlossen, die das Durchnässen nach außen verhindert. Fehlt diese Außenschicht (z. B. bei bestimmten Flockenwindeln), so kann die Vorlage nur mit einer wasserundurchlässigen Schutzhose getragen werden.

Die Schwere und Form der Inkontinenz (z. B. Tag- und/oder Nachtinkontinenz, Stress- oder Reflexinkontinenz), die Situation des Betroffenen (z. B. seine Selbstständigkeit) und das Geschlecht entscheiden bei der Auswahl der Hilfsmittel aus dem großen Angebot (Abb. 5.**78**). die Auswahl muss immer individuell getroffen werden. Dazu muss man die ausgeschiedene Urinmenge über den Tag bestimmen und anhand dieser Messung einen ca. 4-maligen Wechsel der Einlage über den Tag ansetzen.

Entsprechend kann die Versorgung in der Nacht bestimmt werden. Bei reduziertem bzw. ohne Wechsel der Einlage in der Nacht, müssen Einlagen mit höherer Saugkapazität gewählt werden. Bei der Auswahl der Inkontinenzvorlage sollten zudem einige wesentliche Punkte beachtet werden.

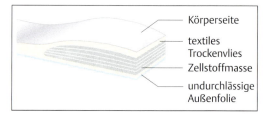

Abb. 5.**77** Materialaufbau einer Inkontinenzeinlage

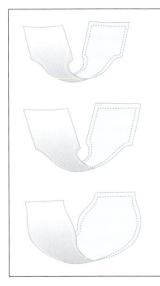

Abb. 5.**78** Individuelle Auswahlmöglichkeiten nach Schwere der Blasenschwäche

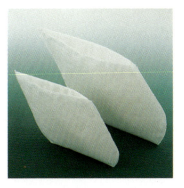

Abb. 5.**79** Tropfenfänger (Fa. B. Braun)

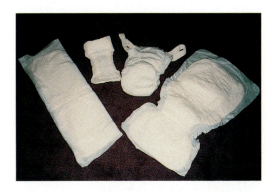

Abb. 5.**80** Verschiedene Einlagen (von links nach rechts): gerade Vorlage, anatomisch geformte Einlage für die leichte Inkontinenz, Vorlage mit seitlichen Bündchen, anatomisch geformte Einlage für die schwere Inkontinenz

Saugkapazität muss dem Schweregrad der Inkontinenz angepasst sein,
körpergerechte Form, gute Passform,
die Zellstoffmasse sollte fixiert sein, damit sie nicht zusammenklumpt (z. B. rauten- oder streifenförmige Pressung).
Sie sollte möglichst gelbildende Anteile enthalten (bindet die Flüssigkeit ab und verhindert somit das Auslaufen bei Druck, z. B. wenn sich der Betroffene draufsetzt),
sie sollte einfach anzulegen sein (erhält die Selbstständigkeit),
sie sollte unter der Kleidung nicht auftragen,
sie sollte leicht zu entsorgen und wirtschaftlich sein.
Wir unterscheiden verschiedene Formen der Inkontinenzvorlagen, welche auch die Anwendungsbereiche bestimmen. Für die leichte bis mittelschwere Inkontinenz, für den Tag oder als Unterstützung beim Toilettentraining eignen sich Inkontinenzvorlagen, die auf die jeweilige Ausscheidungsmenge angepasst werden. Sie sind in geraden oder anatomisch geformten Ausführungen erhältlich. Beispiele hierfür sind Flockenwindeln, anatomisch geformte Tag- und Nachtvorlagen und Tropfenfänger (Abb. 5.**79**). Diese Tropfenfänger sind für Männer geeignet. Es handelt sich dabei um eine flache dünne Tasche aus hochsaugfähigem Material, die über den Penis oder Penis und Hoden gestreift wird und somit den Harn auffängt.

Für die schwere Harninkontinenz und/oder Stuhlinkontinenz und für die Nachtversorgung eignen sich anatomisch geformte Vorlagen, Einmalslips, die mit Klebestreifen an der Seite zu verschließen sind, und zum Schutz des Bettes die sog. Betteinlagen (Abb. 5.**80**).

Pflegetipp
Einmalslips sollten wegen der erhöhten Gefahr der Hautschädigung bei relativer Luftundurchlässigkeit der Versorgung nur eingesetzt werden unter folgenden Bedingungen:
– bei intakter Haut,
– wenn eine stabile Fixierung erwünscht ist (z. B. bei desorientierten Menschen),
– bei Harn- und Stuhlinkontinenz,
– wenn die Erhaltung der Selbstständigkeit nicht im Vordergrund der pflegerischen Interventionen steht.

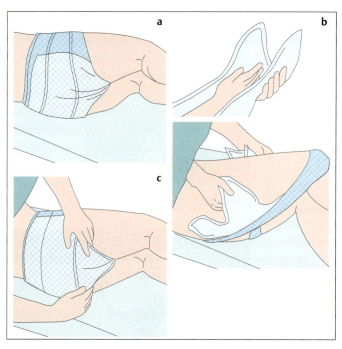

Abb. 5.**81a–c** Inkontinenzvorlagen mit Netzhöschen
a Patienten auf die Seite legen und gebrauchte Vorlagen nach hinten entfernen
b neue Vorlage falten und von vorne nach hinten einlegen
c Vorlage faltenfrei und dicht am Körper anlegen, Netzhose darüberziehen

Die Inkontinenzvorlagen sollten mit einer Netzhose (Achtung: Die richtige Größe ist wichtig.) fixiert werden. Dies gewährleistet Sicherheit vor dem Verrutschen und hält die Vorlage am Körper. Durch das dichte Anliegen am Körper kann zudem die aufgesaugte Flüssigkeit nicht abkühlen und stört deshalb das Wohlbefinden des Betroffenen nicht. Das Tragen der Vorlage in Unterhosen wird aus diesem Grund vermieden. Für Heimbewohner eignen sich wasserundurchlässige, wiederverwertbare Krankenhosen aus durchgehendem Plastikmaterial weniger, da sie sehr schwer zu reinigen sind und außerdem das feuchtwarme Milieu begünstigen.

Anhand des obigen Beispiels wird die Anwendung von Inkontinenzvorlagen erklärt (Abb. 5.**81a–c**).

Als Alternative zu den herkömmlichen Einmalprodukten werden vermehrt Produkte angeboten, die wiederverwertbar sind. Die Entwicklung auf dem Markt zeigt, dass diese Produkte inzwischen von sehr hochwertiger Qualität sind, z. B. Bettschutzeinlagen und Krankenhosen für die leichte Inkontinenz der Frau (Abb. 5.**82a** u. **b**). Vorteile sind:

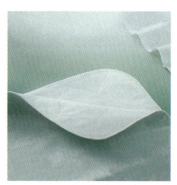
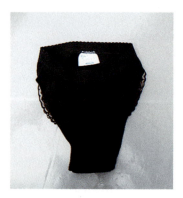

Abb. 5.**82a** u. **b** Wiederverwendbare Produkte
a Bettschutzeinlage (Fa. B. Braun)
b Krankenhose für Frauen mit leichter Inkontinenz (Fa. Simcare)

– angenehmes Trage- oder Liegegefühl,
– bei Bettschutzeinlagen reduzierter Wechselintervall, weil sie nicht zusammenklumpen und dadurch wirtschaftlicher sind,
– optisch ansprechend.

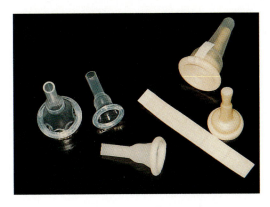

Abb. 5.**83** Verschiedene Kondomurinale

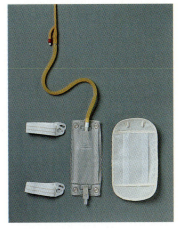

Abb. 5.**84** Beinbeutel (Fa. Hollister)

Aufsammelnde Hilfsmittel

Kondomurinale: Für Männer gibt es spezielle Hilfsmittel, die Sicherheit vermitteln. Kondomurinale sind dünne Hüllen aus Latex oder Silikon, die über den Penis gestreift werden und somit den Harn über den Ableitungsschlauch in den Bein- oder Bettbeutel ableiten (Abb. 5.**83**). Sie sind zu bevorzugen, da sie die Haut vor der Feuchtigkeit schützen und zudem bequem zu tragen sind. Die Anwendung ist sehr einfach und zeitsparend im Vergleich zu dem häufigen Wechsel der Vorlage. Bei der Auswahl des geeigneten Kondomurinals und der dazugehörigen Auffangvorrichtung sollten einige Punkte beachtet werden.

- Größe bestimmen (zw. 20 und 35 cm Durchmesser erhältlich),
- gute Befestigungsmöglichkeit des Kondomurinals (selbstklebend bei normaler anatomischer Form des Penis oder mit separatem Haftstreifen, der beim retrahierten Penis zu bevorzugen ist),
- abknicksichere, verstärkte Spitze,
- latexfreie Kondomurinale sind wegen der in letzter Zeit gehäuft auftretenden Allergien zu bevorzugen,
- Unterschenkel- oder Oberschenkelbeinbeutel für den Tag, Bettbeutel für die Nacht oder als Dauerversorgung des bettlägerigen Menschen,
- Länge des Ableitungsschlauches muss variabel sein (kürzbar oder in verschiedenen Schlauchlängen zu bestellen),
- Beinbeutelbänder müssen breit (nicht abschnürend) sein und mit einer rutschsicheren Schicht versehen sein,
- Beinbeutel mit Mehrkammersystem – bewirkt die gleichmäßige flache Füllung – trägt nicht auf und verhindert glucksende Geräusche bei der Bewegung,
- Beutel muss Ablaufventil und Rückflusssperre enthalten (Abb. 5.**84**).

Beim Anlegen des Kondomurinals (Abb. 5.**85a**) ist darauf zu achten, dass die Schamregion zuvor großzügig rasiert wurde. Die Reinigung des Genitalbereichs ist ausgesprochen wichtig und sollte nach hautschonenden Prinzipien durchgeführt werden. Selbsthaftende Kondomurinale werden über den Penis gestülpt und festgedrückt. Dabei muss zwischen Penisspitze und dem Ablaufstutzen des Kondomurinals mindestens 1 cm Platz sein. Bei Verwendung von Haftstreifen muss darauf geachtet werden, dass der Streifen nicht abschnürt, also am besten spiralförmig anlegen oder sehr dehnbaren Haftstreifen verwenden. Nach dem Anlegen des Kondomurinals wird der Ablaufschlauch mit dem Beutel verbunden. Die Tragezeit des Kondomurinals beträgt in der Regel 24 Stunden. Bei Verwendern von Beinbeuteln sollte zur Nacht (Abb. 5.**85b**) an das Ablassventil des Beinbeutels ein zusätzlicher Bettbeutel angeschlossen werden, damit die Bettruhe nicht gestört wird. Sowohl Beinbeutel als auch Bettbeutel können ca. 3 Tage benutzt werden.

Externe Urinableiter (Abb. 5.**86**): Für harninkontinente immobile Frauen sowie für Männer mit retrahiertem Penis gibt es von einem speziellen Hersteller das passende Ableitungssystem. Diese werden, ähnlich der Stomaversorgung, mit einer Basisplatte aus Hautschutzmaterial angebracht.

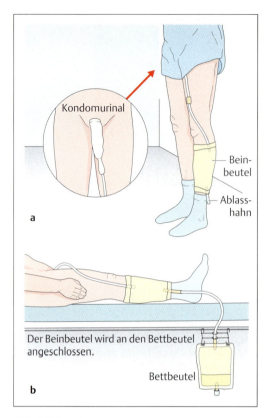

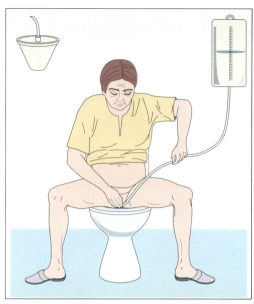

Abb. 5.**87** Rektale Irrigation

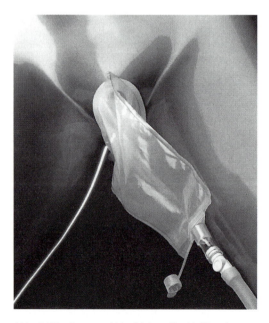

Abb. 5.**85a** u. **b**
a Kondomurinal mit Unterschenkelbeutel
b Versorgung zur Nacht

Abb. 5.**86** Externer Urinableiter (Fa. Hollister)

Hilfsmittel und Maßnahmen bei Stuhlinkontinenz

Rektale Irrigation (Abb. 5.**87**): Bei mobilen Betroffenen (z. B. Querschnittgelähmte) kann durch die rektale Irrigation Kontinenz erreicht werden. Hierbei handelt es sich um eine Methode, die aus der Versorgung des Stomaträgers kommt. Es hat sich gezeigt, dass das Vorgehen bei rektaler Stuhlinkontinenz auch sehr erfolgversprechend ist. Die Vorgehensweise ist die gleiche wie beim Stomaträger (S. 398). Der Konus wird beim Stuhlinkontinenten in den Enddarm eingeführt, worüber das lauwarme Leitungswasser einfließt. Der Betroffene bleibt bis zur vollständigen Entleerung auf der Toilette sitzen. Der Vorgang dauert ca. 45 Minuten, bringt dem Menschen aber 24–48 Stunden Stuhlkontinenz.

Analtamponaden (Abb. 5.**88**): Tamponaden aus weichem Schaumstoff, die in unterschiedlichen Größen und Formen erhältlich sind, werden bei bestimmten Formen der Stuhlinkontinenz direkt in den Analkanal eingeführt und verbleiben dort. Durch ihre anatomische Form und Weichheit werden diese nicht als Fremdkörper verspürt. Wenn Stuhldrang eintritt, werden die Tampons entfernt und der Betroffene kann den Darm entleeren. Zwischen den Entleerungen hält der eingeführte Tampon den Stuhl zurück.

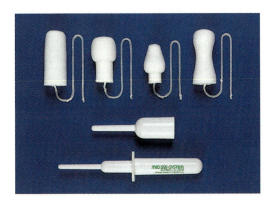

Abb. 5.**88** Analtamponaden aus Polyvinyl-Alkohol-Schaumstoff (PVA), Fa. Med. SSE-System

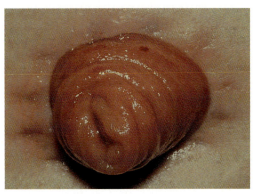

Abb. 5.**90** Prominente Ileostomie

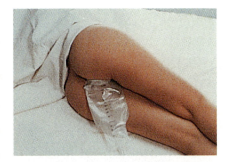

Abb. 5.**89** Fäkalkollektor (Fa. Hollister)

Fäkalkollektor (Abb. 5.**89**): Der Fäkalkollektor wird mit seiner Haftfläche direkt um den Anus aufgebracht und verbleibt dort ca. 1–2 Tage. Der ausgeschiedene Stuhl kann durch eine Öffnung am unteren Ende des Beutels entleert werden. Bei manchen stuhlinkontinenten Menschen ist diese Versorgung sehr hilfreich, besonders dann, wenn es sich um flüssige und kontinuierliche Ausscheidung handelt. Hautkomplikationen wird somit vorgebeugt, die Pflege wird vereinfacht. Mobile Betroffene eignen sich für den Einsatz des Fäkalkollektors weniger.

5.6.8 Stomaversorgung

Definitionen

Stoma (= Öffnung) ist der heute gebräuchliche Sammelbegriff für künstliche Ableitungen von Stuhl und Harn. Er informiert zugleich über deren anatomische Lage. Daraus lässt sich bereits auf pflegerische Konsequenzen schließen.

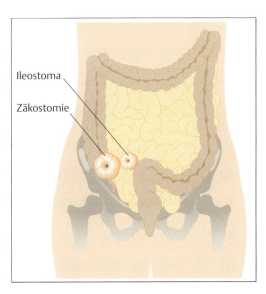

Abb. 5.**91** Stomaanlage bei Zäkostomie

Anus praeternaturalis (Anus = After, praeter = vor, naturalis = natürlich) war der früher übliche Begriff für den künstlichen Darmausgang.
Eine **Ileostomie** (Ileum = unterer Teil des Dünndarmes) ist die Ableitung von Darminhalt aus dem Dünndarm. Sie wird notwendig, wenn der gesamte Dickdarm entfernt oder ruhiggestellt werden muss. Nach der Ileostomieanlage entfällt die physiologische Funktion des Dickdarms, dem Stuhl Wasser zu entziehen. Daraus resultiert, dass über die Ileostomie wässrige und aggressive Stühle ausgeschieden werden,

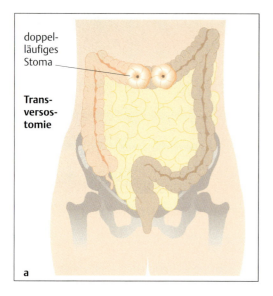

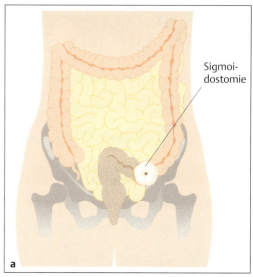

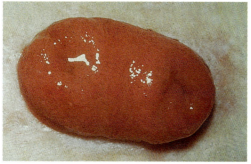

Abb. 5.**92a** u. **b**   Doppelläufige Stomaanlage bei Transversostomie

Abb. 5.**93a** u. **b**   Stomaanlage bei Sigmoidostomie

die die Haut um das Stoma besonders gefährden. Die Ileostomie wird deshalb, um die Haut zu schützen, prominent angelegt, d. h., der Dünndarm ragt etwas hervor (Abb. 5.90).
Eine **Kolostomie** (Kolon = Dickdarm) ist die Ableitung von Darminhalt aus dem Dickdarm. Je nach Lage spricht man von einer
– Zäkostomie (Caecum = Blinddarm),
– Transversostomie
  (Transversum = Querkolon),
– Sigmoidostomie
  (S-förmiger Teil des Dickdarmes).
Die **Zäkostomie** fördert (wie die Ileostomie) sehr wässrigen und aggressiven Stuhl, bedingt durch die Nähe zum Dünndarm. Sie dient der Druckentlastung im Dickdarm und wird meist nur als sog. Lippenfistel angelegt, d. h., der Darm wird eröffnet und mit der Haut vernäht. Der Stuhl kann sowohl über die Zäkostomie wie auch auf natürlichem Wege ausgeschieden werden (Abb. 5.91).
Die **Transversostomie** wird häufig notwendig, wenn tiefergelegene Darmabschnitte (Sigma, Rektum) entlastet werden müssen, z. B. nach Operationen am Sigma zur Entlastung der Darmnaht (Anastomose) oder bei inoperablen Dickdarmkarzinomen, die das Lumen des Darmes einengen. Die Stuhlausscheidung ist meist breiig, da der Dickdarm an dieser Stelle schon seine „Eindickfunktion" wahrnehmen konnte. Die Transversostomie wird fast immer als *doppelläufiges Stoma* angelegt (Abb. 5.92a). Der Darm wird dabei schleifenförmig vor die Bauchwand gezogen (Abb. 5.92b) und hat eine zuführende und abführende Öffnung. Der

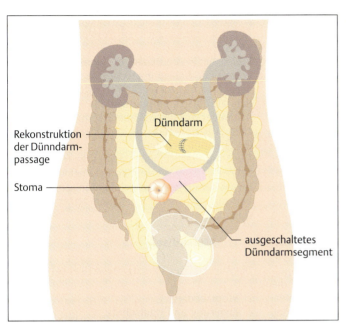

Abb. 5.**94** Ileumconduit

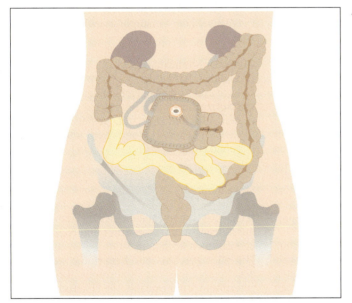

Abb. 5.**95** Mainz-Pouch

Darminhalt entleert sich aus dem zuführenden Teil. Manchmal können allerdings auch einige Absonderungen (vorwiegend Schleim und abgeschilferte Zellen) aus dem abführenden Darmanteil ihren natürlichen Weg gehen. Häufig kann die Transversostomie wieder zurückgelegt werden, z. B. nach Abheilung der Darmnaht.

Die **Sigmoidostomie** ist die häufigste Stomaanlage. Sie wird notwendig, wenn das Rektum entfernt werden muss (meistens wegen eines Karzinoms). Es handelt sich hierbei meist um eine *endständige Stomaanlage*, d. h., es wird nur der zuführende Darmanteil durch die Bauchwand ausgeleitet. Es ist demzufolge nur eine Öffnung sichtbar (Abb. 5.**93**a u. **b**).

Urostomie ist der Sammelbegriff für Stomata zur Harnableitung. Dies kann notwendig werden, wenn die Blase erkrankt ist (z. B. Karzinom) und aus diesem Grunde entfernt werden muss oder bei chronischen Nierenstauungen (z. B. nicht behandelbares Abflusshindernis). Die Harnleiter können direkt durch die Bauchdecke ausgeleitet werden (Harnleiterhautfisteln) oder mit Hilfe eines zwischengeschalteten Dünn- oder Dickdarmsegmentes (Ileum- oder Kolonconduit, Abb. 5.**94**). Hierbei handelt es ich um eine Stomaanlage, welche kontinuierlich den Urin fördert. Der Betroffene muss deshalb eine Urostomieversorgung tragen.

Bei den sog. kontinenten Urostomieanlagen wird mit Hilfe von Darmanteilen ein Beutel (Pouch) gebildet, der den Harn speichert. Die Ausleitung erfolgt über die Bauchdecke. Ein „Ventil"-Mechanismus verhindert das kontinuierliche Auslaufen des Harns (kontinente Stomaanlage). Der Betroffene entleert seinen Pouch mittels Einmalkatheter. Als Beispiel einer kontinenten Urostomieanlage sei hier der Mainz-Pouch genannt (Abb. 5.**95**).

Bedeutung der Stomaanlage für die Betroffenen

Für den Betroffenen bedeutet die Anlage eines Stomas neben der Auseinandersetzung mit der Grundkrankheit (z. B. Karzinom, Morbus Crohn, Divertikulitis, Colitis ulcerosa) auch die Annahme seines versehrten Körpers und der dadurch bedingten Veränderungen für die Gestaltung seines täglichen Lebens (wie z. B. beim Besuch von Veranstaltungen, beim Sport und auf Reisen).

Es kann zu operations- und therapiebedingten, für den Betroffenen mit Einschränkungen verbundenen Folgen kommen. Die häufigsten durch den radikalen Eingriff bedingten Folgen sind Blasenfunktionsstörungen (meist in Form von Entleerungsstörungen mit Restharnbildung), Sexualfunktionsstörungen und Wundheilungsstörungen der Sakralwunde.

Im intimen Bereich der Ausscheidungsfunktionen ist niemand gerne auf Hilfe angewiesen. Die Angst vor Geruchsbelästigung, Geräuschen, undichten Versorgungssystemen oder einfach davor, dass andere etwas bemerken, treibt besonders ältere Stomaträger sehr leicht in die Isolation und in große psychische Not. Die Tendenz, soziale Kontakte abzubrechen, und die veränderten Verhältnisse im Hygieneverhalten führen u.a. häufig auch zu Problemen zwischen Ehepartnern.

Viele noch berufstätige Menschen streben wegen der Anlage eines Stomas ihre vorzeitige Berentung an. Dieser Schritt wird oft nachträglich als falsch empfunden, da er gleichzeitig neben der Auseinandersetzung mit der körperlichen Situation auch die Veränderung der sozialen Situation bedingt.

Für AltenpflegerInnen bedeutet die Hilfestellung bei der Versorgung von Stomata neben der fachlichen Kompetenz auch ein einfühlsames Begegnen mit dem Betroffenen und seiner Behinderung.

Hilfsmittel

Die Auswahl der Versorgungsartikel betrifft

- Stomabeutel,
- Fixierung und Hautschutz,
- Zubehör.

Die Auswahl der Versorgungsartikel ist abhängig von:

- Art der Stomaanlage,
- Stuhlbeschaffenheit,
- Lage und Aussehen (z. B. in der Bauchfalte),
- Hautzustand,
- dem Stomaträger mit seinen Wünschen, Gewohnheiten, körperlichen und geistigen Fähigkeiten.

Stomabeutel

Die Beutel unterscheiden sich in Material und Ausstattung und tragen damit unterschiedlichen Bedürfnissen Rechnung.

Einteilige geschlossene Beutel: Sie werden für die Versorgung der Kolostomie bei normal geformtem Stuhl gewählt. Die Fixierung am Körper wird durch das am Beutel integrierte Hautschutzmaterial gewährleistet (Abb. 5.**96**). Beim Wechsel wird der gesamte Beutel mit der Haftfläche entfernt. Das Wechseln ist in der Regel 1- bis 2-mal täglich notwendig, sollte jedoch nicht häufiger als 3-mal am Tag geschehen, da es dadurch zu mechanischen Reizungen der Haut kommen kann. In solchen Fällen sollte lieber ein zweiteiliges System benutzt werden. Der Kolostomiebeutel ist mit einem integrierten Filter ausgestattet und trägt somit der vermehrten Gasausscheidung Rechnung.

5.6 Ausscheiden können

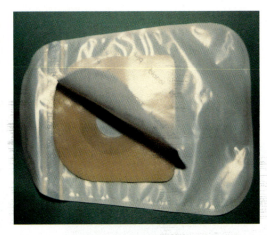

Abb. 5.**96** Einteiliger Kolostomiebeutel (Biotrol)

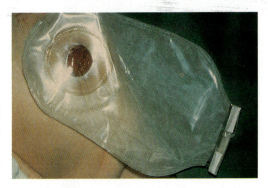

Abb. 5.**97** Ileostomiebeutel mit Klammer (Fa. Coloplast)

Einteilige Ausstreifbeutel: Sie werden für die Versorgung der Ileostomie und bei flüssigen bis breiigen Stühlen bei der Kolostomie (z. B. bei Durchfall) gewählt. Der Boden des Beutels ist offen und wird durch eine spezielle Verschlussklammer verschlossen (Abb. 5.**97**). Der Betroffene hat somit die Möglichkeit den Beutel öfters direkt in die Toilette zu entleeren. Der Ileostomiebeutel kann bis zu 3 Tagen belassen werden. Ausstreifbeutel werden bevorzugt auch dann eingesetzt, wenn die Umstände für einen Beutelwechsel schwierig sind (z. B. auf Reisen).
Einteilige Urostomiebeutel: Sie sind mit einem Bodenauslasshahn versehen und eine Rückflusssperre ist integriert (Abb. 5.**98**). Dadurch wird verhindert, dass im Liegen der Harn zum Stoma zurückläuft. Dies dient einerseits der Harnwegsinfektionsprophylaxe, andererseits trägt es zu einer längeren Haltbarkeit der Versorgung bei. Nachts wird an den Bodenauslasshahn ein zusätzlicher Urinauffangbeutel angebracht und am Bett mit einer Halterung fixiert (Abb. 5.**99**). Dadurch wird erreicht, dass der Betroffene durchschlafen kann. Es empfiehlt sich die Urostomieversorgung aus hygienischer Sicht täglich zu wechseln.
Minibeutel und **Stomakappen** (Abb. 5.**100**): Diese eignen sich für die kontinente Zeit nach der Irrigation oder als Kurzzeitversorgung z. B. beim Schwimmen, des Weiteren für kontinente Stomaanlagen (z. B. bei Schließmuskelersatzplastiken).
Zweiteilige Systeme: Sie bestehen aus einer Basisplatte, die an der Haut fixiert wird und dem dazugehörigen Beutel. Wahlweise kann auf dieser Basisplatte ein geschlossener Beutel, Ausstreifbeutel, Urostomiebeutel, Minibeutel oder Stomakappe oder ein Stomaverschlusssystem fixiert werden (Abb. 5.**101**). Die Basisplatte besteht in der Regel aus durchgehendem Hautschutzmaterial. Der Vorteil der zweiteiligen Systeme liegt darin, dass der Beutel nach Bedarf häufiger gewechselt werden kann, ohne die Basisplatte entfernen zu müssen. Diese wird nur in 2- bis 5-tägigem Abstand erneuert. Zweiteilige Systeme sind praktisch und hautschonend und werden deshalb vorwiegend bei strapazierter oder geschädigter Haut eingesetzt.

Fixierung und Hautschutz

Einfache Klebebeutel: Die Beutel, die nur mit Klebefläche ausgestattet sind, spielen in der Stomaversorgung heute kaum noch eine Rolle. Durch ihre stark klebenden Eigenschaften verursachten sie sehr häufig mechanische Hautreizungen beim Wechsel des Beutels. Deshalb sollte den Hautschutzmaterialien heute der Vorzug gegeben werden.
Beutel mit haftendem Hautschutz: Das Hautschutzmaterial ist als dünne, flexible Fläche direkt an den meisten Stomaversorgungen integriert (Abb. 5.**102**). Hautschutzmaterialien haben den Vorteil, dass sie nicht auf der Haut kleben, sondern lediglich haften, d. h., sie gehen mit der Haut keine Verbindung ein, halten aber dennoch sehr gut. Ein weiterer Vorteil ist, dass durch das Hautschutzmaterial irritierte oder geschädigte Haut abheilen kann. Die Materialien können demzufolge auf vorgeschädigte Haut aufgebracht werden. Manche Hersteller haben Beutel mit Hautschutzmaterial und zusätzlichem mikroporösen Kleberand, der auch sehr hautfreundlich ist.
Das früher verwendete Karaya ist ein hygroskopisches Naturprodukt, welches heute kaum

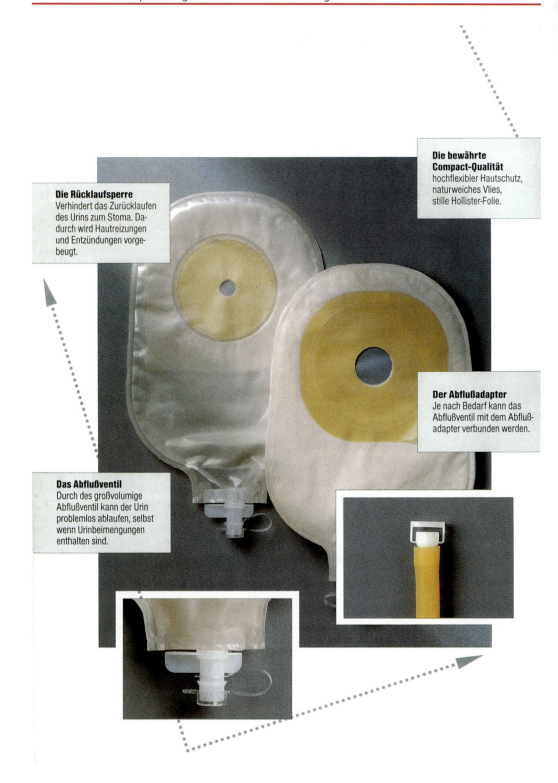

Abb. 5.**98** Urostomiebeutel mit Rückflusssperre und Ablasshahn (Fa. Hollister)

5.6 Ausscheiden können **399**

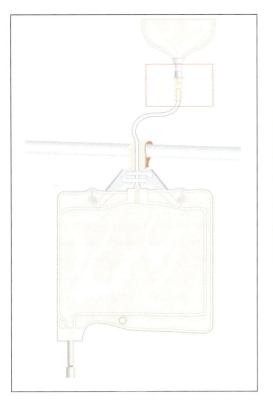

Abb. 5.**99** Nachtableitung

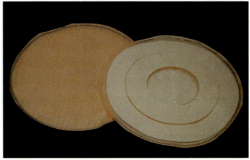

Ab. 5.**100** Stomakappen (Fa. Coloplast)

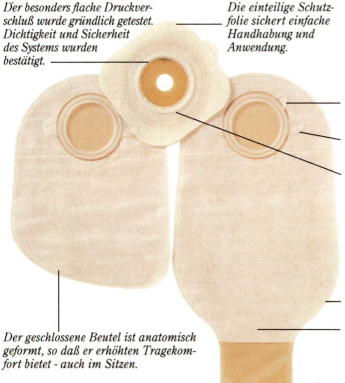

Der besonders flache Druckverschluß wurde gründlich getestet. Dichtigkeit und Sicherheit des Systems wurden bestätigt.

Die einteilige Schutzfolie sichert einfache Handhabung und Anwendung.

Abb. 5.**101** Zweiteiliges System Dansac Duo Soft (Fa. Dansac)

Die praktische Schlinge ermöglicht das einfache Lösen des Beutels von der Hautschutzplatte.

Gürtel-Adapter sind integriert.

Ein elastisch befestigter Flansch sichert die einfache Anwendung, da beim Anbringen des Beutels die Finger unter den Flansch greifen können.

Die doppelt verschweißten Beutelkanten gewährleisten eine maximale Sicherheit.

Das weiche und leichte Vlies der Beutelrückseite fühlt sich angenehm auf der Haut an.

Der geschlossene Beutel ist anatomisch geformt, so daß er erhöhten Tragekomfort bietet - auch im Sitzen.

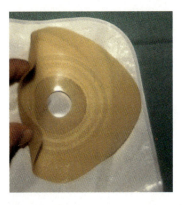

Abb. 5.**102** Beutel mit Hautschutzplatte (Fa. Convatec)

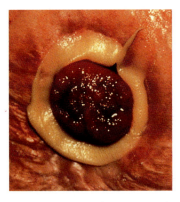

Abb. 5.**103** Hautschutzpaste in der Anwendung

noch in der Herstellung der Versorgungen verwendet wird. Die heute verwendeten Hautschutzmaterialien sind wesentlich haltbarer bzw. beständiger als Karaya.

Hautschutzpaste: Sie dient der zusätzlichen Abdichtung ums Stoma oder zum Ausgleichen von Unebenheiten (Abb. 5.**103**). Hautschutzpaste wird aus den gleichen Grundsubstanzen hergestellt wie die Hautschutzplatten, jedoch wird meist Alkohol (brennt auf entzündeter Haut!) beigesetzt zur besseren Modellierbarkeit. Der Alkohol verdunstet und somit geht die Paste (nach Austrocknung) eine feste Verbindung mit dem Versorgungssystem ein. Dieser Vorgang dauert ca. 24 Stunden, d. h., nach 24 Stunden kann die Versorgung problemlos abgenommen werden.

! Sollte der Beutel einmal vorher gewechselt werden müssen, so lässt sich die noch weiche Paste nur mühevoll entfernen mit viel Wasser.
Die Paste sollte deshalb nur angewendet werden, wenn Versorgungssysteme verwendet werden, die länger als einen Tag haltbar sind, z. B. nicht mit einteiligen Kolostomieversorgungen.

Hautschutzmaterialien sind auch in Ringform oder als Puder erhältlich.

! Die Produktpalette zum Abdichten der Stomaversorgung und zum Hautschutz ist vielfältig. Jeder Betroffene muss durch Ausprobieren selbst herausfinden, welches Produkt für ihn am verträglichsten und gut zu handhaben ist.

Zubehör

Pflegemittel: Da die Stomaversorgungen heute sehr hautschonend sind, ist es selten nötig, zusätzliche Pflegepräparate zu verwenden. Dennoch kann im Einzelfall ein gezielt eingesetztes Präparat gute Dienste tun:

- Pflasterlöser wird eingesetzt bei zu stark haftenden Versorgungen und schont damit die Haut. Diese Präparate trocknen die Haut aus, daher sollten sie nicht zu häufig angewendet werden.
- Barrierecremes sind fettarm und bilden einen Film zum Schutz der Haut. Vorsicht, da die Haftung der Versorgung heruntergesetzt werden kann.
- Hautschutzfilm wird im flüssigen Zustand aufgebracht. Er trocknet schnell ab und bildet dann einen dünnen Film auf der Haut, der die Haut schützt.

Aktivkohlefilter: Fast alle Kolostomieversorgungen besitzen integrierte Filter. Die Luft (Darmgas) geht durch den Filter nach außen und kann geruchsfrei entweichen. Aktivkohle wird inaktiv durch Feuchtigkeit, d. h., beispielsweise muss vor dem Baden der Filter mit den in der Packung liegenden Klebeplättchen abgeklebt werden. Aus diesem Grunde ist es bis heute auch nur einem Hersteller gelungen, einen Ileostomiebeutel (flüssiger Stuhl!) zu entwickeln, der einen funktionierenden Filter besitzt. Nicht empfehlenswert sind Filter, die im Nachhinein auf

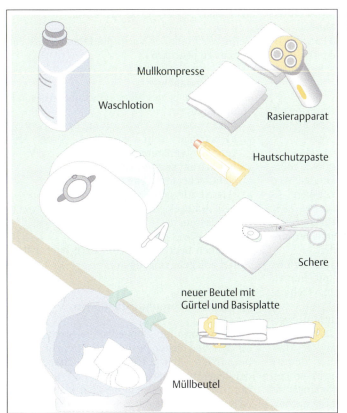

Abb. 5.**104** Hilfsmittel zur Stomaversorgung

den Beutel aufgeklebt werden, da deren Wirkung meist nicht ausreichend ist.
Deodoranzien: Sie sind meist als Tropfen erhältlich und werden direkt in den Beutel eingebracht. Sie reduzieren die Geruchsentwicklung.
Gürtel: Zur zusätzlichen Fixierung kann an vielen Versorgungssystemen ein Gürtel angebracht werden, z. B. wenn es das Sicherheitsbedürfnis des Betroffenen erfordert, oder in Verbindung mit konvexen Systemen (S. 398), falls vermehrter Andruck der Versorgung erwünscht ist. In dafür vorgesehene Laschen wird der Gürtel eingehängt und auf den Bauchumfang des Betroffenen eingestellt.
Beutelbezüge: Plastikbeutel sind oft unangenehm oder verursachen Hautreizungen, wenn sie auf der Haut getragen werden. Hier helfen Überzüge aus Stoff. Sie können genäht oder in verschiedenen Qualitäten bezogen werden. Zudem werden sie eingesetzt bei Folienallergien.

Grundsätze der Stomapflege und Versorgung

Für das Wechseln einer Stomaversorgung werden benötigt (Abb. 5.**104**):

- milde Waschlotion (pH-hautneutral), Wasser,
- Mullkompressen oder Einmalwaschlappen,
- Einmalhandschuhe,
- Rasierapparat,
- neues Versorgungssystem,
- Schere,
- Müllbeutel,
- evtl. Zubehör (Gürtel, Hautschutzplatte, Pflasterentferner etc.).

Auswahl der richtigen Beutelöffnung: Um Hautirritationen und Verletzungen zu vermeiden, ist die Anpassung der Beutelöffnung von großer Bedeutung. Das Stoma schrumpft besonders in der ersten Zeit nach der Operation (öfters nachmessen!). Neben den unterschiedlichen vorgefertigten Ringgrößen, die durch die in der Packung beiliegenden Schablonen abgemessen werden können, sind viele Versorgungen individuell ausschneidbar. Hierzu ist es sinnvoll, sich selbst eine Schablone (z. B. aus Pappe) anzufertigen. Damit erhält man einen exakteren Ausschnitt und kann zudem die Versorgung vorbereiten.

> **!** Die richtig gewählte Beutelöffnung soll direkt um das Stoma anliegen, ohne es einzuengen.

Reinigung: Sie sollte so hautschonend wie möglich durchgeführt werden. Zu verwenden sind pH-neutrale, unparfümierte Waschlotionen. Es dürfen keine scharfen Reinigungsmittel (z. B. Benzin) verwendet werden. Stark rückfettende Waschlotionen sind wegen der dadurch verminderten Haftungsfähigkeit zu vermeiden.

Die Reinigung der Stomaumgebung erfolgt immer von außen nach innen und mit Einmalmaterial, um einer möglichen Keimverschleppung vorzubeugen.

Rasur: Haare müssen regelmäßig entfernt werden, am besten mit einem speziell dafür bereitgestellten Elektrorasierer. Einmalrasierer kratzen auf der Haut und setzen häufig kleinste Verletzungen. Bei starkem Haarwuchs sollten keine Systeme verwendet werden, die länger als 3 Tage belassen werden, um regelmäßig nachrasieren zu können.

> **Pflegetipp**
> Die intakte Haut in der Stomaumgebung ist der Garant für die sichere und zuverlässige Haltbarkeit des Versorgungssystems. Wichtig ist daher die Beobachtung und die Pflege der Haut. Kleinste Hautveränderungen müssen sofort erkannt und behandelt werden.

Eigenständigkeit fördern und erhalten

So weit möglich, sollte jeder Stomaträger sein Stoma selbst versorgen. Dadurch erhält er sich in diesem Bereich seine Selbstständigkeit und Unabhängigkeit, außerdem kann er dabei evtl. auftretende Veränderungen beobachten.

Bei dem heutigen Angebot an Versorgungsmaterialien ist ein Beutelwechsel relativ einfach durchzuführen und kann bei sachkundiger Anleitung und Übung auch von älteren Menschen erlernt werden.

Wechseln des Versorgungsbeutels

Beim Wechseln des Versorgungsbeutels ist Folgendes zu beachten:

- Situationsanalyse,
- Vorbereitung des Versorgungsmaterials und des Raumes,
- Information und Vorbereitung des Patienten,
- Klebefläche sehr vorsichtig lösen, den gebrauchten Beutel entfernen,
- mit klarem Wasser nachwaschen,
- Hautfläche abtrocknen (nicht fönen!);
- Haare entfernen
- evtl. Hautpflegemittel auftragen und trocknen lassen,
- Beutel etwas entfalten,
- frischen Beutel von unten nach oben faltenfrei anlegen (befestigen).

Spezielle Versorgungssituationen

Reiterversorgung: Doppelläufige Stomata sind durch einen Reiter postoperativ bis zur Abheilung fixiert (Abb. 5.**105**). Dieser Reiter wird in der Regel spätestens am 10. Tag nach der Operation entfernt. In Ausnahmefällen kann es sein, dass der Betroffene mit Reiter aus der Klinik entlassen wird. Das Entfernen ordnet dann der Hausarzt an.

Postoperative Versorgungssysteme: Diese Systeme werden den Ansprüchen an eine postoperative Versorgung gerecht. Sie sind klarsich-

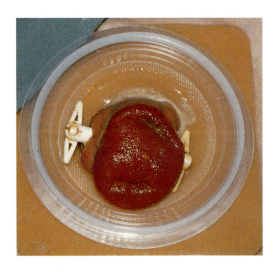

Abb. 5.**105** Reiter (Fa. Convatec)

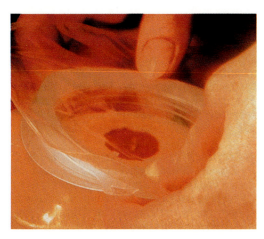

Abb. 5.**106** Postoperatives Set mit Ziehharmonika (Fa. Convatec)

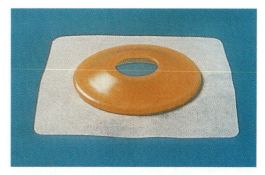

Abb. 5.**107** Konvexes System (Fa. Convatec)

tig zur besseren Beobachtung der Ausscheidung, können sehr große Stuhlmengen aufnehmen und sind zum Entleeren, da postoperativer Stuhl meist flüssig und sehr blähungsreich ist. Des Weiteren können diese Systeme ohne Druck auf den frisch operierten Bauch angebracht werden (sog. Ziehharmonikasysteme). Sie verursachen dem Patienten weniger Schmerzen (Abb. 5.**106**). Der Reiter muss mit in die Versorgung integriert werden. Dies erfordert meist ein hohes Maß an Geschicklichkeit.

Anbringen der Versorgung:
- Vorbereitung nach Standard,
- angelegte Versorgung abnehmen (Vorsicht kein Zug oder Druck auf den Reiter ausüben!),
- Hautschutzplatte ausschneiden. Die Öffnungsgröße richtet sich nach dem Durchmesser direkt an der Haut. Postoperative Stomata sind häufig ödematös und daher oben etwas größer im Durchmesser.
- Bei der ausgeschnittenen Platte kann die Öffnung etwas überdehnt werden, damit die Öffnung über das Stoma mit dem Reiter passt.
- Anlegen der kompletten Versorgung.

! In den ersten Tagen nach der Operation sollte eine sorgfältige Beobachtung der Ausscheidung, der parastomalen Haut und des Stomas erfolgen. Veränderungen (z. B. farbliche Veränderungen des Stomas) sind dem Arzt unverzüglich mitzuteilen.

Konvexe Systeme: Für die Versorgung problematischer Stomaanlagen (z. B. Stomaretraktion) gibt es spezielle Versorgungssysteme. Diese zeichnen sich durch eine gewölbte Hautschutzplatte aus. Dadurch erreicht man eine bessere Anpassung an die Haut und kann mit zusätzlicher Gürtelfixierung mehr Andruck ausüben (Abb. 5.**107**).

Irrigation

Diese vor Jahren noch unbekannte Stomaversorgungsart gewinnt immer mehr an Bedeutung. Sie ermöglicht dem Stomaträger ein nahezu normales Leben durch lange ausscheidungsfreie Zeiten. Zur Irrigation eignen sich Stomaträger, die eine Sigmoidostomie haben. Die Indikation zur Irrigation ist sehr streng und nur vom Arzt zu stellen. So können beispielsweise Menschen, die bestrahlt worden sind oder eine entzündliche Darmerkrankung haben, wegen der Gefahr der Perforation des Darms auf keinen Fall irrigieren. Der Allgemeinzustand des Betroffenen sollte gut sein (z. B. keine Herz- oder Kreislauferkrankungen).

Wirkungsweise: Durch das Einspülen von lauwarmem Leitungswasser (15-18 ml/kg Körpergewicht, 37 °C) in den Darm wird über die in der Darmwand liegenden Dehnungsrezeptoren eine Massenperistaltik ausgelöst. Diese Peristaltik veranlasst die Entleerung des gesamten Dickdarms. Die Stuhlsäule braucht 24 bis 48 Stunden bis sie sich wieder zum Stoma vorgeschoben hat. Dies erklärt, dass nur Stomaträger mit einem Stoma im Sigmabereich die Irrigation durchführen können. Diese Zeit ist für den Stomaträger die ausscheidungsfreie Zeit, in der er keinen Beutel tragen muss und auch nicht mit lästigen geräuschvollen Blähungen zu rechnen hat.

Durchführung (Abb. 5.**108**): In den Wasserbehälter wird die errechnete Menge eingefüllt. Am Schlauch befindet sich eine Rollklemme, mit der die Einlaufgeschwindigkeit reguliert werden kann. Der Stomaträger bereitet alles vor und

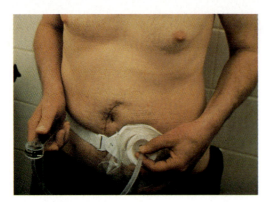

Abb. 5.**108** Durchführung der Irrigation

legt sich dann den Schlauchbeutel an, der mit dem unteren offenen Ende in die Toilette hängt. Der Schlauchbeutel wird mit einem Gürtel fixiert. Durch den oberen Eingriff in den Schlauchbeutel wird der Konus bis zur Abdichtung eingeführt. Jetzt lässt der Stomaträger das gesamte Wasser einlaufen (in der Trainingsphase reichen 400 600 ml, langsam steigernd). Der Konus wird entfernt und der obere Beuteleingriff durch Aufrollen verschlossen. Die nun folgende Hauptentleerung läuft über den Schlauchbeutel direkt in die Toilette. Die nachfolgenden kleineren Ausscheidungsmengen können durch den hochgeschlagenen und befestigten Schlauchbeutel aufgefangen werden. Die Entleerungsphase dauert ca. 45 Minuten. In dieser Zeit sollte der Schlauchbeutel angelegt bleiben und kann vom Stomaträger für die Morgentoilette benutzt werden. Anschließend wird das benötigte Material entsorgt. Die sehr ästhetische Abdeckung des Stomas erfolgt mit einer Stomakappe, die evtl. austretenden Schleim aufsaugen soll.

> **!** Die Irrigation führt nicht zur Gewöhnung, d. h., der Stomaträger kann jederzeit aufhören und das Stoma mit einer Kolostomieversorgung versorgen. Allerdings muss, wenn sich der Betroffene für die Irrigation entscheidet, regelmäßig irrigiert werden, d. h., möglichst zur gleichen Zeit, möglichst morgens, und zwar im täglichen oder zweitägigen Rhythmus. Die Anwendung der Irrigation bei Bedarf (z. B. vor dem Kinobesuch) ist nicht erfolgversprechend, weil damit keine längere kontinente Zeit erreicht wird.

Komplikationen

Frühkomplikationen wie Ödeme, Nekrosen, akute Retraktionen, Blutungen und Fisteln sowie operationstechnische Fehler sollen hier nicht besprochen werden. Altenpflegerinnen haben es hauptsächlich mit Spätkomplikationen zu tun.

Art der Komplikation	Ursachen	Aussehen	Pflege/Behandlung
Kontaktekzem	Verunreinigung durch Kot, zu große Beutelöffnung, undichte Versorgung, mangelnde oder falsche Reinigung der Haut, Durchfälle, Narben und Falten.	Scharf begrenzte Rötung der Haut, feuchter Glanz, Brennen und starke Schmerzen.	Sachgerechtes, sorgsames Beutelwechseln; schonende, gründliche Hautreinigung und Pflege; sorgfältiges Trocknen der Haut. Anwendung von Hautschutzplatten, evtl. in Verbindung mit Hautschutzpaste, die bis zu einigen Tagen belassen werden können; die Ringgröße muss genau angepasst werden. Empfehlenswert sind dazu: Beutel mit Bodenauslass oder zweiteilige Systeme, Hautschutz, feuchtigkeitsabsorbierende Hautschutzprodukte.

5.6 Ausscheiden können 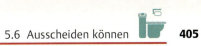 **405**

Art der Komplikation	Ursachen	Aussehen	Pflege/Behandlung
Mechanische Hautirritation (Hautreizung)	Verletzungen durch Ablösen der Beutel, zu häufiges Wechseln, falsche Reinigung, zu stark klebende Versorgung.	Rötung	Ursache beheben, möglichst zweiteiliges System mit Hautschutzplatte verwenden.
Allergie	Unverträglichkeit gegenüber Karaya, Beutelfolie, Seife, Klebeflächen	Rötung, Knötchen, Bläschen, Nässen, Juckreiz	Produkt eines anderen Herstellers verwenden; Behandlung (nur in hartnäckigen Fällen) evtl. mit kortisonhaltigem Spray nach Anordnung **Nach Entfernen des Allergens verschlimmert sich häufig die allergische Reaktion. Also: nicht zu früh wieder das Produkt wechseln.**
Infektion (z. B. Abszesse)	Eindringen von Keimen	Flammende peristomale Rötung, Schwellung, Druckschmerz, Ödeme	Nach Arztanordnung.
Kandidamykose (Pilzerkrankung)	Bestehende Hautschädigung, Diabetes, feuchtwarmes Milieu, mangelnde Pflege und pH-Verschiebung der Haut	Weißliche Pünktchen auf der Schleimhaut, satellitenförmige Aussaat auf der Haut, Schmerzen, Juckreiz	Antimykotikum (nach Arztanordnung) **Lokal wirksame Arzneimittel müssen fettfrei sein, damit die Versorgung hält!** Hautschutzplatte täglich wechseln wegen medizinischer Applikation.
Hernie (Bruch), häufigste Spätkomplikation	Schwachstelle durch operationsbedingte Durchtrittspforte	Vorwölbung ums Stoma	Versorgung mit einer maßgefertigten Leibbinde: Nur im Liegen anlegen, wenn der Bruch zurückgesunken ist Arzt konsultieren!
Prolaps	ein alle Schichten des Darms umfassender Vorfall von mindestens 3 cm.		Anlegen einer maßgefertigten Prolapsplatte (Sanitätshaus) nach dem Reponieren des Darms. Mit dem Arzt oder der Stomatherapeutin ist abzuklären, ob und wie der Prolaps reponiert werden kann; im Notfall bei Nekrosegefahr für den Darm muss operiert werden.

Art der Komplikation	Ursachen	Aussehen	Pflege/Behandlung
Stenose	Verengung durch Schrumpfung und Vernarbung der parastomalen Haut	Nicht mehr duchgängig für den kleinen Finger und Zeichen eines Subileus oder Ileus (Darmverschluss)	Operation Die tägliche Bougierung (Aufdehnung) mittels spezieller Stifte ist ineffektiv, da sie immer weitere Verletzungen setzt, die dann zu einer Verschlimmerung der Situation führen.
Retraktion	Operationsbedingt kann es sein, dass der Darm sich unter das Hautniveau zurückzieht, als Spätkomplikation z. B. bei Gewichtszunahme	Die Naht reißt aus, zwischen Haut und Stoma entsteht ein schrumpfender Kanal aus Granulationsgewebe, später Narbe	Besonderer Hautschutz mit konvexen Systemen, evtl. Hautschutzpaste verwenden, zur Fixierung der konvexen Systeme muss fast immer ein Gürtel getragen werden.
Kristallbildung (Urostomie)	Alkalischer Harn bei rezidivierenden Infekten, ungenügende Flüssigkeitszufuhr, chronischer Nässekontakt am Urostoma, z. B. bei mangelhafter Versorgung	Tastbare Kristalle (wie kleine Glassplitter), leichte Blutungen von Haut und Schleimhaut, Konkrementansammlung	Ursache ausschalten, Spülung des Stomas und der parastomalen Haut mit 5 %igem Essig, evtl. diätetische oder medikamentöse (Arzt!) Ansäuerung des Harns.

Ernährung

Eine besondere Diät ist für Stomaträger nicht erforderlich, jedoch sollten einige Grundregeln beachtet werden. Bei Bedarf sind einige Änderungen der Normalkost sinnvoll.

- Wegen der Gefahr einer möglichen Stomablockade sollen Ileostomaträger auf Nüsse, Spargel, Pilze und faserhaltiges Obst (wie Orangen, Grapefruit) verzichten oder diese gut kauen.
- Die Ernährung muss vollwertig sein; bei Ileostomieträgern sind die hohen Wasser- und Elektrolytverluste auszugleichen.

! Die Urinausscheidung soll nicht unter 1 Liter pro Tag liegen!

- Regelmäßige Ernährung verhilft zu regelmäßiger Verdauung und gibt Sicherheit.
- Kost, die vor der Operation nicht vertragen wurde, muss gemieden werden.
- Bei problematischer Versorgung reizen besonders Vitamin-C-reiche Zitrusfrüchte die Haut.
- Blähende Nahrungsmittel können je nach Verträglichkeit genossen werden: kohlensäurehaltige Getränke, Bier, Kohl, Lauch, Erbsen, Bohnen, frisches Obst, Kohlrabi sowie Vollkornprodukte in Verbindung mit Zucker.
- Blähungshemmend sind Preiselbeersaft und Joghurt.
- Geruchsbildende Nahrungsmittel sind Zwiebeln, verschiedene Sorten Fleisch und Fisch, Spargel, Pilze und Knoblauch.
- Geruchshemmend wirken Spinat, grüner Salat, Preiselbeeren und Joghurt.
- Bei Durchfalleiden helfen in vielen Fällen Bananen, geschälter Reis, Weißbrot, Teigwaren, Kartoffeln, Schokolade, Rosinen, Rotwein und Haferflocken.
- Abführend wirken: rohes Obst, rohes Gemüse und Salate. Leinsamenschrot, Weizenkleie, Bier, Kaffee, Gewürze und Fleischbrühe. Bei bestehender Obstipation sollte meist auch mehr getrunken werden (Mineralwasser).

Bei Bedarf ist die Ernährung individuell mit Hilfe eines Ernährungsprotokolls anzupassen. Ein Ernährungsprotokoll (R. Winkler) enthält: Nahrungsaufnahme und Zusammensetzung. Zahl der Stuhlentleerungen, Zeitpunkt, Beschaffenheit und Gasmenge. Im Laufe eines halben Jahres nach der Operation normalisiert sich eine anfängliche Unregelmäßigkeit der Verdauungshäufung von selbst. Der Stomaträger muss durch eigene Beobachtungen selbst herausfinden, welche Nahrungsmittel er verträgt und welche nicht, evtl. genügt es, das eine oder andere Gewürz wegzulassen.

Fachliche Hilfe

Der Berufsverband DVET-Fachverband ist ein Zusammenschluss von pflegerischem Fachpersonal, die eine Weiterbildung im Bereich Stoma und Inkontinenz (von zur Zeit 2 Jahren, berufsbegleitend) absolviert haben. Diese Weiterbildung ist auch examinierten Altenpflegerinnen zugänglich.

Adresse:
DVET-Fachverband Stoma + Inkontinenz
Virchowstraße 14
38642 Goslar

Selbsthilfe und Nachsorge

Selbsthilfegruppe ILCO

Die Selbsthilfegruppe ILCO vereinigt Ileo-, Kolo- und Urostomieträger. Sie berät und betreut die Betroffenen und fördert die private und berufliche Wiedereingliederung. Sie bemüht sich auch um bessere Behandlungsmethoden und Versorgungsartikel, Rehabilitation und soziale Hilfen.
Eine ILCO-Gruppe findet sich in fast jeder größeren Stadt der Bundesrepublik. Informationsaustausch, geselliges Beisammensein, Großveranstaltungen und Besuchsdienste im Krankenhaus sind bedeutende Aktivitäten der Mitglieder. Die aktiven Mitglieder sind selbst Betroffene, die durch ihr eigenes Vorbild den akut Betroffenen zeigen, dass man mit dem Stoma leben kann. Die ILCO gibt für viele spezielle Fragen der Stomaversorgung umfassende Informationsschriften ab. Insbesondere für ältere Patienten wäre dieser Erfahrungsaustausch eine große Hilfe, der leider noch zu wenig in Anspruch genommen wird.
Altenpfleger sollten den Kontakt zu Selbsthilfegruppen fördern. Die Anschrift der ILCO:
Deutsche ILCO e.V.
Kepser Str. 50
85356 Freising

Nachsorge

Neben der Beratung und Begleitung durch Pflegende, Familienangehörige und durch die ILCO sind regelmäßige ärztliche Untersuchungen erforderlich. Bei älteren Menschen kann Überwachung und Organisation dieser Kontrolluntersuchungen Aufgabe der Betreuungspersonen (Pflegekräfte) sein.
Wenn auch Stomaoperationen in der Regel eine Anerkennung auf Minderung der Erwerbsfähigkeit zur Folge haben, so soll hier noch einmal unterstrichen werden, dass Stomaträger (bis auf wenige Ausnahmen) an allen Aktivitäten persönlicher und gesellschaftlicher Art teilnehmen sollen und können. Passivität und Isolation sind durch ein Stoma nicht gerechtfertigt.

Literatur

Bölker, Th., W. Webelluth: Durch dick und dünn, Schmücker
Feil-Peter, H.: Stomapflege. Enterostomatherapie, 5. Aufl., Schlüter, Hannover 1993
Peters-Gawlik, M.: Praxishandbuch Stomapflege. Ullstein medical, Wiesbaden 1998
Weber, E.; E. Niederhöfe: In Dtsch. Krankenpfl.-Z. Heft 2 Kohlhammer Stuttgart 1986, Schwerpunktthema Enterostomapflege
Wenzel, M: Stomaversorgung. Arbeitshefte zur Krankenpflege. Bibliomed. Melsungen 1984
Winkler, R.: Stomatherapie. Atlas und Leitfaden für intestinale Stomata, 3. Aufl. Thieme, Stuttgart 1993

5.7 Sich kleiden können

Ilka Köther

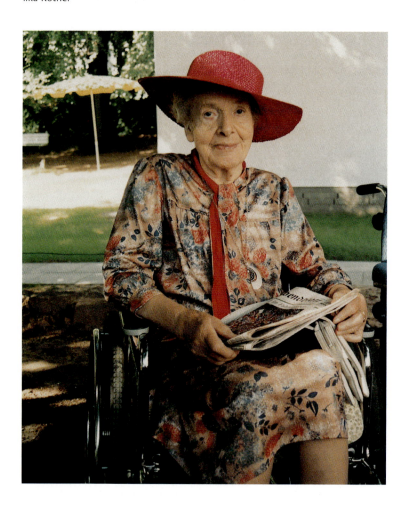

5.7.1 Bedeutung und Funktionen von Kleidung

Beispiel:
Welche Überlegungen stellten Sie heute morgen an im Blick auf Ihre Garderobe für diesen Tag? Vielleicht haben sie Folgendes gedacht: Wie ist das Wetter? Was habe ich heute vor? Welches Kleidungsstück trage ich am liebsten? Worin gefalle ich meinem Partner bzw. meiner Partnerin am besten? Was ist bequem, wenn ich das Fahrrad benutze? Vielleicht haben Sie schon überlegt, was Sie bei der Hochzeitsfeier Ihrer Kollegin anziehen werden? ■

Besonders beim Einkauf neuer Kleidungsstücke wird deutlich, wie wichtig die „zweite Haut" für uns ist, welchen Wert wir ihr beimessen. Gleichzeitig sagen die ausgewählten Kleidungsstücke, die Art und Weise, wie sie getragen und zur Schau gestellt werden, einiges über die Einstellung der Trägerin zur Welt und zu anderen Menschen aus. Von der Kleidung gehen Signale aus, die bewusst oder unbewusst vom Anderen aufgenommen werden und die Einstellung gegenüber dieser Person erheblich beeinflussen können.

Funktionen der Kleidung

Das Kleidungsbedürfnis ist einerseits ein physiologisches Grundbedürfnis der Lebenserhaltung, das lebenslang befriedigt werden muss, und andererseits ein soziales Bedürfnis. Die Kleidung, unter der die gestaltete äußere Erscheinung eines Menschen zu verstehen ist, hat im Wesentlichen drei Funktionen:

- **Schützen** (physiologische Funktion): Die Entstehung der Kleidung wird aus dem Schutzbedürfnis des Menschen abgeleitet. Ohne Kleidung, die als zweite Haut des Körpers bezeichnet werden kann, ist der Mechanismus der menschlichen Thermoregulierung außerhalb der Tropen nicht funktionsfähig. Kleidung hat eine physiologische Funktion und schützt gegen
  - klimatische Einflüsse,
  - Verletzungen,
  - Erkrankungen,
  - äußere Einwirkungen,
  - Bakterien und Strahlen.
- **Schmücken, Auszeichnen** (ästhetisch-soziale Funktion):
  Kleidung dient als Mittel zur
  - individuellen Gestaltung,
  - Betonung körperlicher Vorzüge,
  - Abschwächung körperlicher Mängel,
  - Veränderung der äußeren Erscheinung.
  - Kleidung fungiert als Symbol für Gruppenzugehörigkeit,
  - soziale Stellung,
  - Alter und Geschlecht.
- **Verhüllen** (sexuelle Funktion): Charakteristisch für die sexuelle Funktion der Kleidung ist ihre Ambivalenz:
  - Kleidung verhüllt und sichert das Schamgefühl,
  - Kleidung enthüllt und unterstreicht den sexuellen Reiz des Körpers.

Kleidung als Ausdruck der Persönlichkeit

Die Art, sich zu kleiden, ist Ausdruck des Selbstverständnisses und der Selbstverwirklichung. Im Allgemeinen wird die Kleidung getragen, die gefällt und dem Bild entspricht, das die Trägerin von sich selbst hat. Die gesellschaftlichen Normen, was getragen wird, verändern sich zunehmend. Die ältere Generation wird modebewußter und farbenfreudiger.
Kleidung hat Rückwirkung auf den Träger, sie beeinflusst das Selbstwertgefühl positiv und negativ. Ein Festtagskleid wird die festliche Stimmung erhöhen. Bei offiziellen Veranstaltungen kann eine nicht der Situation angemessene Kleidung verunsichern. Ein Krankenhemd (Flügelhemd) oder Nachthemd unterstützt das Gefühl von Kranksein.

Kleidung/Mode und Frisur sind oft Auslöser von Konflikten zwischen Jugendlichen und Erwachsenen. Häufig signalisieren Jugendliche ihr Streben nach Selbständigkeit, ihre Rollenunsicherheit, Statusunsicherheit und ihren Protest durch ein aufsehenerregendes Outfit. Alte Menschen entwickeln häufig Vorurteile gegen Pflegepersonen aufgrund ihrer Bekleidungsart und Haarmode. Kleidung wird nach ästhetischen Maßstäben wie Schönheit, Harmonie und Geschmack beurteilt. Wichtig sind ebenso ökonomische Werte wie Funktion, Gebrauchswert und Preis eines Kleidungsstücks als auch moralische Maßstäbe von Sittlichkeit und Anstand.

Kleidung als Ausdruck von Einstellung und Gruppenzugehörigkeit

Einen wesentlichen Einfluss auf das Bekleidungsverhalten haben kulturelle, meistens religiöse Vorschriften, z. B. Frauen tragen keine Hosen (Männerkleidung), Frauen tragen Kopftücher während des Gottesdienstes und Männer nehmen den Hut ab, wenn sie eine Kirche betreten. Angehörige christlicher Orden tragen Hauben oder Schleier zu einer entsprechenden Tracht (besondere Form von einheitlicher Kleidung dieser Gemeinschaft).
In einer multikulturellen Gesellschaft prägen Kopfbedeckungen unterschiedlicher Art das Straßenbild. Auch in den Einrichtungen der Altenhilfe leben und arbeiten Frauen, die aus mannigfaltigen Gründen Kopfbedeckungen, meistens Kopftücher oder Hauben, tragen. Gespräche über die unterschiedlichen Kopfbedeckungen können helfen, sich gegenseitig zu verstehen und die religiöse oder kulturelle Prägung des Gegenübers zu achten statt weiterhin an Vorurteilen festzuhalten.

Bedeutung von Kopftüchern, Schleiern, Hauben (Abb. 5.110 a–f):

- *Hauben* in unterschiedlichen Formen und Größen werden meistens von Diakonissen und Krankenschwestern evangelischer Schwesterngemeinschaften getragen. Als Theodor Fliedner und seine Frau Friederike 1836 in Kaiserswerth (heute Düsseldorf) eine Ausbildungsstätte für evangelische Pflegerinnen eröffneten, entwickelten sie für ihre

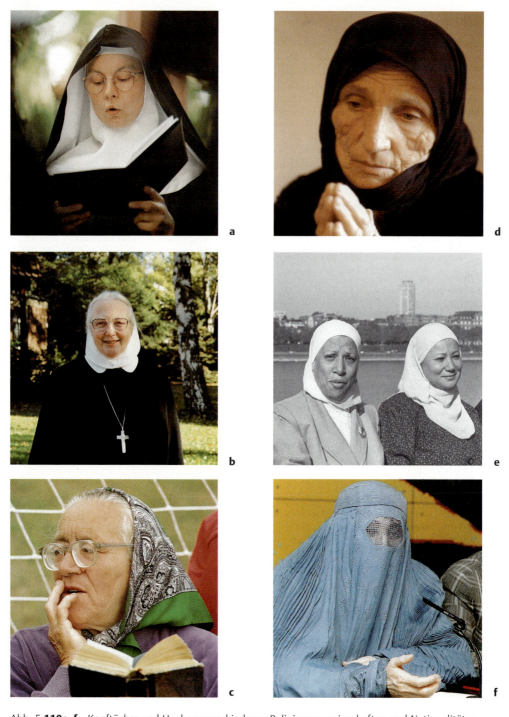

Abb. 5.**110a–f** Kopftücher und Hauben verschiedener Religionsgemeinschaften und Nationalitäten
a katholische Ordensschwester
b evangelische Diakonisse
c russlanddeutsche Christin
d griechisch-orthodoxe Christin
e u. **f** moslemische Frauen

5.7 Sich kleiden können **411**

Schwestern eine einheitliche Kleidung (Tracht), die der Kleidung der niederrheinischen, gutgestellten, verheirateten Bürgerfrauen entsprach. Dadurch verbesserten sie Status und Ansehen der unverheirateten Frauen, die als Diakonissen ganz für ihren Beruf und die Aufgaben ihrer Schwesternschaft zur Verfügung standen.

- *Schleier:* Der Nonnenschleier hat die gleiche Symbolik wie der Schleier einer weltlichen Braut, er ist Zeichen der Jungfräulichkeit und der Zugehörigkeit zum Ehemann. Ordensfrauen tragen einen heiligen Schleier als Zeichen, dass sie Gott geweiht und Bräute Christi sind.
- *Kopfbedeckung türkischer Frauen:* Islamische Frauen bedecken ihre Haare oder verschleiern Haare und Gesicht. Der Schleier gilt auch hier wie – in der christlichen Tradition – als Zeichen der Unterordnung der Frau unter den Mann. Form, Farbe, Stoffart und Muster des Schleiers geben Informationen über die Trägerin, z. B., ob sie verheiratet, geschieden oder noch ledig ist, ob ihre Familie wohlhabend oder arm ist.
- *Kopftücher der Aussiedlerinnen:* In Russland lebende gläubige deutsche Frauen tragen, wenn sie verheiratet sind, ebenso wie orthodoxe Christinnen ein Kopftuch. Diese Sitte haben viele, vor allem ältere Frauen, nach ihrer Übersiedlung beibehalten. Sie tragen es beim Gebet, d. h. vorwiegend beim Gottesdienstbesuch. Teilweise wird das Kopftuch auch im Alltag getragen als Zeichen der Zugehörigkeit zu einer speziellen christlichen Gemeinschaft.

5.7.2 Berufskleidung

Die Kleidung von Pflegepersonen in der stationären und ambulanten Altenpflege ist maßgeblich durch hygienische und praktische Anforderungen geprägt. Das graue Schwesternkleid wurde durch weiße und hellblaue Berufskittel abgelöst. Diese „Berufsuniform" wurde mit dem Pflegepersonal vom Krankenhaus ins Altenpflegeheim transportiert.

Anforderungen an berufliche Kleidung in der Altenpflege

Schutzkleidung: „Die Schutzkleidung hat die Aufgabe zu verhindern, dass die Kleidung (auch Berufskleidung) der Beschäftigten mit Krankheitskeimen beschmutzt wird und hierdurch unkontrollierbare Gefahren entstehen. Sie ist geeignet, wenn sie

- die Vorderseite des Rumpfes bedeckt,
- desinfizierbar ist,
- in ihren Brenneigenschaften bestimmten Normen entspricht und
- elektrostatisches Aufladen nicht begünstigt.

Als Schutzkleidung kann auch eine Schürze verwendet werden, sofern die vorstehenden Eignungsvoraussetzungen erfüllt sind und die vom Beschäftigten getragene Kleidung kurzärmelig ist (aus: Unfallverhütungsvorschriften der Berufsgenossenschaft für Gesundheitsdienst und Wohlfahrtspflege (BGW), VBG 103 Durchführungsanweisung zu § 7, Abs. 1).

Dienstkleidung als Symbol: Die vom Arbeitgeber zur Verfügung gestellten Arbeitskittel oder -anzüge haben die Wirkung einer Uniform. Am Berufskleid ist zu erkennen, wer zum Personal gehört und welche Funktion die/der Einzelne ausübt. Der Pflegebedürftige, die Angehörigen und Besucher sehen, wen sie ansprechen können. Die Dienstkleidung (Uniform) ist ein Statussymbol und verleiht dem Träger Selbstsicherheit und Selbstbewusstsein, besonders wenn sie attraktiv ist und dem Träger Vorteile bringt, z. B. Dienstkleidung von Stewardessen oder Polizisten.

Das Altenpflegeheim ist eine Wohnstätte für alte Menschen. Von daher bestimmen Werte wie Normalität, Wohnlichkeit und Selbstbestimmung die Pflege und Betreuung. Die berufliche Kleidung sollte so gestaltet sein, dass sie diese Ziele unterstützt. Eine Schürze (Schutzkleidung), die den Unfallverhütungsvorschriften entspricht, muss bei Pflegetätigkeiten angezogen und vor anderen Aktivitäten abgelegt werden. Pflegepersonen sollten grundsätzlich keine Arbeitskittel und Arbeitsanzüge tragen, wenn sie mit alten Menschen spazieren oder ins Café gehen.

Ästhetische Gesichtspunkte: „Es müssen nicht immer weiße Kittel sein", meinten Designerstudenten der Fachhochschule Hannover, als sie auf der Altenpflegemesse 1994 Dienstkleidung für die Altenpflege vorstellten (Abb. 5.**111**). Die Modedesignerin Julia Weidner ist der Ansicht, dass eine harmonisierende, farbenfrohe und in jeder Hinsicht angenehme Kleidung dem „seelischen Notstand" in Altenheimen entgegenwirken kann. „Die Kleidung des Pflege- und Betreuungspersonals, aber auch die Kleidung der Heimbewohner und Heimbewohnerinnen sollte sowohl in ihrer Optik als auch in den Trageeigen-

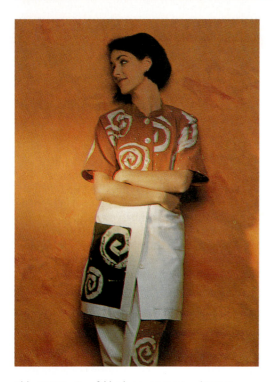

Abb. 5.**111** Berufskleidung mit Design (KDA Presse- und Informationsdienst)

Aussehen, Ausstrahlung und Auftreten in der Altenpflege
Heidemarie Hillje (Imageberaterin)

Die Art und Weise, wie Pflegende auftreten, prägt ihr Image in der Gesellschaft. Körpersprache, Höflichkeit und ein gepflegtes Erscheinungsbild sind die Grundlagen für eine positive Ausstrahlung.

Eindruck kommt von Ausdruck: Ein harmonisches Aussehen und ein freundliches Auftreten lassen Sie sympathisch wirken und öffnen Ihnen Türen. Sie selbst sind die beste Visitenkarte. „Für den ersten Eindruck gibt es keine zweite Chance". Auf die ersten sieben Sekunden kommt es bei der Begegnung mit einem uns nicht bekannten Menschen an. In diesem Zeitraum nehmen wir ihn über unsere Sinnesorgane wahr. Zu 56 % bestimmt das äußere Erscheinungsbild in dieser Situation den Eindruck von einem Menschen. Wer das positiv zu seinen Gunsten gestalten kann, der hat es im anschließenden Gespräch umso leichter.

Körpersprache: Eine kleine Geste sagt oft mehr als viele Worte. Ob Anspannung, Unsicherheit, Gelassenheit oder Überlegenheit, die Sprache des Körpers bringt es an den Tag. In der Körpersprache wird die Umkodierung von Gedanken, Empfindungen und Gefühlen in Materie sichtbar. Keine Bewegung ist zufällig, höchstens unbewusst. Deshalb sollten Sie versuchen, aufmerksam zu werden für diese nonverbale Sprache. Die Körpersprache erkennen gibt uns eine wichtige Information und ein besseres Verstehen.

Höflichkeit als Arbeitsstil: Das Gebot der Rücksichtnahme ist Allgemeinbildung. Gute Manieren erleichtern uns den Umgang miteinander. Mangel an Manieren ist Mangel an Menschlichkeit. Höflichkeit meint immer das Wohl des Anderen und wir drücken damit unsere Wertschätzung aus. Sie gibt das Gefühl, nicht übersehen zu werden und in seiner Würde respektiert zu sein.

schaften Balsam für die Seele sein. Nicht nur die Farbenfreudigkeit der Dienstkleidung, sondern auch Passform, Pflegezustand und das Outfit müssen stimmen. Auch in Dienstkleidung kann eine Person anziehend oder abstoßend wirken. Auftreten, Aussehen und Ausstrahlung der Mitarbeiterinnen haben einen großen Einfluß auf das Wohlbefinden der von ihnen zu betreuenden alten Menschen.

Kleidung hat auch eine verhüllende, sexuelle Funktion. Leider wird oft nicht beachtet, welche Herausforderung durchscheinende, kurze und hauteenge Kleidung im täglichen pflegerischen Kontakt für Heimbewohner bedeuten kann.

Welche Form von Dienstkleidung getragen wird, ist eine Frage der Ideologie und des Leitbildes einer Institution. Pflegekräfte sollten bei der Auswahl ihrer Dienstkleidung mitwirken können. Um zu wissen, was erlaubt ist oder nicht, müssen Rahmenvorgaben von der Einrichtung gegeben werden. In Altenheimen sollte Dienstkleidung so weit wie möglich einer normalen Kleidung entsprechen oder teilweise individuell gestaltet werden können.

5.7.3 Rahmenbedingungen in Altenpflegeheimen

> **Anregung**
>
> **Senioren und Seniorinnen auf dem Laufsteg**
> Modenschau im Altenpflegeheim ist ein begrüßenswertes Ereignis im Heimalltag, an dem viele Bewohnerinnen gerne teilnehmen. Nicht nur der Wunsch nach Abwechslung ist das Motiv. Schön und gepflegt aussehen ist für die meisten Menschen ein wesentliches Bedürfnis. Wenn die Kleidung dann nicht von jugendlichen Models, sondern von den Heimbewohnerinnen selbst präsentiert wird, hat die Modenschau einen besonderen Erfolg.

Auch für pflegebedürftige alte Menschen ist die Möglichkeit, sich so zu kleiden, wie sie wollen oder wie sie es gewohnt sind, eine wichtige Voraussetzung zum Wohlbefinden. Die Sorge für die eigene Kleidung an andere abgeben zu müssen, macht die Unselbstständigkeit und Abhängigkeit besonders deutlich und kann sogar als Verlust der eigenen Identität erlebt werden, z. B. wenn Kleidung nicht mehr in einem Modegeschäft ausgewählt werden kann. Oder wenn Anzugshosen gegen Trainingshosen ausgewechselt werden, um eine schnellere Entkleidung für den Toilettengang zu ermöglichen.
Welchen ideellen Wert ein Kleidungsstück haben kann, macht folgendes Beispiel deutlich:

Beispiel
Frau Meel hatte mit Vorliebe einen abgegriffenen verschmutzten hellblauen Angora-Pullover getragen. Nach verschiedenen Gesprächen hatte sie sich entschlossen, ihn reinigen zu lassen. Aus der Reinigung kam der Pullover zwar sauber, aber verfilzt und nicht mehr tragbar zurück. Frau Meel schimpfte, weinte und war fast nicht zu beruhigen. Sie trauerte auch nach Wochen immer noch um ihren alten Pullover, was keiner so recht verstand, weil sie doch einen schöneren neuen Pullover bekommen hatte. Erst durch den Besuch des Sohnes wurde bekannt, daß der alte Pullover ein Geburtstagsgeschenk ihres bereits verstorbenen Ehemanns war. ∎

Steigerung der Lebensqualität

Eine Institution sollte berücksichtigen, dass nachfolgende Rahmenbedingungen die Lebensqualität der alten Menschen wesentlich beeinflussen können.

Ausstattung der Räume:
- Jeder Heimbewohner sollte über einen eigenen genügend großen Kleiderschrank verfügen.
- Im Wohnbereich müssen große Spiegel vorhanden sein.
- Es sollten Waschmaschinen vorhanden sein, um eigene Wäsche und Kleidung selbst waschen zu können oder waschen zu lassen.
- Bei externen Wäschereien sollte auf schnelles und ordentliches Arbeiten geachtet werden.

Möglichkeiten für alte Menschen, sich individuell zu kleiden:
- Der alte Mensch kann jederzeit den eigenen Kleiderschrank öffnen und Wäsche/Kleidung entnehmen.
- Der Behinderte weiß, welches Kleidungsstück wo im Schrank aufbewahrt ist.
- Kleidung wird nach Wunsch und Möglichkeit gemeinsam eingekauft.
- Die Kleidung entspricht dem Status und den Kleidungsgewohnheiten der Person (Biografie).
- Es ist selbstverständlich, dass individuelle Kleidungsstücke wie Mieder, Strumpfhalter, Nieren- und Kniewärmer, Kopftücher, Schürzen, Kittel getragen werden können.
- Der Unterschied zwischen Alltags- und Sonntagskleidung wird beachtet.
- Auch ungewöhnliche Kleidungsgewohnheiten haben ihre Berechtigung.
- Nicht der modische Geschmack der Pflegekräfte, sondern die Individualität der Person ist entscheidend.

Hinweise zur Wäsche- und Kleiderpflege:
- Private Wäsche und Kleidung muss gekennzeichnet sein.
- Angehörige und Betreuerinnen sollten nach Möglichkeit Mitverantwortung für Einkauf, Instandhaltung und Reinigung von Bekleidung übernehmen.
- Die Kleidung wird entsprechend der jeweiligen Pflegeanleitung, die in den Textilien eingenäht ist, gewaschen (Abb. 5.**112**, Tab. 5.**19**).

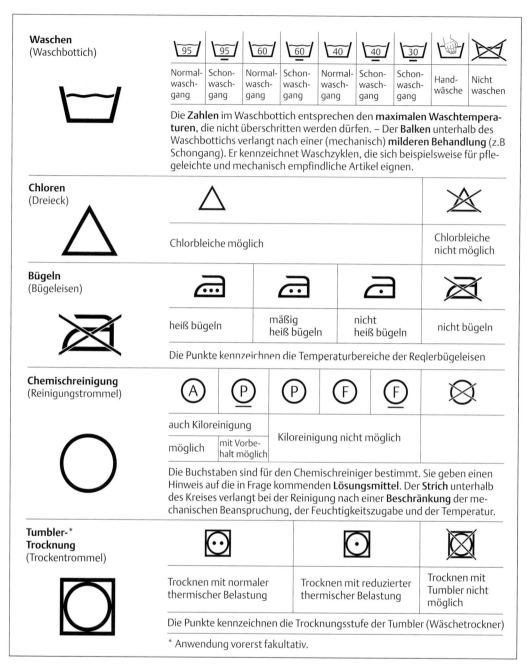

Abb. 5.**112** Pflegeanleitung für Textilien

Tabelle 5.**19** Übersicht über die Eigenschaften der Fasern (nach Bundesausschuß für volkswirtschaftliche Aufklärung e.V., Köln)

Faserart	Festigkeit und Strapazierfähigkeit	Feuchtigkeitsaufnahme (Schweißabsorb.)	Hitzeverträglichkeit (Entflammbarkeit)	Waschfestigkeit	Besonderheiten
Baumwolle	gut	sehr gut	sehr gut	sehr gut (kochfest)	weich, anschmiegsam, knittert, beult aus, neigt zum Einlaufen, hält nicht sehr warm (Ausnahme: aufgeraute Stoffe, z. B. Biber, Flanell, Molton)
Leinen (Flachs)	sehr gut	sehr gut	sehr gut	sehr gut (kochfest)	beult nicht aus, läuft kaum ein, rauht nicht auf, fusselt nicht, nimmt nicht leicht Geruch an, trocknet rasch, knittert etwas derb, wenig anschmiegsam, hält nicht warm, wirkt kühl
Wolle	feine Fasern: gut kräftige Fasern: sehr gut	sehr gut	mäßig	gering	hält warm, hat großen Knitterwiderstand, zeigt gute Knittererholung, filzt bei unsachgemäßer Wäsche, ist mottenanfällig
Seide	sehr gut	sehr gut	mäßig	gering	sehr fein, weich, anschmiegsam, hat großen Knitterwiderstand, fällt fließend, wirkt elegant, hält nicht sehr warm
Viscose, Cupro	gut	sehr gut	mäßig	mäßig	weich, geschmeidig, mottensicher, einlaufsicher, knittert
Modal	gut	mäßig	mäßig	gut	weich, geschmeidig, mottensicher, maßbeständig, knittert
Acetat Triacetat	gut	gering	gering	gering	weich, geschmeidig, mottensicher, einlaufsicher, knittert nicht bei sachgemäßer Waschbehandlung, pflegeleicht, leicht entflammbar
Polyamid Polyacryl Polyester	sehr gut	gering	Polyamid, Polyacryl: gering Polyester: mäßig	mäßig	weich, geschmeidig, mottensicher, knittert nicht bei sachgemäßer Waschbehandlung, einlaufsicher, pflegeleicht, fäulnis- und verrottungsfest, leicht, beult nicht aus, trocknet rasch, leicht entflammbar, lädt sich elektrostatisch auf
Polychlorid	sehr gut	gering	sehr gering 50-70 °C	gering	wie bei Polyamid, Polyacryl, Polyester
Elasthorn	sehr gut	gering	gering	mäßig	wie bei Polyamid usw., jedoch zusätzlich sehr dehnbar und vollkommen elastisch

5.7.4 Pflegerische Aufgaben

Beobachtung des Bekleidungsverhaltens und der Kleidung

Die Art, sich zu kleiden oder das Äußere zu vernachlässigen, gibt Hinweise auf die psychische Befindlichkeit und auf körperliche Probleme, z. B. depressive Personen haben keinen Antrieb, sich „schön zu machen". Vereinsamte Personen sehen keinen Sinn darin, sich zu pflegen. Demenzkranke verwechseln Kleidungsstücke oder die Reihenfolge des Ankleidens. Parkinsonkranke leiden unter starken Schweißabsonderungen und Körpergeruch. Personen mit Nervenkrankheiten haben häufig ein gestörtes

Temperaturempfinden. Alte Menschen befürchten, ihre Kleidung durch Einnässen zu beschmutzen, und trinken zu wenig oder versuchen ihre Inkontinenz zu verstecken, z. B. schmutzige Schlüpfer zwischen sauberer Wäsche. Befleckte, schmutzige Oberbekleidung bei sonst gepflegtem Äußeren ist oft ein Hinweis auf Sehbehinderungen und fehlende oder falsche Brille. Rheumatische Beschwerden, Gelenkveränderungen und die damit verbundenen Schmerzen verhindern ein normales An- und Ausziehen. Alte Menschen, die nur eine geringe Rente erhalten oder Sozialhilfeempfänger sind, können sich ihre Wünsche nach hochwertiger, geschmackvoller Kleidung nicht erfüllen. Die Armut erlaubt es ihnen nicht, sich festliche Kleidung für besondere Anlässe zu leisten.

Durch gezielte Bobachtung werden Probleme rechtzeitig gesehen und es kann entsprechend darauf reagiert werden. Umfassende Beobachtung bedeutet auch, Selbsthilfefähigkeiten und Ressourcen alter Menschen zu entdecken, um ihnen ein selbstständiges oder teilweises selbstständiges An- und Auskleiden zu ermöglichen.

 Die Beobachtungen sind das Fundament des Pflegeplans.

Beobachtungspunkte:

- In welcher Kleidung fühlt sich die zu betreuende Person wohl?
- Legt sie Wert auf ein gepflegtes Äußeres?
- Entspricht die Kleidung den klimatischen Verhältnissen?
- Behindert die Kleidung in der Selbstständigkeit?
- Was kann die Person selbstständig an- und ausziehen, wo benötigt sie Unterstützung?
- Ist die Kleidung sauber und frei von unangenehmen Gerüchen?
- Welchen Einfluss hat eine bestimmte Kleidung auf das Verhalten und Befinden des alten Menschen?
- Werden Zeichen von Vernachlässigung und Desinteresse sichtbar?
- Entspricht das Material der Kleidung einer gesunden Kleiderhygiene?
- Sind Zweckmäßigkeit und Schönheit des Kleidungsstückes vereint?

Pflegeziele bei der Aktivität „Sich kleiden können"

- Der alte Mensch fühlt sich in seiner Kleidung wohl.
- Er wählt die Kleidung nach eigenen Vorstellungen und Wünschen aus.
- So weit möglich, kann er sich selbstständig aus- und anziehen.
- Er legt Wert auf ein gepflegtes Äußeres.
- Er akzeptiert die eigene Person und seine äußere Erscheinung.
- Eine hilfsbedürftige Person kann die notwendige Unterstützung durch Pflegepersonen akzeptieren.

Kleidung für alte, kranke und behinderte Menschen

Das tägliche An- und Ausziehen muss keine Tortur sein, wenn die Kleidung der Behinderung angepasst ist. Inzwischen gibt es die „Mode für jedes Handicap", z. B. für Rollstuhlfahrer, Halbseitengelähmte und inkontinente Personen. Aber auch normale Kleidung kann z. T. mit wenigen Materialien und Unkosten umfunktioniert werden (Abb. 5.**113a–h**, s. S. 418).

- **Bekleidung für Menschen mit Bewegungseinschränkungen im Schulter-/Armbereich:** Jacken, Blusen, Kleider, Röcke können von vorne angezogen und hinten mit Klettverschlüssen geschlossen werden. Weit geschnittene Ärmel und eingearbeitete Falten in der Schulterpartie ermöglichen die nötige Bewegungsfreiheit.
- **Bekleidung für Rollstuhlfahrer:**
  - Hosen mit verkürztem Vorderteil, damit der Bund nicht auf den Magen drückt.
  - Kleidung mit ausgespartem Gesäßteil, die man selbstständig an- und ausziehen kann.
- **Bekleidung für inkontinente Personen:**
  - Hosen mit seitlichem Reißverschluss oder leicht zu öffnenden Klettverschlüssen, Kleider, die hinten übereinandergeschlagen sind und beim Toilettengang einfach auseinandergenommen werden.
  - Unauffällig eingenähte Urinbeutel in Hosen und Unterröcke.

5.7.5 Qualitätskriterien

Mit der Checkliste zur Lebensaktivität „Sich kleiden können" ist es Ihnen möglich, anhand der Qualitätskriterien zu überprüfen, ob auf diesen Aspekt im Heim Wert gelegt wird und wo Handlungsbedarf besteht.

5.7 Sich kleiden können

Checkliste: Qualitätskriterien zur Lebensaktivität „Sich kleiden können"

Strukturqualität: ja   nein
- Hat jeder Bewohner einen ausreichend großen eigenen Kleiderschrank? ☐ ☐
- Gibt es große Wandspiegel im Wohnbereich, in denen sich die Bewohner von Kopf bis Fuß sehen können? ☐ ☐
- Können persönliche Kleidungsstücke im Haus gewaschen werden? ☐ ☐
- Legt die Heimleitung Wert auf gepflegte, individuelle Kleidung der Heimbewohner? ☐ ☐
- Werden hausinterne Modenschauen veranstaltet oder Interessenten zum Kleiderkauf begleitet? ☐ ☐
- Gibt es im Haus ein Kleidungsdepot, in dem sich finanzschwache alte Menschen Kleidungsstücke aussuchen können? ☐ ☐
- Erhalten gehbehinderte Personen eine Kleidung, die ihnen größtmögliche Sicherheit gibt und trotzdem ihrem persönlichen Stil entspricht? ☐ ☐
- Wird darauf geachtet, dass eine den Sonn- und Feiertagen entsprechende Kleidung getragen wird? ☐ ☐
- Erhalten die Mitarbeiterinnen Fortbildung zum Thema: AEDL „Sich kleiden können"? ☐ ☐
- Gibt es im Haus eine Dienstkleidungsordnung? ☐ ☐
- Legen die Mitarbeiterinnen bei der Berufsausübung Wert auf eigenes gepflegtes Aussehen? ☐ ☐
- Können Heimbewohner an der Dienstkleidung der Pflegenden einen Sonntag vom Alltag unterscheiden? ☐ ☐

Prozessqualität: ja   nein
- Wird die Lebensaktivität „Sich kleiden können", z. B. Kleidungsgewohnheiten, bei der Pflegeplanung berücksichtigt? ☐ ☐
- Wird darauf geachtet, dass psychisch und körperlich behinderte Personen eine größtmögliche Selbständigkeit beim An- und Auskleiden erhalten? ☐ ☐
- Können die Bewohner sich so kleiden, wie sie es wollen, auch wenn es nicht der Situation und den Vorstellungen der Mitarbeiterinnen entspricht, z. B. Kopftücher, Schürzen, u. a.? ☐ ☐
- Ist es selbstverständlich, dass verschmutzte Kleidung/Wäsche umgehend ausgewechselt wird? ☐ ☐
- Haben die alten Menschen genug Zeit beim An- und Auskleiden? ☐ ☐
- Wird darauf geachtet, dass private Kleidung anstelle von „Anstaltskleidung" getragen wird? ☐ ☐
- Werden Bewohner und Angehörige im Blick auf die Qualität, Zweckmäßigkeit, Benutzerfreundlichkeit von Kleidung beraten? ☐ ☐
- Werden behinderte Bewohner und deren Angehörige/Betreuerinnen im Blick auf individuelle, angepasste Kleidung und Hilfsmittel (bei Inkontinenz, Lähmungen, Sensibilitätsstörungen u. a.) beraten? ☐ ☐
- Werden Anzieh- und Selbständigkeitstraining in der Dokumentation inklusive Durchführung, Hilfsmittel, Zeitaufwand, Probleme und Erfolge erfasst? ☐ ☐
- Werden Demenzkranke ihrer Situation entsprechend gefördert und Kleidung gemeinsam ausgewählt, die ihrer Biografie, ihren früheren Gewohnheiten und der Situation (Klima, Zeitpunkt, Anlass) entspricht? ☐ ☐

Ergebnisqualität: ja   nein
- Die alten Menschen fühlen sich in ihrer Kleidung wohl. ☐ ☐
- Die individuelle Persönlichkeit jedes Einzelnen wird unterstützt. ☐ ☐
- Die Angehörigen und Betreuerinnen sind zufrieden. ☐ ☐
- Die Mitarbeiterinnen fühlen sich in ihrer Dienstkleidung wohl und wirken angenehm auf Bewohner und Gäste. ☐ ☐

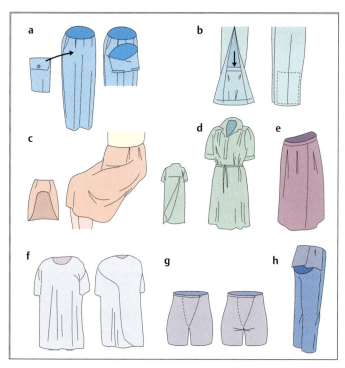

Abb. 5.**113a–h** Behindertengerechte Kleidung
a Hose mit Beutel für suprapubischen Katheter
b Katheterbeuteltasche
c Wickelrock mit offenem Gesäßteil
d Kleid mit Wickelrock
e Wickelwenderock
f Pflegenachthemd
g Inkontinenzschlüpfer
h Hose mit leicht zu öffnendem Gesäßteil

Anregung
Prüfen Sie den Fragenkatalog der Checkliste, ob die Grundrechte des Menschen auf Privatheit, Individualität, Würde, Unabhängigkeit, Wahlfreiheit und Selbstverwirklichung berücksichtigt wurden. Erweitern Sie die Liste mit eigenen Fragen.

Literatur

Berges, I.: Jetzt kommt die Mode auch zu Ihnen. Marienheide 1997

Besselmann, K., Ch. Sowinski, W. Rückert, Qualitätshandbuch Wohnen im Heim KDA, Köln 1998

Berufsgenossenschaft für Gesundheitsdienst und Wohlfahrtspflege (BGW): Unfallverhütungsvorschrift Gesundheitsdienst VBG 103, Hamburg

Juchli, L.: Pflege 7. Aufl. Thieme Stuttgart 1994

Kahler, G.: Kopftücher: ein Stück Stoff – viele Bedeutungen (Ausstellung). Referat für Weltmission und Ökumene der Vereinigten Kirchenkreise, Dortmund 1997

Ohl, M.: Kleider machen aus Patienten Leute, Forum Sozialstation 12/94

Runge, M., G. Rehfeld: Geriatrische Rehabilitation im Therapeutischen Team, Thieme, Stuttgart 1995

Schädle-Deininger, H., U. Villinger: Praktische Psychiatrische Pflege, Psychiatrie Verlag 1997

Sowinski, Ch. Et al: Pflegepraxis im Spiegel der Fachpresse. Forum Sozialstation, Sonderausgabe 1/93

Sowinski, Ch.: Es müssen nicht immer weiße Kittel sein. KDA Pressedienst 3/94

5.8 Ruhen und schlafen können

Else Gnamm

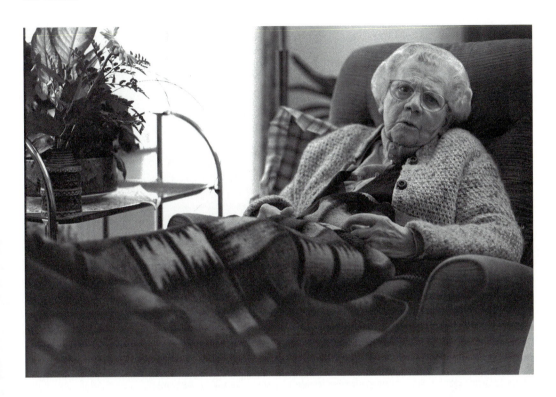

5.8.1 Bedeutung

Ruhen und Schlafen sind elementare Bedürfnisse des Menschen. Schlafend verbringen wir rund ein Drittel unseres Lebens. Körper und Psyche regenerieren sich während der verschiedenen Schlaf- und Traumphasen und schaffen die gesundheitlichen Voraussetzungen für die Aktivitäten des folgenden Tages. Schlafmangel und Schlafentzug haben Auswirkungen auf unsere Konzentrationsfähigkeit und unsere Kreativität. Sie führen u. a. zu Sehstörungen und beeinflussen unser seelisches Wohlbefinden. Unser Schlaf-wach-Rhythmus folgt dem Hell-dunkel-Rhythmus der Natur, der Schlafbedarf ist von Mensch zu Mensch individuell verschieden. Es gibt Kurz- oder Langschläfer, Morgenmenschen, die morgens besonders leistungsfähig sind, oder Nachtmenschen, die ihr Leistungshoch am späten Abend bis in die Nacht hinein haben. Entscheidend für das Maß der individuellen Schlafdauer ist das Befinden am nächsten Tag. Maggie Thatcher kommt angeblich mit 4–5 Stunden Schlaf aus, während Einstein täglich 10 Stunden schlief und Goethe bis zu 24 Stunden (am Stück) schlafen konnte.

Ein Erwachsener benötigt im Durchschnitt ca. 7–8 Stunden Schlaf. Mit zunehmendem Alter verringert sich in der Regel der Schlafbedarf. Zwischen 50–70 Jahren werden noch ca. 6 Stunden, ab 70 Jahren nur noch ca. 5,5 Stunden Schlaf benötigt (Abb. 5.**114**).

Das (Aus-)Ruhen dient der kurzzeitigen Erholung mit meist spontanen kleineren Pausen, die je nach körperlicher oder psychischer Belastung während des Tages eingelegt werden. Ruhen bedeutet auch Innehalten, kurzfristig Kräfte sammeln und sich neu orientieren. Ruhen ist der Gegenpol zu Aktivität, wie auch der *An*spannung eine Phase der *Ent*spannung folgen muss, um im Gleichgewicht zu bleiben. Besonders alte Menschen müssen sich ab und zu eine Ruhepause oder sogar ein Nickerchen (im Laufe des Tages) gönnen, um wieder „fit" zu sein. Als Ursa-

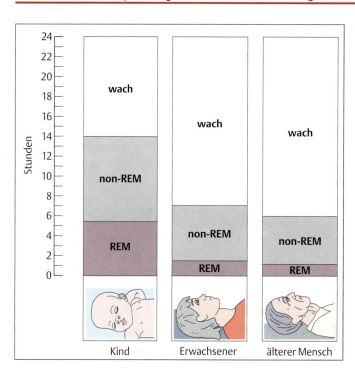

Abb. 5.**114** Schlafbedürfnis in unterschiedlichen Altersstufen (nach Christensen u. Kockrow 1995)

che für die raschere körperliche Erschöpfbarkeit werden Zirkulationsstörungen des Blutes, meist in Verbindung mit einer latenten Herzinsuffizienz, angenommen. Spannungsgefühle in den Beinen und Ödeme an den Knöcheln sind die äußeren Zeichen. Oder es zeigt sich einfach eine zunehmende allgemeine Müdigkeit am Tage mit dem Bedürfnis nach Ruhe. Das Mittagsschläfchen nach dem Essen, das im bequemen Liegesessel oder im Bett gepflegt wird, ist für viele ein bewährtes Ritual, das die Verdauungsvorgänge unterstützt und die notwendige Energie für die zweite Tageshälfte vermittelt.

5.8.2 Gesunder Schlaf

Schlaf und Schlafphasen

Im Schlaf ist das Bewusstsein, je nach Schlaftiefe, eingeschränkt bis ausgeschaltet. Die Organtätigkeit unterliegt überwiegend dem Einfluss des parasympathischen Nervensystems. Die Augen sind geschlossen, die Pupillen eng. Die Atmung ist verlangsamt und ruhig, die Herzfrequenz herabgesetzt. Die Körpertemperatur ist leicht erniedrigt, der Muskeltonus sinkt und damit auch der Blutdruck (wegen dem herabgesetzten Muskeltonus an den Gefäßen).

Das endokrine System ist im Schlaf aktiv, es werden Hormone ausgeschüttet, die die Zellerneuerung und das Körperwachstum steuern. Auch das Gehör funktioniert im Schlaf, es kann Geräusche als Alarmsignale wahrnehmen. Ebenso wichtig wie der Schlaf selbst ist der Traum. Jeder Mensch träumt mehrere Male während des Schlafes, aber er erinnert sich oft nicht mehr daran, dass er und was er geträumt hat.

Im Traum werden Konflikte verarbeitet, Ängste deutlich, Ideen geboren. („Es ist mir im Traum eingefallen ..."). Die Inhalte unserer Träume sind Schlüssel zu unserer Seelentiefe, nach Sigmund Freud „der Königsweg zum Unbewussten".

Die Schlafforschung hat mit Hilfe des Elektroenzephalogramms (EEG) nachgewiesen, dass der Schlaf in mehreren sich wiederholenden Phasen mit unterschiedlicher Schlaftiefe verläuft. Die Traumphasen sind an „rollenden Augenbewegungen" (REM = rapid eye movements) zu erkennen. Ihnen folgt nach einer kurzen Leichtschlafphase eine Tiefschlafphase oder NREM-Phase (non-REM), die ohne oder nur mit geringem Träumen abläuft. Die Häufigkeit der Phasen und die Schlaftiefe nehmen mit zunehmendem Alter ab.

Veränderungen im Alter

Die tägliche Schlafdauer von 5,5-6 Stunden kann für einen 80-jährigen durchaus ausreichend sein, die Nickerchen am Tage müssen bei dieser Schlafbilanz dazugerechnet werden.
„Auch die qualitative Zusammensetzung des Altersschlafes ist verändert. Der Traumschlaf nimmt im Alter ab. Der wichtigste und erholsame Tiefschlafanteil reduziert sich deutlich auf 3 bis 5 %, während er bei Jüngeren 18-20 % und im Erwachsenenalter etwa 10-15 % ausmacht. Dazu kommt, dass die Zahl der nächtlichen Wachperioden zunimmt.
Während Kinder und Jugendliche durchschnittlich einmal pro Nacht wach werden, passiert das im mittleren Erwachsenenalter bis zu fünfmal und bis zu achtmal im Alter; Dauer etwa 7 Minuten pro Wachperiode.
Dem verkürzten Nachtschlaf folgen aber – ähnlich wie im frühen Kindesalter – mehrere Schlafperioden am Tage, am ausgiebigsten um die Mittagszeit. Männer sind von diesen Veränderungen mehr betroffen als Frauen. So entspricht der Altersschlaf eines gesunden 70-jährigen dem Schlaf einer 80-jährigen Frau (pro Alter 1/98).

5.8.3 Gestörter Schlaf

Schlafstörungen gehören zu den häufigsten Symptomen, ca. 30 bis 40 % der über 65-jährigen klagen häufig darüber. Da die Ursachen sehr vielgestaltig sein können, muss zunächst untersucht werden, ob es sich um eine wirkliche Schlafstörung handelt oder ob eine altersbedingte physiologische Änderung des Schlafverhaltens vorliegt. Im letzteren Fall hilft manchmal ein Gespräch und das Wissen über die Zusammenhänge. Außerdem sollte man versuchen, Schlafunterbrechungen möglichst gelassen hinzunehmen, entweder eine Weile aufstehen oder lesen, bis sich wieder Müdigkeit einstellt.
Am häufigsten wird über erschwertes Einschlafen oder über zu frühes Aufwachen geklagt.

Ursachen für **Einschlafstörungen** können z. B. sein:
– große Freude, Aufregungen, Grübeln, Trauer, Sorgen,
– eine schwere Mahlzeit am Abend,
– anregende Getränke wie Kaffee oder Tee am späten Nachmittag,
– zu geringe körperliche Anforderungen am Tage,
– Husten, Schmerzen, Juckreiz,
– Schnarchen des Bettnachbarn,
– ungewohntes Bett, optische oder akustische Reize (z. B. von der Straße),
– Umzug in ein Heim, ins Krankenhaus (veränderter Tagesrhythmus),
– veränderte Schlafgewohnheiten wegen früherer Schichtarbeit.

„Man spricht von einer Einschlafstörung, wenn die Einschlafzeit länger als 30 Minuten dauert. Eine Durchschlafstörung ist erst dann vorhanden, wenn die nächtliche Wachzeit ebenfalls mehr als 30 Minuten beträgt. Erst wenn das mindestens dreimal pro Woche über 4 Wochen hinweg geschieht, muss von einer chronischen Schlafstörung ausgegangen werden"
(pro Alter 1/98).

Ursachen für **frühes Aufwachen** können sein:
– zu frühes Zubettgehen (besonders im Heim),
– Schmerzen beim Liegen,
– Hunger,
– Störungen in der Leichtschlafphase, z. B. durch Nachtwachen oder Geräusche.

Schlafstörende Faktoren

Die häufigsten Ursachen für chronische Ein- und Durchschlafstörungen im Alter liegen im psychosozialen Bereich wie z. B. Ängste, Verlusterleben und Gefühle der Einsamkeit, Sorgen um die Familie und die Zukunft der Kinder, Angst vor den Problemen des folgenden Tages, aber auch Angst vor der kommenden schlaflosen Nacht.
Wer schon beim Schlafengehen Angst vor schlechtem (Ein-)Schlafen hat, wird dann tatsächlich auch Schwierigkeiten bekommen, weil sich seine Gedanken ständig „im Kreis bewegen" und keine Ruhe finden, (self fulfilling prophecy = sich selbst erfüllende Prophezeiung).

Es können jedoch auch andere oft schwerwiegende Ursachen zu Schlafstörungen führen wie z. B.
– **physisch** bedingt: Herz-Kreislauf-Erkrankungen, Lungenerkrankungen, Stoffwechselstörungen, z. B. Blutzuckerabfall, neurologische Erkrankungen z. B. Morbus Parkinson, Schlafapnoe (durch Atempausen bedingter Sauerstoffmangel im Gehirn), ruhelose Beine (restless legs), nächtliches Wasserlassen (Nykturie),
– **psychisch** bedingt: belastende Lebensereignisse, Stress,

- **psychiatrisch** bedingt: Depression, Angstzustände, Sucht, Schizophrenie, Demenz (z. B. Schlafumkehr),
- **pharmakologisch** bedingt: Alkohol, Koffein, Nikotin, Antihypertensiva, Zytostatika, Diuretika, u. a.

Schlafstörungen im Heim

Jeder Mensch hat individuelle Schlafgewohnheiten und -bedürfnisse, die er im Lauf seines Lebens in seiner gewohnten Umgebung entwickelt und kultiviert hat. Wenn er nun im Alter (oft krankheitsbedingt) in ein Heim einzieht, erfordert dieser Umzug eine völlige Neu-Orientierung. Er verliert die Sicherheit durch vertraute Gewohnheiten, auch in Bezug auf Ruhen und Schlafen. Dies empfindet er oft besonders in der Nacht, wenn er vom Schlaf noch leicht benommen aufstehen und zur Toilette gehen will. In dieser Situation passieren deshalb viele Stürze mit Frakturen.

Selbst wenn ein alter Mensch sein komplettes eigenes Bett ins Heim mitbringen kann, ist trotzdem vieles anders als zu Hause, beispielsweise:

- der Raum zum Schlafen, die Stellung des Bettes, der Blick aus dem Fenster,
- der Weg zur Toilette, die oft nachts aufgesucht werden muss,
- die Beleuchtung zum Aufstehen, die Haltemöglichkeiten bei Sturzgefahr,
- die Geräusche im Haus, draußen auf der Straße,
- die Gerüche des Zimmers, des Hauses,
- die Nachtwache, die für ihn ungewohnterweise (mehrmals) in der Nacht hereinschaut,
- der vorausgegangene Tag mit seinen (institutionellen) Rhythmen, z. B. Essenszeiten, Weckzeiten,
- der Bettnachbar, wenn kein Einzelzimmer zur Verfügung steht.

Bei der pflegerischen Hilfestellung für gutes Schlafen muss dies auch bei der Pflegeplanung grundsätzlich beachtet und besonders am Anfang eines Heimaufenthaltes berücksichtigt werden. Mit der Zeit tritt für den neuen Bewohner auch hier wieder Gewöhnung und zunehmende Sicherheit ein.

Verständnisvolle Reaktionen der Pflegepersonen und pflegerische Hilfestellungen, die seine seitherigen Gewohnheiten zu berücksichtigen versuchen (z. B. Reihenfolge der Pflegemaßnahmen), können eine große Hilfe zum Einschlafen sein. Auch kleine Erinnerungsstücke wie ein besonderes Kissen oder ein Bild auf dem Nachttisch können beruhigend wirken.

5.8.4 Voraussetzungen für gutes Schlafen

Schlafgewohnheiten

Wenn keine chronischen Schlafstörungen oder andere schwerwiegende Ursachen zugrunde liegen, sollte der Griff zur Schlaftablette als (Ein-)Schlafhilfe an letzter Stelle stehen. Schlaftabletten bekämpfen nur die Symptome der Schlafstörungen und nicht die Ursachen, zudem beeinflussen sie den natürlichen Schlaf (S. 420). Trotzdem nehmen in Alten- und Pflegeheimen etwa 80 % der Bewohner Schlaftabletten ein (pro Alter 1/98).

Vor dem Griff zur Schlaftablette sollten die seitherigen Schlafgewohnheiten des alten Menschen beachtet und andere beruhigende Rituale und Hilfestellungen ausprobiert werden. Ein einfühlsames Gespräch oder auch nur verständnisvolles Zuhören kann sehr zur Beruhigung beitragen und die Gedanken zur Ruhe kommen lassen.

Den Alltag loslassen, sich entspannen und innerlich ruhig werden kann unterstützt werden durch:

- Einhalten fester Schlafens- und Aufstehzeiten,
- einen Abendspaziergang,
- ein beruhigendes Buch oder beruhigende Musik,
- Entspannungsübungen (z. B. autogenes Training),
- warme Milch mit Honig oder Beruhigungstee trinken,
- Verzicht auf anregende Genussmittel am späten Nachmittag,
- ein warmes (Fuß-)Bad evtl. mit Zusätzen wie Lavendel, Melisse (S. 129),
- liebevolle pflegerische Hilfestellung, die seitherige Gewohnheiten berücksichtigt,
- individuelle und angepasste Lagerung.

„Wichtig ist ein Tagesablauf, der in zeitlichen Einheiten gegliedert ist und dadurch einen Rhythmus erhält. Handlungen wie die abendliche Mundpflege, der Gang zur Toilette, das Zurechtlegen der Wäsche für den nächsten Tag, das Einnehmen der Medikamente, der Schlaftrunk, die Bettlektüre und die Einschlafposition sind wichtige Orientierungspunkte und sollten zu festen Zeiten ausgeführt werden. Rhythmus und Regelmäßigkeit schaffen Vertrauen und Sicherheit." (A. Schürenberg, 1995)

Der Raum zum Schlafen

Zu Hause ist der Raum zum Schlafen ein sehr persönlicher Ort, der i.d.R. nur mit vertrauten Menschen geteilt wird. Meist ist er im ruhigeren Bereich des Hauses gelegen, möglichst abgeschirmt von den Geräuschen der Straße und von Mitbewohnern. Dieser Raum ist ein vertrauter Ort, wo sich der alte Mensch im Laufe der Jahre die äußeren Bedingungen für sein Ruhen und Schlafen geschaffen hat und sich auch wohl fühlt. Wenn er (schwer) erkrankt oder wenn mit seiner längerfristigen oder voraussichtlich dauernden Bettlägerigkeit gerechnet werden muss, werden weitere Kriterien wichtig. Der Raum zum Schlafen wird zum Wohn- und Schlafraum und sollte

– möglichst zentral in der Wohnung liegen,
– gut zu lüften, leicht zu reinigen und evtl. abzudunkeln sein,
– der Weg zur Toilette und zum Bad sollte möglichst kurz und auf derselben Ebene sein,
– in Flur und Bad müssen Haltegriffe angebracht und Stolperfallen beseitigt werden,
– das Licht sollte auch vom Bett aus gut erreichbar sein,
– evtl. wird das Anbringen eines Aufrichters (am Bett) und einer Klingel notwendig (Abb. 5.**115**).

Wichtig ist, trotz der veränderten Funktion des Raumes eine wohnliche Atmosphäre zu schaffen, möglichst mit Blick nach draußen oder auf hübsche Bilder, und dem Kranken das Gefühl des Eingebundenseins ins tägliche Familienleben zu vermitteln.

Im **Heim** sind die Bewohnerzimmer fast immer als kombinierte Wohn- und Schlafzimmer gestaltet, die manchmal auch mit einem Mitbewohner geteilt werden müssen. Die Einrichtung ist vorwiegend zweckmäßig, d. h., sie enthält alles, was ein alter Mensch täglich braucht und was die pflegerische Arbeit unterstützt.
In den meisten Heimen können die Bewohner mit einzelnen eigenen Möbelstücken oder Gegenständen die vorhandene Einrichtung ergänzen und damit eine persönlichere Atmosphäre schaffen, in Zweitbettzimmern ist dies jedoch aus Platzgründen nur sehr begrenzt möglich. Vereinzelt kann auch das eigene Bett komplett mitgebracht werden oder zumindest eigene Kissen und Bettwäsche. Damit bleibt dem alten Menschen wenigstens mit einzelnen Gegenständen ein Teil aus seiner Vergangenheit erhalten, dessen Aussehen, Eigenschaften und Geruch ihm vertraut sind.
Wichtig für das Geborgenheits- und Sicherheitsgefühl des Bewohners ist die Stellung des Bettes an einer Wand oder in einer Ecke (S. 104 f). Er fühlt sich damit nicht nur an einer Seite gegen das Herausfallen geschützt, er kann sich diese Wandseite in Sicht- und Greifhöhe persönlich gestalten, z. B. mit Bildern oder auch mit einer Tasche, die Taschentücher, die Brille oder Lesestoff enthält.

Das Bett zum Wohlfühlen

Mit zunehmendem Alter und oft auch zunehmender Hilfebedürftigkeit wird das Bett immer mehr zu einem zentralen Ort, der Ruhe vermitteln, aber auch viele Lebensaktivitäten ermöglichen soll wie z. B. essen, lesen, Besuche empfangen oder fernsehen. Daher ist es wichtig, sich bei der Anschaffung genau über die einzelnen Funktionen zu informieren und eine Aus-

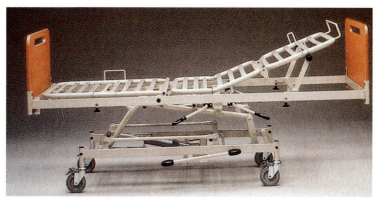

Abb. 5.**115** Pflegebett mit 4-geteilter Liegefläche (Reha Vital, Ec-Bettensysteme, Scandinavian Mobility)

stattung zu wählen, die auf die individuelle (Pflege)situation abgestimmt ist und pflegerische Hilfestellung erleichtert (Abb. 5.**115**).

Von Sozialstationen und Krankenkassen kann man in der Regel kurzfristig ein einfaches und leicht transportierbares Pflegebett für die Pflege zu Hause ausleihen bzw. mieten, bei absehbarer längerwährender Krankheit empfiehlt sich jedoch (evtl. mit Unterstützung der Krankenkasse) die Anschaffung eines eigenen Bettes, denn das eigene Bett gewinnt dann immer mehr an Bedeutung als „Stätte der Geborgenheit".

Das Angebot an Betten wächst ständig, es werden immer mehr wohnlich wirkende Seniorenbetten mit vielen zusätzlichen Funktionen (z. B. abnehmbares Serviertablett, Leselampe) als Gegenpole zu den nüchternen Krankenhausbetten angeboten. Die gängigen Modelle sind mit mehreren Motoren ausgestattet, sodass sowohl die Höhenverstellung der Liegefläche als auch das Höherstellen des Kopf- oder Fußteiles über Handschaltung möglich ist. Die selbstständige Bedienung der Handschaltung gibt dem Bewohner ein Gefühl der Unabhängigkeit und muss deshalb stets gut erreichbar sein.

Den Pflegekräften ermöglicht das höhenverstellbare Bett rückenschonendes Arbeiten. Mit Hilfe der Räder kann es für die Arbeit zu zweit von der Wand weggefahren werden, damit der Kranke von zwei Seiten behutsamer gelagert und versorgt werden kann.

Auch die Qualität und Beschaffenheit der Matratze haben Einfluss auf Liegen und Ruhen: Ist sie zu weich, bildet sich mit der Zeit eine „Liegekuhle", die zu Nacken-, Kopf- und Rückenschmerzen führen kann. Dieselben Beschwerden können jedoch auch bei einer zu harten Matratze auftreten.

Für ein Pflegebett sind folgende Merkmale wichtig:
- Höhenverstellbarkeit der Liegefläche (Mindesthöhe 65 cm),
- Verstellbarkeit von Rücken und Fußteil,
- Beweglichkeit durch (einzeln feststellbare) Räder,
- Bettbügel mit Haltegriff an der Aufzugstange (bei Bedarf anzubringen),
- (wenn erforderlich) seitliche Bettrahmen (Seitengitter), evtl. mit zusätzlicher Polsterung,
- Urinflaschenhalter.

»*Daneben sollte auf eine physiologische Längsaufteilung besonders geachtet werden:*

„*Der Knick des Kopfteiles erfolgt bei den üblichen Krankenbetten wie auch bei den Lattenrosten mit verstellbaren Kopfteilen in den Privatbetten im Brustwirbelbereich, anstatt sinnvollerweise im Hüftbereich. Ist der Kopfteil hochgestellt, liegen die Schulterblätter des Bettlägerigen fest auf der Matratze auf. Der untere Brust- und Lendenbereich haben dagegen keinen oder nur losen Kontakt mit der Matratze. Dadurch entsteht eine Neigung zum Abrutschen in Richtung Fußende des Bettes. Im Hals-Schulter-Bereich verringert sich die Bewegungsfähigkeit, die gerade für ans Bett gebundene Personen zum Kontakt mit der Umwelt, zum Essen, Schreiben und bei der Körperpflege dringend gebraucht wird. Außerdem ergeben sich Einschränkungen der Atmung durch die Abknickung im Brustbereich, eine erhöhte Neigung zu Gefäßverschlüssen durch eine unphysiologische Gewichtsverteilung, Erhöhung der Scherkräfte beim Abrutschen und damit ein größeres Dekubitusrisiko.*«

(Brunnen und Herold 1995)

Für besondere therapeutische Maßnahmen (z. B. bei starker Dekubitusgefährdung) gibt es Spezialbetten wie z. B. Wasserbetten, Herzbetten bei akuter Atemnot (S. 639).

Bettzubehör

Neben der Grundausstattung eines Pflegebettes (Abb. 5.**116**) können bei zunehmender Pflegebedürftigkeit zusätzliche Bettschutzeinlagen notwendig werden wie z. B.:

- Gummieinlagen beschichtet (atmungsaktiv),
- Gummieinlagen in Verbindung mit einem Stecklaken,
- Krankenunterlagen (z. B. Moltex),
- Matratzenschutz aus weichem, knisterfreiem, luftdurchlässigem Material, waschbar.

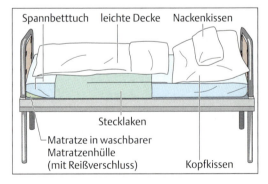

Abb. 5.**116** Grundausstattung eines Pflegebettes

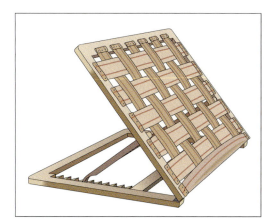

Abb. 5.**117** Rückenstütze

Hilfsmittel zur Lagerung: Bei Betten ohne verstellbares Kopfteil (z. B. Ehebetten) sind weitere Hilfsmittel erforderlich, damit der Kranke mit erhöhtem Oberkörper liegen oder entspannt auch sitzen kann.

Unterstützung des Rückens:
- Rückenstützen aus Holz, Metall oder Kunststoff, bei Bedarf mit einem festen Kissen zum Ausgleichen von individuellen Wirbelsäulenkrümmungen,
- bei Bedarf Nackenrolle, Nackenkissen.

Zur Vermeidung zusätzlicher Komplikationen bei Bettlägerigkeit (z. B. Dekubitus, Spitzfuß) müssen besonders bei alten Menschen rechtzeitig Lagerungshilfsmittel zur Vorbeugung eingesetzt werden.

Vermeidung von Druckstellen:
- Felle in verschiedenen Größen, synthetisch oder echt,
- Kissen unterschiedlicher Form und Größe mit verschiedenen Füllungen wie Federn, Rhombo-Fill (z. B. Polystyrolkügelchen), Spreu, Hirse, Schafwolle,
- Gelkissen (mit gallertartigem elastischem Synthetikmaterial) mit Schutzhülle,
- Schaumstoffmatratzen, -kissen, -ringe,
- Wassermatratzen, Antidekubitusmatratzen,
- Superweichmatratze, Würfelmatratze.

Verhütung einer Spitzfußbildung:
- verstellbare Standardfußstützen,
- bewegliche Fußaktivstützen (auch zur Fußgymnastik geeignet),
- Stützen aus Schaumstoff oder ähnliches, überzogen mit einem waschbaren Stoff.

Diese Fußstützen verhindern gleichzeitig ein Herabrutschen im Bett beim sitzenden Kranken. Da sie häufig aus Plastikmaterial hergestellt sind, sollten sie mit einem saugfähigen Material (z. B. Moltex, Handtuch o. ä.) überzogen werden. Durch den Fußsohlendruck und Fußschweiß können sonst leicht Hautirritationen und schmerzhafte Druckstellen an den Sohlen entstehen.

Der Fußsohlendruck vermittelt dem Kranken Körpergefühl und Bodenbewusstsein. Vorsicht ist allerdings bei Kranken mit zentraler Lähmung wegen Spastizitätsbereitschaft geboten.

Zur Entspannung der Oberschenkel- und Bauchmuskulatur kann eine kleine Knierolle zur zeitweiligen Unterstützung der Kniekehle eingesetzt werden, nicht zum Dauergebrauch wegen Kontrakturgefahr.

> ❗ Grundsätzlich gilt für den Gebrauch von Lagerungshilfsmitteln: So wenig wie möglich, so viel wie nötig!

Fragen zur Auswahl von Lagerungsmaterial (nach Juchli 1997)

- Wie wirkt das Material (Wirkprinzip)?
- Welche anderen Wirkungen (Nebenwirkungen) sind zu beobachten, z. B. Schwitzen der Haut, Mobilitätseinschränkung?
- Wie fühlt sich der Patient auf dem Material?
- Wird die Pflege durch das Material erleichtert oder erschwert (nicht nur die Dekubitusprophylaxe, sondern Mobilisation, Lagerung, Oberkörperhochlagerung zum Essen)?
- Ist die Handhabung des Materials leicht oder umständlich?
- Gibt es Faktoren, die die Anwendung des Materials einschränken (z. B. Inkontinenz).
- Ist das Material pflegeleicht (z. B. Wäsche, Reinigung)?

Die Umgebung des Bettes

Die Atmosphäre eines Raumes (Farbe, Licht, Harmonie von Möbeln, Bilder, Blumen usw.) überträgt sich unbewusst auf den Bewohner. Wenn er sich dort wohl und geborgen fühlt, trägt dies entscheidend zu seinem Wohlbefinden bei. Bei plötzlicher Erkrankung können daher neben der Anschaffung eines Pflegebettes auch weitere praktische und optische Veränderungen im

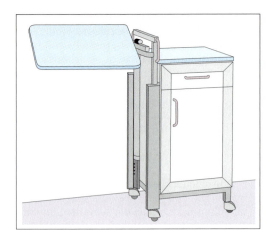

Abb. 5.**118** Krankennachttisch

Raum notwendig werden, die den Alltag erleichtern und Freude machen.
Der Krankennachttisch (Abb. 5.**118**) kann vielerlei hilfreiche Funktionen im Tagesablauf übernehmen. Da er verstellbar und beweglich ist, eignet er sich sowohl für die Ablage persönlicher Dinge, wie auch als Tisch zum Essen. Bei pflegerischen Maßnahmen dient er als Ablage z. B. für das Waschwasser und alle notwendigen Pflegeutensilien.
Hilfreich ist auch ein bequemer Stuhl in der Nähe des Bettes; während des täglichen Bettenrichtens kann der Kranke dort sitzen oder sich festhalten, wenn er das Bett verlassen möchte. Bei Bewohnern mit orthostatischen Problemen, die nachts des öfteren auf die Toilette müssen, kann ein Nachtstuhl neben dem Bett eine große Hilfe sein.
In Reichweite sollten immer eine Klingel und eine gute Lichtquelle sein.

Betten

Das Richten des Bettes für den Kranken ist zugleich eine Möglichkeit zur Begegnung und Kontaktaufnahme. Sie gibt Gelegenheit zum Gespräch, zur Beobachtung momentanen Befindens und Hinweise, ob der Erkrankte wenigstens für die kurze Zeit des Bettenrichtens aufstehen kann. Das kurzfristige Aufstehen evtl. mit Unterstützung der Pflegeperson dient nicht nur seiner körperlichen Mobilisation, es vermittelt ihm auch wieder ein anderes Körpergefühl und einen anderen Ausblick.

Vorbereiten und Richten des Bettes

Bei der Vorbereitung eines Pflegebettes ist neben dem Beziehen mit frischer Wäsche auch gleichzeitig an den Einsatz von pflegerischen und lagerungstechnischen Hilfsmitteln zu denken wie z. B. Lagerungskissen, Felle, Moltex usw. Der Allgemeinzustand des alten Menschen (z. B. adipös oder kachektisch, inkontinent) und seine momentane Erkrankung entscheiden über den Gebrauch von Hilfsmitteln.
Im nachfolgenden Text wird beispielhaft das Richten eines Pflegebettes beschrieben:
1. wenn der Kranke aufstehen kann,
2. wenn der Kranke das Bett nicht verlassen kann.
Die Abweichungen zum Richten eines leerstehenden Bettes sind mit * gekennzeichnet.

1. **Richten eines leerstehenden Bettes** (nach Möglichkeit zu zweit arbeiten, damit viele Handgriffe parallel erfolgen können):
   - Vorbereiten des Wäschewagens mit frischer Wäsche, mit Lagerungshilfsmitteln und abdeckbaren Abwurfsäcken,
   - ein bis zwei Stühle (dem Bett zugekehrt) ans Fußende stellen,
   - Platz schaffen, evtl. Bettbügel aufhängen, Nachttisch wegschieben,
   - Bettliegefläche auf Arbeitshöhe stellen (rückenschonendes Arbeiten),
   - Decke von oben nach unten in die Hälfte falten und auf einen der Stühle legen (die dem Kranken zugewandte Seite nach innen),
   - Kopfende des Bettes flachstellen *,
   - Kopfkissen und Nackenkissen auf dem anderen Stuhl ablegen,
   - gebrauchtes Stecklaken oder andere Unterlage zusammenfalten und ablegen,
   - Leintuch herausziehen und nachspannen,
   - frisches Stecklaken erst auf einer Seite einspannen, dann auf der anderen Seite spannen und fixieren,
   - Kopfkissen und Nackenkissen schütteln und anordnen,
   - Einschlagen oder Auflegen der Decke nach Wunsch des Bewohners,
   - alle Gegenstände in den Ausgangs-Zustand bringen (Bettbügel, Nachttisch usw.).

Wichtig: Händedesinfektion vor und nach jedem Bettenrichten (hygienische Händedesinfektion ist sinnvoll und schonender als waschen!) und Schutzkleidung tragen. Verschmutzte Wäsche sofort in den entsprechenden Abwurfsäcken entsorgen. Kissen vorsichtig aufschütteln, damit möglichst wenig Staub aufgewirbelt wird. Decke an den oberen Ecken anfassen, hochhalten und lockern, damit sie richtig in den Bezug rutschen kann.

2. Richten eines Bettes, wenn der Kranke nicht aufstehen kann:

Wenn der kranke alte Mensch nicht aufstehen kann, müssen öfters Leintuch und Unterlage gespannt bzw. erneuert werden, während er sich auf die rechte bzw. linke Seite legt. Bei dieser Maßnahme sollte zu zweit gearbeitet werden, damit eine Pflegeperson den Kranken stützen und beobachten kann, während die andere die beschriebenen Maßnahmen durchführt.
Unterscheidung zum vorstehend beschriebenen Vorgehen ab*

- Kopfende (vorsichtig) flachstellen, Vorsicht wegen evtl. Atemnot des Kranken,
- Kopfkissen entnehmen, Nackenkissen bleibt,
- Leintuch und Stecklaken lockern,
- der Kranke dreht sich mit Unterstützung (der zweiten Pflegeperson) zur Seite,
- gebrauchtes Molton und Stecklaken einzeln raffen und so weit wie möglich zum Kranken schieben,
- Leintuch nachspannen oder durch ein frisches ersetzen,
- Molton und Stecklaken glätten und fixieren,
- der Kranke dreht sich langsam auf die andere Seite,
- Leintuch, Stecklaken und Molton von der anderen Seite glätten und fixieren,
- Kopfkissen schütteln und mit dem Nackenkissen auflegen,
- den Kranken (mit seiner Unterstützung) in die gewünschte oder erforderliche Lage bringen,
- Decke nach seinen Wünschen auflegen und nochmals kontrollieren und nachfragen, ob er gut liegt.

Lagern des Kranken

Ein gesunder Schlafender sucht sich seine optimale Ruhelage selbst. Er bewegt sich so lange, bis er sie gefunden hat und sich wohl fühlt. Auch im Schlaf wechselt er noch mehrmals seine Lage.
Ein Schwerkranker ist auf die Hilfe des Pflegepersonals angewiesen. Ober er wirklich gut liegt, spürt er daher erst nach einer gewissen Zeit.

Eine entsprechende Lagerung kann helfen:
- die Atmung zu unterstützen,

Ruhen und schlafen können

- Kontrakturen zu vermeiden,
- der Entstehung eines Dekubitus vorzubeugen,
- der Entstehung einer Spastik vorzubeugen,
- relative Schmerzfreiheit zu erreichen,
- lebensbedrohliche Zustände verbessern, z. B. durch Schocklagerung (der Kopf liegt tiefer als die untere Körperhälfte).

Ruhelage, Rückenlage: Die Lagerung auf dem Rücken mit leicht erhöhtem Oberkörper (zur Erleichterung der Atmung) ist die beliebteste und häufigste Lagerungsart älterer Menschen für die Nacht.
Notwendige Hilfsmittel sind neben der normalen Ausstattung eines Krankenbettes:

- Nackenkissen oder kleines Kissen zum Freihalten der Atemwege,
- evtl. kleine Knierolle,
- Fußstütze,
- Spreu-, Hirse oder sonstige Lagerungskissen,
- Fell oder Spezialkissen bei Dekubitusgefährdung (S. 321),
- Molton und Moltex bei Inkontinenz,
- leichtes Deckbett, über Brustbereich locker auflegen, damit die Atmung nicht behindert wird.

Die Lagerung für die Nacht erfordert besondere Sorgfalt, weil sie die wichtigsten Voraussetzungen für gutes Schlafen schafft. Hier müssen unbedingt die individuellen Vorlieben und Gewohnheiten beachtet werden, sofern sie die verordnete Therapie nicht stören. Manche alte Menschen möchten z. B. die Decke an den Füßen umgeschlagen haben, andere nur lose aufgelegt. Oft sind es nur kleine Veränderungen die Geborgenheit vermitteln können und deshalb unbedingt beachtet werden sollten.
Zu weiteren therapeutischen Lagerungen lesen Sie S. 639 u. 682 f.

5.8.5 Pflegen in der Nacht

Bedeutung

Mit Einbruch der Dunkelheit klingt die Betriebsamkeit des Tages mit seinen Aktivitäten und zwischenmenschlichen Begegnungen allmählich aus, es tritt Ruhe und Stille ein. Die Menschen ziehen sich zurück, die plötzliche Stille und der beginnende lange Abend sind für viele Bewohner allein oft schwer zu ertragen.
In dieser Situation kommt leicht das Gefühl der Vereinsamung auf, der Blick richtet sich nach

Abb. 5.**119** Nachtwache

innen, verbunden mit Nachdenken, Grübeln, Ängstlichkeit und einer vermehrten Selbstbeobachtung.

Eine große Beruhigung kann dann von der Persönlichkeit und Kompetenz der Nachtwache ausgehen. Wenn sie es versteht, Vertrauen zu schaffen und bei Bedarf die notwendige psychische und körperliche Hilfestellung zu geben, wird sie Geborgenheit vermitteln und damit für das Wohlbefinden der Bewohner einen wichtigen Beitrag leisten (Abb. 5.**119**).

Jede Pflegekraft kennt die ängstliche Frage der Bewohner: „Und wer kommt heute Nacht?" Und die entspannte Reaktion auf eine beruhigende Antwort: „Dann ist es gut, dann kann ich ruhig einschlafen."

> **Pflegetipp**
> Eine Vertrauensbasis entsteht durch Freundlichkeit und dem Ernstnehmen des alten Menschen mit seinen Gefühlen. Vertrauen baut auch auf dem Einhalten von Versprechen auf.

》 *Die psychische Befindlichkeit der Bewohner in der Nacht hängt entscheidend davon ab, wie der Übergang von der Tages- zur Nachtzeit gestaltet wird. Es kommt zum Beispiel darauf an, wie die Betreuungsperson sich verabschiedet, welches Gefühl sie dabei hinterläßt. Freundlichkeit und persönliche Zuwendung können dem Bewohner, der fast immer noch sehr lange wach liegt, das Gefühl vermitteln, dass jemand weiß um mich. ....*
Und dieses Gefühl minimaler Geborgenheit müssen die Pflegerinnen und Pfleger täglich neu vermitteln, besonders vor der Schlafzeit.《

(nach Wickert, KDA)

Bedürfnisse der Bewohner: „Haben Sie ein bisschen Zeit für mich?"

Wenn das Ruhigwerden und Loslassen vom Tage schwerfällt, der alte Mensch nicht einschlafen kann oder der Schlaf öfter unterbrochen wird, treten häufig folgende Bedürfnisse und Probleme auf:

- Wünsche nach einem Gesprächspartner, um belastende Gedanken „von der Seele zu reden",
- zunehmende Beschwerden, Schmerzen z. B. beim Liegen,
- Störungen des Schlafs durch nächtliches Wasserlassen (Nykturie),
- orthostatische Probleme beim Aufstehen mit der Gefahr von Unfällen,
- Blutdruckabfall, Blutzuckerabfall mit Verwirrtheitszuständen, besonders in den frühen Morgenstunden,
- gesteigerte Atemnot und Unruhe bei Lungen- und Herzkranken,
- Störungen durch Mitbewohner (Schnarchen, Klingeln, Umhergehen),
- allgemeine Ängstlichkeit, z. B. Angst vor dem nächsten Tag.

Von den Pflegepersonen in der Nacht (Nachtwachen) wird viel Sensibilität, Einfühlungsvermögen, Geduld und Gesprächsbereitschaft verlangt, was bei einer meist großen Arbeitsbelastung oft schwer realisierbar ist. Besonders während einer Grippe- oder Durchfallepidemie (im Heim), wenn gleichzeitig viele Erkrankte dringend Hilfe brauchen, kann die Nachtwache meist nur noch die nötigste körperliche Hilfestellung geben.

„Etwa 100 alte Menschen haben die beiden Nachtwachen zu versorgen. Das sind 100 verschiedene Lebensgeschichten, die man kennen und 100 verschiedene Gemütslagen, die man berücksichtigen muß" (Altenpflege 12/96).

Diese Situation ist oft nicht nur körperlich und psychisch belastend, sie kann die Nachtwachen u.U. in einen Dauerkonflikt mit ihrem Berufsverständnis bringen. Hier sind die Verantwortlichen aufgerufen, für bessere Rahmenbedingungen zu sorgen.

Persönliche Voraussetzungen für die Nachtwachen

Der Schlaf-wach-Rhythmus des Menschen ist dem Hell-Dunkel der Natur angepasst, seine innere Uhr unterliegt den Gesetzen der Natur (Chronobiologie). Dies bedeutet, die Helligkeit des Tages ist die Phase des aktiven Tuns und der Begegnungen, während die Nacht der Ruhe und Erholung dient.

Nachtarbeit ist deshalb immer eine besondere körperliche und psychische Anstrengung gegen die innere Uhr und gegen das allgemeine soziale Leben. Nachtarbeit kann zu Störungen im Organismus (z.B. im Magen-Darm-Trakt), zu erhöhter Reizbarkeit oder zu Störungen der eigenen Schlaf-wach-Rhythmen, oft mit erhöhtem Alkohol- und/oder Medikamentenkonsum führen.

»*Die Arbeit während der Nacht ist wesentlich kräfteverschleißender als die Tagarbeit, z.B. verbraucht das Heben in der Nacht doppelt so viel Kalorien wie am Tag.*«

(Klie 1989)

Neben der fachlichen Qualifikation (z.B. abgeschlossene Ausbildung als Altenpflegerin), einer möglichst mehrjährigen Berufserfahrung und guter körperlicher Konstitution braucht die Nachtwache eine positive Einstellung zu ihrer Arbeit und zu sich selbst, d.h., sie muss auf sich selbst achten und sich selbst auch pflegen (sie kann nur geben, was sie selbst hat).

Wichtig ist dabei eine regelmäßige und vollwertige Ernährung, Spaziergänge in frischer Luft, neben einem ausgewogenen Anteil an Ruhe und Entspannung.

Wichtig ist auch

- die Förderung ihrer fachlichen Weiterbildung,
- der Gedankenaustausch mit Kollegen,
- die Pflege privater Kontakte,
- Gestaltung anregender Unternehmungen in der Freizeit.

> **!** Die Arbeit in der Nacht erfordert nicht nur persönliche Sicherheit, körperliche und psychische Belastbarkeit, sie erfordert in Einzelsituationen auch persönliche Grenzziehungen und Schutz der eigenen Person, z.B. bei unangemessenen Forderungen einzelner Bewohner.

Formen der Nachtwache

- Hauptnachtwache (in größeren Häusern):
  - ist verantwortlich für die angemessene Pflege während der Nacht im ganzen Haus,
  - ist weisungsbefugt gegenüber dem im Nachtdienst eingesetzten Pflegepersonal,
  - hat Fachaufsicht über die im Nachtdienst eingesetzten Schüler, Praktikanten und Hilfspersonal.
- Stations- bzw. Pflegegruppenwache:
  - ist verantwortlich für die Pflege der ihr anvertrauten Bewohnergruppe bzw. Pflegeeinheit.
- Sitzwache (auch Angehörige oder ehrenamtliche Mitarbeiter von Hospizgruppen)
  - betreut einzelne, meist schwerkranke und sterbende Bewohner,
  - ist ständig im Zimmer des Kranken anwesend.

In Altenpflegeheimen arbeiten die meisten Nachtwachen entweder als sog. Dauernachtwachen oder im Schichtdienst (S. 132). Sie sind häufig auch für die Bewohner der Wohnbereiche außerhalb der Station oder Pflegegruppe zuständig.

Aufgaben der Nachtwache

Wichtige Ereignisse vom Tage wirken oft in die Nachtstunden nach, z.B. ein Fest, ein Besuch, der Umzug in ein anderes Zimmer oder eine erlittene Enttäuschung. Auch schmerzliche Erinnerungen werden in der Stille der Nacht wieder lebendig und quälend. Die Nachtwache ist Ansprechpartner für alle und für alles, sie muss versuchen, eine Atmosphäre der Ruhe zu vermitteln und auf einzelne Nöte individuell einzugehen.

> **!** Der vorausgegangene Tag bestimmt sehr wesentlich den Ablauf der nachfolgenden Nacht sowohl in der Reaktion auf Ereignisse als auch im Befinden aller Beteiligten.

Die wichtigsten Aufgaben der Nachtwachen (nach einer Stellenbeschreibung des KDA 1979) sind:

- Engegennahme und Weitergabe von Informationen.
  - Die Nachtwache nimmt den mündlichen Stationsübergabebericht des Spätdienstes entgegen, sie lässt sich über besondere Vorkommnisse des Tages informieren.
  - Sie liest die schriftlichen Aufzeichnungen des Tagdienstes aufmerksam.
  - Sie informiert sich über den Zustand schwerkranker, sterbender oder gefährdeter Bewohner, ggf. lässt sie sich am Bett von der verantwortlichen Pflegekraft des Spätdienstes einweisen.
  - Sie informiert sich über hausinterne und externe Not- oder Bereitschaftsdienste.
  - Alle besonderen Ereignisse der Nacht, die Gabe von ärztlich verordneten Medikamenten werden schriftlich festgehalten.
  - Die Nachtwache ist im Bedarfsfall verantwortlich für die Benachrichtigung des Not- und Bereitschaftsdienstes, des Arztes, des Seelsorgers, der Angehörigen.
  - Die Nachtwache führt eine Dienstübergabe an die verantwortliche Pflegekraft des Frühdienstes durch.
- Kontaktpflege mit den Bewohnern
  - Unmittelbar nach Dienstübernahme nimmt die Nachtwache bei einem Rundgang durch alle Zimmer mit den Bewohnern Kontakt auf.
  - Sie wiederholt ihren Rundgang im Laufe der Nacht mehrmals (ca. alle 2-4 Stunden), wobei sich die Häufigkeit aus der Hilfebedürftigkeit der Bewohner bestimmt.
  - Sie sucht alle schwerkranken, sterbenden oder gefährdeten Bewohner häufiger auf, um sich über ihren Zustand zu vergewissern und um ihnen ein Gefühl der Geborgenheit zu vermitteln.
  - Die Nachtwache stellt sich neu aufgenommenen Bewohnern und evtl. anwesenden Besuchern vor.
  - Sie kommt im Rahmen ihrer Möglichkeiten den Kontaktbedürfnissen der Bewohner entgegen.
  - Sie greift nur in begründeten Ausnahmefällen zu der angeordneten Bedarfsmedikation an Schlaf- oder Beruhigungsmitteln.
  - Die Nachtwache vermittelt dem Bewohner das Gefühl, ihm jederzeit zu helfen, wenn er der Hilfe bedarf.
- Aufgaben der Pflege im engeren Sinn
  - Die Nachtwache sorgt für eine schlaffördernde Umgebung für den Bewohner.
  - Sie versichert sich bei jedem einzelnen Bewohner, dass er gut gebettet ist und unterstützt ihn, falls er einmal länger aufbleiben möchte.
  - Die Nachtwache achtet darauf, die prophylaktischen und therapeutischen Maßnahmen des Tages wirksam zu unterstützen, z. B. durch Einlagenwechsel Inkontinenter, das Umlagern Dekubitusgefährdeter, Umkleiden stark schwitzender Bewohner und führt alle für die Nacht ärztlich verordneten Maßnahmen durch.
  - Sie bemüht sich intensiv um Schwerkranke und Sterbende,
  - bereitet Medikamente vor, verteilt und verabreicht sie nach Arztanordnung.
- Personalbezogene Aufgaben
  - Die Nachtwache ist verantwortlich für die Einführung und Anleitung neuer Mitarbeiter.
  - Sie informiert nachgeordnete Mitarbeiter, unterstützt und kontrolliert ihre Arbeit.
  - Sie wirkt bei deren Beurteilung mit.
  - Sie bemüht sich um ihre eigene Fortbildung und um die Fortbildung ihrer nachgeordneten Kollegen.
- Betriebsbezogene Aufgaben
  - Die Nachtwache ist dafür verantwortlich, dass die nächtliche Ruhe weder von Besuchern noch von Bewohnern gestört wird.
  - Alle in der Nacht benützten Geräte und Hilfsmittel werden aufgeräumt bzw. nach Vorschrift entsorgt.
  - Sie ist verantwortlich für die Einhaltung von Hygiene und Unfallverhütungsvorschriften.
  - Sie nimmt an Besprechungen teil und bringt Vorschläge zur Verbesserung ein.

> **!** In der Regel sind die generellen Aufgaben einer Nachtwache in der Stellenbeschreibung, die speziellen Aufgaben für den betreffenden Pflegebereich im Dokumentationssystem festgehalten.

Die Aufgaben können sich jedoch spontan ändern, z. B. kann es während der Nacht und häufig in den frühen Morgenstunden (oft zwischen 3.00 und 6.00 Uhr) zu akuten Notfällen kommen. Dann ist die Nachtwache in ihren Entscheidungen häufig auf sich allein gestellt und muss so schnell wie möglich Prioritäten setzen und eigenverantwortlich handeln.

Zusammenarbeit von Tag- und Nachtdienst

Um möglichst wenig Konflikte entstehen zu lassen, sind manche Einrichtungen dazu übergegangen, den Nachtdienst im Wechsel mit dem Tagdienst einzuplanen. Dadurch lernt jeder Mitarbeiter den Aufgabenbereich des anderen kennen und schätzen, Vorurteile werden abgebaut. Durch die wechselseitige Arbeit am Tage und in der Nacht fühlt sich jeder in das bestehende Team integriert.

In vielen Einrichtungen arbeiten jedoch Pflegekräfte ausschließlich in der Nacht als sog. Dauernachtwachen. Sie sind sehr gefährdet in eine Außenseiterrolle (im Pflegeteam) zu geraten und brauchen deshalb kontinuierliche Begleitung und Anerkennung durch die Heim- und/oder Pflegedienstleitung und Vertreter des Tagdienstes (Stations- oder Gruppenleitung). Bei den regelmäßig eingeplanten Besprechungen sollten deshalb gemeinsame Absprachen über die Aufgabenteilung getroffen werden und gemeinsame Korrekturvorschläge eingebracht werden.

Für Dauernachtwachen ist es besonders wichtig, dass sie auch bei Unternehmungen im Mitarbeiterkreis einbezogen werden, an Fortbildungsmaßnahmen teilnehmen und Rückmeldungen zu ihrer Arbeit in der Nacht bekommen. Dies fördert das Gefühl für die gemeinsame Verantwortung für die Bewohner, am Tag und in der Nacht.

Vorzüge und Belastungen des Nachtdienstes

Das Wachen und Pflegen in der Nacht wird häufig von Frauen übernommen. Viele von ihnen haben Familie, andere sind alleinstehend oder geschieden und darauf angewiesen, die Belastungen der Nachtarbeit auf sich zu nehmen. Oft können sie am Tage nur in Etappen schlafen oder durch die allgemeine Betriebsamkeit des Tages nicht die notwendige äußere und innere Ruhe finden.

Ein großes Problem ist auch die soziale Isolation, die ein über eine längere Zeit dauernder Nachtdienst mit sich bringen kann, besonders für Alleinstehende. Sie haben zu Hause keinen Ansprechpartner, der sie nach ihrem Dienst mit ihren Sorgen auffangen könnte. Eine Altenpflegerin erzählt: „Das Leben spielt sich tagsüber ab, nachts läuft nichts. Ich kann nicht einmal irgendwo anrufen, um mich auszusprechen".

Persönliche Gründe für die Entscheidung, über Jahre als Dauernachtwache zu arbeiten, können sein:

- mehr eigenverantwortliches Arbeiten als im Tagdienst,
- mehr Selbstständigkeit als im Tagdienst,
- Anpassung der Dienstzeit an die familiäre Situation möglich (50 % Arbeitszeit: z. B. 5 Nächte + 2 Wochenenden im Monat, wenn der Ehemann zu Hause ist),
- mehr Freizeit und finanzielle Anreize.

Belastend können sich auswirken:

- veränderter Schlaf-wach-Rhythmus,
- große Verantwortung, einsame Entscheidungen,
- längere Arbeitszeit, häufig 10–11 Std. gegenüber etwa 6,5–8,5 Std. im Tagdienst,
- lange Flure, viele Wegstrecken,
- zu großer Betreuungsbereich (zu wenig Pflegepersonal),
- wenig Austausch mit Kollegen bei auftretenden Fragen und Problemen,
- eingeschränkte Sozialkontakte,
- mangelhafte Information durch den Tagdienst, da dieser am Ende eines Arbeitstages selbst erschöpft ist und die Informationsweitergabe lückenhaft sein kann,
- Angst vor Zwischenfällen, akuten Krankheiten,
- im Winter wenig Erleben von Tageslicht,
- Bewohner werden nur nachts erlebt, daraus kann ein falsches Bild entstehen,
- zu hohe Erwartungen des Tagdienstes.

Literatur

Brunen, M.H., E. Herold: Ambulante Pflege. Schlütersche Verlagsanstalt 1995

Christensen, B., E. Kockrow: Faundatibus of Nursing. Mosby-Year Book, Inc., St. Louis 1995

Hartwanger, A.: "Wenn Schäfchen zählen nicht mehr hilft ...", Altenpflege 12/97

Juchli, L.: Pflege, Praxis und Theorie der Gesundheits- und Krankenpflege. 8. Aufl. Thieme, Stuttgart 1997

Klie, T.: Nachtwachen und Ruhepausen. Altenpflege 7/89

Mohl, H.: Neue Behandlungsmöglichkeiten für erholsamen Schlaf. pro Alter, KDA 1998

Mötzing, G.: Einsam im Dunkeln. Altenpflege 6/94

Mybes, U.: Standard Stellenbeschreibung für die Nachtwache. Materialsammlung zum Thema Nachtdienst. 21/1989

Rückert, W.: Auswertung einer Expertenbefragung, Materialsammlung zum Thema Nachtdienst. 21/1989

Runge, M., G. Rehfeld: Geriatrische Rehabilitation im Therapeutischen Team. Thieme, Stuttgart 1995

Schürenberg, A.: Wie fühlt sich die Nacht an? In Pflege aktuell 7-8/95

Vogel, A., G. Wodraschke: Hauskrankenpflege. Thieme, Stuttgart 1994

Wolf, D.: Ich hab die ganze Nacht kein Auge zugetan. Gesundheit im Beruf. Zeitschrift der BfA 1/1998

5.9 Sich beschäftigen, lernen und entwickeln können

Christine Bäumler

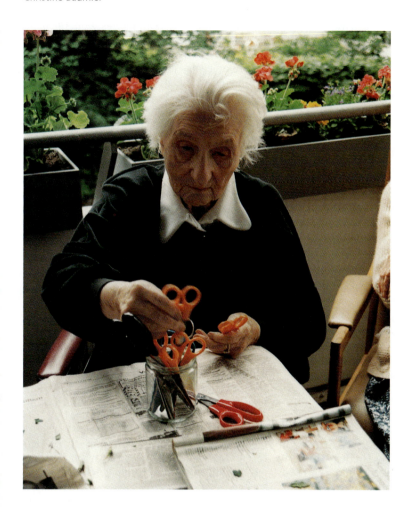

5.9.1 Biographischer Rückblick und neue Gestaltungsmöglichkeiten

Ein elementares Bedürfnis alter Menschen ist, sich bis zuletzt selbst beschäftigen zu können. Dabei sind die vielen Lebenserfahrungen mit ihren biographischen Prägungen mitentscheidend für die Gestaltung des letzten Lebensabschnittes.
Wer schon in jungen Jahren gelernt hat, sich mit Freude und Hingabe beschäftigen zu können, wird sich auch im Alter leicht tun, einer erfüllenden Tätigkeit nachzugehen und auf seine Fähigkeiten zurückzugreifen.

»*Ein dreiundneunzigjähriger Juwelier hatte immer noch so viel Freude an seiner Kunst, dass er bei einem neuen Arbeitsauftrag die ganze Nacht arbeitete, um das schönste Schmuckstück, das er je gemacht hatte, fertigzustellen. Am Morgen war er beglückt über das Ergebnis und starb in den Armen seiner Frau, erschöpft, aber tief befriedigt. Sein Sohn, der sehr liebevoll von seinem Vater spricht, sagte: ‚Wir hätten ihm nichts Besseres wünschen können. Sein ganzes Leben lebte er für die Schönheit seiner Arbeit und war nie an Geld interessiert'.*«

(Lily Pinkus)

Während der Erwerbsarbeit ist die Art der Beschäftigung in der Regel festgelegt, die Arbeit innerhalb oder außerhalb der Familie geschieht in einem vorgegebenen Rahmen. Nach dem Erwerbsleben bzw. nach der überwiegenden Familienphase, während der vor allem die Kinder den Alltag mitbestimmten, wächst die persönliche Freiheit „das zu tun, was man eigentlich schon immer tun wollte".

Entscheidend jedoch für die selbstgewählte Gestaltung des Alltags sind in erster Linie die körperliche und geistige Gesundheit, aber auch die finanziellen Mittel.

Sich richtig beschäftigen können muss letztendlich nicht nur heißen Hobbys zu pflegen und auszubauen, sondern kann bedeuten, seine beruflichen Fertigkeiten auch nach der beruflichen Lebensphase an den Mann zu bringen, oder seinen schon lange gehegten Neigungen nachzugehen und z. B. nochmals etwas Neues zu lernen.

Dass das Interesse in diese Richtung für viele ältere Menschen sehr groß ist, erkennen wir an Vereinigungen und Gruppenverbänden wie z. B. dem Senioren Experten Service (SES) mit Sitz in Bonn, der Senioren aus Wirtschafts- und Handwerksberufen auf ehrenamtlicher Basis, rund um die Welt vermittelt. Derartige Aufgaben geben dem alten Menschen das Gefühl, dass seine lebenslang gemachten Erfahrungen auch für die jetzt im Berufsleben stehende Generation wichtig ist. Er selbst erfährt Wertschätzung, lernt Menschen kennen und trainiert seine geistigen Fähigkeiten.

Beispiel:
Ein Schulleiter führte in den letzten 7 Jahren vor seinem Ruhestand eine deutsche Schule in China. Nun lässt er sich durch den SES für einige Monate nach China vermitteln, um Entwicklungshilfe für eine neu entstehende deutsche Schule zu leisten. ■

Räumlich naheliegender sind Verbände mit dem Angebot an Talent- und Kontaktbörsen, die in den Stadtanzeigern größerer Städte werben. Hier werden u. a. kleine Dienste vermittelt, von Senioren für Senioren, aber auch an jede andere Person, wie z. B.: „Suche liebe Omi für mein Kind, 3-mal wöchentlich nach Vereinbarung."
Weitere Angebote können sein: Einkaufshilfen, Partner zum Musizieren oder zum Spazierengehen, Behördengänge, Tierbetreuung, Unterhaltung, Wandern, Vorlesen u. a. mehr. Unter dem Titel „Mit Rat und Tat" werden derartige Hilfen z. B. in einer Kleinstadt in Baden-Württemberg angeboten.

Diese Angebote entspringen dem Arbeitsfeld des Kreis-Seniorenrates, sie dienen der Interessenvertretung der älteren Generation, welche Treffen mit Heimbeiräten der örtlichen Pflegeheime organisieren, oder Resolutionen an Politiker und Wohlfahrtsverbände verfassen. Diese vielfältigen Aufgaben werden im Interesse älterer Menschen auf ehrenamtlicher Basis angeboten und sind parteipolitisch und weltanschaulich neutral. Aber auch Parteien werben um Mitarbeit und bieten eine Plattform zur Interessenvertretung der älteren Generation an.

Immer häufiger trifft man Senioren/innen, die im Ruhestand nun endlich Zeit für Bildung finden. Sprachkurse, EDV-Kurse, ja sogar Studiengänge an Hochschulen werden von immer älteren Menschen besucht.

Eine Zukunftsvision zeigt einen fröhlichen alten Heimbewohner vor seinem Computer im Rollstuhl sitzend, der gerade durch das Internet surft.

Auch Reisen sind eine beliebte und wichtige Betätigungs- und Erlebnismöglichkeit für ältere Menschen, die nach der eigentlichen Familienphase häufig genutzt wird. Das Sammeln von Informationen über das Reiseziel und die Verarbeitung der vielen neuen Eindrücke sind Chancen zur Erhaltung geistiger und körperlicher Beweglichkeit. Auch die „reisebedingte" Unterbrechung des Alltags mit seinen eingefahrenen Lebensgewohnheiten kann neue Impulse geben. Wie unser Alter aussehen wird, wird durch unser Leben heute und durch unsere biographische Prägung mitbestimmt. Fließt eine künstlerische Ader in uns, wird der Schritt zum Mal-, Werk- oder Bastelkurs leichter. Waren unsere Vorlieben mehr auf andere Gebiete konzentriert, wie z. B. Lesen, Musizieren oder Gartenarbeit, werden wir uns im Alter entsprechende Gelegenheiten suchen.

Jedoch gilt es auch zu bedenken und zu berücksichtigen, dass nicht jeder Mensch aktiv und leistungsorientiert geprägt wurde. So wird es auch immer wieder Menschen geben, die sich ganz bewusst für das „Nichtstun" entscheiden, wobei dieses scheinbare Nichtstun sehr viel innere Auseinandersetzung bedeuten kann. Dieses Nichtstun ist oft für Angehörige und Pflegepersonen schwerer zu akzeptieren als sichtbare Geschäftigkeit.

> **Anregung**
> Haben Sie sich schon einmal überlegt, welcher Beschäftigung Sie im Alter vorrangig nachgehen wollen, was Ihnen Freude machen würde? Könnten Sie sich vorstellen, heute schon die Voraussetzungen dafür zu schaffen?

5.9.2 Alltagsaktivitäten sind immer sinnvoll

Die bisherigen Ausführungen betrafen im Wesentlichen alte Menschen, die relativ unabhängig ihren Alltag und ihre Beschäftigung gestalten können. Die nachfolgenden Anregungen sollen den Personen (z. B. Pflegekräfte, Auszubildende) helfen, betreuungsbedürftige alte Menschen im Heimalltag bei einer sinnvollen Tätigkeit zu unterstützen, um ihnen dadurch Lebensfreude und Abwechslung zu vermitteln.

Alltagstätigkeiten im Heim

Sich beschäftigen können kann heißen, aus den ganz normalen Tagesaktivitäten im Heim (z. B. Hausarbeit, Blumen oder Tiere versorgen) Möglichkeiten für den alten Menschen auszuwählen, die ihm Freude machen und seinem Leben Sinn geben. Dies ist bei Frauen in der Regel einfacher zu realisieren als bei Männern, zumindest bei der jetzt im Heim lebenden Männergeneration, die sich noch nicht selbstverständlich an der Hausarbeit beteiligt hat.

Für die Pflegeperson heißt das, ein ganz spezielles Programm mit individuellem Inhalt für den betroffenen Menschen zu gestalten. Dabei kann es auch notwendig sein, um eine eventuelle passive Beteiligung als Zuschauer sicherzustellen, die Fortbewegung durch Hilfsmittel wie Gehstöcke, Rollstuhl oder Gehwagen zu ermöglichen. Schon die Bewegung, das Zuschauen und die Begegnung mit anderen haben einen therapeutischen Effekt.

Mögliche Alltagstätigkeiten im Heim:

- ein Tier halten und versorgen,
- regelmäßige Besuche bei Nachbarn organisieren bzw. unterstützen,
- aktuelle Zeitschriften und Zeitungen mit Freunden austauschen und über Inhalte diskutieren,
- Pflege der Heim- und Gartenpflanzen,
- Möglichkeit zum Wäsche waschen und bügeln anbieten,
- Betten machen oder beziehen, Putzmittel bereitstellen,
- Tische decken und abräumen,
- Geschirr spülen und abtrocknen,
- Speisen auswählen und abschmecken (Gewürze auf den Tisch stellen).

Beispiel
Jeder Montag ist Bügeltag!
Im Aufenthaltsraum des Pflegeheimes besteht die Möglichkeit, seine Fähigkeiten unter Beweis zu stellen. Es kann eigene oder fremde Wäsche gebügelt werden. Für Besucher bietet sich ein Bild geschäftigen Treibens. Durch Fachgespräche kommen die Teilnehmer in Fahrt und Zuschauer tragen so manchen Bügeltrick bei. ■

Es sollten täglich ganz selbstverständliche kleine Beschäftigungen auf unsere Heimbewohner und Betreuungsbedürftigen warten. Sie sind für dieses Thema meist offen und freuen sich auf eine Unterbrechung ihres sonst allzu ruhigen Alltags. Als Hausfrau war ja früher der Tagesablauf auch angefüllt mit Back- und Kochaktivitäten oder anderen Selbstversorgungsmaßnahmen und Kurzaktivitäten.

Aktivitäten auf dem Wohnbereich könnten deshalb z. B. sein: Ein Bewohner übernimmt das Kaffeekochen für eine Kleingruppe auf dem Wohnbereich. Das Abspülen und Abtrocknen kann die ganze Gruppe dann gemeinsam tätigen. Tischdecken und Abtragen sollte immer in den Tagesablauf integriert werden, solange die körperlichen Kräfte ausreichen. Das Brot- oder Brötchenstreichen, Einschenken der Tassen, Schöpfen der Suppen und Nachwürzen der Speisen sollte ganz selbstverständlich von den Bewohnern selbst gemacht werden. Auch die Getränke sollten die Bewohner selbst bereitstellen können.

Aber auch die „Selbstversorgung" mit dem Spaziergang zum nächsten Einkaufsladen oder Supermarkt kann für so manchen alten Menschen eine wichtige Beschäftigung im Wochenablauf darstellen.

Für viele Heimbewohner gibt es über die vorangegangenen Aktivitäten hinaus noch andere Bedürfnisse, denen es nachzukommen gilt. Allein die Möglichkeit, eine nette Person zu finden, die einem sehbehinderten Menschen regelmäßig vorliest oder beim Spazierengehen begleitet, kann für beide Teile sehr bereichernd sein.

Beispiel:
Eine ältere Dame ist seit kurzer Zeit bettlägerig. Durch Vermittlung des Pflegepersonals bekommt sie jeden Tag von einer Mitbewohnerin Besuch. Die Besucherin leidet an der Alzheimer-Krankheit. Ihr wird bei Gruppenaktivitäten jeglicher Art durch den automatischen Leistungsvergleich mit anderen Teilnehmern bewusst, wie weit ihre Krankheit fortgeschrit-

ten ist. Darunter leidet sie sehr und ihre Reaktion darauf ist Aggressivität gegenüber den Anderen und Unzufriedenheit gegenüber sich selbst. Bei täglichen Besuchen und Vorlesen erfährt sie deutlich, dass sie gebraucht wird und dass sie zu etwas Sinnvollem fähig ist. Nicht zuletzt kann sich dabei eine sehr schöne Freundschaft entwickeln. ∎

So gibt es viele Bedürfnisse, die an einer Pinnwand im Eingangsbereich angeschlagen werden können und Vorübergehende anspricht:

- „Wer hilft mir Blumen zu gießen?"
- „Suche Zeitschriften und Zeitungen!"
- „Wer unterhält sich mit mir?"
- „Gibt es einen Spielkreis? Bin interessiert am Schachspiel!"
- „Wer tauscht mit mir Spanischkenntnisse aus?"

Ein natürlicher Sammeltrieb steckt in vielen Menschen. Sei es, dass früher im eigenen Garten geerntet wurde oder dass man sich alljährlich auf den Weg zum Sammeln von wildwachsenden Beeren und Pilzen aufmachte.
Kriegszeiten haben die Menschen, die heute in den Heimen leben, stark geprägt. Diese prägenden Erlebnisse, aber auch der natürliche Bewegungstrieb lassen manche alten Menschen immer wieder unruhig und geradezu umtriebig werden.
Gut zugängliche Beerensträucher, die schon vor dem Fenster, der Terrasse oder im Garten zum Ernten einladen, können diesen Bewegungs- und Sammeltrieb befriedigen helfen. Wenn im zweiten Arbeitsgang das Einkochen zur Marmelade oder das Backen eines Kuchens angeboten werden kann, zeigt das den Teilnehmern einen ganz natürlichen Ablauf im Arbeitsgeschehen und bietet eine gute Orientierung zur Tätigkeit und zur Jahreszeit. Der Genuss der Produkte stellt den Höhepunkt der Bemühungen dar.

Selbsthilfetraining

Sich beschäftigen können heißt für viele alte und behinderte Menschen, sich mit ihrem Alter und ihrer Behinderung auseinandersetzen zu lernen. Alte Menschen verfallen oft dem Trugschluss: „Jetzt bin ich alt, ich brauche nichts mehr tun!" Damit steuern sie sich in eine Unselbstständigkeit hinein, die selbst die alltäglichen Tätigkeiten wie Körperpflege, An- und Ausziehen, Mahlzeiten einnehmen, Fertigkeiten wie Telefonieren, Schlüssel gebrauchen, sich fortbewegen usw. nicht mehr möglich machen.

> **Pflegetipp**
> Pflegekräfte, aber auch Angehörige sind hier gefordert, vorhandene Fähigkeiten zu entdecken und verschüttete Fähigkeiten neu zu aktivieren.

Beispiel:
Wenn eine neue Bewohnerin zu Hause ihr Bett selbst gemacht hat, sollte man sie darin bestärken, dies auch im Heim zu tun. Beim Beziehen des Bettes kann sie z. B. das Kopfkissen übernehmen. Genauso wird sie zumindest teilweise ihre Körperpflege übernehmen können und bei der Pflege ihres Zimmers helfen. ∎

Die Betreuungsperson sollte sich bei allen Pflegeaktivitäten die Fragen stellen:
Welche meiner Pflegemaßnahmen tragen zur Selbstständigkeit bei, bzw. führt meine Hilfe in eine weitere Abhängigkeit?
Wo sind in meinen Pflegemaßnahmen praktische Ansätze zur Förderung und Erhaltung der Selbstständigkeit zu erkennen?
Tragen spezielle Hilfsmittel zur Selbstständigkeit bei (S. 437)?
Durch den bewusst frühzeitigen Einsatz von Maßnahmen zur Förderung der Selbstständigkeit kann im günstigsten Fall eine totale Hilflosigkeit und Abhängigkeit verhindert werden.

Beispiele:
- Kleine Wege gehen vermeidet Gelenkkontrakturen.
- Aufsitzen im Bett und heraus setzen auf einen Stuhl stimuliert den Kreislauf und das Gleichgewicht.
- Zusammensein mit anderen Menschen wirkt der Isolation und dem geistigen Abbau entgegen. ∎

Lässt sich Unselbstständigkeit differenzieren?
Unselbstständigkeit (nach Naumann/Wahl 1988) gliedert sich in:

- *physische* Unselbstständigkeit: aufgrund körperlicher Gebrechen (z. B. Rheuma, MS, Schlaganfall),
- *psychische* Unselbstständigkeit: Unfähigkeit sich räumlich, zeitlich zurechtzufinden (z. B. bei zerebralen Durchblutungsstörungen,
- *emotionale* Unselbstständigkeit: abhängig von Lob und Zuspruch anderer Personen,

- *kognitive* Unselbstständigkeit: Inanspruchnahme von Hilfe aufgrund eigener Defizite in der geistigen Leistungsfähigkeit,
- *soziale* Unselbstständigkeit: Unvermögen, soziale Kontakte einzugehen, sie zu entwickeln und aufrechtzuerhalten,
- *ökonomische* Unselbstständigkeit: Abhängigkeit von materiellen Hilfen (Hilfe zum Lebensunterhalt),
- *umgebungsbezogene* Unselbstständigkeit: steile Treppen, fehlender Fahrstuhl, keine Busverbindung.

Weichenstellung während der Eingewöhnung. Jede stationäre Einrichtung entwickelt ihre ganz eigenen Gesetzmäßigkeiten unter der sie funktioniert. Wird ein Mensch in einer stationären Einrichtung aufgenommen, durchläuft er zwangsläufig drei Eingewöhnungsphasen. Diese Phasen wirken sich wie eine Weichenstellung auf Erhalt oder Verlust von Eigenständigkeit, Selbstständigkeit und Eigenverantwortlichkeit aus.

1. Phase: Widerstand, unzufrieden mit sich und dem Schicksal.
2. Phase: Anpassung an Umstände, Verhältnisse und Ordnungsstrukturen.
3. Phase: Entwicklung von Gewohnheiten, Rollenverhalten, auch Ticks als Reaktion auf die erlebte Pflege.

Überlegungen zum Erhalt der Selbstständigkeit. Eine gute Beobachtungsgabe lässt erkennen, ob der Bewohner in An- oder Abwesenheit des Helfers eigenständig Teile der Grundpflege und andere Aktivitäten übernimmt oder übernehmen möchte. Wichtig ist auch das Wissen um den Wunsch nach Selbstständigkeit. Erzählt der Bewohner über Fähigkeiten, die er vor kurzer Zeit noch besaß, signalisiert er u.U. damit, dass es ihm ein Bedürfnis ist, diese Fähigkeit wieder zu aktivieren?
Nicht zuletzt sollte der Helfer auch zur *Eigenreflexion* im Umgang mit dem Bewohner bereit sein. Folgenden Fragen sollte der Helfer sich immer wieder stellen:

- Was kann und tut der Bewohner alles allein?
- Wie verhält er sich bei freundlicher Aufforderung?
- Wobei ist Fremdhilfe derzeit unerlässlich?
- Hat der Bewohner konkrete Ziele und Bedürfnisse?
- Kann ich mit ihm diese Ziele in Teilschritten erarbeiten?

Aktivierende Handhabung. Darunter versteht man die unterstützende Hilfe einer Pflegeperson, um im gemeinsamen Tun zum Ziel zu kommen. Es geht z. B. um folgende Fähigkeiten:

- Funktionen im Bett: drehen, aufsitzen und aufstehen,
- Körperpflege: rasieren, duschen oder Haare kämmen,
- An- und Ausziehen: Oberkörper, Unterkörper, Verschlüsse öffnen und schließen,
- Essen und Trinken: mit Löffel oder/und Gabel essen,
- Fortbewegen: mit oder ohne Hilfsmittel,
- Transfer: das Umsetzen vom Bett zum Rollstuhl,
- Handfertigkeiten: mit der Hand schreiben oder das Telefon bedienen,
- Orientierung: zeitlich, räumlich und örtlich,
- Verständigung: durch Sprache, Schrift oder Gestik (verbal oder nonverbal).

> **Anregung**
> Stellen Sie sich vor, sie haben verlernt, sich im Bett zu drehen. Das kann sehr schnell gehen, wenn man älter ist und ein längeres Krankenlager mit Weichlagerung hinter sich hat. Wie oft dreht man sich in der Nacht, um bequem zu liegen und schlafen zu können?
> Probieren Sie aus, wie viel kleine Bewegungsschritte nötig sind, den Körper zur Seite zu bringen, um dann den eigentlichen Drehvorgang einleiten zu können. Tipp: Mit aufgestelltem Bein geht es leichter!

Selbsthilfetechniken. Unter Selbsthilfetechnik versteht man ein spezielles Ankleideverfahren, welches z. B. einem Bewohner mit halbseitiger Lähmung ermöglicht, sich vollständig selbst zu kleiden:

- An- und Ausziehen von Hemd, Jacke und Pullover,
- Schuhe selbst anziehen und Schnürsenkel binden mit einer Hand,
- Hosen selbstständig anziehen und schließen.

Hilfsmittel. Um eine gewisse Stufe der Selbstständigkeit zu erreichen, sind oft Hilfsmittel unerlässlich. Man denke nur an den Rheumatiker, der sich nur noch mit Hilfe eines Spezialkammes selbst kämmen kann. Oder der Hemiplegiker, der mit einem Spezialfrühstücksbrett durchaus mit Einhandfunktion essen kann. Auch Rollstühle und Gehhilfen gehören zu den Hilfsmitteln schlechthin.

Die Hilfsmittel sind nach ihrem sinnvollen Einsatz zu hinterfragen nach

- der Eignung,
- dem technischen Anspruch,
- der Stabilität,
- der Sicherheit,
- der Materialpflege,
- der Haltbarkeit.

! Der Grundsatz zur Hilfsmittelversorgung lautet: So viel wie nötig, so wenig wie irgend möglich!

5.9.3 Beschäftigungsaktivitäten in der Gruppe

Künstlerische Ader. Wer selbst schon einmal einen Pullover oder Socken strickte, wer eine Tischdecke oder ein Wandbild bestickt hat, weiß, wie viel Zeit in solch einem Kunstwerk steckt und wie viel Freude es bereitet. In der Beschäftigungstherapie für alte Menschen sind viele künstlerische Techniken möglich. Voraussetzung hierfür sind verschiedene Faktoren:

- Gruppengröße,
- Art der Behinderungen und die daraus entstehenden Einschränkungen für die Arbeit,
- Interesse der Teilnehmer.

Bewährte Vorgehensweise zur Motivation von Teilnehmern. Ein alter Mensch, dem Aktivierung im Sinne einer gezielten Einzel- oder Gruppenarbeit fremd ist, muss motiviert werden. Er muss zu der Person Vertrauen fassen, die ihm dabei zur Seite stehen wird. Deshalb ist ein Besuch, um sich vertraut zu machen und um seine Interessen zu erkunden von großer Wichtigkeit. Diese Kontaktaufnahme sollte in einer ungezwungenen Atmosphäre stattfinden, vielleicht könnte sie mit einem Spaziergang verbunden werden.
Bekommt der ältere Mensch die Möglichkeit, an der Aktivität zunächst passiv teilzunehmen, um nur einmal zuzusehen, läßt er sich dann meist auch gerne aktiv darauf ein!
Leicht motivieren lassen sich Personen, denen die beobachtete Technik (z.B. Seidenmalen) schon von früher bekannt ist.
Wenn nun der erste Schritt zur Teilnahme getan ist, können verschiedene therapeutische Faktoren greifen:

- Freude am Dabeisein und Mitmachen,
- Ablenkung im Tagesablauf,
- Interesse an der Tätigkeit,
- Kreativität wecken,
- Kontakte fördern.

Organisation einer Beschäftigungsaktivität. Sie umfasst
- Gruppenzusammenstellung,
- Einladung der Teilnehmer,
- Überlegungen zur Räumlichkeit,
- Hilfsmittelversorgung und evtl. Toilettengänge vor Beginn der Aktivität,
- Wahl der günstigsten Zeit im Tagesablauf sowohl für den Bewohner als auch für die Organisation der Einrichtung,
- Vorbereitung für die Technik und Arbeitsplatzgestaltung,
- Überlegungen zu Material und Werkzeug,
- Schutzvorkehrungen,
- Durchführung,
- Gestaltung des Abschlusses.

Schöpferisch ans Werk. Hat sich nun eine Gruppe zusammengefunden, muss der Übungsleiter sich über die psychischen und physischen Einschränkungen der einzelnen Teilnehmer klar werden. Wenn die Einschränkungen so groß sind, dass z.B. Schneiden oder Aufzeichnen nicht möglich sind, kann auch innerhalb der Gruppe Hilfestellung geleistet werden. Nach dieser Klärung kann z.B. ein jahreszeitlich orientiertes Thema festgelegt werden.

- Eine Gruppenarbeit, wie z.B. eine Collage mit dem Thema „Sommer" (Abb. 5.**120**).
  Collage, aufteilen in:
  - Motive aus Zeitschriften suchen,
  - ausschneiden,
  - sortieren nach Größe,
  - Anordnen auf der Unterlage,
  - aufkleben.
- Erntefrüchte anschauen, ertasten (Tischdekoration)
- Sommerblumen (Rosen, Lavendel, Gewürze) riechen
- Abschluß der Stunde:
  - gemeinsames Anschauen,
  - ermutigendes Bewerten,
  - platzieren.

Überlegungen zur Materialauswahl. Die Empfindungen, die das Material beim Berühren und Verarbeiten auslöst, sind genauso wichtig wie das Endergebnis. Grundsätzlich sollten möglichst natürliche, gesundheitlich unbedenkliche Stoffe verwendet werden.

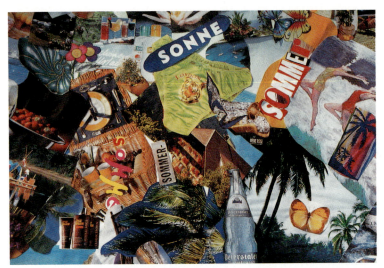

Abb. 5.**120** Collage mit dem Thema „Sommer"

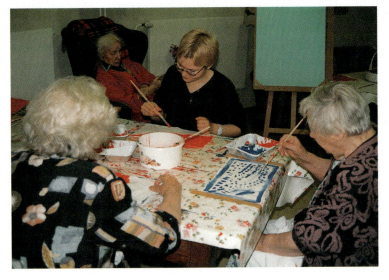

Abb. 5.**121** Malen in der Kleingruppe

Alte Menschen, die Hungersnot durch Kriegszeit erfahren mussten, haben oft Schwierigkeiten, Nahrungsmittel wie Körner oder Trockenfrüchte zu einer Collage zu verarbeiten. Hartes Material wie Leder verlangt Kraft, weiches Material wie Papier erfordert weniger Kraftaufwand. Klebrige Stoffe können auf Ablehnung stoßen, das kann z. B. Ton, Kleister oder Klebstoff sein.

Verschiedenste Techniken mit unterschiedlichsten Materialien können in der Seniorenarbeit Anwendung finden:

- Peddigrohrarbeit,
- verschiedene Maltechniken (Abb. 5.**121**),
- Collagen,
- Drucke,
- Tonarbeiten,
- Arbeiten mit Salzteig,
- Weben,
- Batik,
- Makramee,
- Pappmaché,
- Lederarbeit,
- Stricken, Sticken, Häkeln,

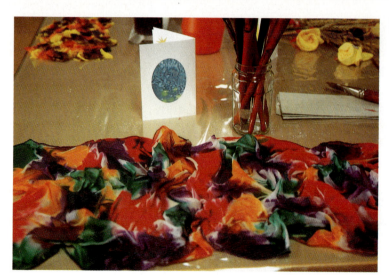

Abb. 5.**123** Seidenmalerei

- Nähen,
- verschiedene Stoffe verarbeiten wie Holz oder Fliesen.

Kurzaktivitäten. So wie man eine Strickarbeit mal während des Tages zur Hand nimmt und nach einer viertel oder halben Stunde wieder weglegt, sollte auch jede andere Aktivität nach Lust und Laune begonnen und beendet werden können. Voraussetzung dazu ist ein kompletter, vor Ort platzierter Vorrat an Arbeitsmaterial.
Ein Materialschrank im Aufenthaltsraum mit folgendem Inhalt ist nicht zu entbehren:

- Scheren,
- Bleistifte, Malstifte, Wachsmalkreiden, Wasser-, Finger-, Stofffarben,
- Pinsel in verschiedenen Stärken,
- Wassergefäße,
- Zeitschriften, Zeitungen,
- Tonpapier in verschiedenen Größen und Farben,
- Krepp- und Seidenpapier, gummiertes Buntpapier,
- unterschiedliche Klebstoffe, Klebeband,
- Unterlagen, Folien,
- Wolle, Stricknadeln, Bindfaden, Nähnadeln,
- Filzstoffe unterschiedlichster Farben,
- Bastelvorlagen (z. B. Schnittmuster für Fensterbilder),
- Seidentücher, Sprühflasche, Salz
- Bügeleisen, Bügelbrett,
- Schürzen.

Therapeutische Ziele. Die psychologischen Ziele einer solchen Aktivität können sein:

- Ablenkung, Entspannung, Auflockerung,
- Erfolgserlebnisse vermitteln,
- planvolles Handeln,
- Durchhaltevermögen und Belastbarkeit üben,
- Kritikfähigkeit,
- Auseinandersetzung mit neuen Inhalten,
- Verantwortung übernehmen,
- Kontaktförderung,
- Auseinandersetzung in und mit der Gruppe,
- Selbstdisziplin,
- Ertragen der Gruppe, der Öffentlichkeit (falls Angehörige oder Gäste dabei sind),
- spielerisch die Phantasie und Kreativität anregen.

Die physiologischen Ziele können sein:

- Heben des Allgemeinzustandes,
- Besserung des Kapillarisierung und Tonisierung alternden Gewebes,
- Verhinderung einer Inaktivitätsatrophie (Rückbildung von Muskeln und Knochen der Extremitäten),
- Erhaltung von Bewegungsabläufen und Gelenkmobilität,
- bessere Stoffwechselregulation und dadurch bessere Verdauung,
- Freude an vollbrachten Tätigkeiten wirkt der Neigung zur Depression entgegen,

5.9.4 Beschäftigungsthemen für die Gruppe

Gymnastik

„Wer rastet, der rostet", ist ein Sprichwort, welches der älteren Generation sehr geläufig ist. Mit der Einfachheit dieser Worte findet man oft besser Zugang zu Bewegungsmuffeln und Neuanfängern als wenn mit vielen Worten zur Bewegung eingeladen wird.

Ob die jungen Alten bei Lauftreffs oder in Walkinggruppen ihre Ausdauer trainieren, oder eine ganz spezielle Wirbelsäulen- und Wassergymnastik oder Yogagruppe aufsuchen, liegt mitunter an den Zielen, welche sie damit verfolgen.

Das Ziel der Seniorengymnastik ist, die **motorischen Fähigkeiten** bewusst zu machen, aufrechtzuerhalten und zu verbessern. Die motorischen Fähigkeiten sind:

– Ausdauer,
– Kraft,
– Schnelligkeit,
– Beweglichkeit/Gewandtheit,
– Koordination,
– Gleichgewicht.

Ausdauer wird in der Altenarbeit mit schnellen, leicht durchzuführenden Übungen trainiert. Damit wird der Anfang einer Übungsstunde von ca. 5–10 Minuten belegt. Dazu eignen sich schnellere Rhythmen. Ziel dieser Einheit ist Erwärmung des ganzen Muskelapparates, Einstimmung zur Übungsstunde und natürlich verstärkte Sauerstoffaufnahme.

Als **Kraftübungen** dienen im Alter die dynamischen Übungen, also eine Bewegungsarbeit mit Widerstandsüberwindung:
Radfahren, Treppensteigen und Wandern zur Beinkräftigung und das Stemmen von Hanteln mit *passenden* Gewichten. Hier handelt es sich um die Überwindung von Widerständen durch Bewegung.

Bei statischen Übungen wird hohes Gewicht über einen längeren Zeitraum gehalten. Ein Beispiel aus dem Alltag: Tragen von Sprudelkisten; hier leisten die Arme statische Arbeit.

Von Haltearbeit, den statischen Übungen, wird abgeraten, da die Gefahr der Preßatmung naheliegt.

Beweglichkeit wird im Alter durch Ablagerungen in den Gelenken, verspannte Muskulatur und reduzierte Dehnfähigkeit beinflusst. Die dadurch abnehmende Bewegungsfähigkeit beeinträchtigt zwangsläufig auch die Schnelligkeit. Sie lässt sich bis zum Alter von 60–70 Jahren durch fortlaufendes Üben trainieren. Durch Untersuchungen wurde auch ein bedeutsamer Zusammenhang zwischen den Reaktionsleistungen und dem gesundheitlichen Allgemeinzustand festgestellt.

Beispiel:
Wird der Bewegungsablauf mit beiden Armen in unterschiedlichen Richtungen zu boxen, gut beherrscht, kann dies mit flotter Musik schneller ausgeführt werden. ∎

Das **Gleichgewicht** kann hauptsächlich in der Fortbewegung trainiert werden.
Somit sollten zum täglichen Spaziergang und in den Gruppenstunden das Gehen mit verschiedenen Schrittlängen zu unterschiedlichsten Rhythmen geübt werden.
Frei sitzende Bewegungsübungen sind für Senioren, die nicht mehr steh- und gehfähig, sind eine Alternativform für Gleichgewichtsübungen.

Was ermöglicht die Seniorengymnastik darüber hinaus?

– Neue Kontakte zu anderen Teilnehmern fördert Gemeinschaft, führt zum Abbau von Isolation,
– Gruppenerlebnis, Üben des Sozialverhaltens,
– öffnet Interessen und Fähigkeiten für Neues, z. B. Bewegungsspiele, Tanz,
– Quelle der Freude, der Fröhlichkeit,
– Stärkung der Seele, des Körpers und des Geistes,
– Anregung der Atmung und des Stoffwechsels,
– Vermittlung von Ästhetik.

Überblick über Organisation und Ablauf. Die folgenden Fragen sind abzuklären:

– welcher Raum eignet sich als Übungsraum,
– wie sind Teilnehmerzahl und Gruppen zusammengesetzt,
– Tageszeit und die Dauer der Übungseinheit,
– welche Kleidung ist geeignet,
– Musik und Rhythmus,
– geeignete Sitzgelegenheit für freies aufrechtes Sitzen,
– Krankheitsbilder der Teilnehmer, sofern sie für die Übungsstunde relevant sind (akute Krankheiten schließen Teilnahme aus, z. B. bei akuten Infektionen, akuten Verdauungsstörungen, akuten entzündlichen Gelenk-

schmerzen, akuten asthmatischen Zuständen, Störungen der Herztätigkeit).

Aufbau einer Gymnastikstunde:

- Die Erwärmungsphase kann in der Fortbewegung, im Stehen oder Sitzen erfolgen. Hier haben leichte und lockernde Übungen Vorrang. Sie dienen zur Anregung des Kreislaufes.
- Der Hauptteil wird unter ein spezielles Thema gestellt. Das könnte lauten:
Üben mit dem Ball, Üben von Kopf bis Fuß, Reaktionsverbesserung durch Werfen und Fangen verschiedener Gegenstände wie Säckchen, Bälle und Kissen.
- Der Schluss dient nach einem intensiven Hauptteil der Auflockerung und kann mit Sitztänzen oder Bewegungsspielen gestaltet werden.

Atmung. Atemübungen gehören zu jeder Übungsstunde, egal ob der Atem auf spielerische Art und Weise erfahrbar gemacht wird oder ganz gezielte Atemübungen zum Einsatz kommen.
Günstig wäre, man könnte Atemübungen am geöffneten Fenster oder sogar in freier Natur ausführen. Zu kalte Luft ist allerdings eine starke Belastung für den Kreislauf.
Die Sitzhaltung ist aufrecht.

Spielerische Atemübungen: Übungen im Sitzen

- an einer gedachten Blume riechen,
- Watte wegblasen,
- Chiffontücher vor den Mund halten und dagegen blasen,
- sich strecken und recken, dabei gähnen,
- auf die Selbstlaute a, e, i, o, u im Chor, mit einem Atemzug ausatmen,
- Kerzen auf einer gedachten Geburtstagstorte ausblasen,
- wie der Wind blasen.

Lockerungsübungen. Nach jeder muskelkräftigenden Übung erfolgt für die Muskelpartie eine Lockerungsübung. Das kann leichtes Schütteln der Hände und Arme oder der Beine sein. Auch durch Schwungübungen erfährt die Muskulatur Lockerung. Oft muss das Lockern und Schwingen erlernt werden, weil es nicht entspannt durchgeführt werden kann.

Praxistipp
Tipps für Teilnehmer und Übungsleiter:
- Teilnehmer sollen pausieren, wenn bestimmte Übungen sie überfordern,
- das motorische Verhalten im Alter zwingt zu vermehrter Hilfestellung bei Gleichgewichtsübungen,
- es ist nicht wichtig, die Übungen formgerecht auszuführen, wichtig ist eine große Auswahl an Übungen,
- wegen der Fixierung des Beckens im Sitzen lassen sich Rumpfübungen besonders gut ausführen, aber auch Finger- und Fußübungen,
- beim Üben sollten häufig die Muskelgruppen gewechselt werden, dies steigert die Durchblutung der Organe,
- beim Üben Zeit lassen, sich im Tempo der Gruppe bewegen und Pausen einlegen,
- jede Übung wird vom Übungsleiter vorgezeigt und erklärt,
- Schwerhörige benötigen das Vorzeigen! Sehbehinderte sind auf das gesprochene Wort angewiesen!
- Deshalb genau vorzeigen und laut und deutlich erklären.
- Wirkung und Bedeutung wichtiger Übungen erklären,
- der Übungsleiter übt nach Möglichkeit gemeinsam mit den Teilnehmern,
- der Übungsleiter soll loben, auf Fortschritte hinweisen, aber auch korrigieren,
- korrigiert wird durch nochmaliges, allgemeines Vorzeigen von Falsch und Richtig,
- persönliche Korrektur nur dann, wenn der Teilnehmer dies verträgt.

Übungsgeräte in der Seniorengymnastik. Die beliebtesten Übungsgeräte sind:

- Softbälle jeder Größe,
- Seile,
- Säckchen,
- Luftballon,
- Zeitung,
- weiche Ringe,
- Tücher, Taschentücher, Chiffontücher,
- kleine Stäbchen,
- Igelbälle,
- Doppelklöppel,
- Zauberschnur,
- Kissen (Abb. 5.**123**),
- Wasserball

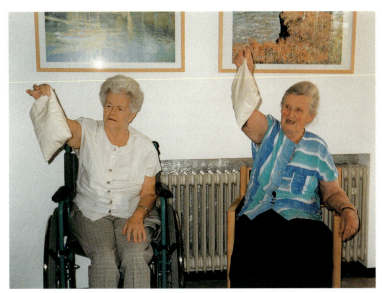

Abb. 5.**123** Gymnastik mit dem Kissen

Backen

Das Thema Backen ist für viele ehemalige Hausfrauen mit der Erinnerung an Feste und Festvorbereitungen verbunden. Auch durfte in vielen Haushalten der obligatorische Sonntagskuchen nicht fehlen.
Aus therapeutischer Sicht ist gerade für Bewohner mit Hirnleistungsstörungen das Backen mit seinen verschiedenen Teilarbeiten eine aus dem Langzeitgedächtnis abrufbare Tätigkeit. Technische Geräte sollten dabei nur sparsam zum Einsatz kommen, da gerade verwirrte Personen aus ihrem Langzeitgedächtnis die Handhabung dieser Geräte nicht abrufen können.
Kaum eine andere Tätigkeit erreicht so sehr alle Sinne wie das Backen.
Die Teilnehmer erfassen die Zutaten, Hilfsmittel und Arbeitsabläufe visuell. Sie riechen Gewürze, Teig und Obst. Wird mit Hilfe eines fahrbaren Backofens auf dem Wohnbereich gebacken, erreicht der Wohlgeruch auch alle anderen Bewohner. Während dem eigentlichen Arbeitsablauf fühlen die Teilnehmer den Teig und das Obst mit ihren Händen. Meist versuchen sie schon vor dem Backen die Einzelprodukte. Naschen sollte erlaubt sein!
Sehr vielfältig ist auch die Anregung des Gehörs wie z. B. durch Gespräche untereinander, Anweisungen des Anleiters, aber auch das Läuten der Backuhr.

Feste feiern

Feste stellten seit Jahrtausenden Höhepunkte der Menschheit im Jahresablauf dar. Sie dienen der Erholung und Entspannung und bringen eine wohltuende Abwechslung im Jahresablauf. Gerade hier trifft man auf Menschen und Gemeinsamkeiten, hier können soziale Kontakte geknüpft werden. Bei kranken alten Menschen nimmt ein fröhliches Fest einen außergewöhnlichen Einfluß auf alle physischen und psychischen Störungen. Die Feste und Feiern lassen sich wie folgt gliedern:

- die persönliche Feier: z. B. Geburtstag, Goldene oder Diamantene Hochzeit,
- das gesellschaftliche Fest in Vereinen und Einrichtungen: z. B. Sommerfest, Grillfest, Weinfest usw.,
- die kirchlichen Feste: Sie führen durch das Jahr: z. B. Ostern, Pfingsten, Weihnachten usw.,
- die historischen Feste: z. B. Stadtfest, Burgfest.

Wer bereit ist, ein Fest zu feiern, findet mit Sicherheit auch einen Anlass dafür. Ein Fest sollte immer ein aktivierendes „Mittel zum Zweck" sein, d. h., von der Planung bis zur Durchführung sollte das Fest als Gemeinschaftswerk gesehen werden.

Wer ein Fest plant oder mit plant, sollte eine Checkliste mit folgendem Inhalt zur Hand haben:

> - Wann soll das Fest stattfinden? (Ausweichtermin)
> - Wo soll das Fest gefeiert werden? (Raumgröße, bei Sonne im Freien, Ausweichmöglichkeit bei Regen, Zugang und Platz für Rollstuhlfahrer?)
> - Berücksichtigung weiterer Aktivitäten und Feste in der Einrichtung
> - Inhalte und Thema oder Motto des Festes. Wer ist für die Vorbereitung und den Festablauf verantwortlich?
> - Können Gäste etwas zum Gelingen des Festes beitragen? Dies fördert die Gemeinschaft der Gruppe, auch wenn die Vorbereitung dadurch aufwendiger wird.

Motto des Festes könnte sein:

- „Erdbeer-Fest",
- „Wo gesungen wird, da lass dich nieder ...",
- „Kürbis-Fest",
- „Weintrauben-Fest".

Hier sind nur einige Festthemen aufgezeigt. Mit ein wenig Phantasie kann man viele weitere Themen finden. Dies kann in einer großen Gruppe durch Ideensammlung, Auswertung und Abstimmung festgelegt werden. Durch ein themenbezogenes Fest läuft man nicht Gefahr, den Ablauf in unabhängige Einzelteile zu zergliedern.

Musik gehört zu unserem Leben

Wie kann sich ein Mensch mit Musik beschäftigen?

Treffen wir nicht immer wieder auf laufende Radios, denen keiner zuhört? Das kann wohl nicht unter Musikbeschäftigung zu verstehen sein.
Von unbewußtem Musik hören spricht man, wenn Arbeiten nebenher getätigt werden, wenn also nur sporadisch zugehört wird.
Das bewußte Musikerlebnis bedeutet, sich Zeit zum Hören zu nehmen, sich in einem speziellen Musikzimmer mit der richtigen Atmosphäre niederzulassen, um bewusst über eine gewisse Zeit der Musik zu lauschen.

Das Singen gehört bei vielen Personen zum Alltag, ob sie bügeln, kochen oder putzen. Singen bekannter Lieder und Melodien gehört dazu, ja es verkürzt das Einerlei der Arbeit. In der Gruppe singen bedeutet, sich aufeinander einzustellen und aufeinander zu hören. Beim Stammtisch oder Liederkreis wird die Gemeinschaft gefördert. Sind nicht bei jedem von uns Erinnerungen mit ganz bestimmten Liedern gekoppelt?
Ein Instrument spielen ist wahrscheinlich die intensivste Art, sich mit Musik zu beschäftigen. Die Fähigkeit, ein Instrument zu spielen, sollte auch im Heim regelmäßig geübt werden können.

Beispiel:
Eine Bewohnerin lässt sich regelmäßig mit dem Rollstuhl in den Musikraum fahren, um dort ihr Klavierspiel zu üben.
Eine weitere Bewohnerin begleitet mit dem Harmonium die Gottesdienste und den Musikkreis im Haus.

Was bewirkt Musik?

- Entspannung und Freude,
- Überwindung körperlicher und seelischer Schmerzen,
- tiefere und bewusstere Atmung, was eine geringere Erkrankung der Atemwege zur Folge hat,
- Verbesserung der sozialen Kontakte untereinander,
- Teilnehmer erfahren ihr Können als Befriedigung, schwächere Teilnehmer werden zum Mitmachen motiviert,
- das Gedächtnis wird trainiert,
- die Konzentrationsfähigkeit wird gefördert.

Was geschieht, wenn wir ein Lied singen?

Es kann immer gesungen werden, wenn Lust und Laune, ja die Bereitschaft einer oder mehrerer Personen dazu da ist, aber was geschieht dabei?

- ein Lied kann die Stimmung beeinflussen. Es kann froh, traurig, nachdenklich oder ruhig machen. Das Lied kann aufmuntern, aufregen, wecken, aber auch einschläfern, man denke nur an die Wiegenlieder.
- Das Lied kann Körperbewegung beeinflussen. Der Körper kann stimuliert werden zum Gehen, Wandern, zum Hüpfen, Springen oder Tanzen.
- Das Lied kann Handlungen beeinflussen. Körperliche Arbeit geht oft leichter von der Hand mit einem Lied auf den Lippen.

- Das Lied kann die geistige Tätigkeit anregen, Vorstellung entstehen lassen, nachdenklich machen und Erinnerungen wecken.
- Das Lied gibt Gelegenheit, es für mich allein oder mit anderen gemeinsam zu erleben.

Was braucht man zum Singen?
Für Senioren eignen sich Liederbücher, die eine allgemeine Volkslieder-Sammlung enthalten. Die Bücher sollten strapazierfähig gebunden sein. Bücher mit Großdruck eignen sich am besten.
Günstig ist, wenn über dem Notenbild die Buchstabenzeichen für Akkorde gedruckt sind, dann kann z. B. mit der Gitarre begleitet werden.
Ergänzungen zum Text, mit Hinweisen über historische Hintergründe, über die Herkunft des Liedes und den Zeitraum der Liedentstehung helfen, es besser zu verstehen. Diese Informationen können auch sehr gut in Liederkreise einfließen. Meist sind die Lieder im Buch nach der Jahreszeit geordnet, Kirchenlieder führen durch das Kalenderjahr.

Organisatorische Punkte:
- Ein Singkreis sollte zwischen 45 bis 60 Minuten dauern.
- Die Sitzpositionen befinden sich in der Runde oder im Halbkreis.
- Kommt im Lied ein trauriger Vers vor, sollte der Übungsleiter vorher abwägen, ob nicht dieser Liedvers entfallen kann. Gerade depressive Teilnehmer werden dadurch sehr stark angesprochen.
- Schön ist es, wenn sich ein Auftritt der Sänger beim Sommerfest oder bei einer anderen Gelegenheit planen lässt.
- Weitere Möglichkeiten sind z. B. die Verbindung von Singen und Bewegung.

Geistige Beweglichkeit fördern

In Einrichtungen der Altenhilfe werden viele alte Menschen mit Hirnleistungsstörungen betreut (Kap. 6 „Betreuung und Pflege psychisch veränderter und kranker alter Menschen"). Die Tendenz ist steigend. Die wichtigsten Symptome einer beginnenden Hirnleistungsstörung, die aber nicht alle gleichzeitig in Erscheinung treten müssen, sind:

- Konzentrations- und Gedächtnisstörungen,
- Antriebsarmut, Teilnahmslosigkeit,
- Störungen des Schlaf-wach-Rhythmus,
- Kontaktarmut, Ungeselligkeit,
- Unselbstständigkeit, Nachlässigkeit,
- Stimmungsschwankungen, von Angst und Aggressivität bis zu depressiven Verstimmungen.

Neben der evtl. medikamentösen Behandlung sollten ergänzende Maßnahmen durchgeführt werden wie z. B.

- altersgerechte Bewegung und körperliche Fitness zur Anregung des Kreislaufes und damit eine bessere Blutversorgung des Gehirns,
- ausgewogene Ernährung und Vermeidung von Mangelzuständen wie z. B. unzureichende Flüssigkeitsaufnahme,
- geistiges Training oder „Gehirnjogging".

Gehirnjogging.
Es soll Geist und Gedächtnis in Schwung bringen und den Gehirnstoffwechsel und die Gehirndurchblutung steigern. Gehirnjogging ist auch zur Kompensation fehlender geistiger Anregung im Heimalltag wichtig. Tests bei Patienten in Akutkrankenhäusern zeigten, dass der Intelligenzquotient schon nach 5 Tagen Aufenthalt durchschnittlich um 5 IQ-Punkte abnimmt, nach 3 Wochen um 20 IQ-Punkte. Es gibt Hinweise darauf, dass man deutlich unter den Grenzen seiner geistigen Leistungsfähigkeit liegt, wenn oft Langeweile oder Stress auftreten oder in der Vergangenheit aufgetreten sind. Ein tägliches Training von 5–10 Minuten ist ausreichend für den Erhalt der Gehirnleistung.
Um die Wirkung des Gehirnjoggings zu unterstützen, ist es sinnvoll, jede Übungseinheit mit leichten, körperlichen Übungen wie Strecken und Recken einzuleiten und dabei herzhaft zu gähnen. Übungen wie Hände mehrmals über dem Kopf fausten und spreizen und/oder die Füße wippen lassen, können das Programm ergänzen.
Es gibt verschiedene Möglichkeiten die Gehirnleistung zu trainieren:

1. Übungsbeispiel: Es dient dazu die **Schnelligkeit** zu steigern, etwas zu erkennen, darauf zu reagieren. Ein Würfel mit verschiedenen Symbolen wie z. B. Tier, Gemüse, Pflanze, Getränk, Stadt, Land, wird reihum gegeben. Jeder Teilnehmer würfelt. Das gewürfelte Symbol soll schnell erkannt und zur Antwort umgesetzt werden. Mit der Runde wurde eine Frage formuliert, die passend zum erkannten Symbol beantwortet werden soll: z. B. „Ein Name mit S?" oder, „Ein Satz, in dem der Symbolname vorkommt".

Wenn ein Teilnehmer sehbehindert ist, kann das gleiche Spiel mit Kartenmaterial und größerer Symbolauswahl gespielt werden. Die Benennung der Symbole erfolgt dann durch den Übungsleiter.

2. Übungsbeispiel: Es soll das **unmittelbare Behalten** schulen, d. h. die Fähigkeit, etwas kurze Zeit geistig gegenwärtig zu halten.
Die Übungsteilnehmer sitzen im Kreis. Jeder Teilnehmer wird aufgefordert, ein Tier seiner Wahl zu benennen. Um die Merkfähigkeit zu erhöhen, kann der Übungsleiter etwas Ergänzendes dazu beitragen. Wird z. B. die Katze genannt, könnte der betreffende Teilnehmer gefragt werden, ob er eine Katze als Haustier hatte. Hat nun jeder Teilnehmer ein Tier genannt, überlegen alle, ob sie die genannten Tiere der Reihe nach aufzählen können.

3. Übungsbeispiel: Dieses dient dem **mittelbaren Behalten,** d. h., etwas im Gedächtnis behalten, um sich später wieder daran erinnern zu können:
1. Schritt: Jeder der Gruppenteilnehmer erzählt, in welchem Ort er geboren wurde, und erklärt den Teilnehmern, wo der Ort genau liegt. Zu dieser Information kann noch etwas zur Lage des Ortes und seiner Umgebung beigetragen werden.
2. Schritt: (Dies ist eigentlich ein Zwischenschritt, der die Gedanken in eine andere Bahn lenken soll.) Nun rechnet die Gruppe gemeinsam, dabei werden von der Zahl 51 immer 3 Punkte abgezogen (51, 48, 45 ... 0).

3. Schritt: Gedanklich zurück zum 1. Schritt. Alle Teilnehmer überlegen, ob sie die Geburtsorte und die jeweiligen Informationen noch wissen und der passenden Person zuordnen können.

Zur Organisation:

- Die Gruppengröße sollte hier nicht über 8 Personen liegen.
- Zum Gehirnleistungstraining eignet sich am besten der frühe Morgen.
- Alles, was vom Training ablenkt, sollte beseitigt werden. Radio, laute Geräusche oder grelles Licht lenken ab.
- Auch Stress kann sich ungünstig auf den Trainingsverlauf auswirken. Hier heißt es, erst einmal entspannen und zur Ruhe finden.

Literatur

Beyschlag, R.: Altengymnastik und kleine Spiele. 8. Aufl. Gustav Fischer, Stuttgart 1998

Kaul, P.: Sport im Altenheim. Universität Gesamthochschule Kassel 1994

Latz, I.: Musik im Leben älterer Menschen. 4. Aufl. Dümmler, 1995

Matthes, W.: Pflege als rehabilitatives Konzept. Vincentz, 1993

Roggmann, B.: Ergotherapie in der Altenpflege. 3. Aufl. Verlag modernes lernen, 1991

Schmidt-Hackenberg, U.: Wahrnehmen und motivieren. Vincentz, 1996

Sperling, W.: Backen. Vincentz 1994

Stengel, F.: Heitere Gedächtnisspiele, 6. Aufl. Vincentz, 1993

5.10 Sich als Frau oder Mann fühlen und verhalten können

Else Gnamm

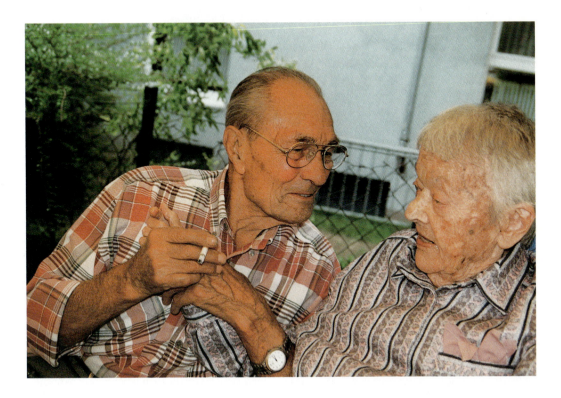

Beispiel
Der Zufall hatte sie zusammengeführt. Sie, Anita H., 84 Jahre alt, war unglücklich gestürzt, er, Wilhelm S., 80 Jahre alt, hatte ihr geholfen aufzustehen, hatte ein Taxi besorgt und sie nach Hause begleitet. Am nächsten Tag erkundigte er sich nach ihrem Befinden, machte einige Besorgungen für sie und tat das auch noch einige Tage danach.
Aus dieser zufälligen Begegnung entwickelte sich Freundschaft. Heute treffen sie sich fast täglich, verstehen sich gut und unternehmen gemeinsam Ausflüge. Auch bei alltäglichen Verrichtungen helfen sie sich gegenseitig, so gut wie eben jeder noch kann.
Zwei alte Menschen, die beide ihre Partner verloren haben, finden durch Zufall zusammen, verstehen sich und gewinnen sich gegenseitig lieb. Durch die gemeinsam verbrachte Zeit bekommt ihr Leben Inhalt, Farbe, Spannung und auch Perspektive. ∎

5.10.1 Neue Beziehungen im Alter

Anita H. hatte nach dem Tod ihres Mannes lange Zeit zurückgezogen gelebt, hatte sich zwar verstärkt um die Enkel gekümmert, aber die Kontakte zu Freunden eher gemieden. Zunächst wollte sie ihr Gefühl der Zuneigung für Wilhelm verdrängen, die schönen Erinnerungen an ihren verstorbenen Mann schienen keine neue Beziehung zuzulassen. Ihr verstorbener Mann sollte seinen Platz in ihrem Leben behalten. Die Begegnung mit Wilhelm S., sein sympathisches Wesen und seine selbstverständliche Hilfsbereitschaft veränderte sie und holte sie aus ihrer Abkapselung heraus. Sie spürte plötzlich wieder Freude am Leben und fing auch an, Pläne zu schmieden. Auch ihre Kinder begrüßten die Veränderungen an ihrer Mutter und unterstützten ihre Haltung. Eine neue Beziehung, wie sie Anita H. und Wilhelm S. erlebten, ist kein Einzelfall. Viele ältere Menschen leben allein, sind geschieden oder

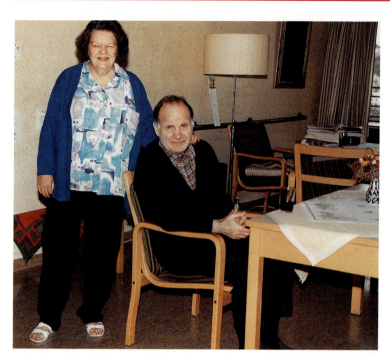

Abb. 5.**124** Eine glückliche Partnerschaft kann helfen, gemeinsam die Zeit zu gestalten

haben ihren Partner durch Tod verloren und wünschen sich nach einer Zeit des Alleinseins eine neue Partnerschaft. Sie ergreifen dabei oft selbst die Initiative bei der Suche, z. B. über die Medien: „Denn Frausein und Älterwerden ist heute in vielerlei Hinsicht etwas völlig Anderes, als es zu Zeiten unserer Mütter und Großmütter war. Während die Lebensmitte früher bei 30 lag und zu einem Zeitpunkt, nach dem oft noch das vierte, fünfte oder sechste Kind geboren wurde, liegt sie heute um zehn Jahre später" (Lehr 1994). „84 % der Inserenten suchen eine ernsthafte und dauerhafte Partnerschaft und kommen aus allen gesellschaftlichen Schichten und Altersklassen" (Berghaus 1994).

„Durch das Eingehen einer engen (nicht)ehelichen Partnerschaft wird es auch immer mehr neue Beziehungen in der Gruppe alternder und alter Menschen geben (Abb. 5.**124**). Entsprechende Wünsche sind bei alleinstehenden Älteren in jedem Fall vorhanden, nur sind die Modalitäten und die Möglichkeiten der Realisierung für Männer und Frauen unterschiedlich. Anders als in jüngeren Jahren scheint die Zufriedenheit in Ehen und Beziehungen, die im Alter eingegangen werden, zumeist recht groß zu sein. Wickert (1990) bietet dafür verschiedene Erklärungsansätze an: Neben Persönlichkeitsaspekten wie Selbstbewusstsein und sozialer Aufgeschlossenheit sowie einer relativen finanziellen Sorgenfreiheit hat er insbesondere beobachtet, dass die Partner sehr bewusst im ‚Hier und Jetzt' leben und die noch verbliebene Zeit aktiv und mit Wertschätzung für sich und andere gestalten" (Fooken 1997).

»*Ältere Menschen verlieren nicht das Bedürfnis, berührt zu werden, sondern sie verlieren Mitmenschen, die sie berühren.*«

(Bruns 5/1990)

5.10.2 Bedürfnis nach Nähe, Sexualität im Alter

Über dem Thema Altersliebe liegt bis heute noch eine seltsame Scheu. Über kein Thema wurde in der Vergangenheit mehr geschwiegen, und teilweise ist es auch heute noch ein Tabu. Zwar ist es in unserer Zeit selbstverständlicher geworden, auch über Belange der Sexualität der Jugendlichen und Erwachsenen zu reden. Besonders in den Medien wird zunehmend freizügiger damit umgegangen.

Jedoch über die Sexualität alter Menschen wird erst allmählich und noch verunsichert gesprochen.

Sich als Frau oder Mann fühlen und verhalten können

Oft zeigen gerade die Jüngeren wenig Verständnis für Liebe und Zärtlichkeit im Alter. Oft wird angenommen, alte Menschen seien generell sexuell desinteressiert und nicht mehr in der Lage, sexuell aktiv zu werden.
Für die sexuelle Entwicklung des Menschen galten drei Stadien:

- die *Kindheit* als das vorgeschlechtliche Stadium,
- das *Erwachsenenalter* als das geschlechtliche Stadium,
- das *Alter* als das nachgeschlechtliche Stadium.

Auch war die Sexualität alter Menschen weder für Journalisten noch für Wissenschaftler vor 50 Jahren ein ernst zu nehmendes Thema.
Wir wissen heute, dass auch im Alter sexuelle Interessen und Verhaltensweisen ganz natürlich vorhanden und möglich sind. Es besteht jedoch häufig eine Verschiebung von genitalen Interessen zu einer Betonung der Zärtlichkeit und dem Wunsch nach Partnerschaft. Dies betrifft vor allem Frauen. „Zudem ist bei Frauen das Interesse an Sexualität oft an ihre Erfahrungen in der Ehe gebunden, während Männer sich auch nach der Verwitwung noch gerne mit sexuellen Dingen beschäftigen. Dazu gehören das Lesen von erotischen Geschichten, das Betrachten erotischer Bilder, sexuelle Phantasien usw" (Schneider 3/1992).
Nonverbale Äußerungen wie Berührungen, Anschmiegen, Streicheln, Küssen werden als wichtige Zuwendung erlebt. Der Wunsch, sich jemandem zu offenbaren, seine Nähe, Wärme und Zuwendung ganz konkret zu spüren, bleibt ein Leben lang bestehen. Zärtlichkeit und Erotik wirken in allen Lebensphasen, erst recht im Alter, lebensbestimmend. Sie beeinflussen die Selbstentfaltung und das Glücksempfinden in entscheidendem Maße.
Im Gegensatz zur Jugend kann der alte Mensch auch in dieser Hinsicht viel toleranter sein, da keine Leistungserwartungen an ihn gestellt werden. Es ist auch weniger wichtig, welchen Beruf er hatte oder welchem sozialen Status er angehört. Entscheidend sind der emotionale Bereich, die gegenseitige Wertschätzung und das gegenseitige Vertrauen.

Um Altersveränderungen im sexuellen Erleben differenzieren zu können, muss zwischen dem genital-biologischen Bereich und der nichtgenitalen Sexualität unterschieden werdne. Der genital-biologische Bereich unterliegt einer altersbedingten hormonellen Veränderung bei der Frau und auch beim Mann. Dies muss aber weder Frigidität (sexuelle Funktionsstörung der Frau) noch Impotenz (Zeugungsunfähigkeit des Mannes) zur Folge haben. Die genitale Sexualität kann bis ins hohe Alter sowohl für Frauen als auch für Männer ein Teil ihres Lebens sein.
Herkömmlich wird im Bereich der menschlichen Sexualität zwischen körperlicher und seelisch-geistiger Liebe unterschieden. Die körperliche Liebe wird Sexus (das Geschlecht) oder Sex, die seelisch-geistige Liebe Eros (die Liebe) oder Erotik genannt.
Im heutigen Sprachgebrauch bedeutet Erotik Liebesverlangen und umfasst im weitesten Sinne alle körperlichen und seelisch-geistigen Erscheinungsformen der Liebe, so weit sie den Aspekt geschlechtlicher Anziehung und sinnlicher Lust einbeziehen. Deshalb ist sie häufig auch Synonym für Sexualität.
Im Bereich der Genitalsexualität zeigen sich verschiedene Erscheinungsformen, z. B. die

- *Heterosexualität:* sexuelle Aktivität, Erregbarkeit und Orientierung gegenüber Partnern des jeweils anderen Geschlechts,
- *Homosexualität:* sexuelle Aktivität, Erregbarkeit und Orientierung gegenüber Partnern des gleichen Geschlechts,
- *Onanie, Masturbation:* geschlechtliche Selbstbefriedigung.

5.10.3 Beziehungen unter Bewohnern

Auf das Selbstverständnis sexueller Beziehungen im Alter wurde schon hingewiesen, dies betrifft selbstverständlich auch die alten Menschen, die im Heim leben und unter körperlichen Einschränkungen und Krankheiten leiden. Gerade hier kann eine glückliche Partnerschaft helfen, gemeinsam die Zeit zu gestalten und die Beschwerden des Alters zu tragen.
Da in Einrichtungen der Altenhilfe in der Regel wesentlich mehr Frauen als Männer leben, haben Frauen eine geringere Chance, nochmals einen Partner zu finden. Auch wenn nicht darüber gesprochen wird, weil dieses Thema immer noch allgemein tabuisiert wird, ist der geheime, jedoch unerfüllte Wunsch nach Zweisamkeit oft ein Grund für Rückzug und Einsamkeit.

Beispiel
Dass es jedoch auch glückliche Begegnungen im Heim geben kann, beschreibt das folgende Beispiel: Sie saßen im Aufenthaltsraum, beide im Rollstuhl, sie blickten durchs Fenster in den Garten hinaus und hielten sich an der Hand. Sie, 97 Jahre alt, er, 96 Jahre alt. Sie hatte 4 Kinder großgezogen, vor 20 Jahren starb ihr Mann. Seine Frau ist vor 5 Jahren gestorben, er war 70 Jahre lang verheiratet. Und sie erzählt, wie sie vor einem Jahr ins Seniorenheim kam und ihn sah – er war schon ein Jahr da, einsam und teilnahmslos. Und sie saß dann stundenlang an seinem Bett, streichelte seine Hand und machte ihm Mut (Behring 12/1994). ∎

Allerdings ist Sexualität bei vielen, heute im Heim lebenden alten Menschen nicht selten mit Angst und Scham besetzt, bedingt durch eine meist konservative und sexualfeindlich erlebte Jugendzeit. Durch Übertragung eigener moralischer Normen kann das Entstehen mancher zwischenmenschlichen Beziehung von Anfang an belastet sein oder sogar verhindert werden.
Die Sorge, was andere darüber denken könnten oder was die eigenen Kinder dazu sagen würden, lassen erotische Gefühle oft erst gar nicht aufkommen.

»Das Sexualverhalten im Alter ist nicht primär biologisch bestimmt, denn von den biologischen Grundlagen her wird es nur wenig eingeschränkt. Die zentralen Determinanten liegen in den Lebenserfahrungen und in den sozialen Normen.«

(Schneider 3/1992)

Ein großes Hindernis für das Entstehen und Wachsen einer liebevollen Beziehung zwischen zwei alten Menschen im Heim ist meist auch die eingeschränkte Privatsphäre des Einzelnen. Zweibettzimmer, häufiges Ein- und Ausgehen des Personals in den persönlichen Wohnbereich oder die aufmerksame und nicht immer wohlwollende Beobachtung durch Mitbewohner.
Das eigene, unerfüllbare Verlangen nach Zärtlichkeit und Zuwendung blockiert hier das Verständnis und die Toleranz gegenüber Paaren, die im Heim zusammengefunden haben.

Anregung
Das folgende Beispiel möchte zum Nachdenken anregen und vor allem fragen

- Wie würden Sie entscheiden?
- Haben die Pflegepersonen auch in Ihrem Sinn gehandelt?

Bald nachdem ein Mann mit schwerer Demenz in eine bestimmte Gruppe von Patienten aufgenommen worden war, verliebte er sich in eine Patientin, obwohl er verheiratet war und Kinder hatte. Der Mann und seine neue Partnerin saßen ständig beieinander oder gingen Hand in Hand spazieren. Wenn die Ehefrau ihren Mann besuchen wollte, wurde sie von der neuen Partnerin des Mannes fortgejagt. Daraufhin bat die Frau um Abhilfe bei den Pflegenden – denen die Angelegenheit sehr peinlich war. Schließlich wurde die Situation dadurch bereinigt, daß der Mann in ein Krankenhaus umziehen mußte.

Die Ablehnung der Sexualität im Alter durch Mitbewohner und Angehörige scheint in Heimen ein größeres Problem zu sein als das Verhalten von Mitarbeitern. Wegen mangelnder Abwechslung und aus Langeweile konzentrieren sich die Beobachtungen und Interessen der Mitbewohner auf das „Innenleben" der Einrichtung. Zwei amerikanische Studien (Damrosch 1984; Kaas 1978) berichten, dass Heimbewohner der Sexualität im Alter weniger offen, verständnisvoll und positiv gegenüberstehen als Krankenpflegeschüler oder das Pflegepersonal (Schneider 3/1992).

5.10.4 Einstellung der Pflegepersonen zur Sexualität alter Menschen

So wie die Fähigkeit zu emotionaler Kontaktaufnahme im Alter von der Lebensgeschichte des alten Menschen bestimmt ist, wird auch die grundsätzliche Einstellung von Mitarbeitern zur Sexualität durch ihre Erziehung und ihre persönliche Erfahrung geprägt.
Entscheidend für einen natürlichen Umgang der Pflegepersonen mit der Sexualität ist, dass sie selbst „eine zum Selbst- und Körperbewußtsein hin orientierte Erziehung genossen haben, die ihre Eltern als Menschen mit sexuellen Bedürfnissen wahrnehmen konnten und durften, damit sie auch alte Menschen im Heim in ihren sexuellen Bedürfnissen wahrnehmen und akzep-

tieren. Statt unaufgefordert in die Zimmer und Toiletten zu stürmen, als hätten die Bewohner mit der Heimaufnahme gleichzeitig ihre Persönlichkeit vor der Türe abgelegt, werden sie sich bemühen, eine Privatsphäre aufzubauen und zu respektieren" (Frieling-Sonnenberg 6/94).

Pflegende haben durch ihre Arbeit einen besonders engen und intensiven Kontakt zum alten Menschen und sind daher in besonderer Weise mit Fragen zur Sexualität konfrontiert. Sie müssen sich diesen Fragen stellen und versuchen, das Thema zu enttabuisieren und sich durch den Austausch mit Kollegen zu entlasten. Voraussetzung ist eine offene und vertrauensvolle Atmosphäre, die auch Äußerungen über Scham, Ekel oder Abwehr zulässt.

! Gespräche über sexuelle Fragen und Probleme erfordern Toleranz und gegenseitiges Verständnis. Sie sind genauso wichtig wie alle Diskussionen über andere pflegerische Fragen.

Pflegen erfordert Berührung und Hautkontakte z. B. bei der Körperpflege, bei Einreibungen oder Massagen, Pflegen erfordert Nähe und bietet damit auch Anlässe für Verletzbarkeit. Der Pflegebedürftige spürt sofort, wie die Berührung gemeint ist, ob sich die Pflegeperson ganz auf ihn eingestellt hat oder ob sie nur eine Pflegemaßnahme erledigt.

Pflegetipp
Wichtig für den Lernprozess der Pflegenden im Umgang mit Nähe ist, sich selbst darüber klar zu werden,
- wie viel Nähe kann ich ertragen?
- wann und bei wem macht mir Nähe zu schaffen?
- wie kann ich mich entlasten?
- wie kann ich mich schützen?
- welche Abwehrmechanismen setze ich, vielleicht auch unbewusst ein, wenn ich Nähe nicht ertragen kann?

Supervision kann helfen, sich über die eigenen Gefühle bewusst zu werden und die Empfindungen anderer wahrzunehmen.

»Die Gefühle von zu viel Nähe, von Abscheu und Ekel haben Auswirkungen auf die Qualität der pflegerischen Dienstleistungen. Pflegerinnen berichten von der Schwierigkeit, Empathie zu zeigen und eine gesunde Nähe zuzulassen. Sie halten daher zu viel Distanz, arbeiten zu schnell, sprechen weniger mit den alten Menschen und fassen sie möglichst wenig an. Sie können nicht über ihren eigenen Schatten springen, auch wenn sie das Gefühl haben, inadäquate Leistungen zu erbringen.«

(Wickert 1996)

Intimsphäre respektieren

Pflegepersonen erleben täglich viele Möglichkeiten, den alten Menschen bei der Wahrung seiner geschlechtlichen Identität zu respektieren, ihn als Frau oder Mann ernst zu nehmen und zu unterstützen. Dieser Respekt zeigt sich besonders auch in der Wortwahl und im Gespräch, besonders im Umgang mit verwirrten und völlig hilfebedürftigen Bewohnern. Ein respektvoller und taktvoller Umgang mit einer alten Frau oder einem alten Mann strahlt auch positiv auf andere anwesende Personen wie Mitbewohner oder Angehörige aus, er setzt ein Zeichen der Würde.

Pflegetipp
Pflegende können dafür Sorge tragen, dass
- die Intimsphäre des alten Menschen geschützt wird z. B. bei der Körperpflege, beim Umgang mit Ausscheidungen, bei der Katheter- oder Stomapflege, beim Anlegen eines Kondomurinals,
- Wünschen, durch eine gleichgeschlechtliche Pflegeperson betreut zu werden, nach Möglichkeit entsprochen wird,
- der alte Mensch stets sorgfältig gekleidet ist, die Kleidung seine Persönlichkeit unterstreicht,
- der Wohnraum des alten Menschen als sein persönlicher Lebensbereich geschützt wird, der nicht ohne anzuklopfen betreten werden darf,
- das Eigentum des alten Menschen respektiert wird und nicht ohne seine Genehmigung in seinem Schrank oder Nachttisch nach etwas gesucht wird,
- die persönlichen Vorlieben wie z. B. Sammeln von Gegenständen, Lesen von Pornoheften, respektiert werden.

Pflegerische Nähe kann auch bedrängende Situationen schaffen

Da eine Pflegeperson niemals als „geschlechtsloses Wesen" pflegen kann und auch der Pflegebedürftige seine geschlechtspezifischen Eigenschaften hat, wird jede Begegnung zwischen Frau und Mann nicht nur ihre rein berufliche Ebene, sondern auch ihre persönlichen, auf das Geschlecht bezogenen sexuellen Anteile haben. Zwischen den Geschlechtern besteht sowohl eine starke Spannung als auch eine große Anziehungskraft. Diese Spannung kann neben ihren positiven Auswirkungen (z. B. erhöhte Sorgfalt im Erscheinungsbild wie Kleidung, Haare) auch Probleme im täglichen, beruflich erforderlichen Zusammensein aufwerfen, wie z. B. im Umgang mit dem Schamgefühl, auch dem eigenen.

Der Schutz der Intimsphäre ist ein Grundbedürfnis des Menschen, wobei sich der Begriff Intimbereich nicht nur auf die Genitalregion bezieht, sondern alle körperlichen und seelischen Bereiche umfassen kann. Eine Verletzung der Intimsphäre kommt einer „Ich-Bedrohung" gleich, denn *mein* Person-Sein wird angetastet. Dies beginnt schon damit, wie mit mir und über mich gesprochen wird, wie viel Verfügungsgewalt ich über meinen Körper habe, z. B. bei Krankheit und Pflegeabhängigkeit.

Während der Gesunde auf die Wahrung dieser Schutzdistanz selbst achten kann, muss ein Kranker oder Behinderter im Rahmen der Pflege das Eindringen in diese innersten Bereiche zulassen, z. B. bei der Intimpflege, beim Umgang mit Ausscheidungen, bei der Katheterpflege. Beide Partner, Kranker und Pflegender, werden durch die enge Kontaktaufnahme mit den beidseitig vorhandenen sexuellen Anteilen konfrontiert.

Kaum ein anderer Beruf erfordert so viel fremdbestimmte emotionale und körperliche Kontaktaufnahme mit der Verletzung dieser Grenzziehung wie der Pflegeberuf. Pflegende können mit bedrängenden Situationen konfrontiert werden, die nicht nur beim Bewohner, sondern auch bei ihnen selbst Peinlichkeits- oder Schamgefühle auslösen, wie z. B. eine Erektion beim Waschen des Bewohners, ein erigierter Penis am Morgen wegen einer vollen Harnblase oder selbstbefriedigende Handlungen bei Frau oder Mann. Ob taktvoll schweigend darüber hinweggegangen wird oder ob darüber gesprochen wird, darüber entscheidet die pflegerische Beziehung zwischen den Betroffenen.

Pflegepersonen müssen sich jedoch auch bewusst sein, dass sie mit ihrem Verhalten, ihrem Erscheinungsbild und mit ihren Maßnahmen Auslöser für derartige Reaktionen sein können, z. B. durch ihre Sprache, bei Massagen und Einreibungen oder einfach durch eine indifferente Haltung in sexuellen Fragen, z. B. bei anzüglichen Bemerkungen.

> **Anregung**
> Nachfolgend sollen anhand von Fallbeispielen einige Situationen aus dem Heimalltag geschildert werden und wie die beteiligten Pflegepersonen damit umgegangen sind.
> - Würden Sie genauso handeln?

Beispiele
1. Beispiel:
Altenpflegerin H. erlebt während ihrer Nachtwache, dass Herr K. beim Einlagenwechsel versucht, sie mit Gewalt in sein Bett zu ziehen. Er verfügt über relativ viel Kraft in den Armen, so dass es für die Altenpflegerin nicht einfach ist, sich zu befreien. Sie redet nach diesem Zwischenfall offen und eindeutig mit ihm und erklärt, dass sie wütend über sein Verhalten ist. Sie betont, dass sie ihn bis zu diesem Vorfall gerne gepflegt hat, aber bei einer Wiederholung versuchen würde, sich durch Kollegen vertreten zu lassen.

2. Beispiel:
Eine Altenpflegeschülerin hat den Auftrag, Herrn M. am Morgen bei der Körperpflege behilflich zu sein. Sie betritt sein Zimmer, grüßt und nimmt Herrn M. ohne vorherige Information die Bettdecke weg. Dabei überrascht sie ihn, wie er sich gerade selbst befriedigen will. Sie erschrickt, deckt ihn schnell wieder zu, eilt wortlos aus dem Zimmer und sucht Hilfe bei ihrer Anleiterin. Sie ist schockiert und angewidert.

Da sich die Schülerin in diesem Fall völlig ahnungslos und unvorbereitet mit einer (für beide) äußerst peinlichen Situation konfrontiert sieht, wird dieses Thema bei der nächsten Besprechung sofort aufgegriffen. Es wird dabei versucht, ihr Verständnis für die Bedürfnisse von Herrn M. und seine „normalen und natürlichen" Gefühle zu wecken. Es wird aber auch nochmals darauf hingewiesen, dass es grundsätzlich ein unerlaubtes Eindringen in die Intimsphäre eines Menschen bedeutet, wenn ihm ohne Information und ohne sein Einverständnis einfach die schützende Bettdecke weggenommen wird.

! Dem Pflegeteam wird dabei bewusst, wie wichtig Gespräche über sexuelle Fragen sind, ganz besonders jedoch am Anfang der Ausbildung von Schülerinnen.

3. Beispiel:
Frau N., schon seit Monaten fast völlig ans Bett gebunden, hält jede männliche Pflegeperson so fest, dass es für alle, ob Zivi oder Heimleiter, ausgesprochen unangenehm ist, zu ihr zu gehen. Sie verstärkt ihr Verlangen nach männlicher Zuwendung mit äußerst vulgären verbalen Forderungen. Auf höfliche Bemerkungen reagiert sie überhaupt nicht, sondern versucht, die Hände der Pfleger unter ihre Bettdecke zu ziehen.
Da alle Mitarbeiter eingesehen haben, dass durch Worte bei Frau N. nichts zu ändern ist, wird sie, zumindest für eine gewisse Zeit, nur von weiblichen Pflegepersonen versorgt.

4. Beispiel:
Auch in der ambulanten Pflege werden Pflegepersonen mit bedrängenden Situationen konfrontiert. Sie sind dabei u.U. noch mehr auf sich allein gestellt als Mitarbeiter in Pflegeheimen.
„Ich habe vor einiger Zeit einen älteren Herrn gepflegt, mit dem ich morgens allein in der Wohnung war. Dieser Patient hat erst angefangen, mich mit schmutzigen Witzen und sexuellen Anspielungen zu überhäufen, die ich zugelassen, über die ich auch mit ihm gemeinsam gelacht habe. In seinem Zimmer sagte er dann, daß seine Geschlechtsteile mit einer Hautcreme eingerieben werden sollen. Ich habe ihm dann die Cremedose gereicht und ihm gesagt, dass ich dafür nicht zuständig sei. Solange seine Hände noch gesund seien, könne er dies selber machen. Er hat es akzeptiert, hat aber noch einen weiteren Versuch gestartet: Ich kam mit dem Hausschlüssel in die Wohnung. Er lag nackt in seinem Bett, schlug die Bettdecke zurück und forderte mich auf, mich für eine halbe Stunde zu ihm zu legen. Ich sagte ihm klipp und klar, dass ich nicht den Wunsch hätte, mich in sein Bett zu legen, um meine sexuellen Bedürfnisse mit ihm zu befriedigen.
Als ihm klar war, dass ich bei der Erfüllung seiner sexuellen Bedürfnisse nicht mitmachen würde, sind wir sehr gut miteinander umgegangen. Ich hatte auch keine Probleme, zu ihm zu gehen. Es war sogar sein Wunsch, von mir bis zu seinem Tod gepflegt zu werden. Das habe ich auch getan (Caelers 11/97). ∎

Wie kann ich mich selbst entlasten?

Mit Zeichen (unbefriedigter) sexueller Wünsche von pflegebedürftigen alten Menschen können Pflegepersonen immer wieder konfrontiert und auch irritiert werden. Sehr wichtig ist, dass darüber gesprochen wird, Gespräche können entlasten und oft weiterhelfen.
Eine eindeutige klare Grundhaltung der Pflegeperson zeigt dem Pflegebedürftigen die jeweils persönlichen Grenzen an, an welchen sich beide orientieren können. Eine Pflegeperson muss sich sexuelle Belästigungen nicht gefallen lassen, sie sollte sich aber auch überlegen, inwieweit sie selbst, z.B. durch ihre erotische Ausstrahlung (Kleidung, Schmuck, Parfüm, Make-up) derartige Situationen auslösen kann.

> **Pflegetipp**
> Die Würde des alten Menschen wird auch in schwierigen Situationen gewahrt, wenn Pflegepersonen
> - grundsätzlich Distanz wahren und keine Verbrüderung anstreben,
> - eindeutige Grenzen setzen, besonders wenn die persönliche Integrität gefährdet ist,
> - den alten Menschen z.B. bei der Körperpflege oder auf der Toilette vor den Blicken anderer schützen,
> - seine Privatsphäre respektieren.
>
> Praktische Hilfen im Alltag können z.B. sein:
> - konsequenter Gebrauch von Einmalhandschuhen bei der Intimpflege oder im Umgang mit Körperflüssigkeiten,
> - Schutzkleidung bei intimen pflegerischen Maßnahmen,
> - „kritische Arbeiten" mit Kollegen gemeinsam durchführen,
> - unangenehme Arbeiten abwechselnd mit Kollegen erledigen.

5.10.5 Sexualität und Krankheit

Krankheiten beeinflussen das Lebensgefühl und das Verhalten des Menschen und damit auch die Sexualität, zumindest vorübergehend. Die Gedanken konzentrieren sich vordergründig auf das Krankheitserleben. Akute Erkrankungen führen meist auch zu einer Reduzierung der sexuellen Gefühle, sobald die Krise jedoch überwunden ist, stellen sich die alten, normalen Gefühle und Bedürfnisse wieder ein.

Bei alten Menschen können sich jedoch auch chronisch werdende Krankheiten entwickeln, die langfristig das Lebensgefühl und damit auch die Sexualität beeinflussen, z. B. Herz- und Kreislauferkrankungen, Stoffwechselerkrankungen, Erkrankungen des Bewegungsapparates oder eine Urin- und Stuhlinkontenz mit allen pflegerischen Problemen.

Auch psychosoziale Faktoren, die ebenfalls auf das Krankheitsgeschehen Einfluss nehmen wie z. B. Verlusterleben, können das Lebensgefühl negativ verändern.

Geschlechtsspezifische Operationen (Brust, Gebärmutter oder beim Mann an der Prostata) können die Identifikation als Frau oder Mann beeinflussen: Man fühlt sich verletzt oder entstellt. Auch die Folgen von Operationen wie z. B. die Anlage eines Stomas nach einer Darmoperation, Lähmungen nach einem Schlaganfall oder neurologische Erkrankungen wie Multiple Sklerose, Parkinson erfordern eine Umstellung in der Lebensführung und verändern die Prioritäten eines alten Menschen.

Schwere Traumata wie sexueller Missbrauch, Demütigungen und Vergewaltigungen können schwerwiegende Störungen, sexuelle Abwehr und Angstgefühle bis ins hohe Alter hervorrufen.

Beispiel:
Bei Frau Z. ist die Intimpflege tagtäglich ein großes Problem: Sie hält die Hände oder das Handtuch krampfhaft vor ihre Genitalien, schreit, zwickt und beißt die Altenpflegerin, wo sie sie erwischen kann. Eine männliche Pflegeperson lässt sie überhaupt nicht an sich herankommen.
Bei Gesprächen lässt sich bruchstückhaft erkennen, dass sie während der Flucht sehr schlimme Erfahrungen mit Vergewaltigungen gemacht hat.
Da Frau Z. inkontinent ist, beschließen die Pflegepersonen, keinesfalls Gewalt beim Waschen des Intimbereiches anzuwenden und sie dafür häufiger zu baden. Außerdem wird diejenige Pflegeperson mit der Pflege von Frau Z. betraut, die eine relativ gute Beziehung zu ihr hat und langsam ihr Vertrauen mehr und mehr gewinnen kann. Sie wird versuchen, Frau Z. zu animieren, sich wenigstens teilweise im Intimbereich selbst zu waschen. ■

Besonders psychische Erkrankungen können das Sexualverhalten alter Menschen verändern, auch die Nebenwirkungen bestimmter Medikamentengruppen (manche Psychopharmaka und Antihypertensiva). Bei Manien wurde ein Anstei-gen sexueller Bedürfnisse beobachtet, während bei Depressionen oder Angststörungen das Gegenteil eintreten kann. Bei Psychosen, besonders mit paranoiden Erscheinungen, können sexuelle Wahnvorstellungen vorkommen, die besonders schwierig anzugehen sind, besonders wenn die Pflegepersonen in die Wahnvorstellungen einbezogen sind. Auch Alkohol kann zu Kontrollverlust und verändertem Sexualverhalten führen.

Abnormes Verhalten von psychisch kranken Heimbewohnern

Mit dem wachsenden Anteil psychisch veränderter und psychisch erkrankter alter Menschen in Heimen wächst auch die Möglichkeit, mit unkontrollierten sexuellen Wünschen konfrontiert zu werden. Sexuelle Impulse bis zu perversen (krankhaft abweichenden) Verhaltensweisen können vom Betroffenen nicht mehr gesteuert werden. Durch den Kontrollverlust kann es auch zur Enthemmung ihres früheren sexuellen Verhaltens kommen.

» Wann die Grenze von der Normalität zur Pathologie überschritten ist, hängt immer von unserer Bewertung ab.«

(Schneider 3/1992)

Wenn z. B. ein desorientierter alter Mann tags und nachts immer wieder in das Zimmer einer Mitbewohnerin geht, kann dies ein Symptom seiner Erkrankung (Verwirrtheit), aber auch ein Zeichen seiner emotionalen Wünsche nach Wärme und Zuwendung oder beides sein.

Im Umgang mit psychisch Kranken wird gerade im sexuellen Bereich viel Toleranz und Verständnis vom Pflegepersonal und von den Angehörigen gefordert. Eine eindeutige Haltung und Sprache in Verbindung mit einer angemessenen Abwehr wird in der Regel auch bei fortgeschrittenen Hirnerkrankungen noch wahrgenommen.

Pflegetipp
Falls die Grenze des tolerierbaren für Mitbewohner und Personal überschritten wird, sollte individuell geprüft werden, ob ein Gerontopsychiater zu Rate gezogen werden muss.

5.10.6 Umgang mit Sexualität in der Ausbildung

Die Zeiten ändern sich, besonders unter Jugendlichen und Auszubildenden in der Altenpflege wird heute über das Thema Sexualität wesentlich offener diskutiert als in der Vergangenheit. Nicht nur das Erleben der eigenen Gefühle, sondern auch Beobachtungen und diesbezügliche Erlebnisse mit alten Menschen im Praktikum werden heute ehrlicher und offener angesprochen.

Trotzdem beantworteten über hundert Schüler und Schülerinnen zweier bayerischer Altenpflegeschulen die Frage, ob im Unterricht das Thema Alterssexualität unterrichtet wurde, mit Ja: 16 %, mit Nein: 84 %. Die Zahlen lassen deutlich erkennen, dass hier noch wichtige Defizite zu beseitigen sind.

„Die Teilnehmer einer Ausbildungsklasse, die mit ihrem Lehrer über das Thema ‚Umgang mit der Sexualität in der Krankenpflege' gearbeitet haben, kommen zu dem Schluss: Viele von uns versuchen, ihre Gefühle dadurch abzuschotten, dass sie ihre Geschlechtlichkeit, ihr Mann- oder Frausein, während ihrer Pflegetätigkeit so weit wie möglich abstrahieren. Deshalb muss das Bestreben, Sexualität in unserem Beruf auszuklammern, notgedrungen zu Spannungen führen (Klass-Siegel et al. 3/1992).

Für den Unterricht erscheint dabei wichtig, die Sexualität allgemein nicht als einen ausgegrenzten Spezialbereich des Körpers und der Seele darzustellen, sondern als eine untrennbar zum gesamten menschlichen Leben gehörende notwendige Triebkraft, die alle Phasen des Lebens entscheidend mitgestaltet und deren gelungene Integration ganz wesentlich für ein erfülltes Leben ist.

Sexualität als Unterrichtseinheit fordert sowohl die Auszubildenden als auch die Dozenten. Das Thema lässt sich nicht nur kognitiv bearbeiten, vielmehr ist jeder Beteiligte mit seiner persönlichen Einstellung zu seiner Sexualität gefragt. Je ehrlicher diskutiert wird, um so normaler wird das Thema von den Beteiligten erlebt.

Günstig könnte sein, mit Hilfe möglichst konkreter Fallbeispiele die Diskussion zu beginnen. Damit wird das Thema Sexualität aus einer abstrakten Ebene in eine praxisnahe Diskussion geführt.

> **Anregung**
>
> Hier einige Beispiele zur Diskussion
>
> Immer wieder kommt es vor, dass der verwirrte Herr Müller in die Zimmer seiner Nachbarn und Nachbarinnen geht, zu jeder Tages- und Nachtzeit, egal, was dort gerade geschieht. Er soll sich, so berichten die betroffenen Nachbarinnen, ganz schwer überreden lassen, das Zimmer wieder zu verlassen. Manchmal mache er sogar anzügliche Bemerkungen.
> Wie verhalten Sie sich, wenn sich die Nachbarn und Nachbarinnen von Herrn Müller bei Ihnen beschweren?
>
> In einer Wohngruppe bekommt eine alte Dame häufig Besuch von einem gut gekleideten, gepflegten Herrn. „Es ist vorgekommen, dass das Zimmer dann abgeschlossen wurde", berichteten die Mitbewohner, die die Türe der alten Dame nicht aus den Augen ließen. Wenn die beiden dann Hand in Hand weggingen, folgten ihnen nicht nur wohlwollende Blicke.
>
> Als die neue Praktikantin, Anita M., Herrn Braun, zum erstenmal wäscht, kommt sie erschreckt aus dem Zimmer und sagt: „Da geh ich nicht wieder hin, Herr Braun hat eine Erektion beim Waschen. Ich ekle mich so, das kann ich nicht aushalten!" Sie ist völlig verstört und hat Mühe, den Rest des Vormittags einigermaßen konzentriert bei anderen Bewohnerinnen zu arbeiten.
>
> Frau Treben ist zeitweise desorientiert, aber im Allgemeinen ein fröhlicher Mensch. Sie versucht den ganzen Tag Zuwendung zu bekommen, wenn sie eine Pflegeperson erwischt, erfasst sie deren Hand und küsst sie und lässt sie lange nicht los. Dabei scheint es ihr egal zu sein, welches Geschlecht die Pflegeperson hat. Schwester Rita findet das Verhalten äußerst unangenehm und lästig, sie geht Frau Treben nach Möglichkeit aus dem Weg. Schwester Ruth hat weniger Probleme damit.
> Wie würde es Ihnen gehen?

Die Frage des Umgangs mit der Sexualität alter Menschen und der eigenen Sexualität wird sich den zukünftigen Altenpflegerinnen in vielen Situationen stellen. Es wird ihnen helfen, wenn sie in der Ausbildung gelernt haben, rechtzeitig und offen darüber zu sprechen.

Literatur

Behring, S.: Nur noch ein halber Mensch. Altenpflege 12/1994

Bruns, B.: Sexualität im Altenheim. Es gibt kein Patentrezept. Altenpflege 5/1990

Caelers, B.: „Manchmal bin ich total schockiert." In Schützendorf, E.: Weg mit dem Schutzschild. Altenpflege 11/97

Fooken, I.: Intimität auf Abstand. Studieneinheit 14. Funkkolleg Altern 1997

Forum 24: Theoriegeleitetes Arbeiten in Ausbildung und Praxis. KDA, Köln 1995

Frieling-Sonnenberg, W.: Das Schweigen durchbrechen. Altenpflege 6/94

Klass-Siegel, J. et al.: Sexualität im Krankenhaus. Deutsche Krankenpflege-Zeitschrift 3/1992

Klitzing von, Waltraut: Die Nähe zum Patienten kann Angst machen. Pflegezeitschrift 8/97

Kofler-Poplawsky, E.: Sexualität in der Ausbildung. Altenpflege 11/97

Richter, M.: Sexualität und Demenz. Altenpflege Forum 9/1998

Schneider, H.-D.: Ältere Menschen und ihre Sexualität. Deutsche Krankenpflege-Zeitschrift 3/1992

Schützendorf, E.: Ekel und Erregung. Altenpflege 5/96

Schützendorf, E.: Weg mit dem Schutzschild! Altenpflege 11/97

Wickert, J.: Gero-Care Report 5. KDA, Köln 1996

Wirsing, K.: Psychologisches Grundwissen für Altenpflegeberufe. 3. Aufl. Psychologie Verlagsunion, München 1987

5.11 Für eine sichere und fördernde Umgebung sorgen können

Ilka Köther

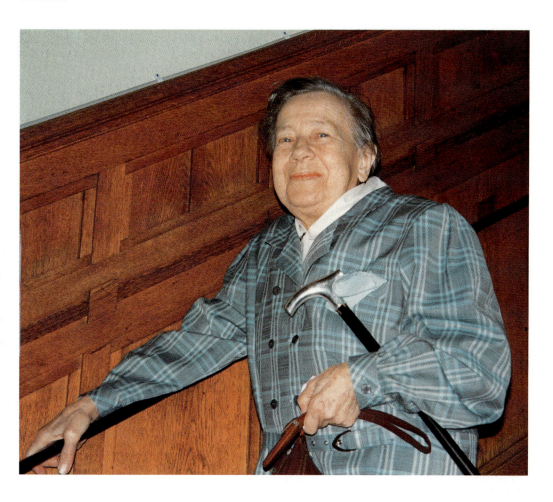

Beispiel:
Frau Kindler ist nach dem Tod ihres Mannes in die Seniorenresidenz „Haus am Park" umgezogen. Heute bekommt sie zum ersten Mal Besuch von ihrer Nichte Margot, zu der sie eine freundschaftliche Beziehung pflegt, da sie keine eigenen Kinder hat. Margot bewundert die geschmackvoll eingerichtete Zwei-Raum-Wohnung. Doch beim gemeinsamen Kaffeetrinken äußert sie bald ihr Erstaunen und Unverständnis für diesen Umzug. Aus ihrer Sicht hätte die Tante es nicht nötig, in einem Altenheim zu leben, da sie weder behindert noch krank ist und mit Hilfe von Frau Lene, die jeden Vormittag den Haushalt und das Haus versorgte, sei sie immer noch eine selbstständige Frau gewesen.

Frau Kindler berichtet, dass ihr das Alleinsein in dem großen Haus sehr schwer gefallen sei. In den letzten Monaten hätte sie nicht mehr schlafen können. In der Nachbarschaft wäre häufig eingebrochen worden. Als ihr Mann noch lebte, habe sie keine Angst gehabt. Außerdem sei eine gute Freundin nach einem schweren Schlaganfall erst nach zwei Tagen in ihrer Wohnung gefunden worden.
Inzwischen habe sie eine sympathische Mitbewohnerin kennengelernt und die Tischgemeinschaft bei den Mahlzeiten sei sehr angenehm. Außerdem kann sie Tag und Nacht Hilfe erhalten, wenn es ihr mal nicht gut geht. Dann setzt sie hinzu. „Ich fühle mich hier sicherer – auch wenn ich Heimweh nach meinem Haus und dem Garten habe."

5.11.1 Was ist Sicherheit?

Ein elementares Bedürfnis alter Menschen ist es, sich in ihrem persönlichen Lebensbereich sicher zu fühlen. Sicherheit umfasst Sichersein, Gewissheit, Ruhe, Sorglosigkeit, Geborgenheit, Schutz und Stabilität.

An jedem Tag sind viele kleine Handgriffe vom Aufstehen bis zum Schlafengehen notwendig, um für Sicherheit im häuslichen Bereich und am Arbeitsplatz zu sorgen.

Darüber hinaus setzen die meisten Menschen einen großen Teil ihrer Finanzen ein, um sich vor bestimmten Risiken des Lebens zu schützen, z. B. durch Haftpflicht- und Lebensversicherung, Hausrat- und Feuerversicherung. Das Wissen, sich im Krankheitsfall nicht um die Behandlungskosten kümmern zu müssen, entlastet den Betroffenen und seine Familie. Doch die anstehenden Veränderungen in der gesetzlichen Kranken- und Rentenversicherung produzieren bei vielen Älteren erhebliche Gefühle von Unsicherheit und Sorge um die Zukunft.

In unseren familiären und partnerschaftlichen Beziehungen finden wir Geborgenheit, Anerkennung und häufig auch Unterstützung in Krisensituationen. Eine intakte Familie und zuverlässige Freunde tragen ganz wesentlich zur Sicherheit bei.

Eine existenzielle Bedeutung für die Sicherheit hat der Staat, der die Rahmenbedingungen für Leben, Lernen und Arbeit schafft und die Rechte seiner Bürger in den verschiedenen Phasen des Lebens schützt.

Psychologische Sicherheitsbedürfnisse

Sich sicher fühlen und verhalten gehört nach A. Maslow zu einem Komplex von Bedürfnissen, die miteinander und mit den physiologischen Bedürfnissen in Beziehung stehen:

- **Zugehörigkeit** und **Liebe:** Beziehung, Kommunikation, Glauben, Vertrauen, Geborgenheit, Liebe geben und Liebe empfangen, Teilhaben.
- **Achtung:** Wertschätzung, Selbstsicherheit, Selbstachtung, Unabhängigkeit und Freiheit, Würde, Kompetenz (Leistung, Wissen, Können), Status, Anerkennung, Prestige.
- **Selbstverwirklichung:** Selbstfindung und Sinnfindung.

Der Gegenpol von Sicherheit sind Unsicherheit, Angst, Unruhe, Sorge. Unsicherheitsgefühle können Menschen in Form von Furcht, Misstrauen und Argwohn ein Leben lang begleiten. Sie entstehen aufgrund von Verlusten naher Bezugspersonen, vor allem der Mutter, und dem damit verbundenen Verlust von körperlicher Nähe, Liebkosungen, Ansprache in den ersten Lebensmonaten (Störung des Urvertrauens). Auch die weitere Lebensgeschichte eines Menschen kann durch tiefgreifende die Existenz bedrohende Erfahrungen wie Hungerzeiten, Fluchterlebnisse, Misshandlungen, Enttäuschungen, Arbeitsplatzverlust und Krankheiten zu einem von Angst und Misstrauen bestimmten Lebensgefühl führen.

Je nach Persönlichkeitsstruktur und Lebenserfahrungen sind die Sicherheitsbedürfnisse unterschiedlich ausgeprägt.

5.11.2 Einflüsse auf die Fähigkeit für Sicherheit sorgen zu können

Körperliche und seelisch-geistige Veränderungen. In dem Maß wie körperliche und geistige Fähigkeiten nachlassen, nehmen Gefühle von Unsicherheit und Angst zu. Beispiele sind das Nachlassen der Sehfähigkeit und die damit verbundene Unsicherheit beim Gehen auf unebenem Boden oder in der Dunkelheit. Menschen mit Hörbehinderungen können mit Misstrauen reagieren, wenn sie Unterhaltungen nicht verstehen und vermuten, dass über sie gesprochen wird. Personen mit Harninkontinenz ziehen sich häufig zurück, weil sie fürchten, dass ihr Problem durch auftretende Gerüche offenkundig wird.

Besonders einschneidende Folgen für die Sicherheit älterer Menschen haben Einschränkungen der Bewegungsfähigkeit. Keine Treppen steigen zu können hat oft zur Folge, auch das Haus nicht mehr verlassen zu können. Wer sich nur mit Gehstütze oder Rollstuhl fortbewegen kann, ist nicht mehr in der Lage, seinen Haushalt zu führen. Und wie soll man sich unter solchen Umständen beispielsweise aus der brennenden Wohnung retten und in Sicherheit bringen können (Kap. 5.2 „Sich bewegen können"). Nicht mehr für die eigene Sicherheit sorgen zu können ist ein häufiger Grund für den Umzug in ein Seniorenheim.

Ökonomische Einflüsse. Die finanziellen Ressourcen eines Menschen sind ein bedeutender Faktor, der mitentscheidend ist für ein Leben in Abhängigkeit oder für ein möglichst selbstbestimmtes Leben. Besonders Frauen, die nur einen Teil (z.Z. 60%) der Rente ihres Ehemannes zur Verfügung haben, sind von der Altersarmut betroffen. Wenn es nicht mehr möglich ist, selbst die Wohnung zu reinigen, das Essen zu kochen und die Wäsche zu pflegen, müssen entsprechende Serviceleistungen in Anspruch genommen werden, die aber häufig nicht finanziert werden können.

Verlust von sozialen Kontakten. Je älter ein Mensch wird, um so weniger Bezugspersonen aus seiner Familie und Bekanntschaft leben noch. Häufig hat er seinen Lebenspartner, Freunde und vielleicht auch Kinder überlebt und leidet unter Einsamkeitsgefühlen. Die Fähigkeit neue Beziehungen aufzubauen, nimmt mit zunehmender Gebrechlichkeit ab (Kap. 5.12 „Soziale Bereiche des Lebens sichern können").

5.11.3 Gesetze und Rechte zum Schutz von Pflegebedürftigen

Alte, behinderte und kranke Menschen, ob sie in Heimen oder im Privatbereich leben, sind in besonderer Weise auf Schutz angewiesen, weil die Gefahr besteht, dass ihre Rechte übersehen oder missachtet werden. Durch Presseberichte wird immer wieder auf Missstände in Heimen und Ausbeutung von alten Menschen hingewiesen. Wie viele alte Menschen auch in ihrem privaten Umfeld unter Liebesentzug, Mangelernährung, schlechter pflegerischer Versorgung, Eingesperrtsein und Androhung von Strafen leiden, dringt selten an die Öffentlichkeit.
Der Staat hat die Aufgabe, seine Bürger zu schützen. Der Schutz kranker und hilfebedürftiger Menschen ist im Zivilrecht und im Strafrecht verankert.

Schutz der Privatsphäre durch berufliche Schweigepflicht

Wenn Bewohner das Heim, in dem sie leben, als ihr Zuhause erleben sollen, dann muss die Privat- und Intimsphäre gewahrt werden, von der Heimleitung ebenso wie vom Personal. Damit ein Vertrauensverhältnis zwischen Patienten/Heimbewohnern zu den Pflegepersonen entstehen kann, müssen alte Menschen sicher sein, dass Mitarbeiterinnen mit ihren Beobachtungen, Kenntnissen und Informationen verantwortungsvoll und korrekt umgehen.

Pflegepersonen, Ärzte, Therapeuten und andere an der Pflege beteiligte Personen erhalten Informationen über den Gesundheitszustand, über Fakten aus dem persönlichsten Bereich und der Lebensgeschichte der Betreuten/Patienten. Der o. g. Personenkreis ist deshalb nach StGB Art. 203 „Gesetz zum Tatbestand der Verletzung von Privatgeheimnissen" zur Verschwiegenheit verpflichtet.
Auch ohne dieses Gesetz sollte es für jede Mitarbeiterin selbstverständlich sein, über das, was sie während ihres Berufsalltags über einen Menschen erfährt und was sie von ihm weiß, zu schweigen.

> ❗ „Am Schweigen- oder Nicht-Schweigen-Können zeigt sich die Reife der selbstständigen Persönlichkeit" (Juchli).

Schutz von Heimbewohnern durch das Heimgesetz

Das Heimgesetz (seit 1. 1. 1975) soll die Interessen der Heimbewohner schützen und ihre Selbstständigkeit und Selbstverantwortung wahren. Die Kontrolle darüber, ob die Verordnungen des Heimgesetzes eingehalten werden, ist Aufgabe der Heimaufsichtsbehörde.
Bei Visitationen prüft sie den baulichen Zustand der Altenpflegeheime, die Einrichtung der Sanitärräume, Sicherheitsvorkehrungen wie z.B. Handläufe und rutschfeste Fußbodenbeläge, Hygiene der Küche und Speiseverteilung, Einhaltung von Hygienemaßnahmen im Pflegebereich und die Medikamentenaufbewahrung. Sie überprüft den Personalbestand (Anzahl und Ausbildung der Mitarbeiterinnen) und durch Befragung des Heimbeirates auch die Zufriedenheit der Bewohner des Hauses.

> ❗ Die Heimaufsicht ist verpflichtet, den Hinweisen von Bewohnern, Angehörigen, Personal und anderen Personen auf Missstände in einer Einrichtung nachzugehen.

Wahrung der Grundrechte

In unserem Kulturkreis gelten die menschlichen Grundrechte als höchste Werte. Sie beinhalten die Überzeugung, dass alle Menschen von Natur aus „unveräußerliche" Rechte besitzen. Im Grundgesetz der Bundesrepublik Deutschland sind die Grundrechte jedes Bürgers formuliert, die zwischen Staat und Bürger gelten. Sie sichern

dem einzelnen Bürger einen persönlichen Freiheitsraum, Gleichbehandlung und Rechtsschutz durch unabhängige Gerichte.
Artikel 1 des Grundgesetzes der BRD (GG) schützt den Menschen als eigenverantwortliche Persönlichkeit und gebietet Achtung vor jedem Menschen, unabhängig von seiner Lebenssituation und seinen geistigen und körperlichen Fähigkeiten.

» Die Würde des Menschen ist unantastbar. Sie zu achten und zu schützen ist Verpflichtung aller staatlichen Gewalt«

Grundgesetz Art. 1 (1).

In allen Bereichen sozialer und pflegerischer Arbeit ist die Wahrung menschlicher Grundrechte eine anerkannte, verbindliche Norm für professionelles Handeln. Von der Beachtung und Umsetzung der Grundrechte in den Pflegealltag wird das Wohlbefinden der Betreuten und damit die Pflegequalität entscheidend beeinflusst.

„Im alltäglichen pflegerischen Handeln bedeutet die Respektierung der Menschenwürde nichts anderes als die Einhaltung der in unserem Kulturkreis üblichen Verhaltensregeln für die Anrede, den Schutz der Intim- und Privatsphäre und die Respektierung des ‚Eigensinns' der Bewohnerinnen". (Braun/Halisch)

Das englische Gesundheitsministerium veröffentlichte 1989 die Prinzipien von „Homes are for living in" (Heime zum Leben) der Pflegeheimregistratur und -inspektion. Diese Prinzipien bzw. Grundsätze sollen dazu beitragen, die Lebensqualität in Heimen zu sichern.

Es sind die Rechte auf Privatheit, Selbstständigkeit, Individualität, Wertschätzung, Wahlfreiheit und ein verantwortbares Risiko. Die Prinzipien sind Wertmaßstäbe und Kriterien für die Qualität stationärer Einrichtungen in England. Inzwischen werden die Grundrechte auch im deutschsprachigen Raum als Modell eines werteorientierten Qualitätsmanagements eingesetzt.

Eine konsequente Orientierung an den Grundrechten muss bereits in der Ausbildung gelernt und geübt werden. Wie die Grundrechte als Kriterium für die Erfassung der Pflegequalität in unterschiedlichen Bereichen der Altenpflege eingesetzt werden können, zeigt die nachfolgende Checkliste Qualitätskriterien zur Lebensaktivität „Für eine sichere und fördernde Umgebung sorgen können" (s. auch Kap. 2.5 „Pflege alter Menschen im Altenpflegeheim").

Rechte von Heimbewohnern nach den Kriterien von „Homes are for living in"

1. **Privatheit:** das Recht allein, ungestört und unbeeinträchtigt zu sein, sowie öffentlich unbehelligt Beziehungen zu anderen Menschen pflegen zu können.
2. **Würde/Individualität:** die uneingeschränkte Anerkennung der intrinsischen Wertvorstellungen eines Menschen durch die Achtung seiner Einzigartigkeit und seiner persönlichen Bedürfnisse.
3. **Unabhängigkeit:** ohne Rechtfertigungszwang gegenüber irgendeiner anderen Person zu denken und zu handeln, einschließlich des Rechts, ein abgewogenes Risiko einzugehen.
4. **Wahlfreiheit:** die Möglichkeit, unbeeinflusst aus einer Reihe von Möglichkeiten wählen zu können.
5. **Rechtssicherheit** (Die Wahrung aller garantierten Bürgerrechte).
   – Glaubens-, Gewissens- und Meinungsfreiheit,
   – Brief-, Post- und Fernmeldegeheimnis,
   – Recht auf Leben und körperliche Unversehrtheit,
   – Unverletzlichkeit der Wohnung,
   – Teilnahme an Landtags-, Bundestagswahlen u. a.
6. **Selbstverwirklichung:** die Verwirklichung persönlicher Wünsche und Fähigkeiten in allen Bereichen des täglichen Lebens.

(aus Harris, Klie, Ramin 1995)

Für eine sichere und fördernde Umgebung sorgen können

Checkliste: Qualitätskriterien zur Lebensaktivität „Für eine sichere und fördernde Umgebung sorgen können" bezogen auf die Menschenrechte

Privatheit	• Können sich Bewohner alleine oder mit ihrem Besuch in ihr Zimmer zurückziehen und die Türe abschließen?
	• Ist sichergestellt, dass Mitarbeiterinnen nur mit Erlaubnis der Bewohner an deren Privateigentum gehen?
	• Wie weit werden aus Gründen der Sicherheit Wohnraum und Lebensstil des alten Menschen beeinträchtigt, reglementiert, z. B. keine Teppiche, weil mögliche Stolperfallen?
	• Kann der alte Mensch etwas zu essen in seinem Schrank aufbewahren, ohne dass er „Razzien" der Pflegekräfte befürchten muss?
Individualität, Würde	• Schützen Mitarbeitende die Intimsphäre der alten Menschen?
	• Können alte Menschen sicher sein, dass sie würde- und respektvoll behandelt werden (z. B. Anrede mit Herr/Frau und Familiennamen und Sie)?
	• Wird der alte Mensch bei der Ausübung religiöser Bedürfnisse und Übungen unterstützt, auch wenn die Einrichtung eine andere Weltanschauung vertritt?
Unabhängigkeit, Selbstständigkeit	• Inwieweit können Bewohner selbst bestimmen, was sie tun, wohin sie gehen möchten?
	• Wie viel selbstbestimmtes Risiko der alten Menschen können die Mitarbeiter aushalten, z. B. wenn Heimbewohner die Medikamenteneinnahme verweigern?
	• Wie viel Angst vor der Anschuldigung „Verletzung der Aufsichtspflicht" bestimmt das Handeln der Pflegepersonen?
Wahlfreiheit	• Können alte Menschen auch andere als ärztlich verordnete Medikamente einnehmen, wenn sie dies möchten?
	• Können Bewohner wählen, wo ihre Bargeldbeträge deponiert werden, z. B. Safe der Einrichtung oder Geldinstitut?
Rechtssicherheit	• Ist gewährleistet, dass alte Menschen die ihnen per Gesetz zustehenden finanziellen Mittel und z. B. Hilfen zur Rehabilitation korrekt erhalten?
	• Ist sichergestellt, dass der „Gesetzliche Betreuer" in allen Situationen die Belange des alten Menschen vertritt und zu seinem Wohl handelt und entscheidet?
	• Kann der alte Mensch sicher sein, dass beispielsweise bei der Ausübung seines Wahlrechts, wenn er dazu Hilfe benötigt, ausschließlich seine Entscheidung gilt?
	• Kann die Heimbewohnerin sicher sein, dass die Einrichtung pflegerisch, wirtschaftlich und juristisch nach dem derzeitigen Wissensstand korrekt und zu ihrem Wohl geführt wird, sind die Heimverträge rechtlich einwandfrei?
Selbstverwirklichung	• Können Bewohner ihre finanziellen Mittel ausschließlich nach eigenen Wünschen verwenden?
	• Unterstützen Mitarbeiterinnen auch ungewöhnliche Ideen, wenn der alte Mensch die Mittel dazu hat (z. B. Reise nach Mallorca, Anschaffung eines Abendkleides)?

5.11.4 Pflegen – für eine sichere Umgebung sorgen

Fürsorgepflicht

Mit dem Nachlassen von körperlichen und geistigen Kräften können auch die Fähigkeiten verloren gehen, Sicherheitsmaßnahmen selbst zu organisieren oder Gefahren zu erkennen und zu beseitigen. Dazu kommt häufig die fehlende Möglichkeit, Kontrolle auszuüben. Manche Pflegebedürftige sind aufgrund ihrer geistigen und seelischen Behinderungen in erhöhtem Maß der Gefahr ausgesetzt, sich oder anderen Schaden zuzufügen.

Beispiele:

- Eine spät erblindete Frau kann nicht nachprüfen, ob sie die richtigen Medikamente bekommt.
- Diabetiker sind darauf angewiesen, eine korrekte und wohlschmeckende Diät zu bekommen.
- Heimbewohner müssen sich darauf verlassen, dass die Rauchmelder in Räumen und Fluren funktionieren und die Mitarbeiterinnen sich im Brandfall richtig verhalten können.

- Psychisch Kranke können oft die Folgen ihres Verhaltens nicht abschätzen und daher nicht entsprechend reagieren.
- Demenzkranke finden sich in ihrer Umgebung nicht zurecht. ■

Die Aufgabe der Pflegefachkraft ist es, sich die möglichen Gefahrensituationen vorzustellen und sich darauf einzustellen. Sie muss bei jedem einzelnen Kranken oder Behinderten prüfen, ob bei ihm eine besondere Gefahr besteht, sich oder andere zu gefährden oder zu schädigen.

! Bei allen Maßnahmen, die zum Schutz einer Person ergriffen werden, ist das Selbstbestimmungsrecht als überragendes Rechtsgut und als Grenze jeder Maßnahme zu beachten.

Fürsorgepflicht kontra Selbstbestimmungsrecht?
Alle Maßnahmen, die zur Aufrechterhaltung einer sicheren Umgebung erforderlich sein können, reiben sich häufig mit den Maßnahmen, die auf ein selbstbestimmtes und selbstständiges Leben ausgerichtet sind. Es entstehen Konflikte zwischen dem Fürsorgeauftrag der Einrichtung und dem Selbstbestimmungsrecht alter Menschen.

Beispiele:
- Frau M. sammelt bei jedem Frühstück Butterpäckchen und Brotscheiben und bewahrt sie in ihrem Kleiderschrank auf, wo sie alt und ranzig werden. Es wurde schon beobachtet, dass sie ein verschimmeltes Brot gegessen hat.
- Frau O. ist es gewohnt, täglich allein einen Spaziergang durch ihr früheres Wohnviertel zu machen. In letzter Zeit vergaß sie häufig, sich dem Wetter entsprechend anzuziehen. Mehrere Male wurde sie von verschiedenen Personen zurückgebracht, weil sie so erschöpft aussah. „Man dürfe doch so eine alte Frau nicht allein herumlaufen lassen!". Soll man ihr das Ausgehen nur noch dann gestatten, wenn eine Mitarbeiterin sie begleiten kann?
- Herr M. ist aufgrund eines bösartigen Hirntumors vollständig pflegebedürftig. Er kann nicht sprechen und beim Essen besteht die Gefahr, dass er sich verschluckt. Der Arzt verordnet Ernährung über die Magensonde. Nachdem Herr M. sich selbst drei transnasale Sonden gezogen hat, soll eine PEG-Sonde gelegt werden. Die Mitarbeiter entnehmen aus seinen Reaktionen, dass er nicht mehr leben will. ■

Umgang mit Problemsituationen:

1. Pflegekräfte müssen die Rechte alter, kranker Menschen kennen, z. B. das Recht des demenziell und psychisch Kranken, und müssen informiert sein über das Haftungsrecht und den sich daraus ergebenden Konsequenzen, z. B. Haftung für fehlerhafte Handlungen bei pflegerischen Tätigkeiten.
2. Zur haftungsrechtlichen Absicherung müssen alle Gefahren, Unfälle und Maßnahmen zur Beseitigung (einschl. Gespräche) vollständig und mit Zeitangaben dokumentiert werden. Dokumentiert werden auch Kontaktaufnahmen mit Ärzten und entsprechende Verordnungen.
3. Träger und Leitungen von Einrichtungen müssen ihrer Mitarbeiterschaft „Leitlinien" geben zum Thema Risikobereitschaft und verantwortbares Risiko in unserer Einrichtung.
4. Das Gespräch über Problemsituationen in den Bereichs- und Stationsteams ist unerlässlich.
5. Teilnahme an Balint-Gruppen oder Supervision sollte verbindlich sein.

Sicherheit vermitteln durch Fachlichkeit

! Grundvoraussetzung für das Gefühl von Sicherheit und Wohlbefinden der Pflegebedürftigen ist die vertrauensvolle Beziehung zu den Pflegepersonen.

Dieses Gefühl vermittelt die Pflegefachkraft folgendermaßen:

- Sie gibt zu allen Handlungen mit und am alten Menschen die entsprechenden Informationen und vermeidet damit Unsicherheit und Angst.
- Sie informiert den Pflegebedürftigen, wenn erforderlich auch seine Angehörigen, über Ziele und Maßnahmen des Pflegeplans.
- Sie spricht den zu Betreuenden mit seinem Familiennamen an, Ausnahmen werden im Team gründlich überlegt und in der Dokumentation vermerkt.
- Sie sorgt dafür, dass persönliche Lebensgewohnheiten bei der Pflege und im Tagesablauf berücksichtigt werden.

Für eine sichere und fördernde Umgebung sorgen können

- Sie macht sich zum Anwalt für seine besonderen Probleme und individuellen Bedürfnisse.
- Sie achtet darauf, dass Heimbewohner jederzeit das Notrufsystem betätigen können.
- Sie bemüht sich, Termine und Absprachen zuverlässig einzuhalten.
- Sie achtet auf die individuellen Bedürfnisse nach Nähe und nach Alleinsein und wahrt die nötige Distanz, die für eine berufliche Beziehung nötig ist.
- Sie achtet und schützt die Intimsphäre der Betreuten.
- Sie beachtet die Schweigepflicht (§203 StGB) und geht verantwortlich mit der Dokumentation um.
- Fremdes Eigentum wird von ihr sorgfältig behandelt.
- Zu Angehörigen stellt sie eine vertrauensvolle Beziehung her.

Sicherheit bei der pflegerischen Versorgung:

- Sichere Medikamentenversorgung
  → Kap. 7.1 „Medikamente"
- Vermeidung von Bettlägerigkeit durch aktivierende Pflege
  → Kap. 5.2 „Sich bewegen können", prophylaktische Maßnahmen
- Verhinderung von Folgeschäden durch prophylaktische Maßnahmen
  → Kap. 5.4 „Sich pflegen können"
- Erste Hilfe in Notfallsituationen
  → Kap. 8.13 „Notfälle im Alter"
- Schutz vor gewaltsamen Übergriffen
  → Kap. 2.5 „Pflege alter Menschen im Altenpflegeheim"
- Präventive Maßnahmen bei demenziell und psychisch erkrankten Menschen
  → Kap. 6 „Betreuung und Pflege psychisch veränderter und kranker alter Menschen".

Unfallverhütung und Sicherheit im häuslichen Bereich

Im privaten Umfeld ist der alte Mensch oder seine Angehörigen für seine Sicherheit selbst verantwortlich. Die Pflegeperson achtet auf Unfallgefahren im Wohnbereich, z.B. defekte Elektrogeräte, ungenügende Lichtquellen und Stolperfallen, und trägt dazu bei, dass sie beseitigt werden.

Besteht eine vertrauensvolle Beziehung, werden Sicherheitsprobleme besprochen und gemeinsam nach Lösungen gesucht, z.B. der Einbau von Sicherungen, die Elektrogeräte selbsttätig ausschalten.
Durch die Pflegekasse (PflegVG) werden baulichtechnische Veränderungen bezuschusst, damit eine Wohnung behindertengerecht und barrierefrei gestaltet werden kann.
Zur Sicherheit von allein lebenden Personen gibt sie Hinweise auf Rufsysteme und vermittelt fachliche Beratung.
Pflegepersonen der ambulanten Pflege sollten jederzeit aktuelles Informationsmaterial und Broschüren zur Verfügung haben, die von den Pflegekassen, den Ministerien und dem Kuratorium Deutsche Altershilfe (KDA), Köln, herausgegeben werden.

Unfallverhütung in stationären Einrichtungen

Was als Standard an Sicherheitsvorkehrungen notwendig ist, wird durch das Heimgesetz und die Brandschutz-Verordnung vorgegeben. Der Träger ist gehalten, diese Standards zu erfüllen. Dabei ist er auf die Beobachtungsfähigkeit, die Fachkompetenz und das Verantwortungsbewusstsein der Mitarbeiterschaft angewiesen.
Nach den Vorschriften der Berufsgenossenschaften sind in den verschiedenen Bereichen einer Einrichtung Mitarbeiterinnen als Sicherheitsbeauftragte für die Einhaltung der Unfallverhütungsvorschriften (UVV) der Berufsgenossenschaft für Gesundheitsdienst und Wohlfahrtspflege (VBG 1, VBG 103 u. a.) und für Beratung und Aufklärung der Mitarbeiter und der Bewohner verantwortlich. Weiterhin sollte jede Pflegefachkraft als Ersthelfer in Notfällen tätig werden können (Kap. 8.13 „Notfälle im Alter").

Brandschutz

Wer die Tagespresse verfolgt, stellt fest, dass es häufig in Altenheimen oder anderen Gemeinschaftseinrichtungen brennt und Menschen dabei zu Schaden kommen. Vielleicht hätte die Katastrophe verhindert oder der Schaden verringert werden können, wenn das Pflegepersonal damit gerechnet hätte.
Was jede Mitarbeiterin und jede Nachtwache wissen muss und wonach sich Schülerinnen am Anfang des Praktikums erkundigen müssen, geht aus der Checkliste zum Brandschutz hervor. Abb. 5.**125** gibt eine Übersicht über Telefonnummern, die Leben retten können.

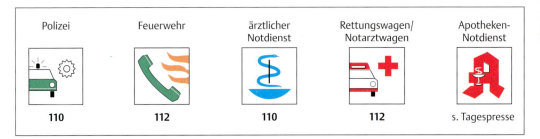

Abb. 5.**125** Lebenswichtige Telefonnummern

Checkliste zum Brandschutz

Fragen zum Brandschutz

Wir möchten Sie mit den sicherheitstechnischen Begebenheiten innerhalb unseres Bereiches vertraut machen. Bitte füllen Sie diesen Fragebogen aus. Unklarheiten besprechen Sie mit Ihrer Anleiterin. Mit weiteren Fragen wenden Sie sich an die/den Sicherheitsbeauftragten oder die Heimleitung.

1. Wie viele Feuerlösch-Trockengeräte gibt es im Haus und wo befinden sie sich?
   _____

2. Welche Rufnummer wählen Sie bei einem Brand?
   _____

3. Wann wählen Sie diese Telefonnummer?
   _____

4. Was geben Sie bei der Feuermeldung an?
   _____

5. Welche Personen sind darüber hinaus zu informieren?
   _____

6. Was ist in einem Brandfall als erstes zu tun?
   _____

7. Welche Fluchtwege gibt es im Haus?
   _____

8. Wie öffnet man eine Toilette, in der eine Person um Hilfe ruft?
   _____

9. In einem Brandfall dürfen keine Fenster und Türen ohne zwingenden Grund geöffnet werden. Warum?
   _____

10. Wie werden unsere Feuerlöscher betriebsbereit gemacht und wo?
    _____

11. Wo befindet sich die Feuerschutzverordnung, der Sie viele Antworten auf diese Fragen entnehmen können?
    _____

_____   _____
Datum   Unterschrift

5.11.5 Schutz der Gesundheit – hygienische Grundsätze

Gesundheit, Krankheit und Hygiene

Gesundheit. Wie Alter und Altsein erlebt wird, hängt im Wesentlichen von den objektiven Lebensbedingungen wie Gesundheit, sozioökonomischem Status, sozialem Netzwerk und von positiven Lebensereignissen ab. Aus diesen Komponenten entwickelt sich das subjektive Wohlbefinden wie Glück, Freude, Zufriedenheit und die Fähigkeit mit Belastungen wie chronischen Krankheiten, Behinderungen und Verlust des Partners umgehen zu können. Nach der Definition der Weltgesundheitsorganisation (WHO) ist Gesundheit ein Zustand vollkommenen körperlichen, geistigen und sozialen Wohlbefindens. Kritisch betrachtet müssen wir erkennen, dass dieser Zustand prinzipiell unerreichbar ist, aber im Bereich der Hygiene ein anzustrebendes Ziel ist. Wenn Gesundheit nicht nur von der Funktionsfähigkeit der Organe, sondern vom subjektiven Wohlbefinden des Einzelnen aus betrachtet wird, trifft folgende Definition für Gesundheit im Alter zu: „Gesundheit ist die Kraft, mit Einschränkungen zu leben" (Juchli 1997). Das beweisen schwerbehinderte und kranke alte Menschen, deren Lebensgeschichte von Krieg und Entbehrung geprägt ist, die jetzt in einer Umgebung leben, welche nicht ihr ursprüngliches Zuhause ist (z. B. Altenpflegeheim) und trotzdem „Wohlbefinden, sprich Gesundheit" ausstrahlen.

Eine allgemein anerkannte Definition zur Gesundheit älterer Menschen lautet:

> Gesundheit ist die Fähigkeit zur produktiven Auseinandersetzung mit den Folgen der Veränderungen des Körpers und seinen Leistungen (KDA 1996).

Krankheit. Gesundheit ist kein Besitz, über den wir nach unseren Vorstellungen verfügen können, sondern ein Zustand, der durch verschiedene Einflüsse jederzeit in Krankheit übergehen kann. Noch vor 100 Jahren führten in erster Linie die Infektionskrankheiten zum Tod, ca. 600 von 100 000 Menschen starben um 1850 an Tuberkulose (1980 waren es nur 3 von 100 000). Die heutigen häufigsten Todesursachen sind Herz-Kreislauf-Erkrankungen (ca. 50 %), bösartige Geschwülste (ca. 20 %), Krankheiten der Atmungsorgane (13 %) und Infektionskrankheiten (ca. 7 %). Während die Infektionskrankheiten durch vorbeugende Maßnahmen, z. B. Impfungen und gezielte chemotherapeutische Behandlungen rapide zurückgegangen sind, haben Krankheiten wie Herzinfarkt, Apoplexie, Diabetes mellitus, Leberzirrhose, Rheuma stark zugenommen. Ca. 80-90 % aller chronischen Krankheiten gehören zu den Zivilisationskrankheiten (Krankheiten, die bei Naturvölkern selten oder gar nicht auftreten). Ebenso ist ein deutlicher Anstieg der psychischen Störungen und Leiden zu beobachten.

Trotz aller medizinischen Fortschritte leiden und sterben viele Menschen an Krankheiten, die durch eine gesundheitsbewusste Lebensführung beeinflusst und vielleicht vermieden werden könnten.

> **!** Das Erreichen eines hohen Alters in relativer Gesundheit wird in hohem Maß von unserem Gesundheitsverhalten in den vorausgegangenen Lebensphasen beeinflusst.

Hygiene.

> Hygiene bedeutet Schutz der Gesundheit des Menschen vor Bedrohungen aus seiner Umwelt.

Das viel verwendete Wort *Hygiene* bedeutet im griechischen Ursprung „gesund", „der Gesundheit zuträglich" und sinngemäß „gut leben". Als Wissenschaft befasst sie sich mit der Gesunderhaltung der einzelnen Menschen und der Völker. Das Ziel der Hygiene ist umfassend: Gesundheit körperlich, seelisch-geistig und sozial zu erhalten und Krankheit zu verhindern. Man unterscheidet die Bereiche Umwelthygiene, Sozialhygiene, Individualhygiene und Psychohygiene. Die Deutsche Gesellschaft für Hygiene und Mikrobiologie hat in einer Denkschrift folgende Definition gegeben:

> Hygiene ist die Lehre von der Verhütung der Krankheiten und der Erhaltung und Festigung der Gesundheit. Sie befasst sich mit den belebten und unbelebten Faktoren, die auf die Gesundheit in fördernder oder schädigender Weise einwirken. Sie untersucht diese Faktoren vor Ort und im Laboratorium, klärt ihre Wirkungsweise auf und bewertet sie aus ärztlicher Sicht. Sie entwickelt Grundsätze für den Gesundheitsschutz und erarbeitet vorbeugende Maßnahmen für die Allgemeinheit und den Einzelnen. Hierzu bedient sie sich einer Vielzahl wissenschaftlicher Methoden aus

den Gebieten der Medizin, der Naturwissenschaften und der Technik.

Hospitalismus

Jeder kranke, behinderte oder altersschwache Mensch ist in Gefahr, aufgrund eines Krankenhaus- oder Heimaufenthaltes zu seiner Krankheit weitere körperliche und seelische Schäden zu erleiden. Diese negativen Folgen der Pflegesituation, z. B. aufgrund von Pflegefehlern, werden als Hospitalismus bezeichnet.

Ursprünglich bezeichnete man mit dem Begriff Hospitalismus (klassischer Hospitalismus) die Infektionskrankheiten, die ein Kranker während eines Hospitalaufenthaltes erworben hat, z. B. das Kindbettfieber der Wöchnerinnen, der „Hospitalbrand" (Gasödemerkrankung), Wundrose und Sepsis. Im Mittelalter verstarben die meisten der im Hospital versorgten Kranken an einer Sepsis oder übertragbaren Infektionskrankheit wie Typhus, Cholera, Tuberkulose.

Physiologischer Hospitalismus

Der physiologische Hospitalismus ist gekennzeichnet von körperlichen Veränderungen aufgrund von Bewegungsmangel, falscher Lagerung und fehlenden prophylaktischen Maßnahmen, z. B. Atrophie (Schwund) der Beinmuskulatur. Verkümmern von bis dahin noch gesunden Funktionen (z. B. an den Händen) oder Entstehen eines Spitzfußes. Dazu gehören Zweiterkrankungen wie Dekubitus, Thrombose, Kontrakturen der Gelenke, Obstipation, Zystitis, Pneumonie.

! Pflege, die aufgrund von Unkenntnis, Fahrlässigkeit und Zeitmangel Schäden hervorruft, die verhütet werden können, wird in der Skala der Pflegequalität als „gefährliche Pflege" beschrieben (Kap. 4.5 „Pflegequalität in der Altenpflege").

Psychischer Hospitalismus (Deprivationssyndrom)

Das Deprivationssyndrom (lat. deprivare = berauben) wurde zuerst an Heimkindern beobachtet und beschrieben. Es äußert sich durch eine verlangsamte, gestörte körperliche, sprachliche und geistige Entwicklung der Kinder und Auffälligkeiten im Verhalten. Die Ursachen liegen in der mangelhaften psychischen Betreuung der Kinder; es fehlen Zuwendung, Liebe und Geborgenheit durch Bezugspersonen aufgrund einer *Massenpflege*.

Symptome einer Deprivation beobachtet man auch an alten und behinderten Menschen in Langzeit-Pflegeeinrichtungen. Die Bewohner sind ihrer Selbstständigkeit „beraubt". Sie haben keine Aussicht, das Heim zu verlassen. Ihre Rechte sind eingeschränkt, sie verlieren ihre Rolle, Besitz, Identität, Handlungsspielraum, Privatheit und Intimität. Sie haben keine Möglichkeit ihren individuellen Lebensraum mitzugestalten. Es ist zu beobachten, dass auch neue Bewohner bald ihre eigenen „Bedürfnisse" vergessen. Sie gehen früh zu Bett, obwohl das ihrem früheren Lebensrhythmus widerspricht. Sie sind auffallend lieb und dankbar für jeden Handgriff. Der Abbau von körperlichen und geistigen Fähigkeiten, z. B. Verwirrtheit, schreitet schnell voran.

» Man weiß, dass unter total reizarmen Bedingungen Menschen auf diese Reizlosigkeit dadurch reagieren, dass sie anfangen, etwas mit sich selbst zu machen. Das kann Gesang, Gelalle, Onanieren, Angst, Schreien, sich kneifen u.ä. sein«

(Dörner u. Plog 1980).

Symptome des psychischen Hospitalismus an Heimbewohnern:

- **Passivität:** Gleichgültigkeit gegenüber der Umwelt; fehlende Bereitschaft, bei der Körperpflege mitzuhelfen oder sich an einer Aktivität zu beteiligen.
- **Apathie:** Auffallende Teilnahmslosigkeit, Ansprechbarkeit und Reaktionen sind herabgesetzt.
- **Vernachlässigung des Äußeren:** Die Körperpflege wird nicht oder nur unregelmäßig durchgeführt, die Kleidung ist unwichtig, oft zieht man sich nicht richtig an, auch beim Essen läßt man sich gehen.
- **Depressionen:** Der Kranke fühlt sich niedergeschlagen, mutlos, hoffnungslos, er wacht früh auf ohne wieder einzuschlafen. Gleichzeitig klagt er über körperliche Beschwerden, ohne dass sich objektiv etwas feststellen läßt.
- **Feindseligkeit, Reizbarkeit** sind oft Ausdruck von Neid und Eifersucht.
- **Verweigerung der Nahrungsaufnahme** ist meist verbunden mit der Äußerung: „Es hat ja doch alles keinen Sinn mehr." Die Folge ist starke Abmagerung (Kachexie) und Austrocknung (Exsikkose).
- **Regressives Verhalten** äußert sich in scheinbar kindlichen Verhaltensweisen, z. B. möch-

ten die Bewohner „gefüttert" werden, sie machen sich hilflos, um die gleiche Pflege und Zuwendung zu bekommen, wie die schwerkranke Zimmernachbarin.

- **Einnässen** und **Einkoten** ohne dass organische Gründe für eine Inkontinenz vorliegen, gehören ebenfalls zu den Symptomen der Regression. Von Kindern kennt man das nächtliche Bettnässen (Enuresis) als Ausdruck einer seelischen Störung.
- **Regression** ist der Rückzug in einer Konflikt- oder Überforderungssituation auf frühere Entwicklungsstufen, z. B. Wiederauftreten frühkindlicher Verhaltensweisen als Abwehrmechanismus.

 Hospitalismussymptome sind Zeichen von gefährlicher Pflege.

Ursachen sind nach E. Grond Pflegemängel in stationären Einrichtungen:

- Qualifikationsmängel, zu wenig Fachkräfte, Hilfskräfte werden nicht angeleitet;
- Personal- und Zeitmangel,
- Zuwendung erhalten nur Personen, die intensive Pflege brauchen;
- Eigeninitiative wird nicht gefördert, man macht alles für die Bewohner, selbst die Brote kommen gestrichen und belegt aus der Küche (Überversorgung),
- wegen fehlender Beschäftigung und Anregung wird Langeweile gefördert.
- die Kommunikation ist einseitig, man spricht *über*, nicht *mit* dem Bewohner,
- die Sprache der Pflegepersonen ist nicht angemessen: „Wir" gehen jetzt zur Toilette,
- die Atmosphäre im Pflegebereich, im Heim ist gespannt, die Mitarbeiterinnen wirken bedrückt und ängstlich.

Infektiöser Hospitalismus (Krankenhausinfektion)

D „Eine Krankenhausinfektion (nosokomiale Infektion) ist jede durch Mikroorganismen hervorgerufene Infektion, die im ursächlichen Zusammenhang mit einem Krankenhausaufenthalt steht, unabhängig davon, ob Krankheitserscheinungen vorhanden sind oder nicht."

Die Identifizierung von Mikroorganismen als Krankheitsursache, die Möglichkeit, sie sichtbar zu machen und sich durch antiseptische Maßnahmen und Impfungen vor ihnen zu schützen, rettete vielen Menschen das Leben. Aber erst die Entdeckung und Entwicklung der Sulfonamide und Antibiotika brachte wirklichen Erfolg in der Behandlung von Volksseuchen, den sog. Geißeln der Menschheit.

Doch man hatte nicht mit der „Intelligenz" der Mikroorganismen gerechnet. Im Laufe der Behandlung entwickelten sie eine Resistenz (Widerstandsfähigkeit) gegen Antibiotika. Der Grund für die Resistenzentwicklung liegt in der Anpassungsfähigkeit der Mikroorganismen. Durch die Veränderung ihrer Erbanlagen werden die meisten Krankheitserreger nach der Behandlung nicht nur aggressiver, sondern auch gefährlicher, und es gibt dann immer weniger oder keine chemischen Mittel, sie zu bekämpfen.

Die Folge dieser Resistenzentwicklung ist die Zunahme nosokomialer Infektionen.

Zu den nosokomialen Infektionen gehören Harnwegsinfekte, Infekte der Atmungsorgane, Wundinfektionen und Sepsis.

Die Hospitalkeime leben auf der Haut und Schleimhaut des Nasen-Rachen-Raumes von gesunden Pflegepersonen und Ärzten, sie haften an Gebrauchsgegenständen wie Matratzen und Bettdecken, in Badezimmern, Toiletten und an Haaren und Kleidung des Pflegepersonals. Die Hauptursachen für die immer wieder auftretenden Hospitalinfektionen sind fahrlässiger Umgang mit antiseptischen Mitteln und Antibiotika und Nichtbeachten der Hygienevorschriften, aber auch Zunahme hospitalisierter Problempatienten.

Beispiel

wie an einer Person alle Formen von Hospitalismus auftreten können:

Frau M., 79 Jahre alt, lebt im „Heim am Park". Vor ihrem Umzug ins Heim hatte sie ihren Haushalt selbstständig versorgt und Einkäufe getätigt. Doch bei einem Sturz auf der Kellertreppe erlitt sie eine Oberschenkelhalsfraktur. Bei ihrer Entlassung aus dem Krankenhaus konnte sie mit einer Gehhilfe und in Begleitung einer Pflegeperson die wenigen Schritte zur Toilette gehen. Nach Angaben der Krankengymnastin sei noch ein intensives Gehtraining nötig, damit sie ihre Angst verliert und sicherer wird. Es war ihr bewusst, dass sie nicht in der Lage war, allein in ihrer Wohnung zu leben. Deshalb entschloss sie sich, in das Altenpflegeheim zu ziehen.

Frau M. hat Mühe, sich in der neuen Umgebung einzuleben. Nachdem sie gefragt hat, ob die im Krankenhaus begonnenen Gehübungen hier fortgesetzt werden, kommt sehr unregelmäßig zu unterschiedlichen Zeiten eine Helferin, die einige Schritte mit ihr geht. Sie ermüdet jedoch rasch, und die Helferin, die die Belastbarkeit von Frau M. nicht einschätzen kann, begleitet sie nach kurzer Zeit wieder ins Zimmer. Drei Monate nach ihrem Sturz ist sie noch nicht in der Lage, allein zur Toilette zu gehen.

Morgens wird sie am Waschbecken gewaschen. Sie möchte das gern so weit wie möglich selbst tun, doch sie bekommt zur Antwort, dass es schneller geht, wenn sie sich waschen lässt. Wenn ihr ihre Unselbstständigkeit bewusst wird, fängt sie an zu weinen.

Im Laufe der Zeit wird Frau M. immer stiller. Bei den Mahlzeiten isst und trinkt sie wenig, das meiste wird von der Stationshilfe abgeräumt. Aufgrund ihrer Klagen über Müdigkeit bleibt sie häufig auch tagsüber im Bett. Die Nachtwache berichtet bei der Dienstübergabe: Frau M. sei in der Nacht unruhig und schlafe wenig. Sie habe häufig eingenässt und melde sich nicht mehr, wenn sie zur Toilette muss.

Als die Tochter zu Besuch kommt, findet sie ihre Mutter im Bett liegend vor. Die Augen sind glänzend und abwesend. Sie erkennt ihre Tochter erst nach längerem Besinnen. Nach Auskunft einer Mitarbeiterin besteht der Verdacht einer Lungenentzündung. Außerdem sind beide Füße wegen einer Pilzinfektion verbunden. Die Tochter ist erschrocken über den starken körperlichen Verfall und das apathische Verhalten ihrer früher so aktiven und selbstsicheren Mutter. ■

Anregung
- Welche Zeichen von psychischem, physiologischem und infektiösem Hospitalismus sind in diesem Beispiel enthalten?
- Was sind nach Ihrer Meinung die Ursachen für diesen Zustand?
- Entwickeln Sie einen „Pflegeplan" für Frau M.

Entstehung und Ausbreitung von Infektionen

Krankheitserreger

Verursacher von Infektionen sind Mikroorganismen (Kleinstlebewesen) mit einer krank machenden (pathogenen) Eigenschaft, die in den Körper eindringen und sich dort vermehren.

Grundsätzlich ist jede Erkrankung, die durch Krankheitserreger ausgelöst wird, eine Infektionskrankheit. Von übertragbarer Infektionskrankheit spricht man, wenn der an der Infektion Erkrankte ansteckend, d. h. infektiös ist. Je leichter die Übertragung vor sich geht, um so ansteckender (sehr infektiös) ist die Krankheit. Sehr ansteckend sind z. B. verschiedene Grippearten (Influenza), die alljährlich in den Wintermonaten auftreten, und andere Virusinfektionen wie Windpocken.

Für Pflege und Desinfektion sind drei Gruppen von Erregern besonders wichtig: Bakterien, Pilze und Viren (Abb. 5.**126a** u. **b**).

Bakterien

Sie sind einzellige Lebewesen, die sich durch Zellteilung vermehren. Da sie keinen Zellkern besitzen, gehören sie zu den Prokaryonten. Bakterien bilden die größte Gruppe der Krankheitserreger. Unter dem Mikroskop sind sie nur unter 1000facher Vergrößerung zu erkennen. Sie werden unterschieden nach der Struktur ihrer Zellen, ihrer Anordnung und nach ihrem färberischen Verhalten in der Gramfärbung. Nach diesem speziellen Verfahren lassen sich zwei große Bakteriengruppen unterscheiden, die als grampositive Kokken oder gramnegative Stäbchen bezeichnet werden. Für die Mikrobiologie ist wichtig, dass sie sich auf künstlichem Nährboden züchten lassen (Abb. 5.**127**).

Unterscheidung nach der Form:

- Kokken (Kugeln):
  - Streptokokken (Kettenkokken),
  - Staphylokokken (Haufenkokken),
  - Diplokokken (Doppelkokken), z. B. Gonokokken, Pneumokokken,
- Stäbchen = Bazillen, Clostridien (sporenbildende Stäbchenbakterien),
- Vibrionen und Spirochäten (gekrümmte Stäbchen) = Leptospiren und Treponemen.

Tabelle 5.**20** geht auf die besonderen Merkmale und pathogenen Eigenschaften von Bakterien ein, Tab. 5.**21** beschreibt die Krankheiten, die verschiedene Bakterien auslösen können.

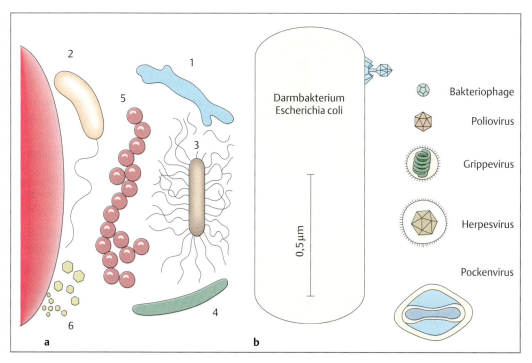

Abb. 5.**126a** u. **b** Krankheitserregende Bakterien und Viren im Größenvergleich mit einem roten Blutkörperchen.
a 1 Diphtherie-, 2 Cholera-, 3 Typhus-, 4 Tuberkulose-, 5 Eitererreger, 6 Viren
b Verschiedene Virusformen mit einem Darmbakterium als Größenvergleich

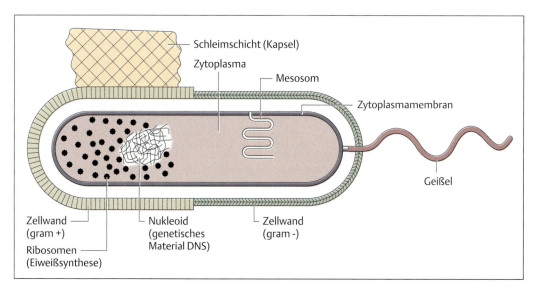

Abb. 5.**127** Schematischer Aufbau einer Bakterienzelle

Tabelle 5.**20** Besondere Merkmale und pathogene Eigenschaften von Bakterien

Charakteristikum	Beschreibung
Kapsel	Eine gallertartige, kohlenhydrathaltige Hülle gibt Schutz gegen Abwehrstoffe des erkrankten Organismus, gegen Antibiotika und Desinfektionsmittel. Kapselbakterien sind Klebsiella, Diplokokken u. a.
Sporen	Sie entstehen im Inneren der Bazillenzelle, nach außen haben sie eine feste widerstandsfähige Membran. Aufgrund des reduzierten Stoffwechsels können sie jahrzehntelang in der Außenwelt lebensfähig bleiben (Ruhe oder Dauerform), z. B. Tetanusbazillen, Botulinusbazillen (Botulismus). Eine Hitzeresistenz führt dazu, dass Sporen erst bei Temperaturen von 120 °C und höher abgetötet werden.
Säurefestigkeit	Tuberkulosebakterien z. B. sind durch einen hohen Anteil von Wachsen und Fetten in der Zellwand säurefest und damit z. T. resistent gegen chemische Einflüsse (beachte Desinfektionsmittelwahl), außerhalb des menschlichen Körpers können sie z. B. im Staub jahrelang überleben.
Toxine (= Giftstoffe)	Tetanusbazillen bilden das Tetanospamin (Neurotoxin), das zum Wundstarrkrampf führt. Botulinusbazillen bilden Botulismustoxin (Neurotoxin), das Muskellähmungen bis hin zur Atemlähmung verursacht.
Enzyme	Bakterien bilden Enzyme (früher Fermente), Streptokinase der hämolytischen Streptokokken löst das Fibrin (Faserstoff des Blutes) auf, Leukozidin der Staphylokokken lähmt die Leukozyten (weiße Blutzellen). Diese Stoffe werden in der Pharmazie und chemischen Industrie verwendet.
Pyrogene	sind hitzebeständige Substanzen, die von pathogenen und apathogenen Bakterien gebildet werden und bereits durch kleinste Mengen im menschlichen Körper Fieber und Schüttelfrost hervorrufen.
Anaerobier	sind Bakterien, die unter Sauerstoff-Abschluss (O_2) leben. Dazu gehören Tetanus-, Botulismus-, Gasbrandclostridien.
Aerobier	hingegen benötigen zum Wachstum Sauerstoff.
Fakultativ anaerobe Bakterien	können mit und ohne Sauerstoff leben und wachsen.

Tabelle 5.**21** Erkrankungen durch Bakterien

Erregerart	Krankheitsbilder
Staphylokokken (z. B. Staphylococcus aureus: resistente Hospitalkeime)	Infektionen der Haut und Hautanhangsgebilde; Furunkel, Karbunkel, Schweißdrüsenabszesse, Wundeiterungen, ferner Knochenmarkseiterungen, Mittelohrentzündungen, Lungenentzündungen
Streptokokken (z. B. Legionellen)	Erkrankungen spielen sich vorwiegend an der Haut und an den Schleimhäuten ab, z. B. Erysipel (Wundrose). Mandel-, Mittelohr-, Hirnhaut-, Herzinnenhaut-, Bauchfellentzündungen, Lungenerkrankungen (z. B. Legionärskrankheit)
Tuberkelbazillen	befallen vorwiegend die Lunge, aber auch Lymphknoten, Knochen, Niere, Haut, Hirnhaut; Tbc = Tuberkulose (Kap. 8.10 „Infektionserkrankungen")
Kolibakterien	Blasen-, Nierenbecken-, Bauchfell- und Gallenblasenentzündungen
Salmonellen (Gastroenteritiden) **Shigellen** (bakt. Ruhr)	führen zu Durchfällen, z. T. mit Fieber, verbunden mit Leberschmerzen, schmerzhaften Entleerungen mit Schleim, Blut, Wasser- und Kochsalzverlust. Bei alten Menschen kann ein Nierenversagen auftreten (Kap. 8.10 „Infektionserkrankungen"
Treponema pallidum (Spirochäte),	Erreger der Geschlechtskrankheit Syphilis (Lues)
Vibrio cholerae	Cholera (Gallenbrechdurchfall)

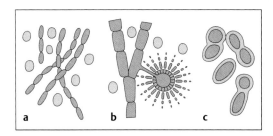

Abb. 5.**128a–c** Beispiele von Pilzen, die beim Menschen Krankheiten hervorrufen können
a Hefepilz Candida albicans
b Schimmelpilz, Aspergillus fumigatus
c Hefepilz Cryptococcus neoformans (Pilzzellen von einer Schleimkapsel umgeben)

Pilze (Myzeten, Fungi)

Zu den Verursachern von Pilzkrankheiten gehören Fadenpilze, Hefen, Schimmelpilze und Aktinomyzeten. Diese Mikroorganismen unterscheiden sich von den Bakterien durch Zellaufbau und Zellform. Typisch sind Pilzfäden (Hyphen), die zentimeterlang werden können und ein Geflecht bilden, das sich um die Wirtszellen legt und als Schmarotzer von ihnen lebt. Pilze haben ihren natürlichen Lebensraum im Erdboden. Wildlebende Tiere sind deshalb häufig pilzinfiziert, z. B. Mäuse, Igel, aber auch Katzen. Blumentopferde enthält meist Schimmelpilze, deren Sporen nach Einatmen Mykosen der Atemwege verursachen können. Ideale Wachstumsbedingungen für Pilze bieten feuchte, dunkle, warme Kammern, z. B. zwischen den Zehen und Hautfalten.
Man unterscheidet (Abb. 5.**128a–c**):

- Dermatophyten (Fadenpilze): Sie befallen die Haut und Nägel.
- Hefen (Sprosspilze = Candida): verursachen vor allem Haut- und Schleimhautinfektionen. Bei abwehrgeschwächten Personen können auch innere Organe befallen werden.
- Schimmelpilze befallen vor allem die inneren Organe (Systemmykosen).

Erkrankungen durch Pilzinfektionen (Mykosen)

- *Pilzinfektion der Haut, Haare und Nägel*: Einen speziellen Fußpilz gibt es nicht, auch keine reinen Hautpilze, die nur die Haut befallen. Selbst die sog. Dermatophyten (Hautpilze) können auch die Lymphdrüsen befallen. Hefepilze wandern von der Haut in innere Organe und umgekehrt. Von pilzinfizierten Finger- und Fußnägeln werden Pilzsporen überall verstreut (Abb. 5.**129**).
- *Pilzinfektionen der Atemwege*: Alte Menschen mit Krankheiten der Atemwege müssen vor einer zusätzlichen Pilzinfektion geschützt werden. Sprosspilze (Candida) bilden den Soor der Mundhöhle, einen weißlichen Belag der Zunge, der sich in den Atemwegen bis zur Lunge ausbreiten kann und vorwiegend bei Personen mit geschwächter Abwehrkraft wie Säuglingen, alten Menschen, Diabetikern und Schwerkranken, Tumorkranken und Sterbenden auftritt. 90 % der Pilzinfektionen entstehen durch Candida albicans.
- *Pilzinfektionen des Urogenitaltraktes*: Pilzinfektionen der weiblichen und männlichen Genitalien, bei Frauen auch in den Hautpartien unter den Brüsten sind in der Altenpflege häufig zu beobachten (Kap. 8.1 „Infektionserkrankungen").

Viren

Viren (Einzahl: das Virus, lat. Gift) Sie sind die kleinsten aber „raffiniertesten" Krankheitserreger. Sie sind nur ultramikroskopisch (Vergrößerung 1:3000) sichtbar zu machen. Sie haben nur *eine* Art von Nukleinsäure, entweder DNA oder RNA. Sie haben keinen eigenen Stoffwechsel und können sich nur mit Hilfe einer Wirtszelle vermehren, indem sie die eigene Erbinformation mit der DNS der Zelle verbinden (Synthese) und diese zur Bildung von Viren zwingen (Abb. 5.**130**).
Vermehrungsfähigkeit. Ein Virus wird erst im Körper zum Leben erweckt. Ein einziges Virus kann innerhalb von sieben Stunden bis zu 20 000 Nachkommen haben. Mehr als 500 Virusarten hat die medizinische Forschung bisher entdeckt und es ist davon auszugehen, dass es noch unbekannte Viren und Neuentwicklungen gibt. Weitere **Virenformen** sind (Abb. 5.**131**):

- *Bakteriophagen* (phagen = fressen) sind Viren, die sich in der Bakterienzelle vermehren und sie zum Platzen bringen. Die neu gebildeten Phagen können sich an weitere Bakterienzellen anheften.
- *Prione* sind mit großer Wahrscheinlichkeit Proteinmoleküle, die bestimmte degenerative Erkrankungen des ZNS wie Creutzfeldt-Jakob-Krankheit, Kuru, Scrapie der Schafe oder bovine spongiforme Enzephalopathie (BSE) der Rinder verursachen.

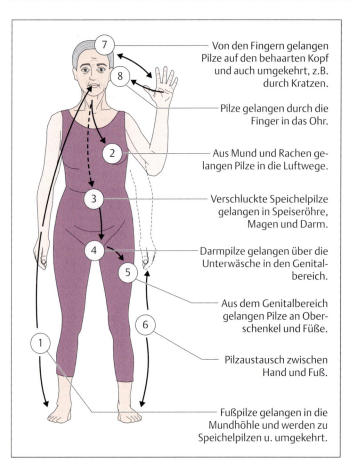

Abb. 5.**129** Haut- und Schleimhautpilze wandern

- *Viroide* (nacktes Mini-Virus) besitzen im Unterschied zu Viren keine Eiweißhüllen. Sie sind tausend- bis hunderttausendmal kleiner als bisher bekannte Viren. Beim Menschen ist das Hepatitis-D-Agens (Delta-Agens) als viroid bekannt.

Übertragung: Viren können gleich einem Staubkörnchen Jahre und Jahrzehnte herumliegen. Sie brauchen keine Nahrung, kein Wasser und sind absolut leblos. Aus diesem Grund können sie auch nicht aus eigener Kraft von einem Menschen zum anderen gelangen. Trotzdem sind sie fähig, innerhalb kurzer Zeit z. B. eine Grippe-Epidemie auszulösen, die sich von einem Kontinent zum anderen ausbreitet. Ursache ist ihre Winzigkeit, die sie mit dem Luftstrom schweben lässt. Sie werden mit dem Atem zugepustet, mit Speicheltröpfchen beim Husten und Niesen, beim Küssen oder mit dem Händedruck weitergetragen. Wenn die Viren einmal im Körper sind und dort z. B. eine Herpes-simplex-Infektion (Lippenherpes) hervorgerufen haben, dann bleibt nach Ausheilen der Infektion ein Teil der Viren im Körper zurück. Sie können noch Jahre später, vorwiegend bei älteren Menschen, eine Gürtelrose (Herpes zoster) auslösen.

Von Viren verursachte Krankheiten: Mumps, Masern, Röteln, Kinderlähmung (Poliomyelitis), Pocken, Leberentzündung (Hepatitis), Aids, Hirnhautentzündung (Enzephalitis), Gürtelrose, Tollwut, einige gut- und bösartige Geschwülste, Schnupfen, Grippe u. a. Eine typische Viruskrankheit im Alter ist die Gürtelrose (Herpeszoster-Infektion).

Gegen viele dieser Infektionskrankheiten hat der alte Mensch eine Immunität erworben. Problematisch sind Grippevirusinfektionen, da sie im höheren Alter eher zum Tod führen. Eine Schutzimpfung gegen Grippe ist deshalb besonders für Heimbewohner zu empfehlen.

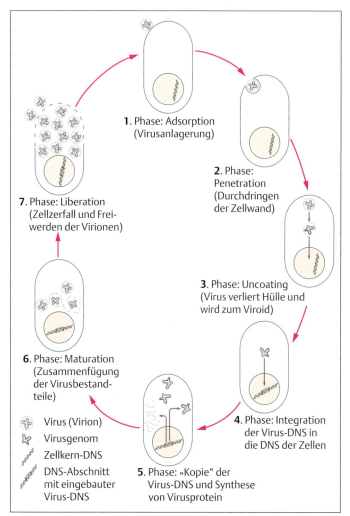

Abb. 5.**130** Vermehrungsvorgang von Viren mit Zerstörung der Wirtszelle

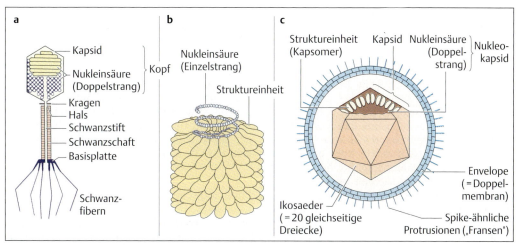

Abb. 5.**131a–c** Virion-Typen (schematisch)
a komplexes Virion (T-Phage), **b** helikales Virion (Tabakmosaik-Virus), **c** kubisches Virion (Herpes-Virus)

Tabelle 5.22 Übertragungsarten pathogener Mikroorganismen

Direkte Übertragung	Beispiele
Kontakt-/Schmierinfektion (= fäkal-orale Übertragung)	durch Ausscheidungen: Harnwegsinfektionen, Durchfallerkrankungen
Tröpfcheninfektion (= aerogene Übertragung)	durch Niesen, Husten, Sprechen: Erkältungskrankheiten, Grippe, Tuberkulose
Übertragung über die Haut	Hautverletzungen bieten eine Eintrittspforte für Keime durch Berührung von infizierten Körperflüssigkeiten und Ausscheidungen (Hepatitis, Aids, u.a.) z.B. Stichverletzungen mit unsterilen Kanülen: Spritzenabszess
Übertragung über die Plazenta (während der Schwangerschaft)	von der Mutter auf den Fötus: Röteln, Syphilis, Aids
Perinatale Übertragung (während der Geburt)	Infektionen im Geburtskanal: eitrige Bindehautentzündung durch Gonokoken Pilzinfektionen mit nachfolgendem Mundsoor
Genitale Übertragung (beim Geschlechtsverkehr)	Pilzinfektionen (Pingpong-Effekt) bakterielle Infektion: Gonorrhö, Syphilis Virusinfektionen: Aids, Herpes genitalis

Indirekte Übertragung	Beispiele
Übertragung durch Lebensmittel	Sog. Lebensmittelvergiftungen: Durchfall und Erbrechen durch Salmonellen, Staphylokokken, Clostridien u. a.
Übertragung durch Trinkwasser, Erde, Staub	verseuchtes Trinkwasser: Ruhr, Typhus, Schimmelpilzinfektionen, Tetanus
Übertragung durch kontaminierte Gegenstände	fehlende oder mangelhafte Desinfektion von kontaminierten Gegenständen, Instrumenten
Übertragung durch Arthrophoden (tierische Zwischenwirte)	z. B. Malaria, Gelbfieber, Zecken-Enzephalitis
Übertragung durch Menschen z. B. durch Hände vom Pflegepersonal	Keime haften an Gegenständen und werden durch Anfassen aufgenommen und weitergegeben. Durch Berühren von Mund, Augen oder Nase mit ungewaschenen Händen kommt es zur Übertragung

Grenzen der Therapie. Alle anderen Krankheitserreger, die den Menschen befallen, siedeln nicht innerhalb der Zellen, sondern außerhalb in den Zwischenräumen. Dort sind sie mit Pharmaka vergleichsweise leicht zu treffen. Eine gezielte chemische Behandlung der Viren würde auch immer die Wirtszelle schädigen. Deshalb gibt es die Anti-Virus-Pille noch nicht. Doch der Organismus hat ein eigenes Abwehrsystem gegen Viren. Er bildet Antikörper, die ihn noch Monate oder Jahre gegen eine erneute Infektion immun machen. Diesen Schutz kann man auch künstlich schaffen, indem geschwächte oder abgetötete Viren, z. B. Pocken, Polio, Röteln durch Impfung dem Körper zugeführt werden und dieser mit der Bildung von Antikörpern reagiert.
Weitere Informationen: Kap. 8.10 „Infektionserkrankungen".

Ausbreitung von Krankheitserregern

Die Infektionsquelle ist der Ort, an dem die Erreger leben und von dem aus sie sich auf den Infektionsweg begeben. Infektionsquellen sind erkrankte Menschen und Tiere, aber auch unbelebte Stoffe, sofern die Lebensbedingungen für diese Erregerart ausreichend sind. Die Übertragung von der Infektionsquelle auf den Empfänger (Infektionsmodus) erfolgt auf direktem oder indirektem Übertragungsweg und hängt von der Lebensfähigkeit der Erreger in der Außenwelt ab (Tab. 5.22).

Physiologischer Schutz

In erster Linie schützen die gesunde, intakte Haut und Schleimhaut den menschlichen Organismus vor dem Eindringen von Krankheitskeimen. So können Keime, die sich z. B. auf der

Für eine sichere und fördernde Umgebung sorgen können

Tabelle 5.**23** Aufhebung der Schutzmechanismen durch Pflegemaßnahmen

Beispiel	Natürlicher Schutz	Aufhebung des Schutzes durch:
Haut	fettes Zellgefüge Säureschutzmantel	Injektionen, Blutentnahmen zu häufiges Waschen scharfe Seife ungeeignete Desinfektionsmittel
Atemwege	Flimmerepithel Schleimabsonderung Husten und Niesen	unsaubere Inhalationsgeräte Nähr- und Sauerstoffsonden Tracheotomiekanülen unsterile Absaugkatheter
Blutkreislauf	keine Öffnung nach außen, Antikörper im Blut	Öffnung durch Venenkatheter, Punktionen der Vene bei Blutentnahme, Anlegen eines Shunt
Harnwege	Blasenschließmuskel Urinflussrichtung	Katheterisieren, Dauerkatheter Rückfluss bei falschem Niveau des Urinbeutels, bei Frauen falsche Waschrichtung bei der Intimpflege.

Hand oder an den Füßen niedergelassen haben, durch Waschen entfernt werden. Außerdem ist der Körper äußerlich und innerlich von Millionen Mikroorganismen besiedelt, der Normalflora. Diese Bakterien und Pilze haben an ihrem natürlichen Standort, z. B. auf der Haut, in der Mundhöhle, im Darm und im weiblichen Genitalbereich, wichtige Aufgaben zur Aufrechterhaltung bestimmter Lebensfunktionen und zur Abwehr von Krankheitskeimen. Pathogene Keime werden durch apathogene Keime am Wachsen und Vermehren gehindert. Wenn das natürliche Gleichgewicht zwischen beiden gestört ist und die pathogenen Keime überwiegen, können Infektion und Krankheit die Folge sein. Weiterhin vernichten verschiedene vom Körper und von Bakterien gebildete Säuren die eindringenden fremden Keime.

Bei pflegerischen Maßnahmen besteht häufig die Gefahr, dass der natürliche äußere Schutz zerstört wird (Tab. 5.**23**).

Infektionsgefährdung alter Menschen

Krankheiten haben in jedem Alter einen anderen Verlauf. Die typischen Symptome einer Lungenentzündung (Pneumonie) sind beim alten Menschen oft nicht mehr zu sehen, die Krankheit verläuft ohne Fieber und Schüttelfrost, andererseits tritt sie schneller auf und führt häufig zum Tod. Der Grund für eine erhöhte Bereitschaft, an bestimmten bakteriellen und virusbedingten Infektionen zu erkranken, liegt in Veränderungen des Immunsystems. Die Häufung der Zellteilungen (z. B. T-Helferzellen) nimmt ab und gleichzeitig kommt es zur Bildung von Autoantikörpern.

Für eine besondere Gefährdung alter Menschen sprechen auch folgende Faktoren:

- Haut und Schleimhäute verändern sich durch Verringerung der Epidermisschicht, der pH-Wert der Haut ist verändert.
- Die Schleimhäute in den Atemwegen vermögen sich nicht mehr ausreichend selbst zu reinigen.
- Gestörte Schluckreflexe können zur Aspirationspneumonie führen.
- Chronische Bronchitiden und Bronchiektasen führen zur Lungenentzündung.
- Grundleiden wie Diabetes mellitus, Lähmungen nach Schlaganfall bieten eine erhöhte Disposition (Bereitschaft) für Hautinfektionen bei gleichzeitiger schlechter Wundheilung.
- Inkontinenz kann Harnwegsinfekte und Dekubitalgeschwüre mit Infektion zur Folge haben.
- Penizillineinnahme fördert das Wachstum von Haut- und Soorpilzen.
- Ein labiler psychischer Zustand beeinträchtigt das Abwehrsystem.

Erkennen, Verhüten und Bekämpfen von Infektionen

Die Durchführung von Hygienemaßnahmen hat zwei Aspekte:

1. Sicherheit der kranken und alten Menschen
2. Sicherheit der Pflegepersonen

Hygienisches Arbeiten hat sowohl in der ambulanten als auch in der stationären Altenpflege einen hohen Stellenwert. Das liegt in der Infektionsanfälligkeit alter und abwehrgeschwächter

Menschen und einer häufig bestehenden Multimorbidität (Mehrfacherkrankung). Alte Menschen können nach einem Krankenhausaufenthalt aufgrund von Dekubitusversorgung, Urinableitung und Venenkatheter mit zum Teil bereits resistenten Erregern besiedelt sein. Weitere Probleme ergeben sich durch den Umgang mit Sondennahrung und der Entsorgung von Ausscheidungen und Körperflüssigkeiten.

Wie weit Patienten in ihrer Wohnung vor Infektionen sicher sind, ist abhängig von einem hygienebewussten Arbeitsstil der ambulant tätigen Pflegepersonen. Sie tragen die Krankheitskeime von Haus zu Haus. Durch hygienische Händedesinfektion und Schutzkleidung – Schürzen, die beim Patienten verbleiben – können Übertragungen verhindert werden.

Altenpflegeheime sind keine Krankenhäuser, doch wie alle Gemeinschaftseinrichtungen bergen sie viele Infektionspotentiale. Die Hygiene-Verantwortung ist nicht geringer als im Klinikbereich, sie erfordert für jede Situation eine kritische Überprüfung – auch durch Hygienefachleute – und die Einhaltung von Hygieneplänen in Pflege, Küche und Hauswirtschaft.

Altenpflegeheime sind keine Krankenhäuser, sondern in erster Linie Wohnbereiche. Zum Wohlbefinden seiner Bewohner muss die Einrichtung sauber und gepflegt sein, aber nicht die „sterile Atmosphäre" eines Krankenhauses vermitteln. Hund und Katze dürfen bei Besuchen mitgebracht werden. Der Kontakt mit Menschen ist im Blick auf Infektionen und Krankheitsübertragung gefährlicher als der Kontakt mit artgerecht gehaltenen Tieren. Ein Tier kann beim alten Menschen viel Glück, Freude und Zärtlichkeit auslösen und damit einen positiven Einfluss auf sein Immunsystem bewirken. Nicht Hygiene um jeden Preis, sondern die Lebensqualität der Bewohner ist ausschlaggebend.

! Auch hier gilt: „Nicht dem Leben Jahre, sondern den Jahren Leben geben" (WHO).

Hygienische Maßnahmen

»*Wir müssen in der Lage sein, die septischen Fermente mit dem geistigen Augen zu sehen, genauso deutlich, wie wir Fliegen und Insekten mit den körperlichen Augen wahrnehmen. Nur dann kann man wirklich auf der Hut vor ihnen sein.*«

Josef Lister

Dieser Rat des schottischen Chirurgen und Begründers antiseptischer Maßnahmen, J. Lister (1827-1912), an seine Kollegen gilt auch heute. Die Unsichtbarkeit ist die stärkste Waffe dieser „Feinde" der Menschen.

Strategien zur Verhütung von Infektionen:

Strategie 1: Persönliche Hygiene
Strategie 2: Hygienische Händedesinfektion
Strategie 3: Desinfektions- und Sterilisationsmethoden
Strategie 4: Aseptisches Arbeiten
Strategie 5: Einhaltung der Reinigungs- und Desinfektionspläne

1. Persönliche Hygiene

- **Körper- und Kleiderpflege:** Grundlage eines hygienebewussten Arbeitsstils ist die persönliche Körper- und Kleiderpflege:
  - tägliche gründliche Reinigung des Körpers,
  - 2- bis 3-mal tägliches Zähneputzen,
  - Zusammenbinden von langen Haaren bei pflegerischen Tätigkeiten,
  - saubere, bequeme Schutzkleidung,
  - leicht zu reinigende Schuhe,
  - gepflege Hände ohne Schmuck, kurzgeschnittene Nägel.

! Persönliche Hygiene vermindert das Kontaminationsrisiko für andere und für die eigene Person.

- **Händewaschen:** Zur persönlichen Hygiene gehört das Händewaschen mit Seife. Dadurch wird sichtbarer Schmutz beseitigt, aber auch Keime werden abgespült.
  Händewaschen ist notwendig:
  - *vor* dem Essen,
    - der Essenszubereitung,
    - dem Rauchen,
    - jeder sauberen Arbeit,
  - *nach* Toilettenbenutzung,
    - dem Naseputzen,
    - jeder schmutzigen Arbeit.
- **Gepflegtes Aussehen:** Ein gepflegtes Erscheinungsbild weckt beim Gegenüber Vertrauen und Sicherheit.

Für eine sichere und fördernde Umgebung sorgen können **477**

Pflegetipp
Es ist die Pflicht jeder Pflegeperson, alles zu vermeiden, was Zweifel an der hygienischen Verantwortung, Abneigung und Ekel auslöst. Dazu gehören:
- Körpergeruch nach Schweiß, Nikotin, aufdringliche Parfums,
- übler Mundgeruch durch mangelnde Mund- und Zahnpflege, Nikotin-, Knoblauch-, Zwiebelgeruch,
- langes, ungeordnetes, ungepflegtes Haar,
- verschmutzte ungepflegte Dienstkleidung,
- lange Fingernägel wegen Verletzungsgefahr,
- unsaubere, rissige, durch Rauchen gefärbte Hände.

Außerdem ist daran zu denken, dass Armbanduhren und Ringe Bakterienträger sind und bei Pflegeverrichtungen verletzen können.

! Besondere Infektionsrisiken liegen im Umgang mit Körperflüssigkeiten und Ausscheidungen: Blut, Liquor, Speichel, Urin, Kot, Schweiß, Eiter und Erbrochenes.
Blut ist die Körperflüssigkeit mit dem größten Infektionsrisiko!

2. Hygienische Desinfektion

Die Hände der Pflegepersonen kommen während der täglichen Arbeit mit Kranken, deren Wäsche,

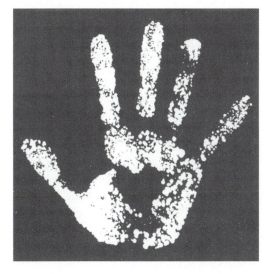
Abb. 5.**132** Abklatsch einer keimbesiedelten Hand

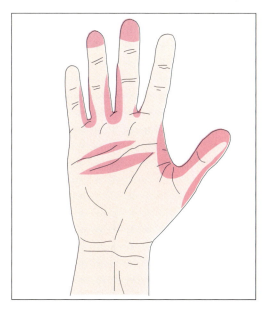
Abb. 5.**133** Desinfektions-(Benetzungs-)Lücken bei der hygienischen Händedesinfektion

Ausscheidungen, infektiösen Hautkrankheiten und Wunden in Berührung. Hier liegt der Hauptgrund einer Keimverbreitung, denn überall dort, wo *kontaminierte* Hände hinfassen, werden Keime – wie mit einem unsichtbaren Stempelabdruck – hinterlassen (Abb. 5.**132**).
Die Hände sind das Übertragungsrisiko Nummer eins (Abb. 5.**133**). Durch Desinfektion der Hände mit alkoholischen Präparaten werden Keime noch auf den Händen abgetötet. Durch gründliches Waschen werden diese Keime entfernt.

! **Durchführung der hygienischen Händedesinfektion:**
- ca. 3 ml alkoholische Händedesinfektionslösung gründlich auf den Handinnen- und -außenflächen verreiben und mind. 30 Sek. einwirken lassen, bis das Mittel verdunstet ist.
 Fingerzwischenräume und Nägel berücksichtigen.
- Hände, die sichtbar oder merklich verunreinigt sind, gründlich waschen.
- Die Hände anschließend sorgfältig mit Einmalhandtüchern abtrocknen.
- Sofern die Hände nicht merklich verunreinigt sind, reicht eine alkoholische Händedesinfektion.

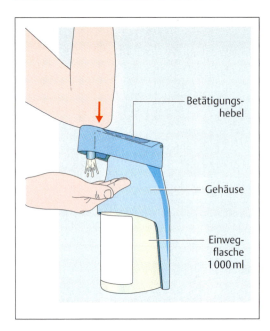

Abb. 5.**134** Handhabung eines Desinfektionsmittelspenders

Der Sinn der Händedesinfektion liegt darin, die Infektionskette sofort zu unterbrechen (Abb. 5.**134**).
Sie ist *vor* und *nach* Pflegeverrichtungen durchzuführen, wie z. B. Essenzubereitung, Essenverteilung, Katheterpflege, Mundpflege, Wechsel der Sondennahrungsflaschen, Verbandwechsel, Inkontinenzversorgung u. a.
Desinfektionsmittel können in kleinen Flaschen in der Schutzkleidung mitgeführt werden.

> ❗ **Grundsatz:** Erst desinfizieren, dann reinigen!

> **Maßnahmen bei Verunreinigung der Haut mit Ausscheidungen und Blut:**
> - Zellstoff oder Wattebausch mit Desinfektionsmitteln anfeuchten,
> - beschmutzte Stellen damit reinigen,
> - betroffenen Hautbereich 2 x mit Desinfektionsmittel benetzen und die vorgeschriebene Zeit einwirken lassen,
> - dann Reinigung mit Wasser und Seife,
> - Einmalhandtücher benutzen.

Hände- und Hautpflege: Häufiges Waschen und Desinfizieren kann die Haut schädigen und/oder allergische Reaktionen hervorrufen: Der beste Schutz ist:

- Hände mehrmals täglich mit einem seinem Hauttyp entsprechenden Pflegeprodukt cremen,
- zum Händewaschen pH-neutrale Waschlösungen benutzen,
- Desinfektionsmittel häufig wechseln, um allergischen Reaktionen vorzubeugen.

> ❗ Körperflüssigkeiten und Ausscheidungen sind so zu handhaben, als wäre es infiziertes Material!

Schutzhandschuhe sollten immer dann getragen werden,

- wenn Kontakt mit Ausscheidungen, Blut und anderen Körperflüssigkeiten möglich erscheint,
- wenn Risse, Schnitte oder Schürfwunden den Schutz der Hände erforderlich machen,
- beim Reinigen von Gegenständen, welche mit Ausscheidungen, Blut, Eiter u. a. verunreinigt sind,
- beim Umgang mit schmutziger oder blutiger Wäsche,
- beim Gebrauch von Desinfektionslösungen für Flächen, Instrumente, Wäsche.

Schutzkleidung verhindert, dass Krankheitskeime auf die Haut oder die Schleimhäute gelangen. Zur Schutzkleidung gehören:

- Handschuhe,
- Kittel,
- Schürzen und
- in besonderen Situationen auch Gesichtsmasken, Kopfbedeckungen und Schutzbrillen (Unfallverhütungsvorschriften VGB 103).

Vermeidung von Stich- und Schnittverletzungen:

- Für Kanülen und scharfe, schneidende Gegenstände nur festwandige Abfallbehälter benutzen!
- Nicht mit Fingern die Schutzkappe über eine Kanüle stecken!
- Nie mit den Händen Abfall zusammendrücken!
- Abfalleimer nur an der Außenseite anfassen, nie hineingreifen!
- Wäschesäcke so behandeln, als enthielten sie Kanülen!
- Wäsche- und Abfallsäcke nur dreiviertel füllen, dann sicher verschließen!

Für eine sichere und fördernde Umgebung sorgen können

> **! Maßnahmen bei Stich- und Schnittverletzungen** mit gebrauchten Kanülen u. a.
> – Wunde ausbluten lassen (Blut ausdrücken),
> – Wunde desinfizieren,
> – sofort die Ambulanz des Krankenhauses aufsuchen,
> – Meldung an die Berufsgenossenschaft sicherstellen,
> – Vorgesetzte informieren.

Wäscheversorgung:

- Saubere Wäsche ist von schmutziger Wäsche strikt zu trennen.
- Saubere Wäsche ist so wenig wie möglich und nur mit sauberen Händen zu berühren.
- Schmutzwäsche niemals auf den Boden werfen.
- Schmutzwäsche sofort in Wäschesäcke füllen.
- Für infektiöse Wäsche nur wasserdichte, einheitlich gekennzeichnete Wäschesäcke benutzen.

Abfallentsorgung (VBG 103,3)
Festwandige, sicher verschließbare Behälter sind erforderlich für:

- Kanülen,
- Spritzen,
- Glasbruch und
- alle schneidenden Gegenstände.

Weitere Maßnahmen der Abfallentsorgung richten sich nach den Unfallverhütungsvorschriften der Berufsgenossenschaft für Gesundheitsdienst und Wohlfahrtspflege (BGW) VBG 103, §§ 27 und 28 bzw. nach der Infektiosität des zu beseitigenden Materials.

3. Desinfektions- und Sterilisationsmethoden

Zur Verhütung und Bekämpfung von Infektionskrankheiten werden antiseptische Maßnahmen angewendet: Sanitation (engl. Sanitizing), Desinfektion und Sterilisation.

- **Sanitation:**
Sammelbegriff für Reinigungsmethoden zur Reduzierung pathogener und apathogener Keime, z. B. bei der Reinigung von Gebrauchsgegenständen und Einrichtungsgegenständen. Die Sanitation ist kein Ersatz für die Desinfektion. Im Regelfall genügt die einfache Feuchtreinigung mit Haushaltsreinigern für den Schlaf- und Wohnbereich (Bettgestelle, Einrichtungsgegenstände) für persönliche Pflegemittel (Kamm, Bürste, Nagelscheren, Rasierapparat etc.) und Gegenstände, die nur von einer Person benutzt werden (Toilettenstühle, Dusch- und Badewannen). Auch Fußböden werden in der Regel nicht mit Desinfektionsmitteln gereinigt.

- **Desinfektion:**
Desinfektionsmaßnahmen bewirken eine teilweise oder auch vollständige Reduktion der pathogenen Mikroorganismen. Mit chemischen und physikalischen Methoden wird gezielt in die Lebensvorgänge der Erreger eingegriffen, so dass sie sich nicht mehr vermehren können oder abgetötet werden. Der desinfizierte Gegenstand, wie Hände, Schutzkleidung, Badewanne, ist nach Behandlung keimarm bis er wieder kontaminiert wird d. h. mit neuen Krankheitskeimen in Berührung kommt.

Physikalische Desinfektionsmethoden: Auskochen, Erhitzen im strömenden Dampf, Abflammen, Verbrennen, Bestrahlen mit UV-Licht. Physikalische Verfahren sind im Allgemeinen umweltverträglicher und in der Anwendung sicherer.

Beispiele:

- Auskochen in siedendem Wasser für mind. drei Minuten, z. B. Instrumente.
- Spülen mit heißem Dampf bei 85–95 °C z. B. Instrumente und Wäsche,
- strömender Wasserdampf, z. B. Steckbecken und Pflegeartikel.

Chemische Desinfektion: Am häufigsten werden chemische Substanzen zur Desinfektion eingesetzt. Desinfektionsmittel sind, ebenso wie Arzneimittel, der Kontrolle durch das Robert-Koch-Institut unterworfen. In der Alten- und Krankenpflege dürfen für die allgemeine Hygiene nur solche Präparate benutzt werden, die nach den Richtlinien der Deutschen Gesellschaft für Hygiene und Mikrobiologie (DGHM) geprüft sind. Im Seuchenfall werden Mittel und Methoden angewendet, die in der Liste des Robert-Koch-Institutes angegeben sind. Im Küchenbereich findet die Desinfektionsmittelliste der Deutschen Veterinärmedizinischen Gesellschaft (DVG) Anwendung.
Die Wirkung der meisten Desinfektionsmittel beruht auf der Hemmung von Enzymen, der Zerstörung von Zelleiweißen sowie auf einer Veränderung der Durchlässigkeit der Zellmembran oder der Störung von Zellwandfunktionen.

Tabelle 5.**24** Wirkungsweise und Anwendung von Desinfektionsmitteln

Wirkstoffe	Wirkungsweise	Anwendung	Handelsname
Alkohole Äthylalkohol (70 %ig) Isopropylalkohol (60 %ig)	Gerinnung des Mikrobeneiweißes	Händedesinfektion, Hautdesinfektion	Amphisept 80 Cutasept F Sterilium Spitacid u. a.
Jod Polividon-Jod-Komplex Jodtinktur	Oxidationsmittel, zerstört Mikrobeneiweiß	Haut- und Schleimhautdesinfektion, Wunddesinfektion (allergisierend)	Betaisodona Braunol Braunoderm u. a.
Phenole Biphynelol Chlorphenol	Gerinnung des Mikrobeneiweißes	Flächen, Gegenstände, Wäsche	Kodan Sagrotan Bacillotox Grotanat u. a.
Aldehyde Formaldehyd Glutaraldehyd	Gerinnung des Mikrobeneiweißes	Raum-/Flächendesinfektion Wäschedesinfektion	Buraton Incidor Kohrsolin Lysoformin Melsept u. a.
oberflächenaktive Substanzen (QUATS), Amphotenside Biguanide	Veränderung der Zellmembran von Bakterien	Flächendesinfektion	Chlorhexamed in Desmanol u. a.
Chlor (als Hypochlorid)	Oxidationsmittel (Eiweißfehler)	Geräte, Wäsche, Fäkalien	Clorina Steribayrol Tiutol KF u. a.
Säuren Peressigsäure Peroxide	bei Zersetzung entsteht Sauerstoff	Instrumente (wirkt hautätzend)	Dismozon pur, Perform Puristeril
Sauerstoff Ozon Wasserstoffperoxid Kaliumpermanganat	Freisetzen von Sauerstoff, schwach antiseptisch	Ozon: Wasserdesinfektion Wasserstoff: Wundspülungen, Rachendesinfektion Kaliumpermanganat: Bäder, Spülungen	

Chemische Desinfektionsmittel sollten nur dann eingesetzt werden, wenn eine Entkeimung bzw. Entseuchung notwendig ist, da hier immer mit „Giften" gearbeitet wird. Bei der Auswahl von Mitteln und Methoden muss auch an die Gesundheit von Mitarbeitern und Bewohnern gedacht werden.
Anwendungsbereich der Desinfektion (Tab. 5.**24**): Vor der Anwendung muss kontrolliert werden, für welchen Bereich das Desinfektionsmittel bestimmt ist. Man unterscheidet

- *Händedesinfektion:* hygienische Händedesinfektion, chirurgische Händedesinfektion, z. B. mit Alkohol allein oder mit Zusatz von Chlorhexidin oder Jodophoren
- *Hautdesinfektion:* vor Injektionen, vor chirurgischen Eingriffen, z. B. mit gefärbten und ungefärbten Alkoholen
- *Schleimhautdesinfektion:* z. B. Katheterisieren mit wässriger Jodophore oder Octenisept
- *Instrumentendesinfektion:* Pinzetten, Operationswerkzeuge, z. B. mit Aldehydlösungen, phenolische Desinfektionsmittel
- *Flächen- und Grobdesinfektion:* Räume, Gegenstände, Wäsche, z. B. mit Aldehydlösungen.

Grundsätzliches zum Umgang mit Desinfektionsmitteln:

- Anwendungsbereiche beachten:
  Haut, Schleimhaut, Instrumente, Flächen,
- genaue Konzentration der Lösung herstellen,
- Wassertemperatur beachten, in der Regel kalt,
- Einwirkungszeit einhalten,
- verschiedene Desinfektionsmittel nicht mischen,

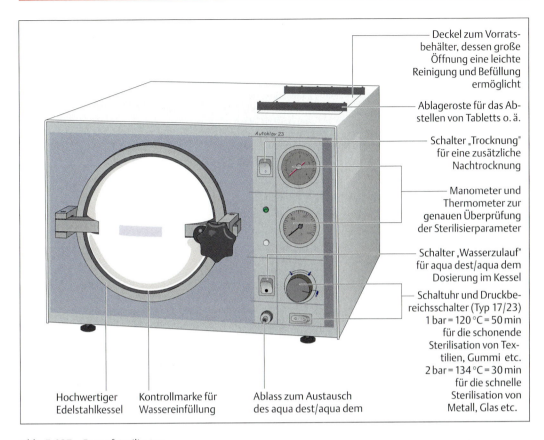

Abb. 5.**135** Dampfsterilisator

- nicht zusammen mit Reinigungsmitteln anwenden (vorher prüfen)
- Handschuhe tragen bei der Anwendung von Desinfektionslösungen für Wäsche, Flächen u. a.

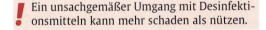 Ein unsachgemäßer Umgang mit Desinfektionsmitteln kann mehr schaden als nützen.

- **Sterilisation**
  Das Ziel der Sterilisation ist die völlige Keimfreiheit durch Vernichtung aller Mikroorganismen einschließlich ihrer Dauerformen (Sporen).
  Sterilisiert wird:
  - mit trockener Hitze in Heißluftsterilisatoren: Glaswaren, Instrumente u. a.
  - mit gespanntem und überhitztem Dampf in Autoklaven:
    alle Materialien, sofern sie Temperaturen von 121 °C bis 134 °C vertragen,
  - mit Gas (Äthylenoxid; Kaltsterilisation):
    Kunststoff-Einmalartikel und alle hitze- und feuchtigkeitsempfindlichen Materialien,
  - mit Gammastrahlen:
    industrielle Verpackung von Medikamenten und Einwegartikeln.

Sterilisation mit Autoklaven: Für die Sterilisation von Verbandsmaterial und Instrumenten für den täglichen Bedarf in Pflegeheimen, Sozialstationen und Arztpraxen sind geeignete Geräte im Handel.
Die relativ kleinen Autoklaven (Abb. 5.**135**) sterilisieren alle Materialien, die Temperaturen von 121 °C bis 134 °C vertragen.
Durch das Einschweißen der Materialien in eine Folie wird eine vorzeitige Kontamination verhindert und eine längere Lagerzeit möglich.
Ein wesentlicher Vorteil dieser Autoklaven ist, dass steriles Arbeitsmaterial entsprechend den Anforderungen einer speziellen Situation hergerichtet werden kann, z. B. Kathetersets für Männer und Frauen, Verbandsets je nach Wunde und Bedarf.

Reinigungs- und Desinfektionsplan für Sanitärbereich				
Was?	Wie oft?	Wie?	Womit?	Verantwortlich?
Arbeitsflächen, Abstellflächen, Fliesen	täglich, nach Kontamination	Feuchtreinigung, desinfizierende Feuchtreinigung im Wischverfahren	Haushaltreiniger	
Badewannen, Duschwannen, Matten	nach jedem Gebrauch	Feuchtreinigung, keine Holzbürsten verwenden	Haushaltreiniger	
	bei Hautinfektionskrankheiten, nach Kontamination, nach Bedarf	desinfizierende Feuchtreinigung, Matten abwischen oder einlegen		
Fußboden in Sanitärbereichen	täglich, nach Bedarf, nach Kontamination	Feuchtreinigung, grobe Verunreinigungen mit Toilettenpapier oder Zellstoff von der Fläche entfernen, anschließend desinfizierende Feuchtreinigung	Haushaltreiniger	
Urinflaschen, Steckbecken	nach Gebrauch, bei Patientenwechsel	desinfizierende Feuchtreinigung		
Fäkalienspüle	bei Bedarf 1 mal monatlich entkalken	Entkalker einwirken lassen, mechanisch reinigen	Entkalker oder Essig	
Toilettensitz	mind. 1 mal täglich	Feuchtreinigung	Haushaltreiniger	
	nach Kontamination	desinfizierende Feuchtreinigung im Wischverfahren, bei Infektionsfällen und bei meldepflichtigen Erkrankungen, Rücksprache mit dem Arzt bzw. Hygienebeauftragten		
Nacht-/Toilettenstuhl/Lifter	bei Bedarf	bei personenbezogener Verwendung, Feuchtreinigung	Haushaltreiniger	
	nach Benutzung, grober Verschmutzung, Kontamination	wird ein Toilettenstuhl von mehreren Patienten benutzt, nach jeder Benutzung, desinfizierende Feuchtreinigung im Wischverfahren		
Duschvorhang	nach Bedarf, mind. 2 mal jährlich	waschen; ggf. unteren Teil in Eimer mit Desinfektionslösung einhängen	Waschmittel	

Abb. 5.**136** Reinigungs- und Desinfektionsplan für den Sanitärbereich

Bedienen eines Autoklaven: Entsprechend der Medizingeräteverordnung dürfen Autoklaven nur von geschultem Personal bedient werden, um Fehler zu vermeiden. Grundsätzlich ist die Bedienungsanleitung zu befolgen.
Die Geräte müssen regelmäßig kontrolliert werden:

- Kontrolle der Armaturen nach Druck und Temperatur und Zeit,
- mit Indikatorstreifen, die an der Verpackung des Sterilgutes angebracht und/oder in das zu sterilisierende Pakete eingelegt werden,
- mit biologischen Indikatoren, die Bakteriensporen enthalten und dem Sterilgut beigefügt werden,

4. Aseptisches Arbeiten

Asepsis (Keimfreiheit): Durch aseptische Maßnahmen wird eine Kontamination mit Mikroorganismen von vorneherein ausgeschlossen, z. B. durch Verwendung steriler Instrumente und steriler Handschuhe. Wohl die schwierigste Aufgabe in der Durchführung der Hygiene liegt nicht in der Anwendung von Desinfektions- und Sterilisationsmethoden, sondern in einer gut durchdachten hygienischen Arbeitsweise im Umgang mit sterilem Arbeitsmaterial. Auch der Einsatz von sterilisiertem Material ist keine Garantie für einen aseptischen Zustand, wenn durch unsachgemäßes Öffnen der Verpackung (z. B. Spritzen, Katheter, Verbandsets) und ungeschickte Handhabung (Anziehen von sterilen Handschuhen zum falschen Zeitpunkt) die benötigten Gegenstände *kontaminiert* werden.
Aseptisches Arbeiten ist unbedingt notwendig bei der Vorbereitung und Durchführung von Injektionen, Infusionen, beim Katheterisieren und bei Manipulationen an Kathetern, beim Verbandwechsel von septischen und aseptischen Wunden. Eine genaue Anleitung finden Sie in den entsprechenden Kapiteln dieses Buches.

Grundregeln für den Umgang mit sterilem Material:
- vorbereitende Durchführung einer hygienischen Händedesinfektion,
- vor dem Öffnen von steril verpackten Einwegartikeln die Hinweise auf der Verpackung lesen,
- Verpackung immer an der vorgesehenen Stelle aufreißen,
- Verpackung muss trocken und unbeschädigt sein, Verfalldatum beachten,
- vor dem Auspacken von sterilem Material eine sterile Arbeitsfläche (Abdecktuch) schaffen,
- niemals über ausgebreiteten sterilen Materialien sprechen, niesen, husten,
- Kontamination zwischen sterilem und unsterilem Material vermeiden.

5. Hygiene- und Desinfektionspläne

Nach den Unfallverhütungsvorschriften (VBG 103) sind Pflegeeinrichtungen gehalten, Hygiene- und Desinfektionspläne zu führen. Die dort beschriebenen Maßnahmen richten sich nach dem vorhandenen Infektionsrisiko. Hygienepläne werden von den Pflegefachkräften für jeden Bereich individuell aufgestellt (Abb. 5.**136**).

Im Hygieneplan wird festgelegt:
- **Was** gereinigt bzw. desinfiziert wird,
- **wann** Zeitpunkt und Häufigkeit,
- **wie** Durchführung,
- **womit** Reinigungs- bzw. Desinfektionsmittel, Konzentration,
- **von wem** wer ist verantwortlich für die Ausführung.

Anregung

Stellen Sie eine Liste der gebräuchlichen Desinfektionsmittel, Desinfektionsmethoden und Anwendungsbereiche zusammen.
- in einer ambulanten Pflegestation,
- in einem Altenpflegeheim,
- im Krankenhaus.

Tabelle 5.**25** muss entsprechend modifiziert werden.
Vergleichen und begründen Sie die unterschiedlichen Ergebnisse.

Gesundheitsschutz am Arbeitsplatz

Aufgaben der Berufsgenossenschaft

Jeder Betrieb ist Mitglied in einer für ihn fachlich zuständigen Berufsgenossenschaft. Bei einem Arbeitsunfall, Wegeunfall oder einer Berufskrankheit tritt diese gesetzliche Unfallversicherung für den Betrieb ein und übernimmt die Entschädigungen verletzter Beschäftigter.
Die Unternehmen zahlen für ihre Beschäftigten (die Versicherten) Beiträge. Der Gesetzgeber verpflichtet die Berufsgenossenschaften

- zur Unfallverhütung und
- zur Entschädigung von Unfällen und Berufskrankheiten.

Tabelle 5.25 Anwendung von Desinfektionsmitteln und -methoden

Desinfektionsgegenstand (Was?)	Präparat (Womit?)	Durchführung (Wie?)	Häufigkeit (Wann und wie oft?)
Hände-Reinigung			
Hände-Desinfektion			
Hände-Pflege			
Haut-Desinfektion			
Schleimhaut-Desinfektion			
Instrumente (Pinzetten u. a.)			
Inventar (Bewohnerzimmer)			
Badewannen (Pflegebad)			
Toiletten			
Urinflaschen, Steckbecken			
Waschschüsseln			
Fußboden, Wohnbereich			
Fußboden, Sanitärbereich			
Ausscheidungen			
Wäsche (Schmutzwäsche)			

Die Berufsgenossenschaft erlässt Unfallverhütungsvorschriften (UVV), berät ihre Mitgliedsbetriebe und wendet sich mit gezielten Maßnahmen, z. B. Seminaren, Broschüren, Plakaten, Filmen etc. an die Beschäftigten ihrer Mitgliedsbetriebe und vermittelt so neue Erkenntnisse, gibt Anregungen und hilft, Unfälle zu vermeiden. Dieses Konzept der beruflichen Versicherung hat sich seit über 100 Jahren bewährt.

Die Berufsgenossenschaft für Gesundheitsdienst und Wohlfahrtspflege (BGW), Pappelallee 35/37, 22089 Hamburg, ist Ansprechpartner der Mitarbeiterinnen im Gesundheitsdienst für alle Fragen zur Sicherheit am Arbeitsplatz, die unten aufgeführten Vorschriften, Bestimmungen und Merkblätter können dort bestellt werden.

Unfallverhütung im Gesundheitsdienst

Altenpflegerinnen üben einen Beruf aus, der sie in hohem Maße physisch und psychisch fordert. Gefährdungen bei der gesundheitsdienstlichen Tätigkeit sind z. B. Erreger von Infektionskrankheiten, Allergene, Belastungen des Bewegungs- und Stützapparates, psychische Belastungen, Nacht- bzw. Schichtarbeit, karzinogene (krebserregende) Stoffe sowie Desinfektions- und Reinigungsmittel.

Die Unfallverhütungsvorschriften *UVV Gesundheitsdienst VBG 103* umfassen die Vorschriften, die Pflegepersonen in Einrichtungen der ambulanten und stationären Altenpflege betreffen. Pflegen dürfen nur Personen mit einer abgeschlossenen Ausbildung in einem Pflegeberuf oder Personen, die von einer Pflegefachkraft verantwortlich angeleitet und beaufsichtigt werden. Der Unternehmer (Träger der Pflegeeinrichtung) hat die Verantwortung für die Durchführung der Unfallverhütungsmaßnahmen, er stellt die notwendigen Geräte, Schutzkleidung und Pflegemittel zur Verfügung.

Die Einhaltung aller Normen des technischen Arbeitsschutzes wird von Berufsgenossenschaften und staatlichen Gewerbeaufsichtsämtern überwacht.

Nachfolgend wird auf einige Bestimmungen der UVV „Gesundheitsdienst" VBG 103 u. a. hingewiesen.

- **Arbeitsmedizinische Vorsorge:** Damit ihre Gesundheit erhalten bleibt, ist arbeitsmedizinische Vorsorge wichtig. Die arbeitsmedizinische Vorsorgeuntersuchung wird vor Arbeits-

aufnahme und in regelmäßigen Zeitabständen nach festgelegten arbeitsmedizinischen Grundsätzen durchgeführt (s. UVV „Gesundheitsdienst" Merkblatt 619, Arbeitsmedizinische Vorsorgeuntersuchungen im Gesundheitsdienst").
- **Immunisierung:** Pflegende kommen mit fremdem Blut, Stuhl, Urin, Speichel und anderen Körperausscheidungen in Berührung. Es besteht die Gefahr, sich beim Umgang mit Spritzen und Lanzetten zu verletzen oder bei Wundversorgungen zu infizieren. Die BGW rät ihren Mitgliedern, sich z. B. durch eine Impfung vor Hepatitis B zu schützen. Die Immunisierung durch geeignete Impfstoffe muss jeder Arbeitgeber kostenlos ermöglichen. Es besteht kein Impfzwang, d. h., die Impfung kann aus persönlichen Gründen abgelehnt werden (s. UVV Gesundheitsdienst Merkblatt M 613 „Aktive Immunisierung gegen Hepatitis B).
- **Meldung übertragbarer Krankheiten:** Bei Verdacht auf ansteckende Krankheiten bei Patienten/Bewohnern muss die Leitung der Einrichtung informiert werden, z. B. Verdacht auf Salmonelleninfektion. Diese ist verpflichtet, die notwendigen Maßnahmen zu ergreifen (s. Bundesseuchengesetz und UVV „Gesundheitsdienst" VBG 103, § 5).
- **Hautschutz und Händedesinfektion:** Der Arbeitgeber stellt Handwaschplätze mit kaltem/warmem Wasser (max. 45 °C), hautschonende Reinigungsmittel im Spender, Desinfektionsmittel, Hautpflegeprodukte und Handtücher zur einmaligen Benutzung bereit (Merkblatt M 715 „Hautschutz für medizinische Berufe").
- **Schutzkleidung:** Die Vielseitigkeit des Berufes verlangt besondere Kleidung. Die Schutzkleidung soll beim Pflegen und Behandeln von Menschen verhindern, dass die Privat- oder Berufskleidung mit Krankheitskeimen verschmutzt wird.
Der Arbeitgeber ist verpflichtet, in ausreichender Stückzahl Kittel, Schürzen, Schutzhandschuhe zur Verfügung zu stellen und dafür zu sorgen, dass Kittel und Schürzen gereinigt, desinfiziert und in Ordnung gehalten werden. Diese Kleidung ist nach starker Verschmutzung zu wechseln, wenigstens aber zweimal pro Woche. Zum Schutz von Personal und Heimbewohnern ist es wichtig, dass Schutzkleidung in Speise- und Aufenthaltsräumen nicht getragen wird. Auch das Waschen getragener Schutzkleidung zu Hause birgt Gefahren, z. B. durch verschleppte Infektionserreger.

> **!** Schutzkleidung ist geeignet, wenn sie
> - die Vorderseite des Rumpfes bedeckt,
> - desinfizierbar ist (sofern nicht Einwegkleidung)
> - in ihren Brenneigenschaften mind. Brennklasse S-e nach DIN 66083 „Kennwerte für das Brennverhalten textiler Erzeugnisse, textile Flächengebilde für Arbeits- und Schutzkleidung" entspricht und
> - elektrostatische Aufladungen nicht begünstigt (s. UVV „Allgemeine Vorschriften" VBG 1 und UVV „Gesundheitsdienst" VBG 103).

- **Wasch-, Toiletten- und Umkleideräume:** Stationäre Einrichtungen verfügen über Umkleideräume und gut zu reinigende, abschließbare Spinde. Auch Waschräume und Toiletten müssen für das Personal separat vorhanden sein.
In der ambulanten Pflege sollten Schürzen einen geeigneten Platz im Haushalt des Patienten haben (s. VBG 103, § 14 und Arbeitsstättenrichtlinien [ASR]).
- **Bestimmungen für die Hauskrankenpflege:** Sie entsprechen den Unfallverhütungsvorschriften Gesundheitsdienst VBG 103. Eine zusammenfassende Darstellung enthalten Merkblatt M 767 „Hauskrankenpflege" und Merkblatt 768, „Festlegungen der UVV ‚Gesundheitsdienst' (VBG 103) für die Hauskrankenpflege".
Verantwortungsbewusste Arbeitgeber oder ihre Beauftragten legen großen Wert auf betriebsinterne Einführung in die Schutzvorschriften. Für bestimmte Tätigkeiten wie beispielsweise den Umgang mit komplizierten Geräten oder gefährlichen Stoffen (z. B. Sauerstoff) sind Betriebsanweisungen schriftlich festzulegen. Sie sind für alle Mitarbeiterinnen bindend. Informationen über Arbeitsschutzmaßnahmen sind mindestens einmal jährlich zu wiederholen.

Es liegt im Interesse der Mitarbeiterinnen, die Unfallverhütungsvorschriften zu kennen, die vom Arbeitgeber gebotenen Hilfen in Anspruch zu nehmen und durch sachgemäße Anwendung das Risiko, eine Berufskrankheit zu bekommen, so gering wie möglich zu halten.

Sichere Anwendung von medizinischen Geräten und Produkten

Gesetz über Medizinprodukte (MPG). Dieses Gesetz regelt seit 1995 europaweit den Verkehr mit Medizinprodukten und fördert damit Sicherheit, Eignung und Leistung der Medizinprodukte sowie die Gesundheit und den Schutz von Patienten, Anwendern und Dritten. Es sollen im Folgenden nur zwei Aspekte, die für die Anwender von Bedeutung sind, herausgegriffen werden (§ 4 Abs. 1 MPG):

» *Es ist verboten, Medizinprodukte in den Verkehr zu bringen, zu errichten, in Betrieb zu nehmen, zu betreiben oder anzuwenden, wenn*
1. *der begründete Verdacht besteht, dass sie die Sicherheit und die Gesundheit der Patienten, der Anwender oder Dritter bei sachgemäßer Anwendung, Instandhaltung und ihrer Zweckbestimmung entsprechender Verwendung über ein nach den Erkenntnissen der medizinischen Wissenschaft vertretenes Maß hinaus gefährden oder*
2. *ihr Verfalldatum abgelaufen ist.*«

Dies bedeutet beispielsweise, dass ein grober Behandlungsfehler vorliegt, wenn ein Medikament oder Verbandsstoff verwendet wird, bei dem das Verfalldatum abgelaufen ist.

Das Gesetz enthält auch für den Betreiber und Anwender Straf- und Bußgeldbestimmungen.

Die **Verordnungen über die Sicherheit medizinisch-technischer Geräte (MedGV)** und die **Medizinprodukte-Betreiberverordnung (MPBetreibV)** vom 7.7.98 schreiben vor, was beim Betrieb von Geräten beachtet werden muss. Sie enthalten Vorschriften für die Herstellung und das In-Verkehr-Bringen und Vorschriften für die Betreiber und Anwender.

Betrieben werden dürfen Geräte, wenn sie der Verordnung zur Herstellung und zum In-Verkehr-Bringen entsprechen, zugelassen sind und keine Mängel aufweisen.

Die Anwender müssen aufgrund ihrer Ausbildung oder ihrer Kenntnis und praktischen Erfahrung die Gewähr für eine sachgerechte Handhabung bieten.

Die Betreiber müssen gesetzlich definierte Pflichten einhalten, z.B. die regelmäßige Überprüfung des Sicherheitszustandes eines Gerätes oder die Einweisungspflicht. So dürfen z.B. energetisch betriebene, medizinisch-technische Geräte, wie beispielsweise Infusionspumpen, nur von solchen Personen angewendet werden, die am Gerät unter Berücksichtigung der Gebrauchsanweisung in die sachgerechte Handhabung eingewiesen worden sind.

Weitere wichtige Sorgfaltspflichten sind u. a.,

- dass notwendige und vorgeschriebene Wartungs- und Instandsetzungsarbeiten von sachverständigem Personal unverzüglich bzw. fristgerecht vorgenommen werden,
- dass die Anwender und ggf. zuständige Behörden von Zwischenfällen Kenntnis haben und diese auswerten,
- dass ein guter Wartungszustand nachgewiesen ist,
- dass bestimmte Dokumentationspflichten beachtet werden. Die Dokumentationspflichten beziehen sich auf bestimmte Gerätegruppen, für die ein Bestandsverzeichnis zu führen ist, in welches jedes einzelne Gerät aufgeführt werden muss (Hersteller, Typ, Fabriknummer und Anschaffungsjahr, Gerätegruppe, Standort oder betriebliche Zuordnung). Zusätzlich muss für eine besonders gefahrengeneigte Gruppe ein Gerätebuch geführt werden. Folgende Einträge sind vorgeschrieben: Zeitpunkt der Funktionsprüfung, Zeitpunkt der Einweisung, Name der eingewiesenen Personen, Zeitpunkt der vorgeschriebenen Kontrollen und Instandhaltungsmaßnahmen sowie deren durchführende Personen und Firmen, Funktionsstörungen und wiederholte gleichartige Bedienungsfehler jeweils mit Zeitpunkt, Art und Folgen.

Pflegeeinrichtungen, die medizinische Geräte oder Produkte betreiben oder anwenden, müssen die genannten Gesetze auch im eigenen Interesse – zur Vermeidung von Regressansprüchen – beachten. Sonst trifft sie der Vorwurf des Organisationsverschuldens, wie es ein Bundesgerichtsurteil von 1994 zeigt: Der Bundesgerichtshof hat zum Einsatz von Wärmflaschen entschieden, dass derjenige, der die Gesamtverantwortung trägt, durch organisatorische Maßnahmen sicherstellen muss, dass bei Wärmflaschen aus Gummi zumindest das Anschaffungsdatum erfasst wird, dass sie vor jedem Einsatz äußerlich geprüft und nach vergleichsweise kurzer Dauer ausgesondert werden.

Literatur

Berufsgenossenschaft für Gesundheitsdienst und Wohlfahrtspflege (BGW): Ein Wegweiser für Pflegende (M 626). 2. Aufl. 1994

Besselmann, K., Ch. Sowinski-Rückert: Qualitätshandbuch: Wohnen im Heim. KDA, Köln 1998

Borneff, J. M.: Hygiene, 5. Aufl. Thieme, Stuttgart 1991

Böhme, H.: Das Recht des Krankenpflegepersonals, Teil III: Haftungsrecht. 3. Aufl. Kohlhammer, Stuttgart 1991

Böhme, H., P. Haß: Haftungsfragen und Pflegeversicherungsgesetz. Haftung von Trägern, Pflegemanagement, Pflegefach- und Pflegehilfskräften. KDA, Köln 1997

Böse, B., K. Hartung: Praktikum des Infektionsschutzes, Hoffmann, Berlin o.J.

Böger, J., S. Kanowski: Gerontologie und Geriatrie. 3. Aufl Thieme, Stuttgart 1995

Fobbe, E.: Sauber – rein oder steril. Altenheim 7/1994

Gierhaber, F.W.: Krankenhaushygiene, Kohlhammer, Stuttgart o.J.

Girard-Hecht, E: Im Dienste der Gesundheit. Altenpflege 4/1997

Grond, E.: Die Pflege verwirrter alter Menschen. 6. Aufl. Lambertus, Freiburg 1996

Juchli, L.: Pflege. 8. Aufl. Thieme. Stuttgart 1997

Klie, T.: Rechtskunde. 6. Aufl Vincentz, Hannover 1997

Lüllmann, H., K. Mohr, A. Ziegler: Taschenatlas der Pharmakologie. 2. Aufl. Thieme Stuttgart 1996

Ministerium für Arbeit, Gesundheit und Soziales NRW: Handbuch für Gesundheitspersonal o.J.

Obermayer, A.: Die Anwendervorschriften des Medizinproduktgesetzes. Die Schwester/Der Pfleger 10/1997

Schmid, B., Ch. Bannert: Arzneimittellehre für Krankenpflegeberufe. Wissenschaftliche Verlagsgesellschaft, Stuttgart 1995

Schmidt, A.: Tiere als Chance, Altenpflege 10/97

Sitzmann, F.: Der dauerhafte Konflikt Händehygiene. Die Schwester/Der Pfleger 5/1997

Steuer, W.: Krankenhaushygiene. 3. Aufl. Fischer, Stuttgart 1998

Studt, H.H.: Allgemeine Infektionslehre. 12. Aufl. Kohlhammer Stuttgart 1991

Volz, S.: Den Ernstfall üben – Brandschutz in Pflegeeinrichtungen. Altenpflege l7/95

Wirsing, K: Psychologisches Grundwissen für Altenpflegeberufe. Beltz, Weinheim 1997

5.12 Soziale Bereiche des Lebens sichern und gestalten können

Hannelore Seibold

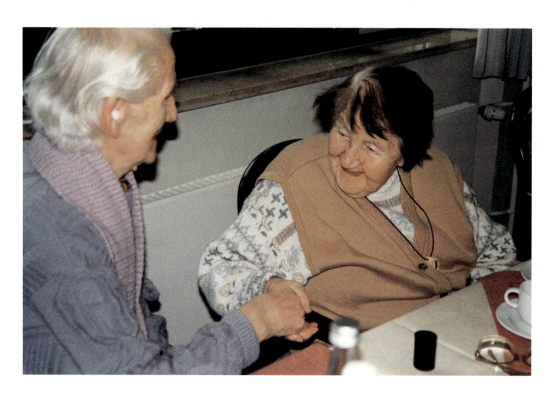

5.12.1 Bedeutung

Die Lebensqualität und das Wohlbefinden alter Menschen hängen ganz entscheidend von dem Eingebundensein in ein Netz von tragfähigen Beziehungen ab. Niemanden zu haben, allein zu sein, wird als Mangel erlebt. Oft entstehen daraus Krankheiten und Depressionen. In jüngeren Jahren gibt es im Blick auf Kontakte weniger Probleme. Da ist die Familie, da sind Freunde und Nachbarn, die dem Einzelnen das Gefühl geben dazuzugehören. Auch die moderne Technik unterstützt Kontakte und Beziehungen. Verschiedenste Verkehrsmittel und die Möglichkeiten der Telekommunikation (Telefon, Handy, Faxgerät und das Internet) helfen uns, Kontakte in nahezu alle Regionen dieser Erde zu pflegen.
In jeder Gruppe, in jeder Beziehung, in der wir leben, haben wir eine andere Rolle (z. B. zu Hause bin ich Tochter, im Sportverein Trainerin, im Beruf Pflegefachkraft oder Auszubildende usw.). Mit jeder Rolle ist eine andere Anforderung verbunden, in jeder Rolle wird eine andere Art von Zuwendung, Nähe und Gebrauchtwerden erlebt. Unterschiedliche Kontakte und eine Vielzahl von Rollen geben uns das Gefühl, wichtig zu sein, einen Wert für andere zu haben. Einsamkeit und soziale Isolation können gar nicht entstehen.

> **Anregung**
> - Überlegen Sie, welche Rollen zu Ihrer derzeitigen Lebenssituation gehören.
> - Schreiben Sie auf, was Ihnen die einzelnen Rollen bedeuten.
> - In welcher Rolle erleben Sie Ihre Kompetenz am deutlichsten?
> - In welcher Rolle fühlen Sie sich besonders wohl oder geborgen?
> - Welche Konsequenzen hätte ein Verzicht auf die einzelnen Rollen für Ihr Leben für Ihr Selbstwertgefühl?

Zum Älterwerden gehört der Verlust von Rollen und Aufgaben, z.B. durch das Ausscheiden aus dem Beruf, durch den Tod des Ehepartners, durch den Auszug der Kinder. Jeder Rollenverlust macht Menschen ärmer. Kontakte zu anderen Menschen gehen verloren, Aufgaben werden weniger, dadurch kann das Selbstwertgefühl schwinden, es droht die Gefahr zu vereinsamen mit allen negativen Konsequenzen.

Das nachfolgende Beispiel zeigt, wie schnell soziale Isolation im Leben älter werdender Menschen entstehen kann.

Beispiel:
„Frau A. ist heute 75 Jahre alt. Sie lernte Buchhalterin. Mit 25 Jahren heiratete sie. Ihr Mann hatte eine krankengymnastische Praxis. Sie erledigte die Buchhaltung und die finanziellen Angelegenheiten. Sie zog drei Kinder groß und war während ihrer 30-jährigen Ehe voll damit beschäftigt, für die Familie und die Praxis zu sorgen. Für eigene Interessen hatte sie keine Zeit, das sei damals auch nicht üblich gewesen. Nach 30 Ehejahren starb ihr Mann an einem Herzinfarkt. Kurz danach zog auch ihre jüngste Tochter von zu Hause aus, sodass sie im Grunde plötzlich einen dreifachen Rollenverlust erlitt. Auf einen Schlag wurden ihr die Rollen und Aufgaben, die ihrem Leben Inhalt und Sinn gegeben hatten, entzogen: die der Ehefrau, der Geschäftsfrau und der Mutter. Ihre Überlegungen, wieder in ihren alten Beruf zurückzukehren – sie war damals 56 Jahre alt – und damit den Rollenverlust zu kompensieren, gab sie bald wieder auf. Sie traute es sich einfach nicht zu, in diesem heute voll computerisierten Arbeitsbereich (Buchführung) neu einzusteigen. So blieb ihr nur der Rückzug in die Witwenrolle, was bei ihr mit einem Rückzug aus dem aktiven Leben verbunden war. Beispielsweise schenkte sie ihr eigenes Auto und das ihres Mannes gleich nach ihrer Verwitwung ihren Kindern, obwohl sie selbst einen Führerschein besitzt. Auch die früheren jährlichen Reisen gab sie auf. Zahlreiche Krankheitserscheinungen bewirkten eine immer stärkere Einschränkung ihres Aktionsradius. Frau A. wohnt alleine in einer Drei-Zimmer-Eigentumswohnung und lebt von ca. 1200 Mark im Monat (400 Mark eigene Rente, 800 Mark Witwenrente).
Heute spielt sich ihr Leben fast ausschließlich zu Hause ab, wo sie sich an einen fest geregelten Tagesablauf hält, der jedoch so rigide ist, dass sie sich dadurch selbst von Kontakt- und Aktionsmöglichkeiten abschneidet. So lehnt sie z.B. Spaziergänge mit Bekannten ab, wenn gerade ihre Kaffeezeit ist. Andererseits beklagt sie sich darüber, dass sie als ältere Frau ohne Mann bei den früheren Bekannten nichts mehr gelte und sie offenbar immer nur als Ehefrau von Herrn A. wahrgenommen worden war. So blieben ihr nach ihrer Verwitwung nur wenige Freundinnen aus dem ehemaligen Bekanntenkreis. Auch über ihre Kinder ist sie unzufrieden, da diese sie, nach ihrem Empfinden, viel zu wenig besuchen (nach Prinz 1995)". ■

5.12.2 Definitionen

Sozialisation: Die Sozialisation, das Leben mit anderen und das Sichtzurechtfinden in einer Gruppe von Menschen beginnt mit dem Augenblick der Geburt. Jeder Mensch wird in eine Familie hineingeboren und lernt im Laufe seines Lebens, darin seinen Platz zu finden. Die Eifersucht, die bei einem erstgeborenen Kind auftauchen kann, wenn ein Geschwisterchen dazukommt, ist bekannt. Das erstgeborene Kind erlebt das Geschwisterchen als Konkurrenten, als jemanden, mit dem es plötzlich die Liebe der Mutter teilen muss. Das Kind muss lernen, seine Rolle zusammen mit dem Geschwister zu finden, ohne die Zuwendung der Eltern zu verlieren, d.h., es muss seinen Platz im Gefüge der sozialen Gruppe „Familie" finden.
Sozialisation ist also ein natürlicher Prozess, der den einzelnen Menschen zu einem kompetenten, sich in seiner Umwelt zurechtfindenden Mitglied seiner Gruppe bzw. der Gesellschaft macht.
Im Laufe des Lebens muss sich der Einzelne in immer neuen Gruppen und Gemeinschaften zurechtfinden.
Sozialisation ist also ein fortdauernder, lebenslanger Prozess, der bewirkt, dass der Betreffende sein Leben sinnvoll erlebt, dass er zufrieden ist und ein positives Lebensgefühl entwickeln kann.
Soziale Isolation: Der Verlust von sozialen Rollen kann zur Vereinsamung, zur sozialen Isolation führen. Im oben beschriebenen Beispiel wird erzählt, wie Frau A. nach dem Tode ihres Mannes innerhalb kurzer Zeit eine Rolle nach der anderen verliert und wie sie sich durch die Einteilung ihres Tagesablaufes selbst verbietet, mit anderen Kontakt zu haben.

Hier ist zu beobachten, wie Frau A. sich dem Prozess entzieht, nach dem Tode ihres Mannes eine neue Rolle zu finden. Frau A. hatte in ihrem ganzen Leben nie gelernt, sich eigene Lebensmöglichkeiten aufzubauen, unabhängig von ihrer Hausfrauen-, Ehefrauen- und Mutterrolle. Sie hat dem damaligen gesellschaftlichen Frauenbild voll und ganz entsprochen. Als Konsequenz aus dieser Biographie ist es ihr nicht möglich, neue Rollen und neue Aufgaben zu übernehmen und neue Kontakte zu knüpfen. Sie erlebt krankmachende Vereinsamung und soziale Isolation.

Soziale Isolation ist ein Zustand des Alleinseins, der von der betroffenen Person als negativ oder bedrohlich erlebt wird. Sozial isolierte Menschen klagen darüber, dass sie keine Kontakte hätten und sich ausgeschlossen fühlten. Aus der Zahl der sozialen Kontakte alleine lässt sich allerdings noch nicht schließen, ob jemand wirklich vereinsamt.

» *Manch einer fühlt sich einsam, ist aber – an Ausmaß und Art objektiv feststellbarer Sozialkontakte gemessen – keineswegs isoliert. Andere Menschen hingegen, die objektiv verhältnismäßig wenig Sozialkontakte haben und nach außen isoliert erscheinen, fühlen sich keineswegs einsam ... Das Ausmaß der Einsamkeitsgefühle ist eher eine Funktion der Erwartungen hinsichtlich der Eltern-Kind-Beziehungen und hinsichtlich anderer Sozialkontakte als eine Funktion der tatsächlichen Kontakte.*

(Lehr 1991)

Und doch ist das Gefühl einsam zu sein, nicht nur im Alter eine schwere Belastung.

5.12.3 Probleme im Alter

Soziale Isolation und damit verbundene Einsamkeitsgefühle sind Situationen, die im Leben älter werdender Menschen sehr häufig auftreten. Forschungsarbeiten in den USA verweisen darauf, dass die „soziale Isolation bei älteren Menschen zur Desozialisation führen kann, die wiederum ernsthafte Probleme bei der Anpassung an neue Umgebungen und Bezugspersonen nach sich zieht. Unter Desozialisation verstehen wir einen Prozess, in dessen Verlauf soziale Fähigkeiten ‚verlernt' werden. Ist dieser Prozess erst einmal in Gang gesetzt, entsteht rasch ein Teufelskreis:

Der Verlust sozialer Fähigkeiten führt zu einer stärkeren Isolation, die einen um so größeren Verlust sozialer Fähigkeiten zur Folge hat" (Taggart 1994).

Eine wesentliche Aufgabe der Altenpflege ist es, bei den ersten Anzeichen eines solchen Desozialisationsprozesses im Rahmen der Pflegeplanung Maßnahmen einzuleiten, die alte Menschen vor der Vereinsamung bewahren. Zur Aufrechterhaltung von Kontakten und Beziehungen sind Fähigkeiten und Fertigkeiten nötig, die sich aufgrund verschiedener Alternsprozesse verändern, (z. B. hören können, mobil sein, sich auf Neues einlassen können und wollen). Es sind biologische, psychosoziale und psychokulturelle Veränderungen, die es dem älter werdenden Menschen erschweren, Kontakte zu pflegen.

Biologische Veränderungen

Beim Älterwerden lässt die Fähigkeit, hören zu können, nach. Menschen, die schwerhörig sind, werden sehr schnell aus Gruppen ausgeschlossen bzw. an den Rand gedrängt, weil es Mühe macht, sich mit ihnen zu unterhalten, oder weil sie oft Äußerungen falsch verstehen und dadurch vermehrt Misstrauen und Konflikte entstehen.

Das Nachlassen des Sehvermögens hindert Menschen daran, bei Dämmerlicht oder Dunkelheit aus dem Haus zu gehen. Es wächst die Angst vor Stürzen.

Das Nachlassen der körperlichen Aktivität, die leichte Ermüdbarkeit und die verminderte Leistungsfähigkeit gehören ebenfalls zum natürlichen Alterungsprozess. Dies veranlasst älter werdende Menschen, zu Hause zu bleiben, und die Anstrengung, die ein Aus-dem-Haus-Gehen bedeuten würde, zu vermeiden.

Krankheiten, die im Alter häufig vorkommen und die durch ihre Auswirkungen Menschen stark behindern und dadurch soziale Isolation begünstigen, sind z. B. Arthrosen, Arthritis, Schlaganfall, schwere Herzkrankheiten, Inkontinenz, auch Mobilitätsprobleme bei Rollstuhlfahrern und Gehbehinderten.

Psychosoziale Veränderungen

Das Nachlassen der Merkfähigkeit (Kurzzeitgedächtnis) und eine Verlangsamung des zentralen und peripheren Nervensystems verhindern es, auf Reize und Anregungen aus dem Umfeld angemessen zu reagieren. Die richtige Verarbeitung von Informationen ist erschwert. Die Reaktionszeit eines davon betroffenen Menschen ist verlängert. Solche Störungen können zu unangemessenem Verhalten führen oder das Zurechtfinden in fremder Umgebung erschweren. Menschen mit solchen Einschränkungen werden deshalb häufig von anderen gemieden. Kognitive Beeinträchtigungen sind manchmal auch Folge latent vorhandener Depressionen, die durch eine Vielzahl von Verlusten ausgelöst werden können, die alte Menschen oft rasch hintereinander treffen. Menschen, die an einer Depression leiden, fallen auf durch ein ungepflegtes Äußeres, Unsicherheit beim Erledigen der alltäglichen Dinge, Angst davor, überhaupt etwas zu unternehmen. Solche Verhaltensweisen wiederum bergen die Gefahr für soziale Isolation in sich. Besonders einschneidende Faktoren, die zu Vereinsamung führen können, sind der Verlust des Partners, der Verlust der Wohnung, in der die Menschen oft viele Jahre gelebt haben, und die unfreiwillige Umsiedlung in eine Einrichtung der stationären Altenhilfe.

Soziokulturelle Veränderungen

Die Anzahl sozialer Kontakte schwindet im Alter, gleichzeitig wird es schwieriger neue Kontakte zu knüpfen. Außerdem erschweren viele soziokulturelle Veränderungen das Aufrechterhalten und Pflegen bestehender Beziehungen.
Folgende Faktoren begünstigen u. a. soziale Isolation:

- ein geringes Einkommen, hiervon sind Frauen stärker betroffen als Männer,
- ein Ortswechsel, z. B. der Umzug zu den Kindern, selbst wenn dies freiwillig geschieht, am neuen Wohnort fehlen die gleichaltrigen Bekannten und Freunde aus der Nachbarschaft,
- das Alleineleben vieler (Singularisierung) und der Wandel im Zusammenleben der Familien; die Familie mit ihrem intimen Beziehungssystem besteht oft nicht mehr und damit fehlt ein wichtiger Ort sozialer Zugehörigkeit,
- Familienmitglieder, Freunde, Bekannte, Nachbarn sterben oder sind auf Grund von eigenen körperlichen Problemen nicht mehr in der Lage, Kommunikationspartner zu sein,
- gesellschaftliche Rollenzuweisungen, die z. B. vorgeben, dass eine alleinstehende Witwe keinen alleinstehenden Witwer besuchen darf (besonders in ländlichen Gegenden), verhindern Kontakte,
- verschiedene Formen von Diskriminierung älterer Menschen (z. B. die entstehende Diskussion im Gesundheitssystem, ob es eine Altersgrenze für Hochleistungsmedizin geben sollte, die Behauptung ältere Menschen würden die Jungen ausbeuten und auf deren Kosten leben und vieles mehr). Werden solche Behauptungen immer wieder vorgebracht und in den Medien verbreitet, fühlen sich alte Menschen ausgestoßen und ziehen sich zurück.

5.12.4 Aufgaben für die Altenpflege

Zur Lebensqualität gehört das Eingebundensein in ein Netz von Beziehungen. Die Altenpflegerin muss alte Menschen unterstützen, damit sie trotz der vielen Erschwernisse ihre bisherigen sozialen Kontakte aufrechterhalten können, verlorengegangene wieder beleben und wenn irgend möglich auch neue knüpfen können. Altenpflege hat auch die Aufgabe, dafür zu sorgen, dass alte Menschen am Leben der Gesellschaft teilhaben können, so weit und so viel sie dies möchten (Abb. 5.**137**).
Zunächst muss die Pflegeperson die Situation und das Verhalten des alten Menschen genau beobachten. Entdeckt sie Tendenzen zur Vereinsamung und Isolation, hat sie, zusammen mit dem alten Menschen und seinen Angehörigen entsprechende Unterstützungsmöglichkeiten zu suchen und in den Pflegeplan bzw. Interventionsplan, Kap. 4 „Theoretische und methodische Grundlagen der Pflege", S. 211, aufzunehmen.

Beobachten von Situation und Verhalten

Folgende Fragen können helfen die soziale Situation eines alten Menschen, der zu Hause lebt, seine Probleme und Ressourcen zu erfahren:

- Wie sind die Kontakte zu den Angehörigen? Wer wohnt in der Nähe, wie „gut" sind die Kontakte, gibt es Probleme in der Familie usw.?
- Welche Kontakte außerhalb der Familie sind vorhanden? Sind Bezugspersonen, die ihre Unterstützung und Begleitung anbieten können und wollen, in erreichbarer Nähe?
- Ist die Wohnung den Bedürfnissen angepasst, gibt es Telefon, eine Notrufanlage, evtl. einen Fahrstuhl, sinnvolle Sanitäreinrichtungen usw?

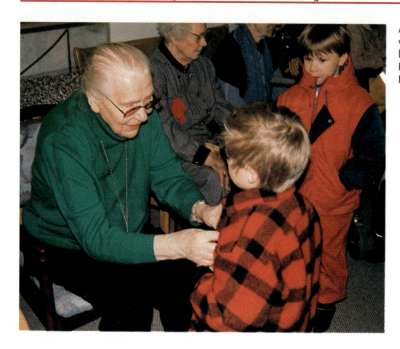

Abb. 5.**137** Die Kinder vom Kindergarten nebenan bereiten mit ihrem Besuch Freude und regen zu neuen Kontakten an

- Bietet der öffentliche Nahverkehr die Möglichkeit, Veranstaltungsorte und Einkaufsmöglichkeiten leicht zu erreichen?
- Wie sind die finanziellen Möglichkeiten?
- Welche Interessen hat der Betreffende und wie sind die Möglichkeiten, diesen Interessen nachzugehen?
- Wird regelmäßig ein körperliches Training durchgeführt? Gibt es die entsprechenden Angebote in der Nähe?
- Wie sind die kommunikativen Fähigkeiten des Menschen? Wie ist zum Beispiel seine Redeweise, seine Lautstärke, wie formuliert er, spricht er einen Dialekt, ist der Inhalt des Gesprächs zu verstehen, redet er in vollständigen Sätzen usw.?
- Hatte der Betreffende Kontakte zu Kirchen und Vereinen, hatte er ein Ehrenamt?

Anregung

- Verändern Sie diesen Fragenkatalog, so dass er auf Menschen zutrifft, die in vollstationären Einrichtungen leben.
- Formulieren Sie Fragen, die die Probleme und die Ressourcen deutlich machen (z. B. mit wem würden Sie gerne spazieren gehen?).
- Immer wieder ist zu hören, dass Menschen vor dem Leben im Heim deshalb Angst haben, weil sie befürchten, einsam zu werden. Fragen Sie die Menschen, denen Sie in Ihren Praxiseinsätzen begegnen, danach.
- Suchen Sie nach den Gründen, warum sich Heimbewohner einsam fühlen.
- Fragen und beobachten Sie Heimbewohner, die nicht über Einsamkeit klagen, nach den Gründen.
- Diskutieren Sie die Ergebnisse im Unterricht.

Das Aufzeigen vorhandener Fähigkeiten und Ressourcen kann dem Menschen bewusst machen wie viel er trotz aller Einschränkungen und Behinderungen noch kann. Dies stärkt sein Selbstwertgefühl, bestätigt ihm, dass sein Leben nicht nur aus Problemen besteht, und hilft ihm auch seinen Gesundheitszustand besser einzuschätzen. Dieses wiederum sind wichtige Voraussetzungen zum Aufrechterhalten alter und zum Knüpfen neuer Kontakte.

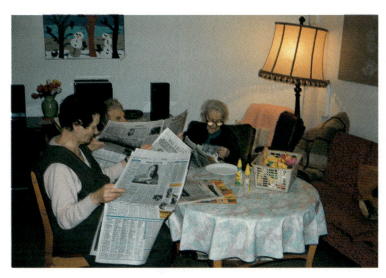

Abb. 5.**138** Die gemeinsame Lektüre der Tageszeitung vermittelt das Gefühl, nicht alleine zu sein

Unterstützungsmöglichkeiten

! Die **Ziele** zur Vermeidung sozialer Isolation lauten:
- Fördern und Erhalten vorhandener Kontakte und Beziehungen,
- Unterstützen bei der Suche nach neuen Kontakten,
- Wiedereingliedern bereits vereinsamter und isoliert lebender Menschen in eine überschaubare Gruppe,
- Möglichkeiten schaffen am gesellschaftlichen Leben in allen seinen Ausprägungen teilzuhaben.

Um diese Ziele zu erreichen, ist die Teilnahme an Gruppen eine wichtige Voraussetzung. Gruppen bieten ein großes Beziehungsangebot und einen schützenden Raum, um zwischenmenschliche Kontakte zu finden und zu erhalten. In Gruppen kann Selbstständigkeit und Autonomie unterstützt oder verlorengegangene wieder gefördert werden. In Gruppen können Kompetenzen erweitert und das Selbstwertgefühl gestärkt werden. In einer Gruppe kann der alte Mensch für andere tätig werden und dadurch sein Leben sinnvoll gestalten.

Kontaktmöglichkeiten für Menschen, die zu Hause leben:

- Angebote der Erwachsenenbildung, z. B. Volkshochschulen. Sie bieten spezielle Programme für ältere Menschen an im Hinblick auf Inhalt und Veranstaltungszeiten (Kurse finden vormittags oder am frühen Nachmittag statt).
- Teilnahme an Gruppen und Kreisen, die von Orts- und/oder Kirchengemeinden, von Vereinen oder Verbänden veranstaltet werden. Sie haben in der Regel einen verbindlicheren Charakter und bieten daher auch mehr menschliche Nähe und das Gefühl des Dazugehörens.
- Telefonketten (Kap. 2 „Dienste und Einrichtungen der Altenhilfe") verbinden Menschen untereinander und geben das Gefühl, nicht alleine zu sein.
- Besuchsdienste, die ehrenamtlich von Männern und Frauen erbracht werden. Information und Vermittlung geschieht vielerorts durch Seniorenbüros oder durch Kirchengemeinden.
- Zeitungen, Radio, Fernsehen und das Internet bieten Kontaktmöglichkeiten (Abb. 5.**138**). Auch das Beobachten des gesellschaftlichen Lebens, ohne selbst aktiv beteiligt zu sein, vermittelt das Gefühl dazuzugehören (z. B. der Platz am Fenster, vor dem Fahrstuhl oder im Café).

Seniorenbüros vermitteln Informationen über fast alle Angebote, die für alte Menschen geeignet sind.
Die begleitende Altenpflegerin überlegt gemeinsam mit dem alten Menschen, welche Angebote für ihn sinnvoll sind und welche Hilfe und Unterstützung er braucht, um sich daran beteiligen zu können. Wenn nötig, organisiert sie entsprechende Begleitung. Angehörige, Freunde und

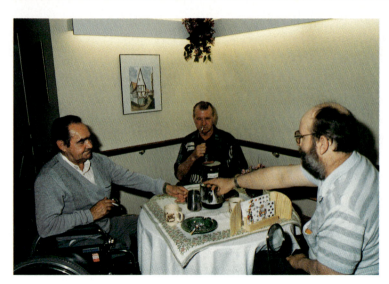

Abb. 5.**139** Die Männerrunde bietet zwanglose Kontaktmöglichkeiten

Bekannte sollten im Rahmen der Pflegeplanung aktiv in die Begleitung einbezogen werden.
Kontaktmöglichkeiten für Menschen in Einrichtungen der stationären Altenhilfe:
Für Menschen, die in eine stationäre Einrichtung übersiedeln, ist die Zeit des Einzugs eine außerordentlich kritische Phase (Kap. 2.5 „Pflege alter Menschen im Altenheim"). Die Bezugspflegeperson muss zunächst die nötige soziale Unterstützung gewähren.
Im Rahmen der Pflegeanamnese sollte deutlich werden, welche sozialen Kontakte vorhanden sind, wie tragfähig diese sind, oder ob bereits Symptome sozialer Isolation erkennbar sind. Die richtigen Ansätze für eine Begleitung können durch Kenntnisse aus der Lebensgeschichte gefunden werden.
Kontakte können gefördert werden durch folgende Maßnahmen:

- Hilfsmittel wie Hörgeräte, Brillen, Selbstfahrerrollstuhl usw. sollten jederzeit verfügbar sein.
- Bei Kommunikationsstörungen auf Grund von Sprachproblemen sollte die Logopädin eingeschaltet werden.
- Die Altenpflegerin stellt den Bewohnern das im Haus stattfindende Gruppenprogramm vor und berät bei der Auswahl. Die Motivation zur Teilnahme ist behutsam zu wiederholen. Bei der ersten Teilnahme kann eine Begleitung hilfreich sein. Idealerweise übernimmt diese Begleitungsaufgabe eine Mitbewohnerin, dadurch kann ein persönlicher Kontakt entstehen.
- Damen oder Herren von Besuchsdienstgruppen sind für Bewohnerinnen und Bewohner, die nicht an Gruppenangeboten teilnehmen können oder möchten, wichtige Kontaktpersonen.
- Feste, Feiern und Veranstaltungen, die auch für die Öffentlichkeit zugänglich sind, schaffen zusätzliche Begegnungsmöglichkeiten.
- Bewohnerinnen und Bewohner sollten motiviert werden, an Veranstaltungen außerhalb der Institution teilzunehmen. Sie erfahren dadurch, dass sie Teil dieser Gesellschaft sind und dazugehören (Abb. 5.**139**).

5.12.5 Qualitätskriterien

Die Checkliste zur Lebensaktivität „Soziale Beziehungen und Bereiche sichern und gestalten können" hilft Altenpflegerinnen die Grundrechte von Heimbewohnerinnen im Blick zu behalten, damit ein möglichst hohes Maß an Lebensqualität gesichert wird (nach den Kriterien „Heime zum Leben", Harris et al. 1995). Weitere Informationen 5.11 „Für eine sichere und fördernde Umgebung sorgen können".

5.12 Soziale Bereiche des Lebens sichern und gestalten können

Checkliste: Qualitätskriterien zur Lebensaktivität „Soziale Bereiche des Lebens sichern und gestalten können"

Privatheit:
- Hat der alte Mensch einen ungestörten von anderen uneinsehbaren Raum zur Kontaktpflege?
- Hat er einen Schlüssel für diesen Raum?
- Steht ihm ein privater Telefonanschluss zur Verfügung?
- Respektiert das Personal den Wunsch nach Ungestörtheit?
- Gibt es Räume, in denen sich Gruppen treffen können ohne Störungen durch andere?

Würde:
- Werden Kontaktwünsche zu einem Mitbewohner des anderen Geschlechts akzeptiert, werden Möglichkeiten geschaffen zu ungestörten Begegnungen?
- Wie werden solche Wünsche vom Team bewertet und respektiert?
- Wie werden Situationen geregelt, in denen ein Bewohner durch seine Verhaltensweisen andere belästigt?

Unabhängigkeit:
- Kann ein alter Mensch zu Veranstaltungen außerhalb des Hauses begleitet werden, zu welchem Preis?
- Kann er das Haus verlassen und auch wiederkommen ohne Information, ohne sich ab- oder anzumelden?
- Kann er, ohne Begründung, Veranstaltungen verlassen oder sie erst gar nicht besuchen?
- Kann er sich uneingeschränkt mit Menschen seiner Wahl treffen?

Wahlfreiheit:
- Kann der alte Mensch wählen, mit wem er das Essen einnehmen möchte?
- Kann er wählen, mit wem er das Zimmer teilen möchte?
- Kann er wählen, welche Person des Besuchsdienstes ihn begleitet?

Selbstverwirklichung:
- Werden Angehörige und Freunde auf Wunsch des Bewohners in die Pflegeplanung einbezogen?
- Werden Kontakte zu Freunden und Bekannten auf Wunsch wieder aktiviert?
- Welche Rolle spielen in der Pflegeplanung und in den Übergabegesprächen die Wünsche des Betreffenden nach Kontakten und Teilnahme am gesellschaftlichen Leben außerhalb der Einrichtung?

Literatur

Braun, S. et al.: Gerontopsychiatrie und Altenarbeit III. Deutsches Zentrum für Altersfragen e.V., Berlin 1995

Corr, M. Gerontologische Pflege. Verlag Hans Huber, Bern 1992

Fooken, Insa „Intimität auf Abstand. Familienbeziehungen und soziale Netzwerke" Funkkolleg Altern, Studienbrief Nr. 5, Deutsches Institut für Fernstudienforschung, Universität Tübingen 1997

Harris, R., Th. Klie, E. Ramin: Heime zum Leben. Vincentz Verlag 1995

KDA (Hrsg.): Rund ums Alter, Verlag C.H. Beck, München 1996

Lehr, U.: Psychologie des Alterns, Quelle und Meyer, Heidelberg 1991

Prinz, S.: Gerontopsychiatrie und Altenarbeit III, Deutsches Zentrum für Altersfragen e.V., Berlin 1995

Sowinski, Ch.: Qualitätshandbuch Wohnen im Heim. KDA, Köln 1997

5.13 Mit existenziellen Erfahrungen des Lebens umgehen können

Ursula Pfäfflin-Müllenhoff

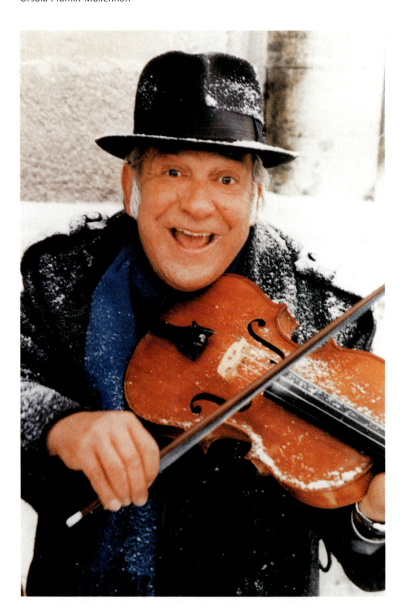

5.13.1 Existenzielle Erfahrungen – das Sein als Mensch

Tiefendimension des Lebens

„Wie geht's?" Eine konventionelle Frage, auf die meist mit einer Floskel geantwortet wird: „Danke, gut. Und selbst?" Vielleicht deuten wir noch mit einem „Es geht" an, dass wir Sorgen haben und uns im Grunde elend fühlen.

In diesem Abschnitt wird auf das Grundgefühl als Mensch eingegangen, die Tiefendimension, die Teil unseres Lebens ist und den Grundton bildet, der alle Aktivitäten unseres täglichen Lebens begleitet. „Existenziell" (von lateinisch existere = zum Vorschein kommen) meint das, was uns im Kern unseres Wesens betrifft, was unser Lebens-

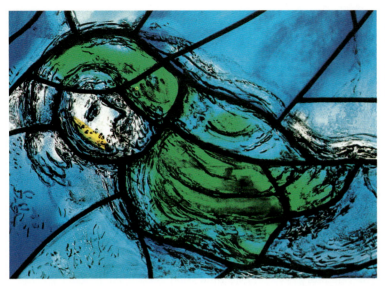

Abb. 5.**140** Im Traum begegnen wir – manchmal verschlüsselt – unbekannten Seiten unserer selbst (Marc Chagall: Jakobs Traum, ars liturgica, Kunstverlag Maria Laach)

gefühl ausmacht und unsere Sicht von der Welt und von unseren Mitmenschen bestimmt.
Wenn wir getroffen, betrübt, gekränkt sind oder auch, wenn wir überrascht sind, wenn wir ganz unverhofftes Glück erleben, werden wir unserer *selbst* bewusster, denken wir tiefer über uns nach. Durch Störungen der selbstverständlichen Existenz, durch große freudige oder schmerzhafte Erlebnisse bekommen wir Zugang zu unserem Kern. Wir lernen, unsere eigenen tiefen Gefühle wahrzunehmen: Enttäuschung, Schmerz und Trauer, Freude, Glück, Geborgenheit und Dankbarkeit.
Auch Empfindungen der Unsicherheit, Verlegenheit oder Ratlosigkeit und widersprüchliche Gefühle – Hinundhergerissensein – können uns umtreiben. In der Begegnung mit unseren Gefühlen erfahren wir etwas über unsere Existenz. Wir erfahren, wer wir sind und können das unterschwellige Konzept unseres Lebens erkennen (Abb. 5.**140**).
Erfahrungen zu machen, ist eine Art des Leben-Lernens. Lebenserfahrung ist der Ertrag existenziellen Lernens.

Was also unterscheidet existenzielle Erfahrungen von anderen Erfahrungen?

Existenzielle Erfahrungen sind solche Erfahrungen, die den Kern der Person berühren. Sie können durch einschneidende Erlebnisse, aber auch durch banale Alltagsereignisse ausgelöst werden. Ob sie belastend oder beglückend sind, immer berühren sie die Tiefendimension eines Menschen. Sie können das Lebensgefühl grundlegend verändern, wie das nachfolgende Beispiel aus dem Leben eines alten Menschen beschreibt:

Beispiel:
„... Nach kurzer Genesungszeit auf der Pflegestation bezog ich gemeinsam mit einem Kameraden in Haus 7 ein Zimmer.
Als dieser starb, bat ich um ein Einzelzimmer. Ich konnte in diesem Zimmer nicht mehr leben. Die Erinnerungen waren zu stark. Und an einen neuen Menschen sich gewöhnen, der womöglich wieder starb, dazu fehlte mir einfach die Kraft. Ich wollte auch nicht. Das macht man einmal mit, aber doch nicht andauernd. Ich bin doch schließlich keine Maschine, die keine Gefühle hat." ■
(Westphal et al. 1978)

Erfahrungen macht jeder einzelne Mensch für sich

» Die Beobachtung eines im Herbstwind dahinwehenden Blattes kann tiefgreifende Trauer oder Verzweiflung über die Vergänglichkeit des Lebens auslösen, aber auch die Erfahrung des Eingebundenseins in den ewigen Kreislauf des Lebens, was durchaus einen ekstatischen oder auch mystisch-religiösen Charakter annehmen kann. Es kann aber auch lediglich den Gedanken entstehen lassen: ‚Aha, es wird Herbst, ich muss mir einen warmen Mantel kaufen.' Die Erfahrung tiefgreifender Trauer und Verzweiflung wird gemeinhin negativ bewertet, kann aber einen Verarbeitungsprozess auslösen, der im Ergebnis dazu führt, dass die Person ihr bisheriges Leben reflektiert, es akzeptiert und auf einer höheren Ebene ein für sie neues und anderes Lebensgefühl der Zufriedenheit entwickelt, welches negative und positive Erfahrungen des bisherigen Lebens integriert. Vielleicht kann man sogar so weit gehen zu sagen, es gibt keine Erfahrungen, und seien sie noch so schrecklich und erschütternd, die nicht auch die Chance für eine Weiterentwicklung der eigenen Existenz und Persönlichkeit beinhalten."«

(Sowinski 1998)

Ob und wie das vorbeischwebende Herbstblatt oder irgendein anderer Eindruck – ein Wort, ein Blick, ein lebenveränderndes Ereignis – auf einen Menschen wirkt und ihn existenziell berührt, ist ganz persönlich gefärbt. Es hängt von der Prägung durch seine Lebensgeschichte und von seiner momentanen Stimmung ab. Objektivität gilt hier nicht – für die existenzielle Bedeutung gilt ganz allein die subjektive Interpretation und Bewertung des Menschen selbst.

> **!** Erfahrungen macht jeder einzelne Mensch für sich, d. h. zugleich:
> - Man kann seine eigenen Erfahrungen niemanden einreden.
> - Keiner kann von den Erfahrungen anderer zehren.
> - Man muss seine Erfahrungen schon selbst machen.
> - Und man muss anderen *ihre* Erfahrungen lassen.
>
> Wer meint, mit Argumenten das existenzielle Erleben und die Bewertungen eines Menschen bestreiten, ihn über richtig oder falsch belehren zu dürfen, täuscht sich.
> Über den Schlüssel zum Kern der Person und zu seinen existenziellen Erfahrungen und Bewertungen verfügt allein der Mensch selbst.

Ausstrahlen des existenziellen Grundbefindens

Existenzielle Erfahrungen wirken sich auf das gesamte Befinden und Erleben eines Menschen aus. Daher bilden sie gewissermaßen den Schlüssel zum Verständnis eines Menschen – wie in der Notenschrift die Vorzeichen vor einer Melodie. Oder, um die Redensart von der „rosaroten Brille" aufzunehmen: Sie bilden die Brille, durch die das Leben betrachtet wird; wie die Brille gefärbt ist, so bietet sich dem Blick das Geschehen dar.

Beispiel:
Frau M. fährt mit dem Bus zu ihrer Tochter. In den Vorgärten sieht sie die Frühlingsblumen. Sie ist beschwingt und freut sich über das zarte Grün der Sträucher. Gestern hatte sie einen Jugendfreund wiedergetroffen. Die Begegnung hat alte Erinnerungen wachgerufen. Als sie miteinander in der Eisdiele saßen, hatten sie Spaß miteinander wie in jungen Jahren. Eigentlich hatte sie nicht damit gerechnet, dass so etwas wie Verliebtsein in ihrem Leben noch einmal vorkommen würde. ■

Die Begegnung berührt existenzielle Erfahrungen der Jugendjahre. Frau M. ist in der Tiefe aufgewühlt und beschwingt. So erlebt sie nun die frühlingshafte Umgebung ganz frisch und neu.

Geschehnisse im Leben können eine existenzielle Dimension bekommen. Es kann Wechselwirkungen zwischen den anderen AEDLs und existenziellen Erfahrungen geben:

Beispiel:
Eine Oberschenkelhalsfraktur z. B. ist nicht nur eine Störung im Bereich der Lebensaktivität „Sich bewegen", die Schmerzen bereitet, alle Pläne gründlich durchkreuzt, bis zur Rehabilitation viele Unbequemlichkeiten mit sich bringt. Sie hat zugleich eine existenzielle Dimension. Die Erfahrung, zu der sie verarbeitet wird, könnte etwa so lauten: „Meine Gesundheit ist nichts Selbstverständliches. Ich kann mich nicht absolut auf sie verlassen. Ich muss mich vorsichtiger bewegen, genauer auf den Weg achten. Ich muss mir Gedanken machen, wie ich mein Leben/meine Wohnung verändere, um für Unglücksfälle gerüstet zu sein."
Oder aber:
„Ich bin hilflos, von anderen abhängig. Das Leben ist im Grunde vorbei – jetzt kommen nur noch die Lasten des Alters." ■

Hier wird deutlich, dass der Mensch nur als Einheit verstanden werden kann, in der alles mit allem zusammenhängt, und dass der Blick sich nicht nur auf einen Aspekt verengen darf.

5.13.2 Erfahrungen alter Menschen

Prägung durch die Biographie

Wie ein Mensch auf seine individuelle Weise ein Erlebnis bewertet und verarbeitet, hängt weitgehend davon ab, wie er in der Tiefe seines Erlebens von der bisherigen Lebensgeschichte geprägt ist. Deshalb soll im Folgenden der Blick auf die möglichen Erfahrungshintergründe der heute alten Menschen gerichtet werden.

Kindheit

Was dem Menschen in die Wiege gelegt wurde und er vor allem bewussten Verarbeiten und Erinnern in sich aufgenommen hat, begleitet ihn durch sein Leben. Ob einer ein sonniges Gemüt hat oder besonders schwerblütig oder verletzlich ist, dafür sind die Gründe in der Kindheit, z. T. auch schon im vorgeburtlichen Erleben während der Schwangerschaft der Mutter, zu suchen.

! Der Streit darüber, wie groß die Rolle des Genoms, unserer genetischen Mitgift, ist, lassen wir hier außer Acht. Psychiater gehen heute davon aus, dass z. B. besondere Sensibilität oder Stabilität auch teilweise genetisch bedingt sind.

Seelische Verwundungen in der Kindheit hinterlassen ihre Spuren und können im späteren Leben wieder hochkommen. Sie können ein Verhalten zur Folge haben, das für Außenstehende schwer verständlich ist. So reagiert ein alter Mensch vielleicht empfindlich bei kleinen Ungerechtigkeiten – und hat im Hintergrund über 80 Jahre zurückliegende Erfahrungen, bei denen die Kinderseele durch erlebtes Zurückgesetztwerden verletzt wurde.
Auch der Platz in einer Geschwisterreihe und die Rolle in der Familie kann den ganzen Lebenslauf bestimmen.

Beispiele:
- Rolle als ältestes Kind, das zwar beachtet und gefördert wurde, aber auch viel Verantwortung zu tragen hatte.
- Rolle als das jüngste Kind, das verwöhnt wurde oder immer den Kürzeren zog.
- Rolle als das brave Kind, das gelobt wurde für seine Fügsamkeit, aber schließlich selbst nicht mehr fühlte, was es wünschte und was ihm gut getan hätte.
- Rolle als Sündenbock, die sich dann u. U. im Umgang mit den Schulkameraden und im späteren Leben fortsetzt.

Schon der kleine Mensch macht etwas aus seiner Rolle und seinen Erlebnissen. Er verarbeitet sein Kinderschicksal. Es sind existenzielle Erfahrungen, die er mitnimmt in seine Jugend und sein Erwachsenenleben.

Zeitgeschichte

Das Erwachsenenleben der jetzt alten Generation war geprägt von der Zeit des Nationalsozialismus, Erfahrungen des Krieges und der Nachkriegszeit (Abb. 5.**141 a** u. **b**). Bei den Männern kann das heißen Front und Gefangenschaft, bei den Frauen Bombennächte, Flucht, Vergewaltigungen – dann Flüchtlingsdasein, als Eindringling unter fremden Menschen leben müssen. Viele haben Hunger erlebt und die Schwierigkeiten der Nahrungsbeschaffung, vielleicht Entnazifizierung, aber auch gegenseitige Hilfe und Zusammenhalt nach dem Krieg, Bedürfnislosigkeit, Wiederaufbau.

Beispiel:
Zu ganz unterschiedlichen Erfahrungen haben die Menschen ihr Kriegs- und Nachkriegserleben verarbeitet:
Bei manchen steht das Bewusstsein, etwas geschafft zu haben, im Vordergrund. Leistung und Besitz sind hohe Werte, ein ausgeprägter Materialismus bleibt bis ins hohe Alter erhalten. Mangel jeder Art wird als Kränkung, fast als Beraubung erlebt.
Andere haben aus ihrem Erleben die Erfahrung gezogen, dass der Mensch mit sehr wenig auskommen kann, dass gegenseitige Unterstützung, Freundschaft und Freundlichkeit wichtiger sind als günstige Lebensumstände und Besitz.

> **Anregung**
> Überlegen Sie und tauschen Sie Ihre Beobachtung aus: Was wissen Sie darüber, wie alte Menschen, die Sie kennen, ihr Kriegs- und Nachkriegserleben verarbeitet haben?

Die Zeitgeschichte kann man als das Generationenschicksal dieser Menschen bezeichnen. Künftige Generationen alter Menschen werden durch andere, generationentypische Erfahrungen geprägt sein (Kap. 1 „Alte Menschen").

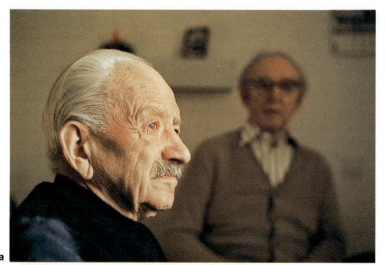

Abb. 5.**141a**
Zum Generationsschicksal der heute alten Generation gehören die Kriegsjahre …

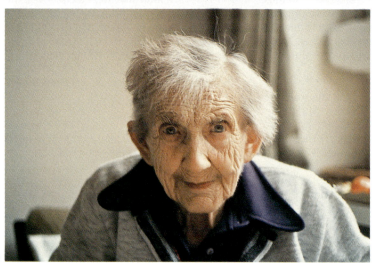

Abb. 5.**141b**
… und die Nachkriegszeit

Verarbeitung von Erlebnissen

Um handeln zu können und etwas zu wagen, legen wir vor uns selbst laufend, mehr oder weniger bewusst, Rechenschaft ab und ziehen Bilanz. Wir reflektieren und verarbeiten die Geschehnisse. Das ist eine Aufgabe jeder Altersstufe. Es umschließt das, was uns ohne eigenes Zutun zufällt ebenso wie das eigene Handeln: „Was habe ich gewollt, wie habe ich mich verhalten, wie bin ich mit anderen umgegangen? Welche Geschenke hat mir das Leben in den Schoß gelegt, was habe ich aus den erfreulichen und aus den belastenden Gaben gemacht? Was habe ich geschafft? Was ist gelungen, was ist misslungen? Was hat ganz andere Folgen gehabt, als ich beabsichtigte?"

Bei der Verarbeitung von Krisen zeigt sich eine ausgeprägte Kontinuität. Menschen entwickeln im Lauf ihres Lebens ihren individuellen Stil, mit Belastungen umzugehen (vgl. Kruse 1996). Entsprechend sieht der Ertrag eines langen Lebensweges aus: Es können gereifte Früchte sein, ein Schatz an Erfahrungen, der aus bitterem oder aus schönem Erleben gereift ist. Dieser Erfahrungsschatz trägt das Leben, macht die Persönlichkeit aus und hilft dem Menschen, sich im weiteren Leben zu orientieren, er selbst zu bleiben – ein enormes Potential für die Gestaltung des Lebens im Alter und für den Umgang mit schwierigen existenziellen Erfahrungen.
Es kann aber auch Schutt sein, den ein Mensch angesammelt hat, Steine statt reifer Früchte. Sie helfen nicht, sondern beschweren das Leben:

5.13 Mit existenziellen Erfahrungen des Lebens umgehen können

harte Schicksalsschläge, bittere Erlebnisse, verheimlichte Schuld, aus einer strengen Erziehung übernommene Schuldgefühle. Auch Wohlergehen, alles ohne eigenes Zutun in den Schoß gelegt bekommen, kann das Reifen eines Menschen erschweren. Ereignisse und Gefühle, die nicht zu Erfahrungen verarbeitet wurden, die nicht wirklich Teil der Persönlichkeit wurden, behindern das Leben als schmerzende Fremdkörper.

Der Erfahrungsweg ist nie abgeschlossen. Solange das Leben dauert, wird das neue Erleben in die bisherigen Erfahrungen aufgenommen und mehr oder weniger gut verarbeitet.

Entwicklungsaufgaben und Erfahrungen im Alter

Lebensbilanz

Im Alter bekommt die Rechenschaft über das Leben ein besonderes Gewicht. Sie wird endgültiger, weil nicht mehr viel Zeit bleibt, etwas anders zu machen, etwas Neues zu versuchen. Die unbegrenzten Möglichkeiten und Chancen, mit denen wir in der Jugend rechnen, sind vorbei. So wird sie zur Lebensbilanz, begleitet von der Frage: War das Leben im Ganzen in sich stimmig und sinnvoll?

Beispiel:
Der 68-jährige Herr R., Inhaber eines Betriebes, der seit 150 Jahren im Besitz der Familie war, muss erkennen, dass sein Unternehmen in rasendem Tempo in den Konkurs treibt. Längere Zeit schon war er beunruhigt, Aufträge blieben aus, die Bilanz zeigte eine bedrohliche Entwicklung. Aber es war so unvorstellbar, dass die Existenz des traditionsreichen Geschäfts in Frage gestellt sein könnte, dass er die Augen vor dieser Möglichkeit verschloss. Nun steht er vor einem Scherbenhaufen: Selbst mittellos und ohne ausreichende Altersversorgung, trägt er auch noch die Verantwortung für 15 Mitarbeiter. Der Konkurs treibt ihn zunächst in eine tiefe Depression. Das Lebenswerk, in das er alle Energie gesteckt hatte, ist zerstört.
Nach einem halben Jahr erwachen jedoch wieder die unternehmerischen Kräfte in ihm, mit denen er sein Leben lang den Betrieb geführt hatte. Er hat das außergewöhnliche Glück, noch einmal Arbeit im Geschäft eines Freundes zu finden, nimmt alte Kontakte wieder auf und bewertet das Gewesene neu. Dabei bekommen die menschlichen Beziehungen, die vorher weniger wichtiges Beiwerk darstellten, einen hohen Stellenwert. ∎

Schwer kann die „Arbeit" an der Lebensbilanz sein, wenn es harte Brüche im Leben gegeben hat wie im Schicksal dieses Unternehmers. Auch die heute älteren und alten Frauen, die ihr Leben ganz in den Dienst der Familie stellten, haben häufig solch einen Bruch zu verarbeiten. Blieb die in der Jugend eingegangene Beziehung erhalten? Blieb sie lebendig oder ist sie erstarrt? Haben die Kinder die Hoffnungen erfüllt, die in sie gesetzt wurden? Ist das Verhältnis zu den Kindern gut? Fand sich eine neue Aufgabe, vielleicht noch eine berufliche Phase, nachdem die Kinder aus dem Haus gingen? Bekam das Leben neuen Inhalt und Sinn?

Manche Menschen sehen mit Trauer auf ihr Leben zurück, weil sie einen Lebenstraum nicht verwirklicht haben – wie es ein Berufswunsch sein kann oder eine Liebe, die nicht gelebt wurde.

Die tiefen Gefühle, Trauer und Freude, Schmerz, Stolz und Dankbarkeit werden in der Lebensbilanz zusammengefasst und integriert (Abb. 5.**142 a–c**). Dabei können wichtige Ereignisse des Lebens im Rückblick noch einmal umgedeutet und neu bewertet werden. Die nachträgliche Einordnung rückt manches in ein freundlicheres Licht. Sich abzufinden mit dem, was war, kann dadurch leichter werden (Filipp 1996).

> **Anregung**
> Lassen Sie Ihre Einfühlung und Ihre Phantasie spielen: Was sagen Ihnen die Gesichter alter Menschen in Abb. 5.**141** bis 5.**147**? Tauschen Sie sich über Ihre verschiedenen Interpretationen aus.

Auseinandersetzung mit Verlusten

Verlusterfahrungen sind charakteristisch für das Leben im Alter. Wer gelernt hat, sich an Veränderungen anzupassen, bleibt beweglich, aber jede Veränderung ist zunächst ein Verlust. Vertrautes geht verloren, Fremdes muss angeeignet werden. Veränderungen sind für viele Menschen mit Trauer, Scham oder mit Protest verbunden (Bauer u. Gröning 3/1996). Man kann sagen, Alter an sich sei traumatisierend (Abb. 5.**143**): Immer weniger von den Gefährten aus der Jugend sind noch am Leben. Der Wohnort ist nicht mehr so wie vor 5, 10, 20 Jahren. Straßen, Geschäfte, Waren, Öffnungszeiten, Umgangsformen verändern sich. Auch die Verluste an Leistungskraft, an Schönheit, die Veränderung des eigenen Gesichts – ganz normale Eigenschaften

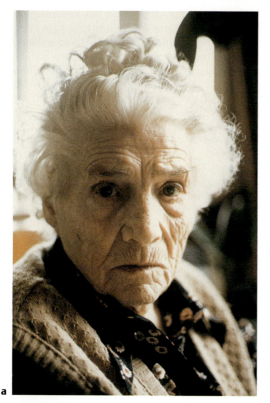
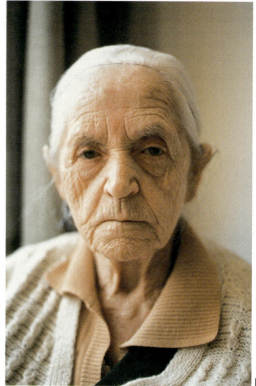
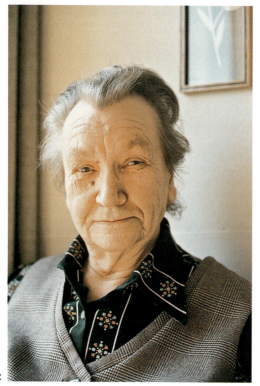

Abb. 5.**142a–c** Die Gesichter alter Menschen spiegeln die Bilanz ihres Lebens

5.13 Mit existenziellen Erfahrungen des Lebens umgehen können

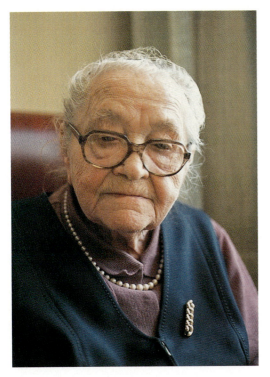

Abb. 5.**143** Alter heißt Abschied nehmen von Menschen und Dingen, die das Leben begleitet haben

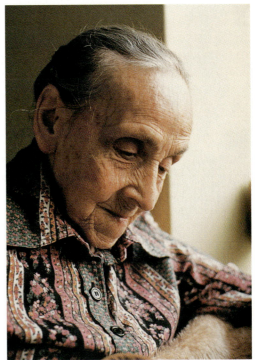

Abb. 5.**144** Die heitere Gelassenheit eines alten Menschen wirkt wohltuend auf seine Umgebung

des Alterns gehören dazu. „Das bin ich nicht mehr, ich war früher ganz anders", wird gesagt. Tiefgreifende Veränderungen der eigenen Person durch Krankheit können hinzukommen. Ist die Erinnerung an das bisherige Leben in Kompetenz und Selbstbestimmung erhalten, so wird der Verlust als äußerst krass erlebt.

Beispiel:
Wer einen Schlaganfall erlitten hat, ist nicht nur in seiner Bewegung behindert. Die Arbeitsweise des Zentralorgans, des Gehirns, ist im Ganzen verändert. Bisher reibungslos funktionierende Leitungen und Schaltstellen sind gestört, arbeiten bruchstückhaft. Die vertraute Welt wird teilweise fremd, der Mensch kann sich selbst fremd werden. Sinneseindrücke zu verarbeiten und Aktivitäten in Gang zu setzen und zu steuern, muss der alte Mensch teilweise neu lernen und koordinieren.

> ! Entwicklungsaufgabe im Alter ist es daher, Grenzen anzunehmen, so schwer das im Einzelfall oft ist. Wer gegen Grenzen und Verluste opponiert, sammelt belastenden „Lebensschutt".

Wem es gelingt, auch die Verluste als notwendige Schritte des Lebens zu integrieren, dessen Erfahrungsschatz wächst, und sein Selbstbild verändert sich. Kritische Lebensereignisse können das innere Wachsen eines Menschen anregen. „Es gibt nichts Schweres, das nicht auch seinen Segen hat" (Hellinger 1997). Durchlebtes Leid kann ein Weg zu größerer menschlicher Tiefe und Reife sein. Das bisher gelebte Leben wird dann als sinnvoll und unverwechselbar angenommen (Kauffeldt et al. 1995). Die soziale Umgebung erlebt an solchen Menschen oft eine Gelassenheit, vielleicht sogar Güte (Abb. 5.**144**). Das ist auch dann so, wenn der alte Mensch nicht mehr voll orientiert ist. „Wenn du mal alt bist, helf ich dir auch", sagte eine 92-jährige Dame zu der Physiotherapeutin, die ihr aus dem Bett half.

Auseinandersetzung mit der eigenen Vergänglichkeit

Schließlich geht jeder alte Mensch auf das unweigerliche Ende seines Lebens zu. Dieses Ende zu bedenken, gehörte bei früheren Genera-

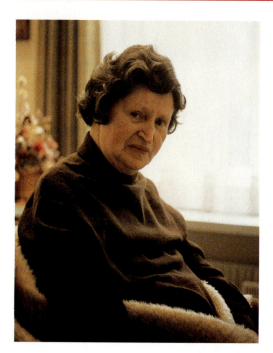

Abb. 5.**145** Chronische Krankheit kann das Leben schon im mittleren Alter vollständig verändern

tionen selbstverständlich zum Leben. In anderen Kulturen ist das heute noch so: Alte Menschen stellen sich darauf ein zu sterben und die Gemeinschaft, zu der sie gehören, zu verlassen, und sie bereiten zusammen mit ihren Nächsten ihren Abschied vor (Kübler-Ross 1976).
Auch in unserer Gesellschaft sind alte Menschen vom Gedanken an ihr Ende bewegt. Viele fürchten sich vor dem Verlust ihrer Unabhängigkeit, vor Krankheit und Schmerzen.

Nach dem Besuch bei einem sterbenden alten Freund:

»*Wozu die monatelange Quälerei? Wie wird es mir ergehen, wenn es mal so weit ist? Der Tod an sich ist nicht schlimm. Er kann ein Freund sein. Aber das Sterben!*«

(Westphal 1978)

Auch machen sich alte Menschen Gedanken darüber, was mit ihrem Nachlass wird, vielleicht wertlosen Dingen, die aber für sie einen Wert haben: „Wird das, was ich geschaffen habe, was ich in der Welt dargestellt habe, geachtet, wenn ich nicht mehr bin?"
Menschen, die von einer schweren Krankheit getroffen werden, bevor sie ein hohes Alter erreicht haben (Abb. 5.**145**), sehen meist ihr Leben noch nicht als abgeschlossen an und haben die bange Frage „Wieviel Zeit bleibt mir noch?"
In unserer Zivilisation sind Gedanken ans Sterben unbeliebt. Jüngere können sich oft nur schwer auf solche Überlegungen Älterer einlassen und wehren Gespräche darüber ab. Viele alte Menschen sind deshalb mit dem Wissen von ihrer Vergänglichkeit allein. Sie können Sorgen und Ängste, ihre Todesangst, mit niemandem teilen.

5.13.3 Hilfen beim existenziellen Erleben

Der alte Mensch ist beim Durchleben existenzieller Erfahrungen auf seine eigenen Kräfte und auf sein Gegenüber angewiesen – bei erfreulichen, stärkenden Erfahrungen ebenso wie in existenziell belastenden Situationen.

Eigene Kräfte

Monika Krohwinkel macht darauf aufmerksam, dass das Wohlbefinden insgesamt durch die Erfahrung von Unabhängigkeit und Zutrauen zum eigenen Können gefördert wird. „Ich kann ..." beginnen Selbstaussagen über zurückgewonnene Hoffnung und Sinnerfahrung.

Beispiel:
Frau L. hat nach zwei Schlaganfällen das Gehen nicht wieder gelernt und bei ihren Angehörigen gelebt – mit allem Nötigen versorgt, aber isoliert. Die selbstbewusste Frau machte wohl der Familie die Pflege nicht leicht. Vorbehalte auf beiden Seiten führten zu unerträglichen Spannungen. Frau L. wurde in das nahe gelegene Alten- und Pflegeheim gebracht.
Sie lebte sich schnell ein. Ein partnerschaftlicher Umgang zwischen ihr und den Pflegemitarbeitern entwickelte sich. Mit Hilfe der Greifräder konnte sie den Rollstuhl bewegen. Sie hielt sich gern außerhalb ihres Zimmers auf und entschied selbstverantwortlich darüber.
Frau L. kannte die Mitbewohner, sah und spürte, wo Not am Mann war. „Ich muss ihr zusprechen", sagte sie im Vorbeifahren und stellte ihren Rollstuhl neben einer Dame ab, die unter Einsamkeit litt. ■

Im Verhalten von Frau L. ist erkennbar, dass sie ihren Platz in der Gemeinschaft selbst findet und gestaltet. Die Pflegepersonen unterstützen

sie lediglich dadurch, dass sie sich mitfreuen, ihre Fähigkeiten anerkennen und sichtbar machen.
Monika Krohwinkel ermittelte in einer Untersuchung Fähigkeiten, Bedürfnisse und Erfahrungen, die große existenzielle Bedeutung für das gesamte Befinden haben. Ihre Untersuchung erfasste Menschen mit erheblichen somatischen und/oder psychischen Einschränkungen, von denen ein Teil stationär untergebracht war, die anderen in häuslicher Umgebung gepflegt wurden. Was den befragten Menschen existenziell wichtig war, zeigt der folgende Kasten:

> ❗ Es ist von großer Bedeutung,
> – etwas darstellen zu können und anerkannt zu werden,
> – für andere da sein zu können, für andere etwas zu bedeuten,
> – Erfahrungen von früher mitzuteilen und mit anderen zu teilen,
> – sich selbst im Bett bewegen zu können und sich selbst wieder aus dem Bett heraus bewegen zu können (selbst tun).
> (Krohwinkel 1998)

Durch das eigene kompetente Verhalten verlieren Ängste und Bedrückungen an Bedeutung – für den alten Menschen selbst und oft auch für seine nahen Bezugspersonen.

Die bedeutendste Fähigkeit ist wohl, auch bei eigenem Leiden nicht die Kräfte zu vergessen, die in früheren Jahren das Leben getragen haben, also sich den Glauben an das Leben, an Gott, an die Liebe zu bewahren und daraus Trost zu schöpfen. Für manche Menschen bekommt ihr religiöser Glaube im Alter wieder neues Gewicht. Wenn der Blick über die Beschränktheit des eigenen Lebens und Leidens hinausgeht, das Gute im Leben anderer Menschen und in der eigenen Biographie mit umfasst, können sich die Verlusterfahrungen relativieren. Die stärkenden Anteile aus der Biographie können sich dann so auswirken, dass der letzte Lebensabschnitt in Zuversicht gelebt wird.

Hilfreiche Kommunikation

Wenn es auch bei existenziellen Erfahrungen zuallererst auf den alten Menschen selbst ankommt, tragen Altenpflegerinnen doch die Mitverantwortung dafür, dass er nicht über seine Kraft belastet und in seinem Selbstgefühl gekränkt wird (Abb. 5.**146**). Im Laufe des Lebens erworbene Bewältigungsstrategien können zusammenbrechen, wenn die Belastungen insgesamt zu groß werden.
Die Umwelt kann und soll den alten Menschen erleben lassen, dass er geachtet ist (Kap. 5.1 „Kommunizieren können"): Wenn er hilfreiche Kommunikation erlebt, wird er gestärkt und gefördert und ist auch existenziell belastenden Situationen eher gewachsen.

Beispiel:
Frau U. liegt stumm in ihrem Bett. Sie kam mit drei tiefen Dekubitalgeschwüren zu uns in den Pflegebereich eines Altenheimes. Immer wieder bekommt sie hohes Fieber ohne sonstige Symptome oder sie liegt schweißnass und sieht ins Leere.

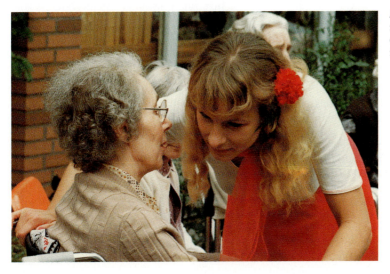

Abb. 5.**146** Im partnerschaftlichen Umgang erleben alte Menschen, dass sie geachtet werden

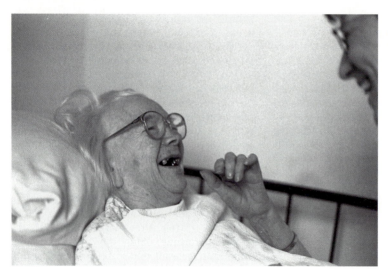

Abb. 5.**147** Zur Altenpflege gehört eine Kultur des Lachens

Wir lernen Frau U.s verschlüsselte Botschaften zu verstehen: eine Bewegung mit der Hand, die Dankbarkeit und Zuneigung ausdrückt. Das minimale Anheben des Kopfes beim Anziehen des Nachthemds, aus dem wir ihre Bereitschaft zur Mitarbeit ablesen. Ihr Schwitzen als Zeichen von Angst, z. B. wenn sie ganz bis zum Hals zugedeckt und dadurch praktisch fixiert ist, wenn sie grob und verständnislos angefasst wurde oder wenn eine ihr noch nicht bekannte Pflegeperson sie versorgt. ▪

Monika Krohwinkel nennt in ihrem Untersuchungsbericht auch solche Fähigkeiten, Bedürfnisse und Erfahrungen von existenzieller Bedeutung für den alten Menschen, auf die die Pflegepersonen Einfluss haben:

- selbst bestimmen/entscheiden können, wie man etwas tut,
- gefragt werden, wie man es haben will, wie man etwas nicht haben will (mitbestimmen, mitentscheiden),
- sicher sein, wann jemand kommt und wie mit einem umgegangen wird (informiert sein, sicher sein können, sich auf Pflegende verlassen können),
- sich sinnvoll beschäftigen können,
- Menschen haben, die einem zuhören,
- Gefühle zeigen können und dabei nicht zurückgewiesen werden,
- sich mit seiner Krankheit und seiner Schwäche auseinandersetzen und sich dabei entwickeln können,
- als Mensch in seinen Problemen und in seinen Bemühungen respektiert werden.

Wenn man in der pflegerischen Interaktion in diesen Punkten dem alten Menschen Achtung entgegenbringt, fördert man ein lebensbejahendes Grundgefühl – auch wenn das Leben von Schwäche und Hinfälligkeit gezeichnet ist.

Humor als Werkzeug

Eine Dreiundneunzigjährige: „Spaß muss sein und wenn's auf der Beerdigung ist, hat meine Mutter immer gesagt." Spaß, Lachen über komische Situationen, Lebensweisheiten in der Form von Sprichwörtern, die bis zum Sarkasmus gehen können oder in ihrer Derbheit vielleicht im privaten Umfeld nicht jedermanns Sache wären – wenn wir sie als Bewältigungsstrategien verstehen, sind sie von höchstem Wert. Sie können Hilfsmittel sein bei der Verlustbewältigung, sie erlauben dem alten Menschen oft, sein Gesicht zu wahren, und können so bei aller Komik wirklicher Trost sein. Auch für die Mitarbeiter ist das entspannende Lachen wertvoll. Bei Schwierigkeiten kann es entschärfend und mildernd wirken (Abb. 5.**147**).

Feingefühl ist dabei natürlich vonnöten: Nicht jeder Mensch mag lachen und nicht jede Situation ist dazu geeignet. Lachen darf niemanden ausschließen, es darf nicht verletzen. Befreiendes Lachen ist auch etwas anderes als Albernheit. Wenn der Humor echt ist und nicht Konflikte damit überspielt werden sollen, ist er das wirksamste präventive Werkzeug gegen das Überhandnehmen eines depressiven Grundgefühls. Eine Kultur des Lachens sollte bewusst gepflegt werden.

Grenzen für die Pflegepersonen

Mitgebrachte Probleme und Beziehungen alter Menschen sind oft ein kompliziertes, spannungsreiches Feld mit einer großen Variationsbreite, die erheblichen Einfluss auf das existenzielle Erleben haben. Die lange Vorgeschichte in der Biographie kennen wir häufig nicht und verstehen sie zumindest in ihrer Bedeutung nicht wirklich. Häufig entstehen z. B. Schwierigkeiten in der häuslichen Pflege, wenn dort Bezugspersonen mitwirken, die den alten Menschen seine Abhängigkeit spüren lassen. Es kann bedrückend sein für die Altenpflegerin, mit anzusehen, wenn alte Menschen durch ihre Mitmenschen leiden.
Das Modell der Altenpflege des Deutschen Berufsverbandes für Altenpflege formuliert:

»*Altenpflege ... betrifft nie isoliert nur den einzelnen alten Menschen. Sie muss immer integrativ tätig sein und den Bezug zum sozialen Netz aus professionellen und nichtprofessionellen Unterstützern herstellen. Das Einverständnis des Klientsystems mit den altenpflegerischen Interventionen ist für die Altenpflege unerlässlich.*«

Es ist demnach sowohl praktisch unmöglich als auch theoretisch unakzeptabel, diese Bezugspersonen auszuklammern. Im Rahmen des Möglichen wird man zu vermitteln versuchen und um gegenseitiges Verständnis werben. Aber es bleibt oft ein Rest, der auch mit viel gutem Willen nicht auszugleichen ist.
Im Miterleben der Probleme alter Menschen stoßen wir an Grenzen. Wir machen u. U. sehr existenziell die Erfahrung der eigenen Machtlosigkeit.
In Hinblick auf die existenziellen Erfahrungen des alten Menschen kann die Altenpflegerin dann nur ihre persönliche Beziehung so einsetzen, dass der alte Mensch Zuwendung erlebt und daraus Kraft schöpfen kann.

Literatur

Bauer, A., K. Gröning: Verlust und Scham, Protest und Trauer – Bausteine zu einer verstehenden Gerontologie. Zeitschrift für medizinische Ethik 1/1996, S. 39-48

Bauer, A., K. Gröning: Alter und Identität. Zeitschrift für medizinische Ethik 3/1996, S. 187-201

Buck, G.: Lernen und Erfahrung. 3. Aufl., Kohlhammer, Stuttgart 1989

Ebeling, G.: Das Wesen des christlichen Glaubens. Verlag J.C.B.Mohr, Tübingen 1959

Filipp, S.-H.: Lebenserfahrung und Lebenssinn. Biographische Aspekte des Alterns, Studieneinheit 3 in Funkkolleg Altern. Deutsches Institut für Fernstudienforschung an der Universität Tübingen, Tübingen 1996

Hellinger, B.: Ordnungen der Liebe. 4. Aufl., Auer-Verlag, Heidelberg 1997

Kauffeldt, S. et al.: Psychologische Grundlagen der Altenarbeit. 2. Aufl., Ferdinand Dümmlers Verlag, Bonn 1995

Knobling, C.: Konfliktsituationen im Altenheim. 5. Aufl., Lambertus-Verlag, Freiburg 1999

Krohwinkel, M.: Fördernde Prozeßpflege – Konzepte, Verfahren und Erkenntnisse. In Osterbrink, J. (Hrsg.): Erster internationaler Pflegetheorienkongreß Nürnberg. Huber-Verlag, Bern 1998, S. 134-154

Kruse, A.: Jugend und Alter als psychosoziale Kategorien. Zeitschrift für medizinische Ethik 3/1996, S. 167-185

Kruse, A., U. Lehr: Reife Leistung. Psychologische Aspekte des Älterwerdens, Studieneinheit 5 in Funkkolleg Altern, Deutsches Institut für Fernstudienforschung an der Universität Tübingen, Tübingen 1996

Kübler-Ross, E. (Hrsg.): Reif werden zum Tode. Kreuz-Verlag, Stuttgart 1976

Rosenmayr, L.: Die Gefahren des Beherrschens in der Pflege oder die Freuden der „sehenden" Hilfe. In: Petzold, Ch., H.G. Petzold: Lebenswelten alter Menschen. Vincentz-Verlag, Hannover 1992, S. 293-303

Sowinski, Ch.: Qualitätshandbuch – Wohnen im Heim. KDA, Köln 1998

Westphal, G., et al.: Endstation Pflegeheim oder Die Zukunft der alten Menschen ist nicht der Tod. Selbstverlag Hamburg 1978

Wittrahm, A.: Lebensqualität durch Beziehungsqualität. In Behr, M. et al. (Hrsg.): Jahrbuch für personenzentrierte Psychologie und Psychotherapie, Bd. 2, Otto Müller Verlag, Salzburg 1990, S. 159–179

Wittrahm, A.: Orientierungen zur ganzheitlichen Altenpflege. 5. Aufl., Ferdinand Dümmlers Verlag, Bonn 1997

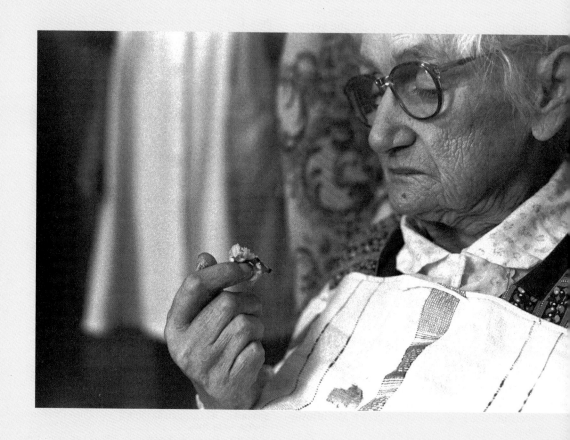

6 Verwirrtheit und Demenzerkrankungen – Begleitung und Pflege

Sieglinde Denzel, Rosemarie Drenhaus-Wagner, Else Gnamm

- 6.1 **Veränderungen im Alter** 510
- 6.2 **Verwirrtheit** 511
- 6.3 **Demenz** 513

Gedächtnisstörungen, Verwirrtheit und Demenzerkrankungen können den Alltag eines alten Menschen tiefgreifend beeinflussen und damit auch die Anforderungen an die begleitende Pflegeperson entscheidend verändern. Die folgenden Ausführungen beschreiben, wie Betroffene durch ein allmähliches Fortschreiten von Gedächtnisstörungen, Verwirrtheit bis zur schweren Demenzerkrankung zunehmend in die pflegerische Abhängigkeit von Angehörigen und von professionellen Pflegepersonen kommen können.

Viele praktische Beispiele und Erfahrungen zeigen, wie durch ein möglichst frühzeitiges Betreuungskonzept und durch die Anpassung der äußeren Lebensumstände an die Bedürfnisse des Kranken doch Hilfestellungen möglich sind, die zumindest zu einer kurzzeitigen Entlastung für alle Beteiligten führen können.

6.1 Veränderungen im Alter

Rosemarie Drenhaus-Wagner, Else Gnamm

» *„Weißt du das wirklich nicht mehr?" fragt jemand mich ungläubig, „dass du mit diesem oder jenem da oder dort warst?"*
„Nein ich weiß nichts dergleichen; die Tür zum Damals, dahinter es verborgen sein muss, ist hermetisch verschlossen – ich kriege sie keinen fingerbreit mehr auf.
Manchmal ängstigt mich das sehr" «

(Biegel u. Swildens 1997)

Mit dem Altern verbundene Veränderungen wie Gedächtnisstörungen oder Konzentrationsstörungen stellen sich in der Regel schleichend ein, doch plötzlich wird einem durch irgendein Missgeschick oder durch eine Fehlhandlung bewusst gemacht, dass man auch selbst und nicht nur die anderen, tagtäglich in den Prozess des Alterns eingebunden ist und dass man sich diesen Veränderungen stellen muss.

Hirnleistungsstörungen zeigen sich im Alltag zunächst oft durch kleinere Fehlleistungen wie das Vergessen von Namen, Verlegen des Hausschlüssels, oder man geht in den Keller und weiß nicht mehr warum. Peinlich kann es werden, wenn eine wichtige Verabredung vergessen wurde und andere darunter zu leiden haben.

Für das Vergessen abstrakter Begriffe wie z. B. Namen versuchen wir eigene Strategien zu entwickeln und bauen uns Eselsbrücken oder wir versuchen, unser nachlassendes Gedächtnis mit Merkzetteln zu kompensieren, die uns an markanten Stellen den nötigen Hinweis geben.

Vergesslichkeit kann aber auch verstärkt auftreten, wenn wir zu viele Dinge gleichzeitig erledigen wollen oder wenn uns etwas nicht wichtig erscheint oder nicht besonders interessiert.

Ist unser Ärger oder die Aufregung wegen unserer Fehlleistungen abgeklungen, und wenn wir wieder ruhiger werden, dann schließen sich oft ganz von selbst die Erinnerungslücken. Wir können uns wieder erinnern, die Situation ist wieder gegenwärtig, es fällt uns wieder ein.

„Vater ist alt geworden"

Wenn erwachsene Kinder nur in größeren zeitlichen Abständen nach Hause kommen, fallen ihnen Veränderungen an ihren inzwischen älter gewordenen Eltern besonders auf. Nicht nur, dass sie grundsätzlich lauter reden müssen, um überhaupt verstanden zu werden, sondern auch Veränderungen im Verhalten können in Erscheinung treten wie z. B. Ungeduld, wenn das Essen nicht pünktlich um 12 Uhr auf dem Tisch steht. Eine Diskussion mit dem Vater oder mit der Mutter kann sich für den Sohn recht unbefriedigend entwickeln, weil der alte Mensch auf seinem Standpunkt beharrt und sich nicht davon abbringen lässt, oder er klebt an einem Thema fest und findet kein Ende.

In einem anderen Fall möchte der Vater unbedingt seinen alten Wecker reparieren lassen, obwohl die Anschaffung eines neuen wesentlich billiger wäre, er zeigt scheinbar keine Einsicht für die momentan vernünftigere Lösung!

! Folgende Merkmale fallen bei unterschiedlicher Ausprägung bei älteren Menschen besonders häufig auf:
- Erstarrung, Festhalten am Gewohnten z. B. im Tagesablauf oder am Ablauf einer Handlung: „Das habe ich schon immer so gemacht!"

- Ablehnung von oft sinnvollen Veränderungen in der Umgebung, auch von neuen technischen Entwicklungen,
- Ungeduld und Intoleranz gegen sich und andere,
- Einengung der geistigen Interessen, verstärkt durch zunehmende körperliche Probleme wie rasche Erschöpfbarkeit und Müdigkeit sowie Nachlassen der Konzentration,
- Überbetonung der eigenen Bedürfnisse, auf das körperliche Befinden konzentriert,
- Zuspitzung früherer Charaktereigenschaften: Sparsamkeit kann übersteigerte Ausmaße annehmen, Vorsicht kann zu übertriebener Ängstlichkeit führen.

Diese Veränderungen können aber auch manchmal durch eine zunehmende Gelassenheit und Güte kompensiert werden. „Nimm's nicht so tragisch, überlass es der Zeit." Das ist eine Aussage von Theodor Fontane, die lebenslange Erfahrung widerspiegelt und Zeichen einer inneren Distanz zu äußeren aktuellen Ereignissen sein kann. Der Volksmund beschreibt dies als die „Weisheit des Alters".
Die **Ausprägung der Veränderungen** ist auch abhängig

- von den körperlichen Funktionseinbußen und Erkrankungen (Bewegungseinschränkungen, Nachlassen der Sinnesorgane),
- von nachlassenden Anforderungen und Anregungen von außen (Reizarmut),
- vom Selbstwertgefühl,
- vom Verlust des Berufs, der Berufsrolle (Chef),
- vom Familienzusammenhalt.

Plötzliche Veränderungen im sozialen Bereich oder im biographischen Umfeld, Verlust der Bezugsperson, Diagnose einer schweren Erkrankung, Kündigung der langjährigen Wohnung, können dazu beitragen, dass bisher kompensierte Störungen deutlich und oft recht akut in Erscheinung treten.

» Im Alter treffen solche Verluste noch schwerer, weil man sich im Prozess des Alterns auf die wichtigsten Bezugspersonen in der Regel stark beschränkt hat. Dabei ist deutlich, dass der unerwartete Verlust meist tiefer trifft als der erwartete.«

(Kipp 1994)

Nachfolgend sollen vorrangig die Hirnleistungsstörungen angesprochen werden, die als Folge krankhafter Veränderungen im Gehirnstoffwechsel auftreten. Ein wichtiges Symptom ist die Verwirrtheit.

6.2 Verwirrtheit

Der Begriff „Verwirrtheit" wurde und wird häufig in der Umgangssprache und im Bereich der Pflege angewandt, ohne damit eine präzise Aussage über den wirklichen Zustand und die Erkrankung des Betroffenen zu machen. Da die Beobachtung eines Verwirrtseins besonders bei alten Menschen leicht zu negativen Konsequenzen führen kann, z. B. dass man ihn nicht ernst nimmt oder ihn bevormundet, erfordert der sprachliche Umgang mit dem Begriff in jedem Einzelfall eine sorgfältige Überprüfung und Klärung der Ursachen, wie Kontrolle der Herz- oder Kreislauffunktionen, der Sinnesorgane usw. Wenn man bedenkt, dass die meisten alten Menschen schlecht hören oder oft auch schlecht sehen, ist leicht nachzuvollziehen, dass dadurch auch ihre akustische und optische Wahrnehmung gestört sein kann. Die richtige Wahrnehmung ist jedoch Voraussetzung dafür, dass das Wahrgenommene im Kurzzeitgedächtnis richtig gespeichert, dekodiert (aufgeschlüsselt) und bei Bedarf abgerufen werden kann. Dauern die Reaktionen bei einem alten Menschen länger oder sind nicht unbedingt passend, fällt schnell das Urteil: Er oder sie ist eben verwirrt!

! Verwirrtheit als Diagnose enthält keinerlei Aussage über einen zu Grunde liegenden Krankheitsprozess, sondern umfasst ausschließlich ein psychopathologisches Erscheinungsbild. Körperliche oder psychische Faktoren können einzeln oder häufiger kombiniert einen Verwirrtheitszustand auslösen, besonders wenn sie plötzlich und unvorbereitet eintreten.

6.2.1 Akute Verwirrtheit

Grundsätzlich muss die akute Verwirrtheit von der chronischen Verwirrtheit unterschieden werden (S. 610). Es ergeben sich daraus entscheidende Unterschiede in Bezug auf Ursachen, Maßnahmen, Verlauf und Prognosen.

Die akute Verwirrtheit ist meist Zeichen einer akuten Störung außerhalb des Gehirns, welche den Gehirnstoffwechsel akut beeinflusst. Sie tritt bei alten Menschen relativ häufig auf, z. B. bei einem Blutdruck- oder Blutzuckerabfall in den frühen Morgenstunden.

Bei der chronischen Verwirrtheit liegen in der Regel krankhafte, zerstörende Prozesse im Gehirn selbst vor, sie sind häufig Zeichen einer beginnenden demenziellen Erkrankung.

 Anzeichen von Verwirrtheit können sein:
- Gedächtnisstörungen, Orientierungsstörungen,
- Verlust von Vergangenheits- und Zukunftsbezug,
- unklare Denkabläufe, planloses Handeln,
- motorische Unruhezustände, Umtriebigkeit,
- Erzählung meist zufälliger Gedanken (Konfabulationen),
- wechselnde Grade von Bewusstseinsstörungen u. ä.

Phasen von Verwirrtheit können oftmals überraschend von Phasen klaren Bewusstseins und logischen Handelns unterbrochen werden. Derartige kurzfristige Besserungen lassen sich oft auf günstige äußere Bedingungen zurückführen (z. B. gut ausgeruht sein, große Freude erleben). Auch tageszeitliche Schwankungen werden beobachtet, der Betroffene reagiert am Vormittag und Mittag oft bewusstseinsklarer als am späten Nachmittag oder Abend.

Ursachen

Die akute Verwirrtheit ist durch rasches Einsetzen mit einer relativ kurzen Dauer von wenigen Minuten bis Stunden, in seltenen Fällen auch länger, gekennzeichnet. Die Symptome entsprechen dem Erscheinungsbild der chronischen Verwirrtheit, sie sind jedoch mit Bewusstseinstrübungen verbunden. Die dann nachfolgende Erinnerungslücke entspricht etwa der Dauer des Verwirrtheitszustandes.

Körperlich begründbare Ursachen:
- Exsikkose (Austrocknung), Azidose und Alkalose (Störungen des Säure-Basen-Gleichgewichts),
- Blutdruckabfall, häufig in den frühen Morgenstunden auftretend,
- Blutzuckerabfall, wegen der langen Nahrungspause häufig in der Nacht auftretend,
- Herz- und Kreislauf-Erkrankungen mit den daraus resultierenden Störungen der Blutversorgung des Gehirns (Kap. 8.2 „Schlaganfall"),
- Mangelernährung (z. B. Vitamin B_{12}, Folsäure),
- akute fieberhafte Erkrankungen,
- medikamentöse Unverträglichkeit wie Überdosierung, Kumulation verschiedener Wirkstoffe,
- medizinische Eingriffe, z. B. Narkosen.

Psychosoziale Ursachen:
- Verlust einer Bezugsperson,
- plötzliche Krankenhausaufnahme,
- Kündigung der langjährigen Wohnung,
- unvorbereiteter Umzug in ein Pflegeheim.

Zu den akuten Verwirrtheitsstörungen zählt auch das Delirium, am häufigsten bekannt als Alkoholentzugsdelirium, das bis zu einigen Tagen dauern kann. Hier liegen oft neben der Bewusstseinstrübung und Desorientierung auch motorische Unruhe, Trugwahrnehmungen, vegetative Anzeichen wie Schwitzen, Zittern, Tachykardien und Schwindel vor. Der Betroffene hat für die Zeit des Deliriums eine völlige oder zumindest teilweise Erinnerungslücke.

 Wichtig:
Bei plötzlichem Auftreten von Verwirrtheitszuständen muss sofort der Arzt gerufen werden. Durch eine sorgfältige Diagnose wird er versuchen, die Symptome der Verwirrtheit einer Grundkrankheit zuzuordnen und entsprechende Behandlungsmaßnahmen einzuleiten. Er ist dabei auf eine intensive Beobachtung und Mitarbeit der Betreuungsperson angewiesen.

6.2.2 Chronische Verwirrtheit

Die chronische Verwirrtheit ist in der Regel Zeichen einer demenziellen und daher fortschreitenden (chronischen) Erkrankung. Hier liegen krankhafte Veränderungen im Gehirn vor, die zum Untergang von Nervenzellen führen. Die chronische Verwirrtheit entwickelt sich langsam fortschreitend über einen längeren Zeitraum mit wechselnder Ausprägung und mündet in der Regel in einem chronischen Dauerzustand. Das Bewusstsein bleibt erhalten, der Kranke ist ansprechbar.

D In der Gerontopsychiatrie (Alterspsychiatrie) versteht man unter Verwirrtheit im eigentlichen Sinne eine
- zeitliche,
- örtlich-situative,
- personelle

Orientierungsstörung (Desorientierung). Bevor jedoch beim Betroffenen eine alle drei Bereiche umfassende Desorientierung festgestellt wird, sind meist vorausgehende Orientierungsstörungen zu beobachten, die nur Teilbereiche umfassen.

Dabei wird zuerst die
- Orientierung zur Zeit,
- später die Orientierung zum Ort, dann zur Situation und zu anderen Personen,
- zuletzt das Wissen um die eigene Person gestört sein.

Die **Orientierung zur Zeit** als einem ständig fortschreitenden Prozess erfordert eine intakte Merkfähigkeit, um ständig den Anschluss an dieses unabänderliche Geschehen zu bewahren.
Desorientierung zur Zeit bedeutet nicht, dass die Uhr-, Tages- oder Jahreszeit nicht mehr verstanden wird, sondern die Fähigkeit ist verloren gegangen, eine Zeitangabe zum Tagesablauf und zum Datum, also zum Zeitgeschehen, zuzuordnen.
Gerade bei der zeitlichen Orientierung spielen auch Alltagsereignisse eine große Rolle: Verläuft jeder Tag gleichförmig, ohne Abwechslung und ohne Struktur, geht leicht die Zuordnung zum Datum und zur Jahreszeit verloren. Dies ist ein besonderes Problem für Menschen, die in einer Einrichtung leben, bettlägerig sind, wenig Besuch bekommen und tagtäglich mit demselben eintönigen Tagesablauf konfrontiert werden. Sie erleben auch die Veränderungen der Natur oft nicht mehr im direkten Kontakt, sondern nur gefiltert und ohne entsprechende Reize durch die Fensterscheiben (Wetter: Sonne, Regen, Schnee, Kälte).

Die **örtlich-situative Orientierung** fordert die aktuelle Merkfähigkeit nicht so heraus wie die Orientierung zur Zeit und bleibt deshalb häufig über Jahre hinweg noch einigermaßen erhalten. Dies wirkt sich besonders günstig für die alten Menschen aus, die in ihrer vertrauten Umgebung bleiben können. Kommt es jedoch zu einer abrupten Veränderung des Ortes (plötzlicher Krankenhausaufenthalt), kann die örtlich-situative Orientierung, zumindest vorübergehend, gestört sein.

Vertraute Personen werden im Verlauf der fortschreitenden Krankheit zunehmend weniger erkannt. Zunächst werden Bekannte, dann Freunde und Verwandte und schließlich der eigene Ehepartner nicht mehr erkannt.

Die Daten zur eigenen Person sind, von einigen Ausnahmen abgesehen, feste Begriffe, die tief im Gedächtnis (von Kindheit an) verankert sind. Das Wissen um die eigene Identität bleibt meist lange erhalten. Störungen in diesem Bereich bedeuten daher einen schweren Verwirrtheitsgrad.

6.3 Demenz

D Demenz beschreibt ein psychopathologisches Symptombild, unter welchem
- Einbußen von Gedächtnisleistungen,
- Einschränkungen intellektueller Fähigkeiten,
- Auftreten emotionaler Störungen,
- Persönlichkeitsveränderungen,
- nachlassende körperliche Fähigkeiten und körperlicher Abbau

ohne ausgeprägte Bewusstseinstrübung zusammengefasst werden.

Das Erscheinungsbild der Demenz kann Schwankungen unterliegen, je nach momentaner körperlicher Situation des Kranken (Tageszeit, Kreislaufverhältnisse). Einzelne Symptome können zumindest in den Anfangsphasen therapeutisch beeinflusst werden.

Der Krankheitsprozess beginnt meist schleichend, vom Betroffenen wie auch von der Umgebung kaum bemerkt, bis verstärkt Auffälligkeiten sichtbar werden, z. B. wenn Tagesaktivitäten zunehmend erschwert durchgeführt oder vernachlässigt werden oder wenn wichtige Dinge einfach vergessen werden. Die Lebensinteressen engen sich ein, eine schablonenhafte Fassade kann einige Zeit über den ablaufenden Krankheitsprozess hinwegtäuschen (S. 511 f).
Unter allen psychischen Krankheiten im Alter nimmt die senile Demenz (Altersdemenz) mit ihrer häufigsten Erscheinungsform, der Demenz vom Alzheimertyp (DAT), eine Schlüsselfigur ein. Sie führt fortschreitend zur pflegerischen Abhängigkeit und ist daher der häufigste Grund zum Einzug in ein Pflegeheim (Abb. 6.**1**).

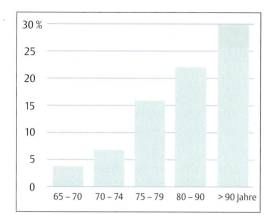

Abb. 6.1 Häufigkeit der Demenz in den verschiedenen Altersguppen (Quelle: Vierter Familienbericht des Bundesministers für Jugend, Familie, Frauen und Gesundheit 1986)

»Auf der Basis unserer Untersuchungen in Mannheim ist zu vermuten, dass etwa 40 % aller Heimbewohner und mehr als 60 % aller Pflegeheimbewohner an einer fortgeschrittenen Demenz leiden. An den schwerpflegebedürftigen Heimbewohnern haben die Dementen sogar einen Anteil von mehr als vier Fünfteln.«

(Bickel 1995)

Diagnose und therapeutische Maßnahmen

Nach Ansicht der Deutschen Alzheimer Gesellschaft in Berlin erfordert die Diagnose bestimmte Untersuchungen:

- Eine Prüfung von Gedächtnis, Denken, Sprache, das Erkennen von Gegenständen anhand eines standardisierten Textes muss erfolgen.
- Eine gründliche körperliche Untersuchung zum Ausschluss anderer Krankheiten, z. B. einer Schilddrüsenerkrankung, ist erforderlich.
- Ein Röntgen-Computertomogramm (CT) oder ein Kernspinresonanz-Tomogramm (MR) des Kopfes ist nötig. Diese technischen Verfahren dienen dem Ausschluss von Durchblutungsstörungen und Tumoren innerhalb des Gehirns.
- Mit Laborbestimmungen lassen sich entzündliche Erkrankungen sowie Hormon- oder Vitaminmangelzustände erkennen.

Aus der Diagnose ergeben sich die entsprechenden therapeutischen Maßnahmen wie z. B.

- Einsatz von entsprechenden Medikamenten,
- Vermeiden von Komplikationen und Begleiterkrankungen,
- psychologische Hilfen,
- Gehirntraining (in den Anfangsphasen), Bewegungstherapie,
- Unterstützung der Angehörigen.

Einteilung (Klassifikation)

Man unterscheidet zwischen primären und sekundären Demenzen (Tab. 6.1).

Häufigkeit und Ursachen

Zu den **primären Demenzen** zählen:

- die Demenz vom Alzheimer-Typ (DAT, ca. 50-60 %), bei welcher Ursachen bisher nur in ersten Ansätzen bekannt sind. Es gibt Hinweise, dass mehrere Faktoren zusammenkommen wie
  - Erbfaktoren,
  - entzündliche Vorgänge,
  - Umwelteinflüsse.
- die vaskuläre Demenz (ca. 10-20 %), bei welcher entweder ein einmaliger ausgeprägter Hirninfarkt (Apoplektischer Insult) vorliegt

Tabelle 6.1 Unterschiedliche Krankheitsprozesse, die zur Demenz führen

	Primäre Demenzen	**Sekundäre Demenzen**

entstehen durch:	eigenständige Hirnerkrankungen:
	• Alzheimer-Demenzen
	• vaskuläre Demenzen
	• Mischformen
	• andere seltene Gehirnkrankheiten, z. B.
	  – Chorea Huntington
	  – Morbus Pick
	  – Creutzfeld-Jakob-Krankheit
		Krankheitsprozesse, deren Folge zur Hirnschädigung führen können, z. B.:
		• Sauerstoffmangel
		• Stoffwechselkrankheiten
		• Infektionen
		• Schädel- und Hirntraumen

oder mehrere kleinere Hirninfarkte zur sog. Multi-Infarkt-Demenz (MID) führen,
- die Mischformen (ca. 10-20%).

» *20% der Menschen über 65 Jahre und 50% der Menschen über 80 Jahre leiden an der Alzheimerschen Krankheit. Die Zahl der Erkrankten wird mit der Lebenserwartung ansteigen.*
Die Alzheimersche Krankheit ist nicht nur die häufigste Demenz- und neurodegenerative Erkrankung, sondern auch die häufigste neurologische und psychiatrische Erkrankung im höheren Lebensalter. Weltweit leiden 1% der Gesamtbevölkerung der westlichen Zivilisationen an dieser Krankheit. Daraus ergibt sich für Deutschland, dass etwa eine Million Menschen erkrankt sind. Aufgrund demographischer Entwicklungen ist zu erwarten, dass diese Zahl sich bis zum Jahr 2030 verdreifachen könnte.«

(Beyreuther 1995)

Bei den **sekundären Demenzen** (ca. 10-15%) liegen die Ursachen außerhalb des Gehirns, sie können aber in ihrem weiteren Verlauf auch zu Schädigungen der Hirnsubstanz führen.

Mögliche Ursachen können sein:
- Herz- und Kreislauferkrankungen,
- akuter Sauerstoffmangel (Hypoxie bei Herzstillstand),
- Stoffwechselerkrankungen (z. B. Diabetes mellitus, Schilddrüsenerkrankungen),
- Vergiftungen mit Alkohol und Drogen,
- Infektionen,
- Mangelerscheinungen (Eiweiß, Vitamine, Elektrolyte),
- jahrelanger Missbrauch von Medikamenten,
- Schädel- und Hirntraumen.

Auch Folgen von schweren Schädel-Hirn-Traumen (Berufsboxer) und von Hirnmetastasen zählen zu dieser Gruppe.

Symptome und Verlauf

Folgende Symptome können einzeln oder als Symptomgruppierung auftreten:

- Merkfähigkeitsstörungen, die bis zur Verwirrtheit führen können,
- Gedächtnisausfälle, verlangsamte Denkabläufe,
- Auffassungs- und Konzentrationsstörungen,
- Reduzierung von Kritik- und Urteilsvermögen, erschwerte Entscheidungsfindung,
- allgemeine Verlangsamung und Umstellungserschwernis,
- Steuerungsstörungen im affektiven Bereich (Affektlabilität, Neigung zu raschem Weinen oder unbegründetem Lachen, Euphorie, Aggressivität, Apathie und Indolenz, Unempfindlichkeit),
- Vermeidungsverhalten,
- Depression,
- Konfabulationen,
- Distanzlosigkeit, Abstumpfung, Neigung zu Gewalttätigkeiten, sexuelle Enthemmung,
- Perseveration (ständiges Wiederholen gleicher Gedankeninhalte),
- Harn- und Stuhlinkontinenz.

Psychotische Erscheinungen sind bei akuten wie auch bei chronischen Verläufen möglich. Sie können als Sinnestäuschungen (Halluzinationen) oder als Wahnbildungen (paranoid) depressiv-hypochondrisch auftreten. Beobachtet werden auch psychomotorische Unruhezustände oder stumpfe Bewegungslosigkeit.

Mit fortschreitender Erkankung kann es zu schweren Persönlichkeitsveränderungen kommen mit stereotypen Bewegungen wie z. B.

- Krabbeln mit den Händen auf der Bettdecke,
- dauerndem Kratzen an derselben Körperstelle (oft schon trotz bestehender Hautschädigung),
- Zerrupfen von Inkontinenzeinlagen.

Zu stereotypen Lautbildungen wie

- orale Automatismen (Iterationen),
- Wiederholen von Silben, Zwangsschreien.

! Im pflegerischen Alltag ist es bei einer fortgeschrittenen Demenz kaum mehr möglich, ohne anamnestische Angaben (Krankheitsvorgeschichte) das vorliegende Bild einer demenziellen Erkrankung einer Ursachengruppe sicher zuzuordnen, umso mehr als auch Überschneidungen vorkommen können, wie z. B. ein vaskulärer Prozess mit einer gleichzeitigen alkoholtoxisch bedingten Demenz.
Auch der Verlauf bzw. die Entwicklung einer Demenz vermittelt meist kein allgemein gültiges Krankheitsbild, da auch die primäre Persönlichkeit des Betroffenen eine wesentliche Rolle spielt und Symptomgruppierungen erhebliche Unterschiede im Erscheinungsbild aufkommen lassen können.

Die in jüngster Zeit verstärkte Erforschung der Demenz vom Alzheimer-Typ hat jedoch erkennen lassen, dass sich für diese Erkrankung gewisse Besonderheiten in Bezug auf Ursache, Verlauf und Symptomatik abzeichnen.

6.3.1 Demenz vom Alzheimer-Typ (DAT) – die Alzheimersche Krankheit

Um die Jahrhundertwende (1906) beschrieb der Neurologe **Alois Alzheimer (1864–1915)** die „eigenartige Erkrankung der Hirnrinde, verbunden mit schwerem geistigem Siechtum" als eine Krankheit der mittleren Lebensjahre, bei der es zu einer fortschreitenden Gedächtnisschwäche, Orientierungsschwierigkeiten und Verhaltensauffälligkeiten kommt. Dieses Krankheitsbild wurde später nach ihm benannt und der Gruppe der *präsenilen Demenzen* (Demenzen vor dem Senium) zugeordnet. Bei der damals beschriebenen, etwa fünfzigjährigen Patientin wurden als besondere Auffälligkeiten zunehmendes Misstrauen und Eifersucht beobachtet. Damals schien es so, als ob die Alzheimersche Erkrankung fast ausschließlich im mittleren Lebensalter (präsenil) auftritt.

Heute beobachtet man, dass die Demenz vom Alzheimer-Typ bevorzugt bei Menschen über 70 Jahren auftritt. Mit der steigenden Lebenserwartung der Menschen von heute ist daher anzunehmen, dass in Zukunft auch mit einem Anstieg der Erkrankungshäufigkeit zu rechnen ist.

Ursachen

Die eigentlichen Ursachen für die Demenz vom Alzheimer-Typ sind bis heute nicht eindeutig geklärt. Es gibt Hinweise darauf, dass mehrere Faktoren (auch das Geschlecht), an ihrer Entwicklung beteiligt sein können:

– Einflüsse durch das Alter,
– genetische Faktoren,
– entzündliche Vorgänge,
– Umwelteinflüsse.

Mit Hilfe mikroskopischer Untersuchungen konnten typische Strukturveränderungen des Gehirngewebes und massive Untergänge von Gehirnnervenzellen nachgewiesen werden. Feingeweblich kommt es dabei zu Degenerationen der feinsten Fasern in den Nervenzellen des Gehirns und deren Fortsätzen und zur Ablagerung krankhafter Eiweißkörper, den amyloiden Plaques. Eine Folge ist, dass die betroffenen Nervenzellen weniger von den Botenstoffen erzeugen können, mit denen sie sich untereinander verständigen. Am stärksten betroffen ist der Signalüberträgerstoff Acetylcholin, der für die geistige Leistungsfähigkeit besonders wichtig ist. Was ein Mensch bis dahin in seinem Gedächtnis in Form von Millionen Schaltungen zwischen den einzelnen Nervenzellen gespeichert hat, geht durch diesen Krankheitsprozess ganz allmählich, jedoch unaufhaltsam und unwiderruflich verloren.

Warnzeichen

Bei den nachfolgend aufgeführten Warnsignalen sollte unbedingt ein Facharzt aufgesucht werden, damit eine schlüssige Diagnose gestellt werden kann und die ersten Therapiemaßnahmen eingeleitet werden können:

– Vergessen von kurz zurückliegenden Ereignissen,
– Schwierigkeit, sich in fremder Umgebung zurechtzufinden,
– Schwierigkeit, etwas Neues zu lernen,
– Probleme bei der Ausführung gewohnter Tätigkeiten,
– nachlassendes Interesse an Arbeiten oder Hobbys,
– Schwierigkeiten, sich zu entscheiden,
– Veränderungen der zwischenmenschlichen Beziehungen (Abb. 6.**2**).

Krankheitsverlauf in drei Phasen

Der Krankheitsverlauf wird im Allgemeinen in drei Phasen eingeteilt, wobei sowohl die einzelnen Symptomgruppierungen als auch der jeweilige zeitliche Rahmen individuelle Unterschiede zeigen und auch die einzelnen Phasen ohne scharfe Abgrenzung ineinander übergehen können. Es kann auch vorübergehende Besserungen geben, wobei vor allem die Gedächtnisstörungen große Schwankungen zeigen können. Besserungen treten meist nur für kurze Zeit auf.

1. Phase (von den Angehörigen auch die „merkwürdige Phase" genannt):
Es treten zunehmende Gedächtnisstörungen mit besonderer Einschränkung des Kurzzeitgedächtnisses auf: Neue Eindrücke können nicht mehr festgehalten werden.

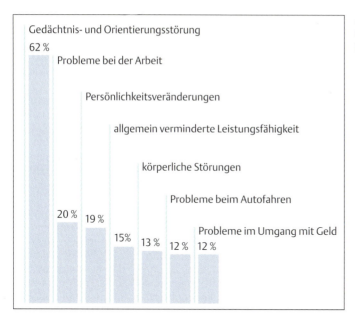

Abb. 6.**2** Erstbeschwerden aus rückblickender Sicht von Bezugspersonen (nach Krämer 1996)

Fehlleistungen und Unsicherheiten führen zu Schwierigkeiten im Alltag: z. B. im Straßenverkehr, beim Zurechtfinden in fremder Umgebung. Es gibt Probleme beim Umgang mit Automaten, beim Ausstellen von Schecks, beim Umgang mit Geld, mit dem PC usw.

Interessen nehmen ab, frühere Hobbys bleiben liegen, erworbene Fähigkeiten wie Schreiben, Lesen und Rechnen gehen zurück und schließlich ganz verloren. Viele Kranke reagieren mit Ängstlichkeit und/oder Depression.

Trugwahrnehmungen und Wahnvorstellungen (z. B. Bestehlungs- oder Vergiftungswahn) können das Zusammenleben enorm erschweren.

2. **Phase** (die längste und schwierigste Zeit für alle Beteiligten):
Bei fortschreitendem Gedächtnisverlust gehen auch ältere Gedächtnisinhalte verloren. Sprachstörungen schreiten fort, die Kommunikation ist häufig nur noch über die Gefühlsebene möglich. Die Durchführung gewohnter Handlungsabläufe (z. B. Körperpflege, Ankleiden) benötigt zunehmend Hilfestellung.

Neben einer häufig auftretenden Apathie kann es auch zu verstärkter motorischer Unruhe und Verwirrtheitszuständen, besonders in der Nacht, kommen (Abb. 6.**3**). Neurologische Symptome wie Gangunsicherheit, Parkinson-ähnliche Haltungsveränderung, auch Krampfanfälle sind nicht selten. Harn- und Stuhlinkontinenz führen zu völliger Hilflosigkeit, meist noch ohne Bettlägerigkeit. Persönlichkeitsmerkmale wie z. B. Höflichkeit und Pünktlichkeit bleiben dennoch häufig längere Zeit erhalten.

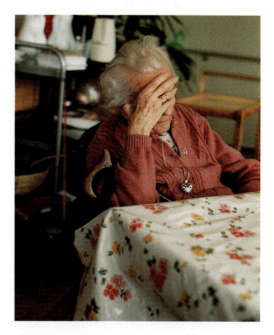

Abb. 6.**3** Nachlassende Interessen führen zu Untätigkeit

3. Phase
Nächste Angehörige werden häufig nicht mehr erkannt, sprachliche Äußerungen nicht mehr verstanden. Die Fähigkeit für praktische und motorische Handlungsabläufe (Apraxie) wie z. B. das Halten einer Tasse, allein zu essen, gehen oder sich hinsetzen geht verloren. Trotz genügender Nahrungsaufnahme kommt es zur Auszehrung und zum allgemeinen Kräfteverfall. Die inzwischen meist unvermeidbare Bettlägerigkeit mit Bewegungsmangel kann zu Beugekontrakturen an allen Gliedmaßen führen. Eine akute Infektion (z. B. Bronchopneumonie, aufsteigende, schwere Harnwegsentzündung) führt dann meist zum Tod.

Beispiel eines Krankheitsverlaufs mit Analyse
Die nachfolgenden Beobachtungen aus einer betroffenen Familie sollen einen Eindruck von den vielfältigen Erscheinungsformen und dem Verlauf der Alzheimerschen Krankheit vermitteln.

1. Phase
Frau H., damals 63 Jahre alt, lebte zusammen mit ihrem Ehemann und der unverheirateten, berufstätigen Tochter in harmonischen Familienverhältnissen.

Seit einiger Zeit waren ihr selbst und ihren Angehörigen eine zunehmende Vergesslichkeit, Unsicherheit und Ängstlichkeit in bestimmten Situationen aufgefallen. Das Einkaufen wurde z. B. zum Problem, da sie sich in den Geschäften und auf der Straße nicht mehr zurechtfinden konnte, sie konnte auch nicht mehr mit dem Geld umgehen. Die Angehörigen vermieden es daher nach Möglichkeit, sie allein aus dem Haus gehen zu lassen. Auffallend war auch ihr plötzlicher Interessenverlust am Tagesgeschehen und an ihren Hobbys (Blumenpflege und Handarbeiten), sie war ständig am Suchen nach irgendwelchen Gegenständen. Obwohl Frau H. früher sehr viel gelesen hatte, saß sie mehr und mehr untätig vor sich hinblickend im Sessel. Auch die Tageszeitung blieb unberührt liegen.

2. Phase
In den folgenden Jahren (ca. 65.–68. Lebensjahr) wurden die Auffälligkeiten immer schwerwiegender, sodass der Familienalltag ständig neu organisiert werden musste.

Frau H., die früher sehr viel Wert auf ihr gepflegtes Äußeres gelegt hatte, ließ sich zunehmend gehen. Man musste sie geradezu drängen, zum Friseur zu gehen, ihre Kleidung in Ordnung zu halten und ihre Körperpflege durchzuführen.

Im Gespräch bezogen sich ihre Antworten meist nicht mehr auf das jeweilige Thema, oft reagierte sie mit floskelhaften, unverbindlichen Redewendungen.

Außerhalb der gewohnten Umgebung geriet sie sehr leicht in Panik, ihre Körperhaltung veränderte sich, ihr Gang wurde immer unsicherer.

Nächtliche Verwirrtheits- und Unruhezustände entwickelten sich als besonders großes Familienproblem. Nur durch abwechselnde Betreuung in der Nacht konnten Vater und Tochter damit einigermaßen zurechtkommen, zumal die Tochter ja tagsüber konzentriert in ihrem Beruf arbeiten musste.

3. Phase
In allerjüngster Zeit (nach dem 69. Lebensjahr) erkannte Frau H. manchmal ihre eigenen Angehörigen nicht mehr, ihre sprachlichen Äußerungen wurden unartikuliert und meist unverständlich. Ihr Interesse an der Umwelt ging völlig verloren, sie konnte nicht mehr allein gehen, apathisches Verhalten beherrschte den Gesamteindruck. Sie verbrachte die meiste Zeit am Tage reglos im Sessel sitzend, ihre Hände waren jedoch immer in Bewegung, als ob sie etwas suchten.

Trotz guten Appetits – wobei ihr das Essen ganz eingegeben werden musste, kam es zu einem zunehmenden Kräftezerfall. Eine Harn- und Stuhlinkontinenz erschwerten die häusliche Versorgung. Schweren Herzens und selbst psychisch und körperlich erschöpft, mussten sich die Angehörigen um einen Heimplatz bemühen. Bald nach dem Einzug ins Pflegeheim starb Frau H. an einer Bronchopneumonie im Alter von knapp 71 Jahren.

Analyse:
Der eigentliche Beginn der Krankheit lässt sich bei Frau H. nicht sicher feststellen. Zunächst schien es so, als ob die Veränderungen wie Vergesslichkeit und Unsicherheit als „typische Alterserscheinungen" zu werten seien und nicht als Symptome einer schweren Erkrankung.

Die rasche Entwicklung ihrer psychisch-geistigen Auffälligkeiten wie z. B. Vernachlässigung der eigenen Person, Interessenverlust bis zur völligen Apathie, Sprachverlust, Verlust aller praktischen Fähigkeiten (z. B. allein essen), Gangunsicherheiten und der allgemeine Kräfteverfall (2. und 3. Phase) lassen jedoch eine schwere demenzielle Erkrankung wie die Demenz vom Alzheimer-Typ vermuten. ∎

6.3.2 Hilfen für den Alltag des Kranken

Hilfreiches Verhalten

Nach dem heutigen Kenntnisstand ist eine Demenz, besonders die Demenz vom Alzheimer-Typ, noch nicht heilbar. Der Verlauf der Krankheit kann jedoch durch ein enges Therapie- und Betreuungskonzept zwischen Ärzten und Pflegepersonen günstig beeinflusst werden. Neben der medikamentösen Behandlung und den sozial-psychologischen Trainingsverfahren (S. 520) spielt die Anpassung der äußeren Lebensumstände an die Bedürfnisse des Kranken eine entscheidende Rolle für sein Befinden und den Verlauf seiner Krankheit.

Die Betreuung muss sich dabei an den jeweils erhaltenen, momentanen Fähigkeiten und der biographischen Prägung des Kranken orientieren. Voraussetzung für die bestmögliche Betreuung ist daher eine gute Beobachtungsgabe.

> **Pflegetipp**
> Jeder Kranke bleibt auch in seiner Krankheit eine eigenständige Persönlichkeit, sein Krankheitserleben wird durch seine Individualität beeinflusst. Wesentlicher Grundsatz ist, dass durch alle pflegerisch-therapeutischen Maßnahmen besonders auch sein Selbstwertgefühl positiv beeinflusst wird.

»Die Kenntnis bedeutsamer und prägender Merkmale des Lebenslaufes gehört sogar zu den Voraussetzungen einer guten Betreuung Demenz-Kranker. Von den großen Erschütterungen, Verletzungen oder Verlusten eines Menschen erfahren zu haben, kann ihm auch in tieferer Demenz noch individuelle Züge verleihen und darüber hinaus gestörtes Verhalten verständlicher machen ... Hilfreich ist, ihn gelegentlich teilnehmend zu beobachten, d. h. abwartend, still und mit gleichbleibender Aufmerksamkeit. Dabei ergeben sich nicht selten Hinweise zum Verständnis zunächst unklar oder sogar verwirrend erscheinenden Verhaltens, z. B. kann der Sinn stereotyper Handlungen oder eines bestimmten Reaktionsmusters im Kontakt mit anderen Kranken begriffen werden.«

(Bruder 1996)

Wichtig ist,

- **Stetigkeit im Umgang mit dem Kranken zu erhalten:** Veränderungen führen dem Betroffenen seine Defizite vor Augen und schaffen zusätzliche Unsicherheiten. Negative Erlebnisse können zu verstärktem Rückzug, Trauer oder zu Aggressionen führen.

Um dies zu vermeiden, sollte versucht werden:
  – Betreuung möglichst durch dieselben Bezugspersonen zu organisieren,
  – einen gewohnten Tagesrhythmus einzuhalten,
  – bei Pflegemaßnahmen dieselbe Vorgehensweise und Reihenfolge vorzunehmen,
  – dieselbe eindeutige Wortwahl für denselben Vorgang (z. B. bei der Körperpflege) zu wählen,
  – möglichst wenig räumliche und sonstige Veränderungen vorzunehmen.

Beispiel

Die Tochter einer Kranken erzählt:
„Ich musste im Frühjahr für 14 Tage in die Klinik und hatte für Mutter eine Pflegerin eingestellt. Diese glaubte, uns etwas Gutes zu tun und räumte die Wohnung gründlich auf. Mutter erkannte die Wohnung nicht mehr als die ihre. Sie sagte: ‚Es ist eigenartig, wissen Sie, das ist nicht meine Wohnung aber man hat meine Möbel hereingestellt.' Sie wurde unruhig und wollte ihre Wohnung suchen. Die Pflegerin erschrak und holte Decken, Wäsche, Handtaschen, Schuhe und Mäntel usw. aus dem Schrank und verteilte sie in der Wohnung. Diese Unordnung ließ Mutter die Zugehörigkeit der Wohnung zu ihr akzeptieren. Sie war wieder zu Hause! Man durfte ihr die vertrauten Kleinigkeiten nicht verändern." ∎

(Feldmann 1992)

- **solange wie möglich Eigenständigkeit zu fördern und zu erhalten:** Verbliebene Fähigkeiten erkennen und nützen, bei einzelnen Tätigkeiten bei Bedarf helfen, aber nicht ersetzen. Auch kleinste Fähigkeiten aktivieren, z. B. beim Tisch decken helfen lassen, positive Rückmeldungen geben. Übersorgung unbedingt vermeiden, so lange wie möglich nur Hilfe zur Selbsthilfe geben.

Beispiel
Eine Tochter erzählt:
„Plätten, wie sie diese Tätigkeit nannte, war für sie in letzter Zeit die einzige gewohnte Arbeit, die sie tun konnte. Das Plätten eines einzigen Taschentuchs konnte eine halbe Stunde dauern oder länger. Mit den Händen strich sie erst lange den Stoff glatt, setzte das Bügeleisen an, fuhr mit ihm über das Tuch, hin und her, immer wieder. Schließlich entschied sie doch, das Tuch zu falten, und sie tat dies mit einer solchen Genauigkeit, dass die Ecken wie abgemessen übereinander lagen."

(Demski 1997)

- **den Kranken mit seinen Anliegen ernst zu nehmen, nicht dagegen zu argumentieren:** Fruchtlose Diskussionen vermeiden, lieber ablenken statt zu korrigieren.

Beispiel
Eine Frau berichtet über ihren erkrankten Ehemann:
„Jakob holt den großen Reisekoffer vom Schrank und beginnt zu packen. ‚Wo willst du hin?' frage ich ihn. ‚Weg'. ‚Ja wohin denn?' ‚Das weiß ich schon'. Der Koffer ist schwer geworden. Er schließt ihn mühevoll und schleppt ihn in den Flur. ‚Diesen schweren Koffer kannst du doch gar nicht tragen! Du brauchst ein Taxi!' Jakob stellt den Koffer ab, denkt nach und schweigt.
‚Willst du nicht vorher etwas essen? Ich habe schon gekocht.' Er zögert, geht in die Küche und meint: ‚Ja, du hast recht, sonst muß ich gleich wieder Rast machen.' Ich gehe ihm nach, schließe die Küchentür und beginne den Tisch zu decken. Er hilft mir wie immer dabei. Durch das Essen ist er zunächst von seinem Vorhaben abgelenkt, nach einer Weile vergisst er es ganz."

(Feldmann 1992)

- **auf Erinnerungen zurückzugreifen:** Erinnerungen können wie ein Anker wirken, der sich im Nebel eines verwirrenden *Jetzt* im für den Kranken sicheren *Damals* festhakt. „Ja zu Hause war die Mutter immer da, sie konnte mir immer helfen!" Der Kranke lebt oft ohne Gegenwart. Was er früher häufig machte, gelingt ihm meist auch noch im Stadium seiner fortgeschrittenen Krankheit.

Beispiel
Eine Pflegerin erzählt:
„Der Zustand von Frau K. verschlechtert sich rapide. Sie ist jetzt in allen Verrichtungen des Tages völlig von Hilfe abhängig. Sie spricht kaum mehr, nur noch Wort- oder Satzfragmente. Malen konnte sie noch lange und tat es auch mit Hingabe, aber heute weiß sie mit den Malstiften nichts mehr anzufangen. Wir müssen aufpassen, dass sie sie nicht in den Mund nimmt wie neulich einen Radiergummi. Ich möchte Frau K. eine Freude machen und fahre sie mit dem Auto nach Hause. Schon auf der Fahrt scheint sie die Landschaft zu erkennen. Sie gibt Laute von sich, die mir ihre Freude signalisieren. Zu Hause will sie sogleich zu ihrem Webstuhl gehen, der immer noch unverändert im Wohnzimmer steht. Sie setzt sich davor, streicht liebevoll mit der Hand über die gespannten Kettfäden, nimmt das Weberschiffchen in die Hand, sucht nach Wolle, scheinbar nach einer bestimmten, und möchte etwas erklären. Die Worte fehlen, trotzdem ist sie für mich plötzlich nicht mehr die hilfebedürftige kranke Frau, sondern die kreative und geübte Künstlerin."

Pflegetherapeutische Maßnahmen bei einzelnen AEDLs

Das Fortschreiten eines demenziellen Krankheitsprozesses fordert von allen Betreuungspersonen großes Einfühlungsvermögen und ständige sorgsame Beobachtung des Erkrankten. Jede Hilfestellung orientiert sich an seinen momentanen Fähigkeiten und Problemen, sie muss ganz unaufdringlich und taktvoll angeboten werden. Sie kann von einer geringfügigen Unterstützung zu Beginn der Erkrankung bis zur vollständigen Übernahme aller pflegerischen Tätigkeiten im letzten Krankheitsstadium notwendig werden. Die Kranken haben bis zuletzt ein sehr feines Gespür, wie empfindsam dieser Umgang gestaltet wird.

 Kommunizieren können

Ein besonders bedrückendes Symptom der Alzheimer-Krankheit ist der zunehmende Verlust der Sprache. Wortfindungsstörungen, Sprachverarmung und nachlassendes Sprachverständnis machen die Verständigung mit dem Kranken immer schwieriger. Bei fortgeschrittener Erkrankung kann es bis zum völligen Sprachverlust, zu stereotypen Lautbildungen oder zum zwanghaften Schreien kommen. Nicht nur die Kranken leiden darunter, auch für die Angehörigen ist es sehr schwer, sich nicht mehr sprachlich austauschen zu können, sie haben Angst, die Verbindung zur Gemeinschaft zu verlieren.

„Ich verstehe den Opa mit dem Herzen", sagte ein kleines Mädchen nach einem Besuch des Großvaters im Altenheim. Sie machte damit unbewusst eine wichtige Aussage: Je mehr die Sprache als Kommunikationsmittel entfällt, umso mehr muss über das Gefühl vermittelt werden.

Man kann den unruhigen Kranken oft ohne Worte durch Körperkontakt beruhigen, ihn in den Arm nehmen, besonders auch während depressiver Phasen oder an die Hand nehmen und ihm dadurch Sicherheit geben. Feinste Nuancen im Klang der Stimme der Betreuungspersonen werden bis zuletzt wahrgenommen, Signale von Geduld oder Ungeduld, Zustimmung, Ärger oder Trauer werden auch von Schwerstkranken registriert.

》*Alzheimer-Kranke sind sehr geräuschempfindlich, das haben wir durch Erfahrung herausgefunden. Die Wahrnehmung des Kranken ist nicht mehr selektiv, dadurch werden Geräusche nicht mehr gefiltert. Darum sprechen wir möglichst ruhig und leise mit ihnen.*《

(B. Rath, Mitarbeiterin eines Tageszentrums)

Hilfen zur Verständigung:

– Deutlich und langsam mit Blickkontakt sprechen, nie von hinten ansprechen,
– kurze einfache Sätze bilden, keine Alternativfragen stellen,
– keine Mehrfachaufforderungen in einem Satz aussprechen,
– Körperkontakt herstellen, besonders bei Unruhe,
– warten bis der Blick des Kranken Aufmerksamkeit signalisiert,
– versuchen ruhig zu bleiben.

Im Heim:

– Bewohner miteinander bekannt machen,
– Namensschilder tragen, Bewohner immer mit Namen anreden,
– Sitzgelegenheiten einrichten, die zum Ausruhen und Plaudern einladen.

Die zwei Beispiele unten sollen die Notwendigkeit der Anpassung an die vorhandene Kommunikationsfähigkeit des Kranken zeigen (Gümme u. Döring 1994).

Reaktion des Kranken bei **unzureichender Anpassung** an die Kommunikationsfähigkeit	Reaktion des Kranken bei **Anpassung** an die Kommunikationsfähigkeit
Tochter, ruft aus der Küche: „Vater, wenn du dich mit dem Anziehen beeilst, können wir in 10 Minuten frühstücken!" (4 Aussagen: Beeile dich! – Ziehe dich an! – Frühstücken – in 10 Min.; 1 Bedingung: wenn – dann) **Vater**, reagiert erst gar nicht, ist aber aggressiv verstimmt. Seine Situation: – Woher kam die Stimme? – Wer hat da gerufen? – War ich gemeint? – Was wurde gesagt? – Er kann diese Fragen nicht beantworten, – fühlt sich überfordert, verunsichert, hält inne, – reagiert verärgert auf sein Versagen, spürt gereizte Stimmung, aus Ärger erwächst Aggression.	**Tochter**, geht ins Bad und schaut ihren Vater an: „Vater!" Sie legt ihre Hand auf seinen Oberarm und wartet, bis ihr Vater sie anschaut. „Vater, bitte zieh dich an." Tochter beobachtet, dass ihr Vater beginnt, sich anzukleiden. Sie geht in die Küche zurück. 10 Minuten später, Tochter schaut nach ihm: **Vater** folgt der Tochter lächelnd zum Tisch. Er wirkt entspannt und fühlt sich wohl. Seine Situation: – Die von Geduld geprägte, entspannte Atmosphäre tut wohl. – Der einfühlsame Umgang der Tochter tut wohl (Handauflegen). – Er fühlt sich angesprochen und versteht das Gesagte, er kann sich orientieren.

Sich bewegen können

Im Verlauf der Erkrankung zeigen die Betroffenen einen zunehmend kleinschrittigen, unsicheren Gang. Sie verlieren die Fähigkeit, ihre Körperhaltung zu kontrollieren, und/oder leiden häufig an Gleichgewichtsstörungen. Eine ziellose Unruhe treibt sie dazu, entweder ständig hin und her zu gehen und an (verschlossenen) Türen zu rütteln. Da sie zu keiner zielgerichteten Handlung fähig sind, kann sich dieser Vorgang lange Zeit bis zu ihrer körperlichen Erschöpfung wiederholen.

»Bei der Gestaltung der Umgebung soll die Störung der räumlichen Wahrnehmung berücksichtigt werden. Für viele Demenzkranke können bereits Einlegearbeiten im Fußbodenbelag oder plötzliche Farbunterschiede im Teppich zu einem unüberwindbaren Hindernis werden. Auch gegenüberliegende Türen oder ‚blinde' Flurenden stellen die Kranken vor schwierige Entscheidungen und verstärken ihre Unsicherheit.«

(Wojnar 1997)

Beispiel
Ein Angehöriger beschreibt:
„Wenn meine Frau vom Wohnzimmer aus zur Toilette geht, muss sie durch einen langen Flur, in dem sie drei Türen links liegen lassen muss. Da sie dazu neigt, durch jede offen stehende Tür auf der linken Seite zu laufen, findet sie die Toilette nicht. Ich schließe jetzt alle Türen auf der linken Seite bis auf die Badezimmertür. Jetzt findet sie ihr Ziel sofort. Habe ich versehentlich einmal vergessen, eine Türe zu schließen, gehe ich hinter ihr her und gebe ihr einen kleinen Stups an der Schulter, wenn sie die offene Tür erreicht hat. Sie geht dann unbeirrt weiter in Richtung Toilette."

Bewegung hilft zwar zum Abbau motorischer Unruhe, wegen zunehmender Gangunsicherheit und Haltungsveränderung bedeutet sie jedoch gleichzeitig eine ständige Sturz- und Verletzungsgefahr. Zentral vom Gehirn ausgelöste Zuckungen oder Krampfanfälle (im Spätstadium der Krankheit) können zusätzlich zu Stürzen mit Verletzungen und Frakturen mit erheblichen Pflegeproblemen führen.

Hilfreiche Maßnahmen bei Gangunsicherheit:
– Schwellen sowie lose Teppiche oder spiegelnde glatte Fußböden vermeiden,
– für gute Beleuchtung sorgen, besonders für den Weg zur Toilette in der Nacht,
– Treppen mit rutschfesten Belägen versehen,
– Haltegriffe im Flur, im Bad, auf der Toilette anbringen,
– Dreipunktstock oder Gehwagen besorgen.

Hilfreiche Maßnahmen bei Orientierungsstörungen:
– Schlüssel entfernen in Bad und Toilette, damit sich der Kranke nicht einschließt,
– Symbole, große Uhren, Kalender und große Schilder an Toilettentüre, Schubladen, Schränke anbringen,
– Garten einzäunen, Nachbarn informieren, evtl. Adresse in die Kleidung stecken,
– bei Nachbarn evtl. zweiten Schlüssel deponieren,
– vertraute Wege beim Spaziergang bevorzugen,
– auf vertraute Orientierungspunkte hinweisen wie Kirche, Telefonzelle, Briefkasten,
– visuelle Orientierungshilfen auch verbal unterstützen, z. B. auf dem Weg zum Friedhof,
– bei roter Ampel stehenbleiben und erklären warum. Begründungen werden oft verstanden, jedoch meist sehr schnell wieder vergessen.

Grundsätzlich sollte sich der Kranke so lange wie möglich viel bewegen können. Spaziergänge machen ihm nicht nur Freude, sie unterbrechen seinen Tagesablauf, unterstützen seinen Stoffwechsel und fördern den Schlaf. Auch Gymnastik, wenn möglich mit Musik, sollte möglichst lange angeboten werden.

Beispiel
Manchmal hilft es, Nachbarn über die Krankheit zu informieren:
„Wenn ich früh um 6.30 Uhr zur Schule fuhr, konnte es sein, dass meine Mutter wenige Minuten später aufstand, im Nachthemd und barfuß die Wohnung verließ, ein Stockwerk tiefer ging, dies ist bei uns der Keller, und nach ihrer Mutter suchte, um ihr zu helfen. Wie von ihrem Elternhaus gewohnt, nahm sie keine Schlüssel mit.
Nachbarn hatten Ersatzschlüssel, öffneten die Tür, beruhigten meine Mutter, blieben bei ihr. Zunächst schien es eine Hilfe, wenn ich die Etagentüre abschloss. Wenn meine Mutter diese Türe verschlossen fand, konnte es sein, dass sie genug Aufgaben in der Wohnung entdeckte, aber es kam auch dazu, dass sie verzweifelt an der Tür rüttelte. Unsere Nachbarn waren von der veränderten Situation informiert, sie schlossen auf, sprachen mit ihr. Ich

bin sicher: mit aller Herzlichkeit, mit aller Geduld." ∎

(Demski 1997)

 Sich pflegen können

„Es gehört zur Würde eines Menschen, dass er sich auch im Falle seiner Krankheit gepflegt und ansprechend gekleidet fühlt" (Linn).
Die Pflege des eigenen Körpers erfordert viele Handgriffe, die sich ein Leben lang eingeprägt haben. Deshalb sind sie zu Beginn der Erkrankung meist noch abrufbar oder durch einen kleinen Anstoß wieder gegenwärtig. Werden diese Routinetätigkeiten stets zur gleichen Zeit in derselben gewohnten Reihenfolge mit denselben Informationen durchgeführt, erleichtert es dem Kranken die Orientierung. Es gibt ihm Sicherheit:

Beispiel

„Ich gebe ihr die Seife in die Hand und drehe den Wasserhahn auf. Dann beginnt sie selbstständig sich die Hände zu waschen. Zur gründlichen Mundhygiene putzte ich früher die Zähne meiner Frau. Jetzt habe ich gelernt, dass sie das auch noch allein kann – wenn auch nicht so gründlich. Ich bin dazu übergegangen, sie die Zähne morgens allein putzen zu lassen. Für meine Frau ist es wichtig zu erleben, dass sie diese intime Körperpflege auch noch allein kann. Abends frage ich sie immer, ob ich ihr die Zähne putzen darf." ∎

(Aus dem Brief eines Angehörigen)

Mit fortschreitender Symptomatik verlieren die meisten Kranken jedoch zunehmend auch diese Fähigkeit, sie leiden an einer ideatorischen Apraxie, d. h., sie sind nicht fähig, sich bestimmte Bewegungsabläufe vorzustellen, können aber sogar bei einer schweren Ausprägung der Demenz sehr gut auch komplizierte Bewegungen nachahmen. Man kann dem Kranken durch Vormachen zeigen, was er tun soll, z. B. beim Waschen und beim Essen.
Im letzten Stadium der Krankheit müssen die Kranken schließlich vollständig pflegerisch versorgt werden. Dann gelten alle Empfehlungen zur Körperpflege und Lagerung (S. 511).
Für viele Kranke und Angehörige ist es nicht einfach, gerade die Körperpflege als eine sehr intime Handlung bei sich zuzulassen oder am andern durchzuführen. Körperpflege erfordert sehr viel körperliche Nähe. Um diese zu geben bzw. zuzulassen, spielt besonders bei Angehörigen die frühere Beziehung eine große Rolle. Körperpflege erfordert viele Berührungen, die sanft oder grob sein können. In diesen Berührungen kann sowohl große Zuneigung als auch die ganze jahrelang verdrängte Wut zum Ausdruck kommen. Schwierig kann es z. B. für eine Schwiegertochter werden, wenn sie ihre Schwiegermutter pflegen soll, die früher nie mit Vorwürfen gegen sie gespart hatte. Auch die Tochter, die früher unter einem sehr autoritären Vater leiden musste, wird nur mit Mühe ein relativ entspanntes Verhältnis aufbauen können. Unbewusste innerfamiliäre Spannungen kommen gerade bei solchen körpernahen Tätigkeiten zum Tragen (Berührungen sind immer ehrlich). Sie treten besonders in psychisch und körperlich stark belasteten Situationen zutage und können dann sogar den Umzug des Kranken in ein Pflegeheim rechtfertigen.

 Essen und trinken können

Das Essen bereitet zunächst keine oder wenig Probleme, da der Kranke meist einen guten Appetit hat, größere Nahrungsmengen verträgt und trotzdem nicht an Gewicht zunimmt oder sogar abnimmt. Zu viele gleichzeitig angebotene Speisen können den Kranken irritieren, deshalb sollte man das Angebot sinnvoll begrenzen.
Mit den allgemein nachlassenden praktischen Fähigkeiten braucht er jedoch auch hier mehr und mehr Hilfestellung. Gibt man ihm z. B. eine Tasse in die Hand, dann weiß er zunächst nicht, was er damit tun soll. Führt man mit ihm zusammen die Tasse zum Mund, dann öffnet er reflektorisch die Lippen und trinkt.

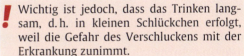

Wichtig ist jedoch, dass das Trinken langsam, d. h. in kleinen Schlückchen erfolgt, weil die Gefahr des Verschluckens mit der Erkrankung zunimmt.

Die Eigenständigkeit so lange wie möglich zu erhalten, gerade auch beim Essen, ist von großer Bedeutung. Oft ist es hilfreich, die Speisen schon zerkleinert oder zurechtgeschnitten zu servieren, damit der Kranke mit dem Löffel oder mit den Fingern selbstständig essen kann. Fast immer genügt auch ein kleiner Impuls: Nach dem ersten gereichten Löffel isst der Kranke selbstständig weiter oder es reicht aus, das Messer in der Hand leicht auf den Teller zu drücken, um das vertraute Brotschmieren einzuleiten.

Tipps zum Essen-und-trinken-Können (Krämer 1996):

- Mahlzeiten sollten möglichst immer im selben Raum und zur selben Zeit eingenommen werden.
- Setzen Sie sich bei den Mahlzeiten dem Patienten gegenüber, sodass er Ihre Bewegungen sehen und nachahmen kann (S. 516).
- Schneiden Sie die Speisen klein und beschränken Sie die Auswahl auf dem Tisch.
- Der Speisezettel soll Ballaststoffe, Gemüse und Obst enthalten.
- Wenn der Patient häufig etwas zu essen möchte, lassen Sie ihn viel Obst essen, damit er nicht zunimmt.
- Bieten Sie kleine Portionen an und beachten Sie: Das Auge isst mit.
- Lassen Sie ihn ggf. die Finger anstatt des Bestecks benutzen.
- Wenn Schluckstörungen auftreten, pürieren Sie das Essen oder verwenden Sie flüssige Nahrung („Astronautenkost"). Der Arzt kann Ihnen dafür ein Rezept ausstellen.
- Bieten Sie genügend zu trinken an.

Im letzten Stadium der Krankheit werden oft schwere Störungen beobachtet: die Kranken versuchen alle erreichbaren Gegenstände in den Mund zu nehmen (orales Verhalten) wie z. B. Pflanzen, Kosmetika, Putzmittel usw. Deshalb dürfen keine giftigen Pflanzen oder sonstige gefährliche Gegenstände in der Nähe stehen gelassen werden.

 Ausscheiden können

Eine rasch zunehmende Stuhl- und Harninkontinenz (Kap. 5.6 „Ausscheiden können") mit den dadurch notwendigen hygienischen Pflegemaßnahmen kann vor allem im häuslichen Bereich sehr problematisch werden. Keinesfalls darf jedoch die tägliche Trinkmenge eingeschränkt werden, um das nächtliche Wasserlassen zu reduzieren. Angehörige sollten deshalb möglichst frühzeitig im Umgang mit Hilfsmitteln und bei der Körperpflege (Kap. 5.4 „Sich pflegen können") angeleitet und unterstützt werden.

Hilfreiche Maßnahmen:

- Miktionsschema beachten, den Kranken rechtzeitig zum Toilettengang anregen,
- günstig zu öffnende Kleidung wählen,
- für genügend Flüssigkeit und Ballaststoffe sorgen,
- evtl. Flüssigkeitszufuhr am Abend einschränken.

Wie unterschiedlich die Kranken reagieren und wie fragwürdig im Einzelfall viele Empfehlungen sein können, zeigt folgendes Beispiel:

Beispiel

„Manches an Mutters Verhalten läßt sich im Nachhinein erstaunlich einfach erklären. Schon sehr bald, nachdem sie zu uns gekommen war, wurde es nötig, daß sie Windeln trug. Trotzdem führten wir sie mehrmals am Tag auf die Toilette. Sie sperrte sich, widersprach, sie müsse nicht, und am Abend leerte sie ihre Blase in einer Überschwemmung auf den Sesseln im Wohnzimmer. Auf der Toilette hatte sie die furchtbare Angewohnheit, ständig aufzustehen, sich zu setzen, aufzustehen ... und genau so verhielt sie sich, wenn sie mit uns aß und ich sie fütterte.
Das Rauf und Runter legte sich sofort, ebenso wie meine Aggressionen, die den ganzen Tag überschatteten, als ich aufhörte, sie alle zwei Stunden aufs Klo zu zwingen. Auch die Überschwemmungen hatten da ein Ende.
Mutters Widerstand hing offensichtlich damit zusammen, dass wir etwas von ihr verlangten, was sie in eine beschämende Kleinkind-Situation brachte." ■

(Feldmann 1992)

 Ruhen und schlafen können

Schlafstörungen können sehr belastend für alle Beteiligten sein. Mit zunehmender Schwere der Erkrankung stellen sich häufig Verschiebungen oder sogar eine Umkehr im Schlaf-Wach-Rhythmus ein. Oft bilden die Aktivitäten am Tage nur kurze Phasen, dafür entwickeln die Kranken ihre aktiven Phasen in der Nacht. Sie wandern ruhelos umher, suchen die Toilette, gehen in fremde Zimmer und sorgen im Heim für Aufregung:

Beispiel

„Meine Frau schläft von 19 Uhr bis Mitternacht. Dann werkelt sie in der Wohnung, wandert umher, rüttelt an Türen, klopft, wenn eine verschlossen ist. Ich habe bei meinem Zimmer die Klinke von innen mit einem Holzprügel festgestellt, damit sie mich mit dem Gerüttel nicht vollends weckt, denn ich bin jetzt so weit, dass ich nur noch im Halbschlaf ihr Herumlaufen registriere. Wie ich das geschafft habe, weiss ich nicht."

(Feldmann 1992)

Hilfreiche Maßnahmen:

- Möglichst nicht am Tag schlafen lassen,
- für Bewegung sorgen: Spaziergänge, Gymnastik,
- auch den Abend mit Aktivitäten gestalten,
- nicht zu früh ins Bett gehen,
- Schlafrituale pflegen: Musik hören, ein Glas Bier oder einen beruhigenden Kräutertee trinken,
- warme Socken anziehen oder ein entspannendes Fußbad machen,
- Schlafmedikamente nur in Notfällen (nach Arztanordnung) einsetzen.

Wichtig sind auch leise Geräusche nachts. Sie helfen, die Angst des Kranken vor einer fremden Umgebung zu reduzieren und beruhigen.

 Sich beschäftigen können

Für zu Hause lebende, kranke alte Menschen werden in der Regel keine besonderen Aktivierungs- und Beschäftigungsprogramme nötig sein. Die Kranken wollen und sollen so lange wie möglich die seitherigen Tätigkeiten übernehmen oder sich zumindest daran beteiligen, wie Tischdecken, Abtrocknen, Wäschelegen usw. Auf die Freude am Singen, Musikhören oder Spazierengehen wurde schon hingewiesen (S. 511). Hilfreich können auch Trainingsprogramme sein, die die Gedächtnisfunktionen spielerisch anregen (S. 520 f), wichtig sind das begleitende ermutigende Gespräch und kleine Erfolgserlebnisse.

Auch in stationären Einrichtungen sind Beschäftigungsangebote möglich und notwendig, um Anregungen zu vermitteln und dem Abbau entgegenzuwirken.

»*Die Bewohner leben bei uns, sie brauchen Hilfe zur Lebensgestaltung, ebenso wie zu den Verrichtungen des täglichen Lebens. Und diese Hilfe bekommen sie in Form von zusätzlicher Betreuung durch Spiele, Vorlesen, Musikangebote, kreatives Tun, Konzerte, Feste, Ausflüge und Urlaub (Abb. 6.4). Mit Angeboten gehen wir so um, dass sie gegeben werden, aber wir therapieren und trainieren nicht mit dem Ziel der Gesundung. Mit dem Wissen, dass wir diese nicht erreichen können. Wir versuchen anzuregen, zu momentaner Orientierung zu verhelfen, zu Spaß, zu Kontakt, zu gemeinsamem Erleben, ähnlich wie in der Familie. Das positive Resultat, die Verbesserung des Allgemeinbefindens ist unser Wunsch dabei, aber wir sind uns ganz klar darüber, dass dies immer nur vorübergehende Erfolge sind.*«

(Linn 1995)

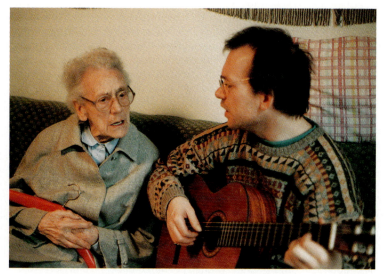

Abb. **6.4** Musizieren und Singen sind wichtige Beschäftigungsangebote

Umgang mit Aggressionen und Ängsten in bestimmten Pflegesituationen

Die beiden nachfolgenden authentischen Beispiele aus der Praxis zeigen, wie hilfreich es ist, die Hintergründe für aggressives Verhalten und für ängstliche Reaktionen zu suchen und darauf einzugehen. Um die Gefühle der Kranken besser verstehen zu können, ist es wichtig, über die Lebensgeschichte und die seitherigen Gewohnheiten möglichst umfassend informiert zu sein.

Beispiele
1. Beispiel:
Ich verabredete mit einer pflegenden Ehefrau einen Hausbesuch. Diese litt extrem unter dem aggressiven Verhalten ihres kranken Mannes. Er trat jähzornig gegen Schränke und Türen und trommelte mit beiden Fäusten gegen die Wände und schlug auch seine Frau aufs heftigste, sodass diese bereits ihren Selbstmord plante. Ich wollte den Kranken allein erleben und machte der Frau den Vorschlag, für eine gute Stunde die Wohnung zu verlassen.

Dann erlebte ich den Kranken genau so, wie ihn seine Frau immer geschildert hatte. Er trat gegen die Sessel, gegen das Bett und trommelte mit den Fäusten gegen die Wohnungstür. Ich wollte herausfinden, was diesen Mann bewegte, sich so zu verhalten, und sprach ihn deshalb mit einer warmen Stimme ruhig an. Trotz dieser sanften Ansprache kam er mit erhobenen Fäusten auf mich zu. Mir blieb keine Zeit, diese Situation zu analysieren und so spiegelte ich intuitiv sein Verhalten.

Mit ebenfalls erhobenen Fäusten und dem gleichen angespannten Gesichtsausdruck stand ich nun vor ihm und sagte: „Sie sind aber ein starker Mann!" „Ich bin nicht stark – ich bin ganz schwach", antwortete er in resignierendem Tonfall, während er seine Arme ganz langsam sinken ließ. Gleichzeitig entspannte sich sein Gesichtsausdruck. Schließlich streichelte er mir sogar ganz vorsichtig meinen Arm und sagte mit dem Ausdruck höchster Hilflosigkeit: „Entschuldigung!"

Danach war er sogar ansprechbar und wir konnten uns gemeinsam Fotos ansehen aus seinen besseren Jahren. Wir verbrachten eine entspannte Zeit in einer von Ruhe geprägten Atmosphäre.

Durch mein „validierendes (verstehendes) Eingehen" auf seine Gefühle (S. 533) konnte ich die Aggression des Mannes abbauen und seine Gedanken in eine andere, ruhige Bahn lenken.

Zur Vorgeschichte: Als ausgezeichneter Handwerker konnte dieser Mann stets die geistige Überlegenheit seiner Frau – einer Fernsehjournalistin – aufwiegen. Krankheitsbedingt war er dazu jetzt nicht mehr in der Lage, worunter er sehr litt. Er fühlte sich hilflos, nutzlos und verzweifelt und schwach. Er konnte seine Gefühle wegen seines bereits eingeschränkten Sprachvermögens nicht mehr so klar ausdrücken. Tragischer noch, er konnte über seine unbewältigten Gefühle auch mit seiner Frau nicht mehr reden. Diese aufgestauten Gefühle brachen nun in Form unkontrollierter Aggressionen aus ihm heraus.

2. Beispiel:
Bei einem meiner Hausbesuche war Herr H. sehr aufgebracht. Empört zeigte er mir den Eintrag in der Pflegedokumentation: „Frau H. war widerspenstig und bösartig. Sie hat mich gekniffen und gekratzt, deshalb konnte ich heute nicht die Morgentoilette durchführen und ihr auch nicht die Haare waschen."

Was war geschehen? Tags zuvor hatte Herr H. die neue Pflegerin gebeten, seiner Frau vor dem Haarewaschen Rock und Pullover auszuziehen, solange sie noch im Sessel im Wohnzimmer saß. Dort fühlte sie sich sicher, denn in dem Sessel – mit den hohen Armlehnen – wurde sie immer aus- und angezogen. Dieser Platz war ihr vertraut.

Doch die Pflegerin wußte es anscheinend besser. Unter Hinweis auf ihre langjährige Erfahrung und Pflegekompetenz führte sie Frau H. ins Bad, setzte sie zum Ausziehen auf den Toilettendeckel, „weil sie das angeblich immer so machen würde". Sie wollte damit beginnen, Frau H. den Pullover auszuziehen, aber Frau H. war völlig verunsichert. Wacklig saß sie dort auf dem rutschigen gewölbten Toilettendeckel, der ihr nicht den geringsten Halt bot. Als schließlich die Pflegerin den Pullover über den Kopf ziehen wollte, geriet Frau H. in Panik. Mit angstverzerrtem Gesicht griff sie Halt suchend um sich, bekam dabei die Pflegerin zu fassen und krallte sich fest, ließ sie nicht wieder los.

Die Pflegerin ihrerseits versuchte nun Frau H. abzuschütteln, von der sie sich anscheinend bedroht fühlte. In diesem Moment schritt Herr H. ein und kam seiner Frau zu Hilfe und gab ihr die notwendige Sicherheit. Die Pflegerin schickte er unverrichteter Dinge fort mit der Bitte, sich nicht wieder bei ihnen blicken zu lassen.

Die Pflegerin hatte sich nicht die Mühe gemacht, sich in die Lage der kranken Frau H. zu versetzen und die seitherigen Gewohnheiten nach den Angaben des Ehemannes zu berücksichtigen. Deshalb hatte Frau H. auch keine andere Chance, sich mit ihren Mitteln gegen das unangepasste Verhalten der Pflegerin zu wehren. Sie konnte nur noch kneifen und kratzen, in den Augen der Pflegerin jedoch war sie widerspenstig und bösartig. ■

Spezifische therapeutische Maßnahmen

Mangelnde geistige Betätigung und Einschränkungen bei Sozialkontakten sowie mangelnde Stimulation der Sinnesorgane haben ganz konkrete Auswirkungen auf den Gesundheitszustand und auf die kognitive Leistungsfähigkeit eines Kranken.
Zu den wichtigsten spezifischen Maßnahmen im Umgang mit den Kranken zählen

- das Gedächtnistraining (Gehirntraining),
- das Realitätsorientierungstraining (S. 521),
- die Validation.

Gedächtnistraining (Gehirntraining)

» *Gedächtnistraining bei bereits bestehenden Einschränkungen der Hirnleistungen kann dazu beitragen, dass die geistigen Restfunktionen stabilisiert werden und ein weiterer Abbau daher weniger schnell einsetzt. Ermini-Fünfschilling (Basel 1995) konnte dies an zwei Gruppen von Patienten mit seniler Demenz zeigen: Die Gruppe ohne Gedächtnistraining zeigte innerhalb eines Jahres einen signifikanten Abfall der kognitiven Leistungen und des emotionalen Status, während in der Gruppe mit Gedächtnistraining über ein Jahr hinaus eine Stabilisierung beider Parameter nachgewiesen werden konnte. Daher wird die Forderung erhoben, ein kognitives Training in die Behandlung von Alzheimer-Patienten im Rahmen eines multimodalen Therapieansatzes zu integrieren.* «

(Ladner-Merz 12/96)

Wichtig ist

- bei den Sitzungen eine stressfreie heitere Atmosphäre zu schaffen, die jeden Leistungsdruck vermeiden hilft. Gerade viele ältere Menschen mussten in ihrem Leben stets Leistungen zeigen und haben besonders im Alter Angst davor, Fehler zu machen und sich Fehler zuzugestehen.
- Erfolgserlebnisse zu vermitteln, d. h. die Anforderungen an das individuelle geistige Leistungsvermögen anzupassen, also weder zu unterfordern noch zu überfordern. Auch kleinste Erfolgserlebnisse können das Selbstwertgefühl stützen, also gelegentlich auch mal loben.
- sinnvolles Trainingsmaterial einzusetzen, bei welchem die Betroffenen zu ihren früheren Tätigkeiten eine Verbindung herstellen können (Gegenstände des Haushalts, Werkzeuge für Handwerker), oder Liedverse und Sprichwörter zurückzurufen, die frühere Begebenheiten wieder aufleben und rekonstruieren lassen.

Bewährt hat sich das Gedächtnistraining („Heitere Gedächtnisspiele") von Franziska Stengel, die ihre Methode: „Gedächtnis spielend trainieren" schon 1976 veröffentlichte. Sie verfolgt einen spielerischen Ansatz und verzichtet auf jede Zeitvorgabe und vermeidet Zeitdruck. Außerdem bevorzugt sie das Training in der Gruppe, da sie das soziale Miteinander, das gegenseitige Fördern und Stützen in der Gruppe für besonders wichtig hält.

Realitätsorientierungstraining

Das Realitätsorientierungstraining (ROT) ist eine Grundtechnik zur Rehabilitation von Personen, die unter Gedächtnisstörungen oder Verwirrtheitszuständen leiden und zeitlich und örtlich oder auch situativ desorientiert sind. Unabhängig von der Entstehungsursache der Erkrankung konnte nachweisbar eine Verbesserung der Orientierungsfähigkeit und der allgemeinen Gedächtnisleistung erreicht werden, außerdem eine Steigerung der Selbstständigkeit und des Wohlbefindens.
Die Vorteile des ROT bestehen u. a. darin, dass es leicht erlernbar ist und somit keinen Fachtherapeuten erfordert. Außerdem genügt für die Durchführung ein relativ geringer, jedoch regelmäßiger Zeitaufwand!
Man unterscheidet beim ROT drei Teile:

- Training des Personals,
- das 24-Stunden-Programm,
- ergänzende Gruppensitzungen (das „Classroom-ROT").

Das **Training des Personals** ist deshalb so wichtig, weil die Durchführung des ROT die Mitarbeit des gesamten Teams erfordert. Die wesentlichen Grundzüge des Programms müssen durchschaut und das kontinuierliche Vorgeben von Orientierungshilfen muss eingeübt werden. Eine rein technische Anwendung des ROT wird jedoch kaum zum Erfolg führen, ausschlaggebend ist die Qualität der pflegerischen und menschlichen Betreuung. Der alte Mensch soll Wärme spüren und Respekt vor seiner Persönlichkeit und sich zugleich einer positiven Erwartungshaltung gegenüber sehen. Es geht um eine konzentriert-gezielte Kommunikation: Die Mitarbeiter sollen dem desorientierten alten Menschen bei jeder Gelegenheit Grundinformationen vermitteln, z. B. „Guten Morgen, Frau Müller, es ist 8.00 Uhr morgens. Heute ist Montag, der 18. Mai (1999). Draußen scheint die Sonne."

Das **24-Stunden-Programm** ist der zentrale Bestandteil des ROT. Der gesamte Wohnbereich und Tagesablauf wird unter dem Gesichtspunkt der Reorientierung der betroffenen alten Menschen gestaltet, damit sie über 24 Stunden hinweg, d. h. ununterbrochen eine orientierende Stimulation erfahren.
Dazu gehört:

- das Anbringen von Orientierungshilfen zur örtlichen und zeitlichen Orientierung, z. B. große Kalender und Uhren, Symbole an den Türen, die die Funktion des Raumes verdeutlichen, aber auch Spiegel und Polster mit realistisch abgebildeten Tieren und Gegenständen aus dem Alltag. Das Lesen und Verstehen dieser Orientierungshilfen bedarf der Übung, darum muss immer wieder auf sie aufmerksam gemacht werden (Abb. 6.**5**),
- dass der Tagesablauf zeitlich klar strukturiert sein muss. Regelmäßigkeiten und Gewohnheiten sind wichtige Hilfen. Immer wiederkehrende Ereignisse im Heimalltag sollen stets in der gleichen Weise, in der gleichen Reihenfolge und nach einem festen Zeitplan ablaufen.

Möglichst häufig sollten verbale Orientierungen über Ort, Zeit und Person vorgegeben werden. Jedes Gespräch mit desorientierten Menschen ist mit Nennung des Namens, u. U. beider Gesprächspartner, zu beginnen, da die persönliche Identität zentral zur Realität eines Menschen gehört.
Die **Gruppensitzungen** („Classroom-ROT") ergänzen das 24-Stunden-Programm. 4–8 Personen kommen über einen längeren Zeitraum hinweg täglich für 30–60 Minuten zusammen, um nach einem vorgegebenen Schema Orientierungsübungen zu machen.
Die Realitäts-Orientierungs-Tafel ist dabei das wichtigste Hilfsmittel.

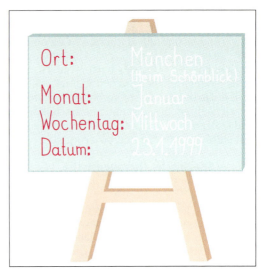

Abb. 6.**5** Orientierungstafel

Ablauf einer Gruppensitzung:
- gegenseitiges Vorstellen der Gruppenmitglieder,
- Lesen und Abfragen der ROT-Tafel,
- zwei viertelstündige Gruppendiskussionen über konkrete Themen, unterbrochen durch eine Erfrischungspause,
- Abschluss evtl. mit Musikhören (bekannte Volkslieder).

Die Vermittlung orientierender Grundinformationen darf sich nicht auf ein monotones Frage- und-Antwort-Spiel beschränken, es soll keine „Schulatmosphäre" entstehen. Sowohl das 24-Stunden-Programm für den Einzelnen als auch die Wiederholungsübungen in der Kleingruppe sollten in abwechslungsreiche, auch spielerische Tätigkeiten gekleidet werden. Anschauungsmaterial kann die Diskussionen unterstützen. Der alte Mensch sollte einen Sinnzusammenhang zwischen den durchgeführten Übungen und dem Lebensalltag feststellen können.

Beispiele:
- Rundgänge machen mit zunächst nur wenigen Orientierungspunkten,

- Fotos anschauen von Angehörigen und Mitbewohnern,
- Beobachtungen zum jahreszeitlichen Geschehen aufgreifen,
- Zuordnung von Monatsnamen/Jahreszeitennamen (beschriftete Kärtchen symbolischen Darstellungen zuordnen) usw.

Eigenständiges orientiertes Verhalten sollte verbal anerkannt und damit positiv verstärkt werden.
Die Gestaltung der Gruppensitzungen ist eine Gratwanderung: Einerseits sollte nicht verkindlicht werden, andererseits sollten die Aufgaben dem Leistungsniveau angemessen sein. Die Verwendung von möglichst anschaulichem Material hilft Überforderungen zu vermeiden.
Besonders bedeutsam ist die Erfahrung, dass nur eine ständige Stimulierung Erfolge bringen kann. Was nur ab und zu geschieht, zeigt keine bleibende Wirkung.

6.3.3 Hilfen für pflegende Angehörige

Angehörigen-Initiativen und Betreuungsgruppen

Da die Betreuung rund um die Uhr pflegende Angehörige oft an die Grenzen ihrer Belastbarkeit bringt, wurden und werden überall in der Bundesrepublik Alzheimer-Gesellschaften, Angehörigen-Initiativen und Betreuungsgruppen gegründet, die konkrete Hilfen und Gespräche anbieten.
In diesen Gesprächsgruppen werden (unter fachlicher Anleitung) Möglichkeiten angeboten, über angestaute und ambivalente Gefühle zwischen Mitleid, Angst, Trauer oder auch Aggression und Wut zu sprechen und dadurch eine Entlastung der psychischen Anspannung zu schaffen.

Pflegetipp
Außerdem hilft den Angehörigen der Austausch praktischer Ratschläge für die Bewältigung ihrer täglichen Aufgaben, wie z. B. die nachfolgenden Tipps vom Stuttgarter Hausarzt Dr. Stefan Dipper:
- Besorgen Sie schon relativ frühzeitig einen Nachtstuhl für den Kranken. So werden ihm nächtliche Gänge zur Toilette erspart.
- Ist das Zimmer des Kranken in einem Obergeschoss, verlegen Sie es möglichst ins Parterre, damit er keine Treppen gehen muss.
- Machen Sie mit dem Patienten ein Kontinenztraining. Sorgen Sie z. B. dafür, dass er regelmäßig zur Toilette geht, dadurch können die Intervalle verlängert werden.
- Legen Sie rutschfeste Matten in die Dusche und Badewanne. Auch Greifstangen im Sanitärbereich erhöhen die Sicherheit.
- Hinterlegen Sie Wohnungsschlüssel nach außerhalb des Hauses, möglicherweise bei Nachbarn, für den Fall, dass der Demenzkranke sich einschließt.
- Achten Sie auf einen möglichst gleichmäßigen Tagesablauf, dass z. B. stets zur gleichen Zeit gegessen oder zu Bett gegangen wird.
- Überprüfen Sie Mülleimer und Papierkörbe vor dem Entleeren und Wäschestücke vor dem Einfüllen in die Waschmaschine auf Wertgegenstände.
- Halten Sie die Zahl der Betreuer für den Kranken überschaubar. Zu viele Kontaktpersonen verwirren und verunsichern einen Demenzkranken zusätzlich.
- Sorgen Sie nachts für ausreichende Beleuchtung. Dadurch wird die Gefahr vermindert, dass der Verwirrte stürzt.
- Tragen Sie dazu bei, die Beweglichkeit des Patienten zu erhalten, etwa durch mehrere Spaziergänge jeden Tag – und zwar möglichst in gewohnter Umgebung und an Plätzen, mit denen der Kranke angenehme Erinnerungen verbindet.

Die Angehörigen lernen die vielfältigen Erscheinungsformen und Verläufe der Krankheit kennen und verstehen. Sie werden u. U. auch auf ihren oft selbst auferlegten Leistungsdruck in ihrer Betreuerfunktion aufmerksam gemacht, achten dadurch mehr auf ihre eigenen Gefühle und lernen, damit umzugehen, ehe sie selbst völlig erschöpft Hilfe von anderen benötigen.
Diskutiert wird auch über die finanzielle Situation des Kranken, über finanzielle Entlastungsmöglichkeiten (Pflegeversicherung und Krankenkasse). Auch die Möglichkeit einer zeitlich begrenzten Entlastung durch eine Kurzzeitpflege oder eine evtl. doch noch notwendig werdende Heimaufnahme wird besprochen.
Pflegende Angehörige äußern oftmals Schuldgefühle, sei es, weil ihnen der Geduldsfaden einmal gerissen ist oder weil sie meinen, zu wenig gegen das Fortschreiten der Krankheit zu tun. Es ist hilfreich, wenn solche Schuldgefühle ausgesprochen werden, sie können auch typische Anzeichen für eine Überlastungssituation sein. Die

Angehörigengruppe kann hier mit ihren Erfahrungen Mut machen, Schuldgefühle und Ängste abbauen, positive Rückmeldung geben und dadurch das zukünftige Engagement zur Pflege unterstützen.

Es ist für Angehörige psychisch sehr belastend, die Veränderungen des Kranken erleben zu müssen und den vergleichenden Rückblick in die gemeinsam erlebte Vergangenheit, ohne Hoffnung auf Besserung, auszuhalten.

„Die Demenz ist eine Krankheit der Angehörigen", sagte die Frau eines Kranken.

Bericht aus der Arbeit der Alzheimer Angehörigen-Initiative e.V. in Berlin

Die Notwendigkeit und Wirksamkeit der vielfältigen und dauerhaften Hilfsangebote der Alzheimer Angehörigen-Initiative e.V. soll anhand eines Beispiels verdeutlicht werden. Dieses zeigt, wie nur durch die Kombination der verschiedenen Hilfsangebote eine Heimeinweisung vermieden werden konnte, nämlich durch

- Beratung,
- Hausbesuche,
- Telefonberatung,
- Gesprächsgruppen.

Beispiel
Beratung
Es ist Donnerstag im August 1994. Während ich in der Gürtelstraße die Steinstufen zum vierten Stock hinaufsteige, denke ich an den ersten Besuch des Ehepaares H. in meiner Beratungssprechstunde vor zwei Wochen.

An diesem Regentag betrat der damals 80-jährige Kavalier der alten Schule mein Büro in der Selbsthilfekontaktstelle. Seine seit 49 Jahren mit ihm verheiratete Frau wich nicht einen Zentimeter von seiner Seite. Rührend bemühte sich Herr H. um seine ängstliche Frau. In seiner Hand hielt er einen Zeitungsausschnitt mit dem Hinweis auf meine Sprechstunde.

Er berichtete, dass er vor ca. einem Jahr alle Aufgaben seiner 76-jährigen Ehefrau im Haushalt übernommen habe, die sie aufgrund der fortschreitenden Demenz nicht mehr ausführen kann. Seine zunehmend inkontinente Frau pflege er ohne jede professionelle Hilfe fürsorglich: Körperpflege, An- und Ausziehen und ständige Überwachung ihrer von Wahrnehmungsstörungen gekennzeichneten Aktivitäten. Vor allem nachts müsse er oft nach seiner umtriebigen Frau schauen.

Zur Vielzahl der den Alltag bestimmenden Probleme kämen täglich neue hinzu. Er habe das Gefühl, sich immer nur im Kreis zu drehen. Herr H. war völlig überfordert, ratlos und am Ende seiner Kräfte und dachte an eine Heimeinweisung.

Zunächst machte ich Herrn H. auf die Möglichkeit aufmerksam, Pflegegeld bzw. Sachleistungen zu beantragen. Damit könne er z. B. die Leistungen einer Sozialstation im häuslichen Bereich in Anspruch nehmen. Außerdem bot ich Herrn H. die Teilnahme an einer Gesprächsgruppe an, die ich mit Unterstützung der Selbsthilfekontaktstelle gerade aufbaute. Als Soforthilfe sagte ich dem Ehepaar H. einen Hausbesuch zu, bevor ich das nächste Mal meine Beratungstätigkeit in Friedrichshain aufnehmen würde.

Hausbesuche (Abb. 6.**6**):
Im vierten Stock angekommen, erwartet mich das Ehepaar H. händchenhaltend in der Türe. Herr H. kann gar nicht begreifen, dass plötzlich jemand da ist, der sich um ihn und seine schwierige Situation kümmert. Langjährige Freunde haben sich wegen der Krankheit von Frau H. zurückgezogen. Es schmerzt Herrn H., dass niemand aus dem Haus, in dem sie seit über 30 Jahren wohnen, an ihrem Schicksal Anteil nimmt – von gelegentlichen Kontakten zur Wohnungsnachbarin abgesehen.

Ich spreche meine Anerkennung darüber aus, dass die gemütliche Wohnung, allen Widrigkeiten zum Trotz, einen so gepflegten Eindruck macht. Nachdem wir im Wohnzimmer Platz genommen haben, spricht Herr H. abermals von seiner Überforderung aufgrund der zunehmenden Schwierigkeiten und seiner Angst, diese nicht mehr allein bewältigen zu können.

Während Herr H. redet, beobachte ich seine Frau. Sie ist sehr traurig, weint auch und schaut recht hilflos immer wieder zu ihrem Mann. Auch sie beginnt zu sprechen, wenngleich auch nur in Satzfragmenten: vom Alleinsein, von der Wohnungsaufgabe, von der Angst um ihren Mann, dass er weggeht, dass alles so furchtbar sei, vor allem das Nichtstun, das Nicht-mehr-Können und sie zeigt dabei ihre Hände, die nicht mehr so können, wie sie will. Ihre Äußerungen werden mir schlagartig klar, als Herr H. mir von einem Telefongespräch erzählt, das seine Frau mitgehört haben muss. Dabei ging es um das Thema Heimeinweisung. Frau H. spürt seither etwas Bedrohliches, kann dem aber nicht mehr rational begegnen.

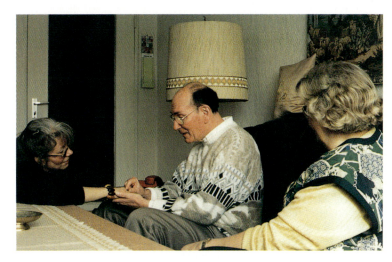

Abb. 6.**6**   Hausbesuch

Ich wechsle meinen Platz und rücke an ihre Seite, streichele ihren Rücken und spreche ihre Gefühle klar an. Sie merkt, dass ich nicht über ihr Empfinden hinweggehe, sondern fühlt sich in ihrer Not angenommen und verstanden. Herr H. hat Tränen in den Augen, seine hilflose Frau tut ihm so unendlich leid. Er möchte sie ja gar nicht weggeben!
Ich biete ihm meine Hilfe an und versichere, dass ich beide auf ihrem Weg unterstützend begleiten werde. Das gibt ihm Zuversicht, die sich auch auf seine Frau überträgt.

Seit August 1994 besuche ich das Ehepaar H. regelmäßig. Beide stehen immer an der Tür und sind sehr glücklich über mein Kommen. Wir sprechen dann gemeinsam über die bestehenden und neu hinzugekommenen Probleme. Allmählich mache ich mir ein persönliches Bild von den verbliebenen Kompetenzen von Frau H., ihren Defiziten und den damit verbundenen Schwierigkeiten in ihrem häuslichen Umfeld, wie auch von noch bestehenden Möglichkeiten (Ressourcen).

So erlebte ich einmal, dass Frau H. Schwierigkeiten hatte, vom Stuhl aufzustehen; sie blieb förmlich an ihrem Sitz kleben. Ich erkläre Herrn H., dass, bedingt durch die Krankheit des Gehirns, der Befehl zum Aufstehen zwar ausgesendet wird, aber nicht mehr in den Beinen ankommt. Glücklicherweise funktioniert aber meist noch das Körpergedächtnis, in welchem die Handlungsabläufe gespeichert sind: Statt auf den Kranken einzureden ist es deshalb besser, Dinge mit dem Kranken gemeinsam zu tun oder vorzumachen. Falls das nicht reicht, hilft es oft, den Vorgang einzuleiten und schon geht der Rest wie von selbst.
Ich setze mich vor Frau H. auf einen Stuhl, konzentriere mich auf sie und sage ihr, dass wir das Aufstehen jetzt gemeinsam üben wollen. Während ich knapp „Eins- zwei – drei!" zähle, schaut sie mich aufmerksam an. Bei „drei" stehe ich auf – sie bleibt sitzen. Noch mal! Beim dritten Versuch klappt es – wir sind gemeinsam aufgestanden! Und das alles ohne Anfassen.
Ohne erneute Aufforderung setzt sich Frau H. wieder, zählt selbst bis drei und erhebt sich zügig von ihrem Stuhl. Das wiederholt sie dann noch mindestens sechsmal – immer mit Erfolg. „Vater", jubelt sie, „jetzt hab ich was gelernt. Ich kann ja doch noch was!" Herr H. ist überwältigt. Beiden gibt das Erfolgserlebnis neuen Mut.

Weitere Beispiele, etwa vom Anziehen der Strümpfe und anderer Kleidungsstücke, ließen sich noch ergänzen. All diese kleinen Hilfen stellen für Herrn und Frau H. eine große Entlastung im so schwierig gewordenen Pflegealltag dar.
Auch die noch vorhandenen kognitiven Fähigkeiten von Frau H. fördere ich, indem ich sie auf unterschiedlichste Weise anspreche.
Bei jedem meiner Besuche bringe ich Blumen mit. Auf meine Frage, was die Blumen brauchen, kommt die Antwort: „Na, Wasser." Auch die Frage nach der Farbe der Blumen beantwortet sie zwar manchmal umschreibend, aber immer richtig. Auf die Frage, wohin die Blumen kommen, zeigen sich Wortfindungsschwierigkeiten. Sie zeigt auf den Schrank, in dem die Vasen stehen.

Viel Freude bereitet beiden das gemeinsame Singen. Frau H. erzählt gerne von ihrer Kindheit und aus ihrer Kindergärtnerinnenzeit in Frankfurt/Oder. Wenn sie von den ersten Jahren ihrer Ehe erzählt, leuchten ihre Augen, obwohl diese Jahre in eine schwere Zeit fielen. Bei jedem Abschied bedanken sich beide herzlich und Herr H. sagt: „Bitte vergessen Sie uns nicht!"

Telefonberatung:
Zwischen meinen Hausbesuchen telefoniere ich regelmäßig mit Herrn H. und unterstütze ihn. Dabei kann ich mit Tipps zu aktuellen Problemen helfen, die meine Anwesenheit nicht unbedingt erforderlich machen. Beispielsweise hatte Herr H. große Probleme, seine Frau zum Trinken der notwendigen Flüssigkeitsmenge zu bewegen. Ich gab ihm den Rat, ihr Götterspeise und Speiseeis anzubieten, da ich weiß, dass sie gerne nascht. Das löste das Problem tatsächlich.

Gesprächsgruppe:
Anfang November kam Herr H. erstmalig in die Gesprächsgruppe. Bis dahin waren meine Besuche für Herrn und Frau H. der wichtigste Kontakt nach außen. Herr H., der anfänglich der Teilnahme sehr skeptisch gegenüberstand, blühte in der Gruppe sichtlich auf und sagte, er sei erleichtert darüber, dass die Probleme, die sich im Umgang mit seiner Frau ergeben, auch die anderen Betroffenen hätten. Seine anfängliche Unfähigkeit, angemessen mit der Krankheit umzugehen, sieht er jetzt nicht mehr als sein persönliches Versagen. Vielmehr schöpft er aus den Erfahrungen der anderen neue Erkenntnisse und den Mut zum Weitermachen.
Seine Frau besuchte während des Gruppentreffens die Krankengruppe. Frau H. zeigte sich beim ersten Treffen anfangs aufgeschlossen und zurückhaltend zugleich. Beim Bilderdomino schaute sie erst eine Weile zu, bevor sie selber Mut fasste und sich an dem Spiel beteiligte. Abbildungen von Blumen und Tieren konnte sie meist richtig zuordnen und auch benennen. Nach einer halben Stunde ließ die Konzentration von Frau H. deutlich nach. Sie wurde zunehmend unruhig, weil sie ihren Mann nicht mehr sah. Die Angst, nunmehr nicht nur von ihrem Mann getrennt, sondern auch in ein Heim abgeschoben worden zu sein, kam deutlich zum Vorschein. Die betreuende Altenpflegerin führte sie in den Raum, in dem die Gesprächsgruppe saß. Sie sah ihren Mann und war beruhigt. Danach ließ sich Frau H. wieder in den Nebenraum leiten, wo sie die restliche Zeit den Anderen beim Spiel zuschaute. Das Vertrauen zu ihrem Mann war gestärkt, sie hatte erfahren, dass ihr Mann sie nicht verlässt, auch wenn er nicht immer zugegen ist.

September 1995:
Inzwischen begleite ich nun das Ehepaar H. seit 13 Monaten und werde wie eine Tochter aufgenommen. Die Krankheit hat deutliche Spuren hinterlassen, meiner liebgewordenen Frau H. noch mehr Fähigkeiten geraubt. Sie braucht Hilfe bei allen Aktivitäten des täglichen Lebens, das Essen muss ihr eingegeben werden. An ein Verlassen der Wohnung ist überhaupt nicht mehr zu denken. Die Isolation für beide hat noch stärkere Ausmaße angenommen, insbesondere können sie an ihren Gruppentreffen nicht mehr teilnehmen. Außerdem spricht Frau H. kaum noch. Kennzeichnend für die totale Isolation von Herrn H. ist seine Angst, dass er das Sprechen verlernen könnte, falls ich nicht mehr regelmäßig komme. Meine Hausbesuche sind nun ganz besonders wichtig und notwendig. Sie geben Herrn H. die Kraft, wieder einmal 14 Tage durchzuhalten.
Aufgrund meiner Hausbesuche kann Frau H. noch in ihrer gewohnten Umgebung bleiben. Herr H. muss jedoch weiterhin kontinuierlich begleitet und psychosozial gestützt werden. Durch meine intensiven Bemühungen fühlt er sich nicht mehr so allein und hat für sich den Entschluss gefasst, so lange zu pflegen, wie es seine physischen Kräfte zulassen. Der Wert dieser Entscheidung kann nicht hoch genug eingeschätzt werden. Der Kranken bleibt der Heimaufenthalt bis auf weiteres erspart, was zeigt, dass sich mit geringem Aufwand ein hoher Nutzen erzielen lässt.

Juni 1996 – Frau H. ist verstorben:
Ein Mittwoch im Juni 1996. Wieder steige ich in der Gürtelstraße die Steinstufen zum vierten Stock hinauf, wie so oft in den vergangenen zwei Jahren. Aber heute ist alles anders. Dieser Gang fällt mir schwer – ich bin traurig. Frau H. ist verstorben. Wie wird Herr H. damit fertig werden?
Bis zum letzten Atemzug hat er seine Frau zu Hause liebevoll und aufopfernd gepflegt. Gewiss keine leichte Aufgabe für diesen hochbetagten Mann. 51 gemeinsame Jahre waren sie zusammen. Da konnte und wollte er seine Frau nicht weggeben. Seine ganze Liebe wollte

er ihr zukommen lassen, das war in den letzten Jahren der Sinn seines Lebens. Angst hatte er immer nur davor, dass er physisch nicht durchhalten würde.
Vierter Stock: Herr H. nimmt mich sanft bei der Hand und führt mich ins Schlafzimmer. Auf dem Nachttischchen steht ein großes Bild seiner Frau neben einem Strauß weißer Fresien – ihren Lieblingsblumen.
Ich lese ein Kondolenzschreiben, in dem steht, dass Frau H. doch nun von ihrer Krankheit erlöst und er von einer schweren Aufgabe befreit sei. „Das stimmt nicht", sagt Herr H. unvermittelt, „ich habe alles gerne getan – sie fehlt mir!" Nach einer Weile fährt er fort: „Sie ist in meinen Armen eingeschlafen – ganz ruhig und zufrieden." Er ist glücklich darüber, ihr bis zum letzten Atemzug die Geborgenheit gegeben zu haben, die er ihr all die schweren Jahre über schenkte. Das nimmt zwar nicht seine Trauer, spendet aber Trost. Er weiß, dass sie nicht gelitten hat und ruhig gehen konnte.

Dankschreiben von Herrn H.:
„Für Ihre Teilnahme an der Grabfeier danke ich Ihnen, aber ein besonderer Dank gebührt Ihnen noch: Sie haben während der ganzen Zeit der Krankheit meiner Frau geholfen, unser Schicksal zu erleichtern, und bei mir Verständnis für diese schreckliche Krankheit geweckt und wertvolle Anleitungshilfen im Umgang mit meiner Frau gegeben. Ich wusste immer, wen ich fragen konnte, wenn es mir schien, mit meinen Problemen allein nicht fertig zu werden. Ich wusste auch immer, dass ich mich auf Ihr Kommen verlassen konnte! Und das mit einer Regelmäßigkeit und Pünktlichkeit und immer mit einem Blumenstrauß, bei dem anfangs noch die Farben genannt werden konnten. Und das seit dem 11.8.94.
Zwei Jahre waren es, wo ich Ihren menschlichen Kontakt nicht nur meiner kranken Frau gegenüber, sondern auch mir als Pflegenden spüren konnte. Ich konnte Sie nach allem fragen, eine hilfreiche Antwort kam immer.
Und wir haben auch immer ein anregendes Gespräch führen können. Das war wichtig, weil ich ja nicht mehr weg konnte und ein Gespräch mit meiner Frau nicht mehr möglich war. Und das nach 51jähriger Ehe!
Wie hat es mich berührt, wenn ich im Gesicht meiner Frau ein zufriedenes, möchte sagen ein frohes Mienenspiel bemerken konnte, insbesondere wenn sie Ihnen den Ball zurückwerfen konnte. Da schien sie noch richtig stolz zu sein, dass es noch klappte.

Und noch ein Vorgang, der mich bewegte: Am 2.6.96 morgens lag sie noch im Bett. Als ich ihr sagte, dass ich nach Brot in die Kaufhalle gehe, richtete sie sich im Bett auf, nahm meine Hand und fragte mit klarer Stimme: ‚Ich werde doch wieder gesund?' Das erste Mal, dass mir die Tränen kamen!"

6.3.4 Validation

Sieglinde Denzel

Das Denken, Fühlen und Handeln verwirrter und dementer alte Menschen ist verändert. Dennoch bleiben auch dementen Personen viele menschliche Grundfähigkeiten meist über eine relativ lange Zeit erhalten. Sie sind fähig, sich zu erinnern, auch wenn der geordnete Zugriff auf das Gedächtnis nicht mehr möglich ist. Sie sehen und erleben Dinge, die weit, weit zurückliegen, und können auch manches davon erzählen – wenn ihnen jemand zuhört. Sie sind fähig, Bedürfnisse und Gefühle zu empfinden und auszudrücken, auch wenn dies manchmal in einer für die Umwelt erschreckenden und unverständlichen Weise geschieht. Sie können Beziehung herstellen oder verweigern. Sie können sich freuen und Zuneigung zeigen und fordern – wenn sich jemand auf sie einlässt. Und sie können bestimmte Dinge selbstständig tun – wenn sich jemand die Mühe macht, ihre Fähigkeiten herauszufinden und sie in ihrem Selbstbewusstsein zu stärken.
Eine Möglichkeit des Zugangs zu Dementen bietet die von der Amerikanerin Naomi Feil entwickelte und von Nicole Richard im Hinblick auf die europäische Mentalität etwas abgewandelte Methode der Validation bzw. Integrativen Validation.

> **D** Validation ist eine von Prinzipien der Einfühlung und Wertschätzung bestimmte Form des Eingehens und Reagierens auf die Verhaltensweisen und Äußerungen verwirrter bzw. dementer Menschen. Im Gegensatz zu Interventionsansätzen, die Verhalten verändern, Ressourcen erhalten und Fertigkeiten fördern wollen, versteht sich die Validation nach Nicole Richard eher als eine Grundhaltung, die den alltäglichen Umgang mit dementen alten Menschen bestimmen kann und gerade in belastenden Situationen Spannung reduziert und Beziehung ermöglicht (S. 520).
> Validation heißt soviel wie wertschätzen, bestätigen, ernst nehmen, Gültigkeit verlei-

hen und genau das geschieht mit den Äußerungen der Betreuten. Validation ist damit letztlich eine besondere Form der Kommunikation, die gelehrt und gelernt werden kann.

Veränderte Sicht der Demenz

Aus der Sicht des Validationsanwenders drückt sich auch der demente Mensch auf seine ganz eigene Weise aus, sendet *Lebens*-Zeichen, verarbeitet Konflikte, Sehnsüchte und Unbewältigtes. Dahinter steht der Gedanke aus der Psychologie, dass auch durch Krankheit veränderte oder gestörte Formen der Lebensbewältigung letztlich Formen der Lebensmeisterung sind. Aus diesem Grund wird der Begriff Demenz (de mente – ohne Geist) bewusst vermieden zugunsten von Formulierungen wie Desorientiertheit oder Rückzug in die Vergangenheit.

Naomi Feil hat anhand praktischer Beobachtung vier Phasen dieses Rückzugs unterschieden, die sich an unterschiedlichen Verhaltensmustern ablesen lassen – und unterschiedliche Reaktionsweisen von den Begleitenden verlangen.

1. **Phase der mangelnden Orientierung:**
   In dieser Phase machen sich erste Defizite in Orientierung und Gedächtnis bemerkbar. Der Betroffene spürt die Veränderung und fühlt sich massiv bedroht, ja verzweifelt. Er steht gleichsam in Verteidigungshaltung zur Welt und grenzt sich besonders schroff gegen demente Mitbewohner ab. Seine Körperhaltung ist angespannt, die Stimme schroff. Er ist auf der Gefühlsebene nicht ansprechbar und lehnt Berührung, liebevolle Zuwendung und Nähe ab.
   In dieser Zeit heißt Wertschätzung von Seiten der Betreuenden vor allem Respekt. Dazu gehört auch das Akzeptieren der Abwehrversuche des alten Menschen. Und ein Bestätigen der von ihm vertretenen Lebensmaximen, am besten in einer allgemeingültigen Form, etwa durch ein Sprichwort: „Ja, Ordnung ist das halbe Leben."

2. **Phase der Zeitverwirrtheit:**
   Hier treten Desorientierung, Gedächtnis- und Sprachverlust deutlich zutage. Immer mehr Kontrollen über Körper und Geist gehen verloren, bei alltäglichen Verrichtungen wird mehr Hilfe benötigt. Der Rückzug in die Vergangenheit, häufig in sehr weit zurückliegende Lebensphasen, beginnt. Die Gegenwart wird durch Bedürfnisse und Emotionen der Vergangenheit bestimmt.
   Für den Umgang wird nun das Eingehen auf Gefühle, das Geben von Nähe und Berührung wichtig.

3. **Phase sich wiederholender Bewegungen:**
   In dieser Zeit ist die Abkehr von der Gegenwart und der Rückzug in eine Innenwelt, in der Erinnerungen und Gefühle der Vergangenheit vorherrschen, fast total. Nach außen sichtbar wird allenfalls ein starker Bewegungsdrang.
   Die Betreuenden erreichen den dementen Menschen in dieser Zeit weniger über die Sprache als durch Berührung, Blickkontakt und das Aufgreifen und Mitvollziehen seiner Bewegungen.

4. **Phase des Vegetierens:**
   Der Demente erkennt Personen nicht mehr, er zeigt kaum Bewegungen, hat häufig die Augen geschlossen. Kontakt und Wertschätzung kann in dieser Phase nur noch über Berührung, Mit-Atmen und das Stimulieren der Sinnesorgane vermittelt werden.

Die Zugehörigkeit zu den verschiedenen Stufen kann dabei je nach Tagesform und Rhythmus des Erkrankten schwanken.

Theoretische Grundlagen

Eine der Thesen der Validation ist, dass in der Demenz, die viele Kontrollen und Verdrängungsmechanismen außer Kraft setzt, alte, z. T. ungelöste Konflikte, brodelnde Gefühle und unterdrückte Bedürfnisse aufbrechen und den Menschen gleichsam psychisch vergiften. Am Ende des Lebens wird ein letzter Kampf um Lebenslösungen gekämpft. Es können aber auch positive Erinnerungen und zentrale Lebensthemen und -ziele, z. B. aus Berufswelt und Familie, wieder auftauchen.

Die Heimbewohnerin, die immer wieder Zuwendung sucht und weint und von den Pflegepersonen manchmal etwas ungeduldig abgeschüttelt wird, empfindet vielleicht noch einmal den gleichen Schmerz wie als Kind, als die Mutter sie kühl zurückwies und ihr ein erstes Gefühl des Geborgenseins in der Welt (Erikson 1992) verweigerte. Die aggressive, unflätig schimpfende alte Dame, deren Töchter völlig entsetzt über das Verhalten ihrer sonst immer so zurückhaltenden, ausgleichenden Mutter sind, lebt vielleicht endlich jene Wut und Aggression aus, die ihr ihre brave, ausgleichende Rolle ein Leben lang verwehrt hat. Der alte Herr, der peinlich genau seine Socken in einer Reihe auf dem Nachttisch arrangiert und in wütende Verzweiflung gerät, wenn etwas daran geändert wird, wiederholt damit die Anordnung seines Arbeitsplatzes, an dem er alles rasch zur Hand haben musste.

Für eine tatsächliche Aufarbeitung unbewältigter Lebensaufgaben und Krisen (Erikson 1992), die sich gleichsam noch einmal melden, damit das Haus bestellt werden kann und der Mensch Frieden findet, ist es freilich zu spät. Was dem Dementen bleibt, ist nur das Ausdrücken des zugrunde liegenden Gefühls. Das Zulassen und Akzeptieren dieser Gefühle durch ein validierendes Gegenüber kann Erleichterung, wenn auch nicht die endgültige Lösung bringen. Erfährt der Demente diese Form des Angenommenseins und der Wertschätzung, dann kann nach Auffassung der Verfechter der Methode das weitere Abgleiten in die Demenz verzögert, wenn auch nicht aufgehalten werden.

Validation in der Praxis

Die Validation vereinigt im Grunde vieles in sich, was engagierte Pflegende ohnehin immer wieder zur Basis ihres Umgangs mit dementen Menschen zu machen versuchen:

- Der demente Mensch wird so akzeptiert, wie er ist. Man versucht nicht, ihn zu verändern, sondern er wird da belassen, wo er steht. Die Betreuenden helfen ihm, *seine* Ziele zu erreichen, nicht ihre eigenen.
- Das bedeutet auch, dass der Rückzug in bestimmte Erinnerungsnischen akzeptiert wird. Der andere wird nicht aus seiner „Lichtung im Nebel" (Richard 5/1994) herausgeholt, sondern liebevoll dort begleitet.
- Die Würde und das Selbstwertgefühl des alten Menschen wird gestärkt. Er erfährt Bestätigung durch die Pflegenden und die Allgemeinheit.
- In der Validation wird das Verhalten des Menschen nicht gedeutet. Daher ist auch eine Validierung ohne genaue Kenntnis der Biographie möglich. Der Validationsanwender setzt immer im Hier und Jetzt an, bei dem, was jetzt bei dem dementen Menschen wahrnehmbar ist.

Damit fallen solche Verhaltensweisen fort, die den dementen Menschen verkindlichen und an ihm herumerziehen:

- das Korrigieren („Ihre Mutter ist doch schon längst tot"),
- das Ablenken („Nun gehen wir erst mal Kaffee trinken"),
- das Herunterspielen von Gefühlen („Na, wer wird denn bei so schönem Wetter traurig sein"),
- das Tadeln („Das ist aber gar nicht schön, dass Sie so böse sind"),
- das Nachbohren („Nun denken Sie doch mal nach – wie war das genau?").

Validieren bedeutetet konkret:

- **Kontakt herstellen**
  - durch Zuwendung und – ganz wichtig! – Blickkontakt,
  - durch Berührung, wenn der Demente sie positiv erlebt (ab der 2. Phase); die Berührung sollte für den anderen sichtbar und nicht punktuell, sondern flächig (z. B. mit der flachen Hand) erfolgen;
  - durch das Aufnehmen (nicht Nachäffen!) der Bewegungen des Dementen (z. B. Mitatmen, Mitstampfen), bei Menschen, die über andere Kanäle kaum noch erreichbar sind (3. und 4. Phase).

Die weinende alte Dame, die Zuwendung sucht, würde so ein Gegenüber finden, das ihr – und sei es auch nur für ein paar Minuten – voll zugewandt ist und sie auch durch Blickkontakt und Berührung Nähe spüren lässt.

- **sich einfühlen:**
  - durch ein Eingehen auf die Sprache des dementen Menschen: laut Nicole Richard kann auch die Verwendung von Zeitgeistwörtern oder Modewörtern von früher die Kommunikation erleichtern,
  - durch „Spiegeln", d. h., dem dementen Menschen wird ohne Deutung oder Wertung widergespiegelt, was bei ihm wahrgenommen wird; Spiegeln heißt dabei, dass auch der Ausdruck des Gegenübers aufgenommen und zurückgespiegelt wird (S. 519),
  - durch das In-Worte-Kleiden der beim Dementen wahrgenommenen Gefühle.

Der zornigen alten Dame, von der oben die Rede war, kann es helfen, wenn die Pflegeperson ihr durchaus auch im entsprechenden Ton widerspiegelt: „Sie sind ganz schön wütend!" Die Betreuerin spricht ihr Gefühl für sie aus. Einem umherirrenden alten Herrn kann es Erleichterung bringen, wenn die Pflegeperson in Worte fasst, was ihn umtreibt: „Sie sind auf der Suche" – sein Bedürfnis wurde verstanden.

- **Symbole verstehen:** Häufig haben Gegenstände oder Handlungen bei dementen Menschen eine Art Symbolcharakter. Will man den Menschen verstehen, so muss man die Bedeutung seiner Symbole kennen. Für viele Frauen wird nach Naomi Feil die Handtasche zum Symbol ihrer weiblichen Identität. Sie ist entsprechend wichtig. Auch die Sockenreihe des alten Herrn aus dem Beispiel oben hat eine übertragene Bedeutung.

- **bestätigen:** Eine zusätzliche Bestätigung bietet nach Richard die Einbindung der Aussage in sprichwortartige Sätze, die das Verhalten und die Aussage des Betroffenen noch einmal zusätzlich, gleichsam durch die Allgemeinheit, validiert. So könnte der Socken ordnende alte Herr mit dem Sprichwort „Ordnung ist das halbe Leben" sicherlich etwas anfangen und würde sich verstanden fühlen.

- **ins Gespräch kommen:** Je nach Befindlichkeit des dementen Menschen kann sich an diese Bestätigung ein kurzes Gespräch anschließen, in dem die Pflegeperson auf die vom Gegenüber in seinem Tun oder seiner verbalen Reaktion angebotenen Inhalte eingeht. So könnte das Thema Ordnung für den alten Herrn vielleicht zum Thema „Fleiß im Beruf" überleiten. Vorsicht ist bei der Verwendung von Fragen geboten. Während Feil Fragen, die mit *Wer*, *Was* oder *Wann* beginnen, zulässt, (nur keine *Warum*-Fragen!), sieht Richard hier sicherlich zu Recht die Gefahr, den dementen Menschen durch Fragen zusätzlich zu verwirren.

Bei Menschen, die nicht verbal erreichbar sind, kann das im Anfang genannte gemeinsame Bewegen zur Zwiesprache werden.

- **einen Abschluss finden:** Falls ein Gespräch stattgefunden hat, so bildet auch hier der Dreiklang aus *Kontakt*, *Einfühlung* und *Bestätigung* (Validation) den Abschluss.

> **Pflegetipp**
> Die Pflegeperson hilft dem dementen Menschen in der Validation das auszudrücken,
> – was er möchte (Motiv, Bedürfnis) und
> – was er empfindet (Gefühl).
> Häufig geschieht dies, indem sie versucht, die beim anderen wahrgenommenen Motive und Gefühle in Worte zu kleiden. Sie deutet dabei nicht, sondern drückt aus, was sie wahrnimmt. Wo ein sprachlicher Austausch nicht mehr möglich ist, greift sie auf Berührung und Bewegung zurück.
> Ziel ist, dass der andere sich verstanden fühlt und so Entlastung findet.

Kritik: Das Konzept der Validation ist nicht unumstritten. Seine theoretische Anlehnung an Modelle der Entwicklungspsychologie (E. Erikson), humanistischen Psychologie (C. Rogers) und Verhaltenstherapie wird als äußerst oberflächlich und naiv kritisiert. Die Richtigkeit oder Effektivität der Methode ist letztlich keineswegs erwiesen (E. Gerster). Die Stärke des Ansatzes liegt zweifellos darin, dass hier schon vorhandene Bestrebungen für einen wertschätzenden Umgang mit dementen Menschen auf den Punkt gebracht und damit auch eher erlernbar gemacht werden. Als kommunikative Grundhaltung in der Arbeit mit Dementen ist die Validation auf jeden Fall ein wichtiger Baustein.

Literatur

Beyreuther, K.: Alzheimersche Krankheit – Molekulares Verständnis und therapeutische Implikationen. Gesprächskreis Arbeit und Soziales Nr. 44. Friedrich-Ebert-Stiftung, Bonn 1995

Bickel, H.: Demenzkranke in Alten- und Pflegeheimen: Gegenwärtige Situation und Entwicklungstendenzen. Gesprächskreis Arbeit und Soziales Nr. 44. Friedrich-Ebert-Stiftung, Bonn 1995

Biegel, A., H. Swildens: Wo ist denn meine Brille? Deutscher Taschenbuch Verlag, München 1997

Bruder, J.: Demenzerkrankungen. Studienbrief 3. In Funkkolleg Altern, Tübingen 1996

Demski, R.: Die kleine Dame. Verlag Bützon und Berker, Kevelaer 1997

Erikson, E.: Kindheit und Gesellschaft. Klett-Cotta, Stuttgart 1992

Feil, N.: Validation. Verlag Altern und Kultur, Wien 1993

Feil, N.: Ausbruch in die Menschenwürde. Verlag Altern und Kultur, Wien 1993

Feldmann, L.: Leben mit der Alzheimer-Krankheit. 2. Aufl. Piper, München 1992

Fuhrmann, A.: Das Alzheimerschicksal meiner Frau: Lebend begraben im Bett? Trias, Stuttgart 1990

Gerster, E.: Validation mit Naomi Feil. Altenpflege 11/1991, S. 637-647

Gümme, M., J. Döring: Im Labyrinth des Vergessens, Psychiatrie-Verlag, Bonn 1994

Hirsch, R.: Psychisch kranke Ältere. Hilfe und Pflege im Alter zu Hause. KDA, Köln 1997

Kerres, A., J. Falk: Kommunikation in Ausbildung und Praxis. Brigitte Kunz Verlag, Hagen 1997

Klipp, J., G. Jüngling: Verstehender Umgang mit alten Menschen. Ratgeber Fischer, Frankfurt 1994

Krämer, G.: Alzheimer-Krankheit. Trias, Stuttgart 1996

Ladner-Merz, S.: Gedächtnistraining und Gesundheit. Geriatrie Praxis 12/96

Linn, M.: Erfahrungsbericht aus der Praxis. In Gesprächskreis Arbeit und Soziales Nr. 44, Friedrich-Ebert-Stiftung, Bonn 1995

Pölnitz, G. von: Alle Liebesmüh vergebens? Heim und Pflege 2/1996, S. 69-72

Richard, N.: Begleitskript zum Seminar „Einführung in die integrative Validation"

Richard, N.: Validierende Gespräche. Altenpflege 5/1994

Richard, N.: Alter Wein in neuen Schläuchen – ein neuer integrativer, validierender Ansatz. Altenpflege 7/1994

Stengel, F.: Gedächtnis spielend trainieren, memo Verlag H. Ladner, Stuttgart 1994

Stengel, F.: Heitere Gedächtnisspiele 1 und 2. Jeweils Spielleiterband, Spielmappe und Tonkassette für Hörübungen. memo Verlag H. Ladner, Stuttgart 1993 (6. Aufl.)

Wettstein, A.: Checkliste Geriatrie. Thieme, Stuttgart 1997

Wojnar, J. L.: Oft helfen keine Pillen. Altenpflege 2/97

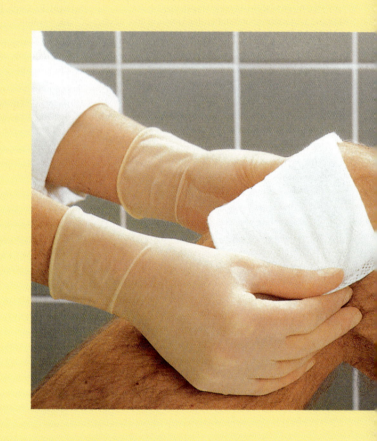

7 Spezielle pflegerische Tätigkeiten

Else Gnamm, Dieter Gnamm, Annegret Sonn,
Hartmut Rolf, Beate Reinbott, Christina Schupp

7.1 **Medikamente** 540
7.2 **Injektion und Infusion** 556
7.3 **Katheterisieren der Harnblase** 584
7.4 **Wundversorgung** 601
7.5 **Wickel und Auflagen** 617

7.1 Medikamente

Else Gnamm, Dieter Gnamm, Annegret Sonn

7.1.1 Hintergrundwissen

E. Gnamm, D. Gnamm

Wirkungen von Medikamenten

D Medikamente oder Arzneimittel (einschließlich Naturheilmittel) sind Stoffe pflanzlicher, tierischer, mineralischer oder synthetischer Herkunft, die
- Krankheiten vorbeugen,
- Krankheiten heilen oder deren Fortschreiten verzögern,
- Beschwerden lindern,
- fehlende körpereigene Stoffe substituieren (ersetzen),
- Diagnosezwecken dienen,
- als Placebos (Scheinmedikamente) eingesetzt werden.

Vorbeugend (prophylaktisch) wirken Medikamente, wenn sie einer Krankheit vorbeugen können. Medikamente gegen den hohen Blutdruck können z. B. einem Schlaganfall oder einem Herzinfarkt vorbeugen. Stoffe, die die Blutgerinnung hemmen, wirken vorbeugend gegen Venenthrombose. Auch Impfstoffe, z. B. gegen Kinderlähmung oder Hepatitis B, sind vorbeugende Medikamente.
Heilend (kurativ) wirken Medikamente, wenn sie eine Krankheit beseitigen. Ein klassisches, heilendes Mittel ist das Penizillin, das bakterielle Infektionen bekämpft.
Lindernd (palliativ) wirken Medikamente, wenn sie eine Krankheit nicht heilen, jedoch deren Symptome lindern oder unterdrücken wie z. B. fiebersenkende oder hustenreizstillende Stoffe. Sie werden daher auch als symptomatische Medikamente bezeichnet. Zu dieser Gruppe zählen auch die Schlaf- und Beruhigungsmittel, Neuroleptika, und Antidepressiva. Der palliativ wirksamen Medikamentengruppe werden jedoch vor allem die Schmerzmittel zugeordnet, Morphin z. B. kann zwar nicht den bösartigen Tumor (Krebs) heilen, aber den Tumorschmerz als Symptom deutlich lindern.
Substituierend (ersetzend) werden Stoffe eingesetzt, wenn sie der Körper nicht oder nicht mehr ausreichend selbst bildet wie z. B. das Insulin oder Enzyme zur Verdauung.

Auch **diagnostisch** eingesetzte Stoffe zählen zu den Medikamenten, z. B. Röntgenkontrastmittel.
Placebos (Scheinmedikamente) sind Präparate ohne wirksame Inhaltsstoffe. Sie werden in verschiedenen Formen und Farben hergestellt und dienen bei der Erprobung neuer Arzneimittel als Vergleichspräparate.
In der Therapie angewandt können sie oftmals trotz fehlender Wirkstoffe das subjektive Befinden bessern, da viele Beschwerden nicht nur körperlich bedingte Ursachen haben wie beispielsweise nervöse Störungen. Neben der erwünschten Wirkung werden selbst bei der Einnahme von Placebos manchmal auch unerwünschte Wirkungen (Nebenwirkungen) beobachtet.

Wichtige Begriffe

Unter der **Bioverfügbarkeit** versteht man den Anteil des Medikaments, der tatsächlich (in einer bestimmten Zeit) vom Körper aufgenommen wird. Beispielsweise wird Morphin in Tablettenform nur zu ca. 30–50 % vom Körper aufgenommen, der Rest wird wieder ausgeschieden. Die orale Bioverfügbarkeit liegt damit bei 30–50 %, man muss also in Tablettenform mehr Wirkstoff geben als in die Spritze, um dieselbe Wirkung zu erhalten.
In zu geringer Dosierung sind Medikamente nicht wirksam. Mit steigender Dosierung kommt man in den wirksamen therapeutischen Bereich. Gibt man noch mehr, wird das Medikament giftig (toxisch). Die **therapeutische Breite** (Abb. 7.**1**). beschreibt genau den Dosierungsbereich, in dem das Medikament die erwünschte therapeutische Wirkung hat.
Schwierig ist die Dosierung, wenn ein Medikament nur eine geringe therapeutische Breite hat, wie z. B. die herzkraftstärkenden Digitalispräparate (Digimerck, Novodigal usw.). Sie werden oft versehentlich überdosiert. Die toxische Wirkung führt dann zu Übelkeit und Herzrhyth-

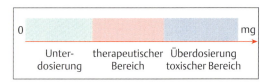

Abb. 7.**1** Die therapeutische Breite

musstörungen anstatt zu einer Herzkraftstärkung. Ein positives Gegenbeispiel ist das Penizillin: Selbst bei 10facher Überdosierung ist es noch nicht giftig, es hat eine große therapeutische Breite.

Die **Halbwertszeit** gibt an, nach welcher Zeit die Blutkonzentration eines Medikaments um die Hälfte gesunken ist. Die Halbwertszeit ist ein Maß für die Wirkdauer eines Medikaments, sie kann Minuten (z. B. manche Narkosemittel) bis zu mehreren Tagen (einige Beruhigungsmittel) betragen.

Beim alten Menschen führt insbesondere eine eingeschränkte Nierenfunktion leicht zu einer verlängerten Halbwertszeit. Wird dies in der Dosierung nicht berücksichtigt, kommt es zur Kumulation.

Kumulation ist die Anreicherung eines Wirkstoffes im Körper. Sie entsteht dann, wenn ein Medikament bei regelmäßiger Gabe nicht mehr schnell genug ausgeschieden wird.

Beispiele:
- Das Beruhigungsmittel Diazepam (Valium) hat eine Halbwertszeit von über einem Tag. Bei der Einnahme von einer Tablette Diazepam pro Tag kommt es bereits zur Kumulation.
- Das Antidepressivum Amitriptylin (Saroten) wird beim älteren Patienten teilweise langsamer abgebaut. Die Kumulation kann zu Harnverhaltung und Herzrhythmusstörungen führen. ∎

Eine Tablette besteht aus Wirkstoff und Füllmittel. Die Verpackung des Wirkstoffs im Füllmittel wird als **Galenik** bezeichnet. Eine besondere galenische Zubereitung von Tabletten ist die **Retardform** bzw. das **Depotpräparat**. Sie führt dazu, dass der Wirkstoff nur langsam freigesetzt wird und dadurch eine gleichmäßige Wirkung entsteht. Beispielsweise hat Morphin im Körper eine Halbwertszeit von drei bis vier Stunden. Ein Schmerzpatient müsste also alle vier Stunden eine Tablette nehmen. Die Retardform führt zu einer verzögerten Freisetzung über 10–12 Stunden, sodass der Patient nur noch alle 8–12 Stunden eine Tablette nehmen muss. Neuerdings gibt es eine noch wirksamere Retardform, die den Wirkstoff über 24 Stunden gleichmäßig verteilt und eine Tablette pro Tag ausreicht.

Verabreichungsarten

! Die Art der Verabreichung eines Medikaments hat großen Einfluss auf dessen Wirksamkeit, Wirkeintritt, Wirkdauer und Verträglichkeit. So wirkt Acetylsalicylsäure (Aspirin, Aspisol) intravenös appliziert schneller und stärker als in Tablettenform.

Systemische und lokale Applikation: Systemisch wirkende Arzneistoffe werden über das (Blut-)Kreislaufsystem im Körper verteilt, während lokal applizierte Stoffe vorwiegend am Ort der Anwendung wirken, wie z. B.

- Salben bei Hauterkrankungen,
- Augentropfen bei Beschwerden am Auge,
- Ovula (Scheidenzäpfchen) bei Erkrankungen der Scheide.

Auch bei lokal applizierten Stoffen diffundiert (diffundieren = hindurchtreten) ein Teil des Wirkstoffs in die Blutbahn und wirkt dadurch auch systemisch. Dies muss besonders bei langwieriger Behandlung großflächiger Wunden (z. B. Dekubiti) beachtet werden.

Orale Applikation: Darunter versteht man die Aufnahme eines Medikaments über den Mund in Form von Tabletten, Kapseln, Dragees, Tropfen u. a. Da der Medikamentenwirkstoff über die Schleimhaut des Verdauungstraktes aufgenommen wird, können dessen Füllungszustand und Motilität (Magen-, Darmbewegungen) die Bioverfügbarkeit beeinflussen.

! Hinweise auf dem Beipackzettel wie beispielsweise
 – vor, zu oder nach dem Essen einnehmen,
 – unzerkaut mit Flüssigkeit einnehmen,
 – reichlich Flüssigkeit nachtrinken,
 – nicht mit Milch einnehmen
 müssen daher bei oraler Applikation unbedingt beachtet werden.

Die Resorption eines Wirkstoffs über die Mundschleimhaut nennt man *bukkal* (bucca = die Backe) oder *sublingual* (sub – unter, lingua = die Zunge). Sie zählt ebenfalls zu den oralen Applikationsformen. Dazu gehören z. B. der Nitrospray oder Nitrokapseln gegen Angina pectoris (Herzschmerzen) oder das Schmerzmittel Buprenorphin (Temgesic).

Auch die Medikamentengabe per Sonde (bei Sondenernährung) zählt zu den oralen Applikationsformen (Kap. 5.5.9).

Rektale Applikation: Hierunter ist die Aufnahme eines Medikamentenwirkstoffes über die Schleimhaut des Enddarmes in Form eines Zäpfchens (Suppositorium) oder einer Spüllösung zu verstehen.

Vaginale Applikation: Sie erfolgt über die Schleimhaut der Vagina (Scheide) in Form von Tabletten oder Zäpfchen (Ovula).

Blaseninstillation: Hier wird ein Medikament in die Harnblase gegeben (S. 597).

Parenterale Applikation: Hier wird unter Umgehung des Magen-Darm-Traktes (par = neben, enteron = der Darm) der Medikamentenwirkstoff in die Blutbahn oder ins Gewebe gegeben (Kap. 7.2).

Formen der parenteralen Applikation sind z. B. die

- intravenöse Gabe (i.v.), z. B. die Infusion einer Nährlösung oder das intravenös gegebene Antibiotikum,
- intramuskuläre Gabe (i.m.), z. B. angezeigt bei Impfstoffen,
- subkutane Gabe (s.c.), z. B. Insulin oder Heparin,
- intrakutane Gabe, z. B. als Tuberkulintest,
- intraartikuläre Gabe, die Injektion ins Gelenk, z. B. Kortison bei entzündlichen Gelenkerkrankungen,
- transdermale Gabe (über die Haut), über sog. transdermale therapeutische Systeme wie z. B. das Nitropflaster gegen Herzschmerzen oder das Östrogenpflaster in der Frauenheilkunde. Diese Pflaster enthalten Wirkstoffe, die langsam über die Haut in das Blutkreislaufsystem diffundieren,
- inhalative Gabe, z. B. der Asthmaspray,
- nasale Gabe, z. B. Hormone (Minirin) bei Hypophysenvorderlappen-Insuffizienz.

Aerosol: in Luft oder Gasen schwebender, feinverteilter Stoff, zur Verabreichung als Sprühnebel (z. B. Asthmaspray)

Ampulle: zugeschmolzenes Arzneimittelfläschchen mit genau dosiertem und sterilem Inhalt

Creme: s. Emulsion

Dragee: ein Wirkstoffkern, ummantelt mit mehreren Schichten aus Puderzucker, chemisch aufbereiteter Stärke oder Zellulose und häufig mit Farbstoffzusätzen. Die Ummantelung kann z. B. die Wirkstoffaufnahme im Darm verzögern oder sich erst im alkalischen Milieu des Dünndarms auflösen.

Emulsion: Mischung von Stoffen, die eigentlich nicht mischbar sind, z. B. Öl in Wasser (Ö/W-Emulsion) oder Wasser in Öl (W/Ö-Emulsion). Die Mischung wird durch feinste Zerteilung der Stoffe und Zugabe von Emulgatoren und Stabilisatoren bewirkt.

Essenz: flüssiger, konzentrierter, meist alkoholischer Auszug eines Arzneimittels

Extrakt: eingedickter oder getrockneter, wässriger oder alkoholischer Auszug eines Arzneimittels

Gel: halbfeste Arzneimittelzubereitung als Mischung von einem Lösungsmittel mit Quellstoffen, in der die Wirkstoffe gelöst sind

Granulat: Körnchen

Inhalat: zur Einatmung zerstäubte oder verdampfte Flüssigkeit (s. auch Aerosol)

Kapsel: in einer Gelatinehülle untergebrachter Arzneistoff

Lösung: feinste Verteilung eines festen Arzneistoffes in einem flüssigen Lösungsmittel

Mixtur: Lösung mehrerer Arzneimittel in einer Flüssigkeit oder Gemisch mehrerer flüssiger Arzneimittel

Ovula: dienen fast ausschließlich der lokalen Behandlung der Scheide, z. B. bei Pilzinfektionen (Mykosen)

Paste: streichfähige Zubereitung aus einer Mischung von Salbengrundstoffen mit unlöslichen, pulverisierten Substanzen, z. B. Zinkpaste zum Abdecken von Wundrändern

Puder: pulverförmiger Stoff pflanzlicher (z. B. Reisstärke) oder mineralischer (z. B. Talkum) Herkunft, dem zu Heilzwecken Arzneistoffe zugesetzt werden

Salbe: streichfähige Zubereitung zum Abdecken, Kühlen oder als Trägersubstanz für Arzneimittel

Spray: Zerstäuber zur Erzeugung von Aerosolen von Arzneistofflösungen mit einem durch Treibgas oder mittels einer Pumpe erzeugten Sprühstrahl; auch die Flüssigkeit selbst wird häufig Spray genannt

Gas: z. B. Sauerstoff, in blauen Stahlflaschen komprimiert

Tablette: fester, verschieden geformter Arzneistoff unter Zusatz von Füll- oder Bindemitteln

Tinktur: alkoholischer Drogenauszug, z. B. Baldriantinktur

Zäpfchen: kegelförmige Arzneimittelzubereitung aus einer bei Zimmertemperatur festen, bei Körpertemperatur schmelzenden Masse

Zubereitungsformen

Medikamentenwirkstoffe werden in folgenden Formen hergestellt und appliziert:

- fest, z. B. als Tablette, Pulver, Zäpfchen,
- flüssig, z. B. als Tropfen, Saft, Öl, Tinktur,
- halbfest, z. B. als Salbe, Paste, Creme,
- gasförmig, z. B. als Sauerstoff.

Die häufigsten Zubereitungsformen sind in alphabetischer Reihenfolge im Übersichtskasten aufgezählt.

Beipackzettel

Jedem Medikament liegt ein Beipackzettel bei. Er informiert über

- Name des Medikaments und Zusammensetzung (Wirkstoff, Wirkstoffmenge),
- Anwendungsgebiete (Indikationen),
- Gegenanzeigen (Kontraindikationen), d. h. wann das Medikament nicht eingenommen werden darf,
- unerwünschte Wirkungen (Nebenwirkungen),
- Wechselwirkungen (Interaktionen) mit anderen Stoffen,
- Dosierung, Art und Dauer der Anwendung,
- besondere Hinweise: z. B. Verkehrsteilnehmer, Schwangere, stillende Mütter,
- weitere Packungsgrößen,
- Aufbewahrungshinweise, z. B. kühl, vor Licht zu schützen,
- Anleitung zur Zubereitung z. B. Injektionslösungen.

Beipackzettel sind unerlässlich für die Information des Verbrauchers. Die (rechtlich vorgeschriebene) Aufzählung auch seltenster Nebenwirkungen führt aber oft zu einer Verunsicherung der Patienten. Es ist dann wichtig zu besprechen, wie häufig und wie gefährlich evtl. Nebenwirkungen sein können.

> **!** **Wichtig:** Beipackzettel werden immer wieder aktualisiert, deshalb auch von bekannten Medikamenten den Inhalt vergleichen.

Spezielle Medikamente für alte Menschen

Neben den synthetisch hergestellten Medikamenten bevorzugen ältere Menschen häufig sog. Naturheilmittel wie Teezubereitungen (Husten-, Abführ- oder Beruhigungstees) oder pflanzliche Auszüge (Extrakte) wie Baldriantropfen.

Unter der Bezeichnung Geriatrika sind Arzneimittel auf dem Markt, die Altersbeschwerden entgegenwirken sollen. Dazu zählen auch die meisten Stärkungsmittel (Tonika). Bis heute gibt es jedoch keine eindeutig gesicherten Hinweise, dass durch die Einnahme dieser Präparate der Prozess des Alterns oder bestehende altersbedingte Veränderungen am Organismus aufgehalten oder zurückgebildet werden.

Der mit der Einnahme der Geriatrika verbundene psychologische Effekt kann jedoch trotzdem das subjektive Befinden verbessern, wobei diese Wirkung auf einen Placeboeffekt zurückzuführen ist.

Anwendung von Medikamenten bei alten Menschen

Bei der Therapie alter Menschen müssen einige Besonderheiten beachten werden:

- Die Verteilung und Umsetzung der Wirkstoffe kann durch eine veränderte Blutzusammensetzung gestört sein, z. B. kann bei schwerem Eiweißmangel als Folge unzureichender Ernährung der Eiweißgehalt des Blutes stark vermindert sein. Dies hat zur Folge, dass Medikamente von den Bluteiweißen weniger gebunden werden und daher stärker wirken.
- Oft ist die Nierenfunktion im Alter vermindert, sodass viele Medikamente, z. B. das Herzmittel Digoxin, in geringerer Dosis gegeben werden müssen. Wird das Medikament in einer Tagesdosis gegeben, die von der Niere nicht mehr ausreichend ausgeschieden wird, reichert es sich im Körper an und wirkt giftig. Im Fall einer zu hohen Digoxingabe reagiert der alte Mensch mit Übelkeit und Herzrhythmusstörungen (S. 642). Die Leberfunktion ist auch im hohen Lebensalter meist noch ausreichend erhalten, hier ist in der Regel keine Dosisanpassung notwendig.
- Da alte Menschen oft gleichzeitig an mehreren Krankheiten oder Störungen – manifest oder latent – leiden, werden sie von verschiedenen Ärzten (z. B. Hausarzt und Facharzt) mit Medikamenten versorgt. Hier kann die Gefahr einer unerwünschten Wechselwirkung (Interaktion) der Arzneiwirkstoffe bestehen, insbesondere dann, wenn die gegenseitige Information unzureichend war.

- Sehr oft wird beobachtet, dass ältere Menschen auf Schlaf- und Schmerzmittel empfindlicher reagieren als Jüngere. So braucht ein 80-Jähriger etwa nur ein Drittel bis ein Viertel der Schlafmitteldosis eines 20-Jährigen.
- Auch paradoxe Reaktionen, d. h. gegenteilige Wirkungsweisen nach der Einnahme von Medikamenten, können bei alten Menschen häufiger auftreten als bei jungen, z. B. eine verstärkte Unruhe nach Einnahme von Beruhigungsmitteln.
- Die trockenen Schleimhäute alter Menschen können insbesondere bei sublingualer Anwendung eines Medikaments dazu führen, dass Wirkstoffe nicht ausreichend resorbiert werden.
- Neben den organisch bedingten Erschwernissen einer medikamentösen Therapie sind auch die mit zunehmendem Alter häufig auftretenden psychischen Veränderungen und Erkrankungen zu beachten. So kann es durchaus vorkommen, dass bei einem verwirrten alten Menschen die verabreichte Tablette später auf dem Fußboden, im Bett oder bei der Mundpflege in den Backentaschen gefunden wird.

Viele Medikamente werden unkontrolliert eingenommen, weil eine Kontrolle durch das Gedächtnis nicht mehr möglich ist. Auch das Sammeln von Medikamenten, nicht nur in suizidaler Absicht, kann vereinzelt beobachtet werden.

Compliance

So lange wie möglich sollten alte Menschen (zu Hause und im Heim) selbst die Verantwortung für ihre Medikamenteneinnahme übernehmen. Mit zunehmendem Alter kann jedoch die Fähigkeit zur Mitarbeit (Compliance) bei den therapeutischen Maßnahmen abnehmen, weil z. B. immer häufiger Missverständnisse wegen schlechten Hörens und Sehens auftreten oder Vergesslichkeit, Verwirrtheit, körperliches Unwohlsein und Schwächegefühle eine konsequente Medikamenteneinnahme gefährden. Auch das eigenmächtige Absetzen von Medikamenten, das plötzliche Verändern der Dosis oder Verweigern der Medikamenteneinnahme kann beobachtet werden. Solche spontanen Reaktionen sind oft auch von der momentanen Stimmungslage abhängig: „Das hat doch alles keinen Wert" oder „ich habe doch früher nie so viele Medikamente eingenommen" ist dann zu hören.

Pflegetipp
In den beschriebenen Situationen übernehmen die Betreuungspersonen eine große Verantwortung, wenn sie zwischen ärztlicher Verordnung und praktischer Durchführung eine Brücke zu bauen versuchen. Sie müssen dann mit großer Geduld immer wieder das Gespräch mit dem alten Menschen suchen und ihn von der therapeutischen Notwendigkeit der Maßnahmen überzeugen. Bei Schwerkranken müssen sie stellvertretend entscheiden und handeln.

- Ein Medikamenten-Verordnungsplan des Arztes sollte möglichst übersichtlich gestaltet und mit dem alten Menschen und allen Betreuungspersonen abgesprochen werden. Wichtig ist eine schriftliche Angabe von Dosis, Zeitpunkt, Einnahmemodalität (z. B. reichlich Flüssigkeit nachtrinken, vor dem Essen einnehmen) und die Verwendung von geeigneten Behältern für die gerichteten Medikamente (S. 547 ff). Auch über die erwarteten Wirkungen und möglichen unerwünschten Wirkungen der Arzneistoffe muss im Zusammenhang mit den vorhandenen Beschwerden aufgeklärt werden.
- Besonders bei der Betreuung allein lebender alter Menschen zu Hause sollte auf eine Vereinfachung des Dosierungsschemas geachtet werden. Hier könnte z. B. die Depotform eines Arzneimittels die Einahmehäufigkeit reduzieren, die Applikation würde dann beim täglichen Besuch der Pflegekraft erfolgen.
- Wegen nachlassender Feinmotorik und taktiler Empfindung der Hände kann es Probleme beim Öffnen der Verpackungen oder kindergesicherten Verschlüsse geben. Die Betreuungsperson sollte daher die entsprechenden Vorbereitungen treffen.
- Je vergesslicher und hilfebedürftiger ein alter Mensch wird, desto mehr wächst die Verantwortung der Betreuungspersonen für eine konsequente Medikamenteneinnahme. Dabei ist es vor allem für Angehörige (z. B. Töchter) oft nicht einfach, dem inzwischen auf Hilfe angewiesenen Vater die Eigenverantwortung abzunehmen und ihm die Tabletten zu verabreichen. Sie müssen gegen eine oft fehlende Einsicht ankämpfen und Aussagen wie: „Was fällt dir denn ein, ich bin doch kein kleines Kind" tolerieren. Besonders schwierig ist die Situation, wenn der

Vater früher immer sehr dominant das Familienleben bestimmte.

Arzneimittelmissbrauch

Auch bei alten Menschen, besonders bei Frauen, gibt es das Problem des Arzneimittelmissbrauchs. Es sind insbesondere die Schlaf- und Beruhigungsmittel sowie in manchen Fällen die Abführmittel, die in gesundheitsschädigender Weise unkontrolliert eingenommen werden.
Bei den Schlaf- und Beruhigungsmitteln werden vor allem die Benzodiazepine, am bekanntesten ist das Diazepam, unkontrolliert eingenommen. Da sich der Mensch auch an hohe Mengen von Benzodiazepinen gewöhnt, verlieren sie teilweise ihre Wirkung. Dennoch stören sie dauerhaft die natürliche Schlafrhythmik, sie beeinträchtigen die Wachheit (Vigilanz) und Leistungsfähigkeit und schränken die Verkehrsfähigkeit ein.

> **!** Der Entzug der Benzodiazepine ist der schwierigste und gefährlichste Medikamentenentzug überhaupt.

Ein Abusus (Missbrauch) von Abführmitteln kann zu erheblichen Flüssigkeitsverlusten führen, verbunden mit dem Verlust essenzieller Spurenelemente und Mineralstoffe. Dies kann beim alten Menschen, der ohnehin häufig zu Austrocknung (Exsikkose) neigt, Muskelkrämpfe und Herzrhythmusstörungen zur Folge haben.

7.1.2 Anwenden von Medikamenten

Aufbewahren

Zu den Aufgaben des Pflegepersonals gehört neben der Verabreichung der Medikamente auch die Sorge für sichere Aufbewahrung und Überwachung des laufenden Bestandes sowie die rechtzeitige Nachbestellung, besonders bei bevorstehenden Feiertagen.
Sauberkeit, Ordnung und Übersichtlichkeit der Lagerung sind dabei wichtige Hilfen für den täglichen Umgang. Der Schlüssel zum Medikamentenschrank muss stets abgezogen und sorgfältig verwahrt werden.
In der Regel werden alle Arzneimittel im Stationszimmer oder Gruppenarbeitsraum in einem abschließbaren Medikamentenschrank übersichtlich geordnet aufbewahrt (Abb. 7.2). Alle vom Arzt für jeden einzelnen Bewohner verordneten Medikamente müssen in eigens dafür eingerichteten Fächern, Kästchen oder anderen Behältnissen gesondert bereitgehalten werden. Diese Behältnisse werden nach Namen der Bewohner alphabetisch geordnet abgestellt und ermöglichen eine klare Übersicht und einfache Handhabung.
Außerdem wird jedes einzelne Medikament nach Erhalt mit Datum und Namen versehen. So wird jeder Bewohner aus seinem eigenen Medikamentenbestand versorgt, für den er auch bezahlt hat. Neue Packungen werden beim Einordnen hinter die angebrochenen gestellt.
Nach Anlieferung der Arzneimittel muss auch überprüft werden, ob z. B. Kühlware wie etwa Impfstoffe beigefügt sind. Diese empfindlichen

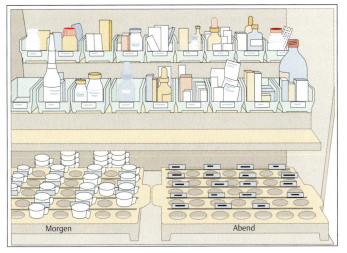

Abb. 7.**2** Anordnung der Medikamente, für jeden Bewohner alphabetisch geordnet

Medikamente müssen sofort richtig gelagert werden. Auch der Vorrat an Insulin sollte kühl gelagert werden, während die angebrochenen Fläschchen Zimmertemperatur haben können (S. 708 ff).

Schutzlagerungen besonders gekennzeichneter Medikamente. Normalerweise sind Medikamente unter Ausschluss von Feuchtigkeit, Fremdgeruch und intensivem Sonnenlicht bei einer Temperatur von +15 °C bis +25 °C lagerfähig.

Sind auf der Packung besondere Lagerbedingungen angegeben, müssen sie im Interesse der Haltbarkeit unbedingt eingehalten werden.

 Hinweise auf besondere Lagerbedingungen können z. B. lauten:
- Nicht über +8 °C lagern!
- Nicht über +20 °C lagern!
- Vor Licht schützen!
- Feuergefährlich!
- Nicht einfrieren!

Daneben muss für die Lagerung noch beachtet werden:
- Medikamente und Lebensmittel getrennt aufbewahren, um eine gegenseitige Verunreinigung (Kontamination) auszuschließen,
- Medikamente immer in der Originalpackung lassen,
- angebrochene Packungen nicht offen in den Schrank stellen,
- bei flüssigen Medikamenten Flasche stets gut verschließen,
- bei wiederverschließbaren Behältnissen sollte das Datum des Anbruchs auf dem Gefäß vermerkt werden.

Aufbewahrung von Medikamenten zu Hause. Hier gelten grundsätzlich dieselben Bedingungen. Alle Arzneimittel müssen für den alten Menschen gut erreichbar und übersichtlich geordnet, jedoch vor Kindern geschützt sein. Ein schriftlicher Verordnungsplan sollte grundsätzlich bei den Medikamenten liegen.

 Bei sehr verwirrten oder depressiven alten Menschen muss die Sorge für eine sichere Aufbewahrung zuverlässigen Angehörigen anvertraut werden, evtl. müssen die Medikamente in einem abschließbaren Schrank aufbewahrt werden.

Verfallsdatum. Wenn die Lagerungsbedingungen sorgfältig eingehalten werden, sind Medikamente (ohne besondere Kennzeichnung) in der ungeöffneten Packung meist 3 Jahre haltbar; einige Firmen garantieren bis zu 5 Jahre Haltbarkeit (Tab. 7.**1**).

Bei manchen Medikamenten steht das Verfallsdatum nur auf der äußeren Verpackung und kann daher leicht übersehen werden.

 Ein Medikament, dessen Verfallsdatum überschritten ist, darf nicht mehr verwendet werden, da seine Wirksamkeit verändert sein kann. Es muss zur Entsorgung in die Apotheke gebracht werden.

Vorratshaltung im Heim. Wenn mehrere Heimbewohner dasselbe Medikament bekommen, dürfen sie trotzdem nicht aus einer Packung heraus versorgt werden. Die Entnahme des Medikaments muss jeweils aus der eigenen Packung eines jeden Bewohners erfolgen. Dies schließt auch eine Vorratshaltung in Großpackungen (Anstaltspackungen) aus. Eine in der Praxis sel-

Tabelle 7.**1** Maximale Aufbruchfristen bei Arzneimitteln in Mehrdosenbehältern

Arzneimittel in Mehrdosenbehältern	Maximale Aufbruchfristen
Augensalbe, wasserhaltig	1 Monat
Augensalbe, wasserfrei	6 Monate
Augentropfen, konserviert	1 Monat
Augentropfen, unkonserviert	24 Stunden
Creme, in Kruken*	3 Monate
Creme, in Tuben	1 Jahr
Inhalationsflüssigkeit, wässrig, konserviert	1 Monat
Inhalationsflüssigkeit, wässrig, unkonserviert	24 Stunden
Lösung zum Einnehmen oder für Mundspülungen, konserviert	6 Monate
Lösung zum Einnehmen oder für Mundspülungen, unkonserviert	2 Wochen
Nasenspray, Nasentropfen, konserviert	3 Monate
Salbe, in Kruken* konserviert	3 Monate
Salbe, in Tuben, konserviert	1 Jahr
Salbe, in Kruken, unkonserviert	3 Monate
Salbe, in Kruken*, wasserfrei	6 Monate
Salbe, in Tuben, wasserfrei	3 Jahre

* Kruke = großer Krug, Tonflasche

tene Ausnahme gilt nur für Heime, die unter ständiger Leitung eines hauptberuflich angestellten Arztes stehen.

In jedem Heim sammeln sich im Laufe der Zeit Medikamente an, die entweder vom Arzt aus therapeutischen Gründen abgesetzt oder von inzwischen verstorbenen Bewohnern hinterlassen wurden. Diese Vorräte stellen zwar oft einen erheblichen Wert dar, dürfen jedoch nicht ohne weiteres weiterverwendet werden. Sie unterliegen in jedem Falle ebenfalls der ärztlichen Kontrolle und Verordnung.

Falls aus Kostengesichtspunkten für die Weiterverwendung entschieden wird, muss sichergestellt sein, dass dadurch keine Infektionsgefahr für andere Bewohner droht, z. B. bei angebrochenen Salben (für offene Wunden).

Angebrochene Augen- oder Nasentropfen und der Nitrospray scheiden ohnehin für eine Weiterverwendung aus.

Einzeln abgepackte Arzneimittel können nach Arztanordnung aus hygienischer Sicht gegeben werden.

> **!** Arzneimittel, die unter das Betäubungsmittelgesetz fallen, dürfen in keinem Fall an andere Bewohner verabreicht werden, sie müssen in die Apotheke zur Entsorgung gebracht werden (§ 18, Absatz 1, BtM).

In der Apotheke entsorgt werden auch alle anderen Medikamente, die z. B. wegen des abgelaufenen Verfallsdatums, sichtbarer Veränderung oder wegen anderer Mängel nicht mehr verwendet werden können.

Verordnen

Die Verordnung von Medikamenten ist Aufgabe des behandelnden Arztes. Er stützt sich dabei auf die Beobachtungen der Betreuungspersonen, da sie den intensiveren Kontakt zum alten Menschen haben.

> **!** Jede ärztliche Verordnung muss enthalten:
> - Name des Patienten/Heimbewohners,
> - Name des Medikaments,
> - Dosierung und Arzneistoffgehalt (falls verschiedene Stärken im Handel),
> - Darreichungsform,
> - Zeitpunkt der Verabreichung.

Die Verordnungen werden im Dokumentationssystem eingetragen. Die Eintragungen dienen der Pflegeperson als Grundlage bei der Vorbereitung der Medikamente und zur Kontrolle bei der Verabreichung. Jede erfolgte Verabreichung muss protokolliert werden.

Vorbereiten

Geeignete Behälter für die Vorbereitung. Für die Vorbereitung und Verteilung der einzelnen Medikamentengaben gibt es die verschiedensten Behälter aus unterschiedlichen Materialien. Farbige Becher und farbige Tabletts für die verschiedenen Tageszeiten erleichtern im Pflegeheim die Orientierung, z. B. Gelb für den Morgen, Rot für die Mittagszeit, Blau für den Abend und zur Nacht.

Wichtig ist die sorgfältige Reinigung nach dem Gebrauch. Für die Spülmaschine gibt es dazu geeignete, verschließbare Drahtkörbe (Abb. 7.**3**). Für selbstständige Heimbewohner oder für zu Hause lebende ältere Menschen, die nur einmal am Tag von einer Betreuungsperson versorgt werden, eignen sich spezielle Behälter (Abb. 7.**4**) mit je einem Fach für die Einnahme

- morgens,
- mittags,
- abends,
- bei Bedarf (z. B. zur Nacht).

Behälter für die Vorbereitung von Medikamenten für eine Woche (Abb. 7.**5**) enthalten für jeden Wochentag ein Fach mit jeweils drei bzw. vier Abteilungen für die über den Tag verteilte Einnahme (morgens, mittags, abends und zur Nacht).

> **Pflegetipp**
> **Vorbereiten der Medikamente im Pflegeheim.** Bei der Anwendung von Medikamenten, besonders beim Vorbereiten und Verteilen, übernehmen Pflegekräfte eine große Verantwortung. Sie müssen sich dafür Zeit nehmen und dürfen sich nicht ablenken lassen. Auszubildende müssen gut angeleitet und aufmerksam überwacht werden!

Vorgehensweise:
- Hände waschen,
- Medikamententabletts bereitstellen, dazu Becher und Wasser zum Verdünnen der Tropfen herrichten,
- Medikamente nach dem Verordnungsplan verteilen,
- flüssige Substanzen nur für die nächstfolgende Verabreichung bereitstellen,

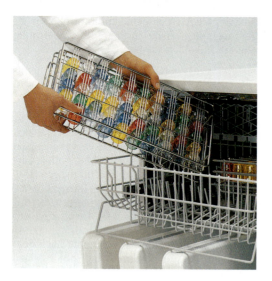

Abb. 7.**3** Verschließbarer Drahtkorb für die Reinigung der Becher in der Spülmaschine

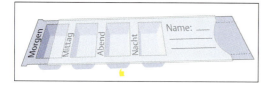

Abb. 7.**4** Behälter für die tägliche Medikamenteneinnahme

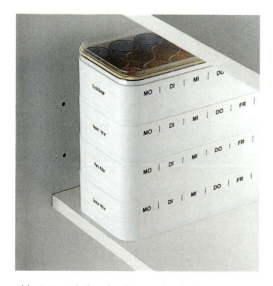

Abb. 7.**5** Behälter für den Wochenbedarf an Medikamenten, jeder einzelne Tag hat 3 bzw. 4 Fächer

– vorbereitete Becher auf speziellen Medikamententabletts (Abb. 7.**6**) abstellen, die für jeden Bewohner ein mit Name beschriftetes Feld haben.

Wichtig ist die 3fache Kontrolle:
– beim Herausnehmen aus dem Medikamentenschrank,
– bei der Entnahme aus der Originalpackung,
– beim Zurückstellen der Packung (Abb. 7.**7**).
Bei unerwarteter Unterbrechung das Medikamententablett solange in den Schrank stellen und einschließen, bis die Arbeit weitergeführt werden kann.

! Beim Vorbereiten muss beachtet werden:
- Beim Abzählen der Tropfen nicht ablenken lassen, besonders bei hoher Tropfenzahl.
- Tropfen nur kurz vor der Einnahme vorbereiten, da sie sonst chemischen Prozessen wie Oxidation, Spaltung und Verfärbung ausgesetzt sind.
- Verschiedene flüssige Arzneimittel sollten grundsätzlich nicht gemischt werden, da sonst chemische Reaktionen mit der Folge einer Veränderung der Wirkstoffe ablaufen können.
- Tropfen werden meist in Wasser verdünnt eingenommen. Wenn sie auf Zucker aufgefangen werden, sollte etwas Flüssigkeit nachgetrunken werden.
- Bei Säften oder Mixturen unbedingt beiliegende Messbecher oder -löffel verwenden.
- Schütteln nicht vergessen, sofern vorgeschrieben.

Dabei gilt:
- Beim Vorbereiten von Medikamenten ist eine visuelle Kontrolle auf Veränderungen wie unzulässige Trübungen, Ausfällungen, Ausflockungen und Verfärbungen notwendig. Derartig veränderte Medikamente dürfen nicht mehr verwendet werden.
- Feste Arzneimittel (Tabletten, Dragees, Kapseln u. a.) können 1-mal täglich für den Tagesbedarf (oder für mehrere Tage) gerichtet werden. Durch ihre Herstellungsart (z. B. Zuckerüberzug) widerstehen sie im Allgemeinen äußeren Einflüssen, wenn sie vor Staub, Feuchtigkeit, Licht und Wärme geschützt abgestellt werden.

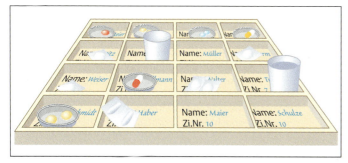

Abb. 7.**6** Der Name des Bewohners auf dem Medikamententablett verhindert Verwechslungen

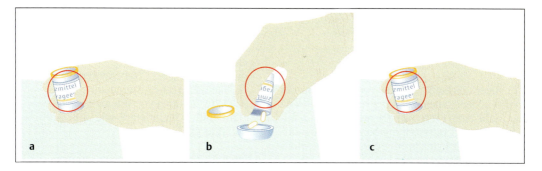

Abb. 7.**7a–c** Die dreimalige Kontrolle des Medikaments
a Beim Griff nach dem Medikament; **b** Bei der Entnahme des Medikaments; **c** Beim Zurückstellen des Behälters

- Retard- oder Depotformen, die aufgrund ihrer Herstellungsart (Galenik) eine über Stunden gleichmäßige Wirkstoffabgabe in den Blutkreislauf ermöglichen, dürfen nicht im Mörser zerkleinert werden. Der Verzögerungseffekt würde dadurch aufgehoben.
- Dragees dürfen nicht zerteilt werden, da sonst Bruchflächen freiliegen, die nicht durch einen evtl. magensaftresistenten Film abgedeckt werden.
- Flüssige Substanzen verlangen besondere Sorgfalt beim Abmessen.

Verabreichen und informieren

Das Verabreichen von Medikamenten erfolgt genau nach den Angaben des Arztes. Die Pflegeperson übernimmt:

- das Informieren des alten Menschen (falls nicht schon vom Arzt erfolgt),
- das Überwachen der Durchführung,
- das Beobachten der Wirkungen und der evtl. auch unerwünscht eintretenden Wirkungen,
- das Eintragen ins Dokumentationssystem und das Berücksichtigen bei der Pflegeplanung.

! Eine bewährte Merkhilfe für den gesamten Vorgang ist die **5-R-Regel**:
- dem richtigen Patienten,
- das richtige Medikament,
- in der richtigen Dosierung,
- in der richtigen Darreichungsform,
- zum richtigen Zeitpunkt.

Das Informieren ist durch den Arzt besonders vor der erstmaligen Verabreichung eines Medikaments notwendig. Die Pflegeperson muss evtl. auftretende Fragen an den Arzt weiterleiten bzw. Unverstandenes mit einfachen Worten erklären. Nur so kann der alte Mensch über die erwünschte Wirkung und über eine mögliche unerwünschte Wirkung (Nebenwirkung) eines Medikaments aufgeklärt werden. Nebenwirkungen werden oftmals zu Beginn als sehr störend empfunden, z. B. Mundtrockenheit, Übelkeit, Blutdruckabfall bei manchen Psychopharmaka. Manchmal klingen Nebenwirkungen nach einiger Zeit von selbst ab, manchmal zwingen sie aber auch zum Abbruch der Medikation.

Tabelle 7.2 Beispiele für Einnahmeempfehlungen

Appetitanregende Präparate	20–30 min vor dem Essen
Kreislaufmittel	kurz vor dem Essen
Verdauungsenzyme	während des Essens
Schleimhautreizende Stoffe (manche Schmerzmittel)	nach dem Essen
Schlaftabletten	½ Std. vor dem Schlafengehen. Bei einer Einnahme nach Mitternacht muss ein Wirkungsüberhangeffekt in den darauffolgenden Tag befürchtet werden

Günstiger Zeitpunkt für die Verabreichung der meisten Medikamente ist kurz vor oder während der Mahlzeiten (Tab. 7.2). Da manche alte Menschen ohnehin Hilfestellung beim Essen benötigen, kann dabei gleichzeitig die Medikamenteneinnahme überwacht werden.
Eine aufrechte Körperhaltung erleichtert das Schlucken fester Substanzen. Tabletten rutschen leichter, wenn der Kopf dabei etwas zurückgelegt wird. Bettlägerigen Personen sollte entsprechende Hilfestellung gegeben werden.
Da im Alter oft die Gefahr von Austrocknung besteht und Mund und Rachen ohnehin trockener sind, sollte genügend Flüssigkeit nachgereicht werden (mind. 100 ml). Wegen verminderter Speiseröhrenmotorik und häufig erhöhtem Magendruck bleiben feste Substanzen sonst leicht in der Speiseröhre hängen und verursachen dort Reizungen. Außerdem kann durch eine ausreichende Flüssigkeitszufuhr die spätere Ausscheidung der Wirkstoffe über die Nieren unterstützt werden.

Beobachten

Zur verantwortungsbewussten Betreuung gehört auch die aufmerksame Beobachtung des alten Menschen nach der Einnahme von Medikamenten. Der Arzt ist auf diese Beobachtung angewiesen, nur mit Hilfe von Pflegepersonen kann er den weiteren Therapieverlauf entscheiden. Da sie meist einen engeren Kontakt zum Betroffenen haben, können sie Wirkung und Nebenwirkung früher und meist auch längerfristig beobachten.
Auch für die Pflegeplanung ist die Dokumentation aller beobachteten Veränderungen wichtig, damit weitere Maßnahmen besprochen und geplant werden können. „Beim Auftreten plötzlicher Symptome ist es immer hilfreich, einen Blick in die Liste der verordneten Wirkstoffe zu werfen, insbesondere bei plötzlicher Schläfrigkeit oder Verwirrtheit durch toxische, kumulierende oder Wechselwirkung mehrerer Wirkstoffe" (Müller-Bohlen 4/95).
Beobachtet und kontrolliert werden sollten

- Blutdruck und Puls,
- Atmung: Frequenz, Atemtiefe, Atemgeräusche,
- Müdigkeit, Bewusstsein, Ansprechbarkeit,
- paradoxe Wirkungen, z. B. agitierte Unruhe,
- motorische Nebenwirkungen wie Gangunsicherheit, Schwindel,
- gastrointestinale Nebenwirkungen wie Übelkeit, Erbrechen, Durchfall,
- Ausschwemmung von Ödemen,
- Haut und Schleimhäute wie z. B. Auftreten von Allergien.

Arzneimittelwechselwirkungen können nicht nur mit weiteren Arzneistoffen, sondern auch mit Nahrungsmitteln eintreten. Alkohol kann z. B. bei Beruhigungsmitteln (Sedativa) verstärkend wirken. Milch verhindert die Aufnahme des Antibiotikums Tetrazyklin bzw. Doxyzyklin.

Besonderheiten bei Betäubungsmitteln (BtM)

Stoffe, die unter das Betäubungsmittelgesetz fallen, müssen auf einem besonderen, durchnummerierten Rezeptformular (Abb. 7.8) verordnet und extra in einem abschließbaren Fach innerhalb des Medikamentenschrankes gelagert werden. Der Bestand, d. h. der Zugang oder Abgang muss dokumentiert werden. Es handelt sich dabei im Wesentlichen um Opioide, d. h. um Weiterentwicklungen des Opiums. Paradoxerweise lässt der Gesetzgeber einige Opioide nicht unter das Betäubungsmittelgesetz (BtM) fallen, diese können also ganz normal verwendet werden. Inhaltlich ist es allerdings sinnvoll, alle Opioide gleich zu behandeln.
BtM-pflichtige Medikamente müssen nach der Anlieferung durch die Apotheke in das BtM-Buch oder in die BtM-Karteikarte als Zugang eingetragen werden. Jede einzelne, verwendete Tablette oder Ampulle muss als Abgang eingetragen werden, mit dem Namen des Patienten. Bekommt ein Patient aber z. B. morgens zwei Tabletten Morphin, müssen nicht zwei Eintragungen vorgenommen werden, sondern nur

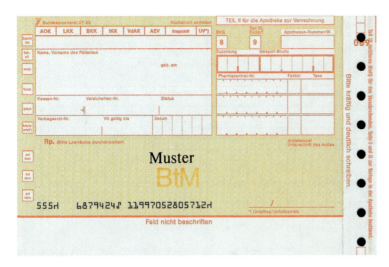

Abb. 7.**8** Betäubungsmittelrezepte sind mit einer fortlaufenden Nummer gekennzeichnet

eine mit zwei Tabletten (Abb. 7.**9**). Es empfiehlt sich, für jedes Medikament ein BtM-Buch bzw. eine besondere Karteikarte zu führen. Zerbricht eine Ampulle, wird diese als „Bruch" in die Kartei eingetragen.

> **!** Einige wichtige Opioide, die unter das Betäubungsmittelgesetz fallen:
> – Morphin (MST)
> – Buprenorphin
> – Temgesic
> – Pethidin
> – Dolantin
> – Polamidon
> – Methadon
> – Piritramid
> – Dipidolor
> – Pentazocin
> – Fortral
> – Fentanyl
> – Durogesic
>
> Opioide, die **nicht** unter das Betäubungsmittelgesetz fallen:
> – Kodein
> – Dihydrokodein (DHC)
> – Tilidin und Naloxon (Valoron)
> – Tramadol (Tramal)

BtM-Karteikarten dürfen nicht selbst auf dem PC nachgedruckt oder fotokopiert werden. Es dürfen nur offizielle Formblätter verwendet werden. Bestelladressen für Karteikarten und BtM-Bücher: Bundesanzeiger Verlagsgesellschaft mbH, Postfach 10 05 34, 50445 Köln, oder Govi-Verlag, Ginnheimer Str. 20, 65760 Eschborn

7.1.3 (Heil)Kräutertees
Annegret Sonn

Kräutertees – Arznei oder Getränk?

Die Meinung, dass Heilkräuter grundsätzlich nicht schaden können und ein schmackhaftes Getränk abgeben, ist weit verbreitet. Doch das ist keineswegs immer der Fall. Nur manche Kräuter sind tatsächlich für die Zubereitung eines Haustees geeignet (Rezeptbeispiel S. 554). Sie können bedenkenlos auch über längere Zeit zum Frühstück oder Abendessen getrunken werden. Kräuter, aus denen Heiltees zubereitet werden, haben dagegen arzneiliche Wirkung. Ein Beispiel dafür ist die Kamille. Die heilwirksame Kamille hilft eine überreizt arbeitende Magenschleimhaut zu dämpfen. Bei einem Magen, der nicht akut gereizt oder entzündet ist, kann ein Kamillentee dagegen eher einen Säftemangel, womöglich noch verstärkt durch einen trägen Galle- und Verdauungssäftefluss, bewirken. Und was viele nicht wissen: Kamille kann bei längerdauernder Anwendung eine allgemein erhöhte Reizbarkeit (psychisch und physisch) verursachen. Heilwirksame Tees sind also als Arznei zu betrachten und es empfiehlt sich durchaus, sie in Absprache mit dem behandelnden Arzt oder Naturheilpraktiker zu verabreichen. Zu beachten ist auch, dass arzneiliche Tees möglicherweise bei einer klassisch homöopathischen Behandlung kontraindiziert sein können (rückfragen!).
Einzeldroge oder Mischung? Der alte Begriff für getrocknete Heilpflanzen-Teile ist (Tee-)„Drogen", ein Begriff der umgangssprachlich heutzutage vorwiegend für Rauschmittel benutzt wird.

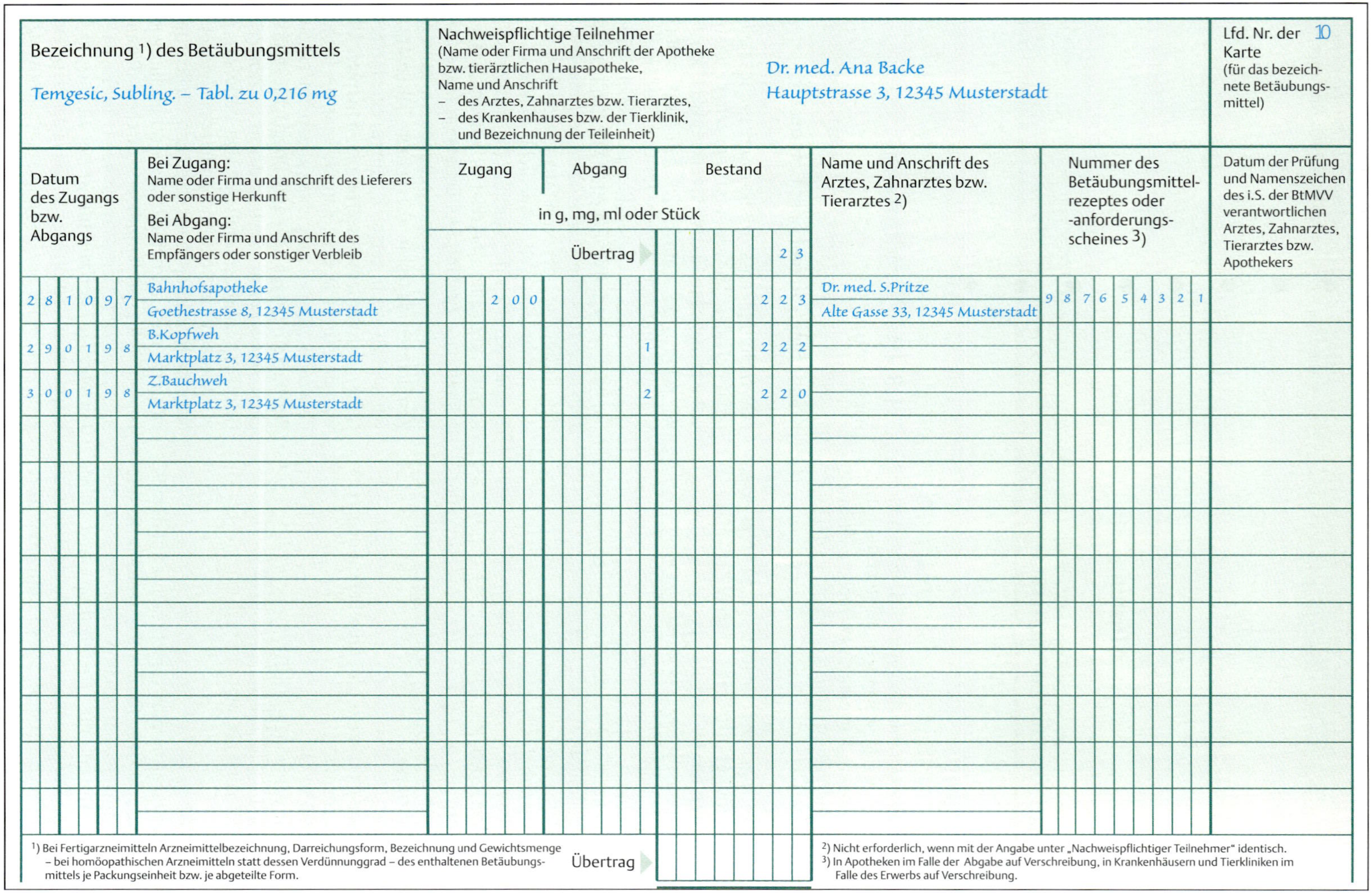

BtM-Karteikarte

Bezeichnung¹) des Betäubungsmittels: Temgesic, Subling. – Tabl. zu 0,216 mg

Nachweispflichtige Teilnehmer (Name oder Firma und Anschrift der Apotheke bzw. tierärztlichen Hausapotheke, Name und Anschrift
- des Arztes, Zahnarztes bzw. Tierarztes,
- des Krankenhauses bzw. der Tierklinik, und Bezeichnung der Teileinheit)

Dr. med. Ana Backe
Hauptstrasse 3, 12345 Musterstadt

Lfd. Nr. der Karte (für das bezeichnete Betäubungsmittel): 10

Datum des Zugangs bzw. Abgangs	Bei Zugang: Name oder Firma und Anschrift des Lieferers oder sonstige Herkunft / Bei Abgang: Name oder Firma und Anschrift des Empfängers oder sonstiger Verbleib	Zugang	Abgang	Bestand	Name und Anschrift des Arztes, Zahnarztes bzw. Tierarztes ²)	Nummer des Betäubungsmittelrezeptes oder -anforderungsscheines ³)	Datum der Prüfung und Namenszeichen des i.S. der BtMVV verantwortlichen Arztes, Zahnarztes, Tierarztes bzw. Apothekers
			Übertrag				
28 10 97	Bahnhofsapotheke, Goethestrasse 8, 12345 Musterstadt	200		2 2 3	Dr. med. S.Pritze, Alte Gasse 33, 12345 Musterstadt	9 8 7 6 5 4 3 2 1	
29 01 98	B.Kopfweh, Marktplatz 3, 12345 Musterstadt		1	2 2 2			
30 01 98	Z.Bauchweh, Marktplatz 3, 12345 Musterstadt		2	2 2 0			

in g, mg, ml oder Stück

Übertrag

¹) Bei Fertigarzneimitteln Arzneimittelbezeichnung, Darreichungsform, Bezeichnung und Gewichtsmenge – bei homöopathischen Arzneimitteln statt dessen Verdünnungsgrad – des enthaltenen Betäubungsmittels je Packungseinheit bzw. je abgeteilte Form.

²) Nicht erforderlich, wenn mit der Angabe unter „Nachweispflichtiger Teilnehmer" identisch.
³) In Apotheken im Falle der Abgabe auf Verschreibung, in Krankenhäusern und Tierkliniken im Falle des Erwerbs auf Verschreibung.

Abb. 7.9 BtM-Karteikarte

Eine Reihe von Heilpflanzen wird allein und unvermischt als Einzeldroge verwendet. Meist schmecken solche Tees ziemlich stark nach diesem einen Bestandteil und manche sind wegen ihrer Bitterstoffe fast nicht genießbar. Daneben werden häufig Teemischungen angeboten, bei denen sich die Wirkung verschiedener Einzelpflanzen gegenseitig zu einem Wirkungskomplex ergänzen. Solche Mischungen sind oft schon jahrhundertelang erprobt und bewährt und schmecken meist auch recht akzeptabel bis angenehm. Eine Heilteemischung sollte jedoch, um noch wirkungsvoll sein zu können, möglichst aus nicht mehr als 4–7 verschiedenen Heilpflanzen bestehen. Bei Mischungen von 20–30 verschiedenen Heilpflanzen, wie manche Hersteller sie anbieten, kann keine gezielte Wirkung mehr erreicht werden.

Loser Tee oder Teebeutel? Offene Ware – vorausgesetzt Frische, Reinheit, sachgemäße Lagerung und Aufbewahrung stimmen – ist grundsätzlich preiswerter als Teebeutel. Der Vorteil der Teefilterbeutel: Sie sind fertig dosiert und einfach zu handhaben (z. B. für ältere, allein lebende Menschen). Inzwischen sind manche Teebeutel zum Aromaschutz jeweils einzeln verpackt, was zwar den Verpackungsaufwand erhöht, aber Wirkstoffe, wie z. B. ätherische Öle, besser erhält. Ausschlaggebend ist in jedem Fall, ob offene Ware oder Teebeutel – die Qualität der Teedroge.

Woher ist der Tee zu beziehen?
Untersuchungen haben gezeigt, dass die im Lebensmittelhandel angebotenen Kräutertees einen Wirkstoffgehalt aufweisen, der oftmals weit unter dem für Heilzwecke notwendigen Mindestgehalt liegt. Dies ist im Lebensmittelhandel, der den Lebensmittelgesetzen unterliegt, völlig zulässig, da es hier eher auf Farbe und Geschmack als auf die Heilwirkung ankommt. Anders jedoch bei der Ware, die in Apotheken angeboten wird: Hier müssen die Heilkräuter, ob lose oder im Teebeutel, den Richtlinien des Arzneibuchs (DAB) entsprechen und werden entsprechend auf ihre Qualität geprüft, damit sie zu Heilzwecken eingesetzt werden können. So sind Teedrogen hier auch als „Arzneitee" gekennzeichnet. Dies erklärt den Preisunterschied zwischen Teebeuteln aus dem Supermarkt und denen aus der Apotheke. Heiltees, die in der Pflege innerlich oder äußerlich angewendet werden, müssen aus der Apotheke bezogen werden.
Heilpflanzen und Kräutertees, die in speziellen Kräuterläden, dem Naturkosthandel oder den Reformhäusern angeboten werden, unterliegen oftmals einer freiwilligen Qualitätskontrolle der Produzenten.

Aufbewahrung, Vorrat, Haltbarkeit. Teedrogen müssen trocken, aromadicht und lichtgeschützt aufbewahrt werden. Die meist doppelwandigen Tüten, in die Teedrogen in der Apotheke abgefüllt werden, sind aus einem speziellen, aromadichten und vor Licht schützenden Papier und, sofern sie nach jedem Gebrauch wieder dicht verschlossen werden, auch zur Lagerung geeignet. Ansonsten sind fest schließende Dosen oder Schraubgläser aus dunklem Glas gut zum Aufbewahren geeignet. Die Behältnisse, in denen Teekräuter aufbewahrt werden, sollten mit dem Namen der Droge, Kauf- und Verfallsdatum sowie mit Angaben zur Zubereitung beschriftet sein.
Teekräuter können – bei sachgemäßer Lagerung – gut ein Jahr lang verwendet werden. Trotzdem ist es ratsam, nur kleine Mengen Tee zu lagern und häufiger frische Ware nachzukaufen. Nach einem Jahr bietet die Natur wieder eine frische Ernte. Übrig gebliebene Kräuter können übrigens für ein Kräuterbad aufgebraucht werden.

Wie werden (Heil-)Kräutertees richtig zubereitet?

Die Wirkstoffe, die in einer Heilpflanze enthalten sind und die Beschaffenheit der jeweiligen Pflanzenteile, in der diese Wirkstoffe sitzen, bestimmen die Art der Zubereitung.
Am besten man informiert sich beim Kauf in der Apotheke, welche die geeignete Zubereitungsart in diesem speziellen Fall ist:

- Ein *Aufguss* (Infus) wird vorwiegend mit Blüten- und Blättern gemacht: Die Teedroge wird mit kochendem Wasser überbrüht, 5–8 Min. zugedeckt ziehen lassen, dann abseihen.
- Der Begriff *Frischaufguss* wird verwendet, wenn Pflanzenteile frisch verwendet werden (z. B. Zitronenmelisse oder Pfefferminze aus dem Garten). Die meisten bei uns vorkommenden Kräuter können zumindest über ein paar Wochen im Jahr, in denen die entsprechenden Pflanzenteile gerade frisch und aromatisch sind, so zubereitet werden.
- Eine *Abkochung* (Dekoktum) muss man meist von Rinden, Wurzeln, Hölzern oder Samen machen: Man setzt die (möglichst gut zerkleinerte) Droge mit kaltem Wasser auf und bringt sie zum Kochen. Einige wenige lässt man bis zu 20 Min. leicht köcheln, andere nur einmal aufwallen, ausschalten und noch

5–8 Min. zugedeckt ziehen lassen, dann abseihen.
- Einen *Kaltauszug* (Mazerat) macht man von Pflanzen-Bestandteilen, die besonders hitzeempfindliche Wirkstoffe beinhalten (z. B. schleimhaltige Drogen wie Eibischwurzel, Wegmalvenblätter und -blüten oder Baldrianwurzel). Dazu setzt man die Droge mit kaltem Wasser an und lässt sie ca. 5–10 Std. zugedeckt ziehen; dann abseihen und – je nach Vorliebe – kühl trinken oder vorsichtig im Wasserbad auf Trinkwärme anwärmen.
- Eine *Kombinationsform* der Zubereitungsarten ist bei all jenen Teemischungen nötig, die sowohl Drogen enthalten, die einen Aufguss erfordern als auch hitzeempfindliche Bestandteile: Man nimmt dazu die gesamte benötigte Menge an Teedrogen, setzt diese mit der Hälfte der benötigten Wassermenge kalt auf und lässt sie 5–10 Std. zugedeckt ziehen. Dann abseihen und die im Sieb zurückgebliebenen Teedrogen mit der zweiten Hälfte der Wassermenge, diesmal jedoch kochend, überbrühen, nochmals 5 Min. ziehen lassen, abseihen und mit dem Kaltauszug mischen.

! Wenn ein Tee frisch aufgebrüht und sofort serviert wird, sollte die Person darauf hingewiesen werden, nach welcher Zeit die Teebeutel herausgenommen werden müssen. Tees, die zu lange ziehen, werden nicht besser, sondern eher schlechter: Die Farbe wird unansehnlich, das Aroma herb und bitter und es kann auch zu unerwünschten Wirkungen und Unverträglichkeit kommen.

Korrekte Dosierung. Wenn man davon ausgeht, dass Teedrogen arzneilich wirken, leuchtet auch ein, dass man dann je nach Lebensalter unterschiedlich dosiert. Leider sind heutzutage die feinen Dosierungsabstufungen, wie sie noch vor 60 oder 70 Jahren üblich waren, in Vergessenheit geraten. Hier eine vereinfachte Abstufung:

- für Erwachsene: 1 Teelöffel Droge auf 150 ml Wasser (entspricht einer üblichen Kaffeetasse),
- für Kinder zwischen ca. 1 und 10 Jahren und für alte Menschen: 1 Teelöffel auf 250 ml Wasser (für kleinere Kinder nur die Hälfte der Droge).

! Bei der Verwendung von frischen Kräutern nimmt man dreimal so viel wie von getrockneten Drogen.

Tagesdosis und Anwendungsdauer. Die übliche Tagesdosis umfasst 2–3 Tassen Tee (d. h. max. ½ Liter). Um den Tee schlückchenweise über 2–4 Std. verteilt trinken zu können, wird er nach der Zubereitung (Teebeutel müssen entfernt sein) in eine Thermoskanne abgefüllt. Allerdings sollte der Tee nicht länger als ca. 5–6 Std. in der Kanne stehen, dann verändern sich Geschmack, Farbe und Zusammensetzung bzw. Wirkung.

Ein Heiltee sollte 2–3 Wochen lang entsprechend dosiert regelmäßig getrunken werden. Eine Einnahme über mehrere Wochen ist bis auf wenige Ausnahmen nicht zu empfehlen. Im Allgemeinen gilt, dass ein Tee nur so lange getrunken wird, bis er seinen Zweck erfüllt hat, d. h. der Husten oder die Blasenentzündung abgeklungen ist. Bei immer wiederkehrenden Beschwerden (Verstopfung oder Schlafproblemen) kann ein Tee kurmäßig über 2–4 Wochen angewendet, für 1–3 Monate pausiert und dann wiederholt werden.

Süßen – ja oder nein? Tees, die bei Magen-, Darm- sowie Leber-Galle-Beschwerden eingesetzt werden, dürfen auf keinen Fall mit Zucker, Honig oder anderen Kohlenhydraten gesüßt werden. Auf einen so gesüßten Tee würde der bereits vorgeschädigte Magen-Darm-Trakt mit verstärkten Gärprozessen reagieren. Beschwerden wie Blähungen wären die Folge.

Bei Husten- oder Erkältungstees kann ein wenig echter Imkerhonig positiv wirken. Da die heilungsunterstützenden Inhaltsstoffe des Honigs bei über 40 °C zerstört werden, empfiehlt es sich, den Honig erst dann zuzusetzen, wenn der Tee Trinktemperatur erreicht hat.

So kann der Geschmack eines Tees auch ohne Zucker verbessert werden: Ein paar kleine Stückchen Süßholzwurzel, 1 Prise pulverisiertes Süßkraut (Stevia Rebaudiana) oder ein paar zerquetschte Anisfrüchte können vor der Zubereitung der Teedroge zugegeben werden und machen den Tee milder und leicht süßlich. Einige Tropfen Zitronensaft oder eine Prise Pfefferminze verbessern den Geschmack so manchen herben Kräutertees und können bewirken, dass er mit Genuss eingenommen wird.

Haustee-Mischungen

Brombeer-, Himbeer- und Erdbeerblätter gelten als Heilpflanzen mit eher schwacher arzneilicher Wirkung und werden daher gerne als Grundlage für Hausteemischungen (Getränketees) benutzt. Auch Hagebutten und/oder Hagebuttenkernchen, Apfelschalen oder Hibiskusblüten eignen

sich gut für solche Mischungen, die gerne zum Frühstück oder Abendessen getrunken werden. Hier ein paar Beispiele:
Alle Teemischungen können von der Apotheke gemischt werden. Die o. g. Mengen ergeben eine ganze Tüte voll – auch wenn die Mengen sehr wenig erscheinen (Teedrogen wiegen meist wenig). Diese Teemischungen werden als Aufguss zubereitet und sollten max. 5 Min. ziehen.

Literatur

Grond, E.: „Aber ich brauche das doch ...!" Altenpflege 8/95
Grond, E.: Psychopharmaka im Alter. Altenpflege 5/95
Kretz, F.-J. et al: Medikamentöse Therapie. Arzneimittellehre für Krankenpflegeberufe. Thieme, Stuttgart 1993
Lüllmann, H. et al.: Taschenatlas der Pharmakologie. Thieme, Stuttgart 1998
Meyer, E.: Teerezepturen. Deutscher Apotheker Verlag, Stuttgart 1995
Müller-Bohlen, L.: Der schleichende Tod. Pflege aktuell 4/95
Nickel, A. et al.: Altenpflege, Geriatrie. Verlag Handwerk und Technik, Hamburg 1995
Pahlow, M.: Das große Buch der Heilpflanzen. Gräfe und Unzer, München 1996
Reuter, W., J. Schwarze.: Besonderheiten der Arzneimitteltherapie im Alter. Geriatrie Praxis 7-8/95
Weiss, R.F., V. Fintelmann: Lehrbuch der Phytotherapie. Hippokrates Verlag, Stuttgart 1997
Wilbrand, K.: Arzneiliche Abführhilfen. Altenpflege 2/97
Zimmermann, W.: Praktische Phytotherapie. Sonntag, Stuttgart 1994

Haustee-Mischungen

Beispiel 1:
15 g Brombeerblätter
15 g Himbeerblätter
15 g Hagebuttenschalen
10 g Ringelblumenblüten
10 g Steinklee ∎

Beispiel 2:
20 g Brombeerblätter
20 g Himbeerblätter
20 g Erdbeerblätter
20 g Melissenblätter
20 g Fenchelfrüchte*
20 g Gänsefingerkraut
 5 g Pfefferminzblätter ∎

Beispiel 3:
25 g Brombeerblätter
25 g Himbeerblätter
25 g Erdbeerblätter
10 g Hagebuttenschalen
10 g Hibiskusblüten ∎

* Fenchelfrüchte vor dem Mischen zerquetschen lassen

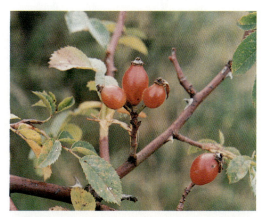

Hagebutten

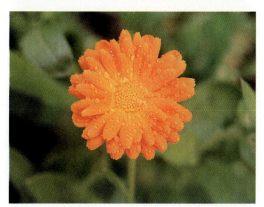

Ringelblumen

Beispiel 4:
30 g Brombeerblätter
30 g Himbeerblätter
20 g Hagebutten
10 g Pfefferminzblätter ■

Beispiel 5:
30 g Himbeerblätter
30 g Brombeerblätter
20 g Lindenblüten
20 g Lavendelblüten ■

Beispiel 6:
30 g Brombeerblätter
20 g Holunderblüten
20 g Lindenblüten
 5 g Fenchelfrüchte* ■

* Fenchelfrüchte vor dem Mischen zerquetschen lassen

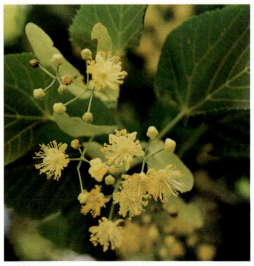

Lindenblüten

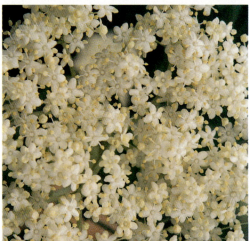

Holunderblüten

7.2 Injektion und Infusion

Hartmut Rolf

7.2.1 Grundlagen der Injektion

D Eine Injektion ist eine Applikation von gelösten oder suspendierten Arzneimitteln mit einer Hohlnadel (Kanüle) direkt in den Organismus. Dies geschieht unter Umgehung des Magen-Darm-Traktes, d. h. parenteral. Im Gegensatz zur Infusion werden bei der Injektion geringere Mengen bis zu 20 ml relativ schnell appliziert.

Bedeutung und Gefahren

Vorteile der Injektion gegenüber anderen Applikationsformen von Arzneistoffen:

- schnellerer und sicherer Wirkungseintritt in Sekunden bis Minuten; er hängt von der Applikationsart und Injektionsart ab,
- genau steuerbare Dosierung,
- Wirkstoff wird dem Organismus direkt ohne Verzögerung oder Veränderung durch die Verdauung zugeführt (z. B. notwendig für Insulingabe),

- Anwendung auch bei Schluckstörung und Bewusstseinsstörung möglich,
- lokale Behandlung möglich (z. B. bei Lokalanästhetika oder Injektion in ein Gelenk).

Gefahren und mögliche Folgen einer Injektion müssen beachtet werden:

- medikamentös bedingt:
  - stärkere bzw. schnellere Arzneimittelreaktionen, besonders bei alten Menschen, die häufig eine geringere Arzneimitteldosierung benötigen als junge Erwachsene,
  - allergische Reaktionen können bis zum vital bedrohlichen Schock und Atemstillstand führen.
- lokale Reaktionen:
  - Blutungen nach außen oder ins Gewebe (Hämatome), sie sind besonders gefährlich bei Blutern oder Personen mit herabgesetzter Gerinnung (Antikoagulanzientherapie).
  - Verletzungen von Nerven, hier ist vor allem die Nervenschädigung bei falscher Injektionstechnik in den Gesäßmuskel für Pflegepersonal zu beachten.
  - Aseptische Nekrose, wenn z. B. ein Medikament, das nur intramuskulär verabreicht werden darf, in das subkutane Gewebe injiziert wird. Diese Fehlinjektion kann schwere Gewebeschäden auslösen und tritt bei Verwendung einer zu kurzen Nadel oder durch falsche Injektionstechnik auf; ebenso kann ein Medikament, das für die intravenöse Gabe bestimmt ist, bei paravenöser Fehlinjektion zu schweren Schäden des Gewebes führen.
  - Besonders bei abwehrgeschwächten Personen kann es bei Infektionen zu Abszessen kommen.
- Sonstiges:
  - Infektionen durch eingeschleppte Krankheitskeime können lokal begrenzt sein oder sich zu einer Sepsis im ganzen Körper ausbreiten. Daher ist die streng hygienische Vorbereitung und Durchführung sowie die Sterilität der Utensilien und Medikamente besonders wichtig.
  - Kollaps, z. B. ausgelöst durch Angst, kann dadurch vorgebeugt werden, dass Patienten beim Spritzen grundsätzlich liegen oder mindestens sitzen.
  - Fettembolie kann durch eine fehlerhafte Applikation, wenn z. B. ein öliges Medikament intravenös statt intramuskulär gespritzt wird, ausgelöst werden. Durch eine sorgfältige Aspiration vor der Injektion, zur Kontrolle, dass nicht in ein Blutgefäß injiziert wird, kann diese Fettembolie vermieden werden.
  - Kanülenbruch ist bei heute üblicher Qualität der Einmalkanülen sehr selten, aber möglich, besonders bei unruhigen Kranken.

Injektionsarten

Es wird zwischen den folgenden Injektionen unterschieden:

- subkutan (s.c.) in das Unterhautfettgewebe,
- intramuskulär (i.m.) in ein Muskelgewebe,
- ventroglutäal (v.g.) in den mittleren Gesäßmuskel.

Diese Injektionen sind ausschließlich dem Arzt vorbehalten.
- intravenös (i.v.) in eine Vene,
- intrakutan (i.c.) in die Haut,
- intraarteriell (i.a.) in eine Arterie,
- intraartikulär in ein Gelenk,
- intralumbal in den Lumbalsack,
- intrakardial in den Herzmuskel.

Kompetenz

Die Frage nach der Kompetenz zur Durchführung von Injektionen beinhaltet für das Altenpflegepersonal auch Fragen nach juristischer Absicherung und beruflichem Selbstverständnis. Altenpflege versteht sich vorrangig als begleitende Unterstützung aller Aktivitäten des täglichen Lebens. Dies schließt auch die Übernahme einiger dem Arzt vorbehaltener, aber von ihm delegierter Tätigkeiten ein. Voraussetzung ist ausreichendes Wissen um das Medikament wie Wirkungsweise, Indikationen und Kontraindikationen, Beherrschung der Injektionstechnik sowie Kenntnis von möglichen Komplikationen. Die Übernahme muss abgelehnt werden, wenn irgendwelche Zweifel an der sicheren Ausführung (z. B. wenig Erfahrung) bestehen oder andere Voraussetzungen fehlen.

Die Übernahme ärztlicher Tätigkeiten durch examiniertes Pflegepersonal ist nur zulässig, wenn folgende Voraussetzungen erfüllt sind:
- Der Kranke ist mit der Maßnahme und mit der Durchführung durch die Pflegekraft einverstanden. Dies setzt umfassende Aufklärung durch den Arzt voraus. Die Maßnahme muss unterbleiben, wenn sich der Patient weigert oder die Erlaubnis widerruft. In diesem Fall ist der Arzt unverzüglich zu informieren.
- Die Pflegekraft ist mit der Übernahme der Aufgabe einverstanden. Die Pflegekraft hat ein Weigerungsrecht (oder eine Weigerungspflicht!), wenn ihr die Aufgabe zu gefährlich erscheint. Dies kann z. B. der Fall sein, wenn sie sich persönlich nicht in der Lage fühlt, die Aufgabe sicher zu bewältigen, ihr wichtige Kenntnisse über das Medikament fehlen, sie sich in der technischen Durchführung unsicher ist, das Material nicht einwandfrei ist, der organisatorische Betriebsablauf eine sichere Durchführung nicht gewährleistet oder die ärztliche Unterweisung und Anleitung nicht gegeben ist. In solchen Fällen wird von der Altenpflegefachkraft Zivilcourage verlangt!
- Eine genaue schriftliche ärztliche Anweisung liegt vor. Sie enthält u. a. den Namen des Patienten, das Medikament mit genauer Angabe zu Menge, Konzentration, Dosierung, Art und Häufigkeit der Verabreichung und Zeitpunkt.
- Die Durchführung darf ärztliches Handeln nicht erfordern.
- Die Fähigkeit der mit der Aufgabe betrauten Pflegekraft ist im Einzelfall geprüft und nachgewiesen. Neben der formellen Qualifikation z. B. als staatl. anerkannte Altenpflegerin oder Krankenschwester ist die materielle Qualifikation, d. h., dass die Tätigkeit auch wirklich beherrscht wird, besonders wichtig.

Es kann jedoch in Einzelfällen dennoch ärztliches Handeln erforderlich sein, z. B. bei unvorhergesehenen Komplikationen.
Regelmäßige Fortbildung ist für Pflegepersonal zwingend. Es ist auch (haftungs-)rechtlich geboten, Pflegetätigkeiten immer auf dem neuesten Stand des Wissens durchzuführen. Durchführungsverantwortung im rechtlichen Sinne hat immer die handelnde Person, z. B. die spritzende Altenpflegerin. Sie ist für ihr Tun und Lassen voll verantwortlich. Der Arzt trägt für die korrekte Anordnung die Verantwortung. Organisatorische Verantwortung trägt die Vorgesetzte, die für die organisatorischen Rahmenbedingungen wie sichere Ablaufplanung und zweckentsprechende Dienstpläne und die Auswahl des geeigneten Personals sorgt.

Die Zulässigkeit der Durchführung von Injektionen durch Altenpflegerinnen hängt entscheidend vom Nachweis der Fähigkeit der einzelnen Altenpflegerin ab. Es muss vom verantwortlichen Arzt festgestellt werden, inwieweit die Altenpflegerin über die erforderlichen fachlichen Kenntnisse zur Durchführung von Injektionen verfügt (Brenner 1990).

Für in der Ausbildung stehende Altenpflegeschülerinnen gilt im Grundsatz, was Brenner et al. für Krankenpflegeschülerinnen als verbindlich beschrieben haben: sie „dürfen nur zum Zweck ihrer Ausbildung und unter unmittelbarer Aufsicht und Anleitung eines Arztes oder einer damit beauftragten Pflegeperson, die selbst zur Durchführung dieser Maßnahmen ermächtigt ist, subkutane und intramuskuläre Injektionen sowie Blutentnahmen aus der Vene durchführen".

Bei der Anwendung von Medizingeräten und Medizinprodukten (z. B. Injektionsspritzen, Infusionspumpen und Infusionsgeräten) ist auf die Einhaltung der Bestimmungen des Medizinproduktgesetzes bzw. der Medizingeräteverordnung (MedGV) und – für die Anwender besonders wichtig – die Verordnung über das Errichten, Betreiben und Anwenden von Medizinprodukten vom 29. Juni 1998 zu achten.

7.2.2 Material zur Injektion

Spritzen

Die heute gebräuchlichsten Plastik-Einmalspritzen werden einzeln steril verpackt geliefert (Abb. 7.**10–12**).

Vorteile:

- Sicherheit vor Übertragung von Infektionen, z. B. Hepatitis, Aids oder Abszessen,
- rationelles Arbeiten,
- Fassungsvermögen (1–20 ml) nach Bedarf,
- mögliche Spezialgraduierung (z. B. für Insulin).

Kanülen

Diese Hohlnadeln mit unterschiedlichen Stärken, Längen und Schliff sind ebenfalls als Einmalka-

7.2 Injektion und Infusion

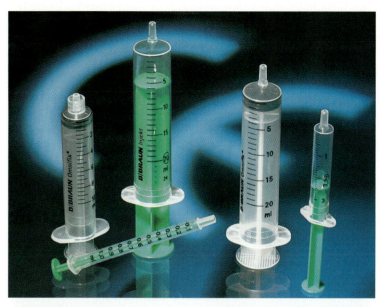

Abb. 7.**10** Einmalspritzen sind als Standard-, Feindosierungs- und Katheteransatz-Spritzen in unterschiedlichen Größen im Angebot (Quelle: B. Braun Melsungen AG)

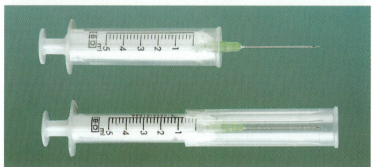

Abb. 7.**11** Einmalspritzen mit Sicherheitszylinder schützen vor Nadelstichverletzungen (Quelle: Becton Dickinson GmbH)

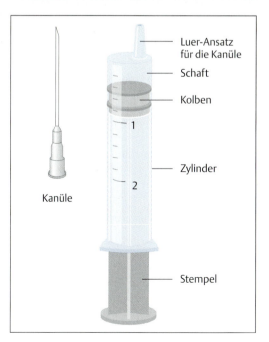

Abb. 7.**12** Injektionsspritze

Kanülen (Orginalgrößen)	Nr./Gauge	Ø mm	Länge mm	Indikationen
	20×2⁴/₅	0,90	70	Tief-Intramuskulär
	1 20×1¹/₂	0,90	40	i.v., für dickflüssige Lösungen, i. m.
	19×2	1,10	50	Intramuskulär
	2 21×1¹/₂	0,80	40	i.v., für große Mengen i.m., für wässrige Lösungen
	21×2	0,80	50	Intramuskulär
	12 22×1¹/₄	0,70	30	i.v., i.m.
	14 23×1¹/₄	0,60	30	i.v., i.m. Kleinmengen
	16 23×1	0,60	25	i.v., i.m. Kleinmengen
	17 24×1	0,55	25	i.v., s.c., Handvene Pädiatrie
	18 26×1	0,45	25	i.v., s.c., Handvene Pädiatrie
	25×⁵/₈	0,50	16	Heparin
	27×¹/₂	0,40	12	Insulin
	26×¹/₂	0,45	12	Insulin
	20 27×⁴/₅	0,40	20	Insulin, s.c., i.c.
	19×1¹/₂	1,10	40	Blutentnahme
	19×1¹/₄	1,10	30	Blutentnahme, Aufziehnadel für dickflüssige, ölige Lösungen

Abb. 7.**13** Übersicht gebräuchlicher Injektionskanülen. Sie werden nach ihrem unterschiedlichen Einsatzzweck ausgewählt

nülen (einzeln steril verpackt) im Gebrauch. Die Wahl der Injektionskanüle ist abhängig vom Injektionsort und von der Injektionslösung (Abb. 7.**13**).

Richtwerte sind:

- **Subkutane Injektion:** Die Kanülen sind möglichst dünn (0,7 mm Durchmesser) und haben eine Länge von 25–38 mm.

  Für die senkrechte Injektionstechnik ist 12 mm Nadellänge optimal, z. B. für die Insulin- und Heparininjektion. Es lässt sich hierbei eine Injektion in die gefäßarme subkutane Etage gewährleisten (Wolfat u. Ückert 1994).

- **Ventroglutäale Injektion:** Für Injektionen in den mittleren Gesäßmuskel werden in der Regel Kanülen von 0,9 mm Durchmesser und einer Länge von 55 mm, 60 mm oder 70 mm verwendet. Um das Medikament sicher in den Muskel zu spritzen und nicht in das darüber liegende Unterhautfettgewebe, kann bei normalgewichtigen Personen eine Kanülenlänge von 55–60 mm, bei Personen mit ausgeprägter Muskulatur und bei Adipösen eine Kanülenlänge von 60–80 mm gewählt werden. **Hildebrand (1993) empfiehlt zur Sicherheit, ausschließlich Spezialkanülen von 70 mm Länge zu verwenden.**

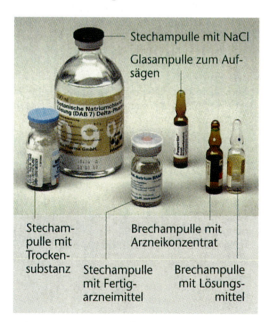

Abb. 7.**14** Ampullen im Überblick (aus Pflege Heute 1998)

Injektionslösungen

Injektionslösungen stehen in folgenden Aufbewahrungsformen zur Verfügung (Abb. 7.**14**):

- **Glasampullen** mit 1–20 ml Fassungsvermögen. Sie werden am Ampullenhals angesägt und aufgebrochen.
- **Brechampullen**, mit einer Markierung am Ampullenhals gekennzeichnet. Hier entfällt das Ansägen.
- **Stechampullen**, z. B. für Insulin sind evtl. auch zur mehrmaligen Entnahme einer Einzeldosis geeignet.
- **Trockenampullen** (für instabile Substanzen). Diese Arzneimittel erst unmittelbar vor Gebrauch mit dem dazugehörigen Lösungsmittel mischen.
- **Fertigspritzen** werden häufig für die Applikation von Antibiotika, Heparin oder Glukagon verwendet. Sie enthalten entweder die gebrauchsfertige Lösung oder sie sind mit Trockensubstanz und Lösungsmittel in 2 Kammern ausgerüstet.
- **Kunststoffampullen** können ohne Verletzungsgefahr und ohne Kanülen aufgezogen werden.

> **! Aufbewahrung:**
> Medikamente können sich auch durch Wärme, Frost oder Lichteinfluss verändern. Vorgeschriebene Lagerungsbedingungen (z. B. lichtgeschützt, kühl oder bei Zimmertemperatur usw.) und Verfallsdatum sind gewissenhaft zu beachten.

7.2.3 Hygiene

Injektionslösungen, Infusionslösungen und Mischungen werden erst unmittelbar vor der Injektion oder Infusion aufgezogen bzw. hergestellt (Böhme 1991)! Nur so kann ein gefährliches Keimwachstum verhindert werden.
Der ordnungsgemäßen Desinfektion der Injektionsstelle und der einwandfreien Hygiene kommen große Bedeutung zu, da Kranke in der Altenpflege häufig abwehrgeschwächt sind. Das Pflegepersonal selbst kann mit verschiedensten Infektionserregern (Hospitalismuskeime!) kontaminiert sein. Durch die kleine Verletzung des Gewebes, die eine Injektion mit sich bringt, können eingeschleppte Krankheitserreger leicht eine Infektion auslösen. Dies gilt besonders bei der Einnahme immunsuppressiver Medikamente wie Kortison und Zytostatika oder bei Krankhei-

ten, die die natürliche Abwehrkraft herabsetzen wie Tumoren, Diabetes mellitus oder auch schlechter Ernährungszustand. Auch aus Gründen rechtlicher Absicherung müssen die Forderungen zur Krankenhaushygiene (Steuer 1979) genau eingehalten werden. Dies gilt natürlich grundsätzlich auch für den ambulanten Pflegedienst, denn auch im häuslichen Milieu sind die hygienischen Verhältnisse häufig nicht so, dass Infektionen ausgeschlossen werden könnten.

Jede Injektion muss nach den strengen Grundsätzen der Asepsis ausgeführt werden:

- hygienische Händedesinfektion vor und nach der Injektion,
- Desinfizieren der Injektionsstelle mit Hautdesinfektionsmitteln und sterilisierten Tupfern,
- Einhaltung der Einwirkzeit,
- Vermeidung von Kontaminationen an den kritischen Stellen, wie Spritzenkonus, Stempel, Kanülenansatz und -schaft (wird durch Berühren unsteril!),
- sterile Injektionslösung,
- nicht auf die desinfizierte Haut und die sterilen Utensilien sprechen, husten oder niesen.

7.2.4 Durchführung der Injektion

Allgemeine Vorbereitung

- Beachten der genauen schriftlichen Verordnung (Name des Patienten, Datum und Uhrzeit, Name des Präparates, Mengenangabe, Applikationsart),
- Situationsanalyse (kann die Anordnung durchgeführt werden, oder muss der Arzt selbst aktiv werden?),
- Richten des Spritzentabletts mit:
  - Einmalspritze,
  - 2 Kanülen (eine zum Aufziehen und eine zum Injizieren),
  - Injektionslösung,
  - Desinfektionsmittel,
  - Tupfer und Pflaster.

Aufziehen der Injektionslösung

Glasampulle:

- Kontrolle des Medikaments,
- vor dem Aufsägen einer Ampulle müssen evtl. mögliche Reste der Injektionslösung aus dem Ampullenkopf in den Ampullenkörper zurückgeführt werden, damit die genau bemessene Wirkstoffmenge noch stimmt,
- Aufbrechen der Ampulle; dabei wird die Ampulle so gehalten, dass der Zeigefinger hinter dem Ampullenhals liegt und als Hebel wirkt. Zum Schutz vor Verletzungen liegt ein Tupfer zwischen Ampullenhals und Zeigefinger (Abb. 7.**15a** u. **b**).
- Sollte der Ampullenhals zerbrechen, muss die ganze Ampulle weggeworfen werden, da u.U. unsichtbare Glassplitter in die Injektionsflüssigkeit gefallen sein könnten!
- Spritze und Aufziehkanüle zusammenstecken,
- Injektionslösung aufziehen, die Kanüle darf dabei weder mit der Außenwand der Ampulle noch mit der Hand in Berührung kommen.
- Aufziehkanüle sofort in Abwurfbehälter entsorgen (Abb. 7.**24**, S. 570).
- Injektionskanüle auf Spritze setzen.

Stechampulle (Abb. 7.**16** u. **17**):

- Kontrolle des Medikaments,
- Gummistopfen desinfizieren und die Einwirkzeit einhalten,
- möglichst dünne Aufziehkanüle benutzen,
- entsprechende Menge Luft in die Stechampulle zuspritzen (zur Vermeidung eines Unterdrucks beim Aufziehen des Medikaments!),
- jetzt Durchstechampulle auf den Kopf stellen,
- Injektionslösung aufziehen, dabei etwas mehr Lösung entnehmen als benötigt wird,
- Aufziehkanüle sicher entsorgen,
- Spritze und Injektionskanüle zusammenstecken,
- Einstellen der genauen verordneten Menge,
- bei Mehrfachentnahme Datum der ersten Entnahme vermerken.

Trockenampulle:

- Kontrolle des Medikaments,
- bei Stechampulle Gummistopfen desinfizieren (s. oben),
- Lösungsmittel in die Trockensubstanz spritzen, bei Stechampullen zum Ausgleich des Überdrucks Luft in die Spritze ansaugen,
- Trockensubstanz möglichst ohne Schaumbildung auflösen, nur kippen, nicht schütteln,
- aufziehen, erst wenn das Medikament vollständig aufgelöst ist.

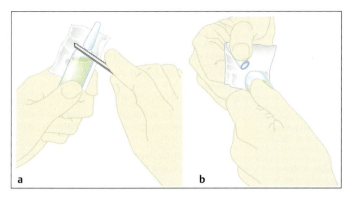

Abb. 7.**15a** u. **b** Öffnen einer Glasampulle
a Ampullenhals unter leichtem Druck schiebend ansägen
b Beim Aufbrechen einer Ampulle wird der Zeigefinger durch einen Tupfer geschützt und dient als Hebel

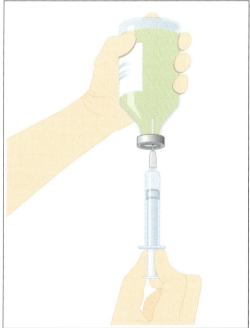

Abb. 7.**16** Aufziehen aus einer Stechampulle

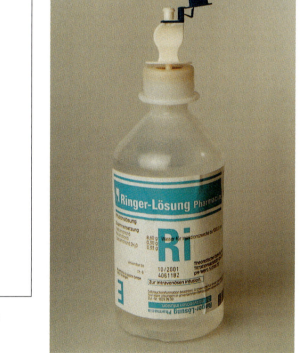

Abb. 7.**17** Infusionsflaschen oder auch Stechampullen werden zur hygienischen Mehrfachentnahme mit einer Entnahmekanüle ausgestattet (hier: Taky-Spike-Plus)

Für alle aufgezogenen Injektionslösungen gilt in der Regel:

Die Luftblase, die sich in der Spritze befindet, herausspritzen, bis ein winziger Flüssigkeitstropfen an der Kanülenspritze sichtbar wird. Flüssigkeitsmenge in der Spritze dann auf das gewünschte Injektionsvolumen einstellen. Der Tropfen wird abgeschüttelt. Grundsätzlich soll vermieden werden, Medikamente in die Luft zu spritzen. Denn durch das Einatmen der Tröpfchen kann es zu Allergisierungen kommen.

Vor jeder Injektion muss der Inhalt des Beipackzettels bekannt sein. Aus ihm ergeben sich wichtige Hinweise auf Lagerung, Kontrolle, Wirkung, Nebenwirkung und Applikation.
Jedes Medikament muss auf Haltbarkeit, Trübung, Ausflockung, Verfärbung und Sterilität wahrende Verpackung kontrolliert werden.

Jede sterile Spritze und Kanüle auf Zweckmäßigkeit, auf intakte Verpackung und Sterilindikator sowie Verfallsdatum kontrollieren.

Injektionen von mehreren Medikamenten an einem Injektionsort oder in einer Mischspritze sind nur nach ausdrücklicher Arztanordnung erlaubt!

Wenn das Mischen von zwei Insulinen angeordnet ist, empfiehlt Hildebrandt (1995) folgendes Vorgehen:

- Fläschchen mit Verzögerungsinsulin rollen, Luft injizieren, Nadel herausziehen,
- Luft in Fläschchen mit Normalinsulin injizieren und gewünschte Einheiten Normalinsulin in Spritze aufziehen,
- anschließend gewünschte Einheiten Verzögerungsinsulin aufziehen,
- keine zusätzlichen Einheiten aufziehen, um sie mit Luft zurückzuspritzen!
- **Achtung:** zinkverzögerte Insuline (z. B. Ultraretard®, Semilente®, Monotard HM®) können nicht mit anderen Insulinen gemischt werden.

Weitere Maßnahmen nach dem Aufziehen:

- Um Kontaminationen zu verhindern, bleibt die Schutzkappe der Injektionskanüle bis unmittelbar vor der Injektion auf der Kanüle,
- nochmalige Kontrolle des Medikaments und der Anordnung,
- Kontrolle auf Luftleere und exakte Menge in der Spritze,
- Verwechslungen von Medikamenten ausschließen, deshalb zu der aufgezogenen Spritze die Originalampulle auf das Tablett legen oder über die Kanülenkappe stülpen.

Injektionstechniken

Subkutane Injektion (s.c.)

Ein unter die Haut appliziertes Medikament (nur wässrige Lösungen) wird nur langsam in das Blut aufgenommen. Der verordnete Applikationsort ist genau einzuhalten: Einstichstellen ins Unterhautfettgewebe (Abb. 7.**18**),
Hautschichten und Gewebeschichten, in welche s.c. und i.m. Injektionen erfolgen (Abb. 7.**19**),
der Einstichwinkel von 45° wird nur noch selten angewendet (Abb. 7.**20**).

> **! Beachte:**
> - Grundsätzlich wichtig bei der subkutanen Injektion ist, die Haut so abzuheben und eine Falte zu bilden, dass die Injektion einfach und gefahrlos durchgeführt werden kann.
> - Ausnahmsweise kann bei kachektischen Patienten die Haut gespannt statt abgehoben werden. Wenn eine Hautfalte zu dünn ist, wird in die gespannte Haut nur wenige Millimeter tief senkrecht eingestochen.
> - Die Resorptionsgeschwindigkeit ist abhängig von
>   - der Art des Medikaments, z. B. das Insulin: Während Altinsulin schnell resorbiert wird und wirkt, wird Verzögerungsinsulin erst über 8 bis 24 Stunden freigesetzt.
>   - Je höher die Hauttemperatur am Injektionsort, desto schneller die Resorption. Das warme Bad nach der Injektion beschleunigt ebenso die Resorption wie lokale Massage.
>   - Eine hohe Einzeldosis von Insulin verzögert die Resorption ebenso wie ein hohes Lebensalter und Durchblutungsstörungen.
>   - Die Injektion in die Bauchhaut führt zu einer schnelleren Resorption als die Injektion des gleichen Medikaments in den Oberschenkel.
>   Daraus leitet sich die Forderung ab, Insulin abends (langsamere Resorption) in den Oberschenkel zu spritzen und tagsüber zur schnelleren Resorption in den Bauch.
>   Um bei regelmäßiger Insulininjektion Sklerosierungen (Verhärtungen) zu vermeiden, soll der Injektionsort regelmäßig nach Plan gewechselt werden.
> - Ob eine Aspiration bei s.c. Injektionen notwendig ist, wird kontrovers diskutiert und ist von der jeweiligen Arztanordnung, dem Medikament und der Technik der Injektion abhängig. Zur Vermeidung von Hämatomen durch Nadelbewegungen beim Aspirieren wird z. B. bei der Low-dose-Heparininjektion empfohlen, auf eine Aspiration zu verzichten. Das Hauptargument für die Aspiration ist die (seltene) Gefahr einer versehentlichen Injektion des Medikaments in ein Blutgefäß, was z. B. bei Insulin zu einem massiven Blutzuckerabfall führen kann, da die Wirkung ohne Verzögerung eintritt.

7.2 Injektion und Infusion **565**

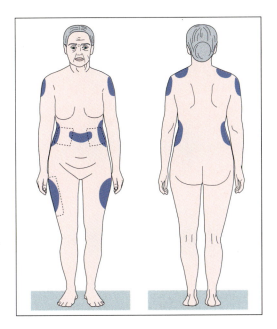

Voraussetzungen für den Verzicht auf eine Aspiration sind in jedem Fall:
- Bildung und Beibehaltung der Hautfalte,
- Applikationsort seitliche Bauchregion und laterale Oberschenkelregion,
- Nadellänge 12 mm (Abb. 7.**21a** u. **b**),
- extra dünne Nadel.
- im übrigen kann bei einer Insulininjektion mittels PEN ohnehin nicht aspiriert werden.

Wichtige Kontraindikationen für die s.c. Injektion
- Subkutan darf nicht gespritzt werden in ödematöses, infiziertes, entzündetes Gewebe, in Narbengewebe, gelähmte Regionen oder Hämatome.
- Bei Schockzuständen darf auch nicht s.c. injiziert werden.
- Bei Blutungsneigung und Antikoagulanzientherapie ist Vorsicht geboten und der Arzt zu fragen.

Abb. 7.**18** Injektionsstellen für subkutane Injektionen.
Feld innerhalb der gestrichelten Linie vorzugsweise für Heparininjektionen
- Oberschenkel (Vorder- und Außenseite)
- Bauchdecke (ausgenommen die Umgebung 2 cm rings um den Bauchnabel)
- Oberarm (Mitte-Außenseite)
- Flankengegend

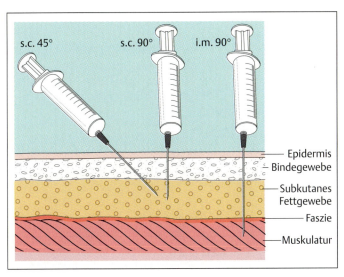

Abb. 7.**19** Hautschichten und Gewebeschichten, in welche s.c. und i.m. Injektionen erfolgen

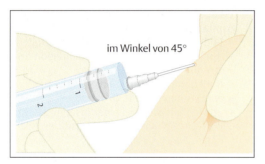

Abb. 7.**20** Einstichwinkel 45° bei s. c. Injektion

Durchführung der s. c. Injektion

ohne Aspiration (Abb. 7.**21a** u. **b**):

- Kranken informieren,
- sorgfältige Händedesinfektion,
- Einstichstelle desinfizieren,
- Einwirkzeit abwarten,
- Bildung und Beibehaltung einer Hautfalte bis zum Ende der Injektion. Die Hautfalte wird auf der einen Seite mit dem Daumen und auf der anderen Seite mit dem kleinen Finger und Ringfinger gebildet.
- Einstichstelle nicht berühren.
- Einstich im Winkel von 45° oder genau senkrecht (bei entsprechend kürzeren Kanülen).
- Medikamente langsam injizieren, wobei die Kanüle nicht verschoben werden darf und eindeutig subkutan liegen muss.
- Nach der Injektion soll zur Vermeidung eines Rückflusses die Kanüle 10 Sek. in der Subkutis verbleiben.
- Kanüle entsprechend dem Einstichwinkel zügig herausziehen,
- Tupfer leicht auf Einstichstelle drücken; das Medikament soll durch Kreisbewegung mit dem Tupfer unter leichtem Druck im Gewebe verteilt werden.
- Evtl. Pflaster auf Einstichstelle.

mit Aspiration (Abb. 7.**21c** u. **d**):

- Kranken informieren,
- sorgfältige Händedesinfektion,
- Einstichstelle desinfizieren,
- Einwirkzeit abwarten,
- Bildung und Beibehaltung einer Hautfalte bis zum Ende der Injektion. Die Hautfalte wird auf der einen Seite mit dem Daumen, auf der anderen Seite mit dem kleinen Finger und Ringfinger gebildet (Abb. 7.**21c**).

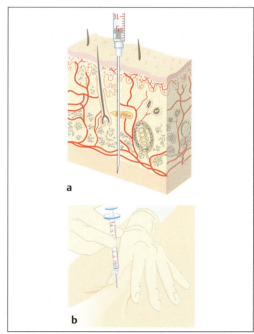

Abb. 7.**21a** u. **b**
a Subkutane Injektion mit 12 mm langer Injektionsnadel in die gefäßarme Zone zwischen den Gefäßetagen
b Subkutane Injektion ohne Aspiration

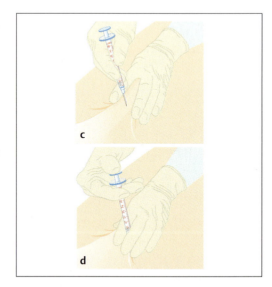

Abb. 7.**21c** u. **d**
c Sukutane Injektion mit Aspiration (nach Reinelt): Bildung und Beibehaltung einer Hautfalte: auf der einen Seite mit dem Daumen, auf der anderen Seite mit dem kleinen Finger und dem Ringfinger
d Zur Aspiration und Injektion die Spritze mit Zeige- und Mittelfinger fixieren

- Unmittelbar über der Injektionsstelle werden Zeige- und Mittelfinger gespreizt.
- Einstich (möglichst senkrecht [90°] zur Hautoberfläche bei einer Kanülenlänge von 12 mm), Einstichstelle nicht berühren.
- Die Spritze mit Zeige- und Mittelfinger am Kanülenansatz fixieren.
- Mit der anderen Hand kann jetzt zur Aspiration umgegriffen und aspiriert werden.
- Aspiration durch das Anziehen des Spritzenkolbens. Dies dient zur Kontrolle, ob kein Gefäß verletzt wurde. Wird beim Aspirieren Blut angesaugt, so wird die Injektion abgebrochen und mit neu aufgezogenem Medikament und frischen Utensilien an anderer Stelle injiziert.
- Wird kein Blut aspiriert, Medikament langsam injizieren, wobei die Kanüle nicht verschoben werden darf und eindeutig subkutan liegen muss.
- Nach der Injektion soll zur Verhütung eines Rückflusses die Kanüle 10 Sek. in der Subkutis verbleiben.
- Kanüle entsprechend dem Einstichwinkel zügig herausziehen,
- Tupfer leicht auf Einstichstelle drücken; das Medikament soll durch Kreisbewegung mit dem Tupfer unter leichtem Druck im Gewebe verteilt werden.
- Evtl. Pflaster auf Einstichstelle.

Herstellerhinweise zur Anwendung von Fertigspritzen beachten (hier beispielsweise für Fraxisparin 0,3 Auszug):

- Nadelschutzkappe erst unmittelbar vor der Anwendung gerade abziehen, ohne zu verkanten; keinesfalls Kappe entfernen und wieder aufstecken. Denn beides könnte dazu führen, dass sich die Nadel verbiegt oder dass die hauchdünne Silikonschicht beschädigt wird. Diese gewährleistet eine nahezu schmerzlose Injektion, da sie das Gleiten der Nadel durch das Gewebe erleichtert.
- Luftblase nicht herausdrücken, da sie die volle Abgabe des Wirkstoffs gewährleistet.
- Evtl. ausgetretene Tropfen an der Nadelspitze abschütteln. Nicht abstreifen, um eine Beschädigung der Silikonbeschichtung zu vermeiden.
- Die Injektion erfolgt zweckmäßigerweise in das Gewebe der vorderen seitlichen Bauchregion bzw. in den Oberschenkel.
- Die Einstichstelle mit Alkohol desinfizieren.
- Mit Daumen und Zeigefinger eine Hautfalte bilden.
- Die Hautfalte festhalten und die Nadel senkrecht in ihrer ganzen Länge einführen.
- Langsam den Kolben herunterdrücken, dabei den Inhalt der Spritze vollständig herausdrücken.
- Anschließend die Nadel gerade herausziehen und danach erst die Hautfalte loslassen.

Injektionen mit dem Insulin-Pen: Der Pen hat seinen Namen vom Federhalter, der ebenso in der Hand liegt und schnell einsatzbereit ist. Wie eine Fertigspritze ist das Gerät mit Spritze, Kanüle und Spezialinsulin ausgerüstet. Zum Injizieren wird nur noch die gewünschte Dosis eingestellt, die Kanülenkappe entfernt und nach dem Einstich durch Knopfdruck das Insulin freigegeben. Die jeweilige Gebrauchsanweisung ist zu beachten.

> **Beachte:** Pen-Insuline werden in speziellen Insulinpatronen abgegeben. Pen-Insulin enthält immer 100 IE Insulin pro ml (= U-100-Insulin). Es darf nicht mit den in Deutschland gebräuchlichen Insulinen, die 40 IE (= U-40-Insulin) enthalten, verwechselt werden! Auf den Ampullenaufdruck ist unbedingt zu achten. Für den Notfall, wenn der Pen einmal nicht funktioniert, darf Pen-Insulin nur in Spezial-Einmalspritzen mit U-100-Graduierung verwendet werden (Abb. 7.**22**)!

Intramuskuläre Injektion (i.m.)

Bedingt durch die gute Durchblutung des Muskelgewebes wirken intramuskuläre Injektionen relativ rasch. Die durchschnittliche Resorptionsgeschwindigkeit kann mit 30–50 Min. angenommen werden. Injiziert werden auch schwer resorbierbare Lösungen wie Emulsionen, Depotpräparate, ölige Stoffe und Suspensionen. Häufig

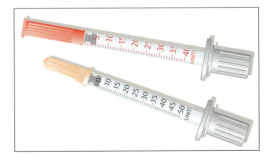

Abb. 7.**22** Insulinspritzen für U-40-Insulin und U-100-Insulin dürfen nie verwechselt werden

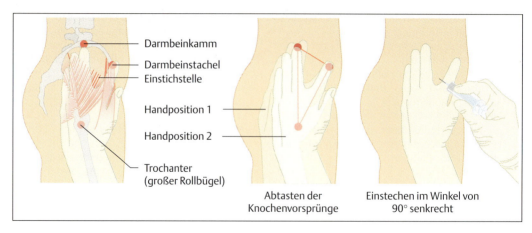

Abb. 7.**23** Ermitteln der v.g. Injektionsstelle

dürfen diese Medikamente weder s.c. noch i.v. appliziert werden, was die Bedeutung einer korrekten Injektionstechnik unterstreicht, da sonst gefährliche Komplikationen drohen.

Applikationsorte:
- Der mittlere Gesäßmuskel ventroglutäal ist der geeignetste Applikationsort.

! Beachte: In den oberen äußeren Quadranten einer Gesäßhälfte darf nicht mehr gespritzt werden (Gabka 1988). Kommt es bei dieser obsoleten Quadrantenmethode zu einem Schaden, so gilt dies als Behandlungsfehler!

- Das mittlere Drittel der Außenseite des Oberschenkels soll, wenn überhaupt, nur von erfahrenem Personal zur Injektion genutzt werden.
- In den Oberarmmuskel sollte in der Regel nicht (bzw. nur vom Arzt) injiziert werden! Es gibt hier wenig Muskelgewebe, dadurch vermehrte Komplikationsgefahren. Die Funktion der Hand ist schon bei geringfügigen Komplikationen bedroht.

Durchführung der ventroglutäalen Injektion
(Methode nach von Hochstetter):

- Kranken informieren,
- Hände sorgfältig desinfizieren,
- Kranken flach auf die Seite legen, das Knie des oben liegenden Beins ist leicht angewinkelt, die Muskeln sind entspannt.
- Großflächiges Desinfizieren des Injektionsortes.

Zu bestimmen ist die Einstichstelle (wenn der Kranke z. B. auf der linken Seite liegt) durch
- Aufsuchen des rechten Darmbeinkamms und des rechten Darmbeinstachels mit der linken Hand (bei Rechtshändern);
- Auflegen der Handfläche auf den Trochanter.
- Die zur Schwurhand gespreizten Zeige- und Mittelfinger suchen den Darmbeinstachel (Spina) und Darmbeinkamm (Tuberkulum) auf und bilden ein Dreieck, an dessen Spitze (unteres Drittel) die Einstichstelle liegt.
- Der Handballen kommt auf dem Trochanter zu liegen, wenn die Hand durch leichtes Abdrehen von 2 cm ventral verschoben wird (Handposition 2 [Abb. 7.**23**]), Spina dabei nicht loslassen.

Die Hautdesinfektion muss besonders gründlich erfolgen, da das Infektionsrisiko höher als bei Subkutan-Injektionen ist: Einstichstelle wird mit einem sterilen desinfektionsmittelgetränkten Tupfer gründlich abgerieben, Einwirkzeit abwarten und dann wird mit einem frischen desinfektionsmittelgetränkten Tupfer ein zweites Mal desinfiziert und die Einwirkzeit von mind. 30 Sek. abgewartet:

- Injektionsspritze liegt in der Hand wie ein Federhalter,
- nach erneuter Prüfung der richtigen Einstichstelle durch Aufdrücken der Hand und Ertasten der Knochenvorsprünge genau im Winkel von 90° senkrecht zügig einstechen. Die Nadelachse soll aber keinen der Schwurfinger unterkreuzen und eher ein wenig gegen den

Darmbeinkamm als gegen den großen Rollhügel gerichtet sein (Gabka 1988).
- Wichtig ist die Tiefe der i.m. Injektion. Der Darmbeinknochen kann dabei berührt werden. In diesem Fall die Kanüle ca. 1 cm zurückziehen, also nicht direkt auf den Knochen injizieren!

! Geeignete Kanülenlänge beachten! „Verwenden Sie bei der intraglutealen Injektion beim Erwachsenen ausschließlich die hierzu vorgesehenen Spezialkanülen von 70 mm Länge. Besonders bei übergewichtigen Patienten gelangt das Medikament sonst nicht ins Muskelgewebe, sondern ins darüberliegende Subkutanfett" (Hildebrand 1993).

Aspiration ist immer notwendig, um festzustellen, ob die Kanülenspitze in einem Blutgefäß liegt!
- Spritze mit der linken Hand halten, mit der rechten den Stempel zurückziehen, „bis am Kanülenansatz kleine Luftblasen zu sehen sind" (Hildebrand 1993). Bei der Verwendung sehr dünner Kanülen sieht man das Blut etwas später, deshalb empfiehlt Hildebrand, kurz in der Aspirationshaltung zu warten.
- Wenn Blut aspiriert wird, Injektion abbrechen und mit neuer Kanüle und Spritze sowie neuem Medikament an anderer Stelle noch einmal injizieren.
- Wenn kein Blut aspiriert wird, Medikament langsam injizieren (besonders bei größeren Mengen und öligen Lösungen).
- Kanüle schnell aus dem Stichkanal ziehen.
- Mit Tupfer kreisende Bewegungen ausführen, um den Stichkanal zu schließen und das Medikament etwas im Gewebe zu verteilen.

! Treten beim Einstechen oder Spritzen starke Schmerzen auf, die in das betreffende Bein ausstrahlen, muss die Injektion sofort abgebrochen werden. Arzt informieren!

Wichtige Kontraindikationen für die i.m. Injektion:
- Niemals in entzündetes, ödematöses, narbiges, verhärtetes oder infiziertes Gewebe spritzen.
- Bei Antikoagulanzientherapie und Blutungsneigung darf nicht i.m. gespritzt werden.
- Bei Schock darf weder s.c. noch i.m. gespritzt werden.
- I.m. Injektionen sollten grundsätzlich im Liegen verabreicht werden.
- Bei Verdacht auf Herzinfarkt wird nicht i.m. gespritzt (Störung der Labordiagnostik und möglicherweise folgender Fibrinolysebehandlung).
- Vorsicht bei unruhigen, verwirrten Menschen!

Nachbereitung

Die Nachbereitung muss Folgendes umfassen:
- Wirkung und Reaktion beobachten,
- evtl. ein kleines Pflaster auf die Einstichstelle geben,
- beim Umlagern evtl. helfen,
- Dokumentation,
- Aufräumen der Utensilien, Entsorgen der Kanülen und Spritzen im Sinne der Unfallverhütungsvorschriften (BGW) VBG 103, Stand April 1986, § 13: Spritze, scharfe und zerbrechliche Gegenstände ... dürfen nur sicher umschlossen in den Abfall gegeben werden! Es eignen sich Spezialbehälter (z. B. Medibox), andere Flaschen oder Kanister. Sie müssen aber fest verschlossen werden, bevor sie in den Müll kommen (Abb. 7.**24a–c**).
- Nach der Injektion darf die gebrauchte Kanüle nicht wieder in die Kanülenhülle gesteckt werden (Verletzungsgefahr). Denken Sie daran, dass Sie nie genau wissen, welche Patienten Hepatitis-B- oder HIV-infiziert sind! Auf die besonderen Aspekte im sicheren Umgang mit dem Insulin-Pen weist das Extrablatt/Insulin (Mai 1998) der BGW hin.

Eine Nadelstichverletzung nach der Injektion ist durch einen Betriebsarzt untersuchen zu lassen. Die Dokumentation einer Verletzung kann für evtl. spätere Rentenansprüche entscheidend wichtig sein. Der Ansprechpartner für solche Arbeitsunfälle muss jedem Mitarbeiter bekannt sein. Bei Verdacht auf Ansteckung durch einen Hepatitis-B-Erkrankten muss innerhalb von 6 Stunden eine aktive und eine passive Impfung erfolgen.
Schutz vor HIV-Ansteckung bietet nur die Prophylaxe!
Eine Übertragung durch Kanülenstiche erscheint bisher selten zu geschehen. Aber wegen der langen Inkubationszeiten sind hier keine eindeutigen Aussagen möglich. Bei Stichverletzungen muss immer bedacht werden, dass HIV-Patienten oft auch Hepatitis B erkrankt sind. Im Falle einer Nadelstichverletzung mit HIV-kontaminierten Injektionskanülen muss sofort eine gründliche Reinigung, ausgiebige Desinfektion,

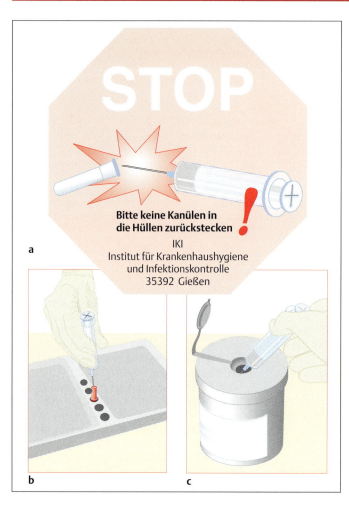

Abb. 7.**24a–c** Entsorgung gebrauchter Kanülen
a Um Verletzungen mit gebrauchten Kanülen zu verhindern, werden die Kanülen nie in die Hüllen zurückgesteckt, wenn diese mit der Hand festgehalten werden
b Spezielle Spritzentabletts sind mit Halterungen für die Hüllen ausgestattet. So kann eine Kanüle gefahrlos in die Hülle gesteckt werden
c Kanülen möglichst gleich in eine Abfallbox entsorgen

möglichst mit glutarsäurehaltigem Desinfektionsmittel erfolgen und anschließend ein Arzt zur Weiterbehandlung aufgesucht werden.

7.2.5 Grundlagen der Infusionstherapie

Infundieren nennt man das dosierte Einfließenlassen einer sterilen Flüssigkeitsmenge vorzugsweise in eine Vene, manchmal auch in das Unterhautfettgewebe. Die Infusion wird zur Aufrechterhaltung der Körperfunktionen, zur Volumenauffüllung, zur Substitution (Ersetzen von fehlenden, normalerweise im Körper vorkommenden Substanzen), Verabreichung von Medikamenten, zur Ernährung oder auch aus diagnostischen und therapeutischen Gründen angewandt.

> **Grundsätzliches:**
> - Die Anordnung zur Infusionstherapie trifft der Arzt. Infusionen sind ärztliche Tätigkeiten!
> - Die Infusion ist rechtlich wie eine i.v. Injektion zu betrachten, dies gilt auch für die subkutane Infusion.
> - Eintrag ins Dokumentationssystem ist immer vom Arzt gegenzeichnen zu lassen.
> - Die Risiken einer Infusionstherapie reichen von lokalen Schädigungen (Phlebitis, Hämatomen, Infektionen und Nekrosen) bis zu allgemeinen Komplikationen wie Sepsis, allergischen Reaktionen und Embolien. Daraus folgt, dass die Überwachung des Kranken während einer Infusionstherapie eine besonders gute Beobachtung und genaue Kenntnisse über Wirkungen und mögliche Nebenwirkungen voraussetzt.

Tabelle 7.3 Indikationen für eine Infusionstherapie

Indikationen	Infusionslösung als Beispiel
Bei Störungen im Wasser- und Elektrolythaushalt	NaCl 0,9 % Halb- bzw. Vollelektrolytlösungen
Bei mangelnder oraler oder enteraler Nährstoffaufnahme (Ernährung)	• Kohlenhydrate, z. B. Glukose oder Xylit • Eiweißbausteine: Aminosäuren • Fett: Intralipid, Lipofundin
Bei Blutverlust (bei Operationen, Unfällen und Blutungen)	HAES 10 % (Plasmasteril) oder Transfusion von Blut und Blutbestandteilen
Bei Eiweißmangel im Blut	Albumin-Lösung 20 %
Bei schlechter Abwehrlage	γ-Globulin
Bei Mangeln von Blutbestandteilen	z. B. Fibrinogen, Thrombozyten usw.
Zur medikamentösen Therapie	Antibiotika Korrekturlösungen bei Störungen im Säure-Basen-Haushalt
Zur Diagnose	Röntgenkontrastmittel

Anwendungsbereiche (Tab. 7.3)

Beispiel

Altenpflegerin Frau Lang berichtet, dass die Heimbewohnerin Frau P. zu wenig trinkt; sie scheidet kleine Mengen sehr konzentrierten Urins aus. Frau Lang berichtet weiter, dass Frau P. einen schlaffen Hautturgor hat, über einen trockenen Mund klagt und keinen Appetit hat. Die Bewohnerin ist zeitweise desorientiert und hat mehrfach nach ihrem Zimmer gefragt. Wenig später ordnet der Arzt eine Ein- und Ausfuhrbilanzierung mit dem Hinweis an, seine Patientin müsse mind. 1 l täglich trinken und zusätzlich 1000 ml Infusionslösung mit einer Tropfgeschwindigkeit von 60 Tropfen pro Min. erhalten. Außerdem sollten an diesem Tag der Puls und der Blutdruck gemessen sowie detaillierte Blutuntersuchungen vorgenommen werden.

Der Arzt trägt seine Anordnungen ins Dokumentationssystem ein. Die Pflegerin bereitet das Material für die Flüssigkeitsbilanz, die Infusion und die Blutentnahme vor. Sie erklärt Frau P., dass sie etwas zusätzliche Flüssigkeit über eine Infusion bekommen sollte. Frau P. geht zur Toilette, dann wird sie bequem gelagert. Die Altenpflegerin assistiert dem Arzt beim Legen einer Venenverweilkanüle (z. B. Vasofix, Braunüle) in eine Vene des linken Unterarms. Sie hält Pflaster, eine gepolsterte Schiene und eine Mullbinde zum Fixieren bereit, dann notiert sie Uhrzeit, Infusionslösung und Einlaufgeschwindigkeit in einem Protokollbogen.

Später erstellt sie zusammen mit ihren Kolleginnen den Pflegeplan (Tab. 7.4). ■

7.2.6 Wasser- und Elektrolythaushalt

In unserem Beispiel litt die Bewohnerin an einer Durstexsikkose. Durch die Therapie sollte ihr in erster Linie Wasser zugeführt werden. Im Durchschnitt beträgt der Anteil des Wassers am Körpergewicht bei Männern 60 %, bei Frauen 54 %.

Die besondere Bedeutung des Wassers geht nicht nur aus seiner im Körper enthaltenen Menge hervor, wichtig ist auch, dass sämtliche Stoffwechselprozesse in wässrigem Milieu ablaufen. Wasser ist Lösungsmittel und Medium für den Transport von Nährstoffen, Baustoffen und Endprodukten des Stoffwechsels wie z. B. Harnstoff. Wenn den Nieren nicht genügend Flüssigkeit zur Verfügung steht, können Eiweißabbauprodukte und andere Abfallstoffe nicht in ausreichender Menge ausgeschieden werden und reichern sich im Blut an. Die Folge ist eine Vergiftung (z. B. Harnstoffvergiftung). Bei alten Menschen kann die Anreicherung von harnpflichtigen Substanzen zur Verwirrtheit führen.

Physikalische Kräfte (osmotischer, kolloidosmotischer und hydrostatischer Druck) sind für die Wasserverteilung im Intrazellulärraum und Extrazellulärraum von Bedeutung und halten sie beim Gesunden im Gleichgewicht. Salze und Eiweiße, also z. B. Kochsalz und Albumin, binden das Wasser im Blut.

Hat eine Lösung den gleichen osmotischen Druck wie Blut, bezeichnet man sie als isotonisch oder physiologisch. Höherkonzentrierte Lösungen nennt man hyperton, niedriger konzentrierte Lösungen sind hypoton (Abb. 7.25a–c).

Tabelle 7.4 Pflegeplan

Pflegeprobleme	Pflegeziele	Maßnahmen
Frau P. trinkt zu wenig	Der Flüssigkeitshaushalt ist ausgeglichen. Frau P. trinkt täglich 1 ½ l	1500 ml Tee nach Wunsch bereitstellen, zum regelmäßigen Trinken anhalten. Bilanzbogen am Bett (sofort eintragen)
Frau P. erhält zusätzlich Infusion		
1. Mobilität ist eingeschränkt	1. Frau P. akzeptiert vorübergehende Bettruhe	1. Informationen über die Maßnahmen und die Bettruhe während der Infusion; Klingel erreichbar anbringen
2. Infektionsgefahr an der Punktionsstelle	2. Infektionen sind vermieden bzw. werden rechtzeitig erkannt	2. Beobachtung der Punktionsstelle
Frau P. ist zeitweilig desorientiert	Frau P. ist über die Bedeutung der Infusion informiert, ist orientiert und klingelt bei Bedarf. Sie fühlt sich sicher	Im Gespräch Bedeutung der Infusion erläutern. Wiederholt Orientierungshilfen geben. Gesteigerte Beobachtung
Frau P. hat keinen Appetit	Frau P. isst mit Appetit	Wunschkost
Frau P. muss Bettruhe einhalten		
1. Dekubitusgefahr	1. Frau P. hat gesunde, gut durchblutete Haut	1. Pflege nach Pflegestandard
2. Thrombosegefahr	2. Keine Thrombose	2. Pflege nach Pflegestandard
3. Pneumoniegefahr	3. Belüftung und Durchblutung der Atemorgane sind gut	3. Pflege nach Pflegestandard

Bilanzierung des Wasserhaushalts

Das Bilanzieren der Wasseraufnahme und -abgabe ist ein wichtiger Teil der Krankenbeobachtung, nicht nur bei Kranken mit Infusionstherapie. Es wird notwendig u. a. bei

- Nieren- und Herzerkrankungen,
- Diabetes mellitus,
- fieberhaften Erkrankungen,
- Schockzuständen und Bewusstlosigkeit,
- Erbrechen und Durchfall.

Wichtige Aspekte der Beobachtung des Wasser- und Elektrolythaushalts:

- Vitalzeichen: Puls, RR, Atemfrequenz und Atemtiefe, Temperatur,
- Urinausscheidung,
- Fieber, Durchfall, Erbrechen, Schwitzen,
- Medikamenteneinnahme (Abführmittel oder Diuretika),
- Beobachtung der Haut (trockene Schleimhäute, Schrumpfung der Haut, Ödeme durch Wassereinlagerungen),
- subjektives Befinden (Durst, kann beim alten Menschen fehlen!),
- Bewusstseinslage,
- Körpergewicht.

> **Pflegetipp**
> Wieviel Flüssigkeit wirklich getrunken wird, hängt wesentlich von Hilfestellung, Geduld, Ermunterung, von Frische und Geschmack der Getränke ab.
> Trinkgewohnheiten beachten!

Die tägliche Ein- und Ausfuhr von Wasser muss im Gleichgewicht stehen (Tab. 7.5). Wird weniger zugeführt als ausgeschieden, so entsteht schnell ein Wassermangel (negative Bilanz). Wird wesentlich mehr Wasser zugeführt als ausgeschieden, so lagert sich Flüssigkeit im Gewebe ein, es entstehen Ödeme (positive Bilanz).

Bilanzbogen: Schon ein einfacher Überwachungsbogen (oder Merkzettel) ermöglicht die Überprüfung der Ein- und Ausfuhr.

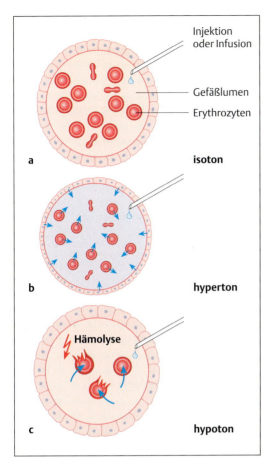

Abb. 7.**25a–c** Wirkung isotonischer, hypertoner und hypotoner Lösungen
a Infundiert man eine isotone Lösung, so hat diese keinen Einfluss auf die osmotischen Verhältnisse zwischen Plasma und Zellmembranen
b Infundiert man eine hypertone Lösung, so geben entsprechend dem osmotischen Gefälle die Zellen Wasser an das höherkonzentrierte Plasma (zwischenzelluläre Flüssigkeit) ab. Die Zellen schrumpfen und das Zellplasma ist jetzt auch höher konzentriert
c Infundiert man eine hypotone Lösung ins Blut oder Gewebe, so nehmen die Zellen zum Ausgleich des osmotischen Druckes Wasser auf, sie verdünnen ihr Zytoplasma (Zellflüssigkeit). Bei extremem Druckabfall platzen die Erythrozyten im Blut, d. h., es kommt zur gefürchteten Hämolyse

Tabelle 7.**5** Beispiel einer ausgeglichenen Bilanz

Wasserzufuhr		Wasserabgabe	
mit fester Nahrung und Getränken	1000 ml	Harn	1200 ml
Infusion	1000 ml	Haut und Lunge	1000 ml
Oxidationswasser (nicht sichtbar)	300 ml	Fäzes (geschätzt)	100 ml
	≈2300 ml		≈2300 ml
Messbare Anteile der Wasserzufuhr sind Getränke und Infusionen. Die Nährwerttabelle gibt Auskunft über den Wassergehalt der festen Nahrung. Oxidationswasser entsteht als Produkt aus dem Energiestoffwechsel (Verbrennung) und kann nicht gemessen werden		Messbarer Anteil der Wasserabgabe ist der Harn. Die unmerkliche Ausscheidung durch die Haut und durch die Atmung (Perspiratio insensibilis) und der Wasseranteil im Fäzes müssen geschätzt werden. **Beachte: Körpertemperatur, Atemtiefe und -frequenz, Raumtemperatur und Schwitzen (Perspiratio sensibilis) können die Wasserabgabe sehr steigern.**	

Tabelle 7.6 Bilanzbogen   23./24. April 1999

Frau P., Erika

Uhrzeit	Einfuhr	Ausfuhr	Bemerkung
06:30	300 ml Tee	200 ml Urin	
06:45			
07:00			Frau P. klagt über Übelkeit
07:15		ca. 300 ml erbrochen	
10:00			kein Frühstück
	1000 ml Infusion		Herr Dr. Müller verordnet eine Infusion, s. Anordnung
12:30	300 ml Suppe	250 ml Urin ca. 150 ml Stuhlgang	
15:00			Infusion beendet
18:00	400 ml Tee und Suppe		
19:00		200 ml Urin	
06:00		200 ml Urin	
Summe	2000 ml*	1300 ml	

* In der Regel soll die messbare Zufuhr die messbare Ausfuhr um ca. 700 ml übersteigen.

So wird bilanziert:
- Einen Bilanzbogen am Bett des Kranken verwenden (Tab. 7.6). Am linken Rand Platz für die Uhrzeit und am rechten Rand Platz für Bemerkungen und Beobachtungen lassen.
- Immer zur gleichen Tageszeit bilanzieren (z. B. vor dem Feierabend der Spätschicht um 19 Uhr). Es kann auch eine Zwischenbilanz zur Orientierung sinnvoll sein.
- Der Kranke wird, so weit möglich, informiert und miteinbezogen, besonders bei freier Kostwahl oder selbstständigem Toilettengang! Das Pflegepersonal kontrolliert durch Rückfragen.
- Urinsammelgefäße bereitstellen und beschriften.
- Verluste durch Erbrechen, Durchfall, Wundsekrete und Wunddrainagen sowie Magensonden mitberechnen.
- Über das Fassungsvermögen von Trink- und Essgeschirr in ml informieren.
- Nicht getrunkene Mengen zurückrechnen!

! Pro Grad Temperaturerhöhung (Fieber) ist mit einem zusätzlichen Wasserbedarf von 500 ml/24 h zu rechnen!

7.2.7 Vorgehensweise

Vorbereitung

Vorbereitung des Kranken:

- Information des Kranken,
- dem Kranken Gelegenheit geben, zur Toilette zu gehen oder eine Bettschüssel reichen,
- den Kranken bequem lagern,
- Einstichstelle evtl. rasieren oder Enthaarungscreme anwenden (auch, um das Pflaster besser befestigen zu können),
- bei rechtshändigen Kranken die periphere i.v. Infusion möglichst in den linken Arm (Abb. 7.26a), am günstigsten im Handrückenbereich, geben,
- Bett mit Bettschutz und evtl. Halterungen versehen,
- Klingel (Funktionstüchtigkeit prüfen), Urinflasche usw. in Reichweite des Kranken bringen.

Vorbereitung der Infusion:

- Raum: gute Beleuchtung,
- keine Störung, z. B. durch Besucher,
- Information der Mitarbeiter,
- Dokumentation der Verordnung durch den Arzt.

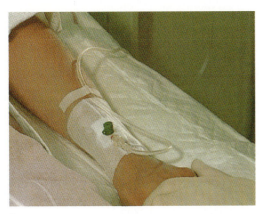

a

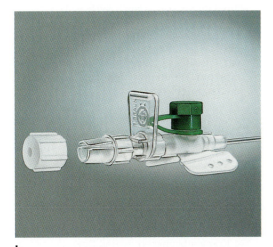

b

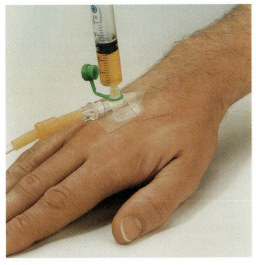

c

Abb. 7.**26a–c** Fixieren einer Kanüle mit Infusionssystem
a Pflasterverband Askina
b Venenverweilkanüle Braunüle
c Venenverweilkanüle Braunüle Vasofix mit Infusionsschlauch und der Möglichkeit (nur für den Arzt, weil i.v.!), direkt Medikamente zuzuspritzen (Quelle: B. Braun Melsungen aG)

Notwendige Hilfsmittel (Abb. 7.**27**):

- Venenverweilkanülen oder Venenkatheter. Zwei Venenverweilkanülen vorbereiten, falls eine unsteril wird. Ob eine der vielen Venenverweilkanülen, die im Handel erhältlich sind oder ein zentraler Venenkatheter angelegt wird, richtet sich nach der geplanten Zeitdauer der Infusion, dem Punktionsort und der Konzentration der Lösung. Wenn konzentrierte Lösungen (z. B. hochkalorisch) gegeben werden oder eine lange Verweildauer angenommen wird, muss ein zentraler Zugang (z.B. in die V. cava) gelegt werden. Für den peripheren Zugang nimmt man gern Venenverweilkanülen (Braunüle oder Vasofix) aus flexiblem Kunststoff. Diese Kunststoffkatheter werden mit Hilfe eines Mandin in die Vene eingestochen. Der Mandin wird nach der Punktion entfernt. Zur Infusion bleibt somit nur der Kunststoffkatheter in der Vene, die Gefahr der Perforation der Vene ist dadurch auch bei unruhigen Kranken gering. Die Venenverweilkanüle muss so fixiert werden, dass sie weder aus Versehen herausgezogen noch durch Armbewegungen abgeknickt werden kann. Mechanische Venenreizungen sollen ebenso vermieden werden. Zur Fixierung gibt es mehrere Möglichkeiten (Abb. 7.**26a** u. **b**). Daneben werden auch fertige Fixationssets angeboten.
- Hautdesinfektionsmittel,
- Stauschlauch,
- Tupfer (steril),
- Spritze, evtl. Röhrchen (zur Blutentnahme für Laboruntersuchungen) und Einmalhandschuhe,
- Heftpflaster,
- Schere,
- Bettschutz,
- Lagerungskissen,
- Schiene (evtl. gepolstert),
- elastische Binde oder Handmanschette,
- Infusionsständer,
- Infusionslösung (in Glasflaschen, Plastikflaschen oder Plastikbeutel) nach Verordnung (Name, Menge, Konzentration), Flüssigkeit klar und frei von Schwebeteilchen, Behälter einwandfrei verschlossen (Sterilität!), Verfallsdatum nicht überschritten,
- Infusionsbesteck (Abb. 7.**28**).

Bei **Medikamentenzugabe** in die Infusion ist zu beachten:

- Medikamente überprüfen,
- Spritze, Kanüle bereitstellen,
- Bestimmte Medikamente werden vor dem Anbringen des Infusionsbesteckes zugespritzt, andere vom Arzt nach Anlegen des venösen Zugangs.
- Dabei muss streng auf Sterilität geachtet werden.
- Das Richten einer Infusionslösung geschieht erst unmittelbar vor dem Anlegen der Infusion (Böhme 1991, Abb. 7.**29a–i**).
- Vor dem Anlegen der Infusion die Flasche leicht schütteln.
- Zusätzliche Medikation auf der Infusionsflasche deutlich kennzeichnen mit: Datum und Uhrzeit, Menge und Art des Medikamentes, Einlaufgeschwindigkeit.
- Originalampullen müssen für die Kontrolle durch den Arzt beigelegt werden.

! Elektrolytkonzentrate, wie z.B. Kalium- oder Natriumkonzentrat, werden immer der Basislösung zugegeben. Sie dürfen nie direkt unverdünnt i.v. appliziert oder infundiert werden.

- Genaueste Beachtung der Vorschriften bei allen Zusätzen zur Infusion!
- Exakte Dosierung (Kontrolle der Tropfgeschwindigkeit!). Zu applizierende Menge pro Stunde mit Faserschreiber gut sichtbar auf die Infusionsflasche schreiben bzw. Uhrzeiten evtl. mithilfe eines Pflasterstreifens auf der Flasche markieren. Dies erleichtert die schnelle Kontrolle (Abb. 7.**30**).
- Krankenbeobachtung und Dokumentation.

Vorbereitung der Infusion:

- Hände sorgfältig desinfizieren,
- Infusionslösung und Medikamente prüfen,
- Schutzkappe der Infusionsflasche entfernen,
- Gummistopfen desinfizieren,
- Infusionssystem aus steriler Verpackung entnehmen,
- Einstichdorn des Infusionssystems unter sterilen Bedingungen in die Flasche ganz einstechen (dabei wird nicht gesprochen und Steriles nicht berührt),
- Rollklemme schließen,
- Infusionsflasche über Kopf halten,
- flexible Tropfkammer des Infusionssystems, die jetzt unter der Flasche hängt, 1- bis 2-mal zusammendrücken (dadurch strömt Flüssigkeit in die Tropfkammer): Höhe des Flüssigkeitsspiegels einstellen; der ganze Schlauch muss sich mit Infusionsflüssigkeit füllen (Gefahr der Luftembolie!).

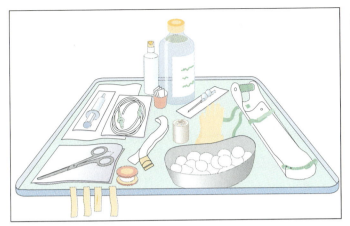

Abb. 7.**27** Tablett zur Vorbereitung einer Infusion

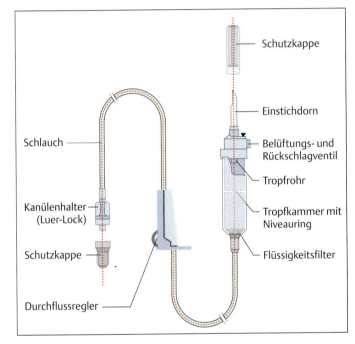

Abb. 7.**28** Infusionsbesteck

Anlegen der Infusion:

Das Anlegen einer Infusion geschieht nur durch den Arzt.

- Gründliche Desinfektion der Hände,
- Stauschlauch anlegen,
- gründliche Desinfektion der Einstichstelle (evtl. Rasur),
- Arzt punktiert die Vene,
- nochmaliges Überprüfen der Lösung und des luftfreien Infusionssystems,
- Entfernen der Schutzkappe vom Konus des Infusionssystems,
- steriles Verbinden des Konus mit dem Kanülenansatz,
- 10–20 ml Lösung werden durch den Arzt zügig infundiert (auf allergische Reaktionen achten!).
- Wenn die Kanüle richtig liegt und die Infusion einwandfrei läuft, Fixieren der Kanüle und des Infusionsschlauches. Dabei (speziell bei zentralem Venenkatheter) darauf achten, dass der Infusionsschlauch patientennah mind. 20 cm unter Patientenherzniveau in Form einer Siphon-Schlaufe zum Schutz vor Luftinfusion verlegt wird.

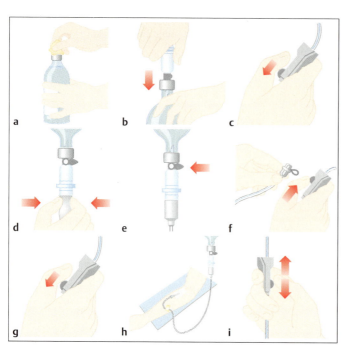

Abb. 7.**29a–i** Vorbereiten einer Infusion
a Desinfektion des Durchstechstopfens an der Infusionsflasche
b Einstechen in die Infusionsflasche
c Rollklemme schließen
d Flüssigkeitsspiegel herstellen
e Belüftung öffnen, bei Verwendung von Infusionsbeuteln Belüftungsklappe schließen
f Schlauchleitung entlüften
g Rollklemme schließen
h Infusion an Katheter oder Kanüle anschließen (Arzt) und sicher fixieren; dabei darauf achten, dass der Infusionsschlauch patientennah mind. 20 cm unter Patientenherzniveau in Form einer Siphon-Schlaufe zum Schutz vor Luftinfusion verlegt wird
i Tropfenzahl einstellen

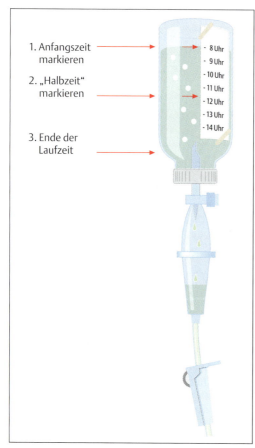

Abb. 7.**30** Hilfreich ist die Beschriftung der Infusionsflasche (mit Filzstift) mit Zeitangabe. Die Flaschen sind oft mit einer Graduierung versehen

! Der Arm des Kranken wird in der Regel fixiert oder geschient. Die Infusionsflasche und Ständer müssen sicher angebracht sein (Unfallverhütung)!

Infusionsgeschwindigkeit

Die Infusionsgeschwindigkeit richtet sich nach der Arztverordnung (auf dem Etikett vermerken lassen) und muss regelmäßig überprüft werden (auf Abknickung des Schlauches achten).
Die Tropfenzahl muss mit Hilfe einer Uhr mit Sekundenzeiger eingestellt werden.
Hilfreich ist die Beschriftung der Infusionsflasche (mit Filzstift) mit Zeitangabe. Die Flaschen sind oft mit einer Graduierung versehen (Abb. 7.**30**).
Die Tropfgeschwindigkeit ist mit der üblichen Rollklemme nicht konstant und muss öfter nachgestellt werden.
Die Tropfgeschwindigkeit ist abhängig von folgenden Faktoren:

– Infusionssysteme u.U. nicht standardisiert,

Dauer und Menge der Infusion sind bekannt. Zu berechnen sind Tropfen/min

Formel:
$$\frac{\text{Infusionsmenge in ml}}{\text{Infusionsdauer in Std.} \times 3} = \text{Tropfen/min}$$

Beispiel:
$$\frac{1000 \text{ ml}}{8 \text{ Std.} \times 3} = \frac{1000}{24} = 41{,}6 \approx 40 \text{ Tropfen/min}$$

Infusionsmenge und Tropfen/min sind bekannt.
Zu berechnen ist, wie viel Stunden die Infusion läuft.

Formel:
$$\frac{\text{Infusionsmenge in ml} \times 20}{\text{Tropfenzahl pro min} \times 60} = \ldots \text{Stunden}$$

Beispiel:
$$\frac{1000 \text{ ml} \times 20}{60 \text{ Tr./min} \times 60} = \frac{20\,000}{3600} \approx 5{,}55 \text{ Stunden}$$

- unterschiedliche Höhendifferenz der Infusionsflasche zum Kranken,
- unterschiedlicher Venendruck, unterschiedliches spezifisches Gewicht der Lösung,
- unterschiedliche Innendurchmesser der Kanüle,
- Druckverhältnisse in der Infusionsflasche und Belüftungsstörungen,
- unerwünschtes seitliches Herabfließen von Flüssigkeit an der Tropfenkammerwand,
- Lageveränderungen des Kranken,
- Einstellung der Rollklemme.

Wenn genaue Dosierungen nötig sind, können integrierte Präzisionstropfenregler oder Infusionspumpen verwendet werden.

Betreuung des Kranken

Der Kranke bedarf während der ganzen Zeit guter, einfühlsamer Betreuung. „Die Infusion ist wichtig, der Kranke ist wichtiger" (Juchli 1987). Vergessen wir gerade bei den vielen technischen Details den ganzen Menschen mit seiner psychischen Befindlichkeit nicht. Kommunikation ist auch hier ein wichtiger Weg der Krankenbeobachtung. Wenn der Kranke gut informiert ist, kann er eigene Beobachtungen und Befindlichkeiten genauer mitteilen. Er wird auch mit notwendigen Einschränkungen und Belastungen besser zurechtkommen.

Überwachung der Infusion:
Es ist darauf zu achten, dass
- die Infusion vorschriftsmäßig und ohne Behinderungen läuft,
- die Infusionsgeschwindigkeit regelmäßig überprüft wird,
- Infektionen durch antiseptisches Arbeiten verhindert werden,
- Veränderungen, wie z. B. Thrombophlebitis und paravenöse Infusionen, rechtzeitig erkannt werden.

Probleme können entstehen, wenn
- der Infusionsschlauch abgeknickt ist,
- die Infusion paravenös (neben der Vene) läuft,
- die Kanüle verstopft ist,
- die Kanüle ungünstig an der Venenwand liegt. (Wenn das Umlagern der Extremität keinen Erfolg bringt, muss neu fixiert und die Kanüle leicht gedreht werden.)

Gefahren und Komplikationen

Luftembolie. Die Gefahr einer Luftembolie besteht besonders bei zentralem Venenkatheter und wird vermieden durch

- rechtzeitiges Wechseln der Infusionsflasche, bevor der Flüssigkeitsspiegel in der Tropfkammer abgefallen ist;
- Vorsicht beim Öffnen des Systems, z. B. beim Wechseln des Infusionssystems (Kopftieflage verhindert den venösen Sog).
- Bilden eines Siphons, d. h. Schlauchanordnung muss mind. 20 cm unterhalb Patientenherzniveau eine Schlaufe bilden, in der die Flüssigkeit stehen bleibt, auch wenn das Schlauchsystem leer läuft.

Lungenödem. Ein Lungenödem, das bei Linksherzinsuffizienz und Überinfusion droht, ist an folgenden Zeichen zu erkennen (Kap. 8.1):

- Atemnot (mit Reizhusten beginnend), Unruhe und Todesangst,
- Rasselgeräusch beim Atmen,
- Zyanose,
- blutig-schaumiger Auswurf,
- kalter, klebriger Schweiß,
- schneller Puls,
- Blutdruckabfall.

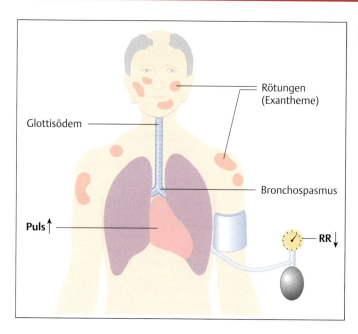

Abb. 7.**31** Wichtigste Symptome beim allergischen (anaphylaktischen) Schock

Allergische Reaktionen. Im Extremfall führen sie zum anaphylaktischen Schock. Eine schwere Überempfindlichkeit tritt unmittelbar (Sekunden bis Minuten) nach parenteraler Zufuhr von allergenen Substanzen (dosisunabhängig) auf. Sie wird häufig verursacht durch Polysaccharide, Fremdeiweiße oder Arzneimittel:

- Allgemeine Symptome:
  - Frösteln,
  - Beklemmungsgefühl,
  - Unruhe und Todesangst.
- Hautsymptome:
  - kalter, klebriger Schweiß,
  - Juckreiz und Quaddelbildung,
  - Rötung (Exantheme),
  - generalisiertes Ödem.
- Atemsymptome:
  - Spasmus der Bronchialmuskulatur,
  - Atemnot,
  - Ödeme der Stimmritzen mit Erstickungsgefahr (Glottisödem).
- Herz- und Kreislaufsymptome:
  - Blutdruckabfall und Pulsanstieg,
  - in schwersten Fällen Herz-Kreislauf- und Atemstillstand.

! Luftembolie, Lungenödem und allergische Reaktionen (anaphylaktischer Schock) sind lebensbedrohliche Komplikationen und bedürfen sofortiger ärztlicher Behandlung.

Entzündungen. Sie zeigen sich durch Schmerz, Schwellung und Rötung und Überwärmung. Wenn sie im Verlauf der Vene auftreten, weisen sie auf eine Phlebitis hin, ausgelöst durch chemische Reize (Medikamente, Lösungen) oder durch mechanischen Reiz der Kanüle. Der Arzt entscheidet über weitere Infusionen.
Entzündete Partien werden mit Alkoholumschlägen und antiphlogistischen Salben (z. B. Exhirud) behandelt.

Paravenöse Infusion. Schmerzen und Schwellungen deuten darauf hin, dass die Infusion paravenös (neben die Vene) läuft. Diese Komplikation kann bei bestimmten Medikamenten Gewebsnekrosen hervorrufen. Scheint eine Infusion paravenös zu laufen oder sind die Einstichstelle und der Venenverlauf entzündet, so muss die Infusion sofort gestoppt werden.

Besonderheiten bei verwirrten alten Menschen. Verwirrte Menschen neigen dazu, die angelegten Infusionsschläuche herauszuziehen. Sie haben Angst und verkennen die Wirklichkeit. Menschliche Nähe, Beruhigung und sehr aufmerksame Beobachtung und Betreuung sind besonders wichtig; evtl. muss der Arm fixiert werden. Beachtet werden muss die rechtliche Situation bei Fixierung.

Verbandwechsel. Ein blutiger, feuchter oder verunreinigter Verband ist sofort zu erneuern! Beim Verbandwechsel werden die Punktionsstelle und die Umgebung kontrolliert.

Der Verbandwechsel erfolgt unter streng aseptischen Bedingungen! Vor dem Anbringen neuer steriler Kompressen ist die Haut um die Einstichstelle gründlich zu desinfizieren.

Wechsel der Infusionsflasche

- Kontrolle, ob richtige und einwandfreie Lösung, einwandfrei verschlossener Behälter und eindeutig lesbares Etikett,
- Vorbereiten der Flasche (einschließlich Desinfektion des Stopfens mit geeigneter Desinfektionslösung),
- laufendes Infusionsbesteck abklemmen,
- Dorn (ohne zu kontaminieren) in die neue Flasche einstechen, Spiegel und Luftfreiheit des Systems kontrollieren,
- Tropfgeschwindigkeit neu einstellen.

Wechsel von Infusionssystem und Flasche muss unter streng aseptischen Bedingungen erfolgen! Mindestens alle 24 Stunden sind das Infusionsbesteck und der Verband zu wechseln, ebenso beim Wechseln von Lösungen oder wenn sich Luft im Schlauch befindet. Dabei muss immer die Tropfgeschwindigkeit neu eingestellt, der Schlauch neu fixiert und die Extremität neu gelagert werden.

Entfernung von Infusion und Kunststoffkatheter der Venenverweilkanüle

- Druckverband und geeigneten Abwurf bereithalten,
- Infusion abklemmen,
- Fixierung vorsichtig lösen,
- Einstichstelle desinfizieren,
- sterilen Tupfer auf die Einstichstelle drücken,
- Kunststoffkatheter herausziehen,
- Druckverband anlegen (wenn die Einstichstelle nicht mehr blutet, durch einen Schnellverband ersetzen).

! Das Entfernen eines venösen Zugangs sollte nur nach vorheriger Rücksprache mit dem Arzt oder der leitenden Pflegekraft erfolgen! Besonders bei zentralem Katheter muss überprüft werden, ob er vollständig entfernt ist. Dies muss protokolliert werden.

Beanstandete Infusionslösungen sowie das dazugehörige Infusionsbesteck müssen sichergestellt werden:

- Besteck von der Flasche trennen,
- Stopfen der Infusionsflasche desinfizieren,
- mit sterilem Tupfer verschließen,
- Sicherstellung.

! Unbrauchbare Lösungen sind sofort zu entsorgen, das Etikett ist durchzustreichen.

Krankenbeobachtung und Dokumentation

Ein Verlaufsprotokoll enthält neben den Anordnungen und Verrichtungen auch Blutdruckmessung sowie Kontrolle von Puls, Atmung, Temperatur und Ausscheidungen. Das Aussehen des Kranken und sein Befinden werden beobachtet und Veränderungen dokumentiert.

! Alle mit der Infusion zusammenhängenden Beobachtungen und Maßnahmen sind aufzuzeichnen.

7.2.8 Subkutane Infusion

Beispiel:
Frau P., die zur Substitution von Flüssigkeit eine Infusion über eine Vene bekam, klagte abends über Schmerzen im Bereich der Einstichstelle. Eine Altenpflegerin bemerkte eine Schwellung des linken Armes und die Tatsache, dass die Infusion nicht mehr in der gewünschten Geschwindigkeit lief. Sie stellte die Infusion ab und informierte die Schichtleitung. Später veranlasste der Arzt das Entfernen der Braunüle®. Da Frau P. sehr dünne Venen hat und der Versuch, einen neuen venösen Zugang zu legen, scheiterte, wurde eine subkutane Infusion angeordnet. ■

Wenn die s.c. Infusion im klinischen Bereich auch nur noch eine geringe Rolle spielt, so ist sie doch in der Altenpflege eine Möglichkeit, Flüssigkeitsmangel zu beheben.
Die s.c. Infusion eignet sich zur Flüssigkeitszufuhr in Form von 0,9%iger Kochsalzlösung, 5%iger Traubenzuckerlösung und isotoner Traubenzucker-Kochsalzlösung.
Grenzen: Die an einer Einstichstelle infundierte Menge darf 1 Liter pro Tag nicht überschreiten.
Es empfiehlt sich, je die Hälfte Flüssigkeit in den rechten und linken Oberschenkel zu infundieren.

> **!** Kontraindikationen: Stoffwechselentgleisungen sowie Wasser- und Elektrolythaushaltsstörungen, Störungen der Blutgerinnung, Hämatome und alle Notfälle, besonders Schock.

Die subkutane Infusion ist nicht für eine medikamentöse Therapie geeignet.

Vorbereitung der notwendigen Hilfsmittel:

- Infusionslösung nach Anordnung, Infusionssystem,
- Hautdesinfektionsmittel,
- Infusionsständer,
- geeignete Kanüle, z. B. Nr. 12,
- sterile Tupfer, Pflaster.

Applikationsort ist in der Regel die Außenseite und Vorderseite des Oberschenkels und, nach Anordnung, auch die Bauchdecke.

Vorgehensweise:
Diese Art der Infusion kann nach entsprechender ärztlicher Einweisung und Anordnung auch von erfahrenen Altenpflegern durchgeführt werden:
- Situation einschätzen (z. B. Einwilligung, Compliance, Hygieneverhältnisse),
- Hände desinfizieren,
- Desinfizieren der Einstichstelle,
- Einwirkzeit des Desinfektionsmittels abwarten,
- wie bei s.c. Injektion die Einstichstelle zwischen Daumen und Zeigefinger leicht kneifend anheben und die Infusionskanüle (mit angesetzter 2-ml-Spritze) so waagerecht einführen, dass die Spitze im subkutanen Gewebe zu liegen kommt,
- Aspiration; wenn kein Blut zurückkommt, Infusionsleitung (luftleer) an die Kanüle anschließen,
- Nadel und Schlauch durch gute Fixierung vor dem Herausziehen schützen,
- Tropfgeschwindigkeit (je nach Verordnung) so einstellen, daß z. B. die Infusion in 4–8 Stunden einläuft.

Lagerung von Infusionslösungen:

- Möglichst dunkel und kühl lagern (Schutz vor vorzeitigem Verfall und Veränderungen),
- Flaschen sollten stehen, um einen Kontakt mit dem Stöpsel zu vermeiden,
- älteste Chargen (niedrige Chargennummer oder altes Datum) nach vorn stellen,
- auf sinnvolle Vorratshaltung achten,
- zur Lagerung nicht alle Flaschen aus der Originalverpackung gleich herausnehmen (je nach Verbrauch),
- Prüfen des einwandfreien Verschlusses der Lösung,
- Prüfen der einwandfreien Etikettierung,
- Prüfen auf optische Verunreinigung, insbesondere auf Trübung und Ausflockung,
- Prüfen des Verfallsdatum,
- Prüfen auf Transportschaden,
- sich ähnelnde Flaschen mit unterschiedlicher Infusionsflüssigkeit im Regal nicht nebeneinander stellen, Verwechslungsgefahr.

7.2.9 Vollständig implantierbare Kathetersysteme (Port-a-cath-Systeme)

In den letzten Jahren hat der Einsatz vollständig implantierbarer Kathetersysteme zugenommen, vor allem im onkologisch-ambulanten Bereich. Sie ermöglichen einen einfachen Zugang zu zentralen arteriellen oder venösen Gefäßen, ins Peritoneum (Bauchfell) und in den spinalen (zum Rückenmark gehörenden) Liquorraum. Sie vereinfachen bei Schwerkranken sowohl die regelmäßige Medikamentenapplikation als auch die parenterale Ernährung und Infusion. Ein besonderer Vorteil besteht darin, dass gegenüber herkömmlichen Gefäßkathetern die Infektionsgefahr wesentlich reduziert wird. Außerdem können sie zu einer besseren Lebensqualität des Patienten führen.

Die Systeme bestehen aus einer Injektionskammer (Port) und dem Katheterschlauch (Abb. 7.**32a**). Das Katheterende wird z. B. in das vorgesehene Blutgefäß eingeführt und die Injektionskammer unter (Lokal-)Anästhesie in eine subkutane Gewebetasche eingenäht. Dadurch wird der Zugang zu einem Gefäß mit einer einfachen Injektion durch die Haut ermöglicht (Abb. 7.**32b**).

Wichtig: Kathetersysteme stellen einen direkten Zugang in das arterielle oder venöse Gefäßsystem, in den Liquorraum oder ins Bauchfell her. Wegen der besonderen Gefahren (schneller Wirkungseintritt von Medikamenten und erhöhte Infektionsgefahr) soll hier noch einmal darauf hingewiesen werden, dass bei diesen Systemen jede Injektion und Infusion eine ärztliche Tätigkeit ist. Wenn auch diese ärztliche Tätigkeit im Einzelfall delegationsfähig ist, so müssen an die Übertragung doch besonderes strenge Maßstäbe angelegt werden.

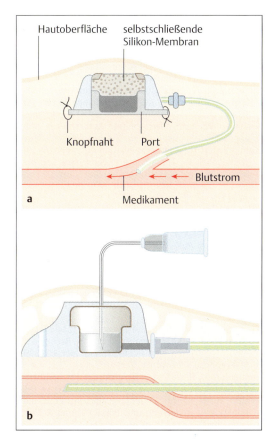

Abb. 7.**32a** u. **b** Port-a-cath-Injektion
a System eines Porth-a-cath
b Port-a-cath-Injektion mit einer Spezialkanüle

Zunehmend haben auch die Patienten selbst, Angehörige und Pflegepersonen in der Gemeindekrankenpflege Umgang mit diesen Kathetersystemen. Dafür ist die Anleitung durch eine geübte und autorisierte Person erforderlich, gute theoretische Kenntnisse und ärztliche Anordnung sind Voraussetzung. Die Anleitung darf sich nicht nur auf den pflegerischen Umgang erstrecken, sondern muss sich vor allem auf die Vorbeugung und das Erkennen von Komplikationen sowie auf dann erforderliche Maßnahmen beziehen. Für die ambulante Betreuung ist ein guter Kontakt zwischen der Klinik, die den Katheter implantiert hat, und dem Pflegepersonal von großer Bedeutung.
Die nachfolgenden Ausführungen können diese Unterweisung nicht ersetzen, sondern sollen lediglich einen Überblick geben.

Injektion in den Port. Sie erfolgt nur durch den Arzt. Alle Hygienevorschriften sind genauestens einzuhalten. Sie entsprechen den Kriterien der Asepsis:
– sorgfältige Händedesinfektion,
– Haar- und Mundschutz ist sinnvoll,
– sterile Handschuhe,
– sorgfältige chirurgische Desinfektion der Haut an der Einstichstelle (Einwirkzeit beachten),
– Abdecken der Einstichstelle mit Schlitztuch,
– besonders wichtig ist aseptisches Arbeiten beim Auffüllen von „Reservoirs", da sich darin eingeschleuste Keime schnell vermehren können.

Material für die Injektion oder Infusion:

- Als sterile Einmalkanülen werden nur nichtstanzende Nadeln mit speziellem Schliff angewendet.
- Bei laufenden Infusionen kann die Kanüle (gut fixiert) im Port verbleiben. Im übrigen soll die Kanüle nicht länger in der subkutan liegenden Injektionskammer verbleiben als unbedingt nötig. Bei wiederholten Punktionen ist ein Wechsel der Einstichstelle sinnvoll.
- Kanülen dürfen auch nie offen in der Injektionskammer liegen. Deshalb empfiehlt sich gegebenenfalls das Zwischenschalten eines Dreiwegehahnes.
- Spritzen müssen ein Mindestvolumen von 10 ml haben. Mit kleineren Spritzen könnte ein zu großer Druck erzeugt werden, der Kammer oder Schlauch platzen läßt.

Spülen des Port-a-cath-Systems. Intravenöse Systeme werden mit 10 ml NaCl 0,9 % gespült:
– vor der Aspiration von Blut,
– nach jeder Medikamentengabe und
– zwischen der Verabreichung von unterschiedlichen Medikamenten oder Infusionen, um eine Wirkungsbeeinträchtigung zu vermeiden.

Auch wenn das System nicht genutzt wird, muss alle 4 Wochen gespült werden.
Der sog. Heparinblock wird abschließend nach jeder Spülung zur Verhütung einer Verklebung des Schlauches durch den Arzt gesetzt.
Intraarterielle Systeme werden wöchentlich gespült. Bei intraperitonealen Systemen und im Peridualraum liegenden Kathetern sind Spülungen und Heparinblock nicht nötig.

> **!** Folgende Komplikationen müssen dem behandelnden Arzt sofort gemeldet werden: Schwellung, Rötung, Schmerzen, Fieber, Undichtigkeit des Systems und Verstopfung des Katheters.

Literatur

Biedermann, L., F. Debrummer: Parenterale Flüssigkeitszufuhr in der Altenpflege. Schwester, Pfl. (1982)

Böhme, H.: Die Zulässigkeit der Delegation ärztlicher Tätigkeiten auf nichtärztliches Personal. Dtsch. Krankenpfl.-Z., Beilage 1 (1984)

Böhme, H.: Das Recht des Krankenpflegepersonals, Teil II: Haftungsrecht, 3. Aufl. Kohlkammer, Stuttgart 1991

Böhme, H., P. Haß: Haftungsfragen und Pflegeversicherungsgesetz; Forum 35, Kuratorium Deutsche Altershilfe, Köln 1997

Boehringer: Infusion. Ein kleines Repetitorium, Mannheim 1978

Braun AG: Hartig Infusionstherapie Kompendium; Melsungen

Brenner, G.: Rechtskunde für das Krankenpflegepersonal, 4. Aufl. Fischer, Stuttgart 1990

Bundesgesundheitsamt Berlin: Richtlinien für die Erkennung, Verhütung und Bekämpfung von Krankenhausinfektionen, 7. Lieferung, Fischer, Stuttgart 1986

Dahl, H.D., J.H. Hengstmann; Bode, H. Hansen: Klinische Anwendung eines vollständig implantierbaren Kahetersystems. Dtsch. Med. Wschr. 111, Nr. 3 (1986) 88-92

Gabka, J.: Injektions- und Infusionstechnik, 4. Aufl. de Gruyter, Berlin 1988

Hankemeier, U., E. Aulbert: Invasive Methoden der Tumorschmerztherapie. In Aulbert, E., N. Niederle: Thieme, Stuttgart 1990 (S. 145 ff)

Hartig, W.: Moderne Infusionstherapie, künstliche Ernährung: Ein Ratgeber für die Praxis. Zugschwerdt Verlag GmbH, München 1994

Hildebrand, N.: Injektionen und Blutentnahmen – leicht gemacht, 2. Aufl. Jungjohann, Neckarsulm 1993

Juchli, L.: Pflege, 8. überarbeitete Aufl. Thieme, Stuttgart 1997

Kamphausen, U.: Heilmethoden und Aufgaben der Pflegenden bei der Therapie. In Pflege Heute, Lehrbuch und Atlas. Gustav Fischer Verlag Stuttgart 1997

Klie, Th.: Rechtskunde, 6. Aufl. Vincentz, Hannover 1997

Klie, Th.: Delegation von Injektionen. Altenpflege 11 (1987) 720

Kretz, F.-J., A. Kretz, S. Reichenberger: Medikamentöse Therapie. 4. Aufl. Thieme, Stuttgart 1993

Laffer, U., M. Düring, H.R. Bloch, M. Zuber, H.R. Stoll: Implantierbare Kathetersysteme. Dtsch. Med. Wschr. 114 (1989) 653-656

May, E.: Pflege und Umgang mit vollständig implantierbaren Kathetersystemen. Krankenpflege 2 (1990) 78ff.

Pharmacia: Anwendung und Pflege; Pharmacia Port-A-Cath-Systeme. Pharmacia Arzneimittel, Ratingen

Reinelt, U.: Spritzen, aber richtig. Altenpflege 10 (1991) 599 (ebenso Videofilm)

Schneider, A.: Rechts- und Berufskunde für Fachberufe im Gesundheitswesen, 4. Aufl. Springer, Berlin 1994

Wolfat, A., H. Ücker: Subkutane und intramuskuläre Injektionen in Theorie und Praxis, 3. und 5. Folge. Schwester Pfl. 33 (1994) H. 7 u. 11

7.3 Katheterisieren der Harnblase

Hartmut Rolf

Vorbemerkungen

Durch einen Harnblasenkatheter wird eine künstliche Verbindung zwischen Außenwelt und Körperinnerem geschaffen, die häufig zu aufsteigenden Harnwegsinfektionen führt. Deshalb muss der Umgang mit Blasenkathetern und harnableitenden Drainagevorrichtungen unter hygienisch einwandfreien Bedingungen erfolgen.

Das Legen eines Katheters ist ein massiver Eingriff in die Intimsphäre eines Menschen. Es verlangt äußerst einfühlsames Verhalten und taktvolles Vorgehen.

Das Tragen eines Verweilkatheters beeinträchtigt nachhaltig das physische und psychische Wohlbefinden des alten Menschen. Bei ihm führt eine solche Maßnahme zu einem starken Verlusterleben. Es ist ja nicht immer vorauszusehen, ob es zu einer Wiederherstellung der normalen Harnausscheidung kommt oder ob der Verweilkatheter zu einer Dauerbelastung wird.

> **!** Jedes Legen und auch jeder Wechsel eines Blasenkatheters ist grundsätzlich eine ärztliche Tätigkeit, die im Einzelfall delegiert werden kann. Die Delegation auf Pflegepersonal bedarf einer besonders strengen Indikation, weil der Katheterismus als operativer Eingriff gewertet werden muss und besonderes Fachwissen erfordert (Klie 1996). Er muss vom Arzt präzise verordnet werden. Böhme vergleicht den Katheterismus mit einer i.m. Injektion, die nur an besonders gut ausgebildete Pflegepersonen delegiert werden darf.

> Der Heimbewohner muss für die Durchführung grundsätzlich seine Zustimmung geben. Hier sei auf die rechtlichen Hinweise für die Delegation ärztlicher Tätigkeiten (S. 657 f) hingewiesen.

Es fällt oft schwer, einem alten Menschen den Sinn und die Notwendigkeit eines Blasenkatheters klarzumachen. Seine auftretenden Ängste sind ernst zu nehmen und zu berücksichtigen.

In Einzelfällen ist mit stark veränderten anatomischen Verhältnissen zu rechnen, die das Legen eines Katheters für die Pflegeperson unmöglich machen. Gegebenenfalls ist die Maßnahme sofort abzubrechen und dem Arzt zu überlassen, bevor Schäden verursacht werden.

Beim Vorliegen von Kontrakturen der Beine, bei verändertem psychischem Verhalten oder mangelhafter Compliance sollte ein Katheterismus nur zu zweit vorgenommen werden.

Wie vor jeder Pflegeverrichtung stellt sich die Pflegeperson innerlich auf die Situation des betreffenden alten Menschen ein und bedenkt dessen persönliche Erfahrungen, bekannte organische Störungen, die gegenwärtige psychische Verfassung usw., um die Aufgabe zu einem guten Ende zu führen.

7.3.1 Katheterarten

Material

Zu wählen und zu verwenden sind ausschließlich Katheter aus Materialien, die das Wohlbefinden des Betroffenen am wenigsten beeinträchtigen:

- Die einfachen Katheter aus PVC (Polyvinylchlorid) sollten nur noch als Einmalkatheter verwendet werden.
- Latexkatheter werden aus wenig verändertem Naturkautschuk hergestellt, sind sehr schmiegsam und verursachen wenig Beschwerden beim Tragen. Die Oberflächen sind verhältnismäßig rau, was leicht zu Verkrustungen führt. Das Material kann im Körper schädliche Substanzen freisetzen. Diese Katheter sollten nur zur Kurzzeitdrainage angewendet werden.
- Latexkatheter mit Teflonüberzug haben sehr glatte Oberflächen, die auch für die Harnröhre gut verträglich sind.
- Silikonkatheter stehen zur Zeit wohl an der Spitze der Verträglichkeit und können (laut Hersteller) am längsten im Körper belassen werden.
- Katheter mit Hydrogelbeschichtung werden zusammen mit Feuchtigkeit sehr gleitfähig. Sie setzen sich kaum in der Harnröhre fest und reizen dadurch auch bei Bewegung nur wenig.
- Silberbeschichtete Katheter: Mit dem Biocath IC Foley-Katheter gibt es auch einen Katheter mit Silberbeschichtung.

Die Entwicklung schreitet fort. Eine Fachkraft muss sich informieren und für Neuerungen auf diesem Gebiet offen bleiben.

Typ

Je nach der Ausformung ihrer Spitze werden die Katheter nach ihren Erfindern benannt (Abb. 7.**33**).

Als Verweilkatheter wird der Nélaton-Typ bevorzugt, der Tiemann-Typ mit der gebogenen Spitze findet eher als Einmalkatheter bei Männern Verwendung. Als Verweilkatheter benutzt könnte die Spitze in der Harnblase zu Nekrosen führen.

Alle Formen können knapp unterhalb der Spitze einen aufblasbaren Ballon besitzen; sie sind dann als Verweilkatheter geeignet. Ohne diesen Ballon werden sie in der Regel als Einmalkatheter verwendet.

Länge

Erhältlich sind Katheter mit einer Länge von 40–44 cm für die Anwendung bei Männern und solche mit einer Länge von 18–20 cm speziell für die Anwendung bei Frauen. (Die längeren Kathe-

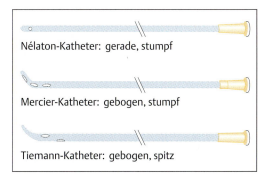

Abb. 7.**33** Katheterarten

ter können selbstverständlich auch bei der Frau verwendet werden.)

Größe

Als Größenangabe ist bei Kathetern der Außendurchmesser von Bedeutung. Zu Ehren des französischen Instrumentenmachers Charrière ist als Maßeinheit eben „Charrière" (abgekürzt Ch. oder Charr) festgelegt worden. Je 3 Ch. entsprechen 1 mm Außendurchmesser: 18 Ch. entsprechen demnach 6 mm Außendurchmesser. Auf neueren Produkten aus dem Ausland ist statt Ch. auch/oder Fr. (für French) angegeben. Die Dimensionierung ist gleich.
Die Größe ist auf dem distalen Katheterende angegeben.
Die Angaben des Arztes über die Größe des zu verwendenden Katheters sind maßgebend. Dabei sind die jeweilige Indikation und die Weite der Harnröhre (Meatus urethrae) für die Auswahl entscheidend.
Zur Harnableitung finden häufig Katheter von 12–18 Ch. Anwendung

> ❗ Katheter mit zu großem Durchmesser können in der Harnröhre Entzündungen und Drucknekrosen hervorrufen, sie können die in die Harnröhre mündenden Drüsengänge komprimieren und damit zu Sekretstau führen. Zudem können sie Harnblasenspasmen provozieren.

Ballonkatheter

Mit dem Begriff des „Dauerkatheters" (besser: Verweilkatheter) verbindet sich seit längerem die Vorstellung eines Ballonkatheters.
Während man früher die einfachen Katheter recht umständlich und nicht immer problemlos mittels Heftpflaster am Genitale fixieren musste, ist dieses Problem durch den Ballonkatheter elegant gelöst worden (Abb. 7.**34a** u. **b**).
Über einen eingearbeiteten Nebenkanal kann ein knapp unterhalb der Katheterspitze liegender Ballon aufgepumpt werden. Hierzu wird das distal liegende Ventil mit dem stumpfen Spritzenkonus durchstoßen und steriles Aqua destillata eingegeben (der Katheter wird „geblockt"). Unter normalen Umständen ist die 10-ml-Ballongröße zu bevorzugen, um den Kontakt des Ballons mit der kollabierten Blasenwand zu vermindern.

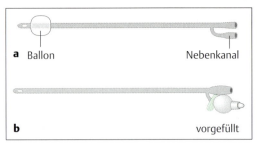

Abb. 7.**34a** u. **b**
a Ballonkatheter mit Nélaton-Spitze für Männer und Frauen
b Ballonkatheter vorgefüllt

Steril muss die Flüssigkeit sein, damit es bei einem evtl. Platzen des Ballons nicht zu einer Infektion der Harnblase kommt. Zudem musste man feststellen, dass Flüssigkeit und Keime durch die Ballonwand in die Harnblase übertreten. Es darf keine Luft zum Aufblasen des Ballons verwendet werden, da Luft ja kompressibel ist und der Katheter dann zu leicht herausgezogen werden könnte.
Die Kapazität des Ballons ist am distalen Katheterende in ml angegeben.
Vor der Entfernung des Katheters muss der Ballon vollständig entleert werden (entblockt). Dazu wird eine leere Spritze wieder mit dem Konus auf das Ventil gesetzt und die Flüssigkeit abgezogen.
Verschiedene Katheter werden bereits „vorgefüllt" geliefert (Abb. 7.**34b**). Das distale Ende des Nebenkanals enthält ein Depot der abgemessenen sterilen Flüssigkeit, das zum Ballon hin mit einem Clip abgesperrt ist. Nach Entfernen des Clips wird diese Flüssigkeit in den Ballon gedrückt. Der Clip braucht in der Regel nicht wieder angelegt zu werden. Entblockt wird dann wieder mittels Spritze.

7.3.2 Ableitungen

Geschlossenes Ableitungssystem

Die Kommission des Bundesgesundheitsamtes „Erkennung, Verhütung und Bekämpfung von Krankenhausinfektionen" forderte im Jahr 1985 (Bundesgesundheitsblatt 28 Nr. 6 Juni 1985), dass zur Ableitung des Harns über einen Verweilkatheter nur geschlossene Urindrainagesysteme mit Rückflussventil verwendet werden dürfen, etwa wie in der Abb. 7.**35a** u. **b** gezeigt:

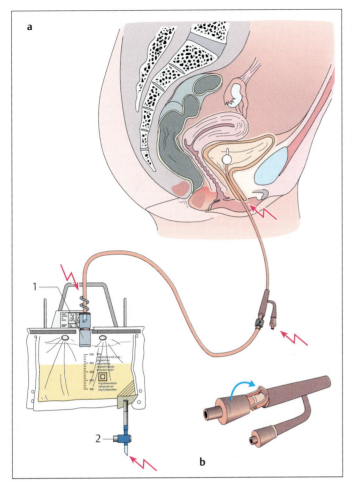

Abb. 7.**35a** u. **b**
a Geschlossenes Ableitungssystem mit Eintrittspforten für Bakterien:
  – äußere Harnmündung
  – Verbindung Katheter – Ablaufschlauch
  – Rückschlagventil des Urinbeutels mit Tropfenklammer (1)
  – Ablassvorrichtung (2)
b Ablassventil (Einhandventil, für Katheterträger ohne Beutelversorgung)

Der sterile, graduierte Auffangbeutel hat am Einfluss eine Tropfkammer zur Unterbrechung der Harnstraße und meist eine Rücklaufsperre. Über einen Hahn wird der Harn unten abgelassen. Dabei ist es wichtig, dass es nicht zur Kontamination der Hände des Pflegepersonals kommt. Die Pflegeperson trägt zum Ablassen des Harns Einmalhandschuhe. Das Auffanggefäß wird nicht mit der Ablaßvorrichtung in Berührung gebracht und soll desinfiziert sein. Jedesmal wird die Ablaufmündung anschließend mit einem alkoholischen Desinfektionsmittel desinfiziert. Ordnungsgemäß behandelte Ableitungssysteme können bis zu 14 Tagen belassen werden (oder werden nicht routinemäßig gewechselt).
Muss das Ableitungssystem ausgewechselt werden, wird die Verbindung zwischen Katheter und Ableitung unter streng aseptischen Kautelen gelöst: Die Verbindungsstellen werden vor der Trennung mit einem alkoholischen Desinfektionsmittel desinfiziert und das neue System steril angeschlossen. Gründe für einen solchen Wechsel sind neben dem Katheterwechsel undichte Systeme, Ansammlung von Sediment im Beutel oder Geruchsbelästigungen (Abb. 7.**36a** u. **b**).

Beinbeutel

Für mobile Katheterträger werden Ableitungssysteme angeboten, die z. B. mittels Taillengurt am Oberschenkel befestigt werden. Systeme mit Unterschenkelbeinbeutel werden mittels Beinbeutelbänder fixiert.
Es handelt sich um Ableitungssysteme, die gegen Harnrückfluss gesichert sind. Sie verhelfen dem Katheterträger zu größerer Bewegungsfreiheit.

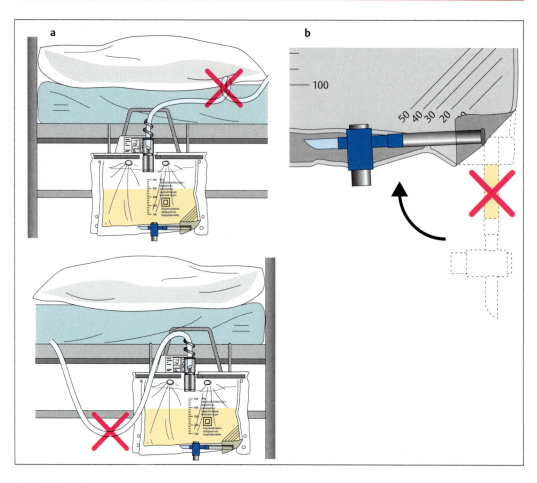

Abb. 7.**36a** u. **b**
a Das Ableitungssystem darf weder durch einen geknickten noch einen durchhängenden Ableiteschlauch einen Harnstau verursachen
b Die Ablassvorrichtung wird erst nach vollständiger Entleerung wieder wie vom Hersteller vorgeschrieben verschlossen

! Das Pflegepersonal muss beim Umgang mit Kathetern und Ableitungssystemen auf hygienisch einwandfreies Arbeiten bedacht sein!

Als Alternative zum geschlossenen Urinbeutel wird zunehmend gern ein Einhandventil, besonders bei mobilen Patienten, verordnet (Abb. 7.**35b**). Das Einhandventil darf nur angewendet werden, wenn keine Blaseninfektion besteht.

7.3.3 Indikationen zum Katheterisieren

„Das Legen eines transurethralen Katheters ist ein verantwortungsvoller Eingriff, der dem Patienten alles bedeuten kann, was zwischen einer relativ harmlosen diagnostischen oder pflegerischen Routinemaßnahme und einem gefährlichen Abenteuer liegt" (Samberger 1983). Aus dieser Sicht ist die Indikation für einen Katheterismus sehr eng zu stellen, kann doch ein angeblich harmloser Harnwegsinfekt für einen geschwächten Menschen lebensbedrohlich werden.

7.3 Katheterisieren der Harnblase

Ein Katheterismus aus therapeutischen Gründen ist im Altenpflegeheim gerechtfertigt

- **bei Männern:** wenn bei akutem Harnverhalten keine suprapubische Blasenfistelmöglichkeit vorhanden oder diese kontraindiziert ist (z. B. bei Patienten, deren Blutgerinnung medikamentös beeinflusst ist z. B. durch Marcumar oder Aspirin oder bei vorhandenem bekannten Harnwegsinfekt) oder bei Patienten, die sich schon mehrfach eine suprapubische Blasenfistel selbst entfernt haben.
  Die männliche Inkontinenz (Ausnahme Überlaufinkontinenz) sollte mit einem Kondomurinal versorgt werden;
- **bei Frauen:** Einmalkatheterismus zur Gewinnung von Urin zur bakteriologischen Untersuchung.
- Bei Blasenentleerungsstörungen (meist neurologisch bedingt) sollte mehrmals täglich der Einmalkatheterismus angewandt werden (geringere Infektionsrate als bei Dauerkatheter und suprapubischer Blasenfistel),
- unter Umständen bei Harninkontinenz zur Verhütung eines Dekubitus und vorübergehend bei Dekubitus, wenn der Heilerfolg gefährdet ist.

7.3.4 Einmalkatheter

Vorbereitungen

- Heimbewohner informieren,
- für Sichtschutz sorgen oder Mitbewohner bitten, das Zimmer zu verlassen,
- Intimtoilette durchführen,
- Krankenunterlage unter das Gesäß legen,
- bei der Frau die Beine aufsetzen, etwas abspreizen und von einer zweiten Pflegeperson halten lassen; beim Mann die Beine gestreckt lassen,
- gründlich Hände und Unterarme desinfizieren.

> ! Auch aus Gründen der Hygiene sollte nach Möglichkeit zu zweit katheterisiert werden!

Notwendige Hilfsmittel. Auf einem Arbeitswagen werden die Materialien einzeln auf einem Tablett hergerichtet, wobei streng eine sterile und eine (nur) saubere Zone unterschieden wird. Besser ist es, passend zusammengestellte und steril verpackte Kathetersets zu verwenden, die im Wesentlichen die hier aufgeführten Materialien enthalten (Abb. 7.**37**):

- 1 Paar sterile Handschuhe, für die rechte Hand einen zweiten sterilen Handschuh,
- 1 sterile anatomische Pinzette,
- 2 Schalen (1 sterile Urinauffangschale, 1 Abwurfschale),

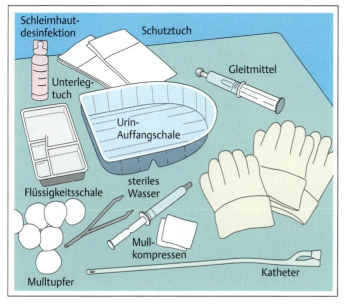

Abb. 7.**37** Hilfsmittel zum Legen eines Katheters. Es sind unterschiedlich bestückte Kathetersets im Handel

- Schälchen mit ca. 10 ml Schleimhautdesinfektionsmittel (PVP-Jod-Lösung oder Octenisept-Lösung),
- 6 Mulltupfer (oder Wattekugeln),
- steriles geschlitztes Lochtuch,

zusätzlich wird benötigt:

- ein Gleitmittel im Applikator (z. B. Instillagel),
- bei der Frau evtl. Taschenlampe oder andere Leuchte,
- evtl. steriles Röhrchen und Begleitschein für Laboruntersuchung,
- 2 Einmalkatheter, ca. 8–12 Ch., originalverpackt (einer als Ersatz!),
- evtl. sterile Schere zum Öffnen der Katheterhülle.

Vorgehensweise bei der Frau (Abb. 7.38a–i)

- Hände waschen,
- evtl. Leuchte einschalten und ausrichten,
- Nierenschale zwischen die Beine stellen,
- Hände desinfizieren,
- alle sterilen und unsterilen Utensilien richten (Abb. 7.**38a** u. **b**), ebenso Katheter griffbereit herrichten (Hülle öffnen), den zweiten Katheter als Ersatz bereithalten,
- Handschuhe anziehen, über die rechte Hand **zwei** (Abb. 7.**38c**),
- mit sterilem Schlitztuch Genitalbereich abdecken (Abb. 7.**38d**),
- mit der linken Hand die Schamlippen spreizen, so lange, bis der Katheter richtig liegt,
- mit der rechten desinfizieren (die desinfektionsmittelgetränkten Tupfer benutzen!): große Schamlippen rechts und links mit je 1 Tupfer, kleine Schamlippen rechts und links mit je 1 Tupfer, Harnröhrenöffnung mit 2 Tupfern (den zweiten Tupfer auf die Vaginalöffnung legen (Abb. 7.**38e**),
- jeden Tupfer nur einmal benutzen,
- jeweils von der Symphyse in Richtung Anus wischen, um Einschleppung von Darmbakterien in das Genitale zu vermeiden,
- gebrauchte Tupfer abwerfen,
- oberen Handschuh der rechten Hand ausziehen lassen (2. Person hilft!), nun ist die rechte Hand wieder steril,
- evtl. Gleitmittel anreichen lassen und instillieren (Abb. 7.**38f**),
- Katheter mit der rechten Hand (steriler Handschuh oder sterile Pinzette oder Sterilität wahrende Verpackung) fassen (Abb. 7.**38g**),
- in die Harnröhre einführen, bis der Harn in die Auffangschale abläuft (Abb. 7.**38h**),
- erste Harnportion ablaufen lassen, durch leichten Druck auf den Bauch,
- Urin dann im sterilen Röhrchen auffangen, falls Untersuchung angeordnet ist (Katheter und Röhrchen sollen sich nicht berühren!),
- restlichen Harn in die Auffangschale laufen lassen,
- evtl. Harnblase mit der linken Hand oberhalb der Symphyse leicht anpressen,
- Katheteröffnung mit dem Zeigefinger verschließen, Katheter langsam herausziehen und in die Abwurfschale legen (Abb. 7.**38i**),
- Tupfer von der Vaginalöffnung entfernen,
- Handschuhe ausziehen und in die Abwurfschale legen,
- Unterlage und Lagerungskissen entfernen,
- richtig lagern, evtl. waschen, abtrocknen und zudecken.

Nacharbeit:

- Harnmenge und ggf. weitere Kriterien ins Protokoll eintragen,
- Hilfsmittel aufräumen (beseitigen, reinigen, desinfizieren),
- Begleitschein für das Labor ausfüllen,
- Harnprobe versandfertig machen.

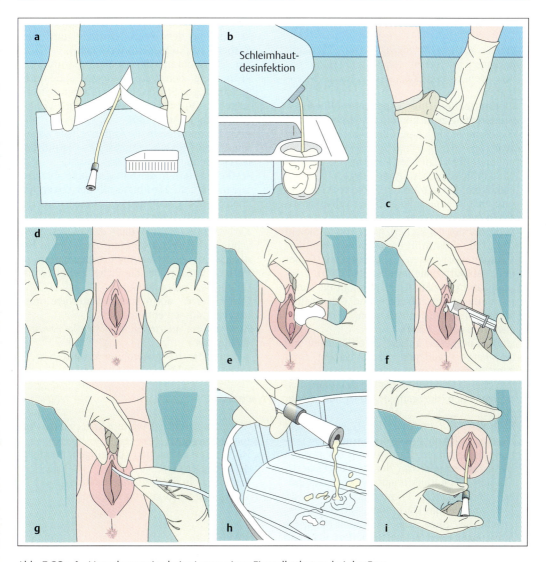

Abb. 7.**38a–i** Vorgehensweise beim Legen eines Einmalkatheters bei der Frau
a u. **b** Sterile Utensilien vorbereiten
c Sterile Handschuhe anziehen – rechts zwei und links einen
d Genitalbereich mit sterilem Schlitztuch abdecken
e Schamlippen bleiben gespreizt, bis der Katheter liegt. Desinfektion von der Symphyse zum Anus mit 6 desinfektionsmittelgetränkten Tupfern
f Eventuell Gleitmittel instillieren
g Katheter unter sterilen Bedingungen einführen (z. B. mit 2. sterilen Handschuh)
h Urin auffangen
i Katheteröffnung steril verschließen und Katheter herausziehen

Vorgehensweise beim Mann (Abb. 7.39a–g)

- Einen Katheter (vorzugsweise Tiemann-Katheter) griffbereit herrichten (Hülle öffnen), den zweiten Katheter als Ersatz bereithalten,
- Gleitmittel herrichten (Applikator öffnen),
- Nierenschale zwischen die Beine stellen,
- Handschuhe anziehen, über die rechte Hand zwei (!),
- mit der linken Hand den Penis fassen, die Vorhaut zurückschieben (Abb. 7.39a),
- Eichel mit den getränkten Tupfern desinfizieren: mit 3 Tupfern die Eichel selbst abwischen (von der Harnröhrenöffnung weg zur Furche hinter der Eichel), mit 2 Tupfern leicht über die Harnröhrenmündung wischen, 1 Tupfer übriglassen (!), gebrauchte Tupfer in die Abwurfschale legen (Abb. 7.39b),
- Applikator mit dem Gleitmittel auf die Harnröhrenmündung aufsetzen und die gesamte Menge langsam instillieren, Einwirkzeit abwarten (Abb. 7.39c),
- sterile Kompresse auf das Skrotum legen und den Penis drauflegen (das Ansetzen einer Penisklemme erübrigt sich!),
- den oberen Handschuh der rechten Hand ausziehen lassen (die rechte Hand ist nun wieder steril!),
- nach ca. 1 Minute Einwirkungszeit mit dem letzten Tupfer nochmals die Harnröhrenmündung desinfizieren, Katheter mit der rechten Hand fassen (oder mit der sterilen Pinzette, dabei ist das Katheterende zwischen Ringfinger und kleinem Finger fixiert) und ca. 5–7 cm in die Harnröhre einführen, gekrümmte Spitze des Tiemann-Katheters muss nach oben zeigen und darf während des Legens nicht gedreht werden, weil sonst Verletzungsgefahr besteht (Abb. 7.39d),
- zur Überwindung der ersten Harnröhrenkrümmung den Penis strecken und den Katheter nachschieben (Abb. 7.39e)
- zur Überwindung der zweiten Harnröhrenkrümmung den Penis senken und unter gleichzeitiger Streckung den Katheter nachschieben (Vorsicht bei Widerstand! Verletzungsgefahr! Abb. 7.39f),
- erste Harnportion in die Auffangschale ablaufen lassen (Ausschwemmen des Gleitmittels durch leichten Druck auf den Bauch),
- restlichen Harn in die Auffangschale ablaufen lassen, evtl. die Harnblase mit der linken flachen Hand oberhalb der Symphyse leicht auspressen (Abb. 7.39g),
- Katheteröffnung mit dem Zeigefinger verschließen, Katheter langsam nach unten herausziehen und in die Abwurfschale legen,
- Vorhaut wieder über die Eichel ziehen (sonst Gefahr der Paraphimose!),
- Intimbereich abtrocknen, Unterlage und Lagerungskissen entfernen,
- Handschuhe ausziehen und in die Abwurfschale legen,
- sich um den Heimbewohner kümmern, richtig lagern, zudecken.

Nacharbeit:

- Harnmenge und ggf. weitere Kriterien ins Protokoll eintragen,
- Hilfsmittel aufräumen (beseitigen, reinigen, desinfizieren),
- Begleitschein für das Labor ausfüllen,
- Harnprobe versandfertig machen.

Abb. 7.**39a–g** Vorgehensweise beim Legen eines Einmalkatheters beim Mann
a   Mit der linken Hand den Penis fassen, die Vorhaut zurückschieben
b   Eichel mit den getränkten Tupfern desinfizieren
c   Gleitmittel instillieren
d   Katheter mit der rechten Hand fassen (oder wie hier dargestellt mit der sterilen Pinzette). Das Katheterende ist zwischen Ringfinger und kleinem Finger fixiert
e   Zur Überwindung der ersten Harnröhrenkrümmung den Penis strecken und den Katheter nachschieben
f   Zur Überwindung der weiten Harnröhrenkrümmung den Penis senken und unter gleichzeitiger Streckung den Katheter nachschieben
g   Wenn der Katheter gelegt ist, kann durch leichten Druck auf die Blase die Gleitmittelverklebung an den Katheteraugen vom Harn besser überwunden werden

7.3 Katheterisieren der Harnblase

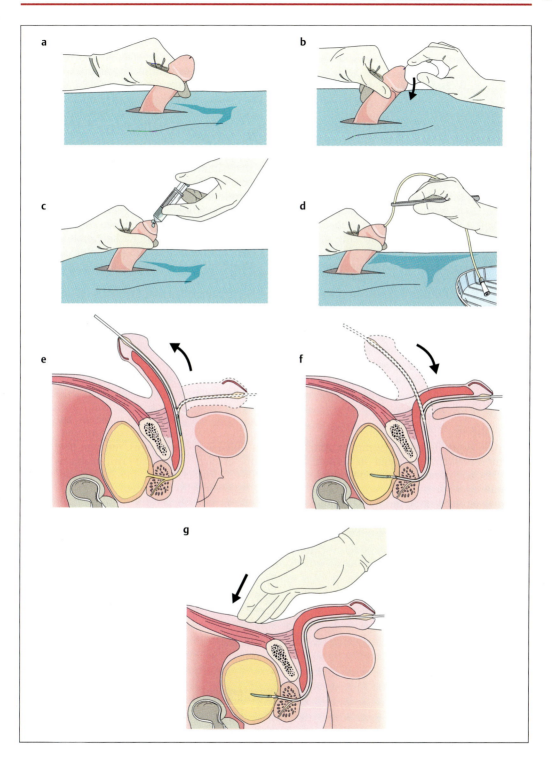

7.3.5 Verweilkatheter

Vorbereitungen

Hier wird im Wesentlichen so verfahren, wie es bei der Verwendung des Einmalkatheters beschrieben wurde.
Wird das Legen des Katheters wegen akuter Harnverhaltung erforderlich, ist zu beachten, dass – bei großer Urinmenge – der Harn nur „fraktioniert" abgelassen werden darf.

Notwendige Hilfsmittel. Auf einem Arbeitswagen bzw. -tisch werden die Materialien einzeln auf einem Tablett hergerichtet, wobei streng eine sterile und eine saubere Zone unterschieden wird.
Besser ist es, passend zusammengestellte und steril verpackte Kathetersets zu verwenden, die im Wesentlichen die erforderlichen Materialien enthalten.
Alle Materialien wie zum Einmalkatheterismus, jedoch statt der Einmalkatheter:

– 2 Ballonkatheter ca. 12–16 Ch. (einer als Ersatz),

dazu:

– Einmalspritze in der geeigneten Größe,
– steriles Aqua destillata (wenn in Ampulle, dazu Ampullensäge; wenn in Gummistopfenflasche, dazu Desinfektionsmittel und Kanüle),
– Urinableitungssystem mit Aufhängung.

Vorgehensweise bei Mann und Frau

Das Einführen des Katheters in die Harnröhre erfolgt so, wie es bei der Verwendung des Einmalkatheters beschrieben wurde.
Wenn verlangt, erfolgt auch die Entnahme einer Harnprobe zur Untersuchung. Dann jedoch wird der Katheter in der Harnblase belassen und „geblockt" (Abb. 7.**40a** u. **b**).

– Den Katheter noch etwa 2 cm weiter einschieben, damit sich der Ballon nicht etwa in der Harnröhre ausdehnt,
– die vorgeschriebene Menge Aqua destillata in der Einmalspritze aufziehen (erforderliche Menge s. Aufdruck am Katheterende!),
– den Spritzenkonus (ohne Kanüle) auf das Ventil aufstecken und das Aqua destillata einspritzen,
– Spritze abziehen und den Katheter mit leichtem Zug auf richtige Lage kontrollieren,
– den Katheter (sofort unter sterilen Bedingungen) an das Urinableitungssystem anschließen.

Katheterwechsel

Über lang oder kurz kristallisieren an jedem Harnblasenkatheter Harnsalze aus und führen zur Einengung des Lumens. Auch an Ballon und Katheterspitze lagern sich Krusten ab: der Harnabfluss wird schlechter und es besteht Verletzungsgefahr beim Entfernen.

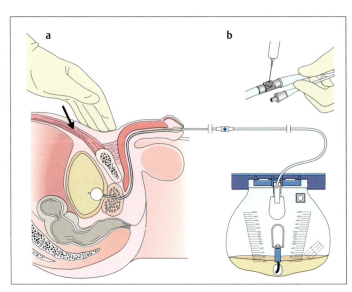

Abb. 7.**40a** u. **b**
a Leichter Druck auf die Harnblase erleichtert anfänglich die Entleerung; die kleine Aquadest.-Blase zum „Blocken" des Katheters muss ganz in der Harnblase vor dem Schließmuskel liegen.
b Das Ableitsystem ist fest mit dem Katheter verbunden und wird nur nach strenger Indikation geöffnet. Harnproben werden steril entnommen, vor der Entnahme Wischdesinfektion mit Alkohol

Eine große Rolle spielt hier die Oberflächenstruktur der Katheter. Bei sehr konzentriertem Harn läuft dieser Vorgang rasch ab. Durch eine hohe Flüssigkeitszufuhr, Beseitigung einer Infektion und evtl. medikamentöser Ansäuerung des Harns kann die Verkrustung verzögert werden; ganz verhindern kann man sie nicht.

Verweilkatheter können, je nach Materialbeschaffenheit und Verkrustungsneigung, mehrere Wochen liegen bleiben. Sie werden nur bei Bedarf nach Arztanordnung gewechselt.

Vor dem Katheterwechsel sollte die Harnableitung eine gewisse Zeit gestoppt werden, damit sich die Harnblase etwas füllt und die Lage des neuen Katheters sicherer bestimmt werden kann (nur wenn Patient nicht inkontinent).

Vorbereitungen zum Katheterwechsel bzw. zur Entfernung des Katheters wie oben beschrieben.

Vorgehensweise:
- Nierenschale zwischen die Oberschenkel stellen,
- mittels einer Einmalspritze geeigneter Größe die Flüssigkeit langsam aus dem Ballon vollständig abziehen (entblocken) und
- den Katheter herausziehen.

Oft läuft etwas Harn nach; ist der Katheter an Ballon und Spitze stärker verkrustet, blutet es auch manchmal aus der Harnröhre. Der Katheter ist künftig in kürzeren Abständen zu wechseln und die Flüssigkeitszufuhr zu erhöhen.

Es kann vorkommen, dass sich ein Katheter nicht oder nicht richtig entblocken lässt und seine Entfernung nicht möglich ist. Dann muss der zuständige Arzt benachrichtigt werden (Böhme 1991).

Keinesfalls darf man versuchen, den Ballon durch Zuspritzen von Lösungsmitteln zur Auflösung zu bringen. Es können schwerste gesundheitliche Schäden entstehen.

7.3.6 Intermittierender Katheterismus

Neurologische Erkrankungen (z. B. bei Querschnittslähmung, multiple Sklerose, Bandscheibenvorfall) führen häufig zu Blasenfunktionsstörungen. Es kann zu Blasenentleerungsstörungen und Restharnbildung kommen. Unbehandelt würde dies Harnstauungen in die Niere und Infektionen der Harnwege zur Folge haben. Aus diesem Grund wird hier der intermittierende Katheterismus angewandt. Die Erfahrung hat gezeigt, dass der mehrmalige Einmalkatheterismus deutliche Vorteile gegenüber dem Verweilkatheter hat. Infektionen der Harnwege werden reduziert, die Verletzungsgefahr bei Verwendung spezieller Einmalkatheter ist geringer und der Betroffene erhält soziale Kontinenz, ohne einen Verweilkatheter tragen zu müssen.

Für den intermittierenden Katheterismus werden, um die Verletzungsgefahr beim häufigen Passieren der Harnröhre zu reduzieren, gleitbeschichtete Katheter verwendet. Nach einer Einwirkzeit von 30 Sekunden in steriles Aquadest wird der Katheter so gleitfähig, dass der Reibungswiderstand deutlich herabgesetzt ist. Die Abb. 7.**41** zeigt als Beispiel ein Komplett-Set,

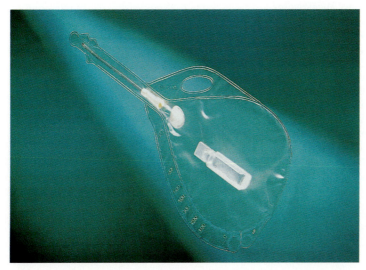

Abb. 7.**41** Katheterset zum intermittierenden Katheterismus (EasiCath, Coloplast)

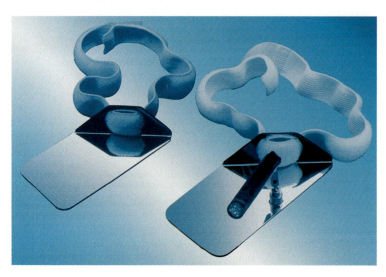

Abb. 7.**42** Beinspiegel (Fa. Medical Service)

welches steriles Wasser zur Aktivierung des Gleitkatheters enthält.
Jahrelang wurde in Deutschland der saubere intermittierende Katheterismus propagiert, d. h., es wurde auf die Desinfektion der Harnröhrenmündung verzichtet und die Katheter wurden mit normalem Leitungswasser gleitfähig gemacht. Dies soll im häuslichen Bereich zu kaum höheren Infektionsraten geführt haben als bei steriler Vorgehensweise, sofern der Betroffene sich selbst katheterisiert hat, also nicht mit Hospitalkeimen in Berührung gekommen ist. In letzter Zeit wird die Frage „steril oder sauber" von der Fachwelt wieder sehr kontrovers diskutiert. Um eine exogene Kontamination mit Wasserkeimen aus dem Leitungsnetz zu verhindern, empfiehlt Kappstein (Daschner 1995) steriles Aqua dest. und zu Hause mindestens abgekochtes Wasser zu verwenden.
Eine Klärung dieser Frage tut Not!
Wir empfehlen bis dahin, sobald der Betroffene pflegerischer Assistenz bedarf, den sterilen intermittierenden Katheterismus anzuwenden, um kein evtl. vorhandenes Risiko einzugehen.
Die Vorgehensweise beim intermittierenden Katheterismus unterscheidet sich dann lediglich in der Verwendung der dazu benötigten Materialien vom „normalen" Einmalkatheterismus. Bei der Anleitung zum Selbstkatheterismus kann für Frauen ein sog. Beinspiegel sehr hilfreich sein (Abb. 7.**42**).

7.3.7 Suprapubische Blasenpunktion

(supra = oberhalb; Os pubis = Schambein)
In diesem Fall wird mittels eines kleinen chirurgischen Eingriffes durch die Bauchdecke oberhalb der Symphyse ein Spezialkatheter in die Harnblase gelegt und an der Bauchdecke fixiert (Abb. 7.**43**) oder ebenfalls durch einen Ballon in der Blase gehalten. Dieser Katheter wird nach seiner Lage suprapubischer Blasenkatheter genannt.

Vorteile dieses suprapubischen Blasenkatheters sind:
– Vermeidung von Verletzungen und in der Folge Strikturen der Urethra,

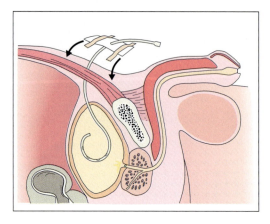

Abb. 7.**43** Suprapubischer Katheter

- trotz Blasenfistel ist eine Spontanmiktion und somit eine Restharnbestimmung möglich.

> **!** Gefahren der suprapubischen Blasenfisteln: Blutungsgefahr und über die Wunde Verschleppung von Keimen in die Bauchdecke.

Der Katheter wird an ein geschlossenes Urinableitungssystem angeschlossen oder mit einem Einhandventil verschlossen. Durch das Einhandventil erhöht sich die Infektionsgefahr.
Zur Vermeidung von Komplikationen muss darauf geachtet werden, dass der dünne Katheter nicht abknickt und der Harn ungehindert ablaufen kann.
Der Wundverband an der Punktionsstelle wird etwa jeden 2. Tag unter Wahrung der Asepsis gewechselt:

- Der alte Verband wird mit aller Vorsicht entfernt, damit die Lage des Katheters nicht verändert wird.
- Die Punktionsstelle wird mit einem Hautdesinfektionsmittel desinfiziert und mit einem sterilen Wundverband (z. B. Cutiplast) abgedeckt.
- Unter dem Verband darf keine feuchte Kammer entstehen,
- Austreten von Urin an der Punktionsstelle oder Entzündungen der Umgebung sind sofort dem Arzt zu melden. Urinaustritt ist in der ersten Zeit, ca. 1–2 Tage nach der Blasenpunktion häufig zu beobachten.
- Bei speziellen Wundverbänden, z. B. Hydrokolloid- oder Folienverbänden, sollte der Verbandwechsel mit dem Arzt abgesprochen werden.

7.3.8 Blasenspülung und Blaseninstillation

Blasenspülung

Routinemäßige Blasenspülungen bei Katheterträgern sind abzulehnen, da die Manipulationen das Infektionsrisiko erhöhen.
Jedoch kann der Arzt in besonderen Fällen eine Spülung mit steriler, isotonischer Kochsalzlösung anordnen.
Hierzu eignen sich gebrauchsfertige Faltenbalg-Applikatoren, die etwa 100–200 ml Kochsalzlösung enthalten.

Vorgehensweise beim Faltenbalg-Applikator:

- Spülflüssigkeit im Applikator im Wasserbad anwärmen,
- Ansatzkonus des Applikators desinfizieren und den Verschlussknebel entfernen,
- Verbindungsstelle zwischen Katheter und Ableitungssystem desinfizieren und Verbindung lösen,
- Applikator ansetzen und die Lösung langsam in die Blase drücken,
- nach einigen Sekunden die Spüllösung in den Applikator zurücklaufen lassen, den Applikator entfernen und
- ein neues Ableitungssystem an den Katheter anschließen.
- Die Durchführung und etwaige Auffälligkeiten werden im Dokumentationssystem vermerkt.

Kontinuierliche Blasenspülungen über ein geschlossenes System und einen 2-Wege-Spülkatheter sollen hier nicht abgehandelt werden.

Blaseninstillation

Bei einer Blaseninstillation werden etwa 20–30 ml eines Medikamentes in die Harnblase gegeben und dort für eine bestimmte Zeit belassen, damit das Mittel einwirken kann.
Trotz der geringen Menge muss die Lösung im Wasserbad angewärmt (anschließend gut abgetrocknet) werden, da es sonst besonders bei Blasenentzündungen zu Spasmen kommen kann.
Im Wesentlichen wird so vorgegangen wie oben bei der Blasenspülung beschrieben.
Art des Medikamentes, die Menge und die Einwirkzeit bestimmt der Arzt. Blasenspülung und Blaseninstillation erfordern strengste Asepsis.

> **!** Merke: Spülungen und Instillationen dienen nur der Therapie und sind in der Regel als Prophylaxe unnötig und gefährlich. Die innere Spülung durch ausreichendes Trinken ist am besten! Verstopfungen des Katheters müssen urologisch abgeklärt werden. Wichtig in diesem Zusammenhang ist die Ein- und Ausfuhrkontrolle.

Flüssigkeitszufuhr „innere Spülung"

Bei Trägern eines Verweilkatheters muss auf ausreichende Flüssigkeitszufuhr geachtet werden. Konzentrierter, dunkler Harn ist meist ein

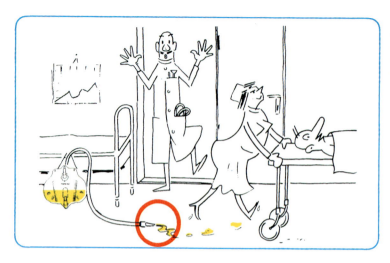

Abb. 7.**44** Beim Transport des Patienten darf der Katheter nicht vom Urindrainagebeutel getrennt werden (Fa. Kendall)

Zeichen ungenügender Flüssigkeitsaufnahme. Der hohe Gehalt an Harnsalzen im konzentrierten Harn führt zu vorzeitiger Verkrustung und erfordert einen häufigeren Katheterwechsel.

7.3.9 Gefahren des Katheterisierens

Schäden durch einen Harnblasenkatheter können für den Kranken sowohl während des Legens als auch bei der nachfolgenden Pflege des liegenden Katheters entstehen:

- Durch ungeschickte Manipulationen und vor allem aus Unkenntnis der anatomischen Gegebenheiten können Verletzungen der Harnröhrenschleimhaut entstehen, die evtl. später zu Vernarbungen und Verengungen (Strikturen) führen können.
- Nach Durchstoßen der Harnröhre kann es durch nachsickernden Harn zu einer gefährlichen Gewebsvereiterung kommen (Harnphlegmone).
- Infektion: Der äußere Harnröhrenteil ist normalerweise mit Erregern wie Kolibakterien, Staphylokokken und Enterokokken besiedelt. Mit dem Katheter werden diese in die Harnblase geschoben. Zwischen den Katheter und der Harnröhrenschleimhaut können auch Keime in die Blase wandern. Besonders bei Frauen ist dies eine bedeutende Ursache für Harnwegsinfektionen (wegen der vergleichsweise kurzen Harnröhre).
- Weil die Harndrainage nicht absolut geschlossen ist kann es zu einer Kontamination des Harns im Drainagebeutel kommen. Auch dieser Infektionsweg ruft dann bald eine Blasenentzündung (Zystitis) hervor.
- Der Katheter wird von der Harnröhrenschleimhaut als Fremdkörper empfunden und reizt sie zu verstärkter Sekretion. Der Schleim zwischen Harnröhre und Katheter bildet eine gute Bahn für aufsteigende Keime, zumal sie nun nicht mehr durch den Harnstrahl hinausgeschwemmt werden.
- Die Spitze des Tiemann-Katheters kann bei leerer Harnblase eine Drucknekrose an der Blasenwand hervorrufen, die Schleimhautblutungen und eine Perforation der Blasenwand zur Folge haben. Geeigneter als Verweilkatheter sind daher Nélaton-Katheter.
- Bei Männern kann es durch den Reiz des Katheters, Sekretstau und Infektion über die Samenleiter zu einer Nebenhodenentzündung kommen. Der Hoden schwillt stark an und ist sehr schmerzempfindlich. Der Arzt kann hier die Hochlagerung des Hodens und Salbenumschläge verordnen.
- Es ist sehr darauf zu achten, dass bei Männern nach dem Katheterisieren und dem Waschen des Genitale die Vorhaut des Gliedes wieder über die Eichel nach vorn geschoben wird. Bleibt sie zurückgeschoben, könnte sie hinter der Eichel zur Stauung der Blutzirkulation und zur Einschnürung führen (Paraphimose).

> **Merke:** Die bei Harnblasenkathetern immer bestehende Gefahr der Infektion kann durch Verwendung geschlossener Ableitungssysteme stark herabgesetzt werden; allerdings nur, wenn exakt steril gearbeitet wird und das System geschlossen bleibt.

7.3.10 Entwöhnungstraining

Angesichts der hohen Komplikationsrate eines Verweilkatheters sollte unbedingt angestrebt werden, ohne Katheter auszukommen. In vielen Fällen ist es möglich, auch einen alten Menschen von seinem Verweilkatheter zu „entwöhnen". In der Regel wird man den Katheter ohne vorbereitende Übungen entfernen.

Durch die Dauerableitung – die möglichst vermieden werden sollte – hat sich die Harnblase an den leeren Zustand gewöhnt; meist liegt auch eine Blasenentzündung vor. Das führt bereits bei geringer Blasenfüllung zu starkem Harndrang. Daher wird man in der Folgezeit den Bewohner in recht kurzen, gleichmäßigen Zeitabständen zur Toilette führen mit dem Ziel, die Zeitintervalle zu verlängern.

Es handelt sich hierbei also mehr um ein Toilettentraining als um ein Blasentraining. Das erfordert vom Pflegepersonal bei Heimbewohnern mit einer oft geringen Compliance sehr viel Geduld und Einfühlungsvermögen.

Sollte einmal ausdrücklich ein Blasentraining angeordnet werden, dann wird bei liegendem, geschlossenem Ableitungssystem der Harnablauf mittels einer Klemme gestoppt; die Harnblase füllt sich.

Falls der Heimbewohner dazu in der Lage ist, soll er sich melden, wenn er Harndrang verspürt, andernfalls muss die Pflegekraft ihn gut beobachten, um ihm unnötige Beschwerden zu ersparen.

Im Laufe einiger Tage kann die Sperrzeit auf 3–4 Stunden verlängert werden, der Katheter nach Absprache mit dem Arzt entfernt werden.

Nach der Entfernung des Katheters wird das Training in Form des „Toilettentrainings" fortgesetzt.

> **!** Das Entwöhnungstraining/Toilettentraining darf nicht fälschlicherweise dadurch unterstützt werden, dass man die Flüssigkeitszufuhr für den Heimbewohner einschränkt!

7.3.11 Besonderheiten bei der Pflege

Vor dem Legen eines Verweilkatheters sollte der Betroffene in Ruhe über die Notwendigkeit der Maßnahme aufgeklärt werden, damit er den therapeutischen Hintergrund verstehen und die Durchführung akzeptieren kann. Durch eine individuelle sinnvolle Lösung im Umgang mit Katheter und Ableitungssystem kann ihm trotzdem eine größtmögliche Beweglichkeit erhalten werden.

Besonders alte Menschen müssen einfühlsam ausreichend Informationen zum Umgang mit ihrer Harnableitung erhalten. Gegebenenfalls ist der Umgang mit dem System zu üben.

Hygiene

Eine wichtige Rolle spielt bei Trägern von Verweilkathetern die Intimhygiene und tägliche Inspektion auf Verschmutzungen. Mindestens einmal am Tag muss die Intimregion mit Wasser und Seife (besser pH-neutrale milde Waschlotion) gewaschen werden. Auch die Harnröhrenöffnung (Meatus) wird mit Wasser und Seife gewaschen. Dabei muss darauf geachtet werden, dass keine Bakterien aus der Analregion oder von verkoteten Hautbezirken zum Katheter übertragen werden. Verkrustungen und Schleim sind vorsichtig evtl. mit H_2O_2 (3 %) getränkten Kompressen am Katheter zu entfernen. An der Katheter-Eintrittstelle in die Urethra soll ein Manschettenschutz (sterile, trockene Kompresse ohne Antiseptikum) um den Katheter geschlagen werden. Diese Kompresse saugt bakteriell kontaminiertes Sekret auf und begrenzt so die Keimverschleppung. Sie schützt auch vor Verschmutzung nach außen. Bei allen Maßnahmen trägt die Pflegeperson Handschuhe.

Vor und nach allen pflegerischen Maßnahmen an Katheter und Ableitungssystem müssen die Hände desinfiziert werden.

Handhabung des Drainagesystems

- Die Leerung des Urinbeutels erfolgt so rechtzeitig, dass das Rückflussventil nicht in den Urin eintaucht.
- Auf den Verweilkatheter darf kein Zug ausgeübt werden. Auch unnötiges Verschieben des Katheters in der Harnröhre kann zu Reizungen und Entzündungen führen.

> **Pflegetipp**
> Damit der Katheter bei der Frau sich nicht vor dem Anus aufrollt, wird er über den Oberschenkel geführt. Der Katheter wird beim Mann unter den Oberschenkel geleitet (Bach und Panknin 1995).

- Der Urinbeutel muss sich unterhalb des Blasenniveaus befinden. Bei hochgelegtem Urin-

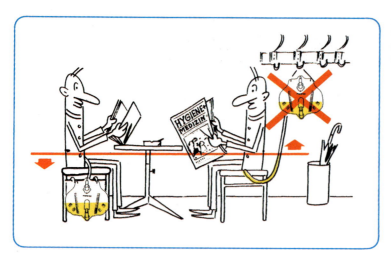

Abb. 7.**45** Abflussbehinderung durch falsche Platzierung des Drainagebeutels (Fa. Kendall)

beutel könnte es zum Rückfluss des nicht mehr sterilen Harns in die Blase kommen. Die Infektionsgefahr ist dabei groß.
- Die Tropfenkammer arbeitet nur in vertikaler Position einwandfrei, so kann der Urin nicht an der Wand der Kammer herunterlaufen.
- Drainageschläuche dürfen nicht durchhängen, damit der Harn im Schlauch nicht stehen bleibt.
- Die Verbindung zwischen Katheter und Ableitungssystem darf nur unter aseptischen Bedingungen getrennt werden, z. B. beim Wechsel des Systems. Muss der Katheter aus besonderem Grund einmal mittels eines Stöpsels verschlossen werden, ist dazu nur ein steriler, einzelverpackter Stöpsel zu verwenden. Nach einmaligem Gebrauch muss dieser beseitigt werden.

! **Beachte:**
- Bei Männern mit Verweilkathetern empfiehlt es sich, unter den Hoden ein etwa faustgroßes Polster zu legen. Mechanische Reizungen durch den Katheter und Infektionen können über die Samenleiter zu einer Nebenhodenentzündung führen. Der Nebenhoden schwillt dabei sehr schmerzhaft an.
- Bei Fieber, lokalen Entzündungen und Urinveränderungen den Arzt informieren.
- Wurde ein Katheter wegen akuter Harnverhaltung und hochstehender Harnblase gelegt, darf der Urin nur frakioniert (in Teilen) abgelassen werden, z. B. in Abständen von ca. 30 Min. jeweils um 400–500 ml. Eine zu rasche vollständige Entleerung einer „Überlaufblase" kann zu starken Blutungen aus der Blasenschleimhaut führen.

Literatur

Bach, D., P. Brühl, T.-H. Panknin: Nosokomiale Harnwegsinfektionen. Prävention und Therapiestrategien bei Katheterismus und Harndrainage. Jungjohann Verlag, Neckarsulm 1995

Böhme, H.: Das Recht des Krankenpflegepersonals, Teil III Haftungsrecht 3. Aufl. Kohlhammer, Stuttgart 1991

Brühl, P.: Infektionsprophylaxe in der Urologie. In Steuer, W.: Krankenhaushygiene, 4. Aufl. Fischer, Stuttgart 1992

Bundesgesundheitsblatt 28, Nr. 6. Juni 1985

Deutschsprachiger Arbeitskreis für Krankenhaushygiene: Krankenhaushygiene. 2. Aufl. mhp-Verlag, Wiesbaden 1998

Juchli, L.: Pflege, 8. Aufl. Thieme, Stuttgart 1997

Kappstein, I.: Epidemiologie und Prävention von Harnwegsinfektionen. In: Daschner, F. (Hrsg.): Praktische Krankenhaushygiene und Umweltschutz. 2. Aufl. Springer Verlag, Berlin 1997

Kendall (Hrsg.): Vermeide Infektionen bei der Katheterdrainage der Harnblase. Kendall: Medizinische Erzeugnisse GmbH, Neustadt/Donau

Klie, Th.: Rechtskunde, 6. Aufl. Vincente Verlag, Hannover 1997

Mölnlycke GmbH (Hrsg.): Infektionsprophylaxe durch standardisierte Katheterisierungs-Sets Arbeitsanleitung, Mölnlycke GmbH, Hilden 1986

Panknin, T.-H.: Transurethales Katheterisieren. Altenpflege No 1 (1988)

Paul Hartmann AG: Zur Systematik des transurethralen Blasenkatheterismus. Behandlung und Krankenpflege, Juni 94

Sachsenmaier, B.: Inkontinenz. Schlütersche, Hannover 1991

Sökeland, J.: Katheterismus. Perimed Verlag 1989

Völter, D.: Kompendium der Urologie. Fischer, Stuttgart 1984

7.4 Wundversorgung

Beate Reinbott, Hartmut Rolf, Christina Schupp

7.4.1 Die Wunde

Christina Schupp

> Eine Wunde ist ein durch Schädigung der Zellen und des Gewebes verursachter Verlust des Gewebezusammenhangs.
> Entsteht sie durch einen Unfall, wird sie als Gelegenheitswunde bezeichnet, wenn sie durch therapeutische Maßnahmen verursacht wird, als iatrogene Wunde (iatros = griech. Arzt). Während iatrogene Wunden (z. B. Operationswunden) saubere und glatte Wundränder haben, sind die Wundränder von Gelegenheitswunden (z. B. bei Unfällen, Verletzungen) häufig verunreinigt und zerfetzt.

Entstehungsursachen von Wunden. Nach ihren Ursachen werden Wunden eingeteilt in Biss-, Kratz-, Platz-, Riss-, Quetsch-, Schnitt-, Stich-, Schürf- und Schusswunden, Verbrennungen oder Erfrierungen, Verätzungen mit Säuren oder Laugen, Wunden durch UV-Strahlen oder ionisierende Strahlen. Bei diesen Wundarten ist die Hautoberfläche meist verletzt. Unverletzt ist sie dagegen meist bei Verstauchungen, Verrenkungen oder Hämatomen (Blutergüssen), manchmal auch bei Quetschwunden.
Wunden können oberflächlich oder tief (mit größerem Gewebedefekt oder perforierend = das Gewebe durchdringend) sein. Eine Wunde kann, je nach ihrer Tiefe, sämtliche Gewebeschichten wie Haut, Unterhautfettgewebe, Muskeln, Nerven, Gefäße und Knochen betreffen.

Bedeutung einer Wunde für den Patienten. Eine Wunde bedeutet Gefahr für den ganzen Menschen durch:

- Verlust von Blut: Man unterschiedet punktförmige, kapilläre Blutungen (z. B. nach einer Injektion), geringe oder starke, arterielle oder venöse Blutungen. Gefährlich sind vor allem starke venöse Blutungen (bei der Verletzung von Venengeflechten, z. B. Hämorrhoidenblutung oder bei Knochenbrüchen) und Blutungen bei Verletzungen größerer Arterien (durch den höheren Blutdruck spritzend, hellrot, z. B. bei Aufschneiden der Pulsadern in Selbstmordabsicht). Sie können durch den hohen Blutverlust zum Schock und damit zu akuter Lebensgefahr führen.
- Verlust von Gewebeflüssigkeit („Gewebswasser"): Der Flüssigkeitsverlust kann zum Verlust lebenswichtiger Proteine und Elektrolyte führen. In der Folge können Herzrhythmusstörungen und Kreislaufstörungen bis hin zum Schock auftreten. Dies ist z. B. bei Verbrennungswunden ab einer bestimmten Größe der Fall.
- Infektionsgefahr durch Mikroorganismen: Lokal (örtlich) begrenzt können Wundheilungsstörungen auftreten, beispielsweise die Bildung eines Geschwürs. Breitet sich die Entzündung aus, kann eine Phlegmone (diffuse flächenhafte eitrige Entzündung) oder ein Abszess (abgekapselte eitrige Entzündung) entstehen. Bei weiterem Fortschreiten der Erkrankung kommt es zu einer Lymphangitis (Lymphgefäßentzündung), die an einem roten Streifen entlang der Lymphgefäße erkennbar ist, und zu einer Sepsis (Blutvergiftung), bei der der ganze Körper von Bakterien „überschwemmt" wird. Die Sepsis, die meist mit hohem Fieber und Schüttelfrost einhergeht, ist lebensgefährlich.
- Gefährdung von Nachbarorganen: Bei Fortschreiten der Gewebezerstörung können benachbarte Organe gefährdet sein, die dann in ihrer Funktion gestört werden. Bei Verletzung des Schädels z. B. kann das Gehirn geschädigt werden, bei Verletzung der Bauchwand innere Organe des Bauchraums etc.
- Psychische Folgen: Eine Wunde erzeugt meist Schmerzen, die die Lebensqualität des Kranken einschränken. Je nach Art und Größe der Wunde kann die Bewegungsfreiheit vermindert sein, Angst kann ausgelöst werden, übler Geruch kann den Kranken und seine Mitmenschen beeinträchtigen. Dies belastet den Kranken in seiner Person und seinen sozialen Beziehungen. Vor allem bei chronischem Verlauf kann es zu regressivem oder aggressivem Verhalten kommen, wenn es nicht gelingt, mit der Beeinträchtigung zurechtzukommen. Wenn jedoch eine gewisse Akzeptanz und aktive Mithilfe des Kranken bei der Behandlung möglich ist, wird der Heilungsprozess positiv beeinflusst.

Wundarten:

- **Aseptische Wunden:** sind steril, d. h. nicht von Keimen besiedelt. Ein Beispiel dafür ist die Operationswunde, die dem Kranken unter sterilen Bedingungen zugefügt und genäht wird. Aseptische Wunden, die glatte Wundränder besitzen, heilen meist schnell,
- **potentiell kontaminierte Wunden (= möglicherweise mit Keimen verseucht):** bergen die Gefahr in sich, im Laufe der Zeit von Mikroorganismen besiedelt zu werden. Deshalb müssen sie von Anfang an als möglicherweise keimbesiedelt betrachtet werden. Beispiele: suprapubische Blasenfistel, Tracheostoma, Verbrennungswunden,
- **septische Wunden:** sind als obligat kontaminiert (immer als keimbesiedelt) zu betrachten. Sie entstehen entweder aufgrund chronischer Schäden (z. B. Dekubitus oder Wundliegen, Ulcus cruris = sog. „offenes Bein" bei chronischer venöser Insuffizienz) oder durch Verletzung mit Gegenständen, die von Keimen besiedelt sind (z. B. Bisswunden). Sie können aber auch im Rahmen einer Wundheilungsstörung entstehen, wenn eine bisher aseptische Wunde von Keimen besiedelt wird. Sie heilen meist sehr langsam.

Befinden sich sehr viele pathogene (krankmachende) Erreger in der Wunde, kann es zu einer **Wundinfektion** kommen, bei der sich aus Gewebetrümmern und zerfallenen Leukozyten Eiter bildet. An solchen infizierten Wunden kann man, je nach Art der Eitererreger, gelblichen, braunen oder blaugrünen dickflüssigen Eiter finden, der faulig oder jauchig riecht.

> **! Beachte:**
> Jede Wunde kann sich infizieren!
> Geringe Entzündungszeichen (leichte Rötung, Schmerzen, Überwärmung und Schwellung) sind im Rahmen einer Wundheilung normal, da Reparations- und Umbauvorgänge unter Beteiligung von Entzündungszellen (Leukozyten) stattfinden, um neues Gewebe aufzubauen.
> Nehmen jedoch die Entzündungszeichen zu, treten Fieber, eine Verschlechterung des Allgemeinzustandes und eitrige Sekretion (Absonderung) aus der Wunde auf, spricht dies für eine Wundinfektion! Deshalb sollten die Wundverhältnisse sorgfältig beobachtet, der Befund dokumentiert und bei Verdacht auf eine Infektion sofort der Arzt benachrichtigt werden.

7.4.2 Wundheilung

Verlaufsmöglichkeiten

Man unterscheidet bei der Wundheilung je nach Wundverhältnissen bei Entstehung der Wunde und Heilungsdauer verschiedene Verlaufsmöglichkeiten:

- Bei einer aseptischen Wunde mit gut adaptierten (aneinander angenäherten) Wundrändern, die genäht werden kann, kommt es meist zu einer raschen Heilung mit geringer Narbenbildung. Man spricht dann von einer **Primärheilung** bzw. **primären Wundheilung.**
- Sind die Heilungsbedingungen erschwert, z. B. bei Kranken mit Diabetes mellitus, Vitamin- oder Eiweißmangel, Durchblutungsstörungen oder bei schlecht adaptierten Wundrändern, heilt die Wunde wesentlich langsamer zu. Man spricht dann von einer **verzögerten Wundheilung.**
- Handelt es sich jedoch um eine tiefe Wunde mit großem Gewebedefekt, eine chronische Wunde oder septische Wunden, die nicht zugenäht werden dürfen, heilt die Wunde sehr langsam vom Wundgrund her zu. Dies bezeichnet man als **sekundäre Wundheilung** (Abb. 7.**46**) bzw. **Sekundärheilung.**

Phasen der Wundheilung

Die Heilung einer Wunde verläuft in drei Phasen, die ineinander übergehen und nicht klar voneinander zu trennen sind (Abb. 7.**47**). Die wichtigsten Schritte verlaufen, vereinfacht dargestellt, folgendermaßen:
Nach einer Verletzung kommt zunächst die Blutung durch Aktivierung des Gerinnungssystems zum Stillstand. An der Wundoberfläche bildet sich Wundschorf. Bei primär heilenden Wunden folgt darauf das Einwachsen von Blutkapillaren und Kollagenfasern (Bindegewebe), Epithelgewebe wächst von den Wundrändern aus nach. Das Gewebe wird wiederhergestellt oder es bildet sich eine Narbe (Bindegewebe als Ersatz).
Bei sekundär heilenden Wunden treten die folgenden Phasen auf:

1. Phase: Reinigungsphase: Vom 1.–3. Tag überwiegen in der Wunde Abbau- und Resorptionsvorgänge, die mit einer leichten Entzündung einhergehen. Gewebeteilchen und eingedrungene Keime werden von Pha-

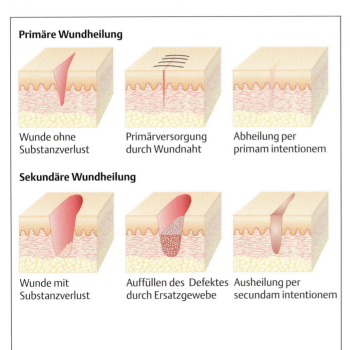

Abb. 7.**46** Primäre und sekundäre Wundheilung (Hartmann Wundforum 1/97, S.25)

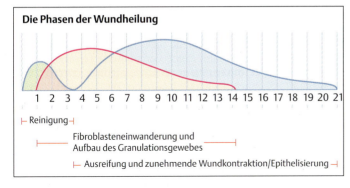

Abb. 7.**47** Phasen der Wundheilung (Hartmann Wundforum 1/97, S. 24)

gozyten (Fresszellen), die aus Blut und Gewebe stammen, beseitigt. Dies geschieht durch Phagozytose (Aufnahme der Zelltrümmer ins Zellinnere) und Aufspalten von Eiweißen durch Enzyme.

2. **Phase: Granulationsphase:** Diese Phase dauert je nach Größe der Wunde Tage bis Wochen. Der Gewebedefekt wird vom Wundgrund aus mit Granulationsgewebe (zellreichem Bindegewebe) aufgefüllt. Dieses Gewebe sieht rötlich und körnig aus, hat noch keine stabile Oberfläche und blutet leicht bei Berühren. Es ist gut durchblutet, um die Versorgung und Ernährung des neu entstehenden Gewebes zu gewährleisten.

3. **Phase: Epithelisierungsphase:** Ab dem 8. Tag entsteht je nach Wundgröße zunehmend ausgereiftes Gewebe. Das Granulationsgewebe wird zu festem Narbengewebe (faserreichem Bindegewebe). Vom Wundrand her wandern neue Hautzellen ein, die Wundfläche wird mit Epithelgewebe bedeckt.

Ziele der Wundbehandlung, Unterstützung und Störungen

Die einzelnen Schritte der Wundheilung, die Reinigung der Wunde, Bildung von Granulationsgewebe, Auffüllung des Gewebedefekts und Verschluss der Wunde sollen unterstützt werden.

Die Heilung wird unterstützt durch:

- Ruhigstellung,
- Schmerzbekämpfung,
- Schutz vor Verunreinigung, Kontamination mit Krankheitskeimen und Infektion der Wunde,
- Schaffen bzw. Erhaltung eines feuchten Wundmilieus,
- Entfernung von überschüssigem Wundsekret,
- Schutz der Wunde vor Auskühlen,
- Verbandwechsel ohne zusätzliche Gewebeschädigung (sog. atraumatischer Verbandwechsel).

Störungen der Wundheilung können auftreten durch:

- Infektionen durch Mikroorganismen (v.a. Bakterien und Pilze),
- Nekrosen (abgestorbenes Gewebe), eitrige Beläge oder dicke Fibrinbeläge, da sie einen Nährboden für Bakterien darstellen und nicht mehr gut durchblutet sind,
- Störungen der Durchblutung (arterielle Durchblutungsstörung oder venöse Stauung), da das Gewebe nicht mehr ausreichend mit Sauerstoff versorgt wird und Abfallstoffe nicht mehr ausreichend abtransportiert werden,
- lokale Schädigung der Wunde und der Wundumgebung durch Druck (verschlechtert die Durchblutung, schädigt das Gewebe), Aufweichen der Haut durch übermäßige Feuchtigkeit, allergische Hautreaktion auf Medikamente oder Verbandmaterial, Hautschädigung durch Urin bei Inkontinenz,
- Abwehrschwäche bei bestimmten Stoffwechselerkrankungen (z. B. Diabetes), bestimmten Medikamenten (z. B. Kortison),
- Mangelernährung: Vitaminmangel (insbesondere Vitamin C), Mangel an Eiweiß, bestimmten Spurenelementen (z. B. Zink), Flüssigkeitsmangel.

Pflegemaßnahmen bei verschiedenen Wunden

Erstmaßnahmen bei frischer Verletzung:

- Blutstillung (evtl. durch Druckverband),
- bei kleinen Wunden: Desinfektion, steriler Schnellverband (Pflaster),
- bei großen Wunden: sterile Abdeckung z. B. mit einer Kompresse, Verband, Ruhigstellung,

Weiterbehandlung durch den Arzt (Wundreinigung, evtl. Ausschneiden, Wundverschluss [falls möglich], Tetanusprophylaxe).

Die weiteren Pflegemaßnahmen werden nach Absprache mit dem Arzt nach dessen Angaben durchgeführt.

Pflegemaßnahmen bei aseptischen Wunden: Dieses sind z. B. Operationswunden oder Wunden, die nach Ausschneiden durch den Arzt genäht werden konnten und voraussichtlich primär heilen werden. Wichtig ist auch hier, wie oben schon erwähnt, eine regelmäßige Wundkontrolle und Dokumentation der Wundverhältnisse.

! Bei jedem Hinweis auf eine Infektion der Wunde wie zunehmende Schmerzen, Rötung, Ödem, Fieber oder eitriger Sekretion muss der Arzt informiert werden.

Bei aseptischen Wunden werden oft trockene, luftdurchlässige, saugfähige, sterile Wundauflagen verwendet, um die Wunde trocken zu halten (z. B. sterile Mullkompressen). Beim Verbandwechsel sollte die Wundauflage jedoch, falls sie mit der Wunde verklebt ist, angefeuchtet werden (z. B. mit Ringer-Lösung), damit das neu entstehende Gewebe nicht mit dem Verband abgerissen wird. Beim Verbandwechsel erfolgt eine desinfizierende Wundreinigung, wobei von innen nach außen (von der Wunde weg) desinfiziert und anschließend ein neuer Verband aufgebracht wird (Abb. 7.48).

Nach 2–4 Tagen reicht häufig das Anlegen eines Schnellverbands (Pflaster) nach der Wunddesinfektion.

Zunehmend häufig werden jedoch auch andere Wundauflagen verwendet: Um die Wunde vor Austrocknung zu schützen und häufige Verbandwechsel zu vermeiden (die Wunde wird dadurch irritiert), wird ein atmungsaktiver, wasserdichter Transparentverband (z. B. Biooclusive, Hydrocoll thin, Varihesive post OP) aufgebracht. Transparentverbände ermöglichen eine Wundkontrolle ohne Verbandwechsel, da sie durchsichtig sind und länger belassen werden können (Herstellerangaben beachten). Voraussetzung für ihre Anwendung ist allerdings eine ausreichende Blutstillung.

Pflegemaßnahmen bei septischen bzw. chronischen Wunden: In der Altenpflege liegen häufiger chronische, septische Wunden vor als akute Verletzungen oder aseptische Wunden. Dekubitus, Ulcus cruris oder der sog. diabetische Fuß, der durch Gefäß- und Nervenschäden bei Diabe-

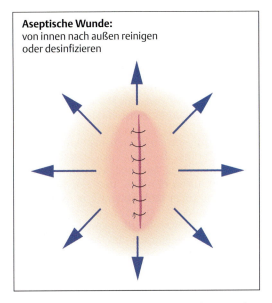

Abb. 7.**48** Wundreinigung bei aseptischer Wunde

tes entsteht, haben einen chronischen Verlauf und oft eine schlechte Heilungstendenz.
Ziel der Behandlungspflege ist zum einen die Wundreinigung und Verhütung bzw. Bekämpfung der Wundinfektion, zum anderen die Unterstützung der Wundheilung. Dabei muss sich die Therapie der Wunde nach der Art der Wunde und der jeweiligen Wundheilungsphase richten.
Die therapeutischen Strategien der Wundbehandlung haben sich in den letzten Jahren stark verändert. Während man früher versuchte, eine Wunde mit konventionellen Verbandmaterialien möglichst trocken zu halten (sog. trockene Wundbehandlung), wird heute meist eine feuchte Wundbehandlung vorgezogen. Welche Therapie angewandt wird, muss im Einzelfall, auf die vorliegende Wunde und den Patienten bezogen, mit dem Arzt und im Team abgesprochen werden.
Die Wundbehandlung chronischer bzw. septischer Wunden beinhaltet im Einzelnen folgende Elemente:

- **Wundanalyse:** Nachdem Entstehungsbedingungen, Art und Zustand der Wunde festgestellt und die Heilungsbedingungen abgeschätzt wurden, wird über das weitere Vorgehen und die geeignete Wundauflage entschieden.
- Evtl. **Débridement** (= chirurgische Wundausschneidung): Bei einem tiefen Dekubitus beispielsweise müssen zunächst oft Nekrosen (abgestorbenes Gewebe) abgetragen werden, damit die Wundfläche wieder aus lebendem, gut durchblutetem Gewebe besteht.
- **Wundreinigung:** Kleinere Bezirke mit abgestorbenem Gewebe, dicke Fibrinbeläge und Keime sollen aus der Wunde entfernt werden, da ein sauberer Wundgrund die Heilungsvorgänge unterstützt.

Bei konventionellem Vorgehen werden dazu unterschiedliche Arzneimittel verwendet. Durch Enzympräparate (z. B. Varidase, Fibrolan) werden weiche nekrotische, eitrige oder fibrinöse Beläge angedaut und aufgelöst, der Wundgrund reinigt sich. Hier muss die intakte Haut am Wundrand durch Zinksalbe oder andere schützende Salben, z. B. Basissalbe, vor Schädigung durch die Enzyme (verdauen!) geschützt werden.
Eine andere Möglichkeit ist die lokale Anwendung von Antibiotika, die Bakterien abtöten oder in ihrem Wachstum hemmen (z. B. Leukase Puder, Furacin Sol) bzw. die Kombination aus Enzym und Antibiotikum (z. B. Iruxol). Man kann auch desinfizierende Arzneimittel (sog. Antiseptika) wie Polyvidon-Jod (z. B. Betaisodona, Traumasept), Ethacridin (Rivanol), Merbromin (Mercuchrom) oder eine 3%ige Wasserstoffperoxid-Lösung (schwach desinfizierend) verwenden, um die Bakterien im Wundgebiet abzutöten. Bei Verwendung von H_2O_2 muss jedoch gründlich mit

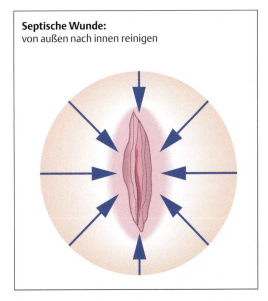

Abb. 7.**49** Wundreinigung bei septischer Wunde

0,9%iger NaCl-Lösung oder Ringer-Lösung nachgespült werden, da diese Substanz zytotoxisch (giftig für lebende Zellen) ist und dadurch der natürliche Wundheilungsprozess behindert wird. Merbromin ist nicht unbedenklich, da es Quecksilber enthält; jodhaltige Antiseptika können bei großflächiger Anwendung zu einer Resorption des Jods führen (Achtung bei Schilddrüsenüberfunktion, Jodallergie!).

Wird eine septische Wunde desinfiziert, so geschieht dies, im Gegensatz zu aseptischen Wunden, immer von außen nach innen, um eine Keimverschleppung aus der Wunde in die Umgebung zu vermeiden (Abb. 7.**49**). Für jeden Wisch muss ein neuer Tupfer verwendet werden.

Wie bei der Therapie aseptischer Wunden werden jedoch auch hier zunehmend neue Wundreinigungspräparate im Rahmen der feuchten Wundbehandlung angewandt. Die physiologische Gewebsflüssigkeit enthält für die Heilung wichtige Stoffe wie Enzyme, Hormone und Wachstumsfaktoren, sodass ein Austrocknen der Wunde die Heilung stört. Bei der feuchten Wundbehandlung wird die Wunde mit Ringer-Lösung oder physiologischer Kochsalzlösung gespült (Keime an der Oberfläche werden herausgewaschen) und vorsichtig mit einer sterilen Kompresse ausgewischt. Dann werden, je nach Art und Beschaffenheit der Wunde und Heilungsphase, spezielle hydroaktive Wundauflagen (meist Hydrokolloid-, Hydropolymer- oder Hydrogelverbände) aufgebracht. Diese Wundauflagen sind in gewissen Grenzen atmungsaktiv (lassen Sauerstoff in die Wunde und Wasserdampf aus der Wunde durchtreten) und quellen durch das Wundsekret auf. Bei Hydrokolloiden (hydro [griech.] = Wasser, kolla = Leim) verflüssigt sich die innere Schicht des Verbands zu einem Gel, wenn Wundsekret abgesondert wird. Hydrogele sind, da sie schon ein feuchtes Gel enthalten, eher für trockene Wunden geeignet, Hydropolymere unterstützen durch eine Saug- und Spülwirkung aktiv die Reinigung der Wunde und können (mit gewissen Einschränkungen, Arzt fragen) sogar bei infizierten Wunden angewandt werden (Tab. 7.**7**).

- **Infektionsprophylaxe:** Die Infektionsgefahr einer Wunde wird schon durch eine sorgfältige Wundreinigung und Wundspülung verringert. Außerdem soll durch die Wundauflage verhindert werden, dass zusätzlich von außen Keime in die Wunde gelangen können.

Bei den bisher angewandten Wundversorgungsstrategien standen lokal angewandte Antibiotika und Antiseptika (S. 607) im Vordergrund. Die Wunde wurde möglichst trocken gehalten, da Krankheitskeime sich in feuchtwarmer Umgebung besser vermehren können. Zeitweise wurden auch Gerbstoffe wie Mercuchrom oder Gentianaviolett eingesetzt.

Bei der modernen Wundbehandlung steht im Vordergrund das Ziel, eine Infektion durch Schaffen eines feuchten Milieus, Erhaltung der normalen Hautflora und Aktivierung der körpereigenen Heilungskräfte zu verhindern. In einer leicht sauren, feuchten Umgebung können die Abwehrzellen und die Zellen, die für die Regeneration des Gewebes sorgen, aktiv werden.

Müssen aufgrund sehr hoher Keimzahlen oder einer stark geschwächten Abwehr Antiseptika eingesetzt werden, sollte darauf geachtet werden, dass Stoffe, die austrocknen oder Zellen schädigen, nicht zu lange auf das Gewebe einwirken.

Hydroaktive Wundauflagen erhalten ein feuchtes Wundmilieu, sind von außen wasser- und keimdicht und schaffen so gute Heilungsvoraussetzungen.

Vorsicht ist jedoch geboten, wenn klinisch der Verdacht auf eine Wundinfektion besteht (Fieber, starke Rötung, Schwellung und eitrige Sekretion der Wunde)! Dann soll keine Wundauflage verwendet werden, die die Wunde verschließt (okkludiert). Es besteht die Gefahr, dass sich die Infektion weiter ausbreitet, wenn Eiter und Erreger nicht abfließen können. Hier sind nur ganz spezielle hydroaktive Wundauflagen anwendbar (z. B. Hydropolymere, Alginate, Aktivkohle, s. Herstellerangaben, ggf. Rücksprache mit dem Arzt), da in diesem Fall die Wunde durch Saugen und Spülen gereinigt werden muss.

- **Phasengerechte Wundauflagen:** Je nach Beschaffenheit der Wunde und Phase der Wundheilung kommen bestimmte Wundauflagen zur Anwendung (Tab. 7.**7**).

Tabelle 7.7 Übersicht über verschiedene Wundauflagen und deren Anwendungsbereiche

Art der Wundauflage	Wirkung/Verwendung	Präparatebeispiele	Anwendung bei verschiedenen Wundheilungsphasen
Mullkompressen, Saugkompressen aus Vlies	• Trocken; saugen bei Blutung, starker Verschmutzung oder Sekretion Flüssigkeit auf • zur Erstversorgung; über anderen Wundauflagen bei starker Sekretion	ES-Kompressen, Zetuvit	Reinigungsphase
Salbenkompressen, Paraffin-Gaze	• mit Salbe getränkte Mullkompresse (möglichst ohne Wirkstoffe), verklebt nicht mit der Wunde, lässt Wundsekret abfließen • für sekundär heilende Wunden, Schürfungen	Atrauman	Reinigungsphase, Granulationsphase, Epithelisierungsphase
Metallbeschichtete Kompressen	• kein Verkleben mit der Wunde, wirken antibakteriell • Erstversorgung großflächiger Verbrennungen, als Schlitzkompresse bei Drainagen, Tracheostoma	Metalline	Reinigungsphase
Weichschaumkompressen	• zweischichtige Schaumstoffkompressen, die gasdurchlässig sind, die Wunde reinigen, Sekret aufsaugen • bei flächenhaften Verbrennungen, Schürfungen	SYSpur-derm, Epigard	Reinigungsphase, Granulationsphase
Filmverband, Transparentverband	• nimmt kein Wundsekret auf, nur transparenter Film • für trockene, aseptische Wunden, z. B. nach OP	Cutifilm, Hydrofilm Opraflex Bioocclusive Hydrocoll thin Varihesive post OP	bei primär heilenden Wunden

Tabelle 7.7 Fortsetzung

Hydroaktivverbände	Verschiedene Verbände zur feuchten Wundbehandlung, die nicht mit der Wunde verkleben, dosiert Exsudat (Wundflüssigkeit) aufnehmen und verdunsten. Sie sind auf gesunder Haut selbsthaftend, atmungsaktiv und keimundurchlässig (wenn sie die Wunde verschließen).		

Art der Wundauflage	Wirkung/Verwendung	Präparatebeispiele	Anwendung bei verschiedenen Wundheilungsphasen
Hydrokolloidverbände	• bestehen aus semipermeabler (halbdurchlässiger) wasser- und keimdichter Trägerfolie und saugfähiger Schicht aus hydroaktiven Kolloiden, die Wundsekrete aufnehmen und daraus ein Gel bilden; die Wunde wird dadurch aufgefüllt und feucht gehalten • bei allen nicht zu stark nässenden Wunden	Varihesive Hydrocoll, Comfeel	Reinigungsphase, besonders in der Granulations- und Epithelisierungsphase
Hydropolymere	• Weiterentwicklung der Hydrokolloide, erzeugen Gel, das sich jedoch nicht in der Wunde auflöst, sondern stabil im Verband bleibt; saugen und spülen Wunde • bei allen nicht zu stark nässenden und auch bei infizierten Wunden möglich, Spülwirkung	Cutinova hydro, Comfeel plus, Tielle hydro, Tender wet	vor allem Reinigungsphase, auch Beginn der Granulationsphase (dann weiter mit Hydrogel- oder Hydrokolloidverband behandeln)
Hydrofaserverbände	• nehmen Sekret auf (absorbieren es), lagern es ein, sodass sich dort der Verband in ein formstabiles Gel verwandelt; teilweise nicht haftend (für geschädigte Haut in der Umgebung) • bei stark nässenden Wunden	Aquacel (nicht haftend, schließt Wunde nicht vollständig ab), Combiderm (haftend) = Hydrofaser und Hydrogel in einem	vor allem Reinigungsphase
Hydrogele	• haben schon Gelstruktur (feucht), sollen in trockenen Wunden Nekrosen und Beläge lösen • für trockene Wunden mit oder ohne Beläge	Cutinova Gel, Comfeel Paste, Varihesive Hydrogel	vor allem Reinigungsphase, auch Granulations- und Epithelisierungsphase
Alginate	• aus Braunalge hergestellt, unter Aufnahme des Wundsekrets wandelt sich das trockene Alginat in der Wunde in ein Gel um • bei nässenden und infizierten Wunden, tiefen Wunden zum Auffüllen der Wundhöhle	Comfeel, Alginatkompressen, Sorbalgon Kompressen	Reinigungsphase
Aktivkohleverbände	• absorbieren („schlucken") Sekret, Bakterien und Giftstoffe • bei infizierten Wunden	Carboflex, Actisorb	Reinigungsphase

> **!** Bei Anwendung von hydroaktiven Verbänden sind einige wichtige Besonderheiten zu beachten:
> - Zu Beginn der Behandlung mit Hydrokolloidverbänden wird die Wunde durch Auflösung und Resorption von nekrotischem Gewebe zunächst scheinbar größer.
> - Ein Hydrokolloidverband darf nicht nach oben weggezogen werden, sondern wird an den Stellen, wo er noch an der Haut haftet, zur Seite hin überdehnt (Herstellerhinweise beachten!). Nach Entfernung des Verbands kann ein gelbliches, unangenehm riechendes Sekret in der Wunde zurückbleiben. Dies ist meist Gel mit Wundsekret und abgelösten Belägen, nicht mit Eiter zu verwechseln. Die Beurteilung der Wunde erfolgt erst nach Spülung mit steriler physiologischer NaCl-Lösung (wird von einigen Autoren als zellschädigend betrachtet) oder Ringer-Lösung.
> - Bei stark sezernierenden Wunden (starker Flüssigkeitsabgabe) sind am Anfang häufigere Verbandwechsel erforderlich; Herstellerangaben beachten, wann der Verband gewechselt werden soll. In der Epithelisierungsphase muss der Verband seltener gewechselt werden, evtl. nur einmal pro Woche.
> - Sonderformen für bestimmte Körperstellen (Sakrum, Ellenbogen, Ferse, ...) und Zusatzmaterialien (Pasten für Wundränder, Tamponaden für große Wunden) sind den Hinweisen der Herstellerfirma zu entnehmen, die vor allem bei Spezialverbänden sorgfältig beachtet werden sollten.

Falls möglich, wird heute meist einer feuchten Wundbehandlung der Vorzug gegeben. Die konservative, althergebrachte Therapie – mit Enzymen reinigen, austrocknen, antiseptisch behandeln und trocken oder fettig verbinden – wird häufig durch die moderne – wirkstofffrei behandeln, feuchtwarmes Wundmilieu, seltenere Verbandwechsel – ersetzt. Wenn dies nicht möglich ist, sollte darauf geachtet werden, dass die natürliche Hautflora, Feuchtigkeitsgehalt der Haut und Regenerationsfähigkeit der Hautzellen möglichst wenig gestört werden. Puder, Zinksalben und zinkhaltige Salben trocknen z. B. die Haut aus, Farbstoffe schädigen die Zellen und trocknen ebenfalls aus und die Verfärbungen erschweren die Hautbeobachtung. Lokale Antiseptika bzw. Desinfektionsmittel stören die natürliche Hautflora und können allergische Reaktionen hervorrufen. Salben können durch Bildung von feuchten Kammern unter Luftabschluss die Keimvermehrung in der Wunde begünstigen. Gar nicht verwendet werden sollten Substanzen wie Melkfett, Honig, Rohrzucker, Salz, Quark, rohe Eier oder Zahnpasta!

Beim Abziehen von trockenen, durch das angetrocknete Wundsekret angeklebten Verbänden wird die oberste Granulationsschicht mit abgerissen. Deshalb sollte hier der Verband vorher mit NaCl angelöst werden.

7.4.3 Wundversorgung und Verbandwechsel

Hartmut Rolf

Vorbereitung der Wundversorgung

Allgemeine Ziele:

- Wundheilung,
- Schmerzfreiheit,
- Wohlbefinden,
- keine Beeinträchtigung der Umwelt durch die Wunde und deren Versorgung,
- Wirtschaftlichkeit beim Verbandwechsel.

Situationsanalyse: Sind mehrere Wunden zu versorgen, ist aus Hygienegründen folgende Reihenfolge der Versorgung zu beachten oder es sind personelle Aufteilungen vorzunehmen:

1. aseptische, primär heilende Wunden,
2. potenziell kontaminierte Wunden,
3. septische, sekundär heilende Wunden.

Information über aktuelle Verordnungen und ob eine akute Situationsänderung von Seiten des Patienten vorliegt, müssen eingeholt werden.
Die bereits genannten Beeinträchtigungen der ganzen Person erfordern eine schonende und korrekte Pflegetechnik und eine einfühlsame, akzeptierende Haltung der Pflegenden.

> **!** Im Einzelnen sind zu beachten:
> - rechtzeitige Information aller Beteiligten,
> - Beobachtung von Schmerzäußerungen und anderen Reaktionen,
> - Vermeidung von Kontamination der Umgebung durch strenge Trennung von sterilem und unsterilem sowie von kontaminiertem und sauberem Material,
> - Non-touch-Technik (Berührung mit der Hand vermeiden),

- Durchführung nach Möglichkeit von 2 Personen, kleine Verbände nach sorgfältiger Vorbereitung auch allein,
- zweckmäßige Materialentsorgung und Aufbereitung.

Vorbereitung der Pflegepersonen:

- Desinfektion der Hände,
- Schutzkleidung anziehen.

Vorbereitung des Kranken:

- Information über die Tätigkeit des Pflegenden und das gewünschte Verhalten des Kranken,
- Lagerung (möglichst bequem),
- Schutz der Intimsphäre,
- evtl. Schmerzmittelgabe nach Anordnung (rechtzeitig daran denken).

Vorbereitung des Zimmers:

- Fenster schließen,
- Temperatur regulieren,
- Blumen zur Seite stellen,
- Sichtblende aufbauen,
- für gute Beleuchtung sorgen,
- Arbeitsfläche säubern (desinfizieren) und vorbereiten.

Vorbereitung der notwendigen Hilfsmittel (Abb. 7.**50**):

! Eine sorgfältige Vorbereitung der Hilfsmittel erspart viel Zeit und unnötiges Laufen. Alle Utensilien müssen vor dem Verbandwechsel gebrauchsfertig gerichtet sein!

Das benötigte Material richtet sich nach der Wundbeschaffenheit und dem Ziel der Wundbehandlung, z. B.

- steril verpackt auf steriler Unterlage (evtl. Innenseite der Verpackung nutzen):
    - Kompressen,
    - Tupfer,
    - 2 Pinzetten, Schere,
    - sterile Watteträger,
    - evtl. Utensilien zur Spülung und Behandlung,
    - evtl. sterile Watteträger und Röhrchen für einen Wundabstrich,
- auf der unsterilen Seite:
    - Desinfektionslösung,
    - evtl. Benzin oder Pflasterentferner,
    - Heftpflaster,
    - Polstermaterial, 2 Binden, Schere,
    - Nierenschale,
    - Abwurfsack.

Je nach Erfordernissen der Wunde und nach Anweisung des Arztes wird das Verbandmaterial durch Spüllösungen und spezielle Medikamente ergänzt. Der Abwurfsack wird in Reichweite platziert. Zunächst werden die unsterilen und dann erst die sterilen Materialien auf einer sterilen Unterlage abgelegt (Sterilgut erst kurz vor Gebrauch öffnen). Das Setsystem ist zu bevorzugen. Der Abwurf für gebrauchte Instrumente (mit Desinfektionslösung gefüllt) befindet sich ebenfalls in Reichweite. Verbandwagen vor dem Zimmer stehen lassen oder nach Gebrauch die Ablageflächen desinfizieren.

Verbandwechsel

Primär und sekundär heilende Wunden erfordern die gleiche Sorgfalt. Aus einer primär heilenden Wunde kann leicht durch Infektion eine sekundär heilende Wunde werden. Jede sekundär heilende Wunde ist durch erneute Infektion

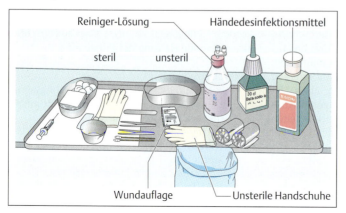

Abb. 7.**50** Vorbereitung oder Hilfsmittel am Beispiel einer Ulcuscruris-Versorgung (s. auch Pflegeplanung Tab. 7.**7**)

der besonderen Gefahr einer Mischinfektion verschiedener Erreger ausgesetzt.

> **!** An die Wunde dürfen nur sterile und sterilisierbare Hilfsmittel oder Einmalmaterialien gelangen, die nicht wieder dem Materialvorrat zugefügt werden.
> Handschuhe, Pinzette, Spritze zum Spülen berühren nur die sterile Arbeitsunterlage, die Schale mit der Spülflüssigkeit und die Wunde.

Handlungskette am Beispiel einer septischen Wundversorgung:

- Kranken aufdecken, lagern,
- unsterile Handschuhe anziehen (Selbstschutz),
- bei großen Wunden Schutzkleidung anziehen,
- Verband vorsichtig entfernen,
- Wundauflage entfernen, Verband und Handschuhe in Abwurf, ohne dabei die Handschuhe außen zu berühren.
(Wenn dabei die Wunde selbst berührt werden muss, wird die Wundauflage mit einer sterilen Pinzette entfernt. Festklebenden Verband evtl. mit 0,9 %iger Kochsalzlösung lösen. Gebrauchte Pinzette dann in Desinfektionsmittel ablegen.)
- Wunde auf Aussehen und Veränderungen kontrollieren: Sekretion, Druckschmerz, Entzündungszeichen und Knistern = Gasbrandzeichen,
- neue unsterile Handschuhe anziehen, bei direktem Kontakt mit der Wunde oder der Wundauflage sterile Handschuhe,
- Reinigung der Wunde z. B. mit Ringer-Lösung. Nach einer Wundreinigung oder Wundspülung lässt sich der Zustand der Wunde abschließend beurteilen.
- Für eine evtl. notwendige Spülung Spritze und steriles Schälchen bereithalten, bei Bedarf auch Knopfkanüle.
- Infizierte Wunden werden desinfiziert (z. B. mit PVP-Jod: Betaisodona), mit sterilen Tupfern und Pinzette oder sterilen Watteträgern!
- Jeden Tupfer nur einmal über dieselbe Stelle führen, schmierige Beläge abwischen.
- Bei infizierten Wunden immer von außen nach innen wischen.
- Gebrauchtes Material abwerfen.
- Behandeln nach Anordnung: Medikament und/oder Wundauflage auf die Wunde aufbringen (mit sterilem Spatel, steriler Pinzette),
- Handschuhe abwerfen,
- Polsterung und Fixierung des Verbands je nach Anforderung (Pflasterfixierung an Extremitäten nie zirkulär = Abschnürungsgefahr),
- dem Kranken beim Anziehen, Zudecken und bei bequemer Lagerung helfen.

Nachbereitung:

- Schutzkleidung ablegen,
- hygienische Händedesinfektion durchführen,
- alle benutzten Flächen und Gegenstände desinfizieren,
- Material entsorgen,
- Abfallbehälter leeren,
- Instrumente desinfizieren, reinigen, evtl. mit Silikon pflegen und wieder sterilisieren,
- Beschriftung und Datum nicht vergessen,
- Kontrolle des Verbands auf Schmerzen, Sitz, Blutungen usw.,
- Dokumentation der Beobachtungen und durchgeführten Maßnahmen,
- evtl. Mitteilung an den Arzt.

Besondere Hinweise:

- Autoklavierte (sterilisierte) Instrumente und Verbandmaterialien sollen in Einzelpäckchen eingeschweißt zur Verfügung stehen.
- Utensilien wie Tuben, Pflaster, Schere usw. gehören nie ins Bett!
- Nie über eine Wunde oder sterilem Material sprechen!
- Für die Versorgung septischer Wunden kann es sinnvoll sein, Material im Bewohnerzimmer zu belassen – natürlich nur, wenn sichergestellt ist, dass dadurch verwirrte Personen nicht zu Schaden kommen und die Materialien nicht berührt werden können.

Wundspülung

Die Wundspülung ist eine bei septischen Wunden häufig angeordnete Maßnahme. Ziel: Blut, Eiter und abgestorbene Zellen werden ausgespült, Medikamente werden in die Wunde gebracht. Auf diese Weise wird die Heilung unterstützt.

Notwendige Hilfsmittel:

- Spülflüssigkeit (z. B. Ringer-Lösung steril), evtl. mit zusätzlichem Medikament (z. B. Polyvidon-Jod),
- Schale für jede Spülflüssigkeit, steril,
- 20-ml-Einmalspritze, steril,

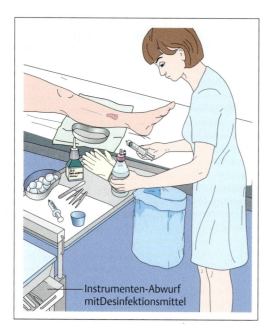

Abb. 7.**51** Vorgehen bei der Wundspülung

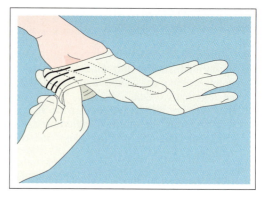

Abb. 7.**52** Anziehen von sterilen Handschuhen

- evtl. Knopfkanüle oder kleiner Frauen-Einmalkatheter, steril,
- Handschuhe, steril,
- Nierenschale und Bettschutz, Plastikschürze oder Überkittel.

**Vorgehen
(unter streng aseptischen Bedingungen!):**

- Evtl. Schutzkleidung anziehen,
- Information des Kranken,
- Vorbereitung (Bettschutz und Nierenschale),
- unsteriles und steriles Material wie oben dargestellt anordnen,
- Spüllösung nach Anordnung vorbereiten: aufziehen oder in die sterile Schale geben,
- sterile Handschuhe anziehen (Abb. 7.**52**),
- evtl. Knopfkanüle aufsetzen, vorsichtig in die Wunde einführen und sorgfältig auch evtl. vorhandene Taschen ausspülen, bei Bedarf wiederholen.
- Bei Spülung mit Wasserstoffperoxid (H_2O_2), 3 %ig, erfolgt eine Nachspülung mit Ringerlösung.

Nach erfolgter Spülung:

- Handschuhwechsel,
- Reinigung und Desinfektion des Wundrandes,
- Wunde nach Anordnung versorgen,
- Nachbereiten wie zuvor beschrieben.

Pflegetipp
Spüllösungen verkeimen in kurzer Zeit, deshalb ist es sinnvoll, folgende Vorgehensweise zu standardisieren:
- Datum und Patientennamen auf angebrochene Flasche schreiben,
- angebrochene Lösungen in kurzer Zeit aufbrauchen (z. B. max. 3 Tage),
- kleine Flaschengrößen verwenden,
- Flasche kühl lagern (z. B. im Kühlschrank),
- Entnahme aus der Flasche über Mini Spike, diese Spezialkanüle bleibt zum wiederholten Gebrauch im Flaschenverschluss,
- rechtzeitig vor Entnahme aus dem Kühlschrank nehmen,
- damit die Flasche auch von außen sauber bleibt, unbedingt auf korrekte Handhabung achten: die Lösung wird am besten vor dem Hantieren an der Wunde in ausreichender Menge aufgezogen,
- für jede Spülung wird eine frische Spritze verwendet.

7.4.4 Dekubitus (Druckgeschwür)

Beate Reinbott, Hartmut Rolf

D Gewebedefekt infolge Minderdurchblutung durch anhaltenden Auflagedruck, vorwiegend über den Knochenvorsprüngen.

Entstehungsmechanismus

Bei der Dekubitusentstehung spielen drei Faktoren eine entscheidende Rolle:

- **Druck** (Auflagedruck): Die Durchblutung der Hautkapillaren wird behindert, sobald der Druck auf die Kapillaren größer ist als der mittlere Blutdruck in ihnen (etwa 25–35 mm Hg). Die Haut und die darunterliegenden Gewebe werden nicht mehr ausreichend mit Sauerstoff versorgt (es entsteht eine Hautischämie). Zusätzliche Druckeinwirkungen von außen, z. B. Krümel und Falten auf dem Bettlaken, Schläuche von einem Blasenverweilkatheter oder Kanülenkappen werden durch Unachtsamkeit erzeugt und sind durch sorgfältiges, bewusstes Arbeiten vermeidbar!
- **Zeit** (Druckverweildauer): Wenn die Ernährung der Hautzellen weniger als zwei Stunden unterbrochen wurde, können sie sich wieder erholen. Bei länger anhaltendem Sauerstoffmangel sterben einzelne Zellen ab, es bildet sich eine Nekrose.
- **Disposition** (Risikofaktoren): Die Zeit bis zum Eintreten irreversibler Schäden kann deutlich unter zwei Stunden liegen, wenn zusätzlich vorliegen:
  - Immobilität: z. B. bei Hemiplegie, nach Schenkelhalsfraktur, bei Depression,
  - Sensibilitätsstörungen: z. B. nach Schlaganfall, bei Diabetes mellitus,
  - reduzierter Allgemein- und Ernährungszustand: z. B. infolge bösartiger Tumorerkrankungen, Mangel- oder Fehlernährung, Infektionskrankheiten,
  - Herz-, Kreislauf- und Bluterkrankungen begünstigen eine Mangeldurchblutung, z. B. Anämie, periphere Durchblutungsstörungen, Ödeme bei Herzinsuffizienz, chronisch venöse Insuffizienz,
  - Adipositas: adipöse Patienten schwitzen stärker und der Druck auf die Haut ist größer,
  - höheres Lebensalter: Inkontinenz, Abnahme der unwillkürlichen Bewegungen im Schlaf (gesunde junge Menschen bewegen sich nachts pro Stunde 4-mal, bei einem 80-jährigen Mann geht man von 2–3 Bewegungen pro Nacht aus), Atrophie (Dünnerwerden) der Haut; die Atrophie führt zum Verlust der Elastizität und der Polsterfunktion der Haut über den Knochenvorsprüngen,
  - Schädigung der Haut von außen, z. B. lokale Reizung durch Schweiß oder Urin, akute Verletzung, Narbengewebe,
  - Scherkräfte beim falschen Sitzen „zerren" an der Haut und verstärken den Druck. Die langfristige Versorgung immobiler Patienten sollte daher am besten im Liegen oder im Sitzen erfolgen, jedoch nicht in halbsitzender Stellung,
  - Fieber (erhöhter Sauerstoffverbrauch, Bettruhe).

Erst wenn ein gewisser Druck über längere Zeit (zwei Stunden) besteht und der Patient dispositioniert ist, kommt es zu einer Schädigung der Haut.

> **Pflegetipp**
> Durch gezielte Druckentlastung kann ein Dekubitus verhindert werden. Das Auftreten von Dekubitus ist immer ein Hinweis für ungenügende Pflegequalität irgendwann im bisherigen Verlauf.

Mithilfe der **Norton-Skala** kann bei jedem Patienten das Risiko für das Auftreten eines Dekubitus eingeschätzt werden.

Erkennen eines Dekubitus

Die **Beobachtung der Haut** ist die einzige Methode zur Erkennung eines Dekubitus. Selbstverständlich wird die Haut während der Körperpflege und während des Umlagerns gezielt beobachtet. Veränderungen der Haut sind immer ein Alarmzeichen. Eine Hautrötung, die nach Druckentlastung blitzschnell auftritt und nicht innerhalb von 2–3 Minuten verschwindet, wird bereits als Dekubitus im Stadium I bezeichnet und fordert als Konsequenz eine absolute Druckentlastung.

Die **Dokumentation** des Befundes ist unbedingt notwendig. Ein bereits vorhandener Dekubitus wird genau beschrieben. Dazu gehören folgende Angaben:

- Lokalisation (z. B. Kreuzbein),
- Ausmaß der Gewebeschädigung (z. B. 3. Grades),
- Ausbreitung (z. B. 5-Mark-Stück-groß),
- Besonderheiten (z. B. Eiterung der Wunde).

Einteilung und Symptome des Dekubitus (Abb. 7.53)

Grad 1: Scharf begrenzte, länger als 2–3 Minuten anhaltende Hautrötung als Reaktion auf Druckentlastung (reflektorische Gefäßweitstellung). Haut intakt.

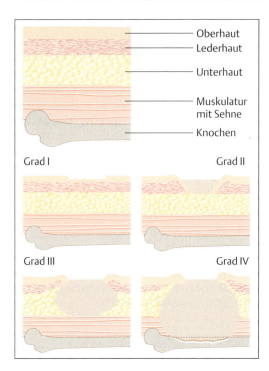

Abb. 7.**53** Gradeinteilung des Dekubitus

Grad 2: Blasenbildung. Offener, auf die Epidermis beschränkter Defekt. Das subkutane Fettgewebe ist nicht betroffen. Schmerzen. Gefahr: Lösung der Oberhaut und Infektionsgefahr. Bei Hornhaut z. B. an der Ferse kann Blasenbildung in der Tiefe möglich sein (schlecht erkennbar).
Grad 3: Tiefes Geschwür. Gewebedefekt, der alle Hautschichten betrifft, Bänder, Sehnen und Muskeln sind sichtbar. Ödeme, Infektionen möglich. Eiweißzerfall (käseartige Masse). Schmerzen. Oft Ausdehnung bis zur Knochenhaut (Periost). Beeinträchtigung des Allgemeinbefindens. Gefahr: Infektionen.
Grad 4: Wie Grad 3, zusätzlich Knochenbeteiligung. Infektion und Eiterung des Knochenmarks möglich (Osteomyelitis). Starke Schmerzen und Entzündungszeichen.
Gefahren: Sepsis, Nieren- und Leberschädigung durch Gifte, Blutbildveränderungen.

Behandlung von Dekubituswunden

Spezielle Wundversorgung unter Berücksichtigung des Schweregrades:

- Dekubitusbehandlung Grad 1:
  - absolute Druckentlastung bis zum Verschwinden der Rötung,
  - keine lokale Wärme (Hyperämisierung), keine Massagen wegen zu starker Reizung,
  - beobachten.
- Dekubitusbehandlung Grad 2:
  - absolute Druckentlastung,
  - wegen Infektionsgefahr Hautblase geschlossen halten und steril mit Kompresse abdecken,
  - bei Infektion wird die Blase steril geöffnet, aseptischer Wundverband,
  - bei oberflächlicher Hautschädigung: aseptischer Wundverband.
- Dekubitusbehandlung Grad 3 und 4:
  - absolute Druckentlastung,
  - bei Infektion immer Wundabstrich,
  - die feuchte Wundtherapie richtet sich nach der Wundheilungsphase und der Sekretmenge (s. Wundbehandlung); bei ausgedehnter Nekrosenbildung chirurgische Therapie (Nekrosenabtragung durch den Arzt),
  - bei großen Defekten evtl. Hauttransplantation nach Granulationsphase (Wunde muss sauber sein) erforderlich.

> **Verboten:**
> - Baden wegen Keimverschleppung. Ausnahme: mit Hydrokolloidverband,
> - Druckbelastung,
> - lokale Antibiotika (Allergisierung, Resistenzentwicklung,
> - Lokaldesinfektionsmittel (stören u. U. Granulation und natürliche Hautflora; daher Anordnung beachten),
> - Zinkpasten (trocknen aus),
> - Eisen und Fönen,
> - Franzbranntwein (Alkohol entfettet die Haut),
> - Mercurochrom,
> - Gummilaken (hindern die Haut daran, den Feuchtigkeitsgehalt optimal zu regulieren).

7.4.5 Ulcus cruris (Unterschenkelgeschwür)

Man geht davon aus, dass der Anteil der über 85-Jährigen bis zum Jahr 2000 um 43 % ansteigen wird. In dieser Altersgruppe findet man das Ulcus cruris am häufigsten. Angesichts dieser demographischen Entwicklung wird der Ruf nach einem besseren Behandlungskonzept immer lauter.

> Das Ulcus cruris ist ein Gewebedefekt am Unterschenkel, der nicht nur die oberflächlichen Hautschichten betrifft.

Ursachen: Während ein minimales Trauma ein Auslöser sein kann, sind gefäßbedingte (vaskuläre) Störungen die eigentliche Ursache:

- chronisch-venöse Insuffizienz, d. h. mangelhafter venöser Abfluss meist als Folge einer Thrombose oder Klappeninsuffizienz der tiefen oder Perforansvenen,
- arterielle Erkrankungen, z. B. Gewebsischämie durch arteriosklerotischen Gefäßverschluss,
- kombinierte venöse und arterielle Erkrankungen.

Zu den selteneren Auslösern, 2 bis 5 % aller Ursachen, zählen Malignome, Infektionen, Lymphödeme, hämatologische Erkrankungen und bestimmte Stoffwechselstörungen.
Die Grundvoraussetzung für die systematische und klinische Beurteilung sowie für die Planung der jeweiligen Therapie ist die Kenntnis der Ursache.

Typische Hautveränderungen:
- Hautatrophie (glänzend, dünne, leicht verletzbare Haut), teils mit weißlichen Flecken (Atrophie blanche),
- Hautverfärbung (braun-gelb oder livide) durch Pigmente, die eingelagert werden,
- unregelmäßige, kleine Narben infolge der schlechten Heilungstendenz,
- Ekzem (bei bakterieller oder mykotischer Folgeinfektion),
- Ödem und Verhärtung (Sklerosierung) von Kutis und Subkutis.

Versorgung der Ulkuswunde

Die Ulkuswunde wird folgendermaßen versorgt:

1. **Wundreinigung:**
   Verunreinigungen, Nekrosen und Beläge immer entfernen, sie fördern und unterhalten Wundinfektionen und behindern die Granulation und Epithelisation. Bei weiteren Verbandswechseln reicht oft das Ausspülen mit NaCl. Die Ulkusumgebung muss trocken und frei von Salbenresten sein.
2. **Wundauflagen:**
   Jetzt wird eine angeordnete Wundauflage ausgewählt, deren Größe so beschaffen sein soll, dass der Rand der Platte um das Ulkus jeweils ca. 3 cm auf der gesunden Haut übersteht. Die einzeln steril verpackte Wundauflage wird aus der Verpackung genommen und die auf der Klebeseite aufgebrachte Folie abgezogen. Dann wird die Platte an einer Kante gehalten und die gegenüberliegende Kante auf der gesunden Haut ca. 3 cm vom Ulkusrand entfernt angelegt. Auf der gegenüberliegenden Seite und rund um das Ulkus wird die Wundauflage nun auf der gesunden Haut anmodelliert. Die Verbände sind mindestens zwei Tage zu belassen.
3. **Kompression** (Kompressionsverband, Kompressionsstrumpf):
   - **Ziel:** Verbesserung des venösen Rückstroms im Wundgebiet und in der gesamten Extremität.
   - **Material:** elastische Kurzzugbinden benutzen.
     Breiten: Fuß und Fußgelenk 8 cm, Unterschenkel 8–10 cm, Knie und Oberschenkel 10–12 cm,
     Kompressionspolster z. B. Schaumstoff, Schaumgummi, ca. 2–3 cm dick, an allen Seiten 3–5 cm größer als die Wunde.
   - **Durchführen:** Verband wechseln, Kompressionspolster auf den Verband auflegen, ggf. mit wenigen Bindentouren (Mullbinde) fixieren, Kompressionsverband anlegen.

> **Pflegetipp**
> Nach Möglichkeit Kompressionsverbände über Unter- und Oberschenkel anlegen, bei Kompressionsverband am Unterschenkel Gefahr der Abschnürung unterhalb des Knies. Damit die Verbände nicht im Laufe des Tages nach unten rutschen, seitlich innen und außen über die gesamte Länge einschließlich Fuß einen breiten Pflasterstreifen kleben.

- **Nach Abheilen der Wunde:** zur Dauernachbehandlung und Prophylaxe Kompressionsstrumpf, möglichst maßangefertigt.

Hautpflege: Die Umgebung um das Ulcus cruris herum sollte mit Öl gereinigt und mit Bepanthen oder Linola-Fettsalbe gepflegt werden. Falls eine enzymatische Wundreinigung durchgeführt wird, sollte sie zum Schutz zusätzlich mit einer Zinkpaste abgedeckt werden. Bei feuchter Wundbehandlung sind die Herstellerhinweise zu beachten.

Tabelle 7.8 Auszug aus der Pflegeplanung bei Ulcus cruris

Informationen Pflegeprobleme	Pflegeziel	Pflegemaßnahme	Späterer Bericht
Der linke Unterschenkel ist etwas geschwollen.	Der linke Unterschenkel ist frei von Ödemen.	Täglich vor dem Aufstehen, nach dem Verbandwechsel: Kompressionsverband, dieser soll 24 Stunden belassen werden.	Geschwürgröße: 1,5 × 2 cm, nekrotische Beläge sind fast weg. Frau B. klagt über starke Schmerzen während und nach dem Verbandwechsel. Der Kompressionsverband hielt in den letzten Tage nicht so gut. Es soll ab sofort ein Pütterverband angelegt werden.
Geschwür von 2 × 2 cm Größe ist 2–3 mm tief, mit schmierigen Belägen. Der Wundrand ist durch stärkere Pigmentierung dunkel verfärbt. Die dünne Haut ist sehr empfindlich.	Fernziel: Unterschenkelgeschwür ist abgeheilt. Nahziel: Die Wunde ist sauber und frei von eitrigen und fibrinösen Belägen, die umgebende Haut ist gepflegt, geschützt und frei von Ekzemen.	Wenn der Verband nicht durchfeuchtet ist, 1-mal täglich Verbandwechsel; sonst häufiger. Nach vorsichtiger Lösung des Verbandes (evtl. mit physiologischer Kochsalzlösung) wird die Wunde mit Ringer-Lösung gespült. Der Wundrand wird mit Mandelöl gereinigt und mit weicher Zinkpaste abgedeckt. Auf die eitrigen und fibrinösen Beläge wird Varidase aufgetragen. Danach werden sterile Baumwollkompressen aufgelegt. Als Polster folgen 2 Streifen Zemuko. Fixieren mit einer kleinen Baumwollbinde; Bein bis zum Oberschenkel mit 2 Kompressionsbinden einwickeln. Varidase nur anwenden, bis die Wunde sauber ist.	

Unterstützung der Ulkusheilung bzw. Rezidivprophylaxe:
- Therapie überwachen, die die Grunderkrankung bessern soll,
- Bein morgens vor dem ersten Aufstehen wickeln und vor dem Wickeln von distal nach proximal (zum Körper hin) ausstreichen,
- Bewegungsübungen durchführen lassen: Laufen, Beingymnastik mit angelegtem Kompressionsverband,
- betroffenes Bein hochlagern (im Liegen 10–15 cm über Herzhöhe),
- Verhaltensempfehlungen bei Venenerkrankungen beachten (keine warmen Bäder, einschnürende Kleidungsstücke meiden u. a.),
- Ödemausschwemmung kontrollieren: Gewicht, Extremitätenumfang an markierter Stelle messen,
- Laborkontrollen veranlassen, z. B. Elektrolyte.

! Der Langzeiterfolg hängt letztendlich davon ab, inwieweit man den Patienten motivieren kann, im Rahmen seiner Möglichkeiten Verantwortung für die eigene Gesundheit zu übernehmen. Das Vermitteln der notwendigen Selbsthilfemaßnahmen (Bewegung, vernünftig essen, Kompressionsstrümpfe tragen, Verletzungen vermeiden), welche die Patienten für den Rest ihres Lebens anwenden müssen, um die Heilung zu fördern und ein Rezidiv zu vermeiden, erfordert Geduld, Geschick und Verständnis für die individuelle Situation des Patienten.

Beispiel:
Frau B., 85 Jahre alt, zum ersten Mal in einer Kurzzeitpflegeabteilung, benötigt Hilfe beim Versorgen ihres Ulcus cruris am linken Bein oberhalb des Innenknöchels (Tab. 7.8). ∎

Literatur

Bienstein, C., G. Schröder: Dekubitus. Prophylaxe und Therapie. Deutscher Berufsverband für Krankenpflege e.V., Frankfurt 1990
Dekubitus. Thema ohne Ende? Dokumentation. Brisiol-Myers Sqibb GmbH, ConvaTec-Division, München
Dekubitus – Neue Studien und Anregungen. Schwester/Pfl. 11 (1990)
Duffner, W.: Krankenpflegeartikel. Thieme, Stuttgart 1991
Fries, M., S. Oberer, P. Wolf: Verbandwechsel: Ein Unterrichtsmittel zu den Praktiken und Techniken. Recom, Basel 1986
Hatz, R.A., R. Niedner, W. Vanscheidt, W. Westerhof: Wundheilung und Wundmanagement. Ein Leitfaden für die Praxis. Springer. Berlin 1993
Huber, A., B. Karasek-Kreutzinger, U. Jolin-Howald: Checkliste Krankenpflege. Thieme, Stuttgart 1987
Juchli, L.: Pflege, 7. Aufl. Thieme. Stuttgart 1994
Kamphausen, U., B. Mengesdorf: Klinikleitfaden chirurgische Pflege, Gustav Fischer, München 1998
Maletzki, W.: Klinikleitfaden Krankenpflege. Krankheitsbilder, Pflegetechniken, ATLs, Überwachung. Jungjohann, Neckarsulm 1993
Morison, M., C. Moffat: Ulcus cruris, erkennen – behandeln – vorbeugen. Deutsche Ausgabe herausgegeben von Klaus-Dieter Neander. Ullstein Mosby, Berlin 1996
Paul Hartmann AG (Hrsg.): Basisinformation zur phasengerechten Wundbehandlung, Heidenheim 1993
Paul Hartmann AG (Hrsg.): Kompendium Wunde und Wundbehandlung, Heidenheim 1998
Pschyrembel: Klinisches Wörterbuch, 258. Aufl. de Gruyter, Berlin 1998
Richtlinien für die Erkennung, Verhütung und Bekämpfung von Krankenhausinfektionen. Herausgegeben vom Bundesgesundheitsamt Berlin. Stand April 1986 (7. Lieferung) Stuttgart 1986
Röthel, H., W. Vanscheidt: Basisininformationen zum Wundmanagement (!): Die Reinigung der Wunde. In Wundforum 1/97. Paul Hartmann AG, Heidenheim
Schäffler, A., N. Menche: pflege konkret, Innere Medizin. 2. Aufl. Gustav Fischer, Ulm 1997
Schumpelick, V., N. Bleese; U. Mommsen: Chirurgie. Enke, Stuttgart 1989
Sellmer, W.: Decubitus und Arzneimittel, Pflege aktuell 7-8 (1998) 426-428
Sedlarik, K.M.: Wundheilung, 2. Aufl. Fischer, Stuttgart 1993
Sedlarik, K.M.: Unterkühlung – Gefahr für die Wunde? Klinikmagazin 8 (1992) 93
Sedlarik, K.M.: Hygienische und wundphysiologische Gesichtspunkte eines Wundverbandwechsels. Hyg. U. Med. 17 (1992) 126
Seel, M.: Die Pflege des Menschen, 2. Aufl. Kunz, Hagen 1993
Steiger, J.: Medien in Aus- und Fortbildung: Infizierte Wunden. Altenpflege 11 (1987)
Straub, G.: Druckstellen – Druckneurosen – Dekubitalerkrankung. Bibliomed., Melsungen 1984
Vogel, G.: Lagerung – wenig Aufwand, große Wirkung. Deutscher Berufsverband für Krankenpflege e.V., Frankfurt 1990 (S. 75ff)
Werner, G.T. et al.: Der Dekubitus, Ursachen, Therapie und Prophylaxe – forensische Aspekte. Deutsches Ärzteblatt Nr. 40 (1991) S. 50 (A) – 3324 ff.

7.5 Wickel und Auflagen

Annegret Sonn

Wickel und Auflagen sind vielen alten Menschen von früher noch bekannt und vertraut. Sie haben sie in ihrer eigenen Kindheit häufig erlebt und viele haben es später in der Familienphase bei den eigenen Kindern wieder angewendet. Wickel und Auflagen stoßen somit gerade bei alten Menschen auf eine hohe Akzeptanz, bewirken Vertrauen und positive Erwartungen. Ein weiterer Vorteil ist, dass mit Wickel und Auflagen unnötige Medikamentengaben, die bei alten Menschen oft andere Aus- und Nebenwirkungen haben als bei jüngeren, vermieden oder zumindest hinausgezögert werden können. Vorsicht ist grundsätzlich mit sehr heißen und extrem kalten Anwendungen geboten, weil sich die Verträglichkeit von intensiver Hitze oder Kälte, aber auch von bestimmten Zusätzen (z. B. ätherischen Ölen) im Alter oder durch zugrunde liegende schwere chronische Erkrankungen verändern kann.

7.5.1 Wirkung

Die Wirkung von Wickel und Auflagen erklärt sich aus einem komplexen Geschehen, zu dem folgende Faktoren beitragen:

- Die physikalische Wirkung von Wärme oder Kälte beeinflusst die Durchblutung der Haut (meist anregend), verbessert dadurch das Stoffwechselgeschehen in einer bestimmten Körperregion und kann so auch über spinale Nervenbahnen reflektorisch die Funktion innerer Organe beeinflussen.
- Verschiedene Zusätze (Wirkstoffe von Heilkräutern, ätherische Öle, Essenzen, Lehm usw.) führen je nach ihren Wirkstoffen zu heilenden Prozessen.

- Periphere Reize können zur Ableitung eines Staus, einer Spannung o.ä. führen (z. B. Fußsohlenauflage bei Kopfschmerzen).
- Die Zuwendung, Nähe, Berührung, mit der das Anlegen eines Wickels zwangsläufig verbunden ist, vermittelt vielen erkrankten und/oder alten Menschen ein allgemeines Wohlgefühl, Entspannung, das Gefühl von Vertrauen („es wird etwas getan") und Geborgenheit.
- Zwangsläufig kommt die Person mit einem angelegten Wickel oder einer Auflage zur Ruhe und kann somit ein großes Maß an (Selbstheilungs-)Kraft nutzen.
- Dabei wird eine Auseinandersetzung mit dem eigenen erkrankten Körper(teil), mit Schmerzen, Missempfindungen und Einschränkungen möglich, was längerfristig zu einem anderen, eigenverantwortlicheren Umgang mit dem eigenen Körper und seinen Schwachpunkten führen kann.
- Wickel und Auflagen können eine Stärkung anfälliger Organe und deren Funktion bewirken (z. B. prophylaktische Blasenkompresse bei rezidivierenden Blasenentzündungen), sodass sie nicht mehr so häufig erkranken.

- Sprunghaftes Herumprobieren, das Kombinieren und Häufen verschiedener Methoden sollte vermieden werden (weniger bringt mehr), um den Körper nicht durch zu viele Reize und Anstöße zu überfordern. Lieber sollte nur eine Anwendung pro Tag, die dann über mehrere Tage hinweg wiederholt wird, durchgeführt werden (ausgenommen in Akutsituationen, in denen oft eine oder zwei Anwendungen Abhilfe schaffen können).

> **!** Alle, die mit Wickel und Auflagen arbeiten – sei es im persönlichen, familiären oder im professionellen Umfeld –, sollten nicht einfach drauflos experimentieren, sondern sich von qualifizierten und erfahrenen Personen anleiten und fortbilden lassen und möglichst einen kritischen Erfahrungsaustausch mit anderen zu diesen Maßnahmen pflegen. Es ist z. B. sinnvoll, innerhalb eines professionellen Pflegeteams die Verantwortung und Qualitätskontrolle in Bezug auf Wickelanwendungen speziell an ein oder zwei dafür geschulte Mitarbeiterinnen zu delegieren, die dann auch Sorge dafür tragen, dass neue Aspekte und Entwicklungen in die Praxis einfließen, denn das Wissen und die Erfahrungen mit Wickel und Auflagen entwickeln sich ständig weiter.

Grenzen und Gefahren

Methoden aus dem Erfahrungsschatz der Hausmittel und Naturheilkunde sind nicht ungefährlich und nebenwirkungsfrei. Wickel und Auflagen sollten nur mit großer Sorgfalt und Fachkompetenz angewendet werden. Dazu ist das Hintergrundwissen über das jeweilige Krankheitsbild und die Beachtung der momentanen Befindlichkeit der erkrankten Person nötig. Gefahren sind.

- Eine unsachgemäße Handhabung von Wickel und Auflagen kann z. B. Verbrühungen, unerwünschtes Auskühlen, allergische Reaktion auf (überdosierte) Zusätze usw. bewirken.
- Eine notwendige ärztliche/naturheilkundliche Behandlung darf bei schweren Krankheitsbildern nicht verschleppt werden durch den Versuch, das Problem alleine mit Wickel und Auflagen anzugehen.
- Bestimmte Anwendungen können bei entsprechenden Krankheitsbildern oder bei bestimmten naturheilkundlichen Behandlungen (z. B. Klassische Homöopathie) kontraindiziert sein. Dies muss mit dem behandelnden Therapeuten/der Therapeutin zuvor abgeklärt werden.

Welches Material ist nötig?

Wickel und Auflagen können mit den Materialien gemacht werden, die in jedem Haushalt oder jeder Altenpflegeeinrichtung rasch zur Hand sind (Abb. 7.**54**):

- Als Innentuch eignen sich Baumwoll- oder Leinentücher wie z. B. Geschirrtuch, Stücke alter Bettwäsche oder eine noch von der Familienphase übrig gebliebene Mullwindel. Als Innentuch nicht geeignet sind dickere Gewebe wie Frottiertücher oder Synthetikmischungen und -gewebe.
- Als Außentuch eignen sich Wolltücher und -schals oder kleinere, wärmende Decken, die viele ältere Menschen sowieso schon besitzen. Sie müssen groß genug sein, um das jeweilige Innentuch an dessen Rändern gut zu überragen. Bei Unverträglichkeit von Wolle oder aus hygienischen Gründen im stationären Bereich sind Bade- bzw. Duschtücher, Stecklaken („Durchzieher") oder Moltonauflagen zu bevorzugen.

7.5 Wickel und Auflagen

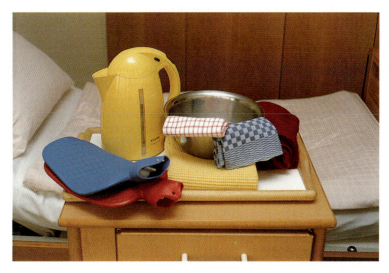

Abb. 7.**54** Die für Wickel und Auflagen benötigten Materialien sind in jeder Altenpflegeeinrichtung oder jedem Haushalt vorhanden

- Zutaten wie Heilkräuter oder Öle sollten von optimaler Qualität sein und von der Apotheke oder dem entsprechenden Fachhandel bezogen werden.

7.5.2 Grundsätzliches zur Durchführung

Bei der Durchführung von Wickel und Auflagen muss folgendes Vorgehen beachtet werden:

- Wickel und Auflagen an einer erkrankten Person möglichst grundsätzlich vorab mit dem behandelnden Arzt oder Therapeuten abstimmen und dies in der Pflegedokumentation dokumentieren.
- Vor der ersten Anwendung die Person über die Maßnahme informieren und ihr Einverständnis hierzu gewinnen (dokumentieren!).
- Eine gute Vorbereitung entscheidet, ob die Anwendung als gut und hilfreich erlebt werden kann und reduziert Zeitaufwand und Mühe. Dazu gehören: das benötigte Material (z. B. passende Tücher wählen in Bezug auf Größe und Stoffqualität), Tücher und Bett evtl. vorwärmen, die Person informieren und vorher zur Toilette schicken, vielleicht Kreislaufkontrolle, das Zimmer sollte frisch gelüftet und warm sein.
- Wickel oder Auflage mit Ruhe und doch flink anlegen.
- Wickel und Auflagen möglichst immer mit dem Außentuch zirkulär einhüllen und damit gleichzeitig gut befestigen. Ist dies im Einzelfall nicht möglich (z. B. schwerkranke

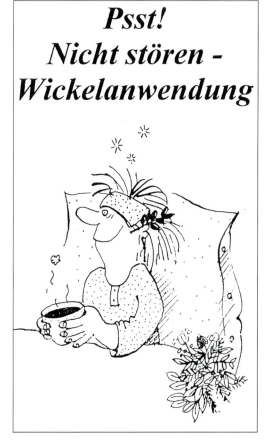

und/oder schwierig zu lagernde Person) muss die Auflage trotzdem sorgfältig und gut wärmend abgedeckt werden.
- Die Person während der Wickelanwendung gut zudecken, insbesondere die Füße müssen

warm gehalten werden (mit Ausnahme all jener, die nur leicht zugedeckt sein oder die Füße unter der Decke hervorstrecken wollen). Immer auf individuelle Wünsche eingehen.
- Bei manchen Krankheitsbildern und -zuständen oder bestimmten Anwendungen darf die Person nicht verlassen werden und grundsätzlich sollte die Klingel in Reichweite bereitliegen.
- Nach Möglichkeit für eine ruhige Umgebung sorgen (kein Fernsehen, kein Telefon, evtl. Besucher rausschicken. Ein Schild an der Tür „Bitte nicht stören" leitet Reinigungspersonal, Visite, Besucher möglicherweise über das Stationszimmer oder den Pflegestützpunkt um.
- Eine möglichst günstige Tageszeit für die Anwendung wählen, sodass ein Wickel und das dazugehörige Nachruhen in Ruhe erlebt werden können (z. B. während der Mittagsruhe oder abends).
- Eine kleine Aufgabenstellung fördert die Selbstwahrnehmung und auch das „Bei-sich-Sein" der Person, die den Wickel erlebt (z. B. nachspüren lassen: bis wohin strahlt die Wärme aus?).
- Das Befinden der Person selbst entscheidet im Allgemeinen, wie lange der Wickel angelegt bleibt: deshalb gute Beobachtung und Nachfragen. Wenn eine Anwendung als nicht angenehm empfunden wird, ja Missempfindungen, Schmerzen usw. auslöst oder verstärkt, muss der Wickel oder die Auflage sofort entfernt und die Person weiter beobachtet werden.
- Beim Entfernen eines Wickels oder einer Auflage rasch arbeiten, gut nachtrocknen und wieder warm und trocken einhüllen.
- Wenn eine Wickelanwendung bei der betreffenden Person zu starkem Schwitzen geführt hat, darauf achten, dass ausreichend zu trinken angeboten wird. Eventuell eine erfrischende Waschung anbieten (darf jedoch nicht wärme- oder kräftezehrend sein) und frische Wäsche/Kleidung bereithalten.
- Bei besonders empfindlicher Haut kann diese anschließend mit einer Körperlotion oder einem Körperöl auf Pflanzenöl-Basis (möglichst ohne zugesetzte Wirk- und Duftstoffe) eingeölt werden.
- Mindestens 15 Min. nachruhen lassen – oft wird die Wirkung erst dann voll spür- und genießbar. Das Eingehülltsein und Nachruhen nach einem Wickel oder einer Auflage ist so wichtig für die Gesamtwirkung wie das Einwirken des Wickels selbst!

- Meist reicht eine Anwendung pro Tag. Sie sollte dann aber für eine gewisse Zeitspanne (einige Tage bis Wochen) kurmäßig durchgeführt werden mit Ausnahme von Anwendungen bei vorübergehend akuten Beschwerden (z. B. Thrombophlebitis, Harnverhalten usw.).
- Wer Wickel und Auflagen an anderen anwendet, sollte die Wirkung möglichst schon einmal an eigener Haut erlebt haben, am besten im Rahmen eines „Wickelkurses".
- Wickelzutaten wie z. B. Quark oder Heublumen müssen insbesondere bei Vorliegen von akut entzündlichen Prozessen mit dem Restmüll entsorgt werden, d. h. insbesondere für den häuslichen Bereich, dass diese Materialien weder auf den Kompost gegeben noch an Haustiere verfüttert werden dürfen, sonst werden diese u.U. davon krank.

7.5.3 Grundsätzliches zu Wärme und Kälte

Wirkung von Wärmeanwendungen

Heiße Wickel bewirken auf eher passive Weise eine zunächst lokale, periphere Gefäßerweiterung und verstärkte Durchblutung. Dadurch verbessert sich die Stoffwechselaktivität und es kommt zur Entkrampfung und Entspannung. Die intensive Wärme selbst (z. B. eines aufgelegten feucht-heißen Wickels) dringt nicht bis zu inneren Organen durch, sie bleibt relativ oberflächlich begrenzt. Sie wirkt jedoch als lokale Anregung bestimmter Hautsegmente, wodurch über spinale Reflexbahnen auch innere Organe beeinflusst werden.

Je weniger feucht eine intensiv heiße Anwendung ist, desto besser wird die Hitze vertragen und desto länger hält sich die Wärme. Andererseits ist die Wärme-Leitfähigkeit bei einer (in Maßen) feuchten Anwendung besser als bei einer trocken warmen.

Intensive Wärmeanwendungen werden im Allgemeinen eingesetzt bei:

- Chronisch-entzündlichen Prozessen,
- Verspannungen,
- Schmerzen, bei denen in der entsprechenden Körperregion eher ein Kältegefühl vorherrscht und wo Wärme als wohltuend und lindernd empfunden wird.

Je nach Lokalisation der Anwendung können auch ganz spezifische Wirkungen erzielt werden.

Intensive Wärmeanwendungen sind zu vermeiden:

- bei akuten Entzündungen,
- bei Verdacht auf innere Blutungen,
- bei ausgeprägten Krampfadern,
- Durchblutungsstörungen aufgrund verengter Gefäße,
- wenn eher ein Bedürfnis nach Kühlung besteht und Wärme als die Beschwerden verschlimmernd erlebt wird,
- nach frischem Trauma (Hämatom- und Ödembildung).

Bei Herzkranken und Personen mit Bluthochdruck sollten vor allem zirkulär um das Körperzentrum (Brust, Bauch) angelegte Wickel vermieden bzw. nicht ohne vorherige ärztliche Rücksprache gemacht werden. Anwendungen in der Körperperipherie dagegen können sogar kreislaufentlastend sein. Bei Personen mit niederem Blutdruck kann eine intensive Wärmeanwendung eher zu Kreislaufschwäche oder Schwindel führen.

Bei folgenden Personen(gruppen) sollten intensive, feucht-heiße Wärmeanwendungen nur mit besonderer Vorsicht hinsichtlich der Wärmeprüfung eingesetzt werden:

- Personen mit reduzierter Reaktionsfähigkeit (Bewußtlose, Verwirrte, Gelähmte, bei Sensibilitätsstörungen infolge langjähriger Zuckerkrankheit oder eines Schlaganfalls,
- Personen mit arteriellen Durchblutungsstörungen,
- Säuglingen und Kleinkindern, alten und hochbetagten Menschen.

Wirkung von Kälteanwendungen

Kälte ist nicht gleich Kälte in ihren Auswirkungen auf den menschlichen Körper.
Kälteanwendungen, die in ihrer Temperatur 20 °C und mehr unter der Körpertemperatur liegen, werden vom Körper als intensive Kälte empfunden. Sie bewirken eine vom Sympathikus gesteuerte Reaktion: Gefäßverengung und leichte Blutdrucksteigerung, verbunden mit einer Stoffwechselanregung und einer Beschleunigung der Atmung. Dauert der Kältereiz nur kurz (ca. 3–5 Min.) bzw. wird die Anwendung begleitet von Maßnahmen, die eine Wiedererwärmung forcieren, so folgt eine reaktive Durchblutungssteigerung (durch einen Vagotonus) und es kommt zu einer aktiven körpereigenen Wärmewirkung, die u.U. so intensiv ist, dass die Person zu schwitzen beginnt. Dabei kommt es zur Entspannung der Muskulatur, auch der inneren Hohlorgane.
Bei einer länger (ca. 10 Min. und mehr) anhaltenden Einwirkung von intensiver Kälte (Eiswasserkompressen, Eisbeutel, Gelkissen usw.) wird hingegen eine Gefäßverengung bewirkt, um z. B. eine Blutungsgefahr nach einem Trauma oder ein postoperatives Nachbluten zu verhindern.
Wenn jedoch eine Abkühlung (z. B. bei Fieber) angestrebt wird, dürfen die Anwendungen nur mäßig kalt sein (wenige bis max. 10 °C unter der Körpertemperatur) und müssen so feucht sein, dass sie durch entstehende Verdunstungskälte dem Körper Wärme entziehen. Eiswürfel im Wasser für Wadenwickel sind deshalb kontraproduktiv (und ausgesprochen unangenehm!) – sie verstärken die Tendenz zur Zentralisierung des Fiebers weg von der Körperperipherie zum Körperzentrum.
Viele Kneipp'sche Anwendungen (z. B. der Lendenwickel) wirken nach dem Prinzip des kurzfristigen intensiven Kältereizes, der über das vegetative Nervensystem wirkt und den Körper zur aktiven Wärmebildung anregt, die Stoffwechselaktivität steigert und damit zu einer besseren Ausscheidung über die Haut durch Schwitzen anregt. Solche Anwendungen können belebend, entkrampfend und entspannend wirken.
Eiskalte Anwendungen (Eiswasserkompressen, Eisbeutel usw.) sollten vermieden oder nur mit größter Vorsicht angewendet werden bei:

- Kinder (je jünger, desto vorsichtiger),
- alte Menschen (je älter, desto vorsichtiger),
- verwirrten oder bewusstlosen Personen,
- Vorliegen von Durchblutungsstörungen oder Sensibilitätsstörungen;
- vorliegendem Harnwegsinfekt,
- Neigung zu Nervenreizungen und
- ohnedies schon ausgekühlten und fröstelnden Personen.

Die vitalen inneren Organe im Rumpf- oder Kopfbereich sowie Körperstellen, die wenig Gewebspolsterung haben (manche Gelenke und Knochen) sind meist sehr kälteempfindlich, deshalb sollte sehr sorgfältig geprüft werden, ob wirklich eine eiskalte Anwendung notwendig ist. Negative Auswirkungen können auch durch ein schützendes Abdecken der Umgebung abgemildert werden (z. B. Schützen der Nervenbahnen im Gesichtsbereich bei Auflage einer Eiskompresse nach Zahnextraktion durch Abdecken der empfindlichen Umgebung mit etwas Watte).

Während einer intensiv kalten Anwendung muss die darunterliegende Haut immer wieder beobachtet werden: Sie darf zwar blass, aber nicht bläulich verfärbt oder marmoriert sein und bei krampfartigen Schmerzen im Gewebe muss die Anwendung unter- oder abgebrochen werden.

7.5.4 Die wichtigsten Anwendungen für die Altenpflege

Feucht-heißer Gelenkwickel
(mit und ohne Zusatz)

D Die feucht-heißen Wickel und Auflagen sind jederzeit und überall einzusetzen, weil man die Grundzutaten (Tücher, heißes Wasser) stets zur Verfügung hat – ob mitten in der Nacht oder tagsüber, ob auf Station, zu Hause oder unterwegs auf Reisen.

Indikationen:
Kühle, steife, schmerzende Gelenke (chronische) Entzündung, Arthrose) zur Vorbereitung und Unterstützung von Bewegungsübungen, bei beginnender Sehnenscheidenentzündung und Tennisellbogen.
Kontraindikationen:
Akute Entzündungen, ausgeprägte Krampfadern, Durchblutungsstörungen (Arteriosklerose). Personen mit chronischer Polyarthritis vertragen milde Wärme oft besser als intensive.
Material:
Schüssel mit (kochend-)heißem Wasser (1 l), ein Geschirrtuch oder eine Mullwindel, ein Außentuch (z. B. ein gestrickter Schal oder ein Frottierhandtuch), ein zusätzliches Handtuch als Auswringtuch, evtl. Haushaltshandschuhe (zum Auswringen).

> **Pflegetipp**
> Kein noch von der letzten Anwendung feuchtes Innentuch verwenden – es nimmt das heiße Wasser nicht gut auf, weil es noch von abgekühlter Feuchtigkeit gesättigt ist.

Durchführung:
Innentuch auf die gewünschte Breite zurechtlegen, aufrollen, längs auf das auseinandergefaltete Auswringtuch legen und in diesem zu einer Rolle einwickeln. Nun einen Liter sehr heißes Wasser in die Schüssel gießen, die Rolle eintauchen und vollsaugen lassen. Dann die Rolle sehr kräftig auswringen, denn je weniger nass das Innentuch ist, desto heißer wird es auf der Haut vertragen und desto besser hält es die Wärme.

> **Pflegetipp**
> Die Auswring-Rolle um einen Wasserhahn wickeln, die Enden kräftig umeinander verdrehen, dadurch entsteht ein intensiver Druck, der das Wasser aus der Rolle quetscht.

Wenn Sie zum Auswringen ein paar Haushaltshandschuhe benutzt haben (fühlt sich dann nicht so heiß an), vergessen Sie nicht, diese vor dem Anlegen des Wickels auszuziehen, damit Ihr eigenes Empfinden für die Intensität der Wärme nicht getäuscht wird.
Damit es bis zum Anlegen intensiv warm bleibt, lassen Sie das Innentuch noch im Auswringtuch eingewickelt und nehmen Sie es so mit ans Bett. Somit können Sie den Wickel nämlich an einem sicheren Platz zubereiten, an dem die Schüssel mit dem sehr heißen Wasser niemanden gefährdet (z. B. in der Küche oder im Arbeitsraum).
Bei der Person die Innentuch-Rolle auspacken und die (zunächst noch sehr heiße!) Temperatur am eigenen Handgelenk (Pulsseite) prüfen. Sobald Sie meinen, dass es auch für die Person verträglich sein könnte, testen Sie dies vorsichtig an deren Körper (Abb. 7.**55**). Es empfiehlt sich, beim Anlegen des feucht-heißen Innentuchs die Wärme an den Gelenk-Beugeseiten zuerst zu testen und hier mit dem Anwickeln zu beginnen, da sie besonders hitzeempfindlich sind. Wenn die Temperatur hier vertragen wird, kann man meist (bei guter Verträglichkeit) zügig das ganze Gelenk umwickeln und dabei gut anmodellieren (je satter das Innentuch anliegt, desto besser hält die Wärme), dann das Außentuch rasch und dicht darüberwickeln und nochmals rückversichern, dass es für die Person gut verträglich ist. Wenn es sich unter dem Anwickeln der Tücher doch noch als zu heiß erweist, müssen die Tuchschichten nochmals für wenige Augenblicke gelockert werden. Das Außentuch muss letztendlich die Innentuchränder gut und dicht abdecken, damit keine Kältezonen entstehen, dann das Ende des Außentuchs feststecken und die Person so zudecken, wie sie es als angenehm empfindet.

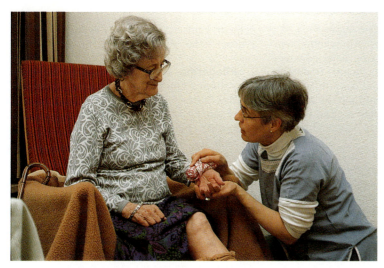

Abb. 7.**55** Zur sicheren Anwendung von feucht-heißen Wickeln gehört eine sorgfältige Prüfung der Wärmeverträglichkeit vor dem Anlegen

! **Beachte:**
Für Personen, die durch intensive Wärmeanwendungen möglicherweise gefährdet sind (hochbetagte alte Menschen, bewusstlose oder verwirrte Personen, Personen mit Sensibilitätsstörungen, Personen nach Schlaganfall oder mit Diabetes mellitus usw.) wird kein kochend heißes, sondern nur so heißes Wasser verwendet, dass man selbst gerade noch mit bloßen Händen hineinfassen kann. In diesen Fällen muss die Wärmeverträglichkeit besonders gut getestet werden: Man muss selbst die heiße Tuchrolle für 1–2 Min. an die Pulsseite des eigenen Handgelenks gepresst vertragen.

Anwendungsdauer:
So lange wie es die Person als warm und angenehm empfindet.

Rezept

Möglicher Zusatz:
Heublumen (Flores graminis)

So wird die Wickellösung mit Zusatz hergestellt:
6 Essl. Heublumen in einem kleinen Gefäß mit ½ Liter kochendem Wasser übergießen, 5–10 Minuten ziehen lassen, durch ein Sieb in die Schüssel abgießen, noch 1 Liter kochendes Wasser zugießen.

Dampfkompresse
(mit und ohne Zusatz)

D Eine Dampfkompresse ist ebenfalls eine feucht-heiße Auflage, bei der jedoch die heiße Nässe des Innentuchs als Dampf eine trockene Tuchschicht durchströmt, sodass ihre sehr intensive Wärme noch besser auf der Haut vertragen wird und etwas länger anhält.
Es können aber nur Auflagen (Kompressen) auf diese Weise gemacht werden, keine zirkulären Wickel.

als Bauchauflage:

Indikationen:
Bauchschmerzen durch Blähungen und Verkrampfungen (je akuter die Bauchschmerzen, desto wichtiger ist eine vorherige Abklärung mit dem behandelnden Arzt oder der Ärztin), zur Unterstützung der Leberfunktion, Gallenkolik, Blasenentzündung, Verstopfung, Durchfall (Reizdarm), Nervosität, Unruhe, Schlafstörungen.

Kontraindikationen:
Durchfall mit Fieber, Blinddarmentzündung (Wärmeanwendung ist dann unerträglich), Bauchspeicheldrüsenentzündung. Je akuter die Bauchschmerzen und Beschwerden, desto wichtiger ist eine vorherige Abklärung mit der behandelnden Ärztin oder dem Arzt.

Material

Schüssel mit (kochend-)heißem Wasser (1–2 l), ein Geschirrtuch oder eine Mullwindel, ein Außentuch (z. B. ein gestrickter Schal oder ein Frottierhandtuch), ein zusätzliches Handtuch als Auswringtuch, zwei Gummiwärmflaschen, ein Flanelltuch oder ein dünnes Molton als Zwischentuch, mindestens doppelt so groß wie die gewünschte Auflagefläche, evtl. Haushaltshandschuhe (zum Auswringen).

Durchführung:

Das Außentuch wird vorab unter dem Unterkörper der Person im Bett bereitgelegt. Die Wärmflaschen heiß, aber flach füllen. Dann wird das Zwischentuch zwischen den zwei sehr heißen Gummiwärmflaschen vorgewärmt. Nun das Innentuch in Bauchformat zurechtlegen, es sollte möglichst 4- bis 6fach gefaltet sein. Wie beim feucht-heißen Gelenkwickel beschrieben nass machen. Das vorgewärmte, trockene Zwischentuch wird nun auseinandergefaltet, die gut ausgewrungene Innentuch-Rolle aus ihrem Auswringtuch ausgepackt, auf die Mitte des Zwischentuchs gelegt und glatt gestrichen. Das Innentuch wird nun so in das Zwischentuch eingepackt, dass dabei die Tuchränder alle zur Oberseite gelegt werden, so dass an der Unterseite nur eine Zwischentuchschicht das feuchte Innentuch bedeckt.

Die fertig vorbereitete Dampfkompresse nun noch einmal zusammenklappen und so zwischen die zwei sehr heißen Wärmflaschen legen, dass die Kompresse mit der einschichtig bedeckten Seite an den Wärmflaschen zu liegen kommt und so bis zum Anlegen heiß gehalten wird.

Die Dampfkompresse wird nach den beim Gelenkwickel bereits beschriebenen Wärmeverträglichkeitstests in ihrer ganzen Fläche mit eben dieser Seite auf die Haut aufgelegt. Je nach Indikation kann die Auflage mehr auf der Leberregion oder dem Unterbauch bzw. Blasenregion angelegt werden.

Sobald man sich vergewissert hat, dass die Wärme gut vertragen wird, wird alles ganz flink mit dem möglichst zirkulär um den Unterleib gewickelten Außentuch fixiert, um unnötigen Wärmeverlust zu vermeiden. Das Außentuch muss letztendlich die Innentuchränder gut und dicht abdecken, damit keine Kältezonen entstehen, dann das Ende des Außentuchs feststecken und die Person so zudecken, wie sie es als angenehm empfindet.

Eine der beiden Wärmflaschen (in eine schützende Hülle eingepackt!) kann auf das Außentuch aufgelegt werden, um die Wärmewirkung besser anhalten zu lassen. Wenn sie auf dem Bauch als unangenehm oder zu schwer empfunden wir, kann man sie auch weglassen oder auf Wunsch lieber an die Füße legen.

> **Pflegetipp**
>
> Während einer Anwendung am Bauch trägt eine Rolle unter den Knien zur besseren Entspannung bei. Gerade Personen, die unter starken Blähungen und Krämpfen leiden, aber z. B. Stomaträger oder am Bauch sehr berührungsempfindlich sind, profitieren sehr von einer feucht-heißen Anwendung. Hier empfiehlt es sich, statt auf dem Bauch die Auflage im Lenden-Sakral-Bereich anzulegen (bzw. die Person auf die feucht-heiße Kompresse liegen zu lassen). Die hier verlaufenden Spinalnerven bewirken eine Entkrampfung im Becken und Bauchraum.

> **!** Die Wärmflasche darf nie direkt auf das Innentuch aufgelegt werden – dies kann zu Brandblasen auf der Bauchhaut führen.

Anwendungshäufigkeit:

1 × tgl. für mehrere Tage oder kurmäßig für 2–3 Wochen.

> **Pflegetipp**
>
> Bei Verstopfungs(neigung) empfiehlt es sich, eine feucht-heiße Bauchkompresse kurmäßig über 2–3 Wochen täglich anzuwenden – auch an Tagen, an denen die Person den Darm entleeren konnte.

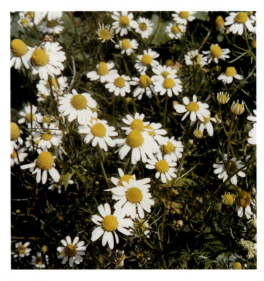

Kamille

7.5 Wickel und Auflagen

Rezept

Mögliche Zusätze:
Schafgarbenkraut (Millefolii herba): für Leber und Galle, bei Menstruationsbeschwerden
Kamillenblüten (Flores Chamomillae): bei Bauchschmerzen, Blähungen, zur Entkrampfung.

So wird die Wickellösung mit Zusatz hergestellt:
6 Essl. Schafgarbenkraut oder Kamillenblüten in einem kleinen Gefäß mit ½ Liter kochendem Wasser übergießen, 5 Min. ziehen lassen, durch ein Sieb in die Schüssel abgießen, noch 1 Liter kochendes Wasser zugießen.
Lavendel- oder Fichtennadel-Bademilch (von Weleda): bei Unruhe, nervöser Überreiztheit, Schlafstörungen.

So wird die Wickellösung mit Bademilch-Zusatz hergestellt:
auf 1–2 Liter heißes Wasser eine Verschlusskappe voll Bademilch.

als Brustauflage:

Indikationen:
Zur Atemunterstützung (Pneumonieprophylaxe), bei trockenem Husten, Bronchitis.
Kontraindikationen:
Fieber, allgemeine Schwäche der erkrankten Person, starke Herz- und Kreislaufbeschwerden.
Material:
entsprechend wie bei Bauchauflage.
Durchführung:
entsprechend wie bei Bauchauflage.
Je nach Wunsch kann die Auflage auf die Brust oder im Rücken zwischen die Schulterblätter gelegt werden. Um eine freie Atmung zu unterstützen, ist es meist sinnvoll, den Oberkörper erhöht zu lagern.
Anwendungsdauer:
So lange, wie die Person die Auflage noch als warm und angenehm empfindet.
Patient darf keinesfalls unter dieser Anwendung auskühlen. Sorgfältig und flink arbeiten. Wenn die feuchten Tücher entfernt sind und die Person warm eingehüllt ist, kann die Nachruhephase auch bei geöffnetem Fenster verbracht werden.
Anwendungshäufigkeit:
1 × tgl. für mehrere Tage

Rezept

Mögliche Zusätze:
Thymian (Herba Thymi): insbesondere bei trockenem Hustenreiz.

So wird die Wickellösung mit Zusatz hergestellt:
6 Essl. Thymiankraut in einem kleinen Gefäß mit ½ Liter kochendem Wasser übergießen. 5 Min. ziehen lassen, durch ein Sieb in die Schüssel abgießen, noch 1 Liter kochendes Wasser zugießen,
oder eine Zitronenhälfte (aus kontrolliert biologischem Anbau), die um die Mitte strahlenförmig eingeschnitten und ausgequetscht wird. Bei der Verwendung von Zitrone sollte diese unbedingt aus kontrolliert biologischem Anbau oder zumindest ungespritzt sein, da Insektizid-Rückstände zu heftigen Hautreizungen führen können.

Heublumensäckchen

Indikationen:
Verspannungen, Muskel- und Gelenkschmerzen, zur Unterstützung der Leberfunktion, bei Obstipation.
Kontraindikationen:
Akut entzündlicher Prozess, Personen mit starker Allergieneigung (Heuschnupfen).
Material:
Einen fertigen Heusack aus der Apotheke oder lose Heublumen, ein Stoffsäckchen aus dünner Baumwolle oder Leinen, Nähzeug, ein Zwischen-

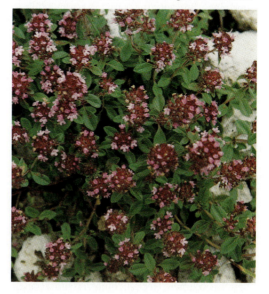

Thymian

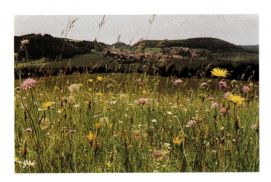
Heublumen

tuch (etwas größer als das Säckchen), ein Außentuch (breiter Wollschal, Molton, Bade- oder Duschtuch), evtl. eine Schlafanzug- oder Jogginghose zum Befestigen, ein Dampfdrucktopf mit Siebeinsatz oder ein breiter Kochtopf und ein Nudelsieb.

Durchführung:
Wenn man das Säckchen selbst herstellt: das Stoffsäckchen bis etwas über die Hälfte mit Heublumen füllen (nicht zu prall, damit es sich gut an den Körper anschmiegen kann) und zunähen. Im Dampfdrucktopf nur wenig Wasser unter den Siebeinsatz einfüllen: das Heublumensäckchen selbst soll nicht im Wasser liegen, sondern nur vom heißen Dampf durchdrungen werden. Bei verschlossenem Topf einmal kurz den Dampfdruck aufbauen lassen, dann gleich abschalten.

Variation:
Das Heublumensäckchen in einem (Nudel-)Sieb über einen breiten zu $1/3$ mit Wasser gefüllten Kochtopf legen. 15–20 Minuten vom heißen Wasserdampf durchströmen lassen, hin und wieder wenden (Vorsicht: Verbrühungsgefahr!).

So wird das Heublumensäckchen als Nackenauflage angelegt:
Während die Heublumen im Dampfdrucktopf erwärmt werden, wird das längliche (Woll-)Außentuch in V-Form auf das Kopfkissen gelegt. Am besten nimmt man den Kochtopf mit ins Zimmer oder ans Bett. Die Person, die die Anwendung bekommen soll, liegt auf dem Außentuch bereit. Nun wird das vom Wasserdampf befeuchtete und erhitzte – aber nicht nasse! – Heublumensäckchen dem Topf entnommen und (im Sitzen oder Seitenlage) ganz vorsichtig auf den Nacken gelegt: dabei die Wärmeverträglichkeit sorgfältig prüfen und so lange das Säckchen immer wieder von der Haut abheben, bis die Wärme gut vertragen wird.
Weil Heublumen Flecken hinterlassen können, wird ein kleines Zwischentuch auf das Heublumensäckchen gelegt und die Kleidung darüber glattgezogen; sich nochmals vergewissern, dass die Wärme gut vertragen wird. Die Person kann sich nun auf das Außentuch zurücklegen und die nach oben zeigenden Ecken des als V gelegten Tuchs straff über Schultern und Brustkorb ziehen, sodass das Tuch glatt und dicht über dem Heublumensäckchen anliegt.

> **Pflegetipp**
> Man kann auch eine Schlafanzug- oder Jogginghose so zurechtlegen, dass die Hosenbeine nach oben zeigen. Die Person legt sich mit dem Rücken auf das Hosenteil, zieht sich die Hosenbeine über die Schultern nach vorne und kreuzt sie über der Brust.

So wird das Heublumensäckchen als Leberauflage angewendet:
Man verfährt wie oben beschrieben, legt das Außentuch zuvor im Bett unter der Person ungefähr in Taillenhöhe bereit, legt dann das Säckchen auf die Leberregion auf, deckt mit dem Zwischentuch ab und befestigt alles mit dem Außentuch zirkulär um den Rumpf.

Anwendungsdauer:
Das Heublumensäckchen so lange angelegt lassen, wie es als angenehm empfunden wird.

Nachbereitung:
Nach dem Abnehmen ins Außentuch eingehüllt warm halten, ca. 15 Min. und dem Empfinden im Nacken (oder Bauch) nachlauschen. Das Heublumensäckchen zum Trocknen luftig aufhängen. Es kann noch ca. 4-mal wiederverwendet werden.

Anwendungshäufigkeit:
1 × tgl. kurmäßig über 5–15 Tage.

Temperierte Auflagen

> Während bei den heißen Wickeln und Auflagen die intensive Wärmewirkung im Vordergrund steht und Zusätze eher eine zweitrangige Rolle bei der Wirkung spielen (Ausnahme: Heublumensäckchen), so sind Zusätze bei der Wirkung von temperierten Anwendungen durchaus von Bedeutung. Die Wärmewirkung ist dabei eher mild und fördert dabei die Wirkstoffaufnahme dieser Zusätze über die Haut. Diese verursachen eine lokale Hautreaktion bestimmter Hautsegmente oder gelangen über die feinen Blutgefäße in der Haut in den Organismus und entfalten ihre Wirkung auf bestimmte Organe und Funktionen.

Die Vorteile dieser Anwendungen sind: Besonders bei empfindlichen und gefährdeten Personengruppen ist hier die Gefahr des Verbrennens oder Verbrühens ausgeschlossen. Die temperierten Wickel und Auflagen können im Allgemeinen beliebig lange angelegt bleiben, da sie – richtig angelegt – nicht unter die Körpertemperatur absinken und die Person auskühlen können. Ein weiterer Vorteil ist der geringe Arbeitsaufwand, wenn man erstmal das nötige Grundmaterial dazu beschafft hat. Allerdings erfordern diese Anwendungen ein ausreichendes Wissen über Wirkung und mögliche Nebenwirkungen der verwendeten Zusätze (insbesondere ätherische Öle) und große Sorgfalt in Bezug auf die Dosierung und Häufigkeit der Anwendungen.

Ölkompressen

Sie sind sehr beliebte spontan einsetzbare Anwendungen. Ölkompressen aus Gemischen mit ätherischen Ölen sprechen viele Menschen wegen ihres angenehmen Dufts positiv an und sind bei vielerlei Befindlichkeitsstörungen hilfreich (Tab. 7.**9**). Nicht nur über die Haut werden die Wirkstoffe aufgenommen, sondern auch über den Geruchssinn (Aromatherapie).

Tabelle 7.**9** Anwendung von Ölkompressen bei unterschiedlichen Befindlichkeitsstörungen

	Öl	Empfohlene Dosierung (Erwachsene oder alte Menschen)	Auflagestelle	Indikationen	Anwendungshäufigkeit
	Lavendelöl	2- bis 5 %ig	Brust (Sternumbereich)	Husten, Bronchitis, Erkältung; Unruhe, Nervosität, Schlafstörungen	1 × tgl. (eher abends) spätestens nach 5 Tagen 2 Tage pausieren
	Melissenöl	2- bis 5 %ig	Brust (Sternumbereich)	Husten, Bronchitis, Erkältung; Stress u. Erschöpfung	1–2 × tgl. (eher tagsüber) spätestens nach 5 Tagen 2 Tage pausieren
	Thymianöl	2- bis 5 %ig	Brust (Sternumbereich)	starker Hustenreiz, Erkältung	1 × tgl. (spätestens nach 5 Tagen 2 Tage pausieren)
	Eukalyptusöl	2- bis 5 %ig	Brust/Sternum Blasenregion	Harnverhalten, Blasenentzündung; Erkältung, Husten	1 × tgl. od. bei akutem Bedarf (spätestens nach 5 Tagen 2 Tage pausieren)
	Johannisöl	pur	jeweils auf der schmerzenden Zone	Nervenschmerzen, Ischialgie, Trigeminusneuralgie, Gürtelrose; Muskel- und Gelenksschmerzen	ein- bis mehrmals nach Bedarf
	Olivenöl (o. Zusatz)	pur	Brust-/Sternumbereich, Blasenregion, d. h. überall, wo auch eine Ölkompresse mit Zusatz angelegt würde	wenn eine entkrampfende, lösende Wirkung bezweckt wird, ätherische Öle nicht vertragen werden; zur sanften Erwärmung	ein- bis mehrmals tgl. nach Bedarf

> **! Beachte:**
> Wenn die betreffende Person eine Abneigung gegen den Duft der Ölkompresse hat oder bei Personen, die auf vielerlei Düfte und Substanzen allergisch (Hauterscheinungen, Asthma) reagieren, sowie bei allgemeiner erhöhter Reizbarkeit und Krampfneigung sollten Kompressen mit Duftölgemischen gemieden werden.
> Nicht ohne Rücksprache mit Arzt oder Heilpraktiker anwenden, wenn die Person nach den Regeln der klassischen Homöopathie behandelt wird.

> **Pflegetipp**
> Testen Sie im Zweifelsfall die Verträglichkeit des Öls, indem Sie einen Tropfen des Ölgemischs auf die Haut an der Ellenbeuge auftragen und für 24 Std. beobachten. Kommt es zu keiner Rötung oder Juckreiz an der Stelle, kann eine Kompresse mit diesem Öl unbedenklich angewendet werden.

Material:
Das entsprechende Öl oder Ölgemisch (gebrauchsfertig in einer Tropfflasche vorbereitet), ein Innentuch (z. B. ein Leinenläppchen ca. 10 × 20 cm groß oder ein weiches, doppelt gelegtes Papiertaschentuch), ein wärmendes Zwischentuch (etwas größer als das Leinenläppchen; man kann auch ein Stück in Gaze eingepackte Baumwoll-Watte nehmen), ein Außentuch (Woll- oder Badetuch), groß genug, um es rund um den Rumpf wickeln zu können), zwei Gummiwärmflaschen, etwas Butterbrotpapier.
Man bekommt fertige, 10%ige Ölgemische (Weleda) in der Apotheke zu kaufen und muss diese eben entsprechend mit Olivenöl verdünnen oder man lässt es sich in einer Tropfflasche von der Apotheke in der entsprechenden Stärke mischen. Hier das Mischungsverhältnis zum Selbermischen:

- 1%iges Ölgemisch
  49,5 ml Pflanzenöl plus 0,5 (= 10 Tr.) ml ätherisches Öl,
- 2%iges Ölgemisch
  49 ml Pflanzenöl plus 1 (= 20 Tr.) ml ätherisches Öl,
- 5%iges Ölgemisch
  47,5 ml Pflanzenöl plus 2,5 (= 50 Tr.) ml ätherisches Öl.

> **! Beachte:**
> Das Basisöl sollte immer ein gutes Pflanzenöl (z. B. Oliven- oder Sonnenblumenöl) sein und die hinzugefügte Aromaöl-Essenz muss als 100% reines, natürliches ätherisches Öl gekennzeichnet sein.

> **Pflegetipp**
> Es hilft Fehler und Missverständnisse (und entsprechende Negativfolgen für die Personen) vermeiden, wenn man ein Fläschchen mit dem fertigen Ölgemisch in der korrekten Dosierung benutzt anstatt jedesmal das Gemisch neu herzustellen. Johannisöl ist ein Ölauszug, d. h. es kann, wie auch das reine Olivenöl, direkt pur für Ölkompressen verwendet werden. Auf keine Fall darf ein pures, 100%iges ätherisches Öl als Ölauflage auf die Haut gebracht werden, da es hierdurch zu schlimmen Hautreizungen und unangenehmen Allgemeinreaktionen kommen kann.
> Die Ölgemische halten sich über viele Monate, wenn sie in dunklen Fläschchen mit einem Tropfaufsatz (muss öldurchgängig sein) aufbewahrt werden. Man entnimmt dann nur die gerade benötigte Menge und verunreinigt den Rest nicht durch das Zurückkippen von überschüssigem Öl in die Flasche. Ranzig gewordene Ölgemische dürfen nicht mehr verwendet werden.

Durchführung
ein Stück Butterbrotpapier (ca. 3-mal so groß wie das Leinenläppchen) abschneiden, das Leinenläppchen darauflegen und zwei Gummiwärmflaschen flach mit heißem Wasser füllen. Das Läppchen mit ca. 40–50 Tropfen des Ölgemischs beträufeln, in fettdichtes Butterbrotpapier einpacken und zusammen mit dem Zwischentuch zwischen den heißen Wärmflaschen anwärmen (Abb. 7.**56**).

> **Pflegetipp**
> Das Ölläppchen am besten in ein Stück fettdichtes Butterbrotpapier (oder Alufolie) einpacken zum Schutz der Gummiwärmflaschen, die sonst das ätherische Öl als „Dauerduft" an sich binden würden. Wer keine Wärmflaschen zur Verfügung hat, kann die vorbereitete Ölkompresse auch auf einem Teller, der auf einen Topf mit kochendem Wasser gelegt wird, anwärmen.

Entsprechend zudecken, sodass der ganze Körper – insbesondere die Füße – warm ist.

Anwendungdauer:
Eine Ölkompresse kann beliebig lange liegen bleiben (wenn sie wohl tut, bis zu mehreren Stunden).

> **Pflegetipp:**
> Nach einer Anwendung kann ein Ölläppchen auch ein zweites oder drittes Mal verwendet werden. Es wird dann bis zum nächsten Mal wieder in dem Butterbrotpapier (mit dem Namen der Person versehen) aufbewahrt und vor der nächsten Anwendung werden einfach noch ein paar Tropfen des Öls bzw. des Ölgemischs zugefügt. Nur so lange wiederverwenden, wie das Läppchen noch frisch nach dem Öl riecht (höchstens 1- bis 2-mal).

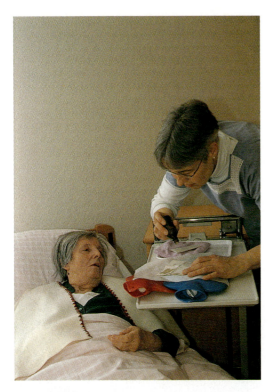

Abb. 7.**56** Ölkompressen lassen sich besonders rasch und unkompliziert zubereiten

> **! Beachte:**
> Ölkompressen nie in der Mikrowelle anwärmen, da hierdurch die Qualität der Wirkstoffe verändert wird. Man kann jedoch zwei Teller in der Mikrowelle gut heiß werden lassen, vorsichtig mit Topflappen o.ä. herausnehmen und dann die fertig vorbereitete Ölkompresse zwischen den heißen Tellern anwärmen.

Die Ölkompresse am besten zwischen den Wärmflaschen oder auf dem Teller zu der bereits liegenden Person nehmen. Das Außentuch liegt bereits unter dem Körper ausgebreitet. Die Ölkompresse (sie soll nur körperwarm, aber nicht sehr heiß sein) ohne Papier mit der öligen Seite direkt auf die entsprechende Auflagestelle auflegen. Das ebenfalls angewärmte Zwischentuch kommt darauf und wird mit Kleidung fixiert. Dann den entsprechenden Körperteil mit dem Außentuch einhüllen, nach Wunsch kann eine Wärmflasche außen auf das Außentuch gelegt werden. Es geht jedoch bei dieser Anwendung eher um eine milde als um eine intensive Wärmeanwendung.

Quarkauflage

D Körperwarme Quarkauflagen, den meisten weniger bekannt als die Verwendung von kühlendem Quark, sind ausgesprochen wirkungsvoll und, das ist ihre besondere Stärke, für jedes Lebensalter und selbst für sehr (hitze-)empfindliche Personen geeignet.
Wenn Kühlung und Abschwellung angestrebt wird (z. B. bei Verstauchungen, Hämatomen, Entzündungen, Sonnenbrand usw.), hat sich die Anwendung von kühlendem Quark als sehr effektiv erwiesen.

Körperwarme Quarkauflage

Indikationen:
Husten (insbesondere bei empfindlichen alten Menschen), Bronchitis, Stirn- und Kieferhöhlenentzündung, Halsweh, chronische Entzündung (z. B. in einem Gelenk).
Quark kann auch bei Fieber angewendet werden, dann allerdings nur leicht zudecken, um Hitzestau zu vermeiden.
Kontraindikationen:
Milcheiweiß-Kontaktallergie.
Material:
Zum Beispiel für Brustauflage: Mullkompressen oder Baumwolltuch (groß genug, um Quarkauflage beidseitig zu bedecken), 250–500 g Speisequark (Fettstufe unerheblich), Messer oder Spatel, Zwischentuch (z. B. Frottiertuch), Außentuch zum Befestigen (Schal), wasserfeste Unterlage,

Topf mit kochendem Wasser und darauf gelegtem Teller.
Durchführung:
Den frischen Quark 1 cm dick in der gewünschten Fläche auf dem Tuch ausstreichen. Die Tuchränder alle nach oben einschlagen, sodass ein geschlossenes Päckchen entsteht. Das Päckchen auf dem heißen Teller über dem Kochtopf kurz auf Körperwärme anwärmen. Das Außentuch und einen Nässeschutz unter der Person bereitlegen.
Dann wird die warme Quarkauflage mit der nur von einer Stoffschicht bedeckten Quarkseite auf die Haut aufgelegt. Sobald die Wärme von der Person vertragen wird, das Zwischentuch zum Abfangen der Feuchtigkeit auflegen und mit dem Außentuch ringsum um den Brustkorb fixieren. Den ganzen Körper während der Anwendung warm halten.
Anwendungsdauer:
Mind. ½ Std.
Nachbereitung:
Sobald die Quarkauflage nicht mehr als angenehm empfunden wird oder der Quark trocken ist, abnehmen. Haut gut abtrocknen und warm halten und 15 Min. nachruhen.
Anwendungshäufigkeit:
1-mal tgl., bei Bedarf über mehrere Tage.

Kühlende Quarkauflage

Indikationen:
Gereizte, entzündete Venen infolge von Infusionen oder Blutabnahme, gereizte, entzündete Krampfadern, Prellungen, Verstauchungen, Gelenksentzündungen, Hautprobleme (Sonnenbrand, Insektenstiche, Ekzeme, Akne, Neurodermitis), Halsschmerzen und Heiserkeit, beginnende Abszeßbildung oder Mastitis.
Kontraindikationen:
Milcheiweiß-Kontakallergie.

 Beachte:
Meide Quarkanwendungen auf offenen Wunden (z. B. Ulcus cruri, Dekubitus etc.), um ein hygienisches Risiko auszuschließen.

Material:
Ein Baumwolltuch oder eine Mullkompresse (mind. doppelt so groß wie die beabsichtigte Auflagefläche), naturbelassener zimmerwarmer Speisequark (Fettstufe unerheblich), ein Messer, evtl. eine dünne Mullbinde, ein Nässeschutz zum Unterlegen.

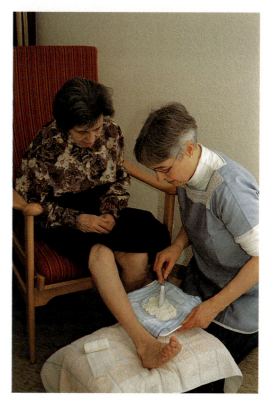

Abb. 7.**57** Quark wird nie direkt auf die Haut gebracht, sondern auf ein Tuch oder eine Kompresse gestrichen

Beachte:
Aus hygienischen Gründen kleine, abgepackte Quarkmengen besorgen; insbesondere im stationären Bereich täglich eine frisch gelieferte Portion verwenden.
Durchführung:
Den Quark ca. 1 cm dick auf das Tuch oder die Kompresse in gewünschter Fläche ausstreichen, die Tuchränder alle nach einer Richtung einschlagen. Mit der nur von einer Stoffschicht bedeckten Seite auf die Haut auflegen (Abb. 7.**57**). Bei Bedarf mit einer Mullbinde leicht befestigen und Nässeschutz unterlegen (fängt Molke auf).
Anwendungsdauer:
Bei akut entzündlichen Prozessen maximal 20 Min. (z. B. Abszess, Thrombophlebitis). Bei allen anderen Anwendungen: solange Kühlung als angenehm empfunden wird. Spätestens wenn der Quark einzutrocknen beginnt, das Päckchen abnehmen.
Nachbereitung:
Die Haut, falls nötig, trocken tupfen.

Anwendungshäufigkeit:
Ein- bis mehrmals am Tag. Bei starken Reizungen zunächst eher in kurzen Abständen (ca. halbstündlich), bei Besserung dann nur noch 1–2 × tgl. Entscheidend ist, dass die Person es als lindernd und wohltuend empfindet.

> **! Beachte:**
> Quark darf nicht zu kalt aufgetragen werden, da er bei empfindlichen Personen sonst Schmerzen (Gefäßkrämpfe) verursachen kann.
> Bei sehr ausgekühlten oder kachektischen Personen deren Wärmeregulation sorgfältig während der Anwendung beobachten, evtl. Häufigkeit der Anwendung verringern.
> Keine Quark-Zubereitungen (auch keine geschmacksneutralen) benutzen, sondern grundsätzlich „Speisequark".

Wadenwickel

Indikationen:
Fieber >39 °C, Unruhe; Schlafstörungen.

> **! Beachte:**
> Fieber ist grundsätzlich eine wichtige Körperabwehrreaktion. Es sollte nur dann durch fiebersenkende Anwendungen gesenkt werden, wenn es die Person in ihrem Allgemeinbefinden zu sehr beeinträchtigt, schwächt oder gefährdet.

Kontraindikationen:
Kalte Hände und Füße, Frösteln, Schüttelfrost.
Material:
Eine Schüssel mit Wasser (Wassertemperatur sollte max. 10 °C unter der Temperatur des Fiebernden liegen, d. h. lau sein), zwei Baumwoll- oder Leinentücher (Geschirrtuch oder Mullwindel), ein großes Wolltuch oder Badetuch und Nässeschutz (Gummi, Liegelind o. ä.).

> **! Beachte:**
> Nässeschutz grundsätzlich nur unterlegen, niemals zirkulär um die Beine wickeln, da sonst ein Hitzestau entstehen kann, der die angestrebte Kühlung behindert.

Durchführung:
Wenn die Füße kalt sind, erst für Erwärmung sorgen: Ein warmes Fußbad bewirkt dies am schnellsten, anschließend die Füße sorgfältig abtrocknen. In jedem Fall Socken anziehen, um die Füße während des Wickelns warm zu halten.

> **Pflegetipp**
> Schon das Erwärmen der Peripherie kann eine leichte Fieberabsenkung bewirken.

Die Innentücher wadenbreit zurechtlegen und aufrollen. Das Badetuch (evtl. mit einer Gummiunterlage darunter) unter den Waden quer ins Bett legen. Die Innentücher für den Wadenwickel in das Wasser tauchen und auswringen. Die feuchten Tücher an beiden Beinen zwischen Knie und Knöchel (Gelenke unbedingt freilassen!) locker anlegen, damit Verdunstungskälte entstehen kann.
Wadenwickel lose mit dem Badetuch oder Wolltuch überdecken.
Der Vorteil eines untergelegten Wolltuchs: schützt Bett vor Nässe, jedoch ohne Wärme zu stauen und erspart weiteren Nässeschutz.
Fiebernde sind sehr wärmelabil und sollten je nach Wunsch zugedeckt werden: z. B. nur mit dem Bettbezug oder einer über das Fußende des Bettes gehängten oder über einen Bettbogen gelegten Bettdecke.

> **! Beachte:**
> Das Grundwirkungsprinzip ist Verdunstungskälte. Alles, was eine gute Luftzirkulation um den Wadenwickel gewährleistet, ermöglicht deshalb Kühlung.

Nach wenigen Minuten die Wärme des Wadenwickels prüfen. Tücher entfernen, sobald sie aufgewärmt oder nur noch wenig feucht sind (nach ca. 5–10 Minuten, hängt jedoch von der Fieberhöhe ab), unter dem Wasserhahn auswaschen, erneut in der Schüssel tränken, auswringen und wieder anlegen
Anwendungsdauer:
Insgesamt 3–4 × wechseln (Gesamtdauer ca. 30–40 Minuten), dann pausieren.

> **! Beachte:**
> Bei Fieber grundsätzlich reichlich zu trinken anbieten, gerade auch bei alten Menschen (Wasser oder Kräutertee, keine Milch).

Nachbereitung:
Frühestens 30 Min. nach Beenden des Wadenwickels die Körpertemperatur kontrollieren.

> **! Beachte:**
> Wadenwickel sollen nicht zu einem starken und allzu raschen Fieberabfall führen: –0,5 °C weniger sind oft schon ein gutes Ergebnis.

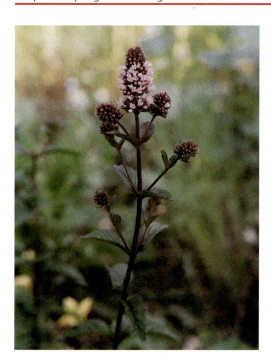

Pfefferminze

Anwendungshäufigkeit:
je nach Verlauf des Fiebers, meist einmalig.

> *Mögliche Zusätze:*
> - ein Schuss Obstessig (erfrischend),
> - Pfefferminztee: dazu einen Teeaufguss vorbereiten aus 4 Essl. Pfefferminzblätter (oder 4 Teebeutel), diese in einem kleinen Krug mit ½ Liter kochendem Wasser aufgießen, 5 Min. zugedeckt ziehen lassen und durch ein Sieb in die Schüssel gießen, 1 Liter kaltes Wasser hinzufügen.
> - ½ Zitrone aus kontrolliert-biologischem Anbau auf dem Grund der Wasserschüssel sternförmig ringsum einschneiden und anritzen, dann auf dem Schüsselboden ausquetschen, wodurch ätherische Öle und Saft ins Wasser gelangen.

Alternative zum fiebersenkenden Wadenwickel:
Bei manchen Personen eignet sich eine lau-kühle Waschung besser zur Fiebersenkung als ein Wadenwickel. Mit lauem Wasser (Temperatur wie Wadenwickel) mit oder ohne Zusatz wird die entkleidete, aber mit einem vor zu rascher Abkühlung schützenden Tuch abgedeckte Person etappenweise abgewaschen. Erst wird ein Arm mit dem ausgedrückten Waschlappen befeuchtet, an der Luft trocknen lassen, leicht bedeckt, dann auf dieselbe Weise den zweiten Arm, dann ein Bein nach dem anderen und schließlich noch Rumpfvorder- und -rückseite befeuchten. Das Gesicht kann zu Beginn und/oder am Ende dieser Waschung zur Erfrischung abgetupft werden. Vorteil dieser Art des Fiebersenkens ist, dass sich die fiebernde Person erfrischt und gepflegt fühlt. Der Zeitaufwand ist jedoch ähnlich intensiv wie beim Wadenwickel.

7.5.5 Sind Wickel und Auflagen zu zeitaufwendig?

Immer wieder wird in der Pflege das Problem Zeitaufwand angesprochen und diskutiert.
Was von Pflegekräften als zeitaufwendig eingestuft wird, hängt stark vom eigenen Pflegeverständnis ab. So wie mancherorts das tägliche Waschen von Kopf bis Fuß noch zur selbstverständlichen Routine gehört, ohne dass dies in jedem Fall begründet werden kann, so gibt es bereits Pflegestationen oder -dienste, wo Methoden wie Wickel, Einreibungen, Basale Stimulation usw. zur Palette des Leistungsangebots gehören, wenn erforderlich. Zunehmend beziehen alte Menschen und/oder ihre Angehörigen solche Angebote in ihre Entscheidung mit ein, wenn es um die Wahl eines Heims oder Pflegedienstes geht. Hier einige Tipps, wie unnötiger Zeitaufwand vermieden werden kann:

- Einfache Maßnahmen auswählen (z. B. feucht-heiße Anwendungen ohne Zusätze, Ölkompressen, Quarkanwendungen),
- die Patienten selbst oder deren Angehörige mit einbeziehen, nach Anfangsphase und guter Einführung soviel wie möglich selbst machen lassen (Lerneffekt!), jedoch dabei immer begleitend am Ball bleiben (nachfragen, ob es klappt, gut tut etc.).
- Ein Wickel selbst kann durchaus nur kurz angelegt sein (z. B. feucht-heiße Wickel und Auflagen nur wenige Minuten) und dennoch eine deutliche Wirkung haben, vorausgesetzt, das nochmalige Einhüllen und Nachruhen wird eingehalten (wozu aber die Pflegekraft nicht mehr anwesend sein muss).

- Beobachtungen im Stationsalltag zeigen, dass alte Menschen, die einmal über eine Wickelanwendung intensivere Zuwendung bekommen haben, hinterher zufriedener sind und weniger klingeln, als man sonst von ihnen gewohnt ist.

Literatur

Sonn, A.: Pflegethema: Wickel und Auflagen, Thieme Stuttgart 1998

Thüler, M.: Wohltuende Wickel. Selbstverlag, CH-Worb 1998

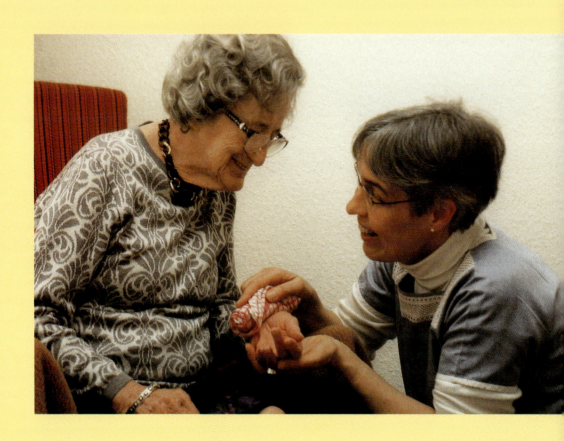

8 Pflegesituationen im Alter

Else Gnamm, Dieter Gnamm, Lothar Urbas,
Hartmut Rolf, Margarete Steeb, Thomas Helber,
Gudrun Lotz, Volker Hallanzy

- 8.1 Herz- und Gefäßerkrankungen 636
- 8.2 Schlaganfall 647
- 8.3 Erkrankungen der Atemwege 674
- 8.4 Diabetes mellitus im Alter 696
- 8.5 Sinneserkrankungen 708
- 8.6 Erkrankungen des Bewegungsapparates 718
- 8.7 Akute Erkrankungen der Bauchorgane 726
- 8.8 Parkinson-Krankheit 732
- 8.9 Multiple Sklerose 741
- 8.10 Infektionserkrankungen 749
- 8.11 Apallisches Syndrom – Pflege des Bewusstlosen 772
- 8.12 Schmerztherapie im Alter 775
- 8.13 Notfälle im Alter 780

8.1 Herz- und Gefäßerkrankungen

Dieter Gnamm, Else Gnamm

8.1.1 Herzinsuffizienz

Mediznische Grundlagen

Unser Herz begleitet uns mit seiner unermüdlichen und meist nicht beachteten Tätigkeit in jeder Situation durch das ganze Leben. Ein gesunder junger Mensch spürt oder registriert sein Herz normalerweise nicht. Der Älterwerdende wird jedoch durch die nachlassende Belastungsfähigkeit zunehmend mit dessen Leistungsgrenzen konfrontiert. Er muss z. B. beim Treppensteigen immer häufiger innehalten, wird schneller müde, muss öfter ausruhen und Atem holen. Seine Bewegungen passen sich der Herzleistung an und werden insgesamt langsamer.

Beispiel:
Frau S. ist 87 Jahre alt und wohnt in einem Altenheim. Sie leidet seit Jahren an Bluthochdruck und zunehmender Herzinsuffizienz (Herzmuskelschwäche). Dies machte sich zunächst mit Atemnot beim Treppensteigen bemerkbar. Mittlerweile kann sie nicht mehr flach im Bett liegen, weil sie sonst unter Luftnot leidet. Nachts muss sie mehrfach zur Toilette gehen und schläft danach lange Zeit nicht wieder ein. Da sie beim Aufstehen bzw. Aufrichten oft unter Schwindelerscheinungen leidet, muss sie sich dabei Zeit lassen. Ihr Gang ist langsam, beim Treppensteigen muss sie sich festhalten und oft stehen bleiben, um Atem zu holen. Seit einiger Zeit sind ihre Beine oft geschwollen, besonders am Abend. Ihre Lippen sind zyanotisch (bläulich verfärbt), ihre Hände und Füße fühlen sich oft kalt an. ■

Wir sprechen von einer Herzinsuffizienz, wenn das Herz das Blut nicht mehr ausreichend in die Organe pumpen kann. Dieser Zustand entwickelt sich meist langsam und fällt zunächst nur bei erhöhter Belastung wie z. B. beim Treppensteigen auf. Der Betroffene kann nicht mehr wie früher die Treppen einfach hochsteigen, sondern muss immer wieder stehen bleiben und Luft holen. Es liegt dann die erste Stufe einer Herzinsuffizienz, eine **Belastungsinsuffizienz** mit Atemnot (**Dyspnoe**) vor.
Mit fortschreitender Erkrankung können immer weniger Treppenstufen erklommen werden, ohne stehen bleiben und Luft holen zu müssen. Zuletzt kommt es zur **Ruheinsuffizienz**, der Betroffene bekommt selbst in Ruhe nicht mehr genügend Luft und ist überhaupt nicht mehr belastbar.

Die höchste Stufe der Atemnot (**Orthopnoe**) kann der Kranke nur in aufrechter Körperhaltung mit Hilfe der Atemhilfsmuskulatur und bei geöffnetem Fenster kompensieren (wenn z. B. zu Hause kein Sauerstoffgerät zur Verfügung steht). Oft ist gleichzeitig ein rasselnder Atem (durch Wasseransammlung in den Lungenbläschen) zu hören. Hustenanfälle fördern einen schaumig-rötlichen Auswurf zu Tage. Der Kranke hat eine bläuliche (zyanotische) Hautfarbe.

Eine Orthopnoe ist ein erschreckendes und angstbeladenes Ereignis, das nicht nur den Betroffenen selbst in Panik versetzen kann. Hier ist es wichtig, dass die Betreuungspersonen versuchen, selbst Ruhe zu bewahren, *sofort den Notarzt rufen und bei dem Kranken bleiben.*

Die Herzinsuffizienz und die sich daraus entwickelnden Folgen können sowohl die linke als auch die rechte Herzhälfte betreffen. Da das Herz eine funktionelle Einheit bildet, führt die Insuffizienz der einen Hälfte im Laufe der Zeit auch zu einer Insuffizienz der anderen Hälfte. So entsteht das Bild einer **Globalinsuffizienz**: Diese Form ist bei alten Menschen am häufigsten anzutreffen, wobei die Linksherzinsuffizienz meist zeitlich vorangeht. Vielfach wird dabei ganz allgemein von einem „Altersherz" oder von einer chronischen Herzinsuffizienz gesprochen.

Urachen und Symptome

Ursachen der Herzinsuffizienz: Die häufigste und wichtigste Ursache der chronischen Herzinsuffizienz ist die Verengung der Herzkranzgefäße, denn ein Herz, das selbst zu wenig Sauerstoff bekommt, kann nicht mehr richtig arbeiten. Weitere wichtige Ursachen können sein:

- hoher Blutdruck (Hypertonie)
- Herzklappenfehler
- Herzmuskelschäden durch Infektionen
- Herzinfarkte
- Herzrhythmusstörungen

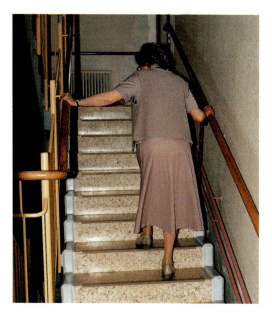

Abb. 8.1 Frau S. leidet aufgrund ihrer zunehmenden Herzinsuffizienz beim Treppensteigen unter Atemnot und Schwindelerscheinungen

Symptome der Linksherzinsuffizienz: Die Linksherzinsuffizienz geht meist mit folgenden Symptomen einher:

- Dyspnoe, Atemnot schon bei geringer Belastung bzw. im Ruhezustand
- Orthopnoe (höchste Atemnot)
- Asthma cardiale (anfallsweise, besonders nachts auftretende Atemnot)
- Hustenreiz bei Belastung und im Liegen
- Lungenödem
- Tachykardie (Steigerung der Herzfrequenz auf über 100 Schläge/min)
- Zyanose
- Leistungsschwäche und zerebrale Dysfunktion (Funktionsstörungen des Gehirns)

Wie erklären sich die Zeichen der Linksherzinsuffizienz? Das Blut wird von der linken Herzkammer nicht mehr ausreichend in den großen (Körper-)Kreislauf gepumpt; es staut sich zurück in den kleinen (Lungen-)Kreislauf bis in die Lunge. Blutserum lagert sich in die dünne Wand zwischen den Lungenbläschen (Alveolen) und den kleinsten Lungenvenen ein. Sauerstoff kann nicht mehr in ausreichender Menge ins Blut diffundieren, der Betroffene leidet unter zunehmender Atemnot.

Im Sitzen fließt das Blut nach unten, dadurch wird die Lunge entlastet und die Atemnot lässt nach. Beim flachen Liegen fließt das Blut in die Lunge, wird aber vom Herzen nicht ausreichend weggepumpt. Dadurch verstärkt sich die Atemnot und wird zunehmend bedrohlicher. Aus diesem Grund können alte Menschen mit Herzinsuffizienz nur mit erhöhtem Oberkörper schlafen.

Symptome der Rechtsherzinsuffizienz: Die Rechtsherzinsuffizienz tritt dagegen mit folgenden Symptomen auf:

- Ödeme (Wasseransammlung) in den Beinen, bei Bettlägerigen am Rücken, Gewichtszunahme
- gestaute Halsvenen
- Stauungsleber
- Aszites (Bauchwassersucht) und Pleuraerguss
- Nykturie (häufiges nächtliches Wasserlassen).

Bei der Rechtsherzinsuffizienz kommt es zum Rückstau in die venösen Abschnitte des Kreislaufsystems. Als sichtbare Anzeichen werden lagerungsabhängige Wasseransammlungen (Ödeme) beobachtet, z. B. an den Beinen (Knöchelödeme) oder bei Bettlägerigen im Rücken (Kreuzbein). Vom venösen Rückstau sind auch die Bauchorgane (Leber, Milz, Magen und Darm) betroffen; die Betroffenen klagen über Appetitlosigkeit, Verdauungsbeschwerden und Völlegefühl.

Gemeinsame Symptome: Pflegetherapeutisch wichtig sind daher die beiden Arten der Herzinsuffizienz *gemeinsamen* Symptome, die bei alten Menschen besonders häufig auftreten:

- nachlassende körperliche Leistungsfähigkeit, Müdigkeit
- Atemnot bei Belastung, später auch im Ruhezustand
- nächtliches Wasserlassen (Nykturie), Schlafstörungen
- Appetitlosigkeit, Übelkeit
- Ängstlichkeit wegen Atemnot, Herzjagen, Herzrhythmusstörungen (Extrasystolen)
- Blaufärbung besonders der Lippen und Fingernägel
- Anzeichen eines hirnorganischen Psychosyndroms.

Die Nykturie erklärt sich aus der nächtlichen Entlastung des Herzens beim Liegen. Dadurch werden die Nieren besser durchblutet und scheiden mehr Urin aus.

Medzinische Behandlung

die Behandlung der Herzinsuffizienz erfolgt fast ausschließlich medikamentös. In sehr seltenen Fällen kann eine Herztransplantation angezeigt sein. Die medikamentöse Behandlung folgt drei Prinzipien:

- Verbesserung der Herzregulation durch ACE-Hemmer und Angiotensin-Antagonisten
- Stärkung der Herzkraft durch Digitalispräparate
- Entlastung des Herzens durch Entwässerung
- Entlastung des Herzens durch Blutdrucknormalisierung.

Die Herzinsuffizienz kann damit aber niemals geheilt, sondern nur gelindert werden.

Pflegetherapeutische Maßnahmen

Beispiel
Frau S. aus dem vorigen Beispiel hat bereits eine Ruheinsuffizienz, denn sie leidet auch im Liegen, auch ohne körperliche Belastung, unter Atemnot. Seitdem sie in einem Herzbett (S. 639) schläft, wacht sie weniger häufig in der Nacht auf. Sie ist gerade noch „kompensiert", denn mit entsprechender Medikation und pflegerischer Hilfe kann sie ein Leben mit für sie befriedigender Lebensqualität führen. Frau S. ist geistig noch rüstig und kennt die Grenzen ihrer Belastbarkeit. Sie weiß, dass sie sich Ruhe gönnen muss, sich jedoch auch eine „dosierte" Belastung zumuten soll.
Beim morgendlichen Aufstehen hilft eine Pflegeperson und lässt Frau S. Zeit, weil es ihr bei zu raschem Aufrichten schwindelig wird. Zum Waschen setzt sie sich ans Waschbecken und macht neben der täglichen Morgentoilette manchmal auch Wechselbäder für die Arme. Frau S. badet gerne, mindestens 1-mal wöchentlich. Die Badewanne wird dabei nur halb gefüllt, die Wassertemperatur beträgt max. 34 °C bei einer kurzen Badedauer (ca. 10 min). Eine Altenpflegerin hält sich in ihrer Nähe auf. Sie hilft ihr beim Ein- und Aussteigen aus der Badewanne.
Frau S. leidet nicht an Übergewicht. Zu den Mahlzeiten bekommt sie salzarme, leichtverdauliche Kost. Sie isst in kleinen Portionen, dafür öfter. Außerdem trinkt sie soviel Flüssigkeit wie früher, achtet jedoch darauf, dass sie am Morgen mehr, gegen Abend jedoch weniger trinkt (wegen der Nykturie).

Da es ihr beim Aufstehen in der Nacht oft schwindelig wird, hat sie sich extra einen schweren Sessel in die Nähe ihres Bettes stellen lassen. Dort hält sie sich fest; manchmal muss sie sich auch kurz hinsetzen, wenn es ihr gar zu schwindlig ist. Im Laufe des Tages macht sie kleinere Spaziergänge oder beteiligt sich an Veranstaltungen des Hauses wie Gymnastik oder Musizieren. ■

Man kann an diesem Beispiel die Prinzipien der Pflege erkennen:

- Nicht Schonung um jeden Preis, sondern dosierte Belastung.
- Die meisten Verrichtungen können vom alten Menschen trotzdem selbst gemacht werden, sie dauern eben teilweise länger.

Vorsicht beim Aufstehen, häufig besteht Sturzgefahr wegen Schwindel!

- Oberkörper erhöht lagern.
- Auf die vom Arzt empfohlene Trinkmenge achten.
- Leichtverdauliche, abwechslungsreiche Kost in kleinen Portionen bevorzugen.

Eine zunehmende Atemnot (Dyspnoe) zählt von Anfang an zu den wesentlichen Symptomen der Herzinsuffizienz. Sie erfordert eine erhöhte Lagerung des Oberkörpers. Dazu gibt es für die Pflege zu Hause verschiedene Hilfsmittel, vom Sofakissen oder Matratzenkeil bis zur so genannten Rückenstütze.

Lagerung im Herzbett

Am besten und einfachsten ist es, wenn die Lagerung des alten Menschen mit chronischer Herzinsuffizienz im sogenannten **Herzbett** erfolgen kann. Es unterscheidet sich vom einfachen Krankenbett durch das 2fach verstellbare Fußteil (Abb. 8.**2**, 8.**3**). Der Kranke kann während einer akuten Atemnot sitzen und die Atmungsorgane entlasten, da durch die Erhöhung des Kniebereiches ein Abrutschen des Körpers verhindert wird. Unterschenkel und Füße können tiefer gelagert werden (Verminderung der Blutfülle im Lungenkreislauf). Damit die Atemhilfsmuskulatur zur Wirkung kommen kann, werden die Arme leicht abduziert (vom Körper weg) gelagert.
Diese Herzbetten gibt es inzwischen in den meisten Pflegeheimen, während bei der Pflege

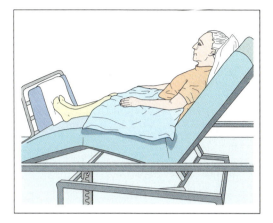

Abb. 8.**2** Lagerung im Herzbett

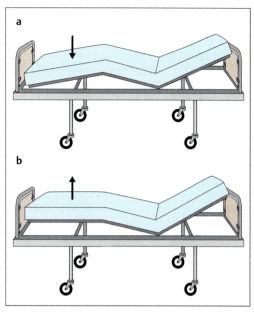

Abb. 8.**3** Herzbett. Lagerung während (**a**) und nach (**b**) der akuten Atemnot

zu Hause oft improvisiert werden muss mit Kissen und Decken.

Pflege alter Menschen mit schwerster Herzinsuffizienz und akuter Atemnot

Akute Atemnot (akute Dekompensation) löst eine lebensbedrohliche Erstickungsangst aus. Altenpfleger und Ärzte müssen hier schnell und gezielt handeln.

- Oberkörper hoch und Beine tief lagern (Herzbett);
- Arzt rufen! Beim Kranken bleiben und beruhigen!
- Für Bettruhe sorgen; körperliche Anstrengungen und Aufregungen vermeiden;
- Für frische Luft sorgen;
- Wenn möglich, Sauerstoff über eine Gesichtsmaske verabreichen (Gesichtsmaske nicht aufdrücken, sondern nur ans Gesicht halten, Sauerstofffluss ca. 3 l/min).

Ärztliche Maßnahmen bei akuter dekompensierter Herzinsuffizienz:

- Zumeist Gabe von 20–40 mg Furosemid (Lasix) i.v. zur Entlastung des Herzens;
- Optimierung der Herzmedikamente;
- Evtl. intensivstationäre Aufnahme und Gabe von Gewebshormonen (Katecholaminen) zur akuten Steigerung der Herzleistung.

Pflegerische Maßnahmen nach der akuten Phase:

- Oberkörper hoch und Beine flach lagern (Abb. 8.**3b**);
- Kontrolle der Vitalfunktionen;
- Zur gewohnten Körperpflege mit zunehmender Eigenbeteiligung übergehen;
- Prophylaktische Maßnahmen durchführen, auf Veränderungen achten, (es besteht erhöhte Dekubitusgefahr);
- Für frische Luft sorgen;
- Langsames Belastungstraining beginnen;
- Flüssigkeitsbilanz und Gewichtskontrollen durchführen;
- Vor dem ersten Aufstehen Beine wickeln wegen Thrombosegefahr.

8.1.2 Koronare Herzkrankheit

Medizinische Grundlagen

Symptome/Ursachen/ Medizinische Behandlung

Die koronare Herzkrankheit entwickelt sich im Rahmen der Arteriosklerose (S. 641). Die mangelnde Sauerstoffversorgung des Herzens führt zunächst zu einer verminderten Schlagkraft des Organs und zu einer verminderten Fähigkeit, die Herzleistung zu steigern (Herzinsuffizienz).

In manchen Fällen entwickeln sich Herzrhythmusstörungen.
Bei zunehmendem Sauerstoffmangel kommt es zu Angina-pectoris-Anfällen (Enge der Brust) oder sogar zum Herzinfarkt, d. h. zum Absterben von Herzmuskelgewebe.
Beim **Angina-pectoris-Anfall** entwickeln sich Schmerzen und Engegefühl in der Herzgegend (Brust), ausstrahlend in den linken Arm, den Nacken und Hals und in den Oberbauch. Der Betroffene kann Todesangst bekommen und hört auf, sich körperlich zu belasten. Medikamentös wird der Angina-pectoris-Anfall mit Nitroglyzerinpräparaten behandelt. Dazu gibt man Nitro-Spray auf die Mundschleimhaut oder lässt den Kranken eine Nitrokapsel zerbeißen. Nitro-Präparate entlasten das Herz. Werden Herzschmerzen auf Gabe von Nitro-Präparate hin nicht besser, kann eventuell ein Herzinfarkt vorliegen.
Wichtig ist die Unterscheidung zwischen stabiler und instabiler Angina pectoris. Treten die Anfälle immer wieder in etwa gleichbleibenden Abständen und bei vergleichbaren Belastungssituationen auf, liegt eine stabile Angina-pectoris vor. Werden die Anfälle aber plötzlich häufiger oder treten schon bei wesentlich geringerer Belastung auf, ist die Angina pectoris instabil. Die instabile Angina pectoris ist ein Warnzeichen: der Kranke muss umgehend in kardiologische Fachbehandlung überwiesen werden. Der Kardiologe schätzt mit Hilfe der Koronarangiographie (Röntgenaufnahme der Koronararterien mit einem Kontrastmittel) und der Echokardiographie (Ultraschalluntersuchung) das Herz ein. Therapeutisch gibt es dann mehrere Möglichkeiten:

- Medikamentöse Entlastung des Herzens;
- Erweiterung der Koronararterien durch Ballondilatation mit anschließender Offenhaltung durch ein endoskopisch eingeführtes Implantat („stent").
- Operative Verbesserung der Herzdurchblutung durch eine Bypass-Operation.

Der **Herzinfarkt** führt meist zu anhaltenden, vernichtend erlebten Angina-pectoris-Symptomen, die auf Gabe von Nitropräparaten hin nicht besser werden. Es können auch plötzliche Zeichen akuter Verwirrtheit oder Unruhe und Schweißausbrüche auftreten; es kann zu Erbrechen oder zu einem Kreislaufkollaps kommen. Der Sauerstoffmangel im Herzen führt häufig zu akuten Herzrhythmusstörungen. Ursache des Herzinfarkts ist ein Gefäßverschluss in den Herzkranzgefäßen (Koronararterien). Dies hat den Untergang von Herzmuskelgewebe zur Folge.

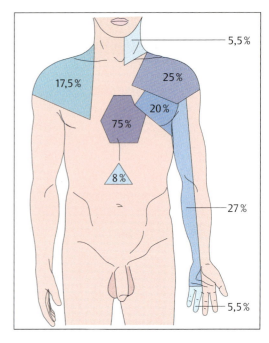

Abb. 8.**4** Schmerzlokalisation bei akutem Herzinfarkt (nach Dühring u. Habermann-Horstmeier 1996).

Manchmal verläuft das Infarktgeschehen unbemerkt und wird erst später im Rahmen anderer Untersuchungen festgestellt (stummer Infarkt). Die Gefahr, einen Herzinfarkt zu erleiden, steigt mit zunehmendem Alter an.

> ! Bei Verdacht auf einen Herzinfarkt muss der Betroffene sofort ins Krankenhaus gebracht werden, da durch eine sofortige Behandlung (Lysetherapie zur Auflösung des Thrombus) der beginnende Herzmuskelschaden begrenzt oder rückgängig gemacht werden kann.

Sofortmaßnahmen bis zum Eintreffen des Arztes bzw. Krankenwagens:

- Den Kranken nicht allein lassen, selbst versuchen, ruhig zu bleiben;
- Puls und Blutdruck messen und dem Notarzt mitteilen;
- Keine i.m.-Spritzen (diese könnten bei einer nachfolgenden Lysetherapie zu starken Blutungen führen!);
- Bei fehlendem Puls bzw. fehlendem Blutdruck sofort mit der Wiederbelebung beginnen (Kap. 8.13, S. 780).

Pflegetherapeutische Maßnahmen

Beispiel:
Herr M. leidet unter Angina-pectoris-Anfällen, die durchschnittlich 1–2-mal pro Woche auftreten. Die Anfälle treten vor allem bei körperlicher Belastung auf und wenn er sich aufregt. Sie werden mit der Gabe von Nitrospray in der Regel rasch besser.
Da warme Auflagen die Schmerzen im akuten Anfall zusätzlich lindern, werden sie ihm vom Sternum über die linke Brustseite bis zur mittleren Achsellinie angelegt. Herr M. kommt dadurch zur Ruhe und entspannt sich, er spürt die Zuwendung der Pflegepersonen und fühlt sich meist rasch besser.
Da ein erhöhter Blutdruck den Sauerstoffverbrauch des Herzens steigern würde, achten die Pflegepersonen auf eine regelmäßige Blutdruckkontrolle. Deshalb isst Herr M. auch salzreduzierte Kost. Das Essen ist ausgewogen: Gemüse und Salat, ein hoher Anteil an Getreideprodukten und wenig Fett. Herr M. macht regelmäßig Spaziergänge und tätigt Einkäufe, auch bei schlechtem Wetter. ∎

Die Prinzipien der Pflege bei koronarer Herzkrankheit sind:

- Dosierte Belastung; optimal ist sogar ein regelmäßiges überwachtes Herz-Kreislauf-Training;
- Regelmäßige Kontrolle von Blutdruck und Puls;
- Ausgewogene Ernährung nach den Richtlinien moderner ernährungswissenschaftlicher Erkenntnisse. Eine besondere „Küchenakrobatik um den Cholesterinspiegel zu senken" (Verzicht auf Eier und Butter), ist beim alten Menschen nicht sinnvoll. Salzreduktion ist angezeigt bei erhöhtem Blutdruck;
- Auf Symptome achten, die auf eine Verschlechterung der Krankheit hinweisen könnten.

Pflege nach der Rückkehr aus dem Krankenhaus

Die ersten Rehabilitationsmaßnahmen beginnen in der Regel schon im Krankenhaus und während eines eventuell nachfolgenden Kuraufenthaltes. Nach der Rückkehr müssen alle individuell empfohlenen Trainingsmaßnahmen weitergeführt werden.
Die Prinzipien der Pflege nach einem **Herzinfarkt** entsprechen der Pflege bei koronarer Herzkrankheit. Ergänzend dazu sind folgende Maßnahmen wichtig:

- Unterstützung der Atmung durch die A-Lagerung (S. 683);
- Sorge tragen für eine mühelose Darmentleerung durch ballaststoffreiche Ernährung;
- Regelmäßige Kontrolle der Vitalfunktionen.

Die Lagerung des Kranken hat Einfluss auf sein Wohlbefinden und auf seine Genesung. Nach einem Herzinfarkt sollte der Oberkörper hoch und stabil gelagert werden, um die Atmung zu erleichtern, das Herz zu entlasten und die Sauerstoffversorgung zu verbessern. Das kann am besten mit der sogenannten A-Lagerung erreicht werden.

> **Pflegetipp**
> Wichtig nach einem Herzinfarkt ist die **sekundäre Prävention**, d. h. gezielte Maßnahmen sollen dazu beitragen, einem weiteren Infarkt vorzubeugen. Dazu sind in der Regel gemeinsame Überlegungen mit den Angehörigen notwendig:
> - Aufklärung über Risikofaktoren wie Rauchen, Bewegungsmangel, falsche Ernährung;
> - Einhalten von vorbeugenden Maßnahmen, z. B. regelmäßige Medikamenteneinnahme bei Hypertonie, Einhalten der Diätvorschriften bei Diabetes mellitus;
> - Planen der zukünftigen Lebensführung im Blick auf Stressvermeidung, körperliches Training (z. B. Herzsportgruppen);
> - Kontakte zu Selbsthilfegruppen.

8.1.3 Gefäßerkrankungen des arteriellen Systems

Medizinische Grundlagen

Ursachen und Risikofaktoren

Die **Arteriosklerose** (Arterienverkalkung) ist eine Verengung der großen und kleinen Arterien durch Ablagerungen von Kalk, Fett und alten Thromben (Blutgerinnsel). Sie tritt bei fast allen älteren, manchmal auch schon bei jüngeren Menschen auf und ist die häufigste Todesursache: jeder zweite stirbt an einer Krankheit des Herz-Kreislauf-Systems, d. h. fast jeder Zweite an den Folgen der Arteriosklerose.

Als Folge der Kalk- und Fettablagerungen kommt es zur Aufrauhung der Gefäßinnenwand (Intima) und der Bildung sogenannter Plaques aus Kalk, Fett und Blutplättchen. In den letzten Jahren hat man in arteriosklerotischen Gefäßanteilen Bakterien gefunden. Deshalb wird neuerdings diskutiert, inwiefern die Arteriosklerose durch diese Bakterien beeinflusst wird und damit nicht nur als degenerative Krankheit, sondern auch als Infektionskrankheit angesehen werden muss.

Die Arteriosklerose führt zur Verhärtung und zum Verlust der Elastizität der Arterienwände sowie zur Einengung der Gefäßweite. Die dadurch bedingte Behinderung und Verlangsamung des Blutstromes hat eine Minderversorgung der Zellen mit Sauerstoff zur Folge. Außerdem begünstigt sie die Bildung von Thromben mit der Gefahr vollständiger Gefäßverschlüsse.

Arteriosklerose entsteht nicht nur in den Blutgefäßen des Herzens, sie begleitet den Alterungsprozess aller Organe des Körpers, wie z. B. des Gehirns, der Nieren und der Beine. Sie ist daher oft auch Ursache anderer Erkrankungen im Alter, wie z. B. des hirnorganischen Psychosyndroms, der Niereninsuffizienz (Funktionsschwäche der Nieren) und der Arteriellen Verschlusskrankheit, die bis zur Beinamputation führen kann.

Der Ausprägungsgrad der Arteriosklerose kann durch verschiedene **Risikofaktoren** beeinflusst werden wie z. B.

- Diabetes mellitus,
- Fettstoffwechselstörungen, meist in Folge von Übergewicht,
- hohem Blutdruck (Hypertonie),
- falscher Ernährung,
- Niktoinmissbrauch (Nikotinabusus),
- hormonalen und anlagebedingten Faktoren,
- Bewegungsmangel und Stresssituationen.

! Je mehr Risikofaktoren zusammenkommen, desto ausgeprägter entwickelt sich die Arteriosklerose.

Lokalisation und Formen

Die Arteriosklerose tritt vor allem in vier Bereichen des arteriellen Systems auf:

- In den Arterien, die das Gehirn versorgen (Aa. carotis und vertebralis). Es kommt zur „Zerebrovaskulären Insuffizienz", deren Symptome vom Schwindel bis zum Schlaganfall reichen (S. 642);
- In den Herzkranzgefäßen als Koronarsklerose (S. 639 f.);
- In den Nieren- und Viszeralarterien. Folgen sind nierenbedingter Bluthochdruck und Mesenterialinfarkt (Mesenterium = Dünndarmgekröse);
- In den Arterien des Beines.

Arterielle Verschlusskrankheit der Beinarterien (AVK)

Einteilung/Symptome

Arteriosklerose kann in den Beinen zu schweren Durchblutungsstörungen und dadurch bedingten Beschwerden führen. Meist treten sie als krampfartige Schmerzen in den Waden auf, zunächst nur bei Belastung wie z. B. bei schnellem Gehen. Eine fortschreitende Erkrankung und zunehmende Behinderung des Blutstromes führt dann zu Beschwerden auch im Ruhezustand.

Die Durchblutungsstörung kann sich bis zum völligen Verschluss eines oder mehrerer Gefäße ausweiten und zum Absterben von Gewebe (Nekrose) des betroffenen Gebietes führen. Bei starken Rauchern wird dann auch von der Entwicklung eines „Raucherbeines" gesprochen. Die Verschlusskrankheit wird bei Männern wesentlich häufiger beobachtet.

In der Praxis wird eine Schweregradeinteilung nach La Fontaine vorgenommen:

Stadium 1: symptomfrei bei schon nachweisbaren Gefäßveränderungen wie z. B. unterschiedlicher Intensität des Pulses beider Beine;
Stadium 2: Belastungsschmerz und zeitweiliges Hinken wegen akuter Sauerstoffnot im Gewebe, die sich erst nach einer Ruhepause wieder ausgleicht („Claudicatio intermittens");
Stadium 3: Ruheschmerz;
Stadium 4: Gewebszerfall (Nekrose).

Medizinische Behandlung

1. Rauchen einstellen. Allein der Verzicht auf das Rauchen bringt akut ca. 10 % mehr Sauerstoff ins Gewebe!
2. Regelmäßiges aktives Gehstreckentraining. Training führt dazu, dass sich neue kleine Arterien bilden.

3. **Sympathikolyse.** Durch medikamentöse oder operative Hemmung der Sympathikusnervenfasern in der unteren Extremität wird die Durchblutung verbessert.
4. **Operative Freiräumung** der großen Arterien oder Gefäßersatz.

Pflegetherapeutische Maßnahmen

1. **Gehtraining:**
   - Gehen, bis sich die ersten Anzeichen von Ermüdung einstellen;
   - Nach einer kurzen Pause (ca. 3–5 min) Übung wiederholen;
   - Mehrmals täglich trainieren, Zahl der Übungen steigern.
2. **Fuß- und Beinpflege:**
   - Beine sorgfältig auf Blasen, Verletzungen oder Entzündungen kontrollieren. Bei der arteriellen Verschlusskrankheit sind die Beine bzw. Füße außerordentlich dekubitusgefährdet;
   - Tägliche Fußpflege mit lauwarmem Wasser durchführen. Die Haut darf dabei nicht aufweichen; sorgfältig trocknen, besonders zwischen den Zehen; keine Wechselbäder;
   - Täglich Strümpfe wechseln, wegen möglicher Behinderung des Blutflusses keine Strumpfbänder bzw. Socken mit einengenden Gummirändern tragen;
   - Wenn möglich: Bürstenmassagen, Kneipp-Anwendungen.
3. **Maßnahmen bei fortgeschrittenen Durchblutungsstörungen** mit beginnender trockener Nekrose im Fuß- oder Beinbereich:
   - Fußbäder reduzieren auf 1–2-mal wöchentlich;
   - Erkrankte Stellen täglich trocken mit Mullkompressen verbinden, Mullstreifen zwischen alle Zehen flechten; keine Pflaster auf die durchblutungsgestörte Haut bringen, auch keine Salbenverbände, wenn sie nicht ausdrücklich vom Arzt verordnet wurden.

! Ziel der Behandlung einer trockenen Nekrose ist es, das erkrankte Gebiet trocken und infektionsfrei zu halten.

4. **Maßnahmen bei feuchter Nekrose:**
   - Kurze Fußbäder in lauwarmer Kamille-Lösung;
   - Danach Füße (vor allem Zehenzwischenräume) vorsichtig mit weichem Handtuch trocken tupfen;
   - Erkrankte Stellen luftig und trocken mit Mullkompressen verbinden;
   - Ab und zu den erkrankten Fuß der Luft aussetzen.

Notfallverhalten bei akutem arteriellem Gefäßverschluss

Der akute arterielle Gefäßverschluss tritt mit plötzlichen heftigen Schmerzen an dem betroffenen Bein auf. Auffallend ist die Blässe der Hautregion und eine deutliche Temperaturdifferenz (kühler) gegenüber dem gesunden Bein. Die Pulse sind nicht mehr tastbar.

Notfallmaßnahmen:
- Das erkrankte Bein tiefer lagern und locker in Watte o. Ä. packen (Kap. 8.13 Notfälle im Alter);
- Keine i.m.-Spritzen;
- Arzt rufen. Der Patient muss eventuell zur gefäßchirurgischen oder thrombolytischen Versorgung stationär eingewiesen werden.

8.1.4 Venöse Durchblutungsstörungen

Medizinische Grundlagen

Nicht nur arterielle, auch venöse Ursachen können zu Durchblutungsstörungen und Krampfaderleiden (Varikosis) führen. Oft liegt eine familiär bedingte Disposition vor; Frauen sind häufiger davon betroffen.
Entscheidend für die Entwicklung von venösen Durchblutungsstörungen ist die Venenklappeninsuffizienz. Ohne intakte Venenklappen wird das Blut, insbesondere im Stehen und im Sitzen, nicht mehr ausreichend zum Herzen zurücktransportiert. Das Blut staut sich in den Venen. Durch den erhöhten Druck tritt Flüssigkeit in das umliegende Gewebe aus (Ödeme) und führt zu Sauerstoffmangel und Ernährungsstörungen. Eine sichtbare Folge sind dicke, gestaute Beine, die schlecht mit Sauerstoff versorgt sind. Zusätzlich bilden sich in den gestauten Venen Blutgerinnsel (Thromben) und an der Venenwand Entzündungen. Dies führt zur Überdehnung der Venenwände und zur Ausbildung von Krampfadern (Varizen), meist im Bereich der Unterschenkel.

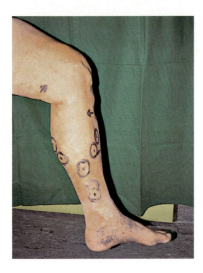

Abb. 8.5 Krampfadern, präoperativ markiert (aus Gerlach, U., H. Wagner, W. Wirth: Innere Medizin für Pflegeberufe. 5. Aufl. Thieme, Stuttgart 1999).

D Unter Krampfadern versteht man ausgeweitete, verlängerte und geschlängelte Venen des oberflächlichen Venensystems der Beine.

Neben dem kosmetisch störenden Aussehen von Krampfadern klagen die Betroffenen über zunehmende Müdigkeit, Schmerzen und Krämpfe in den Beinen, Schwellungen (Ödeme) mit Spannungsgefühlen hauptsächlich in der Knöchelgegend sowie über Juckreiz, insbesondere bei Wärme.
Das Krampfaderleiden (Varikosis) wird nach Hach in vier Stadien eingeteilt:

Stadium 1: geringgradige Varizen ohne Beschwerden;
Stadium 2: beginnende Veneninsuffizienz unter Belastung;
Stadium 3: chronisch-venöse Insuffizienz mit Hautveränderungen bei ausgeprägter Varikosis;
Stadium 4: Gewebsnekrosen.

Die Gefahr, Beschwerden durch Krampfaderleiden zu bekommen, steigt mit zunehmendem Alter an. Über 80 % der über 70-jährigen Menschen sind davon betroffen. Ihre Entstehung wird durch Bewegungsmangel gefördert, der wiederum durch andere Erkrankungen wie z. B. Arthrosen oder Lähmungen bedingt sein kann.

Thrombose und Thrombophlebitis (Venenentzündung)

In Krampfadern kommt es leicht zur Bildung von Blutgerinnseln (Thrombosierungen) und zur Entzündung (Phlebitis). Häufig treten Thrombose und Entzündung kombiniert auf, man spricht dann von einer **Thrombophlebitis** (Venenentzündung).
Im leichteren (und ungefährlichen) Fall tritt die Thrombophlebitis örtlich begrenzt in einer oberflächlichen Vene auf. Es zeigt sich eine umschriebene schmerzhafte Rötung der Venen, meist im Unterschenkelbereich. Neben einem Schweregefühl in den Beinen klagen die Betroffenen über Schmerzen beim Auftreten und Gehen, in Einzelfällen auch über bewegungsunabhängige nächtliche Schmerzen im Bereich der Venen.

Pflegetherapeutische Maßnahmen:

- Kompression der Venen;
- Wenn möglich, viel gehen;
- Beine beim Sitzen und Liegen hochlagern (S. 326);
- Bei Bedarf kühlende Alkoholumschläge auf schmerzhafte Hautpartien;
- Sorgfältige Thromboseprophylaxe des gesunden Beines.

Schwerwiegender und gefährlich ist die Thrombophlebitis in der tieferen und größeren Vena saphena magna. Sie entsteht zunächst im Bereich des Unterschenkels und breitet sich zur Körpermitte aus. Beobachtet werden kann eine lokale Überwärmung der Haut und eine Schwellung des Beines (sogenanntes Stauungsödem) mit erheblicher Umfangszunahme gegenüber dem nichtbetroffenen Bein.

Pflegetherapeutische Maßnahmen:

- Bettruhe und Hochlagerung des erkrankten Beines;
- Auflagendruck durch die Bettdecke vermeiden (Reifenbahre);
- Lokaler Wärmeentzug durch Alkoholauflagen;
- Ärztliche Maßnahmen siehe unten;
- Langsame Mobilisation nach Absprache mit dem Arzt,
- Kompressionsverband und zunehmendes Training der Beinmuskulatur;
- Sorgfältige Thromboseprophylaxe des gesunden Beines.

8.1 Herz- und Gefäßerkrankungen

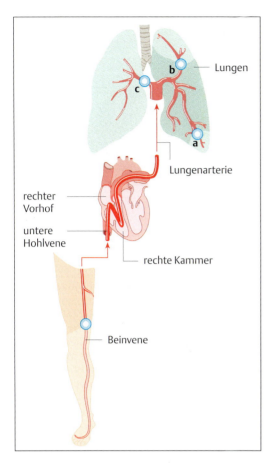

Abb. 8.6 Weg des Thrombus in die Lungen (nach Juchli 1997). **a** Embolie in einem kleinen Gefäß (evtl. stummer Verlauf). **b** Embolie in größerem Gefäß (mit schweren Krankheitszeichen). **c** Embolus im Gebiet des Hilus (sofortiger reflektorischer Herztod).

Wird die Thrombophlebitis der Vena saphena magna nicht rechtzeitig und erfolgreich behandelt, kann es zur Lungenembolie und zum postthrombotischen Syndrom (chronisch-venöse Insuffizienz) kommen.
Bei der **Lungenembolie** löst sich ein Thrombus aus der Vene und wird mit dem Blutstrom (als Embolus) in die Lunge geschwemmt, wo er zum Verschluss einer Arterie und zum Ausfall der Durchblutung im nachfolgenden Lungenbereich führen kann. Sind größere Lungenbereiche betroffen, kann akutes Kreislaufversagen mit tödlichem Ausgang die Folge sein.
Das **postthrombotische Syndrom** (chronisch-venöse Insuffizienz) entwickelt sich als Folge von Gefäßschäden, die durch vorausgegangene Entzündungen im Laufe der Zeit entstanden sind. Das betroffene Bein ist dann dauerhaft venös gestaut und schmerzhaft geschwollen.

Pflegetherapeutische und ärztliche Maßnahmen bei Krampfaderleiden

Bei geringfügigen Beschwerden reicht das regelmäßige Hochlagern der Beine aus (S. 677). Die Kompression der Venen ist die zweite wichtige Maßnahme, da dadurch ein fester Widerstand (von außen) entsteht, der die Muskelpumpe wirksam werden lässt.
Erleichternd wirkt auch kaltes Abduschen der Beine, jeweils am Fuß beginnend, 1–2-mal pro Tag, Sekunden pro Bein, einmal Innenseite, einmal Außenseite.
Ansonsten gilt der „Verhaltenskodex" für alle Venenkranken:

> ! Sitzen und Stehen ist schlecht, Liegen und Laufen ist gut.

(Weitere Maßnahmen siehe Thromboseprophylaxe (S. 324 ff).
Besenreiservarizen und kleine Seitenastvarizen können chemisch verödet oder teilweise mit dem Laser entfernt werden.
Krampfadern in größeren Venen (Vena saphena magna und parva) können operiert werden. Dabei werden die Venen, die insuffiziente Venenklappen haben, heraus-„gestrippt" (mit einer Spezialsonde entfernt). Das Blut fließt dann über sogenannte Kollateralen, also kleine Umgehungsvenen, über die Vena femoralis zum Herzen zurück.
Operiert werden sollte dann, wenn die Krampfadern wiederholt zu Thrombosen und Thrombophlebitiden (Venenentzündungen) geführt haben. Schwere Thrombosen bzw. Thrombophlebitiden müssen medikamentös und/oder operativ versorgt werden.
Die **medikamentöse Behandlung** kann mit sogenannten Antikoagulanzien wie Heparin oder Marcumar erfolgen. Heparin und Marcumar lösen den Thrombus nicht auf, sondern verhindern nur (weiteres) Thrombenwachstum durch Herabsetzen der Gerinnbarkeit des Blutes. Sie dienen deshalb sowohl der Thromboseprophylaxe als auch der Behandlung. Bei schweren Thrombosen versucht man, durch Fibrinolytika (z. B. Streptokinase) den Thrombus direkt aufzulösen. Diese Behandlung ist aber gefährlich und nebenwirkungsreich (z. B. innere Blutungen) und gerade beim alten Menschen oft nicht möglich.

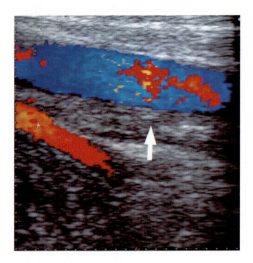

Abb. 8.**7** Postthrombotisches Syndrom (Duplexsonographie; aus Gerlach, U., H. Wagner, W. Wirth: Innere Medizin für Pflegeberufe. 5. Aufl. Thieme, Stuttgart 1999).

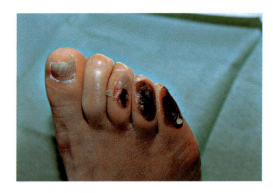

Abb. 8.**8** Gangränöse Veränderungen am Fuß (aus Gerlach U., H. Wagner, W. Wirth: Innere Medizin für Pflegeberufe, 5. Aufl. Thieme, Stuttgart 1999).

Die ungefährlichere, aber weniger effektive Behandlung mit Heparin wurde bis vor einiger Zeit mit Standardheparin über eine Spritzenpumpe durchgeführt.

Neuerdings setzt sich die Behandlung mit niedermolekularem Heparin durch, das subkutan gegeben werden kann. Marcumar dient im Anschluss an die Streptokinase- oder Heparinbehandlung der langfristigen Verhinderung weiterer Thrombosen.

Eine Alternative ist das operative Entfernen des Thrombus (venöse Thrombektomie) mit einem speziellen Katheter (Fogarty-Katheter). Sie ist angezeigt, wenn eine medikamentöse Thrombolyse notwendig, aber kontraindiziert ist. Im Anschluss an die Thrombektomie muss für mehrere Monate mit Marcumar nachbehandelt werden, um erneute Thrombosen zu verhindern.

Folgen einer Thrombophlebitis

Als Folge einer Thrombophlebitis kann sich durch die vorhandenen Abflusshindernisse in den Venen im Laufe der Jahre ein postthrombotisches Syndrom einstellen (Abb. 8.7). Wegen der oft ausgeprägten Flüssigkeitsansammlung (Ödem) im Gewebe wird die gespannte Haut atrophisch mit Ausbildung einer Stauungsdermatose (Hautveränderung). Bei der kleinsten Verletzung entsteht eine schlecht heilende, mit der Zeit immer größer werdende Wunde mit Gewebszerfall (Nekrose). Es entsteht das Krankheitsbild der sogenannten „offenen Beine", des Ulcus cruris varicosum (Abb. 8.8).

Die pflegerische Versorgung eines venös bedingten Ulcus cruris varicosum unterscheidet sich nicht von der des arteriell verursachten Ulkus (S. 616 ff). Zumeist liegt sowieso eine kombinierte venöse und arterielle Durchblutungsstörung vor.

Literatur

Dühring, A., L. Habermann-Horstmeier: Das Altenpflegelehrbuch. Schattauer, Stuttgart 1996
Gerlach, U., H. Wagner, W. Wirth: Innere Medizin für Pflegeberufe, 5. Aufl. Thieme, Stuttgart 1999
Hartwanger, A.: Druck machen. Altenpflege 8/1997, S. 31
Juchli, L.: Pflege, 8. Aufl. Thieme, Stuttgart 1997
Runge, M., G. Rehfeld: Geriatrische Rehabilitation im Therapeutischen Team. Thieme, Stuttgart, 1995
Schäffler, A., N. Menche: Pflege konkret Innere Medizin, 2. Aufl. G. Fischer, Ulm 1997
Zegelin, A., A. Gerlach: Thromboseprophylaxe. Pflege aktuell 11/1995, 12/1995, 1/1996

8.2 Schlaganfall

Lothar Urbas

Der Schlaganfall im Alter

Der Schlaganfall ist eine für die Altenpflege besonders wichtige Erkrankung, da er vermehrt alte Menschen betrifft und oft, besonders bei unzureichender Pflege und Betreuung in der Frühphase, eine dauernde Pflegebedürftigkeit nach sich zieht.

Insgesamt leben in Deutschland ca. 1–1,5 Millionen Menschen mit den Folgen eines Schlaganfalls. In Deutschland ist der Schlaganfall darüber hinaus die wichtigste Einzelursache von Behinderungen. So leidet jeder vierte Behinderte an den Folgen eines apoplektischen Insults (Stiftung Dt. Schlaganfall-Hilfe 1997).

Die Anzahl der Verstorbenen nimmt ab. 1993 starben noch 105767 Menschen an Hirngefäßerkrankungen, 1996 waren es nur 199266 (Statistisches Bundesamt).

Von den Überlebenden müssen ca. 50–60% mit einer Behinderung leben. 70–80% der neu erkrankten Schlaganfallkranken sind über 65 Jahre alt. Etwa 72% der Schlaganfälle ereignen sich am Abend, in der Nacht und am frühen Morgen (MedizInfo).

Insgesamt wird aus diesen Zahlen deutlich, dass Schlaganfälle mit steigendem Lebensalter häufiger auftreten und dann oft Behinderungen hinterlassen. Für den unvorbereiteten Betroffenen kommt es durch das plötzliche und lebensbedrohliche Ereignis eines Schlaganfalles zu einer physischen und psychischen Notsituation ungeheuren Ausmaßes. Er wird je nach Ausprägung des Insults in nahezu allen Aktivitäten und existenziellen Erfahrungen des Lebens (AEDL) beeinträchtigt, erfährt von jetzt auf gleich Hilflosigkeit, Demütigung, Abhängigkeit und Ausgeliefertsein und „fällt in ein tiefes Loch".

Ein Schlaganfall verändert den Lebenslauf und die Lebensqualität des Betroffenen und seiner Angehörigen oft radikal. Dabei kommt es neben körperlichen Behinderungen als Folge der Halbseitenlähmung oft auch zu Wahrnehmungs-, Denk- und Orientierungsstörungen.

Die Diagnose „Schlaganfall" und die damit verbundene Schockwirkung beeinflusst oft den weiteren Verlauf. Der Kranke gerät in eine fatale Stimmung der Frustration und Passivität. Zugleich verbinden immer noch viele Ärzte unzutreffenderweise mit der Diagnose „Schlaganfall" eine ungünstige Prognose und fehlende Rehabilitationsmöglichkeiten.

> **!** Die in jedem Lebensalter sinnvolle Rehabilitation von kooperationsbereiten Schlaganfallkranken hat zum Ziel,
> - Selbstständigkeit und Unabhängigkeit in den Aktivitäten und existenziellen Erfahrungen des Lebens (AEDL) zu ermöglichen,
> - verbleibene Funktionen bzw. Fähigkeiten zu erhalten und auszuweiten,
> - verlorene Funktionen bzw. Fähigkeiten wieder verfügbar zu machen,
> - nicht zu behebende Funktionsverluste zu kompensieren,
> - an bleibende Behinderungen anzupassen,
> - weiteren Schädigungen vorzubeugen (Prävention bzw. Prophylaxe),
> - auf die häusliche Situation vorzubereiten und
> - die Eingliederung in den bisherigen sozialen und wirtschaftlichen Kontext zu ermöglichen.

Wenn es gelingt, den Kranken und seine Angehörigen zu aktiver Mitarbeit zu motivieren, sind bei den meisten Kranken oft erhebliche Fortschritte und eine Entlassung in die häusliche Umgebung möglich.

Bei schweren Auswirkungen auf das Gesamtbefinden und/oder fehlenden Hilfemöglichkeiten zu Hause kann im Anschluss an den Krankenhausaufenthalt aber auch eine Aufnahme in ein Pflegeheim notwendig werden.

Medizinische Grundlagen

> **!** Anstelle des Begriffs „Schlaganfall" werden oft auch folgende Bezeichnungen verwendet: Hirninfarkt, Apoplexie, apoplektischer Insult, ischämischer Insult, zerebrovaskulärer Insult. Ein Schlaganfall ist oft mit einer Halbseitenlähmung verbunden. Andere Begriffe dafür sind Hemiparese bzw. Hemiplegie.

Ursachen des Schlaganfalls

Ursache eines Schlaganfalls ist in den meisten Fällen (etwa 80–85%) eine **Mangeldurchblutung des Gehirns** (Ischämie, Gehirninfarkt,). Diese Mangeldurchblutung ist häufig die Folge

- eines akuten Verschlusses bereits vorgeschädigter oder verengter Arterien im Gehirn, eines an der Verengungsstelle entstandenen Thrombus (oft ausgehend von arteriosklerotischen Gefäßwandveränderungen), oder
- eines mit der Blutströmung verschleppten Embolus (oft ausgehend von der Gabelung der Halsschlagader oder aus dem Herzen).

Nachfolgend führt dies zu einer ischämischen Nekrose des betroffenen Gehirngewebes mit neurologischen Ausfällen unterschiedlichen Schweregrades.

Wesentlich seltener (in etwa 15 % der Fälle) kommt es durch Ruptur (Zerreißung) von Gefäßen zur Blutung ins Gehirngewebe mit nachfolgendem Gewebszerfall (hämorrhagische Nekrose). Gefährdet sind hierbei besonders ältere Menschen mit hohem Blutdruck.

In beiden Fällen sind häufig die motorischen Nervenzellen des Gehirns und die Nervenbahnen (Pyramidenbahnen) im Bereich der inneren Kapsel betroffen. Diese Nervenbahnen kreuzen im Bereich des Hirnstammes und des verlängerten Marks zur anderen Körperseite. Deshalb treten die Lähmungserscheinungen auf der dem Krankheitsherd im Gehirn gegenüberliegenden Seite auf. So tritt bei einem Prozess in der linken Hirnhälfte die Lähmung auf der rechten Körperseite ein.

Die wegen der völlig unterschiedlichen Akutbehandlung notwendige rasche Unterscheidung zwischen Hirninfarkt und Hirnblutung (durch Computertomographie, Kernspintomographie, durch Notfall-Labor und Ultraschall-Untersuchungen) ist einer der Gründe für eine schnellstmögliche Einlieferung ins Krankenhaus.

In einigen Fällen kann (ähnlich wie beim Herzinfarkt) ein thromboembolischer Insult mit einer Lyse-Behandlung (Auflösen des Embolus) günstig beeinflusst werden. Dies gilt jedoch nur innerhalb von 6 Stunden nach Beginn des Gefäßverschlusses.

Früherkennung von Risikofaktoren und Prävention

Da die direkte Behandlung des manifesten Hirninfarktes derzeit nur eingeschränkt möglich ist, kommt der Früherkennung von Risikofaktoren und der Prävention (Verhindern des Krankheitsgeschehens) bei gefährdeten Kranken eine besondere Bedeutung zu. Die Primärprävention will dabei gezielt die bekannten und beeinflussbaren Risikofaktoren behandeln und so das Auftreten eines Schlaganfalles möglichst vermeiden. Die Sekundärprävention will das Auftreten weiterer Schlaganfälle nach einem bereits abgelaufenen Hirninfarkt verhindern.

Die **Hauptrisikofaktoren** des Schlaganfalles sind (Busse 1997):

- Bluthochdruck (Hypertonie)
- Herzrhythmusstörungen
- Rauchen
- Zuckerkrankheit (Diabetes mellitus)
- Fettstoffwechselstörungen (Hypercholesterinämie)
- Übergewicht
- Bewegungsmangel
- Arteriosklerose

Die **Primärprävention** muss möglichst schon vor dem Auftreten von neurologischen Krankheitszeichen einsetzen. Im Konsensuspapier zur Primär- und Sekundärprophylaxe des Schlaganfalles von 1996, einer gemeinsamen Empfehlung eines Gremiums führender deutscher Neurologen, wird aufgrund von Studienergebnissen folgendes präventives Vorgehen zur Vermeidung eines Erstschlaganfalles vorgeschlagen (Diener 1997):

- Behandlung eines Hypertonus;
- Östrogensubstitution nach der Menopause;
- Optimale Einstellung eines Diabetes mellitus, Einstellen des Zigarettenrauchens, Förderung körperlicher Aktivität, Reduktion von Übergewicht, Behandlung einer Hypercholesterinämie.

Die **Warnzeichen** für einen drohenden Schlaganfalls sind (Dt. Schlaganfall-Hilfe 1997).

- Plötzliche Schwäche oder Gefühlsstörungen einer Körperseite, besonders des Gesichtes oder des Armes;
- Plötzlicher Verlust der Sprechfähigkeit oder Schwierigkeiten, Gesprochenes zu verstehen;
- Plötzliche Sehstörung, teilweise nur auf einem Auge;
- Erstmalig und plötzlich auftretende sehr heftige Kopfschmerzen;
- Vorübergehende Doppelbilder;
- Plötzlich einsetzender Schwindel oder Gangunsicherheit.

Die **Sekundärprävention** setzt nach dem ersten, oft flüchtigen Auftreten von Warnzeichen ein. Man spricht dann von einer transitorischen ischämischen Attacke (TIA), wenn sich die Warnzeichen innerhalb einer Stunde fast und innerhalb von 24 Stunden vollständig zurückbilden. Die Sekundärprävention beinhaltet die Maßnahmen der Primärprävention. Zusätzlich werden je nach Ursache der flüchtigen Warnzeichen oder des manifesten Schlaganfalles folgende Maßnahmen vorgeschlagen:

- Gabe von Thrombozytenfunktionshemmern (z. B. Acetylsalicylsäure, ASS);
- Operative Ausräumung einer teilweise verschlossenen inneren Halsschlagader (Endarterektomie);
- Gabe von Antikoagulanzien bei Blutgerinnseln aus dem Herzen (z. B. Marcumar).

Symptome

Erstes Anzeichen für einen Schlaganfall kann eine TIA (s. o.) sein. Ein leichter Insult (minor stroke) hält in seiner Symptomatik länger als 24 Stunden bis hin zu mehreren Tagen an, bildet sich aber bis auf minimale, im Alltag nicht behindernde Restsymptome vollständig zurück.
Der vollendete Schlaganfall (completed stroke oder major stroke) hinterlässt eine neurologische Symptomatik mit unterschiedlich ausgeprägten Defiziten, kann sich sowohl innerhalb weniger Minuten als auch innerhalb von 24–28 Std. langsam fortschreitend entwickeln (progressive stroke).
Typische **Symptome** eines beginnenden Schlaganfalls sind:

- Zunehmende Störung des Bewusstseins (Verwirrtheit, Erregung, Bewusstseinstrübung, epileptischer Anfall);
- Plötzliches Schwindelgefühl, evtl. mit Übelkeit und Erbrechen;
- Sehstörungen, Doppelbilder oder Gesichtsfeldausfälle auf einem oder beiden Augen;
- Plötzliche Schwierigkeiten, sich sprachlich auszudrücken, oder Schwierigkeiten, Gesprochenes zu verstehen (Aphasie);
- Plötzlich undeutliche oder verwaschene Sprache (Dysarthrie);
- Schwäche, Lähmungen, Gefühlstörung oder plötzliche Bewegungsungeschicklichkeit (Ataxie);
- Gesichtsschwäche oder plötzliches „schiefes" Gesicht;
- Plötzliche starke Kopfschmerzen, evtl. mit Nackensteife.

> **!** Der akute Schlaganfall ist ein lebensbedrohender Notfall (genauso wie der Herzinfarkt) und jeder Betroffene muss ohne Rücksicht auf die Ausprägung der Symptomatik und seines Alters ohne Verzögerung in ein Krankenhaus gebracht werden. Deshalb sind folgende **Sofortmaßnahmen** wichtig:
> - Sofort den Notarzt (nicht den Hausarzt) rufen oder einen Notruf veranlassen;
> - Den Kranken nicht allein lassen, sondern durch Nähe eines Menschen beruhigen;
> - Fenster öffnen, beengende Kleidung lockern;
> - Betroffenen in Seitenlage bringen, Oberkörper etwas erhöht lagern (ca. 30°-Winkel);
> - Atemwege freihalten, Zahnprothese entfernen.

Medizinische Behandlung

Die hier zitierte Therapieempfehlung zur Akutbehandlung des Schlaganfalls wird von der Stiftung Deutsche Schlaganfall-Hilfe herausgegeben (Busse H. u. Mitarb. 1997).
Als **medizinische Sofortmaßnahmen** werden empfohlen:

- Normalisierung der Blutgaswerte mit evtl. O_2-Zufuhr bzw. Intubation;
- Zurückhaltung bei der Blutdrucksenkung (solange Werte unter 220/120 mmHg liegen);
- Behandlung eines zu niedrigen Blutdrucks mit Flüssigkeitszufuhr und blutdrucksteigernden Medikamenten;
- Vermeiden hyper- bzw. hypoglykämischer Blutzuckerwerte;
- Kontrollierte Volumentherapie;
- Senkung erhöhter Körpertemperatur.

Die eigentliche Therapie richtet sich nach der Ursache des Schlaganfalls. Deshalb ist eine **Notfalldiagnostik** im Krankenhaus mit Computertomographie, Ultraschall-Untersuchungen und Labordiagnostik unbedingt notwendig! Bei Verdacht auf eine Hirnblutung ist zusätzlich eine Lumbalpunktion erforderlich.
Alle ärztlichen Therapieansätze sind selbst bei umgehender Anwendung leider nicht in der Lage, die bereits erfolgte Schädigung von Nervengewebe rückgängig zu machen. Deshalb ist es besonders wichtig, die verbliebene Nervensubstanz des Kranken zu erhalten und gezielt zu nutzen.

Die in dieser Hinsicht erfolgreicheren nichtärztlichen, pflegerisch-physiotherapeutischen Ansätze machen sich die sogenannte Neuroplastizität zu Nutze, um die verbliebene funktionsfähige Nervensubstanz durch gezielte und fortgesetzte Stimulation so umzustrukturieren, dass die verlorenen Funktionen wieder verfügbar werden.

> **D** Neuroplastizität bedeutet die Fähigkeit unseres Nervensystems, sich unabhängig vom Lebensalter durch Umorganisation der Zusammenarbeit der vorhandenen Nervenzellen (Neurone) ständig an neue Reize (Stimuli) aus dem Körper und aus der Umwelt anzupassen und zu lernen.

Wesentliche Pflegeprobleme

Die hier vorgenommene Auswahl der Pflegeprobleme ist in keiner Weise vollständig. Eine Schädigung des Zentralorgans des Menschseins muss zwangsläufig Auswirkungen auf alle Bereiche der menschlichen Existenz haben. Die Behinderungen und Defizite nach einem Schlaganfall sind vielfältig und von Betroffenem zu Betroffenem auch sehr unterschiedlich. Je nach Ursache der zentralen Störung (Infarkt, Tumor oder Hirntrauma), der betroffenen Hirnregion bzw. des Hirngefäßes und dem Ausmaß der Schädigung können sich die Krankheitszeichen in Konstellation und Ausprägung erheblich unterscheiden, d. h. nicht jedes der hier aufgeführten Symptome wird bei jedem Kranken vorhanden oder ausgeprägt beobachtbar sein.

Hier sollen vor allem diejenigen Pflegeprobleme erörtert werden, die pflegetherapeutisch unter Anwendung des Bobath-Konzeptes gebessert oder gelöst werden können.

Lähmung und Spastizität

Willkürliche und gezielte Bewegungen sind mit der betroffenen Seite nicht möglich. Der **Muskeltonus** ist in der ersten Zeit der Erkrankung zu niedrig, und im weiteren Verlauf nimmt er besonders bei Bewegungsversuchen des Kranken oft über den normalen Bereich hinaus bis hin zur Spastik zu, so dass zielgerichtete Bewegungen weiterhin nicht möglich sind.

Der Kranke kann seinen Körper im ersten Krankheitsstadium meist nicht gegen die Schwerkraft (z. B. in einer aufrechten Sitzposition) halten, da die Muskulatur des Rumpfes ebenfalls betroffen ist.

Weiterhin sind die automatisch ablaufenden Bewegungsprogramme, die dem Gesunden die Aufrechterhaltung des Gleichgewichtes und der aufrechten Körperhaltung ermöglichen, gestört. Diese Bewegungsprogramme sind jedoch für normale Willkürbewegungen unbedingt notwendig. Die daraus folgenden **Gleichgewichtsstörungen** machen sicheres Sitzen, Stehen oder Gehen oft problematisch.

Das Gefühl für die betroffene Seite kann vermindert sein oder sogar fehlen (**Taubheitsgefühl**). Wenn diese Kranken auf ihrer betroffenen Seite liegen, haben sie manchmal das Gefühl, „in ein Loch" zu fallen. Zusätzlich können **Parästhesien** (Gefühlsmissempfindungen) in Form von ständigem Kribbeln, Stechen oder Berührungsüberempfindlichkeit in der betroffenen Seite auftreten.

Lähmungen durch Schädigungen des Zentralen Nervensystems wirken anfangs schlaff, werden aber nach einer Latenz- bzw. Schockphase, die im Bereich von einigen Tagen bis hin zu mehreren Wochen liegt, manchmal sehr schnell, oft auch schleichend immer spastisch. Diese **Spastizität** muss nicht in jedem Falle sehr auffällig sein. Bei manchen Kranken ist Spastik nur unter bestimmten Bedingungen oder zu bestimmten Zeiten zu beobachten. Jede Form von Spastik beeinträchtigt jedoch die normale Bewegungsfähigkeit und verändert so auch die Wahrnehmung des eigenen Körpers. Zusätzlich erhöht sich mit der Ausbildung einer Spastik auch die Gefahr von Kontrakturen.

Spastik erscheint häufig in ähnlicher Art und Verteilung. Sie betrifft Ketten synergistisch zusammenarbeitender Muskulatur. Die gleichzeitige Kontraktion dieser Muskelgruppen führt dann zu typischen, stets in gleicher Form auftretenden Fehlhaltungen, die das sogenannte spastische Muster darstellen.

Die beiden Hauptformen sind die Flexionsmuster (Beugespastik) bzw. die Extensionsmuster (Streckspastik), die beim Schlaganfall in verschiedenen Kombinationen auftreten. An Armen und Beinen kann man sowohl Beugespastik als auch Streckspastik beobachten. Die beiden spastischen Grundmuster Beugung und Streckung können auch in derselben Extremität rasch wechselnd auftreten.

An der oberen Extremität zeigt sich häufig eher das Beuge- als das Streckmuster, da hier die Beugemuskulatur, die normalerweise gegen die Schwerkraft eingesetzt wird, stärker entwickelt ist. Im Bereich der unteren Extremität ist häufiger das Streckmuster zu beobachten, weil die

Tabelle 8.1 Typisches spastisches Muster beim Schlaganfall (Wernicke-Mann-Typ)

Beugemuster des Armes und Streckmuster des Beines (häufig)	
Auslösung	z. B. durch Dauerreiz in der Handinnenfläche (z. B. Handrolle oder Schaumgummiball) und an der Fußsohle (Fußstütze).
Kopf	Zur betroffenen Seite geneigt und zur nicht betroffenen Seite gedreht.
Rumpf	Auf der betroffenen Seite verkürzt.
Schulter, Schulterblatt	Nach hinten an die Wirbelsäule und nach unten gezogen.
Arm	Oberarm an den Rumpf gepresst und innenrotiert, Ellenbogen gebeugt und Handrücken (häufiger) nach oben oder (seltener) nach unten zeigend.
Hand	Handgelenk gebeugt und zur Kleinfingerseite abgewinkelt, Daumen und Finger gebeugt.
Becken	Nach hinten und oben gezogen.
Hüftgelenk	Gestreckt.
Bein	Innenrotiert und zur Mitte hin gezogen.
Kniegelenk	Gestreckt.
Fuß	Bodenwärts gebeugt, Innenrand hochgezogen.
Zehen	Eingekrallt, großer Zeh evtl. gestreckt.

Tabelle 8.2 Spastisches Streckmuster der oberen Extremität

Streckmuster des Armes (seltener)	
Kopf	Zur betroffenen Seite geneigt und zur nicht betroffenen Seite gedreht.
Rumpf	Auf der betroffenen Seite verkürzt.
Schulter, Schulterblatt	Nach vorne und nach oben gezogen.
Arm	Oberarm an den Rumpf gepresst und innenrotiert und im Ellenbogengelenk gestreckt (gelegentlich auch leicht angehoben oder nach hinten gestreckt).
Hand	Handgelenk leicht gebeugt, Finger und Daumen gebeugt.

Tabelle 8.3 Spastisches Beugemuster der unteren Extremität

Beugemuster des Beines (Fluchtreflex, seltener)	
Auslösung	z. B. durch Oberkörperhochlagerung (Hüftbeugung) u. Sohlendruck (Fußstütze).
Becken	Nach hinten und oben gezogen.
Hüftgelenk	Gebeugt.
Bein	Außenrotiert und nach außen abgespreizt.
Kniegelenk	Gebeugt.
Fuß	Hochgezogen, Innenrand hochgezogen.
Zeh	Hochgezogen.

gegen die Schwerkraft gerichtete Streckmuskulatur im Bein ausgeprägter ist.
Welche Art von Spastik sich in der ersten Zeit nach dem akuten Schlaganfall herausbildet, hängt von den Stimuli ab, die das Nervensystem des Betroffenen in dieser Zeit erfährt. Spastik wird „gelernt", weil das Nervensystem mehr Stimuli in Richtung „Muskeltonusaufbau ohne dazugehörige Bewegungsfunktion" erfährt, z. B.

- Lagerung in spastikähnlichen Körperhaltungen (die im Bobath-Konzept als Schlüssel-

8 Pflegesituationen im Alter

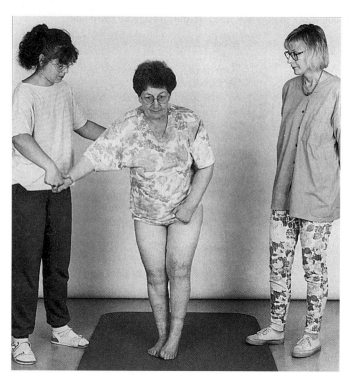

Abb. 8.**9** Spastik: Streckmuster des Beines und Beugemuster des Armes (Wernicke-Mann-Muster)

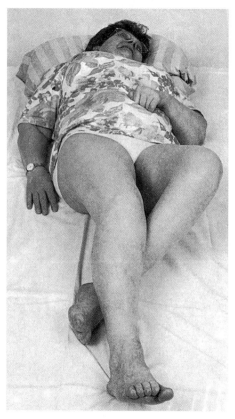

Abb. 8.**10** Spastik: Beugemuster des Beines

punkte bezeichneten Körperregionen stehen in ungünstiger Stellung und fördern den unnormalen Tonusaufbau);
- Zu kleine oder zu weiche Unterstützungsfläche beim Lagern;
- Tonussteigernde Stimuli in Inaktivität (z. B. Greifanreize durch Bälle oder Rollen in der Hand, Streckreize oder Fluchtreize durch Fußstützen),
- Einseitige, unnormale Bewegung mit Überanstrengung der weniger betroffenen Seite;
- Primär kompensatorische Pflege und Therapie;
- Angst (vor dem Fallen, vor Schmerzen, vor allem Unbekannten);
- Schmerzen;
- Aktivitäten des Kranken und der Angehörigen in unnormalen Bewegungsmustern.

Spastik ist also das Ergebnis eines fehlerhaft verlaufenen Lernprozesses, einer Selbstheilung des Nervensystems auf primitivem Niveau. Ein besonders wichtiges Ziel des Bobath-Konzeptes ist es, diese Fehlentwicklung möglichst zu vermeiden. Es ist deshalb für jeden Pflegenden, der mit dem Kranken arbeitet, wichtig, die ersten Anzeichen der spastischen Muster zu kennen, um ein weiteres Einschleichen und „Erlernen" der Spastik zu verhindern. Bewegungsabläufe, die in diese Muster hineinführen oder entsprechend nahe der Muster verlaufen, müssen vermieden werden, um dem Nervensystem des Kranken keine falschen Stimuli zu geben.

Spastizität ist kein konstantes Phänomen. Man kann beobachten, dass die Spastik in Ruhe und ohne besondere Belastung in einem statischen Muster auftritt, oder dass der Kranke in Ruhe sogar hypoton (schlaff) wirkt. Unter Belastung und Kraftanstrengung, bei Angst, Schmerzen und Hektik zeigt sie sich oft stärker ausgeprägt oder verändert in einem dynamischen Muster oder in Form einer assoziierten Reaktion (verbundene, begleitende spastische Reaktion bei starken Stimuli wie z. B. Husten, Niesen, Lachen, Gähnen etc.). Unter Einwirkung bestimmter Stimuli, wie z. B. leichtem Kontakt des Vorfußes zum Boden, kann auch ein Klonus, eine Serie schneller Muskelkontraktionen, auftreten.

Hirnleistungsstörungen (neuropsychologische Störungen)

Eine Schädigung der Hirnsubstanz hat außer den offensichtlichen körperlichen Störungen oft noch wesentlich weitreichendere Folgen. Eine gesunde Versuchsperson kann sich zum Beispiel ohne Probleme anziehen, wenn sie eine halbseitige Lähmung simuliert. Ein Hemiplegiker mit neuropsychologischen Störungen hat meist auch mit seiner nicht gelähmten Seite Probleme bei der Bewegungsplanung. Sein Bewegungsablauf ist gestört, die Reihenfolge der Handlungen kommt durcheinander, der Kranke erkennt Kleidungsstücke nicht richtig, findet die Ärmellöcher auch für die gesunde Seite nicht bzw. vertauscht die Seiten des Kleidungsstücks, zieht die betroffene Seite „unordentlich" an, knöpft falsch etc.

Hirnleistungsstörungen (neuropsychologische Störungen) haben keine psychische Ursache, sondern sind durch die organische Hirnverletzung selber bedingt. Sie können alle komplexen Hirnleistungen wie Sprache, Erkennen, Handlungsplanung und Ausführung, Aufmerksamkeit, Konzentration und Gedächtnisleistungen etc. betreffen. Hirnleistungsstörungen sind keine Demenzen. Die Intelligenz der Betroffenen ist meist unbeeinträchtigt. Alle neuropsychologischen Störungen wirken sich, zwar in unterschiedlichem Ausmaß, aber immer auf die Selbstpflegefähigkeit des Kranken im Bereich der AEDL aus. Ziel dieses Abschnittes ist es, zu verhindern, dass neuropsychologisch gestörte Kranke zu Unrecht mit Prädikaten wie z. B. „dement", „unkooperativ", „interessenlos", „faul" oder sogar „aufsässig" belegt werden. Sie müssen mit einer gezielten Pflege aus ihrer Sackgasse befreit werden.

Apraxie: Unter Apraxie versteht man eine Störung der Fähigkeit zur koordinierten Handlung bzw. Bewegung. Sie tritt meist bei linkshirniger Läsion mit rechtsseitiger Hemiplegie auf. Gestört ist dabei sowohl die sinnvolle Auswahl von Bewegungselementen oder Handlungselementen als auch die sinnvolle Aneinanderreihung dieser Elemente:

- So kann z. B. ein Kranker, der spontan mit der nicht betroffenen Hand einen Wasserhahn öffnet, diese Handbewegung nach Aufforderung und Demonstration des Vorganges nicht nachmachen. Diese Form der Apraxie kann sich auf alle Bewegungen mit dem gesamten Körper (auch der weniger betroffenen Seite) beziehen und lässt den Kranken ungeschickt oder sogar unwillig erscheinen.
- Es kann auch vorkommen, dass der Kranke versucht, z. B. zuerst Marmelade auf das Brötchen zu streichen, um es dann mit dem Kaffeelöffel aufzuschneiden. Die funktionsfremde Nutzung von Gegenständen (Kaffeelöffel als Messer) wird auch bei Erkennensstörungen (Agnosien) beobachtet.

Bei Kranken mit Apraxie kommt es zu massiven Einschränkungen im Bereich der Selbstständigkeit (Körperpflege, Anziehen, Essen, Kontinenz), die durch die halbseitige Lähmung allein nicht erklärt werden können. Die Inkontinenz beim Hemiplegiker kann z. B. auch die Folge einer Apraxie sein, wenn der Kranke die Klingel nicht mehr zu bedienen vermag.

Die Pflegeperson kann den Kranken besonders im Selbsthilfebereich (Körperpflege, Anziehen, Essen) mit therapeutischer Pflege unterstützen, indem sie mit viel Ruhe und Geduld und ohne den Kranken mit komplexen Aufgaben zu überfordern mit ihm arbeitet. Es kommt darauf an, aufbauend auf den bereits sicher gelernten Handlungen bzw. Bewegungen in kleinsten Teilschritten neue Elemente zu üben, bis der Kranke diese beherrscht. Anfangs sollte dazu höchstens ein vertrauter Gegenstand (z. B. Zahnbürste) in einer vertrauten Situation eingesetzt werden. Später können komplexere Gegenstände und Situationen (z. B. Besteck, Kleidung, etc.) in die Übungen einbezogen werden.

Bewegungen auch der weniger betroffenen Seite sollten geführt werden. Bei der Übung im Selbsthilfebereich kommt es wie im ganzen Bobath-Konzept weniger auf Erklären und Zeigen (es besteht ja beim Kranken gerade eine Störung der Nachahmung!) als auf Bewegungslernen mit Spürinformationen durch Führen des Kranken an. Da Apraxien überwiegend bei Schädigung der linken Hirnhälfte (Hemisphäre) vorkommen, treten sie häufig zusammen mit einer Sprachstörung (Aphasie) auf.

Agnosien: Unter Agnosie versteht man alle Störungen des Erkennens, die nicht auf Beeinträchtigung wie z. B. Demenz beruhen. Sie ist meist Folge einer rechtshirnigen Läsion mit linksseitiger Hemiplegie. Die komplexe Leistung des Erkennens kann in vielen verschiedenen Bereichen gestört sein. Agnostische Störungen werden eher Läsionen der nicht dominanten Hemisphäre (also meist der rechten Hemisphäre) zugeordnet).

- Objektagnosie: Die Funktion eines Gegenstandes bleibt dem Kranken unklar oder wird verwechselt (er benutzt z. B. die Zahnbürste als Kamm oder den Löffel als Messer);
- Anosognosie: Fehlerhaftes Erkennen der eigenen Situation, insbesondere des eigenen Krankseins. (Der Kranke überschätzt trotz wiederholter Misserfolgserlebnisse seine Fähigkeiten. Für jeden Misserfolg findet er eine „Erklärung", die für außenstehende im ersten Moment oft einleuchtend klingt. Auf die Frage, warum er nicht aufstehen kann, antwortet er: „Ich bin ja immer im Bett festgebunden" oder „Ich kann nicht aufstehen, weil ich sehr müde bin" oder „Irgend jemand hat mich festgehalten".)

Pflegerisch ist das Führen des Körpers oder der Körperteile bei der sinnvollen und richtigen Benutzung der Gegenstände bzw. die geduldige Hilfeleistung im Alltag (obwohl der Kranke sie nach seiner Überzeugung nicht braucht) für die Kranken ein Weg aus dieser Störung.

Räumliche Orientierungsstörungen: Unter räumlichen Orientierungsstörungen versteht man Störungen, durch die die dreidimensionale Welt mit allen darin vorkommenden Objekten, ihrer räumlichen Ausdehnung und die räumlichen Beziehungen zwischen Objekten (wie z. B. vor, hinter, neben, auf, unter, hinein, durch, usw.) nicht richtig erfasst werden können. Man beobachtet sie meist bei rechtshirniger Läsion mit linksseitiger Hemiplegie.

- Visuell-räumliche Wahrnehmung: Störungen bei der Einschätzung von Strecken, Entfernungen, Größenverhältnissen und Winkeln. Der Kranke kann die Winkelstellung der Zeiger zueinander und damit die Uhrzeit nicht erfassen, während er eine Digitaluhr ohne Schwierigkeit ablesen kann;
- Wahrnehmung des eigenen Körpers: Der Kranke weiß oft nicht, wo und in welcher Stellung sich seine Körperteile bzw. Extremitäten befinden;
- Visuelle Raumoperationen und konstruktive Leistungen: Das gedankliche Vorwegnehmen von Bewegungen des eigenen Körpers und von Gegenständen im Raum und die korrekte räumliche Zuordnung von Gegenständen ist gestört. Beim Anziehen verwechselt der Kranke Vorder- und Rückseite der Kleidungsstücke, fährt mit dem Arm durch die Halsöffnung. Er hat Schwierigkeiten beim Öffnen von Packungen, Ein- und Ausgießen von Flüssigkeiten etc., obwohl die Motorik bisweilen kaum beeinträchtigt ist. Der Kranke steht rat- und hilflos vor für ihn motorisch eigentlich lösbaren Aufgaben.

Neglectphänomen: Das Neglectphänomen wird auch Neglectsyndrom oder Halbseitenaufmerksamkeit genannt und zeigt sich meist im Zusammenhang mit einer rechtshirnigen Läsion mit linksseitiger Hemiplegie. Ein Kranker mit Neglectphänomen (engl. *to neglect* vernachlässigen, nicht beachten) wird Reize, die ihm von der betroffen (der Hirnläsion gegenüberliegenden) Seite her entgegengebracht werden,

- gar nicht oder weniger beachten,
- sich ihnen nicht oder nur kurz zuwenden,
- gar nicht, verzögert oder abgeschwächt darauf reagieren, ohne dass sensorische (z. B. Sehfeldeinschränkungen, Hörstörungen, Sensibilitätsstörungen) oder motorische Defizite dieser Seite vorliegen müssen.

Die verschiedenen Aspekte bzw. Teilsymptome des Neglectsyndroms treten oft in unterschiedlicher Ausprägung auf. Einige der genannten Symptome können auch ganz fehlen. Nach Cramon (1988) lassen sich die folgenden **Symptome** des Neglectsyndroms beobachten:

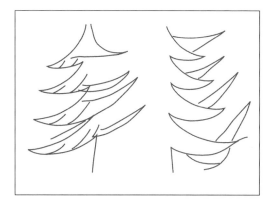

Abb. 8.**11** Neglectphänomen. Ein Kranker mit rechtshirnigem Infarkt mit Neglectphänomen bekam den Auftrag, die in der Abbildung jeweils oben vorgegebenen Tannenbäume zu vervollständigen. Kommentar des Kranken: „Das ist nicht ganz symmetrisch, aber das ist in der Natur ja auch nicht so!"

- Vernachlässigungsphänomene: Der Kranke stößt mit der betroffenen Seite häufig an Hindernissen und am Türrahmen an oder fährt mit dem Rollstuhl immer wieder dagegen. Der Kranke bemerkt die Ansprache von der betroffenen Seite nicht oder nur verzögert, dreht den Kopf nicht und reagiert nicht oder verzögert. Evtl. sucht er auf der nicht betroffenen Seite nach der Quelle der Stimme, die ihn anspricht. Wenn er auf der betroffenen Seite berührt und geschüttelt wird, reagiert er nicht oder verzögert. Selbst Schmerzreize (wenn z.B. die betroffene Hand in die Speichen des Rollstuhles gerät), werden manchmal nicht beachtet.
- Störungen der Repräsentation des Körpers und der Umwelt: Seine gelähmten Extremitäten „gehören" dem Kranken nicht. Er betrachtet sie als Fremdkörper und gibt ihnen manchmal sogar einen Namen und distanziert sich so davon. In Einzelfällen kann es zur Wut und Aggressivität gegenüber den betroffenen Extremitäten kommen. Bei Aufforderung, den betroffenen Arm zu heben, wird manchmal der nicht betroffene Arm gehoben oder der Arm des Pflegetherapeuten ergriffen und hochgehoben.
Der Kranke wäscht, rasiert und bekleidet die betroffene Körperhälfte gar nicht oder nur unordentlich, er zeichnet seinen Körper nur zur Hälfte (manchmal auch mit zwei Armen bzw. Beinen auf der nicht betroffenen Seite). Der Kranke isst den Teller nur auf der nicht betroffenen Seite leer, beschwert sich über zu kleine Portionen und möchte Nachschlag haben (wenn man den Teller umdreht, isst er weiter – für ihn ist es ein neuer Teller). Er sucht die Klingel, die auf der betroffenen Seite liegt, vergeblich, etc.
Der Kranke zeichnet von einfachen Vorlagen Gegenstände und Personen nur zur Hälfte ab oder vereinfacht die Zeichnung auf der betroffenen Seite.
- Anosognosie (s. o.).

Der Rehabilitationsprozess beim Neglectkranken dauert wesentlich länger als bei Kranken ohne Neglect.

Pflegetipp
Pflegeprinzipien beim Neglectkranken:
- Alle Beteiligten müssen besonders viel Geduld im Umgang mit dem Kranken haben;
- Stimulation und Einbeziehung der betroffenen Seite über alle Sinneskanäle (taktilkinästhetisch, auditiv und visuell) bei allen Aktivitäten;
- Betroffene Seite für den Kranken über (taktilkinästhetische) Spürinformationen immer wieder erfahrbar machen;
- Führung des nicht betroffenen Armes über die gesamte betroffene und vernachlässigte Seite z. B. im Rahmen der Körperpflege;
- Probleme auf der betroffenen Seite nicht für den Kranken lösen, sondern ihn darauf aufmerksam machen und zur Selbstständigkeit auffordern (wenn nötig durch Führen der nicht betroffenen Hand);

- Lagerung des betroffenen Armes im Blickfeld des Kranken (im Rollstuhl zur Verletzungsprophylaxe auf einem Armlagerungstisch);
- Anregende Gestaltung der Umgebung. Die betroffene Seite muss in jeder Hinsicht die reizvollste und abwechslungsreichste Seite sein.

Sicherheitshinweise zur Pflege von Neglectkranken:
- Klingel immer auf der nicht betroffenen Seite;
- Getränk immer auf der nicht betroffenen Seite;
- Verletzungsprophylaxe: Die Kranken immer wieder für ihren Arm und ihre Hand verantwortlich machen.

Pushersyndrom: Eine kleine Gruppe von Schlaganfallkranken zeigt trotz aller pflegerischen und therapeutischen Bemühungen wenig Fortschritte in der Rehabilitation. Diese Kranken werden oft als „unmotiviert", „dement", „nicht rehabilitierbar" eingestuft, haben wenig Erfolg beim Gehenlernen und werden oft in Pflegeeinrichtungen eingewiesen.
Diese Menschen haben mehrere Symptome gemeinsam, die Patricia Davies unter der Bezeichnung Pushersyndrom zusammengefasst hat (Davies 1986).

- Verschiebung der vertikalen Körperachse zur betroffenen Seite. Der Kranke schiebt (pusht) seinen Körper in jeder Ausgangsstellung aktiv zur betroffenen Seite hin;
- Oft Beugespastik des betroffenen Beines;
- Neglectphänomen;
- Anosognosie;
- Stark reduzierte Mimik;
- Monotone und leise Stimme, die Kranken sprechen eher viel und witzeln (Ablenkung, Ausreden, „sagen Sie mir nur, was ich tun muss");
- Gedächtnis, Aufmerksamkeit und Konzentration sind vermindert, die Kranken sind leicht ablenkbar;
- Ungeschicklichkeit bei komplexen Aufgaben mit der weniger betroffenen Hand;
- Gestörte räumliche Orientierung (zu frühes Hinsetzen auf Stühle, Probleme beim Anziehen);
- Überforderung: verstärkt „pushen";
- Affektlabilität.

Pflegetipp
Pflegeprinzipien beim Pushersyndrom:
- Viel Geduld und Verständnis. Die Pflege eines Menschen mit Pushersyndrom bedeutet schwierigste und auch körperlich anstrengendste Pflege;
- Klarer Arbeitsplan mit eindeutigen Schwerpunkten, da sonst das „innere Chaos" des Kranken den Ablauf der Pflege bestimmt;
- Falsche Handlungen des Kranken freundlich, aber bestimmt unterbrechen;
- Sicherung des Kranken auf der betroffenen Seite;
- Taktilkinästhetische Orientierung zur weniger betroffenen Seite und nach vorn geben;
- Den Kranken in Bewegung und Aktion bringen (Gehen ist besser als Stehen, ist besser als Sitzen, ist besser als Liegen);
- Wenig reden, deutlichere Kommandos und kurze, klare Anweisungen geben;
- Geringere Belastbarkeit und Aufmerksamkeit und erhöhte Ablenkbarkeit beachten;
- Behandlung des Neglectsyndroms erst nach Wiederherstellung der Körpersenkrechten;
- Abstimmung der Pflege mit dem therapeutischen Team ist hier besonders wichtig.

Sprachstörungen (Aphasie)

Sprachstörungen nach bereits vollzogenem Spracherwerb werden als Aphasie bezeichnet. Die Aphasie ist eine zentral bedingte Sprachstörung, keine Störung der Sprechorgane. Sie erstreckt sich auf alle sprachlichen Aktivitäten:
- Sprechen (Sprachproduktion),
- Schreiben (Sprachproduktion),
- Verstehen (Sprachverständnis),
- Lesen (Sprachverständnis).

Die Aphasie betrifft lediglich den Bereich der Sprache. Intellektuelle Fähigkeiten sind nicht betroffen, d. h. der Verstand, die Intelligenz und die Denkfähigkeit des Kranken sind nicht eingeschränkt! Leider werden aphasische Störungen aus Unkenntnis auch heute noch mit gestörtem Denken gleichgesetzt. Tatsächlich gibt es Krankheiten, bei denen gestörtes Denken zu Sprachauffälligkeiten führt. Dazu gehören die Senile Demenz vom Alzheimer-Typ (SDAT) und einige

Tabelle 8.4   Hauptformen der Aphasie (in Anlehnung an Poeck 1992)

Sprachfluss	Form der Aphasie	Störungsbild
Flüssige Aphasien	**Amnestische Aphasie** Flüssige Sprache mit Wortfindungsstörungen	Es bestehen Wortfindungsstörungen beim Sprechen und Schreiben. Es werden sinnwahrende Umschreibungen benutzt. Lesen u. Verstehen sind meist nicht beeinträchtigt.
	Wernicke-Aphasie (veralteter Begriff: sensorische Aphasie) flüssige, teilweise überschießende Sprachproduktion	Schwere Störung des inhaltlichen, auf die Bedeutung bezogenen Sprachverständnisses bei flüssiger Sprachproduktion und guter Artikulation. Gesprochene und geschriebene Texte werden nur eingeschränkt verstanden. Oft nur schwer beherrschbarer Sprechdrang mit vielen inhaltlich und lautlich entstellten Wörtern, Wortneuschöpfungen und langen Sätzen. Lesen und Schreiben sind entsprechend gestört.
Nichtflüssige Aphasien	**Broca-Aphasie** (veralteter Begriff: motorische Aphasie) Gehemmte, verlangsamte Sprachproduktion	Schwere Störung der Sprachproduktion und der sprachlichen Form. Abgehackte, stockende Sprache. Kurze Ein- bis Zweiwortsätze ohne Funktionswörter (Telegrammstil). Kleiner Wortschatz. Lautlich entstellte Wörter (z. B. „Spille" statt „Spinne"). Sprachverständnis und Lesen sind abhängig von der formalen Schwierigkeit der Sprache (z. B. lange, verschachtelte Sätze) mehr oder weniger gestört.
	Globale Aphasie Spärliche oder keine Sprachproduktion	Schwere Störung des inhaltlichen, auf die Bedeutung bezogenen Sprachverständnisses und der Sprachproduktion. Sprachautomatismen (ständig wiederholte, formstarre Äußerungen, z. B. „außer außer außer"), Floskeln u. inhaltslose Redewendungen (z. B. „mal so mal so", „das Dings da", „na Sie wissen schon", „ach so, ja", „ja genau", „ja , also"). Sprachverständnis und Lesen sind sehr stark gestört.

Psychosen. Bei diesen diffusen Erkrankungen des gesamten Gehirns spricht man jedoch nicht von Aphasie.

Ursache der Aphasie ist eine umschriebene Schädigung eines oder beider Sprachzentren, meist in der linken Hirnhemisphäre. Man unterscheidet grob zwischen zwei Sprachzentren. Das vordere Sprachzentrum (Broca-Zentrum) ist für die Sprachproduktion und das hintere Sprachzentrum (Wernicke-Zentrum) für das Sprachverständnis zuständig.

Die Aphasie bewirkt eine erhebliche Einschränkung der Kommunikationsfähigkeit. Durch den Zusammenbruch der Kommunikation ist die Aufnahme und Erhaltung zwischenmenschlicher Beziehungen und die Bewältigung der Alltagsanforderungen für den Kranken ein fast unlösbares Problem. Durch das damit verbundene hilflose Ausgeliefertsein und die Isolation wird der Aphasiker als Reaktion häufig depressiv oder aggressiv, lustlos oder ungeduldig.

Störungen im Mund- und Gesichtsbereich

Ein oft übersehenes Pflegeproblem beim Schlaganfall sind die Lähmungen im Bereich der Gesichtsmukulatur und der Kau- und Schluckorgane. Es ergeben sich für die Betroffenen folgende Probleme:

- Speichelfluss bei unvollständigem Lippenschluss und Schädigung der Augenhornhaut bei unvollständigem Lidschluss durch Lähmung des motorischen Gesichtsnerven (Fazialisparese);
- Beeinträchtigung der Kommunikation durch gestörte Mimik (Fazialisparese);
- Kosmetische Beeinträchtigung durch „schiefes" unbewegliches Gesicht (Fazialisparese);
- Beeinträchtigung der Kommunikation durch Lähmung der Sprechorgane (Dysarthrie);
- Beeinträchtigung des Kauens und Schluckens durch Lähmung der Sprechorgane (Dysphagie).

D Die Dysarthrie ist eine Sprechstörung, bei der die Funktion der Sprechorgane, wie Kehlkopf, Rachenwand, Gaumensegel, Zunge, Kiefer und Lippen gestört ist. Dadurch sind die Stimmgebung (Phonation), die Lautgebung (Artikulation) und das Zusammenwirken mit der Atmung beeinträchtigt. Eine Dysarthrie tritt in Folge einer zentralen (teilweise auch peripheren) Störung auf.

Es kommt zu typischen, die Verständlichkeit der Sprache einschränkenden Störungsmerkmalen. Die Sprache kann dabei verwaschen, nasal, zu leise, rau, gurgelnd, heiser, gepresst klingen. Auch Sprechatmung, Sprechrhythmus und Sprechmelodie können mit betroffen sein.

Alle Menschen, die von einer Dysarthrie betroffen sind, können auch erhebliche Schwierigkeiten beim Schlucken (Dysphagie) haben. Dies wird zuerst beim Trinken durch nachfolgendes Räuspern, Husten oder sogar Verschlucken (Aspiration) erkennbar.

Beschwerden im Bereich der Schultergelenke

Bei vielen Menschen mit Schlaganfall treten Beschwerden im Bereich des Schultergelenks der betroffenen Seite auf. Bei diesen Schulterschmerzen handelt es sich um eine Komplikation, die erst durch unsachgemäße Bewegungen der Schulter entsteht. Der Schulterschmerz entwickelt sich meist langsam und scheinbar ohne erkennbare Ursache. Er äußert sich zuerst als einzelnes Schmerzereignis in Form eines genau lokalisierbaren, stechenden Schmerzes im Gelenkbereich. Wenn dieses Warnzeichen nicht beachtet wird, kann er sich bis hin zum diffusen und oftmals sehr starken, in den ganzen Arm ausstrahlenden Ruheschmerz weiterentwickeln. Die herabgesetzte Muskelspannung auf der gelähmten Seite verursacht bei jedem Menschen mit Halbseitenlähmung und schlaffer Schulterregion ein teilweises Heraustreten des Gelenkkopfes des Oberarmknochens aus der Gelenkpfanne am Schulterblatt. Diese Schultersubluxation kann als zwei bis drei Zentimeter breiter Gelenkspalt getastet werden und verursacht noch keine Schmerzen.

Die Ursachen des Schulterschmerzes sind in der komplexen Funktionsbehinderung des Schultergelenks und in mechanischen Fehlbelastung des Gelenkes zu sehen. Es kommt in der Folge von falschen Armbewegungen immer wieder zur Einklemmung von Teilen der Gelenkkapsel und von Muskelanteilen zwischen den nicht mehr korrekt geführten knöchernen Bestandteilen des Gelenkes. Diese Einklemmungen verursachen kleine Verletzungen (Mikrotraumen) im Bereich der Gelenkkapsel und des umliegenden Gewebes. Die Mikrotraumen heilen schließen durch die ständige Neuverletzung nicht mehr ab und werden zu einem bleibenden Entzündungsherd. Dieser erzeugt dann die erheblichen Schmerzen.

Prophylaxe der schmerzhaften Schulter:

- Den Kranken dazu anhalten, seinen betroffenen Arm bei allen Maßnahmen zur Lagerung und zum Handling konsequent mitzubewegen (z. B. durch Mitführen mit dem nicht gelähmten Arm);
- Die mechanische Belastung der betroffenen Schulter so niedrig wie möglich halten;
- Den Arm nicht an der Hand ergreifen, denn das Gewicht des Armes zieht den Oberarmkopf aus der Gelenkpfanne. Stattdessen das Gewicht des Armes am Ellenbogengelenk oder am Oberarm abnehmen;
- Niemals am Arm ziehen, sondern den Oberarm eher ganz leicht in das Gelenk schieben und nach außen rotieren;
- Den Rumpf des Kranken nicht gegen den fixierten Arm bewegen;
- Den Arm des Kranken nicht mit Gewalt gegen Muskelwiderstand bewegen;
- Wenn eine Stellung bzw. Bewegung dem Kranken Schmerzen verursacht, so muss sie sofort zur Schmerzfreiheit korrigiert werden.

Problemschwerpunkte im Bereich der AEDL

Der gesunde Erwachsene ist fähig, im Bereich aller AEDL für sich selber zu sorgen und seine Bedürfnisse zu erfüllen. Man spricht dabei von Selbstpflege. Ein Mensch mit Hemiplegie schafft das im Bereich einzelner AEDL nicht und ist von Hilfe von außen abhängig. Er benötigt Pflege. Die nachfolgende Tabelle (Tab. 8.**5**) zeigt die Bereiche mit besonders erheblichen Einschränkungen auf.

Beim Menschen mit einem Schlaganfall bestehen aber oft auch in anderen AEDL Einschränkungen, die ihn pflegebedürftig machen können.

Die im Bereich der AEDL auftretenden Probleme umreißen gleichzeitig die Aufgabenstellung für die pflegerische Betreuung. Viele dieser Aufgaben betreffen auch andere Berufsgruppen, so dass das gemeinsame pflegerische und therapeutische Vorgehen abgesprochen werden muss. Die Rehabilitation erfordert interdisziplinäre Zusammenarbeit, besonders mit der Physiotherapie, der Ergotherapie, der Sprachtherapie, der Neuropsychologie und anderen Berufsgruppen.

Weitere Pflegeprobleme

- **Gesichtsfeldausfälle:** entstehen durch Unterbrechung der Sehbahnen und werden durch Drehen des Kopfes kompensiert;

Tabelle 8.5 Probleme im Bereich der AEDL (nach Roper, modifiziert nach Krohwinkel)

Aktivitäten und Existentielle Erfahrungen des Lebens (AEDL)	Probleme bei Menschen mit Schlaganfall
Kommunizieren können	• Schläfrigkeit (Somnolenz) oder Bewusstlosigkeit in der Frühphase; • Sprachstörung (Aphasie) und Sprechstörung (Dysarthrie); • Einshränkung der nonverbalen Kommunikation durch Lähmung der mimischen Gesichtsmuskeln; • Einschränkung der nonverbalen Kommunikation durch Störung der Gestik durch Lähmung und Spastik; • Bewegungsplanung, Handlungsplanung, Erkennensleistungen, Raumorientierung, Konzentration, Erinnerungsleistung und Körperwahrnehmung eingeschränkt durch Hirnleistungsstörungen.
Sich bewegen können	• Willkürliche Bewegungen eingeschränkt durch Lähmung und Spastik; • Bewegungsplanung, Handlungsplanung, Erkennensleistungen, Raumorientierung und Körperwahrnehmung eingeschränkt durch Hirnleistungsstörungen; • Lagewechsel eingeschränkt durch Lähmung und Spastik; • Gleichgewicht eingeschränkt durch Lähmung und gestörte Gleichgewichtsreaktionen.
Sich pflegen können	• Willkürliche Bewegungen eingeschränkt durch Lähmung und Spastik; • Bewegungsplanung, Handlungsplanung, Erkennensleistungen, Raumorientierung, Konzentration, Erinnerungsleistung und Körperwahrnehmung eingeschränkt durch Hirnleistungsstörungen.
Essen und trinken können	• Willkürliche Bewegungen eingeschränkt durch Lähmung und Spastik; • Kau- und Schluckstörungen durch Lähmung der mimischen Gesichtsmuskeln und der Schluckorgane; • Bewegungsplanung, Handlungsplanung, Erkennensleistungen, Raumorientierung, Konzentration, Erinnerungsleistung und Körperwahrnehmung eingeschränkt durch Hirnleistungsstörungen.
Sich kleiden können	• Willkürliche Bewegungen eingeschränkt durch Lähmung und Spastik; • Bewegungsplanung, Handlungsplanung, Erkennensleistungen, Raumorientierung, Konzentration, Erinnerungsleistung und Körperwahrnehmung eingeschränkt durch Hirnleistungsstörungen.
Mit existenziellen Erfahrungen des Lebens umgehen können	• Verlust von Unabhängigkeit (s. o.); • Sorge, Angst und Ungewissheit über den Krankheitsverlauf und Ausgang; • Verlust der Hoffnung und Motivation; • Schmerzen (z. B. im Schulterbereich).

- **Augenmuskellähmung** bewirkt eine Augenwendung zur nicht betroffenen Seite („Herdblick"). Eine zusätzliche Störung der Bilddeckung beider Augen kann auch zum Sehen von Doppelbildern führen.
- **Bewusstseinsstörungen:** treten in Form von Somnolenz oder sogar komatösen Zuständen auf, besonders in der Akutphase des Schlaganfalls. Ursache ist meist ein Hirnödem bzw. der damit verbundene Hirndruck. Zur Behandlung werden vom Arzt oft ausschwemmende Maßnahmen (Infusionen mit Glycerol oder Mannitol) und Oberkörperhochlagerung (30°) angeordnet.
- **Urin- und Stuhlinkontinenz:** sind keine zwangsläufige Folgeerscheinung eines Schlaganfalls, können aber vorübergehend während der Akutphase auftreten. Fortgesetzte, langdauernde Bettruhe, Blasendauerkatheter, Einlagenversorgung, Wahrnehmungsdefizite und andere neuropsychologische Störungen begünstigen die Inkontinenz. Diese Probleme sind aber mit einer gezielten Inkontinenzpflege und Therapie oft zu beheben.

Pflegetherapeutische Maßnahmen

Grundlagen der therapeutischen Pflege: Das Bobath-Konzept

❗ Die therapeutische Pflege von Menschen mit Schlaganfall beginnt unmittelbar mit dem Auftreten der ersten Krankheitszeichen. Der sofortige Beginn der pflegetherapeutischen Maßnahmen kann helfen, die bestmögliche Rehabilitation des Betroffenen zu erreichen.

Ein abwartendes Verhalten hat für den Betroffenen nur Nachteile. Keines seiner Pflegeprobleme (s. o.) bessert sich durch Bettruhe und Abwarten. Oft treten durch längere Bettruhe noch weitere Pflegeprobleme hinzu:

– Ausbildung von Spastik,
– Erlernen unphysiologischer, kompensatorischer Bewegungsabläufe,
– Aspirationsgefahr beim Essen und Trinken in liegender Körperhaltung,
– Inkontinenzgefahr durch veränderte Körperwahrnehmung im Liegen,
– Dekubitusgefahr,
– Pneumoniegefahr,
– Kontrakturengefahr,
– Thrombosegefahr.

Das **Bobath-Konzept** wurde in den 40er-Jahren von der Krankengymnastin Berta Bobath und ihrem Mann, dem Neurologen Dr. Karl Bobath, begründet und seither im Sinne seiner Arbeitsprinzipien weltweit kontinuierlich weiterentwickelt.
Das Bobath-Konzept ist ein Pflege- und Therapiekonzept für Kranke mit Lähmungen durch Krankheiten des zentralen Nervensystems. Es eignet sich besonders zur Rehabilitation von Kranken mit erworbenen Hirnschäden, wie z. B. durch Schlaganfall (Apoplex), Hirnblutung, Schädel-Hirn-Trauma, hypoxische Hirnschädigung, Hirntumore und anderen Krankheiten des ZNS. Alle diese Erkrankungen gehen mit zentralen Lähmungen (Paresen, Plegien), Störungen des Muskeltonus (Spastik) und Störungen der Körperwahrnehmung einher. Die umfangreichste Zielgruppe sind Kranke nach einem Schlaganfall. Mit dem Bobath-Konzept wird im Gegensatz zu herkömmlichen Methoden keine notdürftige Kompensation der Lähmungen, sondern das Wiedererlernen verlorener Bewegungsfähigkeiten angestrebt. Intensive Mitarbeit des Kranken vorausgesetzt, wird der gelähmte Kranke wieder selbständiger in den AEDL. Dauernde Pflegebedürftigkeit, Abhängigkeit von fremder Hilfe und Unterbringung im Pflegeheim können so in vielen Fällen verhindert oder vermindert werden. Die fortgesetzte Anwendung der Prinzipien des Bobath-Konzeptes bewirkt für alle Kranken bessere Erfolgsaussichten in der weiteren Rehabilitation.
Die Pflegearbeit nach Prinzipien des Bobath-Konzepts ermöglicht therapeutische Pflege als ständigen Bestandteil des gesamten Tagesablaufes des Kranken (24-Stunden-Konzept). Pflegepersonen, therapeutische Mitarbeiter und Ärzte arbeiten zusammen nach den gleichen, berufsübergreifenden Prinzipen. Pflegende verbringen die meiste Zeit mit dem Kranken. Deshalb übernehmen Altenpfleger und Krankenpfleger im Bobath-Konzept wichtigste therapeutische Aufgaben. Pflegende werden zu **Pflegetherapeuten**. Alle an der Rehabilitation Beteiligten arbeiten eng zusammen: Kranker, Ärzte, Pflegetherapeuten, Krankengymnasten, Ergotherapeuten, Sprachtherapeuten, andere Therapeuten und Angehörige des Kranken orientieren sich an einem gemeinsamen, berufsübergreifenden Therapieschema, den Prinzipien des Bobath-Konzeptes.
Das Bobath-Konzept basiert auf der lebenslangen Fähigkeit des Nervensystems, sich Reizen durch Strukturänderung anzupassen (Plastizität des Nervensystems, Neuroplastizität, s. o.).

❗ Wir behandeln nicht das „Loch" im Gehirn, sondern das funktionierende Hirngewebe darum herum!

Durch spezielle Arten der Lagerung, der Bewegung des Kranken innerhalb und außerhalb des Bettes (Handling) und der Anleitung bei allen Lebensaktivitäten (AEDL), wie z. B. Körperpflege, Essen und Trinken und An- und Auskleiden, wird diese Lernfähigkeit im Alltag des Betroffenen ausgenutzt. Dem Nervensystem werden wiederholt richtige Lernangebote als Stimulation entgegengebracht. Der Alltag des Betroffenen wird so zur Therapie.
Ein schematisiertes Arbeiten mit stets gleichförmigen „Übungen" oder „Handgriffen" ist ausdrücklich nicht im Sinne des Bobath-Konzeptes. Die Lernangebote des Bobath-Konzeptes, die dem Kranken auf der Basis eines individuellen pflegerischen Befundes von Problemen, Ressourcen und Pflegezielen wiederholt und gezielt entgegengebracht werden, richten sich nach den Arbeitsprinzipien des Bobath-Konzeptes.

Die **Arbeitsprinzipien des Bobath-Konzeptes** sind:

- Erarbeitung eines angepassten Muskeltonus,
- anbahnung physiologischer Bewegungsabläufe,
- Verbesserung der Wahrnehmung des eigenen Körpers und der Umwelt.

> **!** Allgemeine Hinweise zur Pflege nach Bobath:
> Das Nervensystem des Betroffenen passt sich an jeden wiederholt auftretenden Reiz an (Neuroplastizität). Es „lernt" immer und alles. Deshalb ist jede Handlung am und mit dem Kranken ein wichtiger Lernanreiz für das Nervensystem. Es liegt in der Fachkompetenz und in der Verantwortung jedes Pflegetherapeuten, dieses Lernangebot für den Kranken so richtig und so lehrreich wie möglich zu gestalten. Jeder Pflegetherapeut entscheidet und verantwortet, was der Kranke bei der gegenwärtig ausgeführten Pflege richtig oder falsch lernt.

Es muss unbedingt darauf geachtet werden, dass der Betroffene nicht von Anfang an kompensatorische und damit falsche Strategien zur Bewältigung seiner AEDL entwickelt, indem er seine nicht gelähmte Seite intensiver nutzt. Durch vermehrte Anstrengung der weniger betroffenen Seite entsteht auf der gelähmten Seite oft eine Tonuserhöhung, die zur Spastik führen kann. Zugleich erarbeitet sich der Betroffene schon frühzeitig unphysiologische Bewegungsabläufe, die der späteren Normalisierung seiner Bewegung dann entgegenstehen. Die gelähmte Seite wird daher von Anfang an in die Therapie einbezogen. Nur wenn sich nach längerer Arbeit keine weitere Entwicklung der Fähigkeiten des Betroffenen zeigt, müssen dem Kranken auch kompensatorische Strategien (Einhänger-Hilfsmittel, etc.) vermittelt bzw. gestattet werden.

Die Arbeit mit dem Kranken sollte während einer Pflegesequenz möglichst nonverbal erfolgen, damit sich der Kranke auf seinen Körper und die Bewegung konzentrieren kann. Selbstverständlich wird der Kranke vor geplanten Tätigkeiten informiert.

Der Kranke wird zudem angehalten, möglichst viel selbst zu tun, z. B. mit der gesunden Hand die gelähmte Körperseite zu waschen und abzutrocknen, allein zu essen usw., wenn dies nicht zur Kompensation führt (s. o.).

Kommunikation und alle Hilfestellungen werden, wenn für den Pflegetherapeuten rückenschonend möglich, von der gelähmten Seite des Betroffenen aus durchgeführt (z. B. das Reichen der Bettschüssel), damit die betroffene Seite immer die interessantere („reizvollere") Seite darstellt.

Bei der **Raumgestaltung** wird der Nachttisch auf die betroffene Seite gestellt, damit der Kranke sich beim Zugriff auf den Nachttisch immer über seine betroffene Seite beugen muss. Weiterhin gilt:

- Für den Kranken wichtige Gegenstände wie z. B. Telefon, Bilder, etc. auf den Nachttisch (auf der betroffenen Seite) stellen;
- Die Klingel in erreichbarer Nähe auf der betroffenen Seite platzieren;
- Den Besucherstuhl in erreichbarer Nähe auf die betroffene Seite stellen;
- Besucher anhalten, sich stets auf die betroffene Seite des Kranken zu stellen;
- Das Fernsehgerät auf die betroffene Seite stellen;
- Der Kranke soll die Tür über die betroffene Seite sehen können;
- Wenn das Bett mit einer Längsseite an der Wand stehen muss, soll es so aufgestellt werden, dass die nicht betroffene Seite des Kranken an der Wand liegt.

> **!** Ausnahme:
> Beim Neglect-Kranken gehören Klingel und Getränk immer auf die nicht betroffene Seite in den Aufmerksamkeitsbereich des Kranken, weil der Kranke auf der betroffenen Seite in Abwesenheit der Pflegeperson sicher nicht danach sucht!

Außerdem muss bei Bettlägerigkeit stets an vorbeugende Maßnahmen gegen die Entstehung eines Dekubitus (Druckgeschwüres), besonders bei bestehender Inkontinenz, und an die Gefahr einer drohenden Lungenentzündung bei flacher Atmung und Sekretstauung gedacht werden.

Die Pflege des Kranken sollte von Anfang an auch eine **Beratung der Angehörigen** einbeziehen, besonders in der ambulanten Pflege. Auch sie müssen sich mit der neuen Situation zurechtfinden und die Vielfalt der Symptome und deren Behandlungsmöglichkeiten verstehen lernen.

Auch auf die Folgen einer „Überbetreuung", die eine Chance des „Sich selbst Erprobens" für den Kranken schmälern würde, sollte aufmerksam gemacht werden. Es erfordert von allen Beteiligten wesentlich mehr Zeitaufwand und Geduld und wirkt für Außenstehende oftmals hart, wenn der Betroffene sich mit einfach scheinenden Handgriffen abmüht, aber letztendlich führt

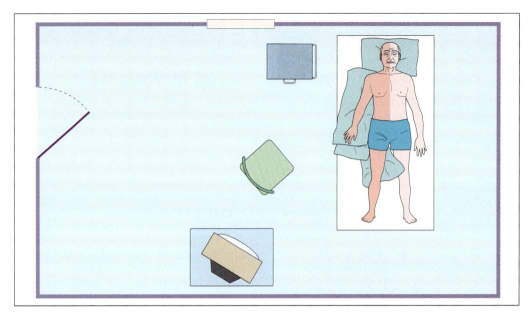

Abb 8.**12** Anordnung der Gebrauchsgegenstände mit Blick zur gelähmten Seite

ihn ein solches Training am sichersten wieder in eine relative Fähigkeit zur Selbsthilfe. Alle Trainingsmaßnahmen dürfen jedoch nicht zu einer Überanstrengung des Kranken führen.

Günstig ist es, Angehörige an der therapeutischen Pflege zu beteiligen, damit sie diese verstehen und weiter begleiten oder zumindest unterstützen können. Ihre Mitarbeit kann ein wichtiger und hilfreicher Anteil an der Pflegetherapie sein, sie ermöglicht in vielen Fällen überhaupt erst eine Rückkehr des Kranken in die eigene Wohnung oder erleichtert ihm das Einleben im Heim.

 AEDL Sich bewegen können: Lagerung und Handling

Pflegetipp:
Lagerung nach Bobath:
Bequeme, entspannende Positionierung des Körpers mit Einstellung von Schlüsselbereichen des Körpers in spastikhemmende Stellungen zur Senkung der Muskelspannung im Körper.
Handling nach Bobath:
Therapeutische Gestaltung des Übergangs zu einer anderen Körperposition durch Führung und Bewegung des Körpers in normalen, nichtkompensatorischen, situationsangepassten Bewegungen.

In der Pflege von Schlaganfallkranken sind Lagerung und Handling häufige und regelmäßig wiederkehrende Tätigkeiten. Die regelmäßige Wiederholung gleichartiger, motorisch orientierter Handlungen ermöglicht ein besonders intensives Lernangebot an den Kranken, wenn die durch den Tast- und Bewegungssinn (Taktilkinästhetischer Sinn) an das Gehirn übermittelten Informationen richtig gestaltet werden.

Ziele der Lagerung:

- Wohlbefinden und Bequemlichkeit: müssen bei der Lagerung erzielt werden, damit der Kranke die Lage toleriert und sich nicht sofort umlagert;
- Sicherheit: Der Kranke muss die Sicherheit der Lagerung subjektiv spüren können und darf keine Angst haben, aus dem Bett zu fallen oder sich sonstwie zu schädigen;
- Bewusstmachung der betroffenen Körperseite: Die gestörte Körperwahrnehmung soll intensiviert werden. Das Interesse für die Umwelt und den eigenen Körper (besonders für die betroffene Seite) soll angeregt werden;
- Regulation des Muskeltonus: Die Ausbildung einer Spastik soll möglichst verhindert oder vermindert werden, eine bestehende Spastik soll durch Vermeidung der spastischen Muster gehemmt werden;
- Vermeiden von Schmerzen: Das gilt besonders in Bezug auf die betroffene Schulter, die

dekubitusgefährdeten Körperstellen und ungewohnte Muskeldehnung. Schmerzfreiheit muss erzielt werden, damit der Kranke die Lagerung für die geplante Zeit toleriert und keine zusätzlichen Schäden (Schmerzen sind ein Warnzeichen!) auftreten;
- Vermeiden von Komplikationen: Dekubitus, Pneumonie, Kontrakturen, Thrombose und Kreislaufschwäche sollen durch die regelmäßige Umlagerung als eine Art „Universalprophylaxe" verhindert werden.

Allgemeine Hinweise zur Lagerung nach Bobath:

- Anpassung der Lagerung: Die Lagerung muss dem jeweiligen Kranken individuell angepasst sein, auch wenn dadurch Kompromisse eingegangen werden müssen. Die Lagerung muss seinen Möglichkeiten und Bedürfnissen und seiner Bequemlichkeit entsprechen. Zusätzlich müssen oftmals vorhandene individuelle Probleme wie z. B. Krümmungen der Wirbelsäule (Kyphose, Lordose), Atemnot bei Herzinsuffizienz oder bestehende Gelenkveränderungen berücksichtigt werden. Auch bei Seitenlagerungen ergeben sich Abweichungen, da das Abwinkeln der Beine oftmals nur teilweise möglich ist. Außerdem müssen in den meisten Fällen Inkontinenzhilfsmittel verwendet werden. Eine Lagerung muss daher, unter bestmöglicher Beachtung der therapeutischen Grundsätze, immer individuell durchgeführt werden. Sie ist dann richtig, wenn der Kranke sich wohlfühlt. Die Tendenz sollte aber immer in Richtung einer korrekten Lagerung und des allmählichen Abbaus der Kompromisse gehen (über Wochen und Monate).
- Alle Lagerungen werden zum Abschluss nochmals auf individuelle Besonderheiten und Bequemlichkeit überprüft. Klingel und persönliche Gegenstände werden in Reichweite und im Aufmerksamkeitsbereich des Kranken (Neglectsyndrom) bereitgelegt;
- Lagewechsel: Ein Lagerungswechsel erfolgt, abhängig vom individuellen Befinden des Kranken, nach jeweils 2–3 Stunden;
- Wertigkeit der Lagerungsarten: Höherwertige Lagerungsarten sollten häufiger gewählt werden als niederwertige. Die Wertigkeit der Lagerungsarten richtet sich nach dem Grad der Erfüllung der Ziele der Lagerung:
  1. Sitzen im Stuhl am Tisch,
  2. Sitzen im (Roll-)Stuhl ohne Fußrasten (Füße haben Bodenkontakt),
  3. Liegen auf der betroffenen Seite,
  4. Liegen auf der nicht betroffenen Seite,
  5. Langsitz im Bett,
  6. Rückenlage.
- Stellung des Kopfteils: Das Kopfteil des Bettes soll bei Rücken- und Seitenlagen ganz flach gestellt bleiben. Durch Hochstellen des Kopfendes wird in der Rückenlage die Atmung des Kranken behindert, da er meist im Bereich der Lendenwirbelsäule gestaucht und nicht im Hüftgelenk gebeugt wird. Zugleich wird die Gefahr einer Hüftbeugekontraktur durch die ständige leichte Hüftbeugung erhöht. In der Seitenlage wird durch Hochstellen des Kopfendes das Atemzugvolumen ebenfalls durch Stauchung des Rumpfes vermindert. Bei Hirndruck oder bei Refluxgefahr, wenn ein Kranker Sondennahrung über eine Ernährungssonde oder eine perkutane Gastrostomie (PEG) erhält, muss die gesamte Bettebene zum Fußende hin abwärts gestellt werden, um diese Nachteile zu vermeiden;
- Kontrakturenprophylaxe der Hand: Keinen Gegenstand (Rolle, Binde, etc.) in die betroffene Hand geben. Durch den Dauerreiz in der Handfläche kann ein Greifreflex ausgelöst oder die Ausbildung einer Beugespastik gefördert werden;
- Spitzfußprophylaxe: Eine besondere Spitzfußgefährdung besteht nur bei längerfristiger Rückenlage, da die Schwerkraft in dieser Position den Vorfuß des Kranken herabdrückt. Zur Spitzfußprophylaxe darf keine Fußstütze eingebettet werden, weil sie durch den andauernden Druck am Fußballen sowohl eine Streckspastik als auch – im schlimmeren Fall – eine Beugespastik begünstigen kann. In der Rückenlage sollte die Bettdecke nicht um die Füße gewickelt bzw. die Decke am Fußende nicht um die Matratze geschlagen werden, weil sie den Fuß so in die Spitzfußstellung drückt. Die beste Spitzfußprophylaxe ist das Sitzen im Stuhl, da die zur Verkürzung neigende Wadenmuskulatur in einer für die Streckspastik hemmenden Stellung verlängert wird und der Fuß im Fußgelenk im 90°-Winkel zum Unterschenkel steht. Die Spitzfußgefahr ist in den Seitenlagerungen zu vernachlässigen, da in diesen Positionen das Sprunggelenk in einer Mittelstellung steht und die Schwerkraft den Vorfuß nicht in die Spitzfußstellung drückt;
- Spezialmatratzen zur Dekubitusprophylaxe: Besonders weiche Matratzen (superweiche Schaumstoffquader-Matratzen), Wasserkissen, Wassermatratzen oder Wechseldruck-

Luftmatratzen sind für die Bobath-Lagerung weniger gut geeignet, da der Kranke wesentlich weniger intensive Spürinformationen zur Eigenwahrnehmung des Körpers erhält und durch ein unsicheres Lagegefühl (schwankende, undefinierte Lage) oft mehr Muskeltonus aufbaut (Spastikgefahr). Bei der Superweichlagerung sinkt der Kranke zusätzlich sehr tief in die Matratze ein. Was das normale Handling erschwert und den Pflegetherapeuten zu vermehrtem Heben zwingt;

- Aufrichthilfen: Am Bett des Schlaganfallkranken darf keine Aufrichthilfe („Bettgalgen" oder „Strickleiter") angebracht werden. Die Spastizität wird durch die große Anstrengung beim Hochziehen oder Aufsetzen auf der betroffenen Seite enorm erhöht. Zugleich erlernt der Kranke oft ungünstige kompensatorische Bewegungsstrategien;
- Lagerungshilfsmittel: Als Lagerungsmaterial werden gut modellierbare Kopfkissen (ca. 80 × 80 cm) für drei Plätze, möglichst mit waschbarer Daunenfüllung eingesetzt. Schaumstoffkissen sind weniger gut geeignet.

Sitzen am Tisch:

- Das richtige Sitzen am Tisch (Abb. 8.**13**) ist aus therapeutischer Sicht die beste Position überhaupt. Mit der richtigen Sitzlagerung werden auch schon bestehende Muskelverkrampfungen im Arm und Bein günstig beeinflusst und gelöst. Das richtige Sitzen ist eine sehr gute Vorbereitung zum selbstständigen Aufstehen und Gehen in der Therapie;
- Der benutzte Stuhl soll eine gerade, nicht nach hinten geneigte Sitzfläche, eine feste, durchgehende Rückenlehne und Armlehnen haben. Für die Lagerung sollte möglichst immer ein solcher Stuhl dem Rollstuhl vorgezogen werden, da Sitzen im Stuhl eine normalere Situation darstellt und die Sitzfläche des Rollstuhles zu nachgiebig ist (Unsicherheit, unklarer Input);
- Stuhl steht mit angezogenen Bremsen vor dem Tisch. Zur korrekten Sitzhaltung im (Roll-)Stuhl berührt das Gesäß hinten die Rückenlehne des Rollstuhls;
- Die Füße stehen parallel und ca. hüftbreit auseinander auf dem Boden und nicht auf den Fußrasten des Rollstuhles;
- Die Unterschenkel sind etwas nach hinten versetzt, bis die Fußspitzen senkrecht unter den Knien stehen;
- Die Rückenstreckung wird durch ein kleines, festes Kissen im Beckenbereich unterhalb der LWS (fördert die Beckenkippung nach vorne) angeregt. Ein Kissen im BWS-Bereich stellt einen Reiz zum Anlehnen, also zur Rücklage dar und ist deswegen nicht empfehlenswert;
- Vor den Stuhl wird ein Tisch gestellt, auf dem die Arme gestreckt gelagert werden. Die Vorlage des Oberkörpers kann leichter hergestellt werden, wenn zwischen den Brustkorb des Kranken und die Tischkante ein Kissen zur Abpolsterung der Tischkante gesteckt wird, an das sich der Kranke auch anlehnen kann;
- Dabei ist die betroffene Schulter dann weit vorgezogen und der Arm gestreckt. Ein Rollstuhltisch ist hier ungeeignet und sollte nur als Hilfe zur Armlagerung beim Transport des Kranken angesehen werden;
- Eventuell muss der betroffene Arm bzw. die betroffene Seite noch zusätzlich mit einem Kissen unterstützt werden.

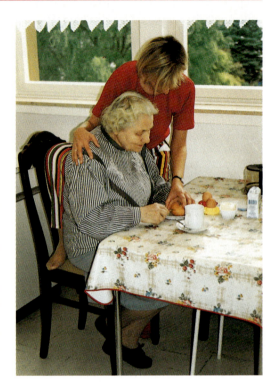

Abb. 8.**13** Sitzen am Tisch

Therapeutische Lagerung auf der mehr betroffenen Seite: (Abb. 8.**14**)

- Das Bett wird möglichst flach gestellt;
- Der Kranke wird möglichst nahe an die Bettkante der nicht gelähmten Seite gelagert, evtl. zur Sicherheit Bettgitter anbringen;

8.2 Schlaganfall

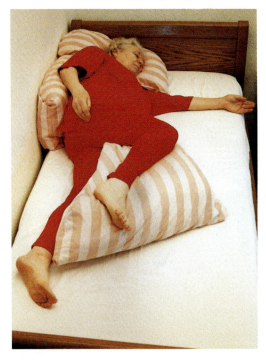

Abb. 8.**14** Therapeutische Lagerung auf der mehr betroffenen Seite

- Ein Kissen wird in den Rücken gelegt, es füllt alle Hohlräume zwischen Rücken und Wand (Bettgitter) aus, ohne dass es den Kranken nach vorn drückt;
- Das gelähmte Bein ist im Hüftgelenk möglichst gestreckt;
- Das gesunde Bein liegt gebeugt auf einem oder mehreren Kissen;
- Der Fuß des gesunden Beines darf nicht herunterhängen, sonst entsteht ein Dehnungsschmerz.

Therapeutische Lagerung auf der weniger betroffenen Seite: (Abb. 8.**15**)

- Das Bett wird möglichst flach gestellt;
- Der Kranke wird nahe an die Bettkante der gelähmten Seite gelagert, evtl. zur Sicherheit Bettgitter anbringen;
- Der gelähmte Arm, vom Schulterblatt aus nach vorne gestreckt, liegt ebenfalls gestreckt auf einem Kissen;
- Hand und Finger sind geöffnet;
- Das oben liegende Bein wird nach vorne auf ein dickes Kissen und in Hüft- und Kniegelenk gebeugt (80–90°) gelagert;
- Der Fuß des betroffenen Beines muss auch unterlagert sein, er darf nicht herabhängen.

Therapeutische Lagerung auf den Rücken: (Abb. 8.**16**)

- Das Bett wird möglichst flach gestellt;
- Der Kopf des Kranken wird (nach Wunsch) mit Kissen erhöht gelagert (Kopfkissen nicht unter die Schulter);

- Der Kopf liegt auf einem Kissen;
- Nach dem Drehen auf die gelähmte Seite wird die Schulter des gelähmten Armes leicht am Schulterblatt, ohne Zug am Arm, nach vorne geholt, der Arm ist außenrotiert, die Handfläche schaut nach oben;

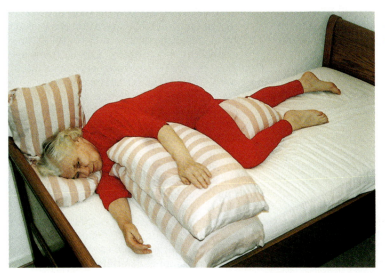

Abb. 8.**15** Therapeutische Lagerung auf der weniger betroffenen Seite

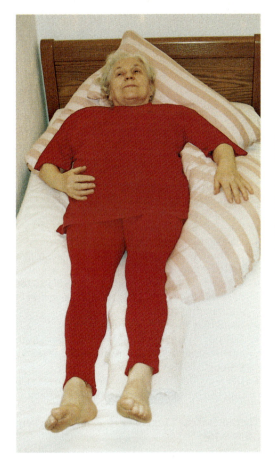

Abb. 8.**16** Therapeutische Lagerung auf dem Rücken

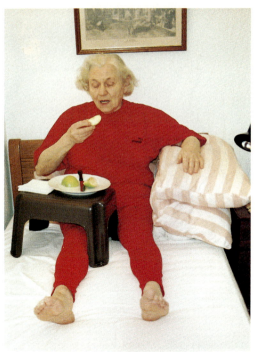

Abb. 8.**17**   Sitzen im Bett

- Der Kranke soll möglichst gerade und nahe an der Bettkante der nicht gelähmten Seite liegen, damit Platz für die Lagerung des gelähmten Armes bleibt;
- Schulter und Arm der gelähmten Seite liegen mit gestrecktem Ellbogen, geöffneter Hand und geöffneten Fingern, leicht vom Körper abgewinkelt, auf einem Kissen. Der Arm wird möglichst nach außen rotiert;
- Die gelähmte Gesäßhälfte ist mit einem Kissen unterpolstert;
- Die Kniegelenke können leicht unterpolstert werden, damit es nicht zu einer Überstreckung kommt;
- Der Auflagedruck der Fersen kann durch eine leichte Unterpolsterung der Achillessehnen reduziert werden. Keine Kissen unter die Waden legen, weil dies eine Hüftbeugung (Gefahr der Beugekontraktur) zur Folge hätte;
- Keinerlei Fußstütze zur Spitzfußprophylaxe verwenden (Begünstigung der Spastik).

Sitzen im Bett (Langsitz): (Abb. 8.**17**)

- Das Sitzen im Bett ist in der Anfangsphase oft unvermeidlich, sei es zum Essen oder für Pflegemaßnahmen wie Mundhygiene bzw. Rasieren. Die senkrechte Körperhaltung erleichtert dabei das Schlucken und die Atmung bzw. ermöglicht eine bessere Eigenaktivität des Kranken. Diese Lagerung wird angewandt, wenn der Allgemeinzustand des Kranken es nicht erlaubt, ihn mehrmals am Tag in den Rollstuhl oder den Stuhl zu setzen. Der Langsitz im Bett eignet sich nicht als Dauerlagerung, in der ein Kranker lange allein gelassen werden kann;
- Zur Vorbereitung muss der Kranke im Bett bis ganz nach oben an das Kopfende gelegt und seine Beine etwas gespreizt (abduziert) werden;
- Dann erst wird er aufgesetzt, so dass der Kranke nicht im LWS- und BWS-Bereich gebeugt wird, sondern mit geradem, senkrechtem Rumpf in den Hüften gebeugt sitzt;

- Das Kopfteil des Bettes wird maximal hochgestellt, und der Beckenbereich und die Lendenwirbelsäule des Kranken werden mit einem oder zwei festen Kissen gestützt, damit die Wirbelsäule aufgerichtet wird, die Schultern des Kranken vor das Becken kommen und eine ausreichende (90–100°) Beugung in den Hüftgelenken besteht (der Kranke kann dadurch nicht so leicht nach unten rutschen). Evtl. kann eine keilförmige gefaltete Unterlage als „Rutschbremse" unter dem Gesäß eingesetzt werden;
- Der betroffene Arm wird entweder gestreckt und in Außenrotation auf dem abgepolsterten Nachttisch oder auf einem zusätzlichen Kissen gelagert;
- Wenn der Kranke eine Fallneigung zur betroffenen Seite hin hat, kann ein weiteres Kissen zwischen dem Bettgitter auf der betroffenen Seite und dem Rumpf des Kranken zusätzliche Sicherheit geben.

Ziele des Handlings:

- Lernangebote zur Tonusregulation (insbesondere Aufbau eines funktionellen Muskeltonus);
- Vorbereitung funktioneller Bewegungsfolgen im Alltag des Kranken;
- Ausnutzung aller AEDL und der damit verbundenen motorischen und sensorischen Aktivitäten als Therapiesituation;
- Sichere, schmerzfreie, ökonomische, rückenschonende Bewegung.

Durchführung des Handlings:

- Prinzip: Der Pflegetherapeut gleich krankheitsbedingte Defizite (Kontrolle/Kraft) beim Bewegungsübergang zwischen zwei Körperpositionen durch Führung der betroffenen Seite bzw. des Körpers in normale Bewegungen über die Manipulation bestimmter Schlüsselbereiche aus. Er setzt dabei taktile und kinästhetische Reize, Kraftunterstützung, die Übernahme der Bewegung und seine Stimme ein;
- Alleine arbeiten: Das Handling nach dem Bobath-Konzept kann und soll in der Regel von einem Pflegetherapeuten alleine durchgeführt werden, weil es selbst für wahrnehmungsnormale Kranke nur schwer möglich ist, sich auf vier Hände, die den Körper berühren und bewegen und auf zwei Menschen, die (evtl. auch noch widersprüchliche) Anweisungen geben, zu konzentrieren;
- Zu zweit arbeiten: Wenn ein Kranker zu inaktiv, zu schwer oder aus anderen Gründen nicht allein zu handeln ist, können die meisten Handlings auch zu zweit durchgeführt werden;
- Nonverbal arbeiten: Zur korrekten Ausführung des Handlings ist es wichtig, den Kranken vor Beginn der Maßnahme mit kurzen, einfachen Worten und ohne ausschweifende Erklärungen über die geplante Aktion zu informieren. Während des Handlings sollte möglichst nicht gesprochen werden, damit sich der Kranke auf seinen Körper und die Bewegung konzentrieren kann. Der Kranke wird über Spürinformationen in die richtige Bewegung geführt. Wenn der Kranke mitarbeiten soll, muss der Pflegetherapeut während der Aktion durch kurze, knappe und eindeutige „Kommandos" die Aktivität des Kranken auslösen. Der Zeitpunkt des Kommandos muss mit der die Aktion einleitenden Bewegung des Pflegetherapeuten synchronisiert erfolgen, damit sich die Eigenaktivität des Kranken und die Aktivität des Pflegetherapeuten synergistisch ergänzen;
- Aktivierend arbeiten: Immer das Handling mit dem größten Anteil an Eigenaktivität für den Kranken wählen, solange es nicht in kompensatorische Strategien oder Spastik einmündet. Der Kranke soll nur soviel Hilfe erhalten, wie er braucht;
- Individuell Arbeiten: Es gibt ausdrücklich keine Universalmethode für das Handling jedes Kranken in jeder Situation. Handlings werden individuell nach den Problemen und Ressourcen eines jeden Kranken durchgeführt. Ausgangspunkt für ein Handling nach Bobath ist immer die Frage: Wie würde ein gesunder Mensch die geplante Bewegung durchführen?

Aufsetzen an den Bettrand: (Abb. 8.**18**)

- Der Pflegende steht mit leicht gegrätschten Beinen an der gelähmten Seite des Kranken;
- Der Kranke wird auf die gelähmte Seite gedreht;
- Seine Beine werden angebeugt, die Unterschenkel aus dem Bett geführt;
- Der Kranke stützt sich mit seiner gesunden Hand in Höhe des Brustbeins auf dem Bett ab;
- Eine Hand der Pflegeperson umfasst den Ellbogen des gelähmten Armes und unterstützt den Unterarm des Kranken mit ihrem eigenen Arm;

8 Pflegesituationen im Alter

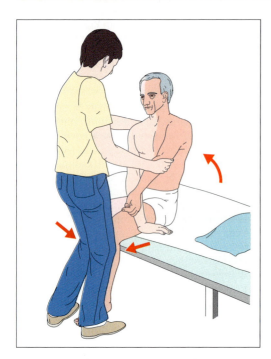

Abb. 8.**18** Aufsetzen an den Bettrand

- Ihre andere Hand legt sie von hinten auf die nicht betroffene Schulter des Kranken;
- Mit Kommando „1-2-3" zieht die Pflegeperson die gesunde Schulter des Kranken in Richtung seines Beckenkammes, während der Kranke sich gleichzeitig mit seiner gesunden Hand auf- und hochstützt.

> **!** Grundsätzlich ist zu beachten: Ältere Menschen leiden bei zu schnellem Aufrichten oft kurzfristig an (orthostatischen) Schwindelgefühlen, die jedoch meist bald vorübergehen. Deshalb lieber einen Augenblick warten!

Heraussetzen auf den (Roll-)Stuhl über die gelähmte Seite: (Abb. 8.**19**)

- Rollstuhl bzw. Stuhl vorbereiten. Am Rollstuhl die Bremsen festmachen, evtl. Seitenteil entfernen. Bett auf „Stuhlhöhe" bringen (wenn möglich). Zwischenraum zwischen Bettkante und Sitzfläche des Stuhles möglichst mit einem Kissen ausfüllen;
- Zum Heraussetzen muss der Kranke so weit an die äußere Bettkante gebracht werden, dass seine beiden Füße fest auf dem Boden stehen. Dies geschieht mit Hilfe einer Gewichtsverlagerung von einer Gesäßhälfte auf die andere. Die Pflegeperson unterstützt ihn dabei und schiebt ihn in die gewünschte Richtung;
- Der Kranke sitzt nun an der Bettkante, seine beiden Füße stehen parallel auf dem Boden;
- Die Pflegeperson steht vor dem Kranken und fixiert mit ihren Beinen das Knie des betroffenen Beines; seine gesunde Hand hält den betroffenen Arm fest;
- Der Kranke beugt sich möglichst weit nach vorne, die Pflegeperson fasst über seinen Rumpf am Gesäß fest an;
- Mit Hilfe ihrer Gewichtsverlagerung nach hinten „hebt" die Pflegeperson das Gesäß des Kranken an und schwenkt ihn (evtl. mit mehreren Zwischenhalten) auf den bereitgestellten Stuhl.

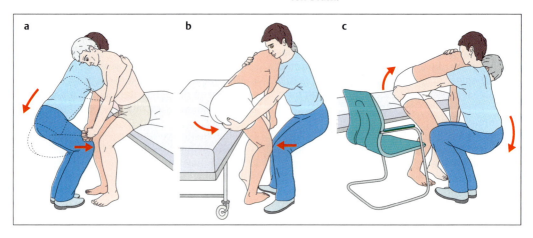

Abb. 8.**19** Heraussetzen auf den (Roll-)Stuhl über die gelähmte Seite

Der Wechsel vom Stuhl ins Bett erfolgt in derselben Weise in umgekehrter Reihenfolge.

Unterstützung beim Gehen:
Das Gehen sollte unter Anleitung eines Physio-(Bewegungs-)Therapeuten erst versucht werden, wenn der Kranke gelernt hat, aufzustehen, im Stand das Gleichgewicht zu halten (also ohne erhebliche Hilfe zu stehen) und die Gewichtsverlagerung auf das gelähmte Bein geübt hat. Der Physiotherapeut geht an der gelähmte Seite, legt seine Hände um bzw. an die Hüfte des Kranken und vermittelt ihm dabei ein Gefühl der Sicherheit. Den ersten Schritt sollte der Kranke mit dem gesunden Bein machen. Der ganzen Gehvorgang muss zuerst vom Physiotherapeuten gesteuert werden. Mit fortschreitender Gehsicherheit des Kranken können Pflegepersonen in Absprache mit dem Physiotherapeuten die Gehschulung fortführen. Auch der Einsatz von Gehhilfen sollte unter Anleitung der Fachkraft erfolgen.

Wegen einer möglichen Gesichtsfeldeinschränkung oder eines Neglectsyndroms muss auf Stolper- und Anstoßgefahren geachtet werden, z. B. auf Möbel, Türrahmen, Gegenstände u. a.
Hilfreich sind:

– Gute Schuhe mit Ledersohle und Gummiabsatz,
– rutschfeste Bodenbeläge,
– Handläufe und Sitzgelegenheiten.

AEDL Kommunizieren können: Pflege bei Sprachstörungen

D Kommunizieren heißt „miteinander in Verbindung stehen" und ermöglicht die Aufnahme und die Erhaltung zwischenmenschlicher Beziehungen. Sie ist damit ein wesentlicher und unverzichtbarer Bestandteil des Verhaltens des sozialen Wesens Mensch. Berufliche und private Beschäftigung erfordern in den meisten Fällen Kommunikation. Das wichtigste Kommunikationsmittel ist die verbale Sprache. Neben der gesprochenen Sprache spielen auch Schreiben, Lesen, Zeichnen, Mimik, Gestik und Körpersprache eine wichtige Rolle in der Kommunikation.

Ziele der Pflege bei Aphasie:

- Vermeiden des sprachlichen „Rückzuges", Förderung jeder sprachlichen Aktivität;
- Ermöglichen und Erhalten von sozialen Beziehungen;
- Verbesserung der Kommunikation;
- Informationsaustausch zwischen Sprachtherapie und Pflege.

Gestaltung eines fördernden Umfeldes:

- Den Kranken für voll nehmen und wie alle anderen Menschen behandeln. Ihn als Person und Mensch achten und akzeptieren. Der aphasische Kranke ist aufgrund seiner Sprachstörung allein nicht dement;
- Den Kranken in Gruppenaktivitäten und andere Sozialkontakte einbeziehen;
- Anregung, Anerkennung und Mut zu weiterem Sprechen geben;
- Aufrichtig sein und dem Kranken keine Besserung versprechen, ihm aber Mut und Hoffnung geben und ihn zur Therapie und zum weiteren Sprechen ermuntern;
- Nicht über den Kranken hinweg sprechen, sondern ihn einbeziehen und direkt ansprechen;
- Der Kranke braucht viel Zeit und Geduld für Sprechen und Verstehen;
- Singen nur unterstützen, wenn es dem Kranken Freude macht. Es hilft nicht beim Sprechen Lernen;
- Beim Sprechen nicht schreien, aber eine Hörbehinderung ausschließen;
- Bildbände zur Verfügung stellen; Interessen des Kranken berücksichtigen; Keine Kinderbücher einsetzen; Kontrolle der Sehfähigkeit veranlassen.

Die Kommunikation erleichtern:

- Bevor gesprochen wird, Kontakt zum Kranken schaffen, z. B. seine Hand nehmen, etc. So stehen, dass der Kranke das Gesicht des Sprechers sehen kann;
- Keine Kindersprache anwenden;
- Mimik, Gestik und Bilder einsetzen. Mit hinweisenden Gesten auf sinnvolle Gegenstände weisen (z. B. Badetuch/Seife, „Sie können baden"). Den Kranken auf bedeutungsvolle Gegenstände zeigen lassen;
- Fragen stellen, die mit „Ja" oder „Nein" beantwortet werden können;
- Rückmeldung über das bisher Verstandene geben (z. B. „Ich verstehe, dass Sie etwas stört! Was stört Sie?");
- Nachsprechen lassen hat keinen therapeutischen Effekt;
- Nur für den Kranken sprechen, wenn es absolut nötig ist;

- Nicht unterbrechen; Nicht dazwischen sprechen; Nicht die Worte in den Mund legen; Evtl. höchstens ein Wort oder eine Anfangssilbe vorschlagen;
- Fehler auf gar keinen Fall belächeln; Nicht alles rigoros verbessern; ein Wort, das gerade noch verstehbar ist, ist ausreichend;
- Nicht Verstehen heucheln; Bei vollständigem gegenseitigen Nichtverstehen dem Kranken vorschlagen, es später noch einmal zu versuchen;
- Bei Pflegevorgängen sagen, was man macht;
- In kurzen Sätzen und langsam sprechen (z. B. „Guten Tag, Frau Müller, ich bringe das Essen. Haben Sie Hunger? Es gibt Nudeln.");
- Wenn der Kranke etwas nicht verstanden hat, das Gesagte ruhig und langsam wiederholen;
- Komplexe Vorgänge in kleine sprachliche „Häppchen" einteilen (z. B. „Herr Meier, Sie müssen zum Röntgen" – Pause – „bitte stehen Sie auf" – Pause – (P. steht auf), „ziehen Sie den Bademantel an" – Pause – (zieht an) – usw.

AEDL Sich pflegen können: Pflegetherapie beim An- und Ausziehen und bei der Körperpflege

An- und Ausziehen von Kleidung und Körperpflege sind therapeutisch besonders wertvolle Pflegesituationen. Durch die Einbeziehung von regelmäßig wiederkehrenden Alltagstätigkeiten in die Bobath-Pflegetherapie wird der Lernprozess des Kranken besonders intensiviert.

Pflegeziele beim An- und Auskleiden und der Körperpflege:

- Die Spastizität soll verhindert oder gemindert werden und ein angepasster Tonus kann aufgebaut werden, indem die Ausgangssituation (Lagerung bzw. Ausgangsstellung des Kranken, Hilfsmittel, Umgebung, Vorgehensweise) gezielt gestaltet wird;
- Normale Bewegungsabläufe sollen geübt werden, indem der Kranke seine betroffenen Körperanteile bzw. seinen gesamten Körper durch die Führung des Pflegetherapeuten immer wieder in Aktivitäten einbezieht;
- Die Wahrnehmung der betroffenen Seite und des gesamten Körpers soll durch Einbeziehung in Bewegungen und Spürinformationen gefördert werden;
- Die Handlungsplanung soll anhand lebenspraktischer und konkreter Handlungen gefördert werden, indem der Kranke auf seinen Erfahrungsschatz aus Situationen des täglichen Lebens zurückgreifen kann;
- Die Selbstständigkeit in einem wichtigen Bereich der AEDL soll gefördert werden.

Die halbseitige Lähmung beim Schlaganfall behindert beim normalen **An- und Ausziehen**. Zusätzlich hat ein Schlaganfallkranker auch mit seiner nicht gelähmten Seite Probleme bei der Bewegungsplanung und kann sich auch deshalb oft nicht gut alleine anziehen: der Bewegungsablauf ist gestört, die Reihenfolge der Kleidungsstücke kommt durcheinander, der Kranke findet die Ärmellöcher nicht bzw. vertauscht die Seiten des Kleidungsstücks, knöpft falsch usw.

Diese Probleme können durch eine therapeutische Gestaltung des Anziehens oft gebessert werden, wenn der Kranke zur Mitarbeit bereit ist. Die Extremitäten der betroffenen Seite werden immer zuerst angekleidet. Die Auswahl der Kleidung sollte, wenn möglich, immer durch den Kranken selber erfolgen.

Das **Ausziehen** fällt dem Kranken meist leichter als das Anziehen. Die Reihenfolge der Kleidungsstücke ergibt sich von alleine. Die nicht betroffene Extremität wird zuerst ausgezogen. Der Pflegetherapeut sollte den (besonders den rechtshirnig betroffenen) Kranken anhalten, die ausgezogenen Kleidungsstücke in stets gleicher Weise zu falten und zur Seite zu legen. So liegt beim späteren Anziehen eine immer gleiche und gut wiedererkennbare Struktur (räumliche Orientierung!) vor.

Ausgangsposition zum Anziehen:
Der Kranke sitzt auf einem festen Stuhl (nicht Rollstuhl) in aufrechter Sitzhaltung, ohne sich anzulehnen. Beide Füße stehen fest auf dem Boden. Der Pflegetherapeut sitzt zur Hilfestellung und Sicherung an der betroffenen Seite.

Anziehen von Kleidungsstücken für den Oberkörper am Beispiel Pullover:
Der Pullover wird so auf die Knie gelegt, dass der Halsausschnitt vom Körper weg nach vorne zeigt und das Rückenteil oben liegt. Der Ärmel für den betroffenen Arm hängt zwischen den Beinen herunter. Jetzt wird eine Art „Trichter" für den betroffenen Arm geformt. Dazu wird das Rückenteil des Pullovers nach vorn in Richtung Knie gelegt. Jetzt wird der betroffene Arm vom nicht betroffenen Arm auf die „Trichteröffnung" gelegt und der Kranke beugt sich weit vor, bis der Arm ganz herunter hängt. Der Pullover wird jetzt so weit wie möglich über den betroffenen Arm und über die betroffene Schulter geführt. Nach-

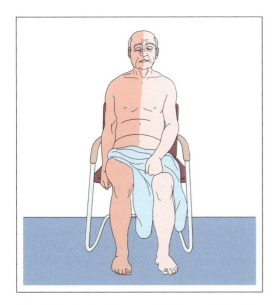

Abb. 8.**20** Vorbereitung von Kleidungsstücken für den Oberkörper

dem der Kranke sich wieder aufgerichtet hat, wird der nicht betroffene Arm in den anderen Ärmel eingeführt und das Rückenteil des Pullovers über den Kopf gezogen.

Anziehen von Kleidungsstücken für den Unterkörper am Beispiel Strümpfe:
Das nicht betroffene Bein wird etwas mehr zur Mitte hin gestellt. Beide Hände umfassen das Knie des betroffenen Beines. Das betroffene Bein wird mit Unterstützung der Hände über das nicht betroffene Bein übergeschlagen (Abb. 8.21). Der Kranke beugt sich mit gefalteten Händen weit vor, öffnet die Hände und lässt den betroffenen Arm herabhängen. Mit dem nicht betroffenen Arm wird der Strumpf mit Daumen und Zeigefinger gespreizt und über den Fuß gezogen. Anschließend umfasst der Kranke das Knie der betroffenen Seite und stellt das Bein mit Unterstützung der Pflegeperson wieder neben das nicht betroffene Bein. Beim Strumpf der nicht betroffenen Seite wird entsprechend verfahren. Einige Kranke können wegen eingeschränkter Beweglichkeit die Beine nicht mehr überschlagen. In diesem Fall sollten die Beine auf die Kante einer dem Kranken gegenüberstehenden Fußbank oder eines niedrigen Stuhles gestellt werden. Hosen und Schuhe werden entsprechend angezogen.

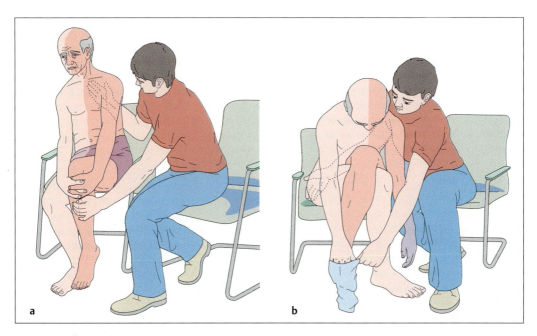

Abb. 8.**21** Überschlagen des Beines (**a**) und Anziehen des Strumpfes (**b**)

Körperpflege:
Gerade bei der täglichen Körperpflege entwickelt der Kranke oft eigene Ideen, auf die er mit Recht stolz ist. Der Pflegetherapeut sollte diese Vorschläge, wenn sie nicht spastikfördernd sind, unbedingt in die Pflege einbeziehen, um dem Kranken ein wichtiges Erfolgserlebnis zu geben. Die Körperpflege beim Hemiplegiker sollte zugleich einen aktivierende und therapeutischen Charakter haben.

- Die aktivierende Pflege verbessert die Selbstpflegefähigkeit des Betroffenen quantitativ, ist Hilfe zur Selbsthilfe und fördert ihn durch Forderung;
- die therapeutische Pflege verbessert die Selbstpflegefähigkeit des Betroffen qualitativ, macht die Alltagssituation zur Lernsituation und ist – korrekt ausgeführt – eine zusätzliche Therapie.

! Die Körperpflege beim Hemiplegiker muss berücksichtigen, dass es oft zu lähmungsbedingte Durchblutungsstörungen (trophische Störungen) der betroffenen Seite kommt. Dadurch ist die Widerstandsfähigkeit der Haut reduziert. Auch das Wärme- bzw. Temperaturempfinden des Kranken kann gestört sein, so dass eine Temperaturkontrolle des Wasch- bzw. Badewassers mit der nicht betroffenen Seite erforderlich ist.

Körperreinigung im Bett:
Der Kranke wäscht Gesicht und betroffene Seite wenn möglich selbst. Seine nicht betroffene Seite wäscht er gemeinsam mit der Pflegeperson durch Führung selbst. Schlecht erreichbare Körperregionen wäscht die Pflegeperson. Bei inaktiven Kranken mit einem erst kürzlich erfolgten Schlaganfall muss die Ganzwaschung von der Pflegeperson vollständig übernommen werden. Für passive, unruhige bzw. bewusstseinsgestörte Kranke ist eine stimulierende Ganzwaschung nach den Prinzipien der „Basalen Stimulation" nach Prof. Fröhlich besonders sinnvoll. Neben der Körperreinigung werden damit besonders bei somnolenten oder unruhigen Kranken noch weitere Ziele angestrebt:

- Verbesserung des Wachheitszustandes (Vigilanz);
- Verbesserung der Wahrnehmung und der Beachtung des eigenen Körpers (besonders der betroffenen Seite);
- Verbesserung der Aufmerksamkeit und Kontaktaufnahme mit der Umwelt (Kommunikationsaufbau);
- Vorbereitung von aktiveren Formen der Körperpflege.

Waschen am Waschbecken:
Waschen am Waschbecken ist die therapeutisch interessanteste Pflegesituation. Der Kranke sitzt auf einem normalen Stuhl dicht vor dem Waschbecken. Er hat beide Beine am Boden (nicht auf den Fußrasten!), sein Oberkörper wird in Vorlage gebracht, so dass die Brust den Rand des Waschbeckens berührt. Der Kranke legt seinen betroffenen Arm auf den Rand des Waschbeckens. Bei allen Aktivitäten, die für den betroffenen Arm normal wären, wird der betroffene Arm durch die Pflegeperson geführt und die Aktivität entsprechend durchgeführt.

Duschen:
Duschen von Kranken geht schnell und hinterlässt ein Gefühl von Sauberkeit, Frische und Wohlbefinden. Therapeutisch ist es aber weniger wertvoll, da das Führen der betroffenen Seite hierbei oft schwieriger ist und der Kranke sich in der glitschigen Duschumgebung oft unsicherer fühlt.

Führen der betroffenen Hand und des Armes:
Als pflegerisches Vorgehen ist das Führen sehr zeitintensiv, aber auch therapeutisch sehr wertvoll. Das Prinzip hierbei ist es, die Tätigkeiten, die der Kranke vor der Erkrankung normalerweise mit dem betroffenen Arm ausgeführt hat, mit Kraftunterstützung und mit Steuerung der Pflegeperson durchzuführen. Das Führen der betroffenen Hand bzw. der gesamten Körperseite ist besonders dann erfolgreich, wenn der betroffene Arm nur teilweise gelähmt ist (Parese). Auch bei einer vollständigen Lähmung (Plegie) kann das Führen der betroffenen Seite zur Anbahnung von Bewegung, Förderung der Wahrnehmung und zur Prophylaxe einer geschwollenen Hand eingesetzt werden. Die betroffene Hand wird immer nur bei Tätigkeiten geführt, die für den Patienten auf der geführten Seite normal sind. Es sollen keine für die Seite des Kranken ungewohnten Aktivitäten geführt werden, damit das Gehirn die vertraute Aktivität „wiedererkennen" kann. Beim Führen soll der Kranke alle mit dem Waschvorgang verbundenen Empfindungen als taktilkinästhetischen Input und Lernangebot erfahren. Deshalb muss der Kranke – und nicht die Pflegeperson – alle beteiligten

Gegenstände mit der betroffenen Hand mit Hilfe der Pflegeperson anfassen.
Bei Kranken mit erheblichen neuropsychologischen Störungen (z. B. Apraxie) ist oft auch das Führen der weniger betroffenen Seite erforderlich.
Eine geführte Körperpflege ist für die Kranken immer sehr anstrengend, deshalb sollten anfangs nur kleine Teile der Körperpflege, wie z. B. das Waschen des Gesichtes, geführt werden. Wenn sich beim Führen die Spastik verstärkt, muss die Ausgangsstellung des Kranken wieder zur korrekten Sitzhaltung korrigiert werden (Schulterprotraktion). Wenn sich trotz korrigierter Sitzhaltung die Spastik nicht beherrschbar verstärkt, darf auf keinen Fall weiter fortgefahren werden (falsches Lernangebot). Die Körperpflege wird dann passiv fortgeführt.

AEDL Essen und Trinken können: Unterstützung beim Essen und Therapeutische Mundhygiene

Unterstützung beim Essen:
Da bei einer Halbseitenlähmung oft auch die Gesichts-, Zungen- und Schlundmuskulatur und der Schluckreflex betroffen sind, muss der Kranke im akuten Stadium häufig mit Sondenkost ernährt werden. Der günstigste Zugang, der auch die Übungstherapie bei Schluckstörungen nicht behindert, ist dabei die PEG (Perkutane endoskopisch kontrollierte Gastrostomie). Dabei wird vom Arzt in einem unkomplizierten Eingriff während einer Magenspiegelung eine Ernährungssonde durch die Bauchdecke in den Magen eingelegt. Eine PEG ist sowohl für den Kranken als auch für die Pflegeperson die angenehmste und komplikationsärmste Weise der Sondenernährung. Transnasale Ernährungssonden sollten heute möglichst nicht mehr eingesetzt werden.
Auch bei sondenernährten Kranken muss möglichst frühzeitig versucht werden, zusätzlich zur Sondennahrung stufenweise wieder auf eine natürliche Nahrungsaufnahme und Vollkost überzugehen, um die physiologischen Verdauungsvorgänge zu aktivieren und Munderkrankungen vorzubeugen.
Folgende **Schwierigkeiten** müssen beachtet werden:

- Durch die zur gelähmten Seite geneigten Körperhaltung hat der Kranke Mühe, die Nahrung in der Mitte des Mundes zu halten. Sie rutscht u. U. zwischen Zähne und Wangen („Hamsterbacke") oder fällt aus dem Mundwinkel heraus;
- Durch das Kauen nur auf der gesunden Seite wird die Spastizität der gelähmten Seite erhöht;
- Da das Kauen Mühe macht, meidet der Kranke oft feste Nahrung;
- Wegen gestörter Sensibilität der Mundschleimhaut kann er sich leicht selbst verletzten;
- Bei Kranken mit Neglectsyndrom wird u.U. eine Tellerhälfte übersehen;
- Das Schlucken bereitet Mühe; oft muss der Kranke auch bei kleinen Bissen mehrmals hintereinander schlucken, bis der Rachen frei ist;
- Durch Veränderungen von Muskeltonus und Sensibilität im Mundbereich kann sich auch der Sitz der Prothese verändern. Dies erschwert zusätzlich das ohnehin mühsame Kauen.

Unterstützende **Pflegemaßnahmen:**

- Korrekte Sitzposition mit aufrechtem (senkrechtem, evtl. sogar leicht vorgebeugtem) Rumpf;
- Leichte Kopfbeugung nach vorne ermöglichen, Kopfüberstreckung nach hinten vermeiden (erschwert normales Schlucken);
- Lippenschluss durch leichtes Hochdrücken der Unterlippe gegen die Oberlippe erleichtern (kann der Kranke evtl. selbst machen);
- Bei der „Hamsterbacke" durch leichten Druck von außen auf die Wange die Entleerung fördern;
- Wahl der richtigen Speisen: keine passierte Kost und kleinteilige Speisen wie Reis, weil sie „im Mund verschwinden" und sich deshalb schlechter schlucken lassen, sondern eher weiche, aber geformte Speisen wie mundgerechte Stücke weichgekochter Gemüse, festes Kartoffelpüree;
- Andicken von Getränken (z. B. mit Quick und Dick, Fa. Pfrimmer-Nutricia);
- Tragen der Zahnprothese möglichst auch über Nacht, um Kieferveränderungen zu vermeiden.

Therapeutische Mundhygiene:
Durch die Sensibilitätsstörungen im Mund (Speisereste werden weniger gespürt) und die Zungenbewegungsstörungen (Speisereste können nicht „aufgesammelt" werden) kommt es bei Schlaganfallkranken oft zu Pflegedefiziten im Mundbereich, die in unangenehme Entzündun-

gen übergehen können. Die sorgfältige Mundpflege nach dem Essen, besonders in den Wangentaschen, kann dies vermeiden helfen.
Zusätzlich zur Reinigung der Mundhöhle können hierbei noch Übungen zum Lippenschluss und zur Förderung der Zungenbeweglichkeit integriert werden. So kann die Mundpflege einen Beitrag zur Besserung der Selbstreinigung des Mundes und zur Behandlung von Schluckstörungen durch Lippen- und Zungenlähmungen leisten:

- Lippenschluss: Festhalten einer Kompresse oder eines Holzspatels mit verschiedenen Stellen der Lippen, Aufblasen der Wangen und Halten der Luft, Pfeifen lassen, Grimassen schneiden lassen usw.;
- Zungenbeweglichkeit: Zungenspitze an den Lippen entlang kreisen lassen oder an verschiedene von außen auf der Wange durch Fingerdruck vorgegebene Stellen drücken lassen, Zunge herausstrecken und weit zurückziehen lassen, usw.

Literatur

Gedruckte Quellen:
Busse, O.: Stroke Units. Deutsche Schlaganfall-Hilfe, Gütersloh 1997
Busse, O.: Akutbehandlung des Schlaganfalls. Stiftung Deutsche Schlaganfall-Hilfe, Gütersloh 1997
von Cramon, D., J. Zihl: Neuropsychologische Rehabilitationen. Springer, Berlin 1988
Davies, P.M.: Hemiplegie. Springer, Berlin 1986
Deutsche Schlaganfall-Hilfe: Schlaganfall vorbeugen, behandeln, rehabilitieren. Deutsche Schlaganfall-Hilfe, Gütersloh 1997
Diener, H.C.: Primär- und Sekundärprävention des ischämischen Insultes. Dt. 94/1997, S. A-2195-2201
Hossmann, K.-A.: Neue Wege zur Therapie des Schlaganfalles. Dt. Ärzteblatt 94/1997, S. A-2192-2194
Juchli, L.: Pflege, 8. Aufl. Thieme, Stuttgart 1997
Poeck, K.: Neurologie, 8. Aufl. Springer, Berlin 1992
Stiftung Deutsche Schlaganfall-Hilfe: Schlaganfall. Informationen für Betroffene und Interessierte. Stiftung Deutsche Schlaganfall-Hilfe, Gütersloh 1997
Urbas, L.: Pflege eines Menschen mit Hemiplegie nach dem Bobath-Konzept, 2. Aufl. Thieme, Stuttgart 1996

Internet-Quellen:
MedizInfo: hhtp://www.medizinfo.com
Statistisches Bundesamt:
hhtp://www.statistikbund.de/basis/d/gesutab3.htm

8.3 Erkrankungen der Atemwege

Hartmut Rolf und Else Gnamm

Atemwegserkrankungen allgemein

Die Atmung zählt zu den Vitalfunktionen. Man unterscheidet die „innere" Atmung der Zellen und die „äußere" Atmung als Gasaustausch der Lunge. Als innere Atmung bezeichnet man den Vorgang der Oxidation von Kohlenhydraten und Fetten zur Bereitstellung von Energie.
Hierfür wird in den Zellen Sauerstoff benötigt. Die äußere Atmung sorgt in der Lunge für den nötigen Gasaustausch. Zur äußeren Atmung gehört auch der Gastransport auf dem Blutweg. Durch ein fein abgestimmtes Rückkopplungssystem passt sich die Atmung den jeweiligen Bedürfnissen an. Die Anpassung erfolgt durch das Atemzentrum im verlängertem Mark und wird durch den steigenden Kohlendioxid- sowie durch den sinkenden Sauerstoffgehalt im Blut gesteuert.
Der Körper ist in der Lage, bei erhöhtem Sauerstoffbedarf in den Zellen, z.B. bei körperlicher Anstrengung oder bei Fieber, die Atemleistung zu steigern und so den erhöhten Bedarf zu decken.

Mit **zunehmendem Alter** verringert sich in der Regel die Anpassungsfähigkeit der Atmungsorgane. Die Ursachen hierfür können sein:

- Erweiterung der Alveolen (Lungenbläschen),
- Abnahme der Anzahl an Alveolen,
- Atrophie des elastischen Lungengewebes,
- nachlassende Beweglichkeit des Brustkorbes (Elastizitätsverlust der Rippenknorpel),
- degenerative Veränderungen an den Gelenken zwischen Wirbelsäule und Rippen,
- Wirbelsäulenveränderungen (z.B. Kyphose, Skoliose) mit Einschränkung der Entfaltungsmöglichkeit der Lunge,
- verminderte Erregbarkeit des Hustenreflexes.

Erkrankungen der Atemwege sind im Alter sehr oft mit einer **vitalen Bedrohung** des Betroffenen verbunden. Atemnot beeinträchtigt alle Bereiche des Lebens und ist daher immer mit Angst verbunden. Ein Mensch mit Atemnot kann nicht essen, nicht ausreichend schlafen und erschöpft sich sehr rasch. Selbst die Kommunikation ist

durch die Atemnot gestört und verstärkt Angst und Isolation.
Die Lebensqualität ist oft deutlich eingeschränkt, dadurch kann auch die Persönlichkeit des Kranken verändert sein. Besonders bei plötzlich auftretender Verwirrtheit muss auch an Sauerstoffmangel sowie an Kohlensäureüberschuss im Blut als Ursache gedacht werden.
Angst führt häufig zu Erregung und Anspannung, gleichzeitig verstärkt sie die Atemnot, daraus entwickelt sich der Teufelskreis einer gegenseitigen negativen Beeinflussung.
Alte Menschen mit Atemwegserkrankungen haben meist auch andere Grundkrankheiten (z. B. Herzerkrankungen) und benötigen Unterstützung in den meisten Bereichen der AEDL. Tätigkeiten wie z. B. die Körperpflege oder das An- und Auskleiden müssen von der Pflegeperson und/oder den Angehörigen übernommen bzw. unterstützt werden, weil es wegen der reduzierten Leistungsreserven der Lunge für die Betroffenen allein zu anstrengend wäre.

Medizinische Grundlagen

Ursachen und Entstehung

Substanzielle Veränderungen an den Atmungsorganen, verminderte Infektabwehr und die nachlassende Fähigkeit, Bronchialsekret abzuhusten, sind Faktoren, die im Alter die Entstehung von Erkrankungen an den Atmungsorganen begünstigen.
Die nachlassende körperliche Belastbarkeit führt zu zunehmender Inaktivität. Kommt noch eine länger währende Bettlägerigkeit hinzu, atmet der Betroffene meist nur oberflächlich, und die tieferen Lungenbereiche sind nicht oder nur ungenügend belüftet. Unbelüftete Lungenbereiche (Atelektasen) nehmen nicht am Gasaustausch teil. In diesen Atelektasen können sich Keime vermehren, und es kann sich daraus eine Lungenentzündung entwickeln.
Der Entstehungsmechanismus von Atelektasen kann auch durch Schmerzen (Schonatmung), durch Sekretstau (Verlegung von kleinen Bronchien oder durch Druckeinwirkung [Ergüsse, Tumoren]) bedingt sein.
Rauchen, allergische Dispositionen, Luftverschmutzung, klimatische Einflüsse und frühere, evtl. auch durch eine Berufstätigkeit erworbene Schädigung an den Atmungsorganen (z. B. Arbeiten im Bergbau, Asthma durch Mehlstauballergie), können die Krankheitsanfälligkeit zusätzlich verstärken. Jede neue Infektion kann leichter auf das geschwächte Atemsystem übergreifen.

Erwärmung, Anfeuchtung und Reinigung der Einatemluft sind die wesentlichen Aufgaben der oberen Atemwege. Durch Schleimhautschädigung (z. B. bei akuten und chronischen Entzündungen) sind diese Funktionen eingeschränkt. Begleitend geht auch das empfindliche Flimmerepithel zugrunde. Dies führt dazu, dass neben einer mangelhaften Luftbefeuchtung auch die Reinigungsfunktion des Flimmerepithels nicht mehr ausreichend erfüllt wird.
Eine Hypertrophie der Schleimdrüsen führt zu vermehrter Sekretion von Schleim, der nicht mehr richtig abgehustet werden kann. Dies führt zu einem Sekretstau und begünstigt wiederum das Keimwachstum in der Lunge. Entzündungen der Atemwege lassen die Schleimhäute anschwellen und erschweren die Ausatmung. Dies führt auf längere Sicht zur Überblähung der Lungenbläschen (Emphysem).

Einteilung

Atemwegserkrankungen können folgendermaßen eingeteilt werden:

1. Entzündlich obstruktive Erkrankungen:
   - Bronchitis (akute und chronische),
   - Bronchiektasen (irreversible Erweiterung der Bronchialäste),
   - Asthma bronchiale (anfallsweises Auftreten von Atemnot),
   - Pneumonie (Lungenentzündung), verursacht durch Bakterien, Viren oder Pilze, spezielle Form: Lungentuberkulose (bzw. reaktivierte Tuberkuloseerkrankung),
   - Pleuritis (Brustfellentzündung),
   - Silikose (Quarzstaublunge).
2. Prozesse, die zur Reduzierung der Atemfläche führen:
   - Lungenemphysem (irreversible Lungenüberblähung),
   - Atelektasen,
   - Pleuraerguss (Flüssigkeitsansammlung im Pleuraspalt),
   - Pneumothorax (Luftansammlung im Pleuraspalt), Hämatothorax,
   - Lungenfibrose (bindegewebige Umwandlung von Lungengewebe),
   - Wirbelsäulenveränderungen (z. B. Skoliose),
   - Tumoren und Metastasen.
3. Herz- und kreislaufbedingte Erkrankungen:
   - Stauungsbronchitis,
   - Lungenödem,
   - Lungenembolie.

Symptome

Die häufigsten Symptome bei Lungenerkrankungen sind Husten, Atemnot (Dyspnoe) und Zyanose. Schmerzen und Bluthusten (Hämoptoe) können dazukommen. Je nach Schwere der Erkrankung können diese Symptome zusammen oder nur vereinzelt beobachtet werden. Auch sind veränderte Atemgeräusche zu hören, die durch Atemwegswiderstände, z. B. bei Sekretansammlung, bei Schleimhautverdickung oder bei einem Bronchialmuskelkrampf (Asthma) entstehen können.

Husten ist ein Reflex, der bei Reizung der Atemwege auftritt. Er dient dem Ziel, Sekret und Fremdkörper aus den oberen Atemwegen zu entfernen. Bei Lungenerkrankungen ist die Reizung meist durch akute oder chronische Entzündungen der Schleimhaut bedingt, die die Atemwege auskleidet. Andere mechanische oder chemische Reize können diesen Reflex ebenso auslösen.

> **!** Der ältere Mensch hat eine verminderte Erregbarkeit des Hustenreflexes. Dadurch ist die Gefahr sehr groß, dass eine Fremdkörperaspiration (beim Essen) oder Sekretanschoppung in den Atemwegen auftritt, besonders wenn zusätzlich noch eine muskuläre Schwäche vorliegt.

Normalerweise läuft der Atemvorgang unbewusst ab. Bei chronischen Atemwegserkrankungen oder bei schleichendem Krankheitsverlauf hat sich der Betroffene an die Veränderungen angepasst. Er meidet Anstrengungen, macht häufiger Pausen und setzt seine Atemhilfsmuskulatur ein. Der Organismus gewöhnt sich an höhere Kohlendioxidwerte im Blut. Eine bei körperlicher Anstrengung auftretende **Atemnot** (Belastungsdyspnoe) kann sich zur Ruhedyspnoe entwickeln. Dieses Empfinden, nicht „ausreichend Luft zu bekommen", kann sich bis zur Orthopnoe (höchste Form der Atemnot) steigern (S. 636).

In manchen Fällen besteht ein Zusammenhang zwischen Atemwegs- und Herzerkrankung, er führt zu einer gegenseitigen, negativen Beeinflussung. Bei Atemnot steigt die Atemarbeit, und es wird zusätzlich Energie verbraucht. Liegt nun eine Herzinsuffizienz vor, so kann das geschwächte Herz die erforderliche Pumpleistung nicht mehr ausreichend erbringen. Das Blut staut sich in den Lungenkreislauf zurück und lagert sich in der Lunge ab (Lungenstauung bis zum Lungenödem). Dadurch reduziert sich der Gasaustausch in der Lunge, die Atemnot wird noch größer.

Andere Ursachen für Atemnot sind z. B. verengte Atemwege (Obstruktion). Obstruktive Atemwegserkrankungen vergrößern die Atemwegswiderstände und erschweren somit die Ein- und/oder Ausatmung (pfeifende, giemende Atemgeräusche). Ist das Lungengewebe betroffen, z. B. bei einer Lungenentzündung, lässt sich die Atemnot durch den gestörten Gasaustausch wegen Gewebsentzündung erklären. Mechanische Ursachen können ein Pleuraerguss (Flüssigkeitsansammlung im Pleuraspalt) oder ein Pneumothorax (Luftansammlung im Pleuraspalt) sein. In beiden Fällen kommt es zur Atemnot durch Verdrängung der Lunge.

Bei Sauerstoffmangel beobachtet man eine Blaufärbung der Haut und der Schleimhäute. Lungenerkrankungen und Atemstörungen führen häufig zu einer Reduzierung der Sauerstoffaufnahme und -bindung an das Hämoglobin (roter Blutfarbstoff). Eine Zunahme von sauerstoffarmem (venösem) Blut führt zu **Zyanose**, die an Lippen, Fingern und Zehen besonders gut sichtbar ist.

Diagnostik

Routinemässig wird der Arzt nach einer ausführlichen Anamnese mit der Auskultation (Abhören) und der Perkussion (Beklopfen) der Lunge beginnen. Atemgeräusche und nicht- oder minderbelüftete Bereiche können dadurch erkannt werden.

Ein gedämpfter Klopfschall kann z. B. ein Hinweis auf einen Pleuraerguss sein.

Neben diesen allgemeinen Beurteilungen gibt es eine Vielzahl von technischen Hilfsmitteln zur Diagnostik der Atmungsorgane:

- Röntgenaufnahme des Thorax (Brustraum);
- Röntgenologische Spezialuntersuchungen:
  - Tomogramm (Schichtaufnahme der Lunge),
  - Computertomographie (CT),
  - Bronchographie (Darstellung des Bronchialbaums durch Kontrastmittelfüllung),
  - Lungenszintigraphie (Darstellung der Lungendurchblutung durch intravenöse Injektion von radioaktiven Substanzen),
  - Magnetresonanztomographie (MRT), auch Kernspinresonanztomographie genannt (bildgebendes Verfahren, das ohne Röntgenstrahlen auskommt);
- Blutgasanalyse (arterielles Blut wird auf Sauerstoff- und Kohlendioxidgehalt sowie pH-Wert untersucht);

8.3 Erkrankungen der Atemwege

Tabelle 8.6 die wichtigsten Symptome der Atemwegserkrankungen

Symptome Krankheiten	Husten	Auswurf	Fieber	Atemnot	Schmerzen (beim Atmen)	Besonderheiten
Akute Bronchitis	Zu Beginn trocken	später schleimig, eitrig	verschieden	nein	hinter dem Brustbein	evtl. Übergang in chronische Bronchitis
Chronische Bronchitis	anhaltend	schleimig, eitrig, selten mit Blutbeimischung	meist nein	ja	gering	während der kalten Jahreszeit verstärkt auftretend
Bronchiektasen	verstärkt morgens beim Aufstehen	in großen Mengen eitrig, mit üblem Geruch	Fieberschübe möglich	zunehmend im Verlauf der Erkrankung	nein	„maulvolle Expektoration" 3-Schichten-Sputum
Pneumonie	ja	eitrig, schleimig, später rötlich bis bräunlich	ja, meist Schüttelfrost	ja, im Verlauf zunehmend	beim Husten	Zyanose, Tachykardie, Unruhe, Verwirrtheit wegen O_2-Mangel
Lungenemphysem	nein	nein	nein	zunehmend bei Anstrengung erschwerte Ausatmung	nein	Fassthorax, Zyanose, Husten und Auswurf durch Begleiterkrankungen möglich
Lungenödem	ja	schaumig, leicht rötlich	nein	hochgradig	nein	brodelndes Atemgeräusch, Zyanose
Lungenembolie	später einsetzend	evtl. schaumig, leicht blutig	nein	akut	einschießender Schmerz im Brustkorb	Todesangst, Tachykardie
Pleuritis						
– trocken	trocken, schmerzhaft	nein	möglich	nein	ja	meist Begleiterkrankung einer Pneumonie
– feucht	nein	nein	möglich	möglich	nein	
reaktivierte Tuberkulose	chronisch-anhaltend	im fortgeschrittenen Stadium	ja	nein	beim Husten	Nachtschweiß
Karzinome der Atemwege	verschieden	gering, Blutbeimengung möglich	nein	zunehmend	verschieden	Anämie Kräfteverfall

- Lungenfunktionsuntersuchung (Messung der Lungenvolumina, des Atemwegswiderstandes und der Dehnbarkeit);
- Bronchoskopie (endoskopische Untersuchung der Bronchien);
- Mediastinoskopie.

Medizinische Behandlung

Allgemein zielt die Behandlung von Atemwegserkrankungen zunächst auf das Ausschalten von schädlichen Einflüssen wie z. B. Rauchen, Luftverschmutzung, Allergene. Infektiöse Lungenerkrankungen müssen gegebenenfalls mit Antibiotika behandelt werden. Unterstützt wird die Behandlung mit bronchialerweiternden und schleimlösenden Mitteln.

Bei **Atemnot** wird der Arzt in der Regel intermittierende oder kontinuierliche Sauerstoffgaben anordnen (S. 684 ff). Auch Gespräche und die Anwesenheit einer Vetrauensperson haben einen therapeutischen Effekt, um Ängste (Erstickungsängste) abzubauen und den Betroffenen zu beruhigen.

Handelt es sich um Prozesse, die zur **Reduzierung des Atemvolumens** führen, wird der Arzt die Ursache zu behandeln versuchen, z. B. durch Punktion bei einem Pleuraerguss, Operation bei Lungenkarzinom usw. Bei anderen Erkrankungen, deren Folgen nicht rückgängig gemacht werden können, also irreversibel sind, wird versucht, das Fortschreiten durch die Behandlung zu verlangsamen bzw. zu stoppen, wie z. B. bei Lungenemphysem oder bei Lungenfibrose.

Liegt die Ursache der Atemwegserkrankung primär im **Herz-Kreislauf-System**, so wird durch Behandlung der Grunderkrankung auch die Atmung erleichtert, z. B. durch herzmuskelstärkende Medikamente in Verbindung mit entwässernden Mitteln (Diuretika).

Neben der Verantwortung für die regelmäßige Einnahme der verordneten Medikamente, speziell bei verwirrten alten Menschen, hat die Pflegeperson die wichtige Aufgabe zu beobachten, ob die Behandlung auch den gewünschten Erfolg bringt.

Bei Atemwegserkrankungen hat die Pflegeperson aber auch ergänzende therapeutische Aufgaben zu übernehmen wie Lagerung, Einreibung oder Wickel und Hilfestellung bei der Sekretentleerung (S. 680 ff).

Komplikationen und Spätfolgen

Die meisten Komplikationen sind bereits im vorhergehenden Teil beschrieben, da die chronischen Veränderungen von Atemwegserkrankungen bereits eigenständige Krankheitsbilder darstellen (z. B. chronische Bronchitis, Emphysemlunge usw.) und meist nicht heilbar sind. Im günstigsten Fall kann ein Fortschreiten verhindert werden.

Die häufigste Komplikation ist die **Lungenentzündung**, die sich bei älteren Menschen mit geschwächter Abwehrlage rasch entwickeln kann.

Mögliche Ursachen:
- Mangelhafte Belüftung der Lunge (Bettlägerigkeit, Schonatmung, Bewusstseinsstörungen);
- Sekretstau in den Atemwegen (ungenügender Hustenstoß, Schmerzen, zähes Sekret);
- Aspiration (bei Schluckstörungen, bei Bewusstseinsstörungen, bei Sondenernährung, bei Infektionen im Mund-Rachen-Raum, z. B. Mundsoor);
- Infektionen durch unhygienisches Arbeiten des Pflegepersonals (beim Absaugen, durch kontaminierte Inhalationsgeräte und Luftbefeuchter usw.).

! Lungenerkrankungen können aber auch durch Bewegungsmangel entstehen. Ist die körperliche Aktivität durch Bettruhe reduziert, erhöht sich die Anfälligkeit für z. B. Dekubitus, Pneumonie und Thrombose mit nachfolgender Lungenembolie.

Wesentliche Pflegeaufgaben

Einschränkungen im Bereich der AEDL

Der ältere Mensch ist je nach Schweregrad der Erkankung und je nach Allgemeinzustand bei einigen AEDL eingeschränkt und bedarf der professionellen pflegerischen Beratung, Anleitung und Unterstützung.

Zu beachten sind besonders die Bereiche:
- Kommunizieren können,
- Sich bewegen können,
- Vitale Funktionen aufrechterhalten können,
- Essen und Trinken können,
- Ruhen und Schlafen können,
- Sich pflegen können.

Bei Hilfeleistung bzw. bei Übernahme von Tätigkeiten durch die Pflegeperson muss besonders darauf geachtet werden, dass das Abhängigkeitsgefühl des Erkrankten nicht verstärkt wird. Die Pflegeperson muss sich immer wieder neu am aktuellen Befinden orientieren und stets darauf achten, dass die Selbstständigkeit gefördert wird, sobald sich der Zustand bessert.

Es ist aber zu bedenken, dass die anfangs noch bestehende Selbstständigkeit im Laufe der Zeit durch auftretende Komplikationen für immer verloren gehen kann.

AEDL Kommunizieren können: Allein durch die Anstrengung beim Atmen ist das Sprechen eingeschränkt. „Sprechen Sie nicht so viel, wenn Sie nicht genügend Luft bekommen!" Mit solchen Sätzen werden häufig elementare Mitteilungsbedürfnisse abgebrochen oder unterdrückt. Der angemessene therapeutische Umgang sollte zugewandt und gesprächsbereit sein, begleitet mit Geduld beim Zuhören. So kann der ältere

Mensch über seine existenziellen Ängste reden und fühlt sich verstanden. Ein weiterer wichtiger Punkt in der Kommunikation ist hierbei das nonverbale Verhalten.

Hilfreiche Maßnahmen sind:
- Hektik vermeiden;
- Durch Körperkontakt (z. B. Hand halten) dem Kranken vermitteln, dass er nicht alleingelassen wird;
- Für Ruhe in der Umgebung sorgen.

Das besondere Augenmerk gilt aber den verschiedenen Kontakten und Gesprächspartnern. Wenn der Betreuer erkennt, dass bestimmte Personen den Betroffenen zu sehr anstrengen, muss er taktvoll eingreifen.

AEDL Sich bewegen können: Lungenkranke neigen dazu, körperliche Aktivität auf ein Mindestmaß zu reduzieren. Durch dieses Schonverhalten wird auch der Muskelschwund gefördert, die Neigung zu Kontrakturen der Gelenke nimmt zu und der gesamte Stoffwechsel ist eingeschränkt. Mangelnde Bewegung wirkt sich negativ auf die Lungenleistungsreserven aus, die Atemmuskulatur muss daher vorsichtig trainiert werden.
Sicher ist die Krankengymnastin die Spezialistin für Atemübungen, doch sollte die Altenpflegerin sich auch für die Anleitung von Atemübungen verantwortlich fühlen und eine gemeinsame Zielsetzung verfolgen.
Atemfehler und schlechte Körperhaltung müssen erkannt und angegangen werden durch folgende Maßnahmen:
- Bewusstes Aus- und Einatmen;
- Bauch- und Brustatmung im Wechsel durchführen lassen;
- Atemhilfsmuskulatur unterstützen;
- Einatmung durch die Nase, Ausatmung mit Lippenbremse (auch Singen kann eine Atemübung sein);
- Bei Anstrengung Luft nicht anhalten;
- Gymnastische Übungen zur Dehnung, Lockerung und Kräftigung;
- Seitenlagerung und Dehnlagerungen als passive Atemübung (S. 682).

AEDL Vitale Funktionen aufrechterhalten können: Atemnot kann nicht nur existenzielle Angst machen, sondern zeigt stets die Grenze der Belastbarkeit für den Betroffenen auf. Geplante Aktivitäten müssen manchmal abgebrochen oder verschoben werden. Oft wird der ältere Mensch durch Atemnot in eine Abhängigkeit gedrängt, weil er seine ganze Kraft für das Atmen benötigt. Der Allgemeinzustand kann z. B. durch Fieber weiter geschwächt sein, Angst und Erregung können zu Schlaflosigkeit führen und die benötigte Energiereserve aufzehren. Sauerstoffgabe schafft Erleichterung, verstärkt aber die Abhängigkeit und schränkt die Mobilität ein.

> **!** Akute Komplikationen wie Apnoe (Atemstillstand), Pneumothorax (Verdrängung der Lunge durch Luftansammlung im Pleuraspalt) und Lungenembolie müssen unverzüglich erkannt und notfallmäßig behandelt werden (Kap. 8.13).

AEDL Essen und Trinken können: Die Nahrungsaufnahme kann durch Atemnot erschwert sein. In solchen Fällen sollten die Mahlzeiten nicht zu üppig und blähend sein. Auch hier sind mehrere kleinere Mahlzeiten über den Tag verteilt sinnvoll. Eine vitaminreiche Kost verbessert die allgemeine Abwehrlage, und ausreichende Flüssigkeit unterstützt die Sekretverflüssigung, wenn nicht wegen Herzerkrankungen eine Flüssigkeitseinschränkung angeordnet ist. Bei Erkrankungen mit Schluckstörungen ist Mundhygiene besonders wichtig. Der betroffene Personenkreis muss wegen Aspirationsgefahr genau beobachtet werden.

AEDL Ruhen und Schlafen können: Durch die häufigen Begleitsymptome wie Husten und Atemnot haben viele Kranke eine gestörte Nachtruhe. Immer wieder wachen sie auf und haben Hustenanfälle oder Atemnot und können nicht wieder einschlafen. Gerade in der Nacht, wenn es keinerlei Ablenkung gibt, können Angst und Panik auftreten, womit der Betroffene nicht allein fertig wird.
Durch gezielte Beobachtung soll der Pflegende die Probleme erkennen und mit dem Kranken Lösungsansätze besprechen bzw. Strategien für die Vorgehensweise entwickeln. Z.B. sollte ein Asthmatiker seinen Aerosol-Spender in Reichweite neben dem Bett haben. Ist Sauerstoff angeordnet, muss das Gerät mit Zubehör einsatzbereit sein usw.
Soweit wie möglich sollten Gewohnheiten des Betroffenen berücksichtigt werden wie z. B. Schlafen mit offenem Fenster (Zugluft vermeiden).
Ein Reizhusten kann ebenfalls den Schlaf rauben. Sollte die Ursache nicht Herz-Kreislauf-bedingt sein, so kann durch Einreibung mit ätherischen Ölen (sofern der Betroffene sie verträgt) oder einem zusätzlichen warmen Brustwickel häufig Abhilfe geschaffen werden.

AEDL Sich Pflegen können: Bei allen Atemwegserkrankungen ist auch auf sorgfältige **Mundhygiene** zu achten. Trockene Schleimhäute und mangelnde Mundhygiene stören nicht nur den Kranken und seine Umgebung, sondern beeinträchtigen auch den Heilungsprozess. Besonders beim Atmen durch den Mund und nach dem Abhusten von Sekret wünscht sich der Betroffene eine Mundpflege. Dazu eignen sich Spülungen mit heilenden oder desinfizierenden Lösungen.
Sputum (Auswurf) wird aus Hygienegründen am besten in geeigneten Materialien wie Sputumbecher, Zellstoff oder Papiertaschentüchern gesammelt und entsorgt. Desinfektionsmittellösungen im Sputumbecher sind wegen der Verwechslungsgefahr, besonders bei verwirrten alten Menschen, abzulehnen. Der Verwirrte könnte daraus trinken.
Produktives Abhusten wird durch eine aufrechte Sitzhaltung mit abgestütztem Rücken und einer freien Bauchatmung unterstützt. Zellstoff oder Papiertaschentücher sollten stets im Nachtschränkchen vorrätig sein. Solange es die geistigen Fähigkeiten des alten Menschen zulassen, sollte er selbst einen kleinen Abwurfsack für die gebrauchten Materialien bei sich haben und ihn selbst entsorgen.

Pflegetherapeutische Maßnahmen

Atemstimulierende Maßnahmen

Um eine ausreichende Belüftung aller Alveolen zu gewährleisten, müssen wir mehrmals täglich tief ein- und ausatmen. Dies geschieht automatisch bei körperlicher Anstrengung, beim Gähnen oder beim Seufzen.
Bei bettlägerigen oder in der Mobilität eingeschränkten alten Menschen ist dies nicht der Fall. Hier spricht man von einer Ruhe- oder Schonatmung, die meist nur oberflächlich ist. Deshalb ist es notwendig, durch verschiedene Methoden das tiefe Durchatmen und den Sekretauswurf zu fördern:
Schutzfunktion der Nase nutzen: Mit geschlossenem Mund durch die Nase einatmen, langsam durch den Mund ausatmen. Eine leichte, stoßweise geführte Ausatmung fördert den Sekretauswurf.
Lippenbremse: Durch den Einsatz der Lippenbremse wird eine verlängerte Ausatmung erzielt, es wird gegen den Widerstand der Lippen ausgeatmet. Die Luftsäule, die sich in den Bronchien aufbaut, verhindert ein rasches Erschlaffen des Brustkorbes. Instabile Bronchialwände können offen gehalten werden; somit wird eine optimale Entleerung der Lunge gefördert. Die Lippenbremse ist besonders geeignet für Asthmatiker.
Singen: Das Singen regt zum tieferen Atmen an und ist häufig mit positiven Erinnerungen aus der Kinder- und Jugendzeit verbunden. Auch das Mitsummen von Melodien kann das tiefere Durchatmen und eine Sekretlockerung begünstigen.
Ausatmen gegen einen Widerstand: Erreicht wird dies z. B. durch das Aufblasen eines Luftballons oder einer Tüte. Dies führt zur verstärkten Ausatmung. Die Luft wird dabei in die Alveolen gepresst und entfaltet diese.
Forciertes Ausatmen: Gegen einen Wattebausch, Zellstoff oder Luftschlangen blasen fördert ein tiefes Ein- und Ausatmen. Auch ältere Menschen lassen sich zu dieser spielerischen Maßnahme motivieren.
Sicher gibt es noch verschiedene andere Methoden, um mit etwas Phantasie die Motivation des Betroffenen für Atemübungen anzuregen.
Kutschersitz als atemerleichternde Position: Der Betroffene sitzt dabei auf der vorderen Stuhlhälfte oder am Bettrand, die Unterarme sind auf die Knie gestützt, die Beine gegrätscht. Bei gestrecktem Rücken ist der Brustkorb optimal gedehnt und die Atemhilfsmuskulatur kann zusätzlich eingesetzt werden (Abb. 8.**22**).
Hilfsmittel: Zur effektiven Schleimelimination, bei chronisch obstruktiver Bronchitis, Mukoviszidose, Emphysem und Bronchiektasen kann

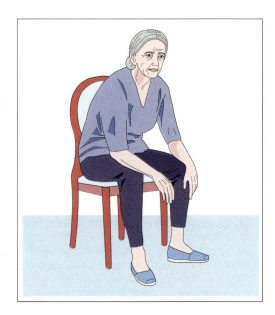

Abb. 8.**22** Kutschersitz

8.3 Erkrankungen der Atemwege **681**

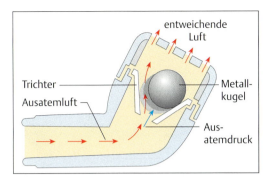

Abb. 8.**23** Flutter VRP 1 Desitin

auch der „Flutter VRP 1 Desitin" verordnet werden. In diesem kleinen Gerät (Abb. 8.**23**) liegt eine Metallkugel in einem Trichter und bietet der Ausatemluft einen Widerstand. Durch den ansteigenden Ausatemdruck wird die Kugel kurz angehoben; sie „flattert" in der Ausatemluft auf und ab (Name). Die entstehenden Druckwellen setzen sich fort und bewirken eine Vibration der Bronchialwände. Der Schleim soll sich dadurch besser lösen und leichter herausbefördert werden können. Zudem wird durch den positiven Ausatemdruck ein Kollaps der Atemwege verhindert. Die Bronchien bleiben länger offen, und es kann leichter Schleim abgehustet werden.

Atemstimulierende Einreibung ASE (nach Bienstein/Fröhlich): Eine atemstimulierende Einreibung (Abb. 8.**24**) hat folgende Zielsetzung:

- Gleichmäßige, tiefe, ruhige Atmung,
- Stimulation der Interkostalnerven durch Akupressur,
- Förderung der Konzentrationsfähigkeit und der Bereitschaft zur Aufnahme von äußeren Einflüssen.

Sie ist besonders für Kranke mit oberflächlicher, rascher oder unregelmäßiger Atmung geeignet, außerdem bei schmerzbedingten Atemstörungen und zur Atemstimulierung bei Wahrnehmungsstörungen und bei psychischen Störungen. Die optimale Dauer beträgt ca. 5–10 Minuten bzw. 5–8 Zyklen.

Durchführung:
- Der Betroffene sitzt leicht nach vorne gelehnt, evtl. durch ein Kissen auf dem Schoß abgestützt oder auf den Tisch aufgestützt. Ist das Sitzen nicht möglich, so kann die Einreibung auch im Liegen, in 135°-Lagerung, durchgeführt werden;
- Die Hände der Pflegeperson sollten warm sein;
- Eine Lotion (W/Ö-Emulsion) wird auf den Rücken in Haarwuchsrichtung gleichmäßig verteilt;
- Für diese Anwendung sollten keine Handschuhe und kein Schmuck an den Händen getragen werden;
- Die ganze Handfläche sollte aufliegen;
- Der Betroffene darf nicht abgelenkt werden, es sollte Ruhe herrschen, auch in der Umgebung;
- Bei der Einreibung hält mindestens eine Hand den Körperkontakt zum Kranken;
- Rhythmus: Bei der Ausatmung führt die kreisende Bewegung in Richtung Wirbelsäule. In der Einatemphase streicht man interkostal mit leicht verstärktem Druck die Handfläche. Dabei streicht man mit gleichmäßigen, kreisenden Bewegungen in Richtung Steiß. Ist

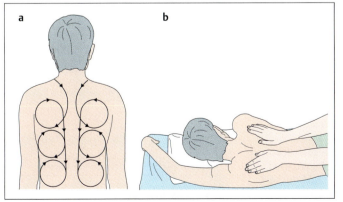

Abb. 8.**24** Atemstimulierende Einreibung (nach Bienstein u. Fröhlich)

man am Steiß angekommen, beginnt man wieder bei der Schulter und wiederholt diesen Zyklus 5–8-mal;
- Das Ein-/Ausatemverhältnis sollte ca. 1:2 betragen, als Richtlinie dient der eigene Atemzyklus, um eine schnelle oder unregelmäßige Atmung zu beeinflussen;
- Abschließend streicht man betont mehrmals vom Nacken zum Steiß und sorgt dafür, dass der Betroffene eine Ruhepause erhält.

Für ein entspannteres und vertieftes Atmen bzw. zur Linderung bei Entzündungen können auch Wickel und Auflagen eingesetzt werden:

– Dampfkompresse (als Brustauflage, S. 625),
– Ölkompresse (auf Sternumbereich) mit Lavendel-, Melissen- oder Thymianöl (S. 629),
– körperwarme Quarkauflage (als Brustauflage, S. 631).

Atemunterstützende Lagerungen

Beschrieben werden die häufigsten Lagerungen, die zur Atemerleichterung vorgenommen werden können. Das Prinzip ist, den Brustkorb vom Gewicht des Schultergürtels zu entlasten und so einen optimalen Einsatz der inspiratorischen Atemhilfsmuskulatur zu ermöglichen.

Oberkörperhochlagerung: Zunächst sollte das Pflegebett in Bezug auf seine Verstellbarkeit zur Körpergröße des Kranken geprüft werden. Beim Höherstellen des Kopfteiles rutschen nämlich viele Kranke zum Fußende, liegen dann völlig unphysiologisch mit eingeengtem Brustkorb und sind dadurch bei ihrer Atmung beeinträchtigt. Es empfiehlt sich, eine „Bremse", z. B. ein zusammengelegtes Frotteehandtuch, unter den Sitzhöckern zu platzieren.
Der Knickpunkt zwischen Rückenlehne und Gesäßteil entspricht häufig nicht dem (Sitz-) Maß des Kranken und sollte entsprechend korrigiert werden.
Bei erschwerter Atmung erfährt der Betroffene eine zusätzliche Erleichterung durch Hochlagerung der Arme. Der Brustkorb wird dabei von der Last der Schultern befreit und die Atemhilfsmuskulatur wird unterstützt. Das Abwinkeln der Knie führt zur Entspannung der Bauchdeckenmuskulatur und so zur weiteren Erleichterung des Atemvorgangs.

Seitenlagerung: Das untere Bein bleibt gestreckt, das obere Bein wird angewinkelt gelagert. Das angewinkelte Bein entspannt die Bauchdecke und hält den Rücken gerade, dadurch wird die Atmung erleichtert. Ein Kissen verhindert das Abknicken des Kopfes (Abb. 8.25). Bei der Seitenlagerung muss jedoch berücksichtigt werden, dass, durch die Schwerkraft bedingt, der untere Lungenbereich besser durchblutet und schlechter belüftet wird. Der oben liegende Lungenbereich wird besser belüftet, dafür aber schlechter durchblutet. Das kann dazu führen, dass z. B. bei einseitiger Lungenentzündung die Atemsituation des Kranken in Seitenlage schlechter wird.

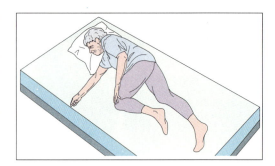

Abb. 8.**25** Seitenlagerung

Dehnlagerung (Halbmondlagerung): Durch Dehnung (Abb. 8.26) der betroffenen Seite soll dieser Lungenbereich besser belüftet werden. Man erreicht dies, indem man einen Arm des Betroffenen über den Kopf legt, dieser muss bewusst in die gedehnte Seite atmen. Die Beine verstärken die Dehnung des Oberkörpers, indem sie gerade und geschlossen zur nicht

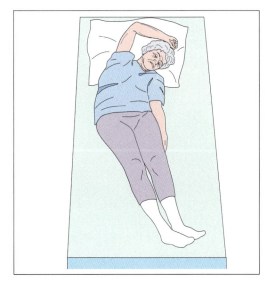

Abb. 8.**26** Dehnlagerung

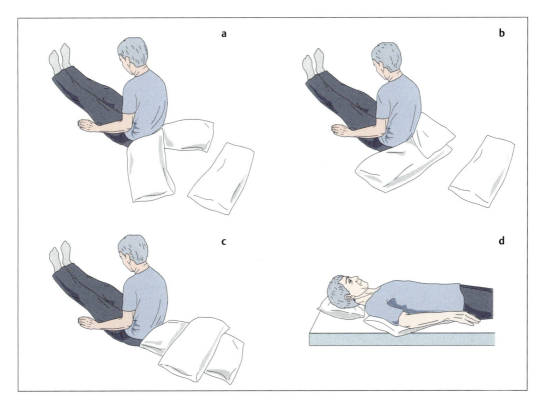

Abb. 8.**27** Verschiedene atmungsunterstützende Lagerungen (nach Juchli). (**a**) V-Lagerung, (**b**) A-Lagerung, (**c**) T-Lagerung. Bei allen Lagerungen wird der Kopf durch Unterlegen eines Kissens unterstützt.

gedehnten Körperhälfte liegen. Unterstützt werden kann dies durch vorsichtige Vibrationsmassagen oder Einreibungen mit ätherischen Ölen zur Sekretlockerung. Vorsicht ist geboten, da ältere Menschen auch im Schultergelenk nicht mehr so gelenkig sind und eine Dehnung nur individuell anzupassen ist.

V-, A-, T-Lagerung: Zwei leicht gefüllte Kissen (ca. 20 x 80 cm), zu „Schiffchen" geformt, werden V- bzw. T- oder A-förmig übereinandergelegt und unter den Kranken gelegt, sodass je nach Zielsetzung bestimmte Lungenbezirke gedehnt werden.

> ! Alle Dehnlagerungen sind kurzfristige Lagerungen (ca. 10–20 min) und werden je nach Verträglichkeit wiederholt.

Lockerung, Lösung und Absaugen von Sekret

Anwendung von Heilkräutern (nach Sonn): Neben der ärztlichen Behandlung mit Medikamenten wie z. B. Antibiotika, schleimlösenden Mukolytika und auswurffördernden Expektorantien gibt es verschiedene Teesorten aus Heilkräutern, die wohlschmeckend und zugleich hilfreich sind.

Schleimlösend und auswurffördernd wirkt ein Aufguss (Zubereitung S. 555 ff) aus 30 g Königskerzenblüten, 30 g Huflattichblättern, 5 g zerquetschten Fenchelfrüchten und 5 g zerquetschten Anisfrüchten. Schleimlösend und hustenreizlindernd kann ein Aufguss aus 30 g Schlüsselblumenwurzel, 30 g Thymiankraut, 30 g Spitzwegerichkraut und 10 g Süßholzwurzel eingesetzt werden.

Einreibungen: Durch Einreibungen und Massagen des Brustkorbes und Rückens mit einfachen Pflanzenölen oder mit einer Körperlotion soll die Atmung angeregt werden. Bronchialsalben sollten grundsätzlich behutsam eingesetzt werden, da die darin enthaltenen ätherischen Öle nicht immer natürlichen Ursprungs sind und von empfindlichen Personen manchmal nicht vertragen werden. Die Salben werden zudem häufig auf Vaselinebasis hergestellt, was eher die Hautporen verstopft. Franzbranntwein kann

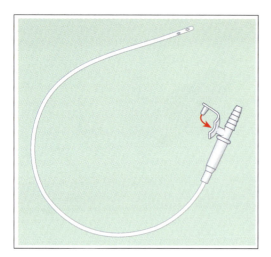

Abb. 8.**28** Absaugkatheter mit Finger-Tip

zum verstärkten Austrocknen der Haut beitragen.
Entscheidend ist viel mehr das WIE des Einreibens, nicht so sehr das MIT WAS.
Sekretabsaugung durch Mund und Nase: Wenn der Kranke nicht mehr in der Lage ist, vermehrte Schleim- oder Sekretabsonderungen auszuhusten, müssen diese abgesaugt werden.
Dazu wird ein Absaugkatheter (Einmalmaterial, Abb. 8.**28**) während der Einatemphase vorsichtig durch die Nase (nasotracheal) oder durch den Mund (orotracheal) bis in den Rachen eingeführt.

! Tieferes Absaugen in der Trachea ist wegen der möglichen Komplikationen (Herzstillstand, Atemnot und Infektionen) Aufgabe des Arztes!

Das Absaugen muss schonend und hygienisch durchgeführt werden, da jede Verletzung der Schleimhaut eine Quelle für neue Infektionen in Mund und Rachen sein kann. Auch die Auswahl von geeigneten weichen und biegsamen Absaugkathetern ist dabei wichtig. Das Lumen darf nicht zu klein sein, da sonst der Schleim wegen seiner Viskosität nicht hindurchfließt und nicht herausbefördert wird. Wegen Verletzungsgefahr darf er aber auch nicht zu groß sein (CH 12–16). Der Einwegabsaugkatheter sollte mit endständiger und seitlicher Öffnung versehen sein. Damit wird ein Festsaugen an der Schleimhaut verhindert. Zusätzlich empfiehlt es sich, dem Absaugkatheter ein Zwischenstück mit seitlicher Öffnung (Finger-Tip) vorzuschalten, um das Einführen ohne Sog zu ermöglichen.

Der benötigte Sog kann entweder durch eine Sauerstoffflasche (Druckumwandler) oder durch ein elektrisch betriebenes Absauggerät erzeugt werden. Diese Geräte müssen regelmäßig gewartet und für den Notfall immer funktionsbereit sein.

Notwendige Hilfsmittel:

- Absauggerät mit Sekretauffangflasche,
- Einwegabsaugkatheter,
- Absaugzwischenstück,
- Einmalhandschuhe,
- Flasche oder Gefäß mit Spülflüssigkeit,
- Abwurfsack.

Vorgehensweise:

- Den Kranken informieren; bei Verwirrten soll eine zweite Pflegekraft Hilfestellung geben und eventuell beruhigend die Hand halten;
- Absauggerät einschalten;
- Hände desinfizieren und Handschuhe anziehen;
- Absaugkatheter aus der Hülle nehmen, mit Zwischenstück am Absaugschlauch verbinden;
- Bei Bedarf Katheterspitze mit steriler Kochsalzlösung 0,9 % anfeuchten;
- Vorsichtig, ohne Sog, durch Mund oder Nase einführen, dazu die seitliche Öffnung am Zwischenstück offen halten;
- Sog herstellen (seitliche Öffnung schließen) und den Katheter unter leichten Drehbewegungen, möglichst ohne Pause, zurückziehen. Es kann zu Atemnot kommen, da während des Absaugvorganges dem Kranken auch die Atemluft abgesaugt wird;
- Nach Gebrauch Katheter und Absaugleitung mit Spülflüssigkeit durchspülen, den Katheter um die Hand wickeln, Handschuh darüber stülpen und in den Abwurfsack geben;
- Bei Bedarf Vorgang mit neuem Katheter wiederholen;
- Absauggerät abschalten;
- Sekretauffangflasche und Spülflüssigkeit mindestens 1-mal täglich wechseln,
- Hände desinfizieren.

Verabreichung von Sauerstoff

Zunehmende Atemnot und Zyanose sind Zeichen akuter Sauerstoffnot und machen eine zusätzliche Sauerstoffverabreichung notwendig.

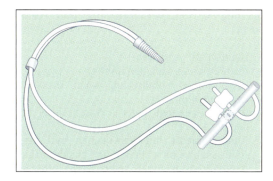

Abb. 8.**29** Sauerstoffbrille

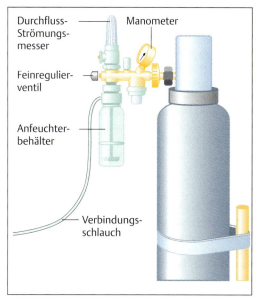

Abb. 8.**30** Sauerstoffgerät

! Jede Sauerstoffverabreichung geschieht nur auf ärztliche Verordnung. Es kann bei chronischen Lungenerkrankungen zur Beeinträchtigung des Atemzentrums kommen. In Notsituationen kann eine Sauerstoffverabreichung durch Pflegepersonen von 1–2 l/min bis zum Eintreffen des Arztes lebensnotwendig sein. Der Kranke bedarf dabei intensiver Überwachung.

Die ärztliche Verordnung bestimmt:

- Dosierung (in Liter pro Minute),
- Dauer und Art der Verabreichung, kontinuierlich oder intermittierend,
- Wahl des Insufflationssystems, z. B. Brille (Abb. 8.**29**), Katheter oder Maske.

Wichtig bei der Anwendung von Sauerstoff ist die sorgfältige Krankenbeobachtung und die Beachtung der Unfallverhütungsvorschriften der Berufsgenossenschaft (siehe unten).
Sauerstoffgerät: Der Sauerstoff wird in Stahlflaschen geliefert (zur Unterscheidung von anderen Gasen blau gestrichen). Am Flaschenoberteil sind Rauminhalt, zulässiger Fülldruck und TÜV-Prüfzeichen eingestanzt. Als Transportschutz ist über das Hauptventil eine Stahlkappe geschraubt. Zum Gebrauch wird die Flasche auf ein Fahrgestell montiert.
Zur Abdeckung der meist unansehnlichen Flasche kann eine Ummantelung übergestülpt werden.
Die Sauerstoffarmatur wird am Hauptventil angesetzt und mittels der Überwurfmutter von Hand fest angezogen (bei den meisten Verbindungen ist kein Werkzeug zu verwenden!).
Die Armatur besteht aus dem Druckminderer, einem Manometer zur Anzeige des Fülldrucks und einem Durchflussmesser mit Regulierventil, mit dem die Sauerstoffgabe in Liter pro Min. eingestellt wird (Ablesung an der Oberkante des Schwimmers, Abb. 8.**30**).
Bei Dauerapplikation muss der Sauerstoff angefeuchtet werden, da es sonst zur Austrocknung der Atemwege kommt und Reizerscheinungen auftreten können (Brennen, Hustenreiz). Hierzu wird zwischen Durchflussmesser und Zuleitungsschlauch ein Befeuchtungsgefäß angebracht, das bis zu einer Markierung mit sterilem destilliertem Wasser gefüllt wird. Das trockene Gas wird hindurchgeleitet und angefeuchtet. Folgende Hygienemaßnahmen sind zu beachten: Nach der Händedesinfektion wird der Befeuchter erst unmittelbar vor Bedarf aufgerüstet und mit sterilem, destilliertem Wasser befüllt. Er wird alle 48 Stunden gewechselt und nach Vorschrift desinfiziert oder autoklaviert. Das Flowmeter wird mit 70%igem Alkohol desinfizierend abgewischt. Alternativ werden zur Anfeuchtung aber von der Industrie auch sterile geschlossene Einmalsysteme angeboten.
Den vorhandenen Sauerstoffvorrat in Liter berechnet man durch Multiplikation des angezeigten Fülldruckes in bar mit dem Rauminhalt der Flasche in Liter. *Beispiel einer 10-l-Flasche und einer Druckanzeige von 150 bar: 10 l x 150 = 1500 l Sauerstoffvorrat.*
Wie lange der Vorrat reicht, lässt sich berechnen, indem man den Sauerstoffvorrat durch die in 1 min ausströmende Sauerstoffmenge teilt. *Beispiel: 1500 l : 2 l/min = 750 min = 12,5 Std.*

Beim Umgang mit dem Sauerstoffgerät sollte beachtet werden:

- Alle Mitarbeiter müssen jährlich durch sach- und fachkundiges Personal anhand der Bedienungsanleitung unterwiesen werden;
- Wartungsintervalle beachten (z. B. unterliegen einige Bauteile des Druckminderers Alterungsprozessen und müssen regelmäßig ausgewechselt werden);
- Die Gewinde und Ventile dürfen nie mit Schmiermitteln (Öl oder Fett) in Berührung kommen. Es könnte zu Explosionen kommen (Oxidation!). Auch frisch eingecremte Hände stellen eine Gefahr dar!
- Verschraubungen sind vom Hersteller so ausgelegt, dass sie von Hand bedient werden können. Das Benutzen von Werkzeug ist verboten (Entstehung von Funken);
- Die Reinigung des Druckminderers darf nie mit Reinigungs- und Desinfektionsmitteln erfolgen. Die Herstellerempfehlungen sind zu beachten;
- Zur Aufbewahrung werden die Flaschen hingelegt. Stehen sie an der Wand, müssen sie vor Umfallen gesichert werden;
- Es ist zu vermeiden, dass sich der Gasdruck in der Flasche erhöht; deshalb Flaschen nicht in die Nähe der Heizung oder in die pralle Sonne stellen;
- In der Nähe sauerstofffördernder Armaturen ist Rauchen und offenes Feuer verboten. In sauerstoffangereicherter Luft besteht hohe Brandgefahr!

Inbetriebnahme einer Sauerstoffflasche:

- Verschlusskappe aufschrauben;
- Haupthahn ist verschlossen, Ventildeckel abschrauben;
- Ventilöffnung von Personen wegdrehen und Hauptventil langsam und vorsichtig für kurze Zeit öffnen, damit keine Staubpartikel in den Druckminderer und Durchflussmesser gelangen;
- Ventil wieder schließen, Druckminderer mit Überwurfmutter von Hand festdrehen, Druckminderer muss senkrecht stehen;
- Steriles Aqua destillata bis zur Markierung in Anfeuchterglas geben;
- Zur Funktionskontrolle Durchflussmesser öffnen und verordnete Dosierung einstellen.

Beendigung der Verabreichung und Nachsorge:

- Hauptventil schließen;
- Insufflationssystem abnehmen;
- Druckminderer zudrehen, wenn Druckanzeige auf Null zeigt;
- Kranken bequem lagern, Nasenpflege bei Bedarf;
- Sauerstoffgerät mit Ventilkappe und Verschlusskappe verschließen und aus dem Zimmer fahren, an einen sicheren Ort bringen, anketten, wenn Flasche leer (weniger als 50 bar), beschriften;
- Insufflationssystem wegwerfen und Anfeuchterglas ausleeren, desinfizieren oder sterilisieren;
- Staubsicher und trocken aufbewahren;
- Sauerstoffgasbehälter sollten immer mit Restdruck zurückgegeben werden.

Verabreichung von Sauerstoff: Einfühlsame Information des Kranken über Art und Wirkung der Sauerstoffverabreichung ist vor Beginn der Anwendung wichtig. Die Erleichterung durch die nachlassende Atemnot nimmt ihm zunehmend auch seine Angstgefühle und fördert sein Vertrauen in die Behandlungsmaßnahme.
In der Regel wird in Pflegeheimen oder zu Hause der Sauerstoff mit Sauerstoffbrillen oder -kathetern zugeführt. Damit wird die Einatmungsluft mit Sauerstoff angereichert. Da dabei die natürliche Atemluft nicht ausgeschlossen wird, werden diese Zuführungen leichter akzeptiert als z. B. Einmalgebrauchsmasken, die auf Nase und Mund aufgesetzt werden müssen.

Vorgehensweise:

- Der Kranke soll eine atemunterstützende Lagerung einnehmen, z. B. Oberkörperhochlagerung;
- Nase reinigen oder reinigen lassen;
- Evtl. Bett von beiden Seiten zugänglich machen, damit die Sauerstoffflasche oder der Konzentrator nicht hindernd im Wege stehen;
- Wenn die Zuführung eingerichtet ist, die verordnete Sauerstoffmenge pro min einstellen;
- Notieren: Name, verordnete Menge, Beginn der Verabreichung;
- Kurzzeitwecker stellen.

Bei Verwendung einer Sauerstoffbrille:
- Schlauchschlinge der Brille aufziehen, damit sie um den Kopf des Kranken passt. Dabei

beachten, dass der Kopf nicht auf dem zuführenden Schlauch zu liegen kommt;
- Die gekrümmten Einflussstutzen in den Naseneingang einführen;
- Schlauchschlinge seitlich am Kopf mit dem Verschiebestück fixieren;
- Sauerstoffbrille mit Befeuchtungseinrichtung verbinden.

Bei Verwendung eines Sauerstoffkatheters mit Schaumstoffansatz:
- Katheter mit Schaumstoffansatz so in ein Nasenloch einführen, dass das Katheterende ungefähr 1 cm in die Nase hineinragt;
- Zum sicheren Sitz mit einer Leukosilk-Schlinge an der Wange befestigen;
- Katheter mit Befeuchtungseinrichtung verbinden.

Zur Überwachung:
- Klingel in Reichweite geben, unruhige oder desorientierte, alte Menschen während der Verabreichung nicht unbeaufsichtigt lassen;
- Regelmäßig Kontrolle von Atmung und Aussehen durchführen;
- Kontrolle der eingestellten Literzahl pro min und des Sauerstoffvorrates in der Flasche durchführen.

Sauerstoffkonzentrator: Der Sauerstoffkonzentrator ist in vielen Fällen eine Alternative zum Flaschengas. Das elektrisch betriebene Gerät erzeugt sauerstoffangereicherte Luft mit einem Anreicherungsgrad von über 90 %. Es ist einfach zu bedienen, leicht, beweglich und betriebssicher. Seine Betriebskosten sind gering. So eignet es sich besonders für die Langzeittherapie zu Hause oder im Pflegeheim.

Inhalation

D Inhalieren bedeutet Hauchen, Einatmen von Gasen, Dämpfen, Aerosolen und Stäuben. Durch Inhalationen gelangt der Wirkstoff direkt, ohne Umwege, in den Respirationstrakt. Im Gegensatz zu Medikamenten, die oral über den Verdauungstrakt eingenommen oder aber injiziert werden, wird bei Inhalationen der Gesamtorganismus weniger mit unerwünschten Nebenwirkungen belastet. Außerdem ist eine genauere Dosierung möglich. So können z. B. Medikamente gegen Asthma durch Inhalation direkt an den Wirkungsort gebracht und sehr genau dosiert werden.

! Je feiner die Tröpfchen des Inhalates, desto tiefer dringen sie in den Respirationstrakt ein.

Inhalationen werden eingesetzt zur Luftbefeuchtung, zur Medikamentenapplikation oder als Kombination dieser Anwendungen bei Erkältungskrankheiten der oberen Atemwege und zur Pneumonieprophylaxe und bei (chronischen) Atemwegserkrankungen wie Asthma bronchiale, chronischer Bronchitis und Emphysem.
Bei Atemwegserkrankungen ist meist die besonders wichtige Schleimhautfunktion, die Befeuchtung der Atemluft vermindert bzw. mangelhaft. So ist eine zusätzliche Luftbefeuchtung als Prophylaxe und Therapie angebracht. Hierzu sind verschiedene Geräte auf dem Markt, die aber nicht immer den hygienischen Voraussetzungen entsprechen. Besonders die Verfahren mit einem kalten Wasserreservoir (z. B. Ultraschallvernebler) bergen die Gefahr einer bakteriellen Verkeimung. Andere Verfahren wie die einfache Dampfinhalation sind zwar nicht so effektiv in der Wasserdampfsättigung der Luft, haben aber den Vorteil einer ständigen Entkeimung durch das Erhitzen des Wassers.

Allgemeine Regeln für die Benutzung von Inhaliergeräten: Bei dampferzeugenden Geräten können evtl. Zusätze von Medikamenten und ätherischen Ölen mitverwendet werden. Man sollte dabei

- nur geprüfte Qualitätsprodukte verwenden,
- Verdünnung, Konzentration sowie Indikationen beachten,
- auf Überreaktionen und Allergien achten,
- ärztliche Anordnungen genau einhalten.

Zusätzlich gilt:
- Bedienungsanweisungen sorgfältig beachten! Anwender müssen laut Medizinproduktegesetz (MPG) vor Inbetriebnahme in die Anwendung des Gerätes eingewiesen worden sein! Hände vor der Zubereitung der Inhalationsflüssigkeit gründlich reinigen! Inhalationsflüssigkeit nach ärztlicher Verordnung vorbereiten.
- Während der Inhalation: Langsam über das Mundstück (evtl. über die Maske) tief ein- und ausatmen lassen mit einer möglichst langen Pause am Ende der Einatmung.
- Nach der Inhalation: Es empfiehlt sich bei niedrigen Außentemperaturen, nach dem Inhalieren noch 30 Minuten in der Wohnung zu bleiben.

- Reinigung nach der Inhalation: Hände waschen! Alle Teile des Inhalators, die mit dem Medikament bzw. mit dem Mund und der Ausatemluft in Berührung gekommen sind (Mundstück, Verneblerkopf und Medikamentenbecher), nach dem Gebrauch, mindestens aber einmal täglich auseinanderschrauben und gründlich reinigen.

Verschiedene Möglichkeiten der Reinigung sind denkbar:
Wenn derselbe Kranke das Gerät wiederverwendet, reicht es aus, es mit heißem Wasser und Geschirrspülmittel (ohne Zusatz von Handpflegemitteln) zu reinigen und mit heißem Wasser klar nachzuspülen.
Bei der Benutzung des Inhalators durch mehrere Personen muss nach jedem Gebrauch, wie oben beschrieben, gereinigt und dann mit einem handelsüblichen – für Plastik geeigneten – Desinfektionsmittel desinfiziert werden (z. B. Milton, Lysoformin 2000, Secusept plus). Zur Desinfektion gehört auch das ausreichende Nachspülen mit heißem Wasser, um das Desinfektionsmittel sicher zu entfernen.
Die gebrauchten Einzelteile können auch mit einem Geschirrspülautomaten bei 60 °C gereinigt werden. Im häuslichen Bereich kommen gelegentlich auch folgende Desinfektionsverfahren zum Einsatz: Ein 10-minütiges Auskochen bei hitzebeständigem Material oder alternativ das Einlegen in eine 7,5 %-Wasserstoffperoxyd-Lösung.
Wichtig ist das sorgfältige Trocknen nach dem Reinigen! Die dünne Düse muss mit Druckluft ganz trockengeblasen werden. Auf einem sauberen Handtuch an einem sauberen Ort können die Geräte nachtrocknen. Düse regelmäßig auf Durchlässigkeit prüfen und den Kanal mit einem kleinen Spezialdraht offenhalten.
Einfache Dampfinhalation: Diese einfache, aber wirksame Methode sollte nicht in Vergessenheit geraten:
Heißes Wasser wird in eine Schüssel gefüllt, dazu gibt man 1–2 Esslöffel Teeblätter oder -blüten (z. B. Kamille). Der Kranke hält den Kopf über die Schüssel und atmet den Wasserdampf mit den ätherischen Wirkstoffen ein. Mit Handtüchern werden die Haare abgedeckt und der Dampf in Mund und Nase geleitet. Diese Methode ist bei alten Menschen wohl bekannt und wird gern angenommen. Voraussetzung dafür ist aber, dass der Betreffende sitzen kann und kooperativ ist, sonst kann es zu Verbrühungen kommen.

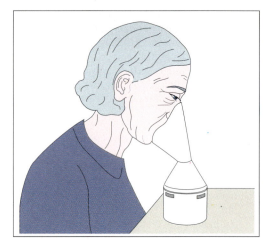

Abb. 8.**31** Kleininhalator

Zu empfehlen ist diese Methode bei Entzündungen der oberen Atemwege (z. B. Nebenhöhlenentzündungen, Katarrh, Heiserkeit, Bronchitis). Nach jeder Inhalation sollte Zellstoff und Abwurf zum Abhusten des gelösten Schleims bereitliegen.
Kleininhalator: Von der Pharmaindustrie werden Kleininhalatoren (Abb. 8.**31**) aus Kunststoff angeboten. Sie entsprechen im Wesentlichen der einfachen Dampfinhalation (Schüsselmethode). Nach Anweisung des Herstellers wird der Einsatz mit heißem Wasser gefüllt und darin einige Zentimeter Salbenstrang (z. B. Bronchoforton) aufgelöst.
Sollte dies für manche Kranke zu intensiv sein, da Bronchialsalben ziemlich stark reizende ätherische Öle wie Kampher, Eukalyptus und Menthol enthalten, empfiehlt sich ein Teeaufguss aus Kamille oder Salbei, je 1 Kaffeelöffel auf 300 ml Wasser, oder je 2 Kaffeelöffel Majoran oder Thymian auf 300 ml Wasser. Auch Salzwasser, 1 gestr. Esslöffel auf 300 ml Wasser, ist geeignet. Der Deckel ist als Gesichtsmaske ausgeformt, über die der Dampf durch Nase und/oder Mund eingeatmet wird. Ein Handtuch zur Abdeckung erübrigt sich. Auch hier besteht bei verwirrten oder unruhigen Menschen Verbrühungsgefahr! Angewendet wird der Kleininhalator ebenfalls bei Entzündungen der oberen Atemwege.
Dampfinhalator: Elektrisch betrieben, kann dieses Gerät (Abb. 8.**32**) bei verschiedenen Heizstufen bis ca 1 l Wasser verdampfen. Der Dampf entweicht im Strahl über ein Rohr. Um Verkalkung zu vermeiden, wird destilliertes Wasser verwendet. Die Wirkung der Dampfinhalation

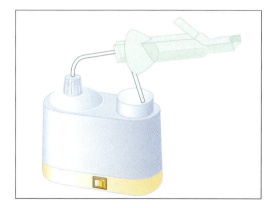

Abb. 8.**32** Dampfinhalator

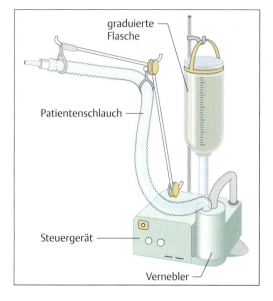

Abb. 8.**33** Ultraschallvernebler

kann durch Zugabe von ätherischen Ölen und wässrigen Medikamenten verstärkt werden. Die Dampferzeugung geschieht durch Erhitzen des Wassers auf über 100 °C. Eine Verkeimung kann dadurch verhindert werden, aber es besteht die Gefahr von Verbrühungen bei nicht sachgemäßer Anwendung (wegen Überfüllung des Wasserkessels).

Ultraschallvernebler: Beim Ultraschallvernebler (Abb. 8.33) wird in einem Verneblerkopf mit Hilfe von Ultraschallschwingungen Wasser in einen Nebel aus feinsten Wassertropfen verwandelt. Ein Gebläse treibt den kalten Nebel über ein Schlauchsystem heraus. Dieses Gerät ist vornehmlich dazu gedacht, die Atemluft eines Schwerkranken anzufeuchten, um dadurch die Funktion der Schleimhäute zu erhalten und die Atmung zu erleichtern. Nach entsprechender Umrüstung kann man aber auch kleine Mengen von Medikamenten vernebeln. Bei destilliertem Wasser besteht im Dauergebrauch die Gefahr der Überwässerung durch Resorption von Wasser in die Alveolen. Darum wird sterile, 0,9 %ige NaCl-Lösung bevorzugt. Diese Lösung wirkt sekretlösend, kann aber durch Kristallbildung die Funktion des Geräts beeinträchtigen (häufiges Reinigen ist notwendig).

Der kalte Nebel des Ultraschallverneblers wird mitunter als unangenehm erlebt und kann besonders verwirrten Menschen zu schaffen machen. Darum sollte der Nebel nicht zu stark eingestellt werden und nicht direkt ins Gesicht gerichtet sein.

Die Kenntnis der Bedienungsanleitung ist Voraussetzung vor Inbetriebnahme des Ultraschallverneblers. Um die hygienischen Anforderungen zu erfüllen und einen sicheren Betrieb zu gewährleisten, sind im Wesentlichen folgende Punkte zu beachten:

- Richtiger unfallsicherer Anschluss der Kabel;
- dichter Verschluss der Schläuche und Deckel;
- Wasserstand und -vorrat regelmäßig kontrollieren;
- Betrieb des Gerätes nur mit destilliertem, sterilem Wasser oder steriler, 0,9 %iger NaCl-Lösung;
- Auf Verträglichkeit und Wohlbefinden des Kranken achten;
- Achtung: Wegen der großen Verkeimungsgefahr ist das Gerät, vor allem die Verneblerkammer, der Nebelschlauch und der Gebläseschlauch, unbedingt täglich vorschriftsmäßig zu reinigen, zu desinfizieren oder zu sterilisieren. Geräteteile werden gut ausgetrocknet im demontierten Zustand gelagert. Wasserflasche und Schläuche sind mindestens täglich zu wechseln. Hierbei müssen die Angaben des Herstellers beachtet werden.

Aerosolapparat: Sollen kleinere Mengen flüssiger Medikamente inhaliert werden, eignet sich der Aerosolapparat (Abb. 8.34). Die von einem elektrisch betriebenen Kompressor erzeugte Druckluft zerstäubt das Medikament zu feinsten Tröpfchen. Der so erzeugte Nebel wird über ein Mundstück (evtl. auch Maske) eingeatmet. Der Ventilknopf zum Starten des Verneblers wird

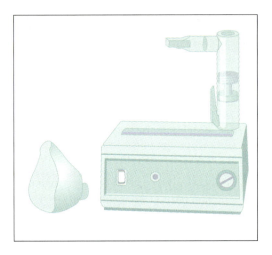

Abb. 8.**34** Aerosolapparat

sinnvollerweise atemsynchron jeweils bei der Einatmung betätigt. Der Benutzer muss hierzu von der Pflegeperson angeleitet und unterstützt werden, oder der Vernebler muss von der Pflegeperson selbst bedient werden.

Der erzeugte Nebel (Aerosol) gelangt tief in die Luftwege, daher ist die Gefahr einer Infektion sehr groß. Bei der Anwendung muss daher auf hygienische Arbeitsweise geachtet werden.

Dazu gehören:
- Reinigung und Desinfektion des Verneblers nach Gebrauch wie oben beschrieben;
- Regelmässige Erneuerung der Luftfilter am Kompressor;
- Reinigung der Verneblerkammer bei Wechsel des Medikaments;
- Das Wechseln des Verneblers einschließlich des Mundstücks, wenn das Gerät mehreren Benutzern dient.

Medikamente und Dosierung werden vom Arzt angeordnet. Ölige Substanzen eignen sich nicht für den Aerosolapparat, sie können die Verneblerdüse verkleben.

Einige Medikamente haben nach höherer Dosierung beachtliche Nebenwirkungen, wie z. B. die Erweiterung der äußeren Blutgefäße, Tachykardie, Arrhythmien, Tremor, Unruhegefühl. Deshalb ist eine Pulskontrolle notwendig. Die vorgeschriebenen Inhalationsintervalle müssen genau eingehalten werden.

Dosieraerosol: Das Dosieraerosol (Abb. 8.**35**) ist ein spezieller Applikator, welcher Medikamente enthält, die nach Druck auf den Medikamentenbehälter in einer genau bemessenen Dosis vernebelt werden.

Solche Dosieraerosole werden z. B. mit folgenden Medikamenten-Gruppen eingesetzt:

- Broncholytika: Sultanol, Berotec, Berodual,
- Vorbeugende Asthmamittel: Intal, Tilade,
- Kombinationspräparate: (Bronchospasmolytika und vorbeugende Mittel): Allergospasmin, Ditec, Aarane,
- Kortison: z. B. Inhacort, Bronchocort, Pulmicort.

Häufig ist die zusätzliche Verwendung einer Inhalationshilfe („Spacer") sinnvoll. Kortisonspray wird immer mit Spacer angewendet, weil dadurch mehr Wirkstoff in die Lunge und weniger in die Mundhöhle gelangt. Es wird eine bessere Verteilung am Zielort erreicht. Ohne Spacer würde der Wirkstoff im Mund und Rachenraum Heiserkeit und Pilzbefall (Soor) fördern.

Der Kranke (oder Angehörige) ist in den richtigen Gebrauch des Dosieraerosols einzuweisen. Dosieraerosole funktionieren nur, wenn sie richtig gehalten werden (s. Abb. 8.**35**).

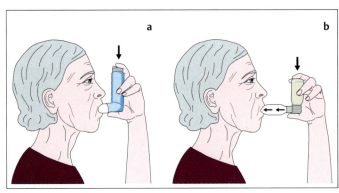

Abb. 8.**35** Dosieraerosole ohne (**a**) und mit (**b**) Inhalationshilfe

Gebrauchshinweise ohne Spacer:
- Vor jedem Sprühstoß mehrfach kräftig schütteln;
- Verschlusskappe abnehmen;
- Tief und ruhig ausatmen;
- Mundstück mit den Lippen fest umschließen;
- Beim beginnenden Einatmen kräftig bis zum Anschlag auf den Medikamentenbehälter drücken und dann den Medikamentennebel tief inhalieren;
- Ca. 5 Sekunden den Atem anhalten;
- Anschließend über die Nase ausatmen und normal weiteratmen.

Gebrauchshinweise mit Spacer:
- Vor jedem Sprühstoß mehrfach kräftig schütteln;
- Verschlusskappe abnehmen;
- Spacer aufstecken;
- Mit der Verschlußkappe den Spacer verschließen;
- Durch kräftigen Druck auf den Medikamentenbehälter bis zum Anschlag den dosierten Medikamentennebel in den Spacer geben;
- Ruhig ausatmen;
- Verschlusskappe vom Spacer entfernen;
- Das Mundstück in den Mund nehmen und den Arzneinebel möglichst rasch inhalieren;
- Ca. 5 Sekunden den Atem anhalten;
- Anschließend über die Nase ausatmen und normal weiteratmen;
- Kortisonspray vor den Mahlzeiten anwenden.

Bei inaktiven Patienten muss die Pflegeperson das Gerät bedienen. Sie stellt sich vorher auf den Atemrhythmus des Kranken ein.

! **Wichtig:** Mundstück, Verschlusskappe und Spacer müssen nach der Anwendung und Herausnahme des Aerosolbehälters gründlich mit heißem Wasser und Spülmittel gereinigt und anschließend gut ausgetrocknet werden. Nur so kann Keimbefall vermieden werden!
Beachte: Ein Kältereiz – ausgelöst durch die Dosieraerosolanwendung – kann eine Hustenreaktion und sogar einen Asthmaanfall auslösen.

Pulverinhalator: In der Anwendung den Dosieraerosolen ähnlich, bietet der Pulverinhalator dem Kranken das Medikament genau dosiert in fester Form über die Einatemluft an. Je nach Hersteller ist die Anwendung unterschiedlich, hierzu ist die jeweilige Gebrauchsanweisung zu beachten. Gemeinsam ist bei allen Pulverinhalatoren, dass sie nach Gebrauch trocken und sauber zu halten sind.

Pflegemaßnahmen nach Anlage eines Tracheostomas
Hartmut Rolf

Begriffserklärung und Indikation

D Ein *Tracheostoma* ist eine künstlich (operativ) in die Haut der Halsgrube angelegte Öffnung der Luftröhre. *Trachea* ist die Luftröhre, *Stoma* bedeutet Mund oder Öffnung. Eine *Tracheotomie* ist ein Luftröhrenschnitt.

Eine künstliche Öffnung der Luftröhre (Tracheostoma) unterhalb des Kehlkopfs nach außen ist erforderlich bei

- schweren Verletzungen,
- Funktionsverlust des Kehlkopfs oder Lähmung der versorgenden Nerven,
- langdauernder Beatmung,
- Entfernen des Kehlkopfes bei Tumoren, meist bösartigen Tumoren des tiefen Schlundabschnittes (Hypopharynx) oder des Kehlkopfes (Larynx).

Erkrankungen, in deren Verlauf ein Tracheostoma wegen einer teilweisen oder vollständigen Entfernung des Kehlkopfs (Laryngektomie) vorübergehend oder bleibend angelegt werden muss, nehmen zu. Bösartige Larynx-Tumore treten häufiger bei Männern als bei Frauen auf. Risikofaktoren sind hoher Zigaretten- und Alkoholkonsum. Da vorwiegend ältere Menschen davon betroffen sind (das Haupterkrankungsalter liegt bei ca. 60 Jahren), müssen zunehmend auch Altenpflegerinnen die pflegerische Versorgung übernehmen.
Beim Gesunden schützt der Kehldeckel während des Schluckens vor Aspiration und damit vor dem *Ver*schlucken. Bei vollständiger Entfernung des Kehlkopfes ist die Anlage eines Tracheostomas unumgänglich. Der Speisebrei muss sicher in die Speiseröhre gelangen und die Atemluft in die Trachea geführt werden.
Nach Abheilung der Operationswunde kann der laryngektomierte Patient meist ungehindert schlucken, da Luft- und Speisewege vollständig voneinander getrennt sind.

Probleme und Hilfen

Sprechen, Atmen und Husten sind durch die Anlage eines Tracheostomas entscheidend verändert und erschwert. Die schwere körperliche Behinderung lässt sich optisch kaum verbergen. Dies belastet auch den **Kontakt zu den Mitmenschen.**
Folgende Beeinträchtigungen wirken sich für den Erkrankten besonders belastend aus:

- Verlust der Stimme und damit einhergehende Identitätskrise;
- Leben mit einer Behinderung, welche evtl. zur Berentung führen kann, wenn Rehabilitationsmaßnahmen nicht erfolgreich verlaufen;
- Intensiver pflegerischer Hilfebedarf durch das Tracheostoma;
- Sichtbares „Stigma";
- Eingeschränkte gesellschaftliche Kontakte wegen plötzlich auftretenden Hustenanfällen mit verstärktem Auswurf;
- Isolation, denn die Kommunikation ist oft auch bei einfachen alltäglichen Dingen problematisch;
- Die Auseinandersetzung mit der Diagnose der häufig bösartigen Erkrankung kann Ängste auslösen, besonders vor einer Ausbreitung des Tumors.

Angehörige, Pflegepersonen, Ärzte, Logopäden, Klinikseelsorger und nicht zuletzt die Selbsthilfegruppen der Kehlkopflosen sind wichtige Bezugspersonen für die psychische Stabilisierung und für die soziale Unterstützung des Betroffenen.
Die Fähigkeit zur Artikulation mit Hilfe der Lippen-, Zungen-, Kiefer- und Gaumensegelbewegungen ist zwar geblieben, aber eine normale Tonbildung ist nicht mehr möglich (**Verlust der natürlichen Stimme**). Verständlicherweise leidet der Betroffene sehr unter der neuen Schwierigkeit, nicht stimmhaft sprechen zu können.
Nur in den seltenen Fällen einer Tracheostomaversorgung mit intaktem Kehlkopf kann mit Hilfe einer speziellen Sprechkanüle die Stimme erhalten bleiben.
Das Erlernen einer **Ersatzstimme** nach der Entfernung des Kehlkopfes zählt daher zu den wichtigsten Rehabilitationszielen. Dem Betroffenen steht dazu eine Auswahl verschiedener Möglichkeiten der stimmlichen Verständigung zur Verfügung:

1. Flüstern;
2. Elektronische Stimmhilfen (z. B. Servox Inton);
3. Die „Speiseröhrensprache", sie wird auch Ösophagus- oder Ruktussprache genannt. Sie ist für die meisten Betroffenen erlernbar und ist vor allem eine körpereigene Ersatzsprache. Hilfsmittel sind nicht erforderlich. Bei der Speiseröhrensprache wird Luft in die Speiseröhre gedrückt. Zum Sprechen wird sie wieder dosiert herausgelassen. Dabei entstehen Schwingungen, die eine Artikulation ermöglichen;
4. Sprechen mit einem Shunt-Ventil, der sogenannten Stimmprothese (de Maddalena u. Zenner).

Die Betroffenen atmen durch die operativ geschaffene Atemöffnung am Hals, das Tracheostoma. Durch die Umgehung der oberen Atemwege entfallen die wichtigen **Funktionen der Nase:**

- Geruchssinn,
- Atemfilterung,
- Erwärmung und Anfeuchtung der Atemluft.

Die Schleimhäute der Atemwege werden dadurch gereizt und können sich entzünden. Dies führt zu einer vermehrten Sekret- und Schleimproduktion. Trockene Luft bewirkt, dass die Sekrete zäh und borkig werden. Hustenreiz und unkontrollierter Schleimauswurf sind die Folgen.

> **!** Eine Schrumpfung oder Stenose des Tracheostomas führt zu zunehmender Atemnot. Ein Verschluss des Tracheostomas durch Schleimborken bedeutet akute Erstickungsgefahr.

Hilfe für den Betroffenen sollte schon bei der Diagnosestellung, also *vor* der Operation einsetzen. Durch einfühlsame Vorbereitung auf den Eingriff kann der Schock gemildert werden, nach der Operation nicht mehr stimmhaft sprechen zu können. Dem Kranken und den Angehörigen muss bewusst gemacht werden, dass die Anpassung an die veränderte Situation sehr schwer sein wird und voraussichtlich einen längeren gemeinsamen Lernprozess erfordert.
Dem Kranken wird in der ersten Zeit nach der Operation viel Selbstdisziplin und Geduld mit sich selbst abverlangt. Mit zunehmender Sprachfähigkeit kann er jedoch mehr und mehr wieder seinen gewohnten Alltagsaktivitäten nachgehen. Die Angehörigen müssen versuchen, einfühlsam eine Bevormundung und Überfürsorglichkeit für den Betroffenen zu vermeiden, um das ohnehin

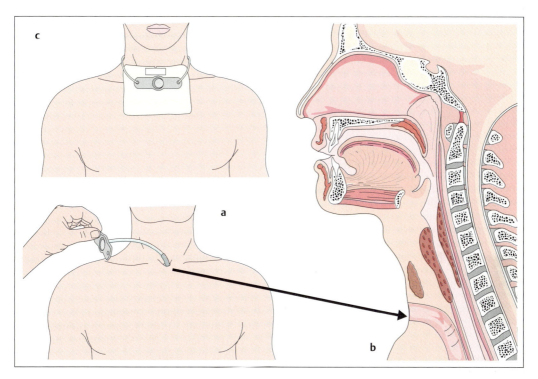

Abb 8.**36** Tracheostoma. (**a**) Einführen einer Trachealkanüle. (**b**) Seitenansicht: Lokalisation des Tracheostomas. Zustand nach Entfernung des Kehlkopfes (nach Juchli). (**c**) Neuer Atemausgang mit Trachealkanüle, Kanülentrageband und Trachealkompresse.

gefährdete Selbstbewusstsein nicht noch mehr zu verletzen. Sie sollten ihm Hilfe zur Selbsthilfe geben.

Wichtig sind vor allem Signale der Geduld von Seiten der Angehörigen und allen Gesprächspartnern, auch wenn es manchmal Probleme bei der Verständigung gibt.

Unter Umständen ist es ratsam, sich Hilfe bei Psychologen, Beratungsstellen oder Selbsthilfegruppen zu holen.

Tracheostoma- und Kanülenpflege

Tracheostoma: In der ersten Zeit nach der Operation muss ständig eine Trachealkanüle getragen werden. Nur so kann verhindert werden, dass das Stoma vernarbt und zuwächst.

Solange noch die Gefahr besteht, dass das Tracheostoma schrumpft oder kollabiert, sollte die Pflegeperson „Erste Hilfe" leisten können. In dieser Zeit muss immer eine Kanüle bereit liegen, die eine Nummer kleiner ist als die, die der Patient normalerweise trägt. Die kleinere Kanüle ist für den Ungeübten leichter einzusetzen und genügt primär immer zur Behebung der akuten Atemnot. Die Verletzungsgefahr beim Einführen einer kleineren Kanüle ist in der Notsituation geringer. Die richtige Größe kann später in Ruhe wieder eingesetzt werden.

Ganz (1998) empfiehlt zur Versorgung eines Tracheostomas einen Doppelspiegel („die Vorderseite als Planspiegel zur Betrachtung in normalen Größenverhältnissen, die Rückseite als Hohlspiegel zur vergrößernden Anschauung").

Die Umgebung des Tracheostomas wird mehrmals am Tag mit einem weichen Tuch (Mullkompresse) feucht gereinigt, evtl. vorhandene Krusten werden mit einem ölgetränkten Tuch entfernt. Seife und Watte dürfen *nicht* benutzt werden. Die umgebende Haut kann z. B. mit Bepanthen gepflegt werden. Hautdesinfektionsmittel sollten sehr zurückhaltend verwendet werden, da sie nicht in die Luftröhre gelangen dürfen.

Eine Trachealkanüle kann als Fremdkörper auch zu Wundheilungsstörungen führen. Pflegebedingte Manipulationen und der abgehustete Schleim bewirken leicht eine Reizung bis hin zur entzündlichen Veränderung des Stomas.

Trachealkanüle und Hilfsmittel: Die Trachealkanüle (Abb. 8.**36**) besteht aus einem gekrümmten Rohr, das in das Tracheostoma eingeführt wird. Die Kanüle wird in der Regel mit einem Kanülentrageband am Hals fixiert. Zur Verhütung eines Dekubitus, zur Verbesserung des Tragekomforts und zur Verhinderung einer so genannten oberen Einflussstauung (Einengung der Halsvenen) kann das Band elastisch sein, es darf jedoch keinesfalls zu stramm sitzen. Neben dem Kanülentrageband wird die Kanüle häufig mit einer eingeschnittenen Kompresse oder mit einer metallinebeschichteten Trachealkompresse mit Loch oder Schlitz versehen. Die Kompresse polstert und saugt Sekret auf, sie wird bei jedem Kanülenwechsel erneuert. Bei vermehrtem Wundsekret muss sie auch zwischendurch gewechselt werden.

Je nach Bedarf unterscheidet man verschiedene Kanülen-Ausführungen:

- Metallkanülen aus Silber haben eine lange Lebensdauer, sind gut sterilisierbar, haben eine geringe Wandstärke und sind von großer Festigkeit. Sie bergen aber die Gefahr von Druckstellen.
- Kunststoffkanülen aus Hartplastik oder Silikon sind jeweils mit und ohne Armierung, Blockung und Stimmfunktion erhältlich.

Die Wahl des Materials ist sehr von der individuellen Verträglichkeit abhängig. Kunststoffkanülen sind leichter anzupassen, sie passen sich auch leichter den anatomischen Gegebenheiten an.

Mindestens zwei Kanülen gehören zur Grundausrüstung. Sie sollten unterschiedlich lang sein, dadurch können Druckgeschwüre besser verhindert werden.

Kanülen werden normalerweise 1–2-mal täglich (evtl. auch öfter) gewechselt und mit einer besonderen, feinen Flaschenbürste unter fließendem Wasser gereinigt. Die meisten Kanülen haben zusätzlich eine innere Röhre (Innenkanüle), welche herausgenommen und gesondert gereinigt werden kann. Das separate Säubern der Innenkanüle erleichtert die „Zwischendurchreinigung" und schont die empfindliche Schleimhaut.

Es empfiehlt sich, zur schonenden Reinigung zunächst nur ein Kanülenreinigungspulver zu verwenden. Nur wenn sich feste Krusten und Borken nicht entfernen lassen, sollte die Reinigungsbürste verwendet werden.

Die Kanüle wird immer von der Kanülenspitze aus mit einer vorgebogenen Spezialbürste gereinigt. Bei zu häufigem und zu starkem Durchbürsten kann sie schadhaft werden.

Kanülen aus hitzebeständigem Material können anschließend zur Desinfektion zu Hause 15 Minuten ausgekocht werden.

Um die Kanüle nach der Reinigung wieder besser einführen zu können, wird sie nach dem Abkühlen mit einem Gleitmittel, z. B. Gel (Xylocain-Gel), bestrichen. Sogenannte Kanülenöle verhindern eine Verborkung, sie wirken quasi *in* der Kanüle. Auch die Innenkanüle sollte vor dem Einführen mit einem Gleitmittel versehen oder eingeölt werden.

> **!** Wichtig: Nach einer chemischen Desinfektion gut spülen, um eine Schleimhautreizung zu verhindern. Auch Reste von Kanülenöl dürfen keinesfalls in die Lunge gelangen.

Mit der Zeit „verschleißt" sich eine Kanüle und weist entsprechende Spuren auf. Bei Schäden wie Rauigkeit, ausgebrochenen Kanten oder defekten Ösen für das Kanülenband muss die Kanüle ersetzt werden.

> **!** Schon kleine Schäden an der Kanüle können zu Verletzungen führen!

Pflegerische Maßnahmen

Schutz der Atemwege: Das Tracheostoma muss immer weit geöffnet sein, um eine ausreichende Luftzufuhr zu gewährleisten. Der Tracheostomaträger atmet die Luft direkt unter Umgehung der oberen Atemwege in die Luftröhre ein. Im Lauf der Zeit stellt sich die Trachealschleimhaut so weit auf die neue Atmung ein, dass die Schleimproduktion zurückgeht.

Der tracheotomierte Patient (nicht der laryngektomierte Patient) ist durch den anfänglich bestehenden Überlauf (Speichel fließt in den Kehlkopf) stark beeinträchtigt.

In der Regel wird das Stoma durch ein Lätzchen oder Schutztuch abgedeckt. Diese Abdeckung verhindert den freien Blick auf das Stoma und fängt Schleim auf, der beim Husten herausgeschleudert wird. Es hält auch bei der Einatmung Staubpartikel zurück, reduziert die Austrocknung der Luftröhre und wärmt die Atemluft etwas vor.

Schutzlätzchen sind aus Diolentüll gefertigt. Sie werden in verschiedenen Ausführungen geliefert und können über den Sanitätsfachhandel bezogen werden:

- Für wärmere Tage oder zum Tragen in der Nacht mit 3 oder 5 Stofflagen;
- Für kältere Tage, oder wenn eine stärkere Schutzwirkung erreicht werden soll, mit 10 oder 15 Stofflagen.

Die Lätzchen werden mit einem einstellbaren Klettverschluss fixiert.

Luftbefeuchtung und Inhalation: Besondere Bedeutung für Prophylaxe und Therapie kommt der Luftbefeuchtung und der Inhalation zu. Eine Austrocknung der Schleimhaut kann zu verstärkter Borkenbildung führen, die die Luftröhre gefährlich einengen kann. Die Luftfeuchtigkeit sollte ca. 60 % betragen, sie darf nicht unter 50 % absinken. Besonders während der Heizperiode muss mit Hilfe eines Luftbefeuchters die Luftfeuchtigkeit erhöht werden. Gut geeignet sind die handelsüblichen Luftbefeuchtungsapparate. Durch Inhalation soll angetrocknetes Sekret aufgeweicht und dadurch leichter abgehustet werden, Verkrustungen werden verhütet. Empfehlenswert ist es, täglich mehrfach zur gleichen Zeit zu inhalieren.

Eine stärkere Reizung der Schleimhaut kann zu vermehrter Schleimbildung und häufigerem Hustenreiz führen. Daher wird auch ein Absauggerät zur Entfernung von Schleim aus den Bronchien benötigt. Die vermehrte Schleimbildung kann eine chronische Bronchitis zur Folge haben, die dann wieder die Sauerstoffaufnahme in der Lunge beeinträchtigt, was sich durch Luftnot bemerkbar macht.

! Eine langwierige Bronchitis eines Tracheostomaträgers sollte durch den Arzt behandelt werden.

Bei allen technischen Geräten muss die Gefahr der bakteriellen Kontamination besonders beachtet werden.

Husten: Der Gesunde hustet, indem ein Überdruck an eingeatmeter Luft durch die geschlossene Stimmritze erzeugt wird und es dann beim Öffnen der Stimmbänder zum Hustenstoß kommt.
Der Tracheotomierte kann so nicht mehr husten. Er muss nach dem Einatmen das Stoma (Öffnung) mit einem fusselfreien Tuch zuhalten. Beim Loslassen wird dann der abgehustete Schleim von dem Tuch aufgefangen.
Kanülen müssen beim Husten möglichst festgehalten werden, um eine Reizung der Luftröhre zu verhindern. Angetrocknete Sekrete können mit etwas steriler physiologischer (0,9 %iger) Kochsalzlösung, die in das Stoma geträufelt wird, aufgeweicht werden.

Wenn der Kranke nicht selbstständig abhusten kann, muss die Luftröhre durch Absaugen (S. 684) von festsitzenden Borken und Schleim befreit werden.

Baden und Duschen: Keinesfalls darf Wasser, Seife, Schaum oder ähnliches in die Luftröhre kommen. Gebadet werden darf nur im Sitzen, möglichst mit einer rutschfesten Gummiunterlage und in Gegenwart einer Hilfsperson. Vorsicht ist ebenso beim Duschen geboten. Der Fachhandel bietet verschiedene Hilfsmittel zum Baden und Duschen an.

Rasieren: Zum Schutz vor Schaumaspiration wird bei der Nassrasur ein Tuch um den Hals gebunden. Die Nassrasur sollte am Kinn und am Hals beginnen, die Strichführung vom Stoma weg führen. Bei der Trockenrasur wird das Schutztuch oder -lätzchen zum Schutz vor eingeatmetem Haarstaub über dem Stoma belassen.

Wassertherapie: Mit einem speziellen Wassertherapiegerät können sich Patienten mit einer Laryngektomie und Tracheotomie wieder im Wasser bewegen. Dieses Gerät besteht aus einer speziellen Trachealkanüle, die durch ein Schlauchsystem mit einem Mundstück verbunden ist. Auf diese Weise ist die Atmung durch die Nase möglich. Zwingend notwendig ist die vorherige Unterweisung im Gebrauch des Gerätes durch speziell ausgebildete „Wassertherapiebeauftragte" vom Bundesverband der Kehlkopflosen.
Die Wassertiefe sollte so gering sein, dass der Betroffene beim Stehen sicher das Tracheostoma über den Wasserspiegel bringen kann. Auch sollte am Anfang nie ohne erfahrene Begleitung geschwommen werden.

Essen und Trinken: In der ersten postoperativen Phase nach einer Laryngektomie wird der Patient durch eine Magensonde ernährt. Nach ca. 2 Wochen kann die Sonde nach erfolgreichen Schluckversuchen entfernt werden. Eine spezielle Kost ist in der Regel nicht erforderlich.

Folgende Hinweise sind zu beachten:
- Patienten mit Schwierigkeiten beim Schlucken sollten möglichst breiige und halbfeste Kost zu sich nehmen. Gründliches Kauen und Schlucken in kleinen Portionen ist wichtig. Bei trockenen Speisen (Brot, Kekse) kann hin und wieder ein Stück steckenbleiben. Wenn sich Schluckbeschwerden häufen, sollte der Arzt aufgesucht werden;

- Eine Obstipation sollte unbedingt vermieden werden, da die Fähigkeit zum Pressen beim Stuhlgang eingeschränkt ist;
- Bei heißen Getränken und Speisen ist Vorsicht geboten. Der Patient mit einem Tracheostoma kann die Speisen nicht durch Schlürfen und Pusten abkühlen;
- Das Geruchsvermögen ist erheblich eingeschränkt. Verdorbene Speisen oder ausströmende Gase können nicht mit dem Geruchssinn wahrgenommen werden.

Literatur

Bienstein, C., A. Fröhlich: Basale Stimulation in der Pflege. Verlag Selbstbestimmtes Leben, Düsseldorf 1991

Berufsgenossenschaft für Gesundheitsdienst und Wohlfahrtspflege; Unfälle mit Sauerstoffarmaturen. Mitteilungen 2/98

Beske, F.: Lehrbuch für Krankenpflegeberufe, Band II Krankheitslehre, 7. Aufl. Thieme, Stuttgart 1996

Bundesverband der Kehlkopflosen: Ratgeber für Kehlkopflose. Bundesverband der Kehlkopflosen, Gelsenkirchen-Buer 1997

Deutsche Krebshilfe e.V.: Rachen- und Kehlkopfkrebs. Ein Ratgeber nicht nur für Kehlkopflose. Deutsche Krebshilfe e.V., Bonn

Ehmann, M.: Pflege und Rehabilitation von kehlkopflosen Patienten. Dt. Krankenpflege-Zeitschrift 11/1991

Foertsch, J., A. Weiße: Wegweiser für Kehlkopflose. Informationen und Anleitung zum Sprechen. Servox Medizin

Ganz, F.-J.: Leitfaden für Kehlkopflose. Informationen für Betroffene und Angehörige 1/1998. Medizintechnik-Vertrieb GmbH, Köln 1998

Gerlach, U., N. van Husen, H. Wagner, W. Wirth: Innere Medizin für Pflegeberufe, 4. Aufl. Thieme, Stuttgart 1994

Hilfsmittelbroschüre für Laryngektomierte und Tracheotomierte. Servox Medizintechnik, Köln

IRL Institut für Rehabilitation Laryngektomierter: Interdisziplinäre Zusammenarbeit in der Rehabilitation nach Laryngektomie.

Juchli, L.: Pflege, 8. Aufl. Thieme, Stuttgart 1997

de Maddalena, H., H.P. Zenner: Sprechen mit Shunt-Ventilen. Eine Informationsbroschüre für Patienten und Angehörige. IRL Institut für Rehabilitation Laryngektomierter, Köln

Misch-Kelling, M., H. Zeidler: Innere Medizin, 3. Aufl. Urban & Schwarzenberg, München 1996

Sonn, A.: Pflegethema: Wickel und Auflagen. Thieme, Stuttgart 1998

Wirth-Kreuzig, A., Frauenknecht: Das Pflegebett – Auswirkung auf die Atmung. Krankenpflege 2/1992

Selbsthilfegruppen und andere Anschriften:

Bundesverband der Kehlkopflosen e.V.
Obererle 65
45897 Gelsenkirchen-Buer
Tel.: 0209/592282

Deutsche Krebshilfe
Thomas-Mann-Str. 40
53111 Bonn
Tel.: 0228/2990-72

Bundesarbeitsgemeinschaft Hilfe für Behinderte e.V.
Kirchfeldstr. 149
40215 Düsseldorf
Tel.: 0211/310060

IRL – Institut für Rehabilitation Laryngektomierter GmbH
Servatiusstr. 69a
51109 Köln
Tel.: 0221/895635

8.4 Diabetes mellitus im Alter

Else Gnamm

Diabetes mellitus allgemein

Diabetes mellitus zählt zu den häufigsten Stoffwechselerkrankungen in den industrialisierten Ländern mit hohem Lebensstandard. Man schätzt, dass z.B. in der Bundesrepublik Deutschland mehr als 4% der Gesamtbevölkerung davon betroffen sind. Davon leiden ungefähr 10% an einem Diabetes-mellitus-Typ I, während knapp 90% an Typ II erkrankt sind.
Der Name der Krankheit beschreibt zwei wesentliche Kennzeichen:

- *Diabetes* (gr.) bedeutet durchfließen und weist auf große Urinmengen hin;
- *mellitus* (lat.) bedeutet honigsüß und ist ein Hinweis auf den Zuckergehalt im Urin.

Diabetes mellitus heißt daher wörtlich übersetzt honigsüßer Durchfluss, früher waren Begriffe wie Zuckerharnruhr oder Zuckerkrankheit üblich.

> **D** Der Diabetes mellitus ist eine chronische Stoffwechselkrankheit, dessen Entstehung durch absoluten oder relativen Insulinmangel oder durch verminderte Insulinwirksamkeit bedingt ist.

Während beim **Typ-I-Diabetiker** meist ein *absoluter* Insulinmangel vorliegt, entwickelt sich beim **Typ-II-Diabetiker** ab dem 40. Lebensjahr (eher noch früher) ein *relativer* Insulinmangel, d. h. die körpereigene Insulinproduktion erschöpft sich allmählich, die blutzuckersenkende Wirkung des zunächst noch ausreichend gebildeten Insulins geht zurück (Insulinresistenz).

Die häufigste Ursache für die Entstehung eines Typ-II-Diabetes ist neben der altersbedingt nachlassenden Insulinproduktion der B-Zellen in der Bauchspeicheldrüse (Pankreasinsuffizienz) Übergewicht bei gleichzeitigem Bewegungsmangel. Hinzu kommt in vielen Fällen eine erbliche Veranlagung. Seltener anzutreffen sind die normalgewichtigen Typ-IIa-Diabetiker, bei denen meist gleichzeitig andere Krankheiten wie Fett- oder Harnsäurestoffwechselstörungen vorliegen.

! Wichtig für die Pflege ist auch das Wissen um die Zusammenhänge von Blutzuckerschwankungen mit körperlichen und seelischen Faktoren. So können Stresssituationen und seelische Belastungen sowohl bei der Entstehung und Manifestation der Erkrankung als auch beim Auftreten von Komplikationen eine Rolle spielen.

Pflegebedürftigkeit durch Diabetes

In der Regel hat ein Diabetiker nach einiger Zeit gelernt, mit seiner Krankheit zu leben, und achtet selbst auf die Einhaltung seiner Diät in Verbindung mit der verordneten Behandlung mit Insulin oder Tabletten.

Für den älteren Diabetiker beginnt die Pflegebedürftigkeit meist mit dem Auftreten von Spätfolgen (z. B. Durchblutungsstörungen an den verschiedenen Organen) oder durch akute Blutzuckerentgleisungen, ausgelöst z. B. durch Infekte. Oft ist es eine Kette von einzelnen Faktoren, die dazu führen, dass ein Diabetiker im Alter zunehmend auf fremde Hilfe angewiesen ist.

Beispiel:
Frau N, 73 Jahre alt, hat seit mehreren Jahren einen insulinpflichtigen Diabetes mellitus Typ II. Zu Hause hat sie sich mit Hilfe ihrer Tochter zunächst noch relativ selbstständig versorgen können. Seit einigen Wochen ist sie nun im Altenpflegeheim, da ihre Therapie zu Hause wegen ihrer zunehmenden Vergesslichkeit und der beruflichen Anspannung der Tochter in der letzten Zeit immer schwieriger wurde. Zwar hatte Frau N. stets versucht, sich an die verordnete Diät zu halten, doch manchmal vergaß sie das Essen und manchmal auch das Spritzen mit dem Insulin-Pen.

Zunächst führten akute Durchblutungsstörungen im rechten Bein zu einer Amputation der rechten Großzehe. Kurze Zeit danach, nachdem sie sich von der Operation etwas erholt hatte und wieder zu Hause war, verschlechterte sich die bereits bestehende Retinopathie (Durchblutungsstörung der Netzhaut) und führte zur fast vollständigen Erblindung. Diese Spätfolgen machten ihren Umzug ins Altenpflegeheim notwendig.

Das Beispiel zeigt, wie der Krankheitsverlauf im Wesentlichen von der Konsequenz abhängt, mit welcher der Betroffene seine verordnete Therapie einhält bzw. einzuhalten vermag. ■

Der Alltag eines Diabetikers muss mit Uhr und Waage organisiert und gelebt werden. Nur dadurch können die Spätfolgen verringert und hinausgezögert werden. „Eine exakte Diabeteseinstellung vermag zumindest das Auftreten der Veränderungen an den Gefäßen hinauszuzögern oder abzuwenden" (Mehnert 1991).

Hat sich ein Diabetiker schon in jüngeren Jahren mit seiner Krankheit auseinandergesetzt, wird er im Allgemeinen bis ins hohe Alter mit seiner Therapie einigermaßen zurechtkommen, solange kein erheblicher zerebraler Abbau eintritt. Tritt die Erkrankung jedoch erst im höheren Lebensalter auf, bzw. wird erst spät erkannt, so kann sich dies in einzelnen Fällen sehr nachteilig auf den eigenverantwortlichen Umgang mit der Krankheit auswirken. Die Einhaltung der Therapiemaßnahmen muss dann oft von Angehörigen bzw. Pflegekräften organisiert und überwacht werden. Die Diabetesbehandlung im Alter kann auch erschwert sein wegen:

- psychischen Veränderungen, z. B. zunehmende Anpassungsschwierigkeiten, Beharren auf eingefahrenen Verhaltensweisen;
- geistigen Veränderungen (häufig bedingt durch Durchblutungsstörungen), z. B. Verwirrtheit, nachlassende Merkfähigkeit;
- körperlichen Veränderungen, z. B. Sehstörungen, chronischen Verdauungsstörungen, Herz-Kreislauf-Erkrankungen, Nierenfunktionsstörungen;
- Bewegungsmangel, bedingt durch mangelnde Belastbarkeit und chronische Erkrankungen des Bewegungsapparates;
- Ineraktion der Antidiabetika mit anderen Medikamenten, die wegen zusätzlicher Erkrankungen eingenommen werden müssen.

> **Zum Nachdenken:**
> Wie schwierig es ist, sich in die Lage eines Diabetikers hineinzuversetzen, merkt man erst, wenn man selbst versucht, seine Essens- und Lebensgewohnheiten zu ändern, sich mehr zu bewegen und einige Kilogramm abzunehmen. Vielleicht sollten wir (Pflegepersonen) dies bei den selbstverständlichen Forderungen bedenken, die wir gegenüber einem Erkrankten erheben.
> Besonders schwierig muss es für einen alten Menschen sein, dessen Denken und Handeln sich sehr stark an der Erinnerung orientiert und für den eingefahrene Gewohnheiten auch Sicherheit vermitteln. Selbstverständlich dürfen wir dabei die Gefährdung durch Spätfolgen nicht aus den Augen verlieren, aber relativiert sich dies nicht bei einem 80-Jährigen?

Medizinische Grundlagen

Ursachen und Entstehung

Insulin ist ein Hormon, welches in den B-Zellen der Langerhans-Inseln der Bauchspeicheldrüse (Pankreas) gebildet wird. Dieses Hormon bewirkt die Aufnahme von Zucker (Glucose) in die Zelle und senkt dadurch den Zuckergehalt des Blutes (Blutzuckerspiegel). Als Folge von Insulinmangel oder verminderter Wirkung des Insulins ist dieser Prozess gestört, es entwickelt sich eine Erhöhung des Blutzuckerspiegels, gleichzeitig steht aber der Zelle zu wenig Zucker (Glucose) zur Verfügung.

- Beim **Typ-I-Diabetes** werden neben der genetischen Disposition eine Virusinfektion, eine Autoimmunerkrankung sowie einige Medikamente oder Alkohol als mögliche Ursachen angenommen. Diese Ursachen führen zur Antikörperbildung gegen B-Zellen und gegen körpereigenes Insulin, oder sie zerstören die B-Zellen der Bauchspeicheldrüse direkt. Der Typ-I-Diabetes manifestiert sich meist im jugendlichen oder frühen Erwachsenenalter.
- Beim **Typ-II-Diabetes** ist die körpereigene Insulinproduktion zunächst noch erhalten, die Insulinempfindlichkeit der Zielorgane (Zellen) jedoch vermindert. Es entwickelt sich meist ein „Teufelskreis" aus Überernährung, anfänglicher Insulinüberproduktion, Verminderung der Insulinrezeptoren und erworbene oder angeborene Insulinresistenz, d. h., das Insulin kann nicht richtig wirksam werden. Dies führt schließlich zu Überforderung und nachlassender Leistungsfähigkeit der B-Zellen.

Nach der Nahrungsaufnahme gelangen die aufgenommenen Kohlenhydrate durch die Darmwand ins Blut. Der Blutzucker steigt. Gleichzeitig wird beim Gesunden vermehrt Insulin freigesetzt. Der Zucker (Glucose) im Blut gelangt in die Zellen und wird dort verbrannt oder als Glykogen und Fett gespeichert. Durch diesen Regelvorgang werden die Zellen mit Brennstoff versorgt und der Blutzuckerspiegel auf Normalwerten gehalten 60–140 mg/dl bzw. 3,4–7,8 mmol/l, nüchtern 80–120 mg/dl bzw. 6,8 mmol/l. Beim Diabetiker ist dieser Regelmechanismus gestört. Durch Insulinmangel kann der Zucker nicht in die Zelle gelangen und bleibt im Blut. Steigt der Zuckergehalt des Blutes über die Nierenschwelle von 160 mg/dl an (bei Älteren 180–200 mg/dl), so wird Zucker im Urin ausgeschieden und zieht Wasser mit sich (Zuckerharnruhr). Durch die großen Ausscheidungsmengen verliert der Körper nicht nur Wasser, sondern auch Salze (Kalium, Natrium), und es kann zu Störungen im Elektrolythaushalt kommen (Mehnert und Standl 1997).

Der Mangel an Brennstoff (Glucose) in den Zellen führt dazu, dass die Zellen Fett statt Kohlenhydrate verbrennen. Dies wiederum hat einen unvollständigen Abbau der Fettsäuren zur Folge. Die Abfallprodukte hiervon sind Acetessigsäure und Aceton, sie führen zu einer Übersäuerung des Blutes und im Extremfall zum diabetischen Koma mit Ketoazidose.

Risikofaktoren

Besonders bei folgenden Faktoren sollte an Diabetes mellitus gedacht werden:

- Übergewicht (Adipositas) bei ca. 90 % der Typ-II-Diabetiker,
- Bewegungsmangel,
- Stress, Operationen, akute bedrohliche Zustände,
- Infektionen,
- Alkohol,
- Pankreatitis, Leberzirrhose,
- Medikamente z. B. Kortikosteroide.

Krankheitszeichen und Diagnostik

Häufig wird die Diagnose Diabetes mellitus zufällig anhand von Begleitsymptomen festgestellt.

Durst, Polyurie (pathologische Erhöhung der Urinausscheidung), allgemeine Schwäche und vor allem schlecht heilende Wunden veranlassen einen Blutzuckertest, der evtl. durch einen Glukosebelastungstest ergänzt die Diagnose sichert. Auch ein positiver Zuckernachweis im Urinteststreifen führt manche Betroffene zum Arzt.

Krankheitszeichen sind:
- Großer Durst (Polydipsie),
- Vermehrte Harnausscheidung (Polyurie),
- Zunehmende Flüssigkeitsverarmung (Exsikkose),
- Gewichtsverlsut,
- Allgemeine Schwäche, Müdigkeit,
- Juckreiz (Haut, Genitalbereich).
- Anfälligkeit für Infektionen,
- Schlecht heilende Wunden,
- Sensibilitätsstörungen (Taubheitsgefühle und Missempfindungen),
- Sehstörungen.

Die häufigste **Diagnostikmethode** ist die laborchemische Blutzuckerbestimmung. Der Blutzucker-Normalwert liegt zwischen 60 und 140 mg/dl Blut bzw. 3,47–7,8 mmol/l (nüchtern 80–120 mg/dl bzw. 6,8 mmol/l). Für die Umrechnung gilt: 1 mg/dl entspricht 0,056 mmol/l. Bei latentem (verborgenem) Diabetes kann ein Glucose-Belastungstest zu einem erhöhten Blutzuckerspiegel und somit zum Krankheitsnachweis führen.
Bei diesem Test wird zuerst der Nüchternblutzuckerwert ermittelt, anschließend werden 75 g gelöste Glucose zum Trinken gegeben. Nach einer und nach zwei Stunden wird erneut der Blutzuckerwert bestimmt. Sind die Blutzuckerwerte nach der Glucose-Gabe über 200 mg/dl, liegt ein Diabetes mellitus vor.
Daneben ist die Harnzuckerkontrolle (z. B. Glukotest, Diaburtest 5000) eine sehr einfache und effektive Testmethode, besonders für ältere Typ-II-Diabetiker. Diese Kontrolle kann der Betroffene meist selbstständig durchführen, sie empfiehlt sich besonders für *nicht insulinpflichtige* Kranke. Die Durchführung sollte nach einer kohlenhydrathaltigen Mahlzeit erfolgen, idealerweise sollte der Urin zwei Stunden nach Beendigung der Mahlzeit zuckerfrei sein.
HbA1c ist der sogenannte Zuckerhämoglobin-Wert. Darunter versteht man den prozentualen Anteil der Verbindung von im Blut gelöstem Zucker mit dem Hämoglobin der roten Blutkörperchen. Je mehr Zucker im Blut vorhanden ist, desto stärker ist die Bindung an das Hämoglobin. Dieser HbA1c-Wert gibt Aufschluss über die durchschnittlichen Blutzuckerwerte während der letzten 6-8 Wochen vor der Untersuchung (Blutzuckergedächtnis). Der Gehalt an Blutzuckerhämoglobin ist ein wichtiger Messwert zur Beurteilung der Diabeteseinstellung. Normale Blutzuckerwerte bewirken einen HbA1c-Wert von bis zu 6,5 % (je nach Labor).

Behandlung

Da die Diabetestherapie nur in Zusammenarbeit mit dem Betroffenen gelingen kann, muss eine ausführliche Diabetesschulung am Anfang stehen. Entscheidend für die Motivation gerade von älteren Menschen ist eine verständliche Information über Krankheit und Therapie.
Zur Therapie gehören folgende Prinzipien (Abb. 8.**37**):

Diabetes-mellitus-Typ-I:
- Insulin und Diät.

Diabetes-mellitus-Typ-II:
- Diät oder
- Diät und orale Antidiabetika oder
- Diät, orale Antidiabetika, kombiniert mit Insulin, oder
- Diät und Insulin.

> ! „Mit der Reduktion des Übergewichts werden bei etwa der Hälfte der Typ-II-Diabetiker die Blutzuckerwerte wieder normal" (Wagner 1992). Deshalb sollte dies unbedingt auch bei alten Menschen angestrebt werden. Vielleicht könnten auch die Angehörigen davon überzeugt werden, statt Süßigkeiten z. B. ein gutes, meist nicht ganz billiges Hautpflegemittel bei ihren Besuchen im Heim mitzubringen?

Diättherapie

Die Einhaltung der ärztlich verordneten Diät hat großen Einfluss auf den Verlauf der Krankheit mit ihren möglichen Komplikationen.
Die **Diät** wird nach dem Körpergewicht, der körperlichen Betätigung und dem daraus resultierenden Kalorienbedarf berechnet und richtet sich jeweils nach der Art (Typ I oder Typ II) und nach der Schwere der Krankheit, dem Alter und der Konstitution.
Dabei muss bei alten Menschen auch auf die bisherigen Essensgewohnheiten Rücksicht genommen werden, soweit dies möglich ist. Eine Umstellung sollte deshalb schrittweise erfolgen.

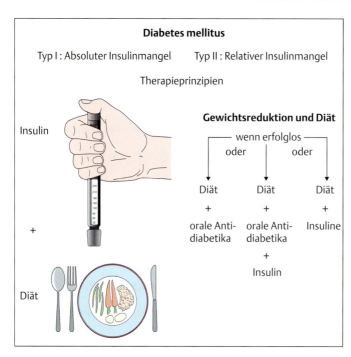

Abb. 8.**37** Diabetes Typ I und II: Therapieprinzipien

Es gibt vier **Grundprinzipien der Diabetesdiät:**

- Normalgewicht anstreben;
- Bedarfsgerechte Energiezufuhr;
- Gleichmäßige Verteilung der Nahrungszufuhr (5–6 Mahlzeiten) am Tag;
- Vermeiden von reinem Zucker und schnell resorbierbaren Zuckerarten, ersatzweise dafür Zuckeraustauschstoffe wählen;
- Ausgewogene Zusammensetzung der Nahrungskomponenten (ca. 60 % Kohlenhydrate, ca. 15 % Eiweiß, ca. 25 % Fett);
- Wenig verarbeitete Nahrungsmittel bevorzugen.

Kohlenhydrate sind die wichtigsten Energieträger, sie werden im Körper zu Traubenzucker umgebaut, gelangen ins Blut und erhöhen den Blutzuckerspiegel.
Bei der Berechnung der Kohlenhydratmenge hat sich in Deutschland die BE (Brot-Einheit bzw. Berechnungs-Einheit) bewährt. Die verwertbare Kohlenhydratmenge einer 30 g schweren Schwarzbrotscheibe beträgt 12 g, dies entspricht 1 BE. In Zukunft soll der Begriff BE-Einheit durch KE-Einheit ersetzt werden (KE = Kohlenhydrat-Einheit), 1 KE = 12 g Kohlenhydrat.
In Tabellen kann nachgelesen werden, wie viel Gramm eines Nahrungsmittels jeweils dem Wert einer BE bzw. KE entsprechen. Diese so genannten Austauschtabellen ermöglichen eine individuelle Anpassung an die jeweiligen Essgewohnheiten, die speziell für ältere Menschen wichtig sind.
Damit die Energiereserven gleichmäßig über den Tag verteilt aufgenommen werden, sollten die empfohlenen BE (bzw. KE) auf 5–6 Mahlzeiten am Tag verteilt werden (Tab. 8.7 S. 701).
Vollkornbrotsorten und alle ballastreichen Nahrungsmittel sollten grundsätzlich bevorzugt werden, solange die Zähne des alten Menschen mitmachen. Ballaststoffe verzögern die Aufnahme des Zuckers aus dem Darm, der Blutzuckerspiegel steigt daher langsam an, hohe Blutzuckerspitzen können vermieden werden. Daneben aktivieren Ballaststoffe die Darmtätigkeit und helfen damit, die ohnehin häufig vorhandenen Verdauungsprobleme im Alter zu reduzieren. Außerdem senken sie die Blutfettwerte.
Für die Diät (Tab. 8.8) berechnet werden müssen alle Lebensmittel mit Kohlenhydraten, wie z. B.:

- Getreideprodukte wie Backwaren oder Nudeln,
- Kartoffeln, Reis,
- Milch, Joghurt, Buttermilch,
- Hülsenfrüchte, Mais,
- Obst, Nüsse, naturreine Obstsäfte, Diabetikerfruchtsäfte.

Tabelle 8.7 Beispiele für BE-(KE)-Verteilungen über den Tag

Mahlzeiten	10 BE	12 BE	14 BE	16 BE	18 BE	20 BE
1. Frühstück	2	3	3	3	4	5
2. Frühstück	1	1	1	2	2	2
Mittagessen	3	3	4	4	4	5
Zwischenmahlzeit	1	1	1	1	2	2
Abendessen	2	3	4	4	4	4
Spätmahlzeit	1	1	1	2	2	2

Tabelle 8.8 Beispiel für einen Tagesplan mit 16 BE (KE)

Frühstück mit 3 BE	Kaffee oder Tee (evtl. mit Süßstoff und 1–2 Tl Milch) 90 g Vollkornbrot	2,5 BE
	Butter, Margarine oder Quark, Käse, Wurst 1–2 Tl Diätmarmelade	0,5 BE
Zwischenmahlzeit mit 2 BE	1 kleiner Apfel	1 BE
	250 g Naturjoghurt	1 BE
Mittagessen mit 4 BE	80 g Hartweizengrieß (Rohgewicht) Gemüse, Salate Hackfleischsoße	4 BE
Zwischenmahlzeit mit 2 BE	50 g Vollkornbrot Butter, Margarine, Quark	1,5 BE
Abendessen mit 4 BE	140 g Vollkornbrot Butter, Margarine, Quark, Käse, Wurst, Fisch	4 BE
Spätmahlzeit mit 1 BE	1 Stück Obst	1 BE

Tabelle 8.9 Süßungsmittel, zwei verschiedene Produktgruppen

	Zuckeraustauschstoffe	**Süßstoffe**
Welche gibt es?	Fruchtzucker, Sorbit (Diabetikersüße), Isomalt in Pulverform	Saccharin, Cyclamat, Aspartam, Acesulfam (Tabletten oder flüssig)
Woraus bestehen sie?	Kohlenhydrate (12 g = 1 BE; 1 g = 4 kcal)	synthetisch hergestellt, keine BE-Berechnung
Warum werden diese verwendet?	gehen langsamer ins Blut als normaler Zucker (langsamer Blutzuckeranstieg), der Körper braucht für ihre Verwertung nur wenig Insulin	werden nicht verstoffwechselt, brauchen damit auch kein Insulin und liefern keine Kalorien
Eigenschaften	gut geeignet zum Backen und Kochen, bindend und konservierend, süßer als Haushaltszucker, bräunen beim Backen schnell	nicht sehr back- und kochfest, zum Süßen erst nach dem Kochen einrühren, erheblich süßer als Zucker
Sind sie schädlich?	können abführend wirken, pro Tag sollten nur 40–50 g aufgenommen werden, mehr können nicht verstoffwechselt werden	wirken in größeren Mengen abführend, sind nicht krebserregend nach den heutigen Erkenntnissen

Süßstoffe sind etwas unterschiedlich in ihrer Süßkraft. Um Ihre persönliche Menge zu finden, können Sie so mit dem Ausprobieren beginnen:
1 Tablette Süßstoff   entspricht   1 Teelöffel Zucker
1 Teelöffel Streusüße   entspricht   1 Teelöffel Zucker
1 Teelöffel flüssiger Süßstoff (5 ml) entspricht   1 Esslöffel Zucker

Tabelle 8.7, 8.8 und 8.9 aus: Informationen für Diabetiker, Kreiskrankenhaus Reutlingen, Ernährungstherapie, erstellt von P. Raidt und P. Funk-Wentzel, 12/1995

Nicht berechnet werden Lebensmittel ohne Kohlenhydrate wie z. B.:

- Fleisch, Wurst, Fisch, Eier,
- Quark, Käse, Butter, Margarine,
- die meisten Gemüse und Salate bis zu 200 g pro Portion,
- Tee, Kaffee, Mineralwasser, Limonaden mit Süßstoff.

Vitamine und Mineralstoffe sollten in Form von Obst und Gemüse reichlich gegessen werden, jedoch sind Weintrauben, Feigen und Datteln wegen ihres hohen Zuckergehaltes verboten. Alkohol liefert viele Kalorien und macht dick. Nach Alkoholgenuss kann eine Unterzuckerung sehr gefährlich werden. Der Diabetiker sollte deshalb nur in kleinen Mengen trinken. Auch ein Diabetiker muss nicht auf Süßes verzichten. Ein reichhaltiges Angebot an Süßungsmitteln (Tab. 8.**9**) erleichtert ihm das Kochen.

Medikamentöse Therapie

Grundsätzlich steht beim Diabetes-Typ I von Anfang an die regelmäßige Medikamentengabe im Vordergrund aller Therapiemaßnahmen, dagegen wird beim Typ II erst dann von Medikamenten Gebrauch gemacht, wenn Gewichtsreduktion und Diät nicht zum gewünschten Erfolg führen.
Orale Antidiabetika: Während bei absolutem Insulimangel (Typ I) eine Substitution (medikamentöser Ersatz) mit Insulin zwingend erforderlich ist, kann bei reduzierter Insulinproduktion bzw. Wirksamkeit (Typ II) meist durch Tabletten eine Normalisierung des Stoffwechsels erreicht werden.
Die am häufigsten verordneten blutzuckersenkenden oralen Antidiabetika sind die **Sulfonylharnstoffpräparate** (wie z. B. Euglucon). Der blutzuckersenkende Effekt dieser Tabletten erklärt sich aus dem direkten Einwirken des Wirkstoffes auf die insulinbildenden Zellen der Bauchspeicheldrüse. Die Wirkung ist jedoch von einer zumindest noch eingeschränkten Leistungsfähigkeit der Bauchspeicheldrüse abhängig. Eine Kombination dieser Tablettenbehandlung mit einer Insulingabe ist möglich, wobei dann eine Insulinspritze am Morgen ausreicht.
Die starke blutzuckersenkende Wirkung der Sulfonylharnstoffpräparate kann jedoch auch gefährlich werden, wenn z. B. ältere Menschen die verordnete Dosis eigenständig verändern oder vorübergehend auch noch andere Medikamente einnehmen. Bei dieser Therapie muss noch mehr als bei insulinpflichtigen Diabetikern auf Anzeichen einer Unterzuckerung (Hypoglykämie, S. 706 f) geachtet werden. Wichtig ist auch, dem alten Menschen immer wieder die Bedeutung einer genauen Einhaltung der verordneten Medikamenten-Dosis in Bezug zu seiner Ernährung zu erklären.

> **!** Zur schnellen Behandlung einer Unterzuckerung sollten Typ-I- und Typ-II-Diabetiker neben Traubenzucker vorsorglich eine Glukagon-Fertigampulle (z. B. GlucaGen Hypo-Kit) bei sich haben.

Zu den Medikamenten, die die blutzuckersenkende Wirkung der Tabletten vom Typ der Sulfonylharnstoffe verstärken können, zählen neben „blutverdünnenden" Substanzen wie Marcumar einige Rheuma-Medikamente, Sulfonamide und vor allem verschiedene Schmerzmittel und fiebersenkende Medikamente.
Nebenwirkungen sind bei den heutigen Sulfonylharnstoffpräparaten seltener geworden:

- Gastrointestinale (Magen und Darm betreffende) Beschwerden wie Übelkeit, Durchfall, Erbrechen,
- allergische Reaktionen,
- Alkoholunverträglichkeit,
- Kumulation des Wirkstoffs bei eingeschränkter Nierenfunktion.

Eine weitere Medikamentengruppe sind die sogenannten **Glukosidasehemmer** vom Typ der Acarbose (Glucobay), die die Aufnahme von Zweifach- und Mehrfachzuckern durch den Darm verlangsamen. Glukosidasen sind Darmenzyme, die den zusammengesetzten Zucker in Einzelzucker spalten. Mit der Hemmung dieser Darmenzyme kann die Zuckeraufnahme von Einzelzucker in die Blutbahn verzögert werden.
Bei ihrem Einsatz ist zu beachten, dass eine Unterzuckerung nur durch (gelösten) Traubenzucker und nicht durch Haushaltszucker korrigiert werden kann.
Eine dritte Gruppe, die sogenannten **Biguanide** (Metformin), behindern die Zuckerneubildung in der Leber, verbessern die Zuckerverwertung in der Muskulatur und verlangsamen die Zuckeraufnahme aus dem Darm.
Insulintherapie: Bei absolutem Insulinmangel (Typ I) oder bei ausbleibender Normalisierung des Blutzuckerspiegels durch Tabletten und Diät muss Insulin gespritzt werden.

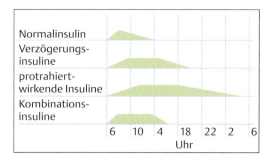

Abb. 8.**38** Insulinspiegel nach Verabreichung verschiedener Insulinarten

Insulin setzt sich aus Aminosäuren (Bausteine der Eiweißkörper) zusammen und kann nicht oral (über den Mund) eingenommen werden, da es durch die Verdauungsvorgänge verändert würde.

Angewendet und verordnet werden (Abb. 8.**38**):
- Normalinsuline,
- Verzögerungsinsuline, mittellang wirksam,
- protrahiert (verzögert wirkende Insuline, lang wirksam,
- Kombinationsinsuline.

Insuline werden entweder aus Schweine- oder Rinderinsulinen hergestellt oder als Humaninsulin von gentechnisch speziell dafür kodierten Bakterien gebildet. Dieses Humaninsulin ist in seinem Aminosäurenaufbau mit dem menschlichen Insulin identisch. Die Behauptung, dass Unterzuckerungen bei der Verwendung von Humaninsulin weniger gut bemerkt würden, ist umstritten. Von großem Vorteil ist Humaninsulin für Patienten, die an den Spritzstellen Allergien oder Unverträglichkeiten gegen tierische Insuline entwickeln. Aus diesem Grund werden heute hauptsächlich Humaninsuline verwendet.

Alle Insulinarten unterscheiden sich durch ihre Herstellungsart (Galenik) nach
- Initialeffekt (zeitlich am Anfang stehende Wirkung),
- Wirkungsmaximum,
- Wirkungsdauer.

Die Dosierung wird in internationalen Einheiten (IE) angegeben. Die herkömmlichen Insulinpräparate enthalten in der BRD 40 IE/ml Insulin (U 40), z. B. sind 32 IE in 0,8 ml Insulin enthalten. Für das Injektionssystem PEN (S. 704), das sich immer mehr durchsetzt, werden jedoch Insuline mit 100 IE/ml (U 100) hergestellt.

Normalinsuline verwendet man vorwiegend zur Ersteinstellung bei absolutem Insulinmangel (Typ I) und beim diabetischen Koma. Sie haben einen raschen Wirkungseintritt mit relativ kurzer Wirkungsdauer.

Verzögerungsinsuline (z. B. Depot-Insuline) sind mit Zusätzen versetzt, so dass sie ihren Wirkstoff verzögert in die Blutbahn abgeben und somit eine längere Wirkungsdauer erzielen. Sie machen in der Regel nur noch eine 2-malige Injektion am Tag notwendig. Dabei sollte die morgendliche Dosis ca. $^2/_3$ und die abendliche Dosis $^1/_3$ der Gesamtinsulinmenge betragen.

Protrahiert wirkende Insuline (z. B. Insulin Novo Lente) haben einen sehr langsamen Wirkungseintritt und eine sehr lange Wirkungsdauer. Sie können in einer einmaligen Dosis verabreicht werden und eignen sich daher besonders für ältere Menschen, die einmal am Tag von einer Pflegeperson besucht und gespritzt werden.

Kombinationsinsuline (z. B. Insulin Novo Rapitard) verbinden den schnellen Wirkungseintritt von Altinsulinen mit der langen Wirkungsdauer von Verzögerungsinsulinen.

Die Unterscheidungsmerkmale der verschiedenen Insulinarten müssen beachtet werden:
- bei der Einstellung,
- beim Zeitpunkt der Injektion,
- bei der Nahrungsaufnahme.

! Neben allen medikamentösen Behandlungsmaßnahmen muss beim Diabetiker auf die Einhaltung der Diät geachtet werden. Bei Störungen der Nahrungsaufnahme (z. B. Erbrechen) muss immer der Arzt benachrichtigt werden. Vorher auf alle Fälle Keton im Urin messen (z. B. mit dem Keton-Diabur-Test 5000).

Insulinvorräte sollten im Kühlschrank gelagert werden. Dagegen können angebrochene Insulin-Fläschchen bei Zimmertemperatur, vor direktem Sonnenlicht geschützt, aufbewahrt werden. Bei Anbruch muss das neue Fläschchen mit Datum versehen werden, im Heim auch mit Namen. Angebrochene Insulinfläschchen sind je nach Herstellerangaben ca. 3–4 Wochen bei Zimmertemperatur haltbar.
Der PEN muss nicht im Kühlschrank gelagert werden, Vorratspatronen können im Kühlschrank aufbewahrt werden. Autofahrer sollten beachten, dass sie ihren PEN grundsätzlich nicht im Auto liegen lassen. Es können bei sonnigem Wetter dort sehr hohe Temperaturen entstehen, die dem Insulin schaden.

Verabreichung von Insulin

Mit Spritze (PEN): Auch alte Menschen sollten, solange die Beweglichkeit ihrer Hände, die Sehkraft ihrer Augen und ihre geistige Kontrollfunktion ausreichen, die Injektionstechnik erlernen bzw. durchführen. Eine besondere Hilfe ist das Injektionsgerät PEN (Abb. 8.**39**), das einem Füllhalter ähnelt, mit einer Insulinpatrone (300 IE U 100) geladen wird und dann jederzeit spritzbereit ist. Das umständliche Vorbereiten einer Injektion entfällt. Es wird lediglich die gewünschte Dosis eingestellt und nach dem Einstechen der Nadel mit einem Knopfdruck abgegeben. Die Injektion ist fast nicht spürbar.

Die alte Spritztechnik (S. 599 ff) wird nur noch selten durchgeführt. Vereinzelt halten alte Menschen daran fest, weil sie daran gewöhnt sind und sich nicht umstellen können oder wollen.

Mit Insulinpumpe: Viele Diabetiker können mit Hilfe einer programmierbaren, meist batteriebetriebenen Insulinpumpe (Abb. 8.**40**) relativ konstante Blutzuckerwerte erreichen. Das Normalinsulin wird dabei durch einen dünnen, weichen Kunststoffschlauch („Infusionsset") vom Pumpenreservoir in den Körper geführt. Infusionssets sind 60–100 cm lang und haben eine dünne Kanüle an ihrem Ende, durch die das Insulin in das Unterhautfettgewebe gegeben wird. Die Pumpe muss tagsüber und nachts am Körper (z. B. an der Kleidung) getragen werden. Beim Duschen oder Baden bleibt die Kanüle im Körper, während die Pumpe entfernt werden kann.

Im Gegensatz zur Insulinspritze wird bei der Insulinpumpen-Behandlung ständig ein Grundbedarf an Insulin an den Körper abgegeben (Basalrate). Vor dem Einnehmen einer Mahlzeit wird zusätzlich ein Bolus (große Pille) an Insulin abgerufen, der den nahrungsbedingt höheren Insulinbedarf abdeckt. Da der Grundbedarf an Insulin durch die Pumpe automatisch abgedeckt wird, kann der Diabetiker den Zeitpunkt des Essens weitgehend selbst bestimmen. Er kann mit der Pumpe ein normaleres bzw. unabhängigeres Leben führen.

Der Beginn einer Insulinpumpen-Therapie (stationär im Krankenhaus) ist etwas anstrengend, da der Diabetiker in der Regel in den ersten drei Tagen stündliche Blutzuckerkontrollen durch-

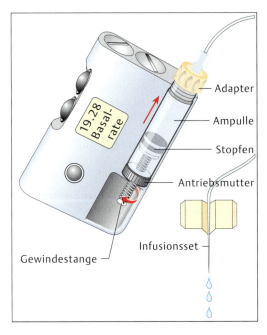

Abb. 8.**39** Injektionssystem PEN

Abb. 8.**40** Das mechanische Prinzip der Insulinpumpe (nach Thurm)

führen (lassen) muss, um die Basalrate festzulegen und die Pumpe zu programmieren. Die Basalraten sind bei jedem Diabetiker verschieden, sie liegen im Durchschnitt zwischen 0,5 und 1,25 Einheiten Insulin/Stunde.

Komplikationen und Spätfolgen

Eine unzureichende Blutzuckereinstellung und Abweichungen bei den vorgeschriebenen Diätrichtlinien kann bei Diabetikern nicht nur zu Einschränkungen in der Lebensqualität führen, sondern sich auch lebensverkürzend auswirken. Durch die Mangelversorgung der Zellen sind besonders die Gefäße im ganzen Organismus betroffen. Die gefürchtetsten Folgeerkrankungen können durch einen **Schlaganfall** oder durch einen **Herzinfarkt** auftreten.
Eine Schädigung der kleinen Gefäße nennt man Mikroangiopathie, während man bei einer Schädigung der großen Blutgefäße von einer Makroangiopathie spricht.
Nachfolgend werden die häufigsten möglichen Störungen dargestellt:

- **Retinopathie:** Netzhautablösungen, Sehstörungen bis hin zur Erblindung (S. 711);
- **Neuropathie:** Durch Schädigung der Nerven kommt es z. B. zu schmerzhaften Missempfindungen an den Beinen oder Taubheitsgefühlen an den Extremitäten (S. 699);
- **Nephropathie** mit zunehmender Nierenfunktionsstörung und Eiweißausscheidung. Nierenversagen als Spätfolge des Diabetes führt inzwischen dazu, dass heute ca. die Hälfte der Dialysepatienten Diabetiker sind;
- **Infektionen:** Hautveränderungen, schlechte Durchblutung, ein hoher Zuckergehalt im Gewebe und im Urin begünstigen das Wachstum von Bakterien und Pilzen. Es besteht eine Neigung zu Furunkulosen und eitrigen Hauterkrankungen. Der Pilzbefall tritt häufig mit Juckreiz (besonders am Abend) im Anal- und Genitalbereich auf. Frauen leiden oft an Harnwegserkrankungen;
- **Diabetisches Gangrän:** Entsteht meist durch eine Kombination von Sensibilitätsstörungen, Durchblutungsstörungen und erhöhter Infektanfälligkeit. Es führt längerfristig zu Gewebszerstörung, zu Nekrosen und infizierten Wunden im Bereich der Füße (S. 646, 616 ff). In schweren Fällen kann es bis zur Amputation des erkrankten Körperteiles kommen (z. B. der Großzehe) (s. Beispiel S. 697).

Wesentliche Pflegeprobleme

Einschränkungen im Bereich der AEDL

Der an Diabetes mellitus erkrankte ältere Mensch ist je nach Schweregrad der Erkrankung und je nach Allgemeinzustand in mehreren Bereichen der AEDL teilweise oder vollständig eingeschränkt und bedarf der professionellen pflegerischen Beratung, Anleitung und Unterstützung. Zu beachten sind besonders die Bereiche:

- sich bewegen können,
- sich pflegen können,
- vitale Funktionen aufrechterhalten können,
- essen und trinken können,
- ausscheiden können.

Diese Bereiche werden sicher individuell unterschiedlich betroffen sein. Es ist bei der Pflege dabei zu bedenken, dass die anfangs noch bestehende Selbstständigkeit im Laufe der Zeit durch auftretende Komplikationen vorübergehend oder vollständig verloren gehen kann.

AEDL Sich bewegen können

Körperliche Betätigung führt zu Blutzuckersenkung. Daher sollte der ältere Mensch zur regelmäßigen körperlichen Aktivität motiviert werden, ohne ihn dabei zu überfordern.
Beim Typ-II-Diabetiker mit Übergewicht fördert körperliche Betätigung neben der Diät die Normalisierung vom Körpergewicht und Blutzuckerwerten. Es gibt aber bei der Bewegung auch Gefahren, die von dem Pflegenden zu beobachten und zu berücksichtigen sind:

- Übermäßige Bewegung in Verbindung mit zu geringer Nahrungsaufnahme kann zu Unterzuckerung führen. Die Anzeichen (S. 706 f) müssen unbedingt beachtet werden. Die Betroffenen sind darüber zu informieren, auch über entsprechende Gegenmaßnahmen;
- Sensibilitätsstörungen können beim Gehen, besonders bei ungeeignetem Schuhwerk, zu Verletzungen oder Druckstellen an den Füßen führen. Auf keinen Fall sollte ein Diabetiker barfuß gehen;
- Diabetiker mit Sehstörungen sind zudem sturzgefährdet. Bei diesem Problem müssen Orientierungshilfen gegeben und Stolperfallen vermieden werden. Das Aufsetzen der Brille vor der Mobilisation sollte ebenso selbstverständlich sein.

Nicht selten benötigen Diabetiker einen Rollstuhl oder eine Beinprothese zur Fortbewegung. Hierzu muss sich die Pflegeperson mit den Hilfsmitteln vertraut machen, um diese fachgerecht einsetzen zu können bzw. um sachkundig anzuleiten.

> **!** Die Dekubitusgefahr ist beim Diabetiker ebenfalls erhöht. Bei Bettlägerigkeit muss die Dekubitusprophylaxe entsprechend konsequent durchgeführt werden, neben sorgfältiger Beobachtung aller gefährdeten Körperpartien!

AEDL Sich pflegen können

Eine verminderte Resistenz gegenüber Infektionen der Haut erfordert besondere Sorgfalt bei allen Bereichen der Körperpflege. Besonders die Beobachtung von möglichen Veränderungen sind wichtig. Unbemerkte Bagatellverletzungen (z. B. bei der Fußpflege) können in Verbindung mit Wundheilungsstörungen zu schwerwiegenden Folgen führen. Es stehen hauptsächlich zwei Problemkreise im Vordergrund, die *Infektionsanfälligkeit und Sensibilitätsstörungen.*

Die Neigung des Diabetikers zu trockener Haut muss mit schonenden Waschmitteln und rückfettenden Pflegemitteln angegangen werden. Eine veränderte Flora im Genitalbereich führt häufig zu Pilzinfektionen. Diese müssen rechtzeitig erkannt und behandelt werden. Vorbeugend hierfür ist eine gründliche Intimhygiene mit Pflegemitteln, die dem pH-Wert der Haut weitestgehend angepasst sind (z. B. Conlei-Pflegeprodukte, pH 5 Eucerin).

Ebenso wie im Genitalbereich neigen Diabetiker auch im Mund- und Rachenraum zu Pilzinfektionen (Soor). Eine regelmäßige Mund- und Zahnhygiene sowie die regelmäßige Kontrolle dienen der Prophylaxe.

Ein besonderes Augenmerk ist auf die Füße zu richten. Bei der kleinsten Verletzung an den Füßen oder im Fußnagelbereich drohen wegen Durchblutungs- und Wundheilungsstörungen ausgedehnte Entzündungen (vgl. Abb. 8.**8**, S. 646).

Fußpflege:

- Empfehlenswert ist die tägliche Beobachtung, evtl. mit einem Spiegel oder durch Angehörige. Speziell auf Druckstellen, Verletzungen oder Pilzinfektionen achten;
- Regelmäßige kurze Fußbäder (max. 5 min), die Haut soll dabei nicht aufgeweicht werden;

> **!** Vorsicht! Wassertemperatur messen (max. 37 °C), da die Temperaturempfindung gestört sein kann;

- Nur weiche Waschlappen und milde Seifen verwenden, keine Bürsten;
- Sorgfältig abtrocknen (nicht reiben, nur tupfen), besonders zwischen den Zehen;
- Täglich Strümpfe wechseln (mit flachen Nähten, Bündchen ohne Gummi);
- Trockene Haut und Hornhaut soll durch Eincremen vor Einrissen geschützt werden;
- Fußnägel nach dem Bad gerade schneiden. Nur Scheren mit abgerundeter Spitze verwenden. Bei Diabetikern ist das Einbeziehen einer Fußpflegerin mit besonderen Kenntnissen über die Gefährdung eines Diabetikers grundsätzlich empfehlenswert;
- Auf gutsitzende, nicht zu enge Schuhe achten. Druckstellen vermeiden.

AEDL Vitale Funktionen aufrechterhalten können

Wie bereits erwähnt, kann der Diabetiker zu Blutzuckerschwankungen neigen und im Extremfall einen hypoglykämischen Schock erleiden oder in ein diabetisches Koma fallen. Die Aufgabe der Pflegeperson liegt hauptsächlich in der fachkompetenten Beobachtung und Information des Betroffenen, damit dieser in der Lage ist, die Symptome zu erkennen und entsprechend zu reagieren. In vielen Fällen kann aber der betroffene ältere Diabetiker selbst die Situation nicht einschätzen und entsprechend reagieren. Er benötigt dabei Hilfe.

Unterzuckerung (Hypoglykämie): Unter einer Unterzuckerung versteht man ein Absinken des Blutzuckergehaltes unter 50 mg/dl (2,8 mmol/l). Der Blutzuckerabfall kann zur Bewusstseinstrübung bis hin zur Bewusstlosigkeit führen und wird dann als hypoglykämischer Schock bezeichnet.

Ursachen können sein:

- Zu lange Nahrungspausen,
- Appetitlosigkeit;
- Erbrechen, Durchfall,
- (aus Versehen) zuviel Insulin gespritzt oder Tabletten doppelt eingenommen,
- gesunkener Insulinbedarf des Körpers z. B. bei Gewichtsabnahme.

Tabelle 8.**10** Gegenüberstellung der beiden Entgleisungen des Blutzuckerspiegels bei Diabetes mellitus

	Hypoglykämie	**Hyperglykämie**
Definition	niedriger Blutzuckerspiegel (unter 50 mg/dl), schneller Verlauf mit stärker werdenden Symptomen	hoher Blutzuckerspiegel (über 140 mg/dl), langsamer Verlauf mit stärker werdenden Symptomen
Ursachen	Diätfehler, zu lange Nahrungspause, zu hohe Dosierung von Insulin oder oralen Antidiabetika, große Anstrengungen, Erbrechen oder Durchfall	Diätfehler, fehlende oder zu kleine Dosierung von Insulin oder oralen Antidiabetika, erhöhter Medikamentenbedarf bei Infektionen, Bewegungsmangel, Stress
Symptome	Heißhunger, starkes Schwitzen, Blässe, Herzklopfen, Zittern, Sehstörungen, Konzentrationsstörungen, Verwirrtheit, Unruhe, Kribbeln, Pelzigkeitsgefühl um den Mund, Kopfschmerzen, schneller Puls, zunehmende Bewusstseinstrübung (bis Bewusstlosigkeit), dabei feuchte, blasse Haut, gefüllter Puls, BZ-Abfall, Atmung normal, Reflexe gesteigert, evtl. Krämpfe	gesteigertes Durstgefühl und verstärkter Harndrang, trockene Haut, Übelkeit, Erbrechen, Schwächeanfälle, Bauch- und Unterleibsschmerzen, Müdigkeit, gelegentlich Aceton in der Atemluft, zunehmende Bewusstseinstrübung (bis Bewusstlosigkeit), dabei trockene Haut, Exsikkose, schlecht gefüllter, beschleunigter Puls, RR-Abfall, BZ-Anstieg, Urinzuckeranstieg *bei Ketoazidose:* Kußmaul-Atmung, Azetongeruch, Nachweis von Ketonkörpern im Serum und Urin *beim hyperosmolaren Koma:* kein Azetongeruch, keine Ketonkörper, keine Kußmaul-Atmung
Sofortmaßnahmen	Arzt rufen! BZ-Kontrolle, Kontrolle der Vitalfunktionen; wenn der Kranke noch schlucken kann: gelösten Traubenzucker, Obstsaft oder zuckerhaltige Nahrung geben. Bei Bewusstlosen: Atemwege freihalten, subkutane Injektion von Glukagon.	Arzt rufen! BZ-Kontrolle, Kontrolle der Vitalfunktionen

Mit der Dauer und Schwere einer Hypoglykämie steigt auch die Gefahr einer irreversiblen Schädigung des Gehirns, da die Nervenzellen des Gehirns ausschließlich auf Glucose zur Energiegewinnung angewiesen sind. Die vorhandenen Zuckerreserven sind nach ca. 10–15 min verbraucht!
Verstärkt wird die Gefahr durch die oft ohnehin bestehenden zerebralen Durchblutungsstörungen. So kann eine Unterzuckerung neben den akuten Symptomen auch zu Persönlichkeitsveränderungen oder sogar zu einem Schlaganfall oder Herzinfarkt führen.
Überzuckerung (Hyperglykämie): Bei der schweren Überzuckerung, dem Coma diabeticum, werden zwei Formen unterschieden, die diabetische Ketoazidose (bei absolutem Insulinmangel Typ I), mit einem Blutzuckeranstieg bis ca. 500 mg/dl (28 mmol/l), und das hyperosmolare Koma (bei relativem Insulinmangel Typ II), mit einem Blutzuckeranstieg über 600 mg/dl (33 mmol/l).

Beim ketoazidotischen Koma beobachtet man:

– Ketonkörper im Urin,
– Azetongeruch und Kußmaul-Atmung.

Da ältere Menschen jedoch häufiger an relativem Insulinmangel leiden, führt eine schwere Überzuckerung meist zu den Krankheitszeichen eines hyperosmolaren Komas, wie z. B.:

– Austrocknung (Exsikkose),
– krankhaft gesteigerter Durst (Polydipsie) und krankhaft vermehrte Harnausscheidung (Polyurie),
– Krampfanfälle, Nackensteifigkeit und halbseitige, leichtere Lähmungen (Hemiparesen).

Wegen den oftmals vorhandenen Begleiterscheinungen ist das hyperosmolare Koma sehr gefährlich, die Letalität (tödlicher Ausgang) im Vergleich zum ketoazidotischen Koma etwa doppelt so hoch.

AEDL Essen und Trinken können

Um die Einschränkungen im Bereich Essen und Trinken erfassen zu können, muss zunächst in Erfahrung gebracht werden, welche Essgewohnheiten der ältere Mensch hat. Anschließend kann gemeinsam überlegt werden, wie die Diät angepasst werden muss. Die Grundlagen der Diabetes-Diät (S. 699 ff) sind verständlich zu vermitteln, evtl. sind die Angehörigen ebenso zu unterrichten. Ein Gesprächsangebot über mögliche Probleme in Verbindung mit dem Einhalten der Diät sollte stets gegeben sein.

Taktvolles Überprüfen von Essverhalten und gegebenenfalls Erinnern (z. B. an die Einnahme der Zwischenmahlzeit) ist hierbei die pflegerische Aufgabe.

Die lange Nachtruhe kann bei älteren Diabetikern (vor allem im Heim) zu einer Unterzuckerung führen. Es ist daher wichtig, dass eine Spätmahlzeit angeboten und auch eingenommen wird.

AEDL Ausscheiden können

Häufiges Wasserlassen als Zeichen von erhöhtem Blutzucker wird nur bei Entgleisungen noch ein Problem darstellen. Die meisten Probleme können durch Harnwegsinfekte entstehen. Vorbeugende Maßnahmen wurden bereits bei der Körperpflege erwähnt. Die Aufgabe der Pflege ist hierbei das rechtzeitige Erkennen von Infektionen im Urogenitalbereich. Hierzu gehören: Urin beobachten, auf Beschwerden beim Wasserlassen achten und nach ärztlicher Anordnung den Urin regelmäßig untersuchen lassen.

Literatur

v. Koerber, K., B. Hamman, G. Willms: Für Diabetiker: Vollwert-Ernährung 4. Aufl. Gräfe und Unzer, München 1995

Lübke, D., B. Willms: Kochbuch für Diabetiker, 2. Aufl. TRIAS, Stuttgart 1990

Mehnert, H., E. Standl: Diabetes. Mit der Krankheit leben lernen. Gesundheit kompakt. TRIAS, Stuttgart 1997

Nassauer, L., A. Fröhlich-Krauel, R. Petzoldt: Für Diabetiker: Das GU Bildkochbuch, 7. Aufl. Gräfe und Unzer, München 1992

Schäffler, A., N. Menche: Pflege konkret Innere Medizin, 2. Aufl. G. Fischer, Ulm 1997

Thurm, U.: Insulinpumpenfibel, 2. Aufl., DISETRONIC GmbH 1996

Wagner, D.: Die Zuckerkrankheit (Diabetes mellitus). Altenpflege 8,9,10/1993

Informationen für Diabetiker. Kreiskrankenhaus Reutlingen, Ernährungstherapie, erstellt von P. Raidt und P. Funk-Wentzel, 12/1995

8.5 Sinneserkrankungen

Else Gnamm

8.5.1 Pflege von Sehbehinderten

Medizinische Grundlagen

Bedeutung des Lichts

Mit dem morgendlichen Aufwachen und Öffnen der Augen beginnt unsere optische Wahrnehmung. Wir sehen das zunehmende Tageslicht, unsere Umgebung und alle sich darin bewegenden Veränderungen, wir unterscheiden Formen und Farben, empfinden Abstufungen von Licht und Schatten, sehen Erfreuliches und Unerfreuliches, Schönes und Hässliches. Diese optische Wahrnehmung erleben und verarbeiten wir bewusst oder unbewusst. Selbst im Schlaf sehen wir in den Traumphasen unsere Traumerlebnisse. Durch unsere Augen sind wir mit dem täglichen Wechsel von Hell und Dunkel, den jahreszeitlichen Schwankungen des Lichtes verbunden und haben einen lichtabhängigen Lebensrhythmus entwickelt. Viele Feste und Feiern orientieren sich am Stand der Sonne als unserer größten natürlichen Lichtquelle (z. B. Sonnwendfeiern).

Licht beeinflusst unsere Stoffwechselvorgänge, unser vegetatives Nervensystem und damit unser gesamtes psychisches und körperliches Befinden.

> **!** Bei bettlägerigen Menschen reduziert sich vielfach die optische Wahrnehmung auf die eigene Person, auf Helligkeit und Ausstattung des Raumes und alle Eindrücke und Veränderungen, die durch die Ein- und Austretenden mitgebracht bzw. verursacht werden. Unter diesem Aspekt wird bewusst, welche Bedeutung für die Sinneswahrnehmung der optische Eindruck der Umgebung, der Blick durch das Fenster, die Lichtverhältnisse, die Farbgebung, Aussehen und Kleidung der Besucher und vor allem ihre Aktivität haben kann!

> Je kleiner der Aktionsradius eines Menschen wird, desto wichtiger wird die Summe der Anregungen seiner Wahrnehmung über die Sinnesorgane für sein Befinden.

Beispiel:
Frau M. (69 Jahre alt) war bis vor kurzem völlig selbstständig und unternehmend. Da sie in dem Ort, in dem sie heute noch lebt, aufgewachsen ist, hat sie einen großen Freundes- und Bekanntenkreis. Sie war immer viel unterwegs, machte Besuche oder ging zu Veranstaltungen.
Eines Tages stürzte sie in der Stadt an einer Bordsteinkante so unglücklich, dass ärztliche Hilfe notwendig wurde. Neben äußeren Verletzungen wie Prellungen und Schürfwunden war sie plötzlich auch ängstlich geworden und wollte nicht mehr allein ausgehen. Sie konnte sich gut erinnern, dass sie die Bordsteinkante gesehen hatte, doch wie es zu dem Sturz gekommen war, konnte sie sich nicht erklären. Passanten hätten sie fallen sehen und ihr geholfen.
Freunde rieten ihr, neben internistischen Untersuchungen doch auch einen Augenarzt aufzusuchen. Dieser stellte eine einseitig ausgeprägte Linsentrübung (grauer Star) fest. ■

Altersbedingte Veränderungen

Das Älterwerden des Menschen zeigt sich auch an degenerativen Veränderungen des Sehapparates und den dadurch bedingten Funktionseinbußen. Jedem ist bekannt, dass auch der „Augengesunde" ab Mitte 40 eine Brille braucht, da die Sehschärfe für die Nähe nachlässt und eine Korrektur durch eine sog. Lesebrille notwendig wird. Wenn zu den normalen Altersveränderungen Anzeichen ernster, chronischer Augenerkrankungen treten, löst dies Betroffenheit und die Angst aus, das Augenlicht völlig zu verlieren.
Jedoch kann mit dem heutigen Stand der medizinischen und technischen Hilfemöglichkeiten eine altersbedingte Einschränkung bzw. Störung des Sehens zumindest teilweise so weit korrigiert werden, dass unter Beachtung der pflegerischen Besonderheiten die Bewältigung des Alltags trotz Behinderung des Sehens meist möglich ist.
Alterssichtigkeit: Die *Akkommodationsfähigkeit* (Einstellung des Auges auf die jeweilige Sehentfernung durch Veränderung der Brechkraft der Linse) nimmt im Laufe des Lebens ab. Der Punkt, der bei maximaler Annäherung an das Auge noch scharf gesehen wird, rückt weiter weg. Das Lesen in gewohnter Entfernung wird zunehmend schwieriger, die Buchstaben verschwimmen. Durch Vergrößerung des Abstandes vom Gegenstand zum Auge wird dann versucht, die Sehschärfe zu korrigieren, da z. B. der Faden sonst nicht mehr ins Nadelöhr findet.
Im Alltagsgeschehen sollte daher stets für gute, blendfreie Beleuchtung gesorgt werden.
Der Augenarzt verordnet als Sehhilfe eine Lesebrille, auch als Altersbrille bekannt.
Grauer Star (Cataracta senilis): Der graue Star ist eine der häufigsten Erkrankungen der Augen bei älteren Menschen.
Etwa ab dem 60. Lebensjahr kommt es oft zu Trübungen in den Randzonen (Peripherie) der Linse und zur Linsenkernsklerose, wodurch jedoch noch keine wesentliche Herabsetzung des Sehvermögens eintreten muss.
Der Betroffene klagt über hohe Blendungsempfindlichkeit und „Nebligsehen", ähnlich wie beim Blick durch verschmutzte Windschutzscheiben. Erst bei weiterer Zunahme der Trübungen und erheblicher Abnahme der Sehschärfe sprechen wir von grauem Star. Die Pupille erscheint bei voller Ausbildung des grauen Stars für den Betrachter nicht mehr schwarz, sondern grauweiß. In diesem Stadium erkennt der Betroffene nur noch Vorgänge unmittelbar vor dem Auge (z. B. eine Handbewegung oder einen Lichtschein).
Der graue Star kann sowohl einseitig wie auch beidseitig auftreten. Er ist auch als Komplikation bei Diabetes mellitus und anderen Erkrankungen möglich.
Eine sicher wirksame **medikamentöse Therapie** gibt es bis heute nicht.
Die **operative Therapie** besteht in der Entfernung der getrübten Linse aus dem Auge. Der Betroffene sieht danach mit seinem linsenlosen Auge nur ca. 5%, also alles verschwommen. Um volle Sehschärfe zu erreichen, muss die Brechkraft der entfernten Linse, ca. 20 Dioptrien, ersetzt werden. Dafür bieten sich drei Möglichkeiten an:

1. Am häufigsten, in ca. 90% der Fälle, wird heute die Implantation (= Einpflanzung) einer *Intraokularlinse* aus Kunststoff durchgeführt, und zwar noch während der Staroperation. Dabei wird die künstliche Linse in den bei der Operation zurückgebliebenen Kapselsack eingesetzt, also genau an die Stelle hinter der Pupille eingebracht, an der sich die natürliche Linse befunden hatte.

Der Patient sieht nunmehr, sofern er keine sonstigen Augenveränderungen hat, ohne Brille oder mit geringfügigen Gläserstärken in die Ferne scharf und benötigt wie jeder Altersgenosse eine entsprechende Lesebrille zusätzlich. Mit der so gewonnenen Sehschärfe kann sich der Operierte frei bewegen, an seinem Auge ist – aus der Sicht des Laien – keine Veränderung erkennbar.

In manchen Fällen kommt es Monate nach der Staroperation zur Ausbildung eines Nachstars an der verbliebenen Linsenkapsel, wodurch die Sehschärfe stark beeinträchtigt werden kann; durch Laserstrahlanwendung wird in ambulanter Sitzung der Nachstar relativ problemlos entfernt.

2. Wenn aus irgendwelchen Gründen, z. B. beim Vorliegen zusätzlicher Augenerkrankungen, die Implantation einer Intraokularlinse nicht erfolgen kann, ist es notwendig, die fehlende Brechkraft des linsenlosen Auges durch Anpassung einer (außen auf die Hornhaut aufgelegten) *Kontaktlinse* zu ersetzen.

   Das tägliche Ein- und Aussetzen der Kontaktlinse macht alten Menschen meist Schwierigkeiten. Dem kann eine Kontaktlinse mit verlängerter Tragedauer, eine sog. Dauertragekontaktlinse, abhelfen. Diese muss nur noch alle 4 Wochen zur notwendigen Reinigung durch den Augenarzt aus dem Auge entfernt werden.

3. Die an letzter Stelle zu nennende Korrektur der Sehschärfe des linsenlosen Auges ist die *Starbrille*, die bei Kontaktlinsenunverträglichkeit in Frage kommt. Die Starbrille bedeutet jedoch, obwohl durch Kunststoffgläser leichter und angenehmer geworden, noch immer eine erhebliche Behinderung infolge Gesichtsfeldeinschränkung auf 45° und Netzhautbildvergrößerung um 30 %. Die Gewöhnung an das veränderte Raumgefühl ist schwierig und langwierig, der Patient bedarf der Begleitung und Führung.

Grüner Star (Glaukom): Als Glaukom bezeichnet man verschiedene Krankheitsbilder, deren gemeinsames Symptom der erhöhte Augeninnendruck ist, der unbehandelt zur endgültigen Schädigung des Sehnervs und damit zur Erblindung führt.

Die Ursache der Drucksteigerung liegt in einer Störung des Kammerwasserabflusses, die allmählich durch Verfilzung der Trabekel (einem schwammartigen Gewebe im Kammerwinkel) eintritt.

- **Weitwinkelglaukom (Glaucoma simplex):** Diese Form des Glaukoms beginnt schleichend und macht in den Anfangsstadien keine subjektiven Symptome. Ab dem 40. Lebensjahr leiden etwa 2 % der Bevölkerung daran, viele ohne es zu wissen. Da eine rechtzeitige Behandlung oft versäumt wird, ist es in den zivilisierten Ländern die zweithäufigste Erblindungsursache (ca. 15–20 % der Fälle).

> **!** Die Früherkennung des Glaucoma simplex ist nur durch routinemäßige Messung des Augeninnendruckes ab dem 35. Lebensjahr möglich!

Folgen des Glaucoma simplex: Durch den erhöhten Augeninnendruck wird der Sehnerv geschädigt und das Gesichtsfeld eingeschränkt. Die Ausfälle finden sich zunächst nur an typischer Stelle des Gesichtsfeldes, vergrößern sich jedoch kontinuierlich, während das zentrale Sehen noch Jahre erhalten bleibt. Der Prozess der Gesichtsfeldeinschränkung wird vom Betroffenen oft erst im Spätstadium bemerkt, er ist dann durch keine Behandlung mehr rückgängig zu machen (Abb. 8.**41**). Mit der jeweiligen Therapie kann nur der Rest des Gesichtsfeldes evtl. erhalten werden.

Der Erkrankte sieht die Umgebung zum Schluss ähnlich wie durch eine Röhre, ist dadurch unfallgefährdet, stolpert über Gegenstände am Boden und stößt mit dem Kopf gegen Hindernisse in der Höhe.

Durch die **medikamentöse Behandlung** (Eintropfen von Miotika und Betablockern) soll der Kammerwasserabfluss verbessert bzw. die Kammerwasserproduktion vermindert und der Augendruck gesenkt werden. Nur eine lebenslange, pünktlich angewandte medikamentöse Therapie, manchmal neben operativer Behandlung und Laserbehandlung, kann ein Fortschreiten des Glaukoms verhindern.

- **Winkelblockglaukom, akuter Glaukomanfall:** Diese Form ist viel seltener als das Glaucoma simplex. Durch eine plötzliche Blockade des Kammerwasserabflusses steigt der Augeninnendruck schnell auf sehr hohe Werte.

Akut einsetzende Symptome sind:
- Starker Schmerz und Rötung, hochgradige Sehverschlechterung des betroffenen Auges,
- heftige Kopfschmerzen bis zu Übelkeit und Erbrechen.

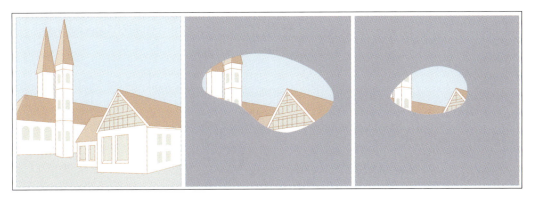

Abb. 8.41 Gesichtsfeldeinschränkung bei Glaucoma simplex

> **!** Bei einem akuten Glaukomanfall ist die sofortige augenärztliche Behandlung dringend notwendig, da andernfalls Erblindung innerhalb weniger Tage droht!

Senile Makuladegeneration: Diese Erkrankung entwickelt sich häufig bei älteren, meist hochbetagten Menschen.
Die Macula lutea (gelber Fleck) ist ein nur 3–5 mm großer, am hinteren Augenpol liegender Bezirk der Netzhaut, die Stelle des schärfsten Sehens. Bei den altersbedingten Veränderungen (Gewebsschädigungen der Netzhaut als Folge von Durchblutungsstörungen) bemerkt der Betroffene zunächst ein „Verzerrtsehen", horizontale Linien erscheinen wellig, einzelne Buchstaben fallen aus oder sind klecksig verdickt.
Allmählich, oft auch in raschem Tempo, tritt eine starke Sehverschlechterung in der Nähe und in die Ferne auf, bis das Lesen von normaler Druckschrift nicht mehr möglich ist. Alle übrigen Verrichtungen des Alltags können dagegen ohne weiteres erledigt werden.
Der Betroffene kann allein das Haus verlassen und spazierengehen, solange er keine Schilder oder Fahrpläne lesen muss. Er bemerkt grobe Hindernisse auf seinem Weg, im Gegensatz zum Kranken mit grünem Star.
Die senile Makuladegeneration führt nicht zur vollständigen Erblindung, das Orientierungsvermögen bleibt erhalten.

Diabetische Retinopathie

Bei rund 80 % der an Diabetes mellitus erkrankten Patienten tritt nach ungefähr 15–20 Jahren eine Schädigung der Netzhaut auf, die diabetische Retinopathie. Aufgrund der gesteigerten Lebenserwartung begegnen wir immer mehr älteren Diabetikern mit diesem Krankheitsbild. Eine gute Einstellung des Diabetes hinsichtlich der Stoffwechsellage und konsequente Einhaltung der Diät kann die Entwicklung jedoch günstig beeinflussen.
Folgen der diabetischen Retinopathie sind Gefäßneubildungen (zu Anfang sehr klein) und Blutungen in der Netzhaut, die zur Beeinträchtigung der Sehschärfe führen. Im weiteren Verlauf treten Gefäßproliferationen (Gefäßwucherungen bzw. -neubildungen) auf, die sich zusammen mit Bindegewebssträngen in den Glaskörper hinein ausbreiten, wobei es zu Glaskörperblutungen und Netzhautablösungen kommen kann.
Die diabetische Retinopathie ist in den Industriestaaten die häufigste Ursache für eine Erblindung.
Eine Erblindung des Auges kann durch rechtzeitige Anwendung der Lasertechnik (Koagulation der Gefäßneubildungen) vermieden oder hinausgezögert werden.

Äußere Erkrankungen der Augen

Trockenes Augen (Conjunctivitis sicca): Viele ältere Menschen klagen über hartnäckiges Brennen, Sandkorngefühl und erschwertes Öffnen der Augenlider am Morgen. Dabei sind objektiv keine Veränderungen sichtbar.
Die Ursache liegt in einer altersbedingt herabgesetzten Tränensekretion, die Augen sind zu trocken.
Da eine Anregung der Produktion der Tränendrüsen nicht möglich ist, werden Tränenersatzmittel eingegeben. Sie sollten zur Befeuchtung der Bindehaut mehrmals täglich (5- bis 7-mal und öfter!) eingeträufelt werden.

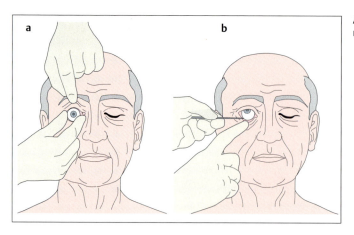

Abb. 8.**42** Einsetzen und Herausnehmen einer Augenprothese

Für die Nacht gibt man methylzellulosehaltige Tropfen und Augensalben als Gleitmittel.
Seniles Ektropium: Diese Auswärtsstülpung des Unterlids ist eine Fehlstellung, die durch Schwund des Lidknorpels und Erschlaffung der Haut und Lidmuskulatur entsteht.
Durch die Auswärtsstülpung des Unterlids und des Tränenpünktchens ist der normale Tränenabfluss gestört, die Tränen laufen über die Wangen. Häufiges Abwischen der Tränen verstärkt die Fehlstellung und bewirkt ein Wischektropium. (Nur bei geschlossenem Auge wischen!)
Augentropfen und Augensalben verhüten das Austrocknen der freiliegenden Bindehaut des Unterlids. Unter Umständen ist eine operative Behandlung notwendig.
Seniles Entropium: Die Einwärtswendung des Unterlids ist ebenfalls eine altersbedingte Fehlstellung. Durch die Einwärtskippung der Lidkante scheuern die Wimpern auf der Hornhaut. Dies führt zu chronischen Reizzuständen.
Der Augenarzt kann durch einen kleinen Eingriff die Lidstellung korrigieren.
Blutung unter die Bindehaut (Konjunktiva): Eine solche Blutung ist, wenn sie ohne äußere Verletzung auftritt, harmlos und resorbiert sich ohne Behandlung in spätestens 2 Wochen.
Basaliom: Das Basaliom ist ein im Alter häufig auftretender bösartiger Tumor an der Haut der Lider, der aber nicht metastasiert.
Da er unbehandelt zerstörend in die Tiefe der Augenhöhle wächst, muss er frühzeitig operiert werden.
Wegen der Schmerzlosigkeit des Tumors verzögern ältere Patienten oft die notwendige Entfernung. Daher ist Aufklärung und Motivation durch Pflegepersonen und andere Helfer sehr wichtig!

Pflegerische Maßnahmen

Pflege und Handhabung der Augenprothese (des Glasauges)

Eine Augenprothese (Glasauge) sollte 1-mal täglich herausgenommen und gesäubert werden. Meist genügt das Abspülen mit lauwarmem Wasser; keinesfalls heißes oder kaltes Wasser verwenden, da das Material des Glases unter den Temperaturunterschieden leiden würde.
Bei Verschmutzung oder Verkrustung die Prothese 10 min in Kochsalzlösung legen. Keine ätzenden Flüssigkeiten verwenden.
Die Augenhöhle muss im Allgemeinen nicht behandelt oder gespült werden. Evtl. notwendige Augentropfen oder -bäder verordnet der Augenarzt.

Einsetzen (Abb. 8.**42a**):
- Prothese anfeuchten, mit Daumen und Zeigefinger der rechten Hand fassen,
- Patient blickt nach oben,
- mit der linken Hand das Oberlid hochschieben,
- Prothese darunterschieben,
- Unterlid abziehen, damit die Prothese in den Bindehautsack gleitet,
- Kontrollieren, ob die Prothese richtig sitzt, der Patient darf beim Geradeausblick nicht schielen.

Herausnehmen (Abb. 8.**42b**):
- Patient blickt nach oben,
- Unterlid abziehen,
- Glasstäbchen unter den unteren Prothesenrand schieben,
- Prothese herausheben.

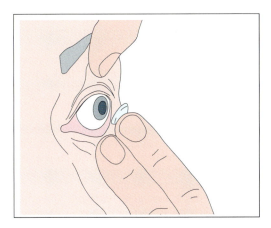

Abb. 8.**43** Einsetzen einer Kontaktlinse

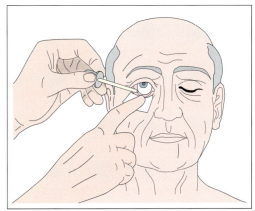

Abb. 8.**44** Einträufeln von Augentropfen

! Es ist nicht immer leicht festzustellen, was bei der Prothese oben und was unten ist. Normalerweise zeigt der kurze Teil zur Nase. Auch sollte Vorsorge getroffen werden, damit die Prothese beim evtl. Aus-der-Hand-Gleiten nicht beschädigt wird. Deshalb vorsorglich am Tisch sitzend mit einer weichen Unterlage arbeiten.

Pflege und Handhabung der Kontaktlinsen

Kontaktlinsen verlangen größte Vorsicht, strenge Hygienemaßnahmen und sorgfältige Pflege. Viele beim Tragen auftretende Unverträglichkeiten beruhen auf mangelnder Sauberkeit: Die Linsen verschmutzen, werden rau und scheuern auf der empfindlichen Hornhaut.

Einsetzen (Abb. 8.**43**):

- Kontaktlinse auf die angefeuchtete Kuppe des rechten Zeige- oder Mittelfingers setzen oder mit Sauger aufnehmen (Sauger nur bei harten Kontaktlinsen anwenden),
- Daumen und Zeigefinger der linken Hand spreizen Augenlider,
- Linse leicht auf die Hornhaut des Auges antippen, der Patient schaut dabei geradeaus.

Herausnehmen:

- Die Lider werden gespreizt,
- Sauger gleichmäßig auf die Linse setzen und abheben.

Der Patient sollte die Augen möglichst weit öffnen und einen gegenüberliegenden Punkt fixieren.

Pflege der Kontaktlinse:

- Linsen nass oder trocken in speziellen Behältern aufbewahren;
- Feuchte Behälter regelmäßig reinigen und täglich mit frischer Lösung versehen;
- Reinigen der Linse nur mit bestimmten Reinigungsmitteln, die vom Hersteller für den jeweiligen Linsentyp empfohlen werden.

Augentropfen, Augensalbe

Augentropfen werden aus Pipettenfläschchen oder Plastikfläschchen geträufelt. Sie sollten handwarm sein und nach Anbruch der Packung innerhalb von 6 Wochen verbraucht werden.

- Der Patient schaut nach oben und legt seinen Kopf in den Nacken.
- Die Pflegekraft zieht mit der rechten Hand (mit Hilfe eines Tupfers) dicht unterhalb der Lidkante das Unterlid sanft nach unten und lässt, ohne die Wimpern zu berühren, die Tropfen frei in den unteren Bindehautsack fallen (Abb. 8.**44**).

Das Einstreichen von **Augensalbe** geschieht auf entsprechende Weise. Sie kann direkt aus der Tube (5–10 mm Salbenstrang) oder mit Hilfe eines Glasstäbchens in den unteren Bindehautsack eingebracht werden.

Sehhilfen

Die Versorgung von stark sehbehinderten Patienten mit optischen Hilfsmitteln muss individuell gewählt und durch den Augenarzt verordnet werden.
Die einfachsten Sehhilfen sind **Lupen, Stiellupen** und **Leuchtlupen.**

Prismenlupenbrillen können bis zu einer Sehschärfe von 0,1 (= $^1/_{10}$ dessen, was ein Normalsichtiger sieht) das Lesen von Texten normaler Schriftgröße noch ermöglichen. Der Gebrauch dieser komplizierten Sehhilfen erfordert allerdings viel Geduld und Motivation vom Betroffenen.
Fernsehlesegeräte vergrößern etwa 25- bis 40fach, sie sind für einen festen Standort im Heim oder Zimmer gedacht. Bei fortschreitender Makuladegeneration reichen sie oft nicht mehr aus.

Weitere Hilfen

Die **Blindenhörbücherei** stellt für Sehbehinderte kostenlos Kassetten mit verschiedenen literarischen Werken zur Verfügung. Anschriften von Blindenhörbüchern sind über die Arbeitsgemeinschaft der Blindenhörbüchereien e.V., Am Schlag 2a, 35037 Marburg erhältlich.
Großdruckbücher zeichnen sich durch größere Schrift und größere Abstände zwischen den Zeilen aus. Sie können vielen Menschen helfen, die trotz Brille normale Schriftgrößen nicht über längere Zeit lesen können.
Information:
Freiburger Bücherdienst, Postfach 1026, 79117 Freiburg.

8.5.2 Pflege von Hörgeschädigten

Medizinische Grundlagen

Bedeutung des Gehörs

Die Fähigkeit, Informationen über das Gehör aufzunehmen und darauf zu reagieren, gehört zu den wichtigsten Voraussetzungen für die Persönlichkeitsentwicklung eines Menschen. Über das Gehör lernen wir unsere Muttersprache kennen und werden fähig zur Kontaktaufnahme mit unserer Umgebung.
Schon Kinder empfinden Umweltgeräusche als positives Zeichen oder als Warnung, die sie unbewusst wahrnehmen. Die Funktion des Ohres als Alarmorgan bleibt uns auch nachts erhalten, denn eine Änderung der Geräuschkulisse wird auch im Schlaf wahrgenommen.
Angebotene Informationen vieler Bildungseinrichtungen wie Schule, Rundfunk und andere öffentliche Veranstaltungen werden in erster Linie über das Gehör aufgenommen und geistig umgesetzt.
Für unser gesamtes gesellschaftliches Leben ist das Hören von Bedeutung, durch die Begegnung mit anderen Menschen und den Austausch von Gedanken und Informationen wachsen zwischenmenschliche Beziehungen.
Auch die Musik erschließt sich uns über das Gehör, durch Rhythmus und Tanz erleben wir Freude und unterstützen damit die Entwicklung einer gesunden Emotionalität.
Geräusche vermitteln uns Teilnahme am pulsierenden Leben und geben Sicherheit durch Aufnehmen akustischer Informationen. Geräuscharmut kann Ängstlichkeit verstärken und bei bettlägerigen alten Menschen außerdem das Gefühl des Ausgeschlossenseins und Isoliertseins auslösen.

> **Anregung**
>
> Wie schwer plötzliche Geräuscharmut oder völlige Geräuschlosigkeit zu ertragen ist, können Sie durch folgenden Versuch selbst erleben: Schalten Sie für 10 min beim Fernsehen den Ton ab und versuchen Sie, der Handlung zu folgen. Bitte halten Sie aber 10 min durch!

Schwerhörigkeit/Taubheit/Ohrgeräusche

Schwerhörigkeit ist ein Sammelbegriff für die Auswirkungen verschiedener pathologischer Veränderungen oder Erkrankungen in allen Bereichen des Ohres (Außenohr, Mittelohr, Innenohr, Gehörnerven oder Hörzentrum im Gehirn). Sie kann Folge einer gestörten Schallleitung oder gestörter Wahrnehmung sein, in jedem Lebensalter akut oder chronisch auftreten oder angeboren sein.
Eine Funktionsstörung des äußeren und des Mittelohres führt zur Schallleitungsschwerhörigkeit. Noch störender als die Schwerhörigkeit selbst werden Ohrgeräusche/Ohrensausen (lat. *tinnitus* = Geklirr) empfunden. Ohrgeräusche können sowohl als Begleitsymptom einer Schallleitungsschwerhörigkeit als auch ohne Hörminderung auftreten. Ursache können Kreislaufstörungen, starker Lärm oder Aufregungen sein. Oft bringt auch eine Zahnsanierung Abhilfe.

Ohrgeräusche werden nur vom Betroffenen (meist als Dauergeräusch) wahrgenommen und als äußerst störend erlebt. Eine Störung im Innenohr bzw. im Hörzentrum im Gehirn kann zu einer

- sensorischen (über die Sinnesreize),
- neuralen (über Nervenimpulse) oder
- zentralen Schwerhörigkeit führen.

Bei der Schwerhörigkeit im Alter treffen im Allgemeinen mehrere auslösende Faktoren aus verschiedenen Bereichen des Hörapparates zusammen.
Unter Taubheit verstehen wir den Zustand völliger Gehörlosigkeit.

Ursachen für Hörstörungen

Die folgenden Ausführungen beschränken sich auf die im Alter am häufigsten auftretenden Ursachen für Störungen oder Behinderungen des Hörens.
Im Außenohr: Ein Ohrschmalzpfropf (Zeruminalpfropf) kann durch eine Ansammlung von Ohrschmalz den äußeren Gehörgang verschließen. Solange auch nur ein kleiner Spalt offenbleibt, hört man praktisch unvermindert gut. In Verbindung mit Wasser, das z. B. beim Duschen oder Haarewaschen in den Gehörgang kommt, oder durch zunehmende Ohrschmalzbildung kann sich der Gehörgang jedoch völlig verschließen. Dadurch entsteht eine plötzliche Schallleitungsschwerhörigkeit mit Lauterhören der eigenen Stimme, einem Gefühl der Taubheit, gelegentlich auch Ohrensausen und Schmerzen. Dieser Vorgang kann sich in Abständen wiederholen und ist keinesfalls die Folge mangelnder Hygiene, sondern Anzeichen fehlender Selbstreinigungsfähigkeit des äußeren Gehörganges (S. 315).
Ein Ohrschmalzpfropf sollte nur vom Arzt entfernt werden, um evtl. vorhandene Schäden (Perforationen) am Trommelfell erkennen zu können. Auf keinen Fall darf versucht werden, den Ohrschmalzpfropf mit spitzen Gegenständen wie Haarnadeln oder Stricknadeln zu entfernen. Das sehr empfindliche Trommelfell (wie auch die Gehörgangshaut) könnten dadurch verletzt werden. Verletzungen an der Gehörgangshaut sind sehr schmerzhaft und können zur Entstehung von Furunkeln führen.
Im Mittelohr: Entzündungen des Mittelohrs können neben Schmerzen und Fieber auch Schleimhautschwellungen mit Exsudationen (Absonderungen) von Sekreten oder Eiter hervorrufen. Meist besteht ein pulssynchron klopfender Ohrschmerz.
Bei chronischen Mittelohrentzündungen kann ein bleibender (persistierender) Trommelfelldefekt und/oder Veränderungen an den Gehörknöchelchen mit einer Schallleitungsschwerhörigkeit verschiedenen Ausmaßes entstehen.
Im Innenohr: Eine Innenohrinfektion kann über das benachbarte Mittelohr entstehen. Auch Erreger bestimmter Infektionskrankheiten, wie z. B. Grippeviren, können das Innenohr schädigen und dort zu vorübergehenden oder bleibenden Funktionsausfällen führen.
Die **Altersschwerhörigkeit** ist Folge einer Desensibilisierung der Sinneszellen im Innenohr (Schnecke) und einer allgemein nachlassenden Funktionsfähigkeit des ganzen Hörapparates, d. h., die Aufnahmefähigkeit und Weiterleitung von akustischen Reizen lässt nach. Meist tritt gleichzeitig eine Beeinträchtigung der Sprachverständigung (nachlassendes Verstehen des gesprochenen Wortes) auf. Oft geht auch die Fähigkeit, selbst deutlich zu sprechen, zurück.
Die Einschränkung des Hörvermögens wird zuerst bei hohen Tonlagen bemerkt, während sie die tiefen Tonlagen noch lange Zeit nicht merklich beeinflusst.
Von einer Beeinträchtigung der Hörfähigkeit als langsam fortschreitendem, zunächst kaum bemerkbarem Vorgang ist fast jeder Älterwerdende mehr oder weniger betroffen.
Symptome der sog. Altersschwerhörigkeit werden manchmal auch schon bei jüngeren Menschen beobachtet.
Mögliche beschleunigende Faktoren für die Entstehung einer Altersschwerhörigkeit können sein:

- Starke Lärmimpulse, z. B. Fabriklärm,
- Dauerlärm, auch mit geringer Lautstärke, z. B. häufige Benutzung eines Kopfhörers (Walkman),
- Stress (evtl. als Ursache eines Hörsturzes),
- Medikamente,
- Hypertonie,
- Stoffwechselstörungen, wie z. B. Schilddrüsenunterfunktion,
- zerebrale Durchblutungsstörungen.

Ein akuter, plötzlicher Hörverlust (**Hörsturz**), oft nach besonderen Anstrengungen oder Aufregungen auftretend, ist Anzeichen einer meist einseitigen Funktionsstörung des Innenohres. Häufig wird gleichzeitig eine ausgeprägte Muskelverspannung im Nacken festgestellt. Als Ursache werden Durchblutungsstörungen im Innenohr angenommen. Begleiterscheinungen können Schwindel, Drehgefühle und Ohrensausen sein.

> **!** Bei plötzlichem Hörverlust, Schwindel, Kopfgeräuschen wie Klopfen, Sausen, Klingeln und Zischen sofort einen Facharzt für Hals-Nasen-Ohren-Krankheiten (HNO) aufsuchen bzw. bei gehbehinderten alten Menschen einen Arztbesuch veranlassen!
> Eine möglichst frühzeitig einsetzende Behandlung kann entscheidend sein für das Wiedererlangen bzw. Erhalten der bisher bestehenden Hörfähigkeit.

Pflegerische Maßnahmen bei Hörstörungen: Verabreichen von Ohrentropfen zur Schmerzlinderung und/oder Behandlung der akuten oder chronischen Mittelohrentzündung:

- Ohrentropfen in der Hand anwärmen (Körpertemperatur),
- den Kranken bitten, sich auf die Seite zu legen,
- Ohrmuschel etwas nach hinten ziehen,
- verordnete Tropfenzahl einträufeln,
- den Kranken auffordern, danach noch 15–20 min. liegenzubleiben. Keine Watte ins Ohr geben.

Ohrensalben werden meist vom Arzt appliziert. Eine Ohrspülung zum Entfernen von Sekreten, Ohrschmalz oder Fremdkörpern aus dem äußeren Gehörgang sollte grundsätzlich nur vom Arzt durchgeführt werden. (Es gibt heute sichere Methoden zur Entfernung von Verunreinigungen, wie z. B. durch Absaugen.)

Psychische Folgen

Das Umgebensein von nicht als störend empfundenen Umweltgeräuschen vermittelt Sicherheit. Werden diese vertrauten Geräusche reduziert oder aufgehoben, kann sich dies auch auf das psychische Gleichgewicht auswirken.

Beispiel:
Frau B. wohnte schon seit einigen Monaten im Altenheim. Obwohl sie körperlich beweglich erschien, lebte sie völlig zurückgezogen in ihrem Zimmer. Sie nahm fast nie an den Veranstaltungen des Hauses teil. Selbst bei den gemeinsamen Mahlzeiten beteiligte sie sich nicht an der Unterhaltung: auch wenn sie angesprochen wurde, antwortete sie häufig nicht oder nur sehr zögernd.

Die Pflegerin bemerkte, dass Frau B. nur reagierte, wenn sie ihr beim Sprechen direkt ins Gesicht sah und die Sätze langsam und deutlich formulierte.
Sie konnte für Frau B. einen Besuch beim Ohrenarzt organisieren. Dort wurde eine schwere Beeinträchtigung ihres Hörvermögens festgestellt, die sich vermutlich schon seit längerer Zeit schleichend entwickelt hatte. Nach einem weiteren Besuch beim Hörgeräteakustiker wurde Frau B. ein modernes Hörgerät angepasst. Nach einer kurzen Gewöhnungs- und Trainingszeit wurde sie zunehmend aufgeschlossener und aktiver.
Heute beteiligt sie sich rege an der Unterhaltung bei Tisch, wirkt insgesamt aufgeschlossener und auch fröhlicher. ■

Umweltgeräusche werden von Hörgesunden unbewußt wahrgenommen, sie beeinflussen ihr Handeln, das Geräusch kochenden Wassers lässt sie z. B. den Wasserkocher abschalten. Eine reduzierte Wahrnehmung der Umweltgeräusche kann zu *Unsicherheit und Ängstlichkeit* bis zur Orientierungsstörung führen.
Typisch ist der gespannte Gesichtsausdruck von Schwerhörigen, der oftmals aus Angst entsteht, wichtige Informationen zu versäumen. Gesprochenes nicht zu verstehen oder nicht verstanden zu werden. Häufig sprechen sie selbst lauter.
Da der Schwerhörige seine Umgebung schlecht versteht und nicht dauernd nachfragen will, leidet er an Informationseinbuße, isoliert sich selbst und wird isoliert, wenn er z. B. das Klingeln an der Haustür nicht hört. Dies führt zu zunehmender **Vereinsamung.**
Jedoch nicht jeder alte Mensch empfindet zunehmende Geräuscharmut bedrückend. Durch seine reduzierte Verarbeitungsfähigkeit für akustische Reize und durch sein Bedürfnis nach Ruhe kann er eine wachsende äußere Ruhe sogar positiv erleben.
Mißtrauen und Hypochondrie, Emotionsstau bis zur Aggressivität: Da sich Schwerhörige an Gesprächen oft nur noch teilweise beteiligen können, vieles manchmal auch falsch verstehen, das Lachen anderer u. U. falsch interpretieren (sich z. B. „ausgelacht" fühlen) und Angst haben, es werde über sie geredet, neigen sie häufig zu gesteigertem Misstrauen und verstärkter ängstlicher Selbstbeobachtung und Depression.
„Schwerhörigkeit wird von vielen (aktiven) Menschen schlimmer erlebt als Erblindung, weil sie eher zu Misstrauen führt, aus Furcht, falsch verstanden zu werden. Viele Betagte sträuben sich gegen einen Hörapparat, aus Angst, ihr Gebre-

chen sichtbar werden zu lassen. Erblindete und Schwerhörige leiden häufiger als andere Kranke an **Alterswahn** und **Demenz**" (E. Grond 1987).

Verhalten und Körpersprache

- Der Schwerhörige reagiert oft nur, wenn er von vorne angesprochen wird, also das Gesicht des Sprechers sieht.
- Seine Antworten passen gar nicht oder nur teilweise zu den gestellten Fragen.
- Sein Kopf nimmt eine „Lauschstellung" ein, das hörende Ohr wird in Richtung der Schallquelle gedreht.
- Der Schalltrichter seines Ohres wird durch Anlegen der Hand vergrößert.
- Ein gespannter Gesichtsausdruck lässt die Anstrengung des Verstehen-Wollens erkennen, zwischen den Augenbrauen entsteht eine „Energiefalte".
- Rundfunk- und Fernsehgerät werden für andere störend laut eingestellt.

Umgang mit Schwerhörigen

- Grundsätzlich über alle Maßnahmen sorgfältig informieren, im Zweifelsfall Mitteilungen wiederholen;
- Von vorne auf den Schwerhörigen zugehen, um Schrecksituationen zu vermeiden;
- Nicht laut, sondern deutlich und langsam sprechen;
- Darauf achten, dass das Gesicht des Sprechers beleuchtet ist (dies erleichtert das Ablesen vom Mund);
- Den Kopf ruhig halten, Geduld signalisieren;
- Möglichst Dialekt vermeiden;
- Einfache, klare Sätze formulieren;
- Wichtige Informationen schriftlich mitteilen;
- Ermutigen, sich zu äußern, wenn nicht alles verstanden wurde.

> **!** Bei jedem Verdacht auf eine nachlassende Hörfähigkeit muss unbedingt ein Facharzt (HNO) aufgesucht werden. Er entscheidet, ob medizinische Maßnahmen notwendig sind oder ob eine Korrektur der Schwerhörigkeit mit einem Hörgerät möglich ist.

Der *Hörgeräteakustiker* ist ein Fachmann für die Abhilfe bei Hörstörungen. Mit präzisen Messgeräten ermittelt er Art und Umfang der Störung und sorgt für eine individuelle Anpassung technischer Hörhilfen und deren Wartung.

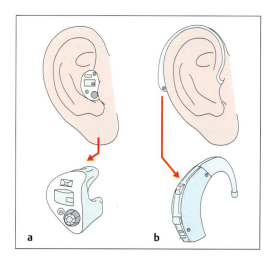

Abb. 8.**45** Hörgeräte. (**a**) Im-Ohr-Gerät, (**b**) Hinter-dem-Ohr-Gerät

Technische Hilfen für Schwerhörige

Durch die ständige Weiterentwicklung technischer Hörhilfen kann Schwerhörigen heute entscheidende Hilfe angeboten werden.
Es sind inzwischen so hochentwickelte individuell anpassbare Hörgeräte auf dem Markt, dass „die Korrektur eines Hörschadens kein technisches, sondern nur noch ein menschliches Problem darstellt" (Fördergemeinschaft Gutes Hören). Wichtig zur erfolgreichen Gewöhnung an das Gerät sind jedoch die regelmäßige Benutzung, Geduld und Übung.
Die meisten Hörgeräte werden heute entweder hinter dem Ohr oder im Ohr und im Gehörgang getragen.
Das gebräuchlichste Gerät ist das **Hinter-dem-Ohr-Gerät** (HdO) Abb. 8.**45b**).
Es sitzt direkt hinter dem Ohr und ist mit dem Maßohrstück, der sog. Otoplastik, verbunden. Das HdO-Gerät ist relativ leicht einzusetzen und zu bedienen, außerdem sitzt es nahe am Ort der Schallaufnahme und ist nur wenig sichtbar. Es lässt sich sehr genau auf das individuelle Hörproblem einstellen. Die Kosten werden anteilmäßig (Festbeträge) von den Krankenkassen übernommen.
Das **Im-Ohr-Gerät** (IO) (Abb. 8.**45a**) ist so klein, dass es in der Ohrmuschel Platz findet. Der entscheidende akustische Vorzug ist die optimale Lage direkt am Ort der Schallaufnahme, in der Ohrmuschel.
Dadurch wird das für das Sprachverständnis so wichtige „Richtungshören" erleichtert und ver-

bessert. Im-Ohr-Geräte eignen sich jedoch nicht für alle Fälle von Hörminderungen!
Das **Gehörgangs-Hörgerät** (GG) wird mehr oder weniger komplett im Gehörgang getragen und hat meist einen erheblich kosmetischen Aspekt. Die Schallaufnahme befindet sich an einer physiologisch optimalen Stelle. Hauptproblem der meisten IO- und GG-Hörgeräte ist die Reinigung von Zerumen (Ohrschmalz). An der Gehörgangsseite dieser Hörgeräte befinden sich die unterschiedlichsten Zerumenschutzfilter, die allesamt einer intensiven Pflege benötigen (siehe Pflegeanleitung des jeweiligen Gerätes).
Hörgeräte sind empfindliche Instrumente und müssen sorgfältig behandelt werden. Folgende Punkte müssen beachtet werden:

- Nicht mit Wasser in Berührung bringen, z. B. beim Duschen;
- Größere Wärmestrahlung vermeiden, wie z. B. direktes Sonnenlicht, Nähe von Heizgeräten, Haartrockner, Bestrahlungsgeräte usw.;
- Harte Stöße vermeiden, z. B. nicht auf den Fußboden fallen lassen;
- Nicht mit chemischen Lösungsmitteln wie in Haarspray oder Parfüm in Berührung bringen;
- Vor Beginn einer Strahlentherapie herausnehmen, verordnete Maßnahmen vorher besprechen;
- Rechtzeitige Erneuerung der Batterien veranlassen.

Bei Veränderungen, Störungen oder nachlassender Leistungsfähigkeit den Hörakustiker aufsuchen. Gehäuse nicht selbst zu öffnen versuchen! Reizungen, Entzündungen und Schmerzen können durch Druck auf die Ohrmulde verursacht worden sein.

Bei Allergien, hervorgerufen durch den Kontakt des Hörgerätes mit dem Ohr, können andere Materialien für das Gerät Abhilfe schaffen.
Bei Absonderungen im Ohr oder anderen anfälligen Reaktionen sollte unbedingt der Facharzt aufgesucht werden.
Der Umgang mit einem Hörgerät muss erlernt werden. Dies erfordert viel Geduld. Nur durch regelmäßiges Tragen und durch ein Hörtraining kann ein befriedigender Erfolg erzielt werden, der dem Schwerhörigen wieder weitgehend die Welt der Akustik erschließt.
Besondere Geduld und Mühe kann der Umgang mit Hörhilfen bei verwirrten alten Menschen erfordern. Es ist trotzdem sehr wichtig, stets sorgfältig zu informieren, auch wenn keine oder mangelhafte Rückmeldung erfolgt. Fehlende Information kann eine Verwirrtheit verstärken. Bei Schwererkrankten wird allerdings die Anpassung, die Annahme und der Umgang mit einem Hörgerät nicht mehr möglich sein.

Literatur

Beske, F.: Lehrbuch für Krankenpflegeberufe, Bd. II Krankheitslehre 7. Aufl. Thieme Stuttgart 1997
Burk, K.O.W., A. Burk: Augenheilkunde für Station, Ambulanz und Praxis. Thieme, Stuttgart 1997
Fleischer, K.: Hals-Nasen-Ohren-Heilkunde für Krankenpflegeberufe. 6. Aufl. Thieme, Stuttgart 1994
Gewalt, D., R. Kauffeld: Hilfsmittel für Schwerhörige, Altenpflege 10 und 11/1992
Grond, E.: Praxis der psychischen Altenpflege, 6. Aufl. Werk, München 1987
Juchli, J.: Pflege, 8. Aufl. Thieme, Stuttgart 1997
Plath, P.: Lexikon der Hörschäden. Harmsen, Heidelberg 1993

8.6 Erkrankungen des Bewegungsapparates

Margarete Steeb

8.6.1 Osteoporose

Beispiel: Ein Sturz mit Folgen
Frau M., 84 Jahre, geistig und körperlich rüstig, stürzt während eines Besuchs bei ihrer Tochter ganz unglücklich auf der Treppe und erleidet einen Oberschenkelhalsbruch (Fraktur). Nach einem 6-wöchigen Krankenhausaufenthalt wird sie zu ihrer Tochter nach Hause entlassen. Frau M. ist nicht wiederzuerkennen. Sie weiß vieles nicht mehr, ist vergesslich bei alltäglichen Verrichtungen, klagt über Schmerzen im Rücken und in den Beinen und ist sehr ängstlich geworden. Wie im Krankenhaus festgestellt wurde, leidet Frau M. an einem fortgeschrittenen Knochenabbau, an **Osteoporose,** einer krankhaften Knochenatrophie. ∎

Das Beispiel von Frau M. zeigt den typischen Beginn einer Pflegebedürftigkeit eines alten Menschen mit allen psychischen und physischen Belastungen für ihn selbst und für die Angehörigen. Jährlich erleiden ca. 80 000 Menschen in der BRD eine Fraktur.

Oftmals treten solche Frakturen bei alten Menschen auch durch geringfügige Gewalteinwirkung auf, z. B. bei einem Druck auf die Rippen oder beim Sturz aus dem Bett, Ausrutschen im Zimmer auf glatten Böden oder auf der Treppe u. ä.

Neben den Schmerzen und gesundheitlichen Folgen für die Betroffenen sind auch die volkswirtschaftlichen Belastungen nicht unerheblich. Die Kosten eines Oberschenkelhalsbruches betragen ca. DM 40 000! Diese Zahlen machen deutlich, wie wichtig alle vorbeugenden Maßnahmen sind, die das Auftreten einer Osteoporose zumindest hinauszögern und in ihrer Auswirkung mildern helfen.

Medizinische Grundlagen

Osteoporose bezeichnet eine systemische Skeletterkrankung, die durch eine niedrige Knochenmasse und Anstieg der Knochenbrüchigkeit und Frakturanfälligkeit führt (Kopenhagen 1990). Der Anteil an Knochenbälkchen, die für die Widerstandskraft gegen Druck, Zug und Biegung zuständig sind, ist zu gering geworden.

Die Osteoporose ist eine Stoffwechselkrankheit, ausgelöst durch folgende Mangelerscheinungen:

- Mangel, bzw. Abbau (Schwund) an Knochengewebe bei erhaltener Knochenstruktur,
- Knochenbälkchen und -rinde werden dünner,
- Entkalkung des Knochens mit Verminderung der Knochengesamtmasse (-atrophie),
- Knochendichte nimmt ab und damit die Knochenbelastbarkeit,
- Entmineralisierung (Kalziumgehalt ist erniedrigt),
- Knochen wird von innen her porös.

In der BRD gibt es ca. 8 Millionen Osteoporosekranke; ca. 30% aller über 60-jährigen Frauen und 10% der über 60-jährigen Männer haben Osteoporose. Weltweit sind ca. 75 Millionen Menschen erkrankt.

Einteilung

- **Präsenile Involutionsosteoporose** (postmenopausale Form; Typ I): Beginn zwischen dem 45.–50. Lebensjahr;
  - betrifft besonders Frauen im Klimakterium (wegen Östrogenverminderung);
  - Raucherinnen sind besonders gefährdet.

- **Senile Osteoporose** (Typ II): Entwickelt sich nach dem 65. Lebensjahr;
  - Entkalkung ist noch ausgeprägter;
  - Das gesamte Skelett ist befallen, vor allem Wirbelsäule, Rippen, Becken;
  - Bei schlanken hellhäutigen oder asiatischen Frauen ausgeprägter (Körpergewicht unter 55 kg);
  - Dunkelhäutige Frauen haben praktisch keine Osteoporose.

Ferner wird unterschieden zwischen

- primärer Osteoporose (ohne erkennbare Krankheitsursache) und
- sekundärer Osteoporose (ausgelöst durch Störungen und Erkrankungen anderer Organe, z. B. der Verdauungsorgane oder Nieren).

Pathophysiologie

Ungefähr zwischen dem 18. und 20. Lebensjahr sind Knochenaufbau und Körperwachstum abgeschlossen, etwa bis zum 35. Lebensjahr ist die höchste Knochendichte erreicht.

Verständlich ist in diesem Zusammenhang, dass während dieser Zeit eine ausreichende Kalziumzufuhr (z. B. Ernährung mit Milch und Milchprodukten) als Hauptmaterial für die Knochen besonders wichtig ist.

Zwischen dem 35. und 40. Lebensjahr beginnt bei jedem Menschen unbemerkt ein normaler Knochenabbau. Nach dem 40. Lebensjahr beträgt der Knochenverlust ca. 1–1,5% pro Jahr. Durch bestimmte Bedingungen (z. B. Lähmungen, Immobilisation) kann er sogar noch höher liegen.

In unserem Körper laufen ständig knochenaufbauende und -abbauende Prozesse gleichzeitig ab. Verantwortlich dafür sind die

- *Osteoklasten* = knochenabbauende Zellen und die
- *Osteoblasten* = knochenaufbauende Zellen.

Auf- und Abbau halten sich normalerweise die Waage. Osteoblasten bilden dabei das Bindegewebsgerüst, in welches das Kalzium eingelagert wird. Im Alter überwiegt jedoch der Knochenabbau. Es ist noch nicht geklärt, ob dieser Abbau auf einem Überwiegen der Osteoklasten oder einer Verminderung der Anzahl der Osteoblasten beruht.

Eine Neubildung von Knochenstruktur ist nicht möglich. Die Wiederherstellung der Belastungsfähigkeit ist nur über die Hypertrophie (= Vergrößerung der einzelnen Zellen) der verbliebenen Knochenbälkchen möglich.

Ursachen

Körperliche Bewegung vermittelt den Knochen Wachstumsreize. Inaktivität und mangelnde Bewegung vermindern die Zug- und Druckbelastungen auf das Skelettsystem und fördern den Knochenabbau.

! Diese Tatsache macht deutlich, wie wichtig es auch für alte Menschen ist, sich so viel wie möglich zu bewegen.

Trotz Kalziumzufuhr vermindert Inaktivität die Knochensubstanz! Dies kann bei Raumfahrern beobachtet werden. Durch die Schwerelosigkeit verlieren sie bis zu 30% der Knochenmasse (pro Monat 4%).
Folgende **hormonelle Erkrankungen** können zum Knochenabbau führen:

- Überfunktion der Nebennierenrinde (Überproduktion von Cortison = Morbus Cushing),
- Akromegalie (Hypophysentumor),
- Überfunktion der Schilddrüse (Hyperthyreose),
- Überfunktion der Nebenschilddrüse (Parathormon erhöht; Parathormon reguliert den Serumkalziumspiegel; ist zu wenig Serumkalzium vorhanden, fördert Parathormon den Abbau von Kalzium aus den Knochen),
- Diabetes mellitus,
- Pankreasinsuffizienz.

Auch die im Alter abnehmende Androgenproduktion (Östrogene und Gestagene = Sexualhormone) mit ihrer knochenaufbauenden Wirkung und die Zunahme der knochenabbauend wirkenden Glukokortikoide fördern den Knochenabbau. Weitere Ursachen sind:

- Mangelernährung, z. B. zu wenig Milch und Milchprodukte (zu wenig Ca in der Jugendzeit!), Mangel an Vitaminen, insbesondere Vitamin D und C;
- zu viel phosphatreiche Ernährung, z. B. Coca-Cola, Fleisch, Süßigkeiten, Wurst (Phosphate rauben Kalzium und gelten als „Kalziumkiller";
- Kaffee und Salz fördern die Kalziumausscheidung über die Nieren (vor allem bei Frauen in der Menopause);
- reichlicher Alkoholgenuss schädigt die Knochenzellen;
- Rauchen beschleunigt den Knochenabbau;
- chronischer Stress;
- Glukokortikoidtherapie; Cortison hat katabole (eiweißabbauende) Wirkung;
- ebenso Heparin u. ä.;
- bei alten Menschen besteht verminderte Kalziumresorption aus dem Dünndarm (normalerweise werden 50% des aufgenommenen Kalziums resorbiert, der Rest wird über den Darm ausgeschieden);
- Entfernung des Magens (Gastrektomie) führt zu einer Kalzium-Resorptionsstörung;
- Entfernung der Eierstöcke (Ovarektomie) bei jüngeren Frauen (zu wenig Sexualhormone);
- zu wenig Testosteron (Männer);
- rheumatoide Arthritis (früher: primär chron. Polyarthritis = PcP);
- chronische Darmentzündung (Morbus Crohn, Colitis ulcerosa);
- Vererbung (Anlage!).

Symptome

Die Osteoporose entwickelt sich schleichend und bereitet zunächst keine Beschwerden. Erst wenn der Substanzverlust irreversibel (nicht mehr zu beheben) ist, zeigen sich typische Symptome:

- Schwierigkeiten und Schmerzen beim Aufstehen und nach vorne Beugen;
- Schmerzen vor allem beim Wechsel von Ruhe zu Bewegung;
da Liegen keine Schmerzen bereitet, besteht die Gefahr, dass alte Menschen zu lange liegen bleiben;
- Rückenschmerzen in der Nacht; die Rückenmuskulatur wird druckempfindlich und verspannt (Schonhaltung durch Muskelverspannung führt zu Schmerzen);
- Allmählich zunehmende Brustkyphose und Größenverlust bis zu 10 cm (durch Einbrüche von Wirbelkörpern; diese Veränderungen wurden früher als „Witwenbuckel" (Abb. 8.**46**) oder als „Hexe" bezeichnet. Bei der Brustkyphose reichen die unteren Rippen evtl. bis zum Beckenknochen, dies scheuert und schmerzt!
- An der Rückenmuskulatur ist der sogenannte Tannenbaumeffekt zu beobachten (typische Faltenbildungen, die von der Wirbelsäule seitlich nach unten ziehen; Abb. 8.**47**);
- Kugelbauch als Folge der Größenabnahme;
- Schmerzen in der Leistengegend, Watschelgang.

8.6 Erkrankungen des Bewegungsapparates

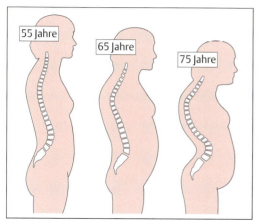

Abb. 8.**46** Zunehmende Brustkyphose und Größenverlust bei Osteoporose (nach Altenpflege 12/1990, S. 718)

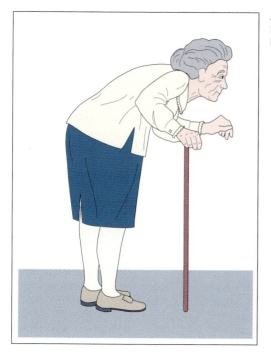

Abb. 8.**47** „Witwenbuckel" (nach Osteoporose – Ein Ratgeber für Patienten, Med. Wiss. Abteilung, Henning Berlin GmbH)

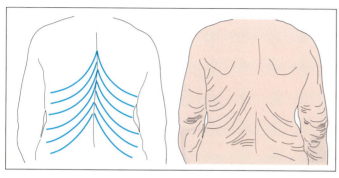

Abb. 8.**48** Tannenbaum-Effekt. Die bei Verlust an Körpergröße überflüssig gewordene Haut zieht sich in Falten entlang der Wirbelsäule nach unten

Häufig wird die Osteoporose jedoch erst durch eine Komplikation (Fraktur) bemerkt, z. B. eine Oberschenkelhals- oder Rippen- bzw. Speichenfraktur u. a.

Diagnostik

Der Röntgenbefund zeigt eine Knochenatrophie erst bei ca. 30 % Kalksalzverlust! Es zeigen sich vermehrt Knochenaufhellungen. Die Wirbelkörper haben scharf gezeichnete Deckplatten und sogenannte Schmorl-Knötchen bzw. Fischwirbel. Heute kann mit Hilfe der Osteodensitometrie (Messung der Knochendichte) die Diagnose schon viel früher gestellt werden. Typischerweise werden im Blut das erniedrigte Serum-Kalzium, außerdem Serum-Phosphor und die alkalische Phosphatase untersucht. Chronische, oft nicht genau lokalisierbare Schmerzen an der Wirbelsäule weisen oft der Diagnose die Richtung.

Prophylaxe und Therapie

Maßnahmen, die die Entwicklung einer Osteoporose hemmen bzw. deren Fortschreiten verringern, können nicht früh genug eingesetzt werden, am besten schon im Jugendalter. Kinder, die regelmäßig Sport treiben, haben eine um 5–10 % dichtere Knochenmasse, besonders an den bruchgefährdeten Knochen. Die beiden wichtigsten Säulen der Osteoporoseprophylaxe sind sinnvolle Ernährung und körperliche Aktivität.
Bestandteile einer **„knochenfreundlichen" Ernährung** können sein:

- reichlich Eiweiß, tgl. Milch und Milchprodukte (Käse, Quark),
- tgl. 1 000 mg Kalzium, z. B. 100 g Emmentaler oder ein Glas Milch,
- Haferflocken, Vollkornbrot,
- Ölsardinen, Oliven,
- grünes Gemüse, z. B. Brokkoli, grüne Salate, Kresse, Petersilie,
- Avocado, Soja, Eier,
- Sesam, Mohn,
- Mineralwasser (sollte mehr als 350 mg/l Ca enthalten, Analyse ca. 500 mg/l Ca),
- Backpulver.

Maßnahmen zur **körperlichen Aktivität** üben Zug- und Druckbelastungen auf das Knochengewebe aus. Dies fördert den Knochenaufbau, indem es Reize auf die Knochenzellen ausübt.

Die knochenabbauenden Zellen (Osteoklasten) werden durch Bewegung und Belastung gebremst.
Es empfehlen sich folgende Maßnahmen:

- Auch im Alter solange wie möglich tgl. ca. 1 Std. gehen, schwimmen etc.;
- Bewohner aus dem Bett nehmen, bei Bedarf Hilfestellung geben beim Gehen, evtl. Gehwagen oder andere Gehhilfen besorgen (S. 264 ff). Kreislaufbedingte Probleme beachten!
- Beim Aufstehen aus dem Sessel, beim Stehen und Bewegen bei Bedarf ebenfalls Hilfestellung geben;
- Tgl. eine gewisse Zeit im Freien verbringen, das hilft Vitamin D in der Haut zu bilden;
- An Gymnastik, Bewegungsübungen, Altersturnen teilnehmen, Angebote im Heim oder in der Gemeinde wahrnehmen;
- Isometrische Übungen durchführen (Muskelanspannung ohne Bewegung);
- Wassergymnastik kräftigt die Muskulatur, entlastet die Wirbelsäule und aktiviert den Stoffwechsel; dies fördert den Knochenaufbau und wirkt sich deshalb besonders günstig aus;
- Querschnittgelähmte sollten tgl. 30 min ins Stehbett, auch für MS-Kranke günstig (S. 745 f);
- Stolperfallen aus dem Weg räumen, um Stürze zu vermeiden; glatte Flächen wie nasse Badezimmerfliesen oder gebohnerte Fußböden meiden;
- Gewichtsreduktion fördert die Beweglichkeit, entlastet die Gelenke und das Herz.

Wurde z. B. nach einem Sturz bei einem alten Menschen eine Osteoporose diagnostiziert, gibt es folgende Therapiemöglichkeiten in Zusammenarbeit mit dem Arzt und mit dem Physiotherapeuten: An erster Stelle steht die Behandlung der Grundkrankheit und die Schmerzlinderung durch:

- hohe Dosen Kalzium (2 g tgl. plus körperliche Belastung),
- Natriumfluorid z. B. Ossin 2 × 1 Dragee® (nach dem Essen) ca. 3 Jahre lang, mit Pausen (wirkt nicht bei jedem),
- Fluor (Fluoride) regt die Knochenbildung an (Osteoblasten); z. T. im Trinkwasser enthalten,
- Östrogene (bei Frauen mit frühem Beginn der Wechseljahre) hemmen den Knochenabbau und fördern die Kalziumaufnahme aus dem Darm,
- Anabolika (eiweißaufbauende Medikamente, z. B. Primobolan®-Depot),

- Vitamin D fördert den Kalzium-Phosphor-Ansatz in den Knochen, z. B. Vigantol®, Vigorsan®,
- Calcitonin-Injektionen bremsen die Kalziumfreisetzung aus den Knochen (hemmen Knochenabbau), Calcitonin kann auch als Nasenspray verabreicht werden (wird oral nicht vom Körper aufgenommen),
- kalziumreiche Ernährung,
- Analgetika (sie erleichtern Bewegungsübungen),
- Teilnahme an Osteoporosegymnastikgruppen,
- physikalische Maßnahmen, z. B. Massage, Isometrische Übungen,
- Kälte- oder Wärmeanwendungen,
- Elektrotherapie (sie entspannt die Muskulatur).

Es empfiehlt sich, als Betroffener einer Selbsthilfegruppe beizutreten. In Deutschland gibt es ca. 200 Osteoporoseselbsthilfegruppen.
Auch ein Aufenthalt in einem Heilbad, z. B. in Bad Pyrmont (Fürstenhofklinik, Heilbad für Osteoporose mit kalziumhaltigem Wasser), kann sehr hilfreich sein.

Vermeiden von Stürzen

Das Beispiel am Anfang zeigt, welche Folgen ein unglücklicher Sturz für einen alten Menschen haben kann. Etwa 30 % aller Menschen über 65 Jahre stürzen mindestens einmal im Jahr. Bei den über 80-jährigen steigt die jährliche Sturzquote sogar auf 50 %. Krankenhäuser und Pflegeheime verzeichnen 1,4–1,6 Stürze pro Jahr und Bett. Oder wie es eine alte Dame in einem Altenwohnheim ausdrückte: „Bei uns stürzt fast jeden Tag einer" (Kuratorium Deutsche Altershilfe 1998).
Sicherlich lassen sich Stürze nicht völlig vermeiden, aber der bewusste Umgang mit möglichen „sturzauslösenden Gefahrenquellen" kann evtl. doch die Häufigkeit reduzieren. Es muss daher bei alten Menschen rechtzeitig auf ihre individuelle Gefährdung geachtet werden, ohne sie durch dauernde Ermahnungen überängstlich zu machen.
Nach Runge und Rehfeld (1995) tragen folgende Faktoren zu einem Sturzrisiko bei:

- verlangsamte kognitive Verarbeitung von Wahrnehmungen,
- verringerte Reaktionsgeschwindigkeit,
- verringerte Kraft,
- Arthrosen,
- verschlechtertes Sehen,
- verschlechterte Blutdruckregulation,
- verschlechterte vestibuläre Leistungen (z. B. Gleichgewichtssinn),
- Schwindel,
- andere neurologische Störungen,
- sedierende und kognitiv mindernde Medikamente.

Auch äußere Unfallverursacher müssen beachtet werden wie z. B.:

- Teppichkanten, rutschige Fußböden,
- schlecht beleuchtete Treppenstufen,
- fehlende Haltemöglichkeiten z. B. in der Dusche, in der Badewanne, beim Aufstehen in der Nacht,
- Elektrokabel, unaufgeräumte Putzgeräte usw.

Die beste Sturzprophylaxe ist jedoch ein gezieltes Training zur Erhaltung der Beweglichkeit.

Pflege und Rehabilitation nach Frakturen

Bei der **konservativen Behandlung** von Frakturen mit Gipsverband oder schnellhärtendem Kunststoffverband ist bei der Pflege und Versorgung der Betroffenen zu beachten:

- Der Gipsverband soll fest sitzen;
- Er darf nicht drücken (hier hat der Betroffene immer recht, auch wenn ein Gipsverband schon mehrmals erneuert wurde);
- Bei Schmerzen oder Gefühllosigkeit muss nach der Ursache geforscht werden (nicht mit Schmerzmitteln therapieren);
- Die ruhiggestellten Gelenke dürfen nicht bewegt werden können, d. h. der Gipsverband darf nicht zu locker sein;
- An Hand oder Finger, Fuß oder Zehen darf weder Blässe, zyanotische Verfärbung noch Schwellung auftreten.

Nach der **operativen Versorgung** von Frakturen sind folgende pflegerische und rehabilitative Maßnahmen zu ergreifen:

- Lagerung nach spezieller Arztverordnung;
- Mobilisation und Belastung nach ärztlicher Verordnung, meist ist krankengymnastische Behandlung erforderlich;
- spezielle Gehschulung.

8.6.2 Degenerative Gelenkerkrankungen

Arthrosen

Die Arthrose ist eine chronische Gelenkerkrankung, die durch Abnützungserscheinungen an einzelnen Gelenkknorpeln, später auch an Gelenkknochen gekennzeichnet ist. Dies führt zu Schmerzen, Einschränkung der Beweglichkeit und Einschränkung der Funktionsfähigkeit. Häufig sind die Hüft- und Kniegelenke und die Lendenwirbelsäule als gewichttragende Gelenke betroffen, aber auch alle anderen Gelenke wie z. B. an Händen und Füßen können erkranken.

Die Ernährung eines Knorpels ist generell schlecht, Bewegungsmangel und Missbildungen an den Gelenkflächen reduzieren seine Nährstoffversorgung zusätzlich. Die Folge ist eine Verminderung der Knorpelelastizität und eine Aufrauung der Knorpeloberfläche. Dadurch verstärkt sich die Reibung auf den Gelenkflächen, einwirkende Druckkräfte übertragen sich unmittelbar auf den Knochen und führen zum Knorpelabrieb.

In der BRD leben ca. 5 Mio. Menschen mit Arthrosen, nach dem 70. Lebensjahr ist sie bei fast allen Menschen nachweisbar.

Ursachen/Symptome

Arthrose-auslösende bzw. -begünstigende Faktoren:

- hohes Lebensalter,
- Gelenkverletzungen mit bleibenden Schädigungen,
- Gelenkentzündungen und rheumatische Erkrankungen,
- Abweichungen der gelenkbildenden Teile von der normalen Gelenkform (z. B. bei O-Beinen),
- Missverhältnisse (auch angeborene) zwischen den knöchernen Gelenkflächen,
- Übergewicht,
- hormonelle Umstellung in den Wechseljahren,
- einseitige und unphysiologische Belastungen.

Symptome:

- Steifigkeit,
- Start- und Anlaufschmerz,
- Schmerzen bei Bewegung und unter Belastung,
- im fortgeschrittenen Stadium können Dauerschmerzen auftreten.

Behandlung

Die Arthrose ist nicht heilbar. Wichtig ist die Beseitigung bzw. Linderung des Schmerzes (Kap. 8.12), damit es nicht zu einer (schmerzbedingten) Ruhigstellung der Gelenke kommt. Langanhaltende Immobilität verschlechtert den Knorpelstoffwechsel, führt zu Muskelatrophie und zu Kontrakturen.

Schmerzlinderung und **Förderung der Beweglichkeit** sind die Grundpfeiler der Arthrosebehandlung. Neben Medikamenten gegen Schmerzen können physikalische Maßnahmen ebenfalls lindernd wirken. Wärme wirkt wohltuend und entspannend auf die Muskulatur. Dies führt zu einer gesteigerten Durchblutung, erwärmt das Gewebe und lindert den Schmerz. Durch Wärme gleitet die Gelenkschmiere besser in den Gelenkspalt.

Geeignete Wärmeanwendungen sind z. B.:

- Wickel und Auflagen (Kap. 7.5),
- Einreibungen mit durchblutungsfördernden Salben,
- Rotlichtbestrahlungen, Kurzwellen,
- Moorbäder, Fangopackungen.

Förderung bzw. Erhaltung der Beweglichkeit kann erreicht werden durch:

- krankengymnastische Bewegungsübungen,
- Wassergymnastik,
- Bewegungen im warmen Wasser durch ein angepasstes Bewegungsprogramm, wie es in Thermalbädern angeboten wird.

Entzündliche Gelenkerkrankungen

Arthritis beschreibt die Entzündung eines Gelenks, bei der rheumatoiden Arthritis sind viele Gelenke betroffen. Es handelt sich um eine chronische Systemerkrankung des Bindegewebes und führt zu ausgedehnten Gelenkdeformationen.

Frauen sind 4-mal häufiger betroffen als Männer. Die meisten Erkrankungen werden im 40. Lebensjahrzehnt, aber auch noch nach dem 60. Lebensjahr beobachtet.

Ursachen/Symptome/Lokalisation

Ursachen:
Die Ursachen dieser Erkrankungen sind wahrscheinlich in einer Störung des Immunsystems zu suchen. Die Krankheit tritt familiär gehäuft auf.
Die rheumatoide Arthritis beginnt meist an den Fingergrundgelenken. Es treten Knochen- und Knorpelveränderungen auch an den Füßen, an der Wirbelsäule und an den großen Gelenken auf. Bei alten Menschen (ca. ab 60) beginnt die Krankheit häufig nicht in den kleinen Gelenken, sondern asymmetrisch zuerst in einem Schultergelenk.

Symptome:

- Typisch ist der „schmerzhafte Händedruck" an beiden Händen;
- Morgensteifigkeit an Hand- und Fingergelenken;
- Später werden auch Füße, Wirbelsäule und die großen Gelenke schmerzhaft befallen;
- Es kommt zu Fehlstellungen und Funktionseinbußen der Gelenke (wegen Knorpel- und Knochenveränderungen).

Behandlung

Die Behandlung kann nur symptomatisch mit Medikamenten, physikalischer Therapie und operativ erfolgen.

- Medikamente, z. B. Aspirin lindern Schmerzen und Schwellungen;
- Basistherapeutika sind z. B. Goldsalze und Antirheumatika, die lange Zeit eingenommen werden müssen und teilweise erhebliche Nebenwirkungen haben (Blutveränderungen, Nieren-, Leber-, Augenschäden). Beobachtet wurde, dass Menschen, die einen goldenen Ehering trugen, am ringnahen Grundfingergelenk keine bzw. weniger röntgenologische Veränderungen aufweisen. Sogar die benachbarten Fingergelenke profitieren davon;
- Cortison wird im akuten Schub gegeben.

Mit Hilfe physikalischer Maßnahmen, die die Medikamenteneinnahmen unterstützen, soll der Betroffene auch im akut-entzündlichen Stadium seine Gelenke bewegen können, um damit einer Schrumpfung der Gelenkkapsel und Muskulatur vorzubeugen.

Eingesetzt werden:

- Bewegungstherapien und Thermotherapien;
- Massagen und entzündungshemmende Salben und Cremes;
- Im akuten Stadium sind Kälteanwendungen sinnvoll, Kälte wirkt schmerzstillend und abschwellend, z. B. Kühlkissen, Kältegels u. a.;
- Bei chronischen Beschwerden ist Wärmeanwendung angezeigt.

8.6.3 Amputationen

Pflege und Rehabilitation nach Amputationen
Eine Amputation stellt eine schwere körperliche Verletzung dar, die tief in den Wahrnehmungs- und Empfindungsbereich des Menschen eingreift. Das körperliche und psychosoziale Gleichgewicht geht verloren, der Betroffene benötigt vielfältige Hilfestellung, um wieder einigermaßen unabhängig zu werden.
Bei Bewohnern in Altenheimen handelt es sich meistens um einen unvermeidbaren operativen Eingriff, der wegen akuter Durchblutungsstörungen oder einem Gangrän etc. vorgenommen werden muss.
Bei Unfallopfern muss die Entscheidung meist ohne die Einwilligung des Betroffenen getroffen werden. Dies erfordert eine intensive psychosoziale Betreuung von Seiten der Angehörigen und Therapeuten nach dem Unfallgeschehen.
In der BRD werden jährlich ca. 28.000 Zehen und Beine bei Diabetikern amputiert. Eine weitere Ursache für Beinamputationen ist das Rauchen. Da inzwischen die Bedeutung einer konsequenten Diabetestherapie zunehmend bekannt ist und laufend aufklärende Schulungen für Betroffene stattfinden, besteht die Hoffnung, dass diabetesbedingte Amputationen in Zukunft seltener werden.

Pflegerische Besonderheiten:
Bei einer Oberschenkelamputation muss am Anfang (nach Abheilung der Wunde) der Stumpf bandagiert werden, um ein Ödem zu verhindern und für eine evtl. Prothesenversorgung eine möglichst günstige Stumpfform (Vermeiden von Birnenform) zu erhalten. Das Bandagieren erfolgt mit elastischen Binden in Achtertouren, wobei der Druck von distal nach proximal leicht abnehmen sollte. Später wird vom Orthopädiemechaniker ein spezieller Stützstrumpf angepasst. Die prothetische Versorgung erfolgt mit entsprechendem Zubehör, z. B. Polster etc., durch einen Orthopädiemechaniker. Oftmals wird über einen sogenannten Phantomschmerz

(S. 778) geklagt, der eine medikamentöse Schmerzbehandlung notwendig macht.
Bei der Lagerung des Stumpfes ist darauf zu achten, dass das Hüftgelenk, bzw. das Kniegelenk bei einer Unterschenkelamputation, in Streckstellung gebracht wird. Zur Vermeidung einer Beugekontraktur werden entsprechende Lagerungskissen eingesetzt.
Regelmäßig und sorgfältig zu beobachten ist die Haut am Stumpf.
Treten bei Prothesenträgern Druckstellen auf, ist eine sofortige Rücksprache mit dem Prothesentechniker und evtl. eine Korrektur erforderlich.
Bei Beinamputierten (eines oder beide Beine), die sich mit dem Rollstuhl fortbewegen, muss besonderer Wert auf die exakte Anpassung des Rollstuhles gelegt werden. Wegen Fehlen der/des Beingewichte(s) muss die Achse des Rollstuhles weiter nach hinten versetzt werden, um ein Zurückkippen aus dem Rollstuhl zu vermeiden. Der Einsatz von Hilfsmitteln, z. B. einem Rutschbrett, um die Selbstständigkeit beim Transfer in und aus dem Rollstuhl zu ermöglichen, sollte ausprobiert werden.
Insgesamt ist es wichtig, dass die Prothesenversorgung und Mobilisation von geschultem Fachpersonal möglichst rasch nach der Operation erfolgt. Eine nachfolgende begleitende Beratung und Hilfestellung kann manche Hindernisse bei den AEDL reduzieren helfen.

Literatur

Gutschick, M.: Osteoporose. Gesundheit im Beruf Januar/März 1991, S. 230
Konang, P.: Es geht um Ihren Hals. Gesundheit im Beruf April/Juni 2/1995, S. 260
Kuratorium Knochengesundheit e.V.: Ein Patientenratgeber. Sandoz AG, Nürnberg
Kuratorium Deutsche Altershilfe: pro Alter 2/1998, S. 52
Löser, A.: Die Ernährung bei Osteoporose muss in der Pflege Beachtung finden. Pflegezeitschrift 11/1995, S. 691
Löser, A.: Osteoporose. Schlütersche Verlagsgesellschaft, Hannover 1994
Miehle, W.: Schmerzen und Bewegung. Gesundheit im Beruf 10,12/1992, S. 162
Runge, M., G. Rehfeld: Geriatrische Rehabilitation im Therapeutischen Team. Thieme, Stuttgart 1995
Wagner, D.: Erkrankungen des Skelettsystems. Teil 2 und 3. Altenpflege 2, 3/1994, S. 106, 194
Wagner, D.: Typisch ist der schmerzhafte Händedruck. Altenpflege 4/1994, S. 254

8.7 Akute Erkrankungen der Bauchorgane

Christina Schupp

Medizinische Grundlagen

D Mit dem Begriff „Akutes Abdomen" fasst man alle akuten Schmerzen im Bauchraum zusammen, die eine unverzügliche Diagnostik und Therapie benötigen. Oft liegt dabei eine lebensbedrohliche Erkrankung zugrunde.

Beispiel
Herr Maurer, 78 Jahre, der seit 3 Monaten im Altenheim lebt, klagte seit dem Vorabend über Übelkeit und Bauchschmerzen. Am Morgen hat er zweimal erbrochen, obwohl er schon zum Abendessen nichts mehr gegessen hatte. Als der Pfleger, Herr Speidel, am Vormittag in sein Zimmer kommt, liegt er blass im Bett und kämpft gegen den Brechreiz an. Das Abdomen ist aufgetrieben, man hört schon ohne Stethoskop ein Glucksen als Zeichen einer verstärkten Peristaltik. Auf die Frage von Herrn Speidel gibt Herr Maurer an, die Schmerzen seien im rechten Mittelbauch am stärksten.

Welche Erkrankung könnte dem Akuten Abdomen von Herrn Maurer zugrunde liegen?

Ursachen/Symptome

Die **häufigsten Ursachen** für ein Akutes Abdomen sind:

- Entzündungen von Bauchorganen, bei weiterem Fortschreiten Peritonitis (Bauchfellentzündung),
- Verschluss eines Hohlorgans,
- Perforation (Durchbruch) eines Hohlorgans,
- Blutungen in die Bauchorgane oder in die freie Bauchhöhle,
- akute arterielle oder venöse Durchblutungsstörungen der Bauchorgane,
- Verletzungen (z. B. Milz-, Leber- oder Darmeinriss nach Sturz),
- Erkrankungen außerhalb des Bauchraums.

Folgende **Leitsymptome** lassen sich beim Akuten Abdomen beobachten:

- **Schmerz:** Je nach Ursache des Akuten Abdomens sind die Schmerzen diffus im gesamten Bauchraum oder an einer bestimmten Stille lokalisiert. Die Art des Schmerzes, ständig gleichbleibend oder kolikartig (wellenförmig zu- und abnehmend), stechend scharf oder dumpf und dessen Ausstrahlung in verschiedene Richtungen geben zum Teil schon einen Hinweis auf die mögliche Ursache (s. auch Tab. 8.**11**). Bei Fortschreiten der Erkrankung kann eine Peritonitis (Entzündung des Bauchfells) entstehen, die für 50 % der Erkrankten tödlich ist. Dabei kommt es zu einer reflektorischen Verhärtung der Bauchdecke mit Abwehrspannung („brettharter Bauch", Peritonismus) und starker Schmerzempfindlichkeit schon bei leichtem Beklopfen des Bauches.
- **Erbrechen:** Übelkeit und Erbrechen treten bei vielen Erkrankungen des Gastrointestinaltraktes auf, z. B. bei Akutem Abdomen, Gastritis (Magenschleimhautentzündung), Infektionen des Magen-Darm-Trakts, Magen- oder Darmgeschwüren, aber auch bei Medikamentenunverträglichkeit und Passagestörungen des Speisebreies. Unstillbares Koterbrechen im Schwall kann auf einen Darmverschluss hinweisen, Erleichterung nach dem Erbrechen bei Schmerzen im rechten Oberbauch auf eine Gallenkolik.
- **Änderung der Darmperistaltik** (Darmgeräusche mit dem Stethoskop hörbar): Verstärkte Peristaltik weist auf eine Reizung des Darms oder ein mechanisches Hindernis hin, fehlende Darmgeräusche auf eine Darmlähmung, z. B. nach einer Blutung oder bei Peritonitis.
- **Störung des Allgemeinbefindens:** Bei Peritonitis, zum Beispiel nach Durchbruch eines Magengeschwürs, starkem Blut- oder Flüssigkeitsverlust treten ein starkes Krankheitsgefühl und eine deutliche Verschlechterung des Allgemeinzustandes auf. Es kommt zu Unruhe, Blässe „spitzem Gesicht", kaltem Schweiß, Exsikkose, Fieber, Tachykardie und schließlich zum Kreislaufversagen (Schock).
- **Blutungen aus dem Gastrointestinaltrakt:** Bei fortgeschrittenen Entzündungen, Geschwüren oder Tumoren kann es zu Blutungen in die Speiseröhre, den Magen oder den Darm kommen. Blut im Magen verursacht einen starken Brechreiz, so dass Blut bzw. angedautes, dunkles Blut erbrochen wird (Hämatemesis bzw. „Kaffeesatzerbrechen"). Bei Blutungen im Magen oder den oberen Darmschnitten tritt durch das verdaute

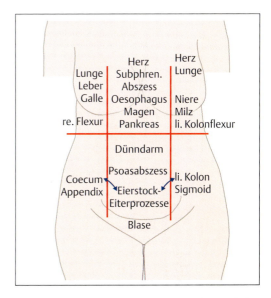

Abb. 8.**49** Schmerzlokalisation beim Akuten Abdomen (nach Bergfeld u. Assmann-Sauerbrey)

Blut schwarzer „Teerstuhl" auf, bei Blutungen in den unteren Darmabschnitten blutiger Stuhl (Hämatochezie).
Werden kleine Mengen Blut mit dem Stuhl abgesetzt, können verschiedene Ursachen zugrunde liegen; die häufigsten Ursachen sind Hämorrhoiden, ein Kolon-Karzinom oder eine Darmentzündung. Hier sollte innerhalb der nächsten Tage abgeklärt werden, welche Erkrankung vorliegt. Bei stärkerer Blutung liegt jedoch ein Notfall vor. Der Blutverlust kann insbesondere beim alten Menschen sehr schnell zum Kreislaufversagen und zum Schock führen.

Je nach **Lokalisation** der Beschwerden, Anamnese und charakteristischen Begleitsymptomen kann man eventuell schon auf die Ursache des Akuten Abdomens schließen (Abb. 8.**49**).
Die nachfolgende Tabelle (Tab. 8.**11**) gibt eine Übersicht über einzelne Erkrankungen, die sich in Form eines Akuten Abdomens äußern können, geordnet nach der Lokalisation des Schmerzes im Bauchraum.
Schmerzen im Bauchraum können aber auch durch Erkrankungen verursacht werden, die nicht direkt im Abdomen liegen, z. B.:

- Herzinfarkt (v.a. Hinterwandinfarkt), akute Herzinsuffizienz, Perikarditis,
- Pneumonie, Pleuritis, Lungenembolie, Pneumothorax,

Tabelle 8.11 Häufige Erkrankungen, die ein akutes Abdomen verursachen, geordnet nach ihrer Lokalisation

Lokalisation der Beschwerden	Erkrankung	Schmerzcharakter	Übelkeit, Erbrechen	Peristaltik	Sonstiges
rechter Oberbauch	perforierter Ulcus ventriculi (Magengeschwür) o. duodeni (Zwölffingerdarmgeschwür)	stechender Schmerz, dann Besserung bis zum Beginn einer Peritonitis	selten	normal bis vermindert	Ulkus in der Anamnese? Risikofaktoren für Ulcera (Nikotin, Alkohol, Schmerzmittel, Rheumamedikamente, Cortison) in der Anamnese?
	Gallenkolik	ziehender, wellenförmiger Schmerz, evtl. Ausstrahlung in rechte Schulter	ja, danach Erleichterung	normal bis vermindert	Gallensteine, heller Stuhl, Ikterus in der Anamnese? Auslöser oft fette, süße Speisen
	Cholezystitis (Gallenblasenentzündung)	dumpfer Dauerschmerz	ja	normal bis vermindert	Anamnese s. o., Entzündungszeichen wie z. B. Fieber, Schüttelfrost vorhanden?
	Lebererkrankungen, z. B. Hepatitis	dumpfer Dauerschmerz	häufig	normal	Ikterus (Gelbsucht)? Infektionsmöglichkeit in der Anamnese?
	Ileus (Darmverschluss) Hauptursachen: Darmtumor (v.a. Kolon-Karzinom), postoperative Verwachsungen, eingeklemmte Hernie	Dauerschmerz, vor allem nach Nahrungsaufnahme, evtl. Zunahme über Stunden/Tage	ja, im Schwall, evtl. Koterbrechen	verstärkt	Aufgetriebenes Abdomen, Stuhlverhalt, sehr schlechter Allgemeinzustand; Bei Karzinomen: in der Anamnese rezidivierende Beschwerden, Änderung der Stuhlgewohnheiten (Diarrhoe und Obstipation im Wechsel), Leistungsknick, Gewichtsabnahme. Bei Verwachsungen: anamnestisch OP? Diätfehler (faserreiche Kost wie Orangen, Bohnen)? Harnwegsinfekt in der Anamnese? Entzündungszeichen?
	Pyelonephritis (Nierenbeckenentzündung)	Dauerschmerz, in den Rücken ausstrahlend	selten	vermindert	Farbe/Aussehen/Geruch des Urins? Fieber?
	Nierenkolik rechts	ziehender, wellenförmiger Schmerz, evtl. Ausstrahlung in Leiste, Unterbauch	evtl. ja	vermindert	Nierensteine in der Anamnese? Patient ist unruhig, Schmerzen beim Umhergehen besser
	akute Pankreatitis (Bauchspeicheldrüsenentzündung)	Schmerz im Oberbauch, gürtelförmig ausstrahlend	evtl. ja	vermindert/verstärkt	Auslöser oft Alkohol, üppiges Essen; Entzündungszeichen?
	chronisch entzündliche Darmerkrankungen (M. Crohn, Colitis ulcerosa)	ziehende bis stechende Schmerzen, zum Teil ausstrahlend, je nach Lokalisation der Entzündung	selten, bei Ileus	verstärkt	Selten erstmaliges Auftreten beim alten Menschen, meist Erkrankung bekannt; Hauptsymptome Gewichtsabnahme, Diarrhoe, evtl. mit Blutbeimengung; Entzündungszeichen; Als Notfälle können Ileus, Abszess im Bauchraum oder Darmperforation auftreten

Tabelle 8.11 Fortsetzung

Lokalisation der Beschwerden	Erkrankung	Schmerzcharakter	Übelkeit, Erbrechen	Peristaltik	Sonstiges
linker Oberbauch	Milzinfarkt	dumpfer Dauerschmerz	selten	vermindert	Erhöhtes Risiko bei zu hoher Blutzellzahl, vor allem bei Thrombozytose; Thromboseneigung?
	Milzruptur	stechender Schmerz, dann Dauerschmerz	evtl. ja	vermindert	Gefahr besteht bei Milzvergrößerung (z. B. durch Lymphom, Blutkrankheiten) und durch Trauma (Sturz)
	Erkrankungen der linken Niere	s. rechte Niere – rechter Oberbauch			
	akute Pankreatitis	s. rechter Oberbauch			
	perforierter Ulkus	s. rechter Oberbauch			
rechter Unterbauch	Appendizitis (Entzündung des Wurmfortsatzes)	zunächst Schmerzen in der Nabelgegend, später im rechten Unterbauch	ja, Appetitlosigkeit	normal	Fieber (Temperaturdifferenz axillär-rektal über 0,5 °C), oft vorangegangener Infekt. Beim alten Menschen oft wenig ausgeprägte Symptome! Gefahr des Durchbruchs ⇒ Abszess, Peritonitis
	Erkrankungen der Eierstöcke (im Alter v. a. Tumoren)	Dauerschmerz, langsame Entstehung	nein	normal	Tastbarer Tumor? An gynäkologische Erkrankungen denken!
	Ureterkolik rechts (bei Harnleiterstein)	wellenförmiger Schmerz, in Leiste oder Hoden ausstrahlend	evtl.	vermindert	s. Nierenkolik
	Perforation von Magen, Duodenum, Gallenblase, Darm	s. rechter Oberbauch			
	inkarzerierte Hernie (eingeklemmter Leisten- oder Schenkelbruch)	zunehmende, ziehende bis stechende Schmerzen, Beginn oft beim Bewegen oder Heben	ja	zuerst verstärkt, dann vermindert	Sichtbare/tastbare Vorwölbung in der Leiste? Hernie bekannt? Inhalt des Bruchsacks meist Darminhalt ⇒ Ileus-Symptome. Nicht versuchen, den Bruch zurückzuschieben!
linker Unterbauch	alle Erkrankungen bei paarigen Organen links (s. rechter Unterbauch)				
	Sigmadivertikulitis (Entzündung bei Ausstülpungen des S-Darms)	ziehende, teilweise stechende Schmerzen	evtl. ja	verstärkt, dann vermindert	Bei alten Menschen häufige Erkrankung! Wird durch chronische Obstipation gefördert. In der Anamnese oft rezidivierende Schmerzen im linken Unterbauch. Fieber, Entzündungszeichen, Symptome und Komplikationen ähnlich wie bei Appendizitis (sog. „linksseitige Appendizitis")

Tabelle 8.11 Fortsetzung

Lokalisation der Beschwerden	Erkrankung	Schmerzcharakter	Übelkeit, Erbrechen	Peristaltik	Sonstiges
Mittelbauch	Perforation von Magen, Duodenum, Ösophagus	s. rechter Oberbauch			
	akute Pankreatitis	s. rechter Oberbauch			
	Ileus	s. rechter Oberbauch			
	inkarzerierte Bauchwandhernie oder innere Hernie (z. B. Zwerchfellbruch)	ziehende bis stechende Schmerzen im Oberbauch oder in der Bauchwand, Auslöser oft Heben, Bewegen	ja	verstärkt, dann vermindert	In der Anamnese schon ähnliche Schmerzen, die nahrungsunabhängig, eher bei Bewegungen auftraten? Sicht- oder tastbare Vorwölbung der Bauchwand? Bruchsackinhalt Darm, Magen oder andere Bauchorgane
	Ileus	s. rechter Oberbauch			
	chronisch entzündliche Darmerkrankungen	s. rechter Oberbauch			
	Erkrankungen des Uterus/der Prostata (im Alter v.a. Tumoren)	meist langsamer Schmerzbeginn	nein, evtl. bei Ileus	normal oder vermindert	Auch an Erkrankungen der Geschlechtsorgane denken! Anhalt für Tumorwachstum (Blutungen aus der Vagina, Harnverhalt beim Mann)? Tastbare Tumoren unter der Bauchdecke?
	Harnverhalt	Druckschmerz über der Blase	nein	normal	Vorwölbung der Blase unter der Bauchdecke? Wann letzte Miktin? Prostataerkrankung in der Anamnese? Einmalkatheterismus, falls keine Kontraindikation vorliegt
	Mesenterialinfarkt (Verschluss der Arterien, die den Darm versorgen)	zunehmende Schmerzen, dann Besserung („fauler Friede"); nach 24 Std. wieder Schmerzzunahme	evtl.	normal, dann vermindert	Zunächst Schmerzbesserung („fauler Friede"), dann nach 24 Std. blutige Stühle, Peritonitis, rasche Verschlechterung des Allgemeinzustandes (durch Untergang des Darmgewebes). Hinweise können Gefäßerkrankungen in der Anamnese und unklare Schmerzen nach den Mahlzeiten (Angina abdominalis) sein

- Aneurysma (Erweiterung) der Aorta mit Gefahr der Ruptur => Blutung in den Bauchraum,
- Erkrankungen der Wirbelsäule und der Bandscheiben,
- Stoffwechselerkrankungen (ketoazidotisches Koma bei Diabetes mellitus, Überfunktion der Schilddrüse oder Nebenschilddrüsen),
- Bluterkrankungen (Leukämie, Hämoglobinopathien),
- Vergiftungen,
- Nebenwirkungen von Medikamenten.

Diagnostik

Zur Klärung der Ursache und zur Stellung der Diagnose ist immer eine eingehende körperliche Untersuchung erforderlich, meist auch apparative Untersuchungen wie Laboruntersuchungen, EKG, Sonographie (Ultraschall) und Röntgenuntersuchung von Abdomen und Thorax. Diese können in einer solchen Notfallsituation am schnellsten im Krankenhaus durchgeführt werden.

Da beim Akuten Abdomen sehr häufig eine chirurgische Behandlung (meist Operation) erforderlich ist, sollte man keine Zeit verlieren und möglichst schnell den Hausarzt oder den Notarzt informieren.

Beim Fallbeispiel von Herrn Maurer (S. 726) wurde eine Sonographie durchgeführt, die erweiterte Darmschlingen im Bereich des Dünndarms und des Colon aszendens zeigte. Auf dem Röntgenbild des Abdomens im Stehen konnte man luft- und stuhlgefüllte, erweiterte Darmschlingen in diesem Bereich erkennen. Sichtbare Flüssigkeitsspiegel in den Darmschlingen sprachen für einen Ileus. Bei der Auskultation der Darmgeräusche war die Peristaltik verstärkt, bei der rektalen Untersuchung befand sich kein Stuhl in der Ampulle. Diese Untersuchungsergebnisse sprachen für einen Ileus durch ein Passagehindernis im Verlauf des Darms, sodass Operationsvorbereitungen getroffen wurden. Zur Vorbereitung und zum Ausschluss einer anderen Ursache für ein Akutes Abdomen wurden noch Laboruntersuchungen durchgeführt und ein EKG angefertigt.

Pflegetherapeutische Maßnahmen

Bei alten Menschen sind die Symptome des Akuten Abdomens oft nicht so akut und ausgeprägt wie bei jüngeren, da das Immunsystem weniger stark reagiert. Die Multimorbidität, die bei vielen alten Menschen vorliegt, macht es noch schwerer, die Krankheitsursache auf den ersten Blick zu erkennen. Zudem sind die Kommunikationsmöglichkeiten bei einigen Grunderkrankungen eingeschränkt.

Eine sorgfältige Anamnese und Dokumentation der aktuellen Symptomentwicklung ist hier sehr wichtig. Sie umfasst Appetit und Nahrungsaufnahme, Stuhlgang, Miktion, Fieber, Schmerzbeginn und sonstige Auffälligkeiten in den vorhergehenden Stunden und Tagen.

Die Einnahme bestimmter Medikamente (zum Beispiel Schmerzmittel, Dauermedikation mit Antirheumatika), bestimmte Lebensgewohnheiten, bekannte Vorerkrankungen können Hinweise auf die Krankheitsursache geben. Eine sorgfältige Anamnese ist für die Stellung der Diagnose und für eine ganzheitliche Therapie des kranken Menschen unerlässlich. Hier kommt den Kenntnissen der Pflegenden, die den kranken Menschen in seiner Gesamtheit kennen, eine große Bedeutung zu, insbesondere, wenn der alte Mensch nicht mehr selbst Auskunft geben kann.

Von Herrn Maurer (Fallbeispiel S. 726) konnte der Pfleger auf seine Fragen hin erfahren, dass er schon seit 5 Monaten eine Änderung der Stuhlgewohnheiten bemerkt hatte. Durchfall und Verstopfung seien abwechselnd aufgetreten, in den letzten Tagen habe er keinen Stuhlgang mehr gehabt. Außerdem sei er in der letzten Zeit oft sehr müde gewesen, habe 6 kg an Gewicht abgenommen und immer wieder ein Ziehen im rechten Mittelbauch gespürt. Leichte Blutbeimengungen im Stuhl habe er auf seine Hämorrhoiden zurückgeführt. So konnte recht schnell die Verdachtsdiagnose eines Tumors im Bereich des Darms gestellt werden, der durch sein zunehmendes Wachstum den Darm verschloss und zu einem Ileus führte. Sehr hilfreich war für eine schnelle Diagnosestellung und Therapie, dass Herr Speidel schon die entsprechenden Informationen erfragt hatte und weitergab. Die Vorerkrankungen von Herrn Maurer, Diabetes mellitus und ein Herzinfarkt vor einem Jahr, sowie die derzeitigen Medikamente und eine Jodallergie konnten gleich berücksichtigt werden. Da Herr Maurer mittlerweile sehr geschwächt war, wurde zunächst zur Entlastung des Darms ein Anus praeter im rechten Unterbauch angelegt. In einer zweiten Operation wurde dann das Kolon-Karzinom entfernt, das den Darm verschlossen hatte.

Spezielle Pflegemaßnahmen:

- Bettruhe (Ausnahme: bei Nierenkolik Erleichterung durch Umhergehen);
- Prophylaxen durchführen, die bei strenger Bettruhe erforderlich sind;
- Entlastende Lagerung (Rückenlage mit leicht angehobenem Oberkörper und angewinkelten Beinen), die die Spannung von der Bauchdecke nimmt;
- Nahrungskarenz: je akuter die Symptomatik und je schlechter der Zustand des Patienten, desto wichtiger ist absolute Nahrungskarenz. Auch bei Exsikkose sollte keine Flüssigkeit oral gegeben werden, falls eine Operation erforderlich wird. Flüssigkeitsersatz und Ausgleich der Elektrolyte sollten mit einer raschen Infusionstherapie erfolgen;
- Überwachung und Dokumentation der Vitalparameter: Puls, Blutdruck, Temperatur und Atmung müssen ständig kontrolliert und möglichst genau dokumentiert werden, da sich der Zustand rasch verschlechtern und ein Schock eintreten kann; sonstige Besonderheiten wie Schwitzen, Unruhe, Erbrechen sollten ebenfalls dokumentiert werden;
- Inspektion/vorsichtiges Beklopfen der Bauchdecken: falls schon Schmerzempfindlichkeit bei leichtem Beklopfen besteht, weist dies auf eine Peritonitis hin, so dass höchste Eile geboten ist;
- Ggf. Blasenkatheter legen: manchmal verbirgt sich hinter einem „Akuten Abdomen" nur eine Blasenentleerungsstörung mit maximal gefüllter Harnblase. Vorsicht jedoch bei Kontraindikationen (z. B. massiv vergrößerte Prostata mit starker Einengung der Harnröhre)!
- Unterstützung beim Erbrechen: durch Aufrichten des Oberkörpers bzw. durch Seitenlagerung verhindern, dass das Erbrochene aspiriert wird. Eventuell beengende Kleidung und Zahnprothese entfernen, Nierenschale und Zellstoff reichen. Erbrochenes in einer Nierenschale auffangen, aufheben und dem Arzt zeigen. Beim Spülen des Munds unterstützen (Hinweis: nicht trinken!) zum ruhigen und tiefen Atmen anhalten.
- Sauerstoffgabe: bei sehr schlechtem Allgemeinzustand oder Zyanose, wobei Kontraindikationen wie Asthma bronchiale beachtet werden sollten;
- Keine Gabe von Analgetika (Schmerzmitteln) oder Spasmolytika (krampflösenden Medikamenten)! Sie können die Symptome verschleiern und die weitere Diagnostik erschweren;
- Psychische Situation des alten Menschen berücksichtigen. Ängste ernst nehmen (Lebensgefahr!), aber Ruhe ausstrahlen. Den Kranken nicht alleine lassen, angemessen informieren, indem man alle Maßnahmen erklärt.

Literatur

Bergfeld, D., B. Assmann-Sauerbrey: Nachtdienstleitfaden. Jungjohann, Stuttgart 1994
Schäffler, A., N. Menche: Pflege konkret Innere Medizin, 2. Aufl. G. Fischer, Ulm 1997
Schumpelick, V., N.M. Bleese, U. Mommsen: Chirurgie, 2. Aufl. Enke, Stuttgart 1991

8.8 Parkinson-Krankheit

Else Gnamm

Medizinische Grundlagen

Die Parkinson-Krankheit (Morbus Parkinson) gilt als eine der häufigsten neurologischen Erkrankungen, man schätzt, dass in der Bundesrepublik etwa 0,2 % der Gesamtbevölkerung daran erkrankt sind. Im höheren Lebensalter steigt die Erkrankungshäufigkeit auf 1–2 % an, so dass man mit ungefähr 150 000–200 000 Erkrankungsfällen rechnen muss. Das Haupterkrankungsalter liegt bei 60 Jahren, mit einem deutlichen Anstieg ab dem 50. Lebensjahr und einem Häufigkeitsabfall ab 75 Jahren (Runge Rehfeld 1995).

Obwohl die Krankheit selbst noch nicht heilbar ist, kann mit Hilfe einer möglichst frühzeitig einsetzenden, medikamentösen und physiotherapeutischen Behandlung und entsprechenden Anpassungsmaßnahmen im Alltag (S. 737 ff) dem Fortschreiten der Symptomatik entgegengewirkt werden. Lebensqualität, berufliche und sonstige Tätigkeiten werden dadurch günstig beeinflusst, die Mortalität nahezu auf die altersentsprechenden Normalwerte gesenkt.

Die Kardinalsymptome zeigen sich häufig als Trias:

- Hypokinese (Bewegungsarmut) oder Akinese (Bewegungsstarre),

- Rigor (Muskelsteifheit) und
- Tremor (Zittern).

Während für Außenstehende zuerst vor allem das Zittern der Hände, die Veränderung der Bewegungsabläufe und eine allgemeine Bewegungsverlangsamung sichtbar werden, empfinden die Betroffenen selbst die psychischen Veränderungen wie Antriebsverlust oder depressive Verstimmungen häufig als viel schwerwiegender: „Ich hatte einfach keinen Schwung mehr, nichts konnte mich freuen, ich war so teilnahmslos. Seit ich die Medikamente einnehme, geht es mir besser." (Eine Teilnehmerin einer Selbsthilfegruppe.)

Die Krankheit wurde 1817 zum erstenmal von James Parkinson als zusammengehöriges Krankheitsbild beschrieben und wird seitdem nach ihm benannt.

Im Volksmund ist sie auch als Schüttellähmung (Paralysis agitans) bekannt, was jedoch in manchen Fällen irreführend ist, da „Schütteln" nicht immer zum Krankheitsbild gehört. Auch der Begriff der Lähmung trifft nicht im eigentlichen neurologischen Sinne zu, vielmehr handelt es sich meist um eine Muskelsteifheit und um eine Verlangsamung der Bewegungsabläufe.

Man unterschiedet je nach Ursache:

- Das **idiopathische (primäre) Parkinson-Syndrom,** bei welchem die Ursache unbekannt ist und das für ca. 80 % aller Erkrankungsfälle zutrifft. Es gilt nicht als erblich, obwohl bei frühen Erkrankungen vereinzelt familiäre Häufungen beobachtet werden.
- Das **symptomatische (sekundäre) Parkinson-Syndrom,** bei welchem verschiedene Ursachen vorliegen können, z. B. Medikamente, u. a. Neuroleptika, einige Antidepressiva, blutdrucksenkende Mittel (z. B. Reserpin) oder Vergiftungen z. B. durch synthetische Drogen), Kohlenmonoxid oder degenerative Erkrankungen des Zentralnervensystems.

Nach heutigem Wissensstand ist die Produktion des Übertragerstoffes (Neurotransmitter) Dopamin in den Hirnkernen (Basalganglien) gestört, daher wird die Krankheit auch Dopaminmangelkrankheit genannt. Da Dopamin im Gehirn mit anderen Neurotransmittern (z. B. Acetylcholin) im Gleichgewicht sein muss, führt ein Mangel an Dopamin zu Störungen der Beweglichkeit bis zu Bewegungsstarre, Muskelsteifheit und Zittern (Abb. 8.**50**).

Wenn die ersten Krankheitszeichen erkennbar werden, sind meist bereits 70–80 % der dopa-

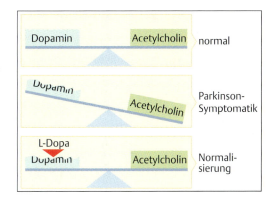

Abb. 8.**50** Das Gleichgewicht der Neurotransmitter Dopamin und Acetylcholin ist durch Dopaminmangel gestört und wird durch L-Dopa wieder normalisiert (nach Runge u. Rehfeld).

minproduzierenden Zellen degeneriert, so dass der eigentliche Beginn der Erkrankung schon Jahre zurückliegen muss. Es wird vermutet, dass der Organismus über Kompensationsmechanismen verfügt, die lange Zeit ausreichen.

Symptome

Man muss zwischen **Frühsymptomen** und den Symptomen bei einem voll ausgeprägten Krankheitsbild unterscheiden.

> ! Die Beachtung der **Frühsymptome** ist deshalb so wichtig, weil heute der Krankheitsverlauf durch eine frühzeitige medikamentöse Behandlung ganz entscheidend verbessert und die Ausprägung weiterer Symptome über viele Jahre hinausgezögert werden kann.

Frühsymptome beginnen oft schleichend, manchmal auch einseitig, auf einer Körperhälfte (Hemiparkinsonismus) und werden daher häufig als altersbedingte Beschwerden (z. B. als rheumatische Erkrankung) fehlgedeutet. In Einzelfällen werden sie auch mit bereits bestehenden anderen Krankheiten in Verbindung gebracht. Dies ist besonders bei Menschen in hohem Alter naheliegend, insbesondere wenn sie aus anderen Gründen schon auf pflegerische Hilfe angewiesen sind.

Der Krankheitsverlauf eines Mitglieds einer Selbsthilfegruppe bestätigt dies: „Erste Anzeichen, dass etwas nicht in Ordnung war, nahm Herr X 1987 wahr. Damit begann die Arzt-Odyssee vom Hausarzt über den Orthopäden: ‚wenn man was an den Beinen hat, geht man zum Orthopäden und nicht gleich zum Neurologen.' Er wurde zum Opfer des oft uncharakteristischen klinischen Bildes: Leistungseinbußen, motorische Verlangsamung, Umständlichkeit bei sonst einfach von der Hand gehenden Tätigkeiten, zittrige kleine Schrift sowie psychische Veränderungen. Zweieinhalb Jahre verstrichen, bis die Diagnose Morbus Parkinson gestellt wurde. Dies ist typisch."

Zu den **Frühsymptomen** zählen:

- Gestörte Feinmotorik der Hände oder einer einzelnen Hand kann zu nachlassender Geschicklichkeit im Alltag führen, z. B. beim Knöpfe schließen, beim Essen, beim Binden einer Krawatte;
- **Unwillkürliches Zittern** der Hände und Arme, der Beine oder des Kopfes;
- **Kleiner werdende Schrift**, schwerer lesbar, besonders auch die Zahlen;
- **Schmerzen** in der Muskulatur und in den Gelenken, (werden oft als Rheuma oder als Arthrose fehlgedeutet);
- **Gangunsicherheit** führt zu kleineren, vorsichtigen Schritten, es kommt zu einer Veränderung der Körperhaltung, häufig auch zu Stürzen; Gewichtsabnahme kann auftreten;
- **Psychische Veränderungen** führen zu Leistungsminderung, Entschlusslosigkeit, Antriebsverlust, „Ich muss mich zu allem zwingen."

Manche Veränderungen, besonders Umständlichkeit, Antriebsverlust oder depressive Reaktionen, werden von den Angehörigen früher beobachtet, als sie dem Erkrankten selbst bewusst werden. Mangelndes Verständnis seitens seiner Umgebung verstärkt seine Niedergeschlagenheit und kann zum sozialen Rückzug führen.

Um diese negative Entwicklung zu verhindern, muss beim Auftreten der genannten Symptome unbedingt eine Abklärung der Ursachen durch einen Facharzt (Neurologe) veranlasst werden, damit frühzeitig therapeutische Maßnahmen eingeleitet werden können.

Beim **voll ausgeprägten Krankheitsbild** lassen sich folgende Symptome beobachten:

- Das typische **Zittern** (Tremor) ist oft auch für Außenstehende das erste Anzeichen für die Parkinson-Krankheit. Es tritt an den Händen überwiegend im Ruhezustand auf (Ruhetremor) und wird auch „Münzenzählen" oder „Pillendrehen" genannt. Auch Schlagbewegungen der Füße werden beobachtet. Der Tremor steigert sich bei psychischer Belastung, während er bei aktiven Bewegungen (z. B. bei Gartenarbeit) zurückgeht.
Bei einigen Parkinsonkranken ist das Zittern besonders ausgeprägt, während es bei anderen völlig ausbleiben kann (15–20%).
- **Bewegungsarmut** (Hypokinese) oder **Bewegungsstarre** (Akinese) betrifft sowohl die Willkürmotorik (bewusst willentlich ausgeführte Bewegungen) als auch die unwillkürlichen Bewegungen wie z. B. das Mitpendeln der Arme beim Gehen. Alle Bewegungsabläufe werden insgesamt langsamer.
- **Verändertes Gangbild:** Die Schritte werden kleiner, die Füße weniger angehoben, manchmal bis zum „Schlurfen". Der Kranke hat sowohl Mühe, in Bewegung zu kommen (Startprobleme), als auch anzuhalten oder die Richtung zu ändern (Vielschrittigkeit beim Drehen). Gangunsicherheit erhöht die Sturzgefahr mit der Neigung zum Vorwärtsfallen (Propulsion).
- Plötzliche **Blockaden** (Freezing) beim Durchschreiten einer Türe oder einer Engstelle (Engpasssyndrom) erfordern u.U. eine Anpassung der Möblierung bzw. das Anbringen von Haltemöglichkeiten.
- **Tonuserhöhung der Muskulatur** (Rigor) kann zu einer andauernden, unwillkürlichen Muskelspannung führen. Da davon besonders die Beugemuskeln betroffen sind, kann dies zusammen mit dem Einfluss der Hypokinese zu der typischen Körperhaltung mit nach vorne gebeugtem Oberkörper, leicht angewinkelten Armen und gebeugten Knien führen (Abb. 8.51).
- Das **„Zahnradphänomen":** Wegen der erhöhten Muskelspannung kann eine willkürliche Beugung der Extremitäten, z. B. der Arme, nur „ruckartig erfolgen, da die Muskelspannung nur in kleinen Widerständen ruckartig nachgibt.
- **Schmerzen** können durch die starke Beanspruchung der Gelenke entstehen, z. B. kann es zu Schmerzen in der Schulter, in der Hüfte und in der Wirbelsäule kommen. Sie können besonders in der Nacht sehr störend sein und den Schlaf rauben.
- **Starre Mimik:** Durch die Akinese wird auch die Gesichtsmuskulatur starr und verliert an Ausdrucksfähigkeit (Maskengesicht). Der Lidschlag wird seltener, dies kann zu Trockenheit der Bindehaut führen (im Alter ohnehin ein häufiges Problem).

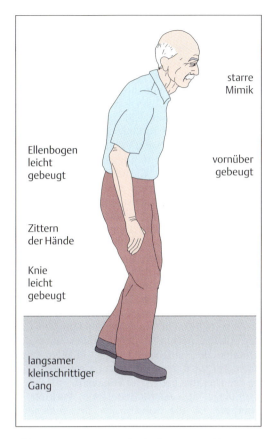

Abb. 8.**51** Symptome der Parkinson-Krankheit

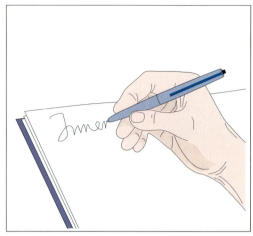

Abb. 8.**52** Die Schrift wird immer kleiner und immer schwerer lesbar

- **Verstärkter Speichelfluss:** Durch verlangsamte Schluckbewegungen und die steifere Wangenmuskulatur sammelt sich der Speichel in der Mundhöhle. Dadurch kann es zu einer verstärkten Speichelansammlung im Mund kommen, was von manchen Betroffenen als besonders störend empfunden wird, besonders beim Sprechen.
- Die **Stimme** wird leise und monoton, gelegentlich auch heiser, die Sprechweise eher abgehackt. Die Akinese beeinflusst auch die Atemmuskulatur und das Atemvolumen.
- **Kleinere Schrift** (Mikrographie): Die Schrift wird immer kleiner (besonders nach rechts) und immer schwerer lesbar (Abb. 8.**52**).
- **Blutdruckstörungen** (Blutdruckabfall), auch als Nebenwirkung der Medikamente, erfordern eine häufige Blutdruckkontrolle, besonders am Morgen nach dem Aufstehen.
- **Störungen der Wärmeregulation** (Hitzewallungen) durch Fehlsteuerungen im Wärmeregulationszentrum (im Zwischenhirn) können besonders bei hohen Außentemperaturen und hoher Luftfeuchtigkeit zu einem plötzlichen, bedrohlichen Temperaturanstieg führen. Starke, anhaltende Schweißausbrüche treten oft auch nachts auf, der Kranke braucht häufig frische Nacht- und Bettwäsche und kann synthetische Stoffe am Körper schlecht vertragen.
- **Schlafstörungen** werden sehr häufig beklagt. Ursachen können neben Schmerzen schlechtes Liegen, ruhelose Beine, brennende Füße oder Juckreiz sein. Der Kranke hat oft keine Kraft, sich im Bett zu drehen. Im Extremfall kann es bis zur Umkehr im Schlaf-Wach-Rhythmus mit nächtlicher Hyperaktivität kommen.
- **Vermehrte Talgabsonderungen** führen zu rasch fettender Haut im Gesicht (Salbengesicht) und auf der Kopfhaut. Dadurch werden auch die Haare schnell fett und gehen leicht aus.
- **Störungen der Blasenfunktion** führen bei $2/3$ aller Patienten zu einer hyperaktiven Blase mit häufigem Harndrang bei geringer Harnmenge (Pollakisurie), nächtlichem Wasserlassen und verminderter Blasenkapazität. Eine Restharnbildung besteht hier in der Regel nicht.

8–10% der Patienten leiden dagegen an einer hypoaktiven Blase mit gesteigerter Blasenkapazität, Restharnbildung und erschwertem Wasserlassen (Ulm 1996).
Die Problematik einer parkinsonbedingten Blasenfunktionsstörung kann bei älteren Männern zusätzlich durch eine Prostatahy-

pertrophie verstärkt werden, während sie bei den Frauen zu einer Stressinkontinenz führen kann.

- **Störungen der Verdauung** und der **Stuhlausscheidung** (Obstipation) werden sehr häufig beklagt. Sie können als Folge einer krankheitsbedingt reduzierten Motilität (Bewegungsvermögen) des Verdauungstraktes auftreten und neben einem unangenehmen Völlegefühl auch zu einer verzögerten Resorption der Medikamente führen. Da alte Menschen ohnehin häufig zu Obstipation neigen, kann dieses Symptom große Probleme bereiten.
- **Ödeme** an den Beinen sind die Folge einer erhöhten Durchlässigkeit der Gefäßwände. Sie können zunächst durch Medikamente und Massagen und durch Hochlagern behandelt werden, im Spätstadium der Krankheit kann es jedoch Probleme mit dem Tragen von Schuhen geben.
- **Emotionale Störungen:** Eine depressive Grundstimmung wird oft vor der eigentlichen Diagnosestellung der Parkinson-Krankheit beobachtet und beklagt. „Jeder neu beginnende Tag war wie ein großer Berg, ich hatte keine Kraft und keine Lust aufzustehen", berichtete eine 63-jährige Patientin vor Beginn der Therapie.

  Auch im weiteren Verlauf der Erkrankung treten häufig Stimmungsschwankungen mit einem Gefühl der Hoffnungslosigkeit, mit Antriebsverlust, sozialem Rückzug und nachlassendem Mitteilungsbedürfnis auf.

  Oft müssen Angehörige die Initiative gegen eine totale Abkapselung ergreifen, wie z. B. Freunde besuchen oder einladen. Derartige Unternehmungen dürfen den Kranken jedoch nicht zu sehr anstrengen oder durch mangelndes Verständnis Außenstehender belasten, wenn er sich z. B. nicht am Gespräch beteiligt. Dies würde seinen Rückzug verstärken.
- **Kognitive Störungen:** Verlangsamte Denkabläufe (Bradyphrenie), eine starre Mimik und scheinbare Interesselosigkeit werden von Außenstehenden leicht fehlinterpretiert. Besonders bei hochbetagten Kranken neigen viele Menschen ohnehin sehr schnell dazu, derartige Störungen als demenzielle Entwicklung abzutun.

  „Wenn man den Patienten jedoch genügend Zeit gibt wird deutlich, dass die Denkleistungen hauptsächlich im Hinblick auf die Geschwindigkeit betroffen sind" (Runge und Rehfeld 1995).

Behandlung

Die optimale Therapie eines Parkinsonkranken ist eine individuelle Kombinationsbehandlung aus medikamentöser Therapie, Krankengymnastik, Ergotherapie und begleitender Unterstützung bei den AEDL. Auch psychosoziale Maßnahmen wie Beratung und Hilfe bei der Tagesgestaltung, Ermutigung zu sonstigen (sportlichen) Betätigungen und verständnisvolle Begleitung bei depressiven Stimmungsschwankungen ergänzen die Therapie. Grundsätzlich wird angestrebt, Eigenständigkeit in möglichst vielen Lebensbereichen möglichst lange zu erhalten.

In Einzelfällen werden zusätzlich Maßnahmen wie Bädertherapie, Massagen und Sprachtherapie eingesetzt.

Bei sehr alten Patienten ist eine umfassende Therapie wegen schon bestehender Beschwerden (z. B. rheumatisch bedingter Schmerzen) oder Mehrfacherkrankungen (z. B. Herzinsuffizienz, Diabetes, demenziellen Symptomen) besonders erschwert. Je mehr die Selbsthilfefähigkeit des Betroffenen nachlässt, desto größer wird der Umfang der aufzuwendenden Pflege, umso wichtiger wird auch die Zusammenarbeit aller an der Therapie beteiligter Personen.

Grundlage der **medikamentösen Parkinson-Therapie** ist die Substitution des fehlenden Dopamins in Form seiner Vorstufe L-Dopa, häufig in Kombination mit ergänzenden pharmakologischen Substanzen (Dopamin-Agonisten). Die medikamentöse Therapie ist immer eine Langzeitbehandlung, die fachärztlich überwacht und dem Krankheitsverlauf wiederholt angepasst werden muss.

So lange wie möglich sollte der Kranke seine Medikamente selbstständig einnehmen, die Wirkungen beobachten und mit dem Arzt besprechen. Mit zunehmendem Alter wird er dabei jedoch mehr und mehr Unterstützung durch Angehörige oder professionelle Helfer brauchen.

> ! Wichtig für alle Betreuungspersonen und Angehörige ist das Wissen um den Stellenwert einer gesicherten Medikamenteneinnahme in der Langzeitbehandlung des Kranken und die Beobachtung der Wirkungen und Nebenwirkungen. Besonders eine regelmäßige und auf die Mahlzeiten und Tageszeiten genau abgestimmte Medikamentengabe muss eingehalten werden.

Die normalen L-Dopa-Präprate sollten mindestens 30 min vor oder frühestens 90 min nach den Mahlzeiten eingenommen werden, während die Dopamin-Agonisten grundsätzlich nicht auf leeren Magen zu verabreichen sind. Die erste Medikamenteneinnahme sollte etwa eine halbe Stunde vor dem Aufstehen oder vor dem Frühstück erfolgen.

Retard-Präparate sind dagegen nicht an Mahlzeiten gebunden. Sie erleichtern vor allem auch die sichere Medikamenteneinnahme bei hilfebedürftigen Menschen zu Hause.

Je weiter die Krankheit fortschreitet, desto wichtiger ist die zeitgenaue Einnahme der Medikamente bis zu 5–7-mal täglich, da das Gehirn möglichst kontinuierlich mit Dopamin u. a. versorgt werden sollte. Bei weit fortgeschrittener Krankheit ist trotzdem neben der Zunahme krankheitsbedingter Symptome mit schwerwiegenden Schwankungen im Befinden zu rechnen, die Fluktationen genannt werden. Kurz nach Einnahme einer hohen L-Dopa-Dosis kann es zu einer „Peak-dose-Dyskinesie" (Muskelkrämpfe), beim Nachlassen der Medikamentenwirkung zu einer „End-of-dose-Akinese" kommen, später auch zu einem Wechsel von sogenannten Off- und On-Phasen, d. h. zu einem Wechsel von Zuständen, in denen der Patient entweder völlig bewegungsunfähig ist oder wieder in der Lage ist, sich selbst zu versorgen. Bei höherer Dosierung können auch Nebenwirkungen wie Verwirrtheit, Halluzinationen und Beinkrämpfe auftreten.

! **Eine Unterbrechung der Medikamentengabe in schweren Fällen bedeutet Lebensgefahr.**

Gleichgewichts- und Haltungsstörungen, Blasenfunktionsstörungen, Parkinson-„Schmerzen" und Sprachstörungen gelten als arzneimittelresistent, d. h. sie sind bei fortschreitender Krankheit durch Medikamente kaum zu beeinflussen.

Bei der medikamentösen Behandlung eines Parkinson-Kranken muss mit verschiedenen, teilweise schwerwiegenden **Nebenwirkungen** gerechnet werden wie z. B.:

- Übelkeit, Appetitlosigkeit, Erbrechen,
- Mundtrockenheit,
- Blutdruckabfall beim Aufstehen,
- Blasenentleerungsstörunge, Obstipation,
- Müdigkeit oder Schlafstörungen,
- Dyskinesien (motorische Fehlfunktionen),
- Ödemneigung,
- psychische Veränderungen, Änderungen im Schlaf-Wach-Rhythmus,
- psychotische Phänomene, Verwirrtheit, delirante Syndrome.

Die Parkinson-Medikation ist eine fortlaufende Suche nach einem akzeptablen Mittelweg zwischen Nebenwirkungsarmut und möglichst guter Wirkung (Runge u. Rehfeld 1995).

Krankengymnastische Übungen sollen der zunehmenden Bewegungsarmut und dem Verlust der Koordinationsfähigkeit entgegenwirken. Voraussetzung für den Erfolg ist die regelmäßige Durchführung (2-mal 15 min tgl.) unter Berücksichtigung der Belastungsgrenze und der für den Kranken günstigen Tageszeit. Überanstrengungen müssen vermieden werden!

Die Übungen werden zunächst unter fachlicher Anleitung eingeübt, danach wird der Kranke, solange er dazu in der Lage ist, sein Trainingsprogramm eigenverantwortlich durchführen. Dabei muss er auch die Medikamentenwirkung beachten und eine anschließende Ruhepause einplanen.

Wichtig sind alle Übungen, die ein Gefühl für bessere Beweglichkeit und Sicherheit vermitteln, die Feinmotorik fördern und den Blutkreislauf anregen, insbesondere den venösen Rückstrom. Dazu dienen z. B. folgende Übungen:

- Atemtherapie zur Unterstützung des Atemvolumens und damit auch des Sprechens,
- mimische Übungen (vor dem Spiegel),
- Unterstützung des venösen Rückstroms (z. B. durch Übungen für die Wadenmuskulatur),
- Hinsetzen und Aufstehen vom Stuhl,
- Drehen im Bett, Aufstehen vom Bett,
- Übungen gegen Startschwierigkeiten (beim Gehen),
- Haltungsübungen und Gangschulung,
- Gleichgewichtstraining,
- Schwingübungen (bei starkem Rigor),
- Übungen zur Verbesserung der Fingerfertigkeit.

Pflegerische Unterstützung im Bereich der AEDL

Grundsatz aller pflegerischen Maßnahmen ist die Hilfe zur Selbsthilfe, d. h., es soll die Hilfestellung angeboten werde, die die Selbstständigkeit des Kranken in möglichst vielen Lebensbereichen fördert und so lange wie möglich erhält.

Basis für die Zusammenarbeit (Compliance) ist eine vertrauensvolle Beziehung zwischen dem Kranken und allen therapeutischen Personen. Einfühlsames Verständnis für seine Situation, auch im Hinblick auf das Fortschreiten der Krankheitsentwicklung, können selbst besonders schwierige Situationen wie z. B. depressive Phasen überwinden helfen.

Der Umfang der pflegerischen Hilfestellung richtet sich jeweils nach dem momentanen geistigen und körperlichen Zustand des Kranken und muss immer wieder überprüft werden. Mit Hilfe der erhaltenen Fähigkeiten (Ressourcen) und dem Einsatz angepasster Hilfsmittel wie z. B. Gehhilfen oder speziellen Geräten für die Küche soll der Kranke möglichst lange die Aktivitäten seines täglichen Lebens zumindest in Teilbereichen selbstständig bewältigen könnten.

> **Pflegetipp**
> Eine Grundhaltung der Pflege ist, keine Überversorgung zu leisten, d. h. dem Kranken nicht „vorschnell unter die Arme zu greifen", sondern ihn im Rahmen seiner Möglichkeiten zu fordern und „auf ihn zu warten".

Eine Ehemann sagte, als er nach dem Befinden seiner kranken Frau gefragt wurde: „Ich muss herausfinden, was ihr gut tut. Die Hausarbeit machen wir jetzt größtenteils zusammen, es dauert eben alles länger, manches ist auch nicht mehr so perfekt wie früher. Hauptsache, meine Frau hat eine Aufgabe und freut sich, dass sie noch etwas leisten kann."
Nachfolgend werden Besonderheiten bei der Pflege Parkinsonkranker beschrieben, die bei einigen ausgewählten AEDL beachtet werden müssen.

AEDL Kommunizieren können

Kommunikation verbindet Menschen, Störungen der Kommunikation machen einsam. Parkinsonkranke sind krankheitsbedingt besonders gefährdet, weniger zu kommunizieren, sich zurückzuziehen, sich abzukapseln und zu vereinsamen. Sie haben Schwierigkeiten beim **Sprechen**, weil das Atemvolumen (durch die reduzierte Beweglichkeit der Atemmuskulatur) eingeschränkt ist. Die Stimme wird zunehmend leiser. Die Starre der Gesichtsmuskulatur beeinflusst auch die Sprachformulierung: Aussagen der Kranken werden vom Zuhörer schlecht verstanden, jede Wiederholung verstärkt die Symptomatik. Aufforderungen, lauter zu reden, sind daher sinnlos!
Pflegende können den Kranken helfen, sich sprachlich zu äußern, wenn sie sich ihnen beim Sprechen zuwenden (Blickkontakt), Geduld und Interesse signalisieren und genügend Zeit zum Antworten lassen. Auch körperliche Signale wie Hand halten oder Berührungen können zum Sprechen ermuntern, Voraussetzung ist allerdings eine verständnisvolle Beziehung zwischen den Beteiligten.
Neben Atemübungen (S. 322, 680 ff) kann eine Sprachtherapie (Logopädie) und auch Singen hilfreich für die Verbesserung bzw. Erhaltung der sprachlichen Verständigung sein.
Den Schwierigkeiten beim **Schreiben** (Mikrographie) kann durch Übungen für die Feinmotorik der Hände begegnet werden. Bei ausgeprägter Symptomatik müssen Pflegende auch manchmal das Schreiben für den Kranken übernehmen.
Sehstörungen und Probleme beim Lesen (S. 714 f) haben viele alte Menschen, die Versorgung mit optischen Hilfsmitteln ist im Allgemeinen gut geregelt. Bei Parkinsonkranken können jedoch zusätzlich tageszeitlich verstärkt oder als Nebenwirkung der Medikamente Sehstörungen auftreten. Dies muss bei allen Planungen und Maßnahmen beachtet werden.

> ❗ Besonders wichtig ist, Kontakte zu Freunden zu erhalten, damit Kommunikation überhaupt möglich ist. Alle Gesprächspartner sollten über die Symptome der Krankheit Bescheid wissen, damit sie die verlangsamten Reaktionen und andere typische Merkmale wie z. B. starre Mimik richtig einordnen und evtl. auch einen verstärkten Speichelfluss tolerieren können.

AEDL Sich bewegen können

Bewegungsarmut ist ein Hauptsymptom der Parkinson-Krankheit. Unbehandelt führt sie zu gebeugten, kontrakten Gelenken mit Bettlägerigkeit und allen daraus resultierenden Komplikationen. Bettlägerigkeit hat auch Reizarmut, geistigen Rückzug und Regression zur Folge.
Alle Maßnahmen zur Förderung und Erhaltung der körperlichen Beweglichkeit sind daher zugleich auch Maßnahmen zur Anregung der Sinne und des Geistes.
Altersbedingte Ursachen wie z. B. nachlassende Herzleistung, rheumatisch bedingte Schmerzen oder Angst vor dem Fallen behindern ohnehin die Beweglichkeit bei vielen alten Menschen. Ein zusätzlich an der Parkinson-Krankheit leidender alter Mensch muss daher verstärkt gegen eine zunehmende Bewegungsarmut ankämpfen.
Die krankheitsbedingte Verlangsamung, Engpassschwierigkeiten (z. B. durch eine Tür zu gehen) und erhöhte Sturzgefahr fordern Zeit und Geduld und besondere Wachsamkeit von

den Betreuungspersonen. Ein Sturz kann bei hochbetagten Kranken leicht zu Frakturen führen mit allen Komplikationen, die sich daraus ergeben können.

Probleme bei Lageveränderungen im Bett, beim Aufstehen vom Bett, vom Stuhl, besonders von tiefen Sesseln, machen ebenfalls oft Hilfestellung notwendig. Wichtig ist auch hier, dem Kranken Zeit zu lassen und mit ihm Selbsthilfestrategien zu entwickeln.

Anpassungsmaßnahmen in der Wohnung wie z. B. geeignete Sitzgelegenheiten am Tisch (mit Armlehnen und hoher Sitzfläche) oder am Waschbecken, Haltegriffe an exponierten Stellen in der Wohnung, z. B. Dusche, WC oder im Flur, Lichtschalter mit großen Flächen usw. erhöhen die Sicherheit. Wichtig ist auch, mögliche Stolperfallen zu beseitigen wie z. B. Teppichkanten, Elektrokabel oder Schwellen, und überall für gute Beleuchtung zu sorgen. Auch ein glatter Fußboden kann gefährlich werden.

Die am meisten begangenen Wege in der Wohnung wie z. B. vom Bett zum Bad oder vom Bett zur Toilette sollten gut beleuchtet und mit Gelegenheiten zum Festhalten oder Abstützen ausgestattet werden, z. B. durch einen Sessel, ein Schränkchen, ein festgestelltes Nachtschränkchen.

AEDL Sich pflegen und kleiden können

Schweißausbrüche, verstärkte Talgabsonderungen und Störungen bei den Ausscheidungen machen eine häufige und sorgfältige Hautpflege mit milden, individuell auszuprobierenden Hautpflegemitteln erforderlich (S. 304 f). Wichtig ist, dass der Kranke selbst die Strategien ausprobiert, die ihm zumindest in Teilbereichen seine Selbstständigkeit möglichst lange erhalten, und dass er für seine Körperpflege genügend Zeit einplant.

Bei orthostatisch bedingtem Blutdruckabfall z. B. beim (morgendlichen) Aufstehen muss der Arzt informiert werden, damit er Mittel zur Blutdruckstabilisierung verschreiben kann. Die Pflegeperson übernimmt die Kontrolle der Einnahme.

Das Duschen mit Hilfe eines Duschstuhles oder eine Teilwaschung am Waschbecken mit entsprechender Sitzgelegenheit kann lange Zeit selbstständig oder nur mit geringfügiger Hilfestellung durchgeführt werden. Durch den Speichelfluss und durch die Neigung zu Entzündungen der Mundschleimhaut wird eine häufige Mund- und Lippenpflege erforderlich.

Die Haare müssen wegen der Talgabsonderungen oft gewaschen werden. Auch das An- und Ausziehen wird durch eine angepasste Kleidung mit Reiß- oder Klettverschlüssen und großen Ausschnitten erleichtert. (Die Reißverschlüsse sollten einen Ring haben!) Die Schuhe sollten ebenfalls leicht anzuziehen sein; es eignen sich auch Slippers oder Schuhe mit Klettverschlüssen. Sie sollten eine rutschfeste Sohle haben und guten Halt bieten.

AEDL Essen und trinken können

Die Zusammensetzung der Mahlzeiten muss wegen der Erkrankung nicht verändert werden, sie sollte aber abwechslungs- und vitaminreich sein und wegen der Obstipationsgefahr reichlich Ballaststoffe enthalten. Vor allem eine reichliche Flüssigkeitszufuhr (mindestens 2 Liter tgl.) ist wichtig, da der Parkinsonkranke durch vermehrtes Schwitzen zusätzlich Flüssigkeit verliert. 1-2 Glas Wein pro Tag sind (nach Arztabsprache) erlaubt, auch Bohnenkaffee, wenn dadurch der Tremor nicht gesteigert wird.

Empfehlenswert ist es, die Gesamtnahrung auf mehrere kleinere Mahlzeiten zu verteilen, damit der Verdauungstrakt nicht zu sehr belastet wird.

Zum Essen selbst braucht der Parkinsonkranke genügend Zeit und Ruhe. Wegen Schluckstörungen und der damit verbundenen Aspirationsgefahr muss er möglichst kleine Bissen sorgfältig und in Ruhe kauen und schlucken. Er hat oft Mühe, wegen des Zitterns (Tremor) seinen vollen Löffel zum Mund zu führen. Auch das Schneiden des Fleisches auf seinem Teller gelingt ihm wegen der gestörten Feinmotorik nur mühsam.

> **Pflegetipp**
> Wenn der Erkrankte in einem Heim wohnt, sollte er grundsätzlich als erster von der Betreuungsgruppe sein Essen bekommen, damit er bis zum Wiedereinsammeln des Geschirrs genügend Zeit zum Essen hat. (Manchmal empfiehlt sich ein Warmhalteteller.) Das Zerkleinern sollte grundsätzlich vor seinen Augen erfolgen und nicht schon in der Küche. Beim Einschenken seiner Getränke sollten Gläser und Tassen nur halb gefüllt werden, damit er möglichst nichts verschüttet. Manchmal ist auch ein Trinkhalm von Nutzen.

Der Tremor zehrt auch an den Kräften des Parkinsonkranken, viele Betroffene leiden daher unter Gewichtsverlust. Deshalb müssen Betreuungspersonen besondere Sorgfalt auf eine ausreichende und ausgewogene Ernährung des Betroffenen legen.

Bei ausgeprägtem Tremor können spezielle Hilfsmittel wie z. B. Essbestecke mit verdicktem Griff, Anti-Rutsch-Folien für die Teller, ein „Nagelbrett" zum Festhalten des Brotes zum Einsatz kommen. Hier kann auch der Rat einer Ergotherapeutin weiterhelfen. Sie berät den Kranken nicht nur bei der Anschaffung von Hilfsmitteln, sondern übt mit ihm deren Gebrauch im Alltag. Dies ist besonders wichtig, wenn jemand gerne kocht. Mit Hilfe dieser Geräte kann der Kranke dann in einer behindertengerecht ausgestatteten Küche noch lange wirken. Der tägliche Erfolg hebt das Selbstbewusstsein, und selbstgekochtes Essen schmeckt auch besser.

AEDL Ausscheiden können

Parkinsonkranke leiden häufig sowohl unter Harnentleerungsstörungen (S. 735) als auch unter Verstopfung. Beide medikamentös und durch das hohe Alter bedingte Probleme müssen beobachtet und pflegerisch versorgt werden.

Im Frühstadium der behandelten Krankheit kann die Blasenentleerung tagsüber relativ normal sein, während nachts ein verminderter Tonus der Blasenmuskulatur zu einer ganz langsamen, langdauernden Entleerung (aufgrund der Schwerkraft) führt. Häufiger Harndrang (Pollakisurie) und die nächtliche langsame Blasenentleerung können zu enormen Schlafstörungen führen.

Blasenentleerungsstörungen, bei Männern evtl. in Verbindung mit einer Prostatahypertrophie, führen häufig zu Harnwegsinfekten. Neben einer „mechanischen" Spülung durch reichliche Flüssigkeitszufuhr ist eine sorgfältige Intimhygiene wichtig (S. 311 f).

Der Obstipation kann ebenfalls durch reichliches Trinken, durch Ballaststoffe, natürliche Abführhilfen wie Backpflaumen, Leinsamen, ein Glas warmes Wasser am Morgen usw. vorgebeugt bzw. abgeholfen werden. Kolonmassagen unterstützen die Darmperistaltik.

Medikamentös bedingt kann es jedoch auch zu Durchfällen kommen.

AEDL Ruhen und schlafen können

Parkinsonkranke leiden sehr oft an Schlafstörungen. Das Einschlafen kann durch depressive Gedanken oder durch Missempfindungen (Parästhesien) in den Beinen erschwert sein. Das Durchschlafen wird durch Schmerzen, ausgelöst durch Muskelverkrampfungen, durch ungünstige Lagerung oder durch häufigen Harndrang gestört. Viele Kranke sind nicht in der Lage, sich allein im Bett zu drehen, wachen auf und können lange Zeit nicht wieder einschlafen. Mit einer Erhöhung der Parkinson-Medikamentendosis am Abend und einer entsprechenden Reduzierung am Tage (nach Absprache mit dem Arzt!) kann die Bewegungsfähigkeit in der Nacht in manchen Fällen verbessert werden.

Treten Unruhe- oder Erregungszustände auf, muss ebenfalls der Arzt informiert werden, da es sich um Nebenwirkungen der Medikamente handeln kann.

Das Bett sollte eine feste Matratze und evtl. Haltemöglichkeiten in Reichweite haben. Ein bereitgestellter Nachtstuhl oder eine Urinflasche für Männer kann für die Kranken praktisch und auch beruhigend sein. Gewohnte Einschlafrituale, Entspannung (z. B. durch Musik), beruhigende Einreibungen (Basale Stimulation) oder ein warmes Beruhigungsbad (mindestens 28 °C) sind Einschlafhilfen, die individuell ausprobiert werden sollten, bevor Schlafmittel eingenommen werden.

Der Einsatz von Schlafmitteln sollte unbedingt mit dem Arzt abgesprochen werden, da eine Interaktion mit den Parkinson-Medikamenten nicht ausgeschlossen werden kann.

Nachfolgend noch einige Anregungen aus einem „Ratgeber für den Patienten" (Infoservice Parkinson):

- Es ist nützlich, immer zur gleichen Zeit aufzustehen, selbst wenn man in der zu Ende gehenden Nacht schlecht geschlafen hat. Das Einhalten der immer gleichen Aufstehzeit stärkt den Tag-Nacht-Rhythmus und verbessert den Schlaf.
- Die meisten Schlafgestörten liegen zu lange im Bett. Wenn die im Bett verbrachte Zeit verkürzt wird, führt das allmählich zu einer Vertiefung des Schlafes und weniger häufigem Erwachen.
- Mittagsschlaf und Erholungsschlaf während des Tages haben individuell unterschiedliche Folgen: Bei bestimmten Menschen verbessern sie den Nachtschlaf, bei anderen verschlech-

tern sie ihn. Jeder Mensch kann herausfinden, zu welcher Gruppe er gehört.

Psychosoziale Unterstützung erhalten Parkinsonkranke und ihre Angehörigen durch Informationen und Teilnahme an Veranstaltungen der örtlichen Parkinson-Selbsthilfgegruppen.
Nähere Informationen sind erhältlich bei der Deutschen Parkinson-Vereinigung
Moselstraße 31
41464 Neuss
Tel.: 02131/41016-7

Literatur

Birkmayer, W., W. Danielcyk: Die Parkinson-Krankheit, 7. Aufl. TRIAS, Stuttgart 1996
Ceballos-Baumann, A., B. Conrad: Therapie des Morbus Parkinson: Standards und Perspektiven. Geriatrie Praxis 7-8/1993, S. 34
Gemende, I., G. Gemende: Strategien gegen Langzeitkomplikationen bei M. Parkinson. Geriatrie Praxis 7-8/1993, S. 45
Gerster, E.: Parkinson-Krankheit: Kein Grund zur Resignation. Altenpflege 2/1994, S. 101
Info-Service Parkinson: Parkinson-Syndrom. Ratgeber für den Patienten. Nordmark-Arzneimittel-GmbH, Uetersen
Morbus Parkinson – Es geht nicht nur um Rigor, Tremor und Akinese. Geriatrie Praxis Extra, 12/1995, S. 77
Runge, M., G. Rehfeld: Geriatrische Rehabilitation im Therapeutischen Team. Thieme, Stuttgart 1995
Steinwachs, K.C.: Morbus Parkinson – Es geht nicht nur um Rigor, Tremor und Akinese. Geriatrie Praxis Sonderbericht 12/1995, S. 62
Ulm, G.: Neurogene Blasenfunktionsstörungen bei Morbus Parkinson. Geriatrie Praxis 12/1996, S. 30
Wagner, D.: Das Parkinson-Syndrom. Altenpflege 3/1995, S. 144
Wettstein, A.: Checkliste Geriatrie. Thieme, Stuttgart 1997

8.9 Multiple Sklerose

Gudrun Lotz

Früher galt die Multiple Sklerose als eine Krankheit jüngerer Menschen, die stets vor dem 40. Lebensjahr begann. Heute sind auch Frauen im Klimakterium betroffen und selbst 60-jährige Männer und Frauen können noch an Multipler Sklerose erkranken
Die höhere Lebenserwartung, die Symptombehandlung und die Veränderung von schubförmiger Verlaufsform in eine sekundär progrediente Form, lässt die Zahl der älteren, stark körperbehinderten MS-Betroffenen kontinuierlich steigen. Diese – sowie die jungen pflegebedürftigen MS-Betroffenen – können zunehmend nicht mehr im häuslichen Umfeld betreut werden. Ihnen bleibt nur der Umzug in ein Altenheim.
Den wirklich pflegebedürftigen MS-Kranken, die nicht in ihrem häuslichen Umfeld betreut werden können, bleibt nur der Umzug in ein Altenpflegeheim.

Lebenslauf einer MS-Betroffenen

Beispiel:
Frau G. lebte mit ihrem Mann und den gemeinsamen Söhnen in ihrem Einfamilienhaus in wirtschaftlich gut gesicherter Existenz. Sie hatte die Berufstätigkeit zugunsten der Familienarbeit aufgegeben. In ihrer Partnerschaft und der Erziehung der Söhne gab es keine nennenswerten Schwierigkeiten. Im Alter von 38 Jahren wurde bei Frau G. eine MS diagnostiziert. Leider entwickelte sich ein schwerer, chronisch-progredienter Verlauf mit zunehmenden Ausfällen unterschiedlicher Organsysteme.
Nach drei Jahren Erkrankung war die häusliche Pflege nicht mehr gewährleistet. Frau G. musste ihre Familie und ihr Zuhause verlassen und lebt seitdem in einem MS-Wohnheim.
Zum Zeitpunkt des Umzugs war sie seh- und sprachbehindert, litt an Schluck- und massiven Sensibilitätsstörungen, hatte eine komplette Lähmung der unteren Extremitäten mit starker Spastik und beginnende Ausfälle in den oberen Extremitäten. Erschwert wurde diese komplexe Symptomatik durch ihre kognitiven Ausfälle sowie durch ihre emotionale Labilität sowohl als Krankheitssymptom wie auch als Reaktion auf den Zusammenbruch ihrer Lebensplanung und den Verlust ihrer sozialen Beziehungen. Bis zu ihrem Tod – 10 Jahre später – verschlechterte sich ihre gesundheitliche Situation durch leider nicht therapierbare Schmerzen und die ständig zunehmenden Sprechstörungen.
Den Verlust ihrer sozialen Beziehungen hat sie nie verwunden, und so war es ihr nicht möglich, die Lebensqualität zu nutzen, die ihr in den Jahren des Zusammenlebens in einer MS-Wohngruppe ermöglicht worden wäre. ∎

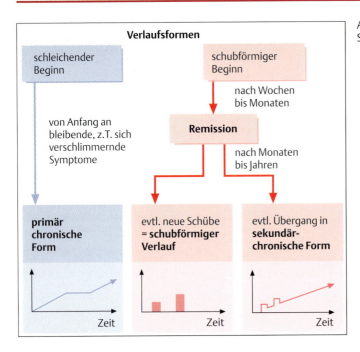

Abb. 8.**53** Verlaufsformen Multiple Sklerose (nach Schäfer u. Poser).

Medizinische Grundlagen

Die Multiple Sklerose – wissenschaftlich medizinisch Encephalomyelitis disseminata benannt – ist die häufigste chronisch entzündliche Erkrankung des ZNS in unserem Kulturkreis. In der BRD kommen nach letzten Erhebungen auf 100 000 Bewohner 120 MS-Patienten. Frauen erkranken häufiger als Männer, die Manifestation liegt in der Regel zwischen dem 20. und 40. Lebensjahr.

Ursachen der MS

Vom Gehirn werden über Nervenfasern Signale über das Rückenmark zum Körper gesandt. Die Nervenfasern werden von den Markscheiden umhüllt, die durch ihre Isolierfähigkeit die schnelle elektrische Signalausbreitung gewährleisten. Bei einer Entzündung im Rahmen der Multiplen Sklerose zerfallen die Markscheiden durch den Verlust des Myelins herdförmig in unterschiedlicher Ausprägung, verstreut an verschiedenen Stellen des Gehirns und des Rückenmarks. Bildet sich die Entzündung zurück, können im ungünstigsten Fall Narben entstehen, die die Nervenimpulse verlangsamen und unvollständig oder gar nicht mehr weiterleiten.

Die Ursache der MS ist nach wie vor ungeklärt. Es ist von einer multifaktoriellen Genese auszugehen. Derzeit gewinnen Befunde über eine autoimmune Ursache zunehmend an Bedeutung. Bei einer Autoimmunerkrankung deklariert der Körper eigenes Gewebe als fremd und richtet fatalerweise die Immunreaktion gegen sich selbst. Lymphozyten können, nachdem sie aktiviert worden sind, die defekte Blut-Hirn-Schranke passieren und einen Autoimmunprozess initiieren, der als Entzündung mit Ödembildung darstellbar ist. Zusätzlich zur erblichen Immundisposition werden auch exogene Faktoren als mögliche Faktoren diskutiert.

Krankheitsverlauf

Die MS ist nicht nur in ihrer Erscheinungsform und Prognose, sondern auch in ihrem zeitlichen Verlauf sehr variabel. Grundsätzlich lassen sich Verlaufsformen mit akuten Verschlechterungen (primär schubförmig) von solchen mit schleichendem Beginn und langsamem Fortschreiten (primär chronisch progredient) sowie Mischformen (sekundär chronisch progredient) unterscheiden (Abb. 8.**53**).

Symptome

die Symptome der Multiplen Sklerose können einzeln, in verschiedenen und wechselnden Kombinationen sowie in unterschiedlicher Zahl und Dauer auftreten. Sie können sich völlig oder teilweise zurückbilden oder aber in ihrer Intensität bestehen bleiben. Letzendlich sind sie ausschlaggebend für den Grad der Behinderung und damit Grundlage zur Pflegeplanung und -handlung.

Zu den **Rückenmarksymptomen** zählen:

- Lähmungen, häufiger der unteren als der oberen Extremitäten, oft beginnend als Schwäche der Kraftlosigkeit,
- Spastik (Vermehrung des Muskeltonus),
- Sensibilitätsstörungen sowohl der Oberflächen- als auch der Tiefensensibilität,
- Blasenstörungen,
- Darmstörungen,
- sexuelle Störungen.

Hirnstammsymptome können sich als

- Sehstörungen (z. B. Doppelbilder, Blickbewegungsstörungen),
- Gleichgewichtsstörungen (z. B. Dreh- und Schwankschwindel, Störungen der Körperwahrnehmung in Bezug zur Umgebung, Gangunsicherheit, Fallneigung),
- Sprechstörungen,
- Schluckstörungen,
- Gesichtslähmungen,
- Trigeminusneuralgien

manifestieren.
Das Kleinhirn steuert die Abstimmung der Muskelgruppen bei Bewegungsabläufen und die Erhaltung des Gleichgewichts. Sind **Kleinhirnbahnen** betroffen, äußert sich dies in Symptomen wie

- Ataxie (Störung der Koordination von Bewegungsabläufen),
- Tremor (Zittern),
- Gleichgewichtsstörungen.

Großhirnsymptome sind u. a.

- Sehschwäche, Schleier- und Verschwommensehen durch eine Optikusneuritis,
- psycho-mentale Störungen,
- Fatigue/Ermüdung.

Die Vielfältigkeit der Symptomatik macht eine kontinuierliche Betreuung und Behandlung notwendig, um u. a. auch Komplikationen und Sekundärerkrankungen zu verhindern, zu heilen oder zu lindern.

Behandlung

Die Therapie der MS umfasst medikamentöse Behandlungen, Körpertherapien und bei multipler Behinderung pflegetherapeutische Aspekte.
Zu den Körpertherapien werden die Krankengymnastik, die Ergotherapie, die Logopädie, die Hippotherapie (therapeutisches Reiten) sowie unterschiedliche Entspannungstechniken gezählt. Gerne angewandte Entspannungstechniken sind Feldenkrais, Eutonie, autogenes Training, Yoga, Muskelentspannung nach Jacobsen u. a. In der Regel werden diese in den Selbsthilfegruppen angeboten.
In der stationären und ambulanten Langzeitpflege liegt der Schwerpunkt sicherlich auf der Gabe symptomatischer Medikamente, der Durchführung von Krankengymnastik, Ergotherapie und Logopädie sowie im Alltagsetting und der Pflegetherapie.

Pflegetherapeutische Aspekte der MS

In der Langzeitpflege stellt der schwerstpflegebedürftige MS-Betroffene durch seine multiple Behinderung hohe pflegerische Anforderungen an das Pflegepersonal. Ausschlaggebend sind hier die bestehende Symptomatik, deren Auswirkung im Alltag, die Wechselwirkung einzelner Symptome untereinander, die vorhandenen Komplikationen sowie auftretende Zweiterkrankungen.
Im Pflegealltag sind die Spastik, die Sensibilitäts-, Koordinations- und Blasenstörungen am problematischsten. Erschwert und überdeckt werden sie zusätzlich durch psychomentale Störungen und beeinträchtigte Kommunikationswege. Hier können nur Lösungen gefunden werden, wenn das Pflegepersonal unterschiedliche Konzepte beherrscht, deren Grenzen akzeptiert und neue Lösungen sucht.
Als Grundlagen kommen folgende Konzepte zum Tragen:

- Bobathkonzept,
- Kinästhetik,
- Basale Stimulation,
- Entspannungstechniken,
- Inkontinenzprogramme,

- Spastikkonzepte,
- Prophylaxenprogramme.

Spastik

Die Muskelaktivität wird durch die Vorspannung der Muskulatur über das Rückenmark, den Hirnstamm und das Großhirn sowie von chemischen Überträgerstoffen zwischen den Nervenzellen bzw. zwischen Nerven und Muskel gesteuert. Kommt es in diesem komplexen System zu Störungen, kann die Regulation aus dem Gleichgewicht geraten und hemmende Systeme können ausfallen. Die Spastik ist ein dynamischer Prozess und wird durch Stress, Angst und Überforderung verstärkt. Sie ist unter anderem abhängig vom allgemeinen Wohlbefinden, Betroffenen-/Betreuerbeziehungen, Mobilität und kognitivem Leistungsvermögen.

Hauptsymptome der Spastik sind:

- Erhöhte Spannung der Muskulatur,
- ungleiche Verteilung der Muskelspannung,
- Verlust des Zusammenspiels eines Muskels und seines Gegenspielers,
- erhöhte Eigenreflextätigkeit,
- Wiederaufleben von erloschenen Reflexen,
- Verlust der selektiven Bewegung,
- erschwerte Bewegungsumkehr,
- Muskelkrämpfe.

Es gibt noch weitere Symptome, die den sinnvollen Einsatz des Spastikkonzeptes stören und die Spastik somit beeinträchtigen, beziehungsweise verstärken können. Folgende Symptome sind dabei zu berücksichtigen:

- Tiefensensibilitätsstörungen (Verlust der Lagekontrolle),
- Oberflächensensibilitätsstörungen (Schmerzen),
- Sehstörungen (Verlust der Sehkontrolle),
- Ataxie (Beeinträchtigung der Lagekorrektur),
- Blasenstörungen,
- Obstipation,
- Gleichgewichtsstörungen.

Vermehrt auftretende **Komplikationen** sind.

- Bronchial- und Lungenerkrankungen durch Verminderung der Atemkapazität,
- Schmerzen durch Fehlstellung oder Fehlbelastung der Gelenke,
- Gelenkerkrankungen,
- Kontrakturen (Fehlstellungen),
- Muskelzerrungen, Muskelrisse, Knochenbrüche durch Fehlfixierung,
- Osteoporose durch Immobilität,
- Dekubitus.

Die daraus zu ziehenden Konsequenzen sind eine kontinuierliche krankengmynastische Behandlung, die Gabe von spasmussenkenden Medikamenten, die Hippotherapie und die richtige Handhabung im häuslichen und pflegerischen Bereich.

Spezielle Pflegeprogramme

Spezielle Pflegeprogramme (Bobath, Basale Stimulation, Kinästhetik) sind im Umgang mit der Spastik unerlässlich. Sie müssen jedoch häufig angepasst werden, da jedesmal das gesamte Behinderungsbild, das häusliche Umfeld, die Akzeptanz der Behinderung und der Einsatz von Hilfsmitteln als Gesamtheit berücksichtigt werden müssen.

Es gibt jedoch **grundsätzliche Regeln,** die immer beachtet werden sollten:

- Das Bewegungstempo des Betroffenen ist die Richtlinie für alle Handlungen;
- Eigeninitiative fordern und fördern;
- Ausreichende Lichtverhältnisse schaffen
- Tägliches Stehtraining (>60 min pro Tag) durchführen;
- Beuge- und Streckmuster über den Tag verteilt im Wechsel einhalten;
- Menschen mit Streckspasmus vermehrt in Beugeposition lagern;
- Menschen mit Beugespasmus vermehrt in Streckposition lagern;
- Bei Lagerungen Beuge- und Streckmuster diagonal mischen (Abb. 8.**54**);
- Vermeidung punktueller Belastungen;
- Elastische Fixierungen;
- Vor jeder Lagerungsänderung, jedem Transfer und jeder Mobilisation bestehenden Spasmus lösen;
- Medikamentengabe individuell auf das Tagesprogramm abgestimmt flexibel gestalten.

Beispiel:
Frau M. ließ sich mehrmals bei uns beraten, weil bei ihr die starke Spastik das Hauptproblem des Alltags war. Gemeinsam versuchten wir, ihren Alltag und Therapien umzugestalten. Nach wenigen Wochen der Umsetzungsphase zeigten sich die ersten Erfolge, die ihre Motiva-

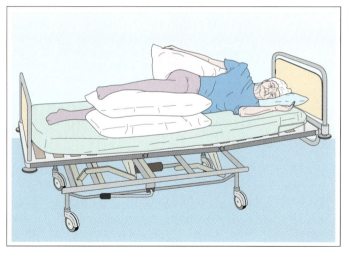

Abb. 8.**54** Diagonale Mischung von Beuge- und Streckmuskulatur

tion festigten und sich positiv auf ihren Alltag auswirkten.

Grundlage des erstellten Programms war u. a. das Stehtraining, die diagonale Mischung der Muster in den Ruhephasen, Lagerung im Stufenbett vor Verlassen desselben, häufigere – aber kürzere – Ruhephasen und Änderung des Rollstuhlsitzes. Einer der wichtigsten Pfeiler war die Einstellung der Einnahmezeiten des Lioresals auf ihre persönliche „Spastikschwankung". Sehr schwer war für sie, ihr Bewegungstempo zu verlangsamen. Aber der eintretende Erfolg war eine große Belohnung. ∎

Dies alles ist nur möglich, wenn eine interdisziplinäre Zusammenarbeit gewährleistet ist und Beobachtung, Erfahrung, fachliches Wissen und pflegerisches Können mit gesundem Menschenverstand und Mut zu unkonventionellen Lösungen kombiniert werden.

Stehtraining

Das Stehtraining (Abb. 8.**55**) ist ein Grundpfeiler der Prophylaxen und der Symptombehandlung. Es dient zur Prophylaxe folgender Komplikationen:

- Dekubitus,
- Pneumonie,
- Thrombose,
- Kontraktur,
- Restharn,
- Osteoporose,
- Schmerzen,

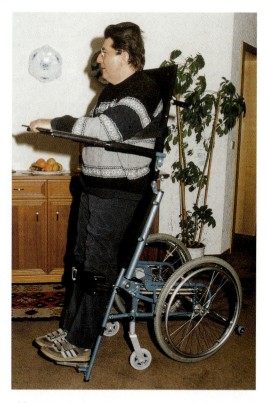

Abb. 8.**55** Stehtraininger eines tetraplegischen MS-Betroffenen im Aufrichterollstuhl (mit freundlicher Genehmigung des Amsel-LV).

– Verbesserung der Wahrnehmung.

In der Behandlungspflege ist es unverzichtbar bei.

- Spastik,
- Schmerzen,
- Restharn,
- Verstopfung,
- Osteoporose,
- Thrombose,
- Dekubitus,
- Atemwegserkrankungen,
- Kontrakturen.

Als Hilfsmittel stehen

- das Kniegelenk stabilisierende Schienen,
- Stehbrett
- Stehtisch
- Aufrichterollstuhl oder
- Stehbett

zur Auswahl.

Erlernt werden kann das Stehen bei immobilen Patienten nur im Stehbrett oder Stehbett, da diese stufenlos in jeder Position arretiert werden können.
Nach Erlernen ist das Stehen in das tägliche Alltagstraining zu integrieren. Es sollten dabei 45 Minuten nicht unterschritten werden; wünschenswert wäre eine Stunde. Diese Zeit kann bei Bedarf erhöht werden. Zeitliche Verkürzungen der 45 Minuten sind nur in Ausnahmefällen zu akzeptieren (z. B. Grippeerkrankungen, Schub).
Die Zeit des Stehtrainings kann zu unterschiedlichen Aktivitäten genutzt werden (Gesellschaftsspiele, Essen, Fernsehen, Lesen). Wird der „Ort" des Stehens variiert, können neue Eindrücke gewonnen werden. Im Aufenthaltsraum ist immer etwas los, bei gutem Wetter kann das Training nach draußen verlegt werden und auf Fluren findet man immer Ansprechpartner. Hin und wieder kann die Zeit des Stehtrainings auch für die Ergotherapie (je nach Aufgabenstellung) genutzt werden.

Beispiel:
Herr R. nahm an einer 3-wöchigen Sommerfreizeit teil. Seit 15 Jahren war er Rollstuhlfahrer und hatte seit 10 Jahren nicht mehr gestanden. Der Arzt verordnete ihm zum Stehtraining einen Stehtisch.
Das Freizeitheim besaß ein Stehbrett, so dass es uns möglich war, Herrn R.'s Körper während der drei Wochen an das Stehen zu gewöhnen. Zweimal täglich benutzt Herr R. mit Hilfe seines ZDL die Trainingsmöglichkeit. Die Stehzeiten begannen mit 5 Minuten und ca. 20°-Stehposition, die alle drei Tage gesteigert wurden. Am Ende der Freizeit hatte der Körper gelernt, 30 Minuten in Stehposition zu verweilen. Nach Rückkehr in sein Appartement wurde das Training am Stehtisch täglich eingesetzt. ∎

Sensibilitätsstörungen

Sensibilitätsstörungen sind ein häufiges, frühes und progredientes Symptom der Multiplen Sklerose. Je nach Körperwahrnehmung und Intensität werden sie äußerst unterschiedlich empfunden. Weder medikamentös noch physiotherapeutisch können diese Symptome grundlegend beeinflusst werden.
Es werden zwei **Grundformen** unterschieden:

- Oberflächensensibilitätsstörungen (Parästhesien), die als Dysästhesien (verfälschte Wahrnehmung) empfunden werden;
- Tiefensensibilitätsstörungen, welche durch Verlust der Selbstwahrnehmung Ausfälle und Funktionsstörungen imitieren.

Diese Missempfindungen können so stark sein, dass sie als schmerzhaft wahrgenommen werden. Vielen Betroffenen fällt es schwer, ihre Befindlichkeit verbal zu vermitteln. In der Pflege sind diese Körperwahrnehmungen zu berücksichtigen und bei den Aktivitäten des täglichen Lebens als erschwerender Faktor mit einzubeziehen. Wichtig ist die Beobachtung, ob Tageszeit, Temperatur, Luftfeuchtigkeit, Kleidung und Lagerung einen Einfluss darauf haben. Es wäre sinnvoll, hier Patientenprotokolle zu erstellen, um objektivere Beurteilungen und Pflegekonzepte erstellen zu können.

Koordinationsstörungen

Den Koordinationsstörungen werden Bewegungsstörungen zugeordnet, welche sich als Ataxie, Tremor, Unsicherheit in intendierter gezielter Bewegung und dem Unvermögen, Folgebewegungen geordnet auszuführen, manifestieren. Muskelkraft und Sensibilität können erhalten sein. Starke Koordinationsstörungen können die Betroffenen völlig pflegeabhängig werden lassen.

Je nach Sitz des Krankheitsherdes treten unterschiedliche Formen der Koordinationsstörungen auf. Zu berücksichtigen ist, dass Betroffene mit einer spinalen Ataxie (Krankheitsherd im Rückenmark im LWS-Bereich) ihre Bewegungen durch Augenkontrolle besser beherrschen können, was bei einer zerebellär-ataktischen Form (Krankheitsbild im Kleinhirn) nicht möglich ist. Koordinationsstörungen können durch sensomotorische Ausfälle, psychomentale Störungen und Sehstörungen überdeckt werden. Alle Beteiligten müssen bestimmte Regeln berücksichtigen, um mit dieser gravierenden Behinderung auch nur im Ansatz umgehen zu können.

Die Symptomatik kann positiv beeinflusst werden, wenn

- Muskelspannung aufgebaut wird (Isometrie, Basale Stimulation);
- Eisbehandlung genutzt wird;
- die Muskulatur kurzfristig mit Gewichten belastet wird (Bleimanschetten, schwere Schuhe);
- Bewegungsabläufe in kleine Abschnitte aufgeteilt werden;
- Augenkontrolle eingesetzt wird,
- Gute Lichtverhältnisse bestehen;
- Mit Unterlagen gearbeitet wird,
- Raum und Zeit berücksichtigt werden (z. B. überbreite Betten, Ruhepausen);
- Hilfsmittel frühzeitig benutzt werden;
- Ersatzfunktionen trainiert werden.

! Wohl kein anderes Symptom der Multiplen Sklerose verleitet so sehr dazu, Handlungen für den Betroffenen zu übernehmen und ihn damit unselbstständiger werden zu lassen, als er ist.

Beispiel
Bei einer Fortbildungsveranstaltung in einem Pflegeheim entstand der Wunsch, durch eine Pflegeberatung die Situation einer Bewohnerin, Frau A., zu stabilisieren oder sogar zu verbessern. Das Hauptproblem war ihre Extremitäten- und Rumpfataxie. Die Stand- und Gangataxie machte im Pflegealltag fast keine Probleme, da Frau A. rollstuhlpflichtig war. Jedoch behinderte sie die Armataxie stark. An dem Beratungsgespräch nahmen Frau A., das Pflegeteam und die Referentin der Fortbildungsveranstaltung – Angestellte eines MS-Selbsthilfeverbandes – teil. Das Team erarbeitete folgendes Konzept:

- die Krankengymnastin wird gebeten, Frau A. in die Isometrie einzuweisen und mit ihr den Transfer in Alltagssituationen einzuüben, sowie Eisbehandlungen durchzuführen.
- Das Pflegeteam wendet die aktivierende Waschung aus der Basalen Stimulation an.
- Es wird versucht, mit Unterlagen zu arbeiten und kurze Bewegungswege zu ermöglichen, z. B. die Arme, Hände und das Essgeschirr in Schulterhöhe auf einem Podest abzulegen und somit durch die Auflage der oberen Extremitäten und den kurzen Weg des Spezialbestecks zum Mund die Ataxie zu unterbinden und damit ein selbstständiges Essen zu ermöglichen.
- Den Teamteilnehmern wurde nahelegt, kurze Anweisungen und Erklärungen vor der Pflegehandlung zu geben, um die hohe Konzentration, die Frau A. für ihre Tätigkeiten aufwenden muss, nicht zu stören. Zum Beispiel kann sich Frau A. beim Essen nicht unterhalten, weil das Essen an sich ihre ganze Konzentration erfordert. ■

Blasenstörungen

Blasenstörungen gehören zu den häufigsten und schwersten Symptomen der Multiplen Sklerose. Oft treten sie als Erstsymptome auf. Sie werden im Gesamtverlauf von 90 % der Erkrankten angegeben. Die Symptome können entweder phasenweise oder manifest auftreten. Die Spannweite reicht vom Tröpfeln über die Belastungsinkontinenz, das Harnverhalten bis hin zur absoluten Unfähigkeit, die Blasenfunktion zu kontrollieren.

Neben den medizinischen Aspekten stellen die Störungen der Blasenfunktion ein tiefgreifendes soziales und psychisches Problem dar. Für Frauen sind die Schwierigkeiten häufig gravierender als für Männer, da deren Hilfsmittelsituation bis heute nicht befriedigend gelöst werden konnte.

Am Anfang der Behandlung steht die neurologische und urologische Diagnostik zur Festlegung des Behandlungskonzepts. Bei Frauen sollte evtl. der Gynäkologe hinzugezogen werden, bei Männern ist eine Veränderung der Prostata abzuklären.

Die Blasenstörungen bei Multipler Sklerose werden in **drei Typen** eingeteilt:

- Detrusor-Hyperreflexie (überaktive, ungehemmte Blase),

Tabelle 8.**12** Blasenstörungen bei MS (Bach 1994)

Funktionsstörung	Läsionsort	Symptome	Häufigkeit
Detrusor-Hyperreflexie	Zwischen Großhirn und Brücke	Imp. Harndrang Drang-Inkontinenz Erhöhte Miktionsfrequenz Normaler Restharn	Zu Beginn der Erkrankung häufig! (Ca. 40–70 %)
Detrusor-Spinkter-Dyssynergie (DSD)	Rückenmark, unterhalb der Brücke	Starthemmung Kleine Urinportionen Restharn –100 ml Beckenbodenplastik	Im Verlauf der Erkrankung häufiger! (Ca 20–50 %)
Detrusor-Hyporeflexie	tiefes Rückenmark	Harnverhalt Deafferenzierung Sehr hoher Restharn Überlauf/Reflux	10–20 % eher selten

Tabelle 8.**13** Therapie neurogener Blasenstörungen bei MS (Seidel u. Bach 1994)

Typ	Allgemeine Maßnahmen	Medikamente
Detrusor-Hyperreflexie	Trinkgewohnheiten ändern! „Blasendrill" Inkontinenzhilfen	Parasympathikolytika z.B. Dridase, Spasmo-Lyt, Spasmex, Uro-Ripirin
Detrusor-Sphinkter-Dyssynergie (DSD	Restharnminderung! Suprapubischer Triggern, intermittierender Selbstkatheterismus Suprapubische Blasendrainage (SFK) Infektionsprophylaxe (Spülprophylaxe!)	Antispastika Parasympathikolytika (s. o.) Parasympathikomimetika (s. u.)
Detrusor-Hyporeflexie	Restharnminderung! Blasentraining Intermitterender Selbstkatherismus	Parasympathikomimetika z. B. Doryl, Ubretid

– Detrusor-Sphinkter-Dyssynergie (komplexgestörte Blase),.
– Detrusor-Hyporeflexie (inaktive Blase).

Bei der **Detrusor-Hyperreflexie** liegt eine Unterbrechung zwischen Stirnhirn und Ponsregion vor. Die hemmenden Einflüsse der Stirnregion des Großhirnes auf das pontine Miktionszentrum sind beeinträchtigt. Die Folge ist ein ständiger Harndrang mit der daraus resultierenden Dranginkontinenz. Die Miktionsfrequenz ist deutlich erhöht. Bisweilen wird die Blase stündlich entleert.
Die Behandlungsmöglichkeiten sind:

– Änderung der Trinkgewohnheiten,
– medikamentöse Dämpfung,
– Toilettentraining.

Bei dieser Blasenstörung sind große Trinkmengen zu vermeiden, da die Dehnungsfühler der Blasenwand geschwindigkeitsabhängig reagieren. Die Flüssigkeitszufuhr von 1,5 l sollte kontinuierlich auf kleine Tagesportionen verteilt werden, um das Fassungsvermögen der Blase bis zur Wahrnehmung des Harndrangs zu erhöhen.
Die **Detrusor-Sphinkter-Dyssynergie** ist eine Störung der Koordination zwischen der Blasenaustreibungsmuskulatur und dem muskulären Harnröhrenverschlussmechanismus. Ursache dafür sind Entmarkungsherde im Rückenmark, die sich in einer Erhöhung des Muskeltonus des Beckenbodens manifestieren. Es entsteht ein erhöhter Auslasswiderstand, und die Blase entleert sich in der Regel unvollständig und stoßweise, es bleibt Restharn zurück. Im Extremfall kann Harnverhalten auftreten.
Für das Verständnis dieser Blasenstörung ist es wichtig, auf den Zusammenhang Blasenstörungen/Spastik hinzuweisen. Eine zunehmende Füllung der Blase verstärkt die Spastik im Bereich Beckenboden/Beine, starke Spastik im Beckenbodenbereich erhöht wiederum die Hemmung der Detrusoraktivität.

Das vordringlichste Behandlungsziel ist die Senkung beziehungsweise Eliminierung (Ausscheidung) des Restharns.

Der **Detrusor-Hyporeflexie** liegt eine Schädigung der Rückenmarkabschnitte im Sakralmark zugrunde. Die Blasenfüllung wird nicht wahrgenommen, und die Blase entleert sich nach dem Überlaufprinzip. Es bleibt eine hohe Restharnmenge (bis zu 800 ml) zurück. Durch die hohe Restharnmenge besteht eine erhöhte Refluxgefahr und damit ein großes Infektionsrisiko. Erste therapeutische Maßnahme ist die Restharnminderung durch taktile Stimulanz und manuelles Ausdrücken der Blase oder der intermittierende Selbstkatheterismus.

Psychomentale Störungen

Psychomentale Störungen treten etwa bei 40 % der MS-Betroffenen auf. Dabei ist auffällig, dass psychische Störungen in der Regel früher auftreten als mentale Störungen. Eingeteilt in:

- psychische-emotionale Störungen:
  - emotionale Labilität,
  - neurotische Reaktionen,
  - Depressionen,
  - kombinierte Störungen.

- mentale Störungen:
  - kognitive Störungen,
  - Kritikminderung, Euphorie,
  - Demenz.
  - kombinierte Störungen.

Die Symptomatik ist durch die Variabilität und die Komplexität der Entwicklung schwer zu erfassen und zu verstehen. Die Neuropsychologie ist durch Testprogramme in der Lage, die Störungen zu qualifizieren und computergestützte Trainingsprogramme anzubieten.

In der Pflege stellen sie oft unüberwindliche Hürden beim Erlernen von Programmen und beim Umsetzen der gelernten Fähigkeiten auf geänderte Alltagssituationen dar. Hier können Konzepte aus der Geriatrie, wie das Einsetzen von Symbolen, Standardisierung des Pflegeablaufes, kontinuierlicher Personaleinsatz und Einbeziehung vertrauter Personen, hilfreich sein.

Literatur

Krämer, G., R. Besser: Multiple Sklerose. Antworten auf die häufigsten Fragen. G. Thieme, Stuttgart 1997

Schäfer, U., S. Poser: Multiple Sklerose. Ein Leitfaden für Betroffene. Blackwell, Berlin 1996

Seidel, D., D. Bach: Störungen des autonomen Systems bei Multipler Sklerose. DMSG, Hannover 1994

Wagner, D.: Altenpflege 1/1995

8.10 Infektionserkrankungen

Hartmut Rolf

8.10.1 Infektionserkrankungen allgemein

Christina Schupp

Infektionserkrankungen sind Krankheiten, die entstehen, wenn Krankheitserreger in den Körper eindringen und sich dort vermehren. Bei den Krankheitserregern handelt es sich um Mikroorganismen wie Bakterien, Viren, Pilze, Protozoen (Einzeller) oder Würmer.

In der Pflege kommen Infektionen der Harnwege, der Atmungsorgane, des Verdauungstraktes und der Haut häufig vor. Sie spielen eine wichtige Rolle, da Pflegende und Menschen, die gepflegt werden, ansteckungsgefährdet sein können. Um eine Übertragung der Krankheitserreger auf gesunde Personen zu vermeiden, sind bei der Pflege besondere Hygienemaßnahmen erforderlich. Einige wichtige Infektionskrankheiten und die speziellen Schutzmaßnahmen sollen deshalb in diesem Kapitel genauer besprochen werden.

Beispiel

In einem Altenheim wird ein Sommerfest gefeiert, bei dem ein großes Salatbuffet aufgebaut ist. Am nächsten Morgen klagen mehrere Bewohnerinnen über Bauchschmerzen und Übelkeit, und einige haben Durchfall und Fieber. Auch von den Pflegerinnen und Pflegern, die am Fest teilgenommen haben, geben einige ähnliche Beschwerden an. ∎

Das plötzliche Auftreten dieser Symptome, hier bei mehreren Personen gleichzeitig, legt nahe, dass sich die Erkrankten infiziert haben. Welche Erreger könnten diese Infektion verursacht haben? Welche Maßnahmen müssen Heimleitung, Pflegekräfte und Bewohner treffen, damit sich die Infektion nicht weiter ausbreitet?

Im folgenden Abschnitt soll besprochen werden, welche Symptome auf eine Infektionskrankheit hinweisen können und wie sie verläuft. Anschließend werden einzelne in der Altenpflege wichtige Infektionen sowie Pflege- und Hygienemaßnahmen bei diesen Erkrankungen genauer dargestellt.

Medizinische Grundlagen

Leitsymptome

Der menschliche Körper schützt sich vor Infektionen durch unspezifische Abwehrmechanismen, die das Eindringen von Erregern verhindern sollen. Die Vermehrung der Erreger und der Ausbruch einer Infektionserkrankung wird durch weitere Abwehrmechanismen wie Phagozytose („Auffressen" von Krankheitserregern durch bestimmte Leukozytenarten) und Bildung von Antikörpern (durch Lymphozyten, eine andere Leukozytenart) verhindert. Sind jedoch die Krankheitserreger sehr zahlreich, sehr virulent (stark krankheitserregend) oder die Abwehrlage des betroffenen Menschen geschwächt, kann es zu einer Erkrankung kommen.

Im Fallbeispiel ist die infektiöse Gastroenteritis (ansteckende Magen- und Darmentzündung) vermutlich durch Salmonellen oder andere Durchfallerreger hervorgerufen worden. Die Infektion wurde durch kontaminierte (mit Krankheitserregern verseuchte) Nahrung, vermutlich Kartoffelsalat, übertragen. Nachdem viele Personen erkrankt sind, muss es sich um sehr virulente Erreger handeln. Ob jemand, der von dem Kartoffelsalat gegessen hat, erkrankt ist, hängt von der Menge der aufgenommenen Erreger und von der persönlichen Abwehrlage des Körpers ab.

Bei alten Menschen ist die Abwehrlage aus unterschiedlichen Gründen oft schlechter als bei jungen Menschen: Das Immunsystem ist nicht mehr so aktiv und eventuell durch chronische Grunderkrankungen wie zum Beispiel Diabetes mellitus geschwächt. Bestimmte Medikamente, zum Beispiel Cortison, und Ernährungsfehler (Vitamin- oder Eiweißmangel) dämpfen die natürliche Abwehr des Körpers. Auf der einen Seite hat dies eine erhöhte Anfälligkeit für Infektionen zur Folge. Auf der anderen Seite können die Symptome einer Infektionserkrankung, die ja zum Teil durch die Abwehrreaktion hervorgerufen werden, schwächer ausgeprägt sein als bei jungen Menschen, so dass eine besonders sorgfältige Krankenbeobachtung erforderlich ist.

Leitsymptome, die auf eine Infektionserkrankung hinweisen können, sind

- **Fieber:** Die Höhe des Fiebers und der Verlauf der Temperaturkurve ist je nach Art der Erreger und Abwehrlage des Körpers unterschiedlich. Das Fieber, das durch eine Veränderung des Temperatursollwertes im Gehirn entsteht, soll ein Abtöten der Krankheitserreger unterstützen. Zudem werden durch manche Krankheitserreger bei Gewebezerfall und bei Entzündungsvorgängen Pyrogene (fiebererzeugende Stoffe) gebildet. Fieber spricht immer für eine systemische Abwehrreaktion (im ganzen Körper). Bei Schüttelfrost und hohem Fieber muss an eine Sepsis (Blutvergiftung) gedacht werden, bei der Lebensgefahr bestehen kann. So kann zum Beispiel bei Ausbreitung einer Harnwegsinfektion aus einer Nierenbeckenentzündung durch ungehemmte Vermehrung der Bakterien eine sogenannte Urosepsis entstehen, die in vielen Fällen tödlich ist. Als Anhaltspunkt gilt: bakterielle Infektionen rufen meist höheres Fieber hervor als Virusinfektionen.

> ! Aber: Bei stark geschwächtem Abwehrsystem kann aufgrund der verminderten Reaktionsfähigkeit des Körpers die Temperaturerhöhung wesentlich geringer ausfallen, als es der Schwere der Erkrankung entsprechen würde.

- **Entzündungszeichen und Zeichen der Gewebeschädigung:** Je nach Erregerart und Lokalisation der Infektion, also dem Ort der Gewebeschädigung, sind unterschiedliche Zeichen einer Entzündung feststellbar. Auf der Haut kann sich eine Schwellung, Rötung oder ein Exanthem (Ausschlag) bilden, im Magen-Darm-Trakt äußert sich die Entzündung durch Übelkeit, Brechreiz oder Diarrhoe. Im Atemtrakt stehen Husten, Auswurf und evtl. Atemnot im Vordergrund, im Harntrakt Schmerzen oder Brennen beim Wasserlassen und Veränderungen des Urins.

- **Schmerzen:** Lokalisation und Art der Beschwerden können auf den Ort der Infektion und zum Teil auch schon auf die Art der Krankheitserreger hinweisen. Ein brennender Schmerz in einem bestimmten Hautbezirk, dem nach einigen Tagen ein Exanthem (Ausschlag) an derselben Stelle folgt, weist zum Beispiel auf Herpes zoster (Gürtelrose) hin.

Krankheitsverlauf

Eine Infektionserkrankung verläuft meist in mehreren Phasen:

- **Invasionsphase (Ansteckung):** Die Krankheitserreger dringen in den Körper ein. Im Fallbeispiel geschah dies durch die Aufnahme eines Kartoffelsalats, der mit Durchfallerregern kontaminiert (verseucht) war.
- **Inkubationsphase:** Die Erreger vermehren sich im Körper. Dies ist die Zeit, die vom Eindringen der Erreger bis zum Ausbruch der Erkrankung verstreicht. Im Beispiel dauerte sie nur einen Tag, sie kann jedoch bei anderen Infektionskrankheiten einige Wochen dauern.
- **Krankheitsausbruch und Phase des Krankseins:** Diese Phase verläuft, je nach Art der Erkrankung und Abwehrlage des Kranken, unterschiedlich. Es können leichte oder schwere Symptome auftreten, manchmal bemerkt man auch keine Symptome (so genannte stumme oder inapparente Infektion).
- **Überwindungsphase:** Die Krankheit wird durch die körpereigenen Abwehrkräfte und/oder durch medikamentöse Therapie überwunden.
- **Immunität:** einige Erkrankungen hinterlassen eine anhaltende Immunität (Schutz vor erneuter Erkrankung durch den gleichen Krankheitserreger). Dabei hat das Abwehrsystem des Betroffenen Antikörper gebildet, die die Krankheitserreger bei erneutem Eindringen in den Körper unschädlich machen können, so dass die Erkrankung kein zweites Mal auftritt (z. B. bei Masern, Röteln und anderen „Kinderkrankheiten").

Allgemeine Hinweise zur Pflege und Diagnostik bei Infektionserkrankungen

Pflege

Bei Vorliegen einer Infektion oder dem Verdacht, dass dies der Fall sein könnte, ist eine sorgfältige Krankenbeobachtung und Dokumentation erforderlich. Alte Menschen, deren Wahrnehmung oder Kommunikationsfähigkeit eingeschränkt ist, bemerken die Veränderungen unter Umständen nicht selbst oder scheuen sich, darauf hinzuweisen. Hier ist viel Einfühlungsvermögen erforderlich, um Infektionen rechtzeitig zu erkennen, ohne die persönliche Intimsphäre des Betroffenen zu verletzen. Das frühzeitige Erkennen und eine rasche Behandlung sind jedoch wichtig, um eine Ausbreitung der Infektion beim Betroffenen selbst und eine Ansteckung der Mitbewohner und des Pflegepersonals zu verhindern. Wichtig ist auch, dass möglichst frühzeitig die Hygienevorschriften, die bei speziellen Infektionskrankheiten angewandte werden müssen, beachtet werden.

Diagnostik

Das Bemerken von Veränderungen ist der erste Schritt, zu einer Diagnose zu gelangen und dem Kranken helfen zu können. Je sorgfältiger Auffälligkeiten beachtet und dokumentiert werden, desto schneller können verursachende Krankheitserreger identifiziert und bekämpft werden. Deshalb ist es wichtig, auffällige Veränderungen der Vitalparameter zu dokumentieren. Sind Körperausscheidungen verändert (Erbrochenes, Urin, Stuhl oder Auswurf), sollten diese möglichst aufgehoben und dem Arzt gezeigt werden. Sie geben oft schon erste Hinweise auf die Ursache der Erkrankung.

Proben, die zur genauen Festlegung des Erregers entnommen werden müssen, z. B. Katheterurin, sollten möglichst steril entnommen und weiterversorgt werden, um eine Verunreinigung der Probe mit anderen Keimen aus der Umgebung zu vermeiden. Dabei ist es auch wichtig, sich selbst vor Kontakt mit kontaminiertem Material zu schützen.

Im Fallbeispiel hatten sich Heimbewohner und Pflegepersonal mit einer infektiösen Durchfallerkrankung infiziert. Bei so gehäuftem Auftreten wie im Beispiel liegt der Verdacht auf eine Erkrankung durch Salmonellen nahe. Dies muss dem Gesundheitsamt gemeldet werden, das dann weitere Maßnahmen zur Diagnostik und zum Schutz der bisher nicht Erkrankten anordnet.

Wenn rechtzeitig eine Infektionskrankheit als Ursache einer Erkrankung in Betracht gezogen wird, kann eine frühzeitige Diagnostik und Therapie eine weitere Ausbreitung der Erkrankung verhindern.

8.10.2 AIDS
Beate Reinbott

Medizinische Grundlagen

Die Abkürzung AIDS leitet sich von der englischen Bezeichnung **A**quired **i**mmune **d**eficiency **s**yndrome her. Bei diesem Krankheitsbild handelt es sich um ein erworbenes Immundefekt-

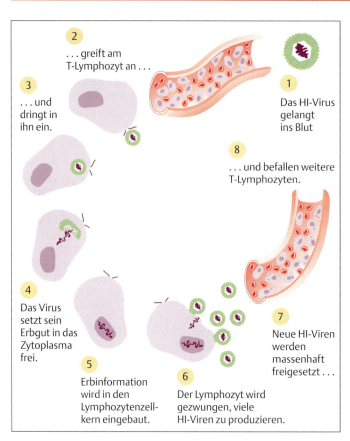

Abb. 8.**56** Eindringen in die Wirtszelle, Vermehrung und Ausbreitung des HI-Virus (nach Schäffler u. Mitarb. 1998).

syndrom. Der die Erkrankung auslösende **Erreger** ist das HI-Virus (**h**umanes, **I**mmunschwäche-Virus) Typ 1 und 2. Es befällt bevorzugt bestimmte Arten von Leukozyten, die T-Helferzellen (Abb. 8.**56**) aber auch Nervenzellen. Die **Übertragung** des Virus erfolgt durch den Austausch von Körperflüssigkeiten, insbesondere durch ungeschützten sexuellen Kontakt, durch gemeinsames Benutzen von Spritzen unter Drogenabhängigen und durch infizierte Blutprodukte. Die Infektion kann auch von der Mutter auf ihr Kind übertragen werden (vor der Geburt, während der Geburt oder über die Muttermilch). Nicht möglich ist eine Übertragung durch Tröpfcheninfektion (Atemluft, Anhusten), durch gemeinsames Benutzen von Räumen (Toilette), Türklinken, Geschirr, durch Kleidung, Körperberührung, Nahrungsmittel oder Wasser. Spezifische Antikörper treten normalerweise 3-12 Wochen nach der Infektion auf. Sind auch bis 6 Monate nach Exposition keine Antikörper nachweisbar, schließt dies eine Infektion praktisch aus.

Bis heute existieren mehrere **Stadieneinteilungen,** wobei sich die CDC-Klassifikation (*Center for Disease Control, USA;* Tab. 8.**14**) von 1993 zunehmend durchsetzt. Sie berücksichtigt neben dem klinischen Erscheinungsbild auch die Anzahl der T-Helferzellen.
Die Symptome für eine akute Infektion sind zunächst uncharakteristisch. So können auftreten:

- Lymphknotenschwellungen (besonders am Hals),
- langanhaltendes Fieber,
- Nachtschweiß,
- Gewichtsverlust,
- Leistungsabnahme,
- Durchfälle.

Die Beschwerden bilden sich spontan zurück und werden, falls sie überhaupt bemerkt werden, meist als „Grippe" fehlgedeutet.
Beim AIDS-Vollbild kommt es aufgrund des gestörten Immunsystems zu schweren so

Tabelle 8.14 Stadieneinteilung bei HIV-Infektion nach der neuen CDC-Klassifikation. *ID = Immundefekt, ** = Auswahl (Schäffler u. Menche 1997).

Laborkategorie	Klinische Kategorie		
	A	B (HIV-assoziierte Erkrankungen)**	C (AIDS-definierende Erkrankungen)**
CD4-Lymphozyten (T-Helferzellen)	• Asymptomatische HIV-Infektion • Persistierende generalisierte Lymphadenopathie • Akute HIV-Infektion (auch in der Anamnese)	• Candida-Infektionen im HNO-Bereich • Vulvovaginale Candida-Infektionen >1 Monat oder nur schlecht therapierbar • Konstitutionelle Symptome wie Fieber >38,5 °C oder >4 Wochen bestehende Diarrhoe • Herpes zoster (großflächiger Befall) • Entzündungen des kleinen Beckens • Periphere Neuropathie	• Pneumocystis-cariniii-Pneumonie • Zerebrale Toxoplasmose-Enzephalitis • Ösophageale Candida-Infektion oder Befall von Bronchien, Trachea oder Lunge • Chronische Herpes-simplex-Ulcera oder Herpes-Bronchitis-Pneumonie oder -Ösophagitis • Zytomegalie-Augenentzündung (CMV-Retinitis) • Generalisierte CMV-Infektion • Rezidivierende Pneumonie innerhalb eines Jahres • Extrapulmonale Kryptokokken-Infektion • Tuberkulose • Kaposi-Sarkom, Maligne Lymphome • HIV-Enzephalopathie • Wasting Syndrom
1: (>500/ml) kein ID*	Stadium I	Stadium I	Stadium II
2: 200–499/ml) mäßiger ID	Stadium I	Stadium II	Stadium III
3: (<200 ml/) schwerer ID*	Stadium II	Stadium II	Stadium III

genannten opportunistischen, d. h. nur bei Abwehrschwäche auftretenden, Infektionen und typischen bösartigen Tumoren. Die Patienten magern im Krankheitsverlauf immer mehr ab, bis sie zuletzt kachektisch sind.

Die Zeit von der Erstinfektion bis zum Ausbruch der Erkrankung ist sehr unterschiedlich. Selbst 10 Jahre nach der Ansteckung haben erst 50% der Infizierten das Vollbild der AIDS-Erkrankung entwickelt, ca. 20% sind noch völlig symptom- und beschwerdefrei. Häufig befallen HI-Viren auch das zentrale Nervensystem und führen so zu psychischen (z. B. Depression) und neurologischen (z. B. Demenz) Störungen. Bei 10% aller AIDS-Kranken sind neurologische Symptome sogar das erste Anzeichen der Erkrankung.

Die **Behandlung** von AIDS ist immer noch problematisch. Der gleichzeitige Einsatz verschiedener Virostatika verzögert ein Fortschreiten der Erkrankung. Medikamente zur Heilung bzw. wirksame Impfstoffe stehen zur Zeit jedoch noch nicht zur Verfügung.

Je weiter fortgeschritten die Erkrankung ist, desto ausgeprägter ist die Immunschwäche und die Anfälligkeit für Infektionen. Ein wichtiges Ziel ist es daher, die Patienten vor weiteren Infektionen zu schützen.

Pflegerische Aspekte

AIDS ist ein komplexes Krankheitsbild, das an die Pflege der Erkrankten hohe Anforderungen stellt. Die Erkrankungen können in der Lunge, im Magen-Darm-Trakt, im Zentralnervensystem, im Auge oder auf der Haut auftreten. Häufig sind 2–3 Organsysteme gleichzeitig befallen. Durch die Vielfalt und Schwere der Erkrankung muss sich die Pflege nach dem Krankheitsbild und der persönlichen Situation des Einzelnen richten. Die besondere psychosoziale Situation der Erkrankten verlangt in jedem Fall viel Einfühlungsvermögen.

Folgende **Hygienehinweise** sollten beim Umgang mit an AIDS erkrankten Patienten befolgt werden:

- **Schutzkleidung** ist erforderlich bei Kontakt mit großflächigen, offenen, blutenden oder nässenden Wunden oder bei der Körperpflege. Die Dienstkleidung sollte täglich und bei Berührung mit Ausscheidungen gewechselt werden.
- **Handschuhe** sollten virusdicht, reißfest und flüssigkeitsundurchlässig sein. Diese Forderungen erfüllen nur Latex-Handschuhe (bei Latex-Allergie unter die Latex-Handschuhe normale Handschuhe anziehen): Die Handschuhe müssen immer bei Verbandswechsel, Kontakt mit Körperflüssigkeiten und kontaminierten Flächen, also z. B. beim Umstecken von Infusionen, Blutabnahme und dem Wechseln von Urinflaschen, getragen werden.
- **Mundschutz** ist erforderlich bei Gefahr der Tröpfcheninfektion (durch opportunistische Infektionen des Patienten), aber auch bei Erkältung des Pflegepersonals. Die Übertragung der Erreger kann für den immungeschwächten Patienten schwerwiegende Folgen haben. Der Patient sollte darüber aufgeklärt werden, sonst kann er die Schutzmaßnahmen leicht missverstehen.
- Eine **Schutzbrille** sollte getragen werden, wenn mit Verspritzen von Blut oder Sekreten zu rechnen ist (z. B. beim Absaugen Intubierter oder dem Spülen von Drainagen).
- Zur **Händedesinfektion** reichen 70–80 %ige alkoholische Mittel (z. B. Ethanol) aus. Die Hände regelmäßig eincremen, um rissiger Haut vorzubeugen. Hautrisse sind mögliche Eintrittspforten für Erreger!
- Für die Desinfektion der **Flächen der Umgebung** des Patienten ist eine Scheuer-Wisch-Desinfektion mit den üblichen Desinfektionsmitteln der *Deutschen Gesellschaft für Hygiene und Mikrobiologie* (DGHM) ausreichend. Bad und Toilette müssen regelmäßig desinfiziert werden.
- Das **Essgeschirr** des an AIDS Erkrankten kann mit dem Geschirr der anderen Patienten gespült werde. Die Spülmaschine sollte dabei allerdings möglichst mit 95 °C spülen.
- Die **Wäsche** des Patienten wird in speziell gekennzeichneten Wäschesäcken gesammelt und transportiert. Sie wird dann gesondert in einem desinfizierenden Waschvorgang gereinigt. Durch Ausscheidungen verschmutzte Wäsche wird in einem separaten gelben, flüssigkeitsundurchlässigen Wäschesack gegeben.
- **Instrumente** werden wie üblich desinfiziert, gereinigt und anschließend sterilisiert. Therapiegegenstände aus Kunststoff (z. B. Giebel-Rohr) müssen täglich sterilisiert werden. Jeder Patient sollte seine eigenen Gebrauchsgegenstände und Pflegehilfsmittel benutzen. Steckbecken oder Urinflasche sind nach jedem Gebrauch zu reinigen und zu desinfizieren.

Pflegetipp
Verletzungen durch benutzte Skalpelle, Infusionsbestecke, Kanülen etc. müssen vermieden werden. Dazu die Kanülen noch im Patientenzimmer in geeigneten Behältern entsorgen und nicht wieder in die Schutzhülle zurückstecken (häufigste Ursache für HIV-Infektionen im Pflegebereich!).

- Die Patienten müssen, abgesehen von wenigen Ausnahmen, **nicht isoliert** werden. Zu diesen Ausnahmen zählen unklare Durchfälle, offene Lungentuberkulose und Verdacht auf Salmonellose. Besteht bei Betroffenen eine Leukopenie (ein extremer Mangel an weißen Blutkörperchen), ist eine Isolation zu ihrem eigenen Schutz erforderlich.
- Bei positivem AIDS-Test durch das Labor besteht **Meldepflicht**, allerdings ohne Namensnennung (anonym).

Folgende Maßnahmen sollen den Patienten vor weiteren Infektionen schützen:

- Regelmäßige Intimpflege,
- i.m.-Spritzen wegen der Gefahr eines Spritzenabszesses vermeiden, statt dessen s.c. oder i.v. injizieren,
- Verwendung pH-neutraler, rückfettender Seifen,
- gründliches Abtrocknen der Haut,
- Zahnpflege mit einer weichen Zahnbürste nach jeder Mahlzeit,
- regelmäßige Temperaturkontrollen,
- ausreichend Schlaf,
- vitamin-, eiweiß- und kalorienreiche Ernährung,
- ausreichende Flüssigkeits- und Elektrolytzufuhr,
- psychische und soziale Unterstützung (auf Fragen offen und ehrlich antworten, Stimmungsschwankungen des Patienten akzeptie-

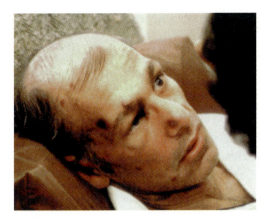

Abb. 8.**57** Patient mit AIDS. In seinem Gesicht sind mehrere Kaposi-Sarkome erkennbar (aus Schäffler u. Mitarb. 1998).

ren, Gesprächsbereitschaft signalisieren, evtl. Kontakt zu Selbsthilfegruppen herstellen).

Die **allgemeine Pflege** ist entsprechend den auftretenden Infektionen und Symptomen durchzuführen. Häufige opportunistische Erkrankungen sind:

- **Pneumocystis-carinii-Pneumonie** (PcP): Sie geht mit zunehmendem Fieber, trockenem Husten und Belastungsdyspnoe einher. Pflegerisch ist die Linderung der Atemnot besonders wichtig, z. B. durch Frischluftzufuhr oder Sauerstoffgabe, Atemtherapie, Inhalationen und Absaugen.
- **Zerebrale Toxoplasmose:** Auslöser dieser Krankheit sind die zu den Protozoen gehörigen Toxoplasmen. Sie verursachen neurologische Ausfälle, Krampfanfälle oder eine Wesensveränderung. Gegenüber Verwirrten und Desorientierten besteht eine Obhutspflicht. Es muss verhindert werden, dass der Patient weglaufen kann. Außerdem ist bei einem zerebralen Krampfanfall Erste Hilfe zu leisten, der Arzt zu benachrichtigen und der Verlauf zu dokumentieren.
- **Mundsoor:** Dies ist die häufigste Pilzerkrankung. Die erkrankte Schleimhaut wird abgewischt, um Beläge zu lösen. Außerdem sollten die Patienten Einmal-Zahnbürsten benutzen. Bei Schluckbeschwerden ist pürierte Kost hilfreich (S. 331 f).
- **Herpes zoster** (S. 757 ff): typische sekundäre Virusinfektion.
- **Kaposi-Sarkom:** Bösartiger Tumor, der vom Bindegewebe ausgeht und vorzugsweise auf der Haut und Schleimhaut lokalisiert ist (Abb. 8.**57**). Bei betroffenen Patienten müssen Hämatome, z. B. durch einfaches Anstoßen und Verletzungen, wegen der Blutungsgefahr unbedingt vermieden werden. Eventuell sind Polsterverbände erforderlich. Bei zusätzlichem Lymphknotenbefall sind Entlastungslagerungen von Armen und Beinen, Kompressionsverbände oder Lymphdrainagen angezeigt. Sehr wichtig, insbesondere bei Tumoren am Rücken, ist eine konsequente Dekubitusprophylaxe, da einmal entstandene Geschwüre kaum abheilen.

Hat sich eine Pflegeperson verletzt, so sollte sie sofort die chirurgische Ambulanz oder einen niedergelassenen Durchgangs-Arzt (D-Arzt) aufsuchen. Das gilt sowohl für die Verletzung mit einer eventuell HIV-kontaminierten Kanüle als auch bei einer größeren Verletzung, z. B. mit einem Skalpell oder einer Verbandsschere.

Sofortmaßnahmen bei Verletzungen der Pflegeperson:

1. Die Blutung der Wunde durch Ausdrücken (1–2 min) verstärken.
2. Danach die Wunde nach Möglichkeit mit dem nächsten erreichbaren Händedesinfektionsmittel desinfizieren. Am Auge nur mit Wasser oder Natriumchlorid-Lösung spülen.
3. Verletzungsmaterial (Glasscherbe, Kanüle etc.) für weitere Untersuchungen sicherstellen.
4. Wenn möglich, Herkunft des Materials ermitteln und Personalien des Spenders aufnehmen.

Zum Beweis, dass die Pflegeperson bisher HIV-negativ war, wird Blut abgenommen und untersucht (Kontrolle nach 6 Wochen sowie nach 3, 6 und 12 Monaten). Dem Patienten wird ebenfalls Blut abgenommen und auf HIV-Antikörper überprüft, wobei dies **nur mit dessen Einwilligung** geschehen darf. Die prophylaktische Gabe von Virostatika bei Kontakt mit kontaminiertem Material ist umstritten. Bis zum Ausschluss einer HIV-Infektion durch die Verletzung sollte sich die Pflegekraft so verhalten, als wäre sie infiziert, also z. B. kein Blut spenden oder ungeschützten Geschlechtsverkehr haben.

Wegen der Gefahr einer Hepatitis-B-Übertragung sollte beim Pflegenden außerdem die Hepatitis-Serologie bestimmt werden. Bei entsprechendem Risiko schließt sich eine simultane aktive und passive Impfung gegen Hepatitis an.

8.10.3 Hepatitis (Leberentzündung)
Beate Reinbott

Medizinische Grundlagen

Als **Erreger** der Hepatitis sind bislang fünf Viren bekannt, die mit den Großbuchstaben A, B, C, D und E bezeichnet werden (z. B. HAV – Hepatitis-A-Virus). Selten können auch andere Viren, Bakterien und Protozoen eine Hepatitis verursachen.

HAV und HEV werden durch direkten Kontakt mit Ausscheidungen von Infizierten, verseuchtem Wasser oder Nahrungsmitteln und während der akuten Phase mit Blut **übertragen**. Die Inkubationszeit beträgt 12–50 Tage. Bei HBV, HCV und HDV erfolgt die Ansteckung über Blut, Blutprodukte oder Körpersekrete (Sperma, Speichel) infizierter Personen. Wenn die Virusmenge im Blut der Mutter hoch ist, beträgt das Ansteckungsrisiko bei der Geburt etwa 90 %. Die Inkubationszeit beträgt 2–6 Monate.

Die **Symptomatik** ist trotz der fünf unterschiedlichen Erreger grundsätzlich ähnlich: Zwei Drittel der Infektionen verlaufen ohne Symptome (bei Kindern immer symptomlos), ansonsten zeigt sich folgender typischer Verlauf.

- **Prodromalstadium** (Vorstadium, Dauer ca. 2–7 Tage):
  - grippeähnliche Symptome, z. B. subfebrile Temperaturen, Abgeschlagenheit,
  - gastrointestinale Symptome wie Appetitlosigkeit, Übelkeit, Druckschmerz im rechten Oberbauch und Diarrhoe,
  - Gelenk- und Muskelschmerzen,
  - flüchtiger Hautausschlag (Exanthem).
- **Stadium der Organmanifestation an der Leber** (nur bei $1/3$ der Fälle, Dauer ca. 2–6 Wochen):
  - Verlauf mit Ikterus: Auftreten des Ikterus (Gelbfärbung der Haut und der Skleren), Dunkelfärbung des Urins (bernsteinfarben), Entfärbung des Stuhls (lehmfarben), Juckreiz durch Anstieg der Gallensäuren im Blut;
  - Verlauf ohne Ikterus.

Der **Krankheitsverlauf** unterscheidet sich je nach Virus. Die Hepatitis A heilt innerhalb von drei Monaten in 99 % aller Fälle. Bei älteren Menschen verläuft sie jedoch in 2 % der Fälle tödlich. Bei HB, HC und HD ist eine Viruspersistenz, d. h. ein Fortbestehen der Infektiosität nach der Erkrankung, möglich. In 60 % der Fälle kommt es zur chronischen Hepatitis mit erhöhtem Risiko einer Leberzirrhose (50 % der Patienten mit Hepatitis C) und eines Leberzellkarzinoms. Die Leber vernarbt und kann ihre Entgiftungsfunktion nur noch eingeschränkt ausüben. Kommt es zum Leberversagen, bleibt als einzige Rettung oft nur die Transplantation.

Ein Patient gilt als infektiös, solange HBs-Ag (ein Virusantigen an der Oberfläche des Virus) nachweisbar ist. Der Nachweis von Anti-HBs-Antikörpern zeigt Immunität an. Diese Antikörper werden nach einer Impfung bestimmt, um den Erfolg der Impfung zu kontrollieren.

Die **Behandlung** sieht gelockerte Bettruhe unter Beachtung der Hygienevorschriften vor. Alkohol und alle nicht lebensnotwendigen Medikamente sind zu meiden. Bei chronischer Hepatitis kann ein Therapieversuch mit Interferonen (Eiweißstoffe, die die Immunabwehr unterstützen) unternommen werden. Eine aktive Impfung gegen Hepatitis B wird von der *Ständigen Impfkommission* für Säuglinge, Kinder und Jugendliche empfohlen und auch für Risikogruppen, z. B. medizinisches Personal und Dialysepatienten.

Pflegerische Aspekte

Grundsätzlich gilt bezüglich der **Hygienevorschriften** wie bei allen infektiösen Erkrankungen, dass die Pflegepersonen bei allen pflegerischen Tätigkeiten Schutzkittel und Handschuhe zu tragen haben.

- Das Tragen eines **Schutzkittels** ist immer dann angezeigt, wenn ein Kontakt zu infektiösem Material wie Blut oder Ausscheidungen möglich ist.
- Dies gilt ebenso für das Tragen von **Handschuhen.** Auch angetrocknetes Blut ist infektiös!
- Nach jeder Tätigkeit am Patienten die **Hände desinfizieren.**
- **Flächen der Umgebung** des Patienten: Dem Patienten mit Hepatitis sind eine separate Toilette und ein eigenes Waschbecken zur Verfügung zu stellen. Falls dies nicht möglich ist, Nachtstuhl oder Steckbecken benutzen und entsprechend entsorgen. Badewanne und Dusche nach Gebrauch desinfizieren.
- **Wäsche** in speziell gekennzeichneten Säcken sammeln. Kontaminierte Bettwäsche kennzeichnen und gesondert entsorgen.
- Alle **Instrumente** gehören sorgfältig desinfiziert, gereinigt und sterilisiert. Gebrauchte Kanülen nicht in ihre Hülle zurückstecken

(Verletzungsgefahr), sondern sofort in einen als infektiös gekennzeichneten Abfallbehälter werfen.
- Bei Hepatitis A und E ist bis eine Woche nach Auftreten des Ikterus **Isolierung** erforderlich. Bei Hepatitis B, C und D ist sie nicht unbedingt erforderlich, aber in der Praxis sinnvoll, um die Hygienevorschriften einzuhalten (nicht alle Patienten sind so verständig und halten sie konsequent ein).
- **Meldepflicht** besteht bei Erkrankung und Tod.

Im Rahmen der **Pflege** eines an Hepatitis Erkrankten ist die aufmerksame Beobachtung des Patienten besonders wichtig, um auftretende Verschlechterungen sofort dem Arzt melden zu können. Kontrolliert werden müssen:

- Allgemeinbefinden,
- Kreislauf, Atmung, Bewusstsein, Temperatur,
- Ausscheidungen (Urin dunkel verfärbt? Stuhl entfärbt?),
- Hautfarbe und Farbe der Skleren bei steigendem Bilirubin-Spiegel,
- Blutungszeichen an Haut und Schleimhaut (Zeichen für Gerinnungsstörung bei Leberversagen).

Die Hygienemaßnahmen sollten dem Patienten erklärt werden, um Ängste und Unsicherheit abzubauen. Folgende pflegerische Maßnahmen sollen eingesetzt werden, um das Wohlbefinden des Patienten zu steigern:

- Falls orale Ernährung möglich ist, dem Patienten Wunschkost anbieten. Empfehlenswert ist eine hochkalorische fettarme, eiweißreduzierte und vitaminreiche Kost.
- Bei Juckreiz mehrmals täglich Puder (z. B. Ingelan) anwenden, jeglichen Scheuerreiz (z. B. durch engsitzende Kleidungsstücke) vermeiden.
- Bei stark ausgeprägtem Ikterus nach Anordnung des Arztes morgens einen Teelöffel Karlsbader Salz auf nüchternen Magen verabreichen. Dies fördert Stuhlgang und Galleabfluss.
- Bei Oberbauchschmerzen feucht-warme Wickel auflegen, jedoch nicht bei Juckreiz.
- Gegebenenfalls fiebersenkende Maßnahmen ergreifen, z. B. Wadenwickel, Waschung mit Pfefferminztee (kein Paracetamol, da evtl. leberschädigend!).
- Gelockerte Bettruhe fördert die Leberdurchblutung.
- Absolutes Alkoholverbot!

8.10.4 Herpes zoster (Gürtelrose)
Beate Reinbott

Medizinische Grundlagen

Der **Erreger** dieser Erkrankung ist das Varizella-Zoster-Virus. Die Erstinfektion mit diesem Virus führt zu Varizellen (Windpocken), eine Reaktivierung oder Zweitinfektion hingegen zum Zoster. Das Virus befällt das Nervensystem und die Hautbezirke, die von einzelnen Nervenästen innerviert werden.

Eine **Ansteckung** kann zum einen durch Tröpfcheninfektion wie bei Windpocken erfolgen. Die Erkrankung ist aber auch ohne erneuten Erregerkontakt möglich, wenn nach früherer Windpockeninfektion eine Abwehrschwäche auftritt.

Als erste **Symptome** treten bei dieser Erkrankung Abgeschlagenheit und Fieber auf. Dieses Prodromalstadium (Vorstadium) dauert meist 3–5 Tage. Es folgen heftige Schmerzen im Versorgungsgebiet eines Hautnerven, meist auf einer Körperseite. Diesem kann ein Kribbeln (Parästhesien) vorausgehen. Die Schmerzen werden oft falsch interpretiert, etwa als Bandscheibenveränderungen und sogar als pektanginöse Anfälle mit Verdacht auf Herzinfarkt. Charakteristisch für die Gürtelrose sind die stecknadel- bis erbsengroßen Bläschen, die halbseitig gürtelförmig angeordnet sind (Abb. 8.58). Sekundärinfektionen durch Bakterien mit Temperaturanstieg und Lymphknotenschwellungen sind nicht selten.

Zwei Drittel aller Infektionen heilen binnen 2–4 Wochen folgenlos ab. Rezidive sind im normalen **Krankheitsverlauf** selten. Bei Menschen über 50 Jahre treten jedoch im Anschluss an den Zoster oft quälende Neuralgien auf, die manchmal monate- bis jahrelang bestehen. Bei schwerer Immunsuppression (z. B. Leukämie, Tumoren, Transplantation) kann ein generalisierter Befall (am ganzen Körper) mit Organbeteiligung, z. B. Pneumonie, Hepatitis) auftreten, der lebensgefährlich ist.

Zoster ophthalmicus (am Auge) kann bei Schädigung des Sehnerven zu bleibenden Sehstörungen führen (Abb. 8.59). Beim Zoster oticus (am Ohr), der mit brennenden Schmerzen im Bereich des Ohres einhergeht, entwickelt sich in zwei Drittel der Fälle eine Fazialisparese.

Als **Therapie** ist frühzeitig die orale Gabe des Virostatikums Aciclovir (Zovirax) in einer hohen Dosierung (5-mal tägl. 800 mg) zu empfehlen. Die Behandlung sollte über 5–7 Tage fortgeführt werden. Für Immunsupprimierte wird die

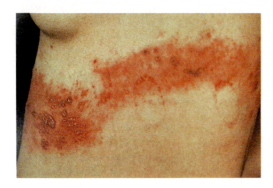

Abb. 8.**58** Thorakaler Zoster (aus Classen u. Mitarb. 1994).

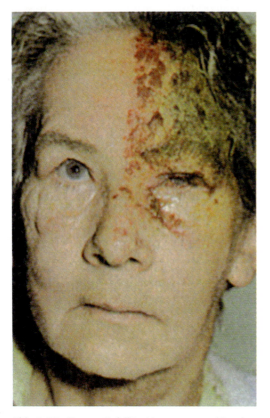

Abb. 8.**59** Zoster: Befall im Versorgungsgebiet des N. ophthalmicus (aus Pschyrembel 1998).

Höchstdosis über 10 Tage empfohlen. Bei Patienten mit einem schweren Krankheitsbild ist die intravenöse Therapie zu bevorzugen. Lokalanästhesierende Puder und Lösungen können zusätzlich helfen. Bei Sekundärinfektionen gibt man Antibiotika.
Ein Problem stellen die nach Abklingen der Hauterscheinungen weiter bestehenden Schmerzen dar. Diese sind sehr schwer zu behandeln. Ein Versuch kann jedoch mit Psychopharmaka oder Analgetika unternommen werden.

Pflegerische Aspekte

Um Komplikationen des Herpes zoster rechtzeitig zu erkennen, ist eine sorgfältige **Krankenbeobachtung** wichtig. Vor allem alte Menschen leiden sehr unter den schmerzhaften Begleiterscheinungen und gelegentlich jahrelang unter den Neuralgien nach Abklingen der akuten Erkrankung.
Folgende **Hygienehinweise** sollten beachtet werden:

- **Personen mit beeinträchtigter Immunität** (vor allem Kinder, alte Menschen und abwehrgeschwächte Erwachsene, z. B. Patienten, die eine durch Medikamente geschwächte Immunabwehr haben) sind gefährdet, sich anzustecken. Entsprechend ist der Kontakt mit an Gürtelrose Erkrankten zu meiden. Erregerhaltig ist besonders der Bläscheninhalt, also das Wundsekret, und kontaminiertes Material wie Kleidung und Verbandstoffe. Die Ansteckungsgefahr ist so lange besonders groß, bis die Läsionen verkrustet sind.
- Ein **Einzelzimmer** für den Patienten ist nur dann nötig, wenn er nicht auf Hygiene achtet oder bei schwerem generalisiertem Verlauf der Erkrankung. In diesem Fall sollte die Pflegeperson auch einen **Schutzkittel** tragen.
- Das Pflegepersonal sollte bei der Körperpflege des Patienten **Handschuhe** tragen.
- Patient und Pflegepersonen müssen sich die **Hände desinfizieren**, wenn sie z. B. bei der Körperpflege, Kontakt mit der Wundregion oder mit kontaminierter Kleidung o. ä. hatten.
- Patientennahe **Flächen der Umgebung** sind routinemäßig mit gelisteten Desinfektionsmitteln, die gegen Viren wirksam sind, zu desinfizieren.
- **Instrumente** sind der üblichen Desinfektion und Sterilisation zu unterziehen.
- Geschirr, Wäsche, Textilien, Matratzen, Kissen und Decken werden wie in Klinik und Heim üblich desinfizierend gereinigt.

Als **Pflegemaßnahmen** sind angezeigt:

- Nur schwere Krankheitsverläufe werden stationär behandelt.
- Betroffene Hautpartien nicht waschen; trocken halten.

- Schon die Berührung und leichte Reibung von Kleidung an der Haut schmerzen an der Wunde.
- Leichte, luftdurchlässige Verbände schützen die Wunden und sorgen so für Linderung.
- Ob Bettruhe einzuhalten ist, entscheidet der Arzt, oder der Patient macht es von seinem Befinden abhängig.
- In jedem Fall sollte sich der Kranke schonen.
- Gegen die Schmerzen können Schmerzmittel und Wärme eingesetzt werden.

8.10.5 Influenza (Grippe) und akute infektiöse Erkrankungen der Atemwege

Thomas Helber und Hartmut Rolf

Medizinische Grundlagen

Diese Erkrankungen gehen auf eine Vielzahl von möglichen **Krankheitserregern** zurück, insbesondere Viren und Bakterien, selten auch Pilze, Protozoen und Würmer.

Die **Übertragung** erfolgt über Tröpfchen- (Sekrete aus den Atemwegen; Tröpfchen, Hände oder oraler Kontakt) oder Schmierinfektion (Gegenstände, die mit frischen Sekreten kontaminiert sind, z. B. Taschentücher, Essbesteck usw.). Bei einigen Virusarten enthält auch der Stuhlgang die Erreger.

Der akute Krankheitsbeginn geht stets mit hohem Fieber bis 40 °C, evtl. mit Schüttelfrost, außerdem mit Schwäche, Kraftlosigkeit und Schwindelgefühlen einher. Der subakute Krankheitsbeginn äußert sich mit leicht erhöhter bis mäßiger Körpertemperatur und anfangs nur wenig beeinträchtigtem Allgemeinbefinden. Im weiteren **Krankheitsverlauf** tritt Verschlechterung mit zunehmender Schwäche, Schwitzen, laufender Nase, Husten, Kopf- und Halsschmerzen auf. Eine Influenza kann besonders bei alten Menschen sehr gefährlich sein und tödlich enden.

Pflegerische Aspekte

Eine **Impfung** gegen Grippe (Influenza) ist derzeit bei allen Personen über 60 Jahre empfohlen, insbesondere bei vorbestehender Atemwegs- und Herzerkrankung oder Immunschwäche. Auch für Pflegende und Personen in medizinischen und sozialen Berufen wird die Impfung von der STIKO (ständige Impfkommission in der BRD) empfohlen.

Die hier beschriebenen Schutzmaßnahmen sind vor allem bei Säuglingen, Klein- und Schulkindern sowie abwehrgeschwächten alten Menschen erforderlich. Auf eine Einzelunterbringung wird in der Regel bei grippalen Infekten verzichtet. Jedoch sollten sich abwehrgeschwächte Personen von den Erkrankten fernhalten. Im Einzelnen sind folgende **hygienische Aspekte** zu beachten.

- Gemäß § 8 Bundesseuchengesetz besteht **Meldepflicht** bei gehäuftem Auftreten von grippalen Infekten im Krankenhaus oder Heim. Die echte Influenza ist auch bei Tod meldepflichtig.
- Das Tragen eines **Schutzkittels** ist erforderlich beim Entsorgen von erregerhaltigem Material, ebenso bei engem Kontakt mit erkrankten Personen und kontaminierten Gegenständen.
- **Handschuhe** sind immer bei Kontakt mit erregerhaltigem Material und kontaminierten Gegenständen zu tragen.
- **Mund- und Nasenschutz** ist empfehlenswert, bei echter Influenza unbedingt erforderlich.
- Eine hygienische **Händedesinfektion** muss stets nach direktem Kontakt mit Patienten und allen kontaminierten Gegenständen sowie nach dem Ablegen der Handschuhe erfolgen.
- Eine routinemäßige laufende Desinfektion aller patientennahen **Flächen der Umgebung** (einschließlich Waschschüsseln) ist ausreichend. Gelistete Flächendesinfektionsmittel verwenden. Auf antivirale Wirkung der Mittel achten.

Pflegerische Maßnahmen bei grippalen Infekten:
- Bettruhe ist nur beschränkt angezeigt. Heute wird möglichst früh mobilisiert, sobald es der Allgemeinzustand zulässt.
- Wichtig sind die Dekubitus-, Thrombose-, Pneumonie- und Obstipationsprophylaxe.
- Vor allem zu Beginn der Erkrankung sind eine regelmäßige Vitalzeichenkontrolle und 2–3-mal tägliche Temperaturmessung notwendig. Auf Husten und Sputum ist besonderes Augenmerk zu richten, um einen zusätzlichen bakteriellen Infekt zu erkennen (grünliches oder gelbes Sputum).

! Jede Atemwegsinfektion kann einer Pneumonie den Weg bahnen!

- Fiebernde Kranke schwitzen leicht, deshalb sind entsprechende Wäschewechsel nötig.

- Je nach Bedarf ist Hilfe bei der Körperpflege zu leisten.
- Bei Fieberkranken soll vor allen Dingen auf eine ausreichende Flüssigkeitszufuhr geachtet werden (2–3 l/Tag; pro °C Temperaturerhöhung ist mit einem zusätzlichen Wasserbedarf von 500 ml zu rechnen). Die Ernährung sollte leicht verdaulich, also kohlehydratreich sowie vitamin- und mineralreich sein: Eiweiß und Fett belasten den Organismus. Die Kost wird in kleinen Portionen aufbauend angeboten.

8.10.6 Harnwegsinfektion

Christina Schupp

Medizinische Grundlagen

Bei Harnwegsinfektionen sind meist Darmbakterien die **Krankheitserreger**, wobei bei chronischem Harnwegsinfekt oft besonders resistente Keime, gegen die viele Antibiotika nicht mehr wirken, für die Infektion verantwortlich sind. Am häufigsten findet man Escherichia coli als Verursacher. Andere mögliche Erreger sind aber auch Enterokokken, Klebsiella, Proteus und andere Bakterien. Die Erreger können durch bakteriologische Untersuchung in einem Labor nachgewiesen und genauer bestimmt werden.

Wenn Stuhlgang und Miktion (Wasserlassen) intakt sind, erfolgt die **Übertragung** meist durch Schmierinfektion vom After her. Bei Blasenkathetern ist ein Aufsteigen der Keime über das Kathetersystem möglich.

Als **Symptome** stehen Pollakisurie (häufiges Wasserlassen) und Dysurie (Brennen und Schmerzen beim Wasserlassen) im Vordergrund, evtl. auch Schmerzen im Unterbauch durch Verkrampfen der entzündeten Harnblase. Normalerweise tritt kein Fieber auf. Der Urin kann getrübt, flockig verändert oder verfärbt sein. Je nach Art der Erreger wird er meist übelriechend (Darmbakterien!).

Bei Aufsteigen der Entzündung und Beteiligung der Nieren kann sich Fieber bis zum Schüttelfrost einstellen, einhergehend mit Schmerzen im Bereich beider Nieren, besonders beim Beklopfen des Nierenlagers im Rücken.

Ein Harnwegsinfekt beginnt meist als Zystitis (Harnblasenentzündung) und Urethritis (Entzündung der Harnröhre). Eine alleinige Entzündung der Harnröhre kommt fast nie vor. Frauen erkranken häufiger an Harnwegsinfekten, da sie eine kürzere Harnröhre haben und der Infektionsweg dadurch verkürzt ist. Erhöhte Anfälligkeit für Harnwegsinfekte besteht bei Diabetes mellitus, Missbildungen der Harnwege, Prostatahypertrophie (Vergrößerung der Vorsteherdrüse) und Verweildauer eines transurethralen (durch die Harnröhre gelegten) Blasenkatheters über eine Woche.

Die **Behandlung** sieht bei erstmaligem, unkompliziertem Harnwegsinfekt eine Kurzzeittherapie mit Antibiotika (Amoxicillin oder Cotrimoxazol 3-mal tägl.) für 1–3 Tage vor. Bei chronischem Harnwegsinfekt, resistenten Erregern (Unwirksamkeit der Antibiotika) oder Nierenbeteiligung wird eine Therapie mit Antibiotika (nach Nachweis des Erregers und Prüfung der Wirksamkeit im Labor) über mindestens eine Woche durchgeführt. Durch Urinuntersuchung im Labor wird der Therapieerfolg dann überprüft. Blasenspülungen sind meist nicht sinnvoll, da dabei Keime in die oberen Harnwege verschleppt werden können. Wichtig ist die Zufuhr einer ausreichenden Flüssigkeitsmenge. Durch die erhöhte Urinmenge werden die Harnwege durchgespült und die Keimmenge reduziert. Lokale Wärmeanwendung kann die Heilung unterstützen. Bei Bedarf (Schmerzen in der Harnblase) können evtl. Spasmolytika (krampflösende Medikamente) gegeben werden.

Pflegerische Aspekte

Bei Harnwegsinfekten sind folgende **Hygienehinweise** zu beachten:

- **Schutzkittel, Mund- und Nasenschutz** und Unterbringung des Patienten in einem **Einzelzimmer** sind nicht erforderlich.
- **Handschuhe** müssen beim Umgang mit kontaminiertem Material (Urin) getragen werden.
- Die **Flächen der Umgebung** des Patienten sollten bei Kontakt mit Urin desinfiziert werden.
- Beim Umgang mit dem **Essgeschirr** des Erkrankten sind keine besonderen Vorsichtsmaßnahmen zu beachten.
- **Leib- und Bettwäsche** sollte in der Waschmaschine bei mindestens 60 °C gewaschen werden.
- Verwendete **Instrumente** sind der üblichen Desinfektion, Reinigung und Sterilisation zu unterziehen.
- **Meldepflicht** besteht bei Harnwegsinfekten nicht.

Wichtige Aufgaben der **Pflege** sind die Prophylaxe und Krankenbeobachtung. Zur **Vorbeugung** eines Harnwegsinfektes dient eine ausreichende Trinkmenge (Spüleffekt für die Harnwege) und die sorgfältige Intimhygiene. Bei Katheterversorgung muss auf geschlossene Systeme und absolut sterile Versorgung geachtet werden, um ein Aufsteigen der Keime aus dem Kathetersystem zu verhindern.

Bei infektionsgefährdeten alten Menschen und bei Patienten, die keine Beschwerden äußern können, ist eine besonders sorgfältige **Krankenbeobachtung** erforderlich. Gegebenenfalls ist dann auf Aussehen und Geruch des Urins zu achten!

Die Einnahme der Medikamente sollte überwacht werden, um ein Rezidiv (durch erneute Infektion oder Resistenz der Keime) zu vermeiden. Zu diesem Zweck sollte die Therapie auch mit dem Kranken besprochen werden. Ihm muss auch die Bedeutung der Trinkmenge klar gemacht und ihm verstärkt Getränke angeboten werden.

! Aber: Vorsicht bei zu hoher Flüssigkeitszufuhr bei Patienten mit Herzinsuffizienz (Arzt fragen)!

Entnahme von Material zur Diagnostik: Besteht der Verdacht auf einen Harnwegsinfekt, sollte der Arzt informiert werden. Auffälligen Urin sollte man aufheben und dem Arzt zeigen. Eine Urindiagnostik mit Teststreifen kann wichtige Hinweise liefern. Sinnvoll sind Teststreifen, die durch Farbveränderung Bakterien oder Nitrit bzw. den pH-Wert im Urin anzeigen. Viele Bakterien, die Harnwegsinfekte hervorrufen, erzeugen Nitrit und verändern den pH-Wert des Urins hin zu alkalischen (basischen) Werten, so dass ein positiver Nitritnachweis oder ein alkalischer pH-Wert im Urin für eine Infektion sprechen kann.

Soll Urin für eine Urinkultur entnommen werden (zum direkten Nachweis der Erreger und eventueller Wirksamkeitsprüfung von Antibiotika), sollte dies unter sterilen Bedingungen stattfinden, um eine Verunreinigung durch Bakterien der Umgebung zu verhindern. Dazu wird Katheterurin entnommen (aus dem Kathetersystem bzw. mit einem Einmalkatheter). Falls eine Katheterisierung vermieden werden soll, kann ein sogenannter „Mittelstrahlurin" gewonnen werden. Hierzu wird das äußere Genitale vor der Miktion gründlich gewaschen bzw. desinfiziert. Dann wird das erste Drittels des Urins verworfen, das zweite als Untersuchungsmaterial aufgefangen und das dritte wieder verworfen. Man geht von der Vorstellung aus, dass zu Beginn und Ende der Miktion Keime der Harnröhre oder der Hautflora im Urin enthalten sind, so dass das Ergebnis der bakteriologischen Untersuchung verfälscht werden könnte.

8.10.7 Lungenentzündungen (Pneumonien)

Hartmut Rolf und Thomas Helber

Medizinische Grundlagen

Die Pneumonien sind die zweithäufigsten Krankenhausinfektionen, sie sind als schwere Infektionen sehr gefürchtet. **Erreger** der Lungenentzündungen sind meist Bakterien wie Pneumokokken, Hämophilus, Streptokokken oder andere Bakterien. Bei Abwehrgeschwächten kommen aber auch Viren, Pilze und Protozoen in Frage. Bei hartnäckigem trockenem Husten sollte auch an Tbc gedacht werden. Außer durch Infektionserreger kann eine Pneumonie auch durch physikalische und chemische Schädigung (z. B. Rauchvergiftung) oder allergische Reaktionen hervorgerufen werden.

Krankheitserreger gelangen auf folgenden Wegen in die tiefen Atemwege:

- auf dem Blutweg,
- durch Inhalation erregerhaltiger Aerosole und
- durch Aspiration von Nasen-/Rachensekret, Magensaft oder Nahrung (wenn z. B. Bewusstlose bei künstlicher enteraler Ernährung zu flach gelagert werden, nach Erbrechen oder Verschlucken).

Besondere **Risikofaktoren** zum Erwerb einer Pneumonie sind:

- hohes Lebensalter,
- Immobilität mit flacher Atmung,
- sedierende Medikamente,
- chronische Lungenerkrankungen,
- immunsuppressive Therapie (z. B. Cortison),
- Immunschwäche (z. B. bei Leukämie, Diabetes mellitus oder nach Organtransplantation),
- Operationen, besonders im Oberbauch oder Thoraxbereich.

Gute **Krankenbeobachtung** und Kenntnisse vom **Krankheitsverlauf** können dem Arzt entscheidende Hinweise zur frühzeitigen Therapie geben.

Eine Pneumonie beginnt in der Regel akut mit hohem Fieber (bis über 40 °C), innerhalb von 12–24 Stunden mit Schüttelfrost und starkem

Krankheitsgefühl. Schmerzen beim Atmen und Atemnot (Dyspnoe) sind die **Hauptsymptome**. Weitere Krankheitszeichen können auftreten:

- Husten; der Auswurf sieht je nach Erreger klar oder eitrig (gelblich oder grünlich) aus. Rötlichbraune Verfärbung des Auswurfs weist auf Blutbeimengung hin;
- Schmerzen beim Atmen veranlassen den Patienten zur Schonatmung, d. h. die erkrankte Brustkorbhälfte wird weniger stark bewegt;
- Tachypnoe (schnelle und flache Atmung), wobei Nasenflügelatmung häufiger beobachtet wird;
- Mundgeruch kann, vor allem bei bakterieller Pneumonie, süßlich oder übelriechend werden;
- Zyanose bei Ateminsuffizienz (gelegentlich mit Nasenflügelatmung).

> ! Alarmzeichen für Komplikationen sind zunehmende Atemnot und Schwäche und ein erneuter Fieberanstieg nach anfänglicher Besserung (Lungenabszess, Pleuraemphysem, Keimwechsel und Resistenzbildung sind die möglichen Ursachen).

Die **Behandlung** erfolgt in der Regel mit Antibiotika und Sekretolytika, wodurch das Fieber meist schnell sinkt. Die endgültige Ausheilung dauert jedoch 1–2 Wochen. Lindernd können zusätzlich Analgetika (Schmerzmittel), Antipyretika (fiebersenkende Mittel; z. B. Paracetamol) und Antitussiva (hustendämpfende Mittel), z. B. Codein oder besser andere Hustenblocker verordnet werden. Achtung: Antitussiva sollen nicht gleichzeitig mit Sekretolytika gegeben werden!

Pflegerische Aspekte

Die **Hygienevorschriften** richten sich nach den sehr unterschiedlichen Krankheitserregern wie Pneumokokken, Hämophilus influencea, Mykoplasmen, Staphylococcus aureus, Legionellen, Klebsiella, Streptokokken, Enterobakterien und Pseudomonas aeruginosa.

- **Schutzkittel** und **Handschuhe** sind erforderlich bei Kontakt mit erregerhaltigem Material (Sekrete des Nasen-Rachen-Raums und der Atemwege) und kontaminierten Gegenständen.
- Eine hygienische **Händedesinfektion** ist nach jedem Kontakt mit erregerhaltigem Material und kontaminierten Gegenständen und nach dem Ablegen der Handschuhe durchzuführen.
- Die **Flächen der Umgebung** des Patienten sind routinemäßig mit einem Desinfektionsmittel zu desinfizieren, das gegen die verursachenden Mikroorganismen (Bakterien, Pilze und Viren) wirksam ist.
- Benutzte **Instrumente** sind der üblichen Desinfektion, Reinigung und Sterilisation zu unterziehen. Der Transport muss in geschlossenen Behältern erfolgen.
- Für Geschirr, Wäsche, Textilien, Matratzen, Kissen und Decken gilt die übliche Standardhygiene.
- Bei gehäuftem Auftreten der Erkrankung im Krankenhaus oder Heim besteht gemäß § 8 Bundesseuchengesetz und je nach Erregertyp **Meldepflicht**.

Folgende Maßnahmen helfen einer Pneumonie **vorzubeugen**:
- Bettlägerigkeit vermeiden; Mobilisation, Atemgymnastik und Sekretolyse;
- Verschlucken verhindern (Aspirationsprophylaxe);
- Mund- und Rachenhygiene (Soorprophylaxe);
- Hygienevorschriften bei Inhalationen beachten;
- Da bei alten Menschen eine Influenza häufig zu einer tödlichen Lungenentzündung führt, ist eine Grippeimpfung in Altenpflegeheimen und Seniorenwohnanlagen besonders empfehlenswert;
- Seit kurzem ist auch eine Impfung gegen Pneumokokken auf dem Markt. Auch diese ist zu empfehlen.

> ! Die Krankheitszeichen einer Pneumonie sind beim alten Menschen oft nur schwach. Kaum wahrgenommen werden leichter Husten und leicht erhöhte Körpertemperatur. Hinzu kommt, dass die Symptome von Senioren oft dissimuliert (untertrieben) werden. Hier ist die Kontrolle von Blutdruck, Puls, Atmung, Temperatur und Allgemeinzustand besonders wichtig. Alte Menschen können sehr schnell auf Sauerstoffmangel mit Verwirrtheit reagieren, da das Gehirn schon im gesunden Zustand gerade noch ausreichend mit Sauerstoff versorgt wird. Besonders durch Immobilisation sind sie stark pneumoniegefährdet. Eine Lungenentzündung bedeutet hier vitale Bedrohung. Erkrankte benötigen intensive Pflege.

In die **Pflegedokumentation** sind die Vitalzeichenkontrolle und eine Beschreibung des allgemeinen Befindens aufzunehmen (Flüssigkeitsbilanz, Körpertemperatur, Ausscheidungen wie Schweiß, Urin, Stuhl und Sputum, Mobilität und Appetit).

Pflegemaßnahmen:
- Unterstützung und Überwachung der medikamentösen Therapie.
- Besonders wichtig sind die Thromboseprophylaxe und eine frühzeitige (!) Dekubitusprophylaxe.
- Grundsätzlich sind Pflegemaßnahmen bei Fieber wichtig wie z. B. ausreichende Flüssigkeitszufuhr, Kontrolle der Vitalfunktionen.
- Atemunterstützende Maßnahmen: Atemgymnastik, atemunterstützende Lagerungen, physikalische Maßnahmen wie Einreibungen, Vibrationsmassagen, Brustwickel, Inhalationen, Abklopfen, Unterstützung beim Abhusten von Schleim und Sekreten (evtl. Absaugen nötig). Eine sitzende Stellung wirkt oft erleichternd.
- Die Atemluft kann gegebenenfalls (vor allem während der Heizperiode) angefeuchtet werden.

8.10.8 Salmonelleninfektion
Thomas Helber und Hartmut Rolf

Medizinische Grundlagen

Vor allem die häufig auftretenden Infektionen und Lebensmittelvergiftungen, die auf Salmonellen der Enteritis-Gruppe als **Erreger** zurückgehen, sind für alte Menschen sehr gefährlich.
Enteritissalmonellen können über kontaminierte Nahrungsmittel, aber auch durch direkten und indirekten Kontakt über kontaminierte Hände oder Gegenstände **übertragen** werden. Allgemein gilt: Besonders häufig sind Eier, Geflügel, Mayonnaise, Speiseeis und Hackfleisch mit Salmonellen kontaminiert. Diese Nahrungsmittel sollten nur frisch zubereitet und gegessen werden. Fleisch und Eier dürfen nur durchgegart verzehrt werden. Auch zu kurzes Erhitzen von Speisen in der Mikrowelle und die Verwendung kontaminierter Küchengeräte bergen große Gefahren. Bei der Zubereitung sind die Hygienevorschriften besonders zu beachten.
Die Inkubationszeit einer Salmonelleninfektion beträgt 1–2 Tage. Im **Krankheitsverlauf** kommt es zu Erbrechen und Durchfall, gelegentlich zu erhöhter Temperatur. Die Erkrankung dauert in der Regel wenige Tage. Vor allem bei abwehrgeschwächten und alten Patienten sind schwere Krankheitsbilder mit Fieber und hoher Letalität gefürchtet. Die Schwere der Erkrankung ist dabei auch vom Erregertyp abhängig.

Pflegerische Aspekte

》 *Die starke Zunahme der infektiösen Enteritiden, namentlich der Salmonellosen, in den vergangenen 10 Jahren hat arbeitsmedizinische und hygienische Probleme für das Krankenpflegepersonal mit sich gebracht, deren Bedeutung gar nicht hoch genug eingeschätzt werden kann.*《

(Hofmann 1997)

Nach einer Untersuchung von Gastroenteritisfällen beim Personal des Universitätsklinikums Freiburg 1988–1992 sind Stuhl- und Lebensmittelkontakte die wichtigsten Risikofaktoren für den Erwerb einer Gastroenteritis. Danach sind Köche, Küchenpersonal, Krankenpflegepersonal und Raumpflegepersonal signifikant häufiger von Enteritiden betroffen.
Die angezeigten **Hygienemaßnahmen** richten sich nach der Art der Erreger, der jeweiligen Situation und den Anweisungen des Gesundheitsamtes. Sehr strenge hygienische Maßnahmen sind erforderlich, wenn schon wenige Erreger eine Erkrankung auslösen wie z. B. Salmonella typhi oder paratyphi und Shigellen. Aber auch bei Keimen, die erst nach Aufnahme einer größeren Keimmenge zur Erkrankung führen, sind die folgenden Hygieneregeln zu beachten:

- Ein **Schutzkittel** ist bei allen pflegerischen Maßnahmen zu tragen, bei denen eine Kontamination der Arbeitskleidung möglich ist, insbesondere bei der Körperpflege, Intimtoilette, Betten und Umgang mit Fäkalien, ebenso bei Desinfektions- und Reinigungsarbeiten evtl. kontaminierter Gegenstände und Flächen.
- Bei Kontakt mit infektiösem Material sind **Einmalhandschuhe** zu verwenden. Nach dem Ausziehen müssen die Hände desinfiziert werden.
- Die **Händedesinfektion** ist bei allen infektionsgefährdenden Tätigkeiten besonders wichtig. Sie ist immer erforderlich, wenn direkter Kontakt mit den Patienten erfolgt oder wenn erregerhaltiges Material (Stuhl) oder kontaminierte Gegenstände berührt wurden.
- Wichtig ist eine routinemäßige laufende Desinfektion aller patientennahen **Flächen der Umgebung** (einschließlich Waschschüsseln, Nachtgeschirren, Toilettensitzen, Handgriffen usw.). Nach Abschluss der Erkrankung wird eine Schlussdesinfektion durchgeführt. Alde-

hydische Flächendesinfektionsmittel sind hierbei vorzuziehen (siehe Liste des Robert-Koch-Instituts, Berlin RKI).
- Es muss durch geeignete Reinigungs- und Desinfektionsverfahren sichergestellt werden, dass vom **Essen und Essgeschirr** keine Infektionsgefahr ausgeht. Die Anweisungen des Gesundheitsamtes sind zu beachten.
- **Steckbecken** sollten nur von jeweils einem Patienten genutzt werden und danach der üblichen Desinfektion unterzogen werden.
- Die mit Erregermaterial kontaminierte, infektiöse **Wäsche** ist entsprechend den Angaben des RKI zu desinfizieren. Wäschetransporte zur zentralen Desinfektion sind verschlossen und gekennzeichnet durchzuführen. Im Privathaushalt kann in der Waschmaschine bei einer Waschtemperatur von mindestens 60 °C gewaschen werden (besser Kochwäsche). Besonders beachtet werden muss aber der Umgang mit der kontaminierten Wäsche z. B. beim Beladen der Maschine, um die Keime nicht zu verbreiten. Nach dem Hantieren mit der Wäsche sind unbedingt die Hände zu desinfizieren.
- Textilien, Decken, Kissen und Matratzen werden gemäß den Angaben des RKI desinfiziert.
- **Kontaktpersonen** (Namensliste des Personals) werden nach Maßgabe des Gesundheitsamtes in Stuhluntersuchungen einbezogen.
- Bei Verdacht, Erkrankung und Tod besteht **Meldepflicht**. Die Meldung des Verdachts ist besonders in Heimen, Kliniken und bei Großküchenverpflegung wichtig.

> **!** Alle Patienten und Mitarbeiter, z. B. auch das Reinigungspersonal, die mit einem Erkrankten bzw. seinen Ausscheidungen direkt oder indirekt in Kontakt kommen könnten, sind gründlich zu informieren, sodass Hygienemaßnahmen sicherstellen, dass keine Verbreitung der Erkrankung auf andere Personen erfolgt. Dabei ist immer auch an Nachtwachen, Urlaubsvertretungen usw. zu denken.

Es besteht die Möglichkeit, dass selbst nach Abklingen der Krankheitssymptome weiter Erreger ausgeschieden werden. Personen, die nach der Genesung noch viele Monate oder das ganze Leben lang zeitweilig oder ständig Krankheitskeime ausscheiden, nennt man **„Dauerausscheider"**. Für sie gelten besondere Bestimmungen bezüglich Meldepflicht, Tätigkeiten und Hygienemaßnahmen.

Als Ausscheider darf man nicht in der Pflege Schwerkranker oder in Bereichen arbeiten, die mit dem Umgang mit Nahrung zu tun haben (z. B. in Großküchen, bei der Essensausgabe oder beim Verabreichen von Kost). Ausscheider müssen eine eigene Toilette benutzen. Dass an sie besonders hohe (Hände-)Hygieneanforderungen gestellt sind, versteht sich von selbst.

Bei einer akuten Salmonellenerkrankung sind folgende **pflegerische Hinweise** wichtig:

- Flüssigkeitszufuhr per os (Tee, Bouillon oder Schleimsuppen) oder als Infusion (nur nach Arztanweisung) sicherstellen. Evtl. werden Elektrolytmischungen zugegeben. Eine Flüssigkeitsbilanzierung kann erforderlich sein.
- Schonkost bis zu 3 Tagen, dann langsamer Nahrungsaufbau. Geeignet ist dazu leicht verdauliche passierte Kost in individueller Portionierung, bei Durchfall auch frisch geriebene Äpfel ohne Schale, denn die im Apfel enthaltenen Pektine können Mikroorganismen und Gifte binden. Auch eine zerdrückte und mit dem Schneebesen geschlagene Banane wird empfohlen.
- Durchfälle reizen die Haut der Analregion. Deshalb weiches Toilettenpapier und feuchte Reinigungstücher verwenden und die Analregion nach jedem Stuhlgang waschen, trocknen und mit z. B. Panthenol-Salbe pflegen. Teilweise wird auch eine desinfizierende Waschung empfohlen.
- Bettruhe und lokale Wärmeanwendung (feucht-warme Bauchwickel),
- Vitalzeichenkontrolle;
- Mundpflege, Soor- und Parotitisprophylaxe;
- Dekubitus-, Pneumonie- und Thromboseprophylaxe;
- Einzelzimmer mit separater Toilette ist wünschenswert.

> **!** Das aktivierende Zubereiten von Speisen und Backen mit Heimbewohnern stellt eine wichtige Maßnahme im Rahmen der Pflege dar. Jedoch sind hier in Bezug auf eine mögliche Salmonellenkontamination besondere Vorschriften zu beachten.
> - Die Zubereitung von Speisen in der Gemeinschaftsverpflegung unterliegt behördlicher Kontrolle. Heimbewohner dürfen also nicht ohne Weiteres Speisen für andere herstellen, verarbeiten und verteilen. Das Bundesseuchengesetz ist hierbei zu beachten.
> - Das verantwortliche Personal im Heim muss also dafür Sorge tragen, dass kein

kranker Heimbewohner an der Zubereitung der Speisen beteiligt ist. Hier ist besonders auf infektiöse Erkrankungen des Verdauungstraktes, Tuberkulose, Erkältungskrankheiten und Wundinfektionen zu achten.
- Die üblichen Hygieneanforderungen an die Beteiligten, an die verwendeten Lebensmittel, die Küchengeräte und an die Art und Weise der Herstellung, Lagerung und Verteilung von Speisen müssen eingehalten werden. Die Reinigung von Geräten, Arbeitsplatz und Händen ist besonders gründlich durchzuführen.
- Es dürfen auch nur die an der Zubereitung der Speisen beteiligten Heimbewohner die selbst hergestellten Speisen verzehren. Ungegartes darf nicht probiert werden.
- Es sollten nur gut durchgebackene/durchgegarte Speisen hergestellt werden.
- Nahrungsmittel, die häufiger mit Salmonellen behaftet sind (Eier, Geflügel, Fleisch, Fisch) sind nur unter Vorbehalt selbst zu verarbeiten.
- Personal, welches mehrmals (z. B. 5-mal) im Jahr mit Heimbewohnern Speisen herstellt, muss gemäß dem Bundesseuchengesetz untersucht werden.

8.10.9 Tetanus (Wundstarrkrampf)

Beate Reinbott

Medizinische Grundlagen

Der **Erreger** des Tetanus ist das sporenbildende, anaerobe Bakterium Clostridium tetani. Er produziert ein Toxin, das das Nervensystem angreift. Clostridium tetani ist praktisch überall im Erdreich vorhanden. Die **Übertragung** erfolgt meist durch unbemerkte Bagatellverletzungen, wie z. B. Holzsplitter- oder Nadelstichverletzungen, Verbrennungen oder Bisse. Nach der Infektion vermehrt sich der Erreger schnell.
Nach einer Inkubationszeit von wenigen Stunden bis zwei Wochen beginnt die Erkrankung mit **Symptomen** wie Erbrechen, Schwitzen, Kopfschmerzen und Hirnnervenlähmungen. Typisch ist eine krampfartige Starre der Kaumuskulatur (Trismus), die zur Kieferklemme führt. Diese Muskelkrämpfe breiten sich über den gesamten Körper aus. Krämpfe der Atemmuskulatur führen zu lebensgefährlichen Atemnotanfällen. Je kürzer die Inkubationszeit ist, desto schwerer ist der Verlauf. Die Letalität liegt bei 50 %.

> **!** Tetanus ist bei uns sehr selten geworden, da ein Großteil der Bevölkerung geimpft ist. Es ist wichtig, dass Pflegepersonen vor allem bei alten Menschen, die verletzungsgefährdeter sind, auf Impfschutz und Dokumentation (Impfpass) achten.

Die **Behandlung** legt ihren Schwerpunkt auf die Prophylaxe, die Impfung. Die aktive Immunisierung erfolgt mit Tetanustoxoid (Tetanol) 2-mal im Abstand von 4–8 Wochen und einer dritten Injektion nach 6–12 Monaten. Auffrisch-Impfungen sind alle zehn Jahre erforderlich.
Wird eine Person ohne Impfschutz verletzt, werden eine Simultanimpfung (gleichzeitige aktive und passive Immunisierung mit Tetanus-Antitoxin, z. B. Tetagam) und eine sorgfältige Wundversorgung durchgeführt.
Bei Ausbruch der Erkrankung werden evtl. zusätzlich Antibiotika gegeben. Außerdem werden intensivmedizinische Maßnahmen ergriffen, der Raum abgedunkelt, sediert und beatmet.

Pflegerische Aspekte

Bezüglich der **Hygienemaßnahmen** ist für das Pflegepersonal Folgendes wichtig:

- Zusätzlich zur **Händedesinfektion** ist auf sorgfältiges Händewaschen zu achten, da die Händedesinfektion gegenüber den Sporen der Clostridien nicht ausreichend wirksam ist.
- Zur **Desinfektion** sind in jedem Fall Mittel der Liste der Deutschen Gesellschaft für Hygiene und Mikrobiologie (DGHM) anzuwenden, die auch in der Liste des RKI verzeichnet sind. Normalerweise reicht die übliche Konzentration entsprechend einer Einwirkzeit von einer Stunde aus (wenn nicht anders angeordnet). Die Desinfektion erfolgt üblicherweise als Wischdesinfektion. Bei massiver bzw. sichtbarer Kontamination mit infektiösem Material kommen Mittel, Konzentration und Einwirkzeit der Liste des BGA zur Anwendung.
- Erkrankung und Tod sind **meldepflichtig.**

Kommt es trotz Impfung dennoch zur Erkrankung, sind folgende **pflegerische Maßnahmen** anzuwenden:

- Überwachung auf der Intensivstation;
- Licht dämpfen;

- Unnötige Reize (Geräusche, aber auch Injektionen sowie Besucher) müssen vermieden werden, da diese beim Patienten sofortige Muskelkrämpfe auslösen können.

8.10.10 Tuberkulose

Birgit Hillgärtner-Helber

Medizinische Grundlagen

Die Tuberkulose (Tbc) ist weltweit verbreitet. Seit Beginn dieses Jahrhunderts ist ein deutlicher Rückgang der Sterblichkeit an Tuberkulose zu verzeichnen. Ursachen hierfür sind die besseren Lebensbedingungen, die systematische stationäre Behandlung und die Entwicklung von gut wirksamen Tuberkulostatika. In den Ländern Asiens, Südamerikas und Afrikas ist dieser Rückgang nicht im selben Ausmaß zu verzeichnen.
Erreger der Tuberkulose ist das Mycobacterium tuberculosis.
Die **Übertragung** erfolgt heute fast ausschließlich durch Tröpfchen- bzw. Staubinfektion von Mensch zu Mensch (Abb. 8.**60**). Ansteckungsgefahr besteht vor allem bei direktem, engem persönlichen Kontakt, z. B. beim Schlafen oder Arbeiten im selben Raum. Die Ansteckung vom Tier auf den Menschen ist seit der Ausrottung der Rindertuberkulose nicht mehr von Bedeutung. Werden die Tuberkulose-Bakterien eingeatmet, so können sie sich an jeder Stelle der Atemwege absiedeln. Die meisten Erreger sterben jedoch ab oder werden durch Makrophagen unschädlich gemacht. Hierfür ist eine gute Abwehrlage des Organismus Voraussetzung. Diese ist vermindert bei Mangelernährung, z. B. durch Alkoholismus, hormonelle Umstellung, Immunerkrankung (Leukämie, immunsuppressive Therapie mit Cortison, nach Nierentransplantation), Diabetes mellitus, Silikose, Magenresektion und allgemein im Alter.
Die Inkubationszeit vom Eindringen des Erregers bis zum Ausbruch der Krankheit beträgt 4-6 Wochen. Erste Reaktion auf die Absiedlung von Tuberkel-Bakterien ist eine Entzündung, die von einer akuten Pneumonie kaum zu unterscheiden ist. Innerhalb von 3-10 Wochen bildet sich im weiteren **Krankheitsverlauf** (Abb. 8.**60**) ein Tuberkel, ein entzündliches granulomatöses Knötchen. Dies führt in der Regel zu einem kleinen, begrenzten pneumonischen Primärherd. Bei großer Erregermenge und/oder schlechter Abwehrlage können auch zahlreiche Herde entstehen, die möglicherweise zu einem massiven pneumonischen Infiltrat konfluieren (ineinander übergehen). Bei günstigem Krankheitsverlauf können die Lungenherde (Primärkomplexe) sich unter Vernarbung auflösen und verkalken. Am häufigsten finden sich Primärkomplexe in der Lunge und an den Hilus-Lymphknoten. Sie können jedoch auch an den Tonsillen, dem Dünndarm (durch verschlucktes Sputum) und den Mesenterial-Lymphknoten entstehen. Je nach Abwehrlage und Erregerzahl ist eine örtliche Ausbreitung möglich, ebenso kann eine hämatogene oder selten auch lymphogene Streuung in andere Körperregionen auftreten (z. B. ZNS, Auge, Niere, Genitalien, Leber, Knochen). Dies wird auch als Postprimäre Tuberkulose bezeichnet. Bei fehlender Immunabwehr und ungehinderter hämatogener Aussaat bildet sich die so genannte Miliartuberkulose, die häufig mit einer tuberkulösen Meningitis einher geht. Diese früher häufig tödliche Komplikation der Tuberkulose ist heute selten geworden; sie tritt nur auf, wenn die Diagnose spät gestellt wird und die Therapie zu einem späteren Zeitpunkt eingeleitet wird.
Die während des initialen Infektes durch Streuung zustande gekommenen Tuberkuloseherde bleiben unbehandelt zumeist latent weiter bestehen. Sie können dann Monate bis Jahrzehnte später durch abwehrschwächende Faktoren (Alter, Diabetes, Alkoholismus usw.) reaktiviert werden.
Die **Symptome** sind im Anfangsstadium häufig wenig ausgeprägt und ähneln denen einer „verschleppten Grippe":

- Müdigkeit,
- Leistungsschwäche,
- subfebrile Temperaturen,
- Gewichtsabnahme,
- Appetitlosigkeit,
- Nachtschweiß,
- Husten,
- Auswurf.

Zur **Diagnosestellung** wird immer eine Röntgenaufnahme der Lunge gemacht. Das Sputum (Auswurf, bevorzugt am frühen Morgen gewinnen) wird zum Erregernachweis mittels Mikroskop, Kultur oder sogenannter PCR-Reaktion (Nachweisreaktion über die DNS der Myobakterien) untersucht. Der Tuberkulin-Test wird 4-6 Wochen nach Infektion positiv, aber auch nach erfolgreicher BCG-Impfung und früherer, ausgeheilter Tbc.
Grundlage der **Behandlung,** die in der Regel 6-9 Monate dauert, sind die modernen Tuberkulostatika. Die Therapie wird nach einem festen Konzept meist stationär begonnen und ambulant

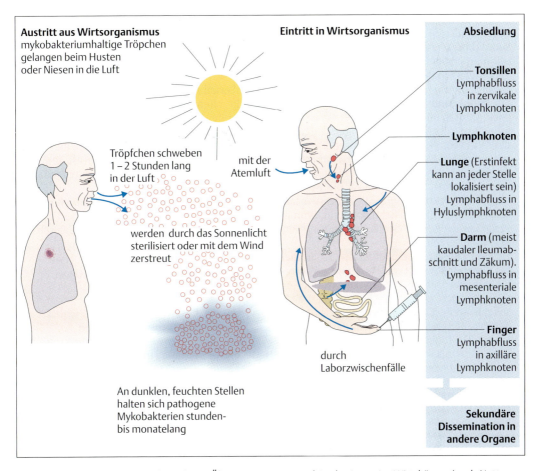

Abb. 8.**60** Mycobacterium tuberculosis: Übertragungsweg und Ausbreitung im Wirtskörper (nach Netter 1982).

weitergeführt. Hierbei ist die regelmäßige Einnahme sicherzustellen! Entscheidend ist die Initialbehandlung, da es hierbei auf die möglichst rasche Keimreduktion noch vor Ausbildung von resistenten Keimen ankommt. Sie wird immer als Kombinationsbehandlung mit 3–4 Medikamenten durchgeführt. Es schließt sich eine Stabilisationsphase mit einer Zweierkombination an. Bei regelmäßiger Einnahme der verordneten Medikamente besteht schon nach wenigen Wochen keine Ansteckungsgefahr mehr.

Durch die **BCG-Impfung** wird der Zustand einer natürlichen Primärinfektion mit relativer Immunität erreicht. Da sie die Diagnostik erschwert, sollte sie nur bei hohem Tuberkulose-Erkrankungsrisiko angewandt werden. Die STIKO (Ständige Impfkommission in der BRD) empfiehlt sie gegenwärtig nicht.

Pflegerische Aspekte

Damit die Patienten aktiv an ihrer Genesung mitarbeiten können, müssen sie auch über die **hygienischen Maßnahmen** umfassend aufgeklärt und dazu motiviert werden, sie einzuhalten. Die Hygienemaßnahmen erfordern eine besonders gewissenhafte Durchführung, denn in den ersten sechs Wochen nach Behandlungsbeginn ist die Ansteckungsgefahr besonders groß und der Patient zu isolieren. Da Ansteckung mit Tuberkulosebakterien durch Tröpfcheninfektion geschieht, ist vor allem beim Husten Vorsicht geboten.

- Die Unterbringung eines an Tuberkulose Erkrankten im **Einzelzimmer** ist unumgänglich. Gemeinschaftseinrichtungen dürfen vom Patienten nicht benutzt werden. Die Dauer der Isolier- und Schutzmaßnahmen ist

abhängig vom klinischen Bild und vom Sputumbefund.
- **Schutzkittel** und **Handschuhe** sind immer erforderlich bei möglichem Kontakt mit erregerhaltigem Material und mit kontaminierten Gegenständen (z. B. bei der Mundpflege).
- Ein **Mund- und Nasenschutz** wird von manchen Autoren empfohlen, der Nutzen ist aber fragwürdig. Patienten sollten aber aufgefordert werden, sich bei Husten ein Papiertaschentuch vor Nase und Mund zu halten und dadurch die Freisetzung von Tröpfchen aus dem Atemtrakt zu vermindern, die bei Verdunstung infektiöse Aerosole entstehen lassen. Patienten, die viel husten und ihr Zimmer verlassen wollen, sollen eine chirurgische Maske aufsetzen.
- **Hygienische Händedesinfektion** ist immer bei direktem Kontakt mit Patienten, mit erregerhaltigem Material und kontaminierten Gegenständen und nach Ablegen der Handschuhe nötig. Grundsätzlich wichtig ist für alle Desinfektionsmaßnahmen, dass die Verfahren bei Tuberkulose geeignet und in den Listen der Deutschen Gesellschaft für Hygiene und Mikrobiologie und des Robert-Koch-Instituts verzeichnet sind.
- Auch die routinemäßige **Flächendesinfektion**, die bei Bedarf nicht nur die patientennahen Flächen betrifft, ist wichtig. Sie ist mit Mitteln der Liste des RKI in den dort angegebenen Konzentrationen und den entsprechenden Wirkzeiten durchzuführen.
- Eine **Schlussdesinfektion** ist nach Angaben des Gesundheitsamtes durchzuführen. Alle Gebrauchsgegenstände verbleiben im Zimmer.
- Instrumente, Wäsche, Textilien, Matratzen, Kissen und Decken sind mit Mitteln und Verfahren des RKI zu desinfizieren, die Instrumente danach noch zu sterilisieren.
- Das **Essgeschirr** wird innerhalb der Einrichtung, in welcher es benutzt wurde, desinfiziert.
- **Erregerhaltiges Material** und **Abfälle**, die kontaminiert sein können, sind in Abstimmung mit dem Gesundheitsamt zu entsorgen.
- Alle **Kontaktpersonen** müssen über die Hygienemaßnahmen und die Infektionsgefährdung informiert sein. Besucher müssen sich vor einem Besuch beim Pflegepersonal melden.

Folgende **pflegerische Hinweise** beziehen sich auf akute, offene Lungentuberkulose, die im Krankenhaus behandelt wird. Für die Pflege ist wichtig, dass der Patient die medikamentöse Therapie über längere Zeit diszipliniert und genau einhält.

- Es wäre wünschenswert, wenn möglichst tuberkulinpositives Personal bei Patienten mit offener Tuberkulose eingesetzt werden könnte. Personal, das ständig mit Tuberkuloseerkrankten in Berührung kommt, wird in jährlichem Abstand auf Ansteckung untersucht. Dazu werden ein Tine-Test und eine Röntgenaufnahme des Thorax durchgeführt.
- Ausreichend Ruhe und Schlaf,
- Vollwertige Ernährung und regelmäßige Zwischenmahlzeiten;
- Gesunde Lebensführung, geeignete Beschäftigung und psychologische Betreuung.

8.10.11 Hautpilzerkrankungen

Thomas Helber und Hartmut Rolf

Medizinische Grundlagen

Mykosen der Haut sind auf drei Gruppen von **Erregern** zurückzuführen: Dermatophyten, Hefepilze (z. B. Candida albicans) und Schimmelpilze. Erregerreservoir ist der Mensch, teilweise aber auch Haustiere. Beispielsweise lassen sich bei 30–60 % aller gesunden Personen im Darm Candida-Erreger nachweisen. Auf der Haut ist Candida bei 20 % aller gesunden Personen in seiner Ruheform (Hefephase) nachweisbar.

Die Candida-Mykose (auch Candidose, früher Soormykose genannt) wird von Mensch zu Mensch in der Ruheform (Hefephase) **übertragen**. Sobald er günstige Wachstumsbedingungen vorfindet (feuchtes Milieu zwischen den Zehen in schlecht gelüfteten, geschlossenen Schuhen oder bei begünstigender Erkrankung wie Diabetes mellitus, Schwächung der körpereigenen Abwehr oder antibiotischer Therapie), wechselt er in die myzeliale Wachstumsphase (Abb. 8.61). Aufgrund der Vielzahl von Erregern sind auch die **Krankheitszeichen** unterschiedlich. Evtl. ist kaum eine Veränderung der Haut zu sehen, teilweise fällt die Erkrankung erst nach einem Sonnenbad auf (nach UV-Einstrahlung abgeschwächte Bräunung im befallenen Areal). Es können andererseits durch verstopfte Ausführgänge der Talgdrüsen auch Furunkel oder Karbunkel (Eiterungen der Haut) auftreten, die einer schweren Akne ähneln. Ferner kann die Haut aufweichen (Candida-Erkrankung) und Schrunden bilden, wie z. B. bei der Fußpilzerkrankung. Auch Nägel, Kopf- und Barthaar kön-

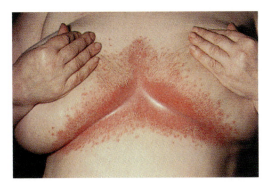

Abb. 8.**61** Submammäre Kandidose (aus Jung 1995).

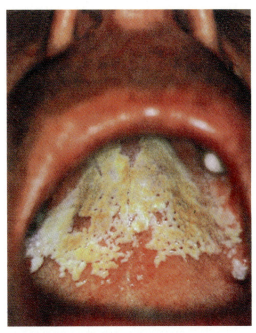

Abb. 8.**62** Candida-Soor im Gaumenbereich (aus Classen u. Mitarb. 1994).

nen befallen sein. In der Altenpflege findet man häufig eine mit Hautpilzen infizierte Intertrigo (Wundreiben, Wundsein). Besonders gefährdet sind Hautfalten (Leiste, Brust, Bauch) und Scheide insbesondere bei Patienten mit Diabetes mellitus.

Ein häufiges Krankheitsbild bei Älteren oder Menschen mit konsumierenden Grunderkrankungen (z. B. AIDS) ist der **Mundsoor** (Abb. 8.**62**). Begünstigt wird seine Entstehung durch Schluckstörungen oder -unfähigkeit. Insbesondere eine PEG-Sonde fördert das Auftreten von Mundsoor. Da die Patienten oft keinerlei Speise mehr durch den Mund aufnehmen, versiegt der ohnehin schon eher dürftige Speichelfluss wegen fehlender Reize (Lutschen Sie doch mal eine saure Zitrone: bereits die Vorstellung davon kann Ihren Speichelfluss anregen!). Nachfolgend wird die Mundschleimhaut trocken, borkig und anfällig für alle Krankheitskeime. Sie bietet den Nährboden für Pilze aller Art. Meist ist ein Soorbefall (weißliche, schwer abwischbare Beläge der Mundschleimhaut, nach Entfernung leicht blutend) nur eine Frage der Zeit. Hier kann durch regelmäßige Mundpflege viel Leid vermieden werden. Es sollte so lange wie irgend möglich noch wenigstens ein Naturjoghurt täglich gegeben werden (nicht durch die Sonde!).

Die **Behandlung** von Hautpilzerkrankungen ist je nach Erreger unterschiedlich. Allgemein kann zwischen einer örtlichen (lokalen) Behandlung mittels Salbe, Creme, Lösung, hautverträglichem Desinfektionsmittel und einer innerlichen (systemischen) Behandlung mittels Tabletteneinnahme unterschieden werden. Allerdings gibt es hier Tabletten, die fast nur im Darm wirksam sind und nicht oder kaum ins Blut gelangen. In der Regel muss die Therapie noch bis zu mehreren Wochen nach dem Verschwinden der sichtbaren Symptome fortgeführt werden, da dann lediglich die Reizerscheinungen der Haut abgeklungen sind, der Pilzbefall der Haut jedoch noch immer nicht vollständig bekämpft ist. Dies ist der häufigste Grund für scheinbare Therapieversagen bzw. Rückfälle!

In schweren Fällen von Systemmykosen, wenn innere Organe betroffen sind, können Infusionen verordnet werden.

Pflegerische Aspekte

Folgende **Hygienehinweise** sollten beachtet werden:

! Candidapilze finden sich auch auf der gesunden Haut und Schleimhaut, ohne eine Infektion auszulösen. Abwehrgeschwächte Personen hingegen sind infektionsgefährdet. Besonders warme, feuchte Regionen, in denen Haut auf Haut liegt, sind für eine Intertrigo anfällig. Diese Hautpartien infizieren sich dann leicht mit Candida, gelegentlich auch mit Bakterien.

- Das Tragen eines **Schutzkittels** ist bei möglichem Kontakt mit infizierter Haut, Sekreten von Infektionsherden, Stuhl und Urin oder

bei Pflegemaßnahmen am Kranken selber erforderlich.
- **Handschuhe** müssen bei Pflegemaßnahmen und Kontakt mit kontaminiertem Material getragen werden.
- **Mund und Nasenschutz** und **Schuhwechsel** sind nicht nötig.
- Die **Flächen der Umgebung** des Patienten sollten routinemäßig mit einem Desinfektionsmittel, das gegen Pilze wirksam ist, desinfiziert werden. Es müssen alle Flächen behandelt werden, die kontaminiert oder kontaminationsgefährdet sind. Ähnlich wird bei der Schlussdesinfektion verfahren.
- **Instrumente** sofort nach der Benutzung (auch für den Transport) in einen geschlossenen Behälter geben und dann wie üblich desinfizieren und sterilisieren.
- Für **Essgeschirr** und **Textilien** reichen routinemäßige Reinigungsverfahren aus.
- **Wäsche** (Leib-, Bettwäsche) sollte bei mindestens 60 °C in der Waschmaschine gewaschen werden.
- Eine Unterbringung im **Einzelzimmer** ist nur bei undiszipliniertem Verhalten des Patienten oder ausgedehntem Befall erforderlich.
- **Meldepflicht** besteht bei gehäuftem Auftreten in Krankenhäusern oder Heimen gemäß dem Bundesseuchengesetz.

Bei Soorbefall im Mund sind folgende **Pflegemaßnahmen** sinnvoll:

- Sorgfältige Krankenbeobachtung (z. B. 3-mal tägl. Mundinspektion bei Soorpilz im Mund);
- Gründliche Mundpflege (Patient soll bei Infektion im Mund alle 2 h den Mund mit Myrrhentinktur o.Ä. spülen und die Zähne putzen bzw. ein Mundpflegeset verwenden.);
- Nach ärztlicher Anordnung antimykotische Medikamente lokal anwenden und auf Wirksamkeit hin kontrollieren. Entsprechend der ärztlichen Anweisung über das Verschwinden der Beläge hinaus therapieren;
- Pflege der Lippen z. B. mit Panthenol-Creme;
- Die oberste Schicht des Soorpilzes soll erst dann gelöst werden, wenn dies leicht und sanft möglich ist.

Zur **Prophylaxe** von Hautpilzerkrankungen sollten verschiedene Maßnahmen ergriffen werden:

- Gebiss/Zähne nach jeder Mahlzeit reinigen;
- Mundpflege bei Schluckstörungen und Sondennahrung;
- Zuckerhaltige Nahrung meiden;
- In den gefährdeten Regionen die Haut nach Baden und Waschen sorgfältig trocknen, Haut-auf-Haut-Kontakt vermeiden;
- Baumwollkleidung;
- Bei gefährdeten Personen Hautfalten, Finger- und Zehenzwischenräume kontrollieren;
- Ob prophylaktisch antimykotische Cremes oder Salben angewendet werden, entscheidet der Arzt.

8.10.12 Krätze (Skabies)

Thomas Helber und Hartmut Rolf

Medizinische Grundlagen

Die Krätzmilbe, der **Erreger** der Krätze, ist ein Parasit. Er lebt in seinen ersten drei Lebenswochen nach dem Schlüpfen aus einem Ei auf der Hautoberfläche des Menschen. Nach der Begattung stirbt das Männchen, das Weibchen gräbt Gänge in die Hornschicht der Haut und legt dort Eier ab. Nach wenigen Wochen stirbt auch das Weibchen im Hornhautgang. Aus den Eiern entwickeln sich in mehreren Schritten (Larven, Nymphen, Milben) wieder geschlechtsreife Männchen und Weibchen.

Übertragungsweg ist meist enger Körperkontakt. Häufig ist daher der Sexualpartner mitbetroffen. Auch Pflegepersonen sind ansteckungsgefährdet.

Oft vergehen mehrere Wochen, bis der Befall sich durch erste **Symptome** bemerkbar macht. Beschwerden macht nämlich erst das stark juckende Exanthem gegen die Milben-Antigene. Um diese auszubilden, braucht der Organismus einige Wochen. Erst danach bildet sich das bekannte, typische Krankheitsbild mit juckendem, bläschenförmigem Ausschlag vor allem der Schamgegend, der Achselfalten, der Zwi-

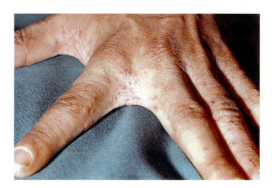

Abb. 8.**63** Skabies-Papeln in den Zwischenfingerfalten (aus Jung 1995).

schenfingerfalten (Abb. 8.**63**) und der Handgelenke. Ein besonders schwerer Krankheitsverlauf ist bei immungeschwächten Patienten bekannt. Zur **Behandlung** werden parasitenabtötende Mittel angewendet, z. B. Jacutin o. Ä. Die Milben können außerhalb der Haut nur maximal 2–3 Tage überleben. Daher ist auch das Auslüften von befallener Bekleidung, Textilien und Einrichtungsgegenständen wirksam, um die Parasiten abzutöten. Nachbehandlung der ekzematösen Hautveränderungen mit rückfettendem Badezusatz oder Salben/Lotio ist nach den stark austrocknend wirkenden antiparasitären Mitteln empfehlenswert.

Pflegerische Aspekte

Bei Krätze gelten folgende **Hygienehinweise:**

- Ein separater **Schutzkittel** ist bei möglichem Kontakt mit erregerhaltigem Material bis zum Ende der Behandlung erforderlich, ebenso bei Kontakt mit kontaminierten Gegenständen oder mit erkrankten Personen, d. h. insbesondere bei der Körperpflege und beim Lagern im Bett. Auch die Haut an den Unterarmen der Pflegeperson müssen vor Kontamination geschützt werden.
- **Handschuhe** sind immer bei möglichem Kontakt mit infizierter Haut, erregerhaltigem Material oder kontaminierten Gegenständen notwendig.
- **Mund- und Nasenschutz, Haarschutz** und **Schuhwechsel** sind nicht nötig.
- **Händedesinfektion** allein ist nicht ausreichend wirksam! Die Hände müssen gründlich gewaschen werden. Die gründliche Reinigung der Fingernägel ist sehr wichtig (Bürste).
- Die patientennahen **Flächen der Umgebung** werden routinemäßig gereinigt. Die Schlussdesinfektion verläuft ebenso wie die laufende Desinfektion.
- Für das **Essgeschirr** sind Standardhygienemaßnahmen ausreichend.
- **Leib- und Bettwäsche** müssen bei mindestens 60 °C in der Waschmaschine gewaschen werden. Die Wäsche sollte alle 12–24 h gewechselt werden. Chemische Reinigung ist möglich. Wäsche gilt als nicht mehr infektiös, wenn sie in einem verschlossenen Plastiksack vier Tage lang gelagert wurde.
- Decken, Kissen und Matratzen in die Wäsche geben oder mindestens vier Tage lang nicht mehr benutzen.
- **Instrumente** sofort nach Benutzung in einen geschlossenen Behälter geben (auch für den Transport). Desinfektion und (Dampf-)Sterilisation wie üblich.
- Nur bei unkooperativen Patienten oder ausgedehntem Befall ist eine Unterbringung im **Einzelzimmer** erforderlich.
- Bei gehäuftem Auftreten im Krankenhaus oder in Heimen besteht Meldepflicht gemäß dem Bundesseuchengesetz.
- **Kontaktpersonen**, die Körperkontakt zum Kranken habe oder hatten, sollten sich ebenfalls untersuchen und gegebenenfalls behandeln lassen.

Pflegerische Maßnahmen:

- Die Anweisungen des Arztes und die Gebrauchsanweisung für das Antiparasitikum genau einhalten. In der Regel werden die Präparate an drei aufeinanderfolgenden Abenden am ganzen Körper (Kopf ausgenommen) eingerieben.
- Zuvor wird der Körper mit einer milden Seife oder Syndet gereinigt. Nachdem die Haut vollständig abgetrocknet ist, wird sie vorschriftsmäßig behandelt.
- Wegen der Giftigkeit der Präparate sind besonders Mund und Nase vor Kontakt mit dem Medikament (Vorsicht vor Spritzern) mit einem Taschentuch zu schützen und die Dosierung exakt vorzunehmen.

Literatur

Berufsgenossenschaft für Gesundheitsdienst und Wohlfahrtspflege (BGW): AIDS Informationen für Versicherte im Gesundheitsdienst und im Rettungs- und Sanitätsdienst. Merkblatt M 612 1/1997

Berufsgenossenschaft für Gesundheitsdienst und Wohlfahrtspflege (BGW): Vor Infektinen schützen. Beilage BGW-Mitteilungen 2/1995

Bundesgesundheitsamt (BGA): Anforderungen der Hygiene an die Infektionsprävention bei übertragbaren Krankheiten. Bundesgesundheitsblatt Sonderheft 1994

Bundesgesundheitsamt (BGA): Merkblatt für Ausscheider von Salmonellen (Typhus-, Paratyphus- und Enteritiserreger) sowie von Ruhrbakterien, 12/1992

Daschner, F. (Hrsg.): Praktische Krankenhaushygiene und Umweltschutz, 2. Auflage, Springer, Berlin 1997

Deutsche Gesellschaft für Hygiene und Mikrobiologie (DGHM): Liste der nach den „Richtlinien für die Prüfung chemischer Desinfektionsmittel" geprüften und von der Deutschen Gesellschaft für Hygiene und Mikrobiologie als wirksam befundenen Desinfektionsverfahren, mhp-Verlag, Wiesbaden (jeweils neueste Auflage)

Classen, M., V. Diehl, K. Kochsiek: Innere Medizin, 3. Aufl. Urban & Schwarzenberg, München 1994

Gross, R., P. Schölmerich: Lehrbuch der Inneren Medizin, 9. Aufl. Schattauer, Stuttgart 1994

Hofmann, F.: Arbeitsmedizin und Gesundheitsschutz im Krankenhaus. In: Daschner, F. (Hrg.), Praktische Krankenhaushygiene und Umweltschutz, 2. Aufl., Berlin 1997
Juchli, L.: Pflege, 8. Aufl. Thieme, Stuttgart 1997
Jung, E.G.: Dermatologie, MLP Duale Reihe, 3. Aufl. Hippokrates, Stuttgart 1995
Masur, K.F.: Neurologie. Hippokrates, Stuttgart 1989
Netter, F.: Farbatlanten der Medizin, Bd. 4 Atmungsorgane. Thieme, Stuttgart 1982
Pschyrembel Klinisches Wörterbuch, 258. Aufl. De Gruyter, Berlin 1998
Robert-Koch-Institut: Liste der vom RKI geprüften und anerkannten Desinfektionsmittel und -verfahren (jeweils neueste Auflage).
Schäffler, A., J. Braun, U. Renz: Klinikleitfaden, 2. Aufl. Jungjohann, Neckarsulm 1990
Schäffler, A., N. Menche: Pflege konkret Innere Medizin, 2. Aufl. G. Fischer, Ulm 1997
Schäffler, A., N. Menche, U. Balzen, T. Kommerell: Pflege heute. G. Fischer, Ulm 1997
Sperling, W.: Backen. In: Bücker, H.-J. (Hrg.), Aktives Alter – gekonnt betreuen und aktivieren. Vincentz, Hannover 1994
Steigleder, G.K.: Dermatologie und Venerologie. 6. Aufl. Thieme, Stuttgart 1992
Weihrauch, W.: Internistische Therapie 98/99, 12. Aufl. Urban & Schwarzenberg
Wiebe, W.: Pflegethema: Infektionen, HIV und AIDS. Thieme, Stuttgart 1997

8.11 Apallisches Syndrom – Pflege des Bewusstlosen

Else Gnamm

Medizinische Grundlagen

Bewusstsein ist ein Wachzustand (Vigilanz), in dem wir uns selbst (Ich-Bewusstsein), unsere Mitmenschen und unsere Umwelt verstandesmäßig (bewusst) wahrnehmen.
Zum Bewusst-Sein gehören z. B. folgende Fähigkeiten:

- wahrnehmen, orientieren,
- erinnern, reagieren,
- handeln.

Bewusstlosigkeit beschreibt einen Zustand, bei welchem jedes verstandesmäßige (bewusste) Wahrnehmen des eigenen Ichs, der Mitmenschen und der Umwelt ausgeschaltet ist, bei erhaltenen vegetativ-somatischen Funktionen. Der Bewusstlose befindet sich im Koma, d. h. in einem tiefen, festen Schlafzustand, der durch äußere Reize nicht zu unterbrechen ist.
Diese Bewusstseinsstörung kann unterschiedliche Ursachen haben und irreversibel, nicht rückgängig zu machen, oder auch zeitlich begrenzt sein.

Es werden qualitative und quantitative **Bewusstseinsstörungen** unterschieden.

- **qualitativ:**
  - *Dämmerzustand* (Bewusstseinsstörung mit Störung der Wahrnehmung),
  - *Verwirrtheit* (Bewusstseinstrübung mit Denkstörungen, Verlust der Orientierungsfähigkeit,
  - *Delirium* (Bewusstseinsstörung mit Denk- und Wahrnehmungsstörungen, meist mit motorischer Unruhe, Halluzinationen).
- **quantitativ:**
  - *Somnolenz* (schläfriger Zustand, aber weckbar),
  - *Sopor* (nicht mehr weckbar, nur stärkste Reize lösen Reaktion aus),
  - *Koma* (durch äußere Reize nicht zu unterbrechende Bewusstlosigkeit),
  - *Apallisches Syndrom*.

Das **Apallische Syndrom** ist ein irreversibler Funktionsverlust des Großhirns, der meist durch Sauerstoffmangel der Gehirnzellen bedingt ist. Schon eine Ischämiezeit von 3–5 Minuten, z. B. durch eine Unterbrechung der Blutzufuhr bei einem Kreislaufstillstand, kann das Großhirn auf Dauer schädigen.
Das Apallische Syndrom (Enthirnungsstarre oder Dezerebration) entspricht einer funktionellen Trennung zwischen Hirnmantel (Pallidum) und Hirnstamm.
Beim Apalliker ist die Großhirnfunktion weitgehend ausgeschaltet, die lebenserhaltenden untergeordneten Zentren des Gehirns funktionieren aber noch. Dieser Zustand kann unter Umständen Jahre andauern. Die Prognose verschlechtert sich mit zunehmender Dauer des Syndroms (Pschyrembel 1998).
Die typischen **Symptome** des Apallischen Syndroms sind:

- tiefes Koma,
- Streckkrämpfe mit Innenrotation der Extremitäten, die sich im Laufe der Zeit lockern können,
- Aufteten pathologischer Reflexe,

- weite Pupillen (Mydriasis) mit eingeschränkter Lichtreaktion,
- unkoordinierte Augenbewegungen,
- Kau- und Saugbewegungen (orale Automatismen).

Sauerstoffmangel führt zum Absterben von empfindlichen Gehirnzellen; als Folge treten Bewusstseinsstörungen und Bewusslosigkeit auf. Daneben gibt es aber auch noch eine Vielzahl anderer **Ursachen**, die zu diesem Zustand führen können, wie z. B. Schädel-Hirn-Traumen, Hirnblutungen, Hirntumoren und degenerative Hirnerkrankungen. Ebenso können Bakterien und Viren sowie eine Medikamentenüberdosierung (versehentlich oder in suizidaler Absicht) als Ursache in Frage kommen. Auch Organversagen können eine Bewusstlosigkeit provozieren, z. B. ein Leber- oder Nierenkoma, Stoffwechselentgleisungen wie das diabetische Koma oder der hypoglykämische Schock usw.

Die leichteste Form der Bewusstlosigkeit, die auch den gesunden Menschen bei langem Stehen, in schlecht gelüfteten Räumen oder bei großer Hitze überkommen kann, ist die **Ohnmacht**, ein kurzdauernder Bewusstseinsverlust. Der Bewusstlose erholt sich spontan, sobald sich in liegender Position die Gehirndurchblutung wieder normalisiert.

Pflege des Bewusstlosen

Pflegebedürftigkeit durch Bewusstlosigkeit

Im Zustand der Bewusstlosigkeit ist der Kranke vollkommen auf die Übernahme jeglicher Aktivität durch die Pflegeperson und/oder andere therapeutisch tätige Personen angewiesen. Er ist völlig abhängig und kann ohne fremde Hilfe nicht überleben.

> **Pflegetipp**
> Einen bewusstlosen Menschen zu pflegen, bedeutet, alle Lebensaktivitäten rund um die Uhr stellvertretend für ihn durchzuführen, oder an pflegerisch kompetente Personen zu delegieren. Das bedeutet auch, Verantwortung für einen Menschen zu übernehmen, der seine Wünsche nicht äußern kann. Besonders schwierig für die Pflegeperson ist hierbei, dass ihre pflegerische Arbeit ohne Antwort des Kranken bleibt. Sie ist in ihrem Handeln allein auf ihr Wissen und auf ihre Wahrnehmungen angewiesen.

Pflege umfasst immer alle Maßnahmen für den ganzen Menschen mit seinem persönlichen Hintergrund, sie darf sich auch beim Bewusstlosen nicht nur auf seine körperliche Versorgung beschränken. Die Pflegeperson muss ihm auch Anregung, z. B. durch sanfte Berührung und Kommunikation, vermitteln. Wichtig ist, dass alle beteiligten Personen (auch Angehörige) in diesem Sinne handeln.

Die totale Abhängigkeit eines Bewusstlosen kann für Angehörige und Pflegende sehr belastend werden, vor allem, wenn dieser Zustand über längere Zeit besteht und jegliche Hoffnung und Besserung langsam schwindet. Dann wird häufig die Sinnfrage gestellt, und alle Beteiligten erleben ihre Hilflosigkeit und Ohnmacht, die sich sehr unterschiedlich äußern kann, z. B. als Wut oder Depression.

Pflegeprobleme/Einschränkungen im Bereich der AEDL

Der Bewusstlose ist durch den Schweregrad der Erkrankung in allen Bereichen der AEDL von professioneller Unterstützung abhängig.

Zu beachten sind besonders die Bereiche
- kommunizieren können,
- sich bewegen können,
- vitale Funktionen aufrechterhalten können,
- sich pflegen können,
- essen und trinken können,
- ausscheiden können.

Alle durchzuführenden Maßnahmen verfolgen das Ziel, Komplikationen (z. B. Lungenentzündung, Thrombose, Dekubitus) zu vermeiden und zusätzliche Schmerzen vom Kranken abzuwenden. Die Gefahr von Komplikationen steigt mit zunehmenden Alter, zunehmender Immobilität und zunehmender Dauer der Bewusstlosigkeit. Besonders Infektionskrankheiten können sich lebensbedrohlich entwickeln, da auch das Immunsystem geschwächt ist.

AEDL Kommunizieren können: Auch wenn der Bewusstlose scheinbar regungslos und teilnahmslos im Bett liegt, darf niemand ausschließen, dass eine (wenn auch nur hypothetische) Wahrnehmung möglich ist. Bei der Pflege muss davon ausgegangen werden, dass der Bewusstlose etwas wahrnimmt, auch wenn äußerlich keinerlei Reaktion sichtbar ist. Deshalb muss er auch über alle durchzuführenden Maßnahmen eindeutig informiert werden. Dazu bedarf es zwar einiger Disziplin im Pflegeteam, weil am

Anfang jeder gewisse Hemmungen hat, mit einem Bewusstlosen zu sprechen und dabei seine evtl. Antwort nur vermutet werden kann. Die Tiefe der Bewusstlosigkeit ist nicht einfach zu erkennen, deshalb müssen Pflegepersonen grundsätzlich so handeln, als ob der Betroffene bei klarem Bewusstsein wäre. Dieses Vorgehen verlangt auch unser Respekt vor der Würde des anderen Menschen.

Zusätzlich zur Sprache erfolgt Kommunikation über Hautkontakte, über Berührung und passive Bewegung des Kranken (z. B. beim Lagewechsel, bei der Körperpflege). Diese Maßnahmen sollten deshalb ganz bewusst erfolgen, z. B. Berührung ohne Handschuhe (wenn nicht aus hygienischen Gründen erforderlich) oder durch gezielten Einsatz von Gegenständen (Vibrax-Geräte) zur basalen Stimulation (S. 332 ff). Das Vorspielen von vertrauter, leiser Musik über Kopfhörer kann auch eine Möglichkeit der Stimulation sein, wenn es zeitlich begrenzt wird und die Vorlieben des Kranken bekannt sind.

AEDL Sich bewegen können: Bewegung regt alle Körperfunktionen (z. B. Kreislauf, Atmung, Verdauung) an, außerdem trainiert sie die Muskulatur und hält die Gelenke beweglich. Fehlende Bewegung kann daher schwerwiegende Folgen haben und mit zunehmender Dauer zu wachsenden Problemen (z. B. Versteifungen) führen. Der Bewusstlose neigt durch fehlende Spontanbewegungen zu Kontrakturen, besonders an den Extremitäten. Besteht zudem eine Neigung zu Spastik, ist die Kontrakturbildung noch gravierender. Sehr häufig entwickelt sich eine Spitzfußkontraktur.

Eine einfache, aber effektive Prävention ist das regelmäßige (tägliche) Durchbewegen aller Gelenke und die Lagerung in physiologischer Mittelstellung durch Lagerungskissen. Das tägliche Durchbewegen dient auch der Thromboseprophylaxe. Gleichzeitig sollten die Beine beim Waschen herzwärts ausgestreift werden, zur Unterstützung des venösen Blutrückflusses.

AEDL Vitale Funktionen aufrechterhalten können: Die Pflege von Bewusstlosen kann im Pflegeheim nur dann übernommen werden, wenn eine Intensivtherapie zur Lebenserhaltung nicht mehr notwendig ist, d. h. Die Vitalfunktionen müssen ohne Medizintechnik stabil sein.

Es muss für eine ungehinderte Atmung (z. B. durch atemstimulierende Einreibungen) gesorgt werden. Da Husten- und Schluckreflexe fehlen, kann sich Sekret im Bronchialraum ansammeln und zur Lungenentzündung führen.

Eine weitere vitale Gefährdung stellt die Aspiration im Zusammenhang mit der Sondenernährung dar (S. 350 ff, 362). Auch Harnwegsinfektionen sind, bedingt durch Blasenverweilkatheter (S. 596), keine Seltenheit.

Regulationsstörungen im Temperaturzentrum und Infektionen können zu Fieberzuständen führen, die zusätzlich mit physikalischen Maßnahmen (z. B. Wadenwickeln) behandelt werden können.

AEDL Sich pflegen können: Die Körperpflege bietet viele Möglichkeiten, neben der Pflege der Haut durch gezielte Maßnahmen Anregung zu vermitteln. Mit Hilfe rhythmischer Einreibungen und Streichungen werden Impulse über die Haut vermittelt, die auf den Blut- und Lymphfluss, die Atmung und auf die Verdauung anregend wirken können.

Gleichzeitig ist die Durchführung aller prophylaktischen Maßnahmen besonders wichtig. Ein hohes Dekubitusrisiko ist beim Bewusstlosen durch Immobilität und durch die Stuhl- und Harninkontinenz bedingt. Hautpflege und Hautschutz an den gefährdeten Stellen und ein zweistündlicher Lagewechsel sollten hierfür im Standardpflegeplan vorgesehen sein. Darüber hinaus können auch Spezialbetten (z. B. Luftkissenbetten) oder Matratzenauflagen angebracht sein, die den Kranken und die Pflegenden entlasten. Entstandene Dekubitalstellen sind Pflegefehler und haben heutzutage ihre entsprechende juristische Relevanz.

AEDL Essen und Trinken können: Im Regelfall ist beim Bewusstlosen eine vollständige enterale Ernährung über eine Sonde notwendig. Die Zufuhr erfolgt über eine nasale Ernährungssonde oder im Idealfall über eine PEG (S. 352, 363). Auf eine sorgfältige Bilanzierung der Nahrungs- und Flüssigkeitsaufnahme und auf den Schutz vor Aspiration muss in diesem Fall besonders geachtet werden. *Erhöhte Temperaturen und Schwitzen verlangen eine erhöhte Flüssigkeitszufuhr.*

Die Mundpflege ist bei dieser Ernährungsform besonders wichtig, da ohne Kaubewegungen wichtige Selbstreinigungsmechanismen in der Mundhöhle ausbleiben.

Bei einer ausschließlichen Ernährung über eine Sonde entbehrt der Kranke jeglicher (oraler) Stimulation, vor allem, wenn die Nahrung über technische Geräte (Ernährungspumpen) verabreicht wird. Es ist wichtig, sich darüber Gedanken zu machen und zu überlegen, in welcher Form dem Bewusstlosen trotzdem stimulierende Reize vermittelt werden können (s. Basale Stimulation).

AEDL Ausscheiden können: Die bestehende Stuhl- und Harninkontinenz erfordert sorgfältige Intimpflege und die konsequente Beachtung der hygienischen Richtlinien im Umgang mit Harnableitungssystemen. Da die Harnableitung über mehrere Wochen und Monate benötigt wird, ist mit dem Arzt über die Anlage einer suprapubischen Blasenfistel zu reden.

Pflegepersonen versuchen bei der Intimpflege, das (vermutete) Schamgefühl und Schamverhalten des Bewusstlosen zu respektieren und vermitteln damit ein wichtiges Signal, wie auch hier die Würde eines bewusstlosen Menschen respektiert werden kann.

Literatur

DBfK-Landesverband Bayern: Aktivitäten und essenzielle Erfahrungen des Lebens erhalten. Ein Diskussionspapier. Pflegezeitschrift 7/1998

Haupt, W.F., K.-A. Jochheim, H. Remschmidt: Neurologie und Psychiatrie für Pflegeberufe, 8. Aufl. Thieme, Stuttgart 1997

Paetz, B., B. Benzinger-König: Chirurgie für Pflegeberufe, 18. Aufl. Thieme, Stuttgart 1994

Pschyrembel Klinisches Wörterbuch, 258. Aufl. de Gruyter, Berlin 1998

Salomon, F.: Intensivstation als Spannungsfeld zwischen Betroffenen und Therapeuten. intensiv 5/1997 S. 39

8.12 Schmerztherapie im Alter

Dieter Gnamm

8.12.1 Ziele der Schmerzbehandlung

Der Sinn von Schmerzen – Grenzen der Schmerzbehandlung

Schmerzen sind ein lebensnotwendiges **Warnsignal**, das uns hindert, uns zu verletzen. Ohne dieses Warnsignal würden wir die Hand nicht automatisch von der heißen Herdplatte wegziehen. Ohne Zahnschmerzen würden wir den Gang zum Zahnarzt noch weiter hinauszögern, bis der Zahn völlig zerstört ist.

Es gibt sogar eine Krankheit, bei der die fehlende Schmerzempfindung ein großes Problem ist: Leprakranke leiden darunter, Schmerzen nicht mehr zu spüren: sie stoßen, schneiden und verbrennen sich dauernd.

Wir brauchen die Schmerzempfindung im täglichen Leben.

Körperlicher Schmerz kann seelische Ursachen haben. Leistungsstress kann zu Kopfschmerzen führen, „hineingefressener" Ärger kann Magenschmerzen verursachen. Der körperliche Schmerz ist hier Sprache, die Wichtiges von uns ausdrückt. Es ist nicht Aufgabe der Schmerzbehandlung, diese Sprache mit Tabletten zu unterdrücken. Es ist auch nicht Aufgabe der Schmerzbehandlung, Schmerzen als sinnvolles Warnsignal zu unterdrücken. Es wäre falsch, nur Schmerztabletten zu nehmen und auf die Behandlung der Grundkrankheit zu verzichten.

Aufgaben und Prinzipien der Behandlung akuter Schmerzen

Manchmal sind auch „sinnvolle" Schmerzen zu stark, um einfach ausgehalten werden zu können. Der gebrochene Fuß tut so weh, dass der Schmerz mit einem Schmerzmittel gelindert werden muss. Herzschmerzen bei einem Herzinfarkt können vernichtend stark sein und zusätzlich zur Infarktbehandlung ein starkes Schmerzmittel verlangen. Und bei vielen Schmerzen, vom Menstruationsschmerz bis zum Migräneanfall, ist der „Sinn" oder die Warnfunktion sehr zweifelhaft.

Für die Behandlung von akuten Schmerzen gelten einige wichtige Regeln:

- Die Schmerzbehandlung darf die Behandlung der Schmerzursache nicht ersetzen, sondern nur ergänzen (siehe das Beispiel vom Zahnarzt).
- Behandlungsziel ist in der Regel nicht das völlige Verschwinden der Schmerzen, sondern Schmerzminderung auf ein individuell erträgliches Niveau. Schmerzmittel sollen so dosiert werden, dass der Schmerz gut ausgehalten werden kann. Gibt man mehr, nehmen auch die Nebenwirkungen unverhältnismäßig zu.
- Akute Schmerzen müssen nach Bedarf, nicht nach einem festen Zeitschema behandelt werden.

Der Bedarf ist von Mensch zu Mensch sehr unterschiedlich: eine Kranke braucht eine halbe Tablette, während eine andere drei Tabletten für das gleiche Ergebnis benötigt.

Aufgaben und Prinzipien der Behandlung chronischer Schmerzen

Während der akute Schmerz oft noch eine sinnvolle Körperreaktion ist, hat der chronische

Schmerz die Warnfunktion meist verloren (Tumorschmerz, chronische Migräne usw.). In vielen Fällen ist es zwar so, dass die Ursache des chronischen Schmerzes bekannt oder wenigstens zu vermuten ist, dass aber eine erfolgreiche Behandlung der Ursache nicht möglich ist, wie z. B. in vielen Fällen einer Krebserkrankung. In all diesen Fällen ist der Schmerz selbst zur Krankheit geworden, es liegt eine Schmerzkrankheit vor. Zudem gibt es eigenständige Schmerzkrankheiten wie z. B. die „postzosterische Neuralgie" (Nervenschmerzen nach Gürtelrose).
Für die Behandlung von chronischen Schmerzen gelten andere Regeln:

- Im Gegensatz zum akuten Schmerz müssen chronische Schmerzen meist nach Zeitschema (Abb. 8.64) und nicht „nach Bedarf" behandelt werden. Oft sind Begleitmedikamente notwendig, die die Nebenwirkungen der Schmerzmittel vermindern.
- In manchen Fällen ist Schmerzminderung nicht das erstrangige Behandlungsziel, sondern die Verbesserung der Lebensqualität. Insbesondere beim chronischen Rückenschmerz und bei psychosomatisch verursachten Schmerzen kann die Schmerzbewältigung („ich lerne, mich trotz der Schmerzen wieder zu bewegen") und nicht die Schmerzminderung im Vordergrund stehen.
- Wie beim akuten Schmerz ist das Behandlungsziel in der Regel nicht das völlige Verschwinden der Schmerzen, sondern Schmerzminderung auf ein individuell erträgliches Niveau. Medikamente sollen so dosiert werden, dass der Schmerz gut ausgehalten werden kann. Allerdings gibt es Methoden, die im Einzelfall auch eine komplette Schmerzfreiheit erzielen (z. B. die Gehirnoperation nach „Janetta" bei der Trigeminusneuralgie).

Schmerzbehandlung beim alten Menschen

Prinzipiell haben alte Menschen die gleichen Schmerzen wie junge und können nach den gleichen Regeln behandelt werden. Es finden sich aber im Alter manche Schmerzformen weniger häufig, andere sind geradezu Krankheiten des höheren Alters.
Die Migräne wird oft in der zweiten Lebenshälfte besser, ein Trost für jüngere Migränekranke. Auch der sogenannte „atypische Gesichtsschmerz" ist eher eine Erkrankung der jüngeren Patientin. Dagegen sind bei alten Menschen

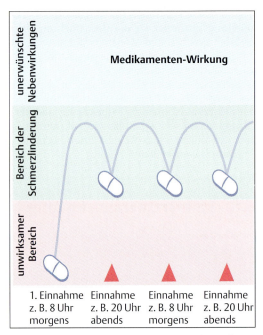

Abb. 8.**64** Durch ein festes Einnahmeschema kann eine konstante Medikamentenwirkung auch über längere Zeiträume erzielt werden (nach Mundipharma GmbH: Dauerschmerzen).

Schmerzen in den Beinen aufgrund arterieller Durchblutungsstörungen besonders häufig. Ebenfalls sind Schmerzen des Bewegungsapparates aufgrund von Arthrosen vor allem ein Problem des alten Menschen.
Bekommt ein alter Mensch Morphin bzw. „Opioide" (halb- oder vollsynthetische Abkömmlinge des Opiums), muss vorsichtiger dosiert werden, da mit mehr Nebenwirkungen wie z. B. Sedierung (Beruhigung) und Atemdepression (Unterdrückung des Atemantriebs) gerechnet werden muss.
Auch muss beim alten Menschen immer eine mögliche eingeschränkte Nierenfunktion berücksichtigt werden, so dass evtl. Dosisanpassungen notwendig sind.
Bei verwirrten Patienten kann es schwirig sein abzuschätzen, wie stark die Schmerzen tatsächlich sind. Auch sind Angst und Schmerzen in der Fremdbeurteilung manchmal nur schwer zu unterscheiden. Hier gilt es, sehr vorsichtig mit Schmerzmitteln zu sein, d. h. vor allem mit langsamen Dosissteigerungen zu arbeiten.
Wichtig ist hier die Begleitung einer vertrauten Bezugsperson, die dem Verwirrten beim Gang zum Therapeuten hilft, zur Ruhe zu kommen,

damit er sich zu der Art seiner Schmerzen äußern kann.

8.12.2 Schmerzarten beim alten Menschen

Tumorbedingte Schmerzen

Tumorschmerzen gelten als das Musterbeispiel für die immer noch unterentwickelte Situation in der Schmerztherapie in Deutschland. Die meisten Fälle von Krebsschmerz könnten mit Tabletten befriedigend behandelt werden, in Wirklichkeit leiden und sterben viele Menschen unnötigerweise unter qualvollen Schmerzen.
Die Weltgesundheitsorganisation **WHO** hat ein **Stufenschema** zur Tumorschmerz-Behandlung (Abb. 8.**65**) entwickelt, das die Prinzipien erfolgreicher Behandlung gut darstellt.
Stufe 1 des WHO-Schemas beschreibt den Beginn der Behandlung mit sogenannten einfachen Schmerzmitteln, die nicht zur Gruppe der Opioide gehören. So kann z. B. mit einer regelmäßigen Gabe von Metamizol (Novaminsulfon, Novalgin) oftmals eine befriedigende Schmerzfreiheit erzielt werden. Insbesondere bei Knochenschmerzen (Knochenmetastasen) ist das Metamizol ein gut wirksames Mittel. Die Antirheumatika Diclofenac, Ibuprofen und Piroxicam gehören ebenfalls in die Stufe 1, werden aber in der Daueranwendung von Magen und Darm meist nicht vertragen.
Stufe 2: Kommt man mit den Medikamenten der Stufe 1 nicht zurecht, können zusätzlich die der Stufe 2 gegeben werden. Es handelt sich um schwache Opiumabkömmlinge (Opioide) wie das Dihydrocodein (DHC Mundipharma) oder das Tramadol in retardierter Form.
Stufe 3: In der Praxis wichtiger ist die Stufe 3, die Kombination eines Nicht-Opioids mit einem starken Opioid. Von Bedeutung und bewährt sind vor allem Morphin-Tabletten (MST), Buprenorphin (Temgesic) und das Schmerzpflaster Durogesic. Es enthält das starke Opioid Fentanyl. Neu auf dem Markt und vermutlich in der Zukunft von Bedeutung ist die Morphin-Weiterentwicklung Oxygesic. Morphin und das neue Oxygesic kann fast grenzenlos in der Dosis gesteigert werden. Bei extrem hohen Dosen kann es im Einzelfall aber notwendig werden, Morphin nicht mehr oral, sondern über einen Peridural- oder gar einen Spinalkatheter zu geben. Im Regelfall kommt man aber mit einer oralen Medikation zurecht.

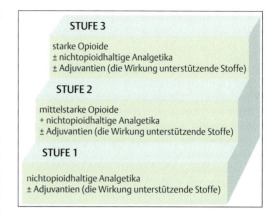

Abb. 8.**65** WHO-Stufenschema zur Tumorschmerz-Behandlung (nach DGSS: Anleitung zur Tumorschmerz-Therapie).

Grundsätze für die Behandlung von Tumorschmerzen sind:

- Spritzen und Infusionen machen den Kranken vom Krankenhaus und vom Arzt abhängig. Tabletten machen ihn unabhängig. Deshalb: möglichst Behandlung mit Tabletten, besonders für zu Hause lebende alte Menschen.
- Ist die Wirkung der Schmerzmittel zu schwach, großzügig die Dosis erhöhen.
- Ist die Wirkung des Schmerzmittels zu kurz, nicht öfters, sondern höher dosieren.
- Fast jeder Kranke, der dauerhaft Opioide nimmt, braucht ein Abführmittel. Optimal ist Lactulose (Laevilac, Bifiteral), meist 3-mal 2 Esslöffel pro Tag.
- Viele Kranke klagen zu Beginn der Opioid-Behandlung über Übelkeit. Als Gegenmittel kann Metoclopramid (Paspertin) oder Haldol in sehr niedriger Dosis versucht werden, neuerdings auch Odansetron (Zofran). Oft wird die Übelkeit nach einigen Tagen von selbst besser.

Rückenschmerzen

Rückenschmerzen sind der häufigste Grund weshalb (auch jüngere) Menschen, zum Arzt gehen. Sie sind die häufigste Ursache von Frühberentung und die volkswirtschaftlich teuerste Krankheit. Nur etwa 1 % aller schweren Rückenschmerzen können mit einer Bandscheibenoperation gebessert werden, 99 % müssen (und sollen) nicht-operativ behandelt werden.
Akute Rückenschmerzen erfordern Ruhe und Schonung. So genannte „Rheumamittel", also

antientzündliche Schmerzmittel (Diclofenac, Ibuprofen etc.) können lindern und die Besserung beschleunigen.

Chronische Rückenschmerzen führen den Betroffenen in einen Teufelskreis. Die Rückenschmerzen bewirken Bewegungsarmut und eine Schonhaltung. Dadurch werden Gelenke und Bänder fehlbelastet, gleichzeitig wird die sowieso meist schon zu schwache Muskulatur noch schwächer. Die Schmerzen chronifizieren und verstärken sich.

Die Behandlung chronischer Rückenschmerzen ist schmerzhaft und mühsam und verlangt vom Betroffenen viel Willensstärke. Er muss trotz Schmerzen unter fachkundiger physiotherapeutischer Anleitung aktiv werden. Dabei muss er einerseits lernen, sich „rückengerecht" zu bewegen, andererseits einen gezielten Muskelaufbau betreiben. Behandlungsziel ist nicht in erster Linie Schmerzlinderung, sondern Verbesserung der Lebensqualität durch Rückkehr zu Aktivität und Teilnahme am sozialen Leben.

Durch gezielte Programme können bis zu 50% der chronisch Rückenschmerzkranken bei entsprechender Motivation eine dauerhafte Besserung der Schmerzen und eine Verbesserung der Lebensqualität erzielen.

Schmerzen des Bewegungsapparates

In der unteren Extremität, also in der Hüfte, im Knie und im Fuß, sind die Beschwerden in der Regel durch Arthrosen (also degenerative, verschleißbedingte Gelenkschäden) verursacht. Hier sind die Physiotherapeuten gefordert, durch gezielte Übungen die Beweglichkeit wieder zu verbessern. Der operative künstliche Gelenkersatz von Hüfte und Knie ist heute hoch entwickelt und steht auch dem sehr alten Menschen zur Verfügung. Die Schmerzbehandlung erfolgt unterstützend medikamentös.

Stumpf- und Phantomschmerzen

Phantomschmerzen sind Schmerzen, die in einem Körperteil (meist Bein oder Arm) gespürt werden, der nach einer Amputation gar nicht mehr vorhanden ist. Die Entstehungsursache von Phantomschmerzen ist nicht sicher geklärt. Es gibt die Vermutung, dass es ein „Schmerzgedächtnis" auf Rückenmarks- oder Gehirnebene gibt. Es soll dazu führen, dass nach der Amputation eines vorher sehr schmerzhaften Körperteils zentral die Schmerzimpulse weiterhin abgegeben werden. Phantomschmerzen können so stark sein wie die Schmerzen vor der Amputation. Die Behandlung kann nur mit zentral wirksamen Medikamenten befriedigend erfolgen. Oft muss eine medikamentöse Dauerbehandlung wie bei Krebsschmerzen eingeleitet werden.

Neuerdings gibt es Therapieversuche mit Clonidin, einem Mittel zur Behandlung von Bluthochdruck und Alkoholentzug.

Beim Phantomschmerz ist vor allem die Vorbeugung wichtig: Wird der zu amputierende Körperteil vor der Amputation durch ein anästhesiologisches Blockadeverfahren schmerzfrei gemacht, kann der Phantomschmerz vermieden werden.

Vom Phantomschmerz muss der **Stumpfschmerz** unterschieden werden. Beim Stumpfschmerz wird der Schmerz nur im Stumpf gefühlt. Hier muss zunächst durch eine bessere Prothesenanpassung, evtl. durch eine Nachamputation, behandelt werden. Ist dies erfolglos, kann in schweren Fällen eine medikamentöse Dauerbehandlung wie bei Krebsschmerzen erfolgen.

8.12.3 Medikamente gegen Schmerzen

Trotz der großen Bedeutung nicht-medikamentöser Therapieverfahren, von der Akupunktur bis zur Operation, sind Medikamente die wichtigste „Waffe" gegen den Schmerz. Deshalb sollen hier die Prinzipien der Medikamentenanwendung und die wichtigsten Schmerzmittel in Dosierung Wirkung und Nebenwirkung vorgestellt werden.

Prinzipiell unterscheidet man peripher wirkende von zentral wirkenden Schmerzmitteln. Zentral wirken vor allem die Opioide: Sie binden sich an Zellstrukturen („Rezeptoren") in Gehirn und Rückenmark. Die Nicht-Opioide wirken in erster Linie peripher, indem sie im Gewebe die Produktion oder die Wirkung schmerzverursachender Stoffe hemmen.

Werden Medikamente kombiniert, ist es meist sinnvoll, ein zentral wirkendes mit einem peripher wirkenden Mittel zusammen zu geben, also z. B. Codein + Paracetamol oder Morphin + Novaminsulfon. Die Kombination verschiedener Opioide ist unsinnig. Die Kombination verschiedener peripherer Mittel kann im Einzelfall sinnvoll sein, z. B. die Kombination eines sauren mit einem nichtsauren Schmerzmittel (Diclofenac + Novaminsulfon).

Acetylsalicylsäure ist ein sehr altes bewährtes, rezeptfreies Schmerzmittel, im Handel u. a. auch als „Aspirin" und „ASS" bekannt. Es wirkt

über eine Hemmung von schmerzverursachenden Stoffen im Gewebe. Dazu hat es eine Vielzahl von therapeutischen Wirkungen außerhalb der Schmerztherapie. Die Stärke von ASS liegt in seiner Wirkung beim entzündlichen Schmerz, also beim Schmerz, der durch Entzündungsvorgänge verursacht oder verstärkt wird. Wichtige Anwendungsgebiete sind Zahnschmerzen, Menstruationsschmerzen, Kopfschmerzen und leichtere Gelenkschmerzen.
Dosierung: 1 bis höchstens 3 Tabletten (0,5–1,5 g)/Tag.
Die wichtigste Nebenwirkung ist die Magenunverträglichkeit. Menschen mit empfindlichem Magen oder Magengeschwüren vertragen ASS nicht. Ebenfalls vertragen Asthmakranke ASS oft nicht.
Paracetamol ist ein leichtes, rezeptfreies Schmerzmittel mit ungeklärtem Wirkmechanismus.
Wichtig ist die Dosisgrenze für Paracetamol (z. B. Ben-U-Ron): bei mehr als 8 mg Paracetamol/Tag drohen schwere Leberschäden.
Vorteil: Sofern die Höchstdosis beachtet wird, keine Nebenwirkungen. Nachteil: relativ schwache Wirkstärke.
Diclofenac (Voltaren) und **Ibuprofen** sind die bekanntesten Vertreter der Gruppe der „antirheumatischen" Schmerzmittel. Es sind chemisch saure Medikamente, deshalb werden sie von kaum jemand über längere Zeit ohne Magenprobleme vertragen. Sie wirken gut bei entzündlich verursachten Schmerzen, insbesondere bei Erkrankungen des Bewegungsapparates. Bei akuten Schmerzen und vorsichtiger Anwendung können sie sehr hilfreich sein.
Metamizol (Novaminsulfon, Novalgin) ist ebenfalls ein antientzündliches Schmerzmittel. Es war lange Zeit in Verruf, weil es in seltenen Fällen Blutbildschäden verursachen kann. Heute ist es wieder ein geschätztes, vielverwendetes Medikament, da es in der Regel nebenwirkungsfrei und gut wirksam ist. Seine Stärke liegt bei entzündlichen Schmerzen und bei Knochenschmerzen. Dosierung: 0,5–2 g pro Dosis.
Kodein, Dihydrocodein und Tramadol sind schwache Opioide. Sie können nicht zur Atemlähmung führen und unterliegen nicht der Betäubungsmittelverordnung. Deshalb können sie auf einem normalen Rezeptformular verschrieben werden.
Wie die starken Opioide führen sie aber schon nach Tagen regelmäßiger Anwendung zu Stuhlverstopfung. Ebenfalls kann als Nebenwirkung Übelkeit und Müdigkeit auftreten.

Eine häufige und sinnvolle Anwendungsform sind die Kombinationspräparate aus 30 mg Kodein und 500 mg ASS oder Paracetamol (Nedolon oder Paracetamol comp. Stada) gegen akute mittelstarke Schmerzen.
Morphin ist das wichtigste Mittel gegen Krebsschmerzen. Durch die galenische Zubereitung als Retardpräparat mit Wirkzeiten zwischen 8 und 24 Stunden kommt der Kranke mit 1–3 Gaben pro Tag aus. Die Einstellung auf Morphin beginnt meist in Dosierungen von ca. 30–60 mg pro Tag. Die Dosis wird dann solange gesteigert, bis der Kranke ausreichend schmerzfrei ist, wobei teilweise sehr hohe Dosierungen möglich und nötig sind.
Wird Morphin in der Schmerzbehandlung eingesetzt, entsteht eine körperliche, aber keine seelische Abhängigkeit. Kann, aus welchen Gründen auch immer, nach längerer Morphinanwendung auf die weitere Einnahme verzichtet werden, darf das Präparat nicht schlagartig abgesetzt werden, sondern muss langsam ausgeschlichen werden.
Es ist nicht zu befürchten, dass der Schmerzpatient dann wegen einer „Sucht" weiterhin Morphin braucht. Eine Atemdepression ist nur dann zu befürchten, wenn die Dosis zu schnell erhöht wird.
Solange ein alter Mensch noch Schmerzen hat, wird Morphin nie in gefährlicher Weise die Atmung dämpfen. Über die weiteren Prinzipien der Anwendung siehe Kapitel 2.1

Literatur

Arbeitskreis Tumorschmerz: Anleitung zur Tumorschmerztherapie bei Erwachsenen. Deutsche Gesellschaft zum Studium des Schmerzes (DGSS), unterstützt von Mundipharma GmbH, Limburg

Klaschnik, E., F. Nauck: Medikamentöse Schmerzbehandlung bei Tumorpatienten. Ein Leitfaden für Patienten und Angehörige. Malteser-Krankenhaus, Bonn

Mundipharma GmbH: Dauerschmerzen: Ein Ratgeber für Betroffene. Mundipharma GmbH, Limburg

Mundipharma GmbH: Schmerztagebuch. Mundipharma GmbH, Limburg

Schlunk, T.: Schmerzbehandlung bei Tumorpatienten. Informationen für das betreuende Team, 8. Aufl. Interdisziplinäres Tumorzentrum der Eberhard-Karls-Universität Tübingen

Studetn, C.: Schmerztherapie bei sterbenden Menschen. Die orale Morphin-Therapie in der Hand des Hausarztes. Mundipharma GmbH, Limburg

Zenz, J.: Lehrbuch der Schmerztherapie. Wiss. Verlagsgesellschaft Stuttgart, Stuttgart 1993

8.13 Notfälle im Alter
Volker Hallanzy

Entscheidung zur Hilfestellung

Nach § 323c des Strafgesetzbuches ist jeder Mensch zur Hilfeleistung bei Unglücks- oder Notfällen verpflichtet. Dazu gehört auch eine sich plötzlich bedrohlich verschlimmernde chronische Erkrankung. Ist nichts Gegenteiliges festgelegt, oder bestehen Zweifel, muss ohne Zeitverzug mit der Wiederbelebung begonnen werden, da es sonst zu irreparablen (nicht rückgängig zu machenden) Hirnschäden kommen kann.

Die Problematik einer Notfallsituation im Alter

Wenn möglich, sollte mit einem alten Menschen rechtzeitig abgeklärt werden, welche Wünsche und Vorstellungen er für einen eventuell auftretenden Notfall hat. In Einzelfällen muss dies auch mit den Angehörigen besprochen und dokumentiert werden, falls er, z. B. aus gesundheitlichen Gründen, nicht mehr allein dazu in der Lage ist.

Sinnvollerweise sollten Betreuungspersonen auch rechtzeitig, d. h. vor einem Notfall, über die Grunderkrankungen des zu Betreuenden sowie über mögliche Probleme Bescheid wissen. Außerdem muss schon im Vorfeld auf die Vermeidung lebensbedrohlicher Situationen geachtet (z. B. durch die regelmäßige Einnahme lebensnotwendiger Medikamente) und dabei auch das Mitbestimmungsrecht des alten Menschen berücksichtigt werden.

Lehnt er z. B. eine Herz-Kreislauf-Wiederbelebung ab, so muss im Notfall zuerst unverzüglich der behandelnde Arzt verständigt und das weitere Vorgehen mit ihm besprochen werden. Falls dieser nicht erreichbar ist, sollte beim dann notwendigen Notruf zusätzlich zur Notfallsituation auch auf die Grunderkrankungen des Patienten hingewiesen werden.

> **!** Auf keinen Fall darf ein alter Mensch in einer Notfallsituation allein gelassen werden. Die Anwesenheit einer vertrauten Person ist wichtig, auch wenn der Betroffene „scheinbar" nicht bei Bewusstsein ist.

Prüfung der Vitalfunktionen

Als Vitalfunktionen bezeichnet man die für das Leben notwendigen Körperfunktionen. Vitalfunktionsstörungen, ohne die ein Organismus nicht existieren kann, beruhen überwiegend auf Störungen der Atmung und des Herz-Kreislauf-Systems. Zum Leben benötigt jeder Mensch Sauerstoff. Das Fehlen der Aufnahme von Sauerstoff, d. h. der Ausfall der Atemfunktion, führt nach ca. 3–5 min auch zum Kreislaufstillstand, d. h. zum Ausfall der Blutzirkulation. Umgekehrt hat jeder Kreislaufstillstand nach ca. 30–60 Sekunden den Atemstillstand zur Folge. Daher müssen diese wichtigen Organfunktionen unverzüglich bei jedem Notfall geprüft werden.

- **Kreislaufstillstand** zeigt sich in Pulslosigkeit an den großen Arterien (an der Halsschlagader oder in der Leiste), ohne messbaren Blutdruck, mit einer blassgräulichen Hautverfärbung.
- **Atemstillstand** erkennen wir an der fehlenden Atemtätigkeit, d. h. keine Brustbewegungen und keine hör- oder fühlbare Atemluftbewegung, blau-rote (zyanotische) Hautverfärbung.

Symptomorientierte Verhaltensmaßnahmen

Atemnot:
Mögliche Ursachen:
- Herzinsuffizienz mit Lungenödem,
- Schwere Bronchitis,
- Lungenentzündung,
- Akuter Asthmaanfall,
- Lungenembolie,
- Aspiration,
- Pneumothorax,
- Kopfverletzungen mit intrakranieller Blutung.

Maßnahmen:
- Mit dem alten Menschen sprechen und ihn beruhigen;
- Oberkörper hoch lagern;
- Für frische Raumluft sorgen; wenn möglich, die Einatemluft mit Sauerstoff anreichern;
- Mögliche Atemwegsbehinderung beseitigen;
- Notruf;
- Nicht alleine lassen;
- Die Vitalzeichen überwachen.

Herzschmerzen, -rasen-, -stolpern:
Mögliche Ursachen:

- Herzinfarkt oder Angina-pectoris-Anfall,
- Herzrhythmusstörungen,
- extrem erhöhter Blutdruck.

Bei unklaren Brustschmerzen muss auch an Erkrankungen der Lunge, des Brustfells oder der Speiseröhre und an Rippenbrüche oder -prellungen gedacht werden.

Maßnahmen:
- Den alten Menschen beruhigen;
- Lagerung liegend, Oberkörper erhöht (Herzbett);
- Für frische Raumluft sorgen;
- Notruf;
- Die Vitalzeichen überwachen.

Blasse und feuchte Haut in Zusammenhang mit erniedrigtem Blutdruck und erhöhter Pulsfrequenz:
Mögliche Ursache: Schock, z. B. bei
- Herzinfarkt,
- Herzrhythmusstörungen,
- Überempfindlichkeitsreaktionen, z. B. nach Medikamentengabe oder Insektenstich,
- starke Blutungen nach Verletzungen (auch innere Blutungen und Blutungen in den Magen-Darm-Trakt).

Maßnahmen:
- Den alten Menschen beruhigen;
- Flache Lagerung mit erhöhten Beinen;
- Bei gleichzeitig bestehender Atemnot den Oberkörper erhöht lagern;
- Vitalfunktionen überprüfen und überwachen;
- Notruf;
- Für frische Luft im Raum sorgen;
- Weitere Maßnahmen siehe unter „Blutungen" (S. 782).

Plötzliche Bewusstseinsstörungen oder Bewusstseinsverlust:
Mögliche Ursachen:
- Koma bei Stoffwechselentgleisungen, z. B. bei Zuckererkrankung, Leber- und Nierenfunktionsstörungen,
- Austrocknung durch zu geringe Flüssigkeitszufuhr, insbesondere bei fieberhaften Infektionen wie z. B. Harnwegsinfekten oder Lungenentzündung,
- Schlaganfall,
- Bewusstseinseinschränkung nach Sturz oder Kopfverletzungen,
- Medikamentenüberdosierung (versehentlich oder in suizidaler Absicht).

Maßnahmen:
- Die Vitalzeichen überprüfen und ständig überwachen;
- Notruf;
- Den alten Menschen nicht alleine lassen;
- Wenn möglich, den Blutzucker bestimmen;
- Atemwege freihalten.

Psychotische Erregtheitszustände:
Hierbei kann der Betroffene für sich selbst oder für seine Umwelt zur Gefahr werden. Angstzustände des alten Menschen können am ehesten durch eine vertraute Person gemildert werden.

Maßnahmen:
- Notruf;
- Den Betroffenen unbedingt bis zum Eintreffen der Hilfskräfte beruhigen und beaufsichtigen, sodass er sich selbst oder andere nicht gefährden kann. Ziel ist es, Zeit bis zum Eintreffen des Notarztes zu gewinnen;
- Evtl. vorhandene Wahnideen dem Kranken nicht auszureden versuchen, da dies den Erregungszustand verstärken kann.

Blasse und kalte Haut eines Körperteils mit heftigen Schmerzen, Gefühlsstörungen, Pulsverlust und Bewegungsunfähigkeit:
Mögliche Ursache: Akuter arterieller Gefäßverschluss. Dieser geht meistens auf ein Blutgerinnsel zurück, das ein Blutgefäß verschließt, das ausschließlich einen bestimmten Teil des Körpers, z. B. Beine oder Arme, mit Blut versorgt. Der Bezirk hinter der Verstopfung wird deshalb nicht mehr mit Blut und Sauerstoff versorgt. Hält dieser Zustand über längere Zeit an, so stirbt das Gewebe dort ab.

Maßnahmen:
- Notruf;
- Betroffenen Körperteil nach unten hängen lassen;
- Enge Kleidungsstücke ausziehen und locker in Watte einpacken;
- Den betroffenen Körperteil nicht erwärmen oder auf einer harten Unterlage fixieren!

Schmerzen und Schwellung im Bereich einer Extremität:
Diese können mit Beinverkürzung und Verdrehung des Fußes einhergehen. Die Bewegungsfähigkeit ist beeinträchtigt.
Mögliche Ursachen sind Knochenbrüche, z. B. Schenkelhalsbruch, Oberarmbruch oder eine Thrombose.

! Durch Schmerz-Unempfindlichkeit im Alter kann ein Knochenbruch (Fraktur) unbemerkt bleiben. Vorsicht deshalb auch bei Verwirrten. Zusätzlich birgt ein Knochenbruch auch die Gefahr von größeren inneren Blutungen, z. B. in den Oberschenkel oder den Bauchraum. Es treten Schockzeichen auf. Knochenbrüche passieren oft auch in der Nacht, wenn alte Menschen zur Toilette müssen, hastig aufstehen und unter Schwindelanfällen leiden.

Maßnahmen:
- entsprechende Extremität ruhigstellen;
- Keine unnötigen Manipulationen durchführen;
- Notruf;
- Evtl. zudecken, vor Wärmeverlust schützen.

Blutungen:
Maßnahmen:
- Notruf;
- Bei oberflächlichen Wunden genügt oft die Abdeckung mit einem sterilen Wundverband;
- Blutet es sofort durch den Wundverband, den entsprechenden Körperteil hoch legen und darüber noch einen Druckverband anlegen;
- Falls die Blutung immer noch nicht steht, sollte jetzt zusätzlich die Blutzufuhr an der versorgenden Schlagader abgedrückt werden.

Verbrennungen/Verbrühungen:
Durch Seh-, Gefühls- und Bewegungsbeeinträchtigungen und Vergesslichkeit ist ein alter Mensch für solche Unfälle besonders gefährdet. Der Schweregrad der Verbrennung hängt von der Einwirkungsdauer ab. Man unterscheidet fünf Verbrennungsgrade:

- Grad I: Schmerzhafte lokale Rötung, Spannungsgefühl, Hautberührungsempfindlichkeit. Heilung ohne Narben innerhalb weniger Tage.
- Grad IIa: Blasenbildung, lokale Rötung, nasser und gut durchbluteter Wundgrund, starke Schmerzen, Blutungsneigung. Heilung ohne Narben innerhalb von 14 Tagen.
- Grad IIb: Prall gefüllte und geplatzte Blasen, feuchter und schlecht durchbluteter Wundgrund durch Schädigung der Kapillaren, mäßige Schmerzen. Ausheilung mit Narbenbildung.
- Grad III: Alle Hautschichten sind betroffen. Weiß-bräunliche trockene Oberfläche, Kapillaren erscheinen tiefblau, Haarwurzeln geschädigt, aber keine Schmerzempfindung. Abheilung unter Narbenbildung.
- Grad IV: Verkohlung. Alle Hautstrukturen und Gewebe wie Muskeln und Sehnen sind betroffen, bis zum Knochen. Keine Schmerzempfindung.

Maßnahmen:
- Kleidungsstücke sofort aus dem betroffenen Bereich entfernen;
- Verletzte Stelle ca. 15 min unter fließendes, kaltes Leitungswasser halten, bis der Schmerz nachlässt;
- Blasen nicht öffnen!

Notruf

Nach Erkennen der Notfallsituation folgt als nächster Schritt der Notruf. Je nach Situation sollte der behandelnde Arzt bzw. die Rettungsleitstelle (**Tel. 112**, falls regional keine andere Regelung existiert) angerufen werden. **Die Notfall-Telefonnummern sollten jederzeit greifbar sein!**
Es muss trotz aller Aufregung Ruhe bewahrt werden!

!
Wer?	Meldet
Wo?	Genaue Angabe des Notfallortes: Ort, Straße, Hausnummer, Stockwerk
Was?	Kurze Darstellung der Notfallsituation
Welche?	Krankheitszeichen, Art der Verletzung, weitere bekannte Erkrankungen
Wie viel?	Anzahl der Erkrankten oder Verletzten
Warten	bitte nicht sofort auflegen und weitere Rückfragen beantworten!

Lagerung

Der Patient muss in eine Lage gebracht werden, in der die Überprüfung und Überwachung der Vitalfunktionen möglich ist und in der sich der Notfallpatient auch relativ wohl fühlt. Es sollte niemand in eine Lage gezwungen werden, die er nicht einnehmen möchte. Hör- und Sehbeeinträchtigungen und Beweglichkeitseinschränkungen müssen beim alten Menschen hierbei besonders beachtet werden.

! Beim bewusstlosen alten Menschen unbedingt den Notruf tätigen!

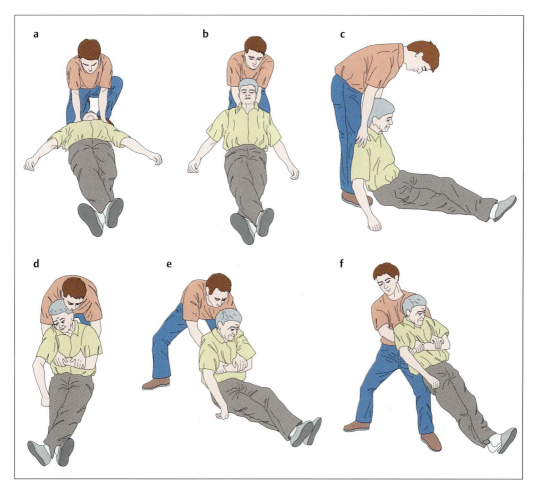

Abb. 8.**66** Rautek-Griff (**a**) Die gestreckten Beine des Patienten werden überkreuzt. (**b**) die Pflegeperson fasst ihn von hinten zwischen den Schulterblättern und bringt ihn in eine aufrechte Sitzposition. (**c**) Die Pflegeperson tritt sofort vor, um mit seinen Beinen den Patienten abzustützen. (**d**) Die Pflegeperson greift unter den Armen des Patienten durch und fasst einen Unterarm (im Falle einer vorliegenden oder evtl. Verletzung des unverletzten). (**e f**) Die Pflegeperson geht mit einem Fuß zurück und hebt das Gesäß des Patienten auf seinen Oberschenkel. Der Patient kann nur schrittweise aus dem Gefahrenbereich entfernt werden (nach Preuß u. Mitarb. 1998).

Bei der Lagerung findet meist auch die erste Kontaktaufnahme mit dem Kranken statt, sodass hierbei durch den seelischen Beistand einer vertrauten Person die Ängste des alten Menschen aufgefangen werden können.

Wenn möglich, sollte der Betroffene aus einer unbequemen Haltung befreit und in Sicherheit gebracht werden, ohne sich dabei selbst in Gefahr zu bringen (z. B. auf der Straße). Der Rautek-Griff (Abb. 8.**66**) bietet eine gute Möglichkeit, auch schwere Personen sicher zu bewegen. Danach sollte der Bewusstlose, sofern er nicht beatmet werden muss, bis zum Eintreffen der Hilfe in die „Stabile Seitenlagerung" (Abb. 8.**67**) gebracht werden, um die Atemwege freizuhalten und beim Erbrechen der Aspirationsgefahr vorzubeugen.

Der wache Patient sollte nicht in eine Lagerung gezwungen werden, die er nicht einnehmen möchte. Dabei muss unbedingt auf Bewegungseinschränkungen z. B. durch Veränderungen an der Wirbelsäule geachtet werden.

Bei Atemnot und Kopfverletzungen sollte der Oberkörper erhöht gelagert werden.

Bei Erkrankungen und Verletzungen des Bauchraumes sollten gleichzeitig zur Entspannung der Bauchdecke die Beine angewinkelt werden.

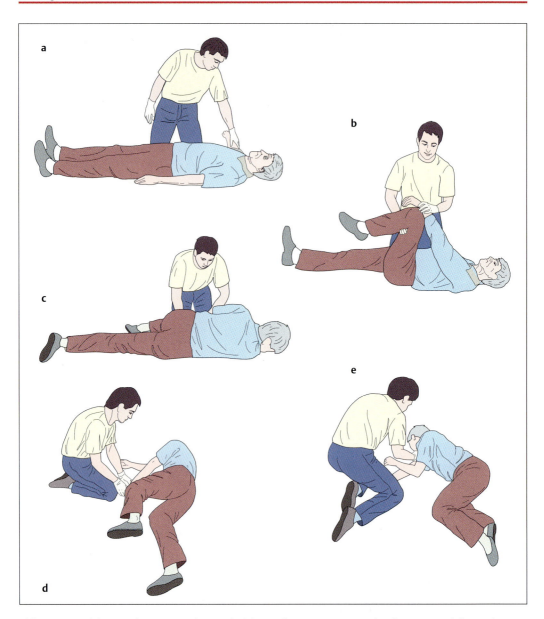

Abb. 8.67 Stabile Seitenlagerung nach Rautek. (**a**) Die Pflegeperson nimmt den ihr zugewandt liegenden Arm des Patienten und winkelt ihn im 90°-Winkel vom Körper ab. (**b**) Sie fasst das gegenüberliegende Bein unter der Kniekehle und zieht es in Richtung Oberkörper des Patienten. Der gegenüberliegende Arm wird am Handgelenk gefasst, in Höhe des Patientenknies gehoben und die Kniescheibe zum Handgelenk gezogen. Oberkörper, Oberschenkel und Arm des Patienten bilden ein stabiles Dreieck. (**c**) Jetzt kann der Patient zügig zur Seite der Pflegeperson gedreht werden. (**d**) Erst in der Seitenlage dürfen Knie und Handgelenk losgelassen werden (**e**) Der Mund wird Richtung Boden gedreht und leicht geöffnet (nach Preuß u. Mitarb. 1998).

Beim Atem- und Herz-Kreislauf-Stillstand ist die flache Rückenlagerung erforderlich. Im Schock sollten die Beine hoch gelagert werden, um den venösen Rückfluss zu fördern.

Lebensrettende Sofortmaßnahmen

Sofern keinerlei Vitalfunktionen wie Puls und Atmung vorhanden sind, muss, wenn nicht vorher mit den Angehörigen und dem betreuenden

Arzt etwas anderes besprochen wurde, mit der Herz-Lungen-Wiederbelebung begonnen werden. Die einzelnen Schritte werden als „ABC der Wiederbelebung" bezeichnet. Die Wiederbelebung muss bis zum Eintreffen des Notarztes fortgesetzt werden.

- **A: Atemwege freimachen**
  - Überstreckung des Kopfes;
  - Vorziehen des Unterkiefers,
  - Reinigung des Mund-Rachen-Raumes,
  - evtl. Entfernen der Zahnprothesen, Beurteilung der Atemfunktion.
- **B: Beatmen**
  Falls jetzt die Atmung nicht einsetzt, folgt die Beatmung durch Atemspende:
  - Mund-zu-Nase-Beatmung oder Mund-zu-Mund-Beatmung,
  - Zu Beginn 2–3 Atemspenden ausführen, danach wird der Puls überprüft;
  - Sind an den großen Arterien Pulse tastbar, so wird die Beatmung ca. 12–15-mal pro Minute fortgesetzt.
- **C: Cirkulation, d.h. die Herz-Kreislauf-Funktion wieder in Gang bringen**
  Fehlt der Puls, so muss jetzt mit der äußeren Herzdruckmassage begonnen werden. Diese wird im Wechsel mit der Beatmung mit einer Frequenz von 80–100 Herzmassagen pro Minute durchgeführt:
  - 1-Helfer-Methode: 15-mal Herzmassage – 2-mal Beatmung
  - 2-Helfer-Methode: 5-mal Herzmassage – 1-mal Beatmung

Im Idealfall erfolgt die Beatmung mit dem Ambu-Beutel und mit Sauerstoff (wenn vorhanden und die Pflegepersonen praktische Erfahrung im Umgang damit haben).

> ❗ Die Wiederbelebung muss unverzüglich beginnen und bis zum Eintreffen des Notarztes fortgesetzt werden!

8.13.1 Verschlucken von Fremdkörpern

Wer einen in die Luftröhre geratenen Fremdkörper nicht durch den normalen Hustenreflex wieder aus den Atemwegen befördern kann, braucht schnell Hilfe. Pfeifende Atemgeräusche und plötzlich auftretende Atemnot lösen meist Panik aus, die den Notzustand noch verstärkt.

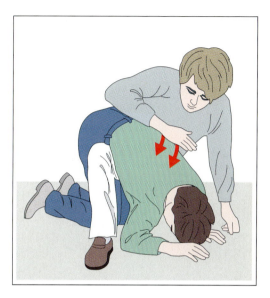

Abb. 8.**68** Hustenstoß auslösen (Quelle: aus 6. Apotheken-Umschau)

Hustenstoß auslösen (Abb. 8.**68**):
Erwachsene mit dem Rippenbogen über das aufgestellte Knie legen und mit kräftigen Schlägen zwischen die Schulterblätter Hustenstöße auslösen.

Mundhöhle austasten: Wenn Husten und Rückenklopfen nicht hilft, versuchen Sie, mit Zeige- und Mittelfinger die Mundhöhle auszutasten und den Fremdkörper zu entfernen.

Wichtig: Rufen Sie sofort einen Arzt, wenn der Fremdkörper nicht entfernt werden kann!

Literatur

Preuß, E., R. Wegscheider, M. Baubin: Pflegethema: Notfall auf Station. Thieme, Stuttgart 1998
Schuster, H.-P., Notfallmedizin, ENKE

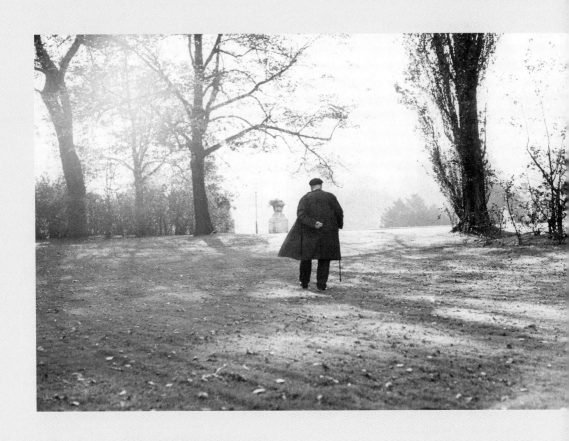

9 Sterben und Sterbebegleitung

Hannelore Seibold

9.1 Einstellungen der Gesellschaft zu Sterben und Tod 790
9.2 Religiöse Fragen 792
9.3 Gedanken und Fragen zur Bedeutung des Sterbens 796
9.4 Schwerkranke und sterbende Menschen 802
9.5 Begleitende Pflegepersonen 810
9.6 Begleitung der Angehörigen 813
9.7 Hospizarbeit 813

Die Begleitung sterbender alte Menschen ist eine wesentliche Aufgabe in der Altenpflege. In diesem Kapitel werden verschiedene Aspekte des Sterbens beschrieben. Altenpflegerinnen, die alte Menschen auf ihrem letzten Weg begleiten – Altenpflege ist immer ein Begleiten zum Sterben –, können diese Aufgabe nur dann einfühlsam und für den Betroffenen hilfreich erfüllen, wenn sie sich mit ihrem eigenen Sterben auseinandergesetzt haben. Im Folgenden sollen Impulse gegeben und aufgezeigt werden, wie Pflege und Begleitung geschehen kann, damit alte Menschen ihre letzte Wegstrecke menschlich und in Würde gehen können.

> **Beispiel**
>
> **Seinen Tod kann man sich nicht aussuchen – ein schöner Tod?**
> Werner, Fritz und Helmut sind Arbeitskollegen, sie kennen sich schon lange und wohnen in der gleichen Siedlung.
> *Werner:* Ich bin noch ganz fertig. Helmut ist gestorben!
> *Fritz:* Das kann doch nicht wahr sein. Vor zwei Stunden habe ich noch mit ihm gesprochen. Er wollte heute sein Wohnzimmer tapezieren.
> *Werner:* Es ging ganz schnell. Rita klingelte bei mir: „Lass mich schnell ans Telefon, ich muss den Arzt anrufen. Helmut hat was mit dem Herzen" „Geh wieder runter", sagte ich, „das mache ich für dich!" Aber kriege samstags mal einen Arzt. Als endlich der Notarzt kam, war alles vorbei. Er konnte nur noch den Tod feststellen. Ich bin ganz fertig. Stell dir mal vor, der Helmut, in einer Viertelstunde lebendig und tot!
> *Fritz:* Eigentlich ein schöner Tod.
> *Werner:* Ich weiß nicht, so mitten aus dem Leben raus, ohne Abschied? Rita ist wie vor den Kopf geschlagen, sie kann nicht einmal weinen. Ihre Mädchen sind das Wochenende bei der Oma, sie wissen noch gar nichts.
> *Fritz:* Für die Angehörigen ist das schlimm, wenn es so plötzlich kommt. Aber für Helmut ...?
> *Werner:* Also, ich möchte nicht so sterben. Nicht bloß wegen Inge und der beiden Kinder, sondern überhaupt ...
> *Fritz:* Wieso? Du willst doch wohl nicht wochenlang im Krankenhaus liegen und an Schläuchen hängen, bis es aus ist. Aber weißt du denn noch, wie unser Opa gestorben ist, in seinem eigenen Bett. Alle sind noch bei ihm gewesen, auch die Nachbarn.
> *Fritz:* Aber er war doch lange krank und hatte ziemliche Schmerzen.
> *Werner:* Das stimmt schon, aber er war nicht allein. Und ich habe ihn in der Zeit von einer ganz neuen Seite kennen gelernt. Weißt du noch, wie er dir seine Weihnachtszigarren geschenkt hat? „Ich brauch sie nicht mehr", hat er gesagt, „und Werner raucht nicht, nimm sie man mit."
> *Fritz:* Ja, das stimmt. Und dann fällt mir da noch ein, wie du erzählt hast, dass er zu den Nachbarn gesagt hat, dass der Streit mit dem Baum auf der Grundstücksgrenze nicht mehr weitergehen soll, dass da jetzt Schluss sein soll und sie ihm verzeihen sollen. So manches kam da noch hoch und es sah so aus, als ob er aufräumen wollte. Mir kam es so vor, als ob er dann irgendwie zufrieden war ... Ja, er ist so nach und nach weggegangen.
> *Werner:* Ja, so war es zuletzt auch, er war ganz ruhig und zufrieden, außer wenn die Schmerzen zu stark waren. Aber er bekam Spritzen und dann ging es wieder. Die letzten Wochen waren schwer für uns, vor allem für Inge. Aber auch sie und die Kinder, wir alle sind uns einig, das es für unsern Opa richtig war. Ich glaube, es gibt gar keinen schönen Tod, aber ein gutes Sterben, jedenfalls war es bei unserem Opa so.
> *Fritz:* Ja, aber Helmut?

9.1 Einstellungen der Gesellschaft zu Sterben und Tod

9.1.1 Gesprächstabu Sterben und Tod

Das plötzliche Sterben und der unerwartete Tod eines uns nahe stehenden Menschen verändert unser Leben schlagartig. Sterben und Tod konfrontieren uns mit unserer eigenen Endlichkeit. Der Tod, auch der Tod alter Menschen, zerreißt Beziehungen und lässt Menschen, die einander nahe standen, alleine zurück. Der Tod macht uns hilflos, wütend, wir wissen nicht damit umzugehen, weil **es** in unserer Gesellschaft so selten sichtbar ist, weil wir so wenig erleben können, wie andere damit umgehen. Sterben und Tod machen Angst. Sie stören unser Bild von einer leistungsorientierten, jugendlichen Gesellschaft. Und so wird das, was zum Leben gehört und auch vom medizinischen Fortschritt nicht wegtherapiert werden kann, abgedrängt in Krankenhäuser und Pflegeheime. Es sieht dann so aus, als ob es Sterben in unserem Leben nicht gäbe. Sterben und Tod werden tabuisiert und aus dem Alltag ausgeklammert. Dies war jedoch in unserer mitteleuropäischen Gesellschaft nicht immer so.

»*Noch zu Beginn des 20. Jahrhunderts, etwa bis zum ersten Weltkrieg, veränderte im gesamten Abendland lateinischer, katholischer oder protestantischer Prägung der Tod eines einzelnen Menschen auf feierliche Weise den Raum und die Zeit einer sozialen Gruppe, die eine ganze Gemeinde umfassen konnte, zum Beispiel ein ganzes Dorf. Man schloß die Vorhänge im Zimmer des Sterbenden, zündete Kerzen an, sprengte Weihwasser aus; das Haus füllte sich mit Nachbarn, Angehörigen und Freunden, die im Flüsterton sprachen und sich ernst und gemessen benahmen. Die Totenglocke erklang in der Kirche, von wo aus sich dann die kleine Prozession mit dem Corpus Christi in Bewegung setzte ... Die Trauerzeit war mit Besuchen ausgefüllt: Besuche bei der Familie, auf dem Friedhof, Besuche der Angehörigen und Freunde bei der Familie ... Danach, ganz allmählich, nahm das Leben wieder seinen gewohnten Gang ...*
Im Laufe des 20. Jahrhunderts ist in einigen der am stärksten industrialisierten, am weitesten urbanisierten und technisierten Bereichen der westlichen Welt eine völlig neue Art und Weise des Sterbens hervorgetreten – und was wir sehen, sind fraglos erst die Anfänge ...

Die Gesellschaft hat den Tod ausgebürgert ..., sie legt keine Pause mehr ein ... Das leben der Großstadt wirkt so, als ob niemand mehr stürbe.«
(Ariès 1984)

Warum ist diese selbstverständliche Art früherer Generationen mit Sterben und Tod umzugehen verloren gegangen, warum dürfen Menschen heute in den seltensten Fällen zu Hause sterben? Gründe dafür können sein:

- Hilflosigkeit und Angst im Umgang mit Schwerkranken und Sterbenden,
- Angst vor dem eigenen Sterben,
- Angst im Umgang mit Krankheiten (z. B. Schmutz, Gerüche, Ansteckung),
- Angst und Unsicherheit im Hinblick auf mögliche psychische und physische Belastungen („ich halte das nicht aus"),
- Verschwinden und Verblassen christlicher Lebensgewohnheiten und religiöser Traditionen,
- Vorstellungen von einer allmächtigen Medizin, die durch Medikamente und Apparate den Tod besiegen, mindestens für eine begrenzte Zeit verschieben oder überlisten kann,
- Berufstätigkeit der erwachsenen Familienmitglieder,
- Wohnungen, die so klein sind, dass kein Platz mehr vorhanden ist für einen Schwerkranken oder Sterbenden.

Verdrängen und Abschieben des Sterbens ist u. a. auch das Ergebnis des technischen Fortschritts in der Medizin. Eine Medizin, die todkranke Menschen durch ein neues Herz oder eine Niere wieder „gesund machen" kann, hat Mühe den Tod und damit das Misslingen ihrer Bemühungen unter Einsatz aller Möglichkeiten zu akzeptieren. Gleichzeitig müssen wir uns eingestehen, dass wir alle, wenn wir uns mit unserem eigenen Sterben konfrontiert sehen, große Angst davor haben. Keiner von uns lebt ständig so, als ob heute sein letzter Tag wäre. Es ist sehr beruhigend zu wissen, dass es für Notfälle schnelle Hilfe gibt, dass ein Herzinfarkt nicht tödlich sein muss, wenn der Notarzt schnell genug gerufen wird. Die andere Seite dieser medizinischen Entwicklung macht uns mehr Angst, das Verlängern des Lebens (des Leidens) mit allen Mitteln, das qualvolle langsame Sterben an Geräten und Schläuchen, bis die Maschine abgestellt wird.

Sterben und Tod hat die Menschen zu allen Zeiten geängstigt, aber frühere Generationen fanden in Riten und Gebräuchen, die über Jahrhunderte hinweg entstanden waren, Sicherheit und Geborgenheit, um diese besondere Lebenssituation zu bestehen. In vielen anderen Kulturen begegnet uns heute noch eine große Zahl solcher Sterbe- und Begräbnisriten, an denen sich die ganze Dorfgemeinschaft beteiligt. Auch bei uns in Mitteleuropa haben sich über Generationen hinweg bestimme Vorgänge beim Sterben eingebürgert, die durch die oben beschriebene Situation der Verdrängung des Sterbens aus unserer Gesellschaft nicht mehr wirksam sind. In ländlichen Gegenden sind sie noch zu beobachten. Der Sterbende wusste sich aufgehoben und verstanden in der Gemeinschaft seiner Familie, ihm wurde besondere Beachtung geschenkt. Er konnte über seinen bevorstehenden Tod reden. Er hatte die Möglichkeit, sofern Krankheit und Schwäche dies nicht verhinderten, seinen Nachlass zu regeln, sein Begräbnis vorzubereiten, Versäumtes in Ordnung zu bringen und bewusst Abschied zu nehmen. Die Angehörigen mussten nichts verheimlichen und verstecken. Sie konnten mit der Achtung und der respektvollen Begleitung der ganzen Dorfgemeinschaft rechnen.

Anregung

Tragen Sie Riten und Bräuche zusammen, die an ihren Wohnorten anlässlich des Todes eines Mitbürgers stattfinden.
Fragen Sie alteingesessene Bürgerinnen und Bürger dieser Gemeinde nach früheren Bestattungsriten und ob sich diese Formen in den vergangenen Jahren verändert haben. Lassen Sie sich auch von Menschen aus anderen Kulturkreisen erzählen, welche Riten und Bräuche beim Sterben in ihren Dörfern üblich waren. Fragen Sie nach der Bedeutung der Bräuche. Notieren Sie sich die Antworten und diskutieren Sie die Ergebnisse im Unterricht. Suchen Sie im Gespräch mit Kolleginnen nach Antworten auf die Fragen:
- Warum können Riten und Bräuche bei der Bewältigung von Sterben und Tod naher Angehöriger hilfreich sein?
- Wie verarbeiten Menschen, die solche Riten nicht mehr kennen, ihre Verlusterlebnisse?

Der nebenstehende Cartoon entstand in unserer Zeit: Versuchen Sie die folgenden Fragen im Blick auf die Zeichnung und das Thema dieses Textabschnittes zu bedenken.
- Welche Reaktion löst diese Karikatur spontan in Ihnen aus?
- Wie wirken die beiden auf Sie?
- Welche Situation wird hier dargestellt?
- Versuchen Sie sich vorzustellen, wie Ihre heutige Beziehung zu den Themen Sterben und Tod und Ihr Umgang mit sterbenden Menschen als Zeichnung dargestellt werden könnte.
- Wie stehen Sie selber zu Fragen nach Sterben und Tod, insbesondere zu Ihrem eigenen Sterben und Tod?

9.1.2 Verdrängen des Sterbens aus der heutigen Alltagswirklichkeit und die Folgen

Wenn das Sterben im Alltag nicht mehr als zum Leben gehörend erlebt werden kann, so fehlen die Vorbilder, an denen beispielhaft zu erfahren ist, wie der Prozess des Sterbens bewältigt werden kann. Der Sterbende fühlt sich zusätzlich verunsichert, seine Angst vor dem Sterben wird noch größer und bedrohlicher. Ziehen sich die Angehörigen aus Unwissenheit und Angst zurück und überlassen den Sterbenden den professionellen Begleitern, so nehmen sie sich selber eine Chance zum inneren Wachsen, das im

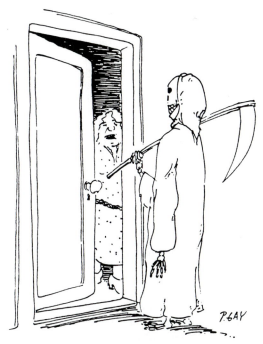

"Nein danke – Wir sterben nicht!"

Begleiten und Teilnehmen am Prozess des Sterbens möglich wird.

Beim Sterben, dem schwierigsten Abschnitt im Leben eines Menschen, braucht der Sterbende ganz besonders die Nähe und Vertrautheit von Angehörigen und Freunden und die Geborgenheit einer bekannten Umgebung. In Institutionen (Krankenhäuser, Kliniken, Alten- und Pflegeheime) sind die Möglichkeiten zum individuellen Eingehen auf die Wünsche des Sterbenden begrenzt. Es ist schwierig, im Rahmen des normalen Betriebsablaufs „Inseln" zu schaffen, in denen dem Sterbenden Ruhe und Geborgenheit vermittelt werden und gleichzeitig eine individuelle Begleitung ermöglicht werden kann.

Menschen, die einen Pflegeberuf gewählt haben, müssen sehr oft stellvertretend für die Angehörigen und Freunde die Begleitung des Sterbenden übernehmen. Ihnen fällt die Aufgabe zu, die Einsamkeit, die Ungeborgenheit und das Sich-abgeschoben-Fühlen des Sterbenden zu mildern, wenn irgend möglich, in Geborgenheit und in die Erfahrung von Nähe umzuwandeln. Sie fühlen sich hier sehr häufig im Stich gelassen und überfordert.

Das Verdrängen des Sterbens aus unserer Gesellschaft ist die eine Seite dieser Wirklichkeit. Es gibt aber auch die andere Seite, das Sicheinlassen auf den Prozess einen Menschen in seinem Sterben zu begleiten. Die Begleiterin kann dabei ganz andere, in dieser Intensität bisher so nie erfahrene Gemeinsamkeit und Nähe erleben.

Beispiel:
„Dankbar für jeden Tag"
Eine Ehefrau, die ihren Mann vier Wochen lang während seines Sterbens begleitet hat, beschreibt ihre Erfahrungen:
„Wenn ich es mir wählen dürfte, möchte ich einmal ganz schnell in den Tod gehen; aber ich bin dankbar, dass N's Sterben vier Wochen gedauert hat. Ich bin um jeden Tag dankbar, den ich für ihn noch sorgen konnte, für jede Begegnung, da er sich auf mich verließ, meiner Kraft vertraute, auflebte, wenn ich sein Zimmer betrat, wenn ich an sein Bett kam, wenn ich ihm zu trinken brachte, wenn er aus meiner Hand etwas zu sich nahm. Ich fragte mich oft, wie ich es erlebt hätte, wenn er in jener ersten Nacht erstickt wäre. Ich hätte diesen Tod unsagbar grausam und sinnlos empfunden, ohne die Möglichkeit Abschied zu nehmen, ohne die Möglichkeit, noch einmal gut zueinander gewesen zu sein. Nie habe ich intensiver gespürt, was er mir bedeutet hat, als in diesen vier Wochen seines Sterbens. Ich bin dankbar dafür, dass er sich tapfer gegen den Tod gewehrt hat. Das Herausgerissenwerden aus dem täglichen Nebeneinanderherleben hätte unendlich viele Schuldgefühle geweckt. So war noch einmal ein intensives Miteinander möglich, ganz hingeordnet auf den Sterbenden, nicht mehr in der Ansprüchigkeit, dass auch ich Beachtung finde, dass auch mein Rat gelten möchte.

Es kommt mir vor, als ob es das Letzte gewesen sei, was er geleistet hat, sich gegen den Tod zur Wehr zu setzen, noch eine Weile für uns dazusein. Gewiss war ich froh für ihn, als er den letzten Schritt in den Tod hinter sich gebracht hatte. Dass sein Leiden ein Ende hatte. Wohl war ich darüber glücklich, und zugleich bin ich dankbar für jeden Tag seines Sterbens ohne Klage, in Tapferkeit, für jeden Tag, da er noch in der Lage war, meine Liebe entgegenzunehmen. Die Erfahrungen des Sterbens war die größte Gemeinsamkeit, die uns beiden zuteil geworden ist, größer als alle Erfahrungen der Ehe, als die Umarmung, als die Zeugung, als die Geburt und das Glück und die Sorge mit den Kindern, als der Tod unseres Sohnes. Es war das absolute Wichtigste, das ich in meinem Leben erlebt habe." (Kautzky 1981) ■

9.2 Religiöse Fragen

Das Erleben von Sterben und Tod berührt den Menschen in seiner gesamten Existenz. Er fragt nach dem Sinn seines Lebens, nach dem Warum von Leiden und Sterben, nach dem, was nach dem Tod sein wird. In der Religion suchen viele Menschen Antwort und Hilfe, Geborgenheit, Hoffnung und Halt in den sie bedrohenden Situationen. Viele Menschen sehen auch heute noch, oder wieder neu, im Glauben das Fundament zur Gestaltung des Lebens. Sie finden in den Riten und Inhalten der Glaubensgemeinschaft, zu der sie gehören, Sicherheit, Geborgenheit und die Erfahrung von Angenommen-Sein. Damit versuchen sie, ihrer Angst vor dem Sterben zu begegnen (Abb. 9.**1**).

In den christlichen Konfessionen und Glaubensgemeinschaften wird das Sterben als Übergang in ein neues Sein, in ein Leben bei Gott gesehen.

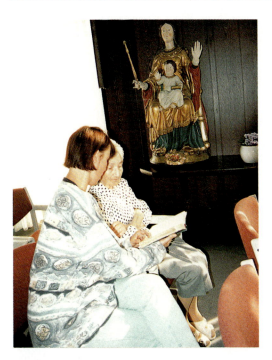

Abb. 9.1 Religion vermittelt vielen Menschen Halt und Geborgenheit

Pflegetipp
die Altenpflegerin, die den Sterbenden begleitet, muss seine religiöse Einstellung kennen und entsprechende Äußerungen und Wünsche wahrnehmen. Jeder, der Sterbende begleiten will, muss beachten, dass nicht **sein** Glaube, nicht der Glaube und die religiöse Überzeugung des Helfers gefragt ist, sondern die des Sterbenden.

9.2.1 Formen der Sterbebegleitung verschiedener Konfessionen

In den einzelnen Religionsgemeinschaften gibt es für die Begleitung sterbender Menschen unterschiedliche Formen und Gebräuche. Nachfolgend sind hauptsächlich die Besonderheiten der einzelnen Konfessionen aufgeführt, die bei der Begleitung Sterbender zu berücksichtigen sind. Darüber hinausgehende Einzelheiten der verschiedenen Religionsgemeinschaften können hier nicht aufgezeigt werden. Grundsätzlich ist zu beachten, dass in jedem Fall der zuständige Seelsorger gerufen werden muss, wenn der Kranke dies wünscht. Für die begleitende Altenpflegerin ist es hilfreich, wenn schon vor dem Eintritt der Sterbesituation entsprechende Fragen mit dem Seelsorger besprochen werden.

Martin Luther vergleicht das Sterben, mit allen Ängsten und Schmerzen, mit dem Vorgang der Geburt. Er schreibt:

»Hier fängt die enge Pforte an. Das muss jeder erwägen und darüber fröhlich werden. Denn ist sie wohl eng, aber nicht lang. Es geht hier zu, wie wenn ein Kind aus der kleinen Wohnung in seiner Mutter Leib mit Gefahr und Ängsten in diesen weiten Himmel und diese weite Erde geboren wird. So geht der Mensch durch die enge Pforte des Todes aus diesem Leben. Und obwohl die Welt, in der wir jetzt leben, groß und weit scheint, ist sie doch gegen den zukünftigen Himmel viel enger und kleiner als der Mutterleib gegen den Himmel, den wir heute sehen. Darum heißt das Sterben der Christen eine ‚neue Geburt'. Aber der enge Gang des Todes macht, dass uns dieses Leben weit und jenes eng erscheint. Christus sagt: ‚Eine Frau, wenn sie gebiert, hat Angst. Wenn sie aber genesen ist, denkt sie nicht mehr an die Angst, weil der Mensch in die Welt geboren ist.' So muss man auch in der Angst des Sterbens erwägen, dass danach ein weiter Raum und große Freude sein wird.«

Römisch-katholische Kirche

Für den Christen der römisch-katholischen Konfession ist der Empfang der Sterbesakramente sehr wichtig. Im früheren Sprachgebrauch der katholischen Kirche verstand man unter den Sterbesakramenten die drei Sakramente: Buße, Krankensalbung und Eucharistie (heilige Kommunion). Heute wird das Sakrament der Krankensalbung sinnvollerweise schon bei einer Verschlechterung des Gesundheitszustandes gespendet und nicht erst auf dem Sterbebett. Das eigentliche Sakrament im Angesicht des Todes ist daher nicht die Krankensalbung, sondern die heilige Kommunion in ihrer Eigenart als Wegzehrung, oft verbunden mit einer vorausgehenden Beichte. Äußert darum ein Schwerkranker den Wunsch nach einem Priester, so drückt er damit zumeist aus, dass er beichten und kommunizieren möchte. Der zuständige Geistliche ist dann unverzüglich zu benachrichtigen.
Auch für viele Angehörige ist die Anwesenheit des Seelsorgers beim Sterben, oder wenigstens kurz davor, eine entlastende Hilfe. Ein Kruzifix

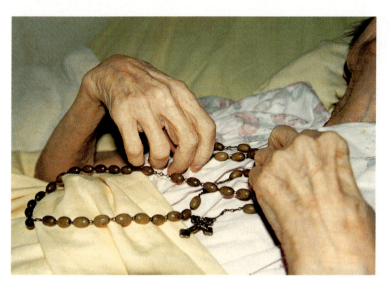

Abb. 9.2 Eingeübte Formen des Betens geben Halt

und brennende Kerzen sind Zeichen des Glaubens an die Auferstehung. Wünscht der Kranke, dass mit ihm gebetet wird, so werden Gebete, die ihm bekannt sind, langsam und deutlich vorgesprochen, z. B. das Vaterunser, das Ave-Maria, einige Psalmen (Psalm 23, 94, 103, 121) und dem Kranken bekannte Lieder aus dem Gotteslob (u. a. Nr. 179, 5–7; Nr. 294; Nr. 595). Dem Sterbenden helfen Hinweise auf Gottes Liebe, seine Treue und Barmherzigkeit, seine Macht und Gegenwart (Abb. 9.2).

Evangelische Kirche

Im Bereich der evangelischen Kirche gibt es keine besonderen Riten im Sterbefall. Es ist jedoch wichtig, dem Kranken menschlich nahe zu sein und ihm auf Wunsch Psalmen, andere Texte aus der Bibel, Lieder und Gebete vorzulesen. Besonders eignen sich das Vaterunser, das Glaubensbekenntnis und folgende Textstellen: Psalm 23, 46, Vers 1–4, 8, Psalm 91, 103, 121, Johannes 10, Vers 27–30, Römer 8 Vers 38 und 39 und Liedverse aus dem Gesangbuch. Bei der Auswahl können der Seelsorger oder Angehörige helfen. Beim Lesen von Bibeltexten ist zu beachten, dass eine Übersetzung verwendet wird, die dem Kranken bekannt ist, er kann dann besser folgen und mitsprechen, auch sollte langsam und deutlich gesprochen werden. Das heilige Abendmahl ist für den Schwerkranken und häufig auch für die Angehörigen eine Hilfe, die dem Schwerkranken auf seinen Wunsch hin gewährt werden soll. Der zuständige oder ein dem Kranken bekannter Seelsorger sollte unverzüglich benachrichtigt werden. Dem Sterbenden helfen Hinweise auf das Licht, das von Gott kommt, auf Gottes Nähe und seine versöhnende Liebe.

Orthodoxe Glaubensgemeinschaft

Die Begleitung eines orthodoxen Christen, der im Sterben liegt, geschieht durch einen Priester oder einen Diakon. Auch die orthodoxe Kirche kennt das Sakrament der Krankensalbung, das der Gesundheit an Leib und Seele dienen soll. Der Priester spendet auf Wunsch dem Schwerkranken die heilige Kommunion und die Krankensalbung, er begleitet den Sterbenden mit Gebeten. Wenn kein Priester für die Begleitung zur Verfügung steht, übernehmen die Angehörigen das gemeinsame Beten. Im Zimmer eines orthodoxen Christen sollte eine Ikone aufgehängt werden, da in einem solchen Bild dem Kranken Christus, die Gottesmutter und die Heiligen nahe sind.

Evangelisch-freikirchliche Gemeinden

Auf Wunsch des Schwerkranken oder Sterbenden kommt der zuständige Seelsorger, um mit dem Kranken zu beten und/oder ihm das heilige Abendmahl zu geben. Bei der Begleitung des Sterbenden gilt dasselbe wie bei einem Mitglied der evangelischen Kirche.

Neuapostolische Kirche

Bei ernsthafter Erkrankung eines Mitglieds der Neuapostolischen Kirche soll sofort der Vorsteher der Gemeinde benachrichtigt werden. Ist dieser nicht zu erreichen, wird ein Priester informiert. Vorsteher oder Priester werden mit dem Kranken beten, ihm die Sünden vergeben und das heilige Abendmahl mit ihm feiern, dazu bringen sie alle Gegenstände mit. Ist ein Kranker ohne geistlichen Beistand gestorben, sollte mit den Angehörigen Kontakt aufgenommen werden, ggf. mit der Kirche selbst.

Zeugen Jahves (Jehovas)

Der Angehörige der Zeugen Jahves lebt und stirbt in der Hoffnung auf die Auferstehung. Unter den Mitgliedern der Gemeinde besteht eine enge Verbundenheit. Ein Sterbender erhält von den geistlichen und anderen Mitgliedern der Gemeinde regelmäßig Besuch. Der Besuch eines Geistlichen einer anderen Religionsgemeinschaft wird in der Regel nicht gewünscht. Es ist für jeden Sterbenden wichtig, dass sein Glaube respektiert wird. Für ein Mitglied der Zeugen Jahves bedeutet dies, dass keinerlei Blut- oder Plasmatransfusionen erlaubt sind. Besondere Zeremonien sind beim Sterben nicht zu beachten.

Christengemeinschaft

Die Angehörigen und der Priester sind zu benachrichtigen, wenn ein Mitglied der Christengemeinschaft im Sterben liegt. Der Priester wird dem Sterbenden die Beichte abnehmen, ihm die letzte Ölung und die Kommunion spenden. Der Sterbende weiss, dass es wiederholte Erdenleben gibt und er mit dem Sterben jetzt nur seinen physischen Leib abgibt, seine Seele jedoch in der geistigen Welt weiterlebt. Nach dem Tod findet die Aussegnung des Verstorbenen durch den Geistlichen statt. Diese Aussegnung sollte geschehen, solange der Tote noch in seinem Bett liegt, spätestens vor der Einsargung. Der Raum muss der feierlichen Handlung angemessen sein.

Jüdische Glaubensgemeinschaft

Die Pflege strenggläubiger Juden erfordert genaue Kenntnis der Speisegebote, der Wasch- und Reinigungsriten und anderer, das Leben bestimmender Gebote und Ordnungen. Einzelheiten der Pflege sind mit den Angehörigen abzusprechen. Der Jude ist aufgrund seines Glaubens verpflichtet, sein Leben so zu gestalten, dass er möglichst lange auf dieser Welt Gott dienen kann. Dem Schwerkranken darf daher nie die Hoffnung auf eine Heilung genommen werden. Der sterbende Jude wird von einem Rabbiner begleitet. Die zuständige jüdische Gemeinde muss daher frühzeitig benachrichtigt werden.

Die Versorgung des Verstorbenen durch das Pflegepersonal erfordert wiederum eine genaue Kenntnis der Vorschriften, daher ist die jüdische Beerdigungsgesellschaft, die den Toten den Gesetzen entsprechend versorgt, sofort zu benachrichtigen.

Islamische Glaubensgemeinschaft

Für die Pflege eines Muslims gelten, wie beim jüdischen Patienten, strenge, das ganze Leben bestimmende Vorschriften. Einzelheiten sind bei den Angehörigen oder bei einem Beauftragten einer islamischen Religionsgemeinschaft zu erfragen. Da im Islam der Zusammenhalt der Großfamilie sehr stark ist, kann davon ausgegangen werden, dass ein Sterbender nie allein ist. Bei einer Verschlechterung des Gesundheitszustandes ist in jedem Fall sofort die Familie oder der Beauftragte der Glaubensgemeinschaft zu benachrichtigen. Der Sterbende spricht das islamische Sterbegebet (Shahada), indem er den Finger zum Himmel erhebt. Ist er selber dazu nicht mehr in der Lage, halten die Angehörigen oder ein Mitglied der islamischen Gemeinde ihm den Finger empor. Ist kein Vertreter der islamischen Religion anwesend, kann ihm auch ein Christ dabei helfen, ohne jedoch das Sterbegebet zu sprechen. Ein Muslim darf nicht durstig sterben, es muss ihm daher immer etwas zum Trinken angeboten werden. Der Sterbende wird so gelagert, dass sein Gesicht nach Mekka, d. h. nach Südosten gerichtet ist.

Für die Versorgung des Verstorbenen sind sehr detaillierte Vorschriften zu beachten, die von einem Beauftragten mit entsprechenden Kenntnissen ausgeführt werden müssen.

9.3 Gedanken und Fragen zur Bedeutung des Sterbens

Was ist Ihnen der Tod?

Was mir der Tod ist?
Die Tür zu dem rätselhaften Gotte, die Erlösung aller Gefangenschaft, die entriegelte Kerkertür.
Man geht einfach hinaus. Der Weg ins Freie, die große Reife.
Ich bin einmal im Boote durch Schilf und Röhricht gefahren.
Auf der Wolga, unten bei Astrachan. Es war ein mühevoller Weg. Sumpfblasen platzten vor meinem Kiele,
an meinen Rudern hing Tang, Binsen und Unkraut stellten sich mir in die Fahrt.
Die Sonne stach heiß. Der Blick war getrübt.
Ich ruderte, bis ich schwitzte.
Oft war ich mutlos und im Begriffe mich hinzulegen und dazubleiben.
Es war gegen Abend, als sich plötzlich das Dickicht lichtete, und vor mir,
ach mein Freund,
vor mir lag der gewaltige Strom,
weit, majestätisch und wahrhaft göttlich.
Er rollte seine purpurnen Wogen in den Abend, und ein Sonnenuntergang lag über seiner Mündung.
Am Himmelsrand aber lag das Meer, unbegreiflich groß und weit und unermeßlich.
Da war alle Müdigkeit vergessen, aller Sumpf und die Hitze des Mittags.
Die Strömung faßte mein Boot, ich setzte die Segel und fuhr glückselig hinab
erfüllt vom Überschwang des Ozeans.
... So ähnlich vielleicht wird es sein.

(Aus: „Das letzte Kleinod" von Cosmus Flam)

Menschen, die Sterbende begleiten, möchten den Prozess des Sterbens, das was dabei mit und an einem Menschen geschieht, verstehen können. Die Begleiter möchten sich einfühlen können in die Situation, die ein Sterbender erlebt, sie möchten ihm nahe sein und seine Äußerungen, sein Verhalten verstehen können. Menschen, aus den unterschiedlichsten Berufen (z. B. Theologen, Mediziner, Psychologen, Biologen) versuchen das Unsagbare, das Fremde des Sterbens für uns begreifbar zu machen.

9.3.1 Sterben bedeutet das Leben vollenden – ein biologischer Vorgang

Der folgende Artikel des Mediziners Fritz Hartmann kann eine Verstehenshilfe zum Umgang des Sterbens sein.

»*Zur Physiologie des Sterbens:*
Sterben ist ein Vorgang. Der Tod ist das Ende dieser letzten Lebensleistung. Der natürliche Tod an Altersschwäche ist sehr selten. Meist beenden Krankheiten, denen der Körper oder eines seiner lebenswichtigen Organe (Gehirn, Herz, Atmung, Leber, Niere) unterliegen, das Leben. Aber auch wenn der Mensch an einer Krankheit stirbt, ist Sterben in der Regel ein Verlöschen des Lebens ohne Dramatik, besonders bei alten Menschen, aber auch bei Kindern oder Erwachsenen in der Erschöpfung. Junge und alte Organismen wehren sich unterschiedlich stark und lange gegen das Versagen der lebendigen Organisation.
Wenige Menschen erleben den Tod bewusst, Nachlassen der Herzkraft oder Atmung, die den Prozess des Sterbens in der Regel einleiten, führen zur Abnahme gerade der Gehirnfunktionen, die mit dem Bewusstsein verbunden sind. Die Sauerstoffnot ergreift zunächst die Hirnrinde als Sitz des Bewusstseins.
Was der dabeistehende Helfer oder Angehörige als Sterben beobachten kann, ist meist das oft unkoordinierte autonome, manchmal das gesteigerte Funktionieren elementarer Lebensvorgänge, die in tieferen stammesgeschichtlich älteren Hirnregionen lokalisiert sind. Die Wahrnehmungen über sterbende Menschen sind oft niederschmetternd, sie sind leichter zu ertragen, wenn man sich klarmacht, dass es sich um biologische Vorgänge handelt, die schon oft untersucht, erklärt und beschrieben worden sind.
Der Organismus stirbt nicht auf einmal, sondern zellgruppenweise. Er erstickt; Zellen mit hohem Sauerstoffbedarf sterben zuerst. So kann Altern in Sterben übergehen, wenn die Menge des diffundierenden Sauerstoffs wegen Gefäßsklerose oder Verschlackung der Übergangsstrecke vom Blut zu den Zellen abnimmt. Die gleiche Bedingung behindert die Ausschleusung von Schlacken und Stoffwechselgiften aus Zellen, Geweben und Organen in das Blut. Nicht nur der Sauerstoffmangel wirkt bewusstseinstrübend, auch die Anhäufung von Kohlendioxyd trägt bis zur CO_2-Narkose dazu bei.

Fieber fördert Benommenheit durch den gesteigerten Sauerstoffbedarf des Gehirns bei nicht gleichmäßig steigendem Sauerstoffangebot. Das gleiche gilt für die Blutarmut, die viele zum Tode führende Krankheiten begleitet. Die Säurevergiftung des Komas der Zuckerkranken, die Harnvergiftung bei akutem oder chronischem Nierenversagen, die Überschwemmung des Gehirns mit Stoffwechselgiften bei Zusammenbruch der Leberleistung entziehen dem Bewusstsein den Vorgang des Sterbens. Oft ist es ein kurzes Unruhe- oder Durchgangsstadium, mit dessen Beendigung auch das subjektive Sterben abgeschlossen ist. Der 'Todeskampf' kann brüsk in Erschöpfung übergehen.

Der Tod 'tritt ein', wie 'die Lebensgeister entfliehen', wenn die Kompensationsmechanismen gegen das Sterben nicht mehr ausreichen«

(Fritz Hartmann, 1989)

> **▬ Anregung ▬**
>
> Versuchen Sie sich Ereignisse und Situationen aus Ihrem Leben in Erinnerung zu rufen, in denen Sie etwas hergeben mussten, was Ihnen sehr viel bedeutet hat. Vielleicht ist eine Beziehung auseinandergegangen, vielleicht mussten Sie Berufswünsche aufgeben, vielleicht sind Ihnen durch Unfall oder Krankheit Lebenspläne zerbrochen. Schreiben Sie auf, was Ihnen dazu an Gedanken und Gefühlen in den Sinn kommt. Versuchen Sie auch, sich bewusst zu machen, was diese Abschiedssituation in Ihrem Leben verändert hat. Es wäre gut, wenn Sie über das, was Ihnen dazu einfällt, mit Freunden oder Bekannten reden könnten.

So ist Sterben Schwerstarbeit für den Körper, aber auch für Seele und Geist und dazu ist Unterstützung nötig. Niemand darf bei diesem Prozess allein gelassen werden.

9.3.2 Sterben bedeutet Loslassen, Abschied nehmen

Der Sterbende muss alles loslassen, von allem Abschied nehmen, alles verlassen, was **Leben** für ihn bedeutet: die Menschen, die er liebt, Besitz, Wünsche, Pläne und Hoffnungen, sein eigenes Leben. Angehörige und Freunde müssen den Sterbenden und alles, was er für sie bedeutet, hergeben, loslassen. Abschied nehmen und Loslassen sind daher die Inhalte, um die es beim Sterben geht, für den Sterbenden selbst und für seine Angehörigen.

Wir alle kennen Situationen in unserem Leben, in denen wir Abschied nehmen mussten, Abschied von Menschen oder Dingen, die uns wichtig waren, je stärker die Beziehung war zu dem, was ich verlassen muss, um so größer ist der Schmerz über den Verlust, um so mehr wehre ich mich gegen das Loslassenmüssen.

Beim Nachdenken über persönlich erlebte Abschiedssituationen wird deutlich, Loslassen und Abschied nehmen heißt: Durchleiden einer Krise, Angst haben, den Boden unter den Füßen verlieren. Das Bewusstmachen persönlicher Abschiedssituationen und der dabei erlebten Gefühle und die Erinnerung an das, was Ihnen in dieser Situation geholfen hat, kann bei der Begleitung sterbenskranker Menschen helfen. Denn Sie „pflegen als die, die Sie sind"

(Juchli 1997).

9.3.3 Sterben bedeutet Durchleiden der letzten Krise des Lebens

Sterben ist die letzte große Krise in unserem Leben. In Krisenzeiten gerät alles in uns durcheinander. Die Angst vor dem, was kommen wird oder kommen könnte, prägt unser Erleben. Alles scheint ausweglos, ohne Sinn und ohne Ziel, wir versuchen, sofern die kleinste Hoffnung dazu besteht, die alte, gewohnte, vertraute Situation wieder herzustellen, was nie gelingen wird.

Im Laufe unseres Lebens, wenn wir manche Krisen durchlebt haben, können wir beobachten, dass nach einer solchen Leidenszeit unser Leben weiter und offener oder, anders ausgedrückt, reifer wurde. Im Rückblick stimmt für viele der Satz von der Krise, die zur Chance wurde.

Sterben ist Krisenzeit für den Sterbenden, aber auch für die Zurückbleibenden. Menschen, die Sterbende begleiten (Angehörige und Menschen, die diese Aufgabe berufsmäßig übernehmen), berichten, durch welche Tiefen, durch welche Zeiten der Angst sie gegangen sind, sie erzählen aber auch von ihren Erfahrungen, von persönlichem Wachsen und Reifen im Durchstehen und Mittragen des Leidens.

Christliche Hoffnung lebt davon, dass Sterben eine Durchgangssituation ist, dass Christen von einem Leben nach dem Tod „wissen", das alles menschliche Vorstellungsvermögen übersteigt. Ihr „Wissen" leiten sie aus einem Wort ab, das der Schreiber des Johannesevangeliums Jesus Christus in den Mund legt: „Ich lebe und ihr sollt auch leben" (Johannes 14,19).

E. Kühler-Ross (1954), die schweizerische Sterbeforscherin, formuliert: „Das Sterbeerlebnis ist fast identisch mit der Geburt. Es ist eine Geburt in eine andere Existenz." Und so hoffen Menschen, dass auch die Krise des Sterbens zu einer Chance neuen Lebens wird.

9.3.4 Sterben bedeutet Angst haben

Das Durchleiden krisenhafter Situationen, das Sterbenmüssen löst große Angst aus. Viele Menschen reden zwar davon, dass sie im Blick auf den Tod keine Angst hätten, dass ihnen aber der Prozess des Sterbens große Angst mache.

> **Sterbende haben Angst**
> - vor körperlichen und seelischen Schmerzen,
> - vor Hilflosigkeit,
> - vor dem Alleingelassenwerden,
> - vor fremden und unbekannten Situationen,
> - vor dem Verlust von geliebten Menschen,
> - vor dem Verlust ihrer Würde und ihrer Integrität,
> - vor dem Nicht-mehr-bei-Sinnen-Sein.
>
> **Sterbende durchleiden Todesangst.**
>
> **Aber auch die Begleiter haben Angst**
> - vor ihrer Hilflosigkeit und Ohnmacht,
> - davor, nicht zu erkennen, was die Schmerzen lindert,
> - nicht die richtigen Worte zu finden,
> - den Sterbenden nicht zu verstehen, seine Äußerungen nicht „übersetzen" zu können,
> - die Geduld zu verlieren,
> - nicht da zu sein, wenn der Sterbende sie braucht,
> - von anderen Dingen in Anspruch genommen zu sein,
> - vor unangenehmen Gerüchen und vor Schmutz,
> - vor ihrem eigenen Sterben.

Die Ängste des Sterbenden und seiner Begleiter sind vielfältig. Alle, die Sterbende begleiten, müssen auch um ihre eigenen Ängste wissen und sie nicht hinter maskenhaftem („immer lächeln") oder routinemäßigem Pflegen (perfekte, aber beziehungslose Pflege) verstecken. Die Beziehung zwischen dem Sterbenden und seinem Begleiter wird offener und damit für beide hilfreicher, wenn sie über ihre Ängste reden können. Der Sterbende reagiert oft sehr empfindsam auf die Ängste seiner Begleiter. Offenheit hilft dem Sterbenden über seine Bedürfnisse und Wünsche zu reden, und das wiederum hilft der Begleiterin, das Richtige zu tun.

Beispiel:
Eine Begleiterin erzählt von ihrem erste Besuch bei einem sterbenskranken Menschen: „... Jetzt stand ich vor der Tür – auf einmal merkte ich, wie mir die Knie weich wurden, die Hände feucht, am ganzen Körper innerlich zitternd, dachte ich: Jetzt gehst du hier zu einem Menschen, der dir völlig fremd ist, willst ihn auf seinem letzten Weg begleiten und glaubst noch, das sei etwas ganz Tolles. Will dieser Mensch das denn überhaupt? Will er mich, und wenn nicht, was dann? Ich stand leer und hohl und mit einem großen Kribbeln im Bauch vor dieser Tür und holte noch einmal tief Luft.
Herr P. war Anfang sechzig und hatte Krebs. ... Er hatte Schmerzen, ihm wurde übel, aber klingeln mochte er nicht ... Die Perioden des „Schlechtwerdens" kamen immer öfter. Er hatte große Angst – besonders nachts. Da war alles anders. Der Baum, der vor seinem Fenster stand und ihm tagsüber so viel Freude machte, warf im Dunkeln angsterregende Schatten, die Stille war bedrückend, der Schlaf kam nicht, Menschen- und Straßenlärm drangen nicht wie tagsüber in sein Zimmer. Als man Herrn P. sagte, dass ich zu ihm kommen würde, um bei ihm zu sein, sagte er sofort zu, obwohl wir uns überhaupt nicht kannten. Wie groß ist die Angst oder wie groß ist das Vertrauen zu Menschen, die sich einfach einander Zeit schenken? Und jetzt ging ich zu ihm ans Bett und begrüßte ihn"

(Tausch-Flammer 1993).

9.3.5 Sterben – ein Geschehen, das in Phasen abläuft

E. Kübler-Ross hat in vielen Gesprächen mit Sterbenden bestimmte Phasen im Verlauf des Sterbeprozesses erkannt und beschrieben. Auch

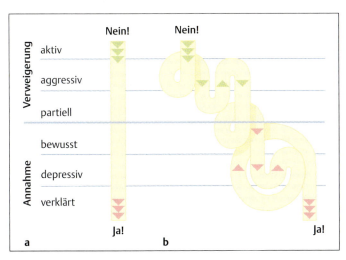

Abb. 9.**3a** u. **b** Trauerprozess (nach Juchli)
a Theoretischer Verlauf von der Verweigerung zur Annahme
b Realer, d. h. wirklicher Verlauf im Hin und Her und Auf und Ab der seelischen Dynamik. Jeder hat seinen eigenen, individuellen Trauerprozess zu leisten

beim Prozess des Trauerns können solche Phasen oder Schritte beobachtet werden. Begleiter können Sterbende besser verstehen, wenn sie um diese Phasen wissen. Sie müssen aber auch wissen, dass jeder Mensch seinen eigenen, ganz individuellen Tod stirbt, so wie das zurückgelegte Leben ein ganz einmaliges war. Einteilungen und Schematisierungen bergen immer die Gefahr in sich, dass der Blick für die individuelle Situation des einzelnen Menschen verstellt wird. Die Phasen des Sterbeprozesses sind vor allem bei solchen Menschen zu erkennen, die bei relativer Bewusstheit ihrem Sterben entgegensehen. Die einzelnen Phasen verlaufen nur in der Theorie kontinuierlich eine nach der anderen ab. In der Praxis wird sichtbar, dass jeder seinen Sterbe- und Trauerprozess ganz individuell durchleiden muss (Abb. 9.3, Tab 9.**1**).

> **Praxistipp:**
> Die Dynamik des Sterbens verläuft bei jedem Menschen individuell, in einem immer wiederkehrenden Auf und Ab. Nur durch aufmerksames Beobachten kann die Pflegeperson wahrnehmen, was der Sterbende gerade jetzt an Verständnis, Zuwendung und Nähe braucht.

9.3.6 Soziales Sterben alter Menschen

Für Altenpflegerinnen ist die Kenntnis der Sterbephasen eine Hilfe bei der Begleitung sterbender alter Menschen. Häufig verläuft jedoch das Sterben bei alten Menschen viel unauffälliger, die Phasen sind kaum zu erkennen. Der Verfall der körperlichen und geistigen Kräfte ist bei hochbetagten Menschen teilweise schon so weit vorangeschritten, dass der Tod als Erlösung erlebt wird, das Sterben einem Hinüberschlummern gleicht.

Altenpflegerinnen können die in Tab. 9.**1** beschriebenen Phasen in anderen Situationen deutlich beobachten, z. B. in all den Lebensabschnitten, die dem alten Menschen seinen körperlichen, psychischen und sozialen Abbau bewusst machen. Am deutlichsten findet sich diese Reaktion, wenn aufgrund körperlicher oder geistiger Hinfälligkeit der Umzug in ein Pflegeheim nötig wird (Kap. 2.5 „Pflege alter Menschen im Altenheim"). Der Verlust der Selbstständigkeit, das Sich-trennen-Müssen von der eigenen Wohnung, von Freunden und der Familie kann als Sterben erlebt werden. Wenn alte Menschen vereinsamen, sich isoliert und/ oder abgeschoben fühlen, wenn sie ihrer Würde und Privatheit beraubt sind, wenn sich keine Angehörigen, keine Freunde und keine ehemaligen Nachbarn um sie kümmern, dann erleben alte Menschen die beschriebenen Phasen oft sehr existenziell und man spricht vom sozialen Tod des alten Menschen.

Lebensgeschichtliche Erfahrungen

»*Mich macht der Gedanke an den Tod ... weniger traurig als früher: Der Tod ist Abwesenheit von der Welt, und mit dieser Abwesenheit konnte ich mich nicht abfinden. Aber so viele Abwesenheiten haben*

Tabelle 9.1 Phasen des Sterbeprozesses

Phase	Kennzeichen	Verhalten	helfendes Begleiten
1	**Nichtwahrhaben-Wollen Verweigerung** • „Nicht ich" • Konfrontation mit der Wirklichkeit des unabwendbaren Todes	• Wahrheit wird verdrängt, möglichen Bestätigungen wird ausgewichen • auffallende Aktivitäten, Arztwechsel • Rückzug und Isolation mit Suizidgefahr, wenn Wahrheit nicht mehr zu verleugnen ist	• aufmerksames, einfühlendes Beobachten • nicht mit „vernünftigen" Argumenten „unvernünftige" Reaktionen kommentieren • zum Gespräch bereit sein, erkannte Wahrheit einfühlend behutsam bestätigen
2	**Zorn – Auflehnung** • heftiger Widerspruch „Warum ich"?	• Aggressives Verhalten, bei alten Menschen oft nicht mehr so deutlich • nörgelnd und unzufrieden, beschimpfen Angehörige und/oder Pflegekräfte als Lügner	• Anschuldigungen und Beschimpfungen nicht persönlich nehmen • einfühlende Zuwendung • viel Geduld • Kranken für sein Verhalten nicht verantwortlich machen • helfen negative Gefühle und Ängste zu äußern
3	**Verhandeln** • „Jetzt noch nicht" • subjektive Besserung Optimismus und Selbsttäuschung (sehr flüchtige Phase)	• sich abfinden mit der unveränderbaren Wirklichkeit • Hoffnung auf eine günstigere Wende durch entsprechendes Verhalten (z. B. Versprechungen, Gelübde) Verhandeln um Fristverlängerung (z. B. bis zur Geburt des ersten Urenkels, bis zum Geburtstag)	• verstehen, aber Verhalten nicht unterstützen • vorsichtige Realitätsarbeit, Hoffnung nicht nehmen, aber keine falschen Hoffnungen machen oder unterstützen
4	**Depression** • „Was bedeutet das für mich?" • Endgültigkeit und Unausweichlichkeit der Situation wird erkannt • Verdrängen und Ausflüchte werden aufgegeben • Abschiedsschmerz, Todesangst	• Rückzug auf die eigene Innen- und Gedankenwelt • Erinnern und bewusstes Abschiednehmen von Menschen und Situationen • Erkennen von Schuld und unbereinigten Konflikten • Wunsch nach Bereinigung und Versöhnung • Realitätsarbeit • Nachlassregelung	• akzeptierende und annehmende Haltung • Trauer und Schmerz zulassen (Weinen muss erlaubt sein) • Wünsche nach Begegnung mit Freunden und Verwandten erfüllen (der Kranke bestimmt, nicht die Angehörigen) • Versöhnung erlebbar machen auf Wunsch Seelsorger rufen (Beichte, Absolution, Abendmahl) • Notar und Angehörige verständigen
5	**Zustimmung** • „Wenn es sein muss, ja" • große Müdigkeit und Erschöpfung, ruhige Gelassenheit	• Loslösung von sozialen Bindungen • letzte Anweisungen geben im Blick auf Begräbnis • sehr sensibel für Umwelt, auch wenn kaum Reaktionen wahrnehmbar sind	• gewissenhaftes Umgehen mit den letzten Verfügungen • mit ihm sein, Dasein, hohes Maß an Einfühlungsvermögen aufbringen • Hautkontakt und körperliche Nähe spüren lassen, Hektik vermeiden

schon an mir gezehrt! Meine Vergangenheit ist abwesend, meine toten Freunde sind es, die verlorenen Freunde und all die vielen Orte hier auf Erden, die ich nie wiedersehen werde. Wenn die Abwesenheit eines Tages alles verschlungen hat, wird das keinen sehr großen Unterschied machen.«

(Simone de Beauvoir 1978)

Für alte Menschen sind Sterben und Tod keine unerwarteten Ereignisse. Je älter sie werden, um so mehr wird aus dem Schicksal, das andere trifft, eine sie ganz persönlich berührende „Lebensmöglichkeit". Sie beschäftigen sich auf manche Weise mit ihrem Ende. Außerdem ist ihnen im Laufe ihres Lebens Sterben in vielfacher Weise begegnet. Wie sie das Sterben von Familienangehörigen (Eltern, eigener Lebenspartner usw.) oder von Freunden erlebt haben, prägt häufig ihre Erwartungen, lässt sie ängstlich oder gelassen auf das eigene Sterben zugehen.

»Da der Tod (um genau zu sein) der wahre Endzweck unseres Lebens ist, habe ich es mir in den letzten Jahren angelegen sein lassen, diesen wahren, diesen besten Freund des Menschen so gut kennenzulernen, daß der Gedanke an ihn für mich nicht nur keinen Schrecken enthält, sondern mir großen Trost und Frieden des Geistes bringt. Ich danke meinem Gott, daß er mir das Glück und die Gelegenheit geschenkt hat, den Tod als den Schlüssel zu unserem wahren Glück zu erkennen. Ich gehe nie zu Bett, ohne darüber nachzudenken, dass ich vielleicht, so jung wie ich bin, am nächsten Tage nicht mehr leben werde. Und doch wird niemand, der mich kennt, sagen können, ich sei im Umgang mürrisch oder traurig. Für dieses Glück danke ich jeden Tag meinem Schöpfer und von ganzem Herzen wünsche ich dieses Glück all meinen Mitmenschen.«

(Aus einem Brief Mozarts an seinen Vater, geschrieben am 4. 4. 1787 im Alter von 31 Jahren, 4 Jahre vor seinem Tod)

Die Rückschau auf das gelebte Leben beeinflusst die Art und Weise, wie alte Menschen ihre letzte Wegstrecke erleben. Je positiver die Lebensbilanz ausfällt, je mehr sie von sich sagen können: „Ich habe getan, was ich konnte, was daraus geworden ist, ist gut", je zufriedener sie sind, um so gelassener können sie dem Sterben entgegengehen. Menschen, die immer das Gefühl haben, im Leben zu kurz gekommen zu sein, die unzufrieden und verbittert sind, hängen krampfhaft an dem, was sie Leben nennen, und können sehr schwer sterben.

Für die Begleitenden kann eine so verbitterte und negative Lebenseinstellung viele Probleme und Konflikte bringen. Wichtig ist, dass solches Verhalten nicht gewertet wird, dass die Begleiter offen und aufmerksam zuhören und den alten Menschen die Gelegenheit schaffen, über die Frage nach dem Sinn ihres Lebens nachzudenken. Die Begleitung durch einen professionellen Helfer kann hier sehr hilfreich sein.

9.3.7 Nahtod-Erfahrungen

Immer wieder wird von Menschen berichtet, die nach einem Unfall oder einem anderen akuten Krankheitsereignis klinisch tot waren, durch die moderne Intensivmedizin aber ins Leben zurückgeholt werden konnten. Wenn Menschen über ihr Erleben in diesem Zwischenstadium berichten, so meist in der Form, dass sie von einem Aus-dem-Körper-Heraustreten erzählen.

Sie berichten, dass sie genau wahrnehmen konnten, wer bei ihnen war, was an ihnen getan wurde, was die einzelnen Personen redeten, und viele weitere Einzelheiten. Auffallend an den Berichten ist, dass Menschen, die solches erlebt haben, übereinstimmend in der Sache, aber unterschiedlich in den Bildern, davon reden, dass sie wunderbare Musik hörten und sich von vollkommener Liebe umgeben wußten, sich in einem unvergleichlich schönen Zustand der Ganzheit und Harmonie befanden. Sie erzählen, dass sie keine Angst und keine Schmerzen verspürten. Erst nach dem medizinischen Eingriff kehrten Angst und Schmerzen zurück. Einige redeten auch darüber, dass sie traurig seien, noch einmal in dieses Leben zurückkommen zu müssen.

Sterbende Menschen, ob alt oder jung, erleben manchmal, auch ohne klinisch tot zu sein, Dinge, die für unsere Sinne nicht fassbar sind. Das kann bedeuten: Im Sterben schwinden die Sinne für die irdische Wirklichkeit, es erwachen Sinne, die die Welt außerhalb unserer irdischen Realitäten (in Zeit und Raum) wahrnehmen können. Durch authentische Berichte über solche Erfahrungen wird für viele die Angst vor dem Tod gemildert.

9.4 Schwerkranke und sterbende Menschen

> *Bitten eines Sterbenden an seinen Begleiter:*
> *Laß mich in den letzten Stunden meines*
> *Lebens nicht allein.*
>
> *Bleibe bei mir, wenn mich Zorn, Angst, Traurigkeit und Verzweiflung heimsuchen und hilf mir, zum Frieden hindurchzugelangen.*
> *Denke nicht, wenn du ratlos an meinem Bett sitzt, dass ich tot sei.*
> *Ich höre alles, was du sagst, auch wenn meine Augen gebrochen scheinen.*
> *Darum sage jetzt nicht irgend etwas, sondern das Richtige.*
> *Das Richtige wäre, mir etwas zu sagen, was es mir nicht schwerer, sondern leichter macht, mich zu trennen. So vieles, fast alles, ist jetzt nicht mehr wichtig.*
> *Ich höre, obwohl ich schweigen muss und nun auch schweigen will. Halte meine Hand. Ich will es mit der Hand sagen. Wische mir den Schweiß von der Stirn. Streiche mir das Laken glatt. Wenn nur noch Zeichen sprechen können, so laß sie sprechen.*
> *Dann wird auch das Wort zum Zeichen. Und ich wünsche mir, dass du beten kannst. Klage nicht an, es gibt keinen Grund. Sage Dank.*
> *Du sollst von mir wissen, dass ich der Auferstehung näher bin als du selbst.*
> *Lass mein Sterben dein Gewinn sein. Lebe dein Leben fortan etwas bewußter. Es wird schöner, reifer, und tiefer, inniger und freudiger sein, als es zuvor war, vor meiner letzten Stunde, die meine erste ist.*
> (aus: An der Hand eines anderen sterben. Hrsg.: Internationale Gesellschaft für Sterbebegleitung und Lebensbeistand e.V. – IGSL)

9.4.1 Bedürfnisse des Sterbenden – pflegerische Aufgaben

Körperliche Bedürfnisse

Der Beginn und das Ende des menschlichen Lebens haben manche Gemeinsamkeiten. Ein Neugeborenes ist ganz und gar auf die behutsame und einfühlsame Pflege seiner Mutter, seiner Betreuerin angewiesen. Um Leben zu können, braucht es die Zuwendung, das Angesprochenwerden. Und so tun einem Sterbenden alle die Verhaltensweisen gut, die wir am Anfang unseres Lebens brauchen: Berührung zusammen mit der menschlichen Stimme, Blickkontakt, eine freundlich zugewandte Mimik, ein bequemes Bett, etwas zu trinken und zu essen, gewaschen und gesäubert werden und die Sorge für Ruhe und Bequemlichkeit (Abb. 9.**4**).

》 *In den Kreisen in unserem Lande, die sich mit Tod und Sterben beschäftigen, wird heutzutage viel zuviel über psychologische und emotionale Probleme und zuwenig darüber geredet, wie man das Wohlbefinden des Sterbenden sichert. Jede Gruppe, die sich mit dem Dienst am Sterbenden beschäftigt, sollte zunächst einmal über das Glattziehen von Laken, das Abreiben von Rücken, das Beheben von Verstopfung und die Nachtwache reden. Einen Menschen psychologisch beraten zu wollen, der in einem nassen Bett liegt, bringt nichts ... Ohne Schmerzen, gut gepflegt, mit kontrolliertem Stuhlgang und sauberem Mund sowie mit einem erreichbaren Freund, der sich um einen kümmert, reduzieren sich die psychologischen Probleme auf ein durchaus erträgliches Maß.*《

(Duda 1989)

Einem sterbenden Menschen macht gerade sein Körper besonders viel Mühe, oft ist er wund, oder er leidet an einer zehrenden Krankheit (z. B. Krebs oder Aids).

> **Pflegetipp**
> Kranken-Pflege hat in der Begleitung Sterbender einen ganz hohen Stellenwert. Pflegen, Berühren, Streicheln ist eine besonders liebevolle Art der Zuwendung, die der Schwerkranke „lebens-not-wendend" braucht.

Carmen Thomas bringt es auf den Punkt: „Jeder weiß, Berührung ist immer zweiseitig. Während ich berühre, werde ich berührt. Berührung ist ein schöpferischer Akt, Ausdruck persönlicher Bezogenheit. Berührung gibt Selbstvertrauen und Trost". Das bedeutet, Schwerkranke und Sterbende erleben unser Bei-ihnen-Sein, unser Dasein dann besonders intensiv und tröstend, wenn sie uns, unsere Hände spüren können.

》 *Lieber Freund! Ich bin sehr traurig in meinem Herzen. Ich habe letzten Mittwoch meine Mutter begraben. ... Da, bei meiner alten Mutter am Bett, da ist all der Arbeitskram von mir abgefallen wie ein fremder Rock. ... Da sagte sie ganz leise, so als*

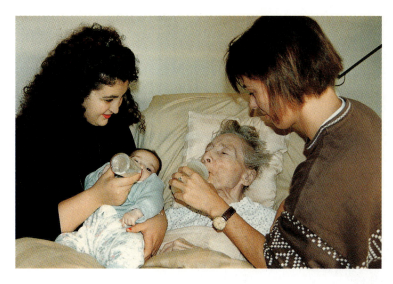

Abb. 9.**4** Beginn und Ende des menschlichen Lebens haben manche Gemeinsamkeiten

wenn sie sich schämte: Jürnjakob, sagte sie, du kannst mir mal einen Kuss geben. Mich hat so lange keiner mehr geküsst. So habe ich mich ganz sacht über sie gebückt und sie geküsst, und sie hat mich über die Backe gestrakt, als wenn ich noch ihr kleiner Junge war. Dann legte sie sich zurück und war ganz zufrieden ...«

(Jürnjakob Swehn)

Schmerzen: Sie machen dem Kranken in dramatischer Weise seine Situation bewusst, werfen ihn auf seinen Körper zurück. Schmerzen zwingen ihn dazu sich mit seinem Körper zu beschäftigen, sie rauben ihm die Kräfte Abschied zu nehmen und „sein Haus zu bestellen". Der Kranke sollte so wenig wie möglich unter Schmerzen leiden müssen. In Absprache mit dem Arzt – hier sollten unbedingt die vorhandenen Schmerzambulanzen eingeschaltet werden – sind schmerzstillende Medikamente so zu dosieren, dass Schmerzen so weit wie möglich ausgeschaltet werden. Der Kranke bekommt den Medikamentencocktail regelmäßig in Abständen von ca. vier Stunden, muss nicht um das schmerzstillende Mittel bitten. Die heute üblichen Kombinationen von Schmerz- und Beruhigungsmitteln lassen dem Sterbenden sein waches Bewusstsein. Auch bei großen Angstzuständen und starker innerer Unruhe kann auf Medikamente nicht verzichtet werden.

So gehört zur Sterbebegleitung eine professionelle Schmerztherapie, wie sie in der Hospizarbeit als Grundvoraussetzung für eine gute Sterbebegleitung gefordert wird.

! Die wesentlichsten Bedürfnisse Sterbender sind:
Möglichst schmerzfrei zu sein, gut zu liegen, sich sauber zu fühlen, keinen Durst zu haben und einen Menschen an ihrer Seite, der einfach da ist, der sie streichelt und berührt (Abb. 9.**5**).

Tägliche Körperpflege: Sie ist besonders gewissenhaft und behutsam durchzuführen. Jede Bewegung ist für den Sterbenden anstrengend und kann Schmerzen verursachen. Sterbende schwitzen meist stark. Mit einer sorgfältig durchgeführten Ganz- oder Teilwäsche kann dem Kranken Erleichterung verschafft werden Auch das Einreiben mit Deodorantien oder erfrischenden Lösungen wird als angenehm empfunden. Regelmäßiger Wäschewechsel gehört zur gewissenhaften Pflege eines Sterbenden. Sterbende frieren aber auch sehr schnell, deshalb sollten sie immer, bei warmem Wetter mit einem Laken, zugedeckt werden. Das unbewegliche Liegen bereitet dem Kranken viele Schmerzen. Der Zeitpunkt für Lagern und behutsames Betten wird vom Sterbenden bestimmt, nicht von den Arbeitsplänen der Mitarbeiterinnen. Die Wünsche und Bedürfnisse des Kranken werden beachtet. Eine halbsitzende Stellung, mit einer Stütze im Rücken wird von vielen Schwerkranken sehr angenehm empfunden (S. 421).

Nahrung: Die meisten Kranken möchten nichts mehr essen, sie haben keinen Appetit, oft ist ihnen auch übel und manche Schwerkranken spüren, dass ihr Leben zu Ende geht, und möchten nicht mehr essen. Den Kranken sollte dann

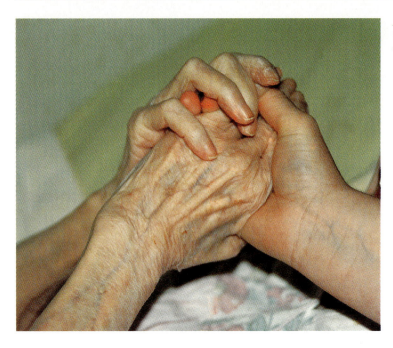

Abb. 9.**5** „Halte meine Hand, so kann ich spüren, dass du da bist"

kein Essen aufgenötigt werden. Der Körper braucht Nahrung als Energiespender zur Aufrechterhaltung des Lebens, wenn das Leben zu Ende geht, ist auch keine lebenserhaltende Energie mehr nötig. Sterbende, die essen möchten, sollten Wunschkost bekommen, auch wenn sie von dem eigens gefertigten Gericht dann nur zwei oder drei Löffel essen.

Flüssigkeit: Schwerkranke haben meist großen Durst, der sie sehr quälen kann. Daher gehört das einfühlende Darreichen von Flüssigkeiten zu einer der wichtigsten Aufgabe bei der Pflege Sterbender. Oft können sie nicht mehr richtig schlucken. Um ihnen trotzdem Flüssigkeit anzureichen sind folgende Maßnahmen sinnvoll:

- mit einem Teelöffel schluckweise ein Getränk ihrer Wahl einflössen,
- mit einer Pipette tropfenweise Wasser oder Tee auf die Lippen und auf die Zunge träufeln,
- einen in Tee getränkten Pflaumentupfer zum Aussaugen reichen,
- das Getränk mit einer Babyflasche anreichen.

Wenn diese Methoden den Durst nicht lindern, muss evtl. die erforderliche Flüssigkeit infundiert werden.
Die spezielle Mundpflege (S. 330) ist regelmäßig und sehr gewissenhaft durchzuführen.

Atmung: Oft ist diese erschwert. Wenn jeder Atemzug eine Anstrengung bedeutet, löst dies Angst aus. Durch atemerleichternde Lagerung (S. 639) kann Linderung erreicht werden. Wenn nötig, muss der Schleim aus dem Rachenraum abgesaugt werden. Der Kranke hat meist keine Kraft zum Abhusten.

In den letzten Stunden äußern Sterbende immer wieder den Wunsch nach mehr **Licht**. Das Zimmer sollte deshalb hell und in der Nacht gut beleuchtet sein.

Sterbende fühlen sich müde und erschöpft, pflegerische Maßnahmen und Besuche strengen sie sehr an. Es ist die Aufgabe der Begleiter, dafür zu sorgen, dass immer wieder nötige **Ruhepausen** eingeschaltet werden. Evtl. müssen Besucher etwas warten.

Seelisch-geistige Bedürfnisse

Der Sterbende hat ein großes Bedürfnis nach liebender Nähe und Zuwendung. Er sollte nie über längere Zeit allein gelassen werden. Angehörige und Freunde dürfen diese Aufgabe nicht nur den Pflegekräften überlassen. Gesten der Zuwendung, wie Hand halten, über Stirn und Wange streicheln und jede Art von Hautkontakt vermitteln dem Kranken das Gefühl, nicht allein zu sein (Abb. 9.**5**).

Es ist die Aufgabe der Begleiter, einfach da zu sein, auch wenn nichts zu tun ist oder nichts getan werden kann. Der Schwerkranke braucht vielfach nur die wortlose Zuwendung. Er muss die Bereitschaft spüren bei ihm in seinen Ängsten und Sorgen auszuhalten. Das ist für viele Begleiter wie Pflegepersonen und Angehörige nicht selten sehr belastend. Weil sie nichts tun können, fühlen sie sich hilflos. Manche Helfer geraten dann in eine Betriebsamkeit, die den Sterbenden belastet.

! Sterbebegleitung bedeutet, die eigene Hilflosigkeit aushalten können.

Sterbende spüren, wie es um sie steht, sie wissen, dass sie sterben müssen, auch wenn nicht offen darüber geredet wird. Versteckspielen und/oder die Wahrheit verheimlichen, belastet den Sterbenden sehr. Er wünscht sich, mit den Menschen, die ihm nahe stehen, über sein bevorstehendes Sterben reden zu können. Einfühlsame Begleiterinnen finden die richtigen Worte. Sterbende nehmen sehr viel mehr aus ihrer Umwelt wahr, als durch ihre Reaktionen deutlich wird.

! Im Sterbezimmer sollte nie über den Kranken oder über die Situation nach seinem Sterben geredet werden. Angehörige und Besucher müssen deutlich darauf aufmerksam gemacht werden, dass nicht über Dinge geredet werden darf, die man dem Sterbenden nicht direkt sagen würde. Im Sterbezimmer nicht flüstern oder tuscheln, das verunsichert den Kranken. Das Hören ist der Sinn, der am längsten wahrnehmen kann.

Wünsche Sterbender

Wünsche, die der Sterbende hat, sollten, wenn irgend möglich, erfüllt werden. Das gilt vor allem dann, wenn er Verwandte oder Freunde zu sehen wünscht oder von bestimmten Situationen Abschied nehmen möchte. Wenn der Sterbende bereit ist, Realitätsarbeit zu leisten, d. h. ganz bewusst vom Leben Abschied zu nehmen und auf seinen Tod hin zu leben, so braucht er jede nur mögliche Unterstützung. Besondere Beachtung erfordern seine Wünsche, unbereinigte Situationen in Ordnung zu bringen, nach Versöhnung, nach Beichte und Absolution. E. Kübler-Ross spricht von „unerledigten Geschäften". Die Vorstellungen des Begleiters sind hier unwichtig. Es geht darum, dem Sterbenden zu helfen, *sein* Leben zu beenden, damit er in dem Glauben, in dem er gelebt hat, oder mit der Weltanschauung, die für ihn wichtig war, sterben kann.

9.4.2 Gespräche mit Sterbenden

Sterbende brauchen das Gespräch. Begleiter haben oft große Ängste vor dem Reden mit schwerkranken Menschen. Viele wünschen sich Rezepte oder Regeln für ein solches Gespräch. Die beste Regel, das einfachste Rezept heißt:

! Sei einfach ganz da, sitze still, habe kein Ziel, zu dem hin du das Gespräch lenken möchtest, höre den ausgesprochenen oder oft nur zu erahnenden Gedanken des Sterbenden zu (Abb. 9.**6**).

Dies klingt sehr einfach, ist aber deshalb sehr schwer, weil wir damit auf unsere eigene innere Unruhe, auf unsere Ängste zurückgeworfen werden. Wir spüren unsere Hilflosigkeit und unsere Ohnmacht im Angesicht des Todes. In dieser Situation ist weniger wichtig, was wir sagen, jetzt zählt vor allem, wer wir sind. „Ich pflege als der, der ich bin", (Juchli 1997).
Daher bedeutet Sterbebegleitung immer auch ein Sichauseinandersetzen mit sich und seinem eigenen Sterben.
Sterbende sind mit ihrer physischen Existenz im Übergang, im Aufbruch, an einer Grenze, an der das Wahrnehmenkönnen eine ganz andere Dimension erreicht. So hören Sterbende sehr gut, auch wenn sie vorher schwerhörig waren. Über die Art, wie wir sie berühren, spüren Sterbende, was wir ihnen wirklich sagen wollen, sie spüren unsere echte Zuneigung oder unsere Ablehnung. Daher ist die Geste des Handhaltens eine wichtige Hilfe zum Verstehen, zum Kommunizieren.
Die Art, wie wir zuhören, gibt dem Sterbenden das Wissen, ob er über alles, was ihn quält und ängstigt, reden kann. Sterbende spüren deutlich, was mit ihnen vorgeht. Wenn sie trotzdem nicht von ihrem bevorstehenden Tod reden, reagieren sie damit in der Regel auf ihre Umgebung, die ihnen unbewusst vermittelt, dass sie, die Angehörigen und Begleiter, selber Angst haben, über dieses Thema zu sprechen. Sätze wie „Wir dürfen ihr die Hoffnung nicht nehmen ..." oder „Das könnte er nie verkraften ..." drücken weniger die Sorge um den Kranken aus, als die eigene Unsicherheit und Angst. Für den Sterbenden ist

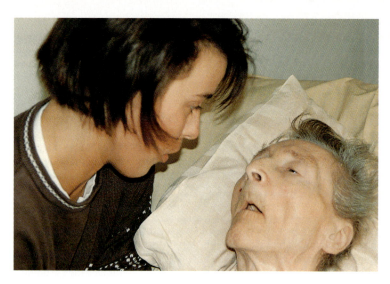

Abb. 9.**6** Einfach da zu sein ist wichtiger, als viele Worte zu machen

aber nichts so wichtig, wie offen über seinen bevorstehenden Tod reden zu können. Im Gespräch kann er seine Gefühle verarbeiten und bewusst Abschied nehmen und loslassen. Den Helfer können solche Situationen sehr belasten, er darf Anschuldigungen nicht persönlich nehmen. Einfühlendes, aufmerksames aktives Zuhören ist die hilfreichste „Gesprächstechnik".

»*Sterbende reden manchmal von Situationen, äußern Wünsche, die für die Begleitenden kaum nachvollziehbar sind*

wie beispielsweise:
1. Ein alter Mann sagte, er habe große Sorge, dass er mit seinem Kohlevorrat nicht über den Winter komme.
2. Ein 60-jähriger Mann drängt seine Frau, ihm seine schweren Wanderstiefel zu bringen, er müsse unbedingt den Berg besteigen.
3. Eine Frau fordert ihre Angehörigen auf, ihren Koffer zu packen, da sie jetzt gehen müsse.
4. Eine todkranke junge Frau schwärmt von Südafrika. Es sei so wunderschön dort, da wolle sie unbedingt hin.

Solche Äußerungen geben als Tatsacheninformation in den genannten Fällen absolut keinen Sinn. Hier äußern sich Sterbende in einer symbolischen Sprache. Sie drücken damit ihr Wissen um ihr baldiges Sterben in Bildern aus.

1. *Die Kohlen sind Sinnbild dessen, was ein Feuer am Leben hält. Wenn die Kohlen ausgehen, stirbt das Feuer, die Wärme, das Leben.*
2. *Schwere Wanderstiefel braucht man, um unwegsame, steinige Wege zu gehen, oder steile Berge zu besteigen. Ein Mensch, der diesen Wunsch äußert spürt, dass er einen beschwerlichen Weg vor sich hat.*
3. *Den Koffer packen, nach Hause gehen, auf Reisen gehen, das sind bekannte Metaphern (Bilder) für das Sterben.*
4. *Die Reise nach Südafrika könnte für die Reise ins „gelobte Land", in ein Land jenseits von Krankheit und Schmerzen stehen, in ein Land, wo immer die Sonne scheint, wo man sich sicher und geborgen fühlt.*«

(Klessmann 3/1994)

Es ist nicht immer leicht, die Botschaft solcher Bilder zu entschlüsseln. Es ist vor allem wichtig, dass Begleiter solche Aussagen ernst nehmen, sie stehen lassen und je nach Situation versuchen, im Gespräch nachzufragen, um den Inhalt zu entschlüsseln.

Das Gespräch mit Sterbenden erfordert ein hohes Maß an Aufmerksamkeit und Achtung vor dem, was Schwerkranke sagen oder erzählen. Von Begleitern ist häufig zu hören, der Sterbende will gar nicht über seinen bevorstehenden Tod reden. Das mag in dieser Direktheit stimmen, doch beim genauen Hinhören, beim Achten auf symbolische Aussagen, können oft viele Ansätze zum Reden über sein Sterben entdeckt werden. Wenn der Begleiter diese nicht versteht und vielleicht sogar noch verächtlich über die „Dummheit" solcher Äußerungen redet, wird der Kranke verstummen.

Es kann aber auch sein, dass der Sterbende über angenehme Dinge, die er erlebt, reden möchte. Manchmal sind das Erfahrungen, die für die Angehörigen nicht nachvollziehbar sind und außerhalb der für uns wahrnehmbaren Wirklichkeit liegen. Sie dürfen dem Kranken nicht ausgeredet oder verächtlich kommentiert werden, sie gehören in sein Sterbeerleben hinein und helfen, die Angst vor dem Unbekannten und Fremden zu mindern.

»*Einen Sterbenden pflegen – ihm dienen – ihn begleiten, heißt, die zweite Stimme zu spielen, einen Solisten zu unterstützen, dass die eigentliche Melodie besser und schöner zur Geltung kommt.*«

(Juchli 1997)

9.4.3 Umfeld des Sterbenden

»*Eigentlich sollte jeder Mensch, wenn es irgendwie machbar ist, zu Hause in seinen eigenen vier Wänden, bei seinen Angehörigen und Freunden sterben dürfen. Die pflegerische Versorgung kann wahrscheinlich nicht so perfekt sein, aber die Liebe und Geborgenheit, die Wärme und menschliche Nähe können wir in den Heimen trotz aller Bemühungen nicht geben.*«

(eine Altenpflegerin)

Der Sterbende erlebt trotz scheinbarer Teilnahmslosigkeit die Stimmung seiner Umgebung sehr deutlich. Er braucht vor allem menschliche Wärme und Zuwendung, aber auch einen Ort, der Ruhe und Geborgenheit vermittelt. Die Fremdheit und Anonymität von Institutionen (Krankenhaus oder Pflegeheim) wirken auf den Schwerkranken sehr belastend. Kalte Sauberkeit, farblose Sterilität oder Unordnung, Hektik, Lärm und ständiges Herumhantieren verstärken die Ängste und das Gefühl des Verlassenseins. In den meisten Fällen ist es nicht möglich, zu Hause zu sterben; es ist aber möglich, die Umgebung des Sterbenden so zu gestalten, dass er sich nicht abgeschoben und allein gelassen fühlt. Er soll erleben können, dass er im Mittelpunkt der Aufmerksamkeit steht – das beruhigt und tröstet.

Kriterien für die Gestaltung des Umfeldes von Sterbenden:
- Der sterbende alte Mensch, der im Heim seine letzte Wegstrecke erlebt, soll in dem ihm vertrauten Zimmer bleiben können. Nach Absprache kann evtl. der Mitbewohner für diese Zeit in ein anderes Zimmer verlegt werden.
- Die Dinge, die dem Kranken wichtig sind, werden so in seine Nähe gestellt, dass er sie ohne Anstrengung sehen oder nach ihnen greifen kann.
- Das Zimmer sollte hell und geräumig sein, sauber und aufgeräumt. Außer den für den Kranken erforderlichen Möbeln sind bequeme Sitzgelegenheiten für die Angehörigen nötig.
- Die Gestaltung des Wandschmucks (zu Hause oder im Heim) orientiert sich an den Wünschen des Sterbenden. Ein christliches Symbol (Kreuz) oder ein vertrautes Bild in Sichtweite sind meist eine Hilfe. (In manchen Einrichtungen können Schwerkranke zwischen einer Vielzahl guter Bilder wählen. Diese werden dann so aufgehängt, dass sie der Kranke von seinem Bett aus gut sehen kann.)
- Frische Blumen (stark riechende vermeiden) und Kerzen vermitteln eine Atmosphäre der Geborgenheit und geben das Gefühl der Wertschätzung und Aufmerksamkeit.
- Frische Luft ist sehr wichtig, Zugluft ist zu vermeiden.

Störende und belastende Einflüsse: Ein Sterbender nimmt das, was in seiner Umgebung geschieht, oft besonders intensiv wahr, ohne dass er darauf reagieren kann und Pflegekräfte oder Angehörige merken, dass ihn das Wahrgenommene ängstigt oder stört. Aus diesem Grund sollte besonders behutsam darauf geachtet werden, störende Einflüsse zu vermeiden.

Zu solchen belastenden Dingen gehören z. B.

- grelles und blendendes Licht ebenso wie absolute Dunkelheit,
- lautes oder flüsterndes Sprechen,
- Angehörige, die unbeherrscht weinen oder schreien,
- Besucher, die nur aus Neugierde kommen oder den Sterbenden belasten,
- Angehörige und Pflegekräfte, die sich in dem, was und wie sie mit dem Sterbenden reden, widersprechen oder seinen Fragen ausweichen,
- Schmerzen, Atemnot, Durst, schlechte Lagerung, Müdigkeit und Erschöpfung.

9.4.4 Zeichen des herannahenden Todes

An einigen körperlichen Zeichen ist zu erkennen, dass der Tod bald eintreten wird. Solche Zeichen sind

- rascher, schwacher, unregelmäßiger Puls
- erhöhte Temperatur, evtl. hohes Fieber,
- kalter, klebriger Schweiß,
- kalte Extremitäten,
- weißes Nasen-Mund-Dreieck,
- blasse oder bläulich marmorierte Haut,
- oberflächliche, unregelmäßige, erschwerte Atmung (Cheyne-Stokes-Atmung, Schnappatmung),
- Blutdruckabfall,
- zunehmende Apathie, Somnolenz oder Bewusstlosigkeit oder
- motorische Unruhe, Angst und Verwirrtheit.

Eintritt des Todes

Der Tod kann langsam, schleichend oder plötzlich eintreten. Auch bei alten Menschen ist ein plötzlicher Tod möglich. Häufiger ist allerdings das langsame Hinüberdämmern. Es wird zwischen sicheren und unsicheren Todeszeichen unterschieden. Die offizielle Feststellung des Todes geschieht immer durch den Arzt.

Sichere Todeszeichen:
- Leichenstarre oder Totenstarre beginnt meist 4–12 Stunden nach dem Tod am Unterkiefer und an der Hals- und Nackenmuskulatur, steigt abwärts und verschwindet bei Eintritt der Fäulnis nach 1–6 Tagen in der gleichen Reihenfolge.
- Leichen- oder Todesflecken sind blassrote, später dunkelrote bis blaugraue Verfärbungen an den tiefer liegenden Stellen des Körpers, zunächst hinter den Ohren, am Hals und am Nacken, später auf der ganzen Unterseite des Toten.
- Fehlen jeglicher Hirnströme.
- Trübung der Augenhornhaut.

Unsichere Todeszeichen:
- Atemstillstand,
- kein Herzschlag, kein Puls mehr tastbar,
- Fehlen des Pupillenreflexes,
- Weichwerden des Augapfels.

Hat der Kranke seinen letzten Atemzug getan, so sollten alle, die im Zimmer sind, einen Augenblick in gesammelte Stille verharren. Das Ende eines Menschenlebens muss uns Raum lassen zum kurzen Innehalten. Wer kann, soll ein Vaterunser beten.

9.4.5 Versorgung Verstorbener

Die Versorgung des Verstorbenen geschieht, wie die Pflege des Sterbenden, in Achtung seiner Würde und seiner Persönlichkeit. Für manche Angehörigen ist es eine Hilfe zur Bewältigung der Situation, wenn sie bei dieser Aufgabe mithelfen können. Sind Angehörige in der Sterbestunde anwesend, sollten sie in jedem Fall gefragt werden.

Folgende Punkte sind bei der Versorgung des Verstorbenen zu beachten:
- Alle Arbeiten im Sterbezimmer werden ruhig und ohne Hektik ausgeführt.
- Der Tote wird flach gelagert, Kissen, Decken und alle Lagerungshilfen werden entfernt, ebenso Infusionen, Katheter und andere Hilfsmittel.
- Der Verstorbene wird gewaschen, es wird ihm ein frisches Hemd angezogen oder die von ihm gewünschte Kleidung (Wünsche des Verstorbenen, der Angehörigen oder Sitte und Brauchtum sind zu beachten).
- Die Hände werden entweder über dem Körper gefaltet oder seitlich angelegt.
- Die Augenlider werden behutsam geschlossen und mit einem feuchten Wattebausch oder Tupfer beschwert.
- Der herunterhängende Kiefer kann entweder mit einer entsprechend dicken Zellstoffrolle unter dem Kinn gestützt oder mit einer glatten Binde nach oben gebunden werden. Dabei ist darauf zu achten, dass die Gesichtszüge nicht verzerrt werden. Eine vorhandene Prothese sollte, wenn irgend möglich, vorher eingesetzt werden. Kopf und Oberkörper werden leicht hoch gelagert, so kann eine Blaufärbung des Gesichts verhindert werden.
- Die Haare werden gekämmt, falls erforderlich, der Bart rasiert.
- Schmuck und Wertgegenstände sind zu entfernen und gegen Quittung den Angehörigen auszuhändigen. Beim Ehering sind die Wünsche der Angehörigen zu beachten.
- Der Tote wird mit einem Leintuch oder einem speziellen Einwegtuch bis zum Hals zugedeckt. Schnittblumen werden auf den Ober-

körper gelegt oder dem Verstorbenen in die Hände gegeben.
- Der Tote sollte so lange im Zimmer bleiben, bis Angehörige, Freunde, Mitbewohner und Mitarbeiter Abschied genommen haben. Ist im Haus ein Aufbahrungsraum (Kapelle) vorhanden, so kann dort Abschied genommen werden.
- Im Krankenhaus muss am Fuß ein Zettel mit vollständigem Namen, Geburts- und Sterbedatum, Todesursache und Station (Gruppen- oder Bereichsnamen) angebracht werden.

! Der Zeitpunkt des Todes wird in die Dokumentation eingetragen.

— **Anregung** —
- Wer bestimmt, wer einen Verstorbenen waschen und anziehen soll?
- Wer bestimmt, womit ein Toter bekleidet werden soll?
- Wer entscheidet, wo der Tote wie lange aufgebahrt werden soll?

Viele dieser Fragen werden in der Regel dem Bestattungsinstitut und den Gepflogenheiten der Einrichtung (Altenpflegeheim oder Krankenhaus), in der der Betreffende verstorben ist, überlassen. Manche Menschen machen sich dazu schon lange vor ihrem Sterben Gedanken und schreiben auf, wie sie sich ihre letzten Stunden vor der Beerdigung wünschen. Carmen Thomas (1994) hat Menschen nach ihren Wünschen zu diesem Thema befragt:

Beispiel:
Eine 53-jährige Frau (Yogalehrerin) erzählt unter anderem:
... Wenn ich sterbe und tot bin, wünsch' ich mir schon sehr, dass ich sterben darf mit Menschen. Dass ich nicht allein sterbe. Auch aufgebahrt werden wünsch' ich mir. Und zwar so, dass das wieder zu Hause sein sollte. Ja, ich stell' mir vor, dass das irgendwie warm gemacht wird, mein Totenbett. Da würde ich gern so eine Yoga-Matte drunter haben. Eigentlich würde ich gern ein schönes Kleid tragen. Weiß nicht, ob mich mein Sohn so ankleiden könnte? Und waschen? Das könnte mein Sohn. Der ist praktisch veranlagt. Das trau' ich ihm gut zu. Ich glaub', dass dann die Tochter sich mit dem Kleid leichter tun könnte. Geschminkt werden möchte ich auf keinen Fall. Ich möchte ja so ausschauen, wie ich bin. Und ich stell' mir das auch nicht grässlich vor, wie ich dann ausschau'. Vielleicht geschmückt mit Blumen. Ja, ich finde Blumen schön, die meine Kinder dann für mich aussuchen würden. Da hätte ich keine Wünsche. Ich möchte aber nicht gleich weggeschafft werden. So auf den Sondermüll. Sondern ich möchte schon bleiben dürfen. Denn ich glaub' ja daran, dass mein Körper eben ein Kleid ist, was ich jetzt ablege, und dass ich als geistiges Wesen dann weiterlebe. Deshalb möchte ich doch Zeit haben, dass ich mich orientieren kann. Da stell' ich mir vor, dass es leichter ist, wenn Menschen bei mir sind und vielleicht mit mir beten. Ich könnt' mir vorstellen, ich bete mit, ich fühle mit und ich bin noch eine Weile da, bevor ich mich lösen kann ..."

— **Anregung** —
Zu den Aufgaben jeder Altenpflegerin gehört es, Sterbende zu begleiten und Tote zu versorgen. Auf diese Aufgabe können Sie sich vorbereiten, indem Sie sich mit Ihrem eigenen Sterben und mit Überlegungen zu Ihrem eigenen Tod beschäftigen. Wenn Sie am Anfang Ihres Lebens stehen, mag Ihnen diese Anregung befremdlich erscheinen. Versuchen Sie trotzdem, sich die folgenden Fragen zu beantworten, denn Sterben ist ein Teil, der wichtigste Teil im Leben eines Menschen. Ich möchte meinen wichtigsten Lebensabschnitt gut vorbereitet erleben:
- Was wünsche ich mir, wenn ich tot bin?
- Wer soll, darf mich waschen, anziehen?
- Was will ich anziehen?
- Will ich geschminkt werden?
- Möchte ich aufgebahrt werden, wenn ja, wo? Zu Hause, in der Friedhofskapelle oder an einem anderen Ort?
- Was für einen Sarg wünsche ich mir – soll er möglichst schlicht sein – oder sehr luxuriös? Erkundigen Sie sich bei einem Bestattungsunternehmer an Ihrem Wohnort, was Särge in welchen Ausführungen kosten.
- Wünsche ich mir an meinem Sarg eine Totenwache – wer sollte könnte dies sein?
- Auf welchem Friedhof möchte ich bestattet werden?
- Wünsche ich mir eine Erdbestattung oder möchte ich lieber verbrannt werden? Erkundigen Sie sich beim Friedhofsamt, was die unterschiedlichen Bestattungsformen kosten.
- Welche Texte, welche Lieder, welche Musik wünsche ich mir an meinem Grab?
- Wer soll die Beerdigung gestalten?
- Wo soll die Totenfeier stattfinden?
- Wer soll dazu eingeladen werden?

- Was soll es zu essen, was soll es zu trinken geben?
- Vielleicht finden Sie auch noch weitere Details, die Ihnen im Blick auf Ihren Tod und Ihre Bestattung in den Sinn kommen. Schreiben Sie diese Dinge auf und bewahren Sie sie an einem Ort auf, den Ihre nächsten Angehörigen kennen.

Mit allen weiteren Aufgaben, mit dem Gang zum Standesamt oder mit Vorbereitungen für die Bestattung müssen sich Altenpflegerinnen, die im Pflegeheim arbeiten, nicht befassen. Diese Formalitäten werden von den Bestattungsunternehmen erledigt, manche Angehörigen regeln selber. Zur Verarbeitung der Trauer kann dieses aktiv für den Verstorbenen Tätigwerden eine gute Hilfe sein.

9.5 Begleitende Pflegepersonen

9.5.1 Reaktionen auf Sterbesituationen

Altenpflege ist Begleitung alter Menschen zu Hause oder in Einrichtungen der Altenhilfe, in der Regel über einen langen Zeitraum hinweg. Das besondere Merkmal qualifizierter Altenpflege ist – neben der fachlichen Kompetenz – die Fähigkeit, zu den betreuten Personen eine Beziehung aufzunehmen, die von Verstehen, Vertrauen und Nähe gekennzeichnet ist. Altenpflege will bewusst Beziehungspflege sein (Kap. 3 „Beruf Altenpflegerin"). Für alte Menschen, die oft sehr vereinsamt sind, ist eine solche Beziehung „lebens-not-wendend." Gleichzeitig gehört zum Alltag in der Altenpflege das Begleiten Sterbender und, damit verbunden, das immer neue Abschiednehmen und Loslassen von Menschen, zu denen oft über viele Jahre hin Beziehungen entstanden und gewachsen sind.

Diese gegensätzliche Situation, Beziehungen einerseits pflegen, andererseits lösen zu müssen, stellt für die Mitarbeiterinnen in der Altenpflege eine schwer zu ertragende Belastung dar. Dazu kommt noch die Verunsicherung bei der Begleitung Sterbender durch die gesellschaftliche Tabuisierung des Todes. Die unangenehme, angstauslösende Arbeit wird gerne auf den geschoben, der diese Arbeit berufsmäßig zu tun hat. So entsteht ein Konfliktfeld, das Angst, Schuldgefühle und Frustrationen auslöst.

Es stellt sich die Frage: Wie gehen Mitarbeiterinnen in der Altenpflege mit solchen Spannungssituationen um?

> **Anregung**
> Machen Sie sich Ihre Gedanken und Gefühle bewusst, die Sie beim Sterben alter Menschen in Ihrem Praxisalltag beschäftigen
> - Schreiben Sie diese Gedanken und Gefühle auf.
> - Vergleichen Sie Ihre Notizen mit den hier aufgeschriebenen Beispielen.
> - Überlegen Sie gemeinsam, welches Verhalten, welche Einstellungen eine qualifizierte, den Bewohnern zugewandte Altenpflege kennzeichnet.

Im Alltag können unter anderem vier verschiedene Verhaltensweisen beobachtet werden. Es sind Beispiele für das Bemühen Einzelner mit dieser Spannung umzugehen.

Versachlichung (Rationalisieren) der Situation:

»*Ich weiß ja, dass die alten Menschen, die zu uns kommen, hier sterben werden. Sie haben ihr Leben gelebt. Man kann ja schließlich nicht ewig leben und man kann auch nicht mit jedem, der hier stirbt, mitsterben. Ich mache meine Arbeit und ansonsten denke ich nicht daran.*«

In dieser Äußerung sagt uns die Altenpflegerin, wie sie mit dieser Spannung umgeht. Sie hält Distanz zum Sterbenden, indem sie die Situation auf die sachliche Ebene verlagert, sie wehrt die eigene Betroffenheit ab, verdrängt ihre Gefühle, „denn das ist ja ganz natürlich" und baut damit eine Mauer zwischen sich und den Sterbenden zum Schutz gegen ihre eigene Verletzlichkeit. Der Sterbende erlebt von dieser Altenpflegerin kalte Sachlichkeit, die ihm zwar äußerlich keine nötige Pflege versagt, auf der emotionalen Ebene jedoch fühlt er sich einsam und verlassen. Auch andere Bewohner können eine solche Pflegeperson als hart und unnahbar erleben.

Routiniertes Arbeiten:

»Schließlich kann ja niemand mehr von mir erwarten, als dass ich perfekt und gewissenhaft pflege. Ich achte auch darauf, dass die anderen nicht belästigt werden und der Sterbende selbst seine Ruhe hat, deshalb verlege ich Sterbende immer recht bald in unser kleines Einzelzimmer. Besonders wichtig ist mir, dass der Sterbende nicht leiden muss, aber dafür gibt es ja Medikamente, da darf man halt nicht sparen.«

Diese Altenpflegerin versteckt ihre Gefühle hinter ihrem fachlichen Können, hinter betriebsamer Geschäftigkeit. Ihr ist kompetente Pflege wichtig, sie „*tut* alles für den Sterbenden", aber menschliche Nähe macht ihr Angst. Ihre Fachkompetenz wird zur Maske, die der Sterbende als Mauer erlebt, er spürt keine Nähe zur Begleiterin und fühlt sich allein und verlassen.

Aggressives Verhalten:

»Ich würde ja gerne länger bei Schwerkranken im Zimmer bleiben, aber dann bekomme ich immer gleich sehr deutlich gesagt, dass ich gefälligst meine Arbeit zu erledigen hätte, dass es nicht anginge, dass man für einen Menschen so viel Zeit bräuchte, die anderen hätten auch ihre Rechte. Und außerdem, wozu sind denn die Angehörigen da, die drücken sich ja nur um die unangenehmen Arbeiten, sie könnten sich wirklich mehr um den Sterbenden kümmern.«

In dieser Äußerung sind deutlich die Aggressionen der Pflegekraft zu spüren. Vermutlich hat sie dem Sterbenden gegenüber Schuldgefühle, weil sie ihre Hilflosigkeit oder Sprachlosigkeit als Mangel an Kompetenz erlebt. In das Idealbild der guten Altenpflegerin passt aber keine Hilflosigkeit. Die Aggressionen, die sie hier gegen Kollegen und Angehörige richtet, gelten im Grunde ihrer eigenen Person, weil sie sich die erlebte Unsicherheit und Angst übelnimmt. Der Sterbende spürt die aggressive Stimmung und leidet darunter.

Aufopferndes Verhalten:

»Wenn bei uns jemand stirbt, bin ich immer zwei Tage krank. Es geht mir so an die Substanz, immer das Hergeben, das Ende einer Beziehung, in die ich viel Kraft und Energie investiert habe. Ich halte das nicht lange aus.«

In dieser Äußerung wird das Problem direkt angesprochen. „Ich halte das nicht lange aus" bedeutet: keine lange Berufstätigkeit in der Altenpflege, weil der Beruf zu viel psychische Kraft kostet. Diese Erfahrung machen viele Altenpfleger. Sie spüren, dass die oben beschriebenen Verhaltensweisen nicht nur den Sterbenden allein lassen, sondern überhaupt Geborgenheit und Vertrauen in der Institution Altenpflegeheim verhindern. Also suchen sie nach menschlicheren, den Bedürfnissen der alten Menschen entsprechenden Verhaltensweisen. Häufig geraten sie dabei in das sich ganz aufopfernde Verhalten. Ihnen fehlt die Fähigkeit, das richtige Maß zwischen Nähe und Distanz zu finden. Sie identifizieren sich zu stark mit dem Kranken, leiden und sterben mit ihm und können ihm dadurch wiederum keine wirkliche Hilfe sein.

Hier wird deutlich: Das Sterben alter Menschen bedeutet nicht nur für Angehörige und Freunde einen Verlust. Auch für die Altenpflegerin wird das Abschiednehmen-Müssen und Loslassen durch die in vielen Leidenswochen und -monaten gewachsene Beziehung häufig zu einem schmerzvollen Erlebnis.

 Sterbebegleitung in der Altenpflege heißt auch trauern können.

9.5.2 Trauern

»Zu trauern bedeutet wesentlich mehr, als einfach traurig zu sein. In der Trauer werden verschiedene Gefühle miteinander erlebt, dieses Erleben führt zu einer der intensivsten emotionalen Erfahrungen ... Psychologisch gesehen lösen wir uns in einem Trauerprozess von einem Menschen, den wir verloren haben, so ab, dass wir ihn oder sie freigeben können; und dabei die Erinnerung an die gemeinsame Zeit und an das, was gewachsen ist durch die Beziehung, in uns neu beleben und auch ein erstes Mal als Gesamterfahrung der Beziehung erleben können. ...

Dass wir trauern müssen, ist eine Folge davon, dass zum menschlichen Leben die Zeit und damit auch der Tod gehören. Trennungen, Verluste, Veränderungen gehören zu unserem Leben – und es wäre schrecklich, würden sie nicht zu unserem Leben gehören, denn dann würde sich nie etwas verändern. ... Die Notwendigkeit zu trauern, müssen wir aus der Bindung heraus verstehen. Weil wir Menschen uns aufeinander einlassen, uns aneinander binden, einander teilnehmen lassen an unserem Leben, uns lieben, bedeutet jeder Verlust auch eine große Beeinträchtigung unseres Selbst- und Welt-

verständnisses. ... Wir fühlen uns beraubt, entblößt, in unserem gewohnten Selbstverständnis zutiefst verunsichert. ...
Wir betrauern nicht das Schicksal des Verstorbenen, wir trauern, weil wir einen Menschen verloren haben, der (oder die) für uns sehr wichtig war, und weil sich durch diesen Verlust unser Leben so sehr verändert hat, dass wir verwirrt sind und uns neu auf uns besinnen müssen. Die Trauer soll uns wieder in Einklang mit uns selbst bringen, uns helfen, uns wieder auf das Leben einzulassen.«

(Kast 1992)

Mut zum Trauern

» Das Sterben der alten Menschen geht mir immer sehr nahe. Es ist jedesmal, als wenn ich ein Stück von mir hergeben müßte. Ich brauche dann einen Menschen, der mich lieb hat und mich versteht. Ihm muss ich vom Sterben und vom Leben dieses Menschen erzählen können und muss dann meinen Tränen freien Lauf lassen dürfen. Das kostet mich einiges an Kraft und braucht auch einige Zeit, aber dann geht es mir wieder besser, und ich kann wieder fröhlich sein.«

In diesem Beispiel wird eine Möglichkeit aufgezeigt, wie eine Mitarbeiterin mit ihrem Schmerz umgeht. Es wird dabei auch deutlich, dass Jemanden-hergeben-Müssen, zu dem man eine Beziehung aufgebaut hat, nicht nur ein schmerzliches Erlebnis ist, sondern auch eine Lücke hinterlässt, die, je nach der Intensität der Beziehung, weh tut.

» Was auch immer wir verlieren, es ist wichtig, dass wir genügend Zeit und Raum und Ermutigung für unsere Trauer bekommen. Es ist wichtig, dass unsere Seele auf den Verlust antworten darf.«

(Pisarski 1983)

Wo bleibt aber die Zeit, so werden viele Praktiker jetzt sagen, wo können wir uns den Raum und die Zeit für die Trauer gönnen?

Anregungen zum Verarbeiten von Sterbesituationen in der Altenarbeit

Jedes Haus, jede Mitarbeitergruppe muss zum Verarbeiten ihre eigene Form finden, Rezepte sind keine wirklichen Hilfen. Die folgenden Sätze sollen nur eine Anregung zum weiteren Nachdenken sein:

- Am folgenden Tag nach dem Sterben könnte es eine Mitarbeiterrunde geben, in der jeder über seine Gefühle und Erfahrungen mit dem Verstorbenen reden kann. Weinen sollte erlaubt sein. Es könnte dabei deutlich werden, wie sich der Einzelne aus dem Mitarbeiterkreis in dieser Situation zurechtgefunden hat, wann er sich hilflos fühlte, wo er Unterstützung gebraucht hätte und was ihm von den anderen Mitarbeitern oder von den Angehörigen her gutgetan hat.
- Finden in einer Einrichtung Supervisionsveranstaltungen statt, so sollte immer die auf ein Sterbeerleben folgende Gesprächsrunde die Erfahrungen und Gefühle der Mitarbeiter zum Thema haben.
- Eine andere Möglichkeit könnte sein, mit den Angehörigen gemeinsam das Erleben zu reflektieren.
- Die Einrichtung eines Abschiedszimmers oder eines Erholungsraumes hat sich in manchen Institutionen schon bewährt. Hier haben Mitarbeitende einen Ort, um sich ihrer Trauer für eine Zeit zu überlassen. Die Gestaltung solcher Nischen und Räume sollte sich unterscheiden von der Sachlichkeit anderer Diensträume. Blumen, Kerzen, schöne Gardinen, gemütliche Sitzgelegenheiten, evtl. ein Kreuz oder ein Muttergottesbild und ein Ort, an dem der Name des zuletzt Verstorbenen zu lesen ist, sind wichtige Ausstattungsgegenstände. Das Sichaufhalten in der Trauerecke kann spontan, nach Bedarf geschehen oder aber ritualisiert werden. Zum Beispiel könnte immer an einem bestimmten Nachmittag der Woche in dieser Ecke eine kurze Andacht stattfinden, bei der in besonderer Weise des zuletzt verstorbenen Bewohners gedacht werden kann.

Bei allen Anregungen geht es darum, dass die Mitarbeiter in der Altenarbeit sich bewusst machen, dass zu ihrem Berufsalltag Sterbebegleitung gehört. Die ständige Konfrontation mit Leiden und Tod kann zu Härte und Unnahbarkeit und damit zur Vereinsamung der alten Menschen führen als auch zur Unzufriedenheit und Unausgeglichenheit der Mitarbeiterinnen. Sie kann andererseits, wenn Trauerarbeit in einem von Verständnis und Vertrauen geprägten Mitarbeiterteam möglich ist, zum Wachsen und Reifen der einzelnen Persönlichkeit führen, zum Zusammenwachsen und Zusammenstehen eines Teams und damit zur Gestaltung einer menschlichen Atmosphäre in dieser Einrichtung.

 Trauern können heißt leben können.

9.6 Begleitung der Angehörigen

Für den Sterbenden und seine Angehörigen ist wichtig, dass sie den Prozess des Sterbens gemeinsam erleben können. Das bedeutet, dass auch die Angehörigen in die Zuwendung der Pflegeperson eingeschlossen sein sollten. Findet das Sterben im Heim oder im Krankenhaus statt, hilft es ihnen, wenn sie zum Dableiben ermuntert werden, wenn sie sich nicht selbst überlassen bleiben und wenn sie auch einmal außerhalb des Sterbezimmers über ihre Ängste und Probleme reden können.

Manchmal ist dies allerdings deswegen nicht möglich, weil zwischen den Pflegepersonen und den Angehörigen ein unausgesprochenes Spannungsverhältnis besteht. Oft haben Angehörige unbewusste Schuldgefühle, weil sie die Mutter oder den Vater zur Pflege ins Heim geben mussten. Es ist in solchen Fällen möglich, dass sie die Pflege und Betreuung im Heim sehr kritisch beobachten und besondere Ansprüche an die Mitarbeiter stellen. Die Pflegekräfte ihrerseits können darauf mit offenen oder versteckten Aggressionen reagieren und eine helfende Begegnung blockieren. Damit solche Schwierigkeiten nicht zu Lasten des Sterbenden gehen, sollte eine Pflegeperson die Begleitung des Sterbenden übernehmen, die frei von solchen Belastungen ist. Hilfreicher ist es, über Konflikte offen zu reden und sie auszuräumen.

Im Zimmer des Sterbenden brauchen die Angehörigen bequeme Sitzgelegenheiten, auch sollte ihnen immer wieder ein Getränk (Kaffee oder Tee) und ein kleiner Imbiss angeboten werden.

In der häuslichen Umgebung sind die Angehörigen diejenigen, die die Pflege des Sterbenden übernehmen. Die Altenpflegerin hilft bei der fachgerechten Pflege und unterstützt die Angehörigen so weit wie möglich bei der Bewältigung der psychischen Probleme.

Häufig benötigen Angehörige auch nach der Bestattung die Begleitung der Altenpflegerin. Es ist gut, wenn sie sich dafür Zeit nehmen kann, um mit den Angehörigen über den Verstorbenen zu reden und ihnen auf diese Weise zu helfen, den Trauerprozess positiv zu bewältigen.

9.7 Hospizarbeit

Die Hospizarbeit kann als Gegenbewegung zur Ausgrenzung Sterbender und zur Tabuisierung des Sterbens in unserer Gesellschaft verstanden werden. In den vergangenen 30 Jahren wurden, vor allem im angelsächsischen Raum, neue Konzepte der Begleitung Sterbender entwickelt und umgesetzt. Ausgelöst wurden diese Überlegungen durch die schweizerische Sterbeforscherin Dr. Elisabeth Kübler-Ross. In England war es vor allem Cicely Saunders (Krankenschwester, Sozialarbeiterin und Ärztin), deren Anliegen es war, den Sterbenden einen Raum zu schaffen, in dem sie während ihrer letzten Lebenswochen ärztlich und pflegerisch gut versorgt, möglichst ohne Schmerzen, zusammen mit ihren Angehörigen, in einer geborgenen Atmosphäre *leben* können. Die schwerkranken Menschen sollen die Chance haben, so intensiv wie möglich zu leben, sie sollen ihre Wünsche, Gewohnheiten und Vorlieben, die ihnen das Leben lebenswert machen, verwirklichen können und sie sollen bewusst Abschiednehmen können.

In England lernte Dr. Saunders bereits bestehende Einrichtungen mit diesem Ziel kennen. Diese Häuser wurden von ihren Gründern Hospize genannt. Damit knüpften sie an die mittelalterliche Tradition mancher Ordensgemeinschaften an, die für Pilger und Menschen die unterwegs waren, an besonders gefahrvollen Stellen (z. B. Pässe im Hochgebirge) Häuser errichteten, in denen sie Hilfe, Schutz und Pflege bei Krankheiten bekamen. In dieser Tradition nannte C. Saunders die von ihr gegründete Einrichtung zur Begleitung Sterbender Hospiz St. Christopher. An der Konzeption dieses Hospizes haben sich alle Hospizgründungen in Europa orientiert.

> **D** Die Bezeichnung Hospiz steht nicht für krankenhausähnliche Häuser für Sterbende (oder Sterbeghettos), sondern für ein „bestimmtes Konzept medizinischer, pflegerischer und spiritueller Fürsorge, eine bestimmte Einstellung zum Tod und der Fürsorge für den Sterbenden. Mit der tödlichen Krankheit wird so umgegangen, dass die Patienten bis zu ihrem Tode angenehm leben können, umsorgt von Familie und Freunden. Und die Angehörigen werden in der Phase der Trauer weiterbegleitet" (Buckingham, Sterbeforscher).

Hospizarbeit will einerseits den Sterbenden zu einem menschenwürdigen, möglichst schmerzfreien Sterben verhelfen, andererseits will sie aber auch durch Öffentlichkeitsarbeit (Vorträge, Presse- und Medienarbeit) das Sterben als zum Leben gehörend wieder stärker in das Bewusstsein unserer Gesellschaft bringen.

Begleitung Sterbender im Rahmen von Hospizarbeit geschieht auf zweierlei Weise:
1. das stationäre Hospiz,
2. die ambulante Hospizgruppe.

1. Stationäres Hospiz:

Die Einrichtung im stationären Hospiz orientiert sich an dem Konzept der oben beschriebenen Einrichtung St. Christopher in London.
Zur **Ausstattung** eines stationären Hospizes gehören u. a.:

- Einzelzimmer für die Kranken, auf Wunsch können Angehörige in diesen Zimmern mit übernachten,
- Wohnzimmer und Küche zur Benutzung für die Kranken und deren Angehörigen,
- Andachts- und Aufenthaltsräume,
- eine wohnliche Atmosphäre mit Bildern, Pflanzen und schönen Gardinen, sterile Krankenhausatmosphäre ist zu vermeiden,
- ein würdevoll gestalteter Aufbahrungsraum, in dem alle, die dies möchten, Abschied nehmen können.

Stationäre Hospize können an Kliniken angeschlossen sein oder als selbstständige Institutionen arbeiten.

Pflege- und Betreuungskonzept:
- Schmerzfreiheit so weit wie möglich,
- Ärzte, die die Sterbenden ernst nehmen und ihnen die medizinische Versorgung zukommen lassen, die ihre Leiden lindern, ohne sie zu verlängern,
- eine pflegerische Versorgung, die die Schmerztherapie unterstützt und die Wünsche und Bedürfnisse des Sterbenden berücksichtigt (Kap. 8.12),
- Anwesenheit von Angehörigen und Freunden auf Wunsch rund um die Uhr,
- Pflegepersonen und freiwillige Helfer, die den Wunsch nach Begleitung und Gespräch erfüllen, die da sind und Zuwendung geben,
- Haustiere dürfen mit im Haus leben,
- die sozialen Kontakte unter den Kranken und ihren Begleitern werden nach Kräften gepflegt und gefördert, niemand darf das Gefühl haben, alleine gelassen zu sein,
- die Kranken können ihre Wunschgerichte bekommen, sie sollen die Musik hören können, die ihnen gefällt, und sie sollen ihre Tage so gestalten können, wie es für sie richtig und wichtig ist.

Im stationären Hospiz werden schwerkranke und sterbende Menschen aufgenommen, die aus dem Krankenhaus entlassen werden, weil sie austherapiert sind oder weil sie für sich selber entschieden haben, dass keine weiteren lebensverlängernden Maßnahmen mehr erfolgen sollen. Ihre Krankheit ist so weit fortgeschritten, dass Therapien mit Chancen auf Heilung nicht mehr möglich sind. Im Hospiz werden Patienten aufgenommen, die keine Angehörigen haben, die sie in ihren letzten Wochen begleiten und pflegen können, oder weil aus anderen Gründen ein Sterben zu Hause nicht möglich ist.

Die wichtigste ärztliche Maßnahme für solche Patienten ist die sog. palliative Medizin, eine Medizin, die Schmerzen lindert und Maßnahmen zur Erleichterung anwendet. An Kliniken und Krankenhäusern sind häufig palliative Abteilungen angeschlossen. Hier werden schwerkranke Patienten so lange mit lindernden und schmerzstillenden Maßnahmen behandelt, bis sich ihr Zustand stabilisiert hat. Ein Verbleiben bis zum Sterben ist von der Konzeption her, im Gegensatz zum Hospiz, auf diesen Stationen nicht möglich.

2. Ambulante Hospizarbeit:

In Deutschland liegt der Schwerpunkt der Hospizarbeit im ambulanten Bereich, d. h., verschiedene Träger (häufig Vereine oder Wohlfahrtsverbände) organisieren einen ambulanten Hospizdienst. Ihm gehören hauptamtliche Fachkräfte und ehrenamtliche Helfer und Helferinnen an.

> **!** Das Ziel einer solchen ambulanten Hospizgruppe ist, dass Menschen, die zu Hause sterben möchten, und Angehörige, die bereit sind, die Pflege ihrer Sterbenskranken zu übernehmen, durch die Hospizgruppe die Hilfe und Unterstützung bekommen, die sie brauchen, damit der Kranke mit allem medizinisch und pflegerisch Nötigen versorgt, in Geborgenheit und unterstützt von Angehörigen und Freunden leben und dann auch sterben kann.

Viele Menschen möchten am liebsten zu Hause sterben, aber oft fühlen sich Angehörige überfordert. Hier will der ambulante Hospizdienst unterstützen.

Fachkräfte: Krankenpflegekräfte, Ärzte, Seelsorger, Psychologen und Sozialarbeiter sorgen für die fachlich richtige Pflege und Begleitung. Ehrenamtliche Helferinnen unterstützen die Angehörigen, wo immer dies nötig ist. Sie übernehmen Hausarbeit, das Kochen oder Einkaufen, auch die Betreuung von Kindern, damit Angehörige sich dem Sterbenden widmen können. Sie sitzen am Bett oder übernehmen eine Nachtwache, damit sich die Angehörigen von den Anstrengungen der Pflege erholen können.

Die ehrenamtlichen Helfer und Helferinnen werden in Kursen auf diese Aufgabe vorbereitet. Sie treffen sich auch nach der Beendigung des Vorbereitungskurses regelmäßig um ihre Erfahrungen, ihre Ängste und Fragen miteinander zu besprechen.

Ärzte und Pflegefachkräfte sorgen für Schmerzfreiheit und eine fachlich richtige ärztliche und pflegerische Versorgung, die Leiden lindert, ohne sie zu verlängern.

In der ambulanten Hospizarbeit ist die Begleitung der Angehörigen besonders wichtig. Ihnen gilt die Aufmerksamkeit und Zuwendung der Hospizhelfer auch über den Tod ihrer Angehörigen hinaus.

Prof. J.-Ch. Student und Dipl.-Soz. Arbeiterin A. Busche (1992) beschreiben **das Wesentliche der Hospizarbeit** wie folgt:

»*Hospize erkennt man nicht an äußeren Baulichkeiten, sondern an der Verwirklichung von fünf Grundprinzipien:*
1. *Hospiz-Dienste zentrieren sich ganz um die Wünsche sterbender Menschen und ihrer Angehörigen. Sie berücksichtigen dabei insbesondere die vier Kernbedürfnisse sterbender Menschen:*
- *Das Bedürfnis, im Sterben nicht alleine gelassen zu werden, sondern an einem vertrauten Ort (möglichst zu Hause) inmitten vertrauter Menschen zu sterben.*
- *Das Bedürfnis, im Sterben nicht unter Schmerzen und anderen körperlichen Beschwerden leiden zu müssen.*
- *Das Bedürfnis, noch letzte Dinge ('unerledigte Geschäfte') zu regeln.*
- *Das Bedürfnis, die Sinnfrage (Sinn des Lebens, Sinn des Sterbens u.ä.) zu stellen und die Frage des 'Danach' zu erörtern.*

Hospize wenden sich hierbei (im Unterschied zum herkömmlichen Gesundheitswesen) nicht nur an den sterbenden 'Patienten', sondern ebenso auch an die, die ihm nahe stehen (Familie, Partner, Freunde).
2. *Dem Sterbenden und seinen Angehörigen steht ein interdisziplinär arbeitendes Team von Fachleuten zur Verfügung. Ihm gehören mindestens Arzt, Krankenschwestern, Sozialarbeiter und Seelsorger an. Die Teammitglieder unterstützen nicht nur die betroffene Familie, sondern stützen sich auch gegenseitig u.a. in emotionaler Hinsicht.*
3. *In die Arbeit aller Hospize werden freiwillige Helfer einbezogen. Sie dienen einerseits dazu, dass Sterbebegleitung nicht ausschließlich zur Aufgabe für berufliche Helfer wird. Ferner tragen sie zur Integration des Sterbenden und seiner Angehörigen in das Gemeinwesen bei.*
4. *Das Hospiz-Team verfügt über spezielle Kenntnisse und Erfahrungen in der Therapie von Schmerzen und anderen das Sterben belastenden Körperreaktionen. Hier hat die Hospizbewegung insbesondere eine relativ einfache, auch ambulant gut durchführbare Methode der oralen Schmerzbehandlung mit 'Morphium' entwickelt, die es dem Patienten ermöglicht, schmerzfrei und dennoch bei vollem Bewusstsein (kommunikationsfähig) zu bleiben. Diese Kenntnisse sind eingebettet in das Wissen darum, dass Schmerzen nicht nur eine physische, sondern stets auch eine psychische, soziale und spirituelle Dimension haben.*
5. *Das Hospiz-Team gewährleistet Kontinuität in der Betreuung. Hierzu gehört einmal, dass die Familie sicher sein kann, rund um die Uhr einen kompetenten Mitarbeiter des Teams anzutreffen. Hierzu gehört aber auch, dass die Fürsorge des Teams für die Familie nicht mit dem Tod des geliebten Menschen endet. Die Angehörigen werden von dem Hospiz-Team auch durch die Phase der Trauer begleitet. Dies ist ein wichtiger Beitrag zur Prävention von Krankheiten bei den Hinterbliebenen.*

Die Basis, auf der sich diese Grundsätze entwickelt haben, ergibt sich im Grunde genommen aus dem, was wir bei der Darstellung gesellschaftlicher Hilfen für die betroffenen Familien als Notwendigkeit kennengelernt haben. Hospize sind also alles andere als neue Institutionen im Gesundheitswesen. Sie sind Ausdruck der Wahrnehmung von Bedürfnissen von Menschen in Lebenskrisen: ganzheitliche, ungeteilte, unabgetrennte Wahrnehmung und heil machende Hilfe.«

Anschriften

Es gibt in vielen Städten und Gemeinden Gruppen und Einrichtungen, die im Sinne der Hospizbewegung arbeiten. In der lokalen Presse werden ihre Aktivitäten angekündigt. Bei folgenden Institutionen können weitere Informationen angefordert werden:

Hospiz-Bildungs-Werk der IGSL e.V.
Internationale Gesellschaft für Sterbebegleitung und Lebensbeistand e.V.
Im Rheinblick 16
55411 Bingen/Rhein

OMEGA mit dem Sterben leben e.V.
Postfach 1407
34346 Hann. Münden
Tel.: 0 55 41/53 56

Literatur

Ariès, Ph.: Geschichte des Todes. Hauser, München 1984

Bärtend, H., M. Tanner (Hrsg.): Arbeit und Stille. Arbeitsgemeinschaft MBK e.V., Bad Salzuflen 1997

Becker, P. et al diverse Hefte, Themen: „An der Hand eines anderen sterben ..." „Kranke pflegen ... Sterbende begleiten", „Hospize ... Raststätten auf dem Wege", „Trost in der Trauer ... trösten im Leid", „Bleib bei mir, auch wenn ich verwirrt oder verzweifelt sterbe". Hrsg.: internationale Gesellschaft für Sterbebegleitung und Lebensbeistand e.V. Im Rheinblick 16, 55411 Bingen/Rhein (alle ohne Jahresangabe)

Beauvoir, S. de: Das Alter. Reinbek bei Hamburg, Rowohlt 1977

Beutel, H., D. Tausch: Sterben – eine Zeit des Lebens. Handbuch der Hospiz-Bewegung. Quell, Stuttgart 1989

Böger, J., S. Kanowski: Gerontologie und Geriatrie für Krankenpflegeberufe, 3. Aufl. Thieme, Stuttgart 1995

Deutsche Bischofskonferenz, Sekretariat und Kirchenamt der Ev. Kirche in Deutschland (Hrsg.): „Leben bis zuletzt – Sterben als Teil des Lebens" in „Woche für das Leben" 4.-10. Mai 1997 Initiative der katholischen und evangelischen Kirche in Deutschland

Diakonisches Werk der Evangelischen Kirche von Westfalen: Handeln an der Grenze des Lebens. Forum Diakonie Nr. 10, Landesverband der Inneren Mission e.V. Münster, 1996

Drescher, A.: Teilhaben am Leben und Sterben. In Helfende Hände, Zeitschrift des Diakonischen Werkes der Evang. Kirche von Westfalen Münster Nr. 1/1996

Duda, D.: Für dich da sein, wenn du stirbst. Hugendubel, München 1989

Ferner, R.-H.: „Sterben ist nicht gleich Sterben", Vincentz-Verlag, Altenpflege-Forum 9/1997

Höfer, L.: Laßt uns gemeinsam gehen, 2. Aufl. 1980, Kreuz-Verlag, Stuttgart

Juchli, L.: Pflege, 8. Aufl. Thieme, Stuttgart 1997

Kast, V.: Trauern, 13. Auflage, Kreuz Verlag, Stuttgart 1992

Kautzky, R. (Hrsg.): Sterben im Krankenhaus. 7. Aufl. Herder 1981

Klessmann, M.: Die Sprache der Sterbenden. Pflegezeitschrift 3/1994

Kübler-Ross, E.: Interviews mit Sterbenden. Kreuz Verlag, Stuttgart 1969

Mateijka, V.: Begegnungen mit dem Tod. In Altenpflege 3/1997

Pisarski, W.: Anders Trauern – Anders Leben. Kaiser, München 1983

Rest, F.: Orte der Trauer auf den Stationen eines Altenheimes. A+A 3/1998

Reyle, U.: Hoffnung für Sterbende und Lebende. Altenpflege 3/1997

Strötner, M., L. Fichtner: Religiöse Bedürfnisse von Patienten verschiedener Glaubensbekenntnisse und ihre Pflege im Krankenhaus. Dokumentation in DKZ 2/87. Kohlhammer, Stuttgart 1987

Student, J.-Ch.: Das Hospiz-Buch. Lambertus, Freiburg 1989

Student, J.-Ch., A. Busche: Zu Hause sterben. Hilfen für Betroffene und Angehörige, 4. Aufl. Arbeitsgruppe „Zu Hause sterben", Hannover 1992

Thomas, C.: Berührungsängste? Vom Umgang mit der Leiche. GS Verlagsgesellschaft Köln 1994

Wirsing, K.: Psychologisches Grundwissen für Altenpflegeberufe. Beltz, Weinheim 1997

Stufen

Wie jede Blüte welkt und jede Jugend
Dem Alter weicht, blüht jede Lebensstufe,
Blüht jede Weisheit auch und jede Tugend
Zu ihrer Zeit und darf nicht ewig dauern.
Es muß das Herz bei jedem Lebensrufe
Bereit zum Abschied sein und Neubeginne,
Um sich in Tapferkeit und ohne Trauern
In andre, neue Bindungen zu geben.
Und jedem Anfang wohnt ein Zauber inne,
Der uns beschützt und der uns hilft zu leben.

Wir sollen heiter Raum um Raum durchschreiten,
An keinem wie an einer Heimat hängen,
Der Weltgeist will nicht fesseln uns und engen,
Er will uns Stuf' um Stufe heben, weiten.
Kaum sind wir heimisch einem Lebenskreise
Und traulich eingewohnt, so droht Erschlaffen,
Nur wer bereit zu Aufbruch ist und Reise,
Mag lähmender Gewöhnung sich entraffen.
Es wird vielleicht auch noch die Todesstunde
Uns neuen Räumen jung entgegensenden,
Des Lebens Ruf an uns wird niemals enden ...
Wohlan denn, Herz, nimm Abschied und gesunde!

Hermann Hesse

Eschbacher Textkarte 468 „Stufen"
Foto: Ulrike Schneiders, Breitbrunn-Wolfsberg · Text: Hermann Hesse
aus: ders., Die Gedichte, Bd. 2, Suhrkamp Verlag, Frankfurt/M. 1977
© 1995 Verlag am Eschbach · Im Alten Rathaus · D-79427 Eschbach/Markgräflerland

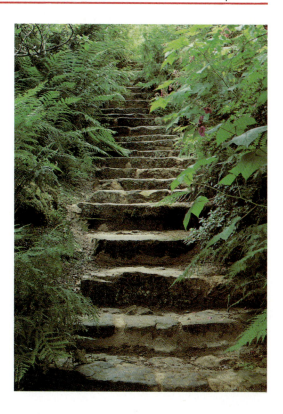

Sachverzeichnis

A

Abbau, intellektueller 257
ABC-Schema, zur Wiederbelebung 785
Abdomen, akutes 726 ff
– – Definition 730
– – Diagnostik 731
– – Pflegetherapeutische Maßnahmen 731 f
– – Schmerzen, Ursachen, außerhalb Bauchraum 727, 731
– – – – innerhalb Bauchraum 727
– – Symptome 726 ff
– – Ursachen 726 ff
– aufgetriebenes 728
– im Stehen 731
Abendgestaltung 129 f
– Ist-Zustand, Checkliste 233
– Qualitätszirkel-Arbeit 231
– Standards 232
– Wertvorstellungen 232
Abendmahl, bei Sterbebegleitung 793 f
Abfallentsorgung 479
Abführmethoden, rektale 377 ff
Abführmittel, bei Opioidgabe 777
Abführ-Suppositorien 377
Abführzäpfchen 377
Absaugen, nasotracheal 684
– notwendige Hilfsmittel 684
– orotracheal 684
– tiefes 684
– Vorgehensweise 684
Absaugkatheter 684
– mit Fingertip 684
Abschied 13 f
Abszess 601
– subphrenischer 727
Abwehrspannung, Bauch 727
Acarbose 702
ACE-Hemmer 638
Acetessigsäure 698
Aceton 698
Acetylcholin 516, 733
Acetylsalicylsäure 649, 777 f
Aciclovir 331, 757
Adipositas 340, 698
AEDL 238 ff
– Ausscheiden können 368 ff
– – – Analyse und Zielsetzung 369
– – – bei Demenz 524
– Essen und Trinken können 338 ff
– – – – Bedeutung 338 f
– – – – bei Demenz 523 f
– Für eine sichere und fördernde Umgebung sorgen können 457 ff
– Kommunizieren können 240 ff
– – – bei Demenz 520 f
– Mit existenziellen Erfahrungen des Lebens umgehen können 496 ff
– Pflegeplan 206, 209
– Ruhen und schlafen können 419 ff
– – – – Bedeutung 419 f
– – – – bei Demenz 524 ff
– Sich beschäftigen lernen und entwickeln können 433 ff
– – – – bei Demenz 525
– Sich bewegen können 256 ff

– – – bei Demenz 522 f
– Sich als Frau oder Mann fühlen und verhalten können 447 ff
– Sich kleiden können 408 ff
– – – Checkliste zur Lebensaktivität 418
– – – pflegerische Aufgaben 415 f
– – – Pflegeziele 416
– – – – Qualitätskriterien 416 ff
– Sich pflegen können 300 ff
– – – bei Demenz 523
– Soziale Bereiche des Lebens sichern und gestalten können 488 ff
– – – – – – Bedeutung 488 f
– Übersicht 239
– Vitale Funktionen des Lebens aufrechterhalten können 281 ff
AEDL-Strukturierungsmodell 238 ff
– Einführung 238 ff
Aerobier 470
Aerosol 542
Aerosolapparat 689 f
– Hygiene 689
Aerosole 690
– Nebenwirkungen 680
Affektlabilität 515, 656
Aggressionen 249
– Umgang in bestimmten Pflegesituationen 526 f
Aggressivität 109
– von Seiten der Heimbewohner 111 f
Agnosie 653 f
AIDS 751 ff
– Hygienehinweise 753 f
– Medizinische Grundlagen 751 ff
– Meldepflicht 754
– pflegerische Aspekte 753 ff
– Sofortmaßnahmen, bei Verletzung der Pflegeperson 755
– Stadieneinteilungen 752 f
– – nach CDC-Klassifikation 752 f
Aisthesis 273
Akinese 532, 734
Akkomodationsfähigkeit, Auge 709
Akromegalie 720
Aktivierende Pflege 260
Aktivitäten und existenzielle Erfahrungen des Lebens s. AEDL
Aktivitäten des täglichen Lebens 51, 53
Aktivitätenplan 130
Aktivitätspflege, Qualitätsstufen 225
Aktivkohlefilter 400
Aktivkohleverbände 608
Akutkrankenhaus, Rehabilitation, geriatrische 149
Akzeptanz 243 f
A-Lagerung 641, 683
Aldehyde, Anwendung/Wirkungsweise 480
Alginate 608
Alkalose 512
Alkohole, Anwendung/Wirkungsweise 480
Alkoholentzugsdelirium 512
Allergie, bei Stoma 405
Allgemeinbefinden, gestörtes, bei akutem Abdomen 727

Alltagsaktivitäten 435 ff
– im Heim 435
Alt werden 6 ff
Alltagsgestaltung, Plan 206, 211
Altenarbeit 48 ff
– Netzwerk, soziales 59
Altenbericht 50
Altenheim 91 f
Altenhilfe 48 ff
– ambulante 56
– – Organisationsform 65 f
– gesetzliche Grundlagen 51
– offene 54
– stationäre 56
– – Entstehung 94 f
– teilstationäre 56
– Vernetzung 77, 84 ff
– Versorgungssystem 55 f
Altenhilfeeinrichtung, Qualitätsmanagement-System 156 ff
Altenpflege 170 ff
– Arbeitsfelder 176
– Arbeitsstil 412
– s. auch Pflege
– Aufgaben 175
– – bei AEDL, Soziale Bereiche des Lebens sichern und gestalten 491 ff
– Auftreten 412
– berufliche 170 ff
– beteiligte Berufsgruppen 139 f
– Definition 180
– häusliche, Kurs 57
– integrative 180
– Modell 178 ff
– Schnittstellenkoordinierung 139
– Standards 216 ff
– stationäre, Qualitätsstufen 140
– teilstationäre 90 ff
– vollstationäre 90 ff
– Weiterbildung 177 f
– Zielsetzung 174, 201
Altenpflegeausbildung 173 f, 176 f
– fachpraktischer Teil 177
– Inhalte 176 f
– Motivation 182
– Rahmencurriculum 185
– Reform 174
– theoretischer Unterricht 176
Altenpflegeberuf, Entwicklung 172 ff
– Motivation 182
Altenpflegefachkraft 67
Altenpflegegesetz 171
Altenpflegeheim 92, 113 ff
– Arbeitsorganisation 122 ff
– Architektur-Entwicklung 95
– Ausstattung der Räume 413
– bauliche Ausstattung 260 f
– Dienstplangestaltung 131 ff
– Gestaltung 120 f
– hauswirtschaftliche Angebote 116 f, 130 f
– Informationswege 137 f
– Kommunikationswege 137 f
– Lebensqualität, Steigerung 413 ff
– Nachmittagsangebote 131
– öffentlicher Bereich 105
– Rahmenkonzeption 115

Sachverzeichnis

– Raumanordnung 102
– Rehabilitation, geriatrische 149
– Reinigungsdienst 119
– Sanitärräume 103 f
– Tiere 476
– Unternehmensbild 113 ff
– Unternehmensphilosophie 113 ff
– Wäscheservice 118 f
– Wohnbereich 101 ff
Altenpflegeheimbewohner 96 ff
– Aggressivität 111 f
– Begrüßungskarte 99
– Bürgerrechte 107 f
– Eingewöhnung 100
– Gestaltung des Abends 129
– – des Morgens 129
– – des Vormittags 130 f
– Grundrechte 106 f
– Information 97 f
– Mahlzeiten 128
– in der Nacht 129
– Qualitätsansprüche 228
– Tagesablaufgestaltung 127
Altenpflegeheime, Rahmen-
  bedingungen 413 ff
Altenpflegehilfe 67
Altenpflegemodell 178 ff
Altenpflegeprozess s. Pflegeprozess
Altenpflegequalität 223 ff
Altenpfleger/in, Anforderungsprofil 183
– Aufgabenbereiche 203 f
– Berufsbild 174 ff
– Berufsrolle 185
– Einfluss auf die Pflegequalität 226
– staatlich anerkannte/r 175 f
Altenpflegeunternehmen, kunden-
  orientiertes 228
Altenpolitik 50 f
Altenwohnheim 90 f
Altenwohnstift 91
Alter, alter 14
– biologisch gesehen 25 ff
– Chancen 35
– gesellschaftlich gesehen 35 ff
– junger 14
– kalendarisches 14
– Klassifikation 14
– Lebenssituation 174
– Mensch 6, 12
– psychologisch gesehen 20 ff
– Relativität 17 f
– Veränderungen 15 ff
Altern 10 ff, 27
– Biomorphose 27
– Defizitmodell 21
– differenzielles Modell 22
– Einflussfaktoren 27
– Kompetenzmodell 21 f
– körperliches 25 ff
– Lawineneffekt 30
– der Zellen 29 f
Alternsmodell 21 f
Alternspsychologie 21
Alternstheorie, sozialgerontologische 178
Altersarmut 459
Altersbeschwerden 32
Altersbrille 709
Altersdemenz s. senile Demenz
Altersklischee, negatives 15
Alterskrankheit 34

Altersschwerhörigkeit 31, 715
Alterssichtigkeit 709
Alterswarzen 303
Altersweitsichtigkeit 31
Älterwerden, biologische
  Veränderungen 490
– psychosoziale Veränderungen 490 f
– soziokulturelle Veränderungen 491
Altgedächtnis 16
Altsein 6 f
Alveolen 674
Alzheimer-Angehörigen-Initiative
  530 ff
Alzheimersche Krankheit 515 ff
Ambiquitätstoleranz 183
Ambu-Beutel 785
Ambulante Pflege, Qualitätskriterien
  77
Ambulanztasche 73
Amphotenside, Anwendung/
  Wirkungsweise 480
Ampulle 542
Amputationen 725 f
– pflegerische Besonderheiten 725 f
Anabolika 722
Anaerobier 470
Analfissur, Stuhlveränderung 373
Analgetika, bei akutem Abdomen 732
– einfache 777
– nichtopioidhaltige 777
– opioide 777
– peripher wirkende 778
– zentral wirkende 778
Analkarzinom, Stuhlveränderung 373
Analtamponaden 392 f
Anastomose, Darm 394
Angehörige, Betreuungsgruppen 529 ff
– Initiativen 529 ff
– pflegende 56 f
– – Belastungen 58
– – Entlastung 94
– – Hilfe 57 f
– – Hilfen 529 ff
– – Rentenversicherung 77
– – Unfallversicherung 77
– – Zusammenarbeit mit
  Pflegefachkraft 70
Angina abdominalis 730
Angina-pectoris-Anfall 640, 781
Angiotensin-Antagonisten 638
Ängste, Umgang in bestimmten
  Pflegesituationen 526 f
– Ursachen 259
Angstzustände 422
Anlagemodell 23
Anlaufschmerzen 724
Anosognosie 655 f
Anpassungsfähigkeit 31
Antazida 363
Antibiotika, lokale 605
Antibiotikaresistenz 467
Antidiabetika, orale 702
Antikoagulanzien 645, 649
Antiparasitikum 771
Antipyrin, Urinveränderung 371
Antirheumatika 725, 777
Antirutschtablett 346
Antiseptika 605
Antithrombosestrümpfe 326 f
– Anziehen 327
Antitussiva 762

Anurie 371
Anus praeternaturalis, Definition 393
Anziehen, von Kleidungsstücken,
  bei Schlaganfall 670 f
– – – Pflegeziele 670
Apallisches Syndrom 772 ff
– – Medizinische Grundlagen 772 f
– – Symptome 772 f
– – Ursachen 773
Apathie 515, 807
– bei Heimbewohnern 466
Aphasie 649, 656 f
– anamnestische 657
– Definition 656
– flüssige 657
– Gestaltung eines fördernden
  Umfeldes 669
– globale 657
– Hauptformen 657
– Kommunikationserleichterung
  669 f
– nichtflüssige 657
– Pflege 669
– – Ziele 669
– sensorische 657
– Störungsbild 657
Aphthen 331
Apnoe 296, 679
APO-Altenpflege 173
Apoplektischer Insult s. Schlaganfall
Apoplexie s. Schlaganfall
Appell, als Kommunikationsaspekt
  241 f
Appendizitis 729
– linksseitige 729
Applikation, von Medikamenten,
  orale 541
– – parenterale 542
– – rektale 542
– – sublinguale 541
– – systemische 541
– – vaginale 542
Apraxie 518, 653 f, 673
Acquired immune deficiency syndrome
  s. AIDS
Arbeiten, aseptisches 483
Arbeiterwohlfahrt 49
Arbeitsbelastung, Bewältigungs-
  methoden 185 ff
Arbeitsbesprechung 138
Arbeitsorganisation 122 ff
– Informationswege 137 f
– Kommunikationswege 137 f
– pflegerische 201
– Schnittstellenkoordinierung 139
Arbeitsplatz, Gesundheits-
  schutz 483 ff
Arbeitsstil, in der Altenpflege 412
Arbeitsstress 186 f
Arbeitsweise, rückengerechte,
  Regeln 271 f
Armschlagader, Palpationsstelle 290
Aromatherapie 627
Arrhythmie 291
– absolute 292
– respiratorische 291
Arterhaltung 26
Arteria brachialis, Palpationsstelle 290
– carotis communis, Palpations-
  stelle 290
– dorsalis pedis, Palpationsstelle 290

Arteria femoralis, Palpationsstelle 290
– poplitea, Palpationsstelle 290
– radialis 289
– temporalis, Palpationsstelle 290
– tibialis posterior,
  Palpationsstelle 290
Arterielle Verschlusskrankheit,
  Beinarterien 642 f
– – Einteilung 642
– – Pflegetherapeutische
  Maßnahmen 643
– – Pulsfühlen 290
– – Schweregradeinteilung nach
  La Fontaine 642
– – Symptome 642
– – Therapie 642 f
Arterien, Palpationsstellen 290
Arteriosklerose 641 f, 648
– Formen 642
– Lokalisation 642
– Pulsfühlen 290
Arthritis 724 f
– Lokalisation 725
– rheumatoide 720, 724 f
– – Definition 724
– Symptome 725
– Therapie 725
– Ursachen 725
Arthrophoden 474
Arthrosen 724
– Definition 724
– Symptome 724
– Therapie 724
– Ursachen 724
Arzneimittel s. Medikamente
ASE s. Atemstimulierende Einreibung
Asepsis, Definition 483
Aspartam 701
Aspiration 658, 678, 780
– bei Sondenkost 362
Aspirationsgefahr, bei Ernährungspumpen 360
Aspirationspneumonie 362, 548
– Verhinderung 349
Aspirationsprophylaxe 762
– bei Sondenkost 359, 362
Aspirieren 548
ASS 649, 777 f
Asthma 676
– bronchiale 675
– cardiale 637
– Sputum 299
Asthmaanfall, akuter 780
Asthmamittel, Dosieraerosole,
  Kombinationspräparate 690
– vorbeugende, Dosieraerosole 690
Aszites 637
Ataxie 649, 743 f
– bei Multipler Sklerose 746
Atelektasen 297, 675
Atembefunde, pathologische 299
Atemdepression 776
– bei Morphingabe 779
Atemfrequenz 296
Atemgeräusche 298 f
– giemende 676
– pfeifende 676
Atemgeruch 298
Atemmuster 298
Atemnot 299, 674 f
– akute, bei Herzinsuffizienz 639

– Notfallmaßnahmen 780
– Therapie 678
– Ursachen 780
Atemrhythmus 297 f
Atemskala 322 ff
Atemstillstand 679, 780, 807
– Symptome 780
Atemstimulierende Einreibung
– – nach Bienstein/Fröhlich 681 f
– Maßnahmen 680 f
Atemtiefe 297
Atemtyp 296
Atemübungen, bei Atemwegserkrankungen 679
– spielerische 442
Atemunterstützende Lagerungen 682 f
– Maßnahmen 763
Atemwege, natürlicher Schutz 475
Atemwegserkrankungen 674 ff
– akut infektiöse 759 f
– Atemübungen 679
– Diagnostik 676 f
– Einteilung 675
– Entstehung 675
– Komplikationen 678
– Medizinische Grundlagen 675 ff
– obstruktive 676
– Pflegetherapeutische Maßnahmen 680 ff
– Spätfolgen 678
– Symptome 676 f
– Therapie 677 f
– Ursachen 675
Atemwegsinfektion, Sputum 299
Äthylalkohol, Anwendung/
  Wirkungsweise 480
Atmung 31, 296 ff
– äußere 674
– Beobachtung 296 ff
– innere 674
– oberflächliche-unregelmäßigeerschwerte 807
– bei Sterbenden 803
– übermäßig gesteigerte 296
– verringerte 297
Atmungstypen 298
– pathologische 298
Atrioventrikularblock 292
Atrophie blanche 327, 615
– Haut 613
AT-Strümpfe s. Antithrombosestrümpfe
Auditbericht 164 f
Auditprotokoll 164 f
Aufbauorganisation 157 f
Aufbruchfristen, Medikamente 546
Auffrisch-Impfung, bei Tetanus 765
Aufgaben, Nachtwache, betriebsbezogene 430
– – personalbezogene 430
– pflegerische, Für eine sichere
  Umgebung sorgen 461 f
– – Nachtwache 430
Aufguss, auswurfförderend 683
– hustenreizlindernd 683
– schleimlösend 683
Auflagen, zur Atmungsentspannung 324
– zur Atmungsvertiefung 324
– temperierte 626 ff
– – Definition 626
Aufrichthilfen, bei Schlaganfall 664

Aufrichtrollstuhl 745 f
Aufsetzen an den Bettrand,
  bei Schlaganfall 667 f
Aufstehen, vom Stuhl 276
– – gerade 276
– – spiralig 276
Aufwachen, frühes 421
– – Ursachen 421
Augen, Akkomodationsfähigkeit 709
– äußere Erkrankungen 711 f
– Basaliom 712
– Bindehaut, Blutung 712
– Linsensklerose 709
– Sandkorngefühl 711
– trockene 711 f
Augeninnendruckmessung 710
Augenmuskellähmung,
  Pflegeprobleme 659
Augenpflege, zur Körperpflege 314 f
– Vorbereitungen 314
– Vorgehensweise 314 f
Augenprothesen, Einsetzen 712
– Handhabung 712 f
– Herausnehmen 712 f
– Pflege 712 f
Augensalbe 713
– Aufbruchfrist 546
– Handhabung 713
Augentropfen 713
– Aufbruchfrist 546
– Handhabung 713
Ausatmen, forciertes 680
– gegen Widerstand 680
Auscheiden können, bei Diabetes
  mellitus 708
Auseinandersetzung, mit eigener
  Vergänglichkeit 503 f
– mit Verlusten 901 f
Auskultation, Darmgeräusche 731
– Lunge 676
Ausräumen, digitales 380 f
– – Definition 380
– – Gefahren 380 f
– – Hilfsmittel 380
– – Vorgehensweise 380
Ausscheiden 82
Ausscheiden können, AEDL 368 ff
– – Analyse und Zielsetzung 369
– – Bedeutung 369 f
– – bei Bewusstlosigkeit 774 f
– – bei Demenz 524
– – Historische Einflüsse 369
– – bei Parkinson-Krankheit 740
– – Pflegequalitätsstufen 82, 141
Ausscheidung, Urin 370 ff
Ausscheidungen, Unterstützung
  376 ff
Aussegnung 794
Aussehen, in der Altenpflege 412
– gepflegtes 476
Ausstreichen, Beine 326
Austauschtabellen, bei Diabetes
  mellitus 700 ff
Austrocknung 340
Auswurf 299
– Beobachtungen, bei Atemwegserkrankungen 677
– blutig-schaumiger 579
– hygienische Maßnahmen 680
– schaumig-rötlich 636
Auszehrung 340

Ausziehen, von Kleidungsstücken, bei Schlaganfall 670
– – – Pflegeziele 670
Autogenes Training 191
Autoklav 481 f
Automatismen, orale 515, 773
Autostimulation 333
AV-Block 292
AVK s. Arterielle Verschlusskrankheit 642
Azetongeruch 707
Azidose 512

B

Badehilfen 310
Bademilchen 310
Baden, Gefahren 311
– zur Körperpflege 309 ff
– Vorbereitung 311
– Vorgehensweise 311
Baden/Duschen, bei Tracheostoma 695
Badeöle 310
Badesalze 310
Badewannensitz 310
Badezimmer 310
Badezusätze 309 f
Bakterien 468 ff, 749
– Aufbau schematischer 469
– besondere Merkmale 470
– fakultativ anaerobe 470
– Formen 468 ff
– Größenvergleich zu Viren 469
– pathogene Eigenschaften 470
– im Urin 372
Bakteriophagen, Definition 471
Balaststoffe, bei Diabetes mellitus 700
Ballondilatation 640
Ballonkatheter 586
Bandscheiben 270
– bei Belastung 270
– Lage 270
Bandscheibenschäden 269 f
Bandscheibenvorfall 270
Bandwürmer, Stuhlveränderung 373
Barrierecreme 400
Bartpflege 317 f
Basale Stimulation 218, 332 ff
Basalganglien 733
Basaliom, Augen 712
Basalrate, bei Insulinpumpen-Therapie 704 f
Bauch, brettharter 727
Bauchatmung 296 f
Bauchfellentzündung s. Peritonitis
Bauchkompresse, feucht-heiße 624
Bauchmuskulatur, bei Heben und Tragen 269
Bauchnabelpflege 308
Bauchorgane, Erkrankungen, akute 726 ff
Bauchspeicheldrüse 697 f
Bauchspeicheldrüsenentzündung 728
Bauchwandhernie, inkarzerierte 730
Bauchwickel, feuchtwarmer 764
Bazillen 468
BCG-Impfung 766 f
BE 700 ff

– Tagesplan 701
Beckenbodenmuskulatur 376, 382
Beckenbodentraining 376, 383
Bed is bad 259
Bedeutung, AEDL, Ruhen und schlafen können 419 f
– von Bewegung 256 ff
– Essen und trinken können 338 f
– von Kleidung 408 ff
– von Mobilität 256 ff
– des Sterbens, biologisch 795 f
– – Gedanken und Fragen 795 ff
– – als letzte Krise des Lebens 796 f
– – Loslassen 796
– der Wohnung für die Mobilität 260 f
Bedürfnisse, Bewohner 428
– nach Maslow 458
– nach Nähe 448 f
– physiologische 458
– nach psychologischer Sicherheit 458
– Sterbender, Atmung 803
– – Flüssigkeit 803
– – körperliche Bedürfnisse 801 f
– – Nahrung 802
– – pflegerische Aufgaben 801 ff
– – Schmerzen 802
– – seelisch-geistige 803
– – tägliche Körperpflege 802
Bedürfnistheoretikerin 197 ff
Beeinträchtigung 145 f
Befindlichkeitsstörung 34
Begleitung 80
– von Rollstuhlfahrern 266
Begrüßungskarte 99
Behandlungspflege 81
– s. Mitarbeit bei ärztlicher Diagnostik
– Unterstützung, finanzielle 76
Behandlungsplan 151
Behinderung 33, 145 f
Beichte 792
Beine, ruhelose 421
Beinkrämpfe 737
Beinödeme 736
Beinpflege, bei AVK 643
Beinspiegel 596
Beipackzettel 543
Bekleidung, bei Bewegungseinschränkungen, im Schulter-/Armbereich 416
– für inkontinente Personen 416
– – Rollstuhlfahrer 416
Bekleidungsverhalten, bei alten Menschen, Beobachtung 415 f
Belastung, besondere 32
– psychosoziale 185 f
Belastungsdyspnoe 676
Belastungsinsuffizienz 636
Benzodiazepine, Missbrauch 545
Beobachtung, Atmung 296 ff
– Bekleidungsverhalten 415 f
– Blutdruck 292 ff
– Dokumentation 282
– Ernährungszustand 339 ff
– des gesunden und kranken alten Menschen 281 ff
– bei Gipsverband 723
– Haut 301 ff, 572
– Kleidung 415 f
– Körpertemperatur 283 ff
– zur Medikamenteneinnahme 550
– Puls 289 ff

– Situation und Verhalten 491 f
– – – Fragenkatalog 492
– bei Sondenernährung 361
– Stuhlausscheidung 373
– Urinausscheidung 371
– Weitergabe 282
Beobachtungspunkte, Bekleidungsverhalten 416
Beratung, von Angehörigen, bei Alzheimer Krankheit 530
– telefonische, von Angehörigen, bei Alzheimer Krankheit 532
Beratungsstelle 58
– gemeindenahe 58
– für pflegende Angehörige 57
Berechnungs-Einheit s. BE
Bereich, öffentlicher 105
Berufsgenossenschaft, Aufgaben 483 f
– für Gesundheitsdienst und Wohlfahrtspflege 484
Berufsgruppen, an der Pflege beteiligte 139 f
– – – Kooperationsqualität 143
– therapeutisches Team 151
Berufskleidung 411
– Anforderungen 411 f
Beschäftigungsaktivitäten, Gehirnjogging 445
– in der Gruppe 438 ff
– Organisation 438
– physiologische Ziele 440
– psychologische Ziele 440
– therapeutische Ziele 438
Besenreiservarizen 645
Besuchsdienst 60, 493
Betäubungsmittelbuch 550 f
Betäubungsmittelgesetz 550 f
Betäubungsmittelrezepte 550 f
Bett s. Pflegebett
Bettband 273
Bettbogen 330
Betten 426 ff
– bei Bettlägrigkeit 427
– Klinikaufstellung 103, 105
Bettenaufstellung, territoriale 103, 105
Bettgitter 665
Bettlägrigkeit, Ursachen 259
– Vermeiden von 259
Bettleiter 272 f
Bettzubehör 424
Bettzügel 273, 277 f
Beugemuster, bei Schlaganfall 650 ff
Beugespastik 650 ff
Bevölkerung, ältere, Verjüngung 37
Bevölkerungsentwicklung 35 f
– Problem, finanzielles 38
– – personelles 38 f
– – Deutschland 37
Bewegung, Bedeutung 256 ff
Bewegungsabläufe, in der Kinästhetik 275 ff
Bewegungsapparat, altersbedingte Veränderungen 258
– – Erkrankungen 718 ff
Bewegungsarmut 732, 734
– Maßnahmen 738
Bewegungshilfe 277
Bewegungsstarre 732, 734
Bewegungsstörungen, bei Multipler Sklerose 746
Bewegungstherapie 725

Sachverzeichnis

Bewegungsübungen, zur
  Kontrakturenprophylaxe 329
– leichte, bei bettlägrigen
  Personen 263
– zur Thromboseprophylaxe 325 f
Bewohnerzimmer 103
– Gestaltung 103 f
Bewusstlosigkeit, Definition 772
– Pflege 772 ff
– Pflegebedürftigkeit 773
Bewusstsein 772
Bewusstseinsstörungen 649, 772
– qualitative 772
– quantitative 772
Bewusstseinsverlust/plötzliche
  Bewusstseinsstörung 781
– – Notfallmaßnahmen 781
– – Ursachen 781
Beziehungen, im Alter 447 f
– unter Bewohnern 449
Beziehungsarbeit 70
Beziehungsaussage, bei Kommunikation
  241 f
Beziehungsprozess 170
BGW s. Berufsgenossenschaft für
  Gesundheitsdienst und Wohlfahrtspflege
Bigeminus 292
Biguanide 702
– Anwendung/Wirkungsweise 480
Bilanz, ausgeglichene 573
– negative 572
– positive 572
Bilanzbogen 572 f
– Beispiel 574
Bilanzierung, Wasserhaushalt 572 ff
Bilirubin, im Stuhl 372
Bindegewebe 602
Bindehaut, trockene 734
Biomorphose 27
Biot-Atmung 298
Bioverfügbarkeit, von Medikamenten
  540
Biphynelol, Anwendung/Wirkungsweise 480
Blase, inaktive 748
– komplex-gestörte 748
– überaktiv ungehemmte 747 f
Blasenentleerung, Auslösen 388
– bei neurologischen
  Erkrankungen 387 f
Blasenentleerungsstörungen 370
– Maßnahmen, bei Parkinson-Krankheit 740
Blasenentzündung 598
Blasenfistel, suprapubische 597, 602
Blasenfunktionsstörungen,
  neurogene 383
– bei Parkinson-Krankheit 735 f
Blaseninstillation 542, 597
Blasenkatheter 584 ff, 732
– Ableitungen 586 ff
– Beinbeutel 587 f
– Besonderheiten bei der Pflege 599
– Einmalkatheter 589 f
– – notwendige Hilfsmittel 589 f
– – Vorbereitungen 589 f
– – Vorgehensweise bei der Frau 589 f
– – – Nacharbeit 590
– – – beim Mann 592 f
– – – Nacharbeit 592

– Entwöhnungstraining 599
– Gefahren 598
– geschlossenes Ableitungssystem 587
– Indikationen 588 f
– Katheterarten 585
– – Größe 586
– – Länge 585 f
– – Material 585
– – Typ 585
– Rechtslage 584
– suprapubischer 596 f
– – Verband 597
– – Vorteile 596 f
– Verweilkatheter 594 ff
– – Handhabung des Ableitesystems 599 f
– – Hygiene 599
– – Katheterwechsel 594 f
– – – Vorgehensweise 595
– – – Vorbereitungen 594
– – – notwendige Hilfsmittel 594
– – Vorgehensweise bei Mann/Frau 594
Blasenmuskel 382
Blasenschwäche, mittelschwere,
  Definition 389
– mittlere, Definition 389
– schwere, Definition 389
– Schweregrade 389
Blasenspülung 597
– Vorgehensweise, mit Faltenbalg-Applikator 597
Blasenstörungen, bei Multipler
  Sklerose 747
– – – Pflegetherapeutische
  Maßnahmen 747 ff
Blasentraining 599, 748
Blässe, Haut 301
Blaufärbung, Haut 302
Blickbewegungsstörungen 743
Blindenhörbücherei 714
Blockaden, beim Gehen 734
Blutdruck 292 ff
– Beobachtung 292 ff
– extrem erhöhter 781
– Normalwerte 294
Blutdruckabfall 512, 579 f
– bei Parkinson-Krankheit 735
Blutdruckmessgerät 292 f
– automatisch elektronisches 292 f
– zur Langzeitmessung 293
– nach Recklinghausen 292 f
– nach Riva Rocci 292
Blutdruckmessung 292 ff
– auskultatorische 292
– Beurteilung der Messergebnisse 294
– blutige 293
– bei Dialysepatienten 293
– Durchführung 293 f
– bei Lymphödem 293
– palpatorisch 292
– nach Schlaganfall 293
– Vorbereitung 293 f
Bluterbrechen 727
Blutgasanalyse 676
Blutgefäße 31
Blutgerinnung, herabgesetzte,
  Urinveränderung 371
Bluthochdruck, nierenbedingter 642
Blutkreislauf, natürlicher Schutz 475
Blutkultur 289

Blutungen, gastrointestinale 727
– Notfallmaßnahmen 782
– starke 781
Blutvergiftung 601
Blutverlust, bei Wunden 601
Blutzucker, Normalwerte 698 f
Blutzuckerabfall 421, 512
Bobath-Konzept 272, 660 ff
– Arbeitsprinzipien 661
– Beratung der Angehörigen 661 f
– Grundlagen 660 ff
– Handling 662
– – Durchführung 667
– – Ziele 667
– Lagerung, Arten 663
– – führung 667
– – Ziele 662 f
– Raumgestaltung 661
Bolus, bei Insulinpumpe 704
Bolusgabe, bei Sondenkost 358 f
Borreliose, Fieberverlauf 288
Bradycardie 291
Bradyphrenie 736
Bradypnoe 296
Brandschutz 463
– in Altenheimen 463 f
– Checkliste 464
Brechampullen 561
Brechreiz 349
Brille, Notwendigkeit 709
Broca-Aphasie 657
Broca-Zentrum 657
Bronchiektasen 675
– Sputum 299
– Symptome 677
Bronchitis 675
– akute, Sputum 299
– – Symptome 677
– chronische 33
– – Symptome 677
– – bei Tracheostoma 695
– schwere 780
Bronchographie 676
Broncholytika, Dosieraerosole 690
Bronchoskopie 677
Brot-Einheit s. BE
Brustatmung 296 f
Brustfellentzündung s. Pleuritis
Brustkyphose 720 f
Brustschmerzen, unklare 781
– – Ursachen 781
Brustwickel 679
BSE 471
BtM s. Betäubungsmittel
BtM-Karteikarte 552
Bundesaltenplan 50
Bundesarbeitsgemeinschaft Hilfe für
  Behinderte 696
Bundessozialhilfegesetz 51
Bundesverband der Kehlkopflosen e.V.
  696
Buprenorphin 551
Bürgerrechte, Heimbewohner 107 ff
Burnout-Syndrom 186 f
B-Zellen, Pankreas 697 f

C

Caecum s. Blinddarm
Calcitonin 723

Candida albicans 331, 471, 768
Candida-Infektionen 753
Candidose 768
Caritas Betriebsführungs-/Trägergesellschaft, Unternehmensleitbild 114
Cataracta senilis 709
CD4-Lymphozyten 753
Charrière 353
– Definition 586
Checkliste, zum Brandschutz 464
– Einschätzung des Pflegebedarfs 208
– zum Feste feiern 444
– hauswirtschaftliche 117 f
– zur LA, Für eine sichere und fördernde Umgebung sorgen können 461
– – Sich kleiden können 418
– – Soziale Bereiche des Lebens sichern und gestalten können 495
– zur Mobilität 262
– zur Trinkförderung 342
Cheyne-Stokes-Atmung 298, 807
Chlor, Anwendung/Wirkungsweise 480
Chlorphenole, Anwendung/Wirkungsweise 480
Cholera 470
Cholezystitis 728
– Fieberverlauf 288
Chronobiologie 429
Claudicatio intermittens 642
Clostridien 468
Clostridium tetani 765
Colitis ulcerosa 720, 728
– – Stuhlveränderung 373
Colonconduit 396
Coma diabeticum 707
– – Symptome 707
– – Ursachen 707
completed stroke 649
Compliance, Medikamente 544 f
Computertomografie 648
– Lunge 676
Conjunctivitis sicca 711 f
Cortison 720, 725
Credé-Handgriff 388
Creme, Aufbruchfrist 546
– s. Emulsion
Creutzfeldt-Jakob-Krankheit 471
CT s. Computertomografie
Cyclamat 701

D

Dämmerzustand 772
Dampfinhalation 687
– einfache 688
Dampfinhalator 688 f
Dampfkompresse 324, 623 ff
– als Bauchauflage 623 f
– – Anwendungshäufigkeit 624
– – Durchführung 624
– – Indikationen 623
– – Kontraindikationen 623
– – Material 624
– als Brustauflage, Anwendungsdauer 625
– – Anwendungshäufigkeit 625
– – Durchführung 625

– – Indikationen 625
– – Kontraindikationen 625
– – Material 625
– – Definition 623
Dampfsterilisator 481
Darm, Perforation 729
Darmausgang, künstlicher 393
Darmbakterium 469
Darmbeinkamm 568
Darmbeinstachel 568
Darmentzündung, chronische 720
Darmgeräusche, Auskultation 731
– fehlende 727
– verstärkte 727
Darmperistaltik, verstärkte 727
Darmrohr 378 f
Darmverschluss 728
DAT s. Demenz vom Alzheimertyp
Datenschutz 222
Dauerausscheider, nach Salmonelleninfektion 764
Dauerkatheter s. Blasenkatheter
Dauernachtdienst 132
Dauernachtwache 431
Débridement 605
Defäkation 372 ff
Defizitmotivation 23 f
Dehnlagerung 682 f
Dehumanisierung 187
Dehydratation 342
– Folgen 343
Dekokt 553
Dekubitus 319, 602, 612 ff
– Anzeichen 319
– Definition 319, 612
– Dokumentation 613
– Entstehungsmechanismus 612 f
– Erkennung 613
– gefährdete Körperstellen 319
– – Personen 319 f
– Gradeinteilung 613 f
– Hautbeobachtung 613
– Risikofaktoren 613
– Symptome 613 f
– Ursachen 319
Dekubitusbehandlung 614
Dekubitusgefahr, bei Diabetes mellitus, Maßnahmen 706
Dekubitusprophylaxe 319 ff
– bei Bewusstlosigkeit 774
– Druckentlastung, beim Liegen 321
– – beim Sitzen 321
– Maßnahmen 320 ff
– bei Schlaganfall 663 f
– Ziel 320
Delirium 512, 772
Demenz 422, 513 ff
– vom Alzheimer-Typ 513, 516 ff
– – Krankheitsverlauf 516 ff
– – Ursachen 516
– – Warnzeichen 516
– Definition 513
– Diagnose 514
– Einteilung 514
– Häufigkeit 514
– Hilfen für den Alltag 519 ff
– – zur Verständigung 521
– hilfreiches Verhalten 519 ff
– Phasen 534
– primäre 514
– – Ursachen 514

– sekundäre 514
– – Ursachen 515
– senile 513
– vom senile 516
– spezifische therapeutische Maßnahmen 527
– Symptome 515
– therapeutische Maßnahmen 514
– Umgang mit Aggressionen 526 f
– – mit Ängsten 526 f
– vaskuläre 514
– Verlauf 515
Demenzerkrankungen, Begleitung und Pflege 510 ff
Depotform, bei Medikamenten, Vorbereitung 549
Depot-Insuline 703
Depotpräparate, bei Medikamenten 541
Depression 249, 422, 515
– bei Heimbewohner 466
Deprivationssyndrom 466
– Symptome bei Heimbewohner 466 f
Dermatophyten 471
Dermatosklerose 327
Desinfektion, chemische 479 f
– physikalische 479
Desinfektionsmaßnahmen, allgemeine, bei Tuberkulose 768
Desinfektionsmethoden 479 ff
– chemische 479 f
– physikalische 479
Desinfektionsmittel 479 ff
– Anwendungsbereiche 480
– Grundsätzliches zum Umgang 480 f
– Wirkungsweise 479
Desinfektionsmittelspender, Handhabung 478
Desinfektionsplan 483
– Sanitärbereich 482
Desorientierung
 s. Orientierungsstörungen
Desozialisation 490
Detergenzien 305
Detrusor 382
Detrusor-Hyperreflexie 747 f
– Symptome 748
– Therapie 748
Detrusor-Hyporeflexie 748
– Symptome 748
– Therapie 748
Detrusor-Sphinkter-Dyssynergie 748
– Symptome 748
– Therapie 748
Deutscher Caritasverband 49
– Paritätischer Wohlfahrtsverband 49
Deutsches Rotes Kreuz 49
– – – Unternehmensleitbild 114
Dezerebration 772
DHC 551
Diabetes insipidus, Urinveränderung 371
Diabetes mellitus 33, 642, 648, 720
– – im Alter 696 ff
– – Austauschtabellen 700 ff
– – Definition 696
– – Diagnostik 699
– – Diät 699 ff
– – Entstehung 698
– – Komplikationen 705
– – Krankheitszeichen 698 f
– – latenter 699

Diabetes mellitus, Medizinische Grundlagen 698 f
– – Pflegebedürftigkeit 697
– – Pflegeprobleme 705 ff
– – Retinopathie 711
– – – Folgen 711
– – Risikofaktoren 698
– – Spätfolgen 705
– – Therapie 699 ff
– – – medikamentöse 702 ff
– – Therapieprinzipien 700
– – Typ I 696 ff
– – – Therapie 699
– – Typ II 340, 697 ff
– – – Therapie 699
– – Urinveränderung 371
– – Ursachen 698
Diabetesdiät 699 ff
– Grundprinzipien 700
Diagnostik, ärztliche, Mitarbeit 81
Diakoniestation 65
Diakonisches Werk der Evangelischen Kirche in Deutschland 49
– – – – Unternehmensleitbild 114 f
Diarrhö s. Durchfälle
Diät, bei Diabetes mellitus 699 ff
Diclofenac 777 ff
Dienst, gesundheitspflegerischer 60 f
– geteilter 132
– medizinischer, der Krankenkasse 51, 53
– sozialer, mobiler 60
– sozialpflegerischer 60 f
Dienstformen 132 f
Dienstgespräch 138
Dienstkleidung 411
Dienstleistung 171
– personenorientierte 171
– pflegerische, Unterstützung, finanzielle 76 f
Dienstplan 73 f
– Bedeutung für die Heimbewohner 131 f
– Beurteilungskriterien 134 f
– Grundformen 133 f
– Krisenzeiten 137
– Überlappungszeiten 133, 135
– Ziele 132 f
Dienstplanerstellung 135
Dienstplanformular 136
Dienstplangestaltung 131 ff
Dienstübergabegespräche 138 f, 250
Dienstwagen 74
Dienstzeit, normale 133
Dienstzeiten 133
Digitalis, Überdosierung 292
– – Symptome 291
Digitalispräparate 638
Digitalthermometer 284 f
Digitoxinspiegel 291
Digoxin, bei alten Menschen 543
Digoxinspiegel 291
Dihydrocodein 777, 779
Dioptrie 709
Dipidolor 551
Diplokokken 468
Disability s. Fähigkeitsstörung
Distanz, in Kommunikation 243 f
Diuretika 678
– Urinveränderung 371
Divertikel 380
Dokumentation 158

– von Beobachtungen 282
– bei Sondenkost 361
– Sturz 258
Dokumentationsblatt 221 f
Dolantin 551
Dopamin 733, 736
Dopamin-Agonisten 736 f
Doppelbilder 649
Doppelbildersehen 743
Doppelkokken 468
Doppelzimmer, Einrichtung 105
Dosieraerosol 690
– Gebrauchshinweise, bei inaktiven Patienten 691
– – mit Spacer 691
– – ohne Spacer 691
Dragee 542
– Vorbereitung 549
Dranginkontinenz 383, 748
– motorische 383, 386
– sensorische 383
Drehschwindel 743
Dromedarfieber 288
Druck, hydrostatischer 571
– kolloidosmotischer 571
– osmotischer 571
Druckentlastung, bei Dekubitus 614
– zur Dekubitusprophylaxe 321
Druckgeschwür s. Dekubitus
Druckgeschwüre, bei Nasensonden, Maßnahmen 361
Drucknekrosen, bei Sonden 353
Druckpuls 291
Druckverband 581
– bei Blutungen 782
DSD s. Detrusor-Sphinkter-Dyssynergie
Dumping-Syndrom 362
Duodenalsonde 351 f
– nasoduodenal 351
Durchblutungsstörungen, fortgeschrittene, Pflegetherapeutische Maßnahmen 643
– venöse 643 ff
– – Medizinische Grundlagen 643 f
Durchfälle 383, 470, 753
– Definition 373
– paradoxe 383
– Stuhlveränderung 373
– Urinveränderung 371
– Ursachen 373
Durchschlafstörungen 421
Durogesic 551
Durst 572
– bei Diabetes mellitus 699
– großer 699
Durstfieber 286
Duschen, zur Körperpflege 308 f
– bei Schlaganfall 672
– Sitzmöglichkeiten 309
Duschstuhl 309
DVET-Fachverband Stoma und Inkontinenz 407
Dysarthrie 649, 657
– Definition 657
Dysästhesien, bei Multipler Sklerose 746
Dysphagie 657
Dyspnoe 299, 637 f, 676
– Beobachtungen bei Atemwegserkrankungen 677
– bei Herzinsuffizienz 636

– kardiale 299
– bei Pneumonie 762
Dysurie 760

E

Echokardiographie 640
Echtheit, in Kommunikation 242 f
Egozentrismus 249
Eindeutigkeit 123
Einflüsse, auf die Sicherheit 458 f
Einflussfaktoren, primäre 200
Eingewöhnung 437
– Phasen 437
Einlauf, abführender 378 ff
– Gefahren 379
– Hilfsmittel 379
– hoher 380
– Vorgehensweise 379
Einlaufflüssigkeit 378 f
Einmalkatheterismus 589 ff
– Vorbereitung 589
– – notwendige Hilfsmittel 589 f
– – Vorgehensweise bei der Frau 590 f
– – – Nacharbeit 590
– – beim Mann 592 f
– – – Nacharbeit 592
Einmalslips 389
Einreibungen 683 f
– Brustkorb 683
– Rücken 683
Einschlafstörungen, Ursachen 421
Einzel-Supervision 191
Eisbeutel 621
Eisen, Stuhlveränderung 373
Eiswasserkompressen 621
Eiter 602
– Aussehen 602
Ektropium, seniles 712
Elektrolythaushalt 571
Elektrolytkonzentrate 576
Emesis 349 f
Empathie, in Kommunikation 243
Emphysem 675
Emulsion 542
Endarteriektomie 649
End-of-dose-Akinese 737
Energiebedarf, täglicher 357
Engpasssyndrom 734
– Maßnahmen 738
Enntspannungstechnik 191
Enterobakterien 762
Enterokokken 598, 760
Enthirnungsstarre 772
Entleerungsmechanismus, Stuhl 384
Entleerungstraining, bei Obstipation 375
Entropium, seniles 712
Entspannung nach Feldenkrais 743
Entstehungsfaktoren 715
Entzündungszeichen 602, 750
Entwicklungsaufgaben 22
Entwicklungsfaktor, autogener 24
– endogener 24
– exogener 24
Entwicklungsmodell 23
Entwicklungspsychologie 22 f
Enuresis 467
Epithelzellen, im Urin 372

Sachverzeichnis 825

Erblindung 711
– bei diabetischer Retinopathie 711
Erbrechen 349 f
– bei akutem Abdomen 727
– Beobachtungskriterien 349 f
– Hilfestellung 349
– – bei Bewusstlosigkeit 349
– – bei Bewusstsein 349
– Pflegemaßnahmen 732
Erfahrungen, allgemein 497 f
– im Alter, 901
– alter Menschen 499
– existenzfördernde 84
– existenzielle 496 ff
– – eigene Kräfte 504 f
– – Grenzen der Pflegeperson 507
– – Humor als Werkzeug 507
– – Kommunikation 506
– – Verarbeitung 500
– persönliche 15 ff
Ergebnisqualität 226 f
– Prüfung 229
– Qualitätskriterien zur LA Sich bewegen können 279
– – – Sich kleiden können 418
Ergebnisstandard 217, 219
Ergotherapie, therapeutisches Team 154
Erkrankungen, akute, Bauchorgane 726 ff
– Atemwege s. Atemwegserkrankungen
– durch Bakterien 470
– des Bewegungsapparates 718 ff
– Eierstöcke 729
– neurologische, Blasenentleerung 387
Erleben, sexuelles 449
Ernährung, ballaststoffreiche 375
– Beratung 342
– enterale 350
– bei Hepatitis 757
– Hilfestellungen 342
– „knochenfreundliche" 722
– künstliche 350 ff
– – als Ausnahmesituation 350
– – Indikationen 350
– parenterale 350
Ernährungsprotokoll, bei Stoma 406 f
Ernährungspumpe 350, 359
Ernährungssonden 353 ff, 774
– bei Bewusstlosigkeit 353
– Legen 353 ff
– – Gefahren 355
– – Komplikationen 355
– – Vorgehensweise 353 ff
– Zugänge, Überblick 351
Eros 449
Erotik 449
Ersatzstimme, nach Tracheotomie 692
Erschöpfung, emotionale 187
– stressbedingte 186
Erstbesuch
Erstickungsängste 678
Erstickungstod, Verhinderung 349
Erwachsener 12
Erysipel 470
– Fieberverlauf 288
Erythrozyten, im Urin 372
Escherichia coli 469, 760
Essen, im Heim 343 f
– Hilfestellung 345 f
– auf Rädern 61, 340, 343
– reichen 344 f

– und Trinken, im Bett 346
– – Dokumentation 346
– und Trinken können, AEDL 338 ff
– – – bei Atemwegserkrankungen, Pflegeaufgaben 679
– – – bei Bewusstlosigkeit 774
– – – bei Demenz 523 f
– – – bei Diabetes mellitus 708
– – – bei Parkinson-Krankheit 739 f
– – – bei Schlaganfall 659, 673 f
– – – – unterstützende Pflegemaßnahmen 673
– – – – Unterstützung beim Essen 673
– – Pflegequalitätsstufen 82, 141
– – Probleme 347 f
– – – körperlich bedingte 347
– – – neurogene 347
– – – psychisch-geistig bedingte 347
– – am Tisch im Speisesaal 346
– – – im Zimmer 346
– zu Hause 343
Essenz 542
Essgeschirr, bei AIDS 754
Essgewohnheiten 82
Eukalyptusöl, für Ölkompressen 627
Eupnoe 299
Evolutionsbiologie 25 f
Exanthem 750
– stark juckendes 770
Exantheme 580
Exkremente s. Stuhl
Expektorantien 683
Expiration 296
Exsikkose 340, 512
– bei Diabetes mellitus 699
– bei Fieber 288
– bei geringer Flüssigkeitszufuhr 781
– bei Hyperglykämie 707
Exsikkosefieber 286
Extrakt 542
Extrasystolen 292
Extremitäten, kalte 807

F

Fachkompetenz 185
Fadenpilze 471
Fähigkeiten der pflegebedürftigen Person 199 f
Fähigkeitsstörung 145 f
Fäkalkollektor 393
Faltenbalg-Applikator 597
Familie, Netzwerk 40
Familienpflege 67
Familienstruktur 56 f
Fangopackungen 724
Farbstoffe 609
Fassthorax 677
Fäulnisdyspepsie, Stuhlveränderung 373
Fäzes s. Stuhl
Fazialisparese 657, 757
Feil, Naomi 533
Feindseligkeit, bei Heimbewohner 466
Feinmotorik, gestörte 734
Feinnadel-Jejunostomie 351
Feinnadel-Katheter-Jejunostomie s. FNKJ 352
Felle 321
Feminisierung 37 f
Fentanyl 551

Fernsehlesegeräte 714
Fertigspritzen 561
Fettembolie 557
Fettstoffwechselstörungen 642
Fibrinolytika 645 f
Fieber 286 ff, 631
– Beobachtungen, bei Atemwegserkrankungen 677
– biphasisches 288
– beim Diabetiker 288
– hohes 286
– bei Infektionserkrankungen 750
– intermittierendes 288
– Komplikationen 287 f
– kontinuierliches 288
– mäßiges 286
– Phasen 288 f
– rekurrierendes 288
– remittierendes 288
– sehr hohes 286
– Symptome 287
– – objektive 287
– – subjektive 287
– Typen 287 ff
– undulierendes 288
– Ursachen 286 f
– zentrales 286
– zusätzlicher Wasserbedarf 574
Fieberabfall 289
Fieberanstieg 288
Fieberdelir 287
Fieberkrämpfe 287
Fiebersenkung, Maßnahmen 289
– Medikamente 289
Filmverband 607
Fixierung, Nasensonden 355 f
Flächendesinfektion 480
– bei AIDS 756
– bei Harnwegsinfekt 760
– bei Herpes zoster 758
– bei Influenza 759
– bei Krätze 771
– bei Mykosen 770
– bei Pneumonie 762
– bei Salmonelleninfektion 763
– bei Tuberkulose 768
Fleck, gelber 711
Fluchtreflex 651
Fluoride 722
Flüssigkeit, bei Sterbenden 803
Flüssigkeitsbedarf, im Alter 342
– täglicher 357
Flüssigkeitsbilanz 639
Flüssigkeitsbilanzierung, bei Sondenkost 357
Flüssigkeitshaushalt, täglicher 370
Flüssigkeitsmangel, im Alter 340
– Urinveränderung
Flüssigkeitsverlust, bei Wunden 601
Flüssigkeitszufuhr, im Alter 342
– bei Blasenkatheter 597 f
– erhöhte 374 f
– extreme, Urinveränderung 371
– bei Fieberkranken 760
– Meldepflicht 761
– bei Parkinson-Krankheit 739 f
Flutter VRP 1 Desitin 681
FNKJ 352
Fogarty-Katheter 646
Folgen, psychische, bei Immobilität 260
– soziale, bei Immobilität 260

Formaldehyd, Anwendung/
  Wirkungsweise 480
Formeldiäten 357
Fortbildung, berufliche 177
Fortpflanzung 26
Fortral 551
Fraktur 718 f, 722, 723, 782
- konservative Behandlung 723
- operative Behandlung 723
- Pflegemaßnahmen 723
- Rehabilitation 723
Franzbranntwein 683
Freezing 734
Frigidität 449
Fruchtzucker 701
Frühdienst, Dienstzeit 133
Frustrationstoleranz 183
Fungi s. Pilze
Funkfinger 61
Funktionspflege 126
Für eine sichere und fördernde Um-
  gebung sorgen können, AEDL 457 ff
------ Pflegequalitätsstufen 83, 142
Furosemid 639
Fürsorgepflicht 461
Furunkel 470
Furunkulose 705
Fußaktivstütze 326
Fußbad 307
Fußnagel-Pflege, bei Körperpflege
  316 f
Fußpflege, bei AVK 643
- bei Diabetes mellitus, Maßnahmen
  706
Fußpilz 471
Fußpilzinfektion 317
Fußrückenschlagader,
  Palpationsstelle 290
Fußsohlendruck 326, 425

G

Galenik, bei Medikamenten 541
Gallenblase, Perforation 729
Gallenblasenentzündung 728
Gallenbrechdurchfall 470
Gallenfarbstoff, Stuhlveränderung
  373
Gallenkolik 728
Gang, kleinschrittiger langsamer 735
Gangbild, verändertes 734
Gangrän 302
- diabetisches 705
Gangunsicherheit 734
- hilfreiche Maßnahmen 522
Gänsehaut 283
Ganzwaschung 306 ff
Gärungsdyspepsie, Stuhlveränderung
  373
Gas 542
Gastrektomie 720
Gastritis 727
Gastroenteritis, Risikofaktoren 763
Gastrostomie s. PEG
Geburtenrückgang 35
Gedächtnis 16 f
Gedächtnistraining, bei Demenz 527
Gefäßerkrankungen, arterielles
  System 641 ff
--- Medizinische Grundlagen 641 f

--- Risikofaktoren 641 f
--- Ursachen 641 f
Gefäßinnenwand 642
Gefäßverschluss, akuter arterieller,
  Notfallmaßnahmen 643, 781
--- Symptome 781
Gehböcke 264 f
- feststehende 264
- verschiebbare 264
4-Fuß-Gehhilfe 265
Gehhilfen, Einsatz von 264
- mit Rädern 266
Gehirnjogging 445 f
Gehirnleistungstraining 445 f
Gehirntraining, bei Demenz 527
Gehör, soziales 247
Gehörlosigkeit 715
Gehrad 264, 266
Gehstock 264 f
Gehtraining, bei AVK 643
Gehwagen 264, 266
Gel 542
Gelbfärbung, Haut 302
Gelenke 724 f
Gelenkerkrankungen, degenerative
  724 f
- entzündliche 724 f
Gelenkknorpelalterung 31
Gelenkwickel, feucht-heißer 622 f
-- Anwendungsdauer 623
-- Definition 622
-- Durchführung 622 f
-- Indikationen 622
-- Kontraindikationen 622
-- Material 622
Gelkissen 321
Gemeindealtenpflegefachkraft 67
Gemeindekrankenpflege 65
Gemeindekrankenpflegefachkraft 67
Gemeindeschwester 63 ff
Generationen, Solidargemein-
  schaft 42 f
- Zusammenleben 39 f
Generationenvertrag 39
Genitalsexualität 449
Geräte, medizinische, sichere
  Anwendung 486
Geriatrie 144 f
Gerontologie 5
- differenzielle 22
Gerontopsychiatrie 513
Geschäftsführung, Sozialstation 67
Geschlechtsorgane 31
Gesellschaft, komplexe, Erhaltung 26
- pluralistische 179
Gesetz, über Medizinprodukte 486
Gesichtsausfälle 649
- Pflegeprobleme 658
Gespräche, einfühlende 254 f
- bei Pflegemaßnahmen 252 f
Gesprächsgruppen, für Angehörige
  529 f
-- bei Alzheimer Krankheit 532
Gesprächskreis für pflegende
  Angehörige 57
Gestagene 720
Gestaltveränderung 28 f
Gesundheit, älterer Menschen,
  Definitionen 465
- psychische 188
Gesundheitsförderung 41

Gesundheitsrisiko, berufs-
  spezifisches 185
Gesundheitsschutz 465 ff
- am Arbeitsplatz 483 ff
Gewalt 109 ff
- körperliche 109
- personale 109
- seelisch-geistige 109
- strukturelle 110 f
Gewebealterung 30 f
Gewicht, spezifisches, Urin 371 f
Gewichtskontrolle 639
Gewichtsverlagerung, in der
  Kinästhetik 275 f
GG s. Gehörgangs-Hörgerät
giants, four 257
Gipsverband 723
- Beobachtung 723
Glasampulle 561
- Aufziehen der Injektionslösung
  562 f
Glasauge s. Augenprothesen 712
Glaucoma simplex 710
-- Folgen 710
-- Gesichtsfeldeinschränkungen 711
Glaukom 710
- Weitwinkelglaukom 710
Glaukomanfall, akuter 710 f
Gleichgewichtsstörungen 743 f
- bei Multipler Sklerose 743 f
- bei Schlaganfall 649
Gleitmatte 273
Globalinsuffizienz 636
Glottisödem 580
Glucose 698
Glucose-Belastungstest 699
Glukagon, Fertigspritze 702
- Injektion, bei Hypoglykämie 707
Glukokortikoide 720
Glukosidasehemmer 702
Glutaraldyhd, Anwendung/
  Wirkungsweise 480
Glyzerin 378
Glyzerinspritze 378
Gonokokken 468
Granulat 542
Grippe 759 f
Grippevirus 469
Grobdesinfektion 480
Großdruckbücher 714
Großhirnsymptome, bei Multipler
  Sklerose 743
Grundbedürfnis 452
Grundbedürfnisse des Menschen,
  nach Henderson 198
Grundhaltung, kommunikative 242 ff
Grundpflege s. Pflege, direkte
Grundrechte 106 f
Gruppe, Beschäftigungsaktivitäten
  438 ff
-- Backen 443
-- Feste feiern 443 f
-- Gehirnjogging 445 f
-- Gymnastik 441
-- mit Musik 444
- Beschäftigungsthemen 441
Gruppenpflege 126
Gruppen-Supervision 191
Gürtelrose 472, 627
Gürtelrose s. auch Herpes zoster
Gymnastikstunde, Aufbau 442

H

H_2O_2 599, 605, 612
Haare, altersabhängige Veränderungen 303
– Pilzinfektion 471
Haarpflege, bei Körperpflege 315 f
– tägliche 315 f
– – Durchführung, im Liegen 316
– – – im Sitzen 315
Haarspülung, mit Obstessig 316
Haarveränderung 29
Haarwäsche 316
– im Bett 316
HAES 10 % 571
Halbmondlagerung 682 f
Halbseitenaufmerksamkeit 654
Halbseitenlähmung 647
Halbwertszeit, bei Medikamenten 541
Haldol 777
Halluzinationen 515, 737
Halsschlagader, Palpationsstelle 290
Haltegürtel 272 f
Hämatemesis 727
Hämatochezie 728
Hämatom 557
Hämatothorax 675
Hämolyse 573
Hämophilus 761
– influenca 762
Hämoptoe 676
Hämorrhoiden 380, 727
– Stuhlveränderung 373
Handbad 317
Händedesinfektion 71, 480
– bei AIDS 754
– chirurgische 480
– bei Hepatitis 756
– bei Herpes zoster 758
– hygienische 426, 476 ff, 480, 562
– – Durchführung 477
– bei Influenza 759
– bei Krätze 771
– bei Pneumonie 762
– bei Salmonelleninfektion 763
– bei Tetanus 765
– bei Tuberkulose 768
– Vorschriften 485
Händedruck, schmerzhafter 725
Händepflege 71
Händereinigung 71
Händewaschen 476
Handicap s. Beeinträchtigung
Handling, nach Bobath, bei Schlaganfall 662
– – Durchführung 667
– – Ziele 667
Handlung, primär pflegerische 201
Handlungskompetenz, berufliche 183 ff
– – durch Ausbildung 185
Handlungswissen 16
Handpflege, bei hygienischer Händedesinfektion 478
– bei Körperpflege 316 f
Handschuhe, bei AIDS 754
– bei Harnwegsinfekt 760
– bei Hepatitis 756
– bei Herpes zoster 758
– bei Influenza 759
– bei Krätze 771
– bei Mykosen 770
– bei Pneumonie 762
– bei Salmonelleninfektion 763
– bei Tuberkulose 768
Harnabflussstörungen 370
Harnblase, Aufgabe 381
– Funktion 381
– Katheterarten 585 f
Harnblasenkatheter 584 ff
– Rechtslage 584
Harndrang 383, 748
Harninkontinenz 381 f
– Formen 382 f
– psychosoziale Auslöser 384
Harnleiterhautfistel 396
Harnphlegmone 598
Harnretention 370
Harnträufeln 383
Harnverhalten 370, 730, 748
Harnwege, natürlicher Schutz 475
Harnwegsinfekt, bei Diabetes mellitus 708
– Meldepflicht 760
Harnwegsinfektion 598, 760 f
– Erreger 760
– Hygiene 760
– Medizinische Grundlagen 760
– Pflegemaßnahmen 760 f
– Prophylaxe 374
– Symptome 760
– Therapie 760
– Übertragung 760
– Urinveränderung 371
Hauben, Bedeutung 409 ff
Hauptnachtwache 429
Hauptpflegepersonen 38, 40
Hausbesuche, bei Alzheimer Krankheit 530 f
Haushaltshilfe, Unterstützung, finanzielle 76
Hauskrankenpflege, Unfallverhütungsvorschriften 485
Hausnotrufdienst 61
Hausnotrufsystem 90
Hauspflege 60
Haustee-Mischung 554 f
Hauswirtschaft, Qualitätsüberprüfung 117 ff
Haut, atrophische 646
– Beobachtung 301 ff, 572
– blass/bläulich-marmoriert 807
– blass-feuchte/niedriger Blutdruck/ erhöhte Pulsfrequenz 781
– – – – Notfallmaßnahmen 781
– – – – Ursachen 781
– Blaufärbung s. Zyanose
– in Falten abhebbar 302
– feuchte 302
– Funktionen 301
– marmorierte 302
– Pilzinfektionen 471
– Quaddelbildung 580
– Reinigung 332
– Säureschutzmantel 475
– schlaffe 302
– Schwellung 302
– trockene 302
– trockenhalten 332
– als zu pflegendes Organ 301 ff
Hautalterung 302 f
Hautatrophie 615
Hautausschlag 750
Hautbeobachtung, bei Kälteanwendung 622
Hautbeschaffenheit 302
Hautbläschen, stecknadel- bis erbsengroß 757
Hautdesinfektion 480
Hautekzem 615
Hautfarbe 301 f
– blassgrau 780
– zyanotische 780
Hautirritation, bei Stoma 405
Hautpartien, entzündete 302
Hautpflege, bei Herpes zoster 758 f
– bei hygienischer Händedesinfektion 478
– zur Körperpflege 312 f
Hautpilz 471
Hautpilzerkrankungen s. Mykosen
Hautschutz, natürlicher 475
– Vorschriften 485
Hautschutzpaste, zur Stomaversorgung 400
Hautveränderung 29
HAV s. Hepatitis-A-Virus
HbA1c 699
HbA1c-Wert 699
HBV s. Hepatitis-B-Virus
HCV s. Hepatitis-C-Virus
HdO s. Hinter-dem-Ohr-Gerät
HDV s. Hepatitis-D-Virus
(Heil)Kräutertees s. Kräutertees
Heim, dreigliedriges 90
Heimatmosphäre 106, 108
Heimaufsichtsbehörde 459
Heimbeirat 459
Heimbewohner, Aggressivität 111 f
– Bürgerrechte 107 ff
– Grundrechte 106 ff
– Rechte 460
Heimeinzug 96 ff
– Unterstützung, Qualität 143
– Vorbereitung 97 f
Heimgesetz 459
Heimleitung, Aufgaben, organisatorische 123 f
Heimmindest-Bauverordnung 260
Heimpflegebedürftigkeit 53 f
Heimvertrag 115
Helfersyndrom 187 f
Hemiparese 647
Hemiparkinsonismus 733
Hemiplegie 647
Henderson, Virginia 197 f
Heparin 645 f
Hepatitis 728, 756
– Erreger 756
– Krankheitsverlauf 756
– Medizinische Grundlagen 756
– Meldepflicht 757
– Pflegemaßnahmen 757
– Pflegerische Aspekte 756 f
– Prodromalstadium 756
– Stadium der Organmanifestation 756
– Symptomatik 756
– Therapie 756
Hepatitis-A-Virus 756

Hepatitis-B, aktive Impfung, nach Nadelstichverletzung 569
– passive Impfung, nach Nadelstichverletzung 569
Hepatitis-B-Impfung 485, 756
Hepatitis-B-Virus 756
Hepatitis-C-Virus 756
Hepatitis-D-Agens 472
Hepatitis-D-Virus 756
Hepatitis-E-Virus 756
Heraussetzen auf den (Roll-)Stuhl, bei Schlaganfall 668 f
Hernie, eingeklemmte 728 ff
– innere 730
– bei Stoma 405
Herpes labialis 331
– simplex 472 f
– zoster 753, 755, 757 ff
– – Ansteckung 757
– – Erreger 757
– – Hygienehinweise 758
– – Krankheitsverlauf 757
– – Medizinische Grundlagen 757 f
– – Pflegemaßnahmen 758 f
– – Symptome 757
– – Therapie 757
– – thorakaler 758
Herpes-simplex-Virus 331
Herpesvirus 473, 469
Herz- und Gefäßerkrankungen 636 ff
Herzbett 638 f
Herzfunktion 31
Herzglykoside, Überdosierung, Symptome 291
Herzinfarkt 292, 636, 640, 781
– akuter, Schmerzlokalisation 640
– bei Diabetes mellitus 705
– Pflege nach Krankenhausaufenthalt 641
– sekundäre Prävention 641
– Sofortmaßnahmen 640
– stummer 640
Herzinsuffizienz 636 ff, 676
– Lagerung 638 f
– Medizinische Grundlagen 636
– Pflegetherapeutische Maßnahmen 638 f
– Symptome 637
– Therapie 638
– Urinveränderung 371
– Ursachen 636
Herzklappenfehler 636
Herzkrankheit, koronare 639 ff
– – s. Koronare Herzkrankheit
Herz-Kreislauf-Stillstand 292, 580
Herzlagerung 296
Herz-Lungen-Wiederbelebung 785
Herzmassage 785
Herzmuskelschaden 636
Herzrhythmus, unregelmäßiger 292
Herzrhythmusstörungen 291 f, 636, 648, 781
Herzschmerzen 780 f
– Notfallmaßnahmen 781
– Ursachen 781
Heterosexualität 449
Heublumen 623
Heublumensäckchen 625 f
– Durchführung 626
– Indikationen 625
– Kontraindikationen 625
– Material 625 f

HEV s. Hepatitis-E-Virus
Hexoral-Lösung 331
Hilfe, klassische 42
– für pflegende Angehörige 57 f, 529 ff
– zur Selbsthilfe 153
– – Körperpflege 304
Hilfestellung, bei Essen und Trinken 346
Hilfsmittel, zur Erhalt der Selbstständigkeit 437 f
– zur Fortbewegung 264
– bei Inkontinenz 388
– technische 264, 272 f
– – Einsatz von 272 f
– – Unterstützung, finanzielle 77
Hilus-Lymphknoten 766
Hinken, zeitweiliges 642
Hintere Schienbeinschlagader, Palpationsstelle 290
Hippotherapie 743 f
Hirnblutung 648
Hirndruck 291
Hirninfarkt 648
– s. Schlaganfall
Hirnleistungsstörungen 445, 510, 653 ff
– Symptome 445
Hirnleistungsveränderung 32
Hirnödem 291
Hirnstammsymptome, bei Multipler Sklerose 743
Hirntumor 291
HIV-assoziierte Erkrankungen 753
HIV-Infektion, asymptomatische 753
HI-Virus 752
– Übertragungswege 752
Hochbetagter 14
Höchstalter, genetisch festgelegtes 25 f
Höchstaltrige 14
Hohllagerung 321, 330
Homosexualität 449
Hörgerät 717 f
Hörgeräteakustiker 717
Hörgeschädigte, Pflege 714 ff
Hörschädigung, Bedeutung des Gehörs 714
– Medizinische Grundlagen 714 ff
– Pflege 714 ff
Hörstörungen, im Außenohr 715
– im Innenohr 715
– im Mittelohr 715
– Pflegemaßnahmen 716
– psychische Folgen 716 f
– Ursachen 715
– Verhalten/Körpersprache 717
Hörsturz 715 f
– Sofortmaßnahmen 716
Hörverlust, plötzlicher 715 f
Hospitalismus 318, 466 ff
– infektiöser 467 f
– physiologischer 466
– psychischer 466 f
– – Symptome bei Heimbewohnern 466
– – Ursachen 467
Hospitalkeime, Vorkommen 467
Hospiz, Definition 813
– stationäres 813
Hospizarbeit 812
– ambulante 813
– Wesentliches 814
Hospiz-Bildungs-Werk der IGSL e.V. 815

Humanes, Immunschwäche-Virus s. HI-Virus
Humaninsuline 703
Humankompetenz 185
Hungerstühle 373
Husten 676 f
– Beobachtungen, bei Atemwegserkrankungen 677
– bei Tracheostoma 695
Hydroaktivverbände 608 f
Hydrofaserverbände 608
Hydrogele 608
Hydrokolloidverbände 606, 608 f
Hydroplymere 608
Hygiene 465 f
– bei Blasenverweilkatheter 599
– Definition 465
– Grundsätze 465 ff
– bei Injektionen 561 f
– Maßnahmen 476 ff
– bei Mykosen 769
– persönliche 476 f
– Pflege, häusliche 71
– bei Salmonelleninfektion 765
– bei Sondenkost 360 f
– bei Tetanus 765
– bei Tuberkulose 767
– Ziele 465
Hygieneplan 483
Hypercholesterinämie 648
Hyperglykämie, Sofortmaßnahmen 707
– bei Sondenkost 362
Hyperthermie 287
Hyperthyreose 720
Hypertonie 291, 636, 642, 648
– Definition 294
– essenzielle 294
– Folgeschäden 294
– hypertensive Krise 295
– Komplikationen 294
– primäre 294
– sekundäre 294
– Symptome 294
– Therapie 294 f
– Ursachen 294
Hyperventilation 296 f
Hypochondrie 249
Hypoglykämie 706 f
– Sofortmaßnahmen 707
– bei Sondenkost 362
Hypokinese 732, 734
Hypophysentumor 720
Hypothermie 286
Hypotonie 291, 295 f
– Definition 294 f
– essenzielle 295
– orthostatische 295
– sekundäre, symptomatische 295
– Symptome 295
– Therapie 295
– Ursachen 295
Hypoventilation 297
Hypovolämie, relative 295

I

Ibuprofen 777, 779
Idealgewicht, bei Frauen 339
– bei Männern 339

Sachverzeichnis

IE, bei Insulinen 703
Ikterus 302, 372, 728
– bei Hepatitis 756
– Urinveränderung 371
ILCO 407
Ileostomie 393 f
– Definition 393
– prominente 393
Ileostomiebeutel 397
Ileumconduit 395 f
Ileus 728 ff
Immobilisationssyndrom 258 f
Immobilität 257 ff
– Folgen 258 ff
– Probleme, Übersicht 259
– psychische Folgen 260
– soziale Folgen 260
– Ursachen 258 f
– – Übersicht 259
Immunität, nach Infektionserkrankungen 751
Immunsystem 31
Impairment s. Schädigung
Implantation 709
Impotenz 449
Inaktivitätsatrophie 440
Indikatorpapier 354 f
Indolenz 515
Infekt, grippaler, Pflegemaßnahmen 759 f
Infektion, nosokomiale, Definition 467
Infektionen, Ausbreitung 468 ff
– Bekämpfung 475 f
– bei Diabetes mellitus 705
– Entstehung 468 ff
– Erkennen 475 f
– bei Stoma 405
– Verhütung 475 f
– – Strategien 475
Infektionserkrankungen 749 ff
– Definition 749
– Immunität 751
– Inkubationsphase 751
– Invasionsphase 751
– Krankheitsausbruch 751
– Krankheitsverlauf 751
– Leitsymptome 750
– Medizinische Grundlagen 750 f
– Überwindungsphase 751
Infektionsgefährdung, bei alten Menschen 475
Infektionsmodus 474
Infektionsprophylaxe, bei Hepatitis 756 f
– bei Infektionserkrankungen, allgemeine Hinweise 751
– bei Patienten mit AIDS 754 f
– bei Wunden 606
Infektionsquelle 474
Infektionsrisiko 477
Influenza 759 f
– Hygiene 759
– Impfung 759
– Krankheitsverlauf 759
– Medizinische Grundlagen 759
– Meldepflicht 759
– Pflegemaßnahmen 759 f
– Übertragung 759
Informationen, bei Medikamentengabe 549

Informationspflege, Qualitätsstufen 226
Informationssituationen 244
Informationswege 137 f
Informationsweitergabe, Nachtwache 430
Infrarot-Ohrthermometer 285
Infrastruktur, pflegerische 81
– – Pflegequalitätsstufen 81
Infus 553
Infusion 556 ff
– Anlegen 577
– Betreuung des Kranken 579
– Dokumentation 581
– Entfernung 581
– Gefahren 579 f
– Komplikationen 579 f
– Krankenbeobachtung 581
– Medikamentenzugabe 576
– notwendige Hilfsmittel 576
– paravenöse 580
– peripherer Zugang 576
– subkutane 581 f
– – Kontraindikationen 582
– – notwendige Hilfsmittel 582
– – Vorgehensweise 582
– Überwachung 579
– Verbandwechsel 580 f
– Vorbereitung 578
– Vorgehensweise 574
– – Vorbereitung der Infusion 576
– – – des Kranken 574
– – zentraler Zugang 576
Infusionsbesteck 577
Infusionsflasche, Wechsel 581
Infusionsgeschwindigkeit 578 f
– Berechnungsformel 579
Infusionslösungen, hypertone, Wirkung 573
– hypotone, Wirkung 573
– isotone, Wirkung 573
– Lagerung 582
Infusionstherapie, Grundlagen 570 ff
– Indikationen 571
– Pflegeplan 572
Inhalat 542
– Aufbruchfrist 546
Inhalation 687 ff
– Definition 687
– bei Tracheostoma 695
– Vorgehensweise 687 f
Inhaliergeräte 687 ff
– Benutzungsregeln 687
– Reinigung 688
Initialberührung 335
Injektion 556 ff
– Arten 557
– – intraarteriell (i.a.) 557
– – intraartikulär 557
– – intrakardial 557
– – intrakutan (i.c.) 557
– – intralumbal 557
– – intramuskulär (i.m.) 557
– – – – Einstichwinkel 568
– – – – Injektionsstellen 568
– – – – Kontraindikationen 569
– – – – Technik 567 ff
– – intravenös (i.v.) 557
– – subkutan (s.c.) 557
– – – – Durchführung, mit Aspiration 566 f

– – – – ohne Aspiration 566
– – – – mit Fertigspritze 567
– – – – mit Insulin-Pen 567
– – – – Einstichwinkel 566
– – – Kanülenlänge 561
– – – Kontraindikationen 565
– – – Technik 564 ff
– – ventroglutäal (v.g.) 557
– – – Durchführung 568 f
– – – Kanülenlänge 561, 569
– Aufziehen der Injektionslösung 562 ff
– Bedeutung 556 f
– Definition 556
– Durchführung 562 ff
– – allgemeine Vorbereitung 562
– Gefahren 557
– Grundlagen 556 ff
– Hygiene 561 f
– Kompetenz 557 f
– Lösungen 561
– Materialien 558 ff
– Nachbereitung 569 f
Injektionslösung 562 ff
– Kontrolle 563 f
Injektionsmethode, nach Hochstetter 568
Injektionsstellen, s.c. Injektion 565
Injektionstechniken 564 ff
– s.c. Injektion 564 ff
Inkongruenz 201
Inkontinenz 257, 369, 381
– Definition 381
– Hautpflege 386
– bei Heimbewohnern 467
– Hilfe zur Selbsthilfe 385 f
– Hilfsmittel 388
– – aufsammelnde 391
– – aufsaugende 388 f
– Pflege 384 ff
– nach Schlaganfall 387
– Schweregrade 389
– Stuhl 373
– – Definition 376
– – Ursachen 376
Inkontinenzeinlagen 388
Inkontinenzvorlagen 390
– mit Netzhöschen 390
Inkubationszeit, bei Tuberkulose 766
Inspiration 296
Instabilität 257
Instrumentendesinfektion 480
– bei AIDS 754
– bei Hepatitis 756
– bei Herpes zoster 758
– bei Krätze 771
– bei Mykosen 770
– bei Pneumonie 762
Insuffizienz, chronisch-venöse 615, 644
– venöse 327
– zerebrovaskuläre 642
Insulin 696 ff, 702 ff
– Arten 703
– Lagerung 703
– Mischspritze 564
– protrahiert wirkendes 703
– Verabreichung 704 f
– – mit Insulinpumpe 704 f
– – mit PEN 704
Insulinmangel, absoluter 696, 700, 707
– – Therapie 702 ff
– relativer 696 ff, 700, 707

Insulinmangel, relativer, Therapie 702
Insulin-Pen 567
– Durchführung 567
Insulinpumpe 704 f
Insulinspiegel, nach Verabreichung 703
Insulinspritzen 567
Insulintherapie 702 ff
Integrität, persönliche 180
Intelligenzquotient 445
Interaktion, von Medikamenten 543
Interaktionstheoretikerin 197
Interesse, primär pflegerisches 200 f
Interessengruppe 43
Internationale Einheiten s. IE
Intertrigo 302, 769
– Definition 332
– gefährdete Körperstellen 332
– Ursachen 332
Intertrigoprophylaxe 332
– Maßnahmen 332
Interventionsbedarf, Entscheidungsfindungsprozess 181
Interventionsbedürftigkeit 180
Interventionsgerontologie 41 f
Interventionsplan 206, 213 ff
Interventionsprinzipien 181
Interventionsschritte 181, 215 f
Intima 642
Intimbereich, Pflege, bei Inkontinenz 386
– Reinigung, bei Inkontinenz 386
Intimhygiene, bei Blasenverweilkatheter 599
Intimregion 311
Intimsphäre 451
Intimtoilette 311 f
– Vorbereitungen 311 f
– Vorgehensweise 311 f
– – bei der Frau 312
– – beim Mann 312
– – am Waschbecken 307
Intraokularlinse 709
– Implantation 709 f
Involutionsosteoporose, präsenile 719
IO s. Im-Ohr-Gerät
IRL-Institut für Rehabilitation Laryngektomierter GmbH 696
Irrigation, rektale 392
– bei Stoma 403 f
– – Durchführung 403 f
– – Wirkungsweise 403
Is, in der Geriatrie 257 f
Ischämie 319
Ischämischer Insult s. Schlaganfall
Ischialgie 627
Isolation, soziale, Definition 488 f
– – Vermeidung, Ziele 493
Isoliermaßnahmen, bei Tuberkulose 767 f
Isolierung, bei Harnwegsinfekt 760
– bei Hepatitis 757
– bei Herpes zoster 758
– bei Krätze 771
– bei Mykose 770
Isomalt 701
Isopropylalkohol, Anwendung/Wirkungsweise 480
Ist-Situation 124
Ist-Zustand, Checkliste 233
Iterationen s. Automatismen, orale

J

Jejunalsonde 351
– nasojejunal 352
Jejunostomie 351
Jod, Anwendung/Wirkungsweise 480
Jodtinktur, Anwendung/Wirkungsweise 480
Johanniskrautöl 322
Johannisöl, für Ölkompressen 627
Juckreiz, bei Diabetes mellitus 699
– bei Hepatitis 756
– – Pflegemaßnahmen 757
Jugendlicher 12
Jung-Alt-Begegnung 43

K

Kachexie 340
Kaffeesatzerbrechen 727
Kaliumkonzentrat 576
Kaliumpermanganat, Anwendung/Wirkungsweise 480
Kalorien 339
– Energiebedarf 339
– – Einschränkungen 339
– – – altersbedingt 339
– – – körperlich bedingt 339
– – – psychosozial bedingt 339
– Tagesbedarf 339
Kälteanwendung 725
Kalzium 720
– in Nahrung 720, 722
– im Serum 720, 722
Kamillenblüten 625
Kamillentee 331
Kamillosan-Lösung 313
Kammerflattern 292
Kammerflimmern 292
Kanülen, zur Injektion 558 ff
Kanülenbruch 557
Kanülenentsorgung 569 f
Kapsel 542
Kaposi-Sarkom 753
– Pflegemaßnahmen 755
Karzinom, Atemwege, Symptome 677
Katecholamine 639
Katheter, mit Hydrogelbeschichtung 585
– silberbeschichtete 585
Katheterarten, Harnblase 585 f
– – Größe 586
– – Länge 585 f
– – Material 585
– – Typ 585
Katheterisieren, der Harnblase 584 ff
– Indikationen 588
Katheterismus, Harnblase, Gefahren 598
– – intermittierender 595 f
Katheterjejunostomie 364
Katheterset 589
– zum intermittierenden Katheterismus 595
Kathetersysteme, vollständig implantierbare 582 ff
Katheterurin 372
KE, Tagesplan 701
Kehlkopf 691
Kehlkopfentfernung 691

Keime, apathogene 475
– pathogene 475
Keimfreiheit s. Asepsis
Kernspinresonanztomografie s. Magnetresonanztomografie
Kernspintomografie 648
Kerntemperatur 283
Ketoazidose 698, 707
Keton, im Urin 703
Ketonkörper, im Urin 707
Kettenkokken 468
Keuchhusten, Sputum 299
Kieferklemme 765
Kinästhetik, in der Altenpflege 273 ff
– Begriff 273
– Definition 273
– als Handlungskonzept 273 ff
Kind 12
Kindheit, existenzielle Erfahrungen 499
Kinesis 273
Klarheit, in Kommunikation 242
Klebsiellen 760, 762
Kleiderpflege, Hinweise 413 ff
– persönliche 476
Kleidung 82
– bei alten Menschen, Beobachtung 415 f
– Ausdruck, von Einstellung/Gruppenzugehörigkeit 409
– – der Persönlichkeit 409
– Funktionen 409 f
– – ästhetisch-soziale 409
– – physiologische 409
– – sexuelle 409
– individuelle, für alte Menschen 413
Kleinhirnbahnensymptome, bei Multipler Sklerose 743
Kleininhalator 688
Klientsystem 179
Klinikaufstellung der Betten 103, 105
Klistier 378
– Vorgehensweise 378
Klopfschall, gedämpfter 676
Klopfschmerzen, Nierenlager 760
Klysma s. Klistier
Kneipp'sche Anwendung 621
Kniekehlschlagader, Palpationsstelle 290
Knochendichte-Messung 722
Knochenschmerzen 777
Knochensystem 31
Kochsalzlösung 0,9 % 611, 684, 689
Kodein 551, 779
Kohlenhydrate, bei Diabetes mellitus 700 ff
Kohlenhydrat-Einheit s. KE
Kokken 468
Kolibakterien 372, 598
Kolon-Karzinom 727 f
Kolonmassage 375
Kolostomie 394
– Definition 394
Koma 772
– diabetisches 698, 707
– hyperosmolares 707
– ketoazidotisches 707
– bei Stoffwechselentgleisung 781
– tiefes 772
– urämisches, Urinveränderung 371
Kombinationsinsuline 703

Kommunikation 240 ff
– im Alter 245 ff
– bewußte 244
– – Schritte 244
– Definition 240 ff
– bei Demenz 521
– – Anpassung 521
– – – unzureichende 521
– einfühlende 254 f
– formelle 249
– Grundhaltung in der Pflege 242 f
– bei Hörbehinderung 247
– informelle 250
– Missverständnisse 241 f
– nonverbale 241
– und Pflege 242 ff
– Pflegequalitätsstufen 225
– im Pflegeteam 249 ff
– als Pingpong-Spiel 241
– bei Sehbehinderung 247
– verbale 241
Kommunikationserleichterung,
 bei Aphasie 669 f
– bei Sprachstörungen 669
Kommunikationsformen, wechseln 245
Kommunikationspartner, Pflegeperson 252
– unterschiedliche Positionen 243
– wechseln 245
Kommunikationssituationen, spezielle 244
– – Aggression 244
– – Demenz 244
– – Informationssituationen 244
– – physische Belastungssituationen 244
– – psychische Belastungssituationen 244
– – – Krankheit 244
Kommunikationsschritte 244
Kommunikationsstil, narrativer 247 f
– Veränderungen 246
Kommunikationswege 137 f
Kommunion 794
– bei Sterbebegleitung 792 f
Kommunizieren 81
– mit alten Menschen 251 ff
– durch Berühren 253 f
– Definition 669
– einfühlend 254 f
Kommunizieren können,
 bei Atemwegserkrankungen,
 Pflegeaufgaben 678 f
– – bei Bewusstlosigkeit 773 f
– – bei Demenz 520 f
– – bei Parkinson-Krankheit 738
– – bei Schlaganfall 659, 669 f
– Pflegequalitätsstufen 81, 141
Kompetenz 183 f
– ethische 184
– kommunikative 184
– materielle, formal-fachliche 184
– physiologische 22
– psychologische 22
– psychosoziale 183
– selbstreflexive 184
– soziale 22, 184
Kompetenzerhaltung 41
Kompressen, metallbeschichtete 607

Kompressionsstrümpfe 327 f
– Kompressionsklassen 327
– bei Ulcus cruris 615
Kompressionsverband 327 f
– Anlage 328
– Grundsätze 327
– bei Thrombophlebitis 644
– bei Ulcus cruris 615
– Wickeltechnik 329
Kondomurinale 391
– Vorgehensweise beim Anlegen 391
Konfabulationen 515
Konflikt, existenzieller 24
Kongruenz 201
– in Kommunikation 243
Konjunktiva, Blutung 712
Kontaktekzem, bei Stoma 404
Kontaktinfektion 474
Kontaktlinsen 710, 713
– Einsetzen 713
– Handhabung 713
– Herausnehmen 713
– Pflege 713
Kontaktmöglichkeiten, Fördermaßnahmen 494
– bei Leben in stationärer Einrichtung 494
– zu Hause 493
Kontinenz 381 ff
Kontinenztraining 386 ff
– bei speziellen Krankheitsbildern 387 f
Kontrakturen, Definition 328 f
– gefährdete Personen 329
– Krankheitsbild 329
– Ursachen 328
Kontrakturenprophylaxe 328 ff
– Maßnahmen 329 f
– bei Schlaganfall 663
– Ziel 329
Kooperation, mit anderen Berufsgruppen, Pflegequalitätsstufen 81, 143
Kooperationsaufgaben 201
Koordinationsaufgaben 201
Koordinationsstörungen, bei Multipler Sklerose, Pflegetherapeutische Maßnahmen 746 f
Kopftieflage 579
– bei Einlauf 380
Kopftücher, Bedeutung 409 ff
Koronarangiographie 640
Koronare Herzkrankheit 639 ff
– – Pflegetherapeutische Maßnahmen 641
– – Symptome 639 f
– – Therapie 639 f
– – Ursachen 639 f
Koronarsklerose 642
Korotkow-Töne 293 f
Körpergröße 28
Körpermassen, in der Kinästhetik 273 f
Körperpflege 82
– Augenpflege 314 f
– Baden 309 ff
– Bedeutung, für alte Menschen 300 f
– – – die Pflegeperson 301
– belebende 304
– beruhigende 304
– bei Diabetes mellitus, Maßnahmen 706
– Duschen 308 f

– Fußnagel-Pflege 316 f
– Haarpflege 315 f
– Handpflege 316 f
– Hautpflege 312
– Intimtoilette 311
– Mundpflege 313 f
– Nasenpflege 315
– Ohrenpflege 315
– persönliche 476
– Pflegehilfsmittel 305
– Pflegemittel 304
– Pflegeplanung zur Unterstützung 303 ff
– Prophylaxen 318 ff
– bei Schlaganfall 672 f
– – Pflegeziele 670
– Standards 218
– Zeitpunkt 304
Körperreinigung im Bett, bei Schlaganfall 672
Körpersprache 241
– in der Altenpflege 412
Körpertemperatur 283 ff
– axillar 285
– Beobachtung 283 ff
– Messorte 285
– Messung 283 ff
– – Vorgehensweise 283 ff
– im Ohr 285
– oral 285
– rektal 285
– subfebrile 286
– sublingual 285
– Veränderung 286 ff
Körperumriss 28 f
Körperzwischenräume, in der Kinästhetik 273 f
Kortison, Dosieraerosole 690
Kot s. Stuhl
Koterbrechen, unstillbares 727
Kotsteine 373
Krampfaderleiden s. Varikosis
Krampfadern s. Varizen
Krankengymnastik 154
Krankenhausinfektion 467 f
– Definition 467
Krankennachttisch 426
Krankenpflege, häusliche,
 Entwicklung 63 f
– – Kurs 57
– – Unterstützung, finanzielle 76
Krankenpflegefachkraft 67
Krankenpflegehilfe 67
Krankensalbung 792 f
Krankenstock, mit Unterarmstütze 265
Krankheit 32 ff
– allgemeines 465
– im Alter 33 f
– chronische 33
Krankheitserreger 468 ff
– Ausbreitung 474
– Übertragung, Arten 474
– – – aerogen 474
– – – direkte 474
– – – fäkal-oral 474
– – – indirekte 474
Krankheitskeime, pathogene 602
Kränkung, narzisstische 15
Krätze 770 f
– Erreger 770
– Medizinische Grundlagen 770 f
– Meldepflicht 771

Krätze, Symptome 770
– Übertragung 770
Krätzemilben 770
Kräutertees 551 ff
– Haltbarkeit 553
– korrekte Dosierung 554
– Vorrat 551
– Zubereitung 553
Kreislaufschock 292
Kreislaufstillstand 780
– Symptome 780
Krise, hypertensive 295
Krisis 289
Kritik, Form 251
Krohwinkel, Monika 199 f
Kruke 546
Kugelbauch 720
Kumulation, bei Medikamenten 541
Kunststoffampullen 561
Kuru 471
Kurzwelle 724
Kurzzeitgedächtnis 16, 490
Kurzzeitpflege 92 f
Kurzzeitpflegeangebot 57
Kurzzeitpflegeeinrichtung 93
– Rehabilitation, geriatrische 149
Kußmaul-Atmung 298, 707
Kutschersitz 680

L

LA s. auch Lebensaktivitäten
Lactulose 777
5-Kissen-Lagerung 321
135-Grad-Lagerung 681
Lagerung, bei akuter Atemnot 639
– nach akuter Atemnot 639
– zur Atemerleichterung 682 f
– bei Atemnot 783
– atemunterstützende 682
– bauchdeckenentspannende 732
– bei Bettlägrigkeit 427
– nach Bobath, bei Schlaganfall 662 ff
– zur Dekubitusprophylaxe 321
– entstauende 326
– bei Erkrankungen des Bauchraumes 783
– bei Herz-Kreislauf-Stillstand 784
– zur Kontrakturenprophylaxe 329 f
– bei Kopfverletzungen 783
– bei Notsituationen 782 f
– zur Pneumonieprophylaxe 324
– bei Schock 784
– bei schwerster Herzinsuffizienz 639
– im Stufenbett 745
– therapeutische, auf der mehr betroffenen Seite, bei Schlaganfall 664 f
– – auf dem Rücken, bei Schlaganfall 665 f
– – auf der weniger betroffenen Seite, bei Schlaganfall 665
– bei Verletzungen des Bauchraumes 783
Lagerungshilfsmittel, zur Dekubitusprophylaxe 425
– Fragen zur Auswahl 425
– zur Spitzfußprophylaxe 425
Lähmungen, bei Multipler Sklerose 743 f
– Sprechorgane 657

Langlebiger s. Höchstaltriger
Langzeit-Blutdruckmessgerät 293
Laryngektomie 691
Larynx 691
Latexkatheter 585
Lavendelöl, für Ölkompressen 627
Lawineneffekt des Alterns 30
Laxanzien 375
– Grundregeln zur Einnahme 375
L-Dopa 733, 736
Lebensaktivitäten, n. Roper et al 238
– nach Roper 198 f
Lebensaufgaben 23
Lebensbaum 36 f
Lebensbewältigung 16 f
Lebensbilanz 16, 901
Lebensbogen 10
Lebensereignis, kritisches 24
Lebenserfahrung 16
Lebenserwartung 35
Lebenskreis 10
Lebenslauf 10 ff, 28
Lebensmittel, abführende 375
Lebensqualität, im Altenpflegeheim, Steigerung 413 ff
Lebensrückschau 16
Lebenssituation im Alter 174
Lebensstufen 11
Lebensweg 11
Lebenszufriedenheit 248
Leberauflage, mit Heublumensäckchen 626
Leberentzündung s. Hepatitis
Leerdarmsonde, nasojejunal 352
Legionellen 762
Lehmstuhl 373
Leichenflecken 807
Leichenstarre 807
Leichtschlafphase 420
Leistenbruch, eingeklemmter 729
Leistenschlagader, Palpationsstelle 290
Leistungsfähigkeit, geistige 21
– körperliche 14
Leitbild 113
Leitungskräfte, Prinzipien 123
Lentigo senilis 303
Leptospiren 468
Lernkompetenz 185
Lesebrille, Notwendigkeit 709
Leuchtlupen 714
Leukozyten, im Urin 372
Linksherzinsuffizienz 579
– Symptome 637
Linsentrübung 31
Lippenbremse 680
Lippenfistel 394
Lockerungsübungen 442
Logopädie 738, 743
– therapeutisches Team 154
Lösung 542
– Aufbruchfrist 546
Luer-Ansatz 559
Luer-Lock 577
Luftembolie 576
– bei Infusion 579
Lumbalpunktion 649
Lungenembolie 645, 675, 679, 780
– Entstehungsweg 645
– Symptome 677
Lungenemphysem 676
– Symptome 677

Lungenentzündung s. Pneumonie
– Lungenfibrose 675
– Lungenfunktionsuntersuchungen 677
Lungenkrebs, Sputum 299
– Lungenödem 637, 676 f, 780
– bei Infusion 579
– Sputum 299
– Symptome 677
Lungenszintigraphie 676
Lupen 714
Lymphangitis 601
Lymphdrüsenkrebs, Fieberverlauf 288
Lymphgefäßentzündung 601
Lymphödem 327
Lymphome, maligne 753
Lymphozyten 750
Lysetherapie 640
Lysis 289

M

Mäanderband 12
Macula lutea 711
Madenwürmer, Stuhlveränderung 373
Magen-Darm-Blutung, Stuhlveränderung 373
Magenentleerung, Überprüfung 362
Magengeschwür 728
Magensonde, Entfernung 363
– bei Tracheostoma 695
Magnetresonanztomografie 676
Mahlzeiten 128
– Checkliste 117 f
Mahlzeitendienst 61
Mainz-Pouch 395
major stroke 649
Makuladegeneration, senile 711
Malabsorption, Stuhlveränderung 373
Malaria, Fieberverlauf 288
Management-Modell 201
Mangeldurchblutung, Gehirn 647 f
Mangelernährung 512
– im Alter 340
Marcumar 645 f
Maskengesicht 734
Maßnahmen, antiseptische 479 ff
Masturbation 449
Material, steriles, Grundregeln für den Umgang 483
Maximalthermometer 284
Mazerat 554
MDK s. Medizinischer Dienst der Krankenkasse
Meatus 599
MedGV s. Verordnung, Sicherheit medizinisch-technischer Geräte
Mediastinoskopie 677
Medikamente 34, 540 ff
– Anwendung 545 ff
– bei alten Menschen 543 f
– Aufbewahrung 545 ff, 561
– – zu Hause 546
– Aufbruchfristen 546
– Beipackzettel 543
– Bioverfügbarkeit 540
– Compliance 544
– Definition 540
– Depotpräparate 541
– Einnahme, Beobachtung 550
– Galenik 541

- Halbwertszeit 541
- Kumulation 541
- Missbrauch 545
- paradoxe Reaktionen 544
- Resorption, bukkale 541
- Retardform 541
- Schutzlagerung 546
- spezielle, für alte Menschen 543
- Therapeutische Breite 540 f
- Verabreichung 549 f
- Verabreichungsarten 541 f
- Verfallsdatum 546
- Verordnung 547
- Vorbereitung 547 f
- Vorratshaltung, im Heim 546 f
- Wechselwirkungen 543
- Wirkungen 540
-- heilende 540
-- lindernde 540
-- substituierende 540
-- vorbeugende 540
- Zubereitungsformen 542 f
Medikamentenbehälter 547 ff
Medikamentengabe, bukkale 541
- inhalative 542
- intraartikuläre 542
- intrakutane 542
- intramuskuläre (i.m.) 542
- intravenöse (i.v.) 542
- lokale 541
- nasale 542
- orale 541
- parenterale 542
- per Sonde 363
- rektale 542
- subkutane (s.c.) 542
- sublinguale 541
- systemische 541
- transdermale 542
- vaginale 542
Medikamentenschrank 545 f
Medikamententablett 547 ff
Medikamentenüberdosierung 781
Meditation 191
Medizinischer Dienst, Aufgaben der Qualitätssicherung 229
-- der Krankenkasse 51, 53
-- der Krankenversicherung s. MDK
Medizinprodukte, sichere Anwendung 486
Medizinprodukte-Betreiber-verordnung 486
Medizinproduktegesetz 486, 687
Meldepflicht, bei AIDS 754
- bei Harnwegsinfekt 760
- bei Hepatitis 757
- bei Influenza 759
- bei Krätze 771
- bei Mykose 770
- bei Pneumonie 762
- bei Salmonelleninfektion 764
- bei Tetanus 765
Meldung, übertragbarer Krankheiten 485
Melissenöl, für Ölkompressen 627
Melkfett 386
Menschenbild 179
Menschenkenntnis 16
Mercier-Katheter 585
Merkfähigkeit, Nachlassen 490
Merkfähigkeitsstörungen 515

Mesenterialinfarkt 642, 730
Mesenterial-Lymphknoten 766
Mesenterium 642
Mesosom 469
Messorte, Körpertemperatur 285
Metamizol 777, 779
Methadon 551
Methodenkompetenz 185
Metoclopramid 777
MID s. Multi-Infarkt-Demenz
Migräne 776
Mikrographie 735, 738
Mikroorganismen 749
Miktion 370 f
Miktionsfrequenz, erhöhte 748
Miktionsprotokoll 386 f
Miktionsstörungen 370
Miktionsvorgang 381 f
Milzinfarkt 729
Milzruptur 729
Mimik, starre 734 f
Mini-Virus, nacktes 472
minor stroke 649
Miotika 710
Mit existenziellen Erfahrungen des Lebens umgehen können, AEDL 496 ff
----- bei Schlaganfall 659
----- Pflegequalitätsstufen 84, 142
Mitarbeit bei ärztlicher Diagnostik, Pflegequalitätsstufen 81, 143
Mittelbauch, Beschwerden 730
- Erkrankungen 730
Mittelstrahlurin 372, 761
- Durchführung 761
Mixtur 542
Mobiler sozialer Hilfsdienst 60
Mobilisation, zur Kontrakturen-prophylaxe 329
Mobilisierung 81, 260
Mobilität, im Alter 257
- Bedeutung 256 f
-- der Wohnung 260 f
- Checkliste 262
- und Sicherheit 258
Mobilitätsstörungen 257 f
Modell 196 f
- Bedeutung 196 f
- der Fördernden Prozesspflege 199 ff
- des Lebens 198 f, 238
Moorbäder 724
Morbus Crohn 720, 728
- Cushing 720
- Parkinson 421
-- s. Parkinson-Krankheit
Morgen, Gestaltung 129
Morgensputum 299
Morgensteifigkeit, Hand-/Fingergelenke 725
Morgentoilette, Organisation 161 f
Moronal-Suspension 331
Morphin 551, 779
- Dosierung 779
Morphin-Tabletten 777
Motivation, Rehabilitation 147 f
MPBetreibV s. Medizin-Betreiber-verordnung 486
MPG s. Medizinproduktegesetz
MRT s. Magnetresonanztomografie
MS s. Multiple Sklerose
MSHD s. Mobiler sozialer Hilfsdienst

Mukolytika 683
Mullkompressen 607
Multi-Infarkt-Demenz 515
Multimorbidität 33, 476
Multiple Sklerose 741 ff
-- Krankheitsverlauf 742 f
-- Medizinische Grundlagen 742 f
-- Pflegetherapeutische Maßnahmen 743 ff
---- grundsätzliche Regeln 744
-- Psychomentale Störungen 749
-- Symptome 743
-- Therapie 743
-- Ursachen 742
-- Verlaufsformen 742
--- primär chronisch 742
--- schleichend 742
--- schubförmig 742
--- sekundär chronisch 742
Munderkrankungen, gefährdete Personen 330
- Prophylaxe 330 f
- Störungen des Essensgenuss 347
- Symptome 331
- Ursachen 330
Munderkrankungsprophylaxe 330 f
- Maßnahmen 330 f
Mundhygiene, bei Atemwegs-erkrankungen 680
- therapeutische, bei Schlaganfall 673 f
Mund-/Nasenschutz, bei AIDS 754
- bei Harnwegsinfekt 760
- bei Influenza 759
- bei Krätze 771
- bei Mykosen 770
- bei Tuberkulose 768
Mundpflege, im Bett 313
- zur Körperpflege 313 f
- Mittel 313
- bei Sondenkost 362
- Vorbereitungen 313
Mundpflegetablett 331
Mundsoor, Pflegemaßnahmen 77
- bei AIDS 755
Mund-zu-Mund-Beatmung 785
Münzenzählen 734
Musik, Beschäftigungsaktivitäten 444
-- organisatorische Punkte 445
Muskelentspannung nach Jacobsen 743
- progressive 191
Muskelkraft 29
Muskelkrämpfe, bei Parkinson-Krankheit 737
Muskelmasse 29
Muskelsteifheit 733
Mydriasis 773
Mykoplasmen 762
Mykosen 471, 768 ff
- Behandlung 769
- Erreger 768
- Hygienemaßnahmen 769 f
- Pflegemaßnahmen 769 f
- Prophylaxe 770
- Symptome 768
- systemische 471
- Übertragung 768
Myobacterium tuberculosis 766
Myrrhentinktur 331
Myzeten s. Pilze

N

Nachbarschaftshilfe 60
Nachmittagsangebote 131
Nachstar 710
Nacht 129 f
Nachtcafe 130
Nachtdienst, regelmäßiger 132
Nachtinkontinenz 388
Nachtpflege 94
Nachtschweiß 677, 766
Nachtwache 130
– Aufgaben 429 ff
– Belastungen 431
– Formen 429
– persönliche Voraussetzungen 429
– Stellenbeschreibung nach KDA 430
– Vorzüge 431
Nackenauflage, mit Heublumensäckchen 626
NaCl-Lösung 0,9 % 605
Nadelstichverletzung, Hepatitis-B-Impfung 569
– Nachsorge 569
– Verhaltensmaßnahmen 569 f
Nägel, altersabhängige Veränderungen 303
– Pilzinfektion 471
Nagelpilzinfektion 317
Nähe, in Kommunikation 243 f
Nährstoffdefinierte hochmolekulare Diät 352
Nahrungsaufnahme, Verweigerung 347 f
– – bei Heimbewohnern 466
– – Signale 347
Nahrungskarenz 349
– Pflegemaßnahmen 732
– Stuhlveränderung 373
Nahrungsverweigerung 347 f
Nahtod-Erfahrungen 800
Naloxon 551
Narben 302
Nasenflügelatmen 762
Nasen-Mund-Dreieck 807
Nasenpflege, bei Körperpflege 315
– bei nasogastraler Sonde 361 f
– Vorbereitungen 315
– Vorgehensweise 315
– – bei liegender Nasensonde 315
Nasensalbe, Aufbruchfrist 546
Nasensonden 351 f
– fixieren 355 f
– Nasenpflege 315
Nasenspray, Aufbruchfrist 546
Nassrasur 318
Nasszelle 103
Natriumfluorid 722
Natriumkonzentrat 576
NDD s. nährstoffdefinierte hochmolekulare Diät
Nebenhodenentzündung 598, 600
Nebennierenrinde, Überfunktion 720
Nebenschilddrüse, Überfunktion 720
Neglectphänomen 654 f, 673
– Pflegeprinzipien 655
– Raumgestaltung 661
– Sicherheitshinweise 656
– Symptome 655
Nekrose 302, 319
– aseptische 557

– feuchte, Pflegetherapeutische Maßnahmen 643
Nélaton-Katheter 585, 598
Nephropathie, bei Diabetes mellitus 705
Nervus levator ani 382
– pudendus 382
Netzwerk Familie 40
– soziales, Seniorenarbeit 59
Neuralgien 757
Neurone 650
Neuropathie, bei Diabetes mellitus 705
Neuroplastizität 650
– Definition 650
Neurotransmitter 733
Nierenbeckenentzündung 728
Niereninsuffizienz 642
Nierenkolik, rechts 728
Nightingale, Florence 196
Nikotinmissbrauch 642
Nitroglyzerin-Präparate 640 f
Non-touch-Technik 609
Normalflora, Haut 475
Normalgewicht 339
– Berechnung, nach Broca 339
Normalinsuline 703
Norton-Skala 320, 613
Notdienstplan 137
Notfälle im Alter 780 ff
Notfallmaßnahmen, bei akutem arteriellem Gefäßverschluss 643, 781
– bei Atemnot 780
– bei blass-feuchter Haut/niedrigem Blutdruck/erhöhter Pulsfrequenz 781
– bei Blutungen 782
– bei Herzschmerzen 781
– Lagerung 782 f
– bei Psychotischen Erregtheitszuständen 781
– bei Schmerzen/Schwellung an einer Extremität 782
– bei Verbrennungen 782
Notfallsituation im Alter, Problematik 780
– – symptomorientierte Verhaltensmaßnahmen 780 ff
Notruf, bei Notsituationen 782
Notsituationen, Lagerung 782 f
– Notruf 782
NREM 420
Nüchternblutzuckerwert 699
Nukleoid 469
Nykturie 421, 637 f

O

Oberbauch, linker, Beschwerden 729
– – Erkrankungen 729
– rechter, Beschwerden 728
– – Erkrankungen 728
Oberbauchschmerzen, bei Hepatitis, Pflegemaßnahmen 757
Oberflächensensibilitätsstörungen, bei Multipler Sklerose 746
Oberkörperhochlagerung 682
Oberschenkelamputation 725 f
Objektagnosie 654
Obstipation 373 f, 383 f, 744
– Definition 373

– bei Parkinson-Krankheit 736, 740
– Prophylaxe 374 ff
– Stuhlveränderung 373
– Ursachen 373 f
Odansetron 777
Ödeme 637
– Beine 736
– Haut 302
Ohnmacht 773
Ohrenpflege, bei Körperpflege 315
Ohrensausen 714 f
Ohrentropfen, Verabreichung 716
Ohrgeräusche 714 f
Ohrsalben 716
Ohrschmalz 715, 718
Ohrschmerzen, pulssynchron klopfend 715
Ohrspülung 716
Oligurie 637
Öl-in-Wasser-Emulsion 313
Olivenöl, für Ölkompressen 627
Ölkompressen 324, 627
– Anwendung 627
– Anwendungsdauer 629
– Anwendungshäufigkeit 627
– Auflagestellen 627
– Indikationen 627
– Material 628
– Ölgemische 628
Ölung, letzte 794
OMEGA mit dem Sterben leben e.V. 815
Onanie 449
Opioide 551, 777 ff
– BtM-pflichtig 551
– mittelstarke 777
– nicht BtM-pflichtig 551
– starke 777
Orem, Dorothea 197 f
Organalterung 30 f
Organfunktion 30
Organisation 122 f
Organsystemalterung 30 f
Orientierung, örtlich-situativ 513
– zur Person 513
– sinngebende 333
– zur Zeit 513
Orientierungshilfen, räumliche 261
Orientierungsstörungen 513
– hilfreiche Maßnahmen 522 f
– räumliche 654
Orthopnoe 299, 636, 676
Os pubis 596
Ösophagussprache 692
Osteoblasten 719
Osteodensitometrie 722
Osteoklasten 719, 722
Osteomyelitis 614
Osteoporose 718 ff
– Definition 719
– Diagnostik 722
– Einteilung 719
– Medizinische Grundlagen 719 ff
– Pathophysiologie 719 f
– primäre 719
– Prophylaxe 722
– – Maßnahmen 722
– sekundäre 719
– Selbsthilfegruppen 723
– senile 719

– Symptome 720
– Therapie 722 f
– Ursachen 720
Östrogene 722
Ovarektomie 720
Ovula 541 f
Ö/W-Emulsion 313, 542
Oxidationswasser 573
Oxygesic 777
Ozon, Anwendung/Wirkungsweise 480

P

Palpationsstelle, Arteria brachialis 290
– – carotis communis 290
– – dorsalis pedis 290
– – femoralis 290
– – poplitea 290
– – radialis 289
– – temporalis 290
– – tibialis posterior 290
Pankreas 697 ff
Pankreaserkrankungen, Stuhlveränderung 373
Pankreasinsuffizienz 697, 720
Pankreatitis, akute 728 ff
Paracetamol 778 f
Paraffin-Gaze 607
Paralysis agitans 733
Paraphimose 592, 598
Parästhesien, bei Multipler Sklerose 746
– bei Schlaganfall 649
Parathormon 720
Parese 672
Parkinson-Krankheit 732 ff
– Kardinalsymptome 732 f
– Krankengymnastik 737
– Medizinische Grundlagen 732 ff
– Pflegerische Unterstützung bei AEDL's 737 ff
– Psychosoziale Unterstützung 741
– Symptome 733 ff
– – frühe 733 f
– – voll ausgeprägte 734
– Therapie 736 f
– – medikamentöse 736 f
– – – Nebenwirkungen 737
Parkinson-Syndrom, idiopathisches (primäres) 733
– – – Ursachen 733
– symptomatisches (sekundäres) 733
– – – Ursachen 733
Parotitis 331, 362
Partizipation 123
Partnerschaft, im Alter 448
Passivität, bei Heimbewohnern 466
Paste 542
Patientenaufrichter 278
Patientenheber 272
Patientenlifter 272
PcP s. Arthritis, rheumatoide
PCR-Reaktion 766
Peak-dose-Dyskinesie 737
PEG 350 ff
– bei Bewusstlosigkeit 774
– pflegerische Besonderheiten 364
– bei Schlaganfall 673

– Sondenentfernung 363 f
– Verbandwechsel 364 f
PEJ 352
PEN 703 f
Pentazocin 551
Peressigsäure, Anwendung/Wirkungsweise 480
Periduralkatheter 777
Peristaltik, bei akutem Abdomen 728 ff
Peritonitis 380, 726 f
Perkussion, Lunge 676
Perkutane endoskopisch kontrollierte Gastrostomie s. PEG
Perkutan-endoskopische Jejunostomie s. PEJ
Peroxide, Anwendung/Wirkungsweise 480
Perseveration 515
Persönlichkeit, alte 6
Perspiratio insensibilis 573
– sensibilis 573
Pethidin 551
Pflasterverband, bei Infusion 575
Pflege, aktivierende 153, 260
– alter Menschen, mit Herzinsuffizienz 639
– ambulante 63
– – Arbeitsorganisation 74 ff
– – Dienstbesprechung 74
– – Erstbesuch 75
– – Kooperation 81
– – Qualitätskriterien 77
– – Sicherheit 71
– angemessene 224 ff
– s. auch Altenpflege
– beteiligte Berufsgruppen, Kooperationsqualität 143
– des Bewusstlosen 772 ff
– direkte 81 ff
– – Pflegequalitätsstufen 141 f
– Durchführung 213
– Evaluation 213
– gefährliche 224 ff
– häusliche 62 ff
– – Entwicklung 63 f
– – Hygiene 71
– – Rahmenbedingungen 72 ff
– – Voraussetzungen 63
– – Vorrang 54
– von Hörgeschädigten 714 ff
– indirekte 80 f, 201
– – Pflegequalitätsstufen 143
– bei Inkontinenz 384 ff
– innerfamiliäre 41, 56 f
– – Kommunikationsbasis 220
– nach Maß 203
– in der Nacht 427 ff
– – Bedeutung 427 f
– optimale 224 ff
– von Sehbehinderten 708 ff
– sichere 224
– Sicherheit vermitteln 463
– stationäre 63
– teilstationäre 63, 93 f
– vollstationäre 53, 90 ff
Pflegeanleitung, für Textilien 414 ff
Pflegebedarf 39
– Einschätzung, Checkliste 208
– individueller, Einschätzung 205 f, 208

Pflegebedarfsbereiche, versicherungsrechtliche 203
Pflegebedingungen, häusliche, schlechte 72
Pflegebedürftige/r, Einfluss auf die Pflegequalität 227
– Fähigkeiten 199 f
Pflegebedürftigkeit 51 ff
– Stufen 51 ff
Pflegebericht 76, 222
Pflegeberufe, Studiengänge 177
Pflegebett 423
– Grundausstattung 424
– Merkmale 424
– Umgebung 426
– Vorbereiten und Richten 426
– – – leerstehendes Bett 426
Pflegedienst 41
– ambulanter 60
– – privatgewerblicher 66
– – Rehabilitation, geriatrische 150
– – Unternehmensleitbild 80
Pflegedienstleitung, Dienstplanfindung 134
Pflegedokumentation 76, 125, 201, 220 ff
– äußere Form 221
– Dokumentationsfunktion 220
– Informationsfunktion 220 f
– Kontrollfunktion 221
– als Organisationsmittel 221
– rechtliche Bedeutung 125
– Umgang 222
Pflegefachkraft, Anforderungsprofil 183
– Aufgabenbereich 68 ff
– Hygienemaßnahmen 71
– Zusammenarbeit mit Angehörigen 70
Pflegegruppenwache 429
Pflegehilfe, häusliche 67
Pflegehilfsmittel 73
– Körperpflege 305
– Unterstützung, finanzielle 76
Pflegehotel 92
Pflegekonzepte 80
– Basale Stimulation 333
– Pflegequalitätsstufen 80, 143
Pflegemanagement 80
– Pflegequalitätsstufen 80, 143
Pflegemaßnahmen, bei aseptischen Wunden 604 f
– Aufhebung von Schutzmechanismen 475
– bei chronischen Wunden 605
– nach Frakturen 723
– bei Mundsoor 331
– personelle, Festlegung 206
– sächliche, Festlegung 206
– bei Wunden 604 ff
Pflegemittel, Körperpflege 304
Pflegemodelle 178, 196 ff
Pflegeorganisation 80, 124 ff
– Pflegequalitätsstufen 80, 143
– Qualitätsmanagement 156 ff
Pflegeperson, Leitbild 113
– Nähe und Distanz 451 f
– im therapeutischen Team 153 f
Pflegeplan 206 f, 209 ff
– Abweichung 207
– Bedeutung 207
– Entwurf 206 f

Pflegeplan, Formular, Beispiel 209 ff
– bei Infusionstherapie 572
– standardisierter 219
– bei Ulcus cruris 616
Pflegeplanung 124 f, 175
– Qualitätsstufen 226
– zur Unterstützung bei Körperpflege 303 ff
Pflegeprobleme, bei Bewusstlosigkeit 773
Pflegeprozess 124 f, 202 ff
– 4-Phasen-Modell s. 4-Phasen-Modell
– 5-Phasen-Modell 203
– Ablaufplan 159 f
– Einflußfaktoren 124
– Qualitätsmanagement-System 157 ff
– Regelkreismodell 203
– Schritte 205 ff
– Überprüfung 164
– Vorphase 204 f
Pflegeprozessmodell 202 f
Pflegequalität 213, 221, 223 ff
– Definition 156
– Dimensionen 226
– Einflussfaktoren 226 f
– Kundensicht 227 f
Pflegequalitätsstufen 140 ff, 224 ff
– in der ambulanten Pflege 80 ff
Pflegerische Tätigkeiten, spezielle 540 ff
Pflegesätze 77
Pflegesituationen im Alter 636 ff
Pflegestandards, Praxis 219
Pflegesystem 125 ff
Pflegetheorien 80, 196 f
– Pflegequalitätsstufen 80, 143
Pflegetherapeutische Maßnahmen, bei akutem Abdomen 731 f
– – bei Atemwegserkrankungen 680 ff
– – bei AVK 643
– – bei Herzinsuffizienz 638 f
– – bei Koronarer Herzkrankheit 641
– – bei Multipler Sklerose 743 ff
– – bei oberflächlicher Thrombophlebitis 644
– – bei tiefer gelegener Thrombophlebitis 644
– – bei Varikosis 645
Pflegeüberleitung 76
Pflegeverlegungsbericht 76, 78 f
Pflegeversicherung, soziale 48, 51
– – Leistungen 52 ff
Pflegeversicherungsgesetz 51 ff, 223
– Qualitätssicherung 228 f
Pflegeziele, Sich kleiden können 416
Pfötchenstellung 297
Phagozytose 750
Phantomschmerzen 725 f, 778
Phasen, bei Demenz 534
– Sterbeprozess 799
4-Phasen-Modell 203 ff
5-Phasen-Modell 203
Phenazon, Urinveränderung 371
Phenole, Anwendung/Wirkungsweise 480
Phlebitis 324, 580
Phlegmone 601
Phosphatase, alkalische 722
Phosphor, im Serum 722
pH-Wert 296

Physiotherapie, therapeutisches Team 154
Pillendrehen 734
Pilze 471, 749
– Ausbreitung 472
Pilzinfektionen 331, 471
– Atemwege 471
– bei Diabetes mellitus, Maßnahmen 706
– Haare 471
– Haut 471
– Nägel 471
– bei Stoma 405
– Urogenitaltrakt 471
Pingpong-Effekt 474
Piritramid 551
Piroxicam 777
Plaque 642
– amyloides 516
Plazebos
Plegie 672
Pleuraerguss 675 f
Pleurapunktion 678
Pleuritis 675
– feuchte, Symptome 677
– trockene, Symptome 677
Pneumocystis-carinii-Pneumonie 753
– Pflegemaßnahmen 755
Pneumokokken 468, 761
Pneumonie 287, 675, 678, 761 ff, 780
– Anzeichen 322
– Definition 322
– Erreger 761
– Fieberverlauf 288
– gefährdete Personen 322
– Medizinische Grundlagen 761 f
– Pflegemaßnahmen 762 f
– Risikofaktoren 761
– Sputum 299
– Symptome 677
– Ursachen 322, 678
Pneumonieprophylaxe 322 ff
– Lagerungen 324
– Maßnahmen 322 ff, 762
– – sekretlösende 324
– Ziel 322
Pneumothorax 675 f, 679, 780
Pockenvirus 469
Polamidon 551
Polio, Fieberverlauf 288
Poliovirus 469
Pollakisurie 735, 760
Polydipsie 699
– bei Hyperglykämie 707
Polyurie 371
– bei Diabetes mellitus 699
– bei Hyperglykämie 707
Polyvidon-Jod-Komplex, Anwendung/Wirkungsweise 480
Port 582 f
Port-a-cath-Injektion 583
Port-a-cath-Systeme 582 ff
– Material für Infusion 583
– – – Injektion 583
– Systemspülung 583
Postthrombotisches Syndrom 645 f
Pouch 396
Prävention 54, 261
– primäre, bei Schlaganfall 648
– sekundäre, bei Schlaganfall 648

Praxisanleitung 80
– Pflegequalitätsstufen 80, 143
Primärheilung, bei Wunden 602 f
Prion 471
Prismenlupenbrille 714
Prismenthermometer 284
Probleme, im Alter 490 f
Problemlösungsprozess 213 ff
Problemsituationen, Umgang 462
progressive stroke 649
Prokaryonten 468
Prolaps, bei Stoma 405
Prophylaxen 261
– Definition 318
– Harnwegsinfektionen 374
– bei Körperpflege 318 ff
– gegen Munderkrankungen 330 f
– Obstipation 374 ff
Propulsion 734
Prostataadenom 370
Prostataerkrankungen 730
Prostatahypertrophie 735 f
Proteus 760
Prothesen, schlecht sitzende 347
Protokoll, Sturz 258
Protozoen 749
Prozess, Definition 203
Prozessmanagement 157
Prozesspflege, fördernde 199 ff
Prozessplanung 203 f
Prozessqualität 226 f
– Prüfung 229
– Qualitätskriterien, zur LA, Sich bewegen können 279
– – – Sich kleiden können 418
Prozessstandard 217
Prozessüberprüfung 164
Pseudomonas aeruginosa 762
Psoasabszess 727
Psychiatrieschwester 67
Psychohygiene 188 f
Psychologie 20 ff
– Arbeitsweise 21
– Fragestellungen 21
– Untersuchungsmethoden 21
Psychomentale Störungen, bei Multipler Sklerose 749
Psychosyndrom, hirnorganisches 637, 642
Psychotherapie 191
Psychotische Erregtheitszustände 781
– – Notfallmaßnahmen 781
– – Ursachen 781
Puder 332, 542, 609
Puls 289 ff
– Beobachtung 289 ff
– fadenförmiger 291
– harter 291
– rascher-schwacher-unregelmäßiger 807
– regelmäßiger 292
– Rhythmus 291 f
– weicher 291
Pulsdefizit 291
Pulsfrequenz 290 f
Pulsfühlen, Technik 290 f
Pulslosigkeit 780
Pulsqualität 291
Pulverinhalator 691
Pupillen, weite 773
Pupillenreflex, fehlender 807

Purpura senilis 303
Pushersyndrom 656
– Pflegeprinzipien 656
– Symptome 656
PVC-Katheter 585
PVG s. Pflegeversicherungsgesetz 228
PVP-Lösung 590
Pyelonephritis 728
– Fieberverlauf 288
Pyramidon, Urinveränderung 371
Pyrogene 286, 470, 750

Q

Qualität, Definition 156, 223
Qualitätsbeurteilung 231
– Formular 234
Qualitätskreis 161
Qualitätskriterien, zur AEDL, Sich bewegen können 279 f
– – Für eine sichere und fördernde Umgebung sorgen können 461
– – Sich kleiden können 416 ff
– – Soziale Bereiche des Lebens sichern und gestalten können 495
– in der ambulanten Pflege 77
– Individualität 461
– in der Pflege 224 ff
– Privatheit 461, 495
– Rechtssicherheit 461
– Selbständigkeit 461
– Selbstverwirklichung 461, 495
– Unabhängigkeit 461, 495
– Wahlfreiheit 461, 495
– Würde 461, 495
Qualitätsmanagement 156 ff
– System 156 ff
Qualitätspolitik 156
Qualitätsprüfung, Medizinischer Dienst 229
Qualitätssicherung 156, 228 ff
– interne 229
– Pflegeversicherungsgesetz 228 f
– Regelkreis 230
Qualitätsverbesserung 156
Qualitätszirkel-Arbeit 229 ff
– Änderungsplan 234
– Datenerhebung 231
– Standardsfestlegung 231
– Themenwahl 231
– Werteformulierung 231
– Zusammensetzung 230
Quarkauflage 629 ff
– Definition 629
– körperwarme 629 f
– – Anwendungsdauer 630
– – Anwendungshäufigkeit 630
– – Durchführung 630
– – Indikationen 629
– – Kontraindikationen 629
– – Material 629
– – Nachbereitung 630
– kühlende, Anwendungsdauer 630
– – Anwendungshäufigkeit 631
– – Durchführung 630
– – Indikationen 630
– – Kontraindikationen 630
– – Material 630
– – Nachbereitung 630
Quarzstaublunge s. Silikose

QUATS s. Substanzen, oberflächenaktive 480
Quecksilberthermometer 284

R

Rahmenbedingungen, in Altenpflegeheimen 413 ff
– Einfluss auf die Pflegequalität 227
– gesellschaftliche 179
Rasieren 317 f
Rasselgeräusch 579
Rasselgeräusche 298
– feuchte 298
– trockene 298
Rasur, bei Stomaversorgung 402
– bei Tracheostoma 695
Raucherbein 642
Räume, zum Schlafen 423
– – im Heim 423
– – zu Hause 423
Rautek-Griff 783
Reaktionen, allergische 557
Realitätsorientierungstraining 527 ff
Rechtsherzinsuffizienz, Symptome 637
REFA-Fragen 123
Reflexe, pathologische 772
Reflexinkontinenz 388
5-R-Regel 549
Regelkreismodell 203
Regeln, für rückengerechte Arbeitsweise 271 f
Regression 249
– bei Heimbewohnern 467
Rehabilitation 41, 54, 63
– berufliche 145
– Definition 145
– nach Frakturen 723
– Geisteshaltung 148
– geriatrische 144 ff
– – ambulante 148, 150
– – teilstationäre 148 ff
– – vollstationäre 148 f
– integrierte 152
– Konzeption 148
– medizinische 145
– Motivation 147 f
– Pflegequalitätsstufen 225
– Phasen 145 f
– Prozess 148
– soziale 145
Rehabilitationsklinik, geriatrische 149
Rehabilitationsplan 152
Reha-Team, mobiles 150
Reifenbahre 330
Reinigungsdienst 119
Reinigungsplan, Sanitärbereich 482
Reiten, therapeutisches 743 f
Reiterversorgung, bei Stoma 402
Reizbarkeit, bei Heimbewohnern 466
Rektumkarzinom, Stuhlveränderung 373
REM 420
Rente 38
Rentenempfänger, Entwicklung 38
Rentenversicherung für pflegende Angehörige 77
Repräsentationsstörung 655

Resistenz, Antibiotika 467
Resorptionsfieber 286
Restharn 370, 388, 735, 748 f
– Menge 382
Retardform, bei Medikamenten 541
– – Vorbereitung 549
Retinopathie, bei Diabetes mellitus 705
– diabetische 711
– – Folgen 711
Retraktion, bei Stoma 406
Rhagaden 331
Ribosomen 469
Rigor 733 f
Rinderinsulin 703
Ringer-Lösung 605, 612
Ritsch-Ratsch-Klemmen 367
Rollator 266
Rolle 488
Rollhügel, großer s. Trochanter
Rollmobil 264, 266
Rollstühle, bei Amputationen 726
– Einsatz von 264 ff
– Einzelteile 267
– Grundsätzliches zum Umgang 266
– Hilfen beim Verlassen 269
– Überwindung von Hindernissen 267 ff
– Zubehör 265, 267
– Zusatzgeräte 265 f
Rollstuhlfahrer, Begleitung von 266
– Grundsätzliches zum Umgang 266
Roper, Nancy 197 ff
ROT s. Realitätsorientierungstraining
Rotlichtbestrahlung 724
Rötung, Haut 302
Rückenlage 427
Rückenmarksymptome, bei Multipler Sklerose 743
Rückenmuskulatur, bei Heben und Tragen 269
– Übungen zur Stärkung 271
Rückenschmerzen 269, 777 f
– akute 777
– chronische 778
– bei Osteoporose 720
Rückenschule 272
Rückenstütze 425
Rückfallfieber 288
Rückgang 12 f
Rückmeldung, konstruktive 251
– Lob und Tadel 251
Ruheatmung, normale 298
Ruhedyspnoe 676
Ruheinsuffizienz 636
Ruhelage 427
Ruhen und schlafen können, AEDL 419 ff
– – – bei Atemwegserkrankungen, Pflegeaufgaben 679
– – – Bedeutung 419 f
– – – bei Demenz 524 f
– – – bei Parkinson-Krankheit 740 f
– – – Pflegequalitätsstufen 83, 142
Ruhestand 8
Ruhetremor 734
Ruktussprache 692
Rundrücken 28
Rutschbrett 726

S

Saccharin 701
Sachaussage, in der Kommunikation 241 f
Salbe 542
– Aufbruchfrist 546
Salbeitee 313, 331
Salbengesicht 735
Salbenkompressen 607
Salmonellen 470
Salmonelleninfektion 763 ff
– Erreger 763
– Krankheitsverlauf 763
– Medizinische Grundlagen 763
– Pflegemaßnahmen 764
– Übertragungsweg 763
Salviathymol N 331
Sammelurin 372
Sandkorngefühl, Augen 711
Sanitärbereich, Desinfektionsplan 482
– Reinigungsplan 482
Sanitärräume 103
– Ausstattung 103 f
Sanitation 306, 481
Sauerstoff, Anwendung/Wirkungsweise 480
Sauerstoffbedarf, erhöhter 674
Sauerstoffbrille 685
Sauerstoffflasche, Inbetriebnahme 686
Sauerstoffgabe, bei akutem Abdomen 732
Sauerstoffgerät 685
– Umgang 686
Sauerstoffkonzentrator 687
Sauerstoffverabreichung 639, 685
– Beendigung 686
– intermittierend 685
– kontinuierliche 685
– Nachsorge 686
– Überwachung 687
– Vorgehensweise 686 f
– – mit Sauerstoffbrille 686 f
– – mit Sauerstoffkatheter 687
Sauerstoffvorrat, Berechnung 685
Saugvlieskompressen 607
Säuren, Anwendung/Wirkungsweise 480
Schädigung 145 f
Schafgarbenkraut 625
Schalentemperatur 283
Schallleitungsschwerhörigkeit 714
Schambein 596
Scharlach, Fieberverlauf 288
Schaukeleinlauf 380
Schaukelschichtdienst 132
Scheinmedikamente s. Plazebos
Schenkelbruch, eingeklemmter 729
Scherkräfte 613
Scheuer-Wisch-Desinfektion, bei AIDS 754
Schichtdienst 132
3-Schichten-Sputum 677
Schilddrüse, Überfunktion 720
Schimmelpilze 471
Schizophrenie 422
Schlaf, gestörter 421 f
– – schlafstörende Faktoren 421
– gesunder 420 f
– Gewohnheiten 422 f

– Störungen 421 f
– – chronische 421
– – Definition 421
– – im Heim 422
– Veränderungen, im Alter 421
– Voraussetzungen, für gutes Schlafen 422 ff
Schlafapnoe 421
– Syndrom 298
Schlafbedarf, durchschnittlicher 419
– in unterschiedlichen Altersstufen 420
Schläfenschlagader, Palpationsstelle 290
Schlafförderung 83
Schlafgewohnheiten 83
Schlafmittel 34
– bei Parkinson-Krankheit 740
Schlafphasen 420 f
Schläfrigkeit 659
Schlafstörungen, Maßnahmen, bei Parkinson-Krankheit 740 f
– bei Parkinson-Krankheit 735
Schlafumkehr 130
Schlaganfall 647 ff, 781
– bei Diabetes mellitus 705
– Früherkennung von Risikofaktoren 648
– Hauptrisikofaktoren 648
– Inkontinenz 387
– leichter 649
– Pflegeprobleme 649 ff
– – bei AEDL's 658 ff
– – Aphasie 656 f
– – Augenmuskellähmung 659
– – Bewusstseinsstörungen 659
– – Gesichtsausfälle 658 f
– – Hirnleistungsstörungen 653 ff
– – Lähmung 649 ff
– – Schulterschmerzen 658
– – Spastizität 649 ff
– – Störungen im Mund-/Gesichtsbereich 657
– – Stuhlinkontinenz 659
– – Urininkontinenz 659
– Pflegetherapeutische Maßnahmen 660 ff
– Prävention 41, 648
– Rehabilitation, Ziele 647
– Sofortmaßnahmen 649
– Symptome 649
– Therapie 649 f
– Ursachen 647 f
– vollendeter 649
– Warnzeichen 648
Schleier, Bedeutung 409 ff
Schleiersehen 743
Schleimhautdesinfektion 480
Schluckstörungen 548
– Anzeichen 548
Schlussdesinfektion, bei Tuberkulose 768
Schlüsselqualifikation 185
Schmerzarten, beim alten Menschen 777 f
Schmerzen, akute 775 f
– – Therapie 775 f
– bei akutem Abdomen 727 ff
– – – Schmerzcharakter 728 ff
– beim alten Menschen, Therapie 776
– nach Amputation 778

– beim Atmen, Beobachtungen, bei Atemwegserkrankungen 677
– Bedürfnisse des Sterbenden 802
– des Bewegungsapparates 778
– chronische 775
– – Therapie 775 f
– bei Durchblutungsstörungen 776
– bei Gelenkfehlbelastung 744
– bei Gelenkfehlstellung 744
– nach Gürtelrose 776
– bei Herpes zoster 757
– bei Infektionserkrankungen 750
– bei Knochenmetastasen 777
– im linken Oberbauch, dumpfe dauernde 729
– – – stechender 729
– – Unterbauch, ziehend/ teils stechend 729
– Lokalisation, bei akutem Herzinfarkt 640
– im Mittelbauch, Druckschmerz Blase 730
– – langsamer Beginn 730
– – zunehmend, mit vorübergehender Besserung 730
– bei Osteoporose 720
– bei Parkinson-Krankheit 734
– im rechten Oberbauch, ausstrahlend, in Leiste/Unterbauch 728
– – – – in Rücken 728
– – – dumpfe dauernde 728
– – – gürtelförmig ausstrahlend 728
– – – stechende 728
– – – ziehend bis stechend 728
– – – ziehende wellenförmige 728
– – Unterbauch, dauernde 728
– – – wellenförmige, ausstrahlend in Leiste/Hoden 729
– – – zunächst Nabelgegend 729
– – – zunehmend ziehend 729
– tumorbedingt 777
– Ursachen 259
– bei Wunden 601
Schmerzen/Schwellung an einer Extremität 782
– – – – Notfallmaßnahmen 782
– – – – Ursachen 781
Schmerzlinderung, bei feucht-heißen Wickeln 620
Schmerzlokalisation, bei akutem Abdomen 727
Schmerzmedikamente 778
Schmerzmittel s. Analgetika
Schmerztherapie, akuter Schmerzen 775
– beim alten Menschen 776 f
– im Alter 775 ff
– chronischer Schmerzen 775 f
– Medikamentenschema 776
– Stufenschema bei Tumorschmerzen 776
– bei Verwirrten 776
– Ziele 775 f
Schmierinfektion 474, 759 f
Schmierstühle 384
Schmutzwäsche, Versorgung 479
Schnappatmung 298, 807
Schnarchen 298
Schnelltests, zur Urinuntersuchung 371
Schnittstellenkoordinierung 139

Sachverzeichnis

Schnittverletzungen, Maßnahmen 479
- Vermeidung 478
Schock 291, 781
- allergischer 580
- anaphylaktischer 580
- hypoglykämischer 706 f
-- Symptome 706 f
-- Ursachen 706 f
- Symptome, bei akutem Abdomen 727
- Urinveränderung 371
Schocksymptome 296
15-Grad-Schräglagerung 321
30-Grad-Schräglagerung 321
Schrift, kleiner werdend 734
- kleinere 735
- schwer lesbar 735
Schulterschmerzen 658
- Prophylaxe 658
- Ursachen 658
Schultersubluxation 658
Schüttelfrost 287, 677, 759
Schüttellähmung 733
Schutzbrille, bei AIDS 754
Schutzhandschuhe 478
Schutzkittel, bei Harnwegsinfekt 760
- bei Hepatitis 756
- bei Herpes zoster 758
- bei Influenza 759
- bei Krätze 771
- bei Mykosen 769 f
- bei Pneumonie 762
- bei Salmonelleninfektion 763
- bei Tuberkulose 768
Schutzkleidung 71, 411, 426
- bei AIDS 754
- Definition 478
- Vorschriften 485
Schwäche, Ursachen 259
Schwankschwindel 743
Schweigepflicht 459
Schweineinsulin 703
Schweiß, kalter-klebrig 579 f, 807
Schweißdrüsenabszess 470
Schwerhörigkeit, Definition 714
- Gehörgangs-Hörgerät 718
- Hinter-dem Ohr-Gerät 717
- Im-Ohr-Gerät 717
- neurale 715
- sensorische 715
- Technische Hilfen 717
- Umgang mit Betroffenen 717
- zentrale 715
Schwurhand 568
- beim Wasserlassen 760
Scrapie 471
SDAT s. Senile Demenz vom Alzheimer-Typ
Sedierung 776
Sehbehinderung, Altersbedingte Veränderungen 709
- Blindenhörbücherei 714
- Großdruckbücher 714
- Medizinische Grundlagen 708
--- Bedeutung des Lichtes 708 f
- Pflege 708 ff
Sehhilfen 714
- einfache 714
Sehstörungen, bei Diabetes mellitus 699
--- Maßnahmen 705
- Seitenastvarizen 645

Seitenlagerung 682
- stabile 783 f
Sekretabsaugung 684
- notwendige Hilfsmittel 684
- Vorgehensweise 684
Sekretlockerung 683
Sekretlösung 683
Sekretolytika 762
Sekundärheilung, bei Wunden 602 f
Selbstständigkeit 90 ff
- Erhalt 437
Selbstständigkeitspflege, Qualitätsstufen 225
Selbstbestimmung 54
Selbstbestimmungsrecht 462
Selbstbild 8
Selbsterkenntnis 16
Selbsthilfe, kommunikative 59
- politische 59
- soziale 59
Selbsthilfefähigkeiten, Reaktivierung 216
Selbsthilfegruppe 58 f
- bei beruflicher Belastung 189
- bei Parkinson-Krankheit 741
- bei Tracheostoma 696
Selbsthilfepotential 117 f
Selbsthilfetechniken 437
Selbsthilfetraining 436 ff
- Hilfsmittel 437
Selbstkatheterismus 596, 748 f
Selbstoffenbarung, Kommunikation 241 f
Selbstpflege 189
Selbstpflegeblatt 189 f
Selbstpflegedefizit-Theorie 197 f
Selbstvertrauen 18
Senile Demenz vom Alzheimer-Typ 656
Seniorenbeirat 59
Seniorenbüro 59
Seniorenbüros 493
Seniorengymnastik 441 f
- Übungsgeräte 442
- Ziele 441
Senioreninitiative 42
Seniorenresidenz 91
Sensibilitätsstörungen 746
- bei Diabetes mellitus 699
--- Maßnahmen 705 f
- bei Multipler Sklerose 743 f
--- Pflegetherapeutische Maßnahmen 746
Sepsis 557, 601
- Fieberverlauf 288
Servicequalität 171
Service-Wohnen s. Wohnen, betreutes
Sex 449
Sexualität, abnormes Verhalten 454
- im Alter 448 f
- Einstellung der Pflegepersonen 450
- genital-biologische 449
- und Krankheit 453 f
- nichtgenitale 449
- bei psychischen Erkrankungen 454
- Umgang in der Ausbildung 455
- als Unterrichtseinheit 455
Shahada 794
Shigellen 470
Sich beschäftigen 83

Sich beschäftigen lernen und entwickeln können, AEDL 433 ff
---- Alltagsaktivitäten 433
---- biographischer Rückblick 433 f
---- bei Demenz 525
---- Gestaltungsmöglichkeiten 433 f
-- Pflegequalitätsstufen 142
Sich bewegen können, AEDL 256 ff
--- bei Atemwegserkrankungen, Pflegeaufgaben 679
--- bei Bewusstlosigkeit 774
--- bei Demenz 522 f
--- bei Diabetes mellitus 705 f
--- bei Parkinson-Krankheit 738
--- pflegerische Aufgaben 261 ff
----- Pflegeanamnese 261
----- Pflegeziele 261
----- Prävention, bei psychisch Kranken 263
----- präventive Maßnahmen 261 ff
--- Rückenschonendes Arbeiten 269 ff
--- bei Schlaganfall 659, 662 ff
-- Pflegequalitätsstufen 81, 141
Sich als Frau oder Mann fühlen und verhalten können, AEDL 83, 447 ff
-- Pflegeziele 416
-- Pflegequalitätsstufen 82, 83, 141, 142
Sich pflegen und kleiden können, AEDL 300 ff
--- bei Atemwegserkrankungen, Pflegeaufgaben 680
--- bei Bewusstlosigkeit 774
--- bei Demenz 523
--- bei Diabetes mellitus 706
--- Qualitätskriterien 416 ff
--- bei Parkinson-Krankheit 739
--- pflegerische Aufgaben 415 f
--- bei Schlaganfall 659, 670 ff
---- Pflegetherapeutische Maßnahmen, Anziehen 670
------ Ausziehen 670
-- Pflegequalitätsstufen 81, 141
Sicherheit 83, 458
- Definition 458
- bei der pflegerischen Versorgung 463
- vermitteln 462
Sicherheitsbedürfnisse 458
Sigmadivertikulitis 729
Sigmoidostomie 394 f
Signale, positive 251
Silberkanüle 694
Silikonkatheter 585
Silikose 675
SIMA-Projekt 41
Singen, als atemstimulierende Maßnahme 680
Singularisierung 491
Sinneserkrankungen 708 ff
Sinnesorgane 31
Sitzen im Bett, bei Schlaganfall 666 f
- am Tisch, bei Schlaganfall 664
Sitzwache 19
Skabies s. Krätze
Skabies-Papeln 770
Skoliose 675
Smegma 312
Sofortmaßnahmen, bei AIDS, bei Verletzung der Pflegeperson 755
- bei Herzinfarkt 640

Sofortmaßnahmen, bei Hörsturz 716
– bei Hyperglykämie 707
– bei Hypoglykämie 707
– lebensrettende 784 f
– bei Schlaganfall 649
Solidargemeinschaft der Generationen 42 f
Soll-Situation 124
Somnolenz 659, 772, 807
Sonden, zur Ernährung, Grundsätzliches 351
– Grundsätzliches zum Umgang 351
– nasogastral 351 f
– – Entfernung 363
– transnasal, fixieren 355 f
– – Legen 353
Sondenarten 350 ff
Sondenernährung 350 ff
– enterale, Zugänge im Überblick 352
– Grundsätzliches 356
– Indikationen 350
Sondenkost 356 ff
– Applikationsformen 358 ff
– Auswahl 357 f
– Beobachtung 361
– Dokumentation 361
– Ernährungsplan 358
– Hygiene 360 f
– Komplikationen, Maßnahmen 361 f
– Magenentleerung, Überprüfung 362
– Sondenverstopfung, Maßnahmen 361
– Spülen der Sonde 360
– Unverträglichkeiten 362
– Verabreichung 358
– – Vorgehensweise 358 ff
– – – Bolusgabe 358 f
– – – halbkontinuierliche Gabe 358 f
– – – kontinuierliche Gabe 358 ff
Sondenlage 351 f
– Kontrolle 354 f
Sondenstärke 353
Soor 362
Soormykose 768
Sopor 772
Sorbit 701
Sozialdienst, therapeutisches Team 155
Soziale Bereiche des Lebens sichern und gestalten können, AEDL 488 ff
– – – – – – Bedeutung 488 f
– – – – – – Aufgaben, Altenpflege 491
– – – – – – Qualitätskriterien 494
– – – – Pflegequalitätsstufen 83, 142
Sozialhilfe 77
Sozialisation, Definition 488
Sozialkompetenz 185
Sozialrecht 51
Sozialstation 60, 65 ff
– Arbeitsbereich 66 ff
– Berufsgruppen 66 f
– Diensträume 73
– Kooperationspartner 68 f
– Leiter/in 67
– Mitarbeiterqualifikation 67
Soziologie 35
Spacer 690
Spasmolytika 760
– bei akutem Abdomen 732
Spastik, bei Multipler Sklerose 743 f
– – – Hauptsymptome 744
Spastizität, bei Schlaganfall 649 f

Spätdienst, Dienstzeit 133
Speichelfluss, verstärkter 735
Speichenschlagader 289
Speiseplan, im Alter 340 f
– – Grundsätzliches 341
– Mitwirkung alter Menschen 344
Speiseröhrensprache 692
Spezialmatratzen, bei Schlaganfall 663 f
Spezifisches Gewicht 371 f
Spinalkatheter 777
Spirochäten 468, 470
Spitzfuß 329 f
Spitzfußprophylaxe, bei Schlaganfall 663
Sprache, nonverbale 241
– verbale 241
Sprachstörungen 656 f
– Gestalt eines fördernden Umfeldes 669
– Kommunikationserleichterungen 669 f
– Merkmale 658
– Pflege 669
– – Ziele 669
Sprachtherapie 738
Sprachverständnis 656 f
Spray, zur Aerosolerzeugung 542
Sprechstörung 657
Spritzen, zur Injektion 558 f
Spüllösungen, zur Wundspülung 612
– – Vorgehensweise 612
Spülung, innere 597 f
Spulwürmer, Stuhlveränderung 373
Sputum 299
– gelbes 759
– grünliches 759
– hygienische Maßnahmen 680
– maulvolles 677
Stäbchenbakterien 468
Standard, Definition 216 f
– Einfluss von Wertvorstellungen 231 f
– ergebnisorientierter 217, 219
– Festlegung 231
– prozessorientierter 217, 219
– strukturorientierter 217
– versteckter 217
Standardpflegeplan 219
Ständige Impfkommission in der BRD 759
Staphylococcus aureus 470
Staphylokokken 468, 470, 598
Star, grauer 709
– – Therapie 709
– grüner 710
Starbrille 710
Staroperation 710
Startschmerzen 724
Stationswache 429
Stauungsbronchitis 675
Stauungsdermatose 646
Stauungsleber 637
Stechampulle 561
– Aufziehen der Injektionslösung 562 f
Steckbecken 376
– bei Salmonelleninfektion 764
Stehbett 746
Stehbrett 746
Stehtraining 745 f
Steifheit, Ursachen 259
Stenose, bei Stoma 406

Stent 640
Sterbebegleitung 84
– Aggressives Verhalten 810
– Aufopferndes Verhalten 810
– Christengemeinschaft 794
– Evangelische Kirche 793
– Evangelisch-freikirchliche Gemeinden 793 f
– Islamische Glaubensgemeinschaft 794
– Jüdische Glaubensgemeinschaft 794
– Neuapostolische Kirche 794
– Orthodoxe Glaubensgemeinschaft 793
– römisch-katholische Kirche 792 f
– Routiniertes Arbeiten 810
– Versachlichung der Situation 809 f
– Zeugen Jehova 794
Sterbegebet, islamisches 794
Sterben 14
– Bedürfnisse des Sterbenden, Atmung 803
– – – Flüssigkeit 803
– – – körperliche Bedürfnisse 801 f
– – – Nahrung 802 f
– – – pflegerische Aufgaben 801 ff
– – – Schmerzen 802
– – – seelisch-geistige 802 f
– – – tägliche Körperpflege 802
– Gedanken und Fragen 795 ff
– Gespräche mit Sterbenden 804 ff
– Pflegequalitätsstufen 84, 142
– Phasen 799
– – helfendes Begleiten 799
– – Verhalten beim Sterbenden 799
– – soziales 798 f
– und Sterbebegleitung 788 ff
Sterben und Tod 789 ff
– Ängste 789, 797
– – Begleiter 797
– – Sterbende 797
– Begleitende Pflegepersonen 809
– – – Reaktionen auf Sterbesituation 809 f
– Begleitung der Angehörigen 812
– – von Angehörigen 812
– Einstellungen der Gesellschaft 789 f
– Formen der Sterbebegleitung, verschiedene Konfessionen 792 ff
– Gespächstabu 789 f
– Hospizarbeit 812
– Religiöse Fragen 791 f
– Verdrängung heute 789
– Umfeld 806
– – Kriterien für Gestaltung 806
– – Störende/belastende Einflüsse 806
– Wünsche Sterbender 804
– Zeichen des nahen Todes 807
Sterbephasen, nach Kübler-Ross 797
Sterbesakramente 792
Stereotype 8
Sterilisation, mit Autoklaven 481 f
– Ziel 481
Sterilisationsmethoden 481 ff
Sterkobilin, im Stuhl 372
Stethoskop 292
Stichverletzungen, Maßnahmen 479
– Vermeidung 478
Stiellupen 714
STIKO 759

Sachverzeichnis 841

Stimme, leise/monoton 735
Stimmhilfen, elektronische 692
Stimmprothese 692
Stimmverlust, nach Tracheotomie 692
Stoma, Definition 393, 691
– doppelläufiges 394
– Ernährung 406
– Komplikationen 404 ff
– – Pflege/Behandlung 404 ff
– Nachsorge 407
– Versorgungsartikel 396
Stomaanlage, Bedeutung, für den Betroffenen 396
– doppelläufige, bei Transversostomie 394
– endständige 395
– kontinente 396
– bei Sigmoidostomie 394
Stomabeutel 396
– einteiliger Ausstreifbeutel 397
– – geschlossener 396
– mit haftendem Hautschutz 397 ff
– Nachtableitung 399
– Wechsel 402
Stomakappen 397, 399
Stomaklebebeutel, einfache 397
Stomapflege, Grundsätze 401 ff
Stomatitis 331
Stomaversorgung 393 ff
– Beutelauswahl 401 f
– Beutelbezüge 401
– Eigenständigkeit, erhalten 402
– – fördern 402
– Fixierung 397 ff
– Grundsätze 401 ff
– Hautschutz 397
– Hautschutzpaste 400
– Hilfsmittel 396
– – Übersicht 401
– konvexe Systeme 403
– Minibeutel 397
– Pflegemittel 400
– postoperativ 402 f
– Rasur 402
– Reinigung 402
– spezielle Situationen 402 f
– Zubehör 400 f
– zweiteilige Systeme 397
Störungen, emotionale 736
– kognitive 736
– neuropsychologische 653 ff
– soziale, Ursachen 259
Streckkrämpfe 772
Streckmuster, bei Schlaganfall 650 ff
Streckspastik 650 ff
Streptokinasebehandlung 645 f
Streptokokken 468, 470, 761 f
Stress, negativer 186
Stressbelastung, anhaltende, Reaktion 186
Stress-Symptome 186 f
Stressinkontinenz 383, 388, 736
Stridor, exspiratorischer 298
– inspiratorischer 298
Strikturen 598
Strukturqualität 226 f
– Prüfung 229
– Qualitätskriterien zur LA Sich bewegen können 279
– – – Sich kleiden können 418
Strukturstandard 217

Studiengänge 177
Stuhl 372 ff
– Beobachtung 373
– blutiger 727
– Entleerungsmechanismus 384
– Entleerungsstörungen 372 ff
– heller 728
– lehmfarbener 756
– Zusammensetzung 372
Stuhlausscheidung 372 ff
Stuhlentleerung, Hilfsmittel 376 f
– Training 384
Stuhlinkontinenz 373, 382 f
– Hilfsmittel 392
– Maßnahmen 392
– psychosoziale Auslöser 384
– Ursachen 383
Stuhlprobengewinnung 374
Stuhlsteine 383
Stumpfschmerzen 723, 778
Sturz, Dokumentation 258
– Prophylaxe 262 f
– Protokoll 258
– Ursachen 259
Sturzrisikofaktoren 723
Sturzverursacher 723
Substanzen, oberflächenaktive, Anwendung/Wirkungsweise 480
Sucht 422
Sulfonylharnstoffpräparate 702
– Nebenwirkungen 702
– Wechselwirkungen 702
Supervision 189, 191
Supervisor 189
Super-Weichlagerung 321
Suppositorien, zum Abführen 377
Süßstoffe 701
Sympathikolyse 643
Syndrom, postthrombotisches 645 f
Systemmykosen 471
Systemüberprüfung 157 f

T

Tabakmosaik-Virus 473
Tablette 542
Tachyarrhythmie 292
Tachykardie 290, 637
Tachypnoe 296
– bei Pneumonie 762
Tagesablaufgestaltung 127
Tagesklinik, geriatrische 62
– gerontopsychiatrische 62
– Rehabilitation, geriatrische 150
Tagespflege 57, 93 f
Tagespflegeheim, Rehabilitation, geriatrische 150
Tagespflegestätte 61
Tagesstätte, Rehabilitation, geriatrische 150
Taginkontinenz 388
Talgabsonderungen, vermehrte 735
Tannenbaumeffekt, Rückenmuskulatur 720 f
Tätigkeiten, speziell pflegerische 540 ff
Taubheit, Definition 715
Taubheitsgefühl 649
Tbc s. Tuberkulose 470
Team, therapeutisches 151 ff
– – Aufgabenteilung 152 f

– – Berufsgruppen 151
– – Zusammenarbeit 152
Team-Supervision 191
Teerstuhl 373, 727
Telefonkette 60, 493
Temgesic 551, 777
Temperaturdifferenz, axillär-rektal 729
Tetanie 297
Tetanus, Desinfektion 765
– Erreger 765
– Hygienemaßnahmen 765
– Medizinische Grundlagen 765
– Pflegemaßnahmen 765 f
– Symptome 765
– Therapie 765
– Übertragung 765
Tetanusprophylaxe 604
T-Helferzellen 752 f
Theoretikerin, ergebnisorientierte 197
Theorien 196 f
– Bedeutung 196 f
Therapeut, niedergelassener, Rehabilitation, geriatrische 150
Therapeutische Breite 540 f
Therapie 151
Thermometer 283 ff
– Arten 284 f
– elektronische 284 f
– – mit „Predictive-Technology" 285
Thermotherapie 725
Thorax 676
Thrombektomie, venöse 646
Thrombolyse, medikamentöse 646
Thrombophlebitis 325, 327, 644
– Folgen 644
– oberflächlicher Venen, Pflegetherapeutische Maßnahmen 644
– Symptome 325
– tiefer gelegener Venen, Pflegetherapeutische Maßnahmen 644
– Vena saphena magna 644
Thrombose, Definition 324
– Ursachen 324 f
Thromboseprophylaxe 324 ff
– Maßnahmen 325 ff
– Ziel 325
Thrombus 324
Thymian 625
Thymianöl, für Ölkompressen 627
TIA s. Transitorisch ischämische Attacke 648
Tiefendimension des Lebens 496 f
Tiefensensibilitätsstörungen, bei Multipler Sklerose 746
Tiefschlafphase 420
Tiemann-Katheter 585, 592, 598
Tiere, im Altenpflegeheim 476
Tilidin 551
Tine-Test 768
Tinktur 542
Tinnitus 714 f
T-Lagerung 321, 683
Tod 14
– Dokumentation 808
– offizielle Feststellung 807
– Versorgung Verstorbener 807
Todeszeichen, sichere 807
– unsichere 807
Toilettenräume, Arbeitsstättenrichtlinien 485
Toilettensitzerhöhung 385

Toilettenstuhl 377
Toilettentraining 599, 748
– bei Obstipation 375
– mit verwirrten Menschen 388
Tomogramm, Lunge 676
Tonuserhöhung, Muskulatur 734
Totenflecken 807
Totenstarre 807
Tourenplan 74
Toxoplasmose, zerebrale, Pflege-
  maßnahmen 755
Toxoplasmose-Enzephalitis 753
Trachea, Definition 691
Trachealkanüle 693 f
– Hilfsmittel 694
– Kanülenausführungen 694
Tracheostoma 602, 691 ff
– Definition 691 f
– Erste Hilfe 693
– Hilfen für Betroffene 692 f
– Lokalisation 693
– Pflege 693
– Pflegemaßnahmen 693, 694 ff
– – beim Baden/Duschen 695
– – bei Essen und Trinken 695
– – beim Husten 695
– – zur Luftbefeuchtung/Inhalation
  695
– – beim Rasieren 695
– – zum Schutz der Atemwege 694 f
– – bei Wassertherapie 695
– Probleme 692
– Selbsthilfegruppen 696
Tracheotomie, Definition 691
Training, autogenes 743
Tramadol 551, 777, 779
Tramal 551
Transaktionsanalyse 243
Transitorisch ischämische
  Attacke 648
Transparentverband 605, 607
Transparenz 123
Transversostomie
Transversum 394
– s. Querkolon
Traubenzucker 702
Trauer 20
Trauerarbeit 810 ff
– in der Altenarbeit 811 f
– Mut zum Trauern 811
Trauerprozess, nach Juchli 798
Traumphasen 420
Tremor 733 f
– bei Multipler Sklerose 743, 746
– in Ruhe 734
– Unterstützung beim Essen und
  Trinken 739 f
– Ursachen 259
Treponema pallidum 470
Treponemen 468
Trigeminusneuralgie 627, 743, 776
Triggern, Blase 388
Trinkgewohnheiten 82
Trismus 765
Trochanter 568
Trockenampullen 561
– Aufziehen der Injektionslösung 562
Trockenrasur 318
Tröpcheninfektion 474, 759, 766 f
Tröpfelinkontinenz 370
Tropfenfänger 389

Tuberkel 766
Tuberkelbazillen 470
Tuberkulin-Test 766
Tuberkulose 470, 753, 766
– Diagnostik 766
– Erreger 766
– Fieberverlauf 288
– Hygienemaßnahmen 767
– Krankheitsverlauf 766
– Medizinische Grundlagen 768
– Pflegemaßnahmen 767 f
– reaktivierte, Symptome 677
– Symptome 766
– Therapie 766 f
– Übertragung 766 f
Tuberkulostatika 766 f
Tumore, Fieberverlauf 288
Tumorschmerzen 777
– Stufenschema zur Schmerztherapie
  777
Turgor 303
Türrahmenbemalung 105 f
Typhus, Fieberverlauf 288
Typ-I-Diabetes 696 ff
Typ-II-Diabetes 697 ff

U

Übelkeit, bei Opioidgabe 777
Überempfindlichkeitsreaktion, nach
  Insektenstich 781
– nach Medikamentengabe 781
Übergewicht 340
Überinfusion 579
Überlaufblase 370, 600, 748
Überlaufinkontinenz 589
Überlaufkontinenz 383
Überleitungsstörungen, am Herzen
  292
Überzuckerung s. Hyperglykämie
Übungen, isometrische 722
Ulcus cruris 602, 614 ff
– – Definition 615
– – Hautpflege 615
– – Pflegeplan 616
– – Rezidivprophylaxe 616
– – typische Hautveränderungen 615
– – Unterstützung der Ulkusheilung
  616
– – Ursachen 615
– – varicosum 646
– – Wundversorgung 615
– duodeni, perforiertes 728 f
– ventriculi, perforiertes 728 f
Ultraschallvernebler 689
– Hygiene 689
Umfeld, soziales 83
Umgebungsdesinfektion,
  bei Hepatitis 756
Umkleideräume, Arbeitsstätten-
  richtlinien 485
Umsetzhilfen 272
Umstrukturierung, kognitive 25
Umweltmodell 23
Unfallverhütung, im Gesundheits-
  dienst 484 f
– im häuslichen Bereich 463
– im stationären Bereich 463
Unfallverhütungsvorschriften 463
– VGB 103 478

– VGB 103,3 479
– VGB 103 483 ff
– – Definition 484
Unfallvermeidung 71
Unfallversicherung für pflegende
  Angehörige 77
Universal-Rollstuhl, Beschreibung 264 f
Unruhe, motorische 807
Unselbstständigkeit 436 f
– emotionale 436
– kognitive 437
– ökonomische 437
– physische 436
– psychische 436
– soziale 437
– umgebungsbezogene 437
Unsicherheit, Ursachen 259
Unterbauch, linker, Beschwerden 729
– – Erkrankungen 729
– rechter, Beschwerden 729
– – Erkrankungen 729
Untergewicht 340
Unterlid, Auswärtsstülpung 712
– Einwärtswendung 712
Unternehmensleitbild, Pflegequalität
  143
– Pflegequalitätsstufen 80, 143
Unterschenkelamputation 726
Unterschenkelgeschwür s. Ulcus cruris
Unterschenkelverband, nach Pütter
  327
Unterstützung von Bewohner beim
  Einzug, Pflegequalitätsstufen 143
– finanzielle, für pflegende
  Angehörige 58
– – – pflegerische Dienstleistung 76 f
– bei Ganzwaschung 306 f
– – im Bett 307 f
– – am Waschbecken 306
– beim Gehen, bei Schlaganfall 669
– bei Körperpflege 303 ff
Untertemperatur 286
– Maßnahmen 286
Unterzuckerung 702
– s. Hypoglykämie
Urämie 370
Ureterkolik, rechts 729
Urethritis 760
Urin, bernsteinfarbener 756
– Bestandteile, krankhafte 372
– – normale 372
– Diagnostik 761
– Ketone 703
– Ketonkörper 707
– pH-Wert 761
– spezifisches Gewicht 371
– – – Durchführung 371 f
– Zuckerkontrolle 699
– Zusammensetzung 370
Urinableiter, externe 391 f
Urinausscheidung 370 ff
– Beobachtung 371
– Untersuchungsmethoden 371 f
Urinentleerung, Hilfsmittel 376 f
Urinflasche 376
– für Frauen 376
– – Männer 376
Uringewinnung 372
Urlaubspflege 92
– Unterstützung, finanzielle 77
Urometer 371

Sachverzeichnis

Urostomie 396
- Kristallbildung 406
Urostomiebeutel 398
- einteiliger 397
UVV s. Unfallverhütungsvorschriften

V

Validation 533 ff
- Definition 533 f
- theoretische Grundlagen 534 f
Varikosis 327, 643 f
- Pflegetherapeutische Maßnahmen 645 f
- Stadieneinteilung nach Hach 644
- Therapie 645
Varizella-Zoster-Virus 757
Varizellen-Virus 757
Varizen, Definition 644
Vaseline 386
Vena saphena magna, Thrombophlebitis 644
Venenentzündung s. Thrombophlebitis
Veneninsuffizienz 644
Venenkatheter 576
- Entfernung 581
Venenverweilkanüle 575 f
- Entfernung 581
Veränderungen, im Alter 510 f
-- Ausprägung 511
-- Merkmale 510 f
- psychische, bei Parkinson-Krankheit 734
-- Ursachen 259
Verantwortung 157 f
Verbandwechsel 609 ff
- Nachbereitung 611
- bei PEG 364 ff
- septischer, Vorgehensweise 611
Verbesserungsprozess 159, 161
- Phasen 161
Verbrennungen, Schweregrade 782
Verbrennungen/Verbrühungen 782
- Notfallmaßnahmen 782
Verbrennungswunden 602
Verdauungssystem 31
Verfalldatum, gesetzliche Vorschriften 486
Vergesslichkeit 510
Verhalten, regressives, bei Heimbewohnern 466 f
Verhinderung, von Stürzen 262 f
Verhinderungspflege, Unterstützung, finanzielle 77
Verlust, sozialer Kontakte 459
Vermittlungsstelle 58
Vernachlässigung des Äußeren, bei Heimbewohnern 466
Vernachlässigungsphänomen 655
Vernetzung, im Altenhilfebereich 77 ff
Verordnung, von Medikamenten 547
- Medizinprodukte/Betreiber 486
- Sicherheit medizinisch-technischer Geräte 486
Verrucae senilis 303
Verschwommensehen 743
Versorgungssystem für Ältere 55 f
Verwachsungen, postoperative 728
Verwaltungsangestellte, Sozialstation 67

Verweilkatheter, Harnblase 594 f
Verwirrtheit 772
- akute 511 f
-- Symptome 512
-- Ursachen 512
- Begleitung und Pflege 510 ff
- chronische 512 f
- Definition 513
Verzerrtsehen 711
Verzögerungsinsuline 703
Vibrio cholerae 470
Vibrionen 468
Vigilanz 545
Viren 471 ff, 749
- Erkrankungen 472
- Formen 471 f
- Übertragung 472
- Vermehrungsfähigkeit 471
- Vermehrungsvorgang 473
Virion, helikales 473
- komplexes
- Typen 473
Viroide 472
Virostatika 331
Vitale Funktionen aufrechterhalten können, AEDL 281 ff
---- bei Atemwegserkrankungen 679
---- bei Bewusstlosigkeit 774
---- bei Diabetes mellitus 706 ff
--- Pflegequalitätsstufen 81, 141
Vitalfunktionen 780
- Aufrechterhalten 82
- Prüfung 780
Vitalparameter 283
Vitalzeichen, Beobachtung 572
Vitamin D 723
Vitaminmangel 720
V-Lagerung 321, 683
Vomitus 349 f
Vorbereitung, von Medikamenten 547 f
-- im Heim 547 f
Vorbeugungsmaßnahmen, bei Körperpflege 318 ff
Vorhofflattern 292
Vorhofflimmern 292
Vorsorge, arbeitsmedizinische 484 f

W

Wachstumsmotivation 23 f
Wadenwickel 621, 631 f
- Alternativen zur Fiebersenkung 632
- Anwendungsdauer 631
- Anwendungshäufigkeit 632
- Durchführung 631
- Indikationen 631
- Kontraindikationen 631
- Nachbereitung 631
Wahrnehmung 281 ff, 333 f
- auditive 334
- haptisch-taktile 334
- olfaktorische 334
- orale 334
- somatische 334
- veränderte, Auswirkungen 333 f
- vestibuläre 334
- vibratorische 334
- visuelle 334

Wahrnehmungsfähigkeiten, kognitive, Maßnahmen zum Erhalt 263
- visuelle, Maßnahmen zum Erhalt 263
Wärmeanwendung 725
Wärmeregulation 283
- Störungen 735
Wärmflasche 624
Wäsche, bei AIDS 754
- bei Harnwegsinfekt 760
- bei Hepatitis 756
- bei Krätze 771
- bei Mykosen 770
- bei Salmonelleninfektion 764
Wäschedesinfektion 480
Waschen, der Beine 307
- der Füße 307
- am Waschbecken, bei Schlaganfall 672
Wäschepflege, Hinweise 413 ff
Wäscheservice 118 f
- Checkliste 118
Wäscheversorgung 479
Waschräume, Arbeitsstättenrichtlinien 485
Waschwasserwechsel 305
Wasserabgabe 573
Wasserbett 321
Wassergymnastik 722, 724
Wasserhaushalt 571 f
- Bilanzierung 572 ff
Wasser-in-Öl-Emulsion 312, 386
Wasserlassen, erschwertes 735
- nächtliches 421
Wasserstoffperoxid, Anwendung/Wirkungsweise 480
Wasserstoffperoxid-Lösung 605, 612
Wasserstoffperoxyd-Lösung 7,5 % 688
Wasserzufuhr 573
Wasting-Syndrom 753
Watschelgang 720
Wechseldruckmatratze 321
Weichlagerung 321
Weichschaumkompressen 607
Weigerungspflicht, bei Injektionen 558
Weigerungsrecht, bei Injektionen 558
Weisheit 16
Weiterbildung, berufliche 177 f
Weitergabe, von Beobachtungen 282
Weitwinkelglaukom 710
Wernicke-Aphasie 657
Wernicke-Mann-Typ 651 f
Wernicke-Zentrum 657
Werteformulierung 231
Wertschätzung 243 f
Wertvorstellung, Einfluss auf Standards 231 f
W-Fragen 123
WHO-Klassifikation der Beeinträchtigung 144 f
Wickel, zur Atmungsentspannung 324
- zur Atmungsvertiefung 324
- und Auflagen 617 ff
-- Durchführung, Grundsätzliches 619 f
-- Grenzen/Gefahren 617
-- Kälteanwendung, Wirkung 621
-- Materialien 618 f
-- Wärme und Kälte, Grundsätzliches 620 f

Wickel und Auflagen, Wärme-
anwendung, Kontraindikationen 621
– – – Wirkung 620 f
– – Wirkung 617 f
– feucht-heiße 620
– heiße 620
Windpocken 757
Winkelblockadenglaukom 710
Wirbelkörper, mit Bandscheibe 270
Witwenbuckel 720 f
W/Ö-Emulsion 312, 327, 542, 681
Wohlbefinden, psychophysisches,
   Interventionsmöglichkeiten 41 f
– seelisches 188 f
Wohlfahrtspflege, freie 48 ff
Wohlfahrtsverbände 49
Wohnberatungsstelle 58
Wohnbereich, Gestaltung 101 f
Wohnen, im Altenpflegeheim 260 f
– Bedeutung 100 ff
– betreutes 87 ff
– – Dienstleistung, zukaufbare 87
– – Gemeinwesenorientierung 87
– – Grenzen 89
– – Grundversorgung 87
– – zu Hause 89 f
– im häuslichen Bereich 260
Wohngruppe 103
Wohnqualität 101 f
Wohnumfeldverbesserung 260
Wohnung, altengerechte 87 f
– barrierefreie 88, 90
Wohnungsanpassung, Unterstützung,
   finanzielle 77
Wundanalyse 605
Wundarten 602
Wundauflagen 606 ff
– Anwendung 607 ff
– Arten 607 ff
– phasengerechte 606 ff
– Präparatebeispiele 607 f
– bei Ulcus cruris 615
– Wirkung/Verwendung 607 f
Wundausschneidung, chirurgische
   605
Wundbehandlung 603 ff
– feuchte 605
– Ziele 603 f
Wunddesinfektion 480
Wunde 601 f
– aseptische 602

– – Pflegemaßnahmen 604
– – Wundreinigung 604
– Bedeutung für den Patienten 601
– Beobachtung 611
– chronische 605
– – Pflegemaßnahmen 605
– Definition 601
– Entstehungsursachen 601
– Erstmaßnahmen 604
– iatrogene 601
– Infektionsprophylaxe 606
– Pflegemaßnahmen 604 ff
– potenziell kontaminierte 602
– schlecht heilende 699
– septische 602
– – Pflegemaßnahmen 605
– – Wundreinigung 606
Wundheilung 602 ff
– per primam intentionem 603
– – secundam intentionem 603
– Phasen 602 f
– – Epithelisierungsphase 603
– – Granulationsphase 603
– – Reinigungsphase 602 f
– primäre 602 f
– sekundäre 602 f
– Störungen 604
– Verlaufsmöglichkeiten 602
– verzögerte 602
Wundinfektion 601 f, 606
Wundreinigung 605
– bei aseptischer Wunde 604
– bei septischer Wunde 606
– bei Ulcus cruris 615
Wundschnellverband 605
Wundspülung 611
– notwendige Hilfsmittel 611 f
– Vorgehensweise 612
Wundstarrkrampf s. Tetanus
Wundverband, bei Blutungen 782
Wundversorgung 601 ff, 609 ff
– septische, Vorgehensweise 611
– Situationsanalyse 609
– Vorbereitung 609
– – Kranker 610
– – notwendige Hilfsmittel 610
– – Pflegeperson 610
– – Zimmer 610
– Ziele 609
Würfelmatratze 321
Würmer 749

X

Xerosis 302

Z

Zahnradphänomen 734
Zäkostomie 394
Zäpfchen 542
Zeitgeschichte, existenzielle
   Erfahrungen 499
Zellalterung 29 f
Zellflüssigkeit s. Zytoplasma
Zellteilungen 29
Zellwand 469
Zentralwohlfahrtsstelle der Juden in
   Deutschland 49
Zerebrovaskulärer Insult s. Schlaganfall
Zerumen 715, 718
Ziehharmonikasysteme 403
Zielsetzung, primär pflegerische 201
Zimmer im Altenpflegeheim 102 f
Zimmerpflege 126
Zinkpaste 386
Zinksalbe 609
Zittern 733
– unwillkürliches 734
Zivildienst 67
Zofran 777
Zoster ophthalmicus 757
Zuckeraustauschstoffe 701
Zuckerharnruhr s. Diabetes mellitus
Zuckerkrankheit s. Diabetes mellitus
Zuhören, aktives 243
Zusammenarbeit, Tag- und Nacht-
   dienst 431
Zwerchfellbruch 730
Zwillingspuls 292
Zwölffingerdarmgeschwür 728
Zwölffingerdarmsonde 351 f
– nasoduodenal 352
Zyanose 286, 302, 637, 676 f
– mit Nasenflügelatmung 762
Zylinder, im Urin 372
Zystitis 598, 760
Zytomegalie-Augenentzündung 753
Zytoplasma 469, 573